主 编 杨义芳

杜仲研究

Eucommia Study

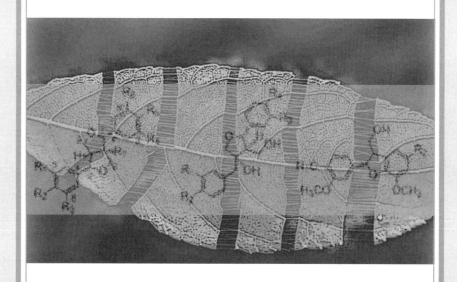

科学出版社

北京

内 容 简 介

本书全面整理、总结和反映了国内 2000 多年来的杜仲药用历史和国内外近百年来有关杜仲研究的成果,内容涉及植物学、林学、生物学、植物化学、中药学、生药学、中药分析、中药药理学、分子药理学、毒理学、药动学、中药制剂学、中药方剂学和中医临床学、杜仲研究文化等诸多领域,包括基础研究、应用研究、临床应用、杜仲胶工业从应用到开发和产业发展的各个方面,内容全面、新颖、准确,信息量大、学科知识系统化,对于全面和深入了解杜仲的研究与进展、提高临床应用水平,以及对科研、生产和创新开发等均有参考价值。

本书可供高等院校、研究院所、企事业单位从事生物医药、农林及相关专业的研究开发人员、工程技术人员参考使用。

图书在版编目(CIP)数据

杜仲研究 / 杨义芳主编 . — 北京:科学出版社,2024.6
ISBN 978-7-03-073041-1

Ⅰ . ①杜… Ⅱ . ①杨… Ⅲ . ①杜仲—研究 Ⅳ . ① S567.1

中国版本图书馆 CIP 数据核字 (2022) 第 161310 号

责任编辑:杨小玲 路 倩 / 责任校对:张小霞
责任印制:肖 兴 / 封面设计:黄华斌

科学出版社 出版
北京东黄城根北街16号
邮政编码:100717
http://www.sciencep.com
北京中科印刷有限公司印刷
科学出版社发行 各地新华书店经销
*
2024年6月第 一 版 开本:889×1194 1/16
2024年6月第一次印刷 印张:51 1/4 插页4
字数:1 450 000
定价:288.00元
(如有印装质量问题,我社负责调换)

《杜仲研究》编委会

（以姓氏笔画为序）

Editorial Board

序

  在几千年的历史长河中，中医中药兼容并蓄、创新开放，对中华民族的繁衍昌盛和世界医学的发展做出了巨大的贡献。在新的历史时期，中国将借鉴、吸纳现代科技成果，坚持古为今用，推进中医药现代化，切实把中医药继承好、发展好、利用好，为世界文明发展做出更大的贡献。

  杜仲在我国药用历史悠久，从古至今，历代本草、医药典籍均有记载，出现在众多医家著作之中。东汉时期的《神农本草经》就将杜仲列为上品药材，补中，益精气，坚筋骨，久服轻身耐老。历版《中华人民共和国药典》，中国香港特别行政区的《香港中药材标准》和台湾省的《台湾中药典》，均收载了杜仲。作为我国特有的贵重中药材、工业胶的新型战略资源和改善生态环境的优良树种，杜仲具有重要的研究意义。

  杜仲在海外的传播历史悠久。早在公元797年的唐代，日本即从我国引进了杜仲资源；19世纪末杜仲被引种欧美。20世纪50年代以后，有关杜仲的研究日益增多。日本在20世纪80年代左右开始进行杜仲的研究、开发与应用，并走向产业化。韩国也从80年代开始致力于对杜仲的研究与开发。

  2000多年来中医药应用杜仲的历史和近百年来国内外有关杜仲（果实、果皮、树叶、树皮、树干和花等）研究取得的进展、成果和学术著作，亟待整理、发掘和提高。上海医药工业研究院的科技工作者勇于担当，组织著名院校和研究院所教授、博士，坚持不懈地对浩瀚文献资料进行甄别、梳理和编辑，编撰而成这部《杜仲研究》学术著作。杜仲的研究涉及植物学、林学、生物学、中药学、中医学等众多学科领域。编者从基础研究、应用研究（包括本草考证和现代中药研究）、临床应用，以及杜仲胶工业从应用到开发和产业发展的各个方面着手，并结合自身在杜仲研究工作中的经验和取得的成果，将一个又一个环节串连成一条纵贯2000多年杜仲多学科研究的链条。编者本着"创新促进健康"的理念，力求全面地阐述杜仲的药用价值和科学内涵。

  我深信，该书的出版必将对杜仲研究及相关产业发展产生重要的影响，必将为人类健康做出新的贡献，可敬可贺！特此作序。

陈凯先

中国科学院院士

2022年8月于上海

Preface

During the thousands of years of history, traditional Chinese medicine(TCM) has made great contributions to the prosperity of our nation and the development of world medicine. In the new historical period, China will learn from and absorb the achievements of modern science and technology, continue to make the past serve the present, promoting the modernization of TCM, and earnestly carrying forward and making good use of TCM so as to make greater contribution to the development of world civilization.

Eucommia ulmoides Oliv. has a long history of medicinal use in our country. From ancient times to the present, ancient Chinese herbal and medical books have been recorded and appeared in various medical works. *E. ulmoides* was classified as the best medicinal material in *Shen Nong's Herbal Classic* in Eastern Han Dynasty, it has the effect of replenishing, enriching essence, strengthening muscles and bones, making the body light and preventing aging. The historical editions of the *Pharmacopoeia of the People's Republic of China*, the *Hong Kong Standards of Chinese Medicinal Materials* of Hong Kong Special Administrative Region of China and the *Taiwan Chinese Pharmacopoeia* of Taiwan, also include *Eucommia*. As a kind of unique and precious Chinese medicinal materials in China, new strategic resources of industrial rubber and excellent tree species for improving the ecological environment, the research of *E. ulmoides* is of great significance.

Eucommia ulmoides has a long history of spreading overseas. As early as the Tang Dynasty in 797 AD, Japan introduced *E. ulmoides* from China. At the end of the 19th century, *E. ulmoides* was introduced into Europe and the United States. Since the 1950s, research on *Eucommia* has been increasing. Japan began the research, development and application of *E. ulmoides* in the 1980s, and has now begun to move towards industrialization. South Korea has also been committed to the development and research of *E. ulmoides* since the 1980s.

The history of the application of *Eucommia ulmoides* in TCM for more than 2000 years and the progress, achievements and academic works on *E. ulmoides* (fruits, peels, leaves, barks, trunks and flowers, etc.) research at home and abroad in the past 100 years need to be sorted out, explored and improved. The scientific and technological workers of Shanghai Institute of Pharmceutical Industry have the courage to take responsibility, organize professors and doctors of famous colleges, universities and research institutes, and persistently screen, sort out and edit tens of thousands of vast literature and materials, and compile this academic work of *Eucommia Study*. The research of *E. ulmoides* involves botany, forestry, biology, Chinese materia medica, traditional Chinese medicine and many other disciplines. From the basic research, applied research, clinical application (including herbal research and modern Chinese medicine research), as well as *E. ulmoides* rubber industry from application to development and industrial development, combined with the author's own experience and achievements in *E. ulmoides* research work, the editor linked one link after another into a chain of multi-disciplinary research of *E. ulmoides* for more than 2000 years. Based on the concept of "innovation to promote health", the authors strive to comprehensively explain the medicinal value and scientific connotation of *Eucommia*. Many research highlights in this book are shining with academic brilliance.

I firmly believe that the publication of this book will have an important impact on the research of *Eucommia ulmoides* and the development of related industries, and it will make new contributions to human health. Congratulations, I hereby make a preface.

Kaixian Chen

Academician of Chinese Academy of Sciences

August 2022 in Shanghai

前　言

　　杜仲（*Eucommia ulmoides* Oliv.）为杜仲科（Eucommiaceae）、杜仲属（*Eucommia*）多年生木本植物，本科仅 1 属 1 种，是我国特有的贵重中药材、工业提胶原料及改善生态环境树种。

　　杜仲为距今 6500 万年至 180 万年古老树种，在第四纪冰期（距今 200 万年前）来临后，杜仲在欧洲和亚洲大部分地区相继灭绝，是仅在中国中部存活至今的地质史上残留下来的孑遗植物，也是我国二级保护野生植物。

　　我国对杜仲的认识和利用已有 2000 多年的历史，东汉时期的《神农本草经》将杜仲归为上品药材，补中，益精气，坚筋骨，久服轻身耐老。杜仲在我国药用历史悠久。杜仲味甘，性温，归肝、肾经，可以补肝肾、强筋骨、安胎，是补虚要药，历代医家常用杜仲配伍其他中药治疗腰膝酸痛、筋骨无力、头晕目眩、精冷不固等证。杜仲对于腰部疾病、风湿疾病、补肾益肾、接骨续筋等的作用体现在不同民族的疾病治疗当中。另外，杜仲具有很好的保健功效，适用于肾虚、失眠多梦、体虚乏力、腰膝酸软、小便余沥、免疫力低下等人群。

　　杜仲的现代研究涉及植物学、林学、生物学、植物化学、中药学、生药学、中药分析、中药药理学、分子药理学、毒理学、药代动力学、中药制剂学、中药方剂学和中医临床学，以及杜仲研究文化等诸多领域，包括基础研究、应用研究、临床应用，以及杜仲胶工业从应用到开发和产业发展的各个方面。研究发现，杜仲（皮、叶、枝条、根、果实和花）含有的化学成分超过 200 种，大致可分为木脂素类、黄酮类、苯丙素类、环烯醚萜类、三萜类、大柱香波龙烷型降倍半萜、多糖类、杜仲胶、脂肪酸和抗真菌蛋白等。杜仲的药理作用广泛，有降血压、抗骨质疏松与调节骨代谢、保护肝脏、抗肿瘤、降血脂、降血糖、保护神经、抑菌、抗氧化、免疫调节、安胎、镇静催眠、抗惊厥及抗抑郁等功效。

　　在查阅杜仲研究的文献资料中我们发现有数以千万计与生物医药相关的研究论文和报道，2013 年后杜仲领域的专利突然发力，进入了高速发展阶段，年申请量超过 100 件。但从 1958 年至今出版杜仲著作共 32 部，2/3 以上于 20 世纪出版，现有出版的著作以农林栽培技术为主，侧重于林业技术、杜仲胶与产业发展，缺乏中医药和生物医药的论著，尤其缺少中医药领域内容全面、新颖，具有高学术水平、实用性和系统性的杜仲研究专著。由此，我们决定编辑出版《杜仲研究》一书。

　　本书以杜仲的研究为切入点，以基础研究和开发与应用研究为主线，突出中药与临床应用研究，但也不乏植物学与林学及杜仲胶在特种工业方面的开发与应用研究，在体现学术性的基础上，力求实用性，内容全、新、准。

　　本书有以下几个方面的特点：

　　（1）全书由"绪论"启编，然后分第一篇植物、第二篇中药、第三篇中医、第四篇国外、第五篇其他（以应用研究及产业发展为主）共五篇 36 章按各领域与学科分别进行论述。最后，以"展望"结束，既展现杜仲研究成果，又将杜仲研究、开发与应用思路进行扩展与延伸，激发人们去探索，引导杜仲研究向更深方向拓展。

　　（2）单独设置"国外"篇，将杜仲在日本、韩国和欧美的研究、开发与应用分章节进行论述，全方位介绍国外杜仲的研究、开发与应用现状，供读者学习、借鉴国外成功的经验和成果，以利于我国杜仲研究开发快速、高质量地走向产业之路。

（3）每章前附研究亮点（重要论点和研究成果提示）、摘要（主要内容介绍）及关键词，并采用中英对照形式，章后辅以大量参考文献，将有助于读者深入了解，拓展阅读。

本书充分反映了杜仲各学科的研究、发展动向及应用和产业化的前景，对于杜仲产业科技进步将起到重要的推动作用。

最后，特别感谢龚晓晓女士为本书某些章节提供的检索资料与整理工作。

鉴于我们学术疏浅，书中不足之处，敬请赐教。

杨义芳

2022 年 5 月

Forword

Eucommia ulmoides Oliv. is a perennial woody plant of *Eucommia* family. There is only one genus and one species in *Eucommia*. It is a kind of valuable Chinese herbal medicine, industrial raw material for rubber extraction and tree species for improving ecological environment in China.

E. ulmoides is an ancient tree species between 65 million and 1.8 million years ago. After the Quaternary Ice Age (2 million years ago), *E. ulmoides* has become extinct in most parts of Europe and Asia. It is a relict plant that has survived in the geological history of central China and is also a second-level protected wild plant in our country.

E. ulmoides is a commonly used traditional Chinese medicine which has been used for more than 2,000 years, *E. ulmoides* was classified as the best medicinal material in *Shen Nong's Herbal Classic* in Eastern Han Dynasty, it has the effect of replenishing, enriching essence, strengthening muscles and bones, making the body light and preventing aging. *E. ulmoides* has a long history of medicinal use in our country. *E. ulmoides* has sweet taste, warm nature, liver and kidney meridians, can replenish liver and kidney, strengthen muscles and bones. It is widely used in waist and knee soreness, dizziness. The effects of *E. ulmoides* on waist treatment, rheumatic diseases, kidney tonifying, and fracture are reflected in the treatment of diseases in different ethnic groups. What's more, *E. ulmoides* has a good health care effect and nutritional value, and is suitable for people with kidney deficiency, insomnia, fatigue, weakness of waist and knees, and low immunity.

The modern research content of *E. ulmoides* involves botany, forestry, biology, phytochemistry, Chinese medicine, pharmacognosy, Chinese medicine analysis, Chinese medicine pharmacology, molecular pharmacology, toxicology, pharmacokinetics, Chinese medicine preparation, prescriptions and clinical science of traditional Chinese medicine, *Eucommia* culture and many other disciplines, from basic research, applied research, clinical application and industrial application of *E. ulmoides* rubber to development and industrial development· Research found that *E. ulmoides* (bark, leaves, branches, roots, fruits and flowers) contain more than 200 chemical components, which can be roughly divided into lignans, flavonoids, phenylpropanoids, iridoids, triterpenoids, megastigmanes, polysaccharides, *E. ulmoides* rubber, fatty acids, and antifungal protein. *E. ulmoides* has a wide range of pharmacological effects, including blood pressure lowering, anti-osteoporosis, regulating bone metabolism, liver injury protection, anti-tumor, blood lipid lowering, blood sugar lowering, anti-oxidation, neuroprotective effects, immune regulation, and antibacterial, anti-abortion, sedative hypnosis, anticonvulsant and antidepressant, etc.

In consulting the literature of *E. ulmoides* research, we found that there are tens of millions of research papers and reports related to biomedicine. After 2013, *E. ulmoides* patent field suddenly came into force and entered a high-speed development stage, with an annual application volume of more than 100. However, since 1958, a total of 32 *E. ulmoides* works have been published, more than two-thirds of which have been published in this century. It mainly focuses on forestry technology, *E. ulmoides* rubber and industrial development, and lacks works on traditional Chinese medicine and biological medicine. At present, there is a lack of comprehensive and novel *E. ulmoides* research monograph with high academic level, practicability and systematicness in the field of traditional Chinese medicine. Therefore, we decided to edit and publish the book *Eucommia Study*.

This book takes the research of *E. ulmoides* as the entry point, with basic research and development and application research as the main line, mainly highlighting the discussion of traditional Chinese medicine and clinical application research, but there is also no lack of plant and forestry and *E. ulmoides* rubber in the development and application of special industries. On the basis of reflecting the academic nature, the book strives to be practical, comprehensive, new and accurate.

This book has the following characteristics:

(1) The whole book starts from the "Introduction". Then it is divided into the first part "Plants", the second part "Chinese Materia Medica", the third part "Traditioral Chinese Medicine", the fourth part "Overseas", and the fifth part "Others" (mainly applied research and industrial development). There are five parts and 36 chapters, and each field and subject are discussed. Finally, it concludes with "Prospect", that is to show the research results of *E. ulmoides,* and expand and extend the research, development and application of *E. ulmoides* , so as to stimulate people to explore and guide *E. ulmoides* to develop in a higher and deeper direction.

(2) Set up a separate "Overseas" part to discuss the research, development and application of *E. ulmoides* in Japan, South Korea, Europe and the United States, so as to have a comprehensive and in-depth understanding of the status of research, development and application of *E. ulmoides* abroad, and learn from their successful experience and achievements, in order to facilitate China's *Eucommia* science and technology development fast high-quality road to industry.

(3) Each chapter is accompanied by research highlights (reminders of important arguments and research results), abstracts (introduction of main content), and keywords, and adopts a Chinese-English comparison form. A large number of references are supplemented after each chapter, will help international exchange for research on *Eucommia*.

Finally, we would like to thank Ms. Gong Xiaoxiao for her retrieval and collation in some chapters of this book.

This book fully reflects the development trend and prospects of application and industrialization of *E. ulmoides* in various disciplines, and will play an important role in promoting the scientific and technological progress of *Eucommia*.

In view of our academic shallowness and shortcomings, please give advice.

Yang Yifang

May, 2022

目　录

绪论···1

第一篇　植　物

第一章　起源与原形态············· **5**
第一节　概述················· 6
第二节　起源与发展············· 7
第三节　杜仲的形态特征及变异类型······ 11
第四节　杜仲的生长发育特性········ 20
参考文献·················· 24

第二章　杜仲的分布与生境········· **26**
第一节　杜仲的分布············· 27
第二节　杜仲的生境条件··········· 28
第三节　生境对杜仲生长的影响······· 29
第四节　生境对杜仲生物活性成分含量
　　　　的影响················· 31
第五节　生境对杜仲胶含量的影响······ 34
第六节　生境对杜仲遗传多样性的影响··· 35
参考文献·················· 37

第三章　杜仲优良品种的选育········· **39**
第一节　良种选育的目标··········· 39
第二节　主要育种方法与指标体系······ 40
第三节　杜仲的优良品种··········· 42
参考文献·················· 44

第四章　杜仲的繁殖·············· **46**
第一节　杜仲的生理极性不显现象及其

应用··················· 46
第二节　杜仲的繁殖方法··········· 47
参考文献·················· 49

第五章　杜仲的栽培管理技术········· **50**
第一节　杜仲的栽培模式··········· 51
第二节　杜仲的栽培管理··········· 55
第三节　栽培密度对杜仲生长及杜仲胶
　　　　含量的影响············· 58
第四节　施肥对杜仲生长及成分含量的
　　　　影响················· 60
第五节　剥皮对杜仲生长及成分含量的
　　　　影响················· 61
参考文献·················· 62

第六章　杜仲的采收、产地初加工及贮藏······ **64**
第一节　杜仲的采收············· 65
第二节　杜仲的产地初加工及贮藏······ 67
参考文献·················· 69

第七章　杜仲基因研究············ **71**
第一节　杜仲全基因测序··········· 72
第二节　杜仲遗传连锁图谱·········· 74
第三节　杜仲基因组的异质性········· 76
参考文献·················· 77

第二篇　中　药

第一章　本草考证··············· **81**
第一节　东汉前后杜仲本草记载······ 82
第二节　魏晋南北朝时期杜仲本草记载··· 82
第三节　宋金元时期杜仲本草记载····· 83
第四节　明清时期杜仲本草记载······ 84
第五节　近现代研究············· 87
参考文献·················· 89

第二章　采集、加工及贮藏研究········ **90**
第一节　杜仲的采集············· 91
第二节　杜仲的加工及贮藏·········· 92
参考文献·················· 95

第三章　炮制研究··············· **97**
第一节　古代杜仲炮制方法········· 97
第二节　现代杜仲炮制工艺研究······ 100

第三节 炮制对杜仲化学成分、药性、
药理作用的影响 ············· 101
参考文献 ··································· 105
第四章 生药学研究 ························ **107**
第一节 杜仲的生药学研究 ········ 108
第二节 杜仲叶的生药学研究 ···· 109
第三节 杜仲及其伪品的比较鉴别 ··· 111
参考文献 ··································· 115
第五章 杜仲质量与鉴定研究 ········ **116**
第一节 杜仲皮质量与鉴定研究 ··· 116
第二节 杜仲叶质量与鉴定研究 ··· 120
第三节 杜仲皮、叶和花中活性成分积累
规律的研究 ··············· 121
参考文献 ··································· 125
第六章 杜仲化学成分研究 ············ **126**
第一节 化学成分 ····················· 127
第二节 波谱特征 ····················· 148
第三节 活性成分的药理作用 ···· 153
参考文献 ··································· 153
第七章 杜仲活性成分的提取及分离研究··· **158**
第一节 提取方法 ····················· 158
第二节 分离纯化方法 ·············· 162
参考文献 ··································· 165
第八章 杜仲成分分析研究 ············ **167**
第一节 杜仲成分分析 ·············· 168
第二节 杜仲叶成分分析 ··········· 171
第三节 杜仲花成分分析 ··········· 172
第四节 炮制果实种子成分分析 ··· 173
第五节 杜仲树皮、叶、花、果实成分
比较分析 ··············· 174
第六节 杜仲胶含量测定及分子量变化研究
··································· 176
参考文献 ··································· 177
第九章 杜仲药理作用研究 ············ **181**
第一节 杜仲降血压作用研究 ···· 182
第二节 杜仲抗骨质疏松与调节骨代谢
作用研究 ··············· 193
第三节 杜仲肝保护药理作用研究 ··· 235
第四节 杜仲抗肿瘤活性研究 ···· 243
第五节 杜仲调节脂代谢活性研究 ··· 246
第六节 杜仲降血糖药理作用研究 ··· 249
第七节 杜仲神经保护作用研究 ··· 252

第八节 杜仲抑菌作用研究 ········ 254
第九节 杜仲抗氧化活性研究 ···· 261
第十节 杜仲的免疫调节作用及应用
研究 ······················· 268
第十一节 杜仲安胎作用研究 ···· 279
第十二节 杜仲的其他药理作用 ··· 283
参考文献 ··································· 288
第十章 杜仲毒理学研究 ··············· **303**
第一节 概述 ··························· 303
第二节 一般毒性研究 ·············· 304
第三节 遗传毒性研究 ·············· 313
第四节 其他毒性研究 ·············· 318
第五节 临床毒副反应 ·············· 319
第六节 展望 ··························· 320
参考文献 ··································· 320
第十一章 杜仲药代动力学研究 ····· **322**
第一节 杜仲药代动力学研究的分析方法
和常用参数 ··············· 323
第二节 杜仲各类成分的药代动力学特征 326
第三节 结语 ··························· 341
参考文献 ··································· 343
第十二章 杜仲质量标准研究 ········ **348**
第一节 官方颁布的杜仲质量标准情况··· 349
第二节 杜仲质量控制研究的新进展 ····· 352
第三节 杜仲中成药质量标准及其质量
控制研究进展 ··········· 357
第四节 展望 ··························· 362
参考文献 ··································· 363
第十三章 杜仲药效物质基础及其作用机制
研究 ······················· **368**
第一节 杜仲有效化学部位的研究 ······· 370
第二节 杜仲药效组分的研究 ···· 388
第三节 单体化合物药效物质及其机制··· 394
第四节 基于药代动力学研究的药效
物质 ······················· 453
第五节 药效物质吸收动力学特性 ······· 463
第六节 基于入血成分的药效物质 ······· 465
第七节 基于与血浆蛋白结合的药效
物质 ······················· 465
第八节 基于网络药理学杜仲药效物质
及作用机制的研究 ······ 466
第九节 结语 ··························· 473

参考文献 …………………………… 476
第十四章　杜仲制剂学研究 …………… **507**
　　第一节　含杜仲药材的中药制剂研究 …… 507

第二节　杜仲主要成分的制剂研究 ……… 511
参考文献 ……………………………… 514

第三篇　中　　医

第一章　杜仲的各家论述 ……………… **519**
　　第一节　汉代 …………………………… 520
　　第二节　魏晋南北朝时期 ……………… 520
　　第三节　唐代 …………………………… 520
　　第四节　宋、金、元时期 ……………… 520
　　第五节　明代 …………………………… 520
　　第六节　清代 …………………………… 521
　　参考文献 ……………………………… 521
第二章　含有杜仲的相关方剂 ………… **522**
　　第一节　补益剂 ………………………… 522
　　第二节　肢体经络剂 …………………… 525
　　第一节　瑶族 …………………………… 529
第三章　杜仲的民族用药 ……………… **529**
　　第二节　佤族 …………………………… 530
　　第三节　回族 …………………………… 530
　　第四节　壮族 …………………………… 530
　　第五节　蒙古族 ………………………… 530
　　第六节　苗族 …………………………… 531
　　第七节　彝族 …………………………… 531
　　第八节　傈僳族 ………………………… 531
　　第九节　水族 …………………………… 531
　　第十节　毛南族 ………………………… 532
　　第十一节　哈尼族 ……………………… 532

第十二节　德昂族 ……………………… 532
第十三节　景颇族 ……………………… 532
第十四节　傣族 ………………………… 532
第十五节　侗族 ………………………… 533
第十六节　藏族 ………………………… 533
第十七节　结语 ………………………… 533
参考文献 ……………………………… 533
第四章　杜仲的临床应用研究 ………… **534**
　　第一节　以杜仲为主要成分的中成药及其
　　　　　　应用研究 …………………… 536
　　第二节　临床常用的杜仲方剂 ……… 544
　　第三节　杜仲在临床上主要治疗的疾病
　　　　　　范围 ………………………… 546
　　第四节　名老中医运用杜仲的经验 …… 550
　　第五节　现代中医对杜仲的配伍应用 …… 551
　　第六节　其他相关研究 ……………… 552
　　参考文献 ……………………………… 553
第五章　不良反应研究 ………………… **557**
　　第一节　杜仲制剂的不良反应监测 …… 557
　　第二节　杜仲中主要成分的毒副作用
　　　　　　研究 ………………………… 558
　　参考文献 ……………………………… 559

第四篇　国　　外

第一章　日本的杜仲研究、开发与应用 …… **563**
　　第一节　日本的杜仲化学成分研究 …… 565
　　第二节　日本的杜仲中聚异戊二烯、聚戊烯
　　　　　　醇、多萜醇及其杜仲胶研究 …… 575
　　第三节　日本的杜仲药理作用研究 …… 584
　　第四节　日本杜仲研究会 ……………… 602
　　第五节　日本杜仲专利的解读及分析 …… 607
　　第六节　日本的杜仲综合开发及其应用 …… 613
　　第七节　结语 ………………………… 617
　　参考文献 ……………………………… 617
第二章　韩国的杜仲研究、开发与应用 …… **623**
　　第一节　韩国的杜仲化学成分研究 …… 624

第二节　韩国的杜仲药理作用研究 …… 627
第三节　韩国的杜仲综合开发及其应用 … 635
第四节　结语 …………………………… 638
参考文献 ……………………………… 638
第三章　欧美的杜仲研究、开发与应用 …… **642**
　　第一节　欧美的杜仲化学成分研究 …… 643
　　第二节　欧美的杜仲药理作用研究 …… 654
　　第三节　欧美的杜仲综合开发及其应用 … 664
　　第四节　结语 ………………………… 688
　　参考文献 ……………………………… 688

第五篇 其 他

第一章 杜仲食疗………………… **697**
　　第一节 茶 ………………… 698
　　第二节 酒 ………………… 698
　　第三节 粥 ………………… 699
　　第四节 其他食疗菜谱 ……… 700
　　参考文献 ………………… 702
第二章 杜仲在保健食品中的应用研究……… **703**
　　第一节 杜仲保健食品与新资源食品…… 704
　　第二节 杜仲保健食品的专利分析……… 716
　　第三节 杜仲在辅助降压保健食品配方
　　　　　 中的应用 ……… 721
　　第四节 杜仲保健食品的研究与开发…… 722
　　第五节 结语 ………………… 724
　　参考文献 ………………… 724
第三章 杜仲胶的工业应用研究与开发……… **725**
　　第一节 杜仲胶的结构和基本性能……… 725
　　第二节 杜仲胶的工业应用 ……… 726
　　第三节 杜仲胶的改性研究 ……… 729
　　第四节 杜仲胶改性高聚物的研究 ……… 729
　　第五节 杜仲胶提取方法的研究现状 …… 732
　　第六节 杜仲胶发展意义与展望 ……… 734
　　参考文献 ………………… 734

第四章 杜仲木材特性及应用……………… **738**
　　第一节 杜仲木材的构造特征 ……… 739
　　第二节 杜仲木材的物理力学特性 …… 741
　　第三节 杜仲木材加工及利用 ……… 741
　　参考文献………………… 742
第五章 杜仲对环境的影响……………… **743**
　　第一节 杜仲对空气的影响 ……… 744
　　第二节 杜仲对土壤的影响 ……… 745
　　第三节 杜仲对水分的影响 ……… 750
　　第四节 杜仲对植物的影响 ……… 756
　　参考文献………………… 760
第六章 杜仲的开发与产业化发展…………… **762**
　　第一节 杜仲叶系列产品的开发 ……… 763
　　第二节 杜仲皮系列产品的开发 ……… 769
　　第三节 杜仲雄花系列产品的开发 …… 769
　　第四节 杜仲籽系列产品的开发 ……… 771
　　第五节 杜仲资源的综合开发利用 …… 773
　　参考文献………………… 780
第七章 杜仲研究文化……………… **784**
　　第一节 杜仲著作及国内会议概述 ……… 784
　　第二节 国家支持政策与扶持建议 ……… 788
　　参考文献………………… 793

展望 ………………………………………………………………………… **794**

Contents

Introduction ·· **1**

Part 1　Plants

Chapter 1　Origin and Original Form ············· **5**

　Section 1　Overview ································· 6

　Section 2　Origin and development ··········· 7

　Section 3　Morphological characteristics and

　　　　　　variation types of *E. ulmoides* ··· 11

　Section 4　Growth and development characte-

　　　　　　ristics of *E. ulmoides* ·········· 20

　References ··· 24

Chapter 2　Distribution and Habitat of *Eucommia*

ulmoides ··································· **26**

　Section 1　Distribution of *E. ulmoides* ······ 27

　Section 2　Habitat of *E. ulmoides* ··········· 28

　Section 3　Effect of habitat on *E. ulmoides*

　　　　　　growth ································ 29

　Section 4　Effect of habitat on the contents of

　　　　　　bioactive components in *E. ulmoides*

　　　　　　·· 31

　Section 5　Effect of habitat on *E. ulmoides*

　　　　　　rubber content ·················· 34

　Section 6　Effect of habitat on genetic diversity

　　　　　　of *E. ulmoides* ················· 35

　References ··· 37

Chapter 3　Breeding of the Improved *Eucommia*

ulmoides Varieties ····················· **39**

　Section 1　Objective ····························· 39

　Section 2　Main breeding methods and index

　　　　　　system ······························ 40

　Section 3　The improved varieties of *E. ulmoides*

　　　　　　·· 42

　References ··· 44

Chapter 4　Propagation Methods of *Eucommia*

ulmoides ··································· **46**

　Section 1　Unobvious physiological polarity of

　　　　　　E. ulmoides and its application··· 46

　Section 2　Propagation methods ··········· 47

　References ··· 49

Chapter 5　Cultivation and Management

Technologies of *Eucommia ulmoides* ······ **50**

　Section 1　Cultivation modes················· 51

　Section 2　Cultivation and management ··· 55

　Section 3　Effect of density on the growth and

　　　　　　rubber contents of *E. ulmoides* ··· 58

　Section 4　Effect of fertilization on the

　　　　　　growth and component contents of

　　　　　　E. ulmoides ···················· 60

　Section 5　Effect of peeling on the growth and

　　　　　　component contents of *E. ulmoides*

　　　　　　·· 61

　References ··· 62

Chapter 6　Harvesting, Primary Processing and

Storage of *Eucommia ulmoides* ············ **64**

　Section 1　Harvesting ························· 65

　Section 2　Primary processing in producing

　　　　　　areas and storage ················ 67

　References ··· 69

Chapter 7　Research on *Eucommia ulmoides*

Gene ·· **71**

　Section 1　Whole gene sequencing ········· 72

　Section 2　Genetic linkage map············· 74

　Section 3　Genomic heterogeneity··········· 76

　References ··· 77

Part 2　Chinese Materia Medica

Chapter 1　Textual Research on the Original ··· 81
　　Section 1　Records of *E. ulmoides* in and
　　　　　　　before Eastern Han Dynasty ······ 82
　　Section 2　Records of *E. ulmoides* in Wei, Jin,
　　　　　　　Southern-Northern Dynasties ··· 82
　　Section 3　Records of *E. ulmoides* in Song, Jin,
　　　　　　　and Yuan Dynasties ············· 83
　　Section 4　Records of *E. ulmoides* in Ming and
　　　　　　　Qing Dynasties ················ 84
　　Section 5　Records of modern research ······ 87
　　References ···························· 89

Chapter 2　Research on the Methods of Collection,
Pretreatment, and Storage ············· 90
　　Section 1　Collection methods ············· 91
　　Section 2　Pretreatment methods ··········· 92
　　References ···························· 95

Chapter 3　Processing Methods ············· 97
　　Section 1　Processing method in the ancient 97
　　Section 2　Research on modern processing
　　　　　　　technology ················· 100
　　Section 3　Effects of processing on components,
　　　　　　　medicinal properties and pharmaco-
　　　　　　　logical effects of *E. ulmoides* ······ 101
　　References ··························· 105

Chapter 4　Pharmacognosy Research ········· 107
　　Section 1　Pharmacognosy research of
　　　　　　　E. ulmoides bark ············· 108
　　Section 2　Pharmacognosy research of *E. ulmoides*
　　　　　　　leaves ···················· 109
　　Section 3　Identification of *E. ulmoides* counterfeit
　　　　　　　products ·················· 111
　　References ··························· 115

Chapter 5　Quality and Identification Research
of *Eucommia ulmoides* ············· 116
　　Section 1　Quality and identification research
　　　　　　　of Eucommiae cortex ·········· 116
　　Section 2　Quality and identification research
　　　　　　　of Eucommiae folium ·········· 120
　　Section 3　Accumulation of active components
　　　　　　　in Eucommia bark, leaves and flowers

　　　　　　　···························· 121
　　References ··························· 125

Chapter 6　Study on the Chemical Constituents of
Eucommia ulmoides ·············· 126
　　Section 1　Chemical constituents ············· 127
　　Section 2　Spectral characteristics ········· 148
　　Section 3　Pharmacological effects of active
　　　　　　　ingredients ················ 153
　　References ··························· 153

Chapter 7　Study on the Extraction and Seperation
of Active Components of *Eucommia ulmoides*
　　　···························· 158
　　Section 1　Extraction methods ············· 158
　　Section 2　Separation and purification methods
　　　　　　　···························· 162
　　References ··························· 165

Chapter 8　Study on the Component Analysis of
Eucommia ulmoides ·············· 167
　　Section 1　Component analysis of Eucommiae
　　　　　　　cortex ···················· 168
　　Section 2　Component analysis of Eucommiae
　　　　　　　folium ···················· 171
　　Section 3　Component analysis of flowers of
　　　　　　　E. ulmoides ··············· 172
　　Section 4　Component analysis of fruits and
　　　　　　　seeds of *E. ulmoides* ··········· 173
　　Section 5　Comparative analysis of barks,
　　　　　　　leaves, flowers and fruits of
　　　　　　　E. ulmoides ··············· 174
　　Section 6　Determination of *E. ulmoides*
　　　　　　　rubber and its molecular weight
　　　　　　　change ···················· 176
　　References ··························· 177

Chapter 9　Pharmacological Research on *Eucommia*
ulmoides ···················· 181
　　Section 1　Study on antihypertensive effect of
　　　　　　　E. ulmoides ··············· 182
　　Section 2　Study on effects of *E. ulmoides*
　　　　　　　on osteoporosis and bone
　　　　　　　metabolism ················ 193

Section 3   Study on pharmacological effects of
            E. ulmoides on liver diseases ··· 235
Section 4   Study on antitumor effects of
            E. ulmoides ···················· 243
Section 5   Study on effects of E. ulmoides on
            regulation of lipid metabolism ··· 246
Section 6   Study on hypoglycemic effects of
            E. ulmoides ···················· 249
Section 7   Study on neuroprotective effects of
            E. ulmoides ···················· 252
Section 8   Study on antibacterial effects of
            E. ulmoides ···················· 254
Section 9   Study on antioxidant effects of
            E. ulmoides ···················· 261
Section 10 Study on immunomodulatory effects
            of E. ulmoides ················ 268
Section 11 Study on antiabortifacient effects of
            E. ulmoides ···················· 279
Section 12 Other pharmacological effects of
            E. ulmoides ···················· 283
References ···························· 288

**Chapter 10   Toxicology Study on Eucommia
            ulmoides ···················· 303**
Section 1   Overview ······················ 303
Section 2   Study on the general toxicity ··· 304
Section 3   Study on the genotoxicity········ 313
Section 4   Study on the other toxicity ······ 318
Section 5   Adverse drug reactions from
            clinic···························· 319
Section 6   Outlook···························· 320
References ···························· 320

**Chapter 11   Pharmacokinetic Study on Eucommia
            ulmoides ···················· 322**
Section 1   Analytical methods and pharmacoki-
            netic parameters for E. ulmoides
            ···························· 323
Section 2   Pharmacokinetic characteristics of
            compounds from E. ulmoides ··· 326
Section 3   Conclusion ···················· 342
References ···························· 343

**Chapter 12   Research on Quality Standard of
            Eucommia ulmoides ···················· 348**
Section 1   Official quality standard of E. ulmoides
            ···························· 349
Section 2   Recent research progress of quality
            control of E. ulmoides ············ 352
Section 3   Research progress on quality standard
            and quality control of Chinese patent
            medicine products containing
            E. ulmoides ···················· 357
Section 4   Outlook···················· 362
References ···················· 363

**Chapter 13   Study on the Material Basis and
            Mechanism of Eucommia ulmoides ········ 368**
Section 1   Research on effective chemical parts
            from E. ulmoides ················ 370
Section 2   Study on the effective components of
            E. ulmoides ···················· 388
Section 3   Monomeric compound effective
            substances and its mechanism of
            E. ulmoides ···················· 394
Section 4   Effective substances based on
            pharmacokinetic study ············ 453
Section 5   Absorption kinetic characteristics of
            effective substances ·············· 463
Section 6   Based on the effective substance into
            the blood component ············ 465
Section 7   Effective substances based on binding
            to plasma proteins················ 465
Section 8   Research on effective substances and
            mechanism of E. ulmoides based on
            Internet pharmacology ············ 466
Section 9   Conclusion ···················· 473
References ···················· 476

**Chapter 14   Pharmaceutical Research of Eucommia
            ulmoides ···················· 507**
Section 1   Pharmaceutical research of medicinal
            materials ···················· 507
Section 2   Pharmaceutical research of main
            components of E. ulmoides ······ 511
References ···················· 514

Part 3　Traditional Chinese Medicine

Chapter 1　Reviews of *Eucommia ulmoides* from Various Doctors ················ **519**

　　Section 1　Han Dynasty ···················· 520

　　Section 2　Wei, Jin and Southern-Northern Dynasties ···················· 520

　　Section 3　Tang Dynasty ···················· 520

　　Section 4　Song, Jin and Yuan Dynasties ··· 520

　　Section 5　Ming Dynasty ···················· 520

　　Section 6　Qing Dynasty ···················· 521

　　References ···························· 521

Chapter 2　Related Prescriptions of *Eucommia ulmoides* ···················· **522**

　　Section 1　Supplementing method ············ 522

　　Section 2　Prescriptions of limbs and meridians ···················· 525

Chapter 3　Medication for Ethnic Groups of *Eucommia ulmoides* ···················· **529**

　　Section 1　The Yao ethnicity ··············· 529

　　Section 2　The Wa ethnicity ··············· 530

　　Section 3　The Hui ethnicity ··············· 530

　　Section 4　The Zhuang ethnicity ··········· 530

　　Section 5　The Menggu ethnicity ··········· 530

　　Section 6　The Miao ethnicity ··········· 531

　　Section 7　The Yi ethnicity ··········· 531

　　Section 8　The Lisu ethnicity ··········· 531

　　Section 9　The Shui ethnicity ··········· 532

　　Section 10　The Maonan ethnicity ··········· 532

　　Section 11　The Hani ethnicity ··········· 532

　　Section 12　The Deang ethnicity ··········· 532

　　Section 13　The Jingpo ethnicity ··········· 532

　　Section 14　The Dai ethnicity ··········· 532

　　Section 15　The Dong ethnicity ··········· 533

　　Section 16　The Zang ethnicity ··········· 533

　　Section 17　Conclusion ··········· 533

　　References ··········· 533

Chapter 4　Clinical Application of *Eucommia ulmoides* ··········· **534**

　　Section 1　Study on Chinese patent medicine with *E. ulmoides* as main ingredient and its application··········· 536

　　Section 2　Common prescriptions of *E. ulmoides* in clinic··········· 544

　　Section 3　Main diseases treated by *E. ulmoides* in clinic ··········· 546

　　Section 4　Experience comes from famous old TCM doctors using *E. ulmoides* ··········· 550

　　Section 5　Compatibility application of *E. ulmoides* in modern TCM clinics ··········· 551

　　Section 6　Other relevant study on *E. ulmoides* ··········· 552

　　References ··········· 553

Chapter 5　Research on Adverse Drug Reaction ··········· **557**

　　Section 1　Adverse reaction monitoring of of *E. ulmoides* preparation in clinic ··········· 557

　　Section 2　Toxic and side effects of *E. ulmoides* main components ··········· 558

　　References ··········· 559

Part 4　Overseas

Chapter 1　Study on the Research, Development and Application of *Eucommia ulmoides* in Japan ··········· **564**

　　Section 1　Study on the chemical composition of *E. ulmoides* in Japan··········· 565

　　Section 2　Study on polyisoprene, polyprenol, dolichol and rubber in *E. ulmoides* in Japan··········· 575

　　Section 3　Study pharmacological activities of *E. ulmoides* in Japan··········· 584

Section 4   Japanese Society of Eucommia   602

Section 5   Interpretation and analysis of
            Eucommia patent ················ 607

Section 6   Study on the comprehensive
            development and application of
            E.ulmoides in Japan ·············· 613

Section 7   Conclusion ····················· 617

References ································· 617

**Chapter 2   Study on the Research, Development
            and Application of *Eucommia ulmoides* in
            South Korea** ····················· **623**

Section 1   Study on the chemical components of
            E. ulmoides in South Korea ······ 624

Section 2   Study on pharmacological activities
            of E. ulmoides in South Korea ··· 627

Section 3   Study on the comprehensive
            development and application of
            E. ulmoides in South Korea ······ 635

Section 4   Conclusion ················ 638

References ································ 638

**Chapter 3   Study on the Research, Development
            and Application of *Eucommia ulmoides* in
            Europe and the United States** ·········· **642**

Section 1   Study on the chemical composition
            of E. ulmoides in Europe and the
            United States····················· 643

Section 2   Study on pharmacological activities
            of E. ulmoides in Europe and the
            United States····················· 654

Section 3   Study on the comprehensive
            development and application of
            E.ulmoides in Europe and the United
            States ····························· 664

Section 4   Conclusion ················ 688

References ································ 688

Part 5   Others

Chapter 1   Food Therapy of *Eucommia ulmoides*
            ··································· **697**

Section 1   Tea ························· 698

Seciton 2   Liquor ····················· 698

Section 3   Porridge ··················· 699

Seciton 4   Other diet recipes ············· 700

References ································· 702

**Chapter 2   Application Research of *Eucommia
            ulmoides* in Health Food** ·········· **703**

Section 1   Eucommia health food and new
            resource food ·············· 704

Section 2   Patent analysis of Eucommia health
            food ························· 716

Section 3   Application of E. ulmoides in formula
            of auxiliary antihypertensive health
            food ························· 721

Section 4   Research and development of
            Eucommia health food ·········· 722

Section 5   Conclusion ··············· 724

References ································ 724

**Chapter 3   Industrial Application Research and
            Development of *Eucommia ulmoides* Rubber**
            ··································· **725**

Section 1   Structure and basic properties of
            E.ulmoides rubber·············· 725

Section 2   Industrial application of E.ulmoides
            rubber ····················· 726

Section 3   Study on the modification of E.ulmoides
            rubber ····················· 729

Section 4   Study on modified polymer of
            E.ulmoides rubber·············· 729

Section 5   Research status of extraction methods
            of E. ulmoides rubber ··········· 732

Section 6   Development and prospect of
            E. ulmoides rubber ·············· 734

References ································ 734

**Chapter 4   Characteristics and Applications of
            Eucommia ulmoides Wood** ·············· **738**

Section 1   Characteristics ················ 739

Section 2   Physical and mechanical properties
            ································ 741

Section 3　Processing and applications ······ 741

References　·················· 742

Chapter 5　Effect of *Eucommia ulmoides* on

Environment ·················· **743**

Section 1　Air·················· 744

Section 2　Soil　·················· 745

Section 3　Water·················· 750

Section 4　Plants　·················· 756

References　·················· 760

Chapter 6　Development and Industrialization of

Eucommia ulmoides ·················· **762**

Section 1　Leaves ·················· 763

Section 2　Bark ·················· 769

Section 3　Male flower ·················· 769

Section 4　Seed ·················· 771

Section 5　Comprehensive development and

utilization ·················· 773

References　·················· 780

Chapter 7　The Culture of Eucommia Study··· **784**

Section 1　Overview of Eucommia's domestic

works and conferences ············ 784

Section 2　National support policies and

suggestions for Eucommia ······ 788

References　·················· 793

Outlook　··················**794**

绪　论

研究亮点：对杜仲及其研究进行概要的论述，将各篇融会贯通，引导读者更快捷更好地了解全书内容。

摘要：启编力图进行全书"秒拍"，将各篇融会贯通，促进不同领域知识的交融和思维方式的迁移，让读者快速捕捉到所需信息，引导读者去阅读后续精彩的篇章。

关键词：启编，"秒拍"，历史，多学科，多维度

Introduction

Highlights：

To summarize the research of *Eucommia ulmoides* Oliv. and guide the readers to understand the contents of the book more quickly and better.

Abstract：The opening edition tries to make the whole book "second beats", which will make each article comprehensive, blend knowledge in different fields and transfer the way of thinking, so that the readers can catch the information they need in an instant, and guide the readers to complete the following more wonderful chapters.

Keywords: Opening edition, "Second beats", History, Multi discipline, Multi dimension

杜仲（*Eucommia ulmoides* Oliv.），为杜仲科（Eucommiaceae）、杜仲属（*Eucommia*）多年生木本植物，本科仅1属1种，是我国特有的贵重中药材、工业提胶原料及改善生态环境树种。

杜仲为距今6500万年至180万年古老树种，在第四纪冰期（距今200万年前）来临后，杜仲在欧洲和亚洲大部分地区相继灭绝，是仅在中国中部存活至今的地质史上残留下来的孑遗植物，也是我国二级保护野生植物。

我国对杜仲的认识和利用已有2000多年的历史，东汉时期的《神农本草经》将杜仲归为上品药材，补中，益精气，坚筋骨，久服轻身耐老。杜仲在我国药用历史悠久。杜仲的现代研究涉及植物学、林学、生物学、植物化学、中药学、生药学、中药分析、中药药理学、分子药理学、毒理学、药代动力学、中药制剂学、方剂学和中医临床学，以及杜仲研究文化等诸多领域，包括基础研究、应用研究、临床应用，以及杜仲胶工业从应用到开发和产业发展的各个方面。本书以杜仲的研究为切入点，以基础研究和开发应用研究为主线，主要突出中药与临床应用研究，但也不乏植物学、林学及杜仲胶在特种工业方面的开发与应用研究，在体现学术性的基础上，力求其实用性。

我们在研读浩瀚原始文献资料及成果的基础之上，拓展杜仲研究的深度及广度，进行挖掘、整理、提炼与归纳，并结合本书编者在杜仲研究工作中的经验和取得的成果，经总结、讨论与推演，以期全方位、多维度反映国内2000多年来的中医药应用杜仲的历史，以及国内外近百年来对杜仲（果实、果皮、树叶、树皮、树干和花等）的研究成果，内容力求全、新、准。

全书由"绪论"启编，分为第一篇植物、第二篇中药、第三篇中医、第四篇国外、第五篇其他（以应用研究及产业发展为主）共五篇36章，以"展望"结束，结构体系清晰明了，将不同领域的知识串联起来，将不同学科领域的思维方式融合为一体，激发读者去探索杜仲更多的未知，引导杜仲研究向纵深方向拓展。

（杨义芳）

第一篇

植　物

Part 1　Plants

起源与原形态

研究亮点：

1. 杜仲是我国特有的贵重中药材、工业提胶原料及改善生态环境树种，具有巨大的开发潜力。

2. 杜仲在我国药用历史悠久，医用功效受到人们青睐。

3. 杜仲在长期进化与适应环境的过程中形成了多种变异类型。

4. 杜仲具有独特的生长特性。

摘要： 杜仲是第三纪孑遗植物，单科单属单种，是我国特有的贵重中药材、工业提胶原料及改善生态环境树种。杜仲在我国药用历史悠久，医用功效受到广泛关注，推动杜仲产业的不断发展。杜仲属落叶乔木，含杜仲胶；树干挺直，根为主根系，芽体卵圆形，单叶、互生，花单性，雌雄异株，枝条无毛、有片状髓心，果实为翅果、扁而薄。在长期进化与适应环境的过程中形成了多种自然变异类型，也有其独特的生长发育特性。

关键词： 起源，原形态，变异类型，生长发育特性

Chapter 1　Origin and Original Form

Highlights：

1. *Eucommia ulmoides* is a kind of precious Chinese medicinal materials and industrial raw material for rubber extraction as well as tree species for improving ecological environment. It has greatly potential utilization.

2. *E. ulmoides* has a long history of medicinal application in China, which attracts people.

3. During the processes of long-term evolution and environmental adaptation, the variation types of *E. ulmoides* have been developed.

4. *E. ulmoides* has unique growth characteristics.

Abstract: *E. ulmoides*, a relict plant in the Tertiary Period, belongs to a single family, a single genus and a single species. It is a kind of precious Chinese medicinal materials and industrial raw material for rubber extraction as well as tree species for improving ecological environment. *E. ulmoides* has a long history of medicinal application in China, and its medical function has been widely concerned, resulting in promoting the development of *E. ulmoides* industry. Generally, *E. ulmoides* is a deciduous tree, which contains rubber. The trunk is straight, the root belongs to the main root system, the bud is oval, the leaf is single and alternate, the flower is unisexual and dioecious, the branch is hairless with lamellar pith, and the fruit is flat and thin with the winged shape. During the processes of long-term evolution and environmental adaptation, a variety of natural variation types have been developed. Meanwhile, *E. ulmoides* has unique growth characteristics.

Keywords: Origin, Original form, Variation types, Growth characteristics

第一节 概 述

杜仲（*Eucommia ulmoides* Oliv.），为杜仲科（Eucommiaceae）、杜仲属（*Eucommia*）多年生木本植物，本科仅1属1种。别名有思仙、思仲、木制玉丝皮、乱银丝、鬼仙木、丝棉树、扯丝皮、银丝树、白丝线、丝连皮等。第四纪冰期来临后，杜仲在欧洲和其他地区相继消失，仅在中国中部存活至今，是"活化石"植物。1890年，英国植物分类学家Oliver在*Hooker's Icon*（《胡克图谱》）一书中[1]，将采自我国四川东部城口县的杜仲标本定名为*Eucommia ulmoides* Oliver。杜仲主要分布区北自甘肃、陕西、山西；南至福建、广东、广西；东迄浙江；西抵四川、云南等15个省（自治区）。栽植范围已扩大到山东、北京、天津、辽宁、河北等地，甚至已北移到宁夏、吉林。

杜仲是我国特有的药用植物，树皮为我国名贵药材，历版《中华人民共和国药典》均有收载。2005年杜仲叶也载入《中华人民共和国药典》（2005年版）[2]，并确定绿原酸为杜仲叶药材的有效成分。

杜仲是雌雄异株植物，花先叶开放，或与新叶同时开放。杜仲在长期的进化过程中出现了一些变异类型，按照杜仲皮开裂程度可划分为粗皮杜仲（青冈皮）和光皮杜仲（白杨皮），按照叶面积大小可划分为小叶杜仲、大叶杜仲和巨叶杜仲。杜仲的主要育种途径有选择育种、杂交育种、多倍体育种和组织培养育种等，良种繁育方法主要有嫩枝扦插繁殖、嫁接繁殖和根段繁殖。

一、杜仲的医疗保健功效

杜仲树皮自古便以名贵药材而著称。早在2000多年前我国第一部药书《神农本草经》[3]中便明确记载了杜仲皮的药效："主治腰膝痛，补中，益精气，坚筋骨，强志，除阴下痒湿，小便余沥。久服，轻身耐老。"全书共收录药物365味，上品者占120味，杜仲皮便为上品药中的一味，说明当时对杜仲的药用价值评价很高。

我国明代医药学家李时珍在《本草纲目》[4]中称杜仲树的名字源于人名，谓"昔有杜仲（人名）服此得道"，是说有名叫杜仲的人吃了杜仲之后而得道成仙，这充分说明杜仲很早便为我国人民所推崇。书中又称："盖肝主筋，肾主骨。肾充则骨强，肝充则筋健。杜仲色紫而润，味甘微辛，其气温平。甘温能补，微辛能润，故能入肝而补肾。"以上记载说明，我国医学家很早便发现杜仲有独特的强筋、壮骨及治肾虚腰痛的功效，并已广泛用于临床。

我国古代很早就将杜仲作为保健补品。唐代名医孙思邈的羊肉杜仲汤在当时极为时兴，将其作为保健补品饮用，具有健胃、强身及壮阳的效力。宋代《本草图经》[5]一书中称杜仲"木作屐，亦主益脚"，是说用杜仲木材制作的鞋拖板，可有益于足部的保健。明代李时珍之《本草纲目》引用《本草图经》中杜仲嫩叶采食之说，是说杜仲嫩叶可作为保健食品来食用[4]。

杜仲皮是我国外贸当中大宗出口的名贵中药材，在国际市场上享有盛名。近代医学研究发现，杜仲除传统的医疗功效外，还具有双向调节血压的作用，并可降低人体胆固醇含量，预防心脑血管硬化。此外，它还具有促进记忆、抗疲劳、抗衰老、抗肿瘤及提高免疫力的独特效用，也能促进机体代谢和预防老年骨质疏松，可用于航天食品和老年保健用品的加工生产。

我国以杜仲皮和杜仲叶为原料的中药成方制剂有214种，如全杜仲胶囊、杜仲平压片、杜仲冲剂（颗粒）、杜仲壮骨胶囊、杜仲补腰合剂等。已经批准的以杜仲皮和杜仲叶为原料的保健食品有21种。

近年来，日本对杜仲的保健功效研究、开发利用较多，全部以杜仲叶为原料，每年通过各种渠道从我国大量进口杜仲干叶，用于杜仲保健品的加工生产。目前，日本国内市场上可见杜仲茶、杜仲酱、杜仲挂面等多种杜仲保健食品。我国对杜仲保健品的开发起步较晚，但发展很快，目前杜仲产区一些厂家生产的杜仲茶、杜仲速溶粉、杜仲冲剂、杜仲晶、杜仲咖啡、杜仲可乐及杜仲酒等保健品也先后上市，并远销日本、韩国、加拿大及美国。可以预见，将杜仲开发为保健食品有着广阔的市场前景。

二、杜 仲 胶

杜仲全身除木质部外，还含有杜仲胶，但各部分的含胶量差异很大，其中以杜仲果皮含胶量最高，为10%～15%，杜仲皮含胶量为6%～12%，杜仲叶含胶量为1.5%～4.2%[6]。品种及类型不同，含胶量差异很大，如杜仲叶的含胶量，不同类型的杜仲可相差2倍多。此外，杜仲树含胶量的高低，还与产地和树龄有密切关系。

从杜仲中提取的杜仲胶与热带三叶橡胶不同，杜仲胶缺乏弹性，在工业上一直无法广泛开发利用。直到20世纪80年代初期，中国科学院化学研究所严瑞芳研究员采用硫化的方法，把杜仲胶制成高弹性体，该硫化杜仲胶（一般仍简称杜仲胶）具备了三叶橡胶和塑料的双重特性，除可作为三叶橡胶使用外，还具有三叶橡胶所不具备的多种独特性能，为杜仲胶工业利用开辟了新的途径。

杜仲胶可用于生产高强度海底电缆，其绝缘性能好，且耐酸、耐碱及耐海水侵蚀，故在工业上是制造海底电缆的优良材料。硫化杜仲胶弹性高、硬度大、比重轻、耐摩擦，可用来制造飞机、汽车、摩托等的高质量轮胎、支架和部件，医用夹板、假肢套、保健腰围、运动员防护用品及牙科临床医护用品，还可以用作各种异型管接头、温控开关、雷达密封材料等。

国际上对杜仲胶研究和开发生产最早的是苏联。20世纪30年代苏联建国初期，因帝国主义对苏联实行经济封锁，使其无法进口三叶橡胶，被迫大面积栽植杜仲，并建立提胶厂。新中国成立初期，我国也建立了杜仲林场，并提取杜仲胶，主要用于生产海底电缆。后来因塑料工业兴起，而杜仲胶生产成本太高，且未能开发新产品而中断。1982年我国专家利用硫化工艺解决了杜仲胶无弹性问题，将杜仲胶和橡胶、塑料按不同比例进行共混加工，从而得到了不同弹性、硬度的特殊新材料，应用于电力、通信、交通、水利、航空及日常生活。

三、杜仲叶饲料添加剂

杜仲叶粉掺入畜、禽及鱼类饲料内，不仅可以提高畜禽及鱼类免疫力，减少疾病发生，还可以提高畜、禽及鱼类产品的品质，使其味道更浓、更香，具有野味的口感，受到消费者欢迎[7]。日本则广泛采用杜仲叶粉作为饲料添加剂，借此生产的绿色及天然食品，取得了显著的经济效益。我国在这方面才刚刚起步，随着人们对食品品质需求的提高，必将有越来越多的有识之士加入到开发杜仲饲料添加剂的热潮中来。

四、杜仲木材的独特性能和用途

杜仲树干的材质坚韧、洁白、致密且富有光泽，纹理细致，不翘不裂，不遭虫蛀，是制造舟车、高档家具及工艺品的优良材料[8]。杜仲木材还广泛用于制造筷子、牙签、保健按摩器等。用杜仲木材加工而成的各种工具，表面光滑，韧性好且耐磨损。其中，杜仲筷抗菌、无异味，且质轻耐磨，很受市场欢迎。

五、杜仲是优良的园林绿化树种

杜仲干形直，枝繁叶茂，树冠多呈圆形或圆锥形，遮阴面积大，且树体抗性强，病虫害很少，无需喷洒农药，是城市园林绿化非常理想的树种[9]。北京、南京、杭州、洛阳等城市利用杜仲作行道树或进行公园、庭院绿化，均取得了满意的效果，杜仲的树皮也有一定的经济效益。

六、杜仲是理想的水土保持树种

杜仲根系发达，耐干旱瘠薄，是良好的水土保持树种[10]。同时，杜仲兼有很高的经济效益，在山丘地区大面积栽植杜仲，不仅可以很好地保持水土，还能够增加经济收入。

第二节 起源与发展

一、杜仲的起源

杜仲是仅存于我国的第三纪孑遗植物，在我国浙江地区发现的两种可靠杜仲花粉化石（*Eucommia*

ceoipollenites eucommides Sun M-R. 和 *E. minor* Sun M-R.），与现代杜仲的花粉非常相似，是目前已知的最早出现的杜仲，证明了杜仲在第三纪的古新世时就开始了最简单的花式繁衍。中国科学院植物研究所耿宝印研究员在辽宁抚顺露天煤矿发现的始新世杜仲果化石（图 1-1-1）[11]，是迄今为止在中国发现的第一例杜仲属（*Eucommia*）植物的果实化石（*Eucommia* cf. *montana* Brown），该化石与同时期日本和北美种更为相似，说明杜仲属在该时期曾广泛分布在北半球，与现代种有显著的区别。始新世杜仲属具有较小的体积（0.5～2.0 cm）和较大的不对称性，且柱头凹陷处于果实顶端的一侧，而现代杜仲属果实体积较大（3.0～3.6 cm），且柱头凹陷处紧靠着果实的顶端。

渐新世的杜仲化石曾见于西伯利亚和美国蒙大拿，早中新世后，在北美未见出现过杜仲化石的记录。晚第三纪杜仲化石的种类逐渐增多，且分布范围也广。中新世的早、中期杜仲属 *E. japonica* Tanai 出现在日本北海道西南部，并逐渐蔓延到本州北部，到上新世早期，到达本州的南部。同时，北高加索也出现了杜仲属（*E. caucasica* Dorofeev），并在该地区延续到上新世。此外，杜仲属 *E. europaea* Mädler 同期还分布在德国、法国、波兰、罗马尼亚，并在法国、波兰、匈牙利和意大利生长到上新世[12]。

在欧洲，杜仲属出现在中新世和上新世。来自德国和波兰上新世的杜仲的果实在体积和形态上与现存的杜仲属相似，它们与老第三纪的化石相比，果实较对称，柱头凹陷出现在果实顶端或靠近果实的顶端。据推测，杜仲有可能是在渐新世时从亚洲沿着图尔盖（Turgai）谷底到达欧洲的。

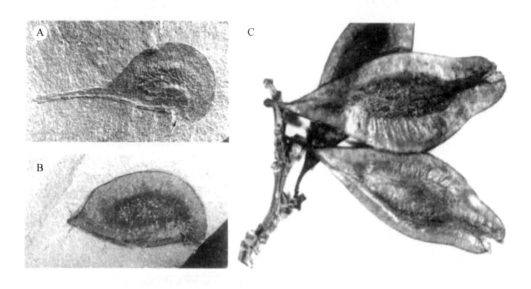

图 1-1-1　中国抚顺杜仲果化石 *Eucommia* cf. *montana* Brown（A）；北美杜仲果化石 *Eucommia montana* Brown（B）；现存种 *Eucommia ulmoides* Oliver [11]（C）

Fig. 1-1-1　Fruit fossil of *Eucommia* cf. *montana* Brown from Fushun, China (A); *Eucommia montana* Brown from North America (B); The living species of *Eucommia ulmoides* Oliver [11] (C)

从目前已发现的杜仲化石地理分布来看（表1-1-1），杜仲可能在古新世时在中国东部起源，而后向四面八方辐射传播。在早始新世时向南已散布到中国南部的广东省。早第三纪时，日本海尚未出现，中国、朝鲜和日本还是联合在一起的大陆，因此，杜仲又向北疾行无阻地进入日本的北海道。早第三纪白令海峡地区尚未被海水淹没，当时杜仲很容易穿越白令海峡地区，并在始新世晚期到达美国的阿拉斯加。渐新世时，杜仲已广布整个亚洲，但可能尚未到达欧洲，因为早第三纪时，乌拉尔山脉还是贯通于北冰洋和地中海之间的古海道的天然传播屏障，并且在欧洲迄今尚未发现第三纪的杜仲化石记录。渐新世时北美的杜仲已向南扩展到蒙大拿，并在那里一直存活到中新世早期，此后，由于环境的变化，杜仲便在北美消失了。

晚第三纪时，全球地质运动剧烈，世界各地高大的山脉相继升起，海陆发生强烈变化，这对杜仲的分化和传播均有重大影响，当时杜仲在欧亚大陆分布甚广。第四纪冰期来临，杜仲便在欧洲消失，只有我国中部由于复杂地形对冰川的阻挡，少数杜仲有幸保留下来，成为世界上杜仲的唯一幸存地，所以人们把我国的杜仲称为"活化

石植物"。由此可见，杜仲这一中国的特有植物是有其自身的起源和时空概念的。

直至1896年杜仲才被引种到欧洲，1899年引种到日本，1906年引种到俄国，以后又相继引种到法国、美国、韩国、朝鲜、德国、匈牙利、印度和加拿大。1931年苏联开始在黑海附近和北高加索进行大量引种栽植，试图解决当时其国内硬性橡胶资源缺乏的问题，成为引种面积最大的国家。

表 1-1-1 远古时代的杜仲演化
Table 1-1-1 The evolution of *E. ulmoides* Oliver in ancient times

代	纪	世	年代开始（万年前）	杜仲分布地区	杜仲种类
新生代	古近纪（第三纪）	古新世	6550	中国东部	*Eucommia ceoipollenites eucommides* Sun M-R. *E. minor* Sun M-R.
		始新世	5580	中国广东三水 日本北海道 美国阿拉斯加	*E. brevirotria* Guo *E. kobayashi* Huzoka *Eucommia* sp.
		渐新世	3390	俄罗斯 西伯利亚 美国蒙大拿	*E. sibirica* Dorofeev *E. browni* Beckeri *E. montana* Brown
	新近纪（第四纪）	中新世	2303	日本北海道 俄罗斯北高加索 莫尔达维亚、波兰中部 俄罗斯北高加索、乌克兰 莫尔达维亚、哈萨克斯坦、俄罗斯欧洲部分 德国、法国、波兰、罗马尼亚、匈牙利、荷兰、意大利	*E. japonica* Tanai *E. caucasica* Dorofeev *E. kryshtofovichi* Negru *E. palaeoulmoides* Baik *E. europaea* Mädler *E. ulmoides* Oliv.
		上新世	533	日本北海道 俄罗斯 北高加索 乌克兰、莫尔达维亚、哈萨克斯坦、俄罗斯欧洲部分 法国、波兰、匈牙利、荷兰、意大利 德国、波兰、罗马尼亚	*E. japonica* Tanai *E. caucasica* Dorofeev *E. palaeoulmoides* Baik *E. palaeoulmoides* Baik *E. europaea* Mädler *E. ulmoides* Oliv.
		更新世	180	意大利	*Eucommia* sp.
		全新世	114	中国中部	*E. ulmoides* Oliv.

二、杜仲的发展

有关杜仲的记载最早见于《神农本草经》："杜仲味辛平，主治腰膝痛，补中，益精气，坚筋骨，强志，除阴下痒湿，小便余沥。久服，轻身耐老。"[3]将杜仲归为上品。杜仲另一早期记录见于汉墓出土的医药简牍《治百病方》，共载有较完整的医方30多个，药物近百种，其中有治疗"七伤"所致虚劳内伤疾病采用杜仲等补肾药物的记载[13]。《名医别录》在《神农本草经》的基础上，增加了杜仲的药性、新功能、异名、产地和采收时间等内容，首次明确记载杜仲药性"甘，温，无毒"，地道药材"生上虞及上党汉中"；南北朝梁代陶弘景所编的《本草经集注》记载，使用方法为"用之，薄削去上皮，横理切令丝断也"，鉴别标准为"折之多白丝为佳"[13]。

宋金元时期（公元960～1368年），《本草图经》（公元1061年）增补了大量新的有关杜仲的内容[5]，特别是对杜仲叶、花、果实、木材的药用功能首次作了重要的记载："初生叶嫩时，采食，主风毒脚气，及久积风冷，肠痔、下血。亦宜干末作汤，谓之檰芽。花、实苦涩，亦堪入药。木作屐，亦主益脚。"这一时期对杜仲的认识取得不少突破性进展，其中有关杜仲叶、花、果实、木材的利用和独特的功效是重要的发现。著名医学家张元素、李杲、王好古等对杜仲的药性、药理也提出了新的见解，如王好古认为杜仲是"肝经气分药。润肝燥，补肝经，风虚"。后来受到明代医药学家李时珍的赞崇。

明代的《本草纲目》（李时珍）记载了杜仲的药性理论[4]："杜仲，古方只知滋肾，惟王好古言是肝经气分药，润肝燥，补肝虚，发昔人所未发也。"进一步阐述其药理："盖肝主筋，肾生骨。肾充则骨强，肝充则筋健。屈伸利用，皆属于筋。杜仲色紫而润，味甘微辛，其气温平。甘温能补，微辛能润，故能入肝而补肾，子能令母实也。"李时珍对杜仲的认识更加系统和完备，达到了经验科学的高峰。

清代至民国时期，对杜仲的认识没有大的进展。直到现代科学对杜仲的研究与认识有了新的

发展，形成了近现代史上杜仲的四次大的发展阶段[14]。

第一次大的发展是杜仲调节血压功能的发现。1948～1951年，苏联学者证明了杜仲提取液具有双向调节血压的功能，即对高血压患者有显著而持久的降血压作用，对低血压患者具有升血压的功能[14]。这种双向调节血压的方式是化学药品所不可替代的。进一步对100多位高血压患者进行临床治疗，均取得了满意的效果。1955年，在列宁格勒召开了首届国际杜仲药理学研究学术讨论会，公布了杜仲降血压的研究成果，引起了学界的极大重视。1976年，美国威斯康星大学教授再次研究证实了杜仲调节血压的功效，开始从杜仲中寻找调节血压的活性成分及其药理作用[15]。哈佛大学的胡秀英教授研究认为"杜仲是目前世界上最高质量的无毒副作用的天然降压药物"[16]。夏威夷大学的姚香雄教授认为"杜仲是最温和而安全的降血压药物"[17]。

第二次大的发展是杜仲叶药用功效的发现。研究证明，杜仲叶的有效成分与皮基本相同、药用功能大体一致。2005年，经第八届国家药典委员会执行委员会审议通过，将杜仲叶（*Eucommiae folium*）正式列入《中华人民共和国药典》（2005年版）[2]，并确定绿原酸为杜仲叶药材的有效成分，其含量标准为不得低于0.8%。

第三次大的发展是杜仲次生代谢物对人类健康作用的发现。近代研究认为，杜仲具有80多种天然活性物质（小分子次生代谢物），可以促进人体胶原蛋白的合成，抑制骨质疏松症的发生，此外，还具有调节血压、降血脂、降血糖、润肠通便、减肥、美容、增强免疫力、抗疲劳、抗衰老、补肾壮阳和护肝醒酒等作用。

第四次大的发展是杜仲开发利用新资源的发现。西北农林科技大学的张康健教授团队对杜仲皮、叶、籽、雄花、花粉等的天然活性物质进行了全面系统研究，发现杜仲籽油与紫苏籽油理化特性相似，杜仲花粉富含黄酮类化合物和营养物质，杜仲叶中天然活性物质与种子中的α-亚麻酸等组合，使其降血压、降血脂、抗衰老、增强免疫力等功能得到了叠加，具有显著的复方增效作用。

第三节　杜仲的形态特征及变异类型

杜仲属落叶乔木，高可达 20 m，胸径可达 80 cm。树干端直，枝条斜上。树冠卵形、密集。杜仲在长期进化与适应环境的过程中形成了多种变异类型。

一、杜仲的形态特征及显微结构

（一）根

杜仲的根为主根系，米黄色。1 年生苗主根可达 15 cm 长，大约为苗高的 1/3，有 2 ～ 3 条侧根，根系非常发达。根冠白色、发亮。随着树龄增加，根的颜色略加深，一般为米黄至浅黄色。2 ～ 3 年生杜仲苗主根可达 30 ～ 40 cm，侧根、须根分布于土表 5 ～ 15 cm，随土壤的水分及肥力情况变化

很大。

杜仲根尖顶端原始细胞分为三层：中柱原、皮层原和表皮 - 根冠原（图 1-1-2）[18]。距顶端 100 μm 处开始分化为初生分生组织，2500 μm 处初生结构分化完成。主根的初生结构最外有一层表皮细胞，分化形成许多根毛。皮层有 7 ～ 14 层细胞厚，内皮层细胞小，不具明显的凯氏带。中柱鞘由一层细胞组成。木质部束向心渐次分化，脊的数目多数为二原型，也有三原、四原和五原型的，其数目多少与根的直径成正比。韧皮部也向心分化，其内形成含胶细胞。微管柱中心的潜在微管组织保留时间较长，约在次生结构发生时才全部分化完成。根的次生组织发生较早，形成层活动产生的射线有宽有窄。导管口径大、散生。次生韧皮部形成的数量少于木质部，其内也形成含胶细胞。第一周皮由皮层第二层细胞平周分裂形成。侧根发生早，起源于正对木质部放射棱处的中柱鞘细胞，侧根的结构与发育规律与主根相似。

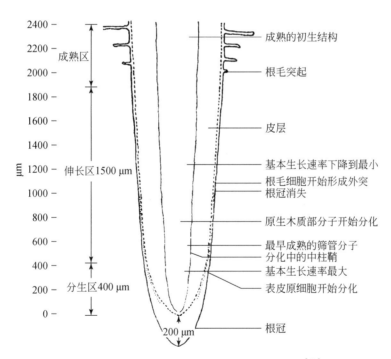

图 1-1-2　杜仲根尖结构和初生维管组织[18]

Fig. 1-1-2　Root tip structure and primary vascular tissue of *E. ulmoides* [18]

（二）茎

杜仲树干挺直，树枝斜上；树冠密集，呈圆头形或半圆头形。杜仲树皮幼年呈青灰色，成年

后部分变为褐色，开始发生裂纹，部分皮孔消失。成年实生林中，株间树皮粗糙程度差异较大。树皮含杜仲胶，折断后有多数坚韧、细密的银白色弹性胶丝相连。

茎生长锥由多数不同发育期的幼叶及叶原基包被，呈圆丘形，由原套和原体组成，原套由一层细胞组成，其内为原体细胞[19]。原套下约 180 μm 处细胞已有分化，原形成层呈筒状，由 5～8 层细胞组成，约在 300 μm 处，初生分生组织各部分界线更为明显，500 μm 处分化出筛管分子，1000 μm 处分化出导管分子。此时原表皮上单细胞毛已分化形成。髓部细胞体积增大，出现胞间隙，液泡也已明显。皮层基本分生组织已有 6～10 层细胞。维管组织的分化，最初在原形成层环上有 2～3 处分化出筛管和导管，不久增至 5～6 处，随着输导分子束的数量增加并相互联结，初生微管组织环形成。此时表皮、皮层和髓也分化完成。

茎的初生结构自外至内可明显地分为表皮、皮层和中柱三部分：表皮由一层较小细胞组成，

其上生有单细胞毛，具少数气孔器，个别细胞含有花青素。皮层最外有 4～5 层细胞的厚角组织，其内为 10～14 层的薄壁细胞，最内一层分化成淀粉鞘（图 1-1-3）。维管组织宽度与皮层略相等，韧皮部外缘有韧皮纤维细胞。木质部导管呈辐射状单行成串排列。髓部到后期形成髓鞘。在皮层、韧皮部内形成多数含胶细胞，髓部偶可见到。

茎形成层活动较早，次生韧皮部组成分子增加时，初生韧皮纤维壁增厚，原生韧皮部细胞破毁，形成了长形石细胞群及含胶细胞。次生木质部数量多，导管具单穿孔板，为散孔材，木射线 1～3 列细胞宽，2～19 列细胞高。第一次木栓形成层来源于表皮，形成周皮；随着次生生长的继续，新的木栓形成层由皮层直至韧皮部再次产生。

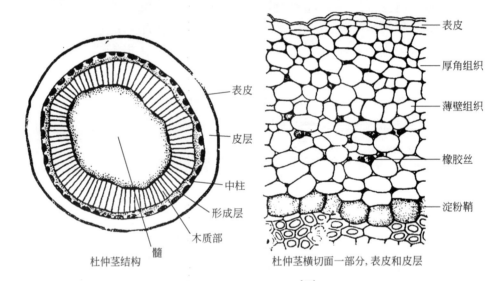

杜仲茎结构

表皮
皮层
中柱
形成层
木质部
髓

杜仲茎横切面一部分，表皮和皮层

表皮
厚角组织
薄壁组织
橡胶丝
淀粉鞘

图 1-1-3　杜仲茎结构及表皮和皮层[19]

Fig. 1-1-3　Stem structure, epidermis and cortex of *E. ulmoides* [19]

（三）芽

芽体卵圆形，外面发亮，被有 6～8 片深褐色鳞片，边缘有微毛。一般夏秋开始形成，落叶前芽已充实。冬芽为卵状，先端尖，外被深褐色鳞片（约 6 枚）。杜仲雌、雄株芽形有别，尤其在芽膨大期，雌株的芽苞较瘦弱，初期为钝三角形，后期呈未开放的蘑菇菌盖状。雄株的芽苞圆钝而饱满，初期呈桃形，后期呈子弹头形。

在芽萌动时，杜仲茎的生长锥由多枚不同发育时期的幼叶及叶原基所包被。如图 1-1-4 所示，

此时，生长锥在两个大小不等的叶原基之间，呈圆丘形。叶原基由多层细胞构成，其细胞呈各向分裂，排列不整齐，处于旺盛的分裂期，最终形成新芽。茎生长锥的形状随着叶原基的发生呈规律的变化，在叶原基发生的间隔期，生长锥呈圆丘形。不久，由于一侧的少数原体细胞进行平周分裂，并逐渐增加细胞数目，同时此部分的原套细胞也加速分裂，从而形成一个侧面突起——新的叶原基，继而通过细胞分裂形成另一侧的新芽，这也是杜仲为互生叶序的原因。

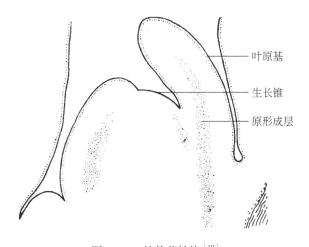

图 1-1-4　杜仲芽结构[19]

Fig. 1-1-4　Bud structure of *E. ulmoides*[19]

此外，杜仲韧皮部产生的愈伤组织中也可以分化出不定芽，从而生长出新芽[20]。杜仲剥下的树皮，其里面的部分具有未成熟的次生韧皮部，这一部分在人工培养下，可以由射线细胞和韧皮部中活的细胞形成愈伤组织，从中分化出不连续的分生组织带或直接形成一些管胞状分子，随后可出现成群的管胞状分子团，继而分化出不定芽。这些不定芽分布在愈伤组织表面，早期为绿色小点，从这种不定芽的纵切面上可看到它们的结构大致与通常的芽相似[21]，具有典型的茎端，但是产生叶原基的间隔期较长而周围的幼叶也往往形成不规则的折叠。从杜仲雄株的离体韧皮部愈伤组织中，可以诱导形成不定芽，如图 1-1-5 所示，但在雌株所产生的愈伤组织中，迄今未发现不定芽的形成。

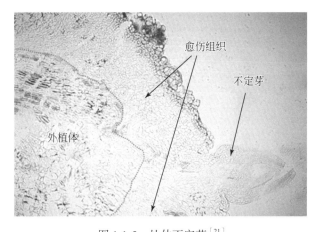

图 1-1-5　杜仲不定芽[21]

Fig. 1-1-5　Adventitious bud of *E. ulmoides*[21]

（四）叶

杜仲叶为单叶、互生、纸质，撕开时可见银白色的细丝。叶长 6 ～ 18 cm，宽 3 ～ 7.5 cm，叶柄长 1 ～ 2 cm。叶片椭圆形或卵状椭圆形，先端长渐尖，基部圆形或宽楔形，边缘具锯齿，表面平滑，亮深绿色，背面叶脉处被疏毛，网脉在表面下陷，背面微突起，无托叶。叶脉为羽状网脉，主脉显著，侧脉 6 ～ 9 对。

杜仲叶发生于茎生长锥原套下第一层原体细胞，最初在生长锥侧下方一定位置处第一层原体的一个细胞发生平周分裂，接着相邻的一个原体细胞也进行平周分裂，形成 4 个叶原基的原始细胞，随后在其下方 1 ～ 2 层细胞分裂，原套细胞伴随着进行垂周向分裂，使叶原基突出于生长锥表面，由顶端原始细胞群及近轴分生组织细胞分裂形成叶轴（图 1-1-6）[19]。叶轴中分化出原形成层时，在其两侧形成边缘原始细胞及边缘下原始细胞，活动产生 6 ～ 7 层细胞的板状分生组织，进一步分化形成叶片各部分的原始细胞层。板状分生组织的分生能力一直延续到叶展开，靠细胞体积快速生长，增大叶片面积。叶片发育后期，叶轴基部居间生长，发育形成具单一维管束的叶柄。

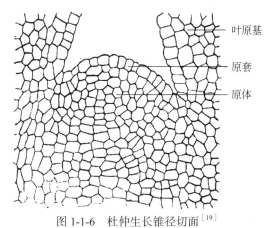

图 1-1-6　杜仲生长锥径切面[19]

Fig. 1-1-6　Radial section of growth cone of
E. ulmoides[19]

成熟叶片具背腹性，属毛茛型。叶片的上表皮细胞垂周壁较平直，波凹度小，无气孔器，具角质层。下表皮细胞较小，垂周壁波凹度大，角质层薄，有气孔器分布。栅栏组织有一层细胞，海绵组织有 5 ～ 6 层细胞。叶脉为羽状网脉，主脉显著，大侧脉有 3 ～ 9 对。叶脉基本组织中有厚角组织，脉梢末端由 1～2 个螺纹管胞组成，游离于叶肉中。各级叶脉和叶柄维管束的韧皮部及基本组织中都有含胶细胞分布。

（五）花

花单性，雌雄异株，无花被，雄花先叶开放，与叶同时从鳞芽长出。雄花单生于小枝基部，有短梗，花梗长约 3 mm，雄蕊 6～10 个，花丝极短，约 1 mm，内含 1 条维管束，花药条形，花粉囊细长，4 个花粉囊大小基本相等，花丝和药隔维管束的韧皮部有含胶细胞。雌花有短柄，仅有 1 个由 2 心皮合生的雌蕊，着生在幼枝基部叶腋中，子房长扁椭圆形，1 室，胚珠 2 个，顶端有 2 叉状柱头，向下反曲，无花柱，花期 3～5 月。

杜仲雄花花粉囊的药室内壁有 2～3 层细胞，药隔处与表皮有分离现象，在被子植物中罕见，成熟时其细胞壁具条纹状增厚，绒毡层属腺质型（图 1-1-7）[22]。小孢子母细胞的减数分裂为同时型，其分裂过程在同一花粉囊中不同步，四分体排列主要为四面体形。小孢子散开后，核移向边缘即进入雄配子体的第一次有丝分裂，生殖细胞靠边期与营养细胞间具有纤维素成分的拱形壁。在分裂过程中，液泡增多、融合，最后在营养细胞中

形成几个大液泡，生殖细胞内突脱离花粉外壁后，液泡又渐解体。花粉体积的增大，主要是在分裂完成到散粉之间，这些特征与多数被子植物发育情况不同。成熟花粉为二细胞型、球形，具三孔沟。外壁表面具有颗粒状瘤突，花粉萌发，形成无分枝的花粉管，生殖细胞在花粉管中分裂时，营养核变长，结构松散（图 1-1-7）。

杜仲雌花具两胚珠，受精后仅一枚能继续发育。胚珠倒生，单珠被，珠孔道极长（图 1-1-8）[23]。由孢原细胞分裂形成的周缘细胞和珠心表皮细胞共同分裂形成厚珠心。造孢细胞直接形成大孢子母细胞，经减数分裂 4 个大孢子直线排列。四分体形成不久，珠孔端 3 个大孢子退化，合点端 1 个成为功能大孢子，其体积略增大即进行雌配子体的第一次核分裂，形成二核胚囊，二核间有 1 个大液泡。以后胚囊引长，2 个核各分裂一次，形成四核胚囊，再分裂一次形成八核胚囊。4 月 24 日前后胚囊发育成熟，卵器 3 个细胞有明显的极性分化。中央细胞内的 2 个极核，初期分离，后期靠拢，受精前不形成次生核。反足细胞卵状，形小。胚囊发育为单孢子 8 核蓼型。在以上发育过程中，珠孔端珠心组织常有 1 至多个细胞体积变大，形成额外大孢子，有些可发育成二核或四核胚囊，但以后逐渐变形不再继续发育。

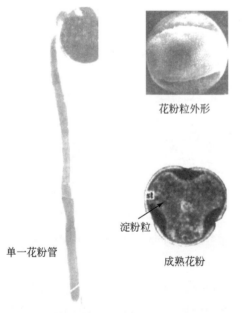

花粉粒外形

淀粉粒

单一花粉管

成熟花粉

图 1-1-7　杜仲雄花：单一花粉管（×1200），花粉粒外形（×3000）和成熟花粉（×1600）[22]

Fig. 1-1-7　Male flower of *E. ulmoides*: single pollen tube (×1200), pollen shape (×3000), mature pollen (×1600)[22]

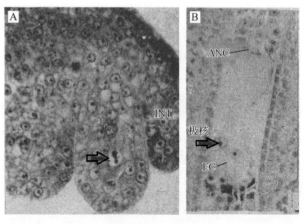

图 1-1-8　杜仲雌花

A. 倒生胚珠（×264），箭头指示珠心中大孢子母细胞减数分裂前期Ⅰ，单株被（INT）；B. 胚囊中卵细胞（EC）、反足细胞（ANC）和极核（×240）[23]

Fig. 1-1-8　Female flower of *E. ulmoides*

A.inverted ovule（×264）, the arrow indicates prophase Ⅰ of megasporocyte meiosis in nucellus, integument (INT); B. oocyte in embryo sac (EC), antipodal cell (ANC), polar nuclei（×240）[23]

（六）枝

杜仲枝条无毛、有片状髓心，枝皮中具白色胶丝，向斜上方生长，分枝角度40°～80°。小枝淡褐色或黄褐色，初具黄色毛，后几无毛，具细小而明显的皮孔。嫩枝有黄褐色毛，不久变秃净；老枝有明显的皮孔。

一年生杜仲枝横切面、径切面、弦切面和导管壁螺纹显微结构如图1-1-9所示[24]。枝材为浅褐色，导管横切面为多角形，单管孔，稀短径列复管孔（2个），管孔分布较密，甚小，星散状排列；散孔材，侵填体未见；导管壁上螺纹加厚明显。单穿孔，卵圆及椭圆形；穿孔板略倾斜。管间纹孔式很少见，互列，卵圆形。轴向薄壁组织量少，星散状，星散-聚合及轮界状；薄壁细胞端壁节状加厚略明显；树胶少见。木纤维为纤维状管胞，细胞壁上具缘纹孔明显可见，椭圆形，纹孔口内含，螺纹加厚明显可见，纤维平均长872 μm。木射线非叠生，单列射线甚少，高多数2～10个细胞或以上。多列射线宽2～3个细胞，高多数4～16个细胞。同一射线有时出现2次多列部分，射线组织同形。直立细胞未见，方形细胞少见。射线细胞含树胶，端壁节状加厚及水平壁纹孔多而明显。射线-导管间纹孔式类似管间纹孔式。从构造特征来看，一年生杜仲枝木材与杜仲成熟材微观结构无多大变化。

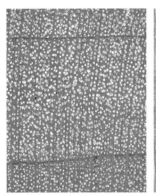 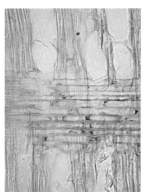 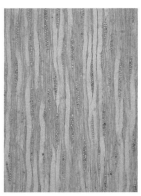 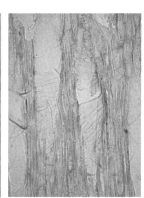

| 横切面微观构造 | 径切面微观构造 | 弦切面微观构造 | 导管壁螺纹加厚 |

图 1-1-9　杜仲一年生枝横切面、径切面、弦切面和导管壁螺纹加厚显微结构[24]

Fig. 1-1-9　Microstructure of the transverse section, radial section, tangential section and vessel wall thread thickening of *E. ulmoides* branch (one year old) [24]

（七）果实

花药4月中旬开裂进行传粉，花粉落在柱头上沿引导组织向下生长，4月24日前后卵细胞才能受精，4月底已长到固定大小。合子休眠35天左右，5月27日前后开始第一次分裂，6月进入胚发育阶段，种子生长迅速，7～8月果实生长发育后期为营养物质积累期，9～10月果实充分成熟，果柄能自然脱落，果实发育历时200天左右。

杜仲果实为翅果，褐色干枯状，狭长椭圆形，扁而薄，中间稍突，长3～4 cm，宽1～1.5 cm，先端有缺刻，翅薄革质，中间略凸起，内含1粒种子，种子扁平，线形，长1.4～1.5 cm，宽3 mm。果期9～11月。翅果成熟时，果皮由绿色渐转淡黄色、黄褐色，直至棕褐色，成熟后自行脱落，紧包长形种子，不开裂，果皮含丰富的杜仲胶。种子为双子叶，有胚乳。染色体为2n=32。

杜仲果实发育各时期微观形态结构特征如下[25]。

1. 雌蕊发育后期（4月4日至4月12日）　这一阶段子房略有生长，子房壁细胞层数增加至14～18层，各层细胞一面分裂增多数目，一面长大并逐渐分化。外表皮细胞仍有分裂，但开始液泡化；内表面细胞沿平周向伸长成为长形细胞，在其下方的一层方形细胞中出现小的单晶体。维管束在果实横切面上有30束左右、大小不一，在韧皮部薄壁细胞间出现含胶细胞。子房壁向两侧延伸形成翅，共有15层左右的细胞，中间4～5

层平周向排列，周围细胞垂周向排列，每侧翅中有 1 条维管束。此时果长约 9 mm，宽约 3 mm。

2. 果实迅速生长期（4 月 12 日至 4 月底） 4月 14 日前后，靠风媒传粉，雌蕊受粉后，果实迅速生长，这一阶段雌蕊在外形上变化最大。子房壁的细胞虽然能继续分裂，但已分化，因而细胞层次变化不大，但细胞数目增多，每个细胞迅速长大，总体积增加，形成了果实生长的高峰期。约在 4 月 24 日受精，极核受精后分裂形成细胞型胚乳，卵受精后处于休眠状态，如图 1-1-10 所示。4 月 28 日前后果长 25 ～ 30 mm，宽 8 ～ 9 mm，基本接近种的恒定大小，两侧的翅宽占总宽度的1/4。

3. 合子休眠期（4 月底至 5 月 25 日） 果实生长逐渐停止，外形及大小变化不大。外表皮的外壁上形成角质层，内表皮细胞的细胞壁增厚，排列整齐的方形含晶细胞液泡化，并且体积增大。5 月初，2 个胚珠中的 1 个败育，另 1 个略有增长，

成为圆柱形的幼小种子。种皮细胞的层次未变，体积略有长大，有营养物质积累，种皮的外表皮细胞染色深。在珠孔端，胚囊外侧有一团残留的珠心细胞，其余部分胚囊壁和种皮内表皮相接。合子仍在休眠期，胚乳细胞不断分裂长大，细胞中有营养物质积累。

4. 原胚形成期（5 月 25 日至 6 月 5 日） 果实大小没有多少变化，厚度略有增加。果皮细胞更趋成熟，细胞生长停止。外表皮角质层加厚，内表皮细胞直径增加，细胞壁加厚，细胞腔变小，细胞质减少。含方晶细胞的壁略有加厚，单方晶体积增大。5 月 27 日前后，合子开始分裂，6 月 5 日前后进入球形胚阶段。此时，种子长约 4.5 mm，宽约 0.8 mm。种皮细胞层次不变，细胞体积有增长。胚乳细胞仍在分裂、长大。

5. 种子生长迅速期（6 月初至 6 月底） 果皮主要变化是长形内表皮细胞直径加大，细胞壁不断增厚，含晶细胞内的单方晶体积加大。这一阶段种

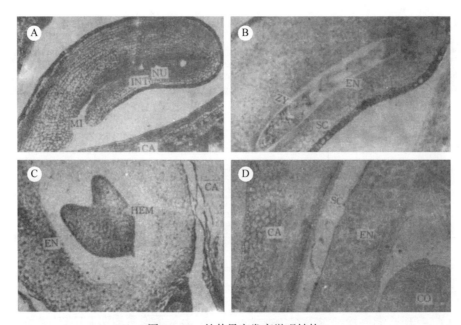

图 1-1-10 杜仲果实发育微观结构

A. 倒生胚珠的径切面，胚囊发育至 4 核时期（×120），珠心 (NU)，珠被 (INT)，珠孔 (MI)，果皮 (CA)；B. 受精后胚珠的径切面，早期合子及胚乳细胞（×120），胚乳 (EN)，合子 (ZY)，种皮 (SC)；C. 胚珠径切面，心形胚后期，胚周围胚乳细胞解体（×120），心形胚 (HEM)，胚乳 (EN)，果皮 (CA)；D. 成熟果实横切面一部分（×80），果皮 (CA)，种皮 (SC)，胚乳 (EN)，子叶 (CO)[25]

Fig. 1-1-10 Fruit development microstructure of *E. ulmoides*

A. radial section of anatropous ovule, development of embryo sac to 4 nuclear stage (×120), nucellus (NU), integument (INT), micropyle (MI), carpel (CA); B. radial section of ovule, early zygote and endosperm cell after fertilization (×120), endosperm (EN), zygote (ZY), seed coat (SC); C. radial section of ovule, late stage of heart-shaped embryo, disintegration of endosperm cells around embryo (×120), heart-shaped embryo (HEM), endosperm (EN), carpel (CA); D. transverse section of mature fruit (×80), carpel (CA), seed coat (SC), endosperm (EN), cotyledon (CO)[25]

子生长迅速，种皮细胞逐渐衰退。胚乳细胞增多，体积加大。胚周围的胚乳细胞逐渐解体，被胚吸收。胚位于胚乳中心，不断分化生长，6月10日前后已形成心形胚，后很快进入鱼雷形胚时期。6月底胚的各部分已分化形成，胚根发育良好，两片子叶薄而平直，二者内部组织已有分化，原形成层明显。

6. 果实成熟期（7月至10月）　7～8月果实大小未变，厚度增加。果皮变硬，革质状。内表皮细胞形成石细胞，细胞壁很厚。方形含晶细胞壁增厚，大的方晶充满整个细胞腔。纤维状长细胞由内向外壁逐渐增厚并木质化。外表皮及同化基本组织的细胞活力衰弱，种子生长减慢，7月13日前后种子长约14 mm，宽约3.5 mm。种皮细胞衰退，唯有胚乳及胚细胞中正在积累营养物质。9～10月，果实充分成熟时，由绿色渐变为黄褐色，外层果皮细胞失水，内层果皮硬化。果皮紧包长形种子，其内含丰富的橡胶丝。种皮衰退，仅留1～2层残留细胞。胚和胚乳细胞中积累了丰富的营养物质，主要是油滴。胚的各部分不含橡胶丝。胚乳约有10层细胞，胚直生其中，胚的子叶、胚根、胚轴内部组织已分化，茎端生长锥向上突起，不形成真叶原基。

二、杜仲的自然变异类型

杜仲为雌雄异株，在多年自然杂交条件下繁衍后代，出现了形态特征杂交变异。同时，生长环境条件的差异，也容易使杜仲发生趋异适应变异，即地理生态变异，或称地理小种。自然变异丰富了杜仲的种质资源，也为选种、育种提供了有利条件。杜仲的自然变异包括以下4种主要类型[26]。

（一）树皮变异类型

杜仲树皮存在4种变异类型：深纵裂型、龟裂型、浅纵裂型和光皮型。

1. 深纵裂型　树皮呈灰色，干皮粗糙，具有较深的纵裂纹，横生皮孔极不明显，韧皮部占整个皮厚的62%～68%；雌花期3月中旬至4月下旬，柱头2裂，向两侧伸展呈"V"形；雄花期2月下旬至4月中旬，雄花在苞腋内簇生，雄蕊8～10枚；翅果椭圆形，长3.0～5.0 cm，宽1.1～1.6 cm，果9月下旬至10月中旬成熟。

2. 龟裂型　树皮呈暗灰色，干皮较粗糙，呈龟背状开裂，横生皮孔不明显，韧皮部占整个皮厚的65%～70%；雌花期3月中旬至4月下旬，柱头2裂，向两侧伸展反曲；雄花在苞腋内簇生，雄花期2月下旬至4月上旬，雄蕊6～10枚；翅果宽椭圆形，长3.0～3.8 cm，宽1.0～1.3 cm，果9月下旬至10月下旬成熟。

3. 浅纵裂型　树皮浅灰色，干皮只有很浅的纵裂纹，可见明显的横生皮孔；木栓层很薄，韧皮部占整个皮厚的92%～98.6%；雄花期3月中旬至4月下旬，柱头2裂，向两侧伸展呈宽"V"形；雄花期3月上旬至4月中旬，雄花在苞腋内簇生，雄蕊7～10枚；翅果宽椭圆形，长3.2～4.1 cm，宽1.2～1.5 cm，果9月中旬至10月上旬成熟。

4. 光皮型　树皮呈灰白色，干皮光滑，横生皮孔明显且多，只在主干基部可见很浅的裂纹，韧皮部占整个皮厚的93%～99%；雌花期3月中旬至4月下旬，柱头2裂，向两侧伸展反曲呈宽"V"形；雄花期3月上旬至4月中旬，雄蕊7～10枚；翅果呈椭圆形，长3.0～4.1 cm，宽1.0～1.4 cm，果9月中旬至10月中旬成熟。

树皮不同类型的特征在树龄8～10年生时才能充分表现出来，幼龄树主干皮都较光滑。从全国的分布来看，深纵裂型约占35%，光皮型约占20%，浅纵裂型约占40%，龟裂型约占5%。不同类型在不同地区的分布比例不同，河南和贵州等地以深纵裂型分布较多，湖南慈利等地以光皮型分布较多。

显微观察发现，除光皮型外，浅纵裂、深纵裂和龟裂型差异不大。光皮型的周皮明显比其余3种类型树皮薄，木栓层层数少；浅纵裂、深纵裂、龟裂型的周皮很厚。光皮型在栓内层分布有较少的质地紧密的石细胞群，而糙皮型（浅纵裂、深纵裂和龟裂型）的栓内层分布有很多石细胞群，构造粗糙，质地疏松。光皮型杜仲新的木栓层形成后，旧有的木栓层就脱落掉，周皮始终只由新的木栓层构成；糙皮型杜仲在新的木栓层形成的同时，旧有的木栓层会产生积累。周皮由新木栓层、旧木栓层及新旧木栓层之间被挤压的皮层等颓废组织组成。

（二）叶片变异类型

杜仲叶片形态主要有卵形和椭圆形。同一单

株上同时有两种叶出现，从叶片形态上划分杜仲类型的实际意义不大，但叶片其他特征明显存在一些变异类型，如叶柄、叶片大小、叶片颜色等。

1. 长柄杜仲 叶柄长 3.1 ～ 5.6 cm，叶片呈椭圆形，叶基呈楔形或圆形，长 13 ～ 24 cm，宽 5.2 ～ 9.5 cm；叶色淡绿至绿色，上表面光滑；叶纸质，单叶厚 0.18 mm；叶片下垂明显，并向内侧卷曲。

2. 小叶杜仲 叶形小，长 6.2 ～ 9.0 cm，宽 3.0 ～ 4.5 cm，呈椭圆形，叶柄长 1 ～ 5 cm。叶面积大小仅为普通杜仲树的 1/4 左右。叶片厚，呈革质，单叶厚 0.29 mm。该类型最初在河南洛阳发现，经扩大繁殖，性状表现稳定，具有树冠紧凑、叶片分布较密集等特点。

3. 大叶杜仲 叶片大，呈宽椭圆形，叶长 18.6 ～ 23.3 cm，宽 11.2 ～ 15.7 cm，叶柄长 2.1 cm。叶缘具较深的单锯齿或复锯齿，锯齿深度 0.4 ～ 0.7 cm。叶色深绿色，表面光滑，叶背较粗糙。叶面积为普通杜仲的 1.8 ～ 2.2 倍。单叶厚 0.21 mm。树冠较稀疏，树冠呈圆头形。

4. 紫（红）叶杜仲 该变异类型发现于河南洛阳和湖南慈利，嫩芽萌发后 13 ～ 17 天内叶色为淡绿色，之后除叶背及中脉为青绿色外，叶表面、侧脉及枝条在生长季节逐步变成紫红色，变色的主要原因是其花色素苷含量和花色素苷与总叶绿素的比值显著高于绿叶杜仲，而叶绿素含量却低于绿叶杜仲。通常 4 月上旬上半部叶缘及叶尖呈红色，5 月下旬以后叶表面变为浅紫色，秋季叶表面呈较深的紫红色。叶卵形，叶基圆形，叶长 11 ～ 17 cm，宽 6.4 ～ 10.6 cm，叶柄长 1.6 ～ 1.9 cm，叶片纸质，单叶厚 0.22 mm。该类型具有较好的庭院观赏价值。

（三）枝条变异类型

1. 短枝（密叶）杜仲 在洛阳市一芽变单株上发现。杜仲枝条上的叶子生长密集，节间较短（为普通杜仲枝条节间的 1/3 ～ 1/2），枝条粗壮呈棱形；叶片纸质，宽椭圆形，上表面粗糙，锯齿深凹；叶长 12 ～ 15 cm，宽 8.0 ～ 10.2 cm，叶柄长 1.5 ～ 2.0 cm。树冠形紧凑，分枝角度小（25º ～ 35º）。材质硬，抗风能力强，适宜密植和营造农田防护林。

2. 龙拐杜仲 枝条弯曲，呈 "Z" 形，弯曲

角度为 23° ～ 38°。叶长卵圆形或倒卵形，叶缘处向外反卷，叶长 14.1 ～ 18.4 cm，宽 8.1 ～ 10.3 cm，叶柄长 1.8 ～ 2.6 cm。叶片下垂明显，上表面光滑。具有良好的观赏价值，适合作庭院绿化树种。

（四）果实变异类型

1. 大果型杜仲 果实长 4.5 ～ 5.8 cm，宽 1.3 ～ 1.6 cm，果翅宽。种仁长 1.3 ～ 1.6 cm，宽 0.32 ～ 0.36 cm，厚 0.12 ～ 0.16 cm。成熟果实平均千粒重 105 ～ 130 g，每千克含果实 7692 ～ 9524 粒。果仁重量占果实的 35% ～ 40%。适用于杜仲实生苗的培育、种仁油的榨取（用果仁）和杜仲胶的提取（用果皮）。

2. 小果型杜仲 果实长 2.4 ～ 2.8 cm，宽 1.0 ～ 1.2 cm，果翅狭小。种仁长 1.0 ～ 1.2 cm，宽 0.28 ～ 0.30 cm，厚 0.10 ～ 0.13 cm。成熟果实平均千粒重 42 ～ 70 g，每千克含果实 14 286 ～ 23 810 粒。果仁重量占果实的 37% ～ 43%。适用于杜仲砧木苗的培育，可降低生产成本。

除上述两种果实变异类型外，大多是居二者之间的中型果杜仲。果实大小除与变异有关外，还与杜仲树体管理水平密切相关，立地条件好、水肥管理好的杜仲树，一般果实大而饱满，反之则小而不充实。

杜庆鑫等通过对 331 份杜仲种质资源果实主要数量性状包括果实纵径，果实横径，果实侧径，果实形态指数，果实大小指数，种仁纵径，种仁横径，种仁侧径，种仁形态指数，种仁大小指数，果实百粒重，果皮杜仲橡胶含量，种仁含油率，种仁亚麻酸含量、油酸含量、亚油酸含量、棕榈酸含量以及硬脂酸含量共 18 个性状进行系统测定，得出各性状的变异情况及分布规律（表 1-1-2）[27]。不同种质间杜仲果实数量性状变异较为丰富。硬脂酸含量在不同种质间变异程度最大，变异系数达 17.88%，亚麻酸含量变异系数最小，仅为 4.64%；果实大小指数变异幅度最大，为 222.90 ～ 483.79，变异系数为 14.07%；种仁侧径变异幅度最小，为 0.75 ～ 1.89 mm，变异系数为 9.05%。

表 1-1-2 杜仲果实数量性状的变异[27]

Table 1-1-2 Variation of quantitative traits of *E. ulmoides* fruits [27]

性状	种质数量	最小值	最大值	平均值	标准差	变异系数
果实纵径（mm）	331	24.14	39.22	31.14	2.539	8.15
果实横径（mm）	331	8.65	13.14	10.72	0.849	7.92
果实侧径（mm）	331	1.21	2.36	1.90	0.183	9.63
果实形态指数	331	2.37	3.73	2.91	0.234	8.04
果实大小指数	331	222.90	483.79	334.86	47.108	14.07
种仁纵径（mm）	331	9.88	17.38	13.04	1.154	8.85
种仁横径（mm）	331	2.23	4.89	2.97	0.333	11.21
种仁侧径（mm）	331	0.75	1.89	1.37	0.124	9.05
种仁形态指数	331	2.71	5.58	4.42	0.447	10.11
种仁大小指数	331	22.74	77.64	38.94	6.685	17.17
果实百粒重（g）	331	4.32	12.81	8.14	1.237	15.20
果皮杜仲橡胶含量（%）	331	11.73	20.67	15.90	1.811	11.39
种仁含油率含量（%）	331	24.06	35.16	30.15	2.618	8.68
种仁亚麻酸含量（%）	331	48.14	65.05	59.24	2.749	4.64
种仁油酸含量（%）	331	14.17	20.42	17.09	0.987	5.78
种仁亚油酸含量（%）	331	8.47	19.06	12.12	1.877	15.49
种仁棕榈酸含量（%）	331	5.34	7.87	6.47	0.455	7.03
种仁硬脂酸含量（%）	331	1.69	5.89	2.40	0.429	17.88

对测定结果按照10%、20%、40%、20%、10%的比例进行分级，提出了杜仲果实基于数量性状分布特征的概率分级指标体系（表 1-1-3）[27]，较好地体现了果实性状变异的中值、离散程度及各级性状值在总体变异中的位置，使得杜仲种质资源果实数量性状的分级有了客观和统一的标准，为杜仲种质资源评价描述、品种选育及果实相关产品品质控制提供了参考依据。

表 1-1-3 概率分级标准[27]

Table 1-1-3 The hierarchical criterion of probability grading [27]

性状	1（极低）	2（低）	3（中）	4（高）	5（极高）
果实纵径（mm）	< 27.88	27.88～29.81	29.81～32.47	32.47～34.39	> 34.39
果实横径（mm）	< 9.63	9.63～10.27	10.27～11.16	11.16～11.81	> 11.81
果实侧径（mm）	< 1.67	1.67～1.81	1.81～2.00	2.00～2.14	> 2.14
果实形态指数	< 2.61	2.61～2.79	2.79～3.04	3.04～3.21	> 3.21
果实大小指数	< 274.48	274.48～310.15	310.15～359.57	359.57～395.24	> 395.24
种仁纵径（mm）	< 11.56	11.56～12.44	12.44～13.65	13.65～14.52	> 14.52

续表

性状	分级				
	1（极低）	2（低）	3（中）	4（高）	5（极高）
种仁横径（mm）	＜2.55	2.55～2.80	2.80～3.15	3.15～3.40	＞3.40
种仁侧径（mm）	＜1.22	1.22～1.31	1.31～1.44	1.44～1.53	＞1.53
种仁形态指数	＜3.84	3.84～4.18	4.18～4.65	4.65～4.99	＞4.99
种仁大小指数	＜30.37	30.37～35.44	35.44～42.45	42.45～47.51	＞47.51
果实百粒重（g）	＜6.56	6.56～7.49	7.49～8.79	8.79～9.73	＞9.73
果皮杜仲橡胶含量（%）	＜13.58	13.58～14.95	14.95～16.85	16.85～18.22	＞18.22
种仁含油率含量（%）	＜27.38	27.38～29.02	29.02～31.29	31.29～32.93	＞32.93
种仁亚麻酸含量（%）	＜55.71	55.71～57.79	57.79～60.68	60.68～62.76	＞62.76
种仁油酸含量（%）	＜15.83	15.83～16.58	16.58～17.61	17.61～18.36	＞18.36
种仁亚油酸含量（%）	＜9.71	9.71～11.14	11.14～13.11	13.11～14.53	＞14.53
种仁棕榈酸含量（%）	＜5.89	5.89～6.23	6.23～6.71	6.71～7.06	＞7.06
种仁硬脂酸含量（%）	＜1.85	1.85～2.18	2.18～2.63	2.63～2.95	＞2.95

第四节　杜仲的生长发育特性

一、叶生长特性

杜仲为落叶树种，在温暖地区，每年3月中旬发芽，4月10日前后雌蕊和叶同时展开，幼叶对花具有保护作用，5月上旬定型，10月霜降落叶。在光照充足的条件下，叶片产量随树龄增加而逐渐增大。据调查，1～5年生幼树单株产叶量年递增速度可达1倍以上，但1年生单株平均鲜叶重只有0.7 kg；第6～10年是叶片产量递增速度高峰期，每年递增约2 kg，9年生树木单株年产叶量最高可达11.65 kg；第11～20年，单株产叶量继续增加，17年生树木单株年产叶量最高可达17.5 kg，但年递增速度则降为0.6 kg；20年后，单株年产叶量仍继续增加，22年生树木单株年产叶量可高达20.65 kg，此后年递增速度减慢。

杜仲叶片产量也受立地条件的影响。据调查，由于立地条件不同，2～4年生人工杜仲幼林，单株产叶量相差1.5倍以上。在21年生人工杜仲林内，Ⅰ、Ⅱ、Ⅲ级木单株产叶量（鲜重）分别为13.3 kg、7.5 kg、1.8 kg，Ⅰ级木产叶量为Ⅱ级木的2倍，为Ⅲ级木的7.3倍。

二、树干生长特性

杜仲茎干生长顶端优势明显，苗木或幼树主干生长发生弯曲时，在弯曲段的背上可很快萌生枝条，并生长直立而旺盛，从而取代已弯曲的顶枝。杜仲茎干具很强的萌芽力，一旦枝干遭受机械损伤，周围的隐芽（休眠芽）可迅速萌发新梢。一个主芽附近有多个副芽，这些副芽此时可同时萌发，从而形成丛生枝。据观察，越靠近基部，茎干和枝条萌芽能力越强。杜仲茎干的顶梢没有顶芽，由下方第2～3个芽萌发后向上生长，但这些芽较弱，萌发后生长不旺盛，不如顶梢中、下部的芽。其续干生长能力强，故在苗木及幼树期间，人们常采取截干的方法来加强株高的长势。

在自然条件下，天然林杜仲树高，生长初期缓慢，速生期出现在第10～20年，20年后渐次下降，50年后树高生长基本处于停滞状态。胸径生长初期缓慢，速生期出现在第15～25年，25年后渐次下降，40年后急剧下降，50年后增长十分缓慢，材积生长速生期在25年以后。连年生长曲线与平均生长量曲线约在第50年相交。

人工林杜仲生长进程与此不同，其树高、胸径速生期均较天然林提前 4 ~ 6 年，立地条件较好的林分，树高生长在 2 年以后即进入速生期，年平均生长量达 1.0 m 以上。杜仲树皮厚度、重量的增长，均随树龄增加而增大。但其生长过程亦遵循胸径生长的规律性。所以，如果林分经营水平高、管理合理，经济剥皮年限仍以第 20 ~ 25 年较为适宜。此外，同一株杜仲树上，外皮厚度、重量均由下至上逐渐加厚，而内皮则是上部的薄而轻，中下部的厚而重，最下部的则反而比中部较薄较轻。

三、根系生长特性

（一）全年根系生长时间长

杜仲根系生长时间长，在黄河流域于 2 月上旬开始生长，5 月中旬至 6 月中旬为第 1 生长高峰期，8 月中旬至 9 月中旬出现第 2 生长高峰期，12 月中旬生长停止。全年根系休眠时间为 60 ~ 70 天。长江以南地区，杜仲根系全年生长几乎不停。

（二）主根深，根系庞大，适应力强

杜仲为深根性树种，有明显的垂直根（主根）和庞大的侧根、支根、须根系。主根下扎深达 1.35 m，根幅 3 m 以上；吸收根密集，遍生于主根上部、侧根及支根上，分布于表土层以下 5 ~ 30 cm，具有趋水性和趋肥性。在土壤板结、黏重、石砾、石块含量较高或土层浅薄的地方，杜仲根系主根发育受阻，侧根发育充分，并表现出顽强的适应不良环境的能力；侧根能绕过石块并沿岩石节理、缝隙伸长生长，吸收水分、养分，整个根系下扎深度能达到 70 ~ 90 cm，有足够着生力支持地上部分。

在陕西渭北黄土高原，杜仲自幼根生长就表现出良好的抗旱性。在陕西淳化，一株 4 年生杜仲幼树的总细根数就有 910 条（1/2 根量），最长侧根达 110 cm，最粗侧根粗度达 1.35 cm，一条侧根上就有 95 条细根，在 1 m 深度内呈三层分布，显示出杜仲较强的保水固土能力，为长江防护林工程中主要的优良水土保持树种。在陕西永寿，7 年生杜仲人工林的根系集中分布在地下 10 ~ 40 cm 的土层中，且侧根粗大，呈放射状向四面斜伸于土中。杜仲林根桩的生物量占全部根系的 63.3%，由它支持树体地上部分的全部重量，而根径 ≤ 4.0 cm 者（细根）占全部根系的 21.4%，在土壤中进行水分和矿质营养物质的吸收，根径 > 4.0 cm 者（粗根）仅占全部根系的 6.5%，显示了杜仲对黄土高原干旱土壤条件的良好适应性。

（三）萌芽力和生根力强

杜仲根系萌芽力极强，有利于其无性繁殖。一小段根系插埋入土壤中，不仅从皮部可产生不定芽，而且从上端切口的愈合组织处也能生出许多不定芽，下端切口愈伤组织处生出大量的不定根。一根伐桩一般可萌发 10 ~ 20 根枝条，最多时可达 40 根。幼、壮龄树萌发力极强。冬季采伐，翌春萌发，秋季即可木质化。生长在阳光充足的田坎地边的杜仲树，侧根露出或靠近土表，或因受机械创伤，也可萌发出根蘖条。一株成年杜仲树，一般可由侧根萌发 1 ~ 2 株根蘖树，最多可达 4 ~ 5 株。

四、树皮再生特性

杜仲树皮有很强的再生能力，将主干某一区段树皮全部环剥，及时保护，剥掉皮的木质部上又可长出新的树皮，3 ~ 4 年后新皮厚度可与未剥皮部分树皮的厚度一致。杜仲树树皮的再生特性对其永续利用及资源保护提供了保障。无论是老树还是幼树，杜仲都有树皮再生能力，但幼、壮龄树再生能力强，老树再生能力弱。

形态学认为杜仲树皮的再生是次生生长过程中维管形成层、木栓形成层产生与活动的结果[28]。剥皮后，在一定的保护措施下，如采用透明塑料薄膜包捆，则射线细胞很快进行平周分裂，产生一层较厚的愈伤组织，覆盖整个裸露表面。约 1 周之后在愈伤组织表面 3 ~ 5 层细胞下逐步形成木栓形成层，但此时表面的薄壁细胞很少栓质化，一直到揭去薄膜后才能真正形成周皮。过 2 周左右表面下 25 ~ 30 层处未成熟木质部细胞发生平周分裂产生维管形成层，略晚，射线细胞发生分裂也产生同样结构。

木栓形成层与维管形成层重新产生之后，就像一般树种树皮次生生长过程一样，木栓形成层

向外产生木栓层，向内产生栓内层；而维管形成层向外产生新的韧皮部。这样，剥皮之后 3～4 周，杜仲再生皮的结构与原皮就基本一样了。在南方一些杜仲产区发现，再生新皮易腐烂，这是受细菌感染的缘故。

外界环境条件如温度、湿度、光照等因子会影响杜仲树皮的再生[28]。

1. 温度 适当的温度（特别是地温，25～36℃）对杜仲新皮的产生和发育非常重要。这是因为适当的地温有利于根的生长和生理活动，影响根中细胞分裂素的合成过程。而细胞分裂对形成层的分裂活动起着调控作用。

2. 湿度 水分是生化反应得以进行的必要条件之一。充分的水分有利于木栓形成层和维管形成层的活动，从而加快次生生长过程（新皮增厚），一般为相对湿度 80% 以上。如果遇到干旱天气，形成层活动就明显减弱，甚至停止。

（1）土壤湿度。土壤水分是树体水分的主要来源，因此土壤湿度是杜仲皮再生的重要条件。与此相关的是降雨量，尤其是剥皮前 1 周左右的降雨量。雨后 1 周左右剥皮，杜仲容易再生新皮。

（2）空气湿度。杜仲剥皮后留在树干表面的形成层和未成熟的木质部细胞都是生活的薄壁细胞，因此空气湿度也必然影响树皮的再生过程。实践证明，空气相对湿度达到 90% 以上并维持半个月左右，剥皮后不作任何处理就可再生新皮；如果低于 90%，空气干燥，树皮表面的薄壁细胞就会失水干枯而死亡，不作外围保护就几乎不能再生新皮。所以大部分杜仲产区剥皮后用塑料薄膜包裹加以保护。但是湿度过大，对新皮发育也不利，主要是不利于木栓层细胞的栓质化，易于发生病虫害。

3. 光照 光照影响光合作用，也调节温、湿度，因此光照也有利于杜仲皮的再生。如果用不透光的材料包裹剥皮部位，形成层的发生和活动过程会受到极大影响。与包裹不透光材料树皮再生过程不同，不包裹或包裹透明材料，剥皮杜仲先是形成大量愈伤组织，再由此产生木栓形成层和维管形成层，而且维管形成层发生时不连续，时间也较晚，2～3 个月后才逐渐分化形成。木栓形成层与维管形成层的活动也不旺盛。所以剥皮后最好用透明膜保护。

五、开花结实特性

（一）开花特性

杜仲雌雄异株，一般定植 8～10 年才能开花，雄花芽萌动早于雌株与叶，3 月底萌动，花期较长。雄花生于当年枝基部，无花被；花梗长约 3 mm，无毛；苞片倒卵状匙形，长 6～8 mm，顶端圆形，边缘有睫毛，早落；雄蕊长约 1cm，无毛，花丝长约 1 mm，药隔突出，花粉囊细长，无退化。雌花与叶同放，4 月初萌动，花期较短，与雄花萌动时间相差 5～10 天，雌花仅有 1 个由 2 心皮合生的雌蕊，苞片呈倒卵形，花梗长 8 mm；花柄短，着生在新生幼叶的叶腋中；雌蕊绿色，表面光滑，呈长椭圆形，子房 1 室，2 个反曲柱头生于子房顶端角凹中，无花柱。由于杜仲分布的地理位置不同，其雌雄花萌动时间及花期长短也略有差异。一般雄株在林内占到 10% 左右，且均匀分布，就可以保证雌株授粉。杜仲的雌雄株很难从外部形态上区别，只有在开花期才能明显判断。

杜庆鑫等[29]对 193 份杜仲种质资源雄花花径、花高、干质量、含水率、雄蕊长度、雄蕊数及千蕊质量等主要形态性状进行了测定。结果显示：花径 8.766～32.488 mm，平均为 14.336 mm；花高 13.656～31.016 mm，平均为 19.061 mm；干质量 0.036～0.362 g，平均为 0.095 g；含水率 66.84%～86.65%，平均为 79.95%；雄蕊长度 6.754～16.176 mm，平均为 10.732 mm；雄蕊数 25～174 个，平均为 82 个；千蕊质量 4.023～8.064 g，平均为 6.499 g。通过相关性分析，花径与其他性状均呈极显著正相关；花高与其他性状也呈显著或极显著正相关；干质量与花径、花高、雄蕊长度、雄蕊数、千蕊质量均呈极显著正相关，其中与花径、花高的相关系数分别达到了 0.706 和 0.667，明显大于与其他性状间的相关系数，说明干质量主要决定于花径和花高。含水率与干质量相关系数为 -0.185，呈显著负相关，说明含水率随干质量增大而降低。雄蕊长度与花高和千蕊质量的相关系数分别为 0.718 和 0.831，说明雄蕊越长，花越高，雄蕊质量越大。雄蕊数与含水率、雄蕊长度、千蕊质量之间相关性不显著。

杜仲雌花花芽分化的整个过程可分为 5 个时

期[30]：花芽未分化期、花芽分化初期、花序分化期、总苞形成期和雌蕊形成期。不同时期杜仲雌花花芽石蜡切片如图1-1-11所示。

花芽未分化期：花序原基顶端生长锥呈现圆尖状特征，其顶端分生组织由内、外两个部分构成，内部为原体部分，其细胞排列不规则；外部为原套，外部细胞排列整齐而致密。

花芽分化初期：与花芽未分化期进行比较，其生长点长大，顶端呈半圆形，呈变宽趋势，原套和原体可分。整个花序原基高度增加，并且基部宽度也加大。

花序分化期：原体细胞同时进行平周分裂和

垂周分裂，原套细胞进行垂周分裂，整个花序原基基部进一步增大，生长锥顶端形成3个突起，形成小花原基，其中两侧突起分别为第1、第2小花原基，而生长锥中央顶部为第3小花原基，进一步发育，可以形成椭圆形的小花原始体。

总苞形成期：小花原始体发育初期，顶部一突起首先形成，即为总苞苞片原基，然后相继显现其他3个突起，即为小苞片原基，上述四者连合成总苞。

雌蕊形成期：雌蕊原始体进一步进行分化，形成小而致密的细胞，即为中央胚珠原基，其细胞质较浓，染色较深。

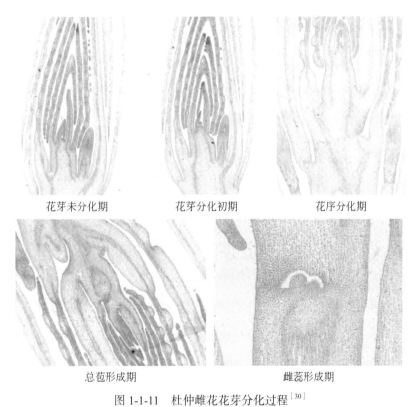

花芽未分化期　　　　　　　花芽分化初期　　　　　　　花序分化期

总苞形成期　　　　　　　　　　雌蕊形成期

图 1-1-11　杜仲雌花花芽分化过程[30]

Fig. 1-1-11　The differentiation process of female flower bud of *E. ulmoides*[30]

（二）结实特性

杜仲开始结实的树龄，孤立木为6年，散生木和林缘木为8年，林内木要到10年左右。结实盛期在树龄20～30年，30年后渐次下降，50年后结实量很少。百年以上大树与不合理剥皮的雌树也能结实，但种子多无活力，不能作为育苗用种。杜仲果实单株产量一般为7.5～15 kg，每千克0.7万～2万个翅果，每个翅果只含有1粒种子。

实生苗造林雌株通常占30%～55%，年产果实（干重）40～150 kg/hm²，收获期40～60年，但存在严重的大小年现象。为了缩短杜仲开始结实年限，并提高果实产量，中国林业科学研究院经济林研究开发中心提出了杜仲"果园化栽培模式"。该模式采用杜仲优良品种，按照雌雄比9∶1造林，对树木进行矮化，通过系统的园艺化管理措施，杜仲第3年开始开花结果，第8年果实产量超过4000 kg/hm²，在可控条件下短期内杜仲果园的果实产量得到成倍提高[31]。但这种栽培模式在不同立地条件下对杜仲结实特性影响不同，土壤养分无疑是果实产量最主要的影响因子，除此以外，立地因子中的海拔和土壤厚度对果实产量也有重要的影响，而林分因子中的郁闭度和树龄与产量也存在着一定的相关关系。吴敏等研究发现[32]，土壤厚度40～70 cm条件下，平均单株产量（2.86 kg/株 ± 1.35 kg/株）显著高于土壤厚度<40 cm的单株产量（1.02 kg/株 ± 0.58 kg/株），而与土壤厚度>70 cm的单株产量无差异（2.22 kg/株 ± 1.37 kg/株）；土壤厚度<40 cm与土壤厚度>70 cm的杜仲单株果实产量无显著差异。

由于杜仲雌雄异株、异花授粉、长期的种子繁殖等因素，在结实特性上容易形成变异。周强等[33]通过对湘西地区各县市杜仲种质资源进行研究发现，杜仲果实主要性状存在不同程度的变异情况。该地区杜仲翅果长度为29.2～39.6 mm，宽度为8.8～12.5 mm，果型指数为2.6～3.8，其变异系数较低；而果实面积为167.4～272.9 mm^2，变异较明显；翅果百粒重为5.62～10.96 g，变异明显。

（董娟娥　彭　湃）

参 考 文 献

[1] Hooker JD. Hooker's Icon Plant. London: L. Reeve & Co. Ltd., 1890.

[2] 国家药典委员会. 中华人民共和国药典（2005年版）. 北京：化学工业出版社，2005.

[3] 神农本草经：上品 木-杜仲. 北京：中国医药科技出版社，2018.

[4] 李时珍. 本草纲目. 北京：人民卫生出版社，2005.

[5] 苏颂. 本草图经：木部上品卷 第十 杜仲. 北京：学苑出版社，2017.

[6] 杜红岩，胡文臻，俞锐，等. 杜仲产业绿皮书：中国杜仲橡胶资源与产业发展报告 (2013). 北京：社会科学文献出版社，2013.

[7] 王璐，杜兰英，杜红岩. 杜仲饲料添加剂的研究进展. 饲料研究，2014, 19: 29-31, 73.

[8] 张云岭，杜红岩，关情. 杜仲木材的物理力学性能指标研究. 中南林业科技大学学报，2016, 36(6): 89-91.

[9] 李敬，孙伟，程海涛，等. 杜仲—园林绿化好树种. 新农业，2013, 3: 38.

[10] 土小宁，梁月. 西北黄土高原区高效水土保持植物开发与利用. 国际沙棘研究与开发，2014, 12(3): 43-48.

[11] 耿宝印，Manchester SR, 路安民. 杜仲属果实化石在中国的首次发现. 科学通报，1999, 44(15): 1648-1650.

[12] 张康健. 中国杜仲研究. 西安：陕西科学技术出版社，1992: 144, 145.

[13] 张康健，赵德义，董娟娥. 风靡全球的杜仲健康新理念. 咸阳：西北农林科技大学出版社，2005: 2-5.

[14] 马希汉，张康健. 中国杜仲近代认识史上的四次飞跃. 中成药，2011, 33(8): 1393-1396.

[15] Sih CJ, Ravikumar PR, Huang FC, et al. Isolation and synthesis of pinoresinol diglucoside, a major antihypertensive principle of Tu-chung (Eucommia ulmoides, Oliver). Journal of the American Chemical Society, 1976, 98(17): 5412, 5413.

[16] Hu SY. A contribution to our knowledge of Tu-chung, Eucommia ulmoides. The American Journal of Chinese Medicine, 1979, 11(1): 5-37.

[17] 姚香雄. 一药治一病. 北京：中国友谊出版社，2002: 19-21.

[18] 田兰馨，卢敏，张馨. 杜仲根组织分化的观察与分析. 浙江林学院学报，1989, 6(1): 57-64.

[19] 田兰馨，胡正海. 杜仲茎组织分化的研究. 西北植物研究，1981, 1(2): 65-73.

[20] 张新英，李正理. 杜仲韧皮部离体培养的研究. 中国科学（B辑），1984, 2: 125-129.

[21] Chen R, Namimatsu S, Nakadozono Y, et al. Efficient regeneration of Eucommia ulmoides from hypocotyl explant. Biologia Plantarum, 2008, 52(4): 713-717.

[22] 田兰馨. 杜仲胚胎学的研究Ⅱ. 雄配子体的发育. 西北植物学报，1993, 13(1): 30-35.

[23] 田兰馨，阎红. 杜仲胚发育过程的研究. 武汉植物学研究，1993, 11(3): 205-210.

[24] 赵泾峰，冯德君，王新爱. 一年生杜仲平茬枝木材纤维形态与密度的研究. 陕西林业科技，2003, 1: 7-9, 21.

[25] 田兰馨，耿莉. 杜仲果实发育规律的研究. 西北林学院学报，1994, 9(4): 1-7.

[26] 梁宗锁. 杜仲丰产栽培实用技术. 北京：中国林业出版社，2011: 3-6.

[27] 杜庆鑫，庆军，王璐，等. 杜仲种质资源果实主要数量性状变异及概率分级. 植物研究，2019, 39(3): 387-394.

[28] 宋太伟, 周光龙. 杜仲树皮生长理论及剥皮再生技术. 湖北民族学院学报 (自然科学版), 1997, 15(3): 20-23.

[29] 杜庆鑫, 刘攀峰, 庆军, 等. 杜仲雄花形态性状的遗传多样性分析. 林业科学研究, 2016, 29(5): 670-675.

[30] 张伟. 杜仲雌花花芽分化的观察研究. 现代农业科技, 2014, 19: 177, 178.

[31] Sun ZQ, Li FD, Du HY, et al. A novel silvicultural model for increasing biopolymer production from *Eucommia ulmoides* Oliver tree. Industrial Crops and Products, 2013, 42: 216-222.

[32] 吴敏, 赵阳, 马志刚, 等. 果园化栽培模式杜仲雄花、果实和叶片产量的调查分析. 林业科学研究, 2014, 27(2): 270-276.

[33] 周强, 陈功锡, 熊利芝, 等. 湘西地区杜仲翅果性状多样性的研究. 中南林业科技大学学报, 2014, 34(4): 14-19.

第二章

杜仲的分布与生境

研究亮点：

1.杜仲具有广泛的适应性，优质的生长条件为温暖湿润的气候、充足的光照和中性肥沃的土壤。

2.生境对杜仲果实大小影响较小，但对皮、叶、树径影响显著。

3.生境对杜仲生物活性成分影响显著，海拔影响总黄酮和绿原酸含量，而年日照时数影响京尼平苷酸含量。

4.生境对杜仲胶含量影响显著，杜仲含胶量随纬度的增加而逐步减小。

5.不同生境的杜仲群体有较高的遗传多样性。

摘要：杜仲在我国分布广泛，具有强的环境适应性。目前，我国重要杜仲产区主要有陕西、河南、湖南和四川等地。杜仲优质的生长条件为温暖湿润的气候、充足的光照和中性肥沃的土壤。除了对杜仲果实大小影响较小以外，不同生境对杜仲生长、生物活性成分、杜仲胶及遗传多样性影响显著，其中海拔影响总黄酮和绿原酸含量，年日照时数影响京尼平苷酸含量，而杜仲含胶量则随纬度的增加而逐步减小。

关键词：分布，生境，生长，生物活性成分，杜仲胶，遗传多样性，影响

Chapter 2 Distribution and Habitat of *Eucommia ulmoides*

Highlights:

1. *E. ulmoides* has a wide adaptability, its favorable growth conditions are warm and humid climate, adequate light and neutral fertile soil.

2. Habitat has little effect on the fruit size of *E. ulmoides*, but it has significant effect on the growth of bark, leaves and tree diameter.

3. Habitat has a significant effect on the bioactive components of *E. ulmoides*, in which the the contents of total flavonoids and chlorogenic acid are influenced by altitude, while the the content of geniposidic acid is influenced by annual sunshine hours.

4. Habitat has a significant effect on the content of rubber in *E. ulmoides*, which is decreased with the increase of latitude.

5. The population of *E. ulmoides* in different habitat has a higher genetic diversity.

Abstract: *E. ulmoides* is widely distributed in China and has strong environmental adaptability. At present, the major production areas of *E. ulmoides* are in Shaanxi, Henan, Hunan and Sichuan Provinces in China. The favorable growth conditions of *E. ulmoides* are warm and humid climate, sufficient light and neutral fertile soil. In addition to the little effect on the fruit size, different habitats have significant effects on the growth, bioactive components, rubber and genetic diversity of *E. ulmoides*. The altitude affects the contents of total flavonoids and chlorogenic acid, and the annual sunshine hours affect the content of geniposidic acid, while the rubber content is decreased with the increase of latitude.

Keywords: Distribution, Habitat, Growth, Bioactive components, Rubber, Genetic diversity, Influence

杜仲自然分布于湘、黔、川、陕等15个省（自治区），原始分布区主要为华中和西南暖温带气候区，大体上与长江流域相吻合，即黄河以南，五岭以北。杜仲的中心产区在陕南、湘西北、川东、川北、滇东北、黔北、黔西、鄂西及豫西等。中心产区多属山区、丘陵，目前仍可看到残存的次生天然林和半野生状态的散生树。除自然分布外，北京、安徽、福建、江苏、山东、河北、辽宁、吉林、新疆等地已进行规模性引种，并取得了成功。但广东、广西地区的树木生长发育不良，病虫害较多，这可能与当地气温过高、空气湿度过大及土壤偏酸性有关。

第一节　杜仲的分布

一、杜仲分布状况

杜仲历史上的分布区域和范围，即以陕南、川东、鄂西及其邻近地区为中心，包括今山西、陕西、四川、湖北、甘肃、贵州、广西、浙江8个省（自治区）[1]。杜仲在我国水平分布区域，大体上在秦岭、黄河以南、五岭以北、黄海以西、云南高原以东，其间基本上是长江中下游流域。从分布的省（自治区）看：北自甘肃、陕西、山西；南至福建、广东、广西；东迄浙江；西抵四川、云南；中经安徽、湖北、湖南、江西、河南、贵州等15个省（自治区）。在这些省（自治区）中多半不是全境分布，主要集中在山区，如甘肃的小陇山及其以南山区各县；陕西的秦岭山地及其以南山区的汉中地区各县和安康地区、商洛地区各县；山西的中条山区各县；河南的伏牛山区各县；湖北的鄂西山地各县；湖南的湘西北山地各县；贵州的娄山山脉和苗岭山地各县；云南的乌蒙山脉的滇东北地区各县；广西的大苗山、浙江的西天目山、福建的武夷山、安徽的黄山山脉、江西的井冈山等山区各县。从地理分布位置看：北纬25°～35°，南北横跨约10°；东经104°～119°，东西横跨约15°。杜仲栽植范围已扩大到山东、北京、天津、辽宁、河北等省（直辖市），甚至已北移到宁夏、吉林省（自治区），向西已推移至新疆的和田地区（灌溉绿洲地区）。

二、杜仲的资源发展现状

截至目前，我国重要杜仲产区主要有陕西、河南、湖南和四川等[2]。

陕西省是杜仲的原产地之一，为我国杜仲的主要产区，产量居全国首位。目前陕西省杜仲的种植面积约为5.5万公顷，主要分布在秦岭山地以南、大巴山以北汉中、安康的略阳、宁强、岚皋、汉阴、丹凤等地。近年来陕西省关中和陕北地区如咸阳、渭南、铜川、延安等地也有较大面积的种植。秦巴山区杜仲产量占全省杜仲产量的90%以上，约占全国的15%，为全国杜仲生产基地。对于杜仲育种及精深加工利用的研究主要依托西北农林科技大学，围绕杜仲优良品种选育、次生代谢规律、活性成分的化学与DNA指纹图谱、活性成分高效绿色提取技术以及杜仲胶新型高分子材料等前沿科学问题与技术展开研究。

河南省是我国杜仲传统栽培模式主产区之一，也是杜仲资源培育模式示范与推广最早和规模最大的地区。目前，河南省杜仲栽培总面积约为3.5万公顷，涉及102个县（市），在海拔25～1150 m均有分布。早期河南省的杜仲栽培方式主要有矮林作业（皮、叶和把柄材兼用）、头林作业（皮、叶等兼用）、乔林作业（传统药用栽培模式）。根据杜仲生产和产业发展的需要，河南省实施了新型杜仲橡胶资源培育模式，包括果园化栽培模式、雄花园栽培模式、叶皮兼用林栽培模式等。同时，为了充分利用杜仲林地的立体空间，提高杜仲林的整体效益，各产区总结出不同的杜仲立体经营模式，包括杜仲、草本药材立体经营模式，杜仲、食用菌立体经营模式，丘陵山区杜仲、茶园立体栽培模式，杜仲、家畜家禽立体种养模式等。

湖南省栽培面积约3.36万公顷，栽培模式主要为乔木林的经营模式，主要提供皮、叶资源。目前杜仲果园化栽培等新型培育模式的示范在湖南刚刚起步。近年来，湖南省的杜仲研究主要集中在杜仲药用成分的分离提取和药理作用的研究上，其次是杜仲籽油的提取和杜仲繁殖技术。

四川省杜仲资源主要分布在大巴山以南的川东、川北地区，集中于广元、巴中、旺苍、平武等地，目前四川省杜仲栽培面积约为 3.8 万公顷。川北地区属于秦巴山区范围，是杜仲的原产地之一，其中旺苍县人工栽培杜仲的历史悠久，被列为全国高产优质高效农业标准化杜仲示范区，也是全国首个杜仲栽培的农业标准化示范区，主要以产皮、产叶、产籽为主，总产值过亿元。

2016 年底，国家林业局对杜仲产业进行了国家层面的整体规划，颁发了《全国杜仲产业发展规划（2016—2030 年）》（以下简称《规划》）[3]，拟分三期在全国范围内，形成杜仲资源种植面积 5000 万亩、国家储备林杜仲林基地 200 万亩，新建和改造现有杜仲林 105 万亩的资源整体布局。《规划》强调要形成杜仲资源的供应相对稳定充足，建立起适应于现代杜仲产业发展的新型杜仲资源培育体系，发挥经济、生态和社会综合效益，要形成杜仲资源高效利用的全产业链的产业体系，成为我国中西部地区农民增收致富和改善区域生态环境的重要产业之一。《规划》指出要以杜仲资源种植培育为基础，合理布局加工和流通链，加强杜仲潜在功能的开发，通过产业要素的集聚和技术的创新延伸产业链，拓展多功能，培育新业态，形成杜仲种植和加工领域交叉发展的产业体系。

杜仲是集生态建设、精准扶贫并涉及橡胶、航空航天、军事国防、船舶、交通、通信、电力、医药（保健品）、农林、食品（饮品）、畜牧水产、林下养殖等多个领域产业于一体的特殊生物资源。因此，杜仲产业必须是基于生物资源构架下的综合性和复合型产业。产业体系大致可包括以杜仲林生物资源培育种植为主的第一产业，以杜仲胶、药、食、饲料等产品开发为代表的第二产业和以杜仲森林康养、杜仲产业金融服务和电子商务、杜仲相关旅游业等为代表的第三产业。在原料种植上可提倡多类型复合种植模式（如混农林的杜仲-药材、杜仲-蔬菜、杜仲-花卉、杜仲-家禽等），在生产上可采取多层级应用开发，在市场上可推行多渠道拓展的运作模式。

第二节 杜仲的生境条件

一、气候

（一）温度

杜仲对温度条件的适应幅度较宽，能忍受较低的温度，但其适生地区基本上属于温暖、湿润气候，年均气温在 15℃上下，波动于 13～17℃，1 月份平均气温大致变化于 0.2～5.5℃，7 月份平均气温 19.9～28.9℃，绝对最高气温 33.5～43.6℃，绝对最低气温 -4.1～19.1℃。

随着杜仲引种范围的扩大，杜仲现今的生长地区已远远超过其天然分布区，对气候条件有很强的适应能力。杜仲在新的栽培区能耐 -22.8℃的低温，根部能耐受 -33.7℃的低温，据国外资料，杜仲引种后，能耐 -40℃的低温。根据我国各地引种杜仲的生长发育状况，杜仲大体上可以向北推移到中温带，即 1 月份平均气温在 -10～0℃，绝对最低温度 -30～-20℃。杜仲南移受到一定限制，1 月份平均气温低于 9℃，绝对最低温度低于 -6℃，可作为向南推移的参考界线。

（二）光照

杜仲是喜光性较强的树种，需要充足的光照条件以保证生长发育良好。在稠密的林分中，林木天然整枝开始早，大量侧枝枯死，仅在树梢部分保持较小的树冠，而林缘木则叶繁枝茂，生长旺盛；幼苗、幼树对光照的反应很敏感，每日用 250 W 灯光补充光照 10 h 的盆栽杜仲，其地径生长较自然光照下者大 16.5%，高度平均大 1 倍[4]。

（三）水分

杜仲在湿润条件下生长迅速，发育较好，但也能适应一定的干旱条件，进行人工灌溉，可以弥补干旱逆境的不足。过多的积水对生长也会造成不良影响。杜仲适生地区的年降水量为 478.3～1401.5 mm，年平均相对湿度在 70%～80%。

二、土壤与海拔

（一）土壤类型及 pH

杜仲对土壤条件有较强的适应性，能生长于酸性土、中性土、微碱性土和钙质土。在南方如贵州省，杜仲能分布于砾质黏壤土、紫色粗骨土、砾质粉砂土和多种黄壤。在陕西则可见于黄褐土、黄棕壤、石渣土上，山地、丘陵以及阳坡、阴坡皆可生长。杜仲虽能适应众多的立地条件，但也有一定的选择性，在不同的土壤地形条件下，生长发育会有很大的差异，土壤过酸、过干、过于瘠薄时，杜仲的顶芽、主梢常枯萎，叶片出现凋萎甚至早落，因而生长不良，甚至死亡。土壤深厚、湿润、肥沃的山麓地上，杜仲生长迅速，发育良好，pH 在 5.0 ～ 7.5、湿润而排水良好的厚层土壤，最适于杜仲生长。在低山地区，谷地、坡地、村旁，阳光充足、水分适中的肥沃土地也是杜仲生长的良好地段。煤泥土、灰化黄壤土上杜仲生长欠佳，通常 5 年之后便生长停滞，逐渐趋于死亡。

（二）成土母岩

土壤的母岩对杜仲的影响也很显著。石英砂岩、石灰质的白方岩、玄武岩、变质砂岩形成的土壤上，杜仲常生长高大，生物量也较高，页岩上所发育的幼年土（即煤泥土），土层深厚、湿润，呈粒状结构，含腐殖质丰富，杜仲也常分布其上。而母质为第四纪黏土形成的黄壤，俗称死黄泥，土层浅薄、结构不良、吸水保水能力差，杜仲生长不良。

（三）海拔

杜仲的垂直分布界限在海拔 50 ～ 1500 m，个别地区如滇东北最高可达 2500 m，中心产区多在 500 ～ 1100 m。

三、优质杜仲产地的生境条件

优质药材大多生长在药材的道地产区，优质杜仲产地要求的生态条件是温暖、湿润的气候，充足的光照和疏松肥沃的中性土壤。年均气温在 15℃上下，波动于 13 ～ 17℃，1 月份平均气温大致变化于 0.2 ～ 5.5℃，7 月份平均气温 19.9 ～ 28.9℃，绝对最高气温 33.5 ～ 43.6℃，绝对最低气温 -4.1 ～ 19.1℃。年降水量 478.3 ～ 1401.5 mm，年平均相对湿度 70% ～ 80%，以及海拔在 500 ～ 1100 m 的石英砂岩、石灰质的白方岩、玄武岩、变质砂岩上形成的深厚、湿润、肥沃、pH 5.0 ～ 7.5、排水良好的厚层土壤。

第三节　生境对杜仲生长的影响

杜仲具有广泛的适应性，在我国自然分布位置约在黄河以南、南岭以北，北纬 25° ～ 35°，东经 104° ～ 119°，南北横跨 10° 左右，东西横跨 15°，垂直分布范围在海拔 25 ～ 2500 m。杜仲的生境范围较大，受环境因子（气候和土壤条件等）和群体分布的遗传差异的影响，不同生境下杜仲生长也表现出差异性。

一、生境对杜仲果实和叶生长的影响

（一）生境对杜仲果实生长的影响

杜红岩等对不同生境的 16 个产地杜仲进行取样分析[5-7]，发现不同产地杜仲果实形态（果长、果宽和果型指数）有差异（表 1-2-1）。陕西安康、安徽黄山、江西九连山等地产的杜仲果实长度较长，湖北郧西、贵州遵义、陕西略阳等地产的杜仲果实较短；江西九连山、陕西安康、安徽黄山等地产的杜仲果实较宽，山东青岛、北京、河北安国等地产的杜仲果实宽度较小。不同产地杜仲果实大小没有明显规律，果实大小受地理因素的影响较小。果型指数随着纬度的增加逐步增大，低纬度地区的杜仲果实形态较宽短，而高纬度地区的果实较窄长。

不同产地果实千粒重和果皮占果实的质量百分比差异显著，河南商丘、河南洛阳、河南灵宝、山东青岛等地产的杜仲果实千粒重较大，四川旺苍、江西九连山、陕西安康、贵州遵义等地产的杜仲果实千粒重较小。不同产地杜仲果皮占果实质量的百分比以江西井冈山产的最高（68.6%），北京产的最低（62.5%）。

表 1-2-1 不同生境杜仲生长差异性^[5-7]
Table 1-2-1　Growth difference of *E. ulmoides* in different habitats [5-7]

产地	果长(cm)	果宽(cm)	果型指数	千粒重(g)	叶长(cm)	叶宽(cm)	叶厚(cm)	叶面积(cm²)	单叶质量(g)	胸径(cm)	树皮厚(cm)	树皮密度(g/cm³)
江西九连山	3.39	1.26	2.69	59.33	11.35	6.84	0.17	55.83	0.52	7.70	0.18	0.22
江西井冈山	3.25	1.15	2.83	63.56	11.65	6.95	0.18	57.16	0.51	7.50	0.17	0.19
贵州遵义	3.15	1.11	2.84	56.80	11.76	6.73	0.18	56.76	0.55	5.70	0.16	0.19
湖南慈利	3.31	1.15	2.88	61.56	11.43	7.02	0.19	57.84	0.53	8.20	0.16	0.18
安徽黄山	3.42	1.16	2.95	69.63	12.20	7.38	0.19	64.71	0.61	9.60	0.18	0.18
江苏南京	3.32	1.13	2.94	67.25	12.51	7.21	0.21	65.11	0.63	10.70	0.20	0.16
四川旺苍	3.26	1.14	2.86	59.38	10.78	6.63	0.19	51.53	0.49	5.40	0.16	0.20
陕西安康	3.45	1.23	2.80	58.24	11.92	6.85	0.20	58.99	0.59	6.30	0.13	0.18
湖北郧西	3.17	1.13	2.81	67.50	12.07	6.56	0.20	57.22	0.52	8.50	0.20	0.15
陕西略阳	3.11	1.09	2.85	61.35	11.73	6.24	0.19	52.63	0.50	6.10	0.16	0.19
河南灵宝	3.29	1.12	2.94	69.90	12.27	7.15	0.21	63.01	0.65	11.50	0.22	0.17
河南洛阳	3.35	1.12	2.99	72.91	12.56	7.22	0.22	65.21	0.69	13.20	0.25	0.16
河南商丘	3.21	1.10	2.92	74.56	12.94	7.39	0.23	68.92	0.73	13.90	0.27	0.15
山东青岛	3.22	1.06	3.04	69.67	12.31	7.17	0.23	62.58	0.64	9.70	0.26	0.14
河北安国	3.19	1.01	3.16	60.37	12.03	6.95	0.22	60.32	0.61	10.40	0.23	0.14
北京市	3.36	1.05	3.20	62.15	11.05	6.27	0.21	49.67	0.51	12.60	0.20	0.15

（二）生境对杜仲叶生长的影响

不同产地杜仲叶片形态不同，叶长以河南商丘的最大，四川旺苍的最小。叶宽以河南商丘的最大，陕西略阳的最小。叶面积以河南商丘的最大，北京的最小。单叶质量以河南商丘的最大，四川旺苍的最小。不同产地叶长、叶宽、叶面积和单叶质量均有显著差异，具有明显的多样性和复杂性。

二、生境对杜仲胸径、树皮生长的影响

不同产地杜仲胸径的生长量差异极显著。河南商丘杜仲胸径生长量最大，10年生胸径达到13.90 cm，而四川旺苍的胸径生长量最小，10年生胸径仅5.40 cm。北方产区的杜仲胸径生长量普遍高于南方产区；在纬度相似的地区，东部产区高于西部产区。杜仲的胸径生长量与年日照时数、纬度呈正相关，与海拔和无霜期呈负相关（表1-2-2）。在杜仲适生范围内，杜仲的胸径生长量随纬度的增加而增大，而海拔越高、无霜期越长，越不利于杜仲胸径的生长。

不同产地树皮厚度和木栓层厚差异显著，河南商丘、山东青岛、河南洛阳、河北安国等地产的杜仲树皮较厚，贵州遵义、陕西略阳、四川旺苍、陕西安康等地产的杜仲树皮较薄。北方产区的杜仲树皮厚度普遍高于南方产区。树皮厚度与年日照时数、纬度、经度正相关，与海拔、无霜

期、年降雨量、年均气温呈负相关（表1-2-2）。在杜仲适生区内，随着纬度、经度的增加，杜仲的树皮厚度逐步增大；海拔越高、无霜期越长、年降雨量越大、年均气温越高，越不利于杜仲树皮生长。

不同产地杜仲树皮木栓层厚度、树皮密度差异显著。江西九连山杜仲树皮的密度最大（0.22 g/cm³），而山东青岛和河北安国的树皮密度最小（0.14 g/cm³），树皮密度与树皮厚度呈负相关，树皮厚度越大，树皮的密度相对越小。树皮木栓层厚度与纬度、经度、年日照时数呈正相关，与海拔、年降雨量、无霜期、年均气温呈负相关（表1-2-2）。纬度、日照时数、海拔、年降雨量是影响树皮木栓层形成的主要因子，纬度升高、日照时数增加，树皮木栓层厚度增大；海拔越高、无霜期越长，越不利于木栓层的形成。

表 1-2-2 不同生境与杜仲生长相关性分析[5]

Table 1-2-2 Correlation analysis between different habitats and *E. ulmoides* growth [5]

	纬度	经度	海拔	年日照时数	年均气温	年降雨量	无霜期	土壤 pH
胸径	0.535*	0.490	-0.761**	0.805**	-0.351	-0.490	-0.677**	0.877**
树皮厚	0.522*	0.503*	-0.647**	0.759**	-0.540*	-0.510*	-0.631**	0.879**
木栓层厚	0.660**	0.542*	-0.720**	0.838**	-0.562*	-0.661**	-0.620*	0.839**

* 表示显著水平，** 表示极显著水平。

* indicates significant level, ** indicates extremely significant level.

第四节 生境对杜仲生物活性成分含量的影响

杜仲的生物活性成分是其治疗疾病的物质基础，也是自身合成的次生代谢物，这些物质的生物合成和积累与杜仲生长的环境如温度、水分、光照和海拔等有密切关系。杜仲正是在长期的生存演化和适应环境的过程中不断进化的。

一、不同生境杜仲生物活性物质含量差异性分析

为了保持研究材料的一致性，排除种质、个体、采样部位和采样时间等因素的影响，将西北农林科技大学选育的秦仲1号、秦仲2号、秦仲3号、秦仲4号杜仲栽植在四川旺苍、河南灵宝、贵州遵义、陕西略阳、陕西安康和陕西杨凌等6个试验区，采集同一生长发育时期（6月份）的杜仲叶片，分析生境因子对生物活性成分含量的影响[8]。结果见图1-2-1。

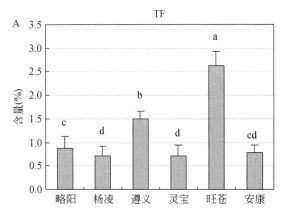

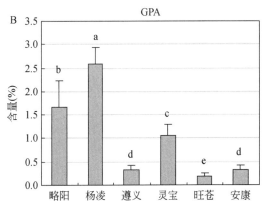

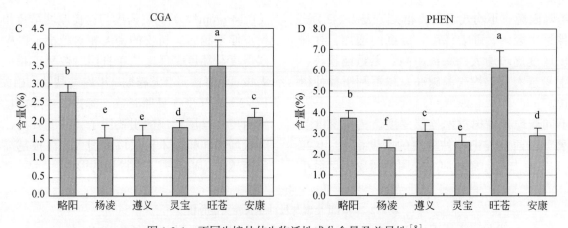

图 1-2-1　不同生境杜仲生物活性成分含量及差异性[8]
A. 总黄酮（TF）；B. 京尼平苷酸（GPA）；C. 绿原酸（CGA）；D. 总酚（PHEN）
Fig. 1-2-1　Difference of bioactive components contents of *E. ulmoides* in different habitats
A. total flavonoids (TF); B. geniposidic acid (GPA); C. chlorogenic acid (CGA); D. total phenol (PHEN) [8]

杜仲叶中黄酮、绿原酸、京尼平苷酸和总酚的含量因生境不同而差异显著。杜仲叶中黄酮的含量以四川旺苍试验区的最高（a），依次为贵州遵义试验区（b）、陕西略阳试验区（c）、陕西安康试验区（cd）、河南灵宝试验区（d）和陕西杨凌试验区（d）。其中，生长在四川旺苍、贵州遵义、陕西略阳等地的杜仲叶中黄酮含量与生长在其他试验区的呈极显著差异，生长在河南灵宝试验区的与陕西杨凌的无差异，生长在陕西安康试验区的与陕西略阳、河南灵宝和陕西杨凌的差异不显著。绿原酸含量以旺苍试验区的最高（a），依次为略阳试验区（b）、安康试验区（c）、灵宝试验区（d）、杨凌试验区（e）和遵义试验区（e）；除陕西杨凌和贵州遵义的杜仲叶中绿原酸含量无差异外，其余各地均有极显著差异。京尼平苷酸的含量以杨凌试验区的最高（a），依次为略阳试验区（b）、灵宝试验区（c）、安康试验区（d）和遵义试验区（d）、旺苍试验区（e）；除生长在陕西安康和贵州遵义的杜仲叶中京尼平苷酸无差异外，其余各地均有极显著差异。

二、生物活性物质含量与生境因子的灰色关联分析

灰色关联分析主要是分析系统中主行为因子与相关行为因子关系的密切程度，从而判断引起该系统发展的主要因素和次要因素，以系统内各因子间关联度的大小来确定影响因素的主次。关

联度越大，该因素的影响力越大。将每个地区生长的4个基因型的生物活性成分含量作为4个重复，同一生境的4个基因型同一种生物活性成分含量的平均值作为该地区的代表值，分别与海拔、日照时数、年均温度、年降雨量等生境因子进行灰色关联分析。

灰色关联分析结果显示（表1-2-3），总黄酮含量与海拔的关联度最大（0.948），之后依次是年均气温（0.801）、年降雨量（0.648）和年日照时数（0.395）。其数学意义表示，影响杜仲叶中总黄酮含量的生境因子的排序依次为海拔、年均气温、年降雨量和年日照时数。影响绿原酸含量的生境因子依次为海拔、年均气温、年降雨量和年日照时数。影响京尼平苷酸含量的生境因子依次为年日照时数、海拔、年降雨量和年均气温。

表 1-2-3　杜仲生物活性成分含量与各产地生境因子的灰色关联分析

Table 1-2-3　Grey correlation analysis for the content of bioactive components and habitat factors of *E. ulmoides*

生物活性成分	关联度			
	海拔	年均气温	年降雨量	年日照时数
TF	0.948 07	0.801 01	0.648 50	0.395 87
CGA	0.724 79	0.655 45	0.603 12	0.412 27
GPA	0.575 48	0.489 82	0.558 12	0.733 05

通过灰色关联分析可以看出，不同的生境因子对不同种类生物活性成分含量的影响程度不同，影响总黄酮和绿原酸的关键生境因子是海拔，影响京尼平苷酸的关键生境因子是年日照时数。但灰色关联分析无法判断各生境因子对各类成分的贡献。

三、生物活性物质含量与生境因子的通径分析

通径分析是进一步研究因变量与自变量之间的数量关系，以解释各因素对因变量的相对重要性，使多变量资料的统计分析更为合理。将各生境条件下生长的 4 个基因型的杜仲各成分含量分别与海拔、日照时数、年均温度和年降雨量等环境因子进行通径分析。

通径分析结果显示（表 1-2-4），京尼平苷酸的含量与年日照时数显著正相关，与其余环境因子均显著负相关。总黄酮的含量与海拔、年均气温、年降雨量显著正相关，与年日照时数显著负相关。绿原酸的含量与海拔、年降雨量显著正相关，与年均气温正相关（不显著），与年日照时数显著负相关。其数学意义表示，日照时数越多的地区生长的杜仲京尼平苷酸的含量越高，海拔、年均气温越高及年降雨量越大的地区生长的杜仲京尼平苷酸的含量越低。海拔越高的地区生长的杜仲总黄酮、绿原酸的含量越高。

表 1-2-4　杜仲次生代谢物与各产地生境因子的通径分析
Table 1-2-4　Path analysis for the secondary metabolites and habitat factors of *E. ulmoides*

生境因子	京尼平苷酸（GPA）		黄酮（TF）		绿原酸（CGA）	
	相关系数	P	相关系数	P	相关系数	P
年日照时数	0.667 36	0.000 37	-0.666 12	0.000 38	-0.407 55	0.048 07
年平均气温	-0.853 65	0.000 00	0.652 62	0.000 55	0.246 42	0.245 74
年降雨量	-0.602 08	0.001 85	0.464 04	0.000 40	0.473 50	0.003 39
海拔	-0.627 85	0.001 02	0.933 53	0.000 00	0.723 34	0.000 06

海拔是多种生态因子如氧分压、空气湿度、土壤温度及水分状况、太阳光及其紫外线辐射强度、大气温度等协同作用的结果。高海拔地区太阳光光谱成分发生变化，短波光强度增大，紫外光增强，日照时间相对延长。生长在高海拔地区的植物相应形成了一整套生理适应机制以抵御强辐射对其所造成的损伤，促使叶内吸收紫外线的物质如酚类物质含量增加。酚类化合物可通过对紫外线辐射的吸收和其邻二酚羟基的自由基清除功能而对植物产生保护作用，其产生是植物对UV-B辐射的最协调的反应，生长在四川旺苍（海拔 1380 m）地区的杜仲酚类化合物（总黄酮和绿原酸）的含量最高，杨凌地区（海拔 500 m）的含量最低，这是杜仲对环境适应的结果。

温度是影响植物光合作用和生长的主要生境因子之一。温度影响植物的光合作用、呼吸作用、含水量和细胞膜的稳定性，次生代谢物的生物合成量与植物体内酶活性、碳分配和转运以及渗透调节等有较大关系。苯丙氨酸解氨酶（PAL）是苯丙烷代谢途径的起始酶，其活性随温度的升高而增加，是植物细胞适应高温环境的反应，酚类化合物的积累是 PAL 活性升高的结果。生长在年均气温高的旺苍地区（16.2℃）杜仲叶中的酚类化合物（总黄酮和绿原酸）含量高，而在年均气温较低的杨凌地区（12.9℃）含量低，也是杜仲对生长环境适应的结果。

上述各生境因子并非独立作用，而是相互联系、相互影响，在分析环境因子时必须综合考虑。

第五节　生境对杜仲胶含量的影响

一、生境对杜仲果实含胶量的影响

　　杜仲果皮含胶量反映杜仲皮内杜仲胶的密度，单果含胶量反映单个杜仲果实内杜仲胶的绝对含量，与果实含胶量和果实千粒重有直接关系。不同生境生长的杜仲果皮、果实和单果的杜仲胶含量均有显著差异（表 1-2-5），江西九连山生长的杜仲果皮中含胶量最高（16.43%），山东青岛的最低（13.61%）。杜仲果实含胶量以江西井冈山的最高（11.24%），北京的最低（8.55%）。杜仲果实含胶量的高低对杜仲胶的开发利用具有重要的意义。

　　杜仲含胶量与杜仲生长的环境关系密切（表 1-2-6），果皮和果实含胶量与纬度和年日照时数呈负相关，与年降雨量呈正相关。纬度越高，年日照时数越长，越不利于果实中杜仲胶的形成；年降雨量越大，越有利于杜仲胶的形成；经度、海拔和无霜期不是影响杜仲果皮和果实含胶量的主要因素。

表 1-2-5　不同生境杜仲含胶量差异性[5-7]

Table 1-2-5　Difference of rubber content in different habitats[5-7]

产地	果皮含胶量 (%)	果实含胶量 (%)	叶片含胶量 (%)	树皮含胶量 (%)
江西九连山	16.43	10.40	2.67	8.22
江西井冈山	16.38	11.24	2.73	8.37
贵州遵义	14.55	9.78	2.36	8.01
湖南慈利	14.62	9.66	1.96	7.71
安徽黄山	15.39	9.96	2.22	7.54
江苏南京	15.20	10.15	1.94	7.66
四川旺苍	14.87	10.02	2.21	7.93
陕西安康	16.14	10.30	2.28	7.63
湖北郧西	14.96	9.80	2.05	7.81
陕西略阳	15.36	10.26	2.21	7.92
河南灵宝	15.76	10.29	1.93	7.54
河南洛阳	15.11	9.91	2.09	7.25
河南商丘	14.50	9.25	1.97	6.63
山东青岛	13.61	9.11	1.84	5.85
河北安国	13.80	9.08	1.53	5.99
北京市	13.68	8.55	1.86	6.27
F 值	19.07**	4.60**	11.76**	10.24**

** 表示极显著水平。

** indicates extremely significant level.

表 1-2-6　不同生境与杜仲生长及其含胶量差异相关性分析[5-7]

Table 1-2-6　Correlation analysis for growth and rubber content of *E. ulmoides* in different habitats[5-7]

部位	生境因子						
	纬度	经度	海拔	年日照时数	年均气温	年降雨量	无霜期
果皮含胶量	-0.712**	-0.367	0.484	-0.670	0.488	0.657**	0.387
果实含胶量	-0.740**	-0.374	0.560*	-0.712**	0.399	0.652**	0.396
单果含胶量	-0.233	0.055	-0.091	-0.003	0.099	0.166	-0.193
叶片含胶量	-0.842**	-0.215	0.592*	-0.821**	0.461	0.818**	0.568*
单叶含胶量	-0.558*	0.163	0.112	-0.299	0.260	0.415	0.235
树皮含胶量	-0.832**	-0.499*	0.652**	-0.897**	0.648**	0.679**	0.709**

* 表示显著水平，** 表示极显著水平。

* indicates significant level, ** indicates extremely significant level.

二、生境对杜仲叶含胶量的影响

不同产地叶片含胶量有显著差异，受生境影响较大（表 1-2-5）。叶片含胶量以江西井冈山的最高，河北安国最低。南方产区叶片的含胶量一般比北方产区的高。

杜仲叶片的含胶量随着纬度的增加而呈逐步减小的趋势（表 1-2-6），叶片含胶量与纬度、年日照时数呈负相关；而与年降雨量、海拔、无霜期呈正相关。纬度越高、年日照时数越长，越不利于杜仲叶片内杜仲胶的形成；而年降雨量越大，海拔越高，无霜期越长，杜仲叶片含胶量越高。

三、生境对杜仲树皮含胶量的影响

杜仲树皮的含胶量由于生长环境的变化而发生改变，不同产地杜仲树皮含胶量存在极显著差异，含胶量大体上随着纬度的增加而呈逐步减小的趋势（表 1-2-5）。南方产区树皮的含胶量比北方产区高。树皮含胶量最高的产区是江西井冈山，最低的是山东青岛。杜仲树皮含胶量与纬度、年日照时数呈负相关，与海拔、年降雨量、年均气温、无霜期呈正相关（表 1-2-6）。纬度越高、年日照时数越长，越不利于杜仲树皮内杜仲胶的积累。

第六节 生境对杜仲遗传多样性的影响

利用分子标记分析杜仲种质资源遗传多样性，可在物种水平上和居群水平上对其遗传多样性、亲缘关系、群体内和群体间分化程度、群体遗传结构等开展系统研究。

一、ISSR 选择性扩增结果

分别采集四川、河南、陕西、湖北、湖南、贵州、云南等 9 个杜仲主产地的样品开发内部简单序列重复（ISSR）分子标记，研究生境对杜仲遗传多样性的影响。样品采集信息见表 1-2-7。

表 1-2-7 杜仲各试验区的采集信息
Table 1-2-7 Collecting information for test areas of *E. ulmoides*

编号	来源	经度	纬度	样本数
1	湖北十堰	109°29′19″	31°30′02″	10
2	河南洛阳	110°21′18″	34°07′10″	10
3	湖南张家界	111°20′03″	28°52′11″	10
4	贵州遵义	106°17′22″	28°04′09″	10
5	陕西略阳	105°59′15″	33°20′09″	10
6	四川大邑	102°59′12″	30°25′17″	10
7	陕西杨凌	107°59′07″	34°14′16″	10
8	云南昆明	102°10′05″	24°23′04″	10
9	陕西平利	109°33′12″	31°37′09″	10

从 100 条 ISSR 随机引物中筛选出多态性高、条带清晰、可重复性好的 9 条引物，结果见表 1-2-8。对 9 个不同产地 45 个个体进行选择性扩增，9 条引物共检测到 88 个 DNA 位点，54 个多态性位点，各引物扩增的位点数在 7 ～ 15 个，平均 9.78 个位点。引物 UBC835 扩增的条带为 15 条，UBC845 扩增的条带为 7 条。各引物扩增结果的多态性位点百分率（PPL）在 40% ～ 93.3%，平均多态性比率为 61.36%。POPGENE 软件分析结果显示 9 个不同生境的杜仲群体有较高的遗传多样性。

表 1-2-8 杜仲 ISSR 扩增引物及其扩增结果
Table 1-2-8 ISSR primers and amplification results of *E. ulmoides*

引物名称	引物序号	扩增条带数	多态性条带数	PPL（%）
UBC811	$(gA)_8AC$	11	5	45.45
UBC829	$(Tg)_8C$	7	4	57.14
UBC835	$(Ag)_8YC$	15	14	93.33
UBC842	$(gA)_8Yg$	14	6	42.86
UBC844	$(CT)_8RC$	7	4	57.14
UBC845	$(CT)_8RG$	7	5	71.42
UBC850	$(gT)_8YC$	9	5	55.56
UBC857	$(AC)_8Yg$	10	6	60
UBC880	GgAgAggAgAggAgA	8	5	40
总计		88	54	—

二、不同生境杜仲遗传多样性分析

采用 POPGENE 1.32 软件对 9 个不同产地杜仲的遗传多样性数据进行分析后发现，杜仲居群总体物种水平的等位基因观察数为 1.9897，有效等位基因数为 1.5894，Nei 基因多样性指数为 0.3454，Shannon 指数为 0.5173，并显示出湖北十堰、湖南张家界、陕西平利 3 个分布区间的杜仲居群具有丰富的遗传多样性。3 个居群的遗传多样性顺序为：湖南张家界＞陕西平利＞湖北十堰，说明来自湖南张家界杜仲居群的遗传多样性最高，如表 1-2-9 所示，其等位基因观察数为 1.8128，有效等位基因数为 1.4313，Shannon 指数为 0.3940。来自河南灵宝的杜仲居群遗传多样性最低，其等位基因观察数为 1.1872，有效等位基因数为 1.1782，Shannon 指数为 0.1235。

表 1-2-9　不同产地杜仲遗传多样性指数
Table 1-2-9　Genetic diversity index of *E. ulmoides* from different habitats

编号	来源	多态性位点数量（K）	多态性位点百分率（PPL, %）	观测等位基因数（Na）	有效等位基因数（Ne）	基因多样性指数（H）	Shannon 多样性指数（I）
1	湖北十堰	14	54.95	1.549	1.3474	0.2052	0.3057
2	云南昆明	12	20.79	1.2079	1.2079	0.1040	0.1441
3	陕西平利	22	50.00	1.5000	1.3563	0.2028	0.2963
4	贵州遵义	22	41.09	1.4109	1.3287	0.1826	0.2615
5	陕西略阳	15	36.14	1.3614	1.2891	0.1606	0.2300
6	陕西杨凌	8	39.00	1.3690	1.3186	0.1760	0.2521
7	河南灵宝	17	37.82	1.1872	1.1782	0.0891	0.1235
8	四川大邑	10	17.20	1.3720	1.2892	0.0891	0.2305
9	湖南张家界	14	25.01	1.8128	1.4313	0.2582	0.3940

三、不同生境杜仲遗传距离与聚类分析

不同产地杜仲之间遗传距离的变异范围为 0.3665 ~ 0.7638，其中湖南与湖北之间的遗传距离最大（0.7638），两者之间的亲缘关系最远；陕西杨凌和云南之间的遗传距离最近（0.3665），说明两者之间亲缘关系最近。利用 NTSYS 2.1 分析软件计算供试样品间的遗传相似性系数并作 UPGMA 聚类图（图 1-2-2），在遗传相似性系数为 0.72 时，9 个不同产地的杜仲被分为两大类，其中湖南张家界杜仲与其余 8 个不同产地的杜仲不同，单独聚为 I 组；当相似系数为 0.36 时，将上述 8 个不同产地杜仲又分为 2 个小组，其中河南灵宝单独为 II 组，其余 7 个不同产地杜仲并为一组；当相似系数为 0.18

时，7 个杜仲又分为 III 组和 IV 组，其中湖北十堰、四川大邑聚为一个小组，而云南昆明、贵州遵义、陕西平利、陕西杨凌、陕西略阳聚为一个小组。

9 个不同产地杜仲在进行聚类时（表 1-2-10），在不同地理分布范围间，有些地理分布距离近的居群彼此间并没有表现出最近的遗传关系，而是表现出了与其他居群之间更近的遗传距离，说明来自不同地区的样品，外界生境的不同并没有引起遗传信息的变异。

采自同一个小区域的居群之间在遗传背景上存在一定的差异，地理分布距离近的居群彼此间没有表现出最近的遗传关系，可能是由样品之间遗传信息或小生境的不同造成的。将陕西略阳、陕西平利和陕西杨凌杜仲居群相比，其遗传距离较小，遗传背景差异不显著，陕西省内杜仲的种质资源遗传背景差别不大。

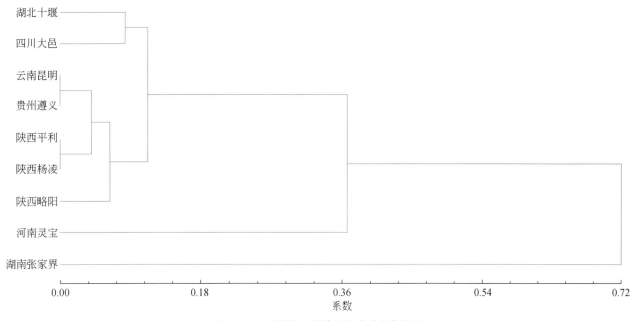

图 1-2-2　不同产地杜仲的聚类分析树状图

Fig. 1-2-2　Dendrogram of cluster analysis of *E. ulmoides* from different habitats

表 1-2-10　不同产地杜仲 Nei 遗传相似系数和非偏差遗传距离

Table 1-2-10　Nei's genetic similarity coefficient and non deviation genetic distance of *E. ulmoides* from different habitats

产地	湖北	云南	平利	遵义	略阳	杨凌	河南	四川	湖南
湖北		0.6705	0.5000	0.6591	0.4886	0.5909	0.5909	0.5682	0.4659
云南	0.3998		0.6250	0.5795	0.5227	0.6932	0.5114	0.6932	0.6591
平利	0.6931	0.4700		0.5455	0.4866	0.6364	0.4773	0.6364	0.5568
遵义	0.4169	0.5455	0.6061		0.5114	0.5682	0.5000	0.5455	0.4886
略阳	0.7161	0.6487	0.7161	0.6707		0.5568	0.6250	0.5341	0.3864
杨凌	0.5261	0.3665	0.4520	0.5653	0.5885		0.5227	0.6364	0.5795
河南	0.5261	0.6707	0.7397	0.6931	0.4700	0.6487		0.5455	0.4659
四川	0.5653	0.3665	0.4520	0.6061	0.6272	0.4520	0.6061		0.5795
湖南	0.7638	0.4169	0.5855	0.7161	0.9510	0.5455	0.7638	0.5455	

（董娟娥　彭　湃）

参 考 文 献

[1] 杜红岩, 胡文臻, 俞锐. 杜仲产业绿皮书: 中国杜仲橡胶资源与产业发展报告 (2014~2015). 北京: 社会科学文献出版社, 2015: 8-11.

[2] 杜红岩, 胡文臻, 俞锐. 杜仲产业绿皮书: 中国杜仲橡胶资源与产业发展报告 (2013). 北京: 社会科学文献出版社, 2013: 50-96.

[3] 国家林业局. 全国杜仲产业发展规划 (2016-2030 年). (2017-01-16). http://www.forestry.gov.cn/uploadfile/main/2017-1/file/2017-1-16-fada6ab109d-64ba19ee97d00b9d77361.pdf.

[4] 张康健. 杜仲栽培技术. 北京: 中国农业出版社, 2001: 9, 10.

[5] 杜红岩, 杜兰英, 李福海, 等. 不同产地杜仲树皮含胶特

性的变异规律 . 林业科学 , 2004, 40(5):186-190.

[6] 杜红岩 , 孙向阳 , 杜兰英 , 等 . 不同产地杜仲叶含胶特性的变异规律 . 北京林业大学学报 , 2005, 27(5):103-106.

[7] 杜红岩 , 李芳东 , 杜兰英 , 等 . 不同产地杜仲果实形态特征及含胶量的差异性研究 . 林业科学 , 2006, 42(3): 35-39.

[8] Dong JE, Ma XH, Wei Q, et al. Effects of growing location on the contents of secondary metabolites in the leaves of four selected superior clones of *Eucommia ulmoides*. Industrial Crops and Products, 2011, 34(3): 1107-1114.

杜仲优良品种的选育

研究亮点：

1. 杜仲良种应具有优质性、丰产性和抗逆性。

2. 杜仲主要育种技术有选择育种、杂交育种、多倍体育种、生物技术育种。

3. 杜仲"成分育种"包括优树选择、建立无性系测定林、建立采穗圃、区域试验。

4. 杜仲优良品种主要有秦仲1～4号、华仲1～5号、大果1号、密叶杜仲、红叶杜仲。

摘要： 良种选育可以为杜仲多用途的利用提供优良原料，杜仲良种应具有优质性、丰产性和抗逆性，目前杜仲主要育种方法有选择育种、杂交育种、多倍体育种、生物技术育种。"成分育种"是药用和胶用杜仲的首选，其选育方法包括优树选择、建立无性系测定林、建立采穗圃、区域试验。杜仲优良品种主要有秦仲1～4号、华仲1～5号、大果1号、密叶杜仲、红叶杜仲。

关键词： 育种技术，成分育种，优良品种

Chapter 3　Breeding of the Improved *Eucommia ulmoides* Varieties

Highlights：

1. The improved *E. ulmoides* varieties have high quality, high yield and resistance.

2. The major breeding technologies of *E. ulmoides* contain selection breeding, hybrid breeding, polyploid breeding, and biotechnology breeding.

3. Component breeding of *E. ulmoides* includes excellent tree selection, establishment of clonal testing forest and a scion garden, and regional experiment.

4. The major improved *E. ulmoides* varieties are Qinzhong No. 1-No. 4, Huazhong No. 1-No. 5, big fruit No. 1, dense and red leaves *E. ulmoides*.

Abstract: The breeding of improved varieties can provide good raw materials for the multipurpose utilization of *E. ulmoides*. The improved *E. ulmoides* varieties have high quality, high yield and resistance. At present, the major breeding technologies of *E. ulmoides* contain selection breeding, hybrid breeding, polyploid breeding, and biotechnology breeding. Component breeding is the first choice of *E. ulmoides* varieties for medical and rubber utilizations, the technology includes excellent tree selection, establishment of clonal testing forest and a scion garden, and regional experiment. The major improved *E. ulmoides* varieties are Qinzhong No. 1-No. 4, Huazhong No. 1-No. 5, big fruit No. 1, dense and red leaves *E. ulmoides*.

Keywords: Breeding technologies, Component breeding, Improved varieties

第一节　良种选育的目标

根据杜仲的生物学特性和经济栽培特点合理选育良种，以获得最佳效益。良种化途径的基本原则是近期目标和远期目标相结合，近期快速提供改良的材料，得到生产效益。选育遗传增益高、适应广、抗逆性强的优良品种，实现远期改良的目标。

杜仲既是木本药材，又是工业原料，还可保持水土，是多用途的经济林树种，其良种选育有着不同的目标和标准。以生产杜仲皮为目的，要求药用成分含量高且速生（产皮多）；以开发杜仲叶为目的，则要求杜仲叶有效成分、杜仲胶含量高，产叶量大。选育优质、高产且抗逆性强的杜仲新品种是生产发展的需求[1]。

一、优　质　性

杜仲是药用植物，其药用有效成分是衡量质量的首选指标。杜仲的药用成分主要有苯丙素类（如绿原酸、咖啡酸）、木脂素类（如松脂素、中脂素和橄榄素等）、环烯醚萜类（如桃叶珊瑚苷、京尼平苷酸和京尼平苷）和黄酮类化合物等。杜仲还是生产杜仲胶的工业原料，杜仲胶是目前已开发且具有市场前景的高分子化合物，杜仲胶的含量也是杜仲品质的一个重要指标。根据"成分育种法"的要求，应将各种成分的含量作为优质杜仲选育的首选指标。

二、丰　产　性

杜仲的树皮、树叶是《中国药典》（2015 版）收录的中药材[2]，皮、叶、果实又是重要的工业原料，获取最大的产量是其生产目的之一。其产皮量、产叶量等是杜仲丰产性的主要指标。丰产性测定的直接指标应是胸径、高度、产皮量、产叶量等，同时应兼顾生理生化指标（酯酶同工酶、硝酸还原酶等）。

三、抗　逆　性

杜仲对外界环境条件的适应性表现在抗旱性、抗寒性、抗病虫害等方面。抗性是其在生存环境中长期适应的结果。抗寒性和抗旱性影响杜仲的栽植范围和对逆境的抵御能力，为了确保杜仲优质、丰产和稳产，抗逆性可以作为杜仲良种选育的参考指标。

第二节　主要育种方法与指标体系

一、主要的育种方法

（一）选择育种

杜仲在生存过程中，长期受环境条件变化的影响，形成了不同的地理变异和类型。如杜仲皮有粗皮和光皮类型，叶子有小叶、大叶之分。光皮类型内皮厚、产皮量高，活性成分含量高；小叶类型杜仲胶含量高。在杜仲良种选育时，首先要在优良种源区选择优树（个体）。在划定的优良种源区内设定标准地，根据杜仲的树龄、性别、类型等选择个体，测定个体的有效成分含量。利用选择的优良个体建立无性系测定林，进一步检测筛选优良无性系，将选择的优良无性系在不同生态区进行区域试验，根据区域试验结果确定终选的优良种质。

西北农林科技大学张康健教授团队自1985年开展杜仲"成分育种"工作，首次建立了以有效成分含量为首选指标，结合生长量（产量）指标，参考抗性指标的杜仲良种选育指标体系，选育出了药用有效成分、杜仲胶含量高，速生、抗逆的秦仲1号、2号、3号、4号优良品种[1]。

（二）杂交育种

杜仲为单科单属单种，限制了其进行杂交育种。可根据杂交亲本双方优势性状互补原则培育兼具亲本双方优良性状的杂交后代。例如，将速生的父本与药用成分含量高的母本进行杂交，则有可能培育出药用成分含量高并速生的杂交后代，提高杜仲的综合利用价值。在选择亲本时，尽量采取远缘杂交以增强杂交优势。

西北农林科技大学以性状差异较大的12个杜仲优良无性系各1株作为杂交亲本，设计组成35个杂交组合，得到了7个较大的 F_1 全同胞家系。对2年生杜仲杂种苗的表型性状、苗高、地径、叶面积等进行分析，发现杜仲杂交子代的苗期表型性状差异显著，筛选出5个各性状的特殊配合力相对较高家系，用于进一步选育杜仲良种[3,4]。

（三）多倍体育种

多倍体育种是利用人工诱变或自然变异，通过细胞染色体组加倍获得多倍体材料选育新品种，常用的方法是用秋水仙碱处理种子或幼苗。为了选育有效成分含量高、产量大的优良品种，丰富杜仲的遗传育种资源，采用不同浓度的秋水仙碱溶液处理杜仲种子，诱导出了具有明显多倍体特征的材料。

20世纪90年代初就有杜仲三倍体诱导成功的报道，此后我国对杜仲多倍体诱导进行了大量研究。西北农林科技大学先后利用秋水仙碱处理杜仲幼苗顶端生长点和 ^{60} Co辐射处理萌动种子，成功诱导出了形态变异的单株[5,6]。北京林业大学、成都大学分别使用秋水仙碱处理杜仲种子和花粉染色体，诱导出了具有明显多倍体特征的材料[7,8]。河北农业大学采用秋水仙碱处理杜仲苗生长点，获得47株四倍体，筛选出了生长快、抗性强、有效成分含量高的优良四倍体植株[9]。

（四）生物技术育种

1. 组织培养　组织培养是通过诱导杜仲愈伤组织中分化出不定芽，从而生长出新芽的育种技术，该技术培养周期短，繁殖系数高，并可以克服母树的成熟效应，获得幼年性强的材料。由于杜仲的成熟效应表现突出，利用组织培养技术育种可实现幼年母树的快速繁殖，且有望实现成年优树返幼的无性繁殖。

杜仲组培繁殖研究始于20世纪90年代，以杜仲叶片、叶柄、腋芽、胚轴、带芽茎段、茎尖、子叶等为外植体均获得了再生植株[10]。组织培养过程中，添加谷氨酰胺能促进培养基中不定芽的分化，而秋水仙碱能诱导出多倍体植株。目前，以杜仲的成熟胚为外植体通过直接和间接器官发生途径均获得了杜仲的再生植株[11]。

2. 分子育种　杜仲为雌雄异株植物，种内具有丰富的遗传多样性。北京大学、西北农林科技大学分别利用随机扩增多态性DNA（RAPD）、扩增片断长度多态性（AFLP）标记结合群体分离分析法（bulk segregant analysis，BSA）对杜仲性别相关分子标记进行了筛选和验证[12,13]，得到1个569 bp雌性特有的RAPD标记和1个350

bp雄性特有的AFLP标记，将2个标记转化成了简单、稳定的序列特序扩增区域（SCAR）标记；西北农林科技大学利用AFLP标记技术[14]，对杜仲生长性状和叶片性状进行了QTL定位。以上研究为杜仲分子标记辅助育种奠定了坚实基础。贵州大学采用农杆菌介导法将杜仲胶合成关键酶基因 *EuFPS* 进行遗传转化，使杜仲胶含量提高了18.65%～26.54%。

二、杜仲"成分育种"的指标体系及选育方法

（一）"成分育种"的指标体系

杜仲的良种选育首选指标应该是杜仲的有效成分含量，即所谓的"成分育种"。杜仲的成分包括杜仲中的药用活性成分和杜仲胶，成分含量的高低影响产品的质量和生产成本。"成分"是首选指标，但生长量（产量）也影响着产品的产量、成本和经济效益，"抗性"也是杜仲育种不可忽视的重要因素。因此，杜仲良种选育的指标体系（模式）应是以"成分含量"为首选指标，生长量（产量）为第二位指标，"抗性"为参考指标的育种模式（图1-3-1）。

（二）选育方法

1. 优树选择　在优良种源区内选择优树，优树选择的具体标准为：①选优林分为已普遍开花结实、林龄为15年左右的实生优良林分；②树形完整、干形通直或较通直、生长良好，无病虫害的林木；③树皮灰白色光滑，无裂纹，横生皮孔明显（光皮类型），或树皮虽有裂纹但叶面积较小；④胸径相当于优势木平均值的115%以上，树高不低于优势木的平均高，材积相当于优势木平均值的140%。

2. 建立无性系测定林　挖取优树根段，诱导根萌苗。利用根萌苗（初繁材料）建立无性系测定林，并进行生长量和成分含量测定。筛选出优良无性系，利用优良无性系根萌苗或嫁接苗建圃，翌年进行平茬或短剪促萌，扩大繁殖材料。

3. 建立采穗圃　采取嫩枝扦插或嫁接育苗方式繁育苗木，建立采穗圃。利用模糊综合评判方

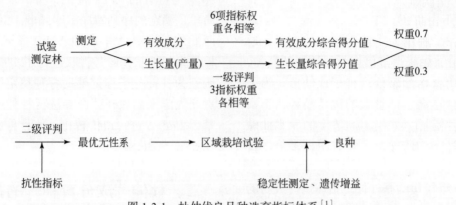

图 1-3-1　杜仲优良品种选育指标体系[1]

Fig. 1-3-1　Selection index system of *E. ulmoides* [1]

法对测定结果进行复选，确定优良无性系。

4. 区域试验　将选择的优良无性系在不同生态区域造林建园，进行区域栽培试验。根据区域栽培试验结果，结合生长量和抗性指标，终选出优良无性系。

第三节　杜仲的优良品种

西北农林科技大学张康健教授团队自 1985 年起，历时 16 年，以"成分育种"法选育出成分含量高、速生、抗逆的杜仲优良品种"秦仲 1～4 号"[15]，开辟了药用植物优种选育的先河。20 世纪 90 年代，河南省洛阳林业科学研究所等单位经过近 10 年研究，选育出杜仲优良品种"华仲 1～5 号"[16,17]，该项成果对杜仲生产向良种化方向转化起到了积极的推动和引导作用。近年来，随着我国杜仲胶新兴产业发展需求的增长，以中国林业科学研究院经济林研究中心杜红岩为代表的科研团队，把杜仲果实的利用作为育种方向，选育出"华仲 6～10 号""大果 1 号"等杜仲良种[16,18-22]，对杜仲橡胶新材料的发展起到了积极的推动作用。另外，他们还选育出了杜仲雄花专用良种"华仲 11 号"，特异性状的"红叶杜仲"、"密叶杜仲"等新品种[16,23]。

一、秦仲 1 号

雄性，高胶、高药型良种品种。幼龄树皮光滑，成龄树皮浅纵裂，皮孔消失，树皮褐色，属粗皮类型。冠形紧凑，呈圆锥形，分枝角度为 50º～62º。芽圆锥形，3 月中旬萌动，叶片椭圆形，细锯齿，叶小，单叶面积 39.8 cm²。雄花 4 月中旬开放。树干通直，生长较快，3 年生植株树高 4.47 m，胸径 3.8 cm。该品种药用成分和杜仲胶含量都很高，为胶、药两用型和花用型优良品种。抗寒性强，抗旱性较强，速生。适宜于浅山区、丘陵和平原地区营造优质丰产园和水土保持林。在陕西南部和关中南部表现为高胶、高药型优良品种。

二、秦仲 2 号

雄性，高胶、高药型良种品种。幼龄树和成龄树皮均光滑，暗灰白色，横生皮孔较为明显，属光皮类型。冠形紧凑，呈窄圆锥形，分枝角度 30º～35º。芽圆锥形，3 月中旬开放。叶片椭圆形，细锯齿，叶小而密集，单叶面积 40.2 cm²。雄花 4 月中旬开放。树干通直，生长较快，根萌苗 3 年生植株树高 4.70 m，胸径 4.04 cm。该品种药用成分和杜仲胶含量都很高，为药、胶两用型和果用型优良品种。抗寒性强，抗旱性较强，速生。适宜于雨量充沛或有灌溉条件的山地、丘陵和平原地区营造优质丰产园。在陕西汉中、杨凌和咸阳北塬均表现为高胶、高药型优良品种。

三、秦仲 3 号

雌性，高药型优良品种。幼龄树皮光滑，成龄树皮较为光滑，灰色，横生皮孔稀疏，属光皮类型。冠形紧凑，呈阔锥形，分枝角度 55º～65º，芽圆锥形，3 月中旬萌动。叶片卵形，细锯齿，单叶面积 55.10 cm²。雌花 4 月下旬开放。树干直，生长较快，根萌苗 3 年生植株树高 4.44 m，胸径 3.53 cm。该品种药用成分含量高，为药用型和果用型优良品种。抗旱性较强，抗寒性较弱，比较速生。适宜于雨量充沛的地区营造优质丰产园。在陕西的南部和关中地区表现为高药型优良品种。

四、秦仲 4 号

雌性，高药、防护林型优良品种。幼龄树皮光滑，成龄树皮浅纵裂，皮孔消失，树皮褐色，属粗皮类型。冠形紧凑，呈圆锥形，分枝角度 45º～55º。芽圆锥形，3 月中旬萌动。叶片椭圆形，细锯齿，单叶面积 48.5 cm²。树干通直，生长迅速，根萌苗 3 年生植株树高 4.07 m，胸径 3.98 cm。该品种药用成分含量高，为药用型和花用型优良品种。抗旱性和抗寒性都强，速生，适宜于山区、丘陵地区营造优质速生丰产园。由于它抗性强，也适合于营造防护林和水土保持。

五、华仲 1 号

幼树皮光滑，成年树皮有深纵裂纹。树势强，树冠紧凑，呈宽圆锥形，分枝角度 35º～47º，主干通直，接干能力强。耐寒冷、干旱，-27 ℃ 低温不受冻害。芽桃形，2 月中旬萌动，萌动早，萌芽力强，4 年生伐桩可萌芽 27～34 个。叶片较密集，节间长 3.4 cm。叶片宽椭圆形，深绿，长 16.9 cm，宽 7.6 cm，叶柄长 1.5 cm。具有速生、药材产量高、雄花量大等经济性状，适宜于各类产区营建药用速生丰产林和雄花园。

六、华仲 2 号

幼树皮光滑，成年树皮有浅纵裂纹。树冠开张呈圆头形，分枝角度 43º～64º，主干通直，耐干旱，喜水湿。芽长圆锥形，3 月上旬萌动。叶片深绿，光亮，呈圆卵形，长 17.4 cm，宽 8.4 cm，叶柄长 1.6 cm，叶缘向内卷曲。枝条节间长 3.4 cm。在黄河中下游地区，雌花期 4 月 1 日至 15 日，

雌花 6～12 枚，单生在当年生枝条基部。果实椭圆形，9 月中旬至 10 月中旬成熟，长 3.2 cm，宽 1.2 cm，具有干型好、速生丰产、嫁接或高接换优后 5～6 年进入盛果期等经济性状，适宜于各产区营建药用速生丰产林和杜仲果园。

七、华仲 3 号

幼树皮光滑，成年树皮有纵裂纹。树冠开放，分枝角度 44º～82º，主干通直，接干能力强。耐盐碱、干旱。叶片小，稀疏，狭卵圆形，叶长 16.2 cm，宽 7.3 cm，叶柄长 1.6 cm，节间长 3.3 cm。在黄河中下游地区，雌花期 4 月 1 日至 15 日，雌花 6～14 枚，单生在当年生枝条基部。果实椭圆形，9 月上旬至 10 月上旬成熟，长 3.0 cm，宽 1.1 cm，具有速生、皮产量高、嫁接或高接换优后 5～6 年进入盛果期等经济性状，适宜于各产区尤其是干旱和盐碱地区营建果园和速生丰产园。

八、华仲 4 号

幼树皮光滑，成年树皮有浅纵裂纹。冠形紧凑，呈卵形，分枝角度 39º～53º，主干通直，苗期靠顶端侧芽易萌发分叉，侧芽生长旺盛，树冠易成形。耐寒冷、干旱，-27 ℃ 低温不受冻害。芽圆锥形，3 月上旬萌动。叶片稠密，叶长 17.1 cm，宽 7.9 cm，叶柄长 1.7 cm，节间长 2.8 cm。在黄河中下游地区，雌花期 4 月 1 日至 15 日，雌花 6～14 枚，单生在当年生枝条基部。果实椭圆形，9 月中旬至 10 月中旬成熟，长 3.2 cm，宽 1.2 cm，具有速生丰产、有效成分含量高、嫁接或高接换优后 5～6 年进入盛果期等经济性状，适宜于各产区营建药用速生丰产林和杜仲果园。

九、华仲 5 号

幼树皮光滑，成年树皮有深纵裂纹。主干通直，接干能力强，树冠卵圆形。耐寒冷、干旱。分枝角度 37º～49º。叶片较大，叶长 18.7 cm，宽 7.3 cm，叶柄长 1.7 cm，节间长 3.4 cm。芽桃形，2 月下旬萌动。在黄河中下游地区，雄花期 3 月上旬至 4 月中旬，雄花 6～11 枚簇生于当年生枝条

基部，雄花量大，具有速生丰产、有效成分含量高、嫁接后 4～5 年进入盛果期等经济性状，适宜于各产区营建高产雄花园和药、叶用速生丰产林。

十、大果 1 号

树皮有浅纵裂纹，10 年生胸径 11.48 cm。成枝力强，枝条节间长 3.2 cm。芽长圆锥形，3 月上中旬萌动。叶片绿色，呈卵圆形，长 14.2 cm，宽 8.9 cm，叶厚 0.22 mm，叶型指数 1.60，叶柄长 1.8 cm，单叶质量 0.71 g，叶片杜仲胶含量 2.46%。在黄河中下游地区，雌花期 3 月 30 日至 4 月 15 日，雌花 8～16 枚，单生在当年生枝条基部。果实椭圆形，长 4.90～5.80 cm，宽 1.65～1.85 cm，厚 0.31 cm，果型指数 2.55。种仁长 1.7 cm，宽 0.28 cm，厚 0.25 cm，成熟果实千粒重 110～132 g。果皮质量占整个果实质量的 63.1%～67.6%。果实 9 月中旬至 10 月中旬成熟，具有果实大、早实高产稳定、果皮含胶量和种仁亚麻酸含量高等经济性状，适宜于各产区营建杜仲高产果园和国药兼用丰产林。

十一、密叶杜仲

树皮有浅纵裂纹，10 年生胸径 11～15 cm。枝条粗壮呈菱形，枝条节间长 1.5～2.0 cm；叶片宽椭圆形，表面粗糙，锯齿深凹；叶色浅绿色或绿色，叶纸质，单叶厚 0.25 cm，叶长 12～15 cm，叶宽 8.0～10.2 cm，叶柄长 1.5～2.5 cm；冠形紧凑，分枝角度小，仅 25º～35º，材质硬，抗风能力极强。在黄河中下游地区，雌花期 3 月 10 日至 4 月 15 日，雌花 8～15 枚，单生在当年生枝条基部。果实椭圆形，长 3.05 cm，宽 1.13 cm，厚 0.19 cm，果型指数 2.70。种仁长 1.0 cm，宽 0.22 cm，厚 0.20 cm，成熟果实千粒重 70.8 g。果皮质量占整个果实质量的 63.7%～69.0%。果实 9 月中旬至 10 月中旬成熟。具有树叶稠密、材质硬、抗风能力强等经济性状，适宜于各产区营建果、叶间用密植园及城市和乡村绿化。

十二、红叶杜仲

树皮有浅纵裂纹，10 年生胸径 10～13 cm。1 年生枝条呈浅红色或紫红色，节间长 2.5～4.0 cm；春季抽生嫩芽为浅红色，展叶后除叶背面和中脉为青绿色外，叶表面、侧脉及枝条在生长季节逐步变成红色或紫红色。叶呈长卵形，叶长 12～18 cm，叶宽 6.5～10.8 cm，叶基圆形；冠形呈圆锥状，分枝角度 35º～65º。在黄河中下游地区，雄花期 3 月上旬至 4 月中旬，雄花 6～11 枚簇生于当年生枝条基部，雄蕊长 0.9～1.2 cm，具有叶片红色、活性成分含量高等经济性状，适宜于各产区营建雄花、叶兼用丰产园及城市和乡村绿化。

（董娟娥）

参考文献

[1] 张康健，苏印泉，张檀，等．中国杜仲优良品种选育．咸阳：西北农林科技大学出版社，2002.

[2] 国家药典委员会．中华人民共和国药典（2015 年版）．北京：中国医药科技出版社，2015.

[3] 李煜，王大伟，李周岐，等．杜仲遗传作图群体的建立．西北林学院学报，2012, 27(2): 62-65,108.

[4] 魏永成，李周岐，李煜，等．杜仲杂交子代苗期表现性状的遗传分析．西北农林科技大学学报（自然科学版），2012, 40(8): 137-143.

[5] 毕春侠，张存旭，郭军战，等．杜仲多倍体的诱导．河北林果研究，1999, 14(2): 50-52.

[6] 张焕玲，李俊红，李周岐．秋水仙素处理杜仲种子诱导多倍体的研究．西北林学院学报，2008, 23(1): 78-81.

[7] 高鹏，林威，康向阳．秋水仙碱诱导杜仲花粉染色体加倍的研究．北京林业大学学报，2004, 26(4): 39-42.

[8] 王跃华．杜仲种子的多倍体诱导研究．亚太传统医药，2006, 8: 73-76.

[9] 张海凤，郭宝林，张成合，等．杜仲四倍体的诱导与鉴定．园艺学报，2008, 35(7): 1047-1052.

[10] 刘慧敏，杜红岩，乌云塔娜．杜仲生物技术育种研究进展．湖南林业科技，2016, 43(2): 132-136.

[11] 唐亮．杜仲优良无性系快速微繁殖技术研究．长沙：中南林业科技大学硕士学位论文，2010.

[12] Xu WJ, Wang BW, Cui KM. RAPD and SCAR markers linked to sex determination in *Eucommia ulmoides* Oliv. Euphytica, 2004, 136(3): 233-238.

[13] Wang DW, LI Y, Li ZQ. Identification of a male-specific amplified fragment length polymorphism (AFLP) and a sequence characterized amplified region (SCAR) marker in *Eucommia ulmoides* Oliv. International Journal of Molecular Sciences, 2011, 12(1): 857-864.

[14] 王大玮. 杜仲遗传连锁图谱构建及重要性状的分子标记. 咸阳: 西北农林科技大学博士学位论文, 2011.

[15] 赵辉, 张康健. 高胶、高药型杜仲新品种. 现代种业, 2003, 4: 44.

[16] 杜红岩. 中国杜仲图志. 北京: 中国林业出版社, 2014: 164-208.

[17] 杜红岩, 张再元, 刘本端, 等. 华仲 1 号等 5 个杜仲优良无性系的选育. 西北林学院学报, 1994, 9(4): 27-31.

[18] 杜红岩, 李芳东, 杜兰英, 等. 果用杜仲良种'华仲 6 号'. 林业科学, 2010, 46(8): 182.

[19] 杜红岩, 李芳东, 李福海, 等. 果用杜仲良种'华仲 7 号'. 林业科学, 2010, 46(9): 186.

[20] 杜红岩, 李芳东, 杨绍彬, 等. 果用杜仲良种'华仲 8 号'. 林业科学, 2010, 46(11): 189.

[21] 杜红岩, 李芳东, 杨绍彬, 等. 果用杜仲良种'华仲 9 号'. 林业科学, 2011, 47(3): 194.

[22] 王璐, 乌云塔娜, 杜兰英, 等. 杜仲果药兼用良种'华仲 10 号'. 林业科学, 2016, 52(11): 171.

[23] 杜红岩, 胡文臻, 俞锐. 杜仲产业绿皮书: 中国杜仲橡胶资源与产业发展报告 (2013). 北京: 社会科学文献出版社, 2013: 28, 29.

杜仲的繁殖

研究亮点：

1. 杜仲具有生理极性不显现象，可用于杜仲良种苗木快速繁殖。

2. 杜仲的繁殖方法主要有播种繁殖、根萌苗诱导、"留根露头"、扦插繁殖、嫁接繁殖、组织培养繁殖。

摘要： 杜仲具有生理极性不显现象，均能够从根的形态学上端和下端萌苗，利用该现象可快速繁殖杜仲良种。目前，杜仲的繁殖方法主要有播种繁殖、根萌苗诱导、"留根露头"、扦插繁殖、嫁接繁殖、组织培养繁殖。

关键词： 生理极性不显，繁殖方法

Chapter 4　Propagation Methods of *Eucommia ulmoides*

Highlights：

1. *E. ulmoides* has the characteristic of unobvious physiological polarity.

2. The major propagation methods of *E. ulmoides* include sowing propagation, root sprouting induction, "root remaining and outcrop", cutting propagation, grafting propagation and tissue culture propagation.

Abstract: *E. ulmoides* has the characteristic of unobvious physiological polarity, which allows sprouting seedling from morphological upper section and lower section of root. Rapid propagation of the improved *E. ulmoides* varieties can be carried out according to this characteristic. At present, the major propagation methods of *E. ulmoides* include sowing propagation, root sprouting induction, "root remaining and outcrop", cutting propagation, grafting propagation and tissue culture propagation.

Keywords: Unobvious physiological polarity, Propagation methods

第一节　杜仲的生理极性不显现象及其应用

"极性"是指沿着一个轴发生的差别使得轴的两端彼此不同。一般来说，根长在植物枝条形态学的下端，即使把枝条旋转180°，还是会在"下"端长出根来。植物根段、茎段等再生植株时，其形态学上部（端）萌芽，形态学下部（端）长根的现象即是植物的生理极性现象，普遍存在于自然界中。

一、杜仲生理极性不显现象

在杜仲优树无性繁殖试验过程中，发现了一个罕见的现象，杜仲根段既从形态学上端的端部萌苗，同时也从形态学下端的端部长出许多萌苗（图1-4-1）[1]。植物学家李正理教授称之为"生理极性不显"现象，为植物学的理论研究提供了资料[2]。

杜仲根段既有皮部萌苗，又有端部萌苗，形态学下端产生的根萌苗是生理极性较弱的表现。杜仲根段生理极性较强与生理极性较弱两种现象兼而有之，与埋根方式有一定的关系。平埋方式更有利于形态学下端产生根萌苗（表1-4-1）。

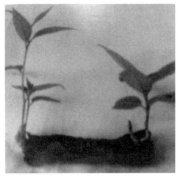

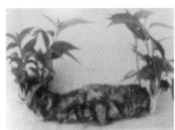

图 1-4-1 杜仲根段生理极性不显现象[1]

Fig. 1-4-1 Unobvious physiological polarity of *E. ulmoides* root[1]

表 1-4-1 埋根方式对杜仲根极性的影响

Table 1-4-1 Effect of the way of burying root on the polarity of *E. ulmoides* root

埋根方式	上端		下端		合计
	萌苗数（个）	萌苗率（%）	萌苗数（个）	萌苗率（%）	
平埋	1364	90.39	145	9.61	1509
直插	1220	99.19	10	0.81	1230

二、杜仲生理极性不显现象的应用

杜仲生理极性不显现象在其良种苗木快速繁殖与推广中应用广泛[3-5]。在杜仲优树的无性繁殖中将其根段平埋在沙床内，诱导根萌苗、嫩枝扦插苗，成活率高，繁殖量大，繁殖出的苗木具有幼年性、一致性和可比性的特征，为无性系育种和造林创造了条件。为了充分利用杜仲根段生理极性不显现象，提高杜仲的繁殖系数，将杜仲根段的皮层采取间隔一定距离打圆形孔（φ=0.5 ～ 1.0 cm）或对开长形槽（长形槽宽 0.1 ～ 0.2 cm）的方式，诱导圆形孔或长形槽伤口处形成愈伤组织，长出更多的萌苗，取得了良好效果（表 1-4-2）。

表 1-4-2 杜仲根打孔、开长形槽单位长度根段的萌苗数

Table 1-4-2 Sprouts number of punching holes and opening long groove per unit on *E. ulmoides* root

处理	单位长度根段的萌苗数（个 /cm）		
	根段长度 0.5 ～ 1.5 cm	根段长度 1.5 ～ 3.0 cm	根段长度 3.0 ～ 6.0 cm
对照	0.12	0.35	0.32
打圆形孔	0.26	0.54	0.41
开长形槽	0.34	0.62	0.50

第二节 杜仲的繁殖方法

杜仲的繁殖方法主要有播种繁殖和无性繁殖，其中无性繁殖又包括根萌苗诱导、"留根露头"、扦插繁殖、嫁接繁殖和组织培养繁殖等方法[6-12]。

一、播 种 繁 殖

选择新鲜、饱满、黄褐色、有光泽的种子，于秋冬季或春季土壤解冻后播种。温暖地区宜冬播，寒冷地区可秋播或春播，以满足种子萌发所需的低温条件。种子忌干燥，秋冬季播种宜趁鲜进行。如春播，采种后先将种子与湿沙以 1 ： 10 的比例层积处理，播种时先用温水浸种 2 ～ 3 天，每天换水 1 ～ 2 次，混沙催芽，待 1/3 种子露白时，按 25 ～ 30 cm 行距条播于苗床，覆土 1.5 cm，盖草，浇水，保持土壤湿润，以利种子萌发。每亩用种量 8 ～ 10 kg。幼苗出土后，于阴天揭掉盖草，每亩可产苗木 3 万～ 4 万株。

二、根萌苗诱导繁殖

利用杜仲生理极性不显现象在种根根段上诱导根萌苗，截取诱导出的根萌苗进行扦插，成苗。

（一）根萌苗诱导

在秋季树木落叶后或春季土壤解冻后树木未发芽前进行。选择杜仲优树，挖取直径 1 ～ 4 cm 的种根沙藏，沙的含水量以手握不流水为度。翌年早春，挖 30 cm 深的沙池，池内铺 10 ～ 15 cm

厚的细沙，切去种根两端机械损伤和失水部分，将种根剪成 5 ～ 10 cm 长的小段平埋入沙池内，上面盖 1 ～ 1.5 cm 厚细沙，喷洒 0.5% 高锰酸钾溶液对细沙和种根进行充分消毒。在沙池上覆盖塑料薄膜或搭小拱棚，保持温度不低于 10℃，相对湿度 90% 左右，诱导发出根萌苗。

（二）根萌苗扦插

当诱导的根萌苗高度达到 6 ～ 10 cm，且有 4 ～ 8 片叶子时，用锋利的刀片（或剪刀）取下扦插于育苗钵，插壤为 1 : 1 的细沙与壤土。装杯前 2 天先用 0.5% 高锰酸钾溶液对插壤进行彻底消毒。插好后将育苗钵置育苗床，搭设塑料小拱棚，保持床内相对湿度 90% 以上，温度不高于 30℃。当温度过高时，打开塑料棚两端通风降温，必要时进行遮阴，待扦插苗生根后移栽。

三、"留根露头"繁殖

春季起苗时，将较长的根系截断，将一部分留存土壤中，顺苗行开挖"V"形沟，沟深 15 ～ 20 cm，宽 20 cm，使留存的断根暴露。覆盖深色薄膜，待根段长出萌苗后，及时去掉薄膜，以免烧苗。雨水多时要及时排水，以免烂根。当苗高 5 ～ 7 cm 时，每根保留两株（其余剪去可扦插），覆 5 cm 湿润细土，苗长到 10 ～ 15 cm 高时，再覆土 5 cm，待幼苗长出沟面 10 ～ 15 cm 时，沟内全部覆土，陆续培土成垄状，垄高 15 ～ 20 cm，保持湿润。6 ～ 7 月份，再将两侧原留残根斩断，促发须根。秋后或翌春即可起苗移栽。

若秋季起苗，暂不开挖"V"形沟。起苗后先用松土掩盖，以免冬季冻伤伤口，待翌春时再在原苗行处开挖"V"字形沟，依上法进行。实践证明，苗木断根后具有非常强的再生萌苗能力（图 1-4-2）[1]。

四、扦 插 繁 殖

（一）嫩枝扦插繁殖

扦插繁殖可保持母本优良性状，育苗周期较短，可加快繁殖速度。采用幼嫩的穗条扦插是保证成活的首要条件。春夏之交，将 1 年生嫩枝剪

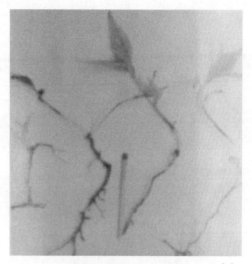

图 1-4-2 "留根露头"苗木的再生能力[1]
Fig. 1-4-2 Regeneration ability of seedlings with "root remaining and outcrop" [1]

成 5 ～ 6 cm 长的插条插入 21 ～ 25 ℃ 的苗床，入土深 2 ～ 3 cm，保持土壤湿润，经 15 ～ 30 天可生根。若插床用 70% 细沙 +20% 黄土 +10% 苔藓作基质（也可使用商品化的育苗基质），可大幅度提高扦插成活率。4 ～ 9 月均可扦插。嫩枝插穗充分保湿、防止堆积发热可储放 3 天。带顶梢的扦插易成活，将插穗基部 3 ～ 4 cm 处的叶片去掉，留上部 4 ～ 6 片幼叶，用 600 倍菌毒清溶液浸泡 10 min 消毒，再用 0.01% ABT 生根粉 1 号浸基部 1 ～ 2 h，促进生根。

（二）根段扦插繁殖

春季杜仲树芽未萌动前，取 2 ～ 10 年生优树粗度为 0.5 ～ 1.5 cm 的根，切成 7 ～ 10 cm 的段作插穗，贮存在沙坑内。整好苗圃地，开挖"V"形沟（同"留根露头"法要求），将根段插穗垂直插于沟底，根的形态学上端朝上，上端露 1 cm 左右，覆盖深色塑料薄膜，待根段萌苗后培土。其他管理措施同"留根露头"法。

五、嫁 接 繁 殖

以生长健壮树体一年生的枝条作接穗，7 月至 9 月初进行枝接。也可采用带木质部嵌芽接、"芽位换接"等芽接法。"芽位换接"的成活率高，近年来应用较多。6 月份，在当年抽生的枝条上打顶疏叶，预留 2 ～ 3 个叶片起遮阳保湿作用。选

取优树当年生的成熟饱满芽，先在芽片两侧各竖切一刀，再在芽子上下各 5 cm 处横切；在砧木相应芽位用同样方法竖切两刀，并在芽子上下各 2～3 cm 处横切，去掉芽片；迅速将接穗上的芽片取下，镶嵌在砧木芽位处。镶嵌时将砧木竖切口处皮向上和向下各撕裂 1.5～2.0 cm，覆盖在接穗芽带的皮上，用塑料条绑缚，除叶柄及芽外的其余部位全部绑缚严密，防止雨水浸入，细菌、虫子入侵。

六、组织培养繁殖

组织培养育苗周期短，繁殖系数高，可以克服母树的成熟效应，获得幼年性强的材料。杜仲组织培养繁殖研究始于 20 世纪 90 年代，王秀松等以胚轴、子叶等组织诱导出不定芽，培养成新的植株[13]。王俊丽等从成年树新梢获得再生植株[3]，以胚轴为材料，在含 2.5 mg/L 6- 苄氨基嘌呤（6-BA）、0.5 mg/L 萘乙酸（NAA）的 MS 培养基上诱导出不定芽，诱导率可达到 90% 以上。不定芽转移至含 1 mg/L 吲哚乙酸（IAA）和 1 mg/L 6-BA 的 MS 培养基上，经 7～20 天可长至 2.0 cm 以上。继续培养 8 天后可长成小苗，半个月后长成含 3～4 片小叶的植株，再转移到含 1.5 mg/L 吲哚丁酸（IBA）的 1/2 MS 的培养基上培养，半个月后可生出较粗的根。

（董娟娥）

参 考 文 献

[1] 张康健，苏印泉，张檀，等 . 中国杜仲优良品种选育 . 咸阳：西北农林科技大学出版社，2002.

[2] 张康健，苏印泉，刘淑明 . 植物生理极性不显现象及其应用 . 林业科技通讯，1989, 10: 28-30.

[3] 王俊丽，陈丕铃，朱宝成 . 杜仲离体培养与快速繁殖 . 河北大学学报 (自然科学版)，1996, 16(2): 30-33.

[4] 弓弼，马慧玲，沈杰 . 杜仲优树的组培繁殖技术 . 西北林学院学报，2002, 17(4): 38-40.

[5] 罗丽，赵德刚 . 杜仲带芽茎段的快速繁殖 . 吉林林业科技，2007, 36(4): 12-16.

[6] 陈书文 . 杜仲播种育苗与无性繁殖技术 . 现代农业科技，2005, 12: 5.

[7] 张康健，苏印泉，刘淑明，等 . 杜仲优树返幼及快速繁殖方法的研究 . 西北植物学报，1989, 9(2): 102-109.

[8] 陈天武，史永禄 . 杜仲留根露头繁殖苗木 . 河南林业，1993, 2: 18.

[9] 时军霞，郜旭芳 . 杜仲扦插繁殖技术研究 . 山东农业科学，2013, 45(3): 59-61.

[10] 杜红岩，谭运德 . 华仲 1~5 号五个杜仲优良无性系嫁接繁殖技术 . 林业科技开发，1997, 2: 18, 19.

[11] 蒋祥娥，汪建亚，河村嘉一郎 . 杜仲组织培养技术的研究 . 湖北林业科技，2000, S1: 96-98.

[12] 孙永健，于美一，徐智强，等 . 杜仲胚乳诱导产生三倍体愈伤组织的研究 . 江苏农业科学，43(9): 90-92.

[13] 王秀松，胡东波，詹庆才 . 杜仲愈伤组织的诱导及植株再生的研究 . 西北林学院学报，1994, 9(4): 32-35.

第五章

杜仲的栽培管理技术

研究亮点：

1. 杜仲的栽培模式主要有乔林栽培模式、果林栽培模式、雄花林栽培模式、叶林栽培模式、庭院栽培模式。

2. 杜仲的栽培管理包括：适生地选择、整地施肥、田间管理、病虫害防治。

3. 杜仲生长与栽培密度紧密相关。

4. 适度施肥能够显著促进杜仲生长，并提高活性成分和杜仲胶的含量。

5. 剥皮对前期杜仲生长和生物活性成分含量有影响，但对生长后期杜仲无显著影响。

摘要：杜仲的栽培模式主要有乔林栽培模式、果林栽培模式、雄花林栽培模式、叶林栽培模式和庭院栽培模式。栽培管理包括适生地选择、整地施肥、田间管理和病虫害防治。杜仲生长与栽培密度紧密相关，1620～2130 株 /hm² 密度最有利于促进杜仲林分的生长和杜仲产皮量的增加，而杜仲高产胶果园的建园密度以控制在 3 m×3 m 为宜。施肥能够显著促进杜仲生长，并提高活性成分和杜仲胶的含量，其中 N、P、K 对杜仲雄花京尼平苷酸、绿原酸和桃叶珊瑚苷等活性成分含量的影响较大。剥皮对前期杜仲生长和生物活性成分含量有影响，但对生长后期杜仲无显著影响，表明杜仲具有自我修复机制。

关键词：栽培模式，栽培管理，密度，施肥，剥皮

Chapter 5　Cultivation and Management Technologies of *Eucommia ulmoides*

Highlights：

1. The major cultivation modes of *E. ulmoides* include arbor-forest cultivation mode, fruit-forest cultivation mode, male flower-forest cultivation mode, leaf-forest cultivation mode, and courtyard cultivation mode.

2. Cultivation and management of *E. ulmoides* include selection of suitable soil, field preparation and fertilization, field management, pest and disease control.

3. The growth of *E. ulmoides* is closely related to the density of cultivation.

4. Moderate fertilization can significantly promote the growth of *E. ulmoides* and enhance the contents of bioactive components and rubber.

5. The growth of *E. ulmoides* and its bioactive component contents are affected by peeling in early growth stage, but no significant difference in later rubber.

Abstract: The major cultivation modes of *E. ulmoides* include arbor-forest cultivation mode, fruit-forest cultivation mode, male flower-forest cultivation mode, leaf-forest cultivation mode, and courtyard cultivation mode. Cultivation and management of *E. ulmoides* include selection of suitable soil, field preparation and fertilization, field management, pest and disease control. Moreover, it is found that the growth of *E. ulmoides* is closely related to the density of cultivation. The density of 1,620 plants/hm²-2,130 plants/hm² is the most favorable for the growth of *E. ulmoides* and its bark yield, while it is suitable to control the density of high yield rubber orchard to 3 m × 3 m. Furthermore, fertilization can significantly promote the growth of *E. ulmoides* and increase the contents of bioactive components and rubber. The effects of N, P, and K on the contents of geniposidic acid, chlorogenic acid, and aucubin are significant in the male flower of *E. ulmoides*. Finally, the growth of *E. ulmoides* and its bioactive component contents are affected by peeling in early growth stage, but no significant difference in later growth stage, indicating that it has self-healing mechanism.

Keywords: Cultivation modes, Cultivation and management, Density, Fertilization, Peeling

第一节　杜仲的栽培模式

合理的栽培模式有利于提高造林成活率和栽植效率,有利于幼林的抚育与管理,并可提高林木的经济效益。确定栽培模式时,既要考虑林地的具体条件,还须注意树木的生态学特性及栽植的目的要求。

一、乔林栽培模式

杜仲乔林栽培属于传统的药用林栽培模式,主要是培养高大乔木,用途是收获杜仲皮、部分树叶和树干。该模式生长周期长,要求林地水肥条件优良,气候温暖,有利于杜仲生长。乔林栽培模式树冠较大,栽培密度应较小,一般每亩60～80株,根据土地肥力状况可适当调整。

二、果林栽培模式

该方式是以生产杜仲果实、杜仲胶和杜仲 α-亚麻酸油为主,果、皮、叶、雄花综合利用的栽培模式。盛果期杜仲产果量和果实产胶量比传统药用栽培模式提高40倍以上,是杜仲天然橡胶资源培育和综合利用的栽培模式之一。栽培时要综合考虑早实、丰产、稳产、优质和便于管理等方面。采用宽行距窄株距长方形栽植,便于人工和机械化作业,有利于树冠采光。在平地、滩地栽植成南北行,便于树冠东西两侧受光均匀,多吸收直射光。丘陵、山地栽植的行向随地形而定,以有利于田间操作为原则。肥水条件较好的平地、缓坡地密度应小(株距2.5 m,行距3～4 m,每公顷栽1000～1330株);肥水条件稍差的山丘地密度应稍大(株距2 m,行距3～4 m,每公顷栽1245～1665株)。采用果树的管理方法,定干0.6～1.2 m,树高2～3 m。雌雄株的配置方式按

图 1-5-1 进行[1]。

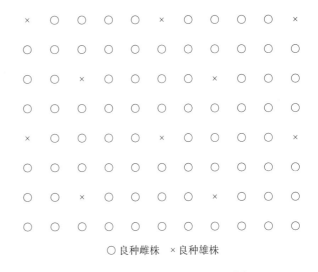

○ 良种雌株　× 良种雄株

图 1-5-1　果林栽培模式示意图[1]

Fig. 1-5-1　Schematic diagram of fruit-forest cultivation mode[1]

三、雄花林栽培模式

杜仲雄花林栽培模式是针对杜仲雄株数量大、雄花产量高的特点提出的杜仲特种林栽培模式,该种植模式主要目的是获得高产、优质的杜仲雄花。栽植密度每公顷1200～6000株。建园第5年,每公顷可产杜仲雄花鲜花700～1200 kg,可产雄花茶约225 kg,可产杜仲叶3500～4000 kg。

四、叶林栽培模式

杜仲叶林栽培模式的主要目的是收获树叶。该模式是利用杜仲萌芽能力强的特性将乔林改为矮化的灌丛林。每年春季对杜仲主干从地面进行平茬使其抽生枝条长叶。每公顷约种植2.7万株,株行距为0.5 m×1 m或0.5 m×0.5 m,从定植后第3年开始,干叶产量可达10～15.0 t/hm²。

五、庭院栽培模式

（一）种子园庭院模式

根据庭院的布局和大小可栽植成行状（株行距2 m×3 m），也可栽植成散生状（株距2～4 m），结合庭院设计栽植。栽植时可按雌雄株9∶1的比例栽植，雄株宜栽植在西北和东北方向，行内或株间不宜栽植其他高大乔木类树种，以保证植株有足够光照。栽植一年后在1.8～2.0 m定干，管理方法同大田杜仲。

（二）灌丛状庭院模式

在庭院内及其四周空旷地成墩状栽植，采用优良苗木，每穴成五星状栽植5株，穴距2～3 m，也可采用行状、散生状栽植。栽植第2年均进行平茬，平茬后当年植株高度可达3～4 m，第4年可砍伐。砍伐后当年伐桩可萌数十个萌条，每株选留2个强壮萌条，其余抹去。

（三）篱带状和球状庭院模式

结合小康村建设、庭院的绿化美化等培植成杜仲绿篱和杜仲球。篱带状栽植成双行，三角定植，株距0.5 m，栽植后主干0.6～0.8 m。球状栽植成1穴多株，每穴栽植5～7株，呈丛状，留主干0.5～0.7 m，以后每年修剪，呈球状。

六、乔林模式与叶林模式比较

目前杜仲乔林和叶林栽培模式受到广泛关注，以下对这两种栽培模式在土壤水分、光合特性、木质素和碳水化合物含量、次生代谢物质动态积累变化、生物量积累等方面进行比较。所选杜仲乔林栽培模式植株配置株行距为5.5 m×3.0 m，叶林栽培模式株行距为1.0 m×0.5 m，树龄均为10年。

（一）土壤水分

由图1-5-2可以看出，在杜仲生长旺盛期（6～8月），两种栽培模式下土壤中水分变化趋势基本一致，随着气温的升高，杜仲生长代谢活动增强，消耗大量的水分，导致土壤中水分含量下降。但在9～10月，土壤中的水分含量明显增加，这和杜仲进入生长缓慢期及降雨量增大有关，相比之下，在0～200 cm土层中，叶林栽培模式下土壤水分含量高于乔林栽培模式，表明叶林栽培模式所需水分较少[2]。

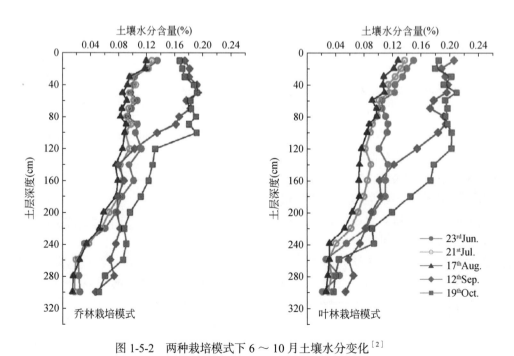

图1-5-2　两种栽培模式下6～10月土壤水分变化[2]

Fig. 1-5-2　Changes of soil moisture under two cultivation modes from June to October[2]

（二）光合特性

采用直角双曲线修正模型对两种杜仲栽培模式下的光合光响应曲线进行拟合，拟合系数均大于 0.996（表 1-5-1），表明该模型能够很好地描述乔林和叶林栽培模式下杜仲叶片的光合响应特性。由表 1-5-1 可以看出，在同一时期，除过暗呼吸速率相近，最大表观光合速率、表观量子效率、光饱和点和光补偿点叶林栽培模式均高于乔林栽培模式。表明夜晚乔林与叶林栽培模式消耗光合作用生成的氧气和有机物质相近，而叶林栽培模式在白天具有较高的光合速率，导致较多的氧气和有机物质积累量，有利于杜仲生物量的增大[3]。

表 1-5-1　两种栽培模式下的光合特性[3]

Table 1-5-1　Photosynthetic characteristics under two cultivation modes [3]

栽培模式	测定时间	最大表观光合速率 ($\mu mol \cdot m^{-2} \cdot s^{-1}$)	表观量子效率	暗呼吸速率 ($\mu mol \cdot m^{-2} \cdot s^{-1}$)	光饱和点 (LUX)	光补偿点 (LUX)	拟合系数 R^2
乔林	6 月 23 日	8.7 ± 0.2	0.041 ± 0.001	2.1 ± 0.1	828.3 ± 22.1	26.9 ± 2.7	0.999
	7 月 21 日	7.2 ± 0.5	0.044 ± 0.004	1.9 ± 0.1	751.6 ± 48.1	24.9 ± 1.0	0.997
	8 月 17 日	11.9 ± 0.2	0.050 ± 0.001	1.5 ± 0.2	885.0 ± 18.1	15.8 ± 1.3	0.997
	9 月 12 日	12.3 ± 0.4	0.053 ± 0.001	1.3 ± 0.2	951.6 ± 34.7	13.6 ± 0.4	0.996
	10 月 19 日	9.8 ± 0.8	0.048 ± 0.002	1.0 ± 0.1	931.6 ± 23.0	12.0 ± 1.2	0.996
叶林	6 月 23 日	13.7 ± 0.8	0.054 ± 0.004	2.0 ± 0.1	895.0 ± 30.2	30.9 ± 2.3	0.998
	7 月 21 日	12.2 ± 0.4	0.051 ± 0.001	2.1 ± 0.1	801.6 ± 16.7	32.1 ± 0.9	0.998
	8 月 17 日	18.2 ± 0.4	0.054 ± 0.002	1.9 ± 0.1	991.6 ± 26.2	31.4 ± 3.0	0.998
	9 月 12 日	17.8 ± 0.2	0.058 ± 0.002	1.6 ± 0.2	1101.6 ± 82.8	27.4 ± 1.9	0.998
	10 月 19 日	16.1 ± 0.6	0.052 ± 0.003	1.0 ± 0.1	965.0 ± 31.4	18.8 ± 3.7	0.997

（三）木质素和碳水化合物含量

选取乔林和叶林栽培模式杜仲纤维细胞 33 μm × 22 μm 区域（图 1-5-3 A1 和 B1），采用拉曼光谱成像技术可以观察木质素（1560 ～ 1690 cm^{-1}）和碳水化合物（2830 ～ 2920 cm^{-1}）在细胞壁之间的分布[3]。

通过比较细胞壁中木质素的分布可知（图 1-5-3 A2 和 B2），杜仲木质素在细胞角隅胞间层（CCML）含量最高，胞间层（CML）次之，细胞壁（S2）含量最少，乔林栽培模式木质素信号强度明显高于叶林模式，说明乔林模式下杜仲中木质素含量（30.86%）高于叶林模式（26.29%），这是由于乔林栽培模式下杜仲发生了木质化。

由图 1-5-3 A3 和 B3 可知，杜仲碳水化合物在细胞壁 S2 层中最高，胞间层和细胞角隅含量相对较低。叶林栽培模式杜仲细胞壁 S2 层信号明显强于乔林模式，说明叶林模式下杜仲中碳水化合物含量高于乔林模式，这是由于叶林模式旺盛的光合特性。

（四）次生代谢物质动态积累变化

由图 1-5-4A 可知，杜仲乔林栽培模式中京尼平苷酸含量最大出现在 6 月，叶林栽培模式京尼平苷酸含量最大出现时间有所延迟（至 7 月），且乔林栽培模式京尼平苷酸最大含量（2.38%）高于叶林栽培模式（1.85%）；对于杜仲醇（图 1-5-4B），两者最大含量均出现在 9 月，但乔林栽培模式杜仲醇最大含量（1.35%）高于叶林栽培模式（1.06%）。绿原酸和杜仲胶最高含量分别出现在 6 月和 10 月（图 1-5-4C 和 D），且叶林栽培模式绿原酸和杜仲胶含量均高于乔林栽培模式[3]。次生代谢物质积累变化的差异可满足杜仲产业化利用的不同需求。

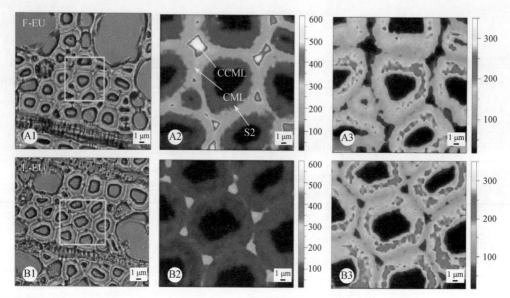

图 1-5-3　杜仲乔林（F-EU）和叶林（L-EU）栽培模式下木质部横切面拉曼光谱图像。细胞壁（A1 和 B1）、木质素（A2 和 B2）、碳水化合物（A3 和 B3）拉曼亮场图，强度等级显示在图像的右侧[3]

Fig. 1-5-3　Raman spectrogram for cross section of *E. ulmoides* xylem from arbor forest model and leaf model. Raman bright field for cell wall (A1 and B1), lignin (A2 and B2), and carbohydrate polymers (A3 and B3), intensity scale appears on the right [3]

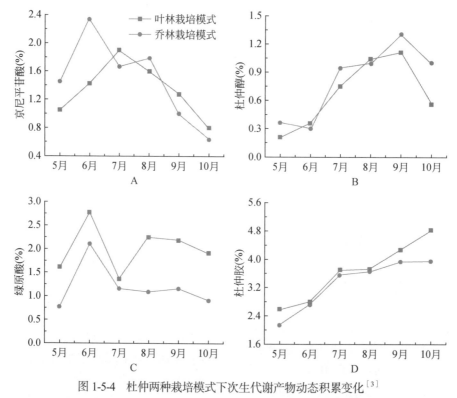

图 1-5-4　杜仲两种栽培模式下次生代谢产物动态积累变化[3]

Fig. 1-5-4　Dynamic accumulation and change of secondary metabolites under two cultivation modes of *E. ulmoides* [3]

（五）生物量的积累

　　由表 1-5-2 可知[3]，杜仲叶林栽培树高、地径、胸径明显低于乔林栽培模式，但基于 10 年的杜仲生物量积累总和的对比表明，杜仲叶林栽培模式产生的木材、树叶和树皮都显著高于乔林栽培模式，叶林栽培模式可为生物量需求较大的杜仲利用产业提供资源。

表 1-5-2　杜仲两种栽培模式下基于 10 年的生物量积累[3]

Table 1-5-2　Biomass accumulation of *E. ulmoides* under two cultivation modes for 10 years [3]

栽培模式	树高 (m)	地径 (cm)	胸径 (cm)	林密度 （棵/hm²）	10 年生物量积累 (t)			
					木材	树皮	树叶	总计
乔林	10.50 ± 0.38	8.90 ± 0.73	7.00 ± 0.51	3000	53.9 ± 1.1	10.7 ± 0.2	15.4 ± 0.9	80.0 ± 1.8
叶林	2.40 ± 0.18	1.53 ± 0.12	1.13 ± 0.14	27 000	156.8 ± 2.7	24.5 ± 0.8	90.0 ± 1.1	271.4 ± 2.6

第二节　杜仲的栽培管理

一、适生地选择及整地施肥

（一）适生地选择

1. 适宜气候生态区选择　根据杜仲的生物学特性及生长发育规律选择适宜于杜仲生长的气候区。杜仲喜欢温暖湿润的气候，杜仲生长地区的年降雨量应不低于 500 mm，1 月平均气温应不低于 -5℃和不高于 9℃，绝对最低温不宜低于 -33℃、高于 -6℃。若冬季温暖，杜仲缺少休眠条件，其系统发育所需要的低温阶段无法满足，就会导致杜仲生长发育不良。

2. 适生立地选择　杜仲生长不仅要求适宜的气候生态区，并且在适宜的气候区内还要求有适生的立地条件，即"适地适树"。杜仲生长地的环境因素（光、热、水、氧等）、地形因素（坡向、坡位、坡度、海拔）和土壤因素（土壤类型、土层厚度、腐殖质层厚度、pH、养分含量）等均应适宜。杜仲适宜的栽植地应选择避风向阳的缓坡、山坡中下部及山间台地土层深厚、疏松、肥沃、排水良好的微酸性（pH 5.0 ～ 7.5）的土壤。在 pH 8.0 ～ 8.7 碱性的石灰性褐土、黄土，pH 5.0 ～ 5.8 微酸性砾质粉砂土和粗骨性黄壤等土壤中也能较好生长。但在 pH < 3.0 的强酸性土壤和 pH > 9.0 的碱性土壤中生长不良。

（二）整地施肥

1. 整地　整地不仅能改善造林地的立地条件，还能使土壤疏松、土层加厚，减小苗木根系向土层深处及四周伸展的机械阻力。杜仲造林地要尽量做到全面深翻整地。北方地区雨量少，应在先年雨季前整地，使土壤疏松，集蓄雨季降水，蓄水保墒，改善土壤水分条件，减少干旱对新栽幼树的威胁。坡地最好修成反坡梯田，修梯田时要注意把表土、熟土堆放梯田内，用生土作埂。

2. 施基肥　整地时施基肥很重要，北方地区一般施农家肥作基肥，坑内回填表土，与肥料混合均匀。在酸性红壤造林地上每穴施饼肥 0.2 kg、火土灰（林地内铲下的草皮及其携带的表土混堆一起烧成的土灰）5 kg，可改善土壤，使杜仲根系发达，生长快，叶片浓绿。在酸性红壤造林地上每穴施饼肥 0.25 kg，磷肥 0.25 kg。在原耕种过的熟土造林地上每穴施饼肥 0.1 kg，农家肥 1 kg。幼林初期施追肥以氮、磷肥为主。

二、田间管理

（一）树体管理

1. 摘除下部侧芽　杜仲栽植后在顶端留 1 ～ 2 个健壮饱满侧芽（越冬后的顶芽多被冻死），将茎干下部的侧芽摘去，促使其旺盛生长。若栽植后不摘除下部侧芽，容易从近地面干部生出特别旺盛的侧枝，导致顶端的侧芽生长很缓慢，甚至休眠，影响主干正常生长。定杆后在树木发芽后的第 3 个月内及时剪除过多侧枝，保留 6 ～ 8 个分布均匀的健壮侧枝。

2. 平茬换干　平茬换干是皮、材兼用林培育的措施之一，适用于栽植后树干低矮、弯曲、严重损伤、风折或上部枝条干枯、生长不良、无培养前途的 1 ～ 2 年生幼树。杜仲根茎部可以萌生不定芽，当主干平茬后，不定芽快速萌发，抽生成通直的新干。根系越发达、主干越粗壮的杜仲树不定芽萌发力越旺盛，萌发的新干生长高大、粗壮。平茬换干一般在早春进行（2 月下旬至 3 月上旬），在土壤解冻后树木萌芽前进行。从距地面 2 cm 左右的根茎处用锋利的刀或剪截去树干，使削面平滑，防止劈裂。当萌芽长至 15～20 cm 时，选择直立、生长旺盛的培养成新干。

3. 去弯接干 对于下部树干粗壮低矮、上部弯曲树，在早春树液流动前，在弯曲干下方选留主干上的壮芽，在距离叶痕上缘 1.0～1.5 cm 处剪除弯曲干，截口面要平滑。选留的截口芽萌发后，及时抹除其他萌发的芽子，保证主芽有充足的养分。

4. 修枝除蘖 杜仲树根萌发能力强，要经常及时修剪地面上的萌蘖枝和侧旁枝，促进主干生长。幼树修枝要逐年进行，一次修剪强度不能过大。

（二）土壤管理

1. 间作 造林初期的林地裸露，可在幼林内间种作物，以小麦、油茶、豆类、草本药材为主，在后期可套种绿肥进行翻埋压青。裸露的林地因作物覆盖减少了杂草，中耕消灭了病虫害，形成了既有利于幼树生长，又能增加短期收益的复合栽培模式，可达到以耕代抚、以副促林的双丰收目的。兼作要避免种植高秆和藤蔓作物。

2. 松土、除草 疏松表土、切断表层和底层土壤的毛细管以减少土壤水分蒸发，改善土壤通气性、透水性和保水性，促进土壤微生物活动，加速有机质分解和转化，提高土壤的营养水平，有利于幼树的成活生长。除草是排除杂草、灌木对水、肥、气、热、光的竞争。松土、除草一般同时进行。造林后 3～4 年内，每年应松土、除草至少 2 次。第一次松土、除草应在 4 月上旬进行，第二次在 5 月至 6 月上旬进行。每年冬季，最好进行 1 次深翻（20 cm）。

3. 追肥 杜仲树吸收肥料能力强，追肥对移栽后的前 3 年非常重要。施肥可解除大小年现象，使杜仲结实量逐年提高。追肥一般结合松土、除草工作进行。在酸性土壤上施用火土灰肥和石灰效果显著。磷素对杜仲生长的影响大于氮素，氮磷交互效应明显。中量水平氮磷配施的杜仲高径生长量可分别比对照提高 58.5%、136.8%，比单施氮素提高 46.0%、126.7%，比单施磷素提高 29.9%、86.8%。适宜的氮磷施用量为每株氮 10～25 g，五氧化二磷 20～25 g。追肥采用单株环状或半环状施肥方法，即距树一定距离环状或半环状开深 15～18 cm 的沟，施肥后覆土。环状沟距树半径基本与树冠垂直投影圈相吻合。

三、病虫害防治

杜仲抗病虫害能力较强，散生木和孤立木少有病虫为害。但随着杜仲人工林栽植面积扩大，面积增多，且基本为纯林，易发生病虫害，有时甚至十分严重。如湖南省慈利江垭林场和贵州省遵义杜仲林场就曾发生大面积咖啡豹蠹蛾和杜仲梦尼夜蛾危害，严重影响了树木的正常生长。陕南地区杜仲林内也曾发生过类似的虫害。在大力发展杜仲林的同时，须采取有效措施防治病虫害。因杜仲是药用植物，应以营林措施和生物防治措施为主，避免农药残毒。

（一）主要病害及其防治

1. 角斑病及其防治

（1）症状。危害叶片，使叶片枯死、变黑脱落。病斑分布在叶的中间，呈不规则暗褐色多角形斑块。病斑上长灰黑色霉状物，即病菌的分生孢子和孢子梗。

（2）病原及发生发展。病菌的有性世代是座囊菌科球腔菌属（*Mycospaerella* sp.），无性世代是尾孢菌（*Cercospora* sp.）。病菌以子囊孢子越冬。于 4～5 月份开始发生，7～8 月发病较重。苗木和幼树发病较重，成年树发病轻；立地条件差和树势衰弱的树发病重。

（3）防治方法。加强抚育，增强树势，使用 1% 波尔多液喷雾预防。

2. 褐斑病及其防治

（1）症状。危害叶片，病叶枯死早落。病斑初为黄褐色斑点，后扩展成红褐色长块状或椭圆形大斑，有明显边缘，上生灰黑小颗粒状物（病菌的子实体）。

（2）病原及发生发展。由黑盘孢科、盘多毛孢属（*Pestalotia* sp.）病菌引起。病菌在病组织内越冬，次年春天借风、雨传播危害。4 月上旬至 5 月中旬开始发生，7～8 月为发病盛期。密度大、阴湿、土壤瘠薄的杜仲林易感病。温度高、湿度大有利于病害的扩展蔓延。

（3）防治方法。参照杜仲角斑病的防治方法。

（二）主要虫害及其防治

1. 咖啡豹蠹蛾　属鳞翅目、木蠹蛾科，为蛀干害虫，在杜仲主产区湖南、贵州等省较猖獗。

（1）危害特点。杜仲幼林常遭幼虫危害，幼虫多在当年新梢下部的腋芽处蛀食，1～2龄危害枝，3龄后蛀食较粗的枝，进一步蛀韧皮部、形成层、木质部。严重时使树干内形成较长的空洞，倒折，全株死亡。

（2）生物学特性。咖啡豹蠹蛾一年一代。以幼虫在树干内越冬。翌年3月活动，4月开始化蛹，5月中旬为化蛹盛期。6月中旬成虫羽化，17～18天后产卵，卵期约15天，幼虫期很长，成虫期20～25天。成虫羽化后夜间活动，飞行力弱，趋光性弱。

（3）天敌。鸟类有斑啄木鸟、黑枕绿啄木鸟、戴胜等，寄生蜂有蠹蛾黑卵蜂、小茧蜂，微生物有白僵菌、苏云金杆菌等。

（4）防治方法

1）营林措施。有计划地改造纯林，营造针阔叶混交林。加强幼树抚育管理，提高树势。发现虫口（排粪孔）及早剪除有虫枝，收集风折枝，集中烧毁。

2）化学防治。幼虫孵化初期，在树干上喷洒40%乐果乳剂400～800倍液等。找虫道，用布、棉花等蘸取敌百虫或二硫化碳塞入蛀道，用黄泥封口。

3）生物防治。保护和招引啄木鸟、戴胜等鸟类。在5月下旬至7月上旬，使用2亿孢子/ml白僵菌或B.t乳剂防治。

2. 杜仲梦尼夜蛾　为鳞翅目、夜蛾科、行军虫亚科害虫，专食杜仲叶。

（1）危害特点。杜仲梦尼夜蛾又称"杜仲夜蛾"，危害期长，食性专一，食叶量大，蔓延扩散快。从春天杜仲树发叶至秋季叶片老黄均受其危害。初孵幼虫群集叶背，取食叶肉，使树叶表面呈白色网状斑块，继而分散取食叶片，形成孔斑，再继续扩大成孔洞和缺刻。危害严重时吃光整株叶片，仅剩主叶脉。幼虫具有集中危害和暴食特性，每条四五龄幼虫每夜可啃食15～25 cm²叶片，虫口密度很大时，可将成片杜仲林的叶子吃光。

（2）生物学特性。一年三代，第一代发生期为4～6月，幼虫危害盛期为5月上中旬。第二代发生期7～8月，危害盛期7月中下旬。第三代发生期8～10月，危害期8月下旬至9月上旬。9月下旬幼虫入土作茧化蛹越冬，翌年3月下旬开始羽化，4月中下旬于叶背面产卵。2龄前不下树，潜伏于叶腋或叶背隐蔽，受惊时可悬线下垂，3龄以后下树潜伏于杂草和松土内，傍晚上树取食，黎明前下树潜伏。4龄幼虫食量增大，为暴食阶段，4龄老熟虫入土作茧化蛹。

（3）天敌。杜仲梦尼夜蛾蛹期寄生蜂有姬蜂5种，茧蜂1种，小蜂1种，寄生蝇2种，白僵菌和细菌也可使蛹致死。

（4）防治方法

1）营林措施。合理营造混交林，如杜仲与茶树、油茶、香樟、黄檀、乌桕、马尾松、檫木、化香等树种混交，可控制杜仲梦尼夜蛾的发生和扩散。秋冬季节翻挖林地，破坏其越冬场所，消灭大部分越冬卵，降低虫口密度。

2）药物防治。①使用"741"插管烟雾剂熏杀幼虫，可有效杀死杜仲梦尼夜蛾幼虫；②利用毒环毒绳防治，在幼虫开始下树时，选择无雨天气，用毛笔蘸药液在树干1.3～1.5 m处涂宽约2 cm的药环，或绑扎1～2道毒绳。

3）生物防治。用100亿孢子/ml B.t乳剂原液或用25%灭幼脲Ⅲ号胶悬剂加水稀释，林间喷雾，可大面积防治。

3. 刺蛾　又名洋辣子、洋辣毛、毛辣虫、辣毛虫。属鳞翅目刺蛾科的食叶害虫。常见的有黄刺蛾、青刺蛾、褐刺蛾和扁刺蛾，其幼虫虫体上有毒刺毛。

（1）危害特点。初孵幼虫群集叶背，取食叶片，多食性，寄主植物广泛。可将树叶吃成很多孔洞、缺刻，严重时可将树叶全部吃光，仅留叶柄和主脉。

（2）生物学特征。一年二代，甚至三代，北方各省一年多为一代，以老熟幼虫在枝上的茧里越冬。5月中下旬至6月上旬化蛹，6月上中旬至7月中旬为成虫发生期，卵散产在叶背部，1片叶上只产几粒。幼虫发生期为7月中旬至8月下旬，幼虫吃叶肉，把叶吃成不规则缺刻，严重时仅剩叶脉。

（3）天敌。幼虫期有刺蛾小室姬蜂、刺蛾广肩小蜂、上海青蜂、黑小蜂、赤眼蜂、小茧蜂等。螳螂捕食刺蛾成虫。

（4）防治方法

1）物理防治。根据黄刺蛾在树枝桠或枝干上结茧、青刺蛾在树枝干上结茧、扁刺蛾和褐刺蛾在树周围表土内结茧的习性，清除越冬虫茧，降低虫口密度。也可用灯光诱杀成虫。刺蛾成虫趋光性较强，每天晚上可设置黑光灯诱杀刺蛾成虫。刺蛾初龄幼虫有群聚为害习性，可及时摘除群聚的叶片将其消灭。

2）化学防治。在6月中旬至7月下旬，喷洒90%敌百虫500～1000倍液，或50%辛硫磷乳油1500～2000倍液，或菊酯类农药2000～3000倍液，或25%西维因可湿性粉剂300～500倍液，毒杀刺蛾幼虫。

3）生物防治。以每克含活孢子100亿以上青虫菌粉1000倍液喷雾，或释放赤眼蜂杀死刺蛾幼虫。

第三节　栽培密度对杜仲生长及杜仲胶含量的影响

杜仲栽培密度过大会影响其生长及成分含量，密度过小又会降低土地资源利用效率。合理的栽培密度不但有利于杜仲的健康生长，而且能够提高杜仲的综合效益。通常杜仲新造林初植密度以2 m×1.5 m至2 m×2 m为宜，根据不同杜仲林利用目的不同，可对栽培密度进行适当调整。

一、栽培密度对人工杜仲林生长的影响

栽培密度在一定程度上表达了林木个体间的竞争程度，密度越大，竞争越激烈，因此，杜仲生长与栽培密度紧密相关。

（一）材用速生丛林

高度集约栽培杜仲丛林的密度为丛行距2 m×3 m，即每亩111丛、每丛5株[4]。杜仲地径、胸径生长随着栽植密度的增加而降低。密度小，生长快；密度大，生长慢。在该栽培模式下，杜仲林的树高生长与栽植密度差异不明显，且杜仲林的郁闭度和冠幅随着造林密度的增加而增加。从每丛把柄材率看（胸径3 cm以上），每丛3株基本没有分化现象，把柄材率较高，可达98.4%。另外，每丛5株时单丛和亩产干皮量较高，分别可达1.15 kg和102.12 kg。

（二）皮用乔化林

营造采皮用杜仲乔化丰产林，要选择合理的栽植密度。密度的大小直接影响采皮的经济性。密度过大会使树木高径比偏大，不仅不便于采皮作业，且影响树皮的质量；密度过小则会造成对土地的浪费。成年杜仲树在中等立地条件下，冠幅直径在4 m左右，所以在该栽培模式下，杜仲树木株距应为4 m左右，行距应稍微大些，为4.5 m。按4.0 m×4.5 m的株行距，可栽植540～600株/hm²[5]。密度的确定还应考虑到杜仲林所在立地条件的好坏。如立地条件好，树木生长快，郁闭早，冠幅大，密度应小一些，可以为4.5 m×5.0 m。如立地条件差，树木生产慢，郁闭迟，冠幅小，则密度可加大一些，株距可缩小为3.5 m×4.0 m。有调查数据显示[6]，杜仲8年生时，其高生长和冠幅随种植密度的不同呈现有规律的变化，即杜仲种植密度越大，冠幅越小，高生长越快；密度越小，冠幅越大，高生长越慢，而粗生长呈现不规律变化。

（三）中龄林（20年生）

杨勇智等通过对四川旺苍县杜仲中龄林（20年生）密度的研究[7]，提出了杜仲中龄林合理的经营密度。由表1-5-3可见，间伐前旺苍县现有杜仲林分的密度越大，单株生长越差，胸径、树高、冠幅及单株皮质量均随着林分密度的增大而减小，以保留密度最稀的林分单株生长最好。进行密度调控后以及间伐后2年内，胸径、树高、冠幅、单株皮质量也均遵循随林分密度的增大而减小的规律。

密度调控后1年，胸径、树高、冠幅、单株皮质量生长量随林分密度的增大总体减小，不同保留密度林分间胸径、树高、冠幅、单株皮质量生长量均有极显著差异。密度调控后2年，胸径、树高、冠幅生长量总体随林分密度的增大而减小，2130株/hm²林分胸径、树高、冠幅、单株皮质量及林分皮质量生长量与1620株/hm²间均没有显著

差异，与 5400 株 /hm² 间均有极显著差异。可见，对于密度偏大的杜仲低效林分，间伐后 2 年，以 1620 ～ 2130 株 /hm² 密度范围最有利于促进杜仲林分的生长和杜仲产皮量的增加。

表 1-5-3　不同密度杜仲林生长情况[7]

Table 1-5-3　Growth of *E. ulmoides* with different densities [7]

	林分密度 (株 /hm²)	胸径 (cm)	树高 (m)	冠幅 (m)	单株皮质量 (kg)	林分皮质量 (t/hm²)
间伐前	2072	16.69	13.16	3.76	13.59	28.15
	3250	9.95	9.16	2.47	4.53	14.73
	4250	8.89	9.26	2.34	4.08	17.38
	5400	7.61	8.21	2.06	2.92	15.76
间伐后	1620	11.34	9.79	2.59	6.39	10.36
	2130	11.26	9.78	2.54	6.14	13.09
	3810	8.32	8.50	2.14	3.44	13.11
	5400	7.61	8.21	2.06	3.14	16.96
间伐后 1 年	1620	11.66	10.23	2.80	6.93	11.23
	2130	11.55	10.22	2.76	6.54	13.93
	3810	8.62	8.91	2.32	3.73	14.20
	5400	7.80	8.49	2.19	3.18	17.17
间伐后 2 年	1620	12.04	10.68	3.07	7.17	12.48
	2130	12.02	10.63	3.06	7.21	16.21
	3810	8.92	9.23	2.51	3.95	16.15
	5400	8.05	8.81	2.33	3.22	17.59

二、栽培密度对果园化杜仲生长及其杜仲胶含量的影响

与传统杜仲栽培模式比较，杜仲果园化高效集约栽培技术可以大幅度提高杜仲的经济效益。杜兰英通过果园不同栽植密度试验对杜仲产果量和产胶量进行了研究[8]。设置 2 m×3 m、2 m×4 m、3 m×3 m、3 m×4 m 4 个栽植密度，即每公顷分别栽植 1667 株、1250 株、1111 株和 833 株。随机区组设计，每小区设计 6 行，0.2 hm²，4 次重复。由表 1-5-4 可知，杜仲单株产果量在 2 m×3 m、2 m×4 m、3 m×3 m、3 m×4 m 等不同栽植密度条件下，第 3 ～ 4 年产量相似，差异不大；第 5 ～ 7 年，4 种密度单株产果量的差异逐步加大。说明在结果初期，在不同密度条件下杜仲单株均有充分

的营养和生长空间，栽植密度对单株产果量的影响不大；随着树龄的增长，不同密度之间单株产果量的差异逐步增加，密度越小，单株产果量越高，密度为 3 m×4 m 的单株产果量最高，3 m×3 m 的次之，2 m×3 m 的最低。

杜仲单株产胶量在不同密度条件下，第 3 年和第 4 年产量相似，差异不大；在第 5 年，密度为 3 m×4 m 的单株平均产胶量为 172.70 g，显著高于其他 3 种密度，差异达到极显著水平，第 6、7 年单株产胶量差异也均达到极显著水平，且方差分析 F 值差异逐渐增大。说明随着树龄的增长，不同密度之间单株产胶量的差异不断加大，第 7 年 3 m×3 m 栽植密度每公顷产胶量最高，为 479.98 kg。

表 1-5-4　不同建园密度杜仲产果量及产胶量比较[8]

Table 1-5-4　Comparison of fruit and rubber yields of *E. ulmoides* with different garden density [8]

结果性状	建园时间	建园密度 2 m× 3 m	2 m× 4 m	3 m× 3 m	3 m× 4 m	F 值
单株产果量 (kg)	第 3 年	0.08	0.08	0.081	0.08	0.673
	第 4 年	0.508	0.518	0.518	0.518	0.203
	第 5 年	1.393	1.515	1.498	1.57	15.333**
	第 6 年	1.858	2.325	2.668	2.65	151.899**
	第 7 年	2.525	3.28	3.928	4.103	204.979**
单株产胶量 (g)	第 3 年	8.75	8.83	8.91	8.75	0.673
	第 4 年	55.83	56.93	56.93	56.93	0.203
	第 5 年	153.18	166.65	164.73	172.70	15.333**
	第 6 年	204.33	255.75	293.43	291.50	151.899**
	第 7 年	277.75	360.8	432.03	451.28	204.979**
每公顷产胶量 (kg)	第 3 年	14.58	11.03	9.90	7.28	658.817**
	第 4 年	93.06	71.16	63.24	47.42	150.828**
	第 5 年	255.34	208.31	183.01	143.86	337.915**
	第 6 年	340.61	319.69	326.00	242.82	123.598**
	第 7 年	463.01	451.00	479.98	375.91	52.059**

** 表示极显著水平。

** indicates extremely significant level.

每公顷杜仲果实产胶量由单株产胶量和每公顷株数两个变量组成。在建园初期，由于不同建园密度的单株产果量和产胶量差异不大，栽植密

度越大，每公顷产果量和产胶量越高，不同栽植密度历年每公顷产胶量均表现出一定的差异，第3～7年不同栽植密度每公顷产胶量的差异均达到极显著水平。第3～6年2 m×3 m的栽植密度每公顷果实产胶量总是最高。但是，到建园第7年，2 m×3 m的栽植密度每公顷产胶量低于3 m×3 m的栽植密度。说明随着树龄的增长，高密度条件下的杜仲林树冠之间出现交接现象，光照条件恶化，导致单株产胶量低下，密度优势在第7年已经消失。从总收益角度分析，杜仲高产果园的建园密度控制在3 m×3 m为宜。

第四节 施肥对杜仲生长及成分含量的影响

施肥措施被广泛应用于各种农作物中，适宜浓度的营养元素对农作物的生长发育及产量品质均有良好的促进作用。通过不同的施肥措施调控中药材的质量也已成为研究的热点，土壤中的各种元素是影响药材产量、药理活性和品质的重要因素。土壤中的各种元素是杜仲生长发育重要的营养物质来源，不仅直接影响着杜仲的生长发育和产量，而且影响杜仲生物活性成分和杜仲胶含量。

一、施肥对杜仲生长的影响

施肥能够明显促进杜仲生长。以5年生华仲6号杜仲良种为材料，研究果园化栽培条件下不同施肥配方对杜仲生长和结果的影响[9]。结果表明，不同施肥配方对杜仲当年生长、结果量及坐果率均有不同程度的促进作用。当施氮、磷肥时，与对照组（不施肥）相比，施肥处理的当年新梢生长量提高14.1%～25.0%，坐果率提高16.2%～21.8%，果实千粒重提高3.4%～11.1%，单株产果量提高15.4%～67.0%；第2年单芽开花数提高12.8%～19.4%，坐果率提高20.5%～38.5%。较高量的磷、钾有利于杜仲结实，提高杜仲产果量。

当施氮（N）、磷（P）、钾（K）和微量元素时，与对照组相比，不同配比施肥处理均有明显的增产作用。NPK与微量元素配施、NPK配施和PN配施的杜仲产叶量均显著高于对照组，差异达显

著水平，NK、PK处理组与对照组差异达显著水平。NPK与微量元素配施的叶重为对照的1.84倍，PN配施的叶重为对照组的1.53倍，NPK配施的叶重为对照组的1.71倍，PK配施为对照组的1.36倍，NK配施为对照组的1.43倍。杜仲果园化栽培条件下适宜的施肥配方为N：P_2O_5：K_2O=1.0：（1.2～1.3）：（0.5～0.7）。

此外，微量元素也能促进杜仲生长。以秦仲1～4号良种为材料，叶面喷施硼元素对杜仲的株高、胸径和地径有不同程度的影响，低浓度（0.1%）硼元素喷施有利于杜仲生长，但高浓度（0.3%）硼元素却表现出抑制效应，即硼元素对杜仲生长具有"低促高抑"现象。0.1%镁喷施处理显著促进杜仲株高增长，0.5%镁喷施处理显著促进杜仲胸径和地径的增长。0.2%锌喷施处理显著促进杜仲株高、地径和胸径增长。锌作为植物生长过程中所需的某些酶与细胞质基质连接的辅基，能够与酶的活性中心结合，促进底物转化，从而促进植物生长[10]。叶面喷施铁、锌、锰3种微肥对叶的影响并不是单独效应的线性累加，因素之间存在着交互作用，在施肥过程中，需要综合考虑交互效应，寻求施肥平衡点。杜仲叶合适施肥量为：铁肥（$FeSO_4·5H_2O$）0.20%～0.22%、锌肥（$ZnSO_4·7H_2O$）0.17%～0.21%、锰肥（$MnSO_4·5H_2O$）0.18%～0.21%；在铁、锌、锰的施肥量分别为0.21%、0.19%和0.20%条件下，杜仲叶重为220 g/株，明显高于对照[11]。

二、施肥对杜仲成分含量的影响

植物体通过一系列完善的防御反应来抵抗外界的生物和非生物性胁迫，防御的结果之一是诱导植物体内次生代谢产物的生物合成，如黄酮类、酚类和其他小分子化合物的合成等。

施肥能够明显提高杜仲活性成分和杜仲胶的含量。N、P、K对杜仲雄花京尼平苷酸、绿原酸和桃叶珊瑚苷等活性成分含量的影响较大[10]，其中N的影响最大，其次是K和P。NPK与微量元素配施可使杜仲胶含量比对照组增加24%，NPK配施比对照组增加18%，PN配施比对照组增加13%，NK配施比对照组增加9.9%，单独施用微量元素比对照组增加7.6%，PK配施比对照

组增加 6.4%。最佳优化施肥方案为 N 肥施用量 0.917 ～ 0.952 kg/ 株，P 肥施用量 1.470 ～ 1.634 kg/ 株，K 肥施用量 1.290 ～ 1.389 kg/ 株，N、P、K 的施肥配比为 N ：P ：K=1 ： 1.66 ： 1.43。

适当浓度的微量元素能够为植物提供充足的营养，促进有机物的合成，有利于糖、维生素的积累，进一步促进次生代谢物的合成。叶面喷施无机元素能够有效提高杜仲叶中活性成分的含量，铁元素对杜仲叶总多酚、总黄酮、绿原酸含量有较大影响[11]，不同浓度硼元素处理对杜仲叶总黄酮、桃叶珊瑚苷、绿原酸含量等次生代谢物含量均具有较明显的促进作用，高浓度的硼（0.3%）喷施在生长初期至中期均有较好的效果。0.2% 锌元素处理可提高杜仲总黄酮的含量，且在生长中期总黄酮含量显著高于对照组。0.3% 锌元素处理的桃叶珊瑚苷和绿原酸含量在 9 月份显著增加。

镁元素对黄酮、京尼平苷酸、桃叶珊瑚苷、绿原酸、杜仲胶的含量均为正影响，即镁促进杜仲叶中次生代谢物的合成和积累。镁是叶绿素的成分，是叶绿素分子的中心原子，镁缺乏时叶绿素合成受到影响，镁与光合作用关系密切。镁还是多种酶（如葡萄糖激酶、果糖激酶、半乳糖激酶、磷酸戊糖激酶、乙酰辅酶 A 合成酶、谷氨酰半胱氨酸合成酶、琥珀酰辅酶 A 合成酶等）的活化剂，与碳水化合物的转化和降解以及氮代谢有关。镁在核酸和蛋白质代谢中也起着重要作用。镁对乙酰辅酶 A 合成酶有活化作用，乙酰辅酶 A（次生代谢的关键底物）是黄酮类化合物、萜类化合物和橡胶等合成的起始物，镁影响次生代谢中的乙酰辅酶 A 途径，促进杜仲叶中次生代谢物的合成和积累。

第五节　剥皮对杜仲生长及成分含量的影响

杜仲皮是名贵的中药材，将杜仲树皮剥取后经过"发汗"处理而得。剥皮是把杜仲木栓层、韧皮部和部分形成层剥去，木质部导管仍能正常向树体各部输送水分和养料。在木栓形成层与维管形成层重新产生之后，木栓形成层向外产生木栓层，向内产生栓内层，维管形成层向外产生新的韧皮部。剥皮后 3 ～ 4 周，杜仲再生新皮的结构与原皮基本一致。

一、剥皮对杜仲生长的影响

目前均采用杜仲活立木环状剥皮方法代替伐木剥皮的传统操作方法，既保护了杜仲资源，又提高了皮和叶的产量。该方法是在树干分枝处以下 15 ～ 20 cm 处横向环割一刀，在离地 15 cm 处横向环割一刀，然后纵向割一刀，使割口呈"工"字形，深度以不伤形成层为宜。沿纵刀口把树皮撬起，再向两侧边撬边撕，绕树干一周即可将树皮整块剥下来。

北京大学对剥皮后的杜仲进行了连续 4 年的观测，在每年的 7 月测定剥皮株和对照株的径向与高度生长量，秋季观测落叶情况，春季观测萌芽情况，并对剥皮 3 年后在原剥皮部位进行第二次剥皮的植株作了连续 3 年的观测。结果表明，剥皮当年树的落叶提前、发芽推迟，树高和树粗生长速度明显减慢。剥皮后第 2 年树体各方面的生长状况与对照株接近；第 3 年剥皮株的生长与对照株相近，但剥皮株的木材年生长量明显大于对照株，可能是剥皮刺激使处于第一被动休眠期的形成层恢复活动所致。第二次剥皮株的生长情况与第一次剥皮株基本相同。建议每 4 年或 5 年剥皮一次较为合适[12]。剥皮后可明显促进杜仲雌株开花结实[13]，所产种子发育健全，种仁饱满，发芽率和苗木质量均与未剥皮母树种子无显著差异。

中国林业科学研究院经济林研究开发中心对果园化栽培条件下的杜仲进行了不同强度的环剥、环割处理，对第 2 年的生长指标和生殖指标进行统计分析，结果表明[14]，环剥、环割处理对杜仲第 2 年的营养生长和生殖生长均产生了显著影响，虽然各处理抑制了新梢生长量（低于对照 11.84% ～ 34.21%），但使单芽开花数超过对照 32.35% ～ 72.06%、单芽坐果数超过对照 35.59% ～ 69.49%、果实千粒重超过对照 3.33% ～ 8.08%、单株产果量比对照株提高 28.4% ～ 56.2%、单株产胶量比对照株提高 33.2% ～ 59.7%。环剥、环割处理均显著提高了单株产果量和产胶量，但存在处理阈值。在剥面暴露时，杜仲适宜的环剥宽度为 0.5 cm；在剥面保护时，杜仲适宜的环剥宽度为 1.0 ～ 3.0 cm。

西北农林科技大学研究了不同剥皮量对杜仲生长、丙二醛（MDA）含量及渗透调节物质含量的影响，结果发现[15]，各剥皮量处理后的杜仲地径、树干直径和新梢仍能增长，但增长的幅度均比对照株小，剥皮量越大，对树体生长的影响程度也越大。100% 剥皮后同期的落叶程度比其他剥皮量处理的植株明显，新梢生长量、地径生长量和树干直径生长量也比 50% 和 75% 剥皮量处理的小。100% 剥皮量处理对杜仲植株生长的影响最大，75% 及以下剥皮量处理的影响不显著。MDA 是膜脂过氧化的主要产物之一，各剥皮处理的杜仲体内 MDA 含量均大于对照株，且随着剥皮程度的增加而增加，进一步表明 100% 剥皮对杜仲产生了较大的伤害。

渗透调节是植物通过代谢活动调节细胞内的溶质浓度而维持与膨压有关的生理过程正常进行，参与渗透调节的溶质主要有可溶性糖、游离脯氨酸等。剥皮后杜仲体内可溶性糖含量发生变化以抵御剥皮对杜仲树体造成的伤害，剥皮量越大，可溶性糖含量变化越大，但不同剥皮处理均可在较短时期恢复正常；不同剥皮处理量条件下杜仲体内游离脯氨酸含量均高于对照株，其中 100% 剥皮处理的最高，50% 和 75% 处理的差异不显著，游离脯氨酸的积累是杜仲对剥皮引起的渗透压变化的一种应答。杜仲在剥皮后，树体内的各种保护酶和渗透调节物质迅速发生变化，保护系统快速启动，保证了树体的正常生长[15]。

二、剥皮对杜仲成分含量的影响

植物次生代谢产物作为生理代谢的物质基础，在植物对物理、化学环境的响应和反馈过程中起着重要作用。西北农林科技大学以 5 年生杜仲为研究对象，分别进行 50%、75%、100% 剥皮处理，以不剥皮植株为对照，研究剥皮处理对杜仲叶片绿原酸、总黄酮、京尼平苷酸含量的影响[15]。

（一）剥皮处理对杜仲叶绿原酸含量的影响

不同剥皮处理的杜仲绿原酸含量在 14～21 天时呈缓慢上升趋势，56 天时，75% 和 100% 剥皮处理的杜仲绿原酸含量达到最大值，且 75% 剥皮处理的绿原酸含量显著高于 100% 剥皮处理。处理后期（86～116 天），不同剥皮处理杜仲叶绿原酸含量与对照株无显著差异。

（二）剥皮处理对杜仲总黄酮含量的影响

剥皮处理 3～7 天时，杜仲叶片总黄酮含量均显著高于对照，100% 剥皮处理的总黄酮含量最高，与其他处理差异显著。50% 和 75% 剥皮处理间总黄酮含量无显著差异。不同剥皮处理杜仲叶片总黄酮含量在 21 天时达到最大，100% 剥皮处理为对照的 1.9 倍。生长后期，不同剥皮处理与对照间均无显著差异。

（三）剥皮处理对杜仲京尼平苷酸含量的影响

不同剥皮处理的杜仲京尼平苷酸含量与绿原酸变化规律相似。处理前期，京尼平苷酸含量出现 2 次显著增加。21 天时，50%、75% 和 100% 剥皮处理京尼平苷酸含量分别为对照的 1.3 倍、1.6 倍和 3.2 倍；56 天时，75% 剥皮处理的杜仲京尼平苷酸含量达到最大值（8 mg/g），是 100% 剥皮处理的 1.6 倍。生长后期，不同剥皮处理与对照间均无显著差异。

综上所述，采用 75% 及其以下剥皮处理，杜仲能够迅速启动自我修复机制，包括渗透调节物质的产生、保护酶活性的提高及次生代谢物的大量合成累积等，维持杜仲正常的生理生化功能，且 75% 剥皮量可获得最佳经济效益。

（董娟娥）

参 考 文 献

[1] 杜红岩，高筱慧，杜兰英. 杜仲高产胶果园的营建技术. 中国水土保持，2004, 8: 34, 35.

[2] 朱铭强. 基于生物质精炼的杜仲全组分结构解析及其解离机制研究. 咸阳：西北农林科技大学博士学位论文，2016.

[3] Zhu MQ, Xu WZ, Wen JL, et al. Dynamic changes of photosynthetic properties and chemical compositions of *Eucommia ulmoides* Oliver under two planting models. Industrial Crops and Products, 2017, 96: 46-56.

[4] 王惠文，杜红岩，张再元，等. 杜仲丛林速生丰产栽培技

术研究. 河南林业科技, 1992, 2: 1-5.

[5] 倪常德. 杜仲丰产林营造技术. 现代农业科技, 2008, 17: 75, 76, 80.

[6] 丰忠, 初宏业, 刘莉, 等. 杜仲速生丰产栽培试验小结. 山东林业科技, 2001, S1: 89, 90.

[7] 杨勇智, 吴俊, 肖兴翠. 杜仲中龄合理经营密度的研究. 中南林业科技大学学报, 2019, 39(5): 1-5.

[8] 杜兰英. 杜仲果园化高效集约栽培技术研究. 郑州: 河南农业大学硕士学位论文, 2008

[9] 王会勤, 杜红岩, 杜兰英, 等. 施肥对果园化栽培条件下杜仲生长和结果的影响. 中南林业科技大学学报, 2010, 30(6): 38-42.

[10] 曹瑞致. 不同生长调节剂和微量元素处理对杜仲生长及次生代谢物含量的影响. 咸阳: 西北农林科技大学硕士学位论文, 2018.

[11] 彭密军, 彭胜, 王翔. 叶面喷施无机元素对杜仲叶中多酚类化合物的影响. 林产化学与工业, 2018, 38(2): 51-58.

[12] 崔克明, 李正理. 杜仲剥皮再生对生长的影响. 植物学报, 2000, 42(11): 1115-1121.

[13] 赵林祥, 张新民, 李建林, 等. 杜仲主干剥皮再生对雌株结实及种子质量的影响. 西北林学院学报, 1996, 11(2): 29, 30.

[14] 杜兰英, 刘攀峰, 朱景乐, 等. 环剥与环割强度对果园化栽培条件下杜仲生长和结果的影响. 中南林业科技大学学报, 2013, 33(8): 14-18.

[15] 曹瑞致, 张馨宇, 杨大伟, 等. 剥皮对杜仲次生代谢物含量及伤害修复能力的影响. 林业科学, 2017, 53(6): 151-158.

第六章

杜仲的采收、产地初加工及贮藏

研究亮点:

1. 杜仲皮的最佳采收树龄为 10 年以上, 最佳采收时间为 4 ~ 6 月份。

2. 药用杜仲叶在 5 ~ 6 月份采收为宜, 而胶用杜仲叶可在 10 ~ 11 月份采收。

3. 杜仲的产地初加工包括干燥、分级和贮藏。

摘要: 杜仲的采收、加工及贮藏, 是其品质形成过程中的重要环节, 直接影响着杜仲产品的质量和产量。杜仲皮的最佳采收树龄为 10 年以上, 最佳采收时间为 4 ~ 6 月份, 此时树木生长旺盛, 降低了剥皮对树木生长的影响。药用杜仲叶在 5 ~ 6 月份采收为宜, 此时有效成分含量较高, 而胶用杜仲叶可在 10 ~ 11 月份采收。杜仲的产地初加工包括干燥、分级和贮藏, 微波杀青干燥杜仲叶效果较好, 贮藏需要注意防潮、防晒、防虫害。

关键词: 采收, 初加工, 贮藏

Chapter 6　Harvesting, Primary Processing, and Storage of *Eucommia ulmoides*

Highlights:

1. The best harvesting age of *E. ulmoides* bark is more than 10 years, and the best harvesting time is from April to June in a year.

2. The best harvesting time for medicine-used *E. ulmoides* leaves is from May to June, while it is from October to November for rubber-used *E. ulmoides* leaves.

3. The primary processing at producing areas includes drying, grading and storage.

Abstract: The harvesting, processing and storage of *E. ulmoides* play important roles during the quality formation, which directly affect the quality and yield of *E. ulmoides* products. The best harvesting age of *E. ulmoides* bark is more than 10 years, and the best harvesting time is from April to June in a year. At this time, the trees grow vigorously, reducing the impact of peeling on tree growth. The best harvesting time for medicine-used *E. ulmoides* leaves is from May to June because of the higher contents of active constituents, while it is from October to November for rubber-used *E. ulmoides* leaves. The primary processing at producing areas includes drying, grading and storage, in which the microwave green-killing treatment has good effect for drying of *E. ulmoides* leaves. More importantly, it should pay attention to dampproof, sunscreen and pest prevention during storage.

Keywords: Harvesting, Primary processing, Storage

　　杜仲的采收、加工及贮藏, 是其品质形成过程中的重要环节, 直接影响着杜仲产品的质量和产量。因此, 研究和完善杜仲生产操作体系, 科学全面地确定最佳采收时期、加工及贮藏方法, 是保障和提高杜仲产量及质量的关键, 对于保护杜仲资源, 实现杜仲产业现代化和规范化具有重要意义。

第一节 杜仲的采收

杜仲的采收是否合理主要体现在采收的时间性和技术性，其时间性主要指采收期和采收年限；技术性主要指采收方法和药用部位的成熟度等。二者相辅相成，同时影响着杜仲的产量、有效成分含量、功效以及形态、色泽等[1]。

一、杜仲皮的采收

（一）最佳采收时期

1. 采收年限 由于杜仲生长周期较长，嫩树剥皮易死，且皮不易再生，传统的杜仲皮采剥树龄为 15～20 年[2]，但采收周期过长不利于生产。杜红岩等研究发现杜仲幼龄期时的含胶量随树龄的增长而提高，在树龄为 6 年时达到最高，之后含胶量有所下降，并逐渐趋于稳定[3]。刘才英研究发现 10 年以下的杜仲中主要活性成分含量随树龄的增加而快速增长，10～20 年生杜仲皮主要活性成分含量增长缓慢，并达到最高值，30 年、50 年生杜仲主要活性成分含量逐步下降，认为杜仲药材的最佳采收期为 10～20 年[4]。王丽楠等以杜仲皮中松脂醇二葡糖苷含量为指标，认为 22 年为杜仲的最佳采收树龄[5]。严颖研究发现，不同生长年限的杜仲皮中绿原酸、松脂醇二葡萄糖苷、京尼平苷酸及桃叶珊瑚苷等有效成分总含量随树龄的增加而呈递减趋势，7～10 年生杜仲皮中有效成分含量较高[6]（表 1-6-1）。综上所述，杜仲皮应以 10 年以上树龄采收为宜。

表 1-6-1 不同生长年限杜仲皮中主要成分含量
Table 1-6-1 Content of the main components in *E. ulmoides* bark in different growth years

有效成分含量（μg/g）	不同生长年限		
	7～10 年	10～15 年	15～20 年
桃叶珊瑚苷	5 266.67	8 000.00	6 683.33
京尼平苷酸	3 630.00	3 073.33	2 610.00
绿原酸	13 816.67	11 123.33	10 840.00
松脂醇二葡萄糖苷	2 022.00	1 616.67	1 384.67

2. 采收时期 杜红岩等研究发现，杜仲树皮内杜仲胶为多年逐步积累的结果，在年生长周期中变化不明显，认为在不同的生长季节均可以取皮利用[3]。研究表明，杜仲皮中桃叶珊瑚苷含量在 7 月最高，京尼平苷酸含量 3 月最高，松脂醇二葡萄糖苷、绿原酸、京尼平苷的含量均为 5 月最高，认为最佳采收期为 5 月[7]。也有研究结果显示，杜仲皮在 6 月份时绿原酸、松脂醇二葡萄糖苷、京尼平苷酸的含量相对较高，其中绿原酸含量可达 12 996.67 μg/g，而桃叶珊瑚苷的含量则在 7 月份较高（表 1-6-2），认为 6 月份采收的杜仲皮质量最佳[6]。而戚向阳等研究报道不同季节杜仲皮中松脂醇二葡萄糖苷及京尼平苷酸的含量较恒定，京尼平苷、丁香脂醇二葡糖苷的含量变化较大，在 3～4 月和 9～12 月出现两次累积高峰，而绿原酸含量则在 7 月份达到最大值[8]。

综合实际操作中的剥皮难易、剥皮再生效果、经济效益及资源利用率等多方面因素，认为采收时间为 4～6 月份最佳，与《中国药典》中规定的采收期一致。此时树木生长旺盛，水分含量高，易于剥皮，也利于伤口愈合再生，降低了剥皮对树木生长的影响。

表 1-6-2 不同采收时期杜仲皮中主要成分含量
Table 1-6-2 Content of the main components in *E. ulmoides* bark during different harvest period

有效成分含量（μg/g）	不同采收时期				
	3 月	4 月	5 月	6 月	7 月
桃叶珊瑚苷	4 311.67	4 298.33	7 333.33	5 763.33	12 363.33
京尼平苷酸	2 878.33	2 160.00	2 992.33	3 885.00	2 861.67
绿原酸	9 330.00	8 653.33	12 610.00	12 996.67	11 516.67
松脂醇二葡萄糖苷	805.00	1 125.00	1 618.33	2 018.33	1 770.00

（二）采收方法

杜仲皮常见的采收方法主要有以下三种：
（1）部分剥皮法。又称局面剥皮法，即在树干离地面 10～20 cm 以上部位，交错地剥去树体外围面积的 1/4～1/3 的树皮，使养分在运输中不致中断。待剥除伤口愈合后，可更换剥皮部位，依此法逐年剥皮[9]。

（2）大面积环状剥皮法。此法采收树皮较多，市场行情较好时可以用此环状剥法剥皮。此法应在阴天或晴天的下午太阳偏西后进行，选长势强壮的树用利刃在树干基部环割一圈，以此为起点，在其上每隔 40～80 cm 环割一刀，于两环间笔直纵向割一刀，割后用竹片从纵切口处轻轻拨动，使树皮与木质部分离，边撬边剥，即可将整张皮剥下，胸径在 12 cm 以下的幼树严禁剥皮[10]。

（3）全剥皮再生法。这是一种对杜仲树干进行全剥皮而树不死，并能在短时间内长出新皮的技术。具体操作方法：选取胸径为 18～20 cm 的杜仲树，剥皮高度依树而定，一般以分枝以下为宜，先从距地面 2～3 cm 处用利刀割一圈，接着从分枝以下割一圈，接着从上而下垂直割一刀至木质部，用刀轻轻挑起皮层，慢慢将皮扯下即可。操作过程中的注意事项：①割刀使用前要用清水冲洗干净；②千万不要用手摸剥皮后的树干；③尽量在早上操作，防止阳光暴晒树干；④剥皮后立即用干净的薄膜将树干包好，上下割口处用细绳拴好，以防大风将薄膜吹开[11]。

无论选择哪种方法进行剥皮，在操作过程中，都一定要保护形成层组织的完整性，这是再生新组织的前提条件。有研究表明，75% 及以下的剥皮量能使杜仲迅速启动自我修复机制，包括渗透调节物质的产生、保护酶活性的提高及次生代谢物的大量合成累积等，维持其正常的生理生化功能，并获得最佳经济效益[12]。在剥皮处理后应采取科学的杀病虫、复壮、施肥、管理等方法，通过不断更换树体的生理机制，补充新的生理营养物质，并对它的生理机制营养进行输送调控，促进杜仲树剥皮后的再生新皮快速生长，以达到增加剥皮次数、延长杜仲树生命周期的目的。

二、杜仲叶的采收

（一）最佳采收期

1. 胶用杜仲叶 杜红岩等研究发现，杜仲叶片中的含胶量在树龄为 12 年时达到最大值

（1.92%）；在年生长周期中，叶龄为 50～65 天，即 6 月下旬时达到最大值（2.46%）[13]。张康健等认为杜仲叶片完全成熟时（5～6 月份）含胶量最高，可将胶用杜仲叶的最佳采收时期定为 6 月份[14]。但也有研究显示，杜仲叶内含胶量随叶片生长发育逐步积累递增，在 11 月份时含胶量达到最高，可达 1.11%[15]。彭金年[16]、张付远[17]等认为杜仲胶在杜仲叶内的生物合成是随植物生长发育过程不断累积的过程，在 10 月份叶中含胶量可达到 4%～5%，认为 10 月份是最佳采叶时间。

综合分析叶片产量和杜仲胶含量，可认为胶用杜仲叶可在 10～11 月份将要落叶时采收，这样既不影响杜仲树的生长，又可获得较高的产胶量[15]。

2. 药用杜仲叶 杜仲叶中绿原酸、京尼平苷酸的含量自 4 月下旬至 6 月上旬逐渐增加，在 6 月上旬达到最高值 3.92%、4.73%，随后含量逐步下降[18]；京尼平苷在 5 月含量达最高，为 0.115%，就绿原酸、京尼平苷酸和京尼平苷的利用而言，杜仲叶的适宜采收时期为 5 月 20 日至 6 月 20 日（图 1-6-1）。8 月份收集的杜仲叶中酚类物质含量高，且表现出稳定和高 DPPH 自由基清除活性，以及铁螯合作用能力；而 5～6 月份采收的杜仲叶质量最优[19-21]，杜仲叶中芦丁、槲皮素、栀子苷、桃叶珊瑚苷、京尼平苷酸、绿原酸、京尼平苷的含量较高。

但也有学者认为，杜仲叶中次生代谢物合成积累有两次高峰期，第一次高峰期出现在芽开绽期后的 70 天左右；第二次高峰期出现在落叶盛期[22]。杨春霞等也发现杜仲叶中的京尼平苷和桃叶珊瑚苷含量均在 6 月和 10 月出现两次积累高峰期[23]。这可能是由于杜仲生长过程中存在两个高峰期（4～5 月、7～8 月），在第一个生长高峰期后，杜仲中用于合成次生代谢物的底物增多，次生代谢物的生物合成作用增强，使得次生代谢物含量也随之增高，而且此时气候变暖，叶片发育成熟，叶片中酶活性增强，光合作用加剧，所以 6 月份杜仲叶中绿原酸等有效成分含量增加，达到最高值；7 月、8 月份树木处于二次生长阶段，体内的营养物质主要用于树干的生长发育，而用于合成次生代谢产物的底物减少。进入 10 月份后，气温下降，体内代谢减弱，树木

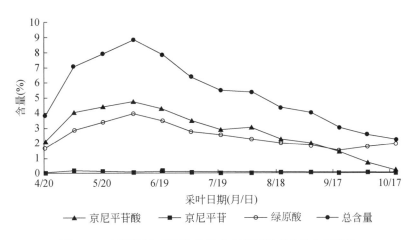

图 1-6-1 不同采收时期杜仲叶中 3 种活性成分的含量变化

Fig. 1-6-1 Content changes of three active components in *E. ulmoides* leaves at different harvest period

生长减缓，体内营养物质主要用于次生代谢产物合成，叶片中的有效成分含量会再次缓慢回升。

综上所述，药用杜仲叶在 5 ~ 6 月份采收为宜，此时叶片已发育成熟，有效成分含量较高，且此时采收杜仲叶对杜仲树高、胸径生长影响较小。

（二）采收方法

采叶时一般选择生长 4 年以上的树木，直接从树上摘取生长健壮、无病虫害、未喷洒过农药的叶片，以防树叶上的病菌、虫斑、农药残毒对人体产生毒害。一次采叶量以 50% 左右为宜，一年内采叶次数不宜超过 2 次，采摘时应尽量不伤杜仲侧枝及越冬休眠芽，以降低采叶对树木生长的影响[24]。

第二节 杜仲的产地初加工及贮藏

杜仲采集后除少数鲜用外，绝大部分都要进行产地初加工。适宜的初加工，不仅能除去原料中的水分，终止其生理活性状态，又能抑制生物组织中的酶活性，防止有效成分的自然分解和破坏[25]。但由于杜仲中的绿原酸等活性物质易被生物活性酶破坏，同时苯丙素类化合物热稳定性差，易受热分解，不同的加工条件又会影响杜仲中的有效成分含量。因此，选择合理的加工方式对保证杜仲质量具有重要意义。

一、杜仲皮的产地初加工

（一）加工及干燥

2015 年版《中华人民共和国药典》（简称《中国药典》）中规定杜仲皮的产地加工方法为"刮去粗皮，堆置'发汗'至内皮呈紫褐色，晒干"。研究表明，去粗皮后水溶性浸出率比未去粗皮高11.26%，有害物质较少；但"发汗"处理后的杜仲皮中的松脂醇二葡萄糖苷含量低于未"发汗"样品中的含量[26]。也有学者认为，经去粗皮、堆置"发汗"处理过的杜仲皮中的有效成分含量更高，质量更优[6]。而赫锦锦[27]的研究结果显示，阴干法处理杜仲皮中京尼平苷的含量高于"发汗"法和烘干法，但"发汗"处理后杜仲皮中京尼平苷酸、桃叶珊瑚苷及绿原酸含量均高于阴干法。赵鸿宾[28]等则认为采用板片状、"不发汗"，微波辅助干燥后晒干的方法处理过的杜仲皮中多糖含量较高。吴茜[29]等的研究显示晒干处理后杜仲皮中桃叶珊瑚苷、京尼平苷酸和绿原酸含量最高；阴干处理条件下，松脂醇二葡萄糖苷的含量最高。

由上可以看出，不同的初加工方式下杜仲皮中有效成分含量存在较大差异，但目前的研究尚未给出统一的最佳加工方法和技术参数，也没有深层次地探讨传统"发汗"加工方法的科学内涵。因此，还应进一步深化不同产地初加工方式对杜仲质量影响的研究，寻求最佳的产地初加工方法。

（二）分级

经初加工处理过的杜仲皮因大小、厚薄、质量不一，还应进行分级处理。国家中药材收购的现行标准是以宽度和厚度为确定等级的主要指标，长度为次要指标，将杜仲皮分为四等。

1. 特等 干货平板状，两端切齐，去净粗皮，表面灰褐色，里面黑褐色，质脆，断处有胶丝相连。味微苦，长 70～80 cm，宽 50 cm 以上，厚 0.7 cm 以上，碎块不超过 10%，无卷形、杂质、霉变。

2. 一等 干货平板状，两端切齐，去净粗皮，表面灰褐色，里面黑褐色，质脆，断处有胶丝相连。味微苦，长 40.0 cm 以上，宽 40.0 cm 以上，厚 0.5 cm 以上，碎块不超过 10%，无卷形、杂质、霉变。

3. 二等 干货平板状或卷曲状，表面灰褐色，里面青褐色，质脆，断处有胶丝相连。味微苦，长 40 cm 以上，宽 30 cm 以上，厚 0.3 cm 以上，碎块不超过 10%，无杂质、霉变。

4. 三等 不符合特、一、二等标准，厚度最薄不小于 0.2 cm，包括枝皮、根皮、碎块均属此等，但也应无杂质、霉变[9]。

二、杜仲叶的产地初加工

杜仲叶采集后，应及时进行干燥处理，防止发生霉烂现象，常用的干燥方法有烘干、晒干和阴干等。但有日本学者研究认为，杜仲叶采收后应先进行杀青处理来保持叶中的有效成分含量，传统的手工杀青方法是将杜仲叶放至铁锅中，在高温下进行焖炒至叶色暗绿，叶质柔软后再进行摊晾[30]。虽然传统的加工方法简单易行，方便经济，但人为、自然等因素影响大，随着现代科技的进步和对质量控制的需求，药材干燥的机械化、自动化逐渐得到应用，进而出现了真空冷冻干燥、电热干燥箱烘烤及微波干燥等技术。

微波杀青处理能较好地保留杜仲叶片中的黄酮和酚类化合物，其中绿原酸、总黄酮和桃叶珊瑚苷的质量分数可达到2.129%、7.005% 和4.420%，分别是晒干处理的 5.14 倍、1.52 倍和17.06 倍，而且叶片的抗氧化活性也相对较强，品质更接近鲜叶，是较好的杀青工艺[31-33]。微波真空冷冻干燥和真空冷冻干燥较自然阴干、自然晒干、烘干更能保留杜仲鲜叶中的活性成分[34]。

对比传统杀青和微波杀青表明（表 1-6-3），杀青后杜仲叶中的环烯醚萜类（桃叶珊瑚苷和京尼平苷酸）含量增加，绿原酸和黄酮类化合物含量下降；与晒干相比，微波处理后的叶中桃叶珊瑚苷和京尼平苷酸含量分别增加了38% 和18%，绿原酸和黄酮分别降低了3% 和10%[35]。

综上认为，微波干燥是一种较好的杜仲叶初加工方法，能使杜仲叶鲜品在短时间内快速升温，从而可以短时间内达到杀青的效果，既保证了杜仲叶的外观及品质，又具有快速、便捷、高效、便于推广等优点。但在今后的研究中还应对微波功率、时间、温度等技术参数加以规范，从源头上避免有效成分的损失，进而保证杜仲叶质量，提高有效利用率，为杜仲药材质量的提高和控制奠定理论和技术依据。

表 1-6-3 不同加工方法对杜仲叶中主要成分含量的影响
Table 1-6-3 Effect of different processing on content of the main components in *E. ulmoides* leaves

处理方法	外观	有效成分含量（%）			
		绿原酸	京尼平苷酸	桃叶珊瑚苷	黄酮
晒干	绿色	3.253	3.024	1.267	2.720
微波 3min	黄绿色	3.148	3.579	1.754	2.448
蒸 20min	墨绿色	3.059	3.583	1.383	2.430
烘 100℃，30min	墨绿色，略暗	3.127	3.543	1.584	2.549
烘 180℃，30min	乌黑，有焦斑	3.062	3.382	1.391	2.389
蒸 3min，炒 3min	墨绿色，略暗	2.937	3.353	1.356	2.113
炒 6min	墨绿色，略暗	2.888	3.297	1.352	2.209

三、杜仲的贮藏

杜仲经产地初加工后还应选择适宜的贮藏条件和方法进行保管，如果方法不当，就易产生变质现象，如发霉、虫蛀、潮解等。此外，在贮藏过程中其有效成分受到温度、湿度等多种因素的影响会自然分解，影响杜仲质量[36]。

（一）杜仲皮的贮藏

经过加工处理后的杜仲皮按照国家规定的标准划分等级，再进行分类包装，排列整齐，打捆成件，贮存于干燥的库房，贮藏时间最好不要超过6个月[37]。

（二）杜仲叶的贮藏

杜仲叶在最佳采收期进行采收，经干燥处理后，应进行密封、低温（4～10℃）、避光存放，并注意防潮、防晒、防虫害。由于杜仲叶中京尼平苷酸、绿原酸、京尼平苷等有效成分含量随储存时间的延长而降低，杜仲叶的存放时间最好不超过1年[38]。

（王冬梅）

参 考 文 献

[1] 秦民坚，郭玉海. 中药材采收加工学. 北京：中国林业出版社，2008.

[2] 吴吉龙，张国清. 杜仲皮的采剥与加工. 安徽林业，1999, (4): 19.

[3] 杜红岩，张昭，杜兰英，等. 杜仲皮内杜仲胶形成积累的规律. 中南林学院学报，2004, 24(4): 11-16.

[4] 刘才英. 杜仲活性成分与土壤因子相关性及其化学成分HPLC-Q-TOF-MS分析的研究. 长沙：湖南中医药大学硕士学位论文，2013.

[5] 王丽楠，杨美华. HPLC法测定不同生长年限杜仲皮中松脂醇二葡萄糖苷. 中草药，2009, 40(4): 651-653.

[6] 严颖. 杜仲药材的品质评价研究. 南京：南京中医药大学硕士学位论文，2018.

[7] 梁雪娟. 杜仲皮有效成分与其内生真菌的相关性研究. 长沙：湖南中医药大学硕士学位论文，2014.

[8] 戚向阳，陈维军，张声华. 杜仲中活性成分的分布及其累积动态变化规律的研究. 中草药，2003, 34(12): 77-81.

[9] 周泉水. 杜仲的采收与加工. 湖北林业科技，2003, (125): 52.

[10] 杜秋丽. 杜仲的采收和贮藏技术. 特种经济动植物，2004, 6: 44, 45.

[11] 鄢正益. 杜仲全剥皮再生方法. 林业科技开发，2004, 4: 72.

[12] 曹瑞致，张馨宇，杨大伟，等. 剥皮对杜仲次生代谢物含量及伤害修复能力的影响. 林业科学，2017, 53(6): 151-158.

[13] 杜红岩，杜兰英，谢碧霞，等. 杜仲叶内杜仲胶的形成积累规律. 中南林学院学报，2006, 26(2): 1-6.

[14] 张康健，马希汉，马梅，等. 杜仲叶次生代谢物生长积累动态的研究. 林业科学，1999, 35(2): 18-23.

[15] 赵红艳，蔺芳，王太霞. 杜仲胶在杜仲叶发育过程中的含量变化研究. 湖北农业科学，2012, (18): 4065-4068.

[16] 彭金年. 杜仲叶中杜仲胶含量与分子量分布研究. 沈阳：沈阳药科大学硕士学位论文，2007.

[17] 张付远. 杜仲叶内胶含量及分子质量动态变化研究. 咸阳：西北农林科技大学硕士学位论文，2008.

[18] 杜红岩，刘昌勇，李钦，等. 杜仲叶中3种主要活性成分含量的季节变化. 中南林业科技大学学报，2011, 31(8): 6-9.

[19] Zhang Q, Su Y, Zhang J. Seasonal difference in antioxidant capacity and active compounds contents of *Eucommia ulmoides* Oliver leaf. Molecules, 2013, 18(2): 1857-1868.

[20] 张鞍灵，马亚团，赵德义，等. 杜仲叶次生代谢物季节和地域差异性研究. 林产化学与工业，2009, 29(5): 104-108.

[21] 孙彦超. 杜仲叶中绿原酸提取纯化及杜仲种仁中桃叶珊瑚苷积累规律初探. 开封：河南大学硕士学位论文，2010.

[22] 马惠玲，韩学文，董娟娥，等. 杜仲次生代谢合成积累与物候期的研究. 西北植物学报，2003, 23(9): 1528-1532.

[23] 杨春霞，黄丽莉，朱培林，等. 杜仲叶中3种主要活性成分的动态变化. 南方林业科学，2015, 43(1): 8-10.

[24] 马梅，马希汉，张檀，等. 杜仲叶采收时间与采叶量的研究. 西北林学院学报，1999, 14(3): 56-59.

[25] 陈林伟，秦昆明，朱艳汇，等. 中药材产地加工的研究现状及展望. 中国中医药信息杂志，2015, 40(4): 602-606.

[26] 刘圣金, 吴德康, 狄留庆, 等. 杜仲不同加工方法对其质量的影响. 中国中医药信息杂志, 2007, 14(12): 39, 40.

[27] 赫锦锦. 杜仲皮及雄花中次生代谢产物的变化规律研究. 开封: 河南大学硕士学位论文, 2010.

[28] 赵鸿宾, 魏学军, 孙晓惠, 等. 不同产地加工方法对杜仲多糖含量的影响. 时珍国医国药, 2016, 27(5): 1113-1115.

[29] 吴茜. 模拟生长及采后处理对杜仲皮有效成分含量的影响. 长沙: 湖南农业大学硕士学位论文, 2015.

[30] 张康健. 杜仲. 北京: 中国林业出版社, 1990.

[31] 吕强, 彭密军, 兰文菊, 等. 不同处理方法对杜仲皮及叶中多种活性成分含量的影响. 林产化学与工业, 2012, 32(1): 75-79.

[32] 张强, 苏印泉, 苑子夜, 等. 杀青工艺对杜仲叶抗氧化活性的影响. 北方园艺, 2011, (23): 157-160.

[33] 严瑞娟, 张水寒, 罗跃龙, 等. 不同产地初加工方式处理杜仲叶的 HPLC 指纹图谱研究. 中草药, 2013, 44(15): 2085-2091.

[34] 郑艳萍, 潘艳琼, 秦昆明, 等. 不同干燥方式对杜仲叶 4 种活性成分含量的影响. 中国药房, 2017, 28(28): 3973-3975.

[35] 尉芹, 韩建国, 董娟娥, 等. 不同炮制方式对中药材杜仲叶品质的影响. 中国中药杂志, 2008, 33(1): 85-87.

[36] 吴启南, 钱大玮, 段金廒. 中药材贮藏过程中的质量变化机制探讨. 中国中药杂志, 2010, 35(14): 1904-1908.

[37] 李伟. 杜仲采收、初加工、储藏过程对其主要有效成分的影响研究. 南宁: 广西中医药大学硕士学位论文, 2010.

[38] 宣志红, 寿辉, 姚琥, 等. 不同干燥加工与贮藏方法对杜仲叶药材质量变化的研究. 中草药, 2013, 44(11): 1431-1434.

杜仲基因研究

研究亮点：

1. 杜仲基因组大，重复序列比例高。杜仲为我国第一个完成全基因组测序的木本药用植物。

2. 首次确定了杜仲橡胶合成的主要上游途径为 MVE 途径，而环烯醚萜类和其他萜类物质合成的主要途径可能为 MEP 途径。

3. 首次提出了杜仲橡胶高效合成的关键酶基因 *EuTIDS5*。

4. 挖掘了与绿原酸合成相关的基因、抗逆性和适应性相关的基因、遗传多样性基因。

5. 遗传连锁图谱构建与重要数量性状的分子标记为杜仲遗传育种提供了依据。

6. 发现杜仲基因组中性别基因和叶绿体基因存在异质性。

摘要： 杜仲栽培历史悠久，杂合度高，基因组大，达 1.02 G 左右，且重复序列比例高，达 66%。杜仲为我国第一个完成全基因组测序的木本药用植物。研究在突破基因组测序策略和组装方法的基础上，完成了杜仲全基因测序工作，绘制了杜仲基因组精细图。首次确定了杜仲橡胶合成的主要上游途径为 MVE 途径，而环烯醚萜类和其他萜类物质合成的主要途径可能为 MEP 途径；首次提出了杜仲橡胶高效合成的关键酶基因 *EuTIDS5*；挖掘了与绿原酸合成相关的基因、抗逆性和适应性相关的基因和遗传多样性基因；构建了遗传连锁图谱与重要数量性状的分子标记，发现杜仲基因组中性别基因和叶绿体基因存在异质性。

关键词： 基因组测序，功能基因，遗传连锁图谱，异质性

Chapter 7   Research on *Eucommia ulmoides* Gene

Highlights：

1. The genome of *E. ulmoides* is large and the proportion of repeat sequence is high. As one of woody medicinal plant, the genome sequencing of *E. ulmoides* has been firstly determined in China.

2. The MVE pathway is firstly identified as the main upstream pathway for the synthesis of rubber, while the main pathway for the synthesis of iridoids and other terpenoids is probably MEP pathway.

3. It is firstly found that *EuTIDS5* is a key enzyme gene for efficient synthesis of rubber.

4. The genes related to chlorogenic acid synthesis, stress resistance and adaptability, and genetic diversity genes are also discovered.

5. The drawing of genetic linkage map and molecular markers of important quantitative characters are beneficial for genetic breeding of *E. ulmoides*.

6. Heterogeneity of sex gene and chloroplast gene were found in the genome of *E. ulmoides*.

Abstract: *E. ulmoides* has a long history of cultivation, high heterozygosity, and large genome (up to 1.02 G), the proportion of repeat sequence is high up to 66%. As one of woody medicinal plant, the genome sequencing of *E. ulmoides* has been firstly determined in China. Based on the breakthrough of genome sequencing strategy and assembly method, the whole gene sequencing of *E. ulmoides* was completed, and the detailed genome map was drawn. The MVE pathway is firstly identified as the main upstream pathway for the synthesis of rubber, while the main pathway for the synthesis of iridoids and other terpenoids is probably MEP pathway. It is firstly found that *EuTIDS5* is a key enzyme gene for efficient synthesis of rubber. The genes related to chlorogenic acid synthesis, stress resistance and adaptability, and genetic diversity genes are also discovered. Moreover, the genetic linkage map and molecular markers of important quantitative characters are constructed. Furthermore, the heterogeneity of sex gene and chloroplast gene were found in the genome of *E. ulmoides*.

Keywords: Genome sequencing, Functional gene, Genetic linkage map, Heterogeneity

第一节　杜仲全基因测序

2012年7月，中国林业科学研究院经济林研究开发中心、山东贝隆杜仲生物工程有限公司、武汉未来组生物科技有限公司联合启动了杜仲全基因组测序和精细图绘制项目。杜仲栽培历史悠久，杂合度高（1.1%），是杨树（0.26%）的4倍多；基因组大，达1.02 G左右，是毛果杨基因组（480 Mb）的2倍多；重复序列比例高，达66%，为极其复杂的植物基因组[1]。在克服重重困难后，科研人员完成了杜仲全基因测序工作，绘制了杜仲基因组精细图，使得杜仲成为目前为止我国第一个完成全基因组测序的木本药用植物。近年来，中国林业科学研究院经济林研究开发中心乌云塔娜团队在杜仲基因研究方面取得了系列进展[2-7]，以下研究结果均来自乌云塔娜等编著的《杜仲全基因组测序重要研究成果》[1]。

一、复杂基因组测序策略和组装方法

研究采用全基因组鸟枪法（whole genome shotgun, WGS）构建了不同长度的DNA插入片段文库，将第二代测序技术（Illumina HiSeq 2000 and MiSeq）和第三代测序技术（PacBio）有机结合，完成了杜仲复杂基因组测序工作，获得了99.85 G数据。在复杂基因组组装方法上，利用第三代数据读长较长的优势，跨过基因组中大量的、短的重复序列区域和杂合区域，通过开发新的拼接流程，与第二代数据一起混合组装，使得Scaffold N50达932 kb（表1-7-1），突破了高度复杂基因组组装指标。

表1-7-1　杜仲基因组组装统计[1]

Table 1-7-1　Statistics for the assembly of *E. ulmoides* genome[1]

类型	Scaffold 长度 (bp)	Scaffold 数量	Contig 长度 (bp)	Contig 数量
N50	932 669	285	15 811	17 698
N60	558 880	454	11 477	25 793
N70	261 795	762	7 957	37 176
N80	46 293	1 800	4 954	54 409
N90	10 268	8 022	2 061	87 392
最长基因组	12 406 529	1	234 285	1
总的基因组	1 206 192 828	256 148	1 088 217 161	370 530
基因组长度 > 100 bp	1 206 192 828	256 148	1 088 159 586	369 833
基因组长度 > 2 kb	1 135 739 023	19 119	981 851 731	88 602

与真核生物保守的248个基因比对后发现，75%以上的完整基因元件以及90%以上的部分元件能比对上，说明杜仲的保守性基因比较完整。利用比对工具Blat将杜仲果实转录组Unigene序列（果实、叶及两者混合数据）与组装出来的基因组进行比对，检查覆盖度水平，可以看出，分别有99.67%、99.86%、99.66%能比对上，这说明组装出来的杜仲基因组序列覆盖了比较完整的Unigene序列。另外，利用Tophat将转录组测序的Reads比对到组装的序列中，平均有87.07%～95.09%的Reads能比对到基因组上去，这也说明组装出来的杜仲基因组序列覆盖了比较完整的转录组数据。

杜仲全基因组测序及重测序的完成为从分子水平上研究杜仲活性成分和杜仲橡胶的代谢途径

以及杜仲的分子育种提供了重要基础，同时为其近缘物种分子方面的研究提供了参考序列。

二、杜仲重要功能基因

用 de novo、Homolog、EST 等方法对杜仲基因组功能注释发现，杜仲基因组包含 2.6 万多个功能基因，其中 1130 个转录因子。分别采用同源对比和 de novo 预测的方式对基因组的重复序列进行注释，结果显示杜仲基因组含有 66.47% 的重复序列，其中 DNA、LINE、LTR、SINE 转座子分别占基因组的 4.58%、2.73%、33.24%、0.13%，同其他已测序的植物基因组一样，LTR 在整个基因组中所占的比例最大。通过与已知非编码 RNA 库比对，分别得到 332 个 miRNA（微 RNA）、376 个 rRNA（核糖体 RNA）、172 个 snRNA（核小 RNA）、920 个 snoRNA（核仁小 RNA）；使用 tRNAscan-SE 对杜仲基因组进行 tRNA 序列预测，得到 1281 个 tRNA（转运 RNA），发现其他 RNA 296 个。

杜仲萜类物质主要是杜仲橡胶和环烯醚萜类，均通过萜类物质合成途径 MEP（2-C-methyl-d-erythritol-4-phosphate）和 MVA（mevalonate）途径合成。杜仲基因组注释发现，萜类物质合成 MEP 途径涉及 14 个基因，MVA 途径涉及 15 个基因，同时还发现了 41 个杜仲橡胶下游胶合成基因，67 个乳胶管形成相关基因，5 个杜仲橡胶合成相关的转录因子。重要发现点包括：

（1）通过对杜仲橡胶合成模式、基因表达模式和亚细胞定位的研究，首次确定了杜仲橡胶合成的主要上游途径为 MVE 途径，而环烯醚萜类和其他萜类物质合成的主要途径可能为 MEP 途径。

（2）通过转基因、转录组和 DGE（全基因组表达谱分析）技术，首次提出了杜仲橡胶高效合成的关键酶基因 *EuTIDS5*（*trans*-isoprenyl diphosphate synthase）；该基因的表达量与杜仲果实中杜仲胶含量密切相关，进而明确了杜仲橡胶合成的关键时期为 4～5 月，为筛选和培育杜仲高含胶新品种提供了重要的理论基础。

（3）在基因组功能注释和转录组研究的基础上，挖掘了与绿原酸合成相关的基因 42 个，槲皮素和山柰酚合成基因 55 个，为阐明杜仲重要活性成分生物合成机制奠定了基础。

三、杜仲不同环境广泛适应的分子基础

杜仲是具有在多种生态环境中生存的遗传潜力和遗传基础的物种。在杜仲基因组数据中，挖掘杜仲抗逆性和适应性相关的分子基础，发现杜仲基因组拥有 8 种 59 个耐热基因（gene related to heat stress）、16 种 211 个抗寒基因（gene related to cold stress）、23 种 222 个抗旱基因（gene related to drought stress）、61 种抗盐碱基因（gene related to salt stress）、9 种 239 个抗虫基因（insect resistant gene）、44 种 281 个抗病基因（plant resistance gene），还挖掘了 26 个抗逆性相关的转录因子。杜仲拥有如此多的抗逆性基因，是杜仲具有广泛抗逆性和适应性的重要分子基础。

分析基因组中 SSR（simple sequence repeat）序列，结果显示杜仲基因组中 SSR 序列有 67 万个。基因组中的重复序列不是"垃圾"，而是影响着生命的进化、遗传和变异，同时对基因表达、转录调控、染色体的构建以及生理代谢都起着不可或缺的重要作用。

杜仲基因组中 2/3 的序列是重复序列，说明在历史的长河中，杜仲基因组不断进行水平交换或垂直交换，频繁发生自我复制、自我拼接，从而扩大了自身的长度和容量，不断适应不同环境的变化，不断进化。同时，因为很多关键的功能基因都是单拷贝，杜仲基因组中存在大量的重复序列，有可能是为了用丰富的重复序列来保护那些关键的结构基因免遭重组而发生破坏。而且重复序列就是对旧有物种的保留，是对原来信息的一种继承和记载。所以，杜仲基因组中的重复序列是杜仲进化的必然结果。

四、杜仲种质资源的遗传多样性

研究从杜仲基因组和转录组 80 多万个 SSR 序列中大量筛选引物，首次自主开发了多样性高的 26 条引物；对 31 个杜仲群体的 342 份种质资源的遗传多样性、亲缘关系、分化程度及群体遗传结构等进行了系统研究，旨在为杜仲种质资源保存、

遗传改良及起源进化研究提供理论依据。结果发现，31 个供试群体的 26 个 SSR 位点共检测到 268 个等位基因（na），平均每一个位点扩增出 10.3 个等位基因；有效等位基因数（ne）为 81.4 个，平均每个位点为 3.1 个；观测杂合度（Ho）、期望杂合度（He）及 Nei 基因多样性指数的平均值分别为 0.463、0.581 和 0.580。

同时，基于群体水平的研究发现：31 个群体的等位基因数和有效等位基因数差异不显著，平均分别为 3.980 和 2.575；基因丰度平均为 3.200。31 个杜仲群体的杂合度及平均期望杂合度平均分别为 0.465 和 0.538。同时，哈迪－温伯格（Hardy-Weinberg）检测表明，我国的 29 个杜仲群体均偏离平衡，说明这些群体处于非平衡状态，可能与我国杜仲资源的利用方式有关，是人为干扰的结果。对 31 个供试群体的遗传分化研究表明，92.61% 的遗传分化发生在群体内；对群体的遗传结构分析表明，杜仲种质资源杂合度高，绝对纯基因池稀缺，且群体间基因流动程度较高。仅有北京杜仲公园、清华大学、天津蓟县、河北安国、浙江杭州、湖南株洲群体以及日本两个群体的基因交流程度相对较低，其余群体基因交流程度均较高，表明我国杜仲群体的遗传结构较复杂。根据供试群体的遗传距离，聚类结果将 31 个供试群体分为 6 组：第一类是九连山群体；第二类是杭州群体；第三类是日本群体（2 个）；第四类包括神农架、康县、略阳 3 个群体；第五类包括吉林集安、山西侯马群体；第六类为其余 22 个群体。这表明杜仲种质资源间的遗传交流大，亲缘关系较近，且遗传多样性低。

第二节　杜仲遗传连锁图谱

遗传连锁图谱（genetic linkage map）表示的是遗传标记在染色体上的相对位置，是以染色体的交换与重组为理论基础，通过遗传重组分析得到的基因或专一的多态性遗传标记在染色体上线性排列顺序图，可以为遗传改良、资源保护、分子克隆等诸多领域提供理论依据和基础。

遗传连锁图谱的构建一般包括三个步骤：选择合适的亲本，建立遗传作图群体；利用分子标记技术对亲本和遗传作图群体植株进行分析，获得标记数据；连锁分析确定分子标记之间的遗传距离，构建连锁群。

林木遗传图谱构建使用的遗传作图群体包括 F_1 群体、F_2 群体、回交群体、单倍体作图群体等。由于构建高世代群体周期长，所以 F_1 群体在林木遗传连锁图谱的构建中使用比较普遍。由于每种分子标记的局限性，利用多种分子标记技术构建高密度的遗传连锁图谱已成趋势。用来构建遗传连锁图谱的分析软件有 Mapmaker/Exp 3.0、JoinMap 4.0、FsLinkageMap 2.0 等，目前使用率最高的是 JoinMap 4.0 及其升级版[8,9]。近年来，西北农林科技大学李周岐团队在杜仲高密度遗传连锁图谱构建与重要数量性状的分子标记研究方面取得系列进展[8-16]，为杜仲遗传育种提供了研究基础。

一、杜仲高密度遗传连锁图谱

利用 12 个表型差异较大的杜仲优良品种（无性系）作为杂交亲本，其中 5 个母本和 7 个父本组成了 35 个杂交组合，经人工杂交收获杂交种子和实生繁殖后，获得了 7 个较大的 F_1 分离群体。根据田间调查，结合 7 个亲本间的 AFLP 多态性分析，确定了在表型及 DNA 水平差异均较大的小叶 × 秦仲 1 号 F_1 群体作为构建遗传图谱的作图群体[8]。

利用 22 对 AFLP 引物组合对 F_1 分离群体的分离情况进行检测，共得到了 1416 个分离位点，其中多态性位点为 363 个，占 25.6%。经卡方检验后，符合 1∶1 分离的多态性位点有 289 个，占 79.6%。根据拟测交作图策略仅将这 289 个符合 1∶1 分离的 AFLP 标记用于杜仲遗传连锁图谱的构建。

使用 JoinMap 3.0 作图软件，分别构建了两个亲本的遗传连锁图。父本 Q1 遗传连锁图上包括 12 个连锁群，108 个 AFLP 标记，连锁图覆盖 Q1 基因组总长 929.57 cM，连锁群长度 33.75 ～ 114.82 cM，平均 77.46 cM；标记间间距最大 22.62 cM，最小 0.81 cM，连锁框架图上相邻标记的平均间距为 8.61 cM。母本 LF 遗传连锁图含有 14 个连锁群，共含有 127 个 AFLP 标记，连锁图覆盖 LF 基因组总长约 1116.08 cM，各连锁群的遗传距离从

41.73 cM 至 108.57 cM，平均 79.72 cM；标记间间距最大 35.21 cM，最小 0.57 cM，相邻标记间的平均距离为 8.78 cM。Q1 和 LF 两个亲本的观测基因组长度分别为 997 cM 和 1185 cM，Ge 长度分别为 1299 cM 和 1511 cM；观测的图谱覆盖率分别为 76.8% 和 78.5%；Lander 图谱覆盖率分别为 79.2% 和 79.6%；Bishop 图谱覆盖率分别为 80.1% 和 81.4%。

由于所构建图谱的密度较低、标记较少、覆盖率低，限制了其在杜仲重要性状的 QTL 定位及基因组研究中的应用。在此基础上，利用 SRAP（序列相关扩增多态性）、AFLP、ISSR、SSR 四种分子标记技术对 152 株小叶 × 秦仲 1 号杂交子代组成的 F₁ 作图群体及亲本进行了分析[9]。182 个引物（或引物组合）总共产生 2142 个多态性标记，平均每个引物（或引物组合）产生 11.8 个多态性标记；其中，623 个多态性标记偏分离（$P \leq 0.05$），占总多态性标记的 29.1%。利用 JoinMap 4.0 对符合孟德尔分离比的 1519 个标记进行连锁分析，构建了一张杜仲高密度遗传连锁图谱。该图谱包含 706 个标记，分属 25 个主要连锁群，总图距 2133 cM；每个连锁群的标记数目从 5 个到 106 个不等；每个连锁群的图距从 19.9 cM 到 194.0 cM 不等，平均为 85.3 cM；两个相邻标记之间的平均间距为 3.1 cM，图谱覆盖率为 89%。

二、杜仲重要性状分子标记

高密度遗传连锁图谱的构建为数量性状的定位奠定了基础。利用遗传图谱，可将同一数量性状的多个基因分解开来，并将它们定位到基因组上的确切位置。这一过程被称为数量性状基因定位（quantitative trait locus, QTL）或 QTL 作图（QTL mapping）。利用这种遗传图，在理论上可逐步建立数量性状遗传的分子基础，推进分子遗传学和数量遗传学的发展，在实践上可使林木育种从表型选择逐步过渡到基因型选择，大大提高育种效率。

QTL 定位就是在高密度的分子连锁图谱的基础上，以摩尔根的连锁遗传规律为理论依据，以分子标记为工具，先对分子标记与数量性状进行相关性分析，确定二者的关联，然后将数量性状

的基因定位到相应的染色体区段上。其实质是构建能够表明控制数量性状的基因数目和这些基因在染色体上的具体位置及其各自效应和联合效应的遗传图。

利用已构建的杜仲遗传连锁图谱和 F₁ 作图群体的表型数据，对作图群体的生长性状、叶片性状进行 QTL 分析。结果表明，各性状间及各性状在后代中的表现均有一定的差异，变异幅度为 9% ～ 50%。应用 Windows QTL Cartographer 2.5 作图软件采用复合区间作图法，共检测到控制 8 个性状的 29 个 QTL 位点，有 14 个在 Q1 连锁群上，15 个位于 LF 连锁群上。共有 16 个 QTL 位点与最近 AFLP 标记的距离小于 2.0 cM，占 55.17%；检测出 14 个主效 QTL，占 48.28%。

其中，控制苗高的 4 个 QTL 位点，分别位于 Q1LG2、Q1LG8、Q1LG10 和 LFLG14 上，4 个位点可解释表型变异分别为 16.2%、9.8%、10.5% 和 22.3%；控制地径生长量的 5 个 QTL 位点，分别位于 Q1LG3、Q1LG11、LFLG1、LFLG6 及 LFLG9 上，可解释表型变异分别为 26.2%、14.1%、15.5%、14.8% 和 11.3%；控制叶长的 4 个 QTL 位点，分别位于 Q1LG1、LFLG4 和 LFLG9 上，可解释表型变异的范围在 15.5% ～ 35.9%；有 3 个 QTL 位点与叶宽性状相连锁，分别位于 Q1LG9、LFLG2、LFLG5 连锁群上，可分别解释表型变异的 12.2%、19.1% 和 25.8%；叶片长宽比有 3 个 QTL 位点，位于 Q1LG9、LFLG6 和 LFLG7 连锁群上，可分别解释表型变异的 10.3%、9.6% 和 9.3%；有 3 个 QTL 位点与叶面积连锁，分别位于 Q1LG9、LFLG2 和 LFLG12 连锁群上，可解释表型变异的 23.6% ～ 33.9%；叶柄长有 5 个与之连锁的 QTL，分别位于 Q1LG2、Q1LG12、LFLG8 和 LFLG10 连锁群上，可解释表型变异的 19.5% ～ 27.1%；控制叶脉数的 QTL 位点有 2 个，位于 Q1LG11、LFLG14 连锁群上，可解释表型变异的 10.8% ～ 25.4%[8]。

此外，在构建高密度遗传连锁图谱及连续 5 年表型性状测定的基础上，对苗（树）高、地径、萌芽期、展叶期、冠幅、分枝数、分枝角、枝长、枝径共 9 个生长与物候相关性状进行 QTL 分析。9 个性状总共检测到 97 个 QTL，每个 QTL 分别解释表型变异的 8.7% ～ 70.5%。达到基因

组水平 LOD 阈值的 QTL 有 60 个，占 QTL 总数的 61.9%；其他的 QTL 虽然没有达到基因组水平 LOD 阈值，但是其 LOD 值均≥3。单标记分析法的结果表明这 97 个 QTL 的侧翼标记中 58 个与性状显著相关，占总数的 59.8%。在杜仲遗传连锁图谱的 14 个连锁群上，分布有 24 个 QTL 聚集区域，每个 QTL 区域至少包含有两个不同生长或物候性状的 QTL[9]。

在构建的高密度遗传连锁图谱及连续 4 年表型性状测定的基础上，对叶面积、叶长、叶宽、叶长宽比、叶柄长、叶脉数、单叶重、叶片数、产叶量、绿原酸含量、芦丁含量、杜仲胶含量等涉及杜仲叶片形态、产量、次生代谢物含量的 12 个性状进行 QTL 分析。12 个性状总共检测到 133 个 QTL，每个 QTL 分别解释表型变异的 8.7% ~ 73.7%。达到基因组水平 LOD 阈值的 QTL 有 62 个，占 QTL 总数的 46.6%；其他的 QTL 虽然没有达到基因组水平 LOD 阈值，但是其 LOD 值均大于或等于 3。单标记分析法的结果表明这 133 个 QTL 的侧翼标记中 72 个与性状显著相关，占总数的 54.1%。在高密度遗传连锁图谱的 12 个连锁群上分布有 25 个 QTL 聚集区域，每个 QTL 区域至少包含有两个不同叶片相关性状的 QTL。这种 QTL 的聚集现象是基因组区域"一因多效"的体现，也有可能是 QTL 之间的连锁而形成。QTL 在年份间存在不稳定表达的现象，这是基因时空表达、树木的成熟效应、环境影响等多种因素共同作用的结果。

检测到 3 个控制绿原酸含量和芦丁含量的 QTL 区域在年份间表现稳定，连锁群 LG1 上的 QTL 区域包含 Dca2-2、Dca3-2、Dru3-2、Dru4-1、Dru5-1；连锁群 LG7 上的 QTL 区域包含 Dca3-3、Dru3-3、Dru4-2、Dru5-2；连锁群 LG9 上的 QTL 区域包含 Dca2-3、Dca4-1、Dca5-1、Dru2-3、Dru3-5。在连锁群 LG1 上检测到 1 个控制杜仲胶含量的 QTL 区域在年份间表现稳定，该 QTL 区域包含 Deur2-1、Deur3-1、Deur4-1、Deur5-1[9]。

第三节 杜仲基因组的异质性

一、杜仲性别差异表达基因

杜仲基因中存在大量的重复片段，但同时也表现出了一定的变异性。王文彩等选取 3 个雌性和 3 个雄性杜仲叶片，开展转录组从头测序，获得 450 亿多个高质量碱基序列。进一步组装和注释得到 148 595 个独立基因，这些基因的平均长度为 801 个碱基对。比较转录组分析发现 116 个基因在雌雄性别间差异表达，其中 73 个在雄性杜仲高度表达，43 个在雌性杜仲高度表达。在这些差异表达基因中，发现 3 个雌性偏向的基因与杜仲胶含量的性二型相关。1 个雄性偏向的差异表达基因可能是 B 类开花基因，即 MADS 盒基因家族中的 APETALA3 基因。与杜仲可能的性别关联基因如表 1-7-2 所示[17]。

表 1-7-2 杜仲可能的性别关联基因[17]
Table 1-7-2 Possible sex related genes in *E. ulmoides*[17]

基因 ID	位点	EUCO_F1*	EUCO_F2	EUCO_F3	EUCO_M1*	EUCO_M2	EUCO_M3	调控
Cluster-47702.80936	1101	C	C	C	G	G	G	雄性偏向表达
Cluster-47702.80197	360	T	T	T	C	C	C	
	460	G	G	G	A	A	A	雄性偏向表达
Cluster-47702.38156	538	T	T	T	C	C	C	
	596	G	G	G	T	T	T	雄性偏向表达
Cluster-47702.79497	297	A	A	A	G	G	G	
	312	C	C	C	T	T	T	雄性偏向表达
Cluster-47702.45188	947	T	T	T	G	G	G	
	968	T	T	T	C	C	C	雄性偏向表达

* EUCO_M 表示杜仲雄性；EUCO_F 表示杜仲雌性。

* EUCO_M indicates *Eucommia ulmoides* Male；EUCO_F indicates *Eucommia ulmoides* Female.

二、杜仲叶绿体基因组异质性

杜仲叶绿体基因组具有高度异质的序列变异式样，75 个单核苷酸多态性（SNP）中有 59 个位于基因区域，而 80 个删除 / 插入突变中有 50 个位于基因间隔区域。此外，有 40 个可能的基因编码区域单核苷酸突变都是同义突变。在杜仲叶绿体基因组中，检测到 71 个多态性的叶绿体 DNA 片段，其中 20 个快速变异的位点适用于杜仲的群体遗传学研究，并且杜仲叶绿体基因组中存在 8 个多态性的简单重复序列位点。杜仲叶绿体基因组中 20 个高度变异的基因片段见表 1-7-3[18]。

表 1-7-3 杜仲叶绿体基因组中 20 个高度变异的基因片段[18]
Table 1-7-3 20 highly variable gene fragments in the chloroplast genome of *E. ulmoides*[18]

区域	比对长度 (bp)	变异数 (VCs)	变异率 (%)
infA	234	3	1.28
rps18-rpl33	343	4	1.17
rps12	369	3	0.81
rrn5-trnR(ACG)	266	2	0.75
ycf15	210	1	0.48
trnI(GAU)	1062	5	0.47
petB	651	3	0.46
ycf3-psaA	1502	6	0.40
trnT(GGU)-atpE	261	1	0.38
ndhG	531	2	0.38
ycf4	546	2	0.37
trnG(UCC)-psbZ	280	1	0.36
rps16	1170	4	0.34
trnA(UGG)	881	3	0.34
ndhB-rps7	325	1	0.31
psbK-trnQ (UUG)	338	1	0.30
trnI(CAU)-ycf2	357	1	0.28
ycf15-trnL(CAA)	359	1	0.28
psbB	1521	4	0.27
rpl20	384	1	0.26

注：变异数，包括单核苷酸变异（SNP）和插入 / 缺失变异（indels）。

Note: VCs, variable characters, including SNPs and indels.

（彭 湃）

参 考 文 献

[1] 乌云塔娜，杜红岩，李芳东，等 . 杜仲全基因组测序重要研究成果 . 北京：社会科学文献出版社，2014.

[2] Wang L, Wuyun TN, Du HY, et al. Complete chloroplast genome sequences of *Eucommia ulmoides*: genome structure and evolution. Tree Genetics & Genomes, 2016, 12(1):12.

[3] Feng YZ, Wang L, Fu JM, et al. Transcriptome sequencing discovers genes related to fatty acid biosynthesis in the seeds of *Eucommia ulmoides*. Genes & Genomics, 2016, 38(3): 275-283.

[4] Wang L, Du HY, Wuyun TN. Genome-wide identification of microRNAs and their targets in the leaves and fruits of *Eucommia ulmoides* using high-throughput sequencing. Frontiers in Plant Science, 2016, 7:1632.

[5] Jing T, Wang L, Liu HM, et al. Genome-wide identification of mitogen-activated protein kinase cascade genes and transcriptional profiling analysis during organ development in *Eucommia ulmoides*. Scientific Reports, 2017, 7(1):17732.

[6] Wang L, Jing T, Li TZ, et al. Identification and expression analysis of the *Eucommia ulmoides* farnesyl diphosphate synthase gene family to reveal the key gene involved in rubber biosynthesis. Acta Physiologiae Plantarum, 2018, 40(1): 1-5.

[7] Wang L, Du HY, Li TZ, et al. De novo transcriptome sequencing and identification of genes related to salt stress in *Eucommia ulmoides* Oliver. Trees-Structure and Function, 2018, 32(1): 151-163.

[8] 王大玮 . 杜仲遗传连锁图谱构建及重要性状的分子标记 . 咸阳：西北农林科技大学博士学位论文，2011.

[9] 李煜 . 杜仲高密度遗传连锁图谱构建与重要数量性状的分子标记 . 咸阳：西北农林科技大学博士学位论文，2015.

[10] Wang DW, Li Y, Li ZQ. Identification of a male-specific amplified fragment length polymorphism (AFLP) and a sequence characterized amplified region (SCAR) marker in *Eucommia ulmoides* Oliv. International Journal of Molecular Sciences, 2011, 12(1): 857-864.

[11] Li Y, Wei YC, Li ZQ, et al. Relationship between progeny growth performance and molecular marker-based genetic distances in *Eucommia ulmoides* parental genotypes. Genetics and Molecular Research, 2014, 13(3): 4736-4746.

[12] Li Y, Wang SH, Li ZQ, et al. Genetic diversity and rela-

tionships among Chinese *Eucommia ulmoides* cultivars revealed by sequence-related amplified polymorphism, amplified fragment length polymorphism, and inter-simple sequence repeat markers. Genetics and Molecular Research, 2014, 13(4): 8704-8713.

[13] Li Y, Wang DW, Li ZQ, et al. A molecular genetic linkage map of *Eucommia ulmoides* and quantitative trait loci (QTL) analysis for growth traits. International Journal of Molecular Sciences, 2014, 15(2): 2053-2074.

[14] Wang DW, Li Y, Li L, et al. The first genetic linkage map of *Eucommia ulmoides*. Journal of Genetics, 2014, 93(1): 13-20.

[15] Li Y, Wei JK, Li ZQ, et al. Quantitative trait locus analysis of leaf morphological characters, yield-related traits, and secondary metabolite contents in *Eucommia ulmoides*.

Genetics and Molecular Research, 2015, 14(4): 17871-17884.

[16] Ye J, Jin CF, Li N, et al. Selection of suitable reference genes for qRT- PCR normalisation under different experimental conditions in *Eucommia ulmoides* Oliv. Scientific Reports, 2018, 8(1): 15043.

[17] Wang WC, Zhang XZ. Identification of the sex-biased gene expression and putative sex-associated genes in *Eucommia ulmoides* oliver using comparative transcriptome analyses. Molecules, 2017, 22(12): 2255.

[18] Wang WC, Chen SY, Zhang XZ. Whole-genome comparison reveals heterogeneous divergence and mutation hotspots in chloroplast genome of *Eucommia ulmoides* Oliver. International Journal of Molecular Sciences, 2018, 19(4): 1037.

第二篇

中 药

Part 2　Chinese Materia Medica

　　杜仲（*Eucommia ulmoides* Oliv.）为杜仲科杜仲属植物，现今发现最早记录杜仲的医药简牍约形成于汉代，东汉时期的《神农本草经》将杜仲归为上品药材，历史上药用部位为树皮，"补中，益精气，坚筋骨，久服轻身耐老"。从古至今，历代本草、医药典籍均有记载，出现在各医家著作之中。

　　杜仲为《中华人民共和国药典》历版收载，包括中国《香港中药材标准》和中国《台湾中药典》。性味与归经：甘，温。归肝、肾经。功能与主治：补肝肾，强筋骨，安胎。用于肝肾不足，腰膝酸痛，筋骨无力，头晕目眩，妊娠漏血，胎动不安。杜仲叶于2005版《中华人民共和国药典》起收载，具有补肝肾、强筋骨的功效。用于肝肾不足，头晕目眩，腰膝酸痛，筋骨痿软。

　　本篇为本著作的重点之篇，涵盖中药学科的各个领域，从本草考证到现代中药研究，共分十四章；全篇按照中药学药物功用进行分类论述，以期展现杜仲到现阶段，国内2000多年来中医药应用杜仲的历史和近百年来国内外有关杜仲（果实、果皮、叶、树皮、树干和花等）药学研究的学术进展和取得的研究成果，进而全面阐述杜仲的药用价值和科学内涵。

（杨义芳　杨　扬）

研究亮点：

1. 我国对杜仲认识和利用已有 2000 多年的历史，现今发现最早记录杜仲的医药简牍约形成于汉代。

2. 东汉时期的《神农本草经》将杜仲归为上品药材，"补中，益精气，坚筋骨，久服轻身耐老"。

3. 宋代医药家对杜仲的药用部位、功用、采收、炮制等有了较全面的认识。

4. 李时珍考古证今，辨疑订误，对杜仲的药性理论和应用提出了深刻的见解，编撰的《本草纲目》对杜仲的记载更加全面和系统。

5. 明《药品化义》创新性地依八款论述杜仲，即体、色、气、味、形、性、能、力。

摘要： 我国对杜仲认识和利用已有 2000 多年的历史，现今发现最早记录杜仲的医药简牍约形成于汉代。东汉时期的《神农本草经》将杜仲归为上品药材，"补中，益精气，坚筋骨，久服轻身耐老"。宋代医药家对杜仲的药用部位、功用、采收、炮制等有了较全面的认识，《本草图经》首次全面记载了杜仲其他药用部位，包括叶、花、种子、木质，及其采收、功效、制法和应用。《本草纲目》对杜仲的记载更加全面和系统。明《药品化义》创新性地依八款论述杜仲，即体、色、气、味、形、性、能、力。本草医书层见叠出，对杜仲的药性和功用记载不断丰富。

关键词： 本草考证，《神农本草经》，《本草图经》，《本草纲目》，《药品化义》

Chapter 1　Textual Research on the Original

Highlights:

1. *Eucommia ulmoides* Oliv. is a commonly used traditional Chinese medicine which has been used for more than 2,000 years. It is found that the earliest medical record of *E. ulmoides* is Medical Bamboo Slips, which was formed in Han Dynasty.

2. *E. ulmoides* was classified as the best medicinal material in *Shen Nong's Herbal Classic* in Eastern Han Dynasty, it has the effect of invigorating spleen-stomach, replenishing Qi, enriching essence, strengthening muscles and bones, making the body flexible and anti-senescence.

3. In Song Dynasty, there were more comprehensive records about the medicinal parts, functions, collection and application of *E. ulmoides*.

4. Li Shizhen put forward some profound opinions on the theory and application of *E. ulmoides*, and edited more comprehensive and systematic record of *E. ulmoides* in *Compendium of Materia Medica*.

5. *E. ulmoides* was innovatively described from eight paragraphs including body, color, gas, taste, shape, character, mechanism and effect in *Transforming the Significance of Medicinal Substances* in Ming Dynasty.

Abstract: *E. ulmoides* is a commonly used traditional Chinese medicine which has been used for more than 2,000 years, the earliest medical record as known about it is Medical Bamboo Slips formed in Han Dynasty. *E. ulmoide*s was classified as the best medicinal material in *Shen Nong's Herbal Classic* in Eastern Han Dynasty, it has the effect of invigorating spleen-stomach, replenishing Qi, strengthening muscles and bones, making the body flexible and preventing aging. In Song Dynasty, there were more comprehensive records about the medicinal parts, functions, collection and application of *E. ulmoides*. The leaves, flowers, seeds, wood, harvesting, efficacy, preparation and application of *E. ulmoides*, were recorded in *Atlas of Meteria Medica* for the first time. Li Shizhen put forward some profound opinions on its medicine theory and application, there was more comprehensive and systematic record in the *Compendium of Materia Medica*. *E. ulmoides* was innovatively described from eight paragraphs including body, color, gas, taste, shape, character, mechanism and effect in *Transforming the Significance of Medicinal Substances* in Ming Dynasty. The medicinal properties and function recordings of *E. ulmoides* were constantly enriched until now.

Keywords: Herbal textual research, *Shen Nong's Herbal Classic*, *Atlas of Meteria Medica*, *Compendium of Materia Medica*, *Transforming the Significance of Medicinal Substances*

第一节　东汉前后杜仲本草记载

杜仲是距今6500万年至180万年的古老树种，在新生代第三纪晚期以前曾广泛分布于欧亚大陆。到第四纪冰期（距今200万年前），地球气候急剧变冷，杜仲在欧洲和亚洲大部分地区相继灭绝，仅有一支 *Eucommia ulmoides* Oliver 存于秦岭山中，它就是中国杜仲。

一、医药简牍

我国对杜仲认识和利用已有2000多年的历史，历代医药典籍记载杜仲无毒。现今发现的最早记录杜仲的典籍见于汉代，有较明确年代的早期杜仲记录之一是1972年在甘肃省武威旱滩坡汉墓出土的医药简牍。经专家考证，该简牍的年代当在东汉初期，建武、永平（公元55年至公元68年）前后，共载有较完整的医方30多个，药物近百种，植物药61种，其中治疗"七伤"所致虚劳内伤疾病采用了含杜仲的医方，"何谓七伤？一曰阴寒，二曰阴痿，三曰阴衰，四曰囊（囊）下湿而痒，黄汁出，辛恿（痛），五曰小便有馀（余），六曰茎中恿（痛）如林（淋）状，七曰精自出……，此病名曰内伤……桔梗十分，牛膝、续断、防风、远志、杜仲、赤石脂、山茱萸、柏石各四分，肉苁蓉、天雄、薯蓣……凡十五物，皆并冶合……"[1]。此医方说明汉代对于杜仲的药性已有了一定的认识和把握。

二、《神农本草经》

杜仲的另一早期记录在《神农本草经》。相传《神农本草经》起源于神农氏，代代口耳相传，于东汉时期集结整理以神农氏之名成书，共载365种药物，根据药物的性能和功效不同，分为上、中、下三品，《本经·序录》中言，"上药一百二十种为君，主养命以应天，无毒，多服、久服不伤人"。即《神农本草经》上品药材120种，主要是既能祛病又可滋补营养，长服强身延年的无毒药材。杜仲即是上品药材，《神农本草经》对杜仲的性味、功能主治、异名、生长环境进行了描述，记载"杜仲，味辛平。主腰膝痛，补中，益精气，坚筋骨，强志，除阴下痒湿，小便余沥。久服轻身耐老。一名思仙。生山谷"[2]。

三、《华氏中藏经》

东汉时期《华氏中藏经》，又名《中藏经》，旧署华佗所作，是记录杜仲炮制方法的较早古籍，其中记载"杜仲……去皮，剉碎，慢火炒令断丝"。

东汉以后，本草医书层见叠出，对杜仲的药性和功用记载不断丰富。

第二节　魏晋南北朝时期杜仲本草记载

一、《名医别录》

《名医别录》约成于汉末，原书早佚，辑者

佚名（一作陶氏），是秦汉医家在对《神农本草经》一书药物的药性、功用、主治等内容有所补充之外，又补记365种新药物。《名医别录》首次记载杜仲的生长地区、药用部位和采收季节，"味甘，温，无毒。主治脚中酸疼痛，不欲践地。一名思仲，一名木绵。生上虞及上党汉中。二月、五月、六月、九月采皮，阴干（畏蛇蜕皮、玄参）"[3]。上虞在今河南省，上党在今山西省，汉中在今陕西省。此外，还记载有杜仲的鉴别标准和加工方法，"今用出建平、宜都者，状如厚朴，折之多白丝为佳，用之，薄削去上皮，横理，切令丝断也"。

二、《本草经集注》

《本草经集注》为南朝齐、梁时期的医药学家陶弘景（公元456—536年）整理古代的《神农百草经》，并增收魏晋间名医所用新药成文，《名医别录》条文也经过陶弘景整理编纂。《本草经集注》中对杜仲的记载与《名医别录》几近相同[4]。《雷公炮炙论》详细记述了杜仲的炮制方法，"凡使，先须削去粗皮，用酥、蜜和作一处，炙之尽为度；炙干了，细锉用。凡修事一斤，酥二两，蜜三两，二味相和，令一处用也"[5]。古老的炮制工艺历经千年被不断改进，但削去粗皮后炙的方法一直沿用至今。

第三节　宋金元时期杜仲本草记载

一、《本草图经》

宋代医药学家对杜仲的性状、功用、采收、炮制等有了较为系统、全面的认识，《本草图经》增补了杜仲在宋代的产地、形态、异名和医方等大量新内容，并首次全面记载了杜仲其他药用部位，包括叶、花、种子、木质，及其采收、功效、制法和应用。其中记载"杜仲，生上虞山谷及上党、汉中。今出商州、成州、峡州近处大山中亦有之。木高数丈，叶如辛夷，亦类柘；其皮类浓朴，折之内有白丝相连。二月、五月、六月、九月采皮用。江南人谓之木绵"。《本草图经》中首次记

载了杜仲叶的采收、食法和功效，"初生叶嫩时，采食，主风毒脚气，及久积风冷、肠痔、下血。亦宜干末作汤，谓之檰芽"，亦首次注明杜仲花和种子也可以入药，"花、实苦涩，亦堪入药"。除了可服用的药用部位，《本草图经》也记载了杜仲木质的用途，"木作屐，亦主益脚"[6]。《本草图经》详细记载了杜仲、五味子配伍羊肾治疗腰痛的汤剂组方和炮制方法，与《海上方》中的记载不同之处在于使用五味子。"箧中方主腰痛补肾汤，杜仲一大斤，五味子半大升，二物细切，分十四剂，每夜取一剂，以水一大升，浸至五更，煎三分减一，滤取汁；以羊肾三、四枚，切，下之，再煮三、五沸，如作羹法，空腹顿服。用盐酢和之，亦得，此亦见崔元亮《海上方》。但崔方不用五味子耳。"

二、金元时期杜仲本草记载

金时期张元素（公元1151—公元1234年）、李杲（公元1180—公元1251年，自号东垣老人）、元时期王好古（公元1279—公元1368年）等医学家对杜仲的药理、药性也提出了一些新见解。中药归经说是千百年来中医临床实践经验积累的结果，名医张元素最先明确提出中药归经说，李东垣师从张元素，在他著述的《珍珠囊药性赋》上卷中记载"杜仲味辛、甘，平、温，无毒。阳也，降也。其用有二，强志壮筋骨，滋肾止腰痛"，"酥炙去其丝，功效如神应"。《珍珠囊补遗药性赋》中增加了杜仲用姜汁和炒的炮制方法，"坚筋补损伤，兼主肾虚腰脊痛"，"用姜汁和炒去丝良。除风冷，强心志"[7]。王好古编撰的《汤液本草》亦记载杜仲为"肝经气分药，润肝燥，补肝虚"[8]。

此段时期对杜仲的认识已经非常全面，对于杜仲皮、叶、花、实、木材的利用，特别是对嫩叶、实的采集方法和独特功效是非常重要的扩展。现代药学研究表明杜仲叶与杜仲皮的化学成分类似，杜仲实即杜仲籽，含有丰富的杜仲籽油和环烯醚萜苷类活性成分，有良好的食用和药用价值，古人早在900多年前即知晓了它们的功用，博大精深的传统中医药文化值得现代医药学者挖掘和传承。

第四节　明清时期杜仲本草记载

一、《本草纲目》

明代中医药学继承先人成就，发展到了全新高度，李时珍编撰的《本草纲目》被誉为里程碑式的中医药典籍，书中对杜仲的记载更加全面和系统，主要内容如下：

【释名】思仲（《别录》）、思仙（《本经》）、木绵（《吴普》）。〔时珍曰〕昔有杜仲服此得道，因以名之。思仲、思仙，皆由此义。其皮中有银丝如绵，故曰木绵。其子名逐折，与厚朴子同名。

【集解】〔别录曰〕杜仲生上虞山谷及上党、汉中。二月、五月、六月、九月采皮，阴干。〔景曰〕上虞在豫州，虞、虢之虞，非会稽上虞县也。今用出建平、宜都者。状如厚朴，折之多白丝者为佳。〔保升曰〕生深山大谷，所在有之。树高数丈，叶似辛夷。〔颂曰〕今出商州、成州、峡州近处大山中，叶亦类柘，其皮折之白丝相连。江南谓之櫰。初生嫩叶可食，谓之櫰芽。花、实苦涩，亦堪入药。木可作屐，益脚。

【修治】〔斅曰〕凡使削去粗皮。每一斤，用酥一两、蜜三两，和涂火炙，以尽为度。细锉用。

【气味】味辛、平、无毒。〔别录曰〕甘，温。〔权曰〕苦，暖。〔元素曰〕性温，味辛、甘。气味俱薄，沉而降，阴也。〔杲曰〕阳也，降也。〔好古曰〕肝经气分药也。〔之才曰〕恶玄参、蛇蜕皮。

【主治】腰膝痛，补中益精气，坚筋骨，强志，除阴下痒湿，小便余沥。久服轻身耐老（《本经》）。脚中酸疼痛，不欲践地（《别录》）。

【附方】

《本草纲目》杜仲"附方"载有古方书8种，共收录10首方剂，大多数是以杜仲为君药，个别是杜仲单味独用，包括治疗腰痛4首，风寒伤肾、腰虚痛2首，病后出汗者1首，习惯性流产2首，产后疾病和胎藏不安1首，剂型涵盖了汤剂、丸剂、酒剂、散剂等。

1. 青娥丸：治肾气虚弱，风冷乘之，或血气相搏，腰痛如折，俯仰不利，或因劳役伤肾，或卑湿伤腰，或损坠堕伤，或风寒客搏，或气滞不散，皆令腰痛，或腰间如物重坠。用补骨脂（酒浸炒）一斤，杜仲（去皮姜汁浸炒）一斤，胡桃肉（去皮）二十个，为末，以蒜捣膏一两，和丸梧子大，每空心温酒服二十丸。妇人淡醋汤下。常服壮筋骨，活血脉，乌髭须，益颜色（《和剂局方》）。

2. 治疗肾虚腰痛：崔元亮《海上集验方》：用杜仲去皮炙黄一大斤，分作十剂。每夜取一剂，以水一大升，浸至五更，煎三分减一，取汁，以羊肾三四枚切下，再煮三五沸，如作羹法，和以椒、盐，空腹顿服。《圣惠方》：入薤白七茎。《箧中方》：加五味子半斤。

3. 治疗风冷伤肾，腰背虚痛：杜仲一斤切炒，酒二升，渍十日，日服三合。此陶隐居得效方也。《三因方》：为末，每旦以温酒服二钱。

4. 治疗病后虚汗及自流汗：用杜仲、牡蛎，等分为末，卧时水服五匕，不止更服（《肘后方》）。

5. 治疗频惯堕胎或三四月即坠者：于两月前，以杜仲八两（糯米煎汤浸透，炒去丝）、续断二两（酒浸，焙干）为末，以山药五六两为末，作糊丸，梧子大。每服五十丸，空心米饮下。

6. 治疗产后诸疾及胎体不安：杜仲去皮，瓦上焙干，木臼捣末，煮枣肉和，丸弹子大。每服一丸，糯米饮下，日二服（《胜金方》）。

櫰芽

【主治】作蔬，去风毒脚气，久积风冷，肠痔下血。亦可煎汤（苏颂）。

李时珍考古证今，辨疑订误，对杜仲的药性理论和应用提出了深刻的见解，对元王好古提出的"肝经气分药"给予高度的赞同，他写道"杜仲古方只知滋肾，唯王好古言是肝经气分药所未发也。盖肝主筋，肾主骨，肾充则骨强，肝充则筋健，屈伸利用，皆属于筋。杜仲色紫而润，味甘微辛，其气温平，甘温能补，微辛能润，故能入肝而补肾，子能令母实也"。并引用庞元英《谈薮》中病例说明杜仲针对肾虚治疗脚痛的应用：一少年新娶，后得脚软病，且疼甚。医作脚气治不效。路钤孙琳诊之。用杜仲一味，寸断片拆，每以一两，用半酒、半水一大盏煎服。三日能行，又三日全愈。琳曰：此乃肾虚，非脚气也。对于古方中常把杜仲与酒并用的做法，李时珍亦认同"杜仲能治腰膝痛，以酒行之，则为效容易矣"[9]。

二、《本草蒙筌》

《本草蒙筌》是嘉靖末年（公元1565年）祁门（今安徽祁门）医士陈嘉谟依王伦的《本草集要》的前后序编辑而成，收入药物448种，附录388种。此书对药物的产地、真假鉴别、炮制、性味等项论述多有独到之处。其中亦记载杜仲"味辛、甘，气平、温。气味俱薄，降也，阳也。无毒。汉中（属四川）产者第一，脂浓润者为良。刮净粗皮，咀成薄片，姜汁润透，连炒去丝。凡为丸散煎汤，最恶玄参蛇蜕。补中强志，益肾添精。腰痛不能屈者神功，足疼不能践者立效。除阴囊湿痒，止小水梦遗"[10,11]。

三、《雷公炮制药性解》

《雷公炮制药性解》是在明·李中梓所撰《药性解》（约成书于万历末年，公元1619年）二卷本基础上，由明·钱允治在各药之下增补《雷公炮炙论》中有关炮制方法而成，于天启二年（公元1622年）刊刻问世。其中记载杜仲"味辛甘，性温无毒，入肾经。主阴下湿痒，小便余沥，强志，壮筋骨，滋肾止腰痛。去粗皮，酥蜜炙去丝用，恶蛇蜕、玄参。按：杜仲降而属阳，宜职肾家之证。然精血燥者，不宜多用。雷公云：凡使，先须削去粗皮，用酥、蜜和作一处，炙之尽为度；炙干了，细锉用。凡修事一斤，酥一两，蜜三两，二味相和，令一处用也"[12]。

四、《神农本草经疏》

明·缪希雍将《神农本草经》中的药物和《证类本草》中部分药物共490种，采用注疏的形式加以发挥，撰成《神农本草经疏》（公元1625年），又名《本草经疏》。全书据经以疏义，条析诸药，以究其用；附以简误，以知其忌；详列病忌药忌，以别其微，朴实详尽，不涉玄渺，从药理学角度来看，《神农本草经疏》将我国的本草药物论述提升到了新高度。书中记载"杜仲禀阳气之微，得金气之厚，故其味辛，气平无毒。《别录》加甘温。甄权言苦暖。应是辛苦胜而苦次之，温暖

多而平为劣也。气薄味厚，阳中阴也。入足少阴，兼入足厥阴经。按《本经》所主腰脊痛，益精气，坚筋骨，脚中酸痛，不欲践地者，盖腰为肾之府，经曰，动摇不能，肾将惫矣。又肾藏精而主骨，肝藏血而主筋，二经虚则腰脊痛而精气乏，筋骨软而脚不能践地也。五脏苦欲补泻云：肾苦燥，急食辛以润之，肝苦急，急食甘以缓之。杜仲辛甘具足，正能解肝肾之所苦，而补其不足者也。强志者，肾藏志，益肾故也。除阴下痒湿，小便余沥者，祛肾家之湿热也。益肾补肝，则精血自足，故久服能轻身耐老。其主补中者，肝肾在下，脏中之阴也，阴足则中亦补矣"。并简误：肾虚火炽者不宜用，即用当与黄柏、知母同入[13]。

五、《本草汇言》

《本草汇言》由明代倪朱谟编纂，于天启四年（公元1624年）由倪元璐作序，康熙年间完成刻制，收载方剂"必见诸古本有据，时贤有验者，方敢信从。"其中记载"凡下焦之虚，非杜仲不补；下焦之湿，非杜仲不利；足胫之酸，非杜仲不去；腰膝之痛，非杜仲不除。然色紫而燥，质绵而韧，气温而补，补肝益肾，诚为要剂。如肝肾阳虚而有风湿病者，以盐酒浸炙，为效甚捷；如肝肾阴虚，而无风湿病，乃因精乏髓枯，血燥液干而成痿痹，成伛偻，以致俯仰屈伸不用者，又忌用之。补肝益肾，诚为要药"。《本草汇言》收载杜仲治小便余沥，阴下湿痒的方剂为川杜仲四两，小茴香二两（俱盐、酒浸炒），车前子一两五钱，山茱萸肉三两（俱炒）。共为末，炼蜜丸，梧桐子大。每早服五钱，白汤下[14,15]。

六、《药品化义》

明末贾所学原撰《药品化义》（约公元1644年之前），清代李延昰补订刊行于康熙十九年（公元1680年），后有《辨药指南》与补订本内容一致，异名同书。中药功效专项出现在明末清初，标志性著作就是《药品化义》，该书卷二至卷十三为药物各论，分为气、血、肝、心、脾、肺、肾、痰、火、燥、风、湿、寒13类述药161品，对药物论述阐释与前人不同，一般依八款进行，即体、色、气、味、

形、性、能、力，前四项"乃天地产物生成之法象"，后四项"籍医人格物推测之义理"，其中"力"项即为功效。此书中杜仲被归为肾药一类，记载："杜仲，属阴中有微阳，体干，色紫，气和，味苦云辛、云甘，皆非。性凉云温，非，能降，力补腰膝，性气薄而味厚二经。杜仲味苦沉下入肾，盖肾欲坚，以苦坚之，用此坚肾气，强壮筋骨，主治腰脊酸疼，脚膝行痛，阴下湿痒，小便余沥。东垣云：功效如神应，良不爽也。又因其体质，折之内如丝绵，连绵不断，能补肝虚，使筋骨相着，治产后交骨不合，及胎产调理，跌补损伤，所谓'合筋骨之离，莫如杜仲'是也。盖牛膝主下部血分，杜仲主下部气分，相须而用"[16-18]。

七、《本草崇原》

《本草崇原》约成书于康熙十三年（公元1674年），著者张志聪殁而书未成，后由弟子高世栻续成，继而王琦访得副本，校刊后刻入《医林指月》丛书（公元1767年）。作者用阴阳五行理论解释了杜仲的功效，"杜仲皮色黑而味辛平，禀阳明、少阴金水之精气。腰膝痛者，腰乃肾府，少阴主之。膝属大筋，阳明主气。杜仲禀少阴、阳明之气，故腰膝之痛可治也。补中者，补阳明之中土也。益精气者，益少阴肾精之气也。肾筋骨也，坚阳明所属之筋，少阴所主之骨也。强志者，所以补肾也。阳明燥气下行，故除阴下痒湿，小便余沥"[19]。

八、《本草求真》

《本草求真》由清黄宫绣（锦芳）撰，刊于乾隆三十四年（公元1769年），是中药功效分类比较完善的临床中药学专著。黄宫绣从整体上改变了旧有的本草编写体例，采用药物功效分类法，于卷后目录中按历代本草诸书所用的草木、昆虫、金石自然属性分类列出药名便于比对，按药物之品性分为补、涩、散、泻、血、杂、食物七类，各类又分为若干子目，如补剂中又分为温中、平补、补火、滋水、温肾等。此书将杜仲归为温肾补剂，记载"(乔木)温补肝气达于下部筋骨气血。杜仲（专入肝），辛甘微温。诸书皆言能补腰脊，为筋骨气血之需。以其色紫入肝，为肝经气药。盖肝主筋，

肾主骨，肾充则骨强，肝充则筋健，屈伸利，用皆属于筋，故入肝而补肾，子能令母实也。且性辛温，能除阴痒，去囊湿，痿痹痛软必需，脚气疼痛必用，胎滑梦遗切要。若使遗精有痛，用此益见精脱不已，以其气味辛温，能助肝肾旺气也。胎因气虚而血不固，用此益见血脱不止，以其气不上升，反引下降也。功与牛膝、地黄、续断相佐而成"。有些药物的某些性用十分相似，极易混淆，黄宫绣通过辨析，力求尽得深蕴。"但杜仲性补肝肾，直达下部筋骨气血，不似牛膝达下，走于经络血分之中。熟地滋补肝肾，竟入筋骨精髓之内，续断调补筋骨，在于曲节气血之间为异耳。独怪今世安胎，不审气有虚实。辄以杜仲、牛膝、续断等药引血下行。在肾经虚寒者，固可用此温补以固胎元。若气陷不升，血随气脱而胎不固者，用此则气益陷不升，其血必致愈脱无已。故凡用药治病，须察脉症虚实，及于上下之处，有宜不宜，以为审用。若徒守其一曲，以应无穷之变，非惟无益，且以增害。"对于杜仲的品质和炮制《本草求真》也给出了详细的描述，"出汉中浓润者良，去粗皮锉，或酥或酒或蜜以炙，或姜或盐或酒以炒。在人随症活变耳。恶黑参"[20,21]。

九、其他清代医书

清代汪昂编写的《本草备要》（公元1694年）亦将杜仲归于木部，记载杜仲"补腰膝，治胎漏胎坠"[22]。《玉楸药解》（公元1754年）中记载"杜仲入足厥阴肝经，荣筋壮骨，健膝强腰。去关节湿淫，治腰膝酸痛，腿足拘挛。益肝肾，养筋骨"[23]。清朝《广群芳谱》中再次阐述"杜仲嫩叶可食"。

十、本草记载汇总

历代医书对于杜仲的炮制、性味归经、功能主治等阐述，主要内容见表2-1-1。常见的杜仲的加工及药用方法如下。

炮制：除去粗皮，洗净，润透，切成方块或丝条，晒干。盐杜仲：先用食盐加适量开水溶化，取杜仲块或丝条，使与盐水充分拌透吸收，然后置锅内，用文火炒至微有焦斑为度，取出晾干（杜

仲每 100 斤，用食盐 3 斤）。杜仲经炒制后，则杜仲胶被破坏，有效成分易于煎出。

性味：甘，微辛，温，无毒。

归经：肝、肾经。

功能主治：补肝肾，强筋骨，安胎。治腰脊酸疼，足膝痿弱，小便余沥，阴下湿痒，胎漏欲堕，胎动不安。

用法用量：内服，煎汤，3～5 钱；浸酒或入丸、散。

注意事项：

（1）阴虚火旺者慎服。

（2）恶蛇皮、元参。

（3）肾虚火炽者不宜用。即用当与黄柏、知母同入。

（4）内热、精血燥二者禁用。

第五节 近现代研究

辛亥革命以后，随着中医学校的建立，涌现了一批适应教学和临床应用需要的中药学讲义。浙江兰溪中医学校张寿颐的《本草正义》记载杜仲"止小水梦遗，暖子宫，安胎气"[24]。《徐大椿医书全集·药性切用·卷之三》记载"厚杜仲，入肝肾而补虚、止痛、安胎续筋，为腰膝诸痛专药。盐水炒或酒炒用"[25]等。

中华人民共和国成立以来，政府高度重视中医药事业的继承和发扬，杜仲也延续古籍被记载于各种药学专著中。如在《中药志》中称杜仲为丝连皮、丝楝树皮[26]。《中药大辞典》收录杜仲，其来源为杜仲科植物杜仲的树皮，"补肝肾，强筋骨，安胎。治腰脊酸疼，足膝痿弱，小便余沥，阴下湿痒，胎漏欲堕，胎动不安，高血压"[27]。《中华本草》收录杜仲"补肝肾；强筋骨；安胎。主腰脊酸疼……胎动不安"[28]。1963 年版《中国药典》开始收载中药杜仲，沿用至今。随着科技的发展，在国内外大量研究资料证实杜仲叶的药用有效成分与杜仲皮基本相同、药用功能基本一致的基础上，《中国药典》2005 年版正式收载杜仲叶，并确定绿原酸为杜仲叶药材的主要药用有效成分及其含量标准。2015 年版《中国药典》首次收录了以杜仲皮入药的现代中成药单方制剂——全杜仲胶囊[29]。

随着我国现代化建设的发展，杜仲研究必将取得更大的成就，为人类做出更多的贡献。

表 2-1-1 杜仲本草考证汇表

Table 2-1-1 Table of herbal textual research of *Eucommia ulmoides*

朝代	典籍/时期/作者	记载主要内容	备注
东汉	医药简牍	何谓七伤？一曰阴寒，二曰阴痿……此病名曰内伤……桔梗十分、牛膝、续断、防风、远志、杜仲、赤石脂、山茱萸、柏石各四分，肉苁蓉、天雄、薯蓣……凡十五物，皆并冶合……	记载含杜仲的医方治疗"七伤"所致虚劳内伤的疾病
	《神农本草经》	味辛平。主腰膝痛，补中，益精气，坚筋骨，强志，除阴下痒湿小便余沥。久服轻身耐老。一名思仙。生山谷	杜仲被列入上品药材
魏晋南北朝	《名医别录》梁·陶弘景	味甘，温，无毒，主治脚中酸疼痛，不欲践地。生上虞及上党汉中。二月、五月、六月、九月采皮，阴干	首次记载杜仲的生长地区、药用部位和采收季节
	《本草经集注》梁·陶弘景	与《名医别录》几近相同	
	《雷公炮炙论》南北朝刘宋·雷敩	凡使，先须削去粗皮，用酥、蜜和作一处，炙之尽为度；炙干了，细锉用。凡修事一斤，酥二两，蜜三两，二味相和，令一处用也	记载了杜仲的炮制方法
宋、金、元	《本草图经》宋·苏颂	其皮类浓朴，折之内有白丝相连。初生叶嫩时，采食，主风毒脚气及久积风冷、肠痔、下血，亦宜干末作汤，谓之檰芽。花、实苦涩，亦堪入药	首次全面记载了杜仲其他药用部位、功效、制法和应用

朝代	典籍/时期/作者	记载主要内容	备注
宋、金、元	《珍珠囊药性赋》 金·张元素 金·李杲 元·王好古	杜仲味辛、甘，平、温，无毒。阳也，降也……酥炙去其丝，功效如神应	
	《珍珠囊补遗药性赋》 元·李东垣	坚筋补损伤，兼主肾虚腰脊痛。用姜汁和炒去丝良。除风冷，强心志	增加了杜仲用姜汁和炒的炮制方法
	《汤液本草》 元·王好古	肝经气分药，润肝燥，补肝虚	
明	《本草纲目》 明·李时珍	味辛、平、无毒。气味俱薄，降也，阳也。能入肝而补肾，子能令母实也。恶玄参、蛇蜕皮。治腰膝痛，以酒行之，则为效容易矣	收录以杜仲为君药方剂10首，剂型涵盖汤剂、丸剂、酒剂、散剂等
	《本草蒙筌》 明·陈嘉谟	汉中产者第一，脂浓润者为良。刮净粗皮，咀成薄片，姜汁润透，连炒去丝。腰痛不能屈者神功，足疼不能践者立效	
	《雷公炮制药性解》 明·钱允治	杜仲降而属阳，宜职肾家之证。然精血燥者，不宜多用	
	《神农本草经疏》 明·缪希雍	杜仲禀阳气之微，得金气之厚，故其味辛，气平无毒……益肾补肝，则精血自足，其主补中者，肝肾在下，脏中之阴也，阴足则中亦补矣。肾虚火炽者不宜用，即用当与黄柏、知母同入	简误杜仲使用的注意事项
	《本草汇言》 明·倪朱谟	凡下焦之虚，非杜仲不补；下焦之湿，非杜仲不利；足胫之酸非杜仲不去；腰膝之痛，非杜仲不除。然色紫而燥，质绵而韧，气温而补，补肝益肾，诚为要剂。如肝肾阳虚而有风湿病者，以盐酒浸炙，为效甚捷	辨证论治，记载了杜仲适宜治疗肝肾阳虚并伴有风湿病者，不宜用于肝肾阴虚，而无风湿病者
	《药品化义》 明·贾所学 撰 清·李延昰 补订	杜仲，属阴中有微阳。性凉云温，非，能降，力补腰膝，性气薄而味厚二经。杜仲，沉下入肾，盖肾欲坚，以苦坚之，用此坚肾气，强壮筋骨……合筋骨之离，莫如杜仲。	杜仲被归为肾药一类，并按体、色、气、味、形、性、能、力八款阐释
清	《本草崇原》 清·张志聪 撰 清·高世栻 续成	杜仲皮色黑而味辛平，禀阳明、少阴金水之精气。腰膝痛者，少阴主之。膝属大筋，阳明主气。杜仲禀少阴、阳明之气，故腰膝之痛可治也。补中者，补阳明之中土也	记载杜仲皮色黑，阐释杜仲禀少阴、阳明之气，故可治腰膝之痛
	《本草求真》 清·黄宫绣（锦芳）	（乔木）温补肝气达于下部筋骨气血。杜仲性补肝肾，直达下部筋骨气血，不似牛膝达下，走于经络血分之中。辄以杜仲、牛膝、续断等药引血下行……出汉中浓润者良，去粗皮锉，或酥或酒或蜜以炙，或姜或盐或酒以炒	将杜仲归为温肾补剂，辨析了杜仲与其他功用相近药材的差异及用药注意事项，并描述了杜仲的道地产区和炮制方法
	《本草备要》 清·汪昂	补腰膝，治胎漏胎坠	
	《玉楸药解》 清·黄元御	杜仲益肝肾，养筋骨，去关节湿淫，治腰膝酸痛，腿足拘挛	

注：各论著所引内容仅列在前人论述基础上增加或补充的主要内容，前人论著中已列出内容不再重复。

Note: the contents cited in each treatise are only the main contents added or supplemented based on the previous treatise, and the same contents listed in the previous treatises are not repeated.

（赵 晔 郑晓晖 王 美）

参 考 文 献

[1] 张延昌. 武威汉代医简注解. 北京：中医古籍出版社，2006:134, 135.

[2] 吴普等. 神农本草经. （清）孙星衍，孙冯翼 辑. 北京：人民卫生出版社，1963.

[3] 陶弘景. 名医别录. 辑校本. 尚志钧辑校. 北京：中国中医药出版社，2013.

[4] 陶弘景. 本草经集注. 辑校本. 尚志钧，尚元腾辑校. 北京：人民卫生出版社，1994.

[5] 雷敩. 雷公炮炙论. 合肥：安徽科学技术出版社，1991，(12):77

[6] 苏颂. 本草图经. 尚志钧辑校. 合肥：安徽科学技术出版社，1994.

[7] 李东恒. 珍珠囊补遗药性赋. 上海：上海科学技术出版社，1986.

[8] 王好古. 汤液本草. 北京：中国中医药出版社，2008.

[9] 李时珍. 本草纲目. 北京：人民卫生出版社，1982.

[10] 陈嘉谟. 本草蒙筌. 北京：中医古籍出版社，2009.

[11] 徐树楠，李庆升，刘海丽. 《本草蒙筌》的学术特色探讨. 中国中医药信息杂志，2003，10(S1):5, 6.

[12] 李中梓. 雷公炮制药性解. （明）钱允治订正. 北京：中国中医药出版社，1998.

[13] 缪希雍. 神农本草经疏. 北京：中医古籍出版社，2002.

[14] 倪朱谟. 本草汇言. 戴慎，陈仁寿，虞舜校. 上海：上海科学技术出版社，2005.

[15] 吴昌国. 明代本草名著《本草汇言》研究. 中医文献杂志，2011，5: 5-7.

[16] 贾所学. 药品化义. 李延昰补订. 王小岗，郑玲校注. 北京：中医古籍出版社，2012.

[17] 张瑞贤. 《药品化义》及其它. 天津中药学院学报，1993，2: 23-27.

[18] 陈勇，蒋麟，李政，张廷模，等. 试论《药品化义》对中药功效理论的贡献. 四川中医，2005，23(5): 5, 6.

[19] 吉训超，徐志东，罗菲. 论张志聪《本草崇原》的学术成就及其意义. 云南中医中药杂志，2009，30(8): 73, 74.

[20] 黄宫绣. 本草求真. 北京：人民卫生出版社，1987.

[21] 陈勇，孙晓波，张廷模. 试论《本草求真》对中药功效理论的贡献. 四川中医，2005，23(6): 5, 6.

[22] 汪昂. 本草备要. 北京：中国中医药出版社，2009.

[23] 黄元御. 玉楸药解. 北京：中国医药科技出版社，2016.

[24] 张山雷. 本草正义. 福州：福建科学技术出版社，2006.

[25] 徐大椿. 徐大椿医书全集. 北京：人民卫生出版社，1988.

[26] 中国医学科学院药用植物资源开发研究所. 中药志. 北京：人民卫生出版社，1994.

[27] 江苏新医学院. 中药大辞典. 上海：上海人民出版社，1977.

[28] 国家中医药管理局编委会. 中华本草. 上海：上海科学技术出版社，1998.

[29] 国家药典委员会. 中华人民共和国药典（2015年版）. 北京：中国医药科技出版社，2015.

采集、加工及贮藏研究

研究亮点：

1.不同生长期杜仲皮、叶中各化学成分含量存在明显差异，一般六七月份适宜采集杜仲皮和杜仲叶。

2.传统杜仲皮的加工方法为采集后干燥、去粗皮、"发汗"，现代药学研究表明不同的干燥方法和"发汗"工艺对杜仲皮的活性成分有明显影响。

3.杜仲叶采收后需尽快杀青干燥，蒸制、微波及烘制的杜仲叶中绿原酸和京尼平苷酸的量与鲜叶非常接近，不同方法干燥的杜仲叶中醇溶性浸出物的含量无明显差别。

4.杜仲皮、叶的贮藏保存简便，经加工后置于干燥通风处即可。

摘要：杜仲皮、杜仲叶为杜仲科植物杜仲（*Eucommia ulmoides* Oliv.）的干燥树皮和干燥叶，传统杜仲皮的加工方法为采集后干燥、去粗皮、"发汗"，采集时间、加工工艺对药材有效成分有一定影响，可造成药材质量参差不齐，进而影响杜仲制剂的质量和疗效，需综合评价活性成分的含量变化与药效和临床适应证的相关性，选择合适的"发汗"加工方法。杜仲药材加工后贮藏保存简便，阴凉、干燥、通风即可。

关键词：杜仲，采集，加工，贮藏

Chapter 2　Research on the Methods of Collection, Pretreatment, and Storage

Highlights：

1. There are obvious differences in the contents of chemical components in the bark and leaves of *Eucommia ulmoides* Oliv. in different growth periods, normally it is better to collect the bark and leaves of *E. ulmoides* in June and July.

2. The traditional processing methods of *E. ulmoides* bark are drying, removing rough bark and "sweating" after collection. Modern pharmaceutical research shows that different drying methods and "sweating" processes have obvious influences on the active components.

3. *E. ulmoide*s leaves need to be dried as soon as possible after harvesting. The amount of chlorogenic acid and geniposidic acid in the leaves which are dyied by steam, or microwave, or hot wind is very close to those of the fresh leaves. There is no significant difference in the content of alcohol extracts in the leaves which are dried by different dried methods.

4. *E. ulmoides* bark and leaves should be stored in cool, dry and ventilated place after processing, which is simple and convenient preservation method.

Abstract: The traditional processing methods of *E. ulmoides* are drying, removing rough bark and "sweating" after collection. The collection time and processing technology have certain influences on the effective ingredients, thus affect the quality and therapeutic effects of the medicinal materials and preparations. Comprehensively evaluate the correlation between the content change of active ingredients and the clinical indications, it will benefit to choose suitable "sweating" processing method. *E. ulmoides* bark and leaves should be stored in cool, dry and ventilated depository after processing.

Keywords: *Eucommia ulmoides* Oliv., Collection, Pre-processing, Storage

第一节 杜仲的采集

一、杜仲皮的采集

（一）采集时间

一般选择 10 年以上树龄的杜仲采收树皮，受不同产地气候影响，可以在 4 月至 7 月采收，此时树木生长旺盛，含水分多，树皮易于剥离和愈合再生。采收气候要求高温、高湿，温度最好在 25～36℃，相对湿度在 80% 左右。一般要求在多云或阴天采收，如为晴天则最好在 16 时以后，避免阳光直接照射[1]。目前多以杜仲药材总浸出物和各类化学成分含量为指标指导杜仲皮的合理采收。刘会芳等以总浸出物、桃叶珊瑚苷和绿原酸为指标，对 5 月、8 月、10 月份采收的杜仲皮质量进行了评价，结果表明杜仲皮中三种成分的含量在不同月份无明显差别，在春、夏、秋季均可采摘[2]。王丽楠等采用高效液相色谱（HPLC）法测定杜仲主要有效成分绿原酸、松脂醇二葡萄糖苷含量，发现 4 月至 9 月份采集的杜仲皮中，70% 的样品中绿原酸含量在 6 月份出现最高点，为 5.67%，另有 20% 的样品在 5 月份含量最高；杜仲皮中松脂醇二葡萄糖苷含量变化趋势不明显，其中有 50% 的样品含量在 5 月、6 月份出现最高点[3]。严颖采用 UPLC-QTRAP-MS/MS 法同时测定不同生长年限（7～10 年生、10～15 年生、15～20 年生）、不同采收时间（3～7 月）杜仲皮中木脂素类、环烯醚萜类、苯丙素类及黄酮类成分的含量，发现 7～10 年生杜仲皮各类成分的总量最高，是 15～20 年生杜仲皮各类成分总量的 1.2 倍左右，但桃叶珊瑚苷的含量在 10～15 年生杜仲皮中最高，为 8%，6 月初采收最佳[4]。

（二）采集方法

1. 环剥再生法 先在杜仲树干分枝处的下面和树干基部离地面 20 cm 处分别环割一刀，然后在两环割处之间纵向割一刀，并从纵向刀割处向两侧剥皮。环割、纵割时，要准确入刀，深度以不伤木质部为宜。剥皮后，树皮暂不取下，待新皮生长时取皮加工。

2. 轮换剥离再生法 又称侧剥再生法。此法将枝干分枝处以下的干部纵向分成两部分，每次割取 1/2，因此横向不是环割，只是横割剥离的部位，保留的部位不割。横割部位与上法同，横割后沿横割端部纵向割两刀，然后剥离皮部，剥后取下皮加工。此法因保留半部树皮，树干输导功能尚好，有利于新皮生长。待新皮长好后，再剥取上次保留的原皮。这种轮换部位剥皮，树木不死亡，恢复生长快，效果也很好[5,6]。

3. 局部剥皮法 是传统采用的方法。在离地面 10 cm 以上的树干上切树干的 1/3～1/2，再用大钩刀划一直线，割至韧皮部时不能伤及形成层，然后交错剥取树围面积 1/4～1/3 的树皮，每年可更换不同部位采剥，2～3 年后树皮重新生长，可继续剥取。

4. 大面积环剥法 先在树干分枝处的下面横切一刀，再纵割一刀，呈"T"字形，深度控制在只割断韧皮部而不伤及形成层。沿横割的刀痕，撬起树皮，把树皮向两侧撕裂，随时割断残连的韧皮部，绕树干一周全部割完，再向下撕至离地面 10 cm 处割断。注意把握横切的厚度，剥皮动作要轻柔，不能碰伤木质部外层幼嫩部分。更不能用手摸，否则此部位会变黑死亡；要避免淋雨、暴晒，亦不可喷洒农药。

5. 砍树剥皮法 采集老杜仲树皮，可于齐地面绕树干锯一环状切口，按商品规格要求的长度向上再锯第二道切口，在两切口之间纵割后环剥树皮，不合长度及较粗的枝皮剥取后作碎皮药用。茎干的萌发能力很强，砍树后的树桩上可很快萌发新苗，育成新树[5,6]。

二、杜仲叶的采集

杜仲皮的生长周期较长，研究发现杜仲叶和皮的有效成分基本相同，是极具开发价值的药用部位，以叶代皮是对药材资源的充分利用。杜仲叶采收应在定植后的 4～5 年,采收时选晴天的上午摘取旺盛无病的树叶,及时放在洁净的场地上,暴晒至干。

不同采集时间的杜仲叶中各类成分含量也有所不同。茹建永等采用 HPLC 法测定了 5 月至 11 月采收的杜仲叶中绿原酸含量,以乙腈和 0.4% 磷酸溶液(11∶87)为流动相,流速为 1.0 ml/min,柱温为 25℃,检测波长为 327 nm,绿原酸含量在 1.390%～3.178%,7 月份采集的杜仲叶绿原酸含量最高,然后随着生长逐渐下降,11 月落叶的含量最低,低于叶片刚萌芽的 5 月[7]。何希瑞等采用 HPLC 法连续 2 年考察了 4 月至 11 月采收的杜仲叶中绿原酸含量的变化,发现不同状态杜仲叶在生长期内的绿原酸含量变化一致,4 月至 7 月生长期的绿叶及 10 月至 11 月落叶中的绿原酸含量较低,8 月至 9 月间杜仲叶的绿原酸含量相对较高,鲜叶含量达到 0.912%,干燥后杜仲叶绿原酸含量可达 3.377%,且 2 年内结果变化趋势一致[8]。

任何单一成分都无法全面表征药材的整体质量,以一种活性成分为参照指标确定杜仲叶最佳采收期存在一定片面性。杨春霞等建立 HPLC 法测定 5 月至 12 月采集的杜仲叶自然阴干后绿原酸、京尼平苷和桃叶珊瑚苷 3 种成分的动态变化,结果显示绿原酸含量在 6 月达到最高,为 10.817 mg/g,之后逐渐递减,12 月降至最低,仅为 2.179 mg/g;9 月至 10 月是京尼平苷积累的主要时期,含量可达 3.000 mg/g,12 月落叶中含量最低,仅为 0.1214 mg/g;桃叶珊瑚苷含量也在 6 月达到最高,为 0.5502 mg/g[9]。张前程等采用 HPLC 法对 3 月至 10 月间采摘的杜仲叶进行含量测定,发现绿原酸的含量自 4 月份即开始下降,至 9 月初下降到最低,随后又缓慢增长,最佳采收期为 5 月底至 6 月初;桃叶珊瑚苷的含量从 4 月份到 7 月呈上升趋势,到 9 月底达到最大值,随后含量缓慢降低;杜仲叶中京尼平苷酸的含量从 4 月份至 6 月也呈减缓增长的趋势,之后其含量积累呈渐缓下降趋势,建议选择 5 月底至 6 月上旬采收杜仲叶[10]。郑英等采用 HPLC 法和紫外分光光度法对采自 3 月至 11 月份的杜仲叶中绿原酸、松脂醇二葡萄糖苷、总黄酮含量进行测定,发现不同采收期杜仲叶中主要化学成分含量变化具有一定差异,3 种成分含量均呈现先升高后降低的趋势,

绿原酸含量在 6 月至 7 月增长较多,7 月中旬含量出现最大值 2.04%,之后逐渐下降,在 11 月中旬含量达到最低值 0.59%;松脂醇二葡萄糖苷含量在 3 月出现最低值 0.13%,6 月份之后开始增加,8 月上旬达到最高值 0.80%,8 月中旬含量缓慢降低;总黄酮的含量在 3 月下旬为最低点,仅 3.09%,然后逐渐增加,8 月上旬达到最高值 24.54%,之后含量虽有所减少,但仍保持在 15% 左右。因此,黔产杜仲叶在七八月采收较为合理[11]。

杜仲在我国种植广泛,不同产地的气候变化和环境有较大差异,可根据种植地环境、药材生长状态、有效成分的含量确定杜仲叶采集的具体时间,通常 6～8 月份采集较好。

第二节 杜仲的加工及贮藏

一、杜仲皮的加工

杜仲传统的产地加工主要为"发汗"及"去粗皮"两个环节。2015 年版《中国药典》中规定杜仲产地加工方法为"刮去粗皮,堆置'发汗'至内皮呈紫褐色,晒干"。杜仲皮采收后刮去粗糙表皮(不宜过深,以不起刨花为度),干燥或不干燥,以稻草垫底,将杜仲皮内表面两两相对紧密重叠铺上,上用木板加重物压平,四周用稻草盖严,使之发汗至内表面呈紫黑色,约 1 周时间取出置阳光下晒干,把边缘切修整齐,然后再分成各档规格,一般根据树皮的厚薄大小,将其分为"厚仲""薄仲""行仲"三等[12]。

(一)去粗皮

杜仲粗皮占杜仲干燥树皮质量分数的 12.7%,去粗皮前后的醇溶性浸出率没有显著性差异,水溶性浸出率比未去粗皮高 11.26%;粗皮残留有害物质较高,含松脂醇二葡萄糖苷较少,仅为 0.050%。有研究发现杜仲粗皮中铅元素检测值最高可达 23.6%,而去粗皮后铅元素含量在 1.50% 左右,进一步表明杜仲皮"去粗皮"具有合理性[13]。

(二)发汗

"发汗"是一种传统而又独特的产地初加工技术,即将鲜药材加热或半干燥后,密闭堆积发

热，使其内部水分向外蒸发，并凝结成水珠附于药材的表面，犹如人体出汗，故称为"发汗"。发汗后药材变软、变色，有利于药材干燥，同时调节生物组织中的酶系统与微生物群落活力，启动或加速了初生/次生代谢产物的生物转化过程，直接影响着药材的性状与品质。有多种不同的"发汗"方法，主要差别体现在三方面，一是"发汗"前是否干燥处理，二是干燥的方法和时间，三是干燥时是否用热水。

1. 不同发汗方法对杜仲皮化学成分的影响 严颖采用 UPLC-QTRAP-MS/MS 方法，测定不同"发汗"处理后杜仲皮中主要成分梓醇、桃叶珊瑚苷、京尼平苷酸、绿原酸、松脂醇二葡萄糖苷的含量变化，包括晒干不发汗、在产地"发汗"、刮去粗皮堆置"发汗"、直接堆置"发汗"、晒至八九成干后堆置"发汗"、堆置"发汗"后干燥刮去粗皮、直接"发汗"后内皮不同压紧程度、烫后"发汗"后内皮不同压紧程度等 10 种条件，发现晒干产地"发汗"后杜仲皮中的梓醇含量最高，为 47.47 μg/g，其次为晒干沸水烫后"发汗"内皮不压紧，含量为 24.75 μg/g，其他发汗工艺与不发汗的处理差别不大；杜仲皮晒干在产地"发汗"后桃叶珊瑚苷的含量与仅晒干不"发汗"药材相比降低 54%，为 2.295 mg/g，刮去粗皮，堆置"发汗"后松脂醇二葡萄糖苷含量较晒干品增加 50%，可达到 1.54 mg/g[4]。也有报道松脂醇二葡萄糖苷含量高低顺序为：未"发汗"生品（0.383%）＞未沸水浸"发汗"样品（0.377%）＞沸水浸"发汗"样品（0.308%），可见沸水浸泡处理明显影响了松脂醇二葡萄糖苷的含量[12]。一方面，采用适宜的"发汗"方法可提高京尼平苷酸含量，以晒干或烘至半干后"发汗"京尼平苷酸的含量最高，比传统不干燥即"发汗"的药材含量高 50%，这可能与加工过程中药材的含水量、温度、酶活性有关，快速减少药材的含水量，可减少环烯醚萜苷的水解；另一方面，在适宜温度下药材自身含有的分解酶部分或全部失活，也减少了苷的分解，而采用阴干的方法，低温对苷的分解酶无影响，故与传统"发汗"品的含量无显著差异[4,14]。对于另一个环烯醚萜类化合物桃叶珊瑚苷，将杜仲皮晒干烫后压紧刮去粗皮后堆置"发汗"，桃叶珊瑚苷的含量可由生品的 5.03 mg/g 升高 80% 左

右，达到 9.11 mg/g[4]；也有不同研究报道，采用晒干、阴干或烘干等不同干燥方法处理后进行"发汗"，其桃叶珊瑚苷的含量均比"发汗"前药材含量低[15]；"发汗"方法会使绿原酸的含量均明显下降，烫后"发汗"、煮后"发汗"和蒸后"发汗"品降为生品的 10% 以下，这主要因为高温高湿下大量绿原酸水解和分子内酯基迁移的异构，因此若要发挥绿原酸的作用，宜用杜仲生品[4,16]。

2. 发汗对杜仲皮提取物的影响 杜仲"发汗"后醇溶性浸出物浸出率比未"发汗"的高 9.42%，水溶性浸出物浸出率比未"发汗"的高 11.31%[12]。有研究采用分光光度法比较了板片状和宽丝状杜仲皮采用同一干燥方法处理后，"发汗"前后多糖含量的变化，结果发现不论干燥方法如何，"发汗"后两种药材的多糖含量均显著下降，如杜仲皮 80℃ 下烘干"发汗"后多糖含量降低为 5.65 mg/g，"未发汗"处理的多糖含量可达 7.19 mg/g[17]。与生品比较，传统"发汗"加工方法对杜仲皮总黄酮含量的无显著影响；阴至半干后"发汗"、晒至半干后"发汗"、烘至半干后"发汗"、煮后"发汗"和蒸后"发汗"均可以显著提高总黄酮含量，可能是高温使植物细胞和某些物质的生物活性失活或部分失活，减少了后续加工过程中因维持新陈代谢而导致营养物质（如总黄酮）的损失，若临床应用以总黄酮的生物活性为主时，选用煮后"发汗"或蒸后"发汗"的加工方法具有一定的增效作用[18]。

杜仲发汗后可提高醇溶性成分和水溶性成分含量，而桃叶珊瑚苷、绿原酸、松脂醇二葡萄糖苷含量降低。因此，若多糖为发挥药效的主要成分，建议采用板片状不发汗，微波辅助干燥后晒干的杜仲皮；若桃叶珊瑚苷、松脂醇二葡萄糖苷、绿原酸为发挥药效的主要成分，建议采用趁鲜切宽丝，不发汗，80～100℃ 烘干的杜仲；若总黄酮为发挥药效的主要成分，建议采用蒸后"发汗"加工的杜仲皮。由于中药活性成分较多，各活性成分的药理作用差异较大，宜根据不同临床治疗症候，针对不同活性成分开展加工方法研究，综合评价活性成分的含量变化与药效评价和临床适应证的相关性，有利于全面解析传统"发汗"加工的科学内涵。

（三）干燥

《本草经集注》中记载了杜仲"采皮阴干"、去粗皮晒干和去粗皮"发汗"后晒干的不同干燥方法。杜仲皮"发汗"后经不同的干燥方法（微波干燥后晒干、烘干、晒干与阴干）处理后，多糖含量从高到低依次为100℃烘干 > 微波干燥后晒干 > 晒干 > 阴干。100℃烘干的杜仲皮多糖含量约为阴干药材的2倍[14]。孙文基等用HPLC法考察杜仲皮在受热（烘干温度分别为40℃、50℃、60℃、80℃、100℃、120℃）干燥及沸水浸泡后干燥过程中桃叶珊瑚苷、绿原酸和松脂醇二葡萄糖苷的含量变化，发现杜仲皮在80℃直接烘干时桃叶珊瑚苷含量最高（1.119%），是沸水浸泡后80℃烘干的2倍，不同干燥过程中其他两种成分无明显变化[19]。

二、杜仲叶的加工及贮藏

（一）杜仲叶的加工

由于杜仲仅以皮入药，杜仲资源综合利用率很低。国内外学者经多年的研究发现，杜仲叶含绿原酸（0.5% ~ 0.9%）、桃叶珊瑚苷（0.11% ~ 0.19%）及黄酮醇（0.5% ~ 0.87%）等活性物质及多种氨基酸和维生素，与皮的化学成分组成很相近，《中国药典》收载杜仲叶的加工方法为"夏、秋二季枝叶茂盛时采收，晒干或低温烘干"。杜仲叶中的绿原酸等活性物质在自然阴干的条件下易被生物活性酶破坏，同时这些苯丙素类及环烯醚萜等化合物热稳定性差，温度过高反而会造成分解损失。为防止腐烂，杜仲叶采收后要先摊放在室内，并及时进行杀青处理。简单的杀青方法是将炒锅加热，使锅温达200 ~ 220℃时，投入鲜叶1 ~ 2 kg，立即盖上锅盖，焖炒1 ~ 2 min，待锅盖缝冒出较多的水汽时，开盖扬炒，抖散水汽，炒至叶面失去光泽，叶色暗绿，叶质柔软，手握叶不粘手，失重30%左右即可。也可以用杀青锅杀青，在200℃左右的温度下杀青处理5 min。专门制胶用的杜仲叶不作杀青处理，但杀青处理后的杜仲叶仍可提取杜仲胶[20]。

（二）杜仲叶的加工方式对化学成分的影响

初加工方式对杜仲叶化学成分也会产生一定的影响。严瑞娟等建立HPLC指纹图谱法，对不同初加工方式制得的样品及杜仲叶鲜品中绿原酸、京尼平苷酸及醇溶性浸出物的含量进行了比较，加工方式包括自然阴干、晒干、蒸制（分别蒸5 min、10 min、20 min）、烫制（沸水中分别烫1 min、2.5 min、5 min、10 min、20 min）、炒制（分别于100℃、130℃、160℃下炒制，每个温度下各炒1 min、3 min、5 min）、烘制（分别于80℃、100℃、120℃下加热，每个温度下各加热10 min、20 min、30 min）、微波制（在低、中、高火力加热，不同火力下各加热1 min、2.5 min、5 min），结果发现蒸制效果普遍较好，绿原酸、京尼平苷酸及醇溶性浸出物的含量分别高达3.13%、3.93%和44.53%。100℃烘制的杜仲叶中绿原酸和京尼平苷酸的量是80℃烘制叶的2 ~ 3倍，醇溶性浸出物的含量无明显差别，可见蒸制、微波及100 ~ 120℃烘制的效果较其他初加工方式好，品质与鲜叶非常接近[21]。何希瑞等采用《中国药典》规定的HPLC法考察了不同干燥方式对2年内不同采收期（4 ~ 11月）的16批杜仲叶绿原酸含量的影响，不同干燥品中绿原酸含量由高到低的顺序为：低温减压干燥叶 > 晒干叶 > 阴干叶，这种变化规律在16批杜仲叶中表现一致，其中9月份采收的杜仲叶经低温减压干燥后，绿原酸含量可达到3.337%。建议为保证杜仲叶的质量，应该尽量缩短采收叶的贮藏时间，并尽可能采用低温快速烘干的方法[8]。孙文基等用HPLC法考察杜仲叶在受热（烘干温度分别为40℃、50℃、60℃、80℃、100℃、120℃）干燥及沸水浸泡后干燥过程中桃叶珊瑚苷、绿原酸的含量变化，发现杜仲叶先于沸水中浸泡5min，再于60℃干燥各成分含量最高，特别是桃叶珊瑚苷的含量明显高于其他加工方法，可达1.258%[19]。裴晓红等以绿原酸、松脂醇二葡萄糖苷、总黄酮、水溶性浸出物和醇溶性浸出物为指标综合评价不同干燥工艺对杜仲叶品质的影响，包括直接晒干、直接阴干、不同温度直接烘干、蒸青后晒干、蒸青后阴干、蒸青后不同温度烘干、热风杀青后不同温度烘干、手工炒青后晒干、手工炒青后阴干、手工炒青后不同温度烘干，不同温度均设置为50℃、60℃、70℃、80℃，发现直接晒干、直接阴干、直接烘干、蒸青后晒干、蒸青后阴干、手工炒青后晒干、手工炒青后阴干、手工炒青后烘干等方式对杜仲叶药效成分的保留一般，蒸青是杜仲叶最好的杀青方式，蒸青后烘干的杜仲叶中绿原酸百分含量可超过1%，蒸青后70～80℃烘干的杜仲叶中松脂醇二葡萄糖苷的百分含量接近5%，高出其他处理组1～2倍；不同制干方式对黄酮含量的影响较小，波动范围在9.02%～11.28%，对水溶性浸出物和醇溶性浸出物的量影响不大，波动范围分别在38.00%～41.98%和39.16%～43.39%，综合考虑多指标，以蒸青后70～80℃烘干工艺最合适[22]。或将鲜杜仲叶冷冻至-10℃以下，干燥压力控制在30 Pa以下，升华温度控制住40℃以下，冻至半干取出，堆闷至呈褐色，干燥。

（三）杜仲的贮藏

1. 杜仲皮的贮藏方法 2015年版《中国药典》收载杜仲皮的贮藏方法为置通风干燥处。可将已分好等级的杜仲皮分类装好，排列整齐，打捆成件，贮存于干燥地方即可。

2. 杜仲叶的贮藏方法 杀青处理后的杜仲叶要及时烘干或晾干，去掉杂质，存放于干燥通风的仓库里，注意防潮、防晒、防虫、防鼠害[20]。有研究比较了不同温度和光照的贮藏条件下杜仲主要成分的含量变化，分别将800 W微波杀青5 min，阴干处理的杜仲叶在4～10℃避光、4～10℃不避光、室温避光、室温不避光4种条件下存放，采用HPLC法测定杜仲叶中主要成分京尼平苷酸、绿原酸和京尼平苷的含量。结果发现室温避光贮藏18个月后3种化合物的含量分别下降了5.67%、10.69%和17.45%，不避光贮藏3种化合物的含量下降幅度更大，分别下降了6.29%、12.76%和18.61%；低温贮藏更有利于保持此3种化合物的稳定，低温避光贮藏18个月后，3种化合物的含量分别下降了4.25%、6.40%和11.63%，不避光条件下3种化合物的含量下降幅度稍大，分别下降了4.46%、8.80%和13.96%。可见，在存放18个月的情况下温度对杜仲叶中绿原酸的含量有较大影响，对京尼平苷酸和京尼平苷的含量有一定

影响；同时，光线会使绿原酸的含量降低，对另外两种化合物影响较小。综合以上分析，杜仲叶在最佳采收期进行采收，经杀青、干燥后，密封、低温、避光贮藏，有利于杜仲叶中环烯醚萜类成分和苯丙素类成分的稳定[23]。

（赵 晔 郑晓晖 高 聪）

参 考 文 献

[1] 邓先瑜. 杜仲采集加工与炮制研究. 时珍国医国药，1999, 10(11): 844, 845.

[2] 刘会芳，庄绪华，赵军太，等. 杜仲采收期的实验研究. 齐鲁药事，2004, 23(8): 49-51.

[3] 王丽楠，李伟，覃洁萍，等. 不同采收期杜仲不同部位主要有效成分的动态研究. 药物研究，2009, 18(18): 29-31.

[4] 严颖. 杜仲药材的品质评价研究. 南京：南京中医药大学硕士学位论文，2018.

[5] 张小军. 杜仲剥皮再生关键技术. 林业科技，2018, 11: 72, 73.

[6] 胡庚成. 杜仲树皮的采剥与加工. 陕西林业科技，2011, (1): 100-102.

[7] 茹建永，乔孝伟. HPLC法测定不同采收时期杜仲叶中绿原酸的含量. 中国药房，2008, 19(27): 2112-2114.

[8] 何希瑞，李永生，杨芳，等. 不同采收时间及干燥方法对杜仲叶中绿原酸含量的影响. 西北药学杂志，2013, 28(2): 130-132.

[9] 杨春霞，黄丽莉，朱培林，等. 杜仲叶中3种主要活性成分的动态变化. 南方林业科学，2015, 43(1): 8-10.

[10] 张前程. 杜仲叶中活性成分的积累规律及其提取物的制备. 开封：河南大学硕士学位论文，2015

[11] 郑英，周兰，许亚玲，等. 黔产杜仲叶不同采收期化学成分变化规律研究. 世界最新医学信息文摘，2018, 18(34): 27-29.

[12] 刘圣金，吴德康，狄留庆，等. 杜仲不同加工方法对其质量的影响. 中国中医药信息杂志，2007, 14(12): 39, 40, 76.

[13] 罗定强，李青，刘嘉澍，等. 杜仲饮片去粗皮合理性的探讨. 安徽医药，2018, 22(8): 1460-1462, 1644.

[14] 董梦欣，杨钧博，魏学军. 杜仲不同"发汗"制品中京尼平苷酸含量的比较. 黔南民族医专学报，2018, 31(4): 239-242.

[15] 刘汇丽，魏学军，何鑫. 不同加工方法对杜仲桃叶珊

瑚苷含量的影响. 中国民族民间医药, 2016, 25(5):
10-12.

[16] 蒋杰, 李雪营, 魏学军. 杜仲不同"发汗"加工方法
制品中绿原酸含量的比较. 中国民族民间医药, 2109,
28(1): 28-30.

[17] 赵鸿宾, 魏学军, 孙晓惠. 不同产地加工方法对杜仲多
糖含量的影响. 时珍国医国药, 2016, 27(5): 1113-1115.

[18] 李雪营, 林先燕, 魏学军. 杜仲不同"发汗"加工方
法制品中总黄酮含量的比较. 时珍国医国药, 2019,
30(3): 597-599.

[19] 孙佳梅, 孙文基. 杜仲在受热干燥中 3 种成分的含量
变化. 药物分析杂志, 2006, 26(12): 1791-1793.

[20] 徐龙. 杜仲的采收和贮藏技术. 中国农村科技, 2005,
5:15.

[21] 严瑞娟, 张水寒, 罗跃龙, 等. 不同产地初加工方式
处理杜仲叶的 HPLC 指纹图谱研究. 中草药, 2013,
44(15): 2085-2091.

[22] 裴晓红, 吴仙, 张林鑫, 等. 不同制干工艺对杜仲叶药
效成分的影响. 贵州农业科学, 2017, 45(5): 95-98.

[23] 宣志红, 寿辉, 姚琥, 等. 不同干燥加工与贮藏方
法对杜仲叶药材质量变化的研究. 中草药, 2013,
44(11):1431-1434.

第三章

炮制研究

研究亮点：

1. 有 60 余部医书记载了杜仲炮制方法，不同方法有两个共同点，去粗皮和加热至断丝。

2. 古法炮制的辅料种类较多，现代杜仲炮制方法以盐制为主。

3. 不同炮制品中的松脂醇二葡萄糖苷、绿原酸、桃叶珊瑚苷含量均大于生杜仲。

4. 杜仲炮制品的降压、提高机体免疫等药理作用优于生杜仲。

摘要： 有 60 余部医药书籍记载了杜仲炮制方法，不同方法有两个共同点，去粗皮和加热至断丝。杜仲炮制古法会加入不同的辅料，现代炮制工艺以盐制为主，盐制杜仲可补肝肾、强筋骨。现代药学研究表明生杜仲经过不同方式炮制之后，不同类型化学成分含量有不同程度的改变，药理作用也有所增强。

关键词： 炮制，断丝，盐制，化学成分

Chapter 3　Processing Research

Highlights:

1. Different processing methods of *Eucommia ulmoides* Oliv., recorded in more than 60 medical books, had two common characteristics, peeling off the crude scarfskin and heating till the rubber fiber broken.

2. There are many kinds of auxiliary materials used in ancient processing methods of *E. ulmoides*, salt is the main auxiliary material in modern processing.

3. The contents of pinoresinol diglucoside, chlorogenic acid and aucubin in different processed products are higher than those in raw material.

4. The activities of reducing blood pressure and improving immune function of the processed products are higher than those of the raw material.

Abstract: Different processing methods of *E. ulmoides*, recorded in more than 60 medical books, had two common characteristics, peeling off the crude scarfskin and heating till the rubber fiber broken. There are many kinds of auxiliary materials used in ancient processing methods, salt is the main auxiliary material in modern processing method, salt *E. ulmoides* can tonify the liver and kidney, strong bones and muscles. Modern pharmaceutical research shows that the chemical components content of processed material are different from those of raw material, and the pharmacological effect has also been enhanced after processing.

Keywords: Processing, Peeling off the crude scarfskin, Breaking the rubber fiber, Processing with salt, Chemical components

第一节　古代杜仲炮制方法

古代医家对于杜仲的处理方法和炮制工艺颇有研究，至少有 60 余部医药书籍记载了杜仲炮制方法和种类繁多的辅料，包括治削、干炒、酥炙、姜汁炙、盐水炒、蜜炙、酒炙、盐酒炒、姜汁酒炒等十多种方法。杜仲皮中所含的天然橡胶影响其有效成分的溶出，历代医家较少以生药材入药，多采用不同的加热方法进行炮制，破坏其中的杜

仲橡胶，使有效成分更易溶出，炮制后杜仲的药性和药效也发生了相应变化。不同杜仲炮制方法有两个共同点：一为去粗皮判碎，目的是除去质次无味的木栓层部分外皮，表明古代医家已经明确了杜仲粗皮效用较低，可弃去。二为加热至断丝。已知最早记录杜仲炮制方法的古籍是东汉时期《华氏中藏经》，又名《中藏经》，其中记载"杜仲……去皮，判碎，慢火炒令断丝"。借助不同辅料可以更好地断丝，以利于药材调配和煎煮[1-4]。

一、魏晋南北朝时期

梁·陶弘景在《本草经集注》中注明"薄削去上皮，横理，切令丝断也。……凡用桂、浓朴、杜仲、秦皮、木兰辈，皆去削上虚软甲错，取里有味者秤之"，说明切制时按杜仲药材木理（条纹）方向横向切制，切制目的是断丝，且需选取质量好的药用部位，便于调剂。到了南北朝刘宋时期，杜仲的炮制过程增加了辅料，并讲究比例，我国药学史上最早的炮制专著《雷公炮炙论》始载同时使用酥和蜜两种辅料炮制杜仲，并明确规定了辅料比例及用量[5]，"凡使，先须削去粗皮，用酥、蜜和作一处，炙之尽为度；炙干了，细锉用。凡修事一斤，酥二两、蜜三两，二味相和，令一处用也"。

二、唐　　朝

唐·苏敬认同优质杜仲药材的评价标准和去粗皮断丝的处理方法，在《新修本草》中记载杜仲"折之多白丝为佳，用之薄削去上甲皮横理，切令丝断也"[6]。唐代以后的医药典籍多记载杜仲炮制后入药。唐·孙思邈在《千金翼方》中记载杜仲当归酒方中杜仲的炮制方法为炙[7]，即"去粗皮，炙微黄"。

三、宋金元时期

宋代医师在沿用去皮、生用或炒、炙、酥蜜炙方法外，不断开拓创新，在辅料和炮制工艺方面有了较大的拓展，创用的辅料有姜汁、酒、盐水、麸等，又运用中医两物相合，相互作用，增强疗效

的组方原理，创造了液体、固体辅料协同，多种工艺配合的杜仲炮制方法。《太平惠民和剂局方》首载姜汁炙或拌炒的炮制方法，还有先麸炒再酒炒的方法[8]，"先去上粗皮令净，以生姜汁涂，炙令香熟，令无丝为度。或只锉碎，以姜汁拌炒，令丝绝亦得"，"去粗皮、判，麸炒黄色，去麸，乘热略杵碎，又用酒洒匀再炒"。史堪《史载之方》中始有去皮酥炙。酒炙杜仲史载于《全生指迷方》，并明确了辅料浸润的时间，"酒拌，炒干"，"酒拌，炒焦"，"酒浸一宿，炒焦"。盐水炒首见于《扁鹊心书》，曰："盐水炒。"《洪氏集验方》收载姜酒炙"去粗皮，用生姜汁并酒合和，涂炙上捣罗为末"。窦汉卿《疮疡经验全书》首见酒盐炙，"去粗皮，盐酒拌炒断丝"，"盐炒，去丝为末"。少数文献记载用蜜炙，如《圣济总录》[9]。多种辅料单用或组合及混合不同处理方法炮制杜仲反映了宋代医药学百家争鸣的特点。

金、元代沿用前代的炮制方法，无多大变化。罗天益在《卫生宝鉴》记载"去皮，姜汁酒浸，炒去丝"。元·沙图穆苏（萨里弥实）《瑞竹堂经验方》中载：杜仲"去皮，判碎，酒浸，炒断丝"。

四、明 清 时 期

杜仲的炮制方法在明代进一步发展，炮制品种和辅料种类更加丰富。《奇效良方》中载杜仲姜蜜炒法，"姜汁和酒制，去丝"，"三两，去粗皮，切碎，用生姜汁一两，同蜜少许拌炒，断丝"。《本草纲目》始载糯米汤浸炒法[10]，"糯米煎汤浸透，炒去丝"。还有使用多种辅料共制的方法，如《寿世保元》中收载的十六味保元汤中杜仲的炮制方法，采用了三种辅料，"小茴盐醋汤浸炒"[11]，体现了古代医师娴熟运用各种不同辅料的技巧，参五秦艽汤中杜仲的炮制和用量为"每一两用茴香一钱盐一钱水二钟拌炒此用二钱"。自陈嘉谟在《本草蒙筌》提出"盐炙入肾"的理论后，许多医方和本草认为盐属咸寒之品，咸入肾，寒降火，将杜仲盐水炙后，盐能将杜仲药力直引下焦，增强补肾强腰的效果[12]。现代研究表明盐能维持人体正常渗透压和参与新陈代谢。

清·赵学敏撰《本草纲目拾遗》记载"去外粗皮，黄酒泡一夜晒干，姜汁炒去丝"。鲍相墩

《增广验方新编》记载杜仲"切片，用盐水浸七日，其水每日一换，铜锅缓火炒断丝"。严西亭等编著的《得配本草》对杜仲的不同炮制品的功效分别论述[13]，"治泻痢，酥炙。除寒湿，酒炙。润肝肾，蜜炙。补腰肾，盐水炒。治酸痛，姜汁炒"，说明尽管没有现代化学、分析和药理学技术，古代医家已知晓不同的辅料和炮制方法会改变杜仲的药性和功效。清·杨时泰《本草述钩元》中始见杜仲"用面炒去丝，童便浸七日，新瓦焙干为末"。

综上，前人对于杜仲的炮制用法因病而异，选取不同辅料不同工艺单独或组合炮制，客观辨析各法优劣，传承并发扬其精华，才能充分发挥杜仲的独特效用（表 2-3-1）。

表 2-3-1　杜仲炮制古法及出处

Table 2-3-1　Ancient processing method of *Eucommia ulmoides* and the origin of records

序号	炮制方法	始载古籍	炮制工艺
1	削治干炒	《华氏中藏经》汉	去皮，剉碎，慢火炒令断丝
2	生用	《本草经集注》梁·陶弘景（约公元 480—498 年）	薄削去上皮，横理，切令丝断也
3	酥蜜合炙	《雷公炮炙论》南北朝刘宋·雷敩（公元 588 年）	先须削去粗皮，用酥、蜜和作一处，炙之尽为度；炙干了，细锉用。凡修事一斤，酥二两、蜜三两，二味相和，令一处用也
4	炙	《千金翼方》唐·孙思邈（公元 588 年）	去粗皮，炙微黄
5	姜汁炙	《太平惠民和剂局方》宋·太医局（公元 1078 年）	先去上粗皮令净，以生姜汁涂，炙令香熟，令无丝为度。或只锉碎，以姜汁拌炒，令丝绝亦得
6	麸炒并酒炒	《太平惠民和剂局方》宋·太医局（公元 1078—1085 年）	去粗皮、剉，麸炒黄色，去麸，乘热略杵碎，又用酒洒匀，再炒
7	酥炙	《史载之方》宋·史堪（公元 1085 年）	去皮酥炙
8	蜜炙	《圣济总录》宋·太医局（公元 1117 年）	蜜炙焦黄
9	酒炙	《全生指迷方》宋·王贶（12 世纪初）	酒拌，炒干。酒拌，炒焦。酒浸一宿，炒焦
10	盐水炒	《扁鹊心书》宋·窦材（公元 1146 年）	盐水炒
11	姜酒炙	《洪氏集验方》宋·洪遵（公元 1170 年）	去粗皮，用生姜汁并酒合和，涂炙上捣罗为末
12	酒盐炙	《疮疡经验全书》宋·窦汉卿　明·窦梦麟补辑（约公元 1569 年）	去粗皮，盐酒拌炒断丝。盐炒，去丝为末
13	姜蜜炒	《奇效良方》明·董宿辑录　方贤续补（公元 1470 年）	三两，去粗皮，切碎，用生姜汁一两，同蜜少许拌炒，断丝
14	糯米汤浸炒	《本草纲目》明·李时珍（公元 1578 年）	糯米煎汤浸透，炒去丝
15	小茴盐醋汤浸炒	《寿世保元》明·龚廷贤（公元 1615 年）	小茴盐醋汤浸炒
16	茴香盐水炒	《寿世保元》明·龚廷贤（公元 1615 年）	每一两用茴香一钱盐一钱水二钟拌炒
17	面炒和童便浸焙	《本草述钩元》清·杨时泰（公元 1833 年）	用面炒去丝，童便浸七日，新瓦焙干为末

第二节　现代杜仲炮制工艺研究

杜仲炮制古法种类繁多，有些方法经过长期的临床实践筛选已不再采用，在总结和研究前人经验的基础上，杜仲的现代炮制方法更加简洁，并制定了具体的工艺流程和质控标准。

一、净　　制

将原药材刮去粗皮，洗净，切成丝或块，干燥[14]。杜仲未去粗皮块的煎出率较除去粗皮块低30.86%，所以杜仲去粗皮入药很有必要。

二、切　　制

杜仲饮片规格的现行标准为：呈板片状或两边稍向内卷，大小不一，厚 3～7 mm[15]。杜仲丝片和切片在同一条件下煎煮，丝片水煎出量为18.19%，切片为10.45%[16]。

三、炮　　制

（一）清炒

可将 300 g 生品杜仲置于炒锅内，先武火后文火，不断翻炒。炒至断丝，有的块边缘开始冒烟，外表黑褐色，内褐色，丝断[17]。也有报道采用中火炒至焦黑色，丝易断时取出放凉[18]。

（二）盐制

1. 砂烫法　取较厚的杜仲皮，刮去外表粗皮，切成方块。把过筛的细砂倒入锅内加热到90～130℃，翻动细沙到滑利再投入切好的杜仲块，反复翻动 15～20 min，杜仲皮内部呈现深褐色，折断面呈棕色起锅，速筛去细砂，将杜仲倾入盐水拌匀（500 g 生药用盐 8～10 g，开水溶解）后投入无砂的锅中干炒 10 min 左右，待杜仲呈现外黑色、内深褐色时取出存性[19]。有研究调整了砂烫法的炒烫火候，简化干炒程序，如砂石受热后，将厚薄一致的杜仲丝倒入锅内，勤加搅拌，改用微火炒烫至杜仲表面焦褐色，用手折断内部所含

胶质丝易断裂，即可取出，筛去砂土，趁热用适量盐水均匀喷洒，晾干即得。此法当药料入锅后，改用微火炒烫，成品质量更好[20]。也有研究将杜仲块按照厚薄大小分档，先喷洒适量盐水（500 g杜仲块用 9 g 食盐）拌闷备用。再将干净细砂置锅内加热，翻炒至沸腾状，然后将杜仲块倒入锅内，快速翻炒至表面黑褐色，取出筛去细砂，摊晾，备用[21]。

2. 炒法　取切好丝或块的杜仲生品和2%～3% 盐水一杯备用。将铁锅用武火加热，以离锅 15 cm 处有烧灼感为度。投入药材翻炒，至锅内出现微量白烟时，再用明火在锅上点燃。然后控制中火，并快速翻炒。在火燃至最旺，药物表面呈焦黑色时，把备好的盐水淋入锅内熄灭明火，再将中火降至文火，盖好锅盖 3～5 min，使盐分能被药物很好地吸收。待水分蒸发后，取出放凉备用[22]；也有研究者对炒制火候进行了调整，具体方法：选取皮稍厚的杜仲，切成 3 mm 左右大小的细片，筛去细末，先将锅烧热倒入杜仲丝，一直用文火加热，不断搅拌，炒至杜仲表面焦黑色，内部深褐色，用手折断内部所含胶质丝已断，将 3% 盐水喷入再行微炒，即行出锅，干燥、筛去碎屑既得。用文火炒至杜仲表面深褐色即可断丝，优点是炭化少，损耗很小，但加工时间稍长；用武火炒杜仲损耗大，质量不高，须炒至炭状才能达到断丝[21,23]。

3. 盐水浸后再炒　将杜仲先用盐水充分浸泡，再加热炒至无丝。此炒法与砂烫法的区别在于不用砂石。具体方法：用盐水拌匀杜仲丝或块，每100 kg 药材加食盐 2 kg，闷透，置锅内用文火加热，炒至丝断，表面焦黑色，取出放凉。或采用蒸气加热的方式，具体方法：用盐水润透杜仲丝或块，每 100 kg 药材用食盐 0.9 kg，放置一夜，蒸 1 h，取出，干燥[24]。也有做法是将 3～4 mm 杜仲丝用适量 3% 的盐水搅拌均匀，润闷半小时后置入锅内，放松散，上扣一较小锅，两锅合缝间垫以数层废报纸，并用黄土泥封固使不漏气，锅上压一重物并贴一白纸条，初用文火加热，然后逐渐改用武火，加热 3～4 h，至锅上滴水立即沸腾，并检视白纸呈现焦黄色，视为煅透，停止加热。待冷却后出锅。此法可同时加工不同厚度的杜仲，损耗小，火候较易控制，烟雾少[21]。

4. 土炒法 当灶心土用武火炒至灵活状态时，测得温度为 160℃左右，将分档的杜仲放入，以土能完全包藏杜仲为度，不断搅拌至颜色呈灰褐或紫褐，折之丝断，出锅，趁热喷淋盐水，晾干或用文火炒干。土炒杜仲温度较高且易控制温度。杜仲受热均匀，胶丝易断，断丝率可达 95% 左右，损耗率最低仅为 18%。每锅用时约 13 min。炒后杜仲疏松且丝已断，易吸收盐水[25]。

5. 烘法 除了炒制加热的方式外，现在炮制还可采用烘箱加热，方便、快速、温度易准确控制。具体方法：将杜仲块按大小厚薄分档置于电烘箱内，温度调至 270℃左右，见杜仲块呈褐色取出，喷盐水，每 500 g 杜仲块用 9 g 食盐，摊晾，备用[20]。也有报道将杜仲刮去粗皮，洗净后先于 60℃烘干并切成 0.5 cm 宽的皮断丝连的杜仲丝片，再放入 120℃烘箱加热 30 min，此加热温度较低，对药材中松脂醇二葡萄糖苷的含量影响较小[26]。

6. 微波加热法 微波加热具有穿透力强、内外同时加热、加热时间短等特点。将杜仲刮去粗皮切成薄片，用食盐水拌匀，闷润，平摊，设定微波强度为高火，加热时间 15min，取出放凉即可。此法制成的炮制品外观完整，无焦化糊化现象[27]。

（三）《中国药典》收载方法

1. 杜仲 刮去残留粗皮，洗净，切块或丝，干燥[28]。

2. 盐杜仲 取杜仲块或丝，加盐水拌匀，闷透，置炒制容器内，以文火加热，炒至断丝、表面焦黑色，取出，放凉[28]。

四、掺假伪劣炮制品的鉴别

在杜仲的炮制过程中可能加入其他树木的树皮，混同杜仲一同炮制或将其他树木的树皮切成小块单独炒炭后掺入杜仲炭内。鉴别方法：不掺伪的杜仲炭表面呈黑色、银白色胶丝减少且弹性减弱，易拉断、略有咸味；掺伪杜仲炭表面呈焦黑色或黑色，过火片较正品杜仲炭多，灰分较正品杜仲炭大，且过火片无胶丝，不存性，其块也小于正常杜仲炭，有类似炮制稍过火状，过火片手捻易碎、碎石呈木炭黑色。

杜仲在炮制中需要加入食盐作为辅料，以达

到直走下焦，增强补肝肾的作用，有不法商贩在自行炮制时通过加入大量的食盐以达到充其量的目的。鉴别方法：这种加入大量食盐的杜仲炭在性状上与正品杜仲基本相同，区别点在于此种杜仲炭表面有大量盐渍，或有部分盐析出，口尝特咸，手抓有粗糙感。

五、杜仲炭的炮制思考

杜仲炭在传统用药中是个别方剂的应用特例，清《吴鞠通医案》"通补奇经丸"一方中用杜仲炭补益肝肾，是杜仲制炭的最早记载[29]。将净杜仲块或丝，用武火炒制焦黑断丝，致使大部分药材炭化，形成杜仲炭，原药材越厚、丝越多质越优，炭化程度越严重。大多数古籍所载杜仲炮制方法都体现了三个步骤，一是炒前先搓碎易于断丝，二是加入液体辅料便于掌握火候，三是用"缓火""慢火"加热避免焦糊和炭化。近代不再沿用古法液体辅料涂制或搓碎后拌炒的方法，采用武火炒制至表面成炭才能达到断丝要求，由于锅热火急，易炭化。有文献报道盐炒杜仲的药效较生杜仲显著，可能与杜仲胶被破坏，有效成分易于煎出有关[30]，有研究探讨盐炒杜仲和杜仲炭对小鼠单核－巨噬细胞、血压、中枢镇静作用的影响，发现杜仲炭的降血压作用、镇静作用及免疫效果较盐炒杜仲显著，药理机制尚未清晰[31]。因此，在正确继承传统炮制经验的基础上进行杜仲的炮制研究，并结合化学成分的改变和药理药效的分析，有利于制定合理的炮制工艺。

第三节 炮制对杜仲化学成分、药性、药理作用的影响

一、炮制对杜仲化学成分的影响

杜仲的主要化学成分有木脂素类、环烯醚萜类、酚类、甾类、三萜、有机酸、多糖、黄酮、氨基酸、微量元素及杜仲胶等。

（一）炮制对木脂素类成分的影响

1. 加热方式对木脂素类成分的影响 有报道

研究了生杜仲、清炒杜仲、盐杜仲、砂烫杜仲及烘杜仲中木脂素类成分松脂醇二葡萄糖苷的含量差异。样品用氯仿索氏提取 6 h，残留物挥去氯仿后，继续用甲醇提取 6 h，采用 HPLC 法测定药材甲醇提取液中松脂醇二葡萄糖苷含量，生杜仲为 0.22%，经炮制后松脂醇二葡萄糖苷含量明显升高，测定结果为清炒杜仲 0.32%、盐杜仲 0.31%、砂烫杜仲 0.33% 以及烘杜仲 0.32%，杜仲皮 4 种不同炮制品之间松脂醇二葡萄糖苷含量无明显差异[18]。也有报道烘制杜仲中松脂醇二葡萄糖苷平均含量远高于酒炙杜仲和砂烫杜仲，其损耗率分别为 13.78%、26.92%、37.98%，指标成分分别为 0.371%、0.218%、0.195%[32]。

2. 炒制温度和时间对木脂素类成分的影响 采用正交试验考察土炒喷洒盐水加工不同的炮制温度（120℃、150℃、180℃）、炮制时间（30min、60min、90min）及浸盐量对杜仲中松脂醇二葡萄糖苷含量的影响，发现 120℃下烘制 30 min 对杜仲中松脂醇二葡萄糖苷的破坏较少，浸盐量对其含量影响不显著[26]。采用盐浸炒制可提高饮片中的松脂醇二葡萄糖苷含量，但时间过长，加热温度不断升高，其含量反而下降。药材的炒制方法为：杜仲生药饮片 1 kg 盐浸 24 h 后，收干晾干。"文火"炒制，分别于 0 h、1 h、2 h、4 h 取样，粉碎，过 80 目筛，用 60% 甲醇 50 ml 回流提取 1h 后，以马钱子素为内标，应用 LC-MS/MS 方法测定含量，0 h 取样时测得松脂醇二葡萄糖苷含量为（677.19 ± 83.46）μg/g，炮制 1 h 后为（989.64 ± 81.65）μg/g，2 h 后含量下降到（755.06 ± 30.29）μg/g，4 h 后下降到（336.97 ± 20.62）μg/g[33]。

3. 不同辅料炮制对木脂素类成分的影响 除了加热的温度和时间之外，炮制所使用的辅料也会影响到木脂素类成分的溶出和稳定性，且不同辅料对不同成分的影响程度不同。有研究采用紫外分光光度法测定了盐、酒、蜜和姜四种辅料分别炮制的四川产和湖南产杜仲中松脂醇二葡萄糖苷含量，药材用 60% 甲醇 200 ml 回流提取 3 次，每次 30 min，提取液中松脂醇二葡萄糖苷含量由高到低依次为盐炙法、酒炙法、蜜炙法和姜炙法，四川产生品杜仲中含量为（1.37 ± 0.010）‰，盐和酒炮制能显著提高松脂醇二葡萄糖苷含量，结果分别为（3.40 ± 0.026）‰ 和（2.18 ± 0.083）‰，

蜜炙品和姜炙品的含量略高于生品，分别为（1.51 ± 0.019）‰ 和（1.42 ± 0.010）‰，以盐炙法炮制品含量最高，其次是酒炙法，最低是姜炙法炮制品[34]。如果是将杜仲用于降压药，则炮制辅料宜选择盐和酒。

（二）加热时间对环烯醚萜类成分的影响

现代化学分析研究表明采用盐浸炒制可提高饮片中的环烯醚萜类成分桃叶珊瑚苷、京尼平苷和京尼平苷酸含量，但时间过长，加热温度不断升高，其含量反而下降。药材的炒制方法为：杜仲生药饮片 1 kg 盐浸 24 h 后，收干晾干。"文火"炒制，分别于 0 h、1 h、2 h、4 h 取样，粉碎，过 80 目筛，用 60% 甲醇 50 ml 回流提取 1h 后，以马钱子素为内标，应用 LC-MS/MS 方法测定含量，0 h 取样时测得桃叶珊瑚苷含量为（148.07 ± 8.47）μg/g，炒制 1 h 后为（215.14 ± 5.07）μg/g，炒制 2 h 后为（309.01 ± 13.43）μg/g，炒制 4 h 后下降至（40.28 ± 13.21）μg/g；0 h 取样京尼平苷的含量为（45.68 ± 6.63）μg/g，炮制 1 h 后为（136.36 ± 1.69）μg/g，2 h 后为（214.46 ± 2.67）μg/g，4 h 后下降至（56.69 ± 10.49）μg/g；0 h 取样京尼平苷酸含量为（480.50 ± 5.53）μg/g，炮制 1 h 后为（814.59 ± 14.55）μg/g，2 h 后为（1003.84 ± 42.37）μg/g，4 h 后下降至（403.13 ± 50.43）μg/g[33]。可见，杜仲炮制品的品质与产地和炮制方法密切相关，对于以环烯醚萜类成分为主要药效成分的临床应用，宜采用盐炒制 2 h 为佳。

（三）炮制对苯丙素类成分的影响

1. 不同加热方式对苯丙素类成分的影响 微波加热炮制具有低耗能、低成本、无污染的特点，有研究考察了微波加热法、传统炮制和烘制法杜仲饮片中苯丙素类成分绿原酸含量的差异，结果微波加热法样品的绿原酸含量略高于传统炒法和烘制法，微波强度和加热时间是两个主要工艺参数[27]。

2. 炮制前后苯丙素类成分的含量变化 杜仲苯丙素类成分绿原酸在炮制后显著减少，炮制所使用的辅料也会影响到苯丙素类成分的溶出和稳定性。有报道通过盐炙、酒炙、蜜炙和姜炙四种不同方法分别炮制杜仲，采用紫外分光光度计

法测定炮制前后绿原酸含量的变化，杜仲生品的含量最高，为（3.57±0.15）‰，杜仲不同辅料炮制的饮片中绿原酸含量显著下降，盐炙品为（0.74±0.21）‰，酒炙品为（0.81±0.010）‰，蜜炙品为（0.81±0.023）‰，姜炙品中绿原酸含量最低，为（0.073±0.013）‰，且对不同产地的杜仲影响作用一致[34]。

（四）炮制对黄酮成分的影响

比较不同"发汗"加工方法对杜仲总黄酮含量的影响，取样品药材 3 g，剪碎，精密称取 1 g 置于具塞锥形瓶中，加入 95% 乙醇 40 ml，超声提取 30 min，过滤，离心，回收乙醇，60% 乙醇溶解定容至 50 ml 容量瓶，作为供试品溶液，以芦丁作为标准品，510 nm 处紫外检测。研究发现采用蒸后"发汗"加工方法的炮制品较传统的"发汗"以及阴至半干后"发汗"对总黄酮含量影响更显著，传统"发汗"品总黄酮含量为（1.4811±0.0164）mg/g，阴至半干后"发汗"品含量为（1.5246±0.0095）mg/g，蒸后"发汗"炮制品总黄酮含量为（1.8372±0.0175）mg/g[35]。按 1985 年版《中国药典》一部中的盐炙杜仲的方法进行炮制，取 10 g 药材，用离子交换水冲洗数次，加入 80 ml 的离子交换水，微沸 30 min，过滤，提取 2 次，最终配置成 10 ml/g 的待测试液，应用 JP-2 型示波极谱仪测定锌、铅、酮、钙含量，用 721 分光光度计测定锰、铁、磷含量，发现杜仲炮制前后铅含量下降达 30% 以上，生杜仲的煎出液中铅含量为 0.265 μg/g，盐炙后下降为 0.160 μg/g，其他微量元素锌、锰、铜、铁等含量则均升高[36]。试用电热恒温自控干燥箱烘制法炮制杜仲，实验表明在 180℃炒制 6 ～ 8 min，杜仲胶丝易断，而其他有效成分无明显变化，若低于 180℃，硬性橡胶不易于被破坏，高于 180℃，有效成分明显下降[37]。

采用 HPLC-UV 法比较盐制杜仲前后总氨基酸、总黄酮、总多糖、京尼平苷、京尼苷酸、松脂醇二葡萄糖苷、绿原酸等化学成分的变化，将炮制品和生品分别粉碎，过筛，各精密称取 2 g，70% 乙醇 30 ml 80℃回流提取 2 次，每次 1 h，回收乙醇，70% 乙醇定容到 25 ml 量瓶中，用于测定总黄酮和各单体成分的含量；另取药材粉末 2 g，10 倍量 95% 乙醇，回流提取同上，回收乙醇，10

倍量水水浴提取 2 次，挥干水分，纯净水溶解定容至 25 ml，测定总氨基酸及总多糖的含量。实验结果显示盐炙后总氨基酸含量由生品的（4.168±0.062）% 增加到（5.178±0.046）%，增加了 24.23%，总多糖由生品的（1.278±0.040）% 增加到（2.277±0.124）%，增加了 78.17%，总黄酮由生品的（2.759±0.049）% 下降到（2.314±0.026）%，降低了 16.13%，而京尼平苷、京尼平苷酸、绿原酸、松脂醇二葡萄糖苷这 4 个化学成分的含有量分别降低了 50.66%、21.92%、18.41%、32.92%，提示盐炙可增加杜仲总氨基酸和总多糖的溶出，或可改变化学成分之间的配比关系[38]。对杜仲的 3 种不同炮制品（生品、盐炙品、炭品）进行水提，采用 HPLC 法，建立 10 批杜仲不同炮制品水提液指纹图谱，聚类分析和主成分分析后发现，3 种不同的炮制品明显聚为 3 类，离散度为生品＞盐炙品＞炭品，随着炮制程度的增加其化学成分更趋于一致[39]。

（五）炮制对水溶性成分的影响

有报道采用重量法测定杜仲生品和不同炮制品水溶性总成分溶出率，生杜仲的水溶性总成分煎出率为（9.56±0.45）%，砂炒品为（7.99±0.38）%，200℃烘品为（8.87±1.15）%，160℃烘品为（10.96±0.66）%，盐炙品为（6.21±0.48）%[40]。

（六）炮制对总提取物的影响

有报道采用活性炭吸附法分离杜仲中的中等极性总成分，炮制品粉末于 80℃干燥 3 h 后，加入碳酸钙和热水浸提，水提液加活性炭吸附成分，吸附饱和后的活性炭先用水洗去水溶性杂质，再以 50% 的乙醇洗脱，将乙醇液减压浓缩得到粗品，干燥精密称重，测得不同炮制品的提取物粗品重量顺序依次为：砂烫法杜仲 0.0965%＞传统法杜仲 0.0785%＞生杜仲 0.0610%[41]。此种方法操作简单，避免了萜类成分的受热分解，但分离效果一般，测量结果难以精确。

二、炮制对杜仲药性的影响

杜仲经过盐水制后，引药入肾治下。盐咸寒

入肾，主沉降，可增强杜仲补肝肾的作用。李时珍《本草纲目》中记载"盐为百病之主，百病无不用之。故服补肾药用盐汤者，咸归肾，引药气入本脏也"。同时盐的寒性与杜仲的温性相配伍，从而缓和药性，盐又是维持人体正常渗透压和参与体内新陈代谢不可缺少的物质，有利于临床治疗。酒性辛温，气味香醇特异，能升提药力、通经活络，可助杜仲治疗肾气不足因寒湿诱发的腰腿疼痛。姜汁味辛而性温，具散寒、和中、止呕之效，与杜仲共制，可助杜仲解除寒湿所引起的腰脊痛及胎动不安等。因杜仲中含有天然橡胶，影响杜仲有效成分的溶出，加酒同炒后，可破坏杜仲中的橡胶结构，有利于有效成分的溶出，增强杜仲的疗效。蜜，性味甘平，为良好的营养剂，且有健脾和中、止痛、解毒之功，与杜仲共制，能助杜仲发挥补肝益肾之功，且可防杜仲温燥之弊。酥油甘平，能润五脏，补肾精，酥炙杜仲可增强杜仲补益精气之功，且有受热均匀、易断丝的优点。

三、炮制对杜仲药理作用的影响

（一）炮制对降压作用的影响

李巨宝等研究生杜仲、炒杜仲炭、砂烫杜仲的降压作用，结果发现分别颈静脉给予 1 ml/kg 3 种样品的水煎液，均可使兔、狗的血压明显下降，杜仲炭和砂烫杜仲效果明显优于生杜仲[42]。贺庆等采用雄性自发性高血压大鼠（SHR）研究了生杜仲、盐炒杜仲、水润后炒制杜仲（假炮制品）对血压的影响，灌胃给予大鼠药材醇提取物的水混悬液（每毫升含药材 6 g），给药体积为 10 ml/kg，每天给药 2 次，连续 8 天，发现炮制品能够抑制 SHR 大鼠血压、心率升高，与高血压对照组有显著差异，炮制品降压作用优于生品[43]。

（二）炮制对离体子宫收缩作用的影响

李巨宝等研究了生杜仲、炒杜仲炭及砂烫杜仲对离体子宫的影响和对抗垂体后叶素的作用差异，发现 3 种样品水煎液均可以减缓大白鼠离体子宫的自发活动，对抗垂体后叶素对子宫的收缩作用，杜仲炭和砂烫杜仲作用强度均优于生杜仲，可见炮制后杜仲药效增强[42]。宁康健等采用离体

器官实验法，将经过乙烯雌酚预处理的空怀兔急性处死，分段取子宫置于恒温通气麦氏浴皿培养液中，分别加入不同炮制杜仲水煎液，发现不同炮制方法的杜仲水煎剂在浓度为 1.0 g/ml，剂量 1 ml 时，对提前 24 h 皮下注射乙烯雌酚的兔离体子宫均有不同程度的兴奋作用，可以增加离体子宫收缩频率及张力，作用强度顺序为砂烫杜仲＞炒杜仲＞生杜仲[44]。

（三）炮制对免疫调节作用的影响

杜仲具有补肝肾作用，肾虚患者常见免疫功能低下，通过比较杜仲不同炮制品增强免疫的作用，可以反映其补肾作用的强弱。朱宏宇等通过给小鼠灌胃生杜仲以及清炒杜仲、盐杜仲、砂烫杜仲、烘杜仲 4 种杜仲炮制品水提取液，并于不同时间段皮下注射 7% 2,4- 二硝基氯苯丙酮溶液 2 次使小鼠致敏，在第一次致敏后第 10 天，用 1% 2,4- 二硝基氯苯丙酮溶液涂布小鼠左耳，右耳作为对照，24 h 后处死动物，发现杜仲炮制后抑制 2,4- 二硝基氯苯所致的迟发型超敏反应作用明显增强，4 种炮制品之间作用无差异。连续给小鼠灌胃生杜仲以及 4 种杜仲炮制品水提取液 8 天，除空白组外，其余各组小鼠在给药的同时均皮下注射氢化可的松 40 mg/kg，发现注射氢化可的松后小鼠 T 细胞百分比下降，杜仲及其炮制品均能促进外周血中 T 细胞百分比上升，4 种炮制品作用效果基本一致，均强于生品。连续给小鼠灌胃生杜仲以及 4 种杜仲炮制品水提取液 6 天，末次给药后的 24 h，尾静脉注射印度墨汁，分别于注射后 2 min 和 20 min 从眼眶静脉丛取血，吸洗至 0.1% Na₂CO₃ 溶液中，在 650 nm 处测定吸收度，计算吞噬指数，结果发现与对照组相比杜仲及其炮制品组吞噬指数增大，各炮制品组均大于生品组，不同炮制品之间无差异，提示杜仲及其炮制品可能具有激活单核巨噬细胞的活性。杜仲也可增强氢化可的松刺激的小鼠腹腔巨噬细胞吞噬功能，炮制品作用明显强于生杜仲，说明杜仲炮制后入药是科学的[45]。

（四）其他

翁泽斌等采用血清药理学方法研究了生杜仲及盐炙杜仲对骨细胞的影响，给予大鼠生品及盐炙品杜仲水提取液灌胃（10 ml/kg），连续 7 天，

第7天采集大鼠血液制备含药血清。结果发现杜仲生品和盐炙品含药血清均能促进绝经后妇女股骨松质骨分离得到的成骨细胞增殖，提高碱性磷酸酶活性，且血清浓度为20%时，杜仲盐炙品含药血清对成骨细胞的繁殖分化促进作用优于生品；杜仲中4个环烯醚萜类成分对人成骨细胞的增殖和分化均有促进作用[46]。张寒等使用Myograph动态描记系统考察了生杜仲、盐炙烘制品、盐炙炒制品中木脂素类成分（提取方法：将杜仲粉碎成粗粉，加入75%乙醇，料液比20：1，浸泡12 h后，超声波辅助提取45 min，提取2次，过滤，滤液浓缩至干，加蒸馏水形成混悬液，用正丁醇萃取，萃取液减压蒸馏浓缩至干，加生理盐水溶解配制给药溶液）对氯化钾、去氧肾上腺素预收缩血管环的作用，以及对抗内皮途经抑制剂、一氧化氮合酶可逆抑制剂、环氧合酶抑制剂及钾离子通道抑制剂的作用，结果发现杜仲盐炙烘制品提取的木脂素类对大鼠肠系膜上动脉血管环舒张作用最强，对氯化钾和去氧肾上腺素预收缩血管的舒张作用呈浓度依赖性，通过内皮依赖途径促进NO释放和激活内向整流K^+通道发挥作用[47]。

（赵 晔 王静静 周 坤）

参考文献

[1] 赵冬霞，刘志庆，李钦. 杜仲炮制的历史沿革. 河南大学学报：医学版，2012, 31(1): 65, 66.

[2] 叶定江，张世臣，潘三红. 中药炮制学. 北京：中国中医药出版社，1999.

[3] 李川，江文君. 杜仲炮制历史沿革研究. 中药材，1990, 13 (1): 26-30.

[4] 魏绪刚，徐玉田. 杜仲古今炮制浅析. 时珍国医国药，2001, 12 (7): 605.

[5] 雷教. 雷公炮炙论. 上海：上海中医学院出版社，1986.

[6] 苏敬等. 新修本草. 辑复本. 尚志钧 辑校. 合肥：安徽科学技术出版社，1981.

[7] 孙思邈. 千金翼方. 北京：人民卫生出版社，1955.

[8] 太平惠民和剂局. 太平惠民和剂局方. 北京：人民卫生出版社，1983.

[9] 太医院. 圣济总录. 北京：人民卫生出版社，1962.

[10] 李时珍. 本草纲目：第三册. 北京：人民卫生出版社，1978.

[11] 龚廷贤. 寿世保元. 上海：上海科学技术出版社，1959.

[12] 奉建芳. 杜仲炮制历史沿革. 中成药，1990, 12 (6): 22, 23.

[13] 严西亭. 得配本草：卷七. 上海：上海卫生出版社，1957.

[14] 李川，江文君，麻印莲. 不同炮制方法对杜仲总成分溶出量的影响. 中药材，1989, 12 (2): 29-31.

[15] 郑虎占，董泽宏，佘靖. 中药现代研究与应用：第三卷. 北京：学苑出版社，2000.

[16] 袁坤祥. 杜仲饮片规格标准的探讨. 中成药，1984, 4 :16.

[17] 申启明，王强，李京新. 杜仲的3种炮制方法比较. 吉林中医药，2004, 24(4): 46.

[18] 郝武常，朱志峰，朱宇红. 炮制对杜仲中松脂醇二葡萄糖甙含量的影响. 中国中药杂志，1996, 21 (7): 410, 411.

[19] 齐继福，孙淑芳，齐秀芝. 探讨杜仲的炮制经验方法. 中医药信息，1996, 16 (3):30.

[20] 冯振邦. 浅谈杜仲炮制方法. 西部中医药，2008, 21 (12): 44, 45.

[21] 刘艳红. 杜仲不同炮制方法比较研究. 国医论坛，2002, 17 (6): 46.

[22] 赵险峰，刘兰娣. 杜仲炭的炮制. 时珍国医国药，1993, 4 (3): 31.

[23] 董碎珍，李慧春. 杜仲炮制质量之我见. 江西中医药，1995,(6): 66, 67.

[24] 邓先瑜. 杜仲采集加工与炮制研究. 时珍国医国药，1999, 10 (11):844, 845.

[25] 陈建，沈峰，高力. 土炒喷洒盐水加工杜仲方法探索. 陕西中医，2001, 22 (8): 493.

[26] 戚向阳，喻晓辉，程秋琼，等. 杜仲炮制工艺的研究. 中药材，1997, 20 (1): 21, 22.

[27] 沈烈行，李延锋，冯晓. 杜仲新炮制工艺参数优选. 中国现代应用药学，2000, 17 (6): 26-28.

[28] 国家药典委员会. 中华人民共和国药典（2015年版）. 北京：中国医药科技出版社，2015.

[29] 王琦，冯宝麟，吕文海. 杜仲炭炮制质疑. 中药材，1985, 23 (1):27, 28.

[30] 刘可鑫，周翎，刘攀峰，等. 盐制对杜仲化学成分含量变化的影响. 中成药，2011,33(2):280-284.

[31] 李轩. 盐炒杜仲和杜仲炭的药理对比实验研究. 中医

学报, 2015, 30 (2):238-240.

[32] 陈睿. 不同炮制方法对杜仲指示性成分的影响研究. 现代中医药, 2019, 39 (1): 99-101.

[33] 张影月, 韩亚亚, 郝佳, 等. 炮制时间对杜仲指标成分含量及药代动力学影响研究. 天津中医药大学学报, 2016, 35(5): 322-326.

[34] 刘育婷, 齐武强, 滕薇, 等. 四种炮制方法对不同产地杜仲的指示性成分的影响分析. 陕西中医药大学学报, 2020,43 (1): 76-79.

[35] 李雪营, 林先燕, 孙晓惠, 等. 杜仲不同"发汗"加工方法制品中总黄酮含量的比较. 时珍国医国药, 2019, 30 (3): 597-599.

[36] 刘守廷, 关雄俊, 李献平, 等. 杜仲及其炮制品某些微量元素含量比较. 中国中药杂志, 1989, 14 (10): 20-22.

[37] 郝巧英, 谭丽杰. 杜仲烘法炮制工艺介绍. 基层中药杂志, 2001, 15 (2): 56, 57.

[38] 邓翀, 韩磊, 张亚强, 等. 杜仲盐制前后化学成分的变化. 中成药, 2015, 37 (11): 2464-2468.

[39] 朱星宇, 周燕萍, 陆金兰, 等. 杜仲不同炮制品的水提液指纹图谱对比研究. 世界中医药, 2019, 14 (2): 274-277,282.

[40] 颜成杰. 杜仲炮制品的质量探讨. 中药材, 1990, 13 (6): 21-22.

[41] 杨子华. 杜仲炮制方法的研究. 菏泽医专学报, 2001, 13(3): 24.

[42] 李巨宝, 李荣辰, 王世民. 杜仲不同炮制品的药效比较. 中药材, 1986, 16(6): 33, 34.

[43] 贺庆, 张萍, 张横, 等. 杜仲不同炮制品降压活性的比较研究. 药物分析杂志, 2015, 35(9):74-77.

[44] 宁康健, 熊传敏, 万文琴, 等. 不同炮制方法杜仲对兔离体子宫的影响. 安徽技术师范学院学报, 2003, 17 (4): 292-295.

[45] 朱宇红, 郝武常, 李兴华. 杜仲不同炮制品增强免疫作用比较. 中国中药杂志, 1997, 22(10): 22-25,63.

[46] 翁泽斌, 颜翠, 高倩倩, 等. 不同炮制品的杜仲含药血清及其环烯醚萜类成分对绝经后妇女成骨细胞增殖、分化的影响. 时珍国医国药, 2015, 26(11):2636-2638.

[47] 张寒, 蒋义鑫, 刘欢欢, 等. 杜仲不同炮制品舒张血管作用比较及作用机制研究. 中药药理与临床, 2017, 33(5):98-103.

生药学研究

研究亮点：

1. 杜仲皮药材呈板片状或两边稍向内卷，外表面淡棕色或灰褐色，内表面暗紫色，断面有橡胶丝相连。气微，味稍苦。

2. 杜仲皮粉末的显微特征是石细胞多，有的胞腔含橡胶质团块。木栓细胞表面观多角形，胞腔内常含橙红色物，另可见筛管、淀粉粒等。

3. 杜仲叶片呈椭圆形或卵形，边缘有锯齿，具短叶柄。折断面有少量银白色橡胶丝相连。气微，味微苦。

4. 杜仲叶粉末棕褐色。上、下表皮细胞表面观呈类方形或多角形，下表皮可见气孔，保卫细胞有环状纹理。

摘　要： 杜仲树属被子植物门（Angiospermae）双子叶植物纲（Dicotyledoneae）原始花被亚纲（Archichlamydeae）蔷薇目（Rosales）虎耳草亚目（Saxifragineae）杜仲科（Eucommiaceae），属于单科单属植物。杜仲皮药材呈板片状或两边稍向内卷，外表面淡棕色或灰褐色，内表面暗紫色，断面有橡胶丝相连。气微，味稍苦。杜仲皮粉末的显微特征是石细胞多，有的胞腔含橡胶质团块。木栓细胞表面观多角形，胞腔内常含橙红色物，另可见筛管、淀粉粒等。杜仲叶片呈椭圆形或卵形，边缘有锯齿，具短叶柄。折断面有少量银白色橡胶丝相连。气微，味微苦。杜仲叶粉末棕褐色，上、下表皮表面观呈类方形或多角形，下表皮可见气孔，保卫细胞有环状纹理。

关键词： 生药学研究，植物形态，显微特征，性状特征，理化特征

Chapter 4　Pharmacognosy Research

Highlights:

1. The bark of *Eucommia ulmoides* Oliv. are plate-like or slightly rolled inward on both sides. The outer surface is light brown or grayish brown, the inner surface is dark purple, and the cross section is connected by rubber filaments. Smell slightly, taste slightly bitter.

2. The microscopic characteristics of *E. ulmoides* bark powder are many stone cells which contain rubber mass in the cavities. The surface of cork cells is polygonal, and the cell cavities often contain orange-red substances. Sieve tube molecules and starch granules can be seen.

3. The leaves of *E. ulmoides* are oval or ovate with serrate margin and short petioles. A small amount of silver white rubber wire is connected to the folded section. The air is weak and the taste is bitter.

4. The leaves powder is brown. Epidermis cells on the upper and lower surface are square or polygonal, stomata can be seen in the lower epidermis, and guard cells have ring-shaped texture.

Abstract: *E. ulmoides* belonging to Angiospermae, Dicotyledoneae, Archichlamydeae, Rosales, Saxifragineae, Eucommiaceae, is a single family and a single genus.The bark of *E. ulmoides* are plate-like or slightly rolled inward on both sides. The outer surface is light brown or grayish brown, the inner surface is dark purple, and the cross section is connected by rubber filaments. Smell slightly, taste slightly bitter. The microscopic characteristics of bark powder are many stone cells which contain rubber mass in the cavities. The surface of cork cells is polygonal, and the cell cavity often contains orange-red substances. Sieve tube molecules and starch granules can be seen. The leaves are oval or ovate with serrate margin and short petioles. A small amount of silver white rubber wire is connected to the folded section. The air is weak and the taste is bitter. The leaves powder is brown. Epidermis cells on the upper and lower surface are square or polygonal, stomata can be seen in the lower epidermis, and guard cells have ring-shaped texture.

Keywords: Pharmacognostical study, Plant morphology, Microscopic features, Medicinal materials characteristic, Physical and chemical characteristics

第一节　杜仲的生药学研究

杜仲为杜仲属（*Eucommia*）植物杜仲（*Eucommia ulmoides* Oliv.）的干燥树皮。主产地陕西、湖北、四川、河南等。4～6月剥去树皮，严密埋藏于稻草内，使之发汗至内皮呈黑褐色时取出、晒干[1]。

一、植物形态

杜仲树属被子植物门（Angiospermae）双子叶植物纲（Dicotyledoneae）原始花被亚纲（Archichlamydeae）蔷薇目（Rosales）虎耳草亚目（Saxifragineae）杜仲科（Eucommiaceae），是单科单属植物，落叶乔木，高达 20 m，胸径约 50 cm；树皮灰色或灰褐色，粗糙，内含橡胶，折断拉开有多数银白色细丝。嫩枝有黄褐色毛，不久变秃净，老枝有明显的皮孔。芽体卵圆形，外面发亮，红褐色，有鳞片 6～8 片，边缘有微毛。叶椭圆形、卵形或矩圆形，薄革质，长 6～15 cm，宽 3.5～6.5 cm；基部圆形或阔楔形，先端渐尖；上面暗绿色，初时有褐色柔毛，不久变秃净，老叶略有皱纹，下面淡绿，初时有褐色毛，以后仅在脉上有毛；侧脉 6～9 对，与网脉在上面下陷，在下面稍突起；边缘有锯齿；叶柄长 1～2 cm，上面有槽，被散生长毛。花生于当年枝基部，雄花无花被；花梗长约 3 mm，无毛；苞片倒卵状匙形，长 6～8 mm，顶端圆形，边缘有睫毛，早落；雄蕊长约 1 cm，无毛，花丝长约 1 mm，药隔突出，花粉囊细长，无退化雌蕊。雌花单生，苞片倒卵形，花梗长 8 mm，子房无毛，1 室，扁而长，先端 2 裂，子房柄极短。翅果扁平，长椭圆形，长 3～3.5 cm，宽 1～1.3 cm，先端 2 裂，基部楔形，周围具薄翅；坚果位于中央，稍突起，

子房柄长 2～3 mm，与果梗相接处有关节。种子扁平，线形，长 1.4～1.5 cm，宽 3 mm，两端圆形。早春开花，秋后果实成熟[2]。

二、性状特征

（一）杜仲药材的性状特征

杜仲药材呈板片状或两边稍向内卷，大小不一，厚 3～7 mm。外表面淡棕色或灰褐色，有明显的皱纹或纵裂槽纹，树皮较薄，未去粗皮，可见明显的皮孔。内表面暗紫色，光滑。质脆，易折断，断面有细密、银白色、富弹性的橡胶丝相连。气微，味稍苦[3]。

（二）杜仲饮片的性状特征

盐杜仲饮片形如杜仲块或丝，外表面黑褐色，内表面褐色，折断时胶丝弹性较差。味微咸[4]。

三、显微特征

（一）横切面显微特征

最外为厚的落皮层，落皮层内侧有数层木栓细胞，排列整齐，壁厚，木化，其下可见栓内层；皮层细胞形状不规则，内含色素，且木化，壁亦增厚，无细胞间隙；韧皮部占大部分，有 5～7 条横向排列的石细胞环带，每环带 3～5 列石细胞，细胞壁厚，木化，胞腔小，有放射状孔沟及环形层纹；射线宽 2～3 列细胞，接近木栓层处，往往向一方偏斜；随处可见白色丝状团块，尤以韧皮部内方为多（图 2-4-1）[4]。

（二）粉末显微特征

杜仲皮粉末棕色，橡胶丝细长条状，稍弯

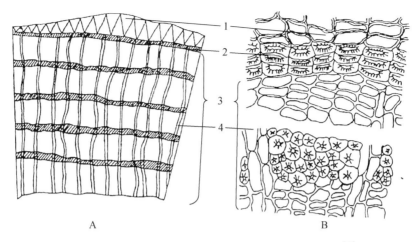

图 2-4-1 杜仲横切面显微特征简图（A）和详图（B）[5]

1. 木栓层；2. 石细胞环带；3. 韧皮部；4. 射线

Fig. 2-4-1　The simplified diagram (A) and detailed diagram (B) of the microscopic features of the cross section of *Eucommia ulmoides* bark

1. Phellem layer；2. Circular belt of sclereid；3. Phloem；4. Ray

曲或扭曲成团，表面显颗粒性。石细胞甚多，大多成群，类长方形、类圆形、长条形或形状不规则，直径 20 ～ 80 μm，长至 180 μm，壁厚 6 ～ 28 μm，大多厚薄不匀，孔沟明显，有的胞腔含橡胶质团块。木栓细胞表面多角形，直径 15 ～ 40 μm，壁不均匀增厚，木化，纹孔细小，胞腔内常含橙红色物；侧面观长方形，壁三面增厚，一面薄，孔沟明显。另可见筛管、淀粉粒等[3,4]（图 2-4-2）。

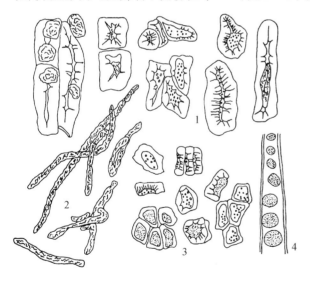

图 2-4-2 杜仲粉末显微特征图[5]

1. 石细胞；2. 橡胶丝；3. 木栓细胞；4. 筛管

Fig. 2-4-2　Microscopic characteristics of *Eucommia ulmoides* bark powder

1.Sclereid；2.Rubber thread；3.Cork cell；4.Sieve tube

四、理 化 特 征

取本品粉末 1 g，加氯仿 10 ml，浸渍 2 h，滤过。滤液挥干，加乙醇 1 ml，产生具弹性的胶膜[3]。

第二节　杜仲叶的生药学研究

杜仲叶为杜仲属（*Eucommia*）植物杜仲（*Eucommia ulmoides* Oliv.）的干燥叶。夏、秋二季枝叶茂盛时采收，晒干或低温烘干。

一、性 状 特 征

杜仲叶多破碎，完整叶片展平后呈椭圆形或卵形，长 7 ～ 15 cm，宽 3 ～ 8 cm。表面黄绿色或黄褐色，微有光泽，先端渐尖，基部圆形或广楔形，边缘有锯齿，具短叶柄。质脆，搓之易碎，折断面有少量银白色橡胶丝相连。气微，味微苦[3]。

二、显 微 特 征

（一）横切面显微特征

1. 叶横切面 上表皮细胞一列，排列紧密，类方形，外被角质层；下表皮细胞类长方形，排列紧密。叶脉处有较少单细胞非腺毛，常碎断，直径约 21 μm。栅栏细胞一列，细胞长圆柱形，内含黄棕色物质，海绵组织细胞内含胶丝。主脉维管束外韧型，导管径向排列成行，形成层明显，韧皮部细胞内含棕色物质，有的具类圆形胶丝，直径 7 ～ 11 μm（图 2-4-3）[6]。

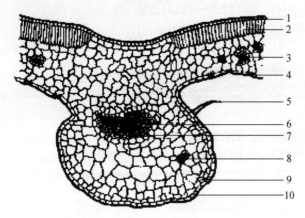

图 2-4-3　杜仲叶横切面显微特征图（×100）[6]

1. 上表皮；2. 栅栏组织；3. 海绵组织；4. 气孔；5. 非腺毛；6. 导管；7. 韧皮部；8. 橡胶丝；9. 厚角组织；10. 下表皮

Fig. 2-4-3　Microscopic features of the transverse section of *Eucommia ulmoides* leaves(×100)

1. Upper epidermises; 2. Palisade tissue; 3. Spongy parenchyma; 4. Stoma; 5. Nonglandular hair; 6. Duct; 7. Phloem; 8. Rubber thread; 9. Collenchyma; 10. Lower epidermises

2. 叶柄横切面　杜仲叶的叶柄由表皮、基本组织和维管组织三部分组成[7]。表皮细胞 1 列，类方形排列紧密，外被角质层。厚角细胞 6 ～ 8 列，皮层细胞类圆形，有的内含棕色物质。维管束 1 个，位于中心，外韧型。木质部导管多径向单列，直径 11 ～ 28 μm。韧皮部位于下方，韧皮纤维非木化。薄壁细胞内含类圆形发亮胶丝（图 2-4-4）[6,7]。

3. 叶表面　杜仲叶上表皮没有气孔，下表皮气孔为不定式，较多，含叶绿体，保卫细胞 2 个，副卫细胞多为 6 个，角质层纹理明显（图 2-4-5）[6]。

（二）粉末显微特征

杜仲叶粉末棕褐色。橡胶丝较多，散在或贯穿于叶肉组织及叶脉组织碎片中，灰绿色，细长条状，多扭结成束，表面显颗粒性。上、下表皮细胞表面观呈类方形或多角形，垂周壁近平直或微弯曲，呈连珠状增厚，表面有角质条状纹理；下表皮可见气孔，不定式，较密，保卫细胞有环状纹理。非腺毛单细胞，直径 10 ～ 31μm，有细小疣状突起，可见螺状纹理，胞腔内含黄棕色物（图 2-4-6）[3]。

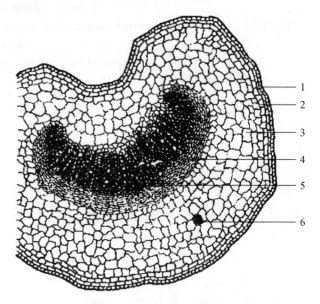

图 2-4-4　杜仲叶柄横切面显微特征图（×100）[6]

1. 表皮；2. 厚角组织；3. 皮层；4. 韧皮部；5. 导管；6. 橡胶丝

Fig. 2-4-4　Microscopic features of the transverse section of the petiole of *Eucommia ulmoides*

1. Epidermises; 2. Collenchyma; 3. Cortex; 4. Phloem; 5. Duct; 6. Rubber thread

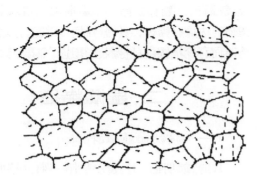

图 2-4-5　杜仲叶上表皮（左）和下表皮（右）图（×263）[6]

Fig. 2-4-5　Upper epidermis (left) and lower epidermis (right) of *Eucommia ulmoides* leaves(×263)

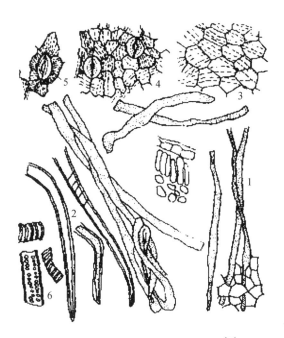

图 2-4-6　杜仲叶粉末图（×263）[6]

1. 胶丝；2. 非腺毛；3. 上表皮；4. 下表皮；5. 气孔；6. 导管

Fig. 2-4-6　Leaf powder of *Eucommia ulmoides*

1. Rubber thread；2. Nonglandular hair；3. Upper epidermis；4. Lower epidermis；5. Stoma；6. Duct

第三节　杜仲及其伪品的比较鉴别

杜仲为常用中药，自 20 世纪 50 年代末期以来，由于森林资源大量被破坏，产供不平衡，市场上出现了许多伪品。主要的伪品杜仲涉及 4 个科 6 个种，分别为红杜仲 *Euonymus mupinesis*（宝兴卫矛）、土杜仲 *Euonymus granditlorus*（大花卫矛）、藤杜仲 *Parabarium micranthum*（杜仲藤）、白杜仲 *Trachelospermum axillare*（紫花络石）、野杜仲 *Ehretia dicksonii*（粗糠树）和栀子皮 *Itoa orienthalis*[8]。

一、性状特征比较

鉴别杜仲，历来着重于观察树皮断面有无白色弹性的橡胶丝。伪品树皮多少也有一点橡胶丝，但不长或拉之即断。此外，还应注意干燥树皮的形态为卷筒状或块片状、外表面及内表面的色泽、裂纹与纹理，皮断面厚度、橡胶丝情况及气味，见表 2-4-1，杜仲及其伪品的组织构造及粉末显微特征见表 2-4-2[8]。

表 2-4-1　杜仲及其伪品性状特征比较[8]

Table 2-4-1　Comparison of characteristics of *Eucommia ulmoides* and the counterfeits

品种	性状	厚度（mm）	外表面	内表面	橡胶丝	气味
杜仲	扁平板片状，少数为微曲之薄片	2～8	淡棕、灰棕色，横切皮孔疏，厚者具纵槽纹	平滑，黑棕至紫棕色	细密，银白色，富弹性	臭微，味微苦
红杜仲	单圆筒状、浅槽状，两边内卷	4～6	栓皮黄至灰棕色，去栓皮呈红棕色，具横纹	红棕至棕色，有细纵纹	细密，白色，短，弹性差	无臭，味微甘

续表

品种	性状	厚度（mm）	外表面	内表面	橡胶丝	气味
土杜仲	卷片状或半圆筒状	1.5～4	灰褐色，粗糙，具疏皮孔及纵槽纹	淡黄色，平滑	同红杜仲，但弹性稍好	无臭，味微苦
藤杜仲	单卷筒、双卷筒或槽状	1～2.5	灰黄或灰褐色，有纵皱纹，皮孔较长	红棕色，有细纵纹	白色，弹性不强，短	臭微，味微苦
白杜仲	同藤杜仲	2～4	灰褐色，有明显横向或圆皮孔	黄白色，有细纵纹	白色，无弹性，拉之即断	无臭，味微涩
野杜仲	板片状或成块片形	4～8	灰褐色，具众多纵裂槽	淡黄色，有细纵纹	无	臭微，味苦
栀子皮	扁平板片或单筒状	3～6	淡棕至灰褐色，粗糙，有纵槽	棕色，平滑	无	臭微，味淡

二、组织构造及粉末显微特征比较

杜仲及其伪品的药材性状特征比较，首先是木栓层环带层次，杜仲具有 2～7 个环带，藤杜仲仅有 1 个环带；其次为环带中木栓细胞的层次，木栓细胞是否木栓化又木质化，栓内层部位有无石细胞群或石细胞群与纤维束的混合束，是否排成切向的断续环，还应特别注意草酸钙晶体的形态、大小及分布，是否有乳汁管等，见图 2-4-7、图 2-4-8[9]。

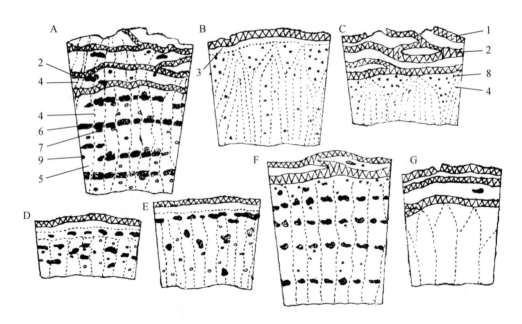

图 2-4-7　杜仲及 6 种伪品组织横切面简图（×1/10）[9]

A. 杜仲；B. 红杜仲；C. 土杜仲；D. 藤杜仲；E. 白杜仲；F. 野杜仲；G. 栀子皮。1. 老木栓层带；2. 新木栓层带；3. 皮层；4. 韧皮射线；5. 韧皮薄壁组织；6. 石细胞群；7. 纤维束；8. 簇晶；9. 乳汁管

Fig. 2-4-7　The transverse section diagram of *Eucommia ulmoides* and six counterfeits

A. *Eucommia ulmoides*；B. *Euonymus mupinesis*；C. *Euonymus granditlorus*；D. *Parabarium micranthum*

E. *Trachelospermum axillare*；F. *Ehretia dicksonii*；G. *Itoa orienthalis.* 1. Old phellem layer；2. New phellem layer；3. Cortex；4. Phloem ray；5. Phloem parenchyma cells；6. Scicreid；7. Fiber bundle；8. Clustered crystal；9. Laticifer

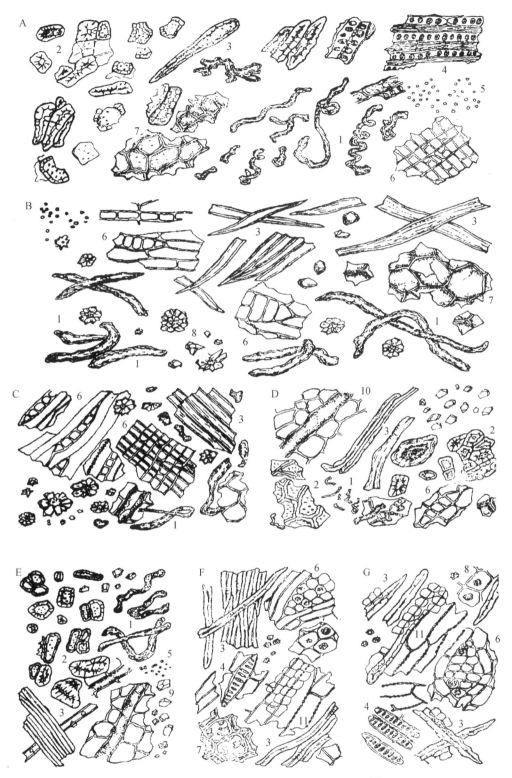

图 2-4-8　杜仲及 6 种伪品显微特征图（×200）[9]

A. 杜仲；B. 红杜仲；C. 土杜仲；D. 藤杜仲；E. 白杜仲；F. 野杜仲；G. 栀子皮。1. 橡胶丝（质）；2. 石细胞；3. 韧皮纤维；4. 筛管（可见筛板）；5. 淀粉粒；6. 射线；7. 木栓组织碎块；8. 草酸钙簇晶；9. 方晶；10. 乳汁管；11. 壁增厚的韧皮薄壁细胞

Fig. 2-4-8　Microscopic characteristics of *Eucommia ulmoides* and six counterfeits powders

A. *Eucommia ulmoides*；B. *Euonymus mupinesis*；C. *Euonymus granditlorus*；D. *Parabarium micranthum*；E. *Trachelospermum axillare*；F. *Ehretia dicksonii*；G. *Itoa orienthalis*. 1. Rubber thread；2. Sclereid；3. Phloem fiber；4. Sieve tube；5. Starch granule；6. Ray；7. Fragments of phellem tissue；8. Calcium oxalate clustered crystal；9. Square crystal；10. Laticifer；11. Thickened phloem parenchyma cell

表 2-4-2 杜仲及其伪品的组织特征及粉末显微特征[8]

Table 2-4-2 Microstructure and microscopic characteristics of *Eucommia ulmoides* and the counterfeits

品种	组织特征			粉末显微特征						
	木栓层	栓内层	韧皮部	淀粉粒	草酸钙结晶	韧皮纤维	乳汁管	石细胞	橡胶丝	筛管
杜仲	2~7个环层，每层2~5列细胞，内壁增厚	不明显	具数层由石细胞及纤维组成的束	细小，稀少，直径3~7μm	无	无	无	类方形、类长方形，直径20~90μm，淡黄色	条形或扭曲由成团，直径13~18μm	易见
红杜仲	1个环层，由9~18列木栓细胞组成	明显，细胞排列整齐	有众多簇晶，并有棕色块	细小，量少，直径5~6μm	簇晶，直径10~40μm	较多，直径10~25μm	无	无	条形，不规则则的相交结	/
土杜仲	3~6个环层，每层3~5列细胞	明显	韧皮射线喇叭形，开口处具簇晶	无	簇晶多，晶粒不规则，直径22~63μm	易见，直径16~25μm	较多，直径24~40μm	无	圆条形，直径15~20μm	/
藤杜仲	1个环层，2~5列木栓细胞	明显，其间散有众多石细胞	可见众多乳汁管，亦有石细胞群	稀少，直径3~5μm	方晶，直径7~30μm	长条形，直径11~26μm	易见	类方形、类近椭圆形，直径30~72μm	极短，细丝状	偶见
野杜仲	2~4个环层，每层4~6列木栓细胞	不明显	有多石细胞群，续排列4~6环，断具簇晶	无	簇晶较多，直径10~20μm	长披针形，直径12~28μm	无	无	无	可见
白杜仲	1个环层，3~5列木栓细胞	散有众多石细胞群及纤维束	散有众多乳汁管	较少，直径5~10μm	方晶，直径10~35μm	甚长，直径10~26μm	偶见	众多，类半圆形、锤形，直径13~50μm	条形，直径13~22μm	/
栀子皮	2~5个环层，每层6~9列木栓细胞	不明显	可见石细胞群散在，具簇晶	无	簇晶，直径10~35μm	长披针形或长条形，直径20~32μm	无	无	无	可见

（赵 晔 郑晓晖 武俊兰）

参 考 文 献

[1] 金世元. 中药材传统鉴别经验. 2版. 北京:中国中医药出版社, 2012.

[2] 中国科学院中国植物志编辑委员会. 中国植物志:第35卷 第2分册. 北京:科学出版社, 1979.

[3] 国家药典委员会. 中华人民共和国药典（2020年版）. 北京:中国医药科技出版社, 2020.

[4] 张钦德. 中药鉴定技术. 3版. 北京:人民卫生出版社, 2014.

[5] 国家药典委员会. 中华人民共和国药典中药材及原植物彩色图鉴. 北京:人民卫生出版社, 2010.

[6] 刘塔斯, 潘清平, 朱昌全, 等. 杜仲叶的显微鉴定. 中药材, 1997, 20(11): 555, 556.

[7] 聂江力, 裴毅. 杜仲叶的生药学研究. 时珍国医国药, 2014, 25(9): 2167, 2168.

[8] 韦有华. 杜仲及其32种混、伪品鉴别. 河北中医, 2007, 29(1): 61, 62.

[9] 陈俊华, 庞久华. 杜仲及其伪品的比较鉴别. 中药材, 1991, 14(7): 19-22.

杜仲质量与鉴定研究

研究亮点：

1. 杜仲皮和杜仲叶是药典收载的常用药材，其质量研究包括外观性状、显微鉴别、理化鉴别与含量测定等。

2. 分别以松脂醇二葡萄糖苷和绿原酸为指标，采用高效液相色谱（HPLC）法评价杜仲和杜仲叶质量。

摘要： 药材杜仲是杜仲的干燥树皮，为常用中药材，是中国名贵滋补药材，杜仲叶也被药典收载。杜仲皮和杜仲叶有补益肝肾、强筋壮骨、调理冲任、固经安胎的功效，也常用于保健食品。2020 年版《中国药典》中控制指标主要包括外观性状、显微鉴别、理化鉴别与含量测定。采用高效液相色谱法，分别以松脂醇二葡萄糖苷和绿原酸为指标进行含量测定。

关键词： 杜仲皮，杜仲叶，松脂醇二葡萄糖苷，绿原酸，高效液相色谱法

Chapter 5 Quality and Identification Research of *Eucommia ulmoides*

Highlights:

1. Eucommiae cortex and Eucommiae folium are common medicinal materials in Chinese Pharmacopoeia, and the quality standards consist of macroscopic, microscopic and the physics and chemistry identification.

2. HPLC methods were established for determination of the contents of pinoresinol diglucoside and chlorogenic acid in Eucommiae cortex and Eucommiae folium respectively.

Abstract: *Eucommia ulmoides* Oliver is a native plant and valuable tonic Chinese medicine. Eucommiae cortex and Eucommiae folium are common medicinal materials in Chinese Pharmacopoeia, and the quality standards consist of macroscopic, microscopic and the physics and chemistry identification. HPLC methods were established for determination of the contents of pinoresinol diglucoside and chlorogenic acid in Eucommiae cortex and Eucommiae folium respectively.

Keywords: Eucommiae cortex, Eucommiae folium, Pinoresinol diglucoside, Chlorogenic acid, HPLC

杜仲（*Eucommia ulmoides* Oliver）为杜仲科杜仲属多年生落叶乔木，是我国特有的药用植物。杜仲活性成分在抗肿瘤、防治骨质疏松、治疗心脑血管疾病、抗衰老、增强免疫力、安胎等方面有着良好的功效。系中药中"三木资源"之一，生产周期长，市场需求量大。由于野生资源濒于枯竭，市售杜仲药材主要为栽培品，多数生长年限短，产地加工不规范，致使杜仲药材质量严重下降。《中国药典》收载杜仲皮（Eucommiae cortex）和杜仲叶（Eucommiae folium）入药。杜仲皮为杜仲的干燥树皮，具补肝肾、强筋骨、安胎、降血压之效。杜仲叶为杜仲的干燥叶，也具有补肝肾、强筋骨之功效，临床用于肝肾不足、头晕目眩、腰膝酸痛、筋骨痿软。

第一节 杜仲皮质量与鉴定研究

杜仲为历版《中国药典》收载品种，为杜仲科

植物杜仲（*Eucommia ulmoides* Oliv.）的干燥树皮。2020年版《中国药典》中控制指标主要包括外观性状、显微鉴别、理化鉴别，用75%乙醇作溶剂，醇溶性浸出物不得少于11.0%，HPLC法测定松脂醇二葡萄糖苷（pinoresino diglucoside，PDG）不得少于0.10%[1,2]。

孔强等以2005年版《中国药典》为据，以外观性状、醇溶性浸出物、松脂醇二葡萄糖苷含量（PDG）为指标，结合紫外谱线组鉴别，对13批产自四川、贵州、河南、陕西、湖北、安徽等不同产地的杜仲药材进行质量调查分析。结果显示，供试杜仲药材性状低于传统等级分类要求，醇溶性浸出物符合要求，松脂醇二葡萄糖苷含量不符合要求者为30.8%。紫外谱线组具有相同吸收值，可作为杜仲的一种专属性鉴定方法（表2-5-1）[3]。

表 2-5-1　13批杜仲药材质量检测结果

Table 2-5-1　Quality test of 13 batches of Eucommiae Cortex

产地	长（cm）×宽（cm）	厚度（mm）	栓皮所占比例（%）	醇溶性浸出物		松脂醇二葡萄糖苷含量	
				含量（%）	RSD（%）	含量（%）	RSD（%）
四川清平	60×20	1.0	10.8	13.2	1.96	0.24	3,1
四川万源	60×15	1.5	11.5	11.2	4.22	0.11	226
四川广元	50×20	1.5～25	15.2	15.8	4.63	0.24	268
四川旺苍	40×15	1～2.5	18.5	11.6	3.58	0.11	3.S2
河南西峡	80×10	1.0	10.7	12.8	6.93	0.04	1.21
河南南阳1	45×15	1.0	11.8	18.1	6.93	0.29	1.7
河南南阳2	35×15	1.5～2	19.0	14.7	2.6	0.21	1.7
陕西略阳	30×20	2～2.5	16.3	12.6	8.75	0.28	3.35
陕西汉中	35×20	15～2.5	13.9	11.1	3.65	0.25	251
湖北宜昌	50×20	1.0	10.1	14.1	0.49	0.09	3.71
湖北恩施	45×20	1.5	10.5	13,2	1.54	0.05	245
贵州	25×15	1.0	12.6	14.2	1.74	0.11	3.07
安徽	40×20	1.5～25	12.1	12.6	2.34	0.09	1.81

注：RSD，相对标准偏差。

Note：RSD, relative standard deviation.

陈先良等利用不同溶剂在微波条件下对于产自河南、湖北、四川的杜仲进行提取，应用紫外分光光度计对相同溶剂的提取物进行研究，发现其紫外光谱具有差异，可用于不同产地的杜仲的鉴别。图2-5-1中A～D依次为不同产地杜仲的石油醚、三氯甲烷、乙醇与蒸馏水提取物的紫外光谱，3种不同产地杜仲的紫外光谱结果如下。

研究结果表明：①石油醚提取物的紫外光谱，3种产地杜仲在214.5 nm处吸收峰位置基本相同，但其吸光度有较大差异；在250～300 nm，河南杜仲无吸收峰，湖北杜仲与四川杜仲吸收峰位置及吸光度均有较大差异。②三氯甲烷提取物的紫外光谱，3种产地杜仲在241.5 nm处吸收峰位置基本相同，但其吸光度有较大差异；在250～300 nm，河南杜仲在280 nm附近有一肩峰，湖北杜仲与由于产地和生长环境各异，加工不规范，市面上杜仲质量参差不齐。四川杜仲吸收峰位置及吸光度均有较大差异；在325 nm附近，3种产地杜仲均有一肩峰，但是吸光度有差异。③乙醇提取物的紫外光谱，在250～300 nm，河南杜仲在280 nm附近有一肩峰，湖北杜仲与四川杜仲吸收峰位置及吸光度均有较大差异；在330 nm附近，

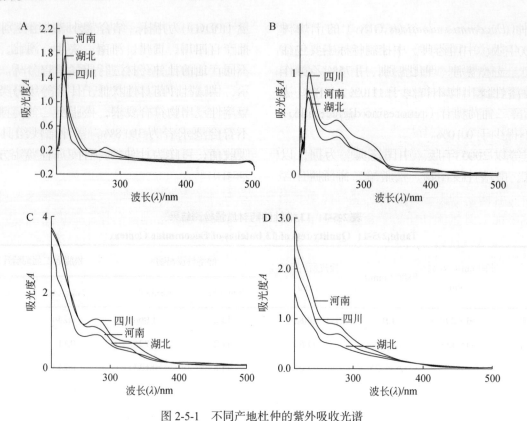

图 2-5-1　不同产地杜仲的紫外吸收光谱

Fig. 2-5-1　UV spectra of Eucommiae cortex from different habitats

3 种产地杜仲均有一肩峰，但是吸光度有差异；④蒸馏水提取物的紫外光谱，四川杜仲在 276 nm 处有吸收峰，而河南杜仲与湖北杜仲则皆为肩峰[4]。

有学者认为，《中国药典》以性状、薄层色谱及松脂醇二葡萄糖苷含量作为其质量控制方法，不够全面。彭应枝等以 56 批来自 13 个省份的杜仲药材为研究对象，采用斜率校正"一测多评法"、近红外光谱定量分析法和化学指纹图谱法对杜仲进行研究，以为提高杜仲质量控制标准提供基础。在 HPLC 法含量测定的基础上，以绿原酸（CA）为对照品，计算京尼平苷酸（GPA）、京尼平苷（GP）、松脂醇二葡萄糖苷（PDG）的斜率相对校正因子，建立了测定杜仲多种活性成分的斜率校正"一测多评法"（图 2-5-2）。利用化学计量学方法对杜仲近红外光谱进行预处理，通过偏最小二乘（PLS）回归法将 PDG 和 GPA 的 HPLC 含量数据与处理后的近红外光谱数据关联，建立快速测定杜仲中 PDG 和 GPA 含量的近红外光谱定量模型。建立了全国杜仲药材的标准 HPLC 指纹图谱和张家界杜仲药材的标准指纹图谱，结合化学计量学方法对杜仲样本进行分析。

通过散点图法比较斜率校正"一测多评法"与外标法两种结果的相关性，验证斜率校正"一测多评法"的准确性，结果显示：两种方法测得 56 批杜仲样本中 GPA、GP、PDG 含量结果的相关系数均大于 0.990。通过内部交互验证法对模型验证，结果得到 PDG 校正集的相关系数为 0.9615，内部交互验证均方差为 0.0015；GPA 校正集的相关系数为 0.9583，内部交互验证均方差为 0.0064。随机抽样进行外部验证，所得模型预测值与 HPLC 的测量值没有明显差异。采用化学计量学方法对杜仲样本进行分析，所有样本相似度为 0.76 ～ 0.98；PCA 结果图上湖北、云南、河北样本分别聚集较好，湖南张家界样本单独聚为一类；PLS-LDA 判别分析显示拟合正确率和总预测正确率均为 100%，并通过 CASR 筛选出 6 个张家界杜仲标志性化合物。

该项研究建立的斜率校正"一测多评法"廉价、准确性高，可用于杜仲中 GPA、CA、GP、PDG 活性成分含量测定；所建立的杜仲 GPA 和 PDG 近红外光谱定量模型预测准确度高，能实现对杜仲中这两种活性成分便捷、快速的含量测定；杜仲指纹图谱能用于阐述不同产地、不同生长环境的

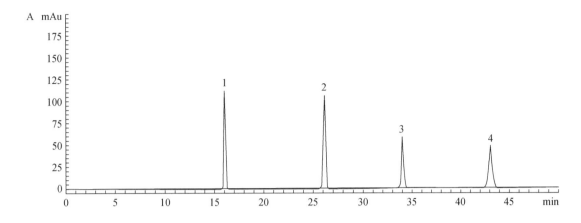

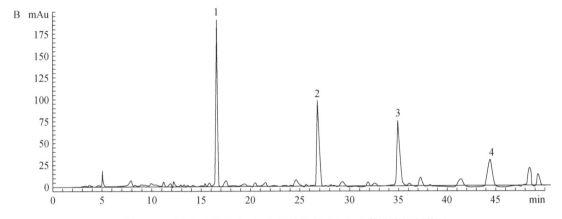

图 2-5-2　混合对照品（A）和杜仲样品（B）的高效液相色谱图

Fig. 2-5-2　HPLC of mixed reference and Eucommiae cortex

1. GPA；2. CA；3. GP；4. PDG

杜仲药材整体化学成分的差异，湖南张家界杜仲药材存在本身特征性，其中 GPA、CA、GP 和其他 3 种未知化合物为其标志性化合物，为张家界杜仲申报国家地理标志保护产品提供了理论依据。通过斜率校正"一测多评法"和近红外光谱定量法将杜仲活性成分含量的精确测定与整体模糊信息的化学指纹图谱相结合，从而全面科学地控制与评价杜仲药材质量[5]。

韦有华等对全国各地出现的 32 种杜仲混、伪品进行了鉴别综述。杜仲混、伪品主要涉及 5 科 32 种，其中以卫矛科最多，为 23 种：宝兴卫矛 *Euonymus mupinensis*、丝棉木 *Euonymus bungeanus*、大花卫矛 *Euonymus grandiflorus*、冬青卫矛（正木、大叶黄杨）*Euonymus joponicus*、扶芳藤 *Euonymus fortunei*、曲脉卫矛 *Euonymus venosus*、游藤卫矛 *Euonymus vagans*、滇西卫矛 *Euonymus paravagas*、滕冲卫矛 *Euonymus tengyuehesis*、景东卫矛 *Euonymus ilicioides*、常春

卫矛 *Euonymus hederacens*、六尺卫矛 *Euonymus orgyalis*、南川卫矛 *Euonymus bockii*、无柄卫矛 *Euonymus subsessilis*、云南卫矛 *Euonymus yunnauensis*、大果卫矛 *Euonymus myrianthus*、木果卫矛 *Euonymus xylocapus*、疏花卫矛 *Euonymus taxiflorus*、西南卫矛 *Euonymus hamitonianus*、白杜 *Euonymus mochii*、刺果卫矛 *Euonymus acanthocarpus*、长刺卫矛 *Euonymus wilsonii*、花皮胶藤 *Euonymus utilis*，主要来源于浙江、贵州、湖北、云南、四川等部分地区。夹竹桃科 5 种：白杜仲藤 *Parabariuim micranthum*、毛杜仲藤 *Parabariuim huaitingii*、紫花络石 *Trachelospermum axillare*、红杜仲 *Parabariuim chuniaum*、花皮胶藤 *Ecdysanthera utilis* Hay. et Kaw，主要来源于广东、广西、四川等部分地区。紫草科 2 种：粗糠树 *Ehretia chcksenii*、野杜仲 *Ehretia dicksonii*，主要来源于东北、华北地区。大风子科 1 种：栀子皮 *Itoa orienthalis*，主要来源于湖南、江西、福建

等地。萝藦科1种：青蛇藤 *Perploca calophlla*。杜仲混、伪品5个科当中，夹竹桃科、卫矛科植物皮断面有橡胶丝，这2个科的混、伪品与正品杜仲的最大区别：2个科显微鉴别都有草酸钙结晶，橡胶丝少，而杜仲无草酸钙结晶，石细胞成群，橡胶丝多且成系或扭曲成团；夹竹桃科与卫矛科的主要区别：夹竹桃科有乳汁管，胶丝少成条，但是卫矛科却无乳汁管。紫草科、大风子科、萝藦科植物折断面无橡胶丝，它们的主要区别：紫草科植物内表面棕色、平滑、簇晶极多，有众多石细胞成群，断续排列成4～6环；大风子科植物内表面淡黄色，有细纵纹，有簇晶，石细胞成群散在[1]。杜仲与其部分混、伪品紫外光谱有明显区别（表2-5-2）。

表2-5-2 杜仲及其混、伪品的紫外一阶导数光谱特征
Table 2-5-2 UV first derivative spectral characteristics of Eucommiae cortex and its adulterants

样品	$\lambda \dfrac{\text{MeOH}_{max}}{(\text{nm})}$	$\lambda \dfrac{\text{MeOH}_{mix}}{(\text{nm})}$
杜仲	273.0，224.0	284.5，244.5
红杜仲藤	268.0，225.0	289.5，237.0
毛杜仲藤	347.0，268.5，226.0	353.0，290.0，237.0
紫花络石	319.5，266.5，225.0	353.0，289.0，235.0
花皮胶藤	347.0，268.0	353.5，289.0，237.0
杜仲藤	346.0，268.0，226.0	357.5，290.0，237.0
丝绵木	268.0	291.0

目前，商品药材杜仲由于需要量大，供不应求，各地出现了多种混、伪品，其功效与正品相差颇大，甚至有的混、伪品与正品功效相反或有毒副作用，可极大危害患者健康，它们在植物来源、性状特征、显微特征和理化鉴别上与正品相差很大，医药界人士应注意鉴别应用。另据有关文献报道，夹竹桃科4种杜仲的混、伪品植物主要来源于广东、广西、四川等部分地区，作为"杜仲藤"药用。卫矛科卫矛属多种混、伪品植物主要来源于浙江、贵州、湖北、云南、四川等部分地区，作为"土杜仲"药用。而正品杜仲主要产自湖北、四川、贵州、云南、陕西等省，多为栽培，以皮厚、块大、去净粗皮、内表面暗紫色、断面丝多者为佳[6]。

第二节 杜仲叶质量与鉴定研究

杜仲叶为杜仲的干燥叶，也具有补肝肾、强筋骨之功效，临床用于肝肾不足，头晕目眩，腰膝酸痛，筋骨痿软。从《中国药典》2005年版开始收载，为杜仲科植物杜仲（*Eucommia ulmoides* Oliv.）的干燥叶。2020年版《中国药典》中质量控制指标主要包括外观性状、显微鉴别、薄层色谱鉴别，水分测定不得超过15.0%，用稀乙醇作溶剂，醇溶性浸出物不得少于16.0%，HPLC测定绿原酸含量（chlorogenic acid，CA）不得少于0.080%。

阿来等根据2015年版《中国药典》和查阅大量文献对杜仲叶药材进行性状鉴定；对杜仲叶药材粉末进行显微鉴别；对7批杜仲叶药材中化学成分绿原酸进行薄层鉴别；使用紫外分光光度计测定7批杜仲叶提取液中的总多糖、总黄酮、总多酚含量；采用傅里叶变换红外光谱法（FT-IR）对杜仲叶药材进行红外光谱的研究，快速建立杜仲叶药材红外指纹图谱，并对7批杜仲叶进行聚类分析；利用高效液相色谱法（HPLC）测定7批杜仲叶药材中绿原酸、槲皮素、山奈酚和芦丁的含量；采用火焰原子吸收分光光度法测定7批杜仲叶药材、土壤样品、灌溉水样品中钾、钠、钙、镁、铁、锌、锰7种金属元素的含量，采用石墨炉原子吸收法测定土壤样品中铅的含量和7批杜仲叶药材、土壤样品、灌溉水样中铜的含量。结果显示：薄层色谱鉴别最优固定相选择青岛海洋H高效板，以乙酸丁酯-甲酸-水（7：2.5：2.5）的上层溶液为展开剂，7批杜仲叶薄层色谱中所含成分基本一致；7批杜仲叶药材提取液中总多糖含量为16.02～37.87 mg/g、总黄酮含量为30.97～119.07 mg/g、总多酚含量为9.89～36.74 mg/g，7批杜仲叶药材总成分的含量均有所差异，其中样品S7的总多糖、总黄酮、总多酚含量均为较高；从杜仲叶药材的红外光谱峰形、峰位等信息可知，7批杜仲叶光谱特征基本一致，在通过二阶导数变换后，7批药材红外光谱之间的差异被放大，通过聚类分析对杜仲叶进行分类，可将杜仲叶药材分为5组；7批杜仲叶药材中绿原酸、槲皮素、山奈酚、芦丁的含量有所差异，其中绿原酸含量为0.8353～3.3624 mg/g、槲皮素含量为 0.1608 ～ 0.6129 mg/g、山柰酚含量为 0.0236 ～ 0.1031 mg/g、芦丁含量为 0.0022 ～ 0.0043 mg/g；7 批杜仲叶药材中钾、钠、钙、镁、铁、锌、锰、铜的含量分别为 15 300.95 ～ 40 300.95 μg/g、58.24 ～ 298.98 μg/g、3319.15 ～ 9515.96 μg/g、8335.17 ～ 12 138.92 μg/g、211.40 ～ 933.63 μg/g、21.92 ～ 72.62 μg/g、144.79 ～ 560.05 μg/g、209.21 ～ 406.58 μg/g，土壤样品中钾、钠、钙、镁、铁、锌、锰、铜、铅的平均含量分别为 43 310.19 μg/g、678.89 μg/g、9015.96 μg/g、511.03 μg/g、22 836.26 μg/g、118.53 μg/g、656.90 μg/g、47.93 μg/g、21.69 μg/g，灌溉水样品中钾、钠、钙、镁、铁、锌、锰、铜的平均含量分别为 534.72 μg/ml、7065.13 μg/ml、2840.43 μg/ml、2086.00 μg/ml、38.71 μg/ml、0.13 μg/ml、0.186 μg/ml、18.16 μg/ml，其中钾、钙等元素含量普遍较高，重金属元素检查均符合国家标准。结论：本研究初步探索并比较了新疆产杜仲叶和其他 4 个产地杜仲叶中总多糖、总黄酮、总多酚含量；对 7 批药材进行了性状鉴定、显微鉴别、薄层鉴别；采用 HPLC 法测定 7 批杜仲叶药材中绿原酸、槲皮素、山柰酚、芦丁的含量；测定了杜仲叶药材、土壤样品、灌溉水样品中微量元素的含量。为建立科学的杜仲叶品质标准提供了科学依据，使新疆产杜仲叶药用资源得到广泛的开发和利用[7]。

　　王莉等采用主成分分析法（PCA）和指纹图谱法，对 4 个不同产地 20 个批次杜仲叶的质量进行评价（图 2-5-3）。采用 Aichrom AQ C18 色谱柱（250 mm × 4.5 mm，5 μm），流动相为甲醇与 0.1% 甲酸的梯度洗脱系统，检测波长 323 nm；检测并确定了 20 个批次药材指纹图谱的 14 个共有

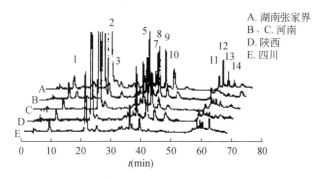

图 2-5-3　湖南张家界产杜仲叶提取物的 HPLC 指纹图谱
Fig. 2-5-3　HPLC fingerprint of Eucommiae folia in Hunan Province

峰，采用二维双指标评价法和 PCA 统计分析法统计出杜仲叶组分的分布特点。结果显示：2 号（绿原酸）、3 号（咖啡酸）、7 号（未知）、10 号（未知）组分为显著贡献的主成分组分。结论：不同产地杜仲叶样品中指纹组分各异，确定的主组分能显著区别药材的不同产地，可为杜仲叶药材质量的整体控制及其制剂的质量研究提供依据[8]。

第三节　杜仲皮、叶和花中活性成分积累规律的研究

　　周云雷采用高效液相色谱法同时测定杜仲叶中桃叶珊瑚苷、京尼平苷酸、绿原酸、京尼平苷、松脂醇二葡萄糖苷、芦丁的含量，并考察各活性成分在 12 个不同采收期的动态变化。色谱条件：采用 C18 柱色谱柱（4.6 mm × 250 mm，5 μm），以甲醇（A）-0.05% 磷酸水溶液（B）为流动相，梯度洗脱，程序化变波长；体积流量 0.8 ml/min；柱温 35℃。结果表明，不同采收期杜仲叶中桃叶珊瑚苷、京尼平苷酸、绿原酸等主要有效成分的含量有明显差别。该方法重复性好，可操作性强，可用于杜仲叶中 6 种有效成分的含量测定，可较全面地反映不同采收时期矮林杜仲叶中有效成分的差异，通过对结果分析，8 月底采收的矮林杜仲叶的整体质量最好[9]。

　　张前程等建立了 HPLC 法测定杜仲叶中活性成分的含量测定方法，采用变换波长和梯度洗脱 HPLC 法测定。最佳色谱条件为色谱柱 Thermo Hypersil Gold C18（250 mm × 4.6 mm × 5 μm）；以甲醇为流动相 A，以 0.5% 磷酸水溶液为流动相 B 进行梯度洗脱；流速为 1.0 ml/min；（0 ～ 30 min，A：5% → 10%，B：95% → 90%；30 ～ 70 min，A：10% → 25%，B：90% → 75%）；检测波长为 206 nm（0 ～ 15 min），236 nm（15 ～ 55 min）；体积流量 1.0 ml/min。结果显示：不同采摘期的杜仲叶中桃叶珊瑚苷、绿原酸、车叶草苷、京尼平苷酸的含量差异很大，若以绿原酸为采收指标，则杜仲叶的最佳采收期为 5 月底至 6 月初；若以环烯醚萜类（桃叶珊瑚苷、京尼平苷酸、车叶草苷）为采收指标，则杜仲叶最佳采收期为 5 月底至 6 月上旬；综合考虑杜仲叶干物质产量和活性成分含量，杜仲叶最佳采收期也是 5 月底至 6

月上旬[10]。

杜红岩等采用反相高效液相色谱法测定了不同时期杜仲叶内3种主要活性成分的含量。结果表明：3种主要活性成分含量有较为明显的季节变化，京尼平苷酸、绿原酸以6月5日所采批次样品平均含量（4.73%，3.92%）为最高，京尼平苷以5月5日所采批次样品平均含量为最高（0.15%）。从3种成分含量和叶片产量的角度进行分析比较，就绿原酸、京尼平苷酸和京尼平苷的利用而言，杜仲叶的适宜采收时期为5月20日至6月20日（图2-5-4）[11]。

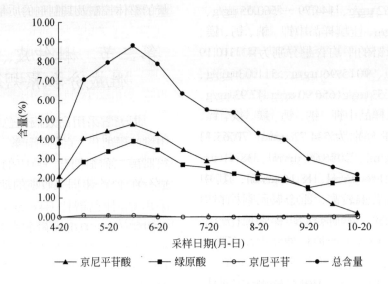

图 2-5-4　不同时期杜仲叶中 3 种活性成分的含量变化

Fig.2-5-4　The variation of 3 active components contents in Eucommiae folia in different periods

张鞍灵等研究杜仲叶中京尼平苷酸、绿原酸、京尼平苷等次生代谢物含量季节、地域差异性。采用反相高效液相色谱法分析杜仲叶中这3种主要次生代谢物。结果表明，京尼平苷酸、绿原酸、京尼平苷6月份含量最高，分别达到0.562%、2.258%和0.571%。另外，杜仲叶中次生代谢物含量地域差异性显著，即对于同一树龄、同一杜仲品种而言，气候条件较差地区（年平均气温6.8～8.8℃、绝对最低湿度-29.6%～-22.6%、年降雨量576.7～1048 mm）杜仲叶中次生代谢物含量高。由此得出，气候条件影响杜仲叶中次生代谢物的合成积累，而6月份为杜仲叶的最佳采收期[12]。

姜晓芳等研究不同产地杜仲叶、杜仲皮中京尼平苷酸、绿原酸、京尼平苷的含量差异，采用高效液相色谱法，色谱柱：Diamonsil C$_{18}$（5 μm，150 mm × 4.6 mm），流动相：甲醇 - 水 - 冰醋酸（13：87：1.5），流速：1 ml/min，检测波长：237 nm。结果显示，京尼平苷酸在0.1092～7.644 μg、绿原酸在0.0516～3.612 μg、京尼平苷在0.0132～0.924 μg范围内线性关系良好，平均加样回收率分别为99.17%、98.84%、98.18%，RSD分别为1.92%、1.39%、1.40%。该方法操作简单、重复性好、专属性强，可用于同时测定不同产地杜仲叶、杜仲皮中京尼平苷酸、绿原酸及京尼平苷的含量（表2-5-3、表2-5-4）[13]。

表 2-5-3　不同产地杜仲叶中京尼平苷酸、绿原酸、京尼平苷含量测定结果（n = 3）

Table 2-5-3　Determination of geniposide, chlorogenic acid and geniposide in Eucommiae folia from different places

不同产地	京尼平苷酸（%）	绿原酸（%）	京尼平苷（%）
陕西略阳	—	0.756	0.073
贵州遵义	0.673	0.782	0.0772
江西井冈山	0.077	0.876	0.0566
河北安国	0.471	0.688	0.0433
山东青岛	0.216	0.778	0.0542
湖北郧西	0.168	1.364	0.0871
湖南株洲	0.388	0.644	0.0570
河南灵宝	0.686	1.032	0.0459

表 2-5-4 不同产地杜仲皮中京尼平苷酸、绿原酸、京尼平苷含量测定结果（n = 3）

Table 2-5-4 Determination of geniposide acid, chlorogenic acid and geniposide in Eucommiae cortex from different places

不同产地	京尼平苷酸（%）	绿原酸（%）	京尼平苷（%）
陕西略阳	—	—	—
贵州遵义	0.903	—	0.092
江西井冈山	2.309	0.095	0.239
河北安国	1.994	0.221	0.294
山东青岛	3.242	0.082	0.380
湖北郧西	2.352	0.164	0.412
湖南株洲	1.453	0.299	0.122
河南灵宝	2.396	0.131	0.459

采用反相高效液相色谱法，建立杜仲叶的 HPLC 指纹图谱，比较杜仲雄株叶和雌株叶中几种次生代谢产物的含量。对同一日期采集的杜仲叶指纹图谱进行评价，生成对照图谱，确定了 19 个共有峰。杜仲雄株叶中绿原酸含量略高于杜仲雌株叶，杜仲雄株叶中京尼平苷酸含量和京尼平苷含量略低于杜仲雌株叶，但差异不明显。性别对杜仲叶中几种次生代谢产物的含量无明显影响[14]。

采用高效液相色谱法测定不同时期杜仲叶中绿原酸、京尼平苷酸、京尼平苷的含量，杜仲叶中活性成分在不同的采收时间其含量有着明显的不同，京尼平苷酸含量在 7 月下旬达最大值（2.615%），绿原酸含量在 7 月上旬达最大值（2.126%），京尼平苷含量在 6 月上旬达最大值（0.081%）。结果表明采用高效液相色谱法同时测定杜仲叶中京尼平苷酸、绿原酸和京尼平苷含量的方法准确、可靠、重复性好，可为不同时期杜仲叶活性成分变化规律的研究提供依据，给进一步合理采收杜仲叶资源奠定理论基础[15]。

对杜仲雄株不同花期雄花中次生代谢产物含量进行分析测定，并对杜仲雄花次生代谢的生理基础及不同花期次生代谢产物含量差异进行探讨。研究结果表明，雄花在不同花期次生代谢产物含量均有差异。总黄酮含量在花蕾期最高（4.010%），始花期最低（2.422%），从盛花期到末花期逐渐上升；桃叶珊瑚苷和绿原酸含量均在花蕾期最高

（分别为 2.351% 和 1.075%），盛花期最低（分别为 1.463% 和 0.503%），至末花期含量上升；京尼平苷酸含量在始花期最低（0.217%），从盛花期开始逐渐升高，至末花期高达 1.403%；次生代谢产物总量也以花蕾期为最高（7.420%）。杜仲雄花的花蕾期和盛花期是兼顾质量和产量的最佳采摘期[16]。

采用 HPLC 法分析杜仲雄花中成分的积累规律。对不同日期采集的杜仲雄花的指纹图谱进行评价，生成对照指纹图谱，确定了 18 个共有峰。杜仲雄花的成分积累规律为：京尼平苷酸含量花蕾期最低，至盛花期最高；绿原酸含量花蕾期最高，盛花期最低，末花期含量上升；京尼平苷含量始花期最低，盛花期最高。杜仲雄花的盛花期是兼顾质量和产量的最佳采摘期。杜仲雄花的指纹图谱可为杜仲雄花的质量控制及最佳采收期的确定提供参考[17]。

采用 HPLC 法对不同实验方案下的杜仲皮、杜仲雄花及其加工产品杜仲雄花茶中 5 种主要次生代谢产物京尼平苷酸（geniposides acid, GPA）、绿原酸（chlorogenic acid, CA）、京尼平苷（geniposides, GP）、桃叶珊瑚苷（aucubin, AU）、松脂醇二葡萄糖苷[（+）-pinoresinol di-O-β-D-glucopyranoside, PDG]的含量进行测定，对郑州地区不同采收期杜仲雄花中 5 种次生代谢产物的含量进行测定。结果表明，杜仲雄花中不含 PDG，且不同花期 GPA、CA、GP、AU 的含量有较大差别。几种成分的变化规律为：随着花期的增长，GPA 的百分含量为先升后降；CA 和 AU 总体趋势为降低；GP 含量较低。对杜仲雄花茶中 5 种次生代谢产物的含量进行测定。结果表明，杜仲雄花茶中不含 PDG，含有 GPA、CA、GP、AU，其含量分别为 1.9051%、0.5150%、0.9725%、0.4373%。说明杜仲雄花的加工产品杜仲雄花茶是一种具有保健作用的茶叶，具有开发价值。研究考察了商丘地区不同采收期杜仲皮中次生代谢物的含量变化规律。结果表明，商丘地区的杜仲皮，从 4 月 5 日到 9 月 5 日的生长期内，5 种成分的变化为：AU 的含量整体趋势上升；GP 的含量变化呈下降趋势；GPA 的含量在 1.91% 至 2.34% 范围内波动；CA 和 PDG 含量稳定，5 种成分的总量在 3.077% 至 6.338% 范围内波动。对商丘地区 4 种

变异类型杜仲皮中5种次生代谢产物进行含量测定和差异性比较。5种成分在4种树皮类型中的含量分布为光皮型＞浅纵裂型＞龟裂型＞深纵裂型。单个成分的含量变化梯度为GPA≫AU＞CA＞GP≈PDG。对鹤壁地区采集到的新鲜杜仲皮分别经阴干法、发汗法、烘干法干燥处理，对其中5种次生代谢产物的含量进行测定。结果表明，5种成分总量排序为阴干＞发汗≥烘干，其中阴干处理杜仲皮中GP的含量比其他2种方法高。发汗法和阴干法相比，除GP外，其余4种成分的含量均高于阴干法；发汗法和烘干法相比，两者效果相当[18]。

杜庆鑫等建立杜仲雄花6种活性成分的测定方法，分析杜仲雄花生长发育动态及活性成分的变化规律。采用超声法进行提取，采用AlCl₃比色法测定总黄酮，采用HPLC法测定其他6种成分，色谱柱为Thermo hypersil gold（250 mm×4.6 mm，5 μm），以甲醇-0.5%磷酸水溶液为流动相，梯度洗脱；检测波长为206nm（0～15 min）、236 nm（15～55 min）、255 nm（55～100 min）；体积流量1.0 ml/min。结果表明：花径、花高、鲜质量、干质量、雄蕊长度和雄蕊数均在盛花期达到最大值；总黄酮、绿原酸及活性成分总量均以花蕾期最高，始花期最低；桃叶珊瑚苷量总体呈下降趋势；京尼平苷酸量花蕾期最低，至盛花期达到最高值，末花期有所下降；京尼平苷、异槲皮苷和紫云英苷量均以盛花期最高，始花期最低。花期对杜仲雄花形态、产量、活性成分量及质量均有很大影响，为杜仲雄花质量控制及相关产品开发提供了重要依据[19]。

杜庆鑫为有效利用杜仲雄花资源，以193份杜仲种质为试材，采用主成分分析和聚类分析方法开展了品质评价指标筛选和种质资源综合评价研究。结果表明，含水率和氨基酸含量在不同种质间变异系数较小，其他性状变异系数较大。主成分分析显示反映杜仲雄花品质的17个性状可用8个主成分来表示（累积贡献率达85.777%），筛选出雄蕊长度、单株产量、京尼平苷酸、绿原酸、异槲皮苷、总黄酮、氨基酸含量及含水率这8个性状用于杜仲雄花品质综合评价。经综合评价，编号为10469x、11042x、11034x、10036x、10464x、10559x、10024x、10060x、10497x的杜

仲雄花品质相对较好。对193份杜仲种质进行Q型聚类，在遗传距离7.0处可划分为四类，第Ⅲ类群杜仲种质雄花综合性状较好，与主成分分析综合评价结果基本一致，第Ⅱ类群杜仲雄花8种活性成分含量均较高，第Ⅳ类群杜仲雄花形态性状表现也较好，可为杜仲良种选育及雄花资源开发利用提供参考依据[20]。

于靖等通过研究杜仲种子发芽率、发芽指数、生活力、净度、水分和千粒重，初步建立了杜仲种子质量检验方法，并利用制定的质量检验方法，对52份不同产地和不同基因型的杜仲种子进行质量评价，在此基础上初步建立了杜仲种子的质量分级标准。利用GC-MS联用技术确定了杜仲种子油脂的十种脂肪酸。通过种质资源间的比较和相关性分析，发现α-亚麻酸与亚油酸的相对含量呈显著负相关，亚油酸是除α-亚麻酸以外，杜仲种子油脂中另一种具有保健功能的不饱和脂肪酸，在杜仲种子油脂的质量评价体系中应以α-亚麻酸与亚油酸含量的总和作为评价指标。采用共有模式生成法中的平均矢量法建立杜仲种粕HPLC标准指纹图谱，其中有25个共有峰。采用夹角余弦与相关系数计算相似度，均达到0.97以上。不同种质资源的杜仲种粕桃叶珊瑚苷和阿魏酸含量分析显示，湖北十堰的样品两种药用成分含量均为最高。选择总酚、总黄酮、FRAP抗氧化值、DPPH抗氧化值和ABTS抗氧化值作为评价杜仲种粕抗氧化能力的指标，对不同产地、不同基因型样品和略阳主产区样品的抗氧化能力进行比较，并构建TOPSIS评价模型，根据抗氧化活性得出的结论，验证了TOPSIS法可以对不同种质资源的杜仲种粕进行有效的综合评价。在已有杜仲种粕HPLC指纹图谱共有峰及抗氧化数据的支持下，建立BP神经网络模型，以通过HPLC指纹图谱共有峰峰面积值来预测样品的FRAP、DPPH、ABTS抗氧化值。采用SPSS软件PCA主成分分析得到影响杜仲种粕抗氧化能力的主要的HPLC共有峰，并将其作为评价杜仲种粕药用价值的主要指标。最终研究建立了谱效结合的杜仲种粕药用价值评价模型[21]。

（杨念云）

参 考 文 献

[1] 国家药典委员会. 中华人民共和国药典（2015 年版）. 北京：中国中医药科技出版社, 165, 166.

[2] 国家药典委员会. 中华人民共和国药典（2015 年版）. 北京：中国中医药科技出版社, 166.

[3] 孔强, 吕文海. 13 批不同产地杜仲药材质量检测分析. 中成药, 2010, 32(5): 803-805.

[4] 陈先良, 陶金秋, 凡小庆, 等. 不同产地杜仲的紫外光谱鉴别研究. 光谱实验室, 2011, 28(1): 303-305.

[5] 彭应枝. 杜仲质量控制研究. 长沙：中南大学硕士学位论文, 2014.

[6] 韦有华. 杜仲及其 32 种混、伪品鉴别. 河北中医, 2007, 29(1): 61, 62.

[7] 阿来·赛坎. 杜仲叶的品质评价研究. 乌鲁木齐：新疆医科大学硕士学位论文, 2017.

[8] 王莉, 段晓芳, 敬海英, 等. 指纹图谱和主成分分析法评价杜仲叶的质量. 华西药学杂志, 2012, 27(2):190-192.

[9] 周云雷. 杜仲的化学成分及其动态变化研究. 吉首：吉首大学硕士学位论文, 2015.

[10] 张前程. 杜仲叶中活性成分的积累规律及其提取物的制备. 开封：河南大学硕士学位论文, 2015.

[11] 杜红岩, 刘昌勇, 李钦, 等. 杜仲叶中 3 种主要活性成分含量的季节变化. 中南林业科技大学学报, 2011, (8): 6-9.

[12] 张鞍灵, 马亚团, 赵德义, 等. 杜仲叶次生代谢物季节和地域差异性研究. 林产化学与工业, 2009, (5): 108-112.

[13] 姜晓芳, 张翠利, 李钦. RP-HPLC 法测定不同产地杜仲叶和皮中 3 种活性成分的含量. 江苏农业科学, 2013, (8): 326-328.

[14] 叶东旭, 李钦, 杜红岩. 杜仲雌雄株叶高效液相色谱指纹图谱和次生代谢产物的含量比较. 时珍国医国药, 2014, (5): 1077-1079.

[15] 宣志红, 浦锦宝, 梁卫青. 不同采收时期杜仲叶中活性成分变化规律的研究. 中华中医药学刊, 2013, (6): 1036-1038.

[16] 董娟娥, 梁宗锁, 张康健. 杜仲雄花中次生代谢物合成积累的动态变化. 植物资源与环境学报, 2005, (4): 9-12.

[17] 叶东旭, 杜红岩, 李钦. 杜仲雄花 HPLC 指纹图谱及成分积累规律的研究. 中成药, 2012, (4): 123-126.

[18] 赫锦锦. 杜仲皮及雄花中次生代谢产物的变化规律研究. 开封：河南大学硕士学位论文, 2010.

[19] 杜庆鑫, 魏艳秀, 李钦. 杜仲雄花生长发育动态及活性成分量变化. 中草药, 2017, 48(13): 2746-2751

[20] 杜庆鑫, 刘攀峰, 魏艳秀, 等. 基于主成分与聚类分析的杜仲雄花品质综合评价. 植物研究, 2016, 36(6): 846-852.

[21] 于靖. 杜仲种质资源及其果实质量评价. 咸阳：西北农林科技大学硕士学位论文, 2015.

第六章

杜仲化学成分研究

研究亮点：

1. 杜仲化学成分超过 200 种，包括木脂素类、环烯醚萜类、杜仲胶等。

2. 杜仲醇类作为杜仲中特殊的裂环环烯醚萜类化合物，是杜仲中极具特异性的成分。

3. 松脂醇二葡萄糖苷、脱氢二松柏醇二糖苷、京尼平苷、京尼平苷酸具有降压作用。

4. 桃叶珊瑚苷和京尼平苷等成分具有调血脂作用。

5. 桃叶珊瑚苷、京尼平苷、京尼平苷酸对骨代谢平衡具有良好的调节作用。

摘要： 杜仲是我国特有的药用植物。杜仲的干燥树皮为常用中药材，是我国名贵滋补药材，有补益肝肾、强筋壮骨、调理冲任、固经安胎的功效，也常用于保健食品。研究表明，杜仲皮、叶、枝条、根、果实和花所含的有效成分和药理作用有相似和不同之处。杜仲含有的化学成分超过 200 种，大致可分为木脂素类、环烯醚萜类、黄酮类、苯丙素类、三萜类、大柱香波龙烷降倍半萜、多糖类、杜仲胶、脂肪酸和抗真菌蛋白等。杜仲醇作为杜仲环烯醚萜中特殊的裂环环烯醚萜类化合物，只存在于杜仲中，是杜仲中极具特异性的成分。其活性成分具有降血压、降血脂、降血糖、保肝补肾、保护神经细胞、调节骨代谢等药理作用。杜仲叶、花、果实等其他部位可部分代替皮供药用，综合利用杜仲不同部位可以解决杜仲资源匮乏的问题。

关键词： 杜仲，化学成分，木脂素，环烯醚萜，杜仲胶，资源利用

Chapter 6　Study on the Chemical Constituents of *Eucommia ulmoides*

Highlights：

1. The chemical components outnumbered 200 types in *Eucommia ulmoides* Oliv., including mainly lignans, iridoids and Eucommia rubber.

2. Eucommiols, special secoiridoids, are very characteristic constituents in *E. ulmoides*.

3. Pinoresinoldiglucoside, dehydrodiconiferol glycoside, geniposide, geniposide acid possess the effect of decreasing the blood pressure.

4. Aucubin and geniposide has effect in regulating blood lipid.

5. Aucubin, geniposide and geniposide acid can regulate the balance of bone metabolism.

Abstract： *E. ulmoides* is a native plant and valuable tonic Chinese medicine in China with a long history, great economic value and comprehensive development potential. Traditionally, the bark has been used as medicine and other parts of *E. ulmoides* have been well utilized in food products in the past decades. Different parts of *E. ulmoides* showed some variation with effect，which is due to intrinsic nature and content of active ingredients. Research progress on *E. ulmoides* was reviewed in the fields of chemical components in different parts and pharmacological actions. The chemical components outnumbered 200 types in *E. ulmoides*, including mainly lignans, iridoids, phenylpropanoids, flavonoids, triterpenoids, megastigmanes, polysaccharides, fatty acids,

Eucommia rubber, and antifungal protein. Modern pharmacological actions included lowering blood pressure, enhancing immunity function, reducing blood fat, lowering blood sugar, protecting liver, protecting nerve cells, regulating bone metabolism, tonifying kidney and so on. The findings suggest that other parts of *E. ulmoides* could replace the bark of *E. ulmoides* to some extent besides of their respective applications. The unique and extensive physiological functions between different parts of *E. ulmoides* indicate that the comprehensive utilization of *E. ulmoides* has a wide space to develop, which is also an effective way to protect *E. ulmoides* resources and improve its shortages.

Keywords: *Eucommia ulmoides* Oliv., Chemical constituents, Lignans, Iridoids, Eucommia rubber, Resource utilization

杜仲科植物杜仲（*Eucommia ulmoides* Oliv.），其干燥树皮为药材杜仲，是我国名贵滋补药材，具补肝肾、强筋骨、降血压、安胎等诸多功效。杜仲叶也做药用。研究表明，杜仲皮、叶及花等所含的有效成分和药理作用有相似和不同之处，或可代皮供药用，解决杜仲资源匮乏的问题。近年来，各国学者对杜仲的化学成分进行了大量研究，发现杜仲的皮、叶、枝条、根、果实和花中含有的化学成分，大致可分为木脂素类、环烯醚萜类、黄酮类、苯丙素类、三萜类、大柱香波龙烷降倍半萜、多糖类、杜仲胶、脂肪酸和抗真菌蛋白等[1,2]。

第一节 化学成分

一、木脂素类化合物

木脂素类化合物是杜仲化学成分中研究最多、结构最清晰、成分最明确的一类化合物。木脂素类化合物的结构母核有 5 种（图 2-6-1），分别是双环氧木脂素、单环氧木脂素、新木脂素、倍半木脂素和环橄榄脂素，迄今分离得到的木脂素类化合物达 33 种，其中多数为苷类化合物，其糖基均为 *β-D-* 葡萄糖（表 2-6-1）。木脂素主要存在于杜仲皮中，叶中仅发现 6 个，其他部位未见报道。

1. 双环氧木脂素类 双环氧木脂素的共同特征是均是由两个苯丙素分子聚合而成，苯丙素分子的侧链连接并聚合成双呋喃环，呋喃环上少有取代，两侧苯环上多在 3, 4 位上有取代基，4, 4′ 位上多为羟基，在该位上成单糖苷或双糖苷，在 3, 3′, 5 和 5′ 位多为甲氧基取代，在 7′ 位也偶有羟基取代。因此这类木脂素苷元，主要是甲氧基的个

数差别，分子量相差 30 的整数倍，如松脂醇分子量为 358，中松脂醇为 388，而丁香脂素为 418。该类苷元化合物一共有 4 个手性中心，分别在 7, 7′, 8 和 8′ 位，目前从杜仲里发现的这类成分，7′, 8 和 8′ 位的绝对构型均为 7′*S*, 8*S* 和 8′*S*，而 7 位除了表松脂醇在 7 位为 7*R* 外，其他的化合物绝对构型均为 7*S*；同时，这类成分的旋光值均为正值。

2. 单环氧木脂素类 单环氧木脂素也是由两分子 8, 9- 二羟基苯丙素聚合而成，苯丙素单元的侧链连接，并在侧链聚合成一个呋喃环，呋喃环上少有取代。两侧的苯环在 3, 4 位上有取代基，3 位多为甲氧基，4 位多为羟基，在该位成单糖苷或双糖苷。这类成分骨架上共有 3 个手性中心，分别在 7′, 8 和 8′ 位，均为 7′*S*, 8*R* 和 8′*R*，这类分子化合物的旋光值均为负值。目前共发现 5 个单环氧木脂素，为橄榄素及其葡萄糖苷。

3. 新木脂素类 新木脂素类也是由两分子苯丙素聚合而成，但不同于单环氧和双环氧木脂素通过苯丙素分子的侧链连接，新木脂素的结构是一分子苯丙素的侧链与另一个苯丙素的苯环相连，当 8 位与 3′，并在 7 位与 4′ 聚合成一个吡喃环时，形成图 2-6-1 中的 Ⅲ -1 骨架；当 9 位与 4′-*O* 连接时，形成图 2-6-1 中的 Ⅲ -2 骨架。这类成分规律性不强，取代基比较多样，目前发现的这类成分共有 7 个。

4. 倍半木脂素 倍半木脂素类化合物的母核是由 3 个苯丙素聚合而成，其中 2 个聚合为双环氧类木脂素。目前发现的这类成分有 2 个。

5.环橄榄脂素 由两分子苯丙素的侧链连接，并聚合成六元环。目前这类化合物只有 1 个，即环橄榄脂素。

6. 环丁烷木脂素 从杜仲叶中分离得到一种新的环丁烷型木脂素 eucommicin A。

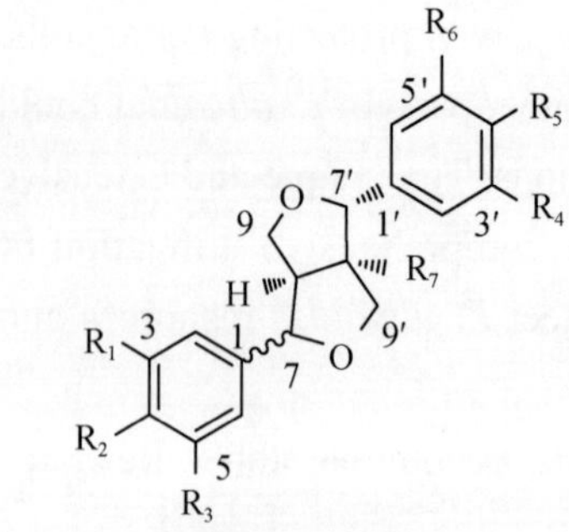

双环氧木脂素类 I 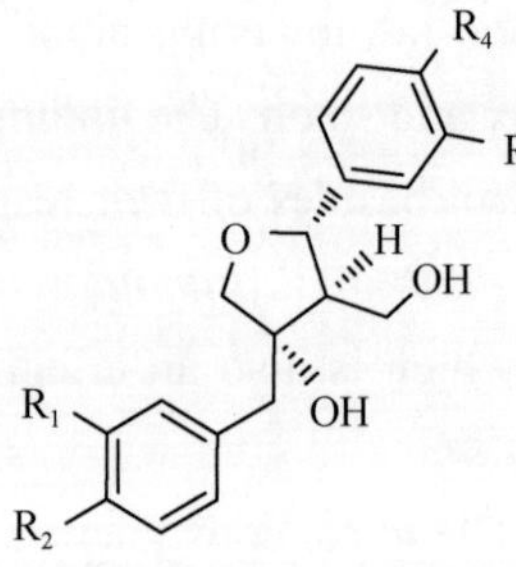　　　单环氧木脂素类 II 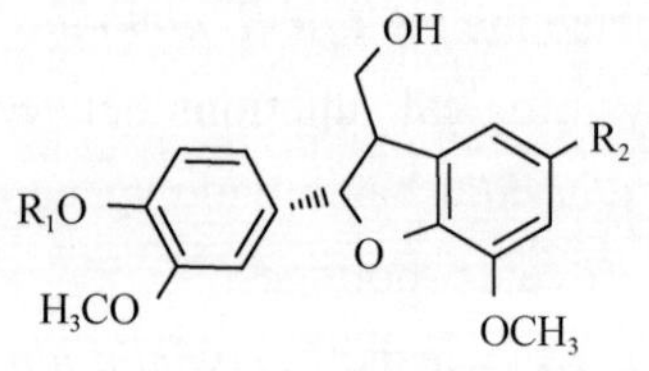　　　新木脂素类Ⅲ-1

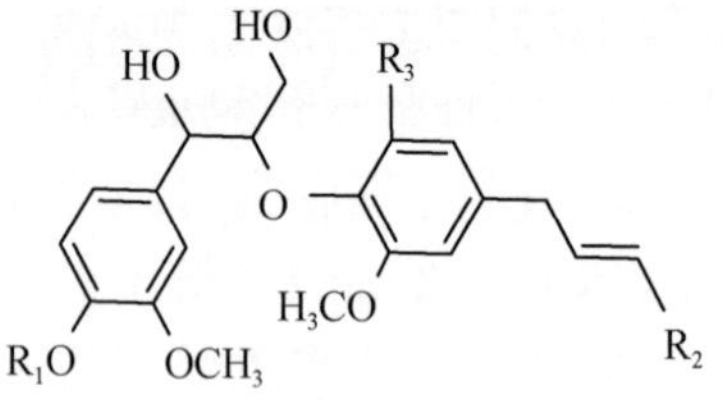

新木脂素类Ⅲ-2 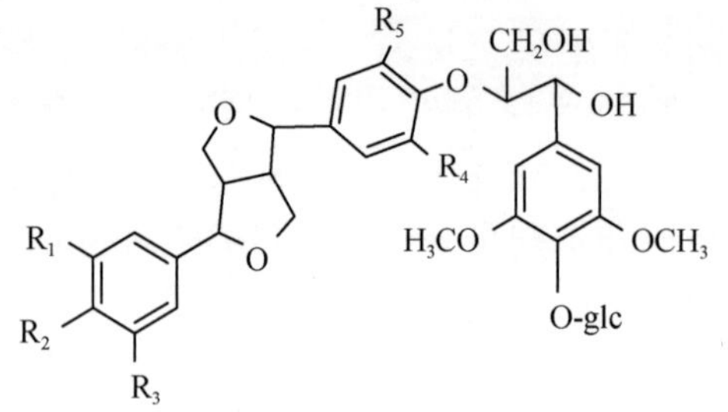　　　倍半木脂素类Ⅳ 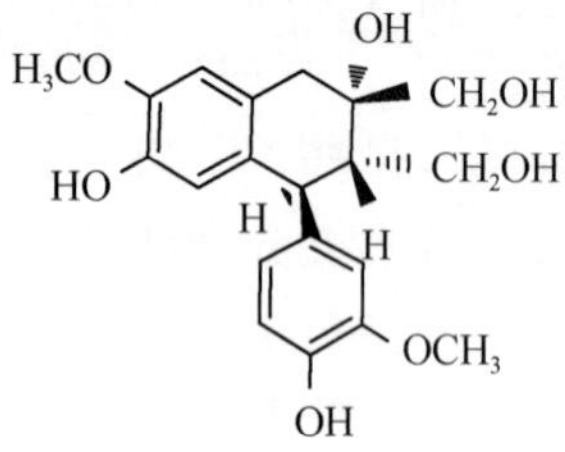　　　环橄榄脂素 V

图 2-6-1　杜仲中木脂素类成分母核结构
Fig. 2-6-1　Skeletons of lignans in *E. ulmoides*

表 2-6-1　杜仲中的木脂素类化合物
Table 2-6-1　Lignans in *E. ulmoides*

编号	中文名	英文名	分子式	相对分子量	母核	取代基	药用部位	参考文献
1	松脂醇	(+)-pinoresinol	$C_{20}H_{22}O_6$	358.38	I (7S)	$R_1 = R_6 = OCH_3$, $R_2 = R_5 = OH$, $R_3 = R_4 = R_7 = H$	皮	[3]
2	松脂醇-4-葡萄糖苷	(+)-pinoresinol -4-O-β-D-glucopyranoside	$C_{26}H_{32}O_{11}$	520.53	I (7S)	$R_1 = R_6 = OCH_3$, $R_2 = O$-glc, $R_5 = OH$, $R_3 = R_4 = R_7 = H$	皮	[3]
3	松脂醇-4,4'-二葡萄糖苷	(+)-pinoresinol-4,4'-di-O-β-D-glucopyranoside	$C_{32}H_{42}O_{16}$	682.67	I (7S)	$R_1 = R_6 = OCH_3$, $R_2 = R_5 = O$-glc, $R_3 = R_4 = R_7 = H$	皮	[3]
4	中松脂醇	(+)-medioresinol	$C_{21}H_{24}O_7$	388.41	I (7S)	$R_3 = R_6 = R_4 = OCH_3$, $R_2 = R_5 = OH$, $R_1 = R_7 = H$	皮	[2]
5	中脂素葡萄糖苷	(+)-medioresinol-4-O-β-D-glucopyranoside	$C_{27}H_{34}O_{12}$	550.56	I (7S)	$R_3 = R_6 = R_4 = OCH_3$, $R_2 = OH$, $R_5 = O$-glc, $R_1 = R_7 = H$	皮	[4]
6	中脂素二葡萄糖苷	(+)-medioresinoldil 4,4'-di-O-β-D-glucopyranoside	$C_{33}H_{44}O_{17}$	712.70	I (7S)	$R_3 = R_6 = R_4 = OCH_3$, $R_2 = R_5 = O$-glc, $R_1 = R_7 = H$	皮	[3]

续表

编号	中文名	英文名	分子式	相对分子量	母核	取代基	药用部位	参考文献
7	表松脂醇	（+）epipinoresinol	$C_{20}H_{22}O_6$	358.39	I (7R)	$R_3 = R_4 = OCH_3$，$R_2 = R_5 = OH$，$R_1 = R_6 = R_7 = H$	皮	[2]
8	丁香脂素	（+）-syringaresinol	$C_{22}H_{26}O_8$	418.44	I (7S)	$R_1 = R_6 = R_3 = R_4 = OCH_3$，$R_2 = R_5 = OH$，$R_7 = H$	皮	[2]
9	丁香脂素葡萄糖苷	(+) -syringaresinol 4-O-β-D-glucopyranoside	$C_{28}H_{36}O_{13}$	580.58	I (7S)	$R_1 = R_6 = R_3 = R_4 = OCH_3$，$R_2 = O$-glc，$R_5 = OH$，$R_7 = H$	皮，叶	[5]
10	丁香脂素二葡萄糖苷	(+) -syringaresinol 4, 4′ -di-O-β-D- glucopyranoside	$C_{34}H_{46}O_{18}$	742.72	I (7S)	$R_1 = R_6 = R_3 = R_4 = OCH_3$，$R_2 = R_5 = O$-glc，$R_7 = H$	皮	[6]
11	1-羟基松脂醇	（+）-1-hydroxypinoresinol	$C_{20}H_{22}O_7$	374.38	I (7S)	$R_1 = R_6 = OCH_3$，$R_2 = R_5 = R_7 = OH$，$R_3 = R_4 = H$	皮，叶	[2]
12	1-羟基松脂醇-4-葡萄糖苷	（+）-1-hydroxypinoresinol-4-O-β-D-glucopyranoside	$C_{26}H_{33}O_{12}$	520.53	I (7S)	$R_1 = R_6 = OCH_3$，$R_2 = R_7 = OH$，$R_5 = O$-glc，$R_3 = R_4 = H$	皮	[7]
13	1-羟基松脂醇-4′-葡萄糖苷	（+）-1-hydroxypinoresinol- 4′ -O-β-D- glucopyranoside	$C_{26}H_{33}O_{12}$	520.53	I (7S)	$R_1 = R_6 = OCH_3$，$R_5 = R_7 = OH$，$R_2 = O$-glc，$R_3 = R_4 = H$	皮	[7]
14	1-羟基松脂醇二葡萄糖苷	（+）-1-hydroxypinowsinol 4,4′ -di-O-β-D-glucopyranoside	$C_{32}H_{42}O_{17}$	698.67	I (7S)	$R_1 = R_6 = OCH_3$，$R_7 = OH$，$R_2 = R_5 = O$-glc，$R_3 = R_4 = H$	皮	[7]
15	杜仲素A	eucommin A	$C_{27}H_{34}O_{12}$	550.56	I (7S)	$R_1 = R_4 = R_6 = OCH_3$，$R_2 = OH$ $R_3 = R_7 = H$，$R_5 = O$-glc	皮	[5]
16	橄榄脂素	（−）-olivil	$C_{20}H_{24}O_7$	376.40	II	$R_2 = R_3 = OCH_3$，$R_1 = R_4 = OH$	皮，叶	[7]
17	橄榄素-4-葡萄糖苷	（−）-olivil 4-O-β-D-glucopyranoside	$C_{26}H_{34}O_{12}$	538.54	II	$R_2 = R_3 = OCH_3$，$R_4 = O$-glc，$R_1 = OH$	皮	[8]
18	橄榄素-4′-葡萄糖苷	（−）-olivil 4′ -O-β-D-glucopyranoside	$C_{26}H_{34}O_{12}$	538.54	II	$R_2 = R_3 = OCH_3$，$R_1 = O$-glc，$R_4 = OH$	皮	[8]
19	橄榄素二葡萄糖苷	（−）-olivil 4,4′ -di-O-β-D-glucopyranoside	$C_{32}H_{44}O_{17}$	700.68	II	$R_2 = R_3 = OCH_3$，$R_1 = R_4 = O$-glc	皮	[5]
20	柑桔素B	citrusin B	$C_{27}H_{36}O_{13}$	568.57	III-2	$R_1 = O$-glc，$R_2 = CH_2OH$，$R_3 = OMe$	皮	[9]
21	赤式二羟基脱氢二松柏醇	erythro-dihydroxydehydrodiconiferyl alcohol	$C_{20}H_{24}O_8$	392.40	III-1	$R_1 = H$，$R_2 = CH(OH)CH(OH)CH_2OH$ (erythro)	皮，叶	[2]
22	苏式二羟基脱氢二松柏醇	threo-dihydroxydehydrodiconiferyl alcohol	$C_{20}H_{24}O_8$	360	III-1	$R_1 = H$，$R_2 = CH(OH)CH(OH)CH_2OH$ (threo)	皮	[2]

续表

编号	中文名	英文名	分子式	相对分子量	母核	取代基	药用部位	参考文献
23	脱氢二松柏醇二葡萄糖苷	dehydrodiconiferyl alcohol 4, r-di-*O*-*β*-*D*-glucopyranoside	$C_{26}H_{32}O_{11}$	520	III-1	R_1 = glc, R_2 = CHCHCH$_2$-O-glc	皮，叶	[9]
24	二氢脱氢二松柏醇	dihydroxydehydrodiconiferyl alcohol	$C_{20}H_{22}O_6$	358	III-1	R_1 = H, R_2 = CH$_2$CH$_2$CH$_2$OH	皮	[9]
25	赤式甘油-*β*-松柏醇醛醚	(+)-erythro-guaiacylglycerol-*β*-conifery aldehyde ether	$C_{20}H_{26}O_6$	362	III-2	R_1=R_3=H, R_2=CHO	皮	[9]
26	苏式1-(4-愈创木酚基)甘油-*β*-松柏醛醚	(+)-threo-guaiacylglycerol-*β*-coniferyl aldehyde ether	$C_{20}H_{26}O_6$	362	III-2	R_1=R_3=H, R_2=CHO	皮	[9]
27	(-)丁香丙三醇-*β*-丁香脂素醚二糖苷	(-)-syringylglycerol-*β*-syringawsinol ether-4,4″-di-O-D-*β*-D-glucopyranoside	$C_{42}H_{54}O_{21}$	894	IV	R_1 = R_3 = R_4 = R_5 = OCH$_3$, R_2 = O-glc	皮	[9]
28	耳草素二吡喃葡萄糖苷	(-)hedyotol-C-4,4′-di-*O*-*β*-*D*-glucopyranoside	$C_{43}H_{56}O_{21}$	908	IV	R_2 = O-glc, R_1=H, R_3 = R_4 = R_5 = OCH$_3$	皮，叶	[8]
29	环橄榄脂素	cycloolivil	$C_{20}H_{24}O_7$	376.40	V		皮	[7]
30	松脂醇-4-二葡萄糖苷	(+)-pinoresinol 4-*O*-*β*-*D*-glucopyranosyl (1-6)-*β*-*D*-glucopyranoside	$C_{32}H_{42}O_{16}$	682.67	I(7S)	R_1 = R_6 = OCH$_3$, R_2 = O-glc-glc, R_5=OH, R_3 = R_4 = R_7 = H	皮	[10]
31	—	eucommicin A	$C_{32}H_{36}O_{18}$	708.18			叶	[11]
32	(+)-丁香脂素香草酸醚二吡喃葡萄糖苷	(+)-syringaresinol vanillic acid ether-diglucopyranoside	$C_{37}H_{42}O_{18}$	774.72			皮	[12]
33	(+)-松脂醇香草酸醚二吡喃葡萄糖苷	(+)-pinoresinol vanillic acid ether diglucopyranoside	$C_{39}H_{46}O_{20}$	834.77			皮	[12]

二、黄酮类化合物

黄酮类化合物普遍存在于杜仲花和叶中[13]，目前，对黄酮类的报道较少且主要集中槲皮素等活性成分的研究上。迄今为止，杜仲中发现的黄酮类有29种化合物，见图2-6-2和表2-6-2。

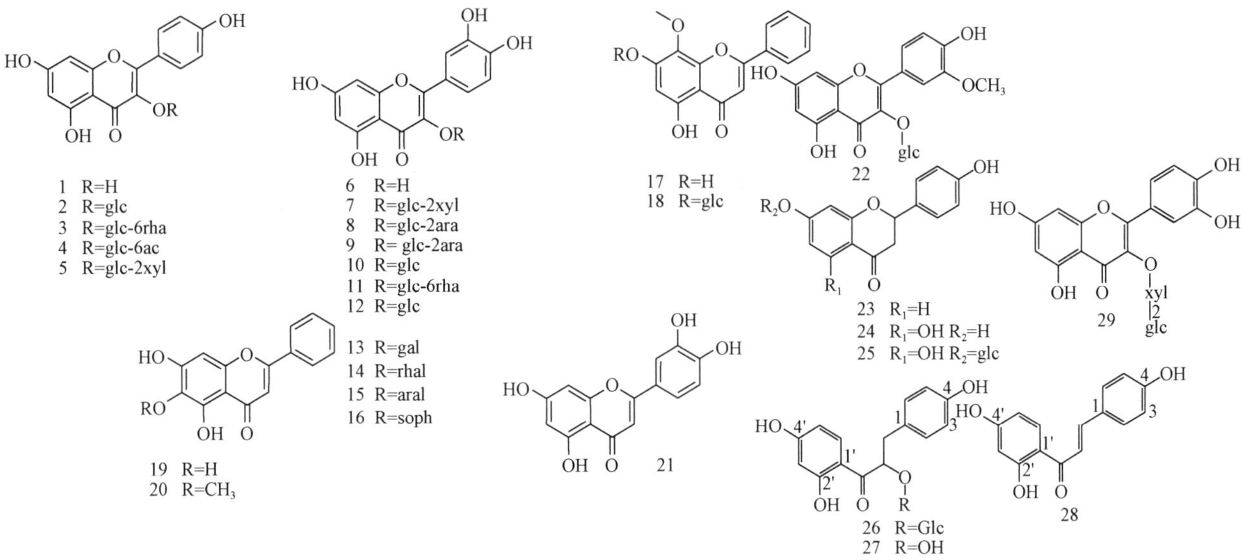

图 2-6-2　杜仲中黄酮类化合物

Fig. 2-6-2　Flavonoids in *E. ulmoides*

表 2-6-2　杜仲中的黄酮类化合物

Table 2-6-2　Flavonoids in *E. ulmoides*

编号	中文名	英文名	分子式	相对分子量	药用部位	参考文献
1	山奈酚	kaempferol	$C_{15}H_{10}O_6$	286.24	叶、根	[14-16]
2	黄芪苷	astragalin	$C_{21}H_{20}O_{11}$	448.38	叶、根、雄花、种子	[15-19]
3	山奈酚 -3-*O*- 芸香糖苷	kaempferol-3-*O*-rutinoside	$C_{27}H_{30}O_{15}$	594.52	叶、种子	[16][19]
4	山奈酚 -3-*O*-6″- 乙酰葡萄糖苷	kaempferol-3-*O*-6″ -acetyl-glucopyranoside	$C_{23}H_{22}O_{12}$	490.41	叶、雄花	[20]
5	山奈酚 -3-*O*- 木糖 -(1 → 2)- 葡萄糖苷	kaempferol-3-*O*-xylopyranosyl-(1 → 2)-glucopyranoside	$C_{26}H_{28}O_{15}$	580.51	雄花、种子	[19][20]
6	槲皮素	quercetin	$C_{15}H_{10}O_7$	302.24	叶、根、雄花	[15][16][20]
7	槲皮素 -3-*O*- 桑布双糖苷	quercetin 3-*O*-sambubioside	$C_{26}H_{28}O_{16}$	596.49	叶、雄花、皮	[15][21][22]
8	槲皮素 -3-*O*- 木糖 -(1 → 2)- 葡萄糖苷	quercetin 3-*O*-xylopyranosyl-(1 → 2)-glucopyranoside	$C_{27}H_{30}O_{16}$	610.52	叶、种子、皮	[13][19][23]
9	槲皮素 -3-*O*-α-*L*- 吡喃阿拉伯糖 -(1 → 2)-β-*D*- 葡萄糖苷	quercetin 3-*O*-α-*L*-arabinopyranosyl-(1 → 2)-β-*D*-glucopyranoside	$C_{27}H_{30}O_{16}$	610.52	叶、雄花、皮	[20][24]
10	异槲皮苷	isoquercitrin	$C_{21}H_{20}O_{12}$	464.38	叶、雄花、种子、皮	[17][19][22]
11	芦丁	rutin	$C_{21}H_{20}O_{12}$	610.52	叶、根、雄花、种子、皮	[15-17][22]
12	陆地锦苷	hirsutin	$C_{21}H_{20}O_{12}$	464.38	叶、根	[15][16][25]

编号	中文名	英文名	分子式	相对分子量	药用部位	参考文献
13	金丝桃苷	hyperoside	$C_{21}H_{20}O_{12}$	464.38	叶、皮	[20][26]
14	槲皮苷	quercitrin	$C_{21}H_{20}O_{11}$	448.37	叶、根、种子	[15][16][22]
15	扁蓄苷	avicularin	$C_{20}H_{18}O_{11}$	434.35	根	[15]
16	槲皮素 3-O- 槐糖苷	quercetin 3-O-sophoroside	$C_{27}H_{30}O_{17}$	626.52	根、雄花	[15][16]
17	汉黄芩素	wogonin	$C_{16}H_{12}O_5$	284.26	叶	[14]
18	汉黄芩苷	wogonside	$C_{22}H_{22}O_{10}$	446.41	叶、皮	[4]
19	黄芩素	baicalein	$C_{15}H_{10}O_5$	270.24	叶	[13]
20	千层纸素 A	oroxylin A	$C_{16}H_{12}O_5$	284.26	叶、皮	[14][27][28]
21	木犀草素	luteolin	$C_{15}H_{10}O_6$	286.24	叶、根	[15][20]
22	异鼠李素 -3-O-β-D- 葡萄糖苷	isorhamnetin-3-O-β-D-glucoside	$C_{22}H_{22}O_{12}$	478.40	雄花	[17]
23	7,4′- 二羟基二氢黄酮	2,3-dihydro-7,4′-dihydoxyflavanone	$C_{15}H_{12}O_4$	256.23	根	[14]
24	柚皮素	naringenin	$C_{15}H_{12}O_5$	272.25	雄花	[17]
25	江户樱花苷	pruning	$C_{21}H_{22}O_{10}$	434.40	雄花	[17]
26	4, 2′,4′ - 三羟基二氢查尔酮 -α- 葡萄糖苷	4, 2′,4′ -trihydroxydihydrochalcone-α-O-β-D-glucoside	$C_{21}H_{24}O_9$	420.27	皮	[29]
27	(αR)-α,4,2′,4′ - 四羟基二氢查尔酮	(αR)-α, 4,2′,4′-Tetrahydroxydihydrochalcone	$C_{15}H_{14}O_5$	272.17	皮	[27]
28	4,2′,4′- 三羟基查尔酮	4,2′,4′-Trihydroxychalcone	$C_{15}H_{12}O_4$	256.25	皮	[27]
29	槲皮素 -3-O- 葡萄糖 -(1→2)- 木糖苷	quercetin 3-O-glucopyranosyl-(1→2)-xylopyranoside	$C_{27}H_{30}O_{16}$	610.52	叶	[30]

三、苯丙素类化合物

苯丙素类是形成木脂素的前体,普遍存在于杜仲根皮、茎皮和叶中[21],目前,对苯丙素类的报道较少且主要集中绿原酸等活性成分的研究上。迄今为止,杜仲中发现的苯丙素类有 37 种化合物,见图 2-6-3 和表 2-6-3。

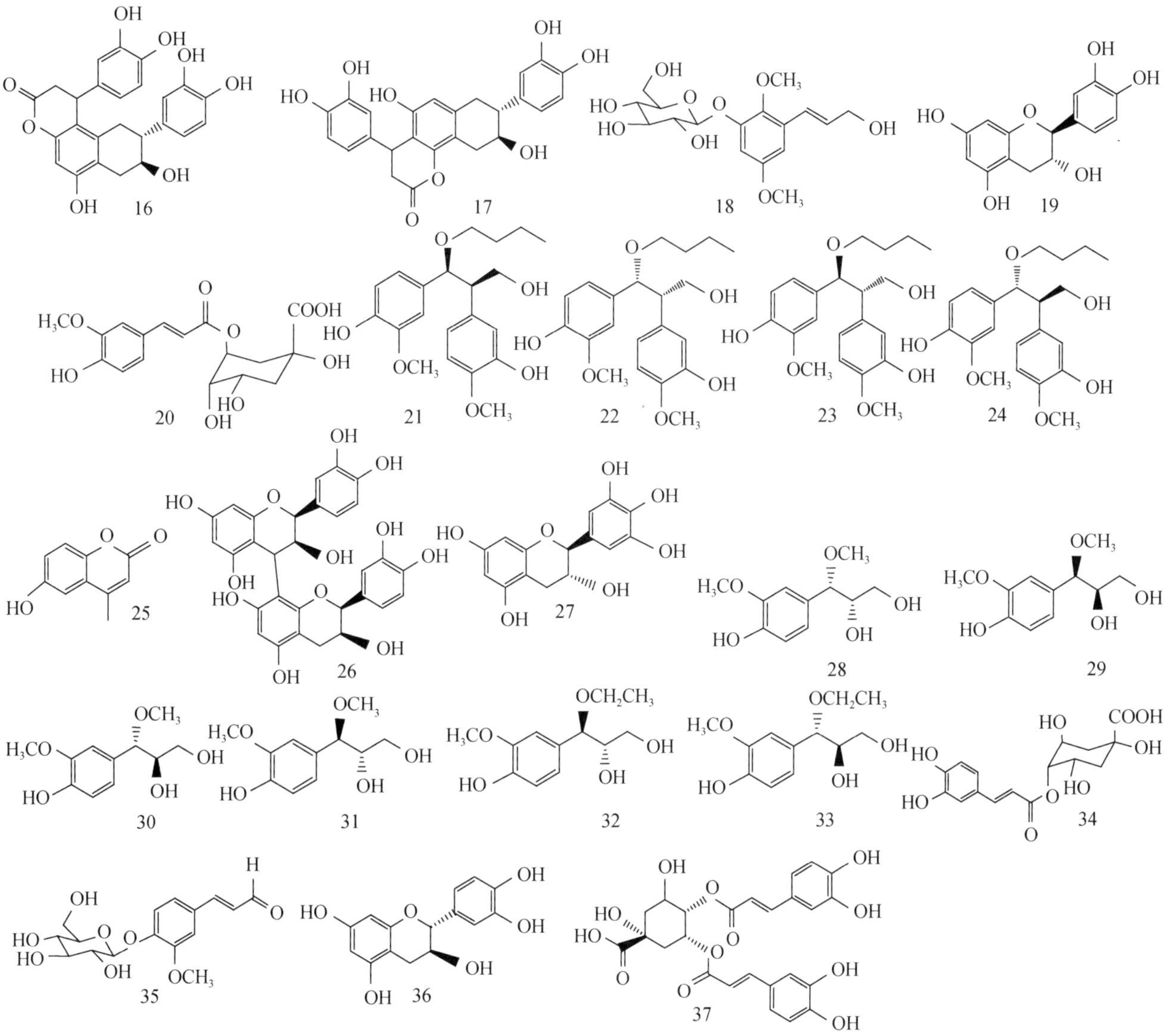

图 2-6-3　杜仲中苯丙素类化合物

Fig. 2-6-3　Phenylpropanoids in *E. ulmoides*

表 2-6-3　杜仲中的苯丙素类化合物

Table 2-6-3　Phenylpropanoids in *E. ulmoides*

编号	中文名	英文名	分子式	相对分子量	药用部位	参考文献
1	咖啡酸	caffeic acid	$C_9H_8O_4$	180.16	皮、根	[15][31]
2	咖啡酸乙酯	ethyl caffeate	$C_{11}H_{12}O_4$	208.21	叶	[32]
3	阿魏酸	ferulic acid	$C_{10}H_{10}O_4$	194.18	叶、根	[15][33]
4	对香豆酸	*p*-coumaric acid	$C_6H_4O_4$	140.09	叶、根	[15][29]
5	二氢咖啡酸	didydrocaffeic acid	$C_9H_{10}O_4$	182.17	皮	[34]
6	间羟基苯丙酸	3-(3-hydroxyphenyl)propionic acid	$C_9H_{10}O_3$	166.17	叶	[34]

编号	中文名	英文名	分子式	相对分子量	药用部位	参考文献
7	松柏醇	coniferol	$C_{10}H_{12}O_3$	180.20	皮	[31]
8	松柏苷	coniferin	$C_{16}H_{22}O_8$	342.34	叶	[32]
9	紫丁香苷	syringin	$C_{17}H_{24}O_9$	372.37	皮	[31]
10	绿原酸	chlorogenic acid	$C_{16}H_{18}O_9$	354.31	叶、根	[15][31]
11	绿原酸甲酯	methylchlorogenate	$C_{17}H_{20}O_9$	368.34	皮	[31]
12	异绿原酸 A	isochlorogenic acid A	$C_{25}H_{24}O_{12}$	516.45	木材	[34]
13	灰毡毛忍冬素 G	macranthoin G	$C_{26}H_{26}O_{12}$	530.45	皮	[35]
14	异绿原酸 B	isochlorogenic acid B	$C_{25}H_{24}O_{12}$	516.45	木材	[34]
15	愈创木丙三醇	guaiacyl-glycerol	$C_{10}H_{14}O_4$	198.21	皮	[7]
16	—	catechin-(7,8-bc)-4-(3,4-dihydroxyphenyl)-dihydro-2(3H)-pyranone	$C_{24}H_{22}O_8$	438.43	叶	[36]
17	—	catechin-(5,6-bc)-4-(3,4-dihydroxyphenyl)-dihydro-2(3H)-pyranone	$C_{24}H_{22}O_8$	438.43	叶	[36]
18	—	2, 5-dimethoxy-3-glucopyranosyl cinnamic alcohol	$C_{17}H_{24}O_9$	372.37	叶	[36]
19	表儿茶素	epicatechin	$C_{15}H_{14}O_6$	290.27	皮	[37]
20	—	3-O-feruloylquinic acid	$C_{17}H_{20}O_9$	368.33	叶	[38]
21	—	(+)-eucophenolic A	$C_{21}H_{28}O_6$	376.18	叶	[39]
22	—	(−)-eucophenolic B	$C_{21}H_{28}O_6$	376.18	叶	[39]
23	—	(−)-eucophenolic C	$C_{21}H_{28}O_6$	376.18	叶	[39]
24	—	(+)-eucophenolic D	$C_{21}H_{28}O_6$	376.18	叶	[39]
25	4- 甲基 -7- 羟基香豆素	4-methylumbelliferone	$C_{10}H_8O_3$	176.14	根	[25]
26	原花青素 B_2	procyanidol B_2	$C_{30}H_{26}O_{12}$	578.52	根	[25]
27	表没食子儿茶素	(−)-epigallocatechin	$C_{15}H_{14}O_7$	306.27	根	[25]
28	—	(+)-(7S,8S)-alatusol D	$C_{11}H_{16}O_5$	228.24	叶	[40]
29	—	(−)-(7R,8R)-alatusol D	$C_{11}H_{16}O_5$	228.24	叶	[40]
30	—	(−)-(7S,8R)-alatusol D	$C_{11}H_{16}O_5$	228.24	叶	[40]
31	—	(+)-(7R,8S)-alatusol D	$C_{11}H_{16}O_5$	228.24	叶	[40]
32	(+) 赤式 -7-O- 乙基愈创木丙三醇	(+)-erythro-7-O-ethylguaiacylglycerol	$C_{12}H_{18}O_5$	242.27	皮	[41]
33	(−) 赤式 -7-O- 乙基愈创木丙三醇	(−)-erythro-7-O-ethylguaiacylglycerol	$C_{12}H_{18}O_5$	242.27	皮	[41]
34	隐绿原酸	cryptochlorogenic acid	$C_{16}H_{18}O_9$	354.31	种子	[20]
35	松柏醛葡萄糖苷	coniferaldehyde glucoside	$C_{16}H_{20}O_8$	340.34	皮	[42]
36	儿茶素	catechin	$C_{15}H_{14}O_6$	290.27	皮	[37]
37	异绿原酸 C	isochlorogenic acid C	$C_{25}H_{24}O_{12}$	516.45	皮	[31]

四、酚类化合物

酚类是形成芳香族化合物的前体，普遍存在

于杜仲根皮、茎皮和叶中[21]，目前，对酚类的报道较少。迄今为止，杜仲中发现的有酚类14种化合物，见图2-6-4和表2-6-4。

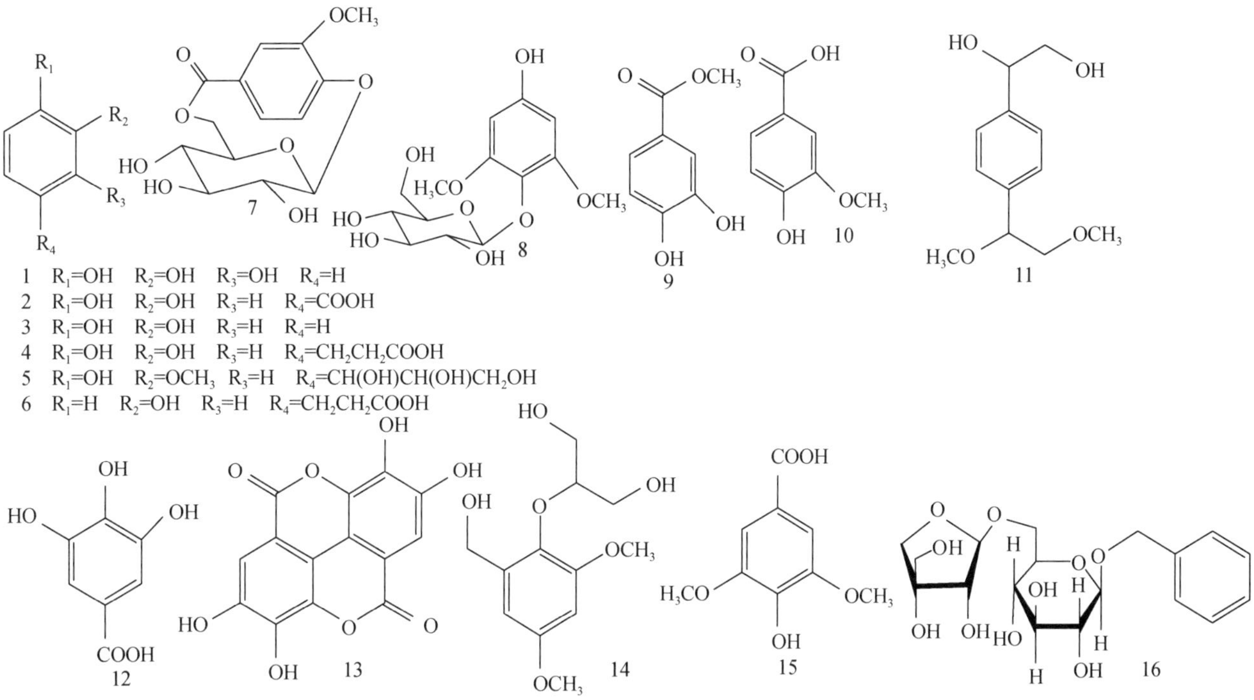

图 2-6-4　杜仲中酚类化合物

Fig. 2-6-4　Phenolics in *E. ulmoides*

表 2-6-4　杜仲中的酚类化合物

Table 2-6-4　Phenolics in *E. ulmoides*

编号	中文名	英文名	分子式	相对分子量	药用部位	参考文献
1	—	pyrogallol	$C_6H_6O_3$	126.11	叶	[42]
2	原儿茶酸	protocatechuic acid	$C_7H_6O_4$	154.12	叶	[42]
3	儿茶酚	catechol	$C_6H_6O_2$	110.11	叶	[42]
4	—	3-(3,4-dihydroxyphenyl)-propanoic acid			叶	[42]
5	—	3-(4-hydroxy-3-methoxyphenyl)-propan-1,2,3 triol	$C_{10}H_{14}O_4$	198.22	叶	[42]
6	—	3-(3-hydroxyphenyl)-propanoic acid	$C_9H_{10}O_3$	166.17	叶	[43]
7	—	eucophenoside	$C_{14}H_{16}O_8$	312.09	皮	[43]
8	—	koaburaside	$C_{14}H_{20}O_9$	332.30	皮	[44]
9	原儿茶酸甲酯	protocatechuic methyl-ester	$C_8H_8O_4$	168.15	皮	[44]

续表

编号	中文名	英文名	分子式	相对分子量	药用部位	参考文献
10	香草酸	vanillin acid	$C_8H_8O_3$	152.15	皮	[45]
11	4-（1,2-二甲氧基乙基）苯-1,2-二醇	4-(1,2-dimethoxyethyl)benzene-1,2-diol	$C_{12}H_{18}O_4$	226.27	叶	[46]
12	没食子酸	gallic acid	$C_7H_6O_5$	170.12	木材	[47]
13	鞣花酸	ellagic acid	$C_{14}H_6O_8$	302.19	木材	[47]
14	—	1,3-propanediol-2-O-4′-(3′,5′-dimethoxy-1′-hydroxymethyl)phenyl ether	$C_{12}H_{16}O_6$	256.25	皮	[40]
15	丁香酸	syringic acid	$C_9H_{10}O_5$	198.18	皮	[48]
16	—	icariside F2	$C_{18}H_{26}O_{10}$	425.33	叶	[45]

五、环烯醚萜类化合物

环烯醚萜类化合物是植物中的臭蚁二醛转变而来的单萜类化合物，分子中含有环烯醚萜键。杜仲醇类无环烯醚萜键，可看成是环烯醚萜开环后的产物。另外，环烯醚萜还可形成多聚体[1]。杜仲中报道过的环烯醚萜类化合物有 45 个，见图 2-6-5 和表 2-6-5。环烯醚萜分子中的双键由于受邻位氧原子的影响，性质活泼，羟基吡喃环极不稳定，故在鲜品和干品中的含量差异很大。

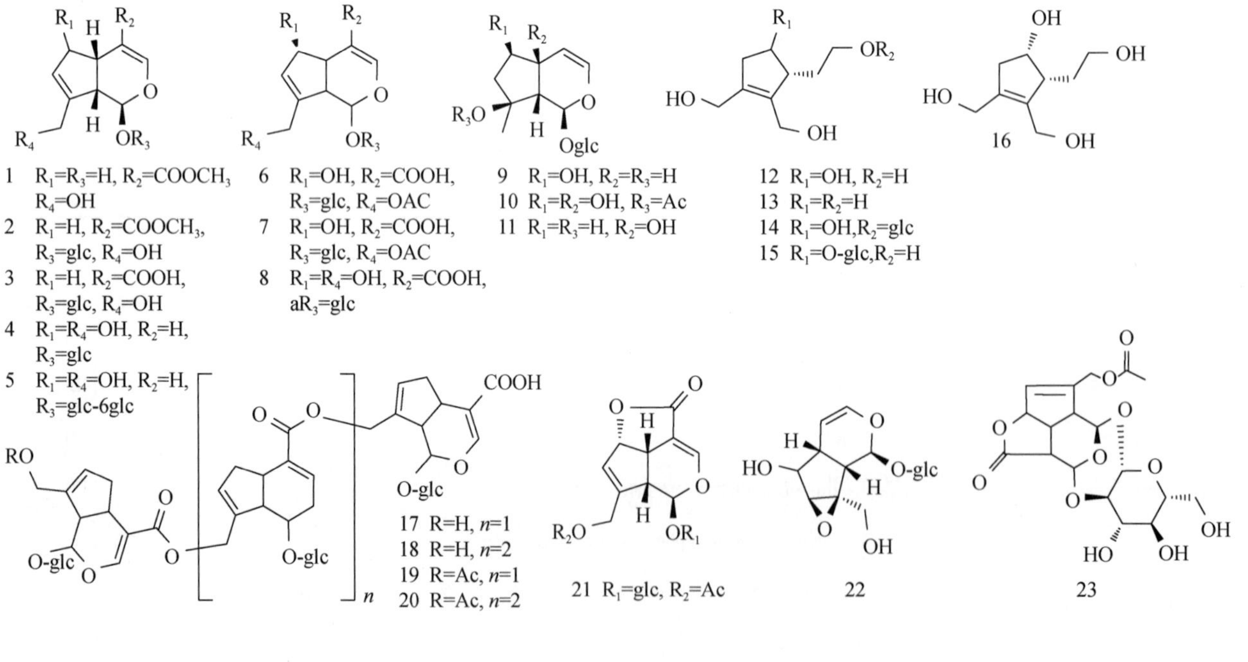

1 R₁=R₃=H, R₂=COOCH₃, R₄=OH
2 R₁=H, R₂=COOCH₃, R₃=glc, R₄=OH
3 R₁=H, R₂=COOH, R₃=glc, R₄=OH
4 R₁=R₄=OH, R₂=H, R₃=glc
5 R₁=R₄=OH, R₂=H, R₃=glc-6glc

6 R₁=OH, R₂=COOH, R₃=glc, R₄=OAC
7 R₁=OH, R₂=COOH, R₃=glc, R₄=OAC
8 R₁=R₄=OH, R₂=COOH, aR₃=glc

9 R₁=OH, R₂=R₃=H
10 R₁=R₂=OH, R₃=Ac
11 R₁=R₃=H, R₂=OH

12 R₁=OH, R₂=H
13 R₁=R₂=H
14 R₁=OH,R₂=glc
15 R₁=O-glc,R₂=H

17 R=H, n=1
18 R=H, n=2
19 R=Ac, n=1
20 R=Ac, n=2

21 R₁=glc, R₂=Ac

22

23

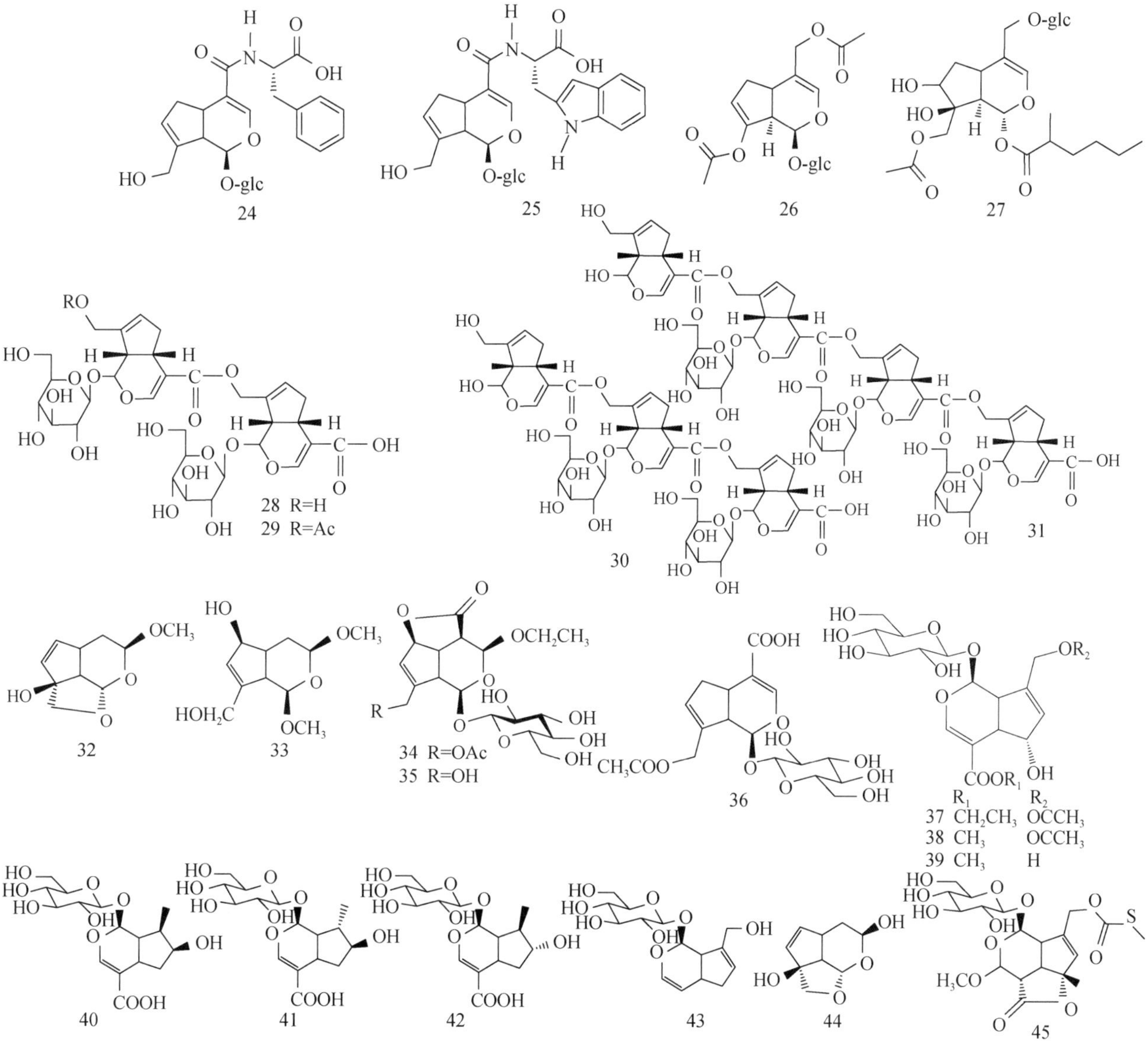

图 2-6-5　杜仲中环烯醚萜类化合物

Fig. 2-6-5　Iridoids in *E. ulmoides*

表 2-6-5　杜仲中的环烯醚萜类化合物

Table 2-6-5　Iridoids in *E. ulmoides*

编号	中文名	英文名	分子式	相对分子量	药用部位	参考文献
1	京尼平	genipin	$C_{11}H_{14}O_5$	226.23	皮	[8]
2	京尼平苷	geniposide	$C_{17}H_{24}O_{10}$	388.37	皮，叶，雄花，种子	[8][22][49][50]
3	京尼平苷酸	geniposidic acid	$C_{16}H_{22}O_{10}$	374.34	皮，叶，雄花，种子	[8][22][49][50]
4	桃叶珊瑚苷	aucubin	$C_{15}H_{22}O_9$	346.33	皮，叶，种子，雄花	[19][49]
5	杜仲苷	ulmoside	$C_{21}H_{32}O_{14}$	508.47	皮	[51]
6	鸡屎藤苷-10-*O*-乙酸酯	scandoside 10-*O*-acetate	$C_{27}H_{30}O_{14}$	578.52	皮	[52]

编号	中文名	英文名	分子式	相对分子量	药用部位	参考文献
7	车叶草苷酸	asperuloside acid	$C_{18}H_{22}O_{11}$	414.36	皮	[52]
8	去乙酰车叶草苷酸	deacetyl asperulosidic acid	$C_{16}H_{22}O_{11}$	390.33	皮	[52]
9	筋骨草苷	ajugoside	$C_{17}H_{26}O_{10}$	390.38	叶	[52]
10	哈帕苷乙酸酯	harpagide acetate	$C_{17}H_{26}O_{10}$	390.38	叶	[53]
11	雷朴妥苷	reptoside	$C_{17}H_{26}O_{10}$	390.38	叶	[54]
12	杜仲醇	eucommiol	$C_9H_{16}O_4$	188.22	皮，叶	[53][55]
13	脱氧杜仲醇	1-deoxyeucommiol	$C_9H_{16}O_3$	172.22	叶	[54][55]
14	杜仲醇苷 I	eucommioside I	$C_{15}H_{26}O_9$	350.36	叶	[8][52]
15	杜仲醇苷 II	eucommioside II	$C_{15}H_{26}O_9$	350.36	叶	[8][52]
16	表杜仲醇	epieucommiol	$C_9H_{16}O_4$	188.22	叶	[53]
17	京尼平苷酸三聚体	ulmoidoside A	$C_{48}H_{62}O_{28}$	1086.99	叶，种子	[54][57]
18	京尼平苷酸四聚体	ulmoidoside B	$C_{50}H_{64}O_{29}$	1129.03	叶，种子	[56][57]
19	京尼平苷酸三聚体乙酸酯	ulmoidoside C	$C_{64}H_{82}O_{37}$	1443.31	叶，种子	[56][57]
20	京尼平苷酸四聚体乙酸酯	ulmoidoside D	$C_{66}H_{84}O_{38}$	1485.35	叶，种子	[56][57]
21	车叶草苷	asperuloside	$C_{18}H_{22}O_{11}$	414.36	叶，雄花	[49][50]
22	梓醇	catalpol	$C_{15}H_{22}O_{10}$	362.33	皮	[58]
23	—	eucomoside A	$C_{18}H_{22}O_{11}$	414.36	叶，雄花	[50][52]
24	—	eucomoside B	$C_{25}H_{31}O_{12}N$	537.51	叶	[52]
25	—	eucomoside C	$C_{26}H_{32}O_{12}N_2$	564.54	叶	[52]
26	杜仲苷 C	ulmoside C	$C_{19}H_{26}O_{11}$	430.40	叶	[59]
27	杜仲苷 D	ulmoside D	$C_{24}H_{38}O_9$	470.55	叶	[59]
28	—	scyphiphin D	$C_{32}H_{42}O_{19}$	748.26	种子	[19]
29	京尼平苷酸二聚体单乙酸酯	mono acetate of geniposidic acid dimer	$C_{34}H_{44}O_{20}$	790.27	种子	[19]
30	京尼平苷酸二聚体单京尼平酯	geniposidic acid dimer genipinoate	$C_{42}H_{52}O_{23}$	942.32	种子	[19]
31	京尼平苷酸三聚体单京尼平酯	geniposidic acid trimer genipinoate	$C_{58}H_{72}O_{32}$	1298.43	种子	[19]
32	—	3β-methoxyartselawnin C	$C_{10}H_{14}O_4$	221.08	雄花	[50]
33	—	6-hydroxyl-1β,3β-dimethoxyartsclaenin III	$C_{11}H_{18}O_5$	253.10	雄花	[50]
34	—	3,4-dihydro-3β-ethoxyasperuloside	$C_{20}H_{28}O_{12}$	483.14	雄花	[50]
35	—	3,4-dihydro-3β-ethoxydesacetyl-asperuloside	$C_{18}H_{26}O_{11}$	441.13	雄花	[50]
36	10-乙酰基京尼平苷酸	10-O-acetylgeniposidic acid	$C_{18}H_{24}O_{12}$	416.34	叶	[57]
37	车叶草苷酸乙酯	asperuloside acidacetate	$C_{20}H_{26}O_{11}$	442.36	雄花	[60]

续表

编号	中文名	英文名	分子式	相对分子量	药用部位	参考文献
38	交让木苷	daphylloside	$C_{19}H_{24}O_{11}$	428.34	叶，雄花	[61]
39	去乙酰车叶草苷酸甲酯	deacetyl asperulosidic acidmethyl ester	$C_{17}H_{24}O_{11}$	404.37	叶，雄花	[61]
40	马钱素	loganin	$C_{17}H_{26}O_{10}$	390.38	叶	[61]
41	8-表马钱素	8-epiloganin	$C_{17}H_{26}O_{10}$	390.38	叶	[61]
42	7-表马钱素	7-epiloganin	$C_{17}H_{26}O_{10}$	390.38	叶	[61]
43	巴尔蒂苷	bartsioside	$C_{15}H_{22}O_{8}$	330.33	叶	[42]
44	—	artselaenin C	$C_{9}H_{12}O_{2}$	207.08	雄花	[50]
45	—	3,4-dihydro-3-methoxypaederoside	$C_{19}H_{26}O_{11}S$	462.47	雄花	[60]

六、三萜类成分

从杜仲雄花和叶中分离得到一系列三萜类化合物，分别为 ulmoidol A、ulmoidol、corosolic acid、$2\alpha,3\alpha$-dihydroxy-24-nor-4(23),12-oleanedien-28-oic acid、3-oxo-12-en-ursane-28-O-α-L-arabinofuranosyl（1 → 6）-β-D-glucopyranoside、2α，3β-dihydroxyurs-12-en-28-oic acid（28 → 1）-β-D-glucopyranosyl ester、熊果酸、α-香树脂醇、熊果醇、3-O-乙酰基熊果酸乙酸酯、3-O-乙酰基齐墩果酸、白桦脂酸、白桦脂醇等14种，见图2-6-6和表2-6-6。

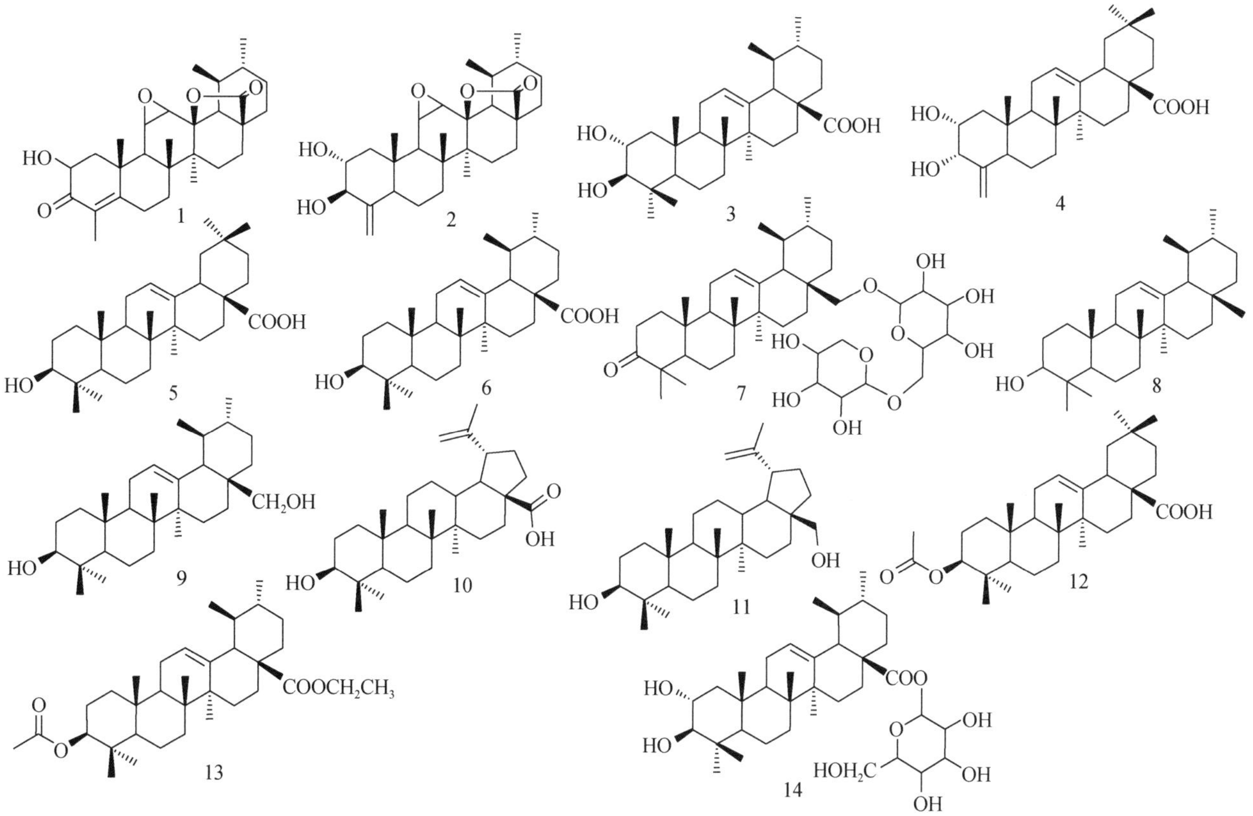

图 2-6-6　杜仲中三萜类化合物

Fig. 2-6-6　Triterpnoids in *E. ulmoides*

表 2-6-6　杜仲中的三萜类化合物

Table 2-6-6　Triterpenoids in *E. ulmoides*

编号	中文名	英文名	分子式	相对分子量	药用部位	参考文献
1	—	ulmoidol A	$C_{29}H_{40}O_5$	468.62	叶	[62]
2	—	ulmoidol	$C_{29}H_{42}O_5$	470.64	叶	[62]
3	—	corosolic acid	$C_{30}H_{48}O_4$	472.70	叶	[62]
4	—	2α,3α-dihydroxy-24-nor-4(23),12-oleanedien-28-oic acid	$C_{29}H_{44}O_4$	456.66	叶	[62]
5	齐墩果酸	oleanic acid	$C_{30}H_{48}O_3$	456.66	雄花	[63]
6	熊果酸	ursolic acid	$C_{30}H_{48}O_3$	456.66	雄花、根、枝条	[15][16][63]
7	—	3-oxo-12-en-ursane-28-*O*-α-*L*-arabinofuranosyl (1 → 6)-β-*D*-glucopyranoside	$C_{41}H_{66}O_{11}$	734.95	雄花	[63]
8	α- 香树脂醇	α-amyrin	$C_{30}H_{50}O_1$	426.72	雄花	[63]
9	熊果醇	uvaol	$C_{30}H_{50}O_2$	442.71	雄花	[63]
10	白桦脂酸	betulinic acid	$C_{30}H_{48}O_3$	456.66	雄花	[63][64]
11	白桦脂醇	betulin	$C_{30}H_{50}O_2$	442.71	雄花、枝条	[63][64]
12	3-*O*- 乙酰基齐墩果酸	3-*O*-acetyloleanic acid	$C_{32}H_{50}O_4$	498.73	雄花	[63]
13	3-*O*- 乙酰基熊果酸乙酸酯	3-*O*-acetylursolic acid acetate	$C_{34}H_{54}O_4$	526.79	雄花	[63]
14	—	2α,3β-dihydroxyurs- 12-en-28-oicacid(28 → 1)-β-*D*-glucopyranosyl ester	$C_{36}H_{58}O_9$	634.84	雄花	[63]

七、大柱香波龙烷类

大柱香波龙烷类成分为 $C_{(13)}$ 降倍半萜，主

要从杜仲叶分离得到一系列大柱香波龙烷类化合物，树皮中仅分离得到 3 个化合物，见图 2-6-7 和表 2-6-7。

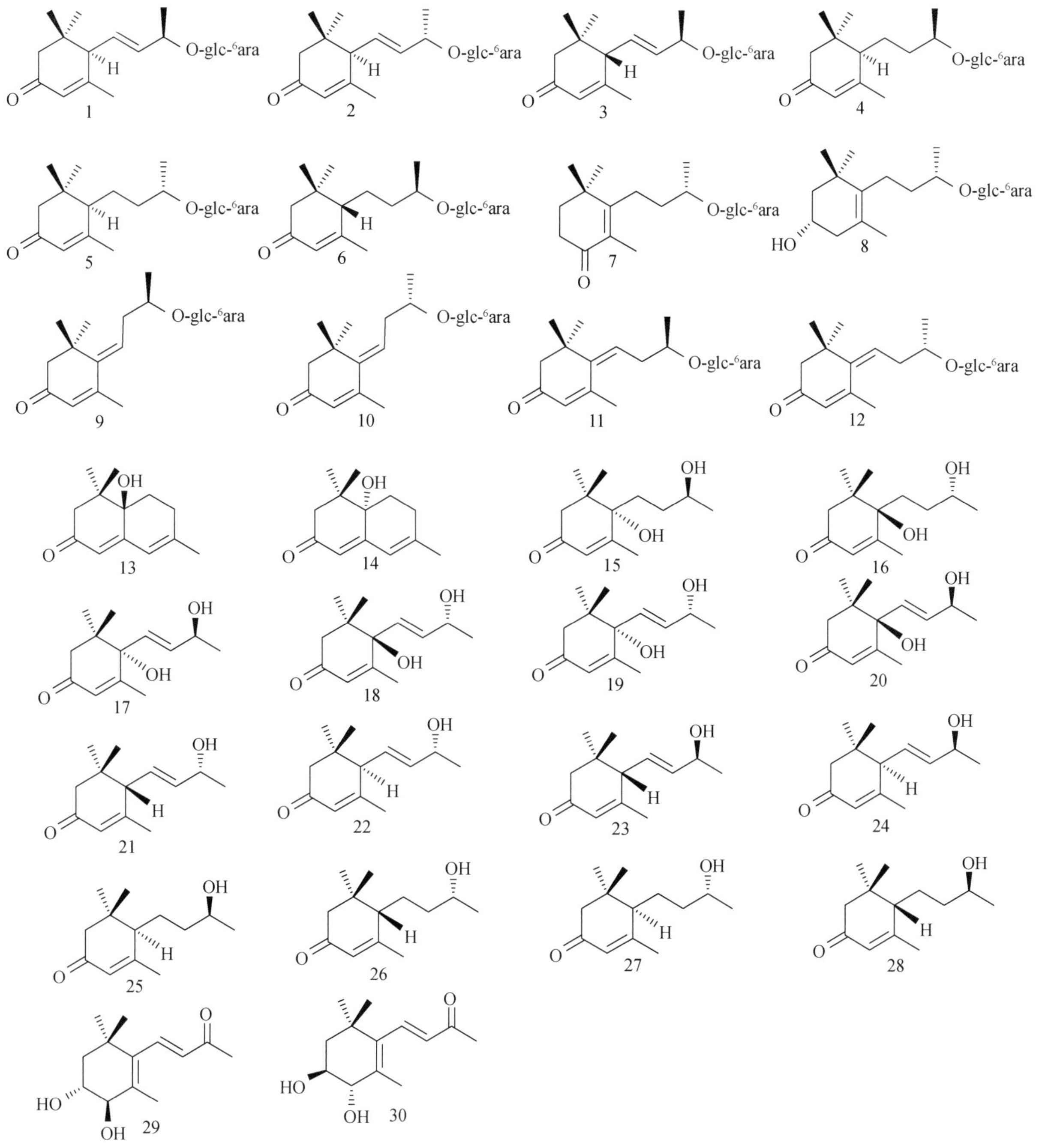

图 2-6-7　杜仲中的大柱香波龙烷类化合物

Fig. 2-6-7　Megastigmanes in *E. ulmoides*

表 2-6-7　杜仲中的大柱香波龙烷类化合物

Table 2-6-7　Megastigmanes in *E. ulmoides*

编号	中文名	英文名	分子式	相对分子量	药用部位	参考文献
1	—	(6R, 7E, 9R)-9-hydroxy-4, 7-megastigmadien-3-one-9- O-[α-L-arabinopyranosyl-(1 → 6)-β-D-glucopyranoside	$C_{24}H_{38}O_{11}$	502.25	叶	[65]
2	—	eucomegastigsides A	$C_{24}H_{38}O_{11}$	502.25	叶	[65]

续表

编号	中文名	英文名	分子式	相对分子量	药用部位	参考文献
3	—	eucomegastigsides B	$C_{24}H_{38}O_{11}$	502.25	叶	[65]
4	—	foliasalacioside B1	$C_{24}H_{40}O_{11}$	504.25	叶	[65]
5	—	eucomegastigsides C	$C_{24}H_{40}O_{11}$	504.25	皮	[65]
6	—	eleganoside A	$C_{24}H_{40}O_{11}$	504.25	叶	[65]
7	—	eucomegastigsides D	$C_{24}H_{40}O_{11}$	504.25	叶	[65]
8	—	foliasalacioside E2	$C_{24}H_{40}O_{11}$	506.25	叶	[45]
9	—	eucomegastigsides E1	$C_{24}H_{38}O_{11}$	502.25	叶	[66]
10	—	eucomegastigsides E2	$C_{24}H_{38}O_{11}$	502.25	叶	[66]
11	—	eucomegastigsides F1	$C_{24}H_{38}O_{11}$	502.25	皮	[66]
12	—	eucomegastigsides F2	$C_{24}H_{38}O_{11}$	502.25	皮	[66]
13	—	4α-hydroxy-2,3,4,4a,5,6-hexa-4,5,6-hydro-4,4,7-trimethylnaphthalen-2-one	$C_{13}H_{18}O_2$	206.14	叶	[67]
14	—	4β-hydroxy-2,3,4,4a,5,6-hexa-4,5,6-hydro-4,4,7-trimethylnaphthalen-2-one	$C_{13}H_{18}O_2$	206.14	叶	[67]
15	(6S,9S)-9-表布卢门醇 B	(6S,9S)-9-epiblumenol B	$C_{13}H_{22}O_3$	226.31	叶	[67]
16	(6R,9R)-9-表布卢门醇 B	(6R,9R)-9-epiblumenol B	$C_{13}H_{22}O_3$	226.31	叶	[67]
17	(6S,9S)-催吐萝芙木醇	(6S,9S)-vomifoliol	$C_{13}H_{20}O_3$	226.31	叶	[67]
18	(6R,9R)-催吐萝芙木醇	(6R,9R)-vomifoliol	$C_{13}H_{20}O_3$	226.31	叶	[67]
19	(6S,9R)-催吐萝芙木醇	(6S,9R)-vomifoliol	$C_{13}H_{20}O_3$	226.31	叶	[67]
20	(6R,9S)-催吐萝芙木醇	(6R,9S)-vomifoliol	$C_{13}H_{20}O_3$	226.31	叶	[67]
21	—	(+)-(3S,4S)-eucomegastigmane B	$C_{13}H_{20}O_3$	226.31	叶	[67]
22	—	(−)-(3R,4R)-eucomegastigmane B	$C_{13}H_{20}O_3$	226.31	叶	[67]
23	(6S,9R)-3-氧代-α-紫罗兰醇	(6R,9R)-3-oxo-α-ionol	$C_{13}H_{20}O_2$	208.30	叶	[67]
24	(6S,9R)-3-氧代-α-紫罗兰醇	(6S,9S)-3-oxo-α-ionol	$C_{13}H_{20}O_2$	208.30	叶	[67]
25	(6R,9S)-布卢门醇 C	(6R,9S)-blumenol C	$C_{13}H_{20}O_2$	208.30	叶	[67]
26	(6S,9R)-布卢门醇 C	(6S,9R)-blumenol C	$C_{13}H_{20}O_2$	208.30	叶	[67]
27	(6R,9R)-布卢门醇 C	(6R,9R)-blumenol C	$C_{13}H_{20}O_2$	208.30	叶	[67]
28	(6S,9S)-布卢门醇 C	(6S,9S)-blumenol C	$C_{13}H_{20}O_2$	208.30	叶	[67]
29	(6R,9S)-3-氧代-α-紫罗兰醇	(6R,9S)-3-oxo-α-ionol	$C_{13}H_{20}O_2$	208.30	叶	[67]
30	(6S,9R)-3-氧代-α-紫罗兰醇	(6S,9R)-3-oxo-α-ionol	$C_{13}H_{20}O_2$	208.30	叶	[67]

八、杜仲多糖

　　杜仲多糖是近年来在杜仲中新发现的活性成分。目前从杜仲药材中得到的糖类有蔗糖和多糖，而多糖又包括酸性的杜仲多糖 A（Eucomman A）和杜仲多糖 B（Eucomman B）[68]。杜仲多糖 A 由 L- 阿拉伯糖、D- 半乳糖、D- 葡萄糖、L- 鼠李糖、D- 半乳糖醛酸以摩尔比 8：6：4：5：8 组成。随后发现另一酸性多糖杜仲多糖 B，其由 L- 阿拉伯糖、D- 半乳糖、L- 鼠李糖、D- 半乳糖醛酸按摩尔比 10：5：24：24 组成[69]。经研究发现杜仲多糖对网状内皮系统有活化作用，可增强机体非特异性免疫功能，还有降血糖、抗肝纤维化、抗肿瘤和提高机体耐缺氧能力的作用。Li 等

从杜仲树皮中分离得到三种多糖组分，并筛选了它们调节小鼠巨噬细胞表型的活性。其中，EUP1 是发挥这种功能的唯一部分，它刺激 RAW264.7 细胞表达 CD206 和关键的抗炎细胞因子白细胞介素 -10。通过一系列色谱和光谱分析对 EUP1 进行了全面表征。EUP1 由阿拉伯糖、鼠李糖、葡萄糖、甘露糖、半乳糖组成，如图 2-6-8 所示[70]。Zhu 等从杜仲皮中分离得到多糖均一的支链蛋白多糖 EWDS-1 和 EWDS-2，EWDS-1 平均分子量约 2 000 000Da，由单糖 Gal、Glc 和 Ara 组成，比例为 2.1：1.0：0.9，还有微量的 Rha、Xyl、Man，以及 3.95% 的蛋白。EWDS-2 平均分子量在 1000 ～ 2000 kDa，由 Glc、Gal、Ara 和 Rha 组成，比例为 2.2：1.0：0.4：0.2，还有微量的 Man 和 6.55% 的蛋白质[71,72]。

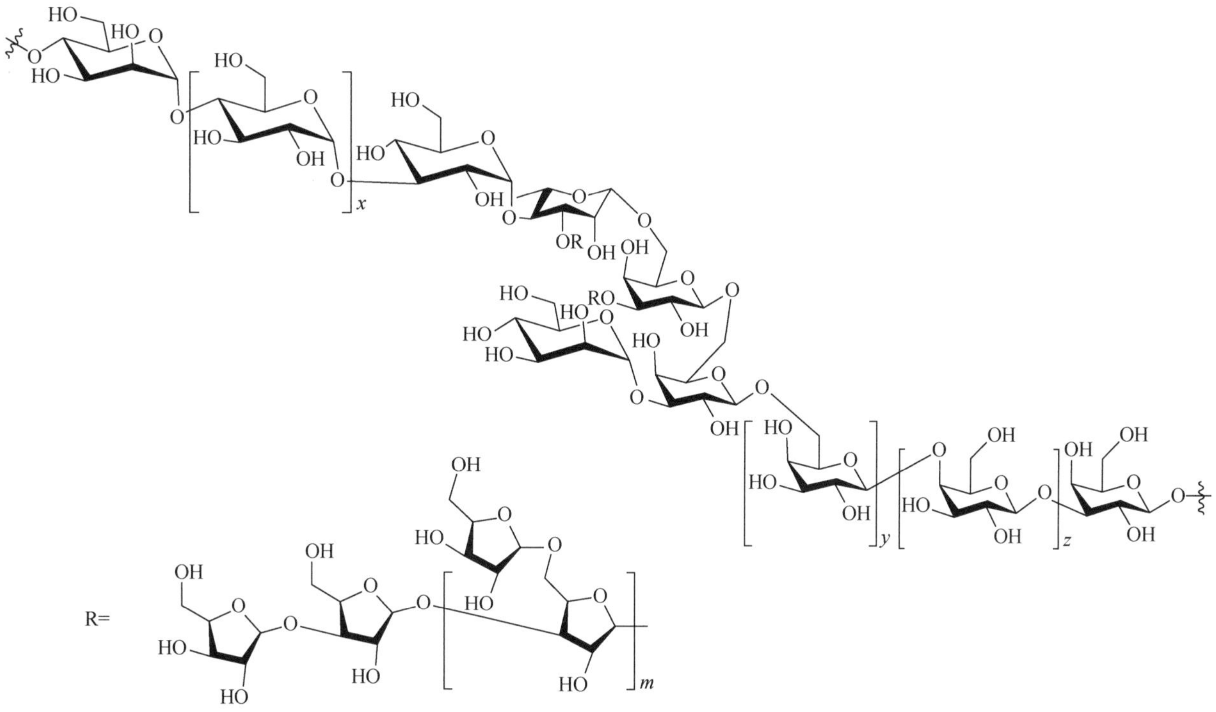

图 2-6-8　杜仲多糖 EUP1

Fig. 2-6-8　A proposed, putative structure of EUP1

九、杜　仲　胶

　　杜仲胶 (Eucommia rubber) 又名古塔胶或巴巴拉胶（balata），是杜仲中含量较高的一类成分，是一种天然高分子物质，其主要化学成分为反式聚异戊二烯，具有绝缘性强、耐水湿、抗酸碱、热

塑性好和形状记忆性等特性，是一种重要的化工原料，也可用作新型的医用功能材料[73,74]。杜仲树叶、杜仲树皮、杜仲茎、杜仲根、杜仲果皮都含有杜仲胶，含量分别达 2% ～ 3%，10% ～ 12%，6% ～ 12%，10% ～ 12%，12% ～ 18%[75]，其结构如图 2-6-9 所示。

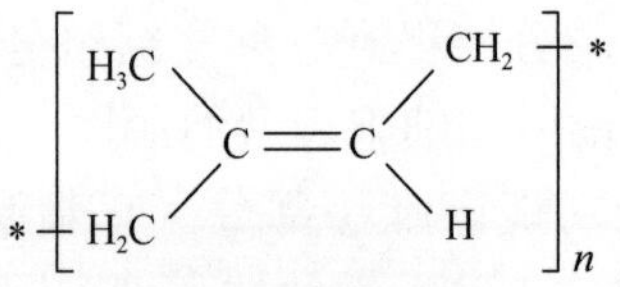

反-1,4-聚异戊二烯

图 2-6-9　杜仲胶

Fig. 2-6-9　Eucommia rubber

十、不饱和脂肪酸

Zhang 基于质谱法研究杜仲种子中的脂肪酸组成,其中亚麻酸 (α-linolenic acid) 占总脂肪酸的 56.5093%,亚油酸 (linoleic acid) 占 12.6563%,油酸 (oleic acid) 占 15.8008%,棕榈酸 (palmitic acid) 和硬脂酸 (stearic acid) 分别占 9.8165% 和 2.5942%[76]。

十一、抗真菌蛋白

杜仲抗真菌蛋白 (Eucommia antifungal protein, EAFP) 最早于 1994 年在杜仲皮中发现[77]。它是一类植物蛋白质,具有单链、不含糖、相对分子质量小和热稳定的特点。现已分离获得 3 种亚型:EAFP1、EAFP2 和 EAFP3,它们都对植物病原真菌有较好的抑菌效果[78]。经研究发现,抗真菌蛋白主要分布在杜仲树皮中,根中分布较少,在叶中未检测到,且分布较稳定,不随生长季节而改变。

十二、其他类化合物

从杜仲叶氯仿提取物中分离出了具有免疫抑制活性的单萜类化合物地芰普内酯 (loliodide)[79]。杜仲中含有人体所必需的 17 种游离氨基酸,还有人体所需的微量元素[80]。从杜仲枝条中分离得到正二十八烷醇和正三十烷醇。从杜仲中也能分离出甾醇类化合物。此外,杜仲叶和皮中含有丰富的维生素 E 和 β 胡萝卜素,同时含有维生素 B_2 及微量的维生素 B_1,杜仲抗衰老和增强细胞免疫力的功能正是与此相关[81]。另外,还可从杜仲药

材中分离得到蒽醌类成分大黄素 (emodin)、大黄酚 (chrysophanol)、大黄素甲醚 (emodin-3-methyl ether)[82]。

十三、杜仲不同部位化学成分比较

木脂素类成分主要分布在杜仲树皮,少数分布在叶中;黄酮类成分主要分布在杜仲叶、雄花和根中;苯丙素及酚类成分主要分布在杜仲叶及树皮中,少数分布于根及木材中;环烯醚萜类成分主要分布于杜仲树皮、叶、果实和雄花中;三萜类成分主要分布于雄花和叶中,少数分布在根和枝条中;大柱香波龙烷降倍半萜类成分主要分布在杜仲叶和树皮中(表 2-6-8)。对同一生态环境下生长的杜仲不同部位次生代谢物含量的测定和分析表明,各次生代谢物个体间差异显著,同一个体不同部位之间差异也显著。就某一种次生代谢物而言,各部位含量高低的顺序,绿原酸:叶>雄花>皮>果;桃叶珊瑚苷:果>叶>皮>雄花;总黄酮:雄花>叶>皮>果;杜仲胶:果>皮>叶>雄花。就某一部位而言,各种次生代谢物含量的高低顺序,叶:绿原酸>总黄酮>杜仲胶>桃叶珊瑚苷;皮:杜仲胶>桃叶珊瑚苷>绿原酸>总黄酮;雄花:总黄酮>桃叶珊瑚苷>绿原酸;果:杜仲胶>桃叶珊瑚苷>总黄酮>绿原酸。分析结果显示,所测定的绿原酸、桃叶珊瑚苷、总黄酮等天然活性物质的含量,均是叶部高于皮部,这为“以叶代皮”提供了新的科学依据;果实中除富含亚麻酸油 (α- 亚麻酸含量高达 51%) 外,还富含杜仲胶和桃叶珊瑚苷,是亟待开发的新资源;杜仲雄花中的黄酮类化合物含量最高,绿原酸和桃叶珊瑚苷的含量也较高,是杜仲资源开发的又一个新的部位。以高效液相色谱法测定杜仲不同部位绿原酸及松脂醇二葡萄糖苷的含量,杜仲各部位绿原酸含量:叶>内皮>栓皮>枝;杜仲各部位松脂醇二葡萄糖苷含量:内皮>栓皮>枝>叶;杜仲各部位绿原酸含量、松脂醇二葡萄糖苷含量均有明显差异。杜仲根和枝条中活性成分含量均低,不适合作为药用资源进行开发利用[83,84]。

表 2-6-8 杜仲中不同药用部位的化学成分

Table 2-6-8 Chemical constituents from different medicinal parts in *E. ulmoides*

成分类型	树皮	叶	雄花	果实（种子）	根	木材
木脂素类	松脂醇，松脂醇-4-葡萄糖苷，松脂醇-4，4'-二葡萄糖苷，中脂素，中脂素葡萄糖苷，表松脂醇，丁香脂素，丁香脂素葡萄糖苷，丁香脂素二葡萄糖苷，1-羟基松脂醇，1-羟基松脂醇-4-葡萄糖苷，1-羟基松脂醇-4'-葡萄糖苷，1-羟基松脂醇二葡萄糖苷，杜仲素 A，橄榄脂素，橄榄素-4-葡萄糖苷，橄榄素-4'-葡萄糖苷，橄榄素二葡萄糖苷，柑桔素 B，赤式-1-羟基脱氢二松柏醇，苏式-1-羟基脱氢二松柏醇，脱氢二松柏醇二葡萄糖苷，二氢脱氢二松柏醇，赤式甘油-β-松柏醛醛醚，苏式 1-(4-愈创木酚)甘油-β-松柏醛醛醚，(-)丁香丙三醇基)甘油-β-丁香脂素二糖苷，耳草素，二吡喃葡萄糖苷，环橄榄脂素，松脂醇-4-二葡萄糖苷 eucommicin A，(+)-丁香脂素香草酸醚二吡喃葡萄糖苷，(+)-松脂醇香草草酸醚二吡喃葡萄糖醚-α-葡萄糖苷	丁香素葡萄糖苷，1-羟基松脂醇，橄榄脂素，赤式二羟基脱氢二松柏醇，脱氢二松柏醇二葡萄糖苷，耳草素二吡喃葡萄糖苷				
黄酮类	槲皮素-3-O-桑布双糖苷，槲皮素-3-O-木糖-(1→2)-葡萄糖苷，异槲皮苷，芦丁，陆地锦苷，汉黄芩苷，汉黄芩素，金丝桃苷，千层纸素 A，4,2'，4'-三羟基查尔酮-α-葡萄糖苷	山柰酚，黄芪苷，山柰酚-3-O-芸香糖苷，山黄芪苷，山柰酚-3-O-6"-乙酰葡萄糖苷，槲皮素，槲皮素-3-O-桑布双糖苷，槲皮素-3-O-α-L-吡喃阿拉伯糖-(1→2)-β-D-葡萄糖苷，异槲皮苷，汉黄芩苷，汉黄芩素，黄芩素，千层纸素 A，木犀草素，槲皮素-3-O-葡萄糖-(1→2)-木糖苷	黄芪苷，山柰酚，山柰酚-3-O-糖苷，山柰酚-3-O-木糖-(1→2)-葡萄糖苷，槲皮素-3-O-木糖-(1→2)-桑布双糖苷，槲皮素-3-O-α-L-吡喃阿拉伯糖-(1→2)-β-D-葡萄糖苷，异槲皮苷，芦丁，异槲皮苷，槲皮苷，槲皮素-3-O-葡萄糖苷，槲皮素-3-O-β-D-葡萄糖，槲皮苷，柚皮苷，江户樱花苷		山柰酚，黄芪苷，槲皮素苷，芦丁，陆地锦苷，槲皮苷，扁蓄苷，槲皮素 3-O-槐糖苷，木犀草素，7，4'-二羟基二氢黄酮	

续表

成分类型	树皮	叶	雄花	果实（种子）	根	木材
苯丙素类	咖啡酸，二氢咖啡酸，松柏醇，紫丁香苷，绿原酸甲酯，灰毡毛忍冬素 G，愈创木丙三醇，表儿茶素，(+)赤式 -7-O-乙基愈创木丙三醇，(-)赤式 -7-O-乙基愈创醛葡萄糖苷，松柏醛葡萄糖苷，异绿原酸 C，儿茶素	咖啡酸乙酯，阿魏酸，对香豆酸，绿原酸，catechin-(7,8-bc)-4-(3,4-dihydroxyphenyl)-dihydro-2(3H)- pyranone, catechin-(5,6-bc)-4-(3,4-dihydroxyphenyl)-dihydro-2(3H)-pyranone, 2, 5-dimethoxy-3-glucopyranosyl cinnamic alcohol, 3-O-feruloylquinic acid, (+)-eucophenolic A, (−)-eucophenolic B, (−)-eucophenolic C, (+)-eucophenolic D, (+)-(7S,8S)-alatusol D, (−)-(7S,8S)-alatusol D, (−)-(7R,8R)-alatusol D, (+)-(7R,8S)-alatusol D		隐绿原酸	咖啡酸，咖啡酸乙酯，4-甲基香豆素，原花青素 B₂，表没食子儿茶素，阿魏酸，对香豆酸，绿原酸	异绿原酸 A，异绿原酸 B
酚类	丁香酸，1,3-propanediol-2-O-4'-(3',5'-dimethoxy-1'-hydroxymethyl)phenyl ether, eucophenoside, koaburaside, 原儿茶酸甲酯，香草酸	pyrogallol, 原儿茶酚，儿茶酚，3-(3,4-dihydroxyphenyl)-propanoic acid, 3-(4-hydroxy-3-methoxyphenyl)-propan-1,2,3 triol, 3-(3-hydroxyphenyl)-propanoic acid, 4-(1,2-二甲氧基乙基)苯 -1,2- 二醇, icariside F2				没食子酸，鞣花酸
环烯醚萜类	京尼平苷，京尼平苷酸，京尼平，杜仲苷，京尼平苷酸 -10-O- 乙酸酯，鸡屎藤苷，桃叶珊瑚苷，去乙酰车叶草苷酸，杜仲醇，梓醇	京尼平苷，京尼平苷酸，桃叶珊瑚苷，筋骨草苷，哈帕苷乙酸酯，雷朴妥苷，杜仲醇苷 I，杜仲醇苷 II，表杜仲醇，车叶草苷，杜仲醇，京尼平苷酸四聚体，京尼平苷酸四聚体乙酸酯，杜仲苷 C，eucomoside A, eucomoside B, eucomoside C, 10- 乙酰基京尼平苷酸，交让木苷，去乙酰车叶草苷酸甲酯，马钱素，8- 表马钱素，7-表马钱素，巴尔蒂苷	桃叶珊瑚苷，京尼平苷，京尼平苷酸，京尼平苷，京尼平苷酸，去乙酰车叶草苷酸甲酯，交让木苷，eucomoside A,3β-methoxyartselawnin C, 6-hydroxyl-1β,3β-dimethoxyartsclaenin Ⅲ, 3,4-dihydro-3β-ethoxyasperuloside, scyphiphin D, 3,4-dihydro-3β-dthoxydesacetylasperuloside, 车叶草苷酸乙酯，artselaenin C,3,4-dihydro-3-methoxypaederoside	京尼平苷，京尼平苷酸，京尼平苷，京尼平苷酸三聚体，京尼平苷酸四聚体，京尼平苷酸三聚体乙酸酯，京尼平苷酸四聚体乙聚体乙酸酯，scyphiphin D, 京尼平苷酸二聚体单乙酸酯，京尼平苷酸二聚体单乙酸酯京尼平酯，京尼平苷酸三聚体单京尼平酯		

成分类型	树皮	叶	雄花	果实（种子）	根	木材
三萜类		ulmoidol A, ulmoidol, corosolic acid, 2α,3α-dihydroxy-24-nor-4(23),12-oleanedien-28-oic acid	齐墩果酸，熊果酸，3-oxo-12-en-ursane-28-O-α-L-arabinofuranosyl(1→6)-β-D-glucopyranoside, α-香树脂醇，熊果醇，白桦脂酸，白桦脂醇，3-O-乙酰基齐墩果酸，2α,3β-dihydroxyurs-12-en-28-oicacid(28→1)-β-D-glucopyranosyl ester		熊果酸	白桦脂醇
大柱香波龙烷降倍半萜	eucomegastigsides F1, eucomegastigsides F2	(6R,7E,9R)-9-hydroxy-4, 7-megastigmadien-3-one-9-O-[α-L-arabinopyranosyl-(1→6)-β-D-glucopyranoside, eucomegastigsides A, ucomegastigsides B, oliasalacioside B1, eucomegastigsides C, eleganoside A, eucomegastigsides D, foliasalacioside E2, eucomegastigsides E1, eucomegastigsides E2, 4a-Hydroxy-2,3,4,4a,5,6-hexa-4,5,6-hydro-4,4,7-Trimethylnaphthalen-2-one,4β-Hydroxy-2,3,4,4a,5,6-hexa-4,5,6-hydro-4,4,7-Trimethylnaphthalen-2-one, (6S,9S)-9-表布卢门醇 B, (6R,9R)-9-表布卢门醇 B, (6S,9S)-催吐萝芙木醇, (6R,9R)-催吐萝芙木醇, (6R,9R)-催吐萝芙木醇, (6S,9S)-催吐萝芙木醇, (6S,9R)-3-氧代-α-紫罗兰醇, (6S,9R)-3-氧代-α-紫罗兰醇, (6R,9S)-布卢门醇 C, (6S,9R)-布卢门醇 C, (6R,9R)-布卢门醇 C, (6S,9S)-布卢门醇 C, (6S,9R)-3-氧代-α-紫罗兰醇				
其他	杜仲胶，杜仲多糖 A，杜仲多糖 B，多糖 EUP1，多糖 EWDS-1 和 EWDS-2，杜仲抗真菌蛋白 EAFP，β 胡萝卜素，维生素 B2，维生素 B1，大黄素，大黄酚，大黄素甲醚	杜仲胶，地芰普内酯，维生素 E，维生素 B2，维生素 B1	杜仲胶，亚麻酸，亚油酸，油酸，β 胡萝卜素，杜仲胶	杜仲胶，亚麻酸，亚油酸，油酸，棕榈酸和硬脂酸	杜仲胶，抗真菌蛋白 EAFP	杜仲胶，正二十八烷醇，杜仲醇，和正三十烷醇

第二节　波谱特征

一、双环氧木脂素类化合物的波谱特征

（一）紫外光谱

双环氧木脂素的 UV 主要表现为典型 1,3,4- 三取代苯的特征吸收，在 223 ～ 236 nm 有一个吸收带，271 ～ 283 nm 有一个或两个吸收带，吸收强度前者是强吸收，$\log \varepsilon$ 为 4.15 左右，后者属中等强度吸收，$\log \varepsilon$ 3.5 左右。在碱性溶液中，许多化合物吸收峰向红移，如（+）栲皮树脂醇［(+)-medioresinol］，从 231、280 nm 移至 256.5、286.5 nm。

（二）红外光谱

红外光谱（IR）的特征吸收对鉴别这类化合物的基团有用。如羟基、甲氧基、芳环、亚甲二氧基和乙酰基的羰基均有各自的吸收。例如，1633 ～ 1634 cm⁻¹ 峰（芳环）有吸收显示 C3 位有甲氧基，并且 C4，C5 位有亚甲二氧基。1245 ～ 1250 cm⁻¹ 为芳环上亚甲二氧基的吸收，1265 ～ 1272 cm⁻¹ 为芳环上邻二甲氧基，凡有甲氧基的化合物在 1232 ～ 1238 cm⁻¹ 均有强的吸收。

（三）核磁共振谱

^{1}H-NMR 谱在分析双环氧木脂素中起着重要作用。C1，C5 位无取代时，两个氢呈多重峰处于高场位，一般在 δ 2.72 ～ 3.26 为顺式排列，C1 位有取代时，C5 位的一个氢也是多重峰，化学位移为 3.00 ～ 3.45。如果 C1 位的取代为乙酰基，其信号成单峰，由于处于苯环的屏蔽区，化学位移值低于正常值，$\delta \approx 1.70$。芳环上 2 ～ 6 个甲氧基，在 3.82 ～ 3.95 之间有 1 ～ 2 个单峰，分子对称时呈一面积增大的单峰。C4，C5 位的两组各两个不等价的偕质子成为一组多重峰，化学位移值在 3.60 ～ 4.60。C1 位有羟基取代的化合物，如 (+)-fraxiresinol 其 C4 位平键质子呈两组双峰，偶合常数为 9.9 Hz。C2，C6 位的两个氢质子信号，当两个苯环取向都是处于平键时，

它们均呈一组双峰，与 C1，C5 位氢的偶合常数分别为 4 Hz 和 4.5 Hz，即 $J_{\alpha 顺} \approx J_{\beta 顺}$，其化学位移前者约为 4.75（平键氢），后者约为 4.90（竖键氢）。当两个苯环为反式取代时，平键和竖键的氢质子信号可以从化学位移和偶合常数来辨别，前者化学位移为 4.85 左右，偶合常数为 5.0 Hz，后者化学位移为 4.45 左右，偶合常数为 7 Hz。当 C1 位有乙酰基或与葡萄糖成苷时，C2 位 δ 值处于较低场，C8 位 δ 值处于较高场，如 (+)- 乙酰氧基丁香树脂醇［(+) -acetoxysyringaresinol］。芳环上的羟基质子信号为 5.50 ～ 5.63 之间有 1 ～ 2 个宽的单峰。葡萄糖成苷时常用 DMSO-d6 为溶剂，糖上的羟基质子信号，4.3 为糖 C6 上的羟基，4.9 为 C2，C3，C4 上的羟基，芳环和葡萄糖上的羟基质子信号都可被重水交换。C2′，C3′，C4′ 的芳氢质子信号，当为二取代苯时三个质子为多重峰处于较低场 δ 6.63 ～ 7.13，三取代苯的两个质子多为单峰 δ 6.5 左右。当两个苯环上取代一致时，则信号重叠，这也是判断分子的对称性的依据之一[85,86]。

^{13}C-NMR 谱对研究双环氧木脂素类化合物尤其是立体结构是很有用的，表 2-6-9 列举了 7 种化合物碳的化学位移值。在研究 C1′，C1，的化学位移时发现，苯环上取代的改变和立体化学对其影响是敏感的。C1，C5，C2，C6 和 C4，C8 的化学位移也受双环氧骨架上取代基的立体结构改变的影响，但对芳香基的立体化学则不敏感。仔细研究化合物 3 ～ 7 ^{13}C-NMR 谱时可见，芳环上 C′ 的化学位移值因芳环上取代基的改变而变化，芳环上 3′，4′ - 二甲氧基取代或 3′ - 甲氧基 -4′ - 葡萄糖苷的 C1′ 化学位移都比与其相应的 3′ - 甲氧基 -4′ - 羟基苯的 C1′ 的要低，大约移动 1.5 ～ 3 ppm，芳环上 C1 平键化学位移又比其相应的竖键要低大约 3 ppm。如 δ 132.6 和 δ 129.6 分别是具有游离羟基的芳环 C 原子平键和竖键的质子信号。δ 135.4 和 δ 132.4 则分别是羟基与葡萄糖成苷的 C1′ 平键和竖键的质子信号。对波谱性质很相似甚难区分的化合物，有时也可用位移试剂加以检测，如用镧系试剂可明确地确定结构类似的化合物（图 2-6-9）。

表 2-6-9　松脂醇、松脂醇葡萄糖苷、1-羟基松脂醇与 1-羟基松脂醇葡萄糖苷的 ^{13}C-NMR 数据 (in CDCl$_3$)

Table 2-6-9　^{13}C-NMR data of (+)-pinoresinol, (+)-pinoresinol-4′-O-$β$-D-glucopyranoside, (+)-1-hydroxypinoresinol and (+)-1-hydroxypinoresinol-4′-O-$β$-D-glucopyranoside

编号	(+)-pinoresinol	(+)-pinoresinol-4′-O-$β$-D-glucopyranoside	(+)-1-hydroxypinoresinol	(+)-1-hydroxypinoresinol-4′-O-$β$-D- glucopyranoside
1	133.4	132.1	127.5	128.0
2	109.8	110.3	109.8	112.9
3	147.1	147.5	147.4	146.9
4	145.7	145.9	146.5	145.9
5	114.7	115.2	115.1	114.6
6	119.4	118.6	120	120.2
7	86.3	85.1	88.2	85.1
8	54.6	53.5	92.1	91
9	72.1	70.9	75.2	70.3
1′	133.4	135.1	133.6	135.3
2′	109.1	110.5	109.5	110.9
3′	147.1	148.9	147.1	148.9
4′	145.7	145.8	145.9	145.9
5′	114.7	115.1	114.7	115.2
6′	119.4	118.1	120.1	118.4
7′	86.3	84.8	86.2	87.2
8′	54.6	53.7	60.6	60.9
9′	72.1	71	72	78.2
1″		100.1		102.8
2″		73.2		74.9
3″		76.8		77.2
4″		69.6		70.6
5″		76.9		77.8
6″		60.6		62.5

二、环烯醚萜类化合物的波谱特征

（一）紫外光谱

环烯醚萜类结构中只有一个孤立双键，在 205～250 nm 有吸收，环内的共轭双键体系最大吸收 $λ_{max}$ 256～265 nm，共轭双键有一个在环内 $λ_{max}$ 230～240 nm，共轭双键的碳原子上有无取代及共轭双键的数目会影响最大吸收波长。$α$，$β$-不饱和酮 UV 最大吸收 $λ_{max}$ 240～252 nm。

（二）红外光谱

环烯醚萜类多含有双键、共轭双键、甲基、偕二甲基、环外亚甲基、含氧官能团等。如偕二甲基有 $ν_{max}$ 1370 cm^{-1}（吸收峰裂分，出现二条吸收带），内酯类有 $ν_{max}$ 1700～1800 cm^{-1}（强峰为羰基的特征吸收峰）。

（三）质谱

环烯醚萜在电喷雾正离子（ESI$^+$）模式下的一级质谱中，通常检测到其加氢准分子离子峰或加钠的加合分子离子峰。在电喷雾负离子（ESI⁻）模式下，一般检测到脱氢准分子离子峰［M-H］⁻。当溶剂（流动相）中含有甲酸时，对于C4位为甲氧基的环烯醚萜苷还会生成［M+HCOO］⁻；含有醋酸时，会检测到准分子离子峰［M+ACO］⁻。以环烯醚萜苷准分子离子或加合分子离子为母离子进行MS/MS或MSn裂解时，该类化合物的断

裂途径通常是丢失中性分子 H_2O、CO_2、Glc等，其次是二氢吡喃环的断裂。从杜仲分离得到的环烯醚萜多聚体 ulmoidoside A、ulmoidoside B、ulmoidoside C、ulmoidoside D 等经 QTOF/MS 分析鉴定，其质谱裂解主要是依次失去葡萄糖碎片、单个环烯醚萜苷元及水分子等（图2-6-10）[87,88]。

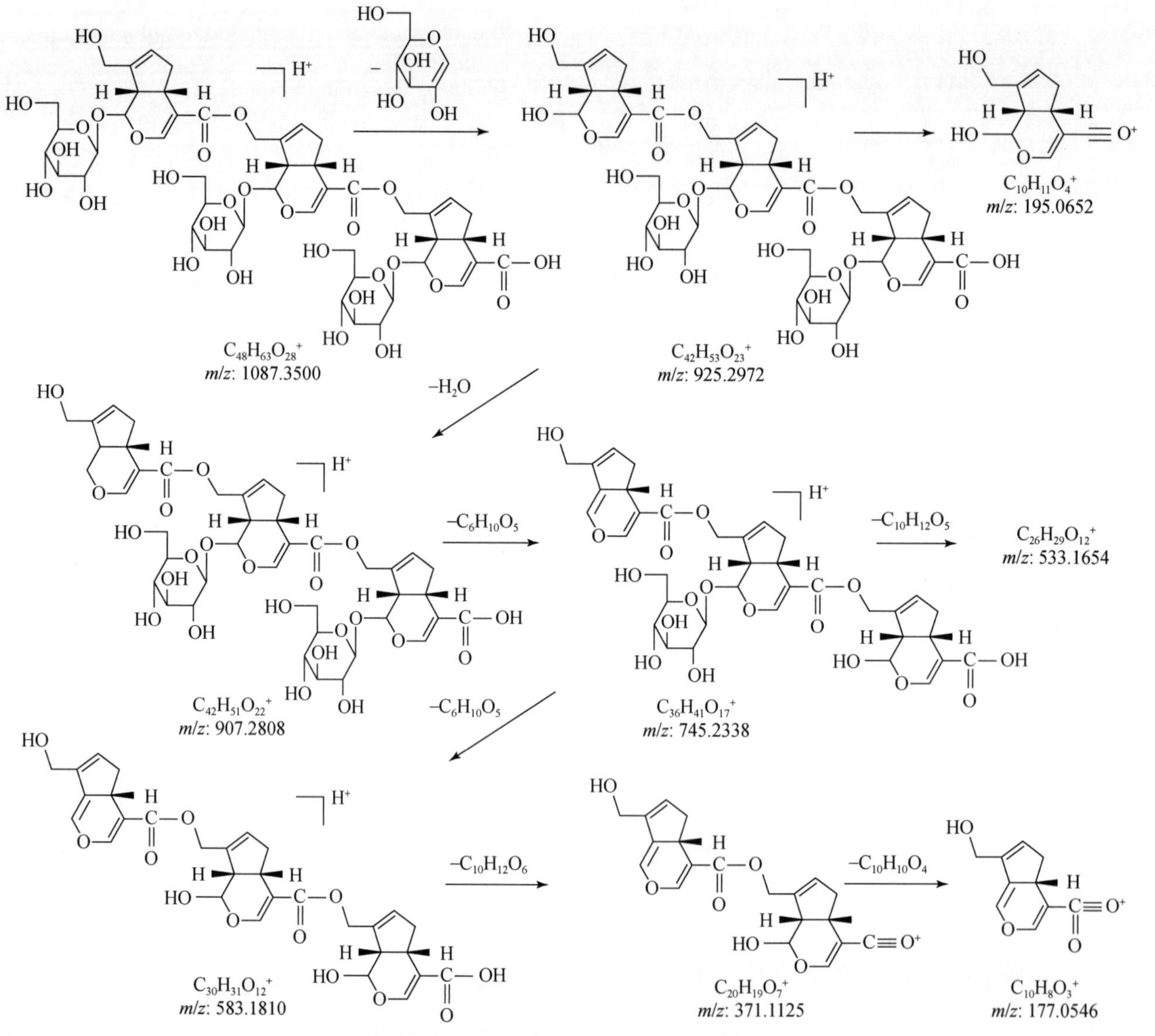

图 2-6-10　Ulmoidoside A 的质谱裂解途径
Fig. 2-6-10　The mass spectrometry cleavage pathway of ulmoidoside A

（四）核磁共振谱

在 ¹H-NMR 谱中，H-1 为连接在两个氧间的碳上的氢，通常与 H-9 偶合呈双峰，由于 C1—O 上所接基团的不同而出现在 δ 4.52 ～ 5.71。C-3、

C-4 未形成双键时 H-3 多为 dd 峰，δ 值在 4.1 左右，当 C-3 被不同的吸电子基取代后，其 δ 可以低移至 4.70 ～ 4.90。H-4（2 H）多为两组 dd 峰、ddd 峰或混成 m 峰，δ 值在 1.46 ～ 2.07。H-5 多为 dddd 峰或混成 m 峰，δ 1.94 ～ 2.77。C-3、

C-4 形成双键时，H-3 多为 dd 峰或 q 峰，δ 值在 5.56～6.57。C-7 上只有 1 个 H 时，H-6 常呈 dd 峰，C-7 上有 2 个 H 时 H-6 呈 m 峰，由于相邻 C 上取代基的不同，其化学位移值为 δ 3.65～5.90。C-7 上无取代基时，H-7 δ 1.77～1.80(2H)，C-7 上被吸电子基取代后 H-7 的化学位移值低移至 δ 3.81～5.85。C-7、C-8 形成三元氧环时，H-7 δ 3.32～3.60。C-7、C-8 形成双键时 H-7 δ 5.82～5.87。H-9 多为 dd 峰，δ 2.15～3.35。10 位为 CH_3 时 H-10 δ 1.28～1.56(s)，10 位为 CH_2OH 时 H-10 δ 3.22～4.25，C-10 与 C-1 上的氧形成五元氧环时，H-10 δ 3.52～3.80（图 2-6-11）。

在 ^{13}C-NMR 谱中，C-1 δ 93.8～101.3。C-3、C-4 未形成双键时，C-3 上的取代基是 δ 56 左右，

被含氧取代基取代后，低移至 δ 94.8～98.5。C-4 上无取代基时 δ 22.3～32.4。C-3、C-4 形成双键时，C-3 δ 139.6～145.4，C-4 δ 104.9～106。C-5 无取代时 δ 34.2～39.0，被含氧取代基取代后低移至 72.8～82.0。C-6 无取代时 δ 32 左右，

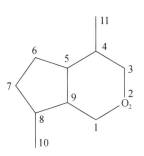

图 2-6-11　环烯醚萜的骨架

Fig. 2-6-11　Skeleton of iridoid

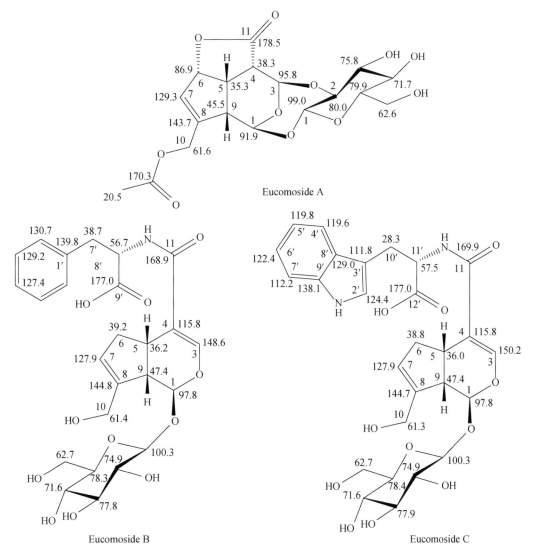

图 2-6-12　Eucomoside A、Eucomoside B 和 Eucomoside C 的 ^{13}C-NMR 数据 (in C_5D_5N)

Fig. 2-6-12　^{13}C-NMR of Eucomoside A、B and C (in C_5D_5N)

被含氧取代基取代后低移至 δ 73.0 ～ 86.5。C -7 无取代时 δ 45.0 ～ 62.0，被吸电子基取代后低移至 δ 75.3 ～ 85.0，C-8 δ 85.2 ～ 89.9。C-7、C-8 形成三元氧环时，C-7 δ 62.0 ～ 63.7，C-8 δ 66.0 ～ 67.3。C-7、C-8 形成双键时 C-7 δ 127.7 ～ 131.6，C-8 δ 142.1 ～ 147.5，C-9 δ 41.4 ～ 53.2。10 位为 CH_3 时 C -10 δ 24.1 ～ 26.5，10 位为 CH_2OH 时 C-10 δ 60.4 ～ 76.4，C-10 与 C-1 上的氧形成五元氧环时，C-10 δ 71.0 ～ 76.4（图 2-6-12）。

三、黄酮类化合物的波谱特征

（一）紫外光谱

大多数黄酮类化合物在甲醇（或乙醇）中的紫外吸收光谱由 300 ～ 400 nm 的吸收带 Ⅰ 和 240 ～ 280 nm 的吸收带 Ⅱ 组成，以芦丁为例，UV(MeOH)λ_{max}: 256, 357 nm。

（二）红外光谱

由于 5-OH 的存在，黄酮类化合物 4 位 C═O 的红外光谱吸收峰出现在 1658 ～ 1650 cm^{-1}。若同时有 3-OH 存在，其 C═O 谱带向低频方向移动约 30 cm^{-1}，出现在 1620 cm^{-1} 附近。

（三）核磁共振谱

黄酮类化合物 ^{1}H-NMR 谱 A 环质子常出现在 δ 5.7 ～ 6.9, B 环质子常出现在 δ 6.5 ～ 7.9，因相对位置不同而表现出不同的裂分情况。黄酮类 H-3 常以一个尖锐单峰出现在约 δ 6.3 处。以芦丁为例，^{1}H NMR(DMSO-d6)δ:0.98 (3H,d, J=6.0 Hz, rha-CH_3), 4.37(1H, s, rha-1-H),5.33(1H, d, J=6.9 Hz, glc-1-H), 6.18(1H, d, J=1.7 Hz, 6-H), 6.37(1H, d, J=1.7 Hz, 8-H), 6.83(1H,d, J=7.9 Hz,5′-H),7.52(1H, d, J=2.0 Hz,2′-H),7.53(1H, dd, J=7.9, 2.0 Hz, 6′-H)。根据 ^{13}C-NMR 数据可以确定黄酮苷元各芳碳原子的取代，但不能据以确定骨架的类型。黄酮苷的 ^{13}C-NMR 谱分析同其他苷类成分相似，根据出现在 δ 99.0 ～ 109.0 范围内端基碳信号来确定糖的数目。结合文献报道确定糖的种类及环的大小。根据其苷化位移确定苷键位置，或进行部分水解再结合核磁共振及质谱来推定糖的连接顺序，依据 J_{C1-H1} 值来确定端基构型（一般端基碳若为 β 异构

体，其 J_{C1-H1} 值约为 160 Hz，若为 α 异构体，J_{C1-H1} 值约为 170 Hz）。

四、苯丙素类化合物的波谱特征

以绿原酸为例，UV (MeOH) λ_{max}: 220, 242, 298, 330 nm。IR (KBr)ν_{max}: 3416(OH), 1734, 1694(COO), 1604, 1520(aromatic ring) cm^{-1}。^{1}H-NMR (MeOH-d4) δ：5.20 (1H,d, J=6.4 Hz, anomeric H), 6.10 (1H, d, J=16Hz, Cα-H), 6.60 ～ 7.00(3H, m, arom H), 7.42 (1H, d, J=16 Hz, Cβ-H)。^{13}C-NMR(MeOH-d4) δ：38.2(4′,6′), 53.0(8′), 70.7(3′), 72.0, 73.0 (1′,2′), 76.0(5′), 115.2(2), 116.5(5), 122.9(6), 127.7(1), 146.6 (Cα), 147.0(3), 149.4(4), 168.3(Cβ), 175.3(C=O)。苯丙烯酰类紫外光谱在 220 ～ 300 nm 显示出苯环 B 带和 K 带吸收，在 310 ～ 350 nm 显示苯丙烯酰共轭结构吸收。红外光谱显示羟基（约 3400 cm^{-1}）、羧基（约 1700 cm^{-1}）等特征。^{1}H-NMR 显示出苯丙烯酰结构中反式双键 H 信号特征 (6.10, Cα-H, 7.42, Cβ-H, d, J=16 Hz)，苯环上 H 信号化学位移在 6.6 ～ 7.0。^{13}C-NMR 显示出苯环上 C 信号化学位移在 116 ～ 160，羰基 C 信号位移在 175。

五、三萜类化合物的波谱特征

（一）紫外光谱

从 UV 吸收可判断齐墩果烷型化合物结构中的双键类型，一个孤立双键仅在 205 ～ 250 nm 处有微弱吸收，α,β- 不饱和羰基最大吸收在 242 ～ 250 nm，异环共轭双烯最大吸收在 240、250、260 nm，同环共轭双烯最大吸收在 285 nm。

（二）红外光谱

三萜类多含有双键、共轭双键、甲基、偕二甲基、环外亚甲基、含氧官能团等。如偕二甲基有 ν_{max} 1370 cm^{-1}（吸收峰裂分，出现二条吸收带）。内酯类有 ν_{max}1700 ～ 1800 cm^{-1}（强峰为羰基的特征吸收峰）。

（三）核磁共振谱

在 ^{1}H-NMR 谱的高场出现多个甲基单峰是三

萜类化合物的最大特征，一般—CH_3质子信号——$\delta\, 0.63 \sim 1.50$，$\delta\, 0.18 \sim 1.50$ 出现堆积成山形的亚甲基信号。烯氢质子一般为 $4.3 \sim 6.0$，环内双键质子化学位移大于 5 ppm，环外烯氢化学位移小于 5 ppm，C3—OH 中 C3 上质子为 $3.2 \sim 4.0$ 左右。在核磁共振碳谱 ^{13}C-NMR 中，一般 C 的位移值小于 60 ppm（连氧碳除外），苷元和糖上与 O 相连的 C 多在 $60 \sim 90$ 范围内，烯碳化学位移 $109 \sim 160$（>C=C<），羰基碳化学位移 $170 \sim 220$（>C=O），角甲基化学位移 $8.9 \sim 33.7$。

六、大柱香波龙烷类化合物的波谱特征

以催吐萝芙木醇为例，^{1}H-NMR (CDCl$_3$，300 MHz) δ: 5.90 (1H, brs, H-4), 5.82 (1H, dd, J=15.9, 5.4 Hz, H-8), 5.77 (1H, d, J=15.9 Hz, H-7), 4.41 (1H, m，H-9), 2.44 (1H, d, J=17.1 Hz, H, 2α), 2.23 (1H, d, J=17.1 Hz, H-2β), 1.89 (3H, s, Me-13), 1.29 (3H, d, J=6.3 Hz, Me-10), 1.07 (3H, s, Me-11), 1.00 (3H, s, Me-12); ^{13}C NMR (CDCl$_3$, 75 MHz) δ: 41 (C-1), 49.6 (C-2), 198.4 (C-3), 126.8 (C-4), 163.3 (C-5), 79.0 (C-6), 135.6 (C-7), 129.0 (C-8), 68.1 (C-9), 23.7 (C-10), 24.0 (C-11), 22.9 (C-12), 19.0 (C-13)。杜仲中大柱香波龙烷类降倍半萜化合物主要为 3 位羰基氧化型。其 ^{1}H-NMR 中 4 个甲基 H 信号位移在 $1.00 \sim 1.90$，在 $5.70 \sim 5.90$ 显示 3 或 2 个双键 H 信号，^{13}C-NMR 中羰基 C 信号位移在 198.4，双键 C 信号位移在 $125 \sim 165$，甲基 C 信号位移在 $19 \sim 24$。

第三节　活性成分的药理作用

从杜仲中分离得到的 eucommicin A 具有抗癌症干细胞作用[11]。ulmoside C 和 ulmoside D 具有抗氧化活性[53]。megastigmane 类化合物具有抑制血管紧张素转换酶的活性[64]。松脂醇二葡萄糖苷、脱氢二松柏醇二糖苷、柑桔素 B、咖啡酸、阿魏酸、京尼平、京尼平苷酸、槲皮素和芦丁具有降压作用。绿原酸、槲皮素、桃叶珊瑚苷和京尼平苷等具有调血脂与减肥作用。杜仲中木脂素、桃叶珊瑚苷、京尼平苷、京尼平苷酸、山柰酚和杜仲籽总苷类对骨代谢平衡具有良好的调节作用，同时具有保护关节软骨、抗骨性关节炎的作用。槲皮素、槲皮苷、

异槲皮苷等黄酮类成分具有降血糖作用。槲皮素、山柰酚、异槲皮苷、桃叶珊瑚苷、京尼平苷、京尼平苷酸、绿原酸与多糖 EUP1 为杜仲抗炎的活性成分。京尼平苷酸、绿原酸、桃叶珊瑚苷、白桦脂醇、汉黄芩苷与杜仲木脂素具有神经保护作用[89-93]。

（杨念云）

参 考 文 献

[1] 刘丽君. 杜仲化学活性成分及其药理学研究概况. 亚太传统医药, 2013, 9(5): 82, 83.

[2] Deyama T, Ikawa T, Kitagaw S, et al. The constituents of *Eucommia ulmoides* Oliv. V. Isolation of dihydroxydehydrodiconiferyl alcohol isomers and phenolic compounds. Chemical & Pharmaceutical Bulletin, 1987, 35(5): 1785-1789.

[3] Deyama T. The constituents of *Eucommia ulmoides* Oliv. I. Isolation of (+)-medioresino di-O-β-D-glucopyranoside. Chemical & Pharmaceutical Bulletin, 1983, 31(9): 2993-2997.

[4] 胡伟. 杜仲化学成分现代研究. 中医临床研究, 2013, 5(9):113-115.

[5] Deyama T, Ikawa T, Kitagaw S, et al. The constituents of *Eucommia ulmoides* Oliv. II. Isolation and structures of three new lignan glycosides. Chemical & Pharmaceutical Bulletin, 1985,33(9): 3651-3657.

[6] Feng S, Ni S, Sun W. Preparative isolation and purification of the lignan pinoresinol diglucoside and liriodendrin from the bark of *Eucommia ulmoides* Oliv. by high speed countercurrent chromatography. Journal of Liquid Chromatography & Related Technologies, 2007, 30(1): 135-145.

[7] Deyama T, Ikawa T, Kitagaw S, et al. The constituents of *Eucommia ulmoides* Oliv. III. Isolation and structures of a new lignin glycoside. Chemical & Pharmaceutical Bulletin, 1986, 34(2):523-527.

[8] Deyama T, Kitagaw S, Ikawa T, et al. The constituents of *Eucommia ulmoides* Oliv. IV. Isolation of a new sesquilignan glycoside and iridoids. Chemical & Pharmaceutical Bulletin, 1986, 34(12): 4933-4938.

[9] Deyama T, Ikawa T, Kitagaw S, et al. The constituents

of *Eucommia ulmoides* Oliv. Ⅵ. Isolation of a new sesquilignan and neolignan glycosides. Chemical & Pharmaceutical Bulletin, 1987, 35(5): 1803-1807.

[10] Shi SY, Peng MJ, Zhang Y P, et al. Combination of preparative HPLC and HSCCC methods to separate phosphodiesterase inhibitors from *Eucommia ulmoides* bark guided by ultrafiltration-based ligand screening. Analytical and Bioanalytical Chemistry, 2013, 405 (12):4213-4223.

[11] Higuchi O, Nakasako M , Kudo T. Eucommicin A, α, β - truxinate lignan from *Eucommia ulmoides*, is a selective inhibitor of cancer stem cells. Phytochemistry, 2016, 122(9):139-145.

[12] Yoshitebu O , Shotabo T , Hiroshi H, et al. Anticomplementary activity of the constituents of *Eucommia ulmoides* bark. Journal of Ethnopharmacology, 1988, 23(2):159-164.

[13] Deyama T, Nishibe S, Yoshihisa N. Constituents and pharmacological effects of Eucommia and siberian ginseng. Acta Pharmacol Sinica, 2001, 22(12): 1057-1070.

[14] Xin C, Wang YF, Su YF, et al. A rapid ultra performance liquid chromatography-tandem mass spectrometric method for the qualitative and quantitative analysis of ten compounds in Eucommia ulmodies Oliv. Journal of Pharmaceutical and Biomedical Analysis, 2012, 57(5): 52-61.

[15] 季馨怿, 王秋花, 吴静.杜仲根化学成分研究.生物化工, 2017,3 (3):40-42.

[16] Si CL , Liu SC , Xu GH, et al. Chemical Constituents of the Root Barks of *Eucommia ulmoides*. Chemistry of Natural Compounds, 2013, 49(5):974-976.

[17] Takamura C, Hirata T, Yamaguchi Y, et al. Studies on the chemical constituents of green leaves of *Eucommia ulmoides* Oliv. Journal of Natural Medicines, 2007, 61(2): 220-221.

[18] 丁艳霞, 郭洋静, 任莹璐, 等. 杜仲雄花中黄酮类化学成分及其抗氧化活性研究. 中草药, 2014, 45(3): 323-332.

[19] Niu X, Xu D, Luo J, et al. Main iridoid glycosides and HPLC/DAD-Q-TOF-MS/MS profile of glycosides from the antioxidant extract of *Eucommia ulmoides* Oliver seeds. Industrial Crops & Products, 2016, 79(4):160-169.

[20] Tang SH, Wang ZG. Simultaneous determination of ten bioactive constituents in *Eucommia ulmoides* leaves and Tochu tea products by highperformance liquid chromatography-diode array detector-mass spectrometry (HPLC-DAD-MS). Journal of Traditional Chinese Medicine , 2008, 25(4):112-118.

[21] Li X, Yang LP, Liu SY. Effect of Quercetin-3-O-Sambubioside isolated from *Eucommia ulmoides* male flowers on spontaneous activity and convulsion rate in mice. Planta Medica, 2014, 80(12):974 - 977.

[22] Peng MJ, Zhang YP, Shi SY, et al. Simultaneous ligand fishing and identification of human serum albumin binders from *Eucommia ulmoides* bark using surface plasmon resonance-high performance liquid chromatography-tandem mass spectrometry. Journal of Chromatography B, 2013, 940(6): 86-93.

[23] 付桂明 , 万茵 , 张硕 . 杜仲叶总黄酮超临界流体提取工艺优化及其成分的液质联用分析 . 食品科学 , 2007, 28(12): 128-131.

[24] Qin L, Ding YX, Dou DQ, et al. Simultaneous quantification of eleven bioactive components of male flowers of *Eucommia ulmoides* Oliver by HPLC and their quality evaluation by chemical fingerprint analysis with hierarchical clustering analysis. Pharmacognosy Magazine, 2014, 10 (40): 435-440.

[25] 成军 , 赵玉英 , 崔育新 . 杜仲叶黄酮类化合物的研究 . 中国中药杂志 , 2000, 25(5): 284-286.

[26] Fu GM, Wan Y, Zhang S, et al. Supercritical fluid extraction technology of flavonoids in *Eucommia ulmoides* Oliv. leaves and components analysis by LC-MS. Food Science, 2007, 28 (12): 128-131.

[27] 姚丽娜 . 杜仲的化学成分研究 . 天津 : 天津大学硕士学位论文 , 2010.

[28] Guo H, Shi F, Li M, et al. Neuroprotective effects of *Eucommia ulmoides* Oliv. and its bioactive constituent work via ameliorating theubiquitin-proteasome system. BMC Complementary & Alternative Medicine, 2015, 15 (1): 151.

[29] Wang H, Li MC, Yang J, et al. Estrogenic properties of six compounds derived from *Eucommia ulmoides* Oliv. and their differing biological activity through estrogen receptors α and β . Food Chemistry, 2011, 129(2):408-

416.

[30] Ahn EM, Hahn JT, Lee DW. Isolation of monoamine oxidase B inhibitory compound from the leaves of *Eucommia ulmoides* Oliv. Applied Biological Chemistry, 1999, 42 (2):166-169.

[31] Si CL, Deng XJ, Wang D. Study on chemical compositions of *Eucommia ulmoides* Oilv. inner bark and its extractives. Chemistry and Industry of Forest Products, 2008, 28(5): 7-10.

[32] Deyama T, Ikawa T, Kitagawal S. The constituents of *Eucommia ulmoides* Oliv. Ⅴ. isolation of dihydroxyde-hydrodiconiferyl alcohol isomers and phenolic compounds. Chemical & Pharmaceutical Bulletin,1987, 35(5): 1785-1789.

[33] Cheng J, BaiY J, Zhao YY. Studies on the phenylpropanoids from *Eucommia ulmoides*. China Journal of Chinese Materia Medica, 2002,27 (1):38.

[34] Hattori Mche QM. Gewali M. Constituents of the stems of *Eucommia ulmiodes* Oliv. Shoyakugaku Zasshi, 1988 , 42(1):81-85.

[35] Hu W, Wang G, Li P, et al. Neuroprotective effects of macranthoin G from *Eucommia ulmoides* against hydrogen peroxide-induced apoptosis in PC12 cells via inhibiting NF-κB activation. Chemico-Biological Interactions, 2014, 224:108-116.

[36] Lee GH, Lee HY, Choi MK, et al. *Eucommia ulmoides* leaf (EUL) extract enhances NO production in ox-LDL-treated human endothelial cells. Biomedicine & Pharmacotherapy, 2018, 97: 1164-1172.

[37] 孙燕荣,董俊兴,吴曙光.杜仲化学成分研究.中药材, 2004, 27(5): 341-343.

[38] Peng MJ, Zhang YP, Shi SY. Simultaneous ligand fishing and identification of human serum albumin binders from *Eucommia ulmoides* bark using surface plasmon resonance-high performance liquidchromatography-tandem mass spectrometry. Journal of Chromatography B, 2013, 940(6): 86-93.

[39] Yan JK, Shi XL, Donkor PO, et al. Two pairs of phenolic enantiomers from the leaves of *Eucommia ulmoides* Oliver. Natural Product Research, 2019, 33(8):1162-1168.

[40] Shi XL, Yan JK, Li WK, et al. Two pairs of phenylpropanoid enantiomers from the leaves of *Eucommia ulmoides*. Journal of Asian Natural Products Research, 2018,20(11):1045-1054.

[41] Chen J , Xu XQ , Kang XD, et al. Three new phenolic compounds from *Eucommia ulmoides*. Chemistry of Natural Compounds, 2017, 53(2):254-256.

[42] Nam JW, Kim SY, Yoon T, et al. Heat shock factor 1 inducers from the bark of *Eucommia ulmoides* as cytoprotective agents. Chemistry & Biodiversity, 2013, 10(7):1322-1327.

[43] Matsuda E, Yoshizawa Y, Yokosawa Y, et al. Effects of *Eucommia ulmoides* Oliver leaf extract on 3T3-L1 differentiation into adipocytes. Journal of Natural Medicines, 2006, 60(2):126-129.

[44] Yao LN, Su YF, Yin ZY. A new phenolic glucoside and flavonoids from the bark of *Eucommia ulmoides* Oliv. Holzforschung, 2010, 64(5):571-575.

[45] Bai MM, Shi W, Tian JM. Soluble epoxide hydrolase inhibitory and anti-inflammatory components from the leaves of *Eucommia ulmoides* Oliver (Duzhong). Journal of Agricultural and Food Chemistry, 2015, 63(8):2198-2205.

[46] Luo D, Or CT, Yang LH, et al. Anti-inflammatory activity of iridoid and catechol derivatives from *Eucommia ulmoides* Oliver. ACS Chemical Neuroscience, 2014, 5(9):855.

[47] Qin CL, Zhang PP, Liu YF. Screening of secondary metabolites from xylem of *Eucommia ulmoides*. 中国天津:第十六届木材、纤维及制浆化学国际会议论文, 2011.

[48] Chen Y, Zhu NQ, Ho CT. Identification of antioxidants from Du-Zhong (*Eucommia ulmoides* Oliver) directed by DPPH free radical-scavenging activity. Oriental Foods and Herbs, Chapter 16, ACS Symposium Series, 2003, 859:224-231.

[49] Takamura C, Hirata T, Yamaguchi Y, et al. Studies on the chemical constituents of green leaves of *Eucommia ulmoides* Oliv. Journal of Natural Medicines, 2007, 61(2): 220-221.

[50] Ding YX, Li Q, Zhang H. Iridoid constituents from the male flower of *Eucommia ulmoides* and their promotion proliferation on ESF-1. Journal of Asian Natural Products Research, 2015, 17(9): 867-875.

[51] Bianco A , Bonini C , Guiso M , et al. Iridoids. ⅩⅩⅥ. Ulmoside (aucubigenin 1 beta isomaltoside), a new iridoid from *Eucommia ulmoides*. Gaz Chim Ital, 1978,108:17.

[52] Takamura C, Hirata T, Ueda T, et al. Iridoids from the green leaves of *Eucommia ulmoides*. Journal of Natural Products, 2007, 70(8): 1312-1316.

[53] Bianco A, Bonini CC, Iavarone C. Structure elucidation of eucommioside (2-O-β-d-glucopyranosyl eucommiol) from *Eucommia ulmoides*. Phytochemistry, 1982, 21(1): 201-203.

[54] Hattori Mche QM, Gewali M, Normura Y. Studies on Duzhong leaves (Ⅲ), constituents of the leaves of *Eucommia ulmiodeless* Oliv. Shoyakugaku Zasshi, 1988,42(1):76-80.

[55] Gewali T, Hattori M, Kitagawa S. Constituents of the stems of *Eucommia ulmiodes* Oliv. Shoyakugaku Zasshi, 1988, 42 (3) : 247-250.

[56] Hattori Mche QM, Gewali M. Constituents of the stems of Eucommia ulmiodes Oliv. Shoyakugaku Zasshi, 1988, 42(1) : 76-85.

[57] Yahara S, Kato K, Nakazawa Y, et al. New iridoid trimers and tetramers from *Eucommia ulmiodes*. Chemical & Pharmaceutical Bulletin, 1990, 38(1): 267-274.

[58] Bong Hyun K, Kyoung Sik P, Il-Moo C. Elucidation of anti-inflammatory potencies of *Eucommia ulmoides* bark and Plantago asiatica seeds. Journal of Medicinal Food, 2009, 12(4):764-769.

[59] Zhang X, Shafiullah K, Zhang JC. Two new antioxidative geniposides (ulmoside C, ulmoside D) and 10-O-acetylgeniposidic acid from *Eucommia ulmoides*. Pharmaceutical Chemistry Journal, 2018, 52(4):334-338.

[60] 郭洋静 . 杜仲雄花中抗皮肤光老化活性成分的研究 . 开封 : 河南大学硕士学位论文 :2014.

[61] 左月明 , 张忠立 , 王彦彦 , 等 . 杜仲叶环烯醚萜类化学成分研究 . 中药材 , 2014, 37(2):252-254.

[62] Li CJ, Li L, Wang C. A new ursane-type nor-triterpenoid from the leaves of *Eucommia ulmoides* Oliv. Molecules, 2012, 17(12):13960-13968.

[63] 丁艳霞 , 王腾宇 , 张耀文 , 等 . 杜仲雄花中三萜类化学成分研究 . 中国中药杂志 , 2014, 39(21):4225.

[64] 王翰龙 , 李东 , 陈家明 , 等 . 杜仲的化学成分研究 (Ⅱ). 中草药 , 1986, 5:40.

[65] Yan JK , Ding LQ , Shi XL. Megastigmane glycosides from leaves of *Eucommia ulmoides* Oliver with ACE inhibitory activity. Fitoterapia, 2017, 116:121-125.

[66] Yan JK, Shi XL, Donkor PO. Four new megastigmane glycosides from the leaves of *Eucommia ulmoides* Oliver. Phytochemistry Letters, 2018, 27:208 -213.

[67] Yan JK, Shi XL, Donkor PO, et al. Nine pairs of megastigmane enantiomers from the leaves of *Eucommia ulmoides* Oliver. Journal of Natural Medicines, 2017, 71:780-790.

[68] 马山 , 卢少海 , 田景振 . 杜仲药效成分和药理学的研究概况 . 食品与药品 , 2013, 15(6): 449-451.

[69] Li Q, Feng Y, He W. Post-screening characterisation and in vivo evaluation of an anti-inflammatory polysaccharide fraction from *Eucommia ulmoides*. Carbohydrate Polymers, 2017, 169:304-314.

[70] Tomoda M, Gonda R, Shimizu N. A reticuloendothelial system activating glycan from the barks of *Eucommia ulomoides*. Phytochemistry, 1990, 29:3091-3094.

[71] Zhu H, Zhang Y, Zhang J ,et al. Isolation and characterization of an anti-complementary protein-bound polysaccharide from the stem barks of *Eucommia ulmoides*. International Immunopharmacology, 2008, 8(9):1220-1230.

[72] Zhu H, Di H, Zhang Y, et al. A protein-bound polysaccharide from the stem bark of *Eucommia ulmoides* and its anti-complementary effect. Carbohydrate Research, 2009, 344(11):1319-1324.

[73] 杨丹 , 黄慧珍 . 杜仲胶的研究与发展 . 世界橡胶工业 , 2009, 36(7): 13-17.

[74] Wang LN , Yang MH. Comparison of the content of main effectiveconstituents among different parts of *Eucommia ulmoides*. Natural Product Research & Development, 2009, 21 (1): 108-110.

[75] Zhang LX, Ji XY, Tan BB. Identification of the composition of fatty acids in *Eucommia ulmoides* seed oil by fraction chain length and mass spectrometry. Food Chemistry, 2010, 121(3):815-819.

[76] 刘小烛 , 胡忠 , 李英 , 等 . 杜仲皮中抗真菌蛋白的分离和特性研究 . 云南植物研究 , 1994, 16(4):385-391.

[77] Huang RH, Xiang Y, Liu XZ, et al. Two novel antifungal peptides distinct with a five-disulfide motif from the bark

of *Eucommia ulmoides* Oliv. FEBS Letter, 2002, 521(1): 87-90.

[78] Okada N, Shirata K, Niwano M, et al. Immunosuppressive activity of a monoterpene from *Eucommia ulmoides*. Phytochemistry, 1994, 37(1):281-282.

[79] 王俊丽, 陈丕铃, 朱宝成. 杜仲氨基酸成份的研究. 河北大学学报（自然科学版）, 1994, 14(2) :80-82.

[80] 赖娟华, 徐丽瑛, 饶华, 等. 杜仲叶化学成分和药理作用研究概况. 实用中西医结合临床, 2004, 4(2) : 67-69.

[81] 尹昭晔. 杜仲的植物雌激素活性成分研究. 天津：天津大学硕士学位论文, 2010.

[82] Xing YF, He D, Xing XH. Chemical constituents, biological functions and pharmacological effects for comprehensive utilization of *Eucommia ulmoides* Oliver. Food Science and Human Wellness, 2019, 8(2):177-188.

[83] 张康健, 董娟娥, 马柏林, 等. 杜仲次生代谢物部位差异性的研究. 林业科学, 2016, 38(6):12-16.

[84] 王丽楠, 杨美华. 杜仲不同部位主要有效成分含量比较. 天然产物研究与开发, 2009, 21(1):108-110.

[85] Tsukmoto H. Lignans from bark of *Fraxinus mandshurica* var. *japonica* and *F. japonica*. Chemical & Pharmaceutical Bulletin, 1984, 32(11): 4482.

[86] Greger H, Hofer O. New unsymmetrically substituted tetrahydrofurofuran lignans from artemisia absinthium: assignment of the relative stereochemistry by lanthanide induced chemical shifts. Tetrahedron, 1980, 36(24):3551-3558.

[87] Mariko C. Elucidation of the structure of a new lignan glucoside from olea europaea by Carbon-13 nuclear magnetic resonance spectroscopy. Chemical & Pharmaceutical Bulletin, 1979, 27(10): 2868-2873.

[88] He M, Jia J, Li J, et al. Application of characteristic ion filtering with ultra-high performance liquid chromatography quadrupole time of flight tandem mass spectrometry for rapid detection and identification of chemical profiling in *Eucommia ulmoides* Oliv. Journal of Chromatography A, 2018, 1554(15): 81-89.

[89] 罗丽芳, 吴卫华, 欧阳冬生, 等. 杜仲的降压成分及降压机制. 中草药, 2006(1):150-152.

[90] 冯晗, 周宏灏, 欧阳冬生. 杜仲的化学成分及药理作用研究进展. 中国临床药理学与治疗学, 2015, 20(6):713-719.

[91] 史卉妍, 何鑫, 欧阳冬生, 等. 京尼平苷及其衍生物的药效学研究进展. 中国药学杂志, 2006, 41(1):4-6.

[92] Li Y, Wang M J, Li S, et al. Effect of total glycosides from *Eucommia ulmoides* seed on bone microarchitecture in rats. Phytotherapy Research: PTR, 2011, 25(12):1895-1897.

[93] 牟丽秋, 杜俊, 胡旖耘, 等. 杜仲中槲皮素、京尼平苷及桃叶珊瑚苷对小鼠成骨样细胞系 MC3T3-E1 增殖和分化的影响. 药物评价研究, 2015, 38(2):165-169.

杜仲活性成分的提取及分离研究

研究亮点：

1. 超声提取、微波提取、超临界 CO_2 流体萃取是对杜仲传统溶剂提取工艺的改进和优化。

2. 制备型高效液相色谱法、膜过滤和新材料技术应用于杜仲活性成分的分离纯化。

摘要：本章对杜仲活性成分的提取及分离纯化方法进行综述，对每种方法的优缺点和适用范围进行小结，以期为杜仲活性成分的开发与综合利用提供参考。

关键词：杜仲，活性成分，提取，分离，资源利用

Chapter 7   Study on the Extraction and Seperation of Active Components of *Eucommia ulmoides*

Highlights：

1. Ultrasonic, microwave and supercritical CO_2 extraction improved traditional solvent extraction process of *Eucommia ulmoides* Oliver.

2. Preparative liquid chromatography, membrane filtration and new material technology are applied in the separation and purification of active components of *E. ulmoides*.

Abstract：This chapter reviews some progresses in methods of extraction and separation of chemical components in *E. ulmoides*. The advantages and disadvantages of each method was analyzed, and the application scope of each method was summarized for references of the development and comprehensive utilization of the active components of *E. ulmoides*.

Keywords: *Eucommia ulmoides* Oliver, Active constituents, Extraction, Seperation, Resource utilization

杜仲（*Eucommia ulmoides* Oliver）为杜仲科杜仲属多年生落叶乔木，是我国特有的药用植物。杜仲活性成分在抗肿瘤、防治骨质疏松、治疗心脑血管疾病、抗衰老、增强免疫力、安胎等方面有着良好的功效[1]，因此，杜仲活性成分的提取及分离纯化越来越受到人们的重视。

第一节 提取方法

一、溶剂提取法

水和乙醇是良好的溶剂，通过调整乙醇和水的比例，可以满足大多数活性成分提取的需要。大多辅以加热等方式，从杜仲中提取易溶于水的成分（如绿原酸和多糖等极性较强的化合物）。水提法和乙醇提取法具有成本低、无污染、能耗少、操作简便等优点。乙醇提取具有适用范围广、可提取杜仲中多种活性成分、溶剂容易回收、可重复利用等优点。

王茜等[2]对杜仲叶绿原酸的提取分离进行研究，探讨了水以及不同浓度乙醇、甲醇和丙酮水溶液作为提取溶剂对绿原酸得率的影响（图 2-7-1），采用正交实验方法对影响绿原酸提取率的主要因素进行分析，并采用大孔树脂对其分离。结果表明，

50℃水提绿原酸得率比较高，其得率为 1.06%，从而确定水作为绿原酸提取溶剂；水提杜仲叶绿原酸的最佳工艺条件为：温度 60℃，料液比 1：16，pH 4，提取时间 3 h，所筛选的 GC-I 树脂是吸附分离绿原酸的最佳吸附剂，吸附最佳 pH 为 3，吸附流速为 3BV/h；本实验条件下得到粗产品纯度为 30.88%，收率为 76.51%。魏锐等[3]利用响应面分析法优化了杜仲叶绿原酸的水提工艺，绿原酸的提取率达 92.55%。董娟娥等[4]研究杜仲叶酸性多糖的提取分离工艺及其含量测定的简便方法。结果表明，以提取过药用有效成分后的杜仲叶为原料提取酸性多糖的较佳工艺条件是：1.0% 的碱水在 100℃下提取 2 次，每次 2 h，提取液经大孔吸附树脂处理、多次醇沉等步骤分离的酸性多糖含量可达到 41.46%。采用二硝基水杨酸法测定杜仲叶酸性多糖含量时水解时间控制在 15～20 min，显色反应为 10 min，检测波长为 492 nm，在试验条件下，葡萄糖浓度在 0.20～0.60 mg/ml 范围内显色灵敏、稳定，线性关系良好，用该法测定杜仲叶渣酸性多糖含量时加样回收率为 98.30%，RSD 为 1.76%，显色溶液在 2 h 内吸光度值比较稳定，能够完全满足测定工作要求，可以作为实验室测定多糖含量的简便、快捷、有效的方法。袁菊丽[5]用水超声提取杜仲皮中多糖，以多糖含量和得率为指标，优化了提取工艺条件，杜仲皮多糖得率为 1.72%。都国栋[6]用 50% 乙醇在 pH 约为 4、体系温度为 50℃的条件下，回流振荡浸提杜仲叶 2 次，每次提取 3 h，绿原酸提取率超过 95%，浸膏提取率约 43%，绿原酸含量 28%。陈晓青等[7]研究了杜仲皮中桃叶珊瑚苷的提取及纯化工艺，并采用高效液相色谱法测定了桃叶珊瑚苷的含量；分别用 8 种大孔吸附树脂对提取液进行分离纯化处理，以不同体积分数的乙醇水溶液进行梯度洗脱；在 C18 反相色谱柱上，以 21% 甲醇水溶液为流动相，流速为 1.0 ml/min，在波长 210 nm 处，用高效液相色谱法对杜仲提取液中桃叶珊瑚苷的含量进行了测定，结果表明，杜仲皮中桃叶珊瑚苷的最佳提取条件是提取溶剂为 72%（体积分数）乙醇水溶液，料液比为 1：12，在 65℃提取 2 次，每次 60 min，桃叶珊瑚苷提取率达 85%，S-8

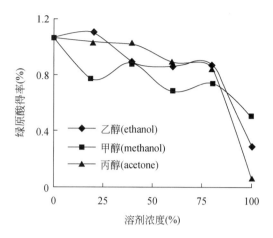

图 2-7-1　不同浓度的溶剂对绿原酸提取率的影响
Fig. 2-7-1　Effect of different concentrations of solvents on the extraction rate of chlorogenic acid

型树脂对桃叶珊瑚苷的选择性好，吸附量大，用 60% 乙醇水溶液可将其完全洗脱；经干性炮制后的杜仲皮中桃叶珊瑚苷含量最高可达 2.87%（图 2-7-2）。65% 甲醇和 72% 乙醇对桃叶珊瑚苷的浸提效果最好，当乙醇浓度高于 72% 时，浸提率下降，同时随着提取剂浓度的增大，所提取溶液的颜色加深、黏度增大，给后处理带来困难。考虑到提取溶剂的毒性及生产成本，选择 72% 乙醇作为提取溶剂。张学俊等采用石油醚脱脂、除胶后，采用热水提取、分步醇沉工艺分离杜仲叶水溶性多糖 PsEUL1、PsEUL2、PsEUL3，分别经 S-8 大孔树脂脱色，Sevag 法脱蛋白及透析，其中 PsEUL1 经 DEAE-52 纤维素柱层析分离得多糖组分 PsEUL11、PsEUL12、PsEUL13[8]。杨梅以杜仲叶为原材料，在单因素试验的基础上，通过响应面优化杜仲叶总生物碱提取工艺，得到最佳提取工艺参数：提取所用盐酸 pH 为 2，提取乙醇浓度为 69%，提取料液比为 1：17。采用大孔树脂 NKA-9 纯化杜仲总生物碱，除去其中杂质，样液的 pH 为 9，上样浓度为 0.03 g/ml。乙醇浓度为 55%，上样浓度为 0.02 g/ml 时，生物碱的得率达到最大。将纯化好的杜仲总生物碱上硅胶柱进行分离。先用薄层板做最佳洗脱剂的摸索试验。最佳洗脱剂配比为氯仿：乙酸乙酯：甲醇 =38：38：24，经过上述最佳洗脱剂的洗脱，得到 4 种生物碱分别为样品 1、2、3、4[9]。

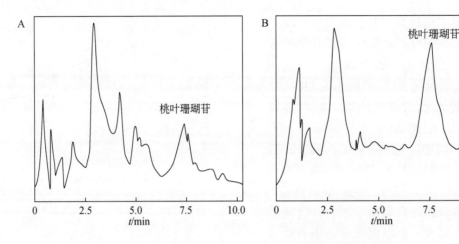

图 2-7-2　D4020（A）和 S-8（B）型树脂洗脱液色谱图

Fig. 2-7-2　D4020（A）and S-8（B）resin eluent chromatogram

二、超声提取法

超声提取法是利用超声波的空化作用、机械作用、热效应等加快物质分子运动频率和速度，增大溶剂穿透力，从而提高目标成分浸出率的方法[10]。超声作用可以改变植物的组织，破碎细胞，加速溶解有效成分，促进扩散和传质。超声提取适用于多种天然植物有效成分的提取，如生物碱、萜类化合物、黄酮类化合物、脂质和挥发油等[11]。邓翀等[12]采用正交试验设计，超声提取，以提取时间、甲醇浓度、溶媒用量为因素，采用紫外分光光度法对杜仲木脂素含量进行检测，确定最佳提取条件。优选的最佳工艺条件为：甲醇浓度75%，溶媒用量为8倍，提取时间40 min。结果发现超声提取时间的影响显著，优化条件下的木脂素平均含量达0.8843%。陈伟[13]通过正交实验确定超声浸提杜仲叶中绿原酸的最佳工艺条件为：乙醇浓度30%、提取时间30 min、料液比1∶25、提取次数3次，绿原酸含量达到0.4113%；超声浸提杜仲叶中总黄酮的最佳工艺条件为：乙醇浓度50%、提取时间20 min、料液比1∶20、提取次数3次，总黄酮含量达到1.4639%。齐惠丽[14]采用水提法、醇提法和超声法提取杜仲叶中绿原酸，结果发现，超声法得率最高、溶剂用量最少、提取时间最短。董文宾利用超声法及浸提法对杜仲叶中多酚的提取工艺进行了研究，在提取功率800 W，超声提取时间60 min，乙醇浓度40%，料液比1∶10（g/ml）的条件下提取2次，多酚得率为0.175%。并用大孔吸附树脂对多酚提取物进行初步分离纯化，采用 XDA-8 大孔树脂对没食子酸的吸附效果较好，吸附量为43.92%。大孔吸附树脂对提取物进行初步分离纯化，20% 乙醇洗脱液中多酚的含量最高为11.35%。经长期放置的杜仲叶中多酚含量较低，这可能是多酚中含有光敏、热敏及对氧气敏感成分，所以作为多酚提取原料的杜仲叶应在避光、真空、阴凉条件下保存[15]。郑雪等采用超声法提取新鲜杜仲叶中的松脂醇二葡萄糖苷（PDG），以体积分数85%的乙醇溶液为溶剂，杜仲叶与溶剂的比例为1∶4（g/ml），60℃超声提取30 min，真空抽滤得到滤液。用制备薄层分离纯化滤液，得到 PDG 提取产物，产率为2.00%[16]。

超声法具有省时、节能、高效等优点，并且提取中无加热过程，因此可避免加热引起的药物成分结构变化，能用于热敏性成分的提取[17]。

三、微波提取法

微波又称超高频率电磁波，是一种波长在1～1000 mm（相对频率为300～30 000 MHz）的电磁波。微波提取技术主要是基于微波具有的热特性，可以使物料被加热，从而促进有效成分的溶出。加热原理主要有两个方面：一方面是通过介电损耗，具有永久偶极的分子在2450 MHz的电磁场中产生共振频率，使分子高速旋转，平均动能迅速增加，从而升高温度；另一方面是通过离子传导，离子化的物质在超高频的电磁场中超高速运动，因摩擦产生热效应[18]。高频电磁波到达物料内部后，由于吸收微波能，物料内温度迅速升高，细胞瞬时破碎，被提取物进入提取介质中，从而提高提取效率[19]。Li 等[20]应用二元正交分析法对微波辅助水提杜仲中京尼平苷酸和绿原酸的提取时间、微波功率、溶剂用量和溶剂组成等条件进行了优化，京尼平苷酸和绿原酸的提取时间分别为 40 s 和 30 s，大大缩短了提取时间。陈伟[13]应用微波辅助法提取杜仲叶中绿原酸和总黄酮，确定微波浸提杜仲叶中绿原酸的最佳工艺条件为：乙醇浓度 70%、提取时间 25 min、料液比 1 : 30、微波功率 600 W，绿原酸含量达到 0.3425%；微波浸提杜仲叶中总黄酮的最佳工艺条件为：乙醇浓度 50%、提取时间 25 min、料液比 1 : 30、微波功率 400 W，总黄酮含量达到 0.7672%。彭密军[21]将微波提取技术应用于杜仲活性成分提取，同时与常规浸提、超声波提取等方法进行比较，结果发现微波提取效果最佳。微波提取法具有提取时间短、效率高、溶剂消耗量少、易于操作、节能、无污染等优点，已广泛应用于天然产物中有效成分的提取[22]。Shao 等采用一种微波辅助萃取与高速逆流色谱结合快速提取分离的有效方法，提取纯化杜仲副产物中的绿原酸。微波提取 12 min，微波功率 420 W，乙醇浓度 75%，溶剂 / 样品为 30 : 1（ml/g），产率为绿原酸达到 3.59%。粗提物以高速逆流色谱分离，乙酸乙酯 - 丁醇 - 水（3 : 1 : 4，V/V）作为两相溶剂体系，得到纯度为 98.7% 的绿原酸[23]。Xu 等采用微波诱导技术与响应面法相结合优化杜仲叶多糖的分离纯化。最大多糖得率 12.31%，在温度 74℃下微波提取 15 min，固液比为 1 : 29（g/ml），比常规热回流高 2.9 倍。提取的多糖具有高分子量和多分散性（M_w 38 830 g/mol，M_w/M_n 2.19）[24]。

四、酶 提 取 法

酶是一种生物反应催化剂，具有高效性、专一性和反应条件温和的特点。在药用植物有效成分提取过程中，当存在于细胞原生质体中的有效成分向提取介质扩散时，必须克服细胞壁及细胞间质的双重阻力，应用纤维素酶作用于药用植物材料，使细胞壁及细胞间质中的纤维素、半纤维素等物质降解，减小细胞壁、细胞间质等传质屏障对有效成分从胞内向提取介质扩散的传质阻力，从而提高有效成分提取率[25]。

彭小文[26]考察了纤维素酶、果胶酶以及两者混合对绿原酸提取率的影响，结果显示，绿原酸提取率随着酶量的增加而上升，当纤维素酶加量为 0.02% 时提取率达到最高，但此后再增加酶量，提取率不再升高；优化酶作用的温度、pH、时间等条件后，绿原酸的提取率稳定在 92.0% 左右。袁静等[27]采用分步添加纤维素酶和果胶酶的方法提取绿原酸，先在 pH 为 5、温度为 45℃时加入纤维素酶作用 10 min，然后在 pH 为 4、温度为 55℃时加入果胶酶作用 10 min，最后用水提杜仲叶中绿原酸，处理并重结晶后得到纯品。结果表明，虽然酶法比传统方法粗产品产量少，但由于其中杂质含量低，绿原酸含量提高了 5.7%，绿原酸提取率也提高了 2.4%。本方法加入酶能有效地破坏细胞壁，水解大分子有机物，提高绿原酸的提取率和纯度，纯品提取率约为 1.67%，纯度为 99.21%，采用乙酸乙酯作萃取剂，取代了原来用铅盐作沉淀剂的铅沉法，减少了除铅过程，使提取的绿原酸不含铅，提高了绿原酸的安全性，此方法简单、实用，能提取高纯度的绿原酸，具有可操作性。Luo 等[28]研究发现，酶法提取杜仲叶中抗氧化成分比水提法效率更高，酶提取法是替代常规方法的一种有效方法。

酶提取法具有提取时间短、提取率高、杂质含量低、无溶剂残留、所需设备简单、可操作性强等优点。酶反应在较温和的条件下将植物组织分解，使有效成分暴露出来，较大幅度地提高了药物有效成分的提取率和纯度[29]，且其温和的反应条件有利于保持提取物的生物活性，在热敏性物质提取中具有独特的应用。但酶法目前在杜仲有效成分提取中的应用较少。

五、超临界 CO_2 流体萃取法

超临界流体指处于临界温度和临界压力以上的流体。CO_2 由于适中的临界条件、无毒、无燃爆危险等优点成为最常用的超临界流体[30]。超临界流体萃取（supercritical fluid extraction，SFE）

是利用超临界条件下的液体作为萃取剂，从液体或固体中萃取出特定成分的技术[31]。

李秋红等[32]采用超临界 CO_2 萃取技术萃取杜仲叶总黄酮，对萃取温度、时间、压力和夹带剂用量四因素进行研究，并采用紫外分光光度法对萃取物中的总黄酮进行定量分析。最终确定超临界 CO_2 萃取杜仲总黄酮的最佳工艺条件：温度为45℃、时间为2.5 h、压力为30 MPa、夹带剂用量为3.5 ml/g。在此条件下，总黄酮提取率为73.26%、纯度为19.82%。麻成金等[33]通过微波萃取和超临界 CO_2 萃取杜仲籽油的正交试验，考察影响萃取效果的主要因素，寻求最佳萃取工艺条件，得出微波萃取最佳工艺条件为：以环己烷为萃取剂，原料粉碎度40目，溶剂与物料质量比值为5.0，微波功率700 W，每次微波辐射时间50 s，微波累计辐射8次，在此条件下油脂得率为27.07%。超临界 CO_2 萃取的最佳工艺条件为：萃取压力35 MPa、萃取温度45℃、萃取时间70 min、分离温度30℃、CO_2 流量25～30 kg/h，原料粉碎度40目，在此条件下油脂得率为27.76%。并比较了不同提取方法对油脂得率和油脂品质的影响。结果表明，微波萃取所需时间最短，油脂得率较高；超临界 CO_2 萃取所得杜仲籽油的品质最优，是提取优质杜仲油的首选方法。此外，Li等[34]应用超临界 CO_2 流体萃取桃叶珊瑚苷也取得了良好效果。超临界 CO_2 流体萃取法工艺简单、效率高，可以在近常温的条件下提取分离，产物容易进一步分离，对于提取分离脂溶性物质、挥发性成分和高热敏性物质等有效成分具有独特的优势。但是该法对设备的要求及能耗相对较高，从而限制了其广泛应用。Zhang等采用超临界 CO_2 萃取提取杜仲籽油，萃取参数为：压力37 MPa，温度40℃，提取时间125 min，CO_2 流量2.6 L/min。气相色谱分析表明，提取得到的杜仲籽油含亚麻酸61%，与亚麻籽油和紫苏油相似。采用高效液相色谱法测定维生素E的含量和组成（190.72 mg/100g），维生素E的主要异构体是γ-生育酚和δ-生育酚，分别占总维生素E的70.87%和24.81%[35]。

六、其他提取方法

Liu等采用正交试验法优化杜仲多糖微流体技术辅助提取工艺条件。在单因素实验的基础上，最佳提取条件为：压力200 MPa，萃取温度60℃，提取时间60 min，在此条件下，多糖得率为1.86%[36]。Fu研究了在空气蒸气爆炸预处理后的杜仲叶绿原酸的提取效率。结果表明，混合空气分压为0.4 MPa时，预处理120 s后，空气蒸气爆破样品中绿原酸的回收率为2.83%，比原始样品高62%。此外，绿原酸提取的平衡时间从120 min下降到15 min。结果表明，在空气蒸气爆炸预处理后，叶片的纤维网和细胞壁被破坏，提高了萃取过程中溶质溶剂的可及性和内部传质。因此，空气蒸气爆破是一种有效的提高叶绿酸提取性能的有效方法[37]。Qin报道了采用介孔炭从杜仲粗提物中高效分离富集绿原酸的方法。中孔炭对绿原酸最高的吸附容量为294 mg/g碳。这种介孔炭处理工艺是安全、经济的，具有较强商业应用的潜力[38]。

第二节　分离纯化方法

一、溶剂萃取法

溶剂萃取法通常依据相似相溶的原理选择溶剂，利用物质在两种不互溶（或微溶）溶剂中溶解度或分配比的不同来达到分离或纯化的目的。溶剂萃取法易受到溶剂极性大小、pH、提取温度、提取次数、溶剂用量和样品粒度等多种因素的影响[39]。柳娜等[40]对杜仲中木脂素类化合物松脂醇二葡萄糖苷（PDG）和丁香脂素二葡萄糖苷（SDG）进行分离纯化工艺研究。首先采用溶剂萃取法进行一次纯化，再采用大孔吸附树脂优化纯化工艺，最后采用硅胶柱色谱法同时分离、纯化杜仲中松脂醇二葡萄糖苷和丁香脂素二葡萄糖苷，采用反相高效液相色谱法跟踪检测纯度。纯化后得到两种晶体，经过 UV、IR、MS 和 ^{1}H-NMR 定性分析确定为松脂醇二葡萄糖苷和丁香脂素二葡萄糖苷，其纯度分别为90.86%和91.73%，回收率分别为42.14%和47.17%。该纯化方法能获得高纯度的松脂醇二葡萄糖苷和丁香脂素二葡萄糖苷，操作简单、成本低。

近年来发展的双水相体系萃取在杜仲活性成分的分离纯化中也得到了应用，当物质进入双水相体系后，由于表面性质、电荷作用和各种力（如疏水键、氢键和离子键等）的存在和环境的影响，使得其在上、下相中的浓度不同。对于某一物质，只要选择合适的双水相体系，控制一定的条件，就可以得到合适的分配系数，从而达到分离纯化的目的[41]。彭胜等建立了由高分子化合物聚乙二醇（PEG4000）与葡聚糖 40000（D40）形成的双水相体系萃取分离杜仲叶中桃叶珊瑚苷的新方法，考察萃取体系相图，研究 PEG4000/D40 质量分数、样品溶液加入量、pH 和温度等因素对双水相成相及桃叶珊瑚苷萃取率的影响。结果表明，PEG4000 的质量分数为 11%，D40 质量分数为 8%、样品溶液加入量为 8 g，温度为 60℃，溶液 pH 为 7 时，双水相体系对桃叶珊瑚苷有较高的萃取率，重复 3 次可达到 66.32%，而且萃取得到的桃叶珊瑚苷产品的纯度可达到 48.67%，远远高于粗提物中的 8.750%[42]。溶剂萃取法具有应用范围广、操作简单、萃取溶剂可以回收再利用的特点，但萃取所得某一相中仍然含有多种性质类似的化合物，更适合杜仲中活性物质的初级分离。

二、大孔树脂色谱法

大孔吸附树脂具有很大的比表面积，是吸附性和分子筛性原理相结合的分离材料，一方面通过分子间作用力（范德瓦耳斯力或氢键）对被吸附的分子进行吸附；另一方面树脂具有一定的孔径，不同分子大小的化合物经过树脂柱时，又起到一定的分子筛作用，从而达到良好的分离效果[43]。

陈伟[13]通过静态吸附分离实验和动态分析筛选出 HPD600 为纯化绿原酸和总黄酮的最优材料。此外，XAD-5 和 NKA-2 型大孔树脂在杜仲绿原酸的分离中也具有较好的效果[6,44]。曹慧[45]经萃取和吸附除杂后选择 A 型大孔吸附树脂纯化杜仲中京尼平苷和京尼平苷酸，总收率分别达到 84.15% 和 73.49%。戚向阳等[46]利用树脂吸

附与凝胶色谱柱层析相结合的方法，探讨了杜仲中松脂醇二葡萄糖苷（PG）和丁香脂醇二葡萄糖苷（SG）的分离纯化，并根据 HPLC 分析结果确定了最佳的分离纯化工艺条件。即当杜仲皮乙醇浸提液经浓缩离心后，在碱性条件下用 D101 型树脂吸附，粗提物的产率可达 1.74%，PG 和 SG 的质量分数分别为 8.1397% 和 2.9431%。经葡聚糖凝胶 LH-20、高效液相制备柱的进一步分离及重结晶，得到两种结晶。熔点测定、IR、UV、HPLC、TLC 及 ^{1}H-NMR 分析表明，这两种结晶分别为 PG（乳白色粉末）和 SG（白色针状）。结果表明，树脂吸附与凝胶色谱柱层析相结合制备双环氧木脂素二糖苷提取物的方法与传统分离方法相比，得率高，工艺操作较简单且安全无毒。采用 D101 型树脂有效吸附分离杜仲皮中的双环氧木脂素二糖苷，将上样液 pH 调至 10～12，分别用水、30% 乙醇进行洗脱，收集 30% 乙醇洗脱液并进行浓缩和真空干燥，粗提物的产率为 1.74%，其松脂醇二葡萄糖苷（PG）和丁香脂醇二葡萄糖苷（SG）含量分别为 8.1397% 和 2.9431%。李辉等[47]通过考察 12 种大孔吸附树脂对桃叶珊瑚苷的静态吸附与解吸性能，发现 SIPI-7、HZ-820 和 S-8 等 3 种树脂对目标分子既有高的吸附率，又能有效脱附。3% 冰醋酸的 50% 乙醇溶剂解吸时，脱附效果大为改善。用 HZ-820 型树脂进行柱层析分离纯化桃叶珊瑚苷时，上样量和洗脱剂流速对产品得率和产品纯度均产生影响。HPLC 分析表明，当上样量为 0.5 g/g（以生药质量∶树脂质量计），在 1.0 ml/min 流速下收集流分 4～10，经浓缩和重结晶后所获产品中桃叶珊瑚苷纯度最高，达 96.82%，且具有可观的产品得率（图 2-7-3）。

大孔树脂色谱法具有选择性好、吸附量大、效率高、易洗脱、再生容易和成本低等优点，特

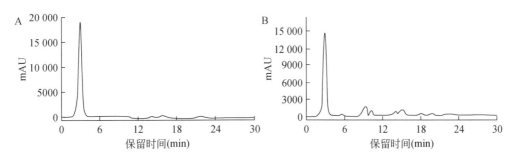

图 2-7-3　桃叶珊瑚苷对照品（A）和产品（B）的 HPLC 色谱图

Fig. 2-7-3　HPLC chromatograms of aucubin standard（A）and productobtained（B）

别适用于水溶性化合物的分离纯化。在杜仲木脂素、环烯醚萜、皂苷、黄酮、绿原酸等的纯化中应用广泛，效果好。

三、硅胶色谱法

硅胶色谱法是根据物质在硅胶上的吸附性不同而使物质得到分离，一般情况下极性较大的物质易被硅胶吸附，极性较小的物质不易被硅胶吸附，整个过程就是吸附、解吸、再吸附、再解吸的分离过程[43]。

曹慧等[48]采用硅胶色谱法分离环烯醚萜类化合物，采用干法上硅胶柱，用不同配比的氯仿和甲醇混合液洗脱，同时用高效液相色谱法跟踪检测，所得京尼平苷酸和京尼平苷的纯度分别达到98.69%和96.54%。柳娜等[40]采用硅胶色谱法同时分离纯化杜仲中松脂醇二葡萄糖苷和丁香脂醇二葡萄糖苷，纯度分别为90.86%和91.73%。李辉等[49]探讨使用硅胶柱层析法从杜仲粕中分离纯化桃叶珊瑚苷，优化柱层析吸脱附条件，用薄层色谱法（TLC）和高效液相色谱法（HPLC）对产品进行定性定量分析。结果表明，优化的硅胶用量为生药质量的2倍，使用 V（甲醇）：V（氯仿）：V（石油醚）：V（乙酸乙酯）为 7：1：0.5：1.5 的混合溶剂在 1.0 ml/min 流速下进行洗脱，通过收集含桃叶珊瑚苷高的组分，经减压浓缩、结晶、过滤、重结晶等过程，可获纯度为 96.56% 的桃叶珊瑚苷产品。同时研究考察了桃叶珊瑚苷的静态吸附与解吸附情况，图 2-7-4 显示了桃叶珊瑚苷在硅胶上的静态吸附率和脱附率随接触时间的变化关系。可见吸附率随时间增加而增加，当吸附 8 h 时，超过 90% 的桃叶珊瑚苷已被吸附，再延长时间，吸附趋于稳定。产物解吸率同样先随时间增加而迅速增大，经 10 h 时解吸率达到 95.1%，然后变得稳定。

硅胶色谱法在杜仲中木脂素类、环烯醚萜类和苷类化合物的分离中应用较广，一般采用梯度洗脱结合高效液相色谱等先进检测手段可以得到较纯化合物。但是硅胶色谱法周期一般较长，硅胶也不易再生。

四、制备型高效液相色谱法

制备型高效液相色谱（PHPLC）克服了传统

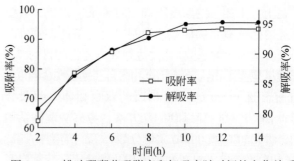

图 2-7-4 桃叶珊瑚苷吸附率和解吸率随时间的变化关系
Fig. 2-7-4 Adsorption and desorption curves of aucubin on silica gel

的分析型高效液相色谱分离样品量少的缺点，使产品的分离量达到克数量级及以上，并最终实现了工业化[50]。戚向阳等[46]对样品进行预处理后，再经 PHPLC 分离纯化和重结晶，得到松脂醇二葡萄糖苷和丁香脂醇二葡萄糖苷白色结晶，纯度达到色谱纯。彭密军等[51]采用 PHPLC 法，以乙醇‐水‐乙酸为流动相、选用台阶梯度洗脱的方式同时制备了京尼平苷酸、京尼平苷、桃叶珊瑚苷等 3 种环烯醚萜类成分。

制备型高效液相色谱法具有柱效高、分离速度快等特点，是制备纯化天然产物和化学合成产物的极好手段，在医药工业、生化技术和精细化学品的生产中已有重要的应用[51, 52]。但制备型高效液相色谱法只适用于纯度较高、成分较单一的一种或几种物质的纯化，对样品要求较高，否则很难达到良好的分离度。

五、其他分离纯化方法

凝胶色谱法、制备薄层色谱法、膜过滤和新材料技术在杜仲活性成分的分离纯化中也有应用。

凝胶色谱法是根据分子筛效应对不同分子量的化合物实现分离，张玲等[53]对杜仲叶中绿原酸、总黄酮的大孔树脂分离工艺进行研究，并采用高效液相色谱对纯化产物进行检测，从 9 种大孔树脂中筛选出 NKA‐Ⅱ 为最优树脂，最佳的吸附解吸条件为：上柱液 pH 4，流速 1.0 ml/min，用 30% 乙醇洗脱杜仲叶中绿原酸，50% ～ 70% 乙醇洗脱杜仲叶中黄酮类物质。杜仲叶粗提物依次经过 NKA‐Ⅱ 大孔树脂、聚酰胺树脂和 Sephadex LH-20 树脂的分离纯化，最终得到 4 种组分，经高效液相色谱检测分析，可能为绿原酸、金丝桃苷或陆地锦苷、槲皮素-乙酰糖苷和槲皮素。以凝胶色谱法从杜仲叶中分离得到4种组分，纯度均超过95%。程德军等[54]将杜仲叶粉先用氯仿除脂，乙醇超声提取绿原酸，再经适当萃取除杂后，通过两次制备薄层色谱纯化得到绿原酸，产品的紫外光谱特征与文献相符，薄层色谱主峰与绿原酸对照品对应，HPLC的主峰 t_R 与绿原酸对照品的 t_R 吻合。HPLC外标法测得产品绿原酸的纯度为91.6%以上，所建立的纯化制备方法简便、直观，对绿原酸有很好的分离效果，适合于数百毫克级至克级的制备。彭小文[26]以微滤膜和纳滤膜处理绿原酸水提液后，有利于后续分离纯化。Li等[55]应用新型分离材料分子印迹聚合物对绿原酸进行分离纯化，取得了良好效果。

（杨念云）

参 考 文 献

[1] 李竹，晏媛，李青. 杜仲的药理活性研究进展. 中国药事，2004, 18(2):131, 132.

[2] 王茜，李智，何琦，等. 杜仲叶中绿原酸提取分离工艺条件的研究. 离子交换与吸附，2008, 24(1):73-80.

[3] 魏锐，田惠玲，周建军，等. 响应面分析法优化杜仲叶中绿原酸水提工艺. 安徽农业科学，2011(7):197-199,202.

[4] 董娟娥，梁宗锁，靳爱仙，等. 杜仲叶酸性多糖提取分离及含量测定. 林业科学，2006, 42(10):59-64.

[5] 袁菊丽. 超声提取杜仲多糖的工艺优化. 应用化工，2011, 40(5):817, 818.

[6] 都国栋. 杜仲叶中绿原酸的提取、分离纯化工艺研究. 贵阳：贵州大学硕士学位论文，2006.

[7] 陈晓青，贺前锋，曹慧，等. 杜仲皮中桃叶珊瑚苷的提取及纯化. 中南大学学报（自然科学版），2005, 36(1):60-64.

[8] 张学俊，伊廷金，孙黔云，等. 杜仲叶多糖的提取分离、抗补体活性及结构研究. 天然产物研究与开发，2011, 23(4):606-611.

[9] 杨梅. 杜仲叶生物碱提取分离与活性研究. 洛阳：河南科技大学硕士学位论文，2014.

[10] 张涛，王桂清. 植物源抑菌杀菌物质提取方法研究进展. 广东农业科学，2011, (13):59-62.

[11] 姜红波. 植物有效成分提取方法的研究. 应用化工，2011, 40(3):528-530, 534.

[12] 邓翀，颜永刚，杨乖利，等. 正交试验设计优化杜仲总木脂素提取工艺. 中国中医药信息杂志，2011, 18(8):45-46.

[13] 陈伟. 杜仲叶片绿原酸、总黄酮的提取分离纯化技术研究. 南京：南京农业大学硕士学位论文，2007.

[14] 齐惠丽. 杜仲叶中绿原酸提取工艺研究. 天津：天津大学硕士学位论文，2007.

[15] 董文宾，许先猛. 杜仲叶多酚的提取及分离工艺研究. 陕西科技大学学报，2011, 29(1):65-69.

[16] 郑雪，刘泽纬，丁来欣，等. 杜仲叶中松脂醇二葡萄糖苷的提取分离及含量测定. 食品科学，2012, 33(6):166-170.

[17] 钟玲，尹蓉莉，张仲林. 超声提取技术在中药提取中的研究进展. 西南军医，2007, 9(6):85-86.

[18] 韩丽. 实用中药制剂新技术. 北京：化学工业出版社，2002:148-149.

[19] 高虹，谷文英，丁霄霖. 利用微波辅助提取测定姬松茸中麦角甾醇含量. 浙江大学学报（农业与生命科学版），2007, 33(1):113-118.

[20] Li H, Chen B, Zhang Z, et al. Focused microwave-assisted solvent extraction and HPLC determination of effective constituents in *Eucommia ulmodies* Oliv. (*E. ulmodies*). Talanta, 2004, 63(3):659-665.

[21] 彭密军. 杜仲中高纯活性成分的分离制备新工艺研究. 长沙：中南大学博士学位论文，2004.

[22] Spigno G, Faveri DMD. Microwave-assisted extraction of tea phenols: a phenomenological study. Journal of Food Engineering, 2009, 93(2):210-217.

[23] Shao P, Zhang JF, Chen XX, et al. Microwave-assisted extraction and purification of chlorogenic acid from by-products of *Eucommia ulmoides* Oliver and its potential anti-tumor activity. Journal of Food Science & Technology, 2015, 52(8):4925-4934.

[24] Xu J, Hou H, Hu J, et al. Optimized microwave extraction, characterization and antioxidant capacity of biological polysaccharides from *Eucommia ulmoides* Oliver leaf. Scientific Reports, 2018, 8(1):6561.

[25] 张树政. 酶制剂工业. 北京：科学出版社，1984:65-80.

[26] 彭小文. 膜分离集成树脂技术制取杜仲绿原酸的工艺研究. 武汉：湖北工业大学硕士学位论文，2010.

[27] 袁静，毛建. 酶法提取杜仲叶中绿原酸的实验研究. 四川师范大学学报（自然科学版），2007,(5):125-127.

[28] Luo J, Tian C, Xu J, et al. Studies on the antioxidant act-

ivity and phenolic compounds of enzyme-assisted water extracts from Du-zhong (*Eucommia ulmoides* Oliv.) leaves. Journal of Enzyme Inhibition and Medicinal Chemistry, 2009, 24(6):1280-1287.

[29] Jones NM, Bernardo-Gil MG, Lourenço M G. Comparison of methods for extraction of tobacco alkaloids. Journal of Aoac International, 2001, 84(2):309-316.

[30] Johnston KP, Harrison KL, Clarke MJ, et al. Water-in-carbon dioxide microemulsions: an environment for hydrophiles including proteins. Detergent & Cosmetics, 1996, 271(5249):624-626.

[31] Turner C, Eskilsson CS, Björklund E. Collection in analytical-scale supercritical fluid extraction. Journal of Chromatography A, 2002, 947(1):1-22.

[32] 李秋红, 罗莉萍, 叶文峰. 超临界 CO_2 萃取杜仲叶总黄酮的研究. 食品科学, 2006, 27(12):553-555.

[33] 麻成金, 张永康, 马美湖, 等. 微波和超临界 CO_2 萃取杜仲籽油工艺研究. 食品科学, 2006,(6):115-119.

[34] Li H, Hu JY, Hui OY, et al. Extraction of aucubin from seeds of *Eucommia ulmoides* Oliv.: using supercritical carbon dioxide. Journal of AOAC International, 2009, 92(1): 103-110.

[35] Zhang ZS, Liu YL, Che LM. Optimization of supercritical carbon dioxide extraction of *Eucommia ulmoides* seed oil and quality evaluation of the oil. Journal of Oleo Science, 2018, 67(3):255.

[36] Liu MP, Tie SS, Zong W, et al. Icrfluidization-assisted extraction of polysaccharide from *Eucommia ulmoides* leaves and evaluation of its antioxidant activity. Bangla-desh Journal of Botany, 2018, 47: 71-77.

[37] Fu X, Chen H. Air-steam explosion enhancing the ex-traction efficiency of chlorogenic acid from leaves of *Eucommia ulmoides* Oliver. Separation & Purification Technology, 2015, 146(5):317-325.

[38] Qin G, Ma J, Wei W, et al. The enrichment of chlorogenic acid from *Eucommia ulmoides*, leaves extract by meso-porous carbons. Journal of Chromatography B, 2018, s1087-1088:6-13.

[39] 汪茂田, 谢培山, 王忠东, 等. 天然有机化合物提取分离与结构鉴定. 北京: 化学工业出版社, 2004.

[40] 柳娜, 陈晓青, 杜晖, 等. 杜仲中木脂素类化合物纯化工艺研究. 化学通报, 2006, 69(4): 302-305.

[41] 徐长波, 王巍杰. 双水相萃取技术研究进展. 化工科技, 2009, 17(2):75-79.

[42] 彭胜, 彭密军, 卜晓英, 等. 双水相体系萃取分离杜仲叶中桃叶珊瑚苷的研究. 天然产物研究与开发, 2010, 22(2): 264-267.

[43] 谷成燕. AB-8 大孔树脂与硅胶柱层析分离姜酚的对比. 济南: 山东大学硕士学位论文, 2009.

[44] 卢琪, 段家彩, 高丽, 等. 杜仲绿原酸的分离纯化及结构鉴定. 食品科学, 2010, 31(14): 275-279.

[45] 曹慧. 杜仲中降压活性成分的分离和表征研究. 长沙: 中南大学硕士学位论文, 2005.

[46] 戚向阳, 陈维军, 张声华. 杜仲中双环氧木脂素二糖苷分离纯化技术的研究. 林产化学与工业, 2005, 25(4): 47-50.

[47] 李辉, 文赤夫, 李亚男, 等. 杜仲粕中桃叶珊瑚苷的分离和纯化. 食品科学, 2011, 32(2):32-35.

[48] 曹慧, 陈晓青, 肖建波, 等. 杜仲中京尼平苷酸的硅胶柱色谱分离纯化及反相高效液相色谱/液相色谱—电喷雾质谱/核磁共振鉴定. 色谱, 2005, 23(5): 534-537.

[49] 李辉, 汪兰, 彭玉丹, 等. 硅胶柱层析法分离纯化杜仲粕中桃叶珊瑚苷. 食品科学, 2010, 31(14): 58-61.

[50] 杨振寰, 刘霞. 制备高效液相色谱在天然产物分离中的应用. 中成药, 2005, 27(12):1444-1448.

[51] 彭密军, 周春山, 董朝青, 等. 制备液相色谱—台阶梯度法分离纯化杜仲中三种环烯醚萜化合物. 色谱, 2004, 22(2): 184.

[52] Puri S, Handa G, Kalsotra AK, et al. Preparative high-performance liquid chromatographic separation of naphthodianthrones from St. John's wort. Journal of Chromatographic Science, 2006, 44(4):177.

[53] 张玲, 刘青梅, 杨性民, 等. 杜仲叶绿原酸总黄酮的分离纯化及检测. 湖南农业科学, 2009, (12): 1222-1225.

[54] 程德军, 梁冰, 董海英, 等. 两次制备薄层色谱分离纯化杜仲叶中的绿原酸. 西南民族大学学报（自然科学版）, 2007, 33(3): 542-555.

[55] Li H, Liu Y, Zhang Z, et al. Separation and purification of chlorogenic acid by molecularly imprinted polymer monolithic stationary phase. Journal of Chromatography A, 2005, 1098(1): 66-74.

第八章

杜仲成分分析研究

研究亮点：

1. 杜仲化学成分包括木脂素类、环烯醚萜类、杜仲胶等。

2. 多种色谱光谱联用技术为杜仲的质量控制和化学研究奠定了基础。

摘要： 杜仲是中国特有药用植物。杜仲的干燥树皮为常用中药材，是中国名贵滋补药材，有补益肝肾、强筋壮骨、调理冲任、固经安胎的功效，也常用于保健食品。杜仲不同药用部位所含的有效成分及药理作用有相似和不同之处。研究发现杜仲含有的化学成分主要包括木脂素类、环烯醚萜类、黄酮类、多糖类、杜仲胶和脂肪酸等。采用多种色谱光谱联用技术对杜仲成分进行分析，对保证杜仲药材质量及不同部位品质评价具有重要作用。

关键词： 杜仲，木脂素，环烯醚萜，色谱法，光谱法

Chapter 8　Study on the Component Analysis of *Eucommia ulmoides*

Highlights：

1. The chemical components in *Eucommia ulmoides* Oliver mainly consist of lignans，iridoids and *Eucommia* rubber.

2. Coupled chromatography-spectroscopy techniques can lay the foundations of quality control and chemical basis of *Eucommia ulmoides*.

Abstract： *Eucommia ulmoides* Oliver is a native plant and valuable tonic Chinese medicine with a long history, which has remarkable effects of tonifying liver and kidney, strengthening tendon and bone, regulating conception and thoroughfare vessels, and strengthening and stabilizing fetus. *Eucommia ulmoides* is also well utilized in food products in the past decades. Different parts of *Eucommia ulmoides* showed some variation with effect, which is due to intrinsic nature and content of active ingredients. The chemical components mainly consist of lignans, iridoids，flavonoids, polysaccharides, *Eucommia* rubber and fatty acids. The characteristics of these chemical constituents are studied using various hyphenated chromatographic-spectrum techniques, which plays an important role in evaluating the quality of different parts of *Eucommia ulmoides*.

Keywords： *Eucommia ulmoides* Oliver, Lignans, Iridoids, Chromatography, Spectroscopy

　　杜仲是我国特有的名贵中药材，所含化学成分主要为环烯醚萜类、木脂素类、苯丙素类、黄酮类等，具有补肝肾、安胎、强筋骨、降血糖、调节血压和血脂及抗菌等药理作用[1, 2]，目前已被广泛应用于中国临床。杜仲中化学成分的种类和含量会随药材的品种、产地、生长年限、采收季节、采收后处理工艺、贮存条件等因素的不同而存在差异，对其药效产生影响。杜仲树皮(杜仲)、叶、花、果实均可入药，以下对杜仲不同药用部位成分分析方法研究做一叙述。

第一节 杜仲成分分析

气相色谱法是用于分析中药材中挥发性成分最有效的方法之一，具有灵敏度高、稳定性好、分析效率高等优点，与质谱（MS）联用后，可以实现对中药材中挥发油、脂肪酸、氨基酸等复杂化学成分的定性定量分析。目前，有关利用气相色谱与质谱联用（GC-MS）对杜仲进行质量控制的报道越来越多。周正礼等[3]提取杜仲的游离糖成分和多糖成分，用三氟乙酸将多糖水解，依次加入盐酸羟胺、吡啶和乙酸酐进行乙酰化反应，测定杜仲游离糖成分和多糖成分的 GC-MS 图，分析杜仲的糖类成分，通过质谱分析，确定杜仲含有 D- 木糖、D- 核糖、D- 阿拉伯糖、D- 木糖醇、D- 呋喃葡萄糖、α-D- 吡喃葡萄糖、β-D- 吡喃甘露糖、葡萄糖醇、肌醇、纤维二糖、曲二糖和蔗糖等糖类成分。杜仲中的糖类成分种类丰富，GC-MC 能够有效地分析杜仲的糖类成分[3]。

高效液相色谱法（high performance liquid chromatography，HPLC）是 20 世纪 60 年代末于传统气相色谱和液相色谱基础上发展的一种新型分析技术，具有操作简便、准确度高、适用性广等优点，是目前中药定性和定量分析方面最为常用、最有效的分离分析手段[4]。高效液相色谱法用于杜仲药材质量控制方面的研究报道非常多，研究方法不断深入。早期研究主要局限在对杜仲中单种化合物的定性定量分析方面，孙文基等[5]利用高效液相色谱法测定了杜仲中松脂醇二葡萄糖苷的含量，松脂醇二葡萄糖苷在甲醇中有较好的溶解度，经试验选用甲醇 - 水（2：8）出峰较为合适。在流动相中，松脂醇二葡萄糖苷的 UV λ_{max}（lgε）为 277 nm（3.70）、227 nm（4.28）。选用 277 nm 为测定波长，系统稳定快，干扰小。用氯仿除去样品中橡胶，再用甲醇回流提取，效果较好。不同产地产的杜仲中松脂醇二葡萄糖苷含量有一定的差异，陕西产杜仲中松脂醇二葡萄糖苷含量较高。陈晓青等[6]测定了杜仲中京尼平苷酸的含量，杜仲中结构相近的成分很多，采用 ODS-C$_{18}$ 柱，以甲醇 - 水 - 冰乙酸（12：87：1）为流动相可准确、快速测定杜仲中京尼平苷酸的含量。新鲜杜仲皮中京尼平苷酸的含量高于 2%，且

价廉易得，可作为杜仲资源深层开发的原料。石少澜等[7]测定了杜仲皮中绿原酸的含量。董娟娥等[8]测定了杜仲中桃叶珊瑚苷的含量。贾智若等[9]建立测定杜仲中儿茶素含量的高效液相色谱法，采用正交试验对样品的前处理过程进行优化，采用反相高效液相色谱法测定杜仲中儿茶素含量，色谱柱为 Agilent HC-C$_{18}$ 柱（4.6 mm × 250 mm，5 μm），流动相乙腈 -0.4% 磷酸溶液（13：87），流速 1.0 ml/min，检测波长 280 nm。结果表明，儿茶素在 9.620 ～ 194.0 mg/L 线性关系良好（$r = 0.9993$），平均加样回收率为 97.38%，RSD 为 2.1%。该法简便快速、准确性和重复性好，可用于杜仲中儿茶素的含量测定。近年来，随着多波长检测器的引入和发展，人们开发了多种同时测定杜仲中不同活性成分的新方法。冯薇薇等[10]采用 PDA-3000 光电二极管阵列检测器进行多波长检测，同时测定了杜仲中绿原酸、京尼平苷酸、桃叶珊瑚苷、松脂醇二葡萄糖苷的含量。采用 Dionex C$_{18}$ 柱（250 mm × 4.6 mm，5 μm），流动相甲醇 -0.1% 磷酸水溶液进行梯度洗脱，流速为 1.0 ml/min，检测波长分别为 210 nm、240 nm、280 nm、320 nm，柱温为 25℃。色谱峰分离情况良好，利用高效液相色谱法对杜仲中的京尼平苷酸、绿原酸、松脂醇二葡萄糖苷、桃叶珊瑚苷同时进行测定。该方法简便、重现性好，能同时测定杜仲中三类有效成分，为有效控制杜仲药材的内在质量提供了科学依据。严颖等[11]采用液相色谱 - 三重四级杆飞行时间高分辨质谱（LC-QTOF MS/MS）结合多元统计分析技术对不同产地杜仲中化学成分的差异性进行研究。通过二级串联质谱分析，对其质谱数据进行峰匹配、峰对齐、滤噪处理等，并进行特征峰提取；用主成分分析（PCA）和偏最小二乘法 - 判别分析（PLS-DA）进行数据处理；根据一级质谱精确质荷比和二级质谱碎片信息，结合软件数据库搜索、标准品比对及相关文献进行成分鉴定。结果显示，3 个不同产地杜仲样品间的化学组成得到了有效区分；初步鉴定出 23 个差异化学成分，其中 14 种共有差异化学成分呈现出不同的变化规律。该结果为揭示生态环境对杜仲代谢物合成积累的影响规律提供了基础资料[11]。何峰等[12]建立了杜仲药材中化学成分的超高效液相色谱 - 电喷雾质谱（UPLC-PDA-ESI-MS）分析方法，

采用 ACQUITY UPLC 系统，BEH C_{18} 色谱柱（2.1 mm×100 mm，1.7 μm），0.1% 甲酸乙腈 -0.1% 甲酸水溶液为流动相进行梯度洗脱，流速 0.3 ml/min，检测波长 190～400 nm，柱温 45℃。Waters 电喷雾三重四级杆质谱仪（TQD），负离子模式检测，ESI 喷雾电压 3 kV，去溶剂气温度 350℃，去溶剂气（N_2）流量 650 L/h，锥孔气（N_2）流量 50 L/h，扫描范围 m/z 100～1000。研究中杜仲的化学成分获得了较好的分离和检测，共鉴定出 3 个木脂素类、4 个环烯醚萜类和 4 个苯丙素类成分。所建方法灵敏度高、分离度好，适用于杜仲药材中化学成分的快速定性鉴定[12]。李冉等[13]建立了一种高效液相色谱质谱联用（HPLC-MS/MS）检测的方法，可同时检测杜仲中桃叶珊瑚苷、京尼平苷、京尼平苷酸和绿原酸的含量。利用该方法在 7 种植物组织中进行方法验证，测定得到 4 种目标化合物的含量，表明该方法有效且适用性广[13]。严颖等[14]采用液相色谱-三重四极杆飞行时间串联质谱法（LC-Tripple TOF MS/MS）分析杜仲中的化学成分。根据高分辨质谱提供的准分子离子和碎片离子的精确分子质量信息，并结合标准品对照与相关文献数据，共鉴定出 35 种化学成分，包括 13 种木脂素类、11 种环烯醚萜类、9 种苯丙素类和 2 种黄酮类成分。该实验可为杜仲的药效物质基础和品质评价等进一步研究提供基础资料[14]。

超高效液相色谱法（UPLC）作为一种新开发的色谱手段，因具有分离速度快、分离度高、消耗低等特点，近年来也相继被用于杜仲定性定量分析[15]。赵骏铭等[16]建立了 UPLC 测定杜仲中主要活性成分松脂醇二葡萄糖苷（pinoresinol diglucoside，PDG）的方法，采用 Acquity C_{18} BEH（1.0 mm×100 mm，1.7 μm）UPLC™ 色谱柱，以乙腈-水为流动相，使用 Waters Acquity UPLC 系统进行测定。结果表明，PDG 的线性范围为 4.655～465.5 μg，r^2 为 0.9999，平均回收率为 99.4%，RSD 为 1.7%。该方法准确、简便、高效、重现性好，测定结果非常理想，明显优于 HPLC 的测定结果，可用于杜仲中 PDG 的定量测定。同时 UPLC 在分析强保留、高分离度要求、成分复杂、大批量的样品时具有非常明显的优势，尤其适合对中药复杂体系的分析。另外，高效液相色谱法

易于与其他检测器联用，如 UV、DAD、ELSD、FLD、RID、MS 和核磁共振等，这些联用技术能够更加全面准确地展现被测样品的分析信息，拓宽 HPLC 的应用范围和价值[17]。罗旭彪等[18]采用液质联用技术，实现了杜仲中京尼平苷酸、绿原酸、咖啡酸等 9 种不同成分的定性定量分析。

He 等[19]通过超高效液相色谱-四极杆飞行时间质谱（UPLC-ESI-Q-TOF-MS/MS），采用离子滤波法对杜仲的目标成分进行了筛选，很容易地在巨大的 LC/MS 数据集中进行初步识别。该策略包括以下 3 个步骤：①建立特征离子数据库诊断产物离子或中性损耗碎片；②用高分辨率诊断特征离子滤波方法评价化合物的结构信息；③根据它们的 MS/MS 光谱进行化学分析，确定其差异。在这项研究中，根据保留时间、分子量、特征碎片离子等对化合物进行了初步鉴定，将特征离子归纳为杜仲化合物中的五大类化合物，总共鉴定了木脂素、环烯醚萜、苯基丙烷、有机酸、黄酮等 113 种化合物，其中包括 23 种潜在的新化合物。研究结果为杜仲的质量控制和化学基础奠定了基础（图 2-8-1）[19]。

毛细管电泳（CE）兼有色谱和电泳技术的双重特点，是一种新型中药分析方法，具有灵敏度高、分离效率高、样品和试剂耗用量少等优点[20]，目前也常被用于中药的质量控制。在过去的几年中，人们相继开发了多种模式的毛细管电泳技术，包括毛细管区带电泳（CZE）、胶束电动色谱（MEKC）、非水毛细管电泳（NACE）和毛细管电色谱（CEC）或加压毛细管电色谱（PCEC）[21-25]。其中，在 NACE 的基础上，利用纯的有机溶剂作为电解质溶液的毛细管电泳，已成为研究热点。该技术也开始用于杜仲的质量控制。何新荣等[26]利用 CZE 对 10 个不同产地的杜仲药材中的绿原酸进行了分离测定，并进行比较分析。他们发现绿原酸在 0.006～0.574 mg/ml 的浓度范围内线性关系良好（r=0.9994），RSD 为 1.44%，平均回收率为 101.43%。傅兴圣等[27]建立了高效毛细管电泳法（HPCE），可同时测定杜仲中桃叶珊瑚苷、京尼平苷、松脂醇二葡萄糖苷、哈巴苷和绿原酸含量。以 60 mmol/L 硼砂 -20 mmol/L 磷酸二氢钠 -10% 甲醇（pH 10.0）为电泳介质，未涂渍标准熔融石英毛细管（75 μm×64.5 cm，有效长度 56 cm）

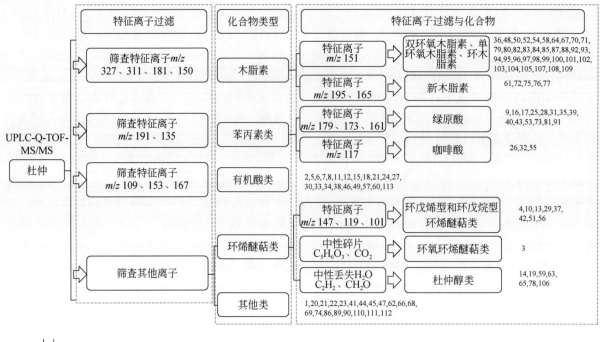

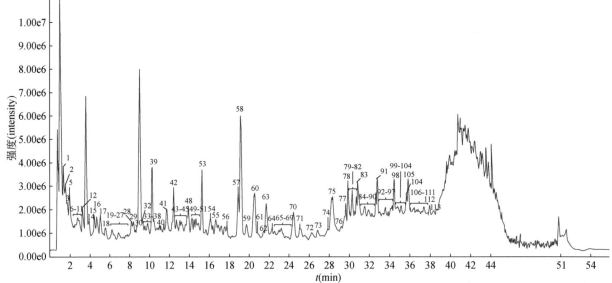

图 2-8-1　UPLC-Q-TOF-MS/MS 鉴定杜仲 113 种化学成分

Fig. 2-8-1　Identification of 113 chemical constituents in *Eucommia ulmoides* by UPLC-Q-TOF-MS/MS

为分离通道，分离电压为 20 kV，检测波长为 210 nm，毛细管温度为 25℃，压力进样为 5 kPa ×6 s。结果 5 种指标成分的浓度与峰面积的线性关系良好（$r > 0.9973$）；加样回收率为 96.63% ～ 103.73%，结果满意。该方法简单、准确，重复性较好，可用于杜仲药材或饮片的质量评价和控制。

傅里叶变换红外光谱术（FT-IR）是研究化合物中所含的特定化学键或官能团的一种分析方法，具有分析成本低、速度快、准确方便等优势；早期主要用来确定化合物所含的某些官能团。但在

最近几年来，该技术也被广泛用于中药化学成分的鉴定、中药质量控制及中药制造过程的监控[28]。冯丽等[29]报道了采用 FT-IR 研究金丝杜仲指纹图谱及其有效成分，根据谱图中含有较强的 1736 cm⁻¹、1377 cm⁻¹ 和 1240 cm⁻¹ 吸收峰，通过文献对比，推测可能含有四环三萜类化合物。王欣等[30]利用同步辐射显微红外光谱法对杜仲进行定性分析，该方法无须 KBr 压片，可获得较高的信噪比谱图，并根据特定区域的化学成像来归属各个红外吸收峰，从而确定了杜仲中主要含有木

脂素、黄酮及多糖类等，这也是首次将该方法应用于杜仲质量控制的研究报道。

与 FT-IR 相比，近红外光谱（NIR）具有更高的精确度、无须样品预处理、无须使用有毒有机溶剂、无污染、无损耗、快捷等优点。因此，最近几年，利用 NIR 对中药材进行定性和定量分析的报道越来越多，而利用近红外对中药杜仲进行质量控制的报道较少。孙波[31] 利用 NIR 对杜仲叶中绿原酸的含量进行快速测定，采用 HPLC 及紫外双波法测定了杜仲叶中绿原酸含量来进行参比，建立了模型，结果显示该法的准确度较好，利用近红外漫反射光谱法进行杜仲叶有效成分绿原酸的快速测定是可行的。李伟等[32] 结合偏最小二乘法对杜仲中松脂醇二葡萄糖苷含量与光谱数据进行定标建模，研究发现杜仲中松脂醇二葡萄糖苷含量与其 NIR 数据具有较好相关性。研究者选取了 3 个不同产地的 41 个杜仲样品，用 HPLC 测定其松脂醇二葡萄糖苷含量，用近红外光谱仪漫反射方式在 12 000～4000 cm^{-1} 采集相应样品的光谱，利用仪器自带的 OPUS 软件优选了光谱的预处理方法，并用偏最小二乘法（PLS）建立松脂醇二葡萄糖苷含量和光谱数据之间的相关性模型。对光谱进行一阶导数和减去一条直线相结合处理后，在 7502～4597.6 cm^{-1} 能最有效地提取光谱中的信息，经交叉验证后校正集相关系数（r^2）为0.9264，校正集标准偏差（SEC）为 0.029，预测集标准偏差（SEP）为 0.026。杜仲中松脂醇二葡萄糖苷含量和近红外光谱之间存在良好的相关性，可用近红外光谱技术快速测定杜仲中松脂醇二葡萄糖苷的含量。

近红外测定方法必须要先进行样品的分类和定量模型的建立，并且有时模型建立所需时间较长[33]，从而一定程度上限制了其应用，近年来，人们利用多变量校准回归方法进行了比较，以期建立一种快速和可靠的 NIR 方法[34-36]。此外，近红外光谱的谱带较宽，样品组分谱带常常出现严重重叠，从而给样品特征吸收峰的分辨带来困难。最新开发的二维近红外技术（2D-NIR）便可提高光谱分辨率，简化频谱重叠的频带，甚或提供关于温度引起的光谱强度变化信息，从而弥补一维近红外的缺陷[37]。但目前该技术在杜仲质量控制方面的应用尚未见报道。

核磁共振（NMR）谱通过 NMR 谱图上吸收峰的位置、峰面积及精细结构来研究化合物的分子结构特征。该方法是目前鉴定天然产物最实用、准确、简便的方法之一，与 HPLC、GC、MS 等分析方法相比，NMR 具有全面性、单一性、定量性、易辨性，以及更高的稳定性和可重复性等优点。因此，该法在化合物的结构鉴定和样品分类方面均得到了广泛应用[38]。近年来，利用 NMR 对杜仲中化学成分进行结构鉴定的研究相继有报道，常与其他一些分析手段相结合被综合应用。陈晓青等建立了杜仲中环烯醚萜类化合物京尼平苷酸和京尼平苷的快速制备色谱及反相高效液相色谱 / 核磁共振（RP-HPLC/NMR）鉴定方法，通过硅胶柱色谱对杜仲中京尼平苷酸进行分离[38, 39]。根据制备色谱图收集流出液，采用 HPLC-PDA 和 NMR 法定性定量分析，并结合 LC-ESI-MS、^{1}H-NMR 和 ^{13}C-NMR 最终确定了杜仲中京尼平苷酸和京尼平苷的化学结构。随后他们又通过杜仲快速色谱制备及反相高效液相色谱 - 核磁共振（RP-HPLC/NMR）联用技术对杜仲进行定量定性分析，最终确定了杜仲中环烯醚萜类化合物京尼平苷酸和京尼平苷等。结果表明，RP-HPLC 分析制得产品的纯度较好，NMR 法测定结果与文献报道一致，确定实验所得两种单体为京尼平苷酸和京尼平苷[39, 40]。在分析复杂的化合物的过程中，重叠的信号始终存在，因此为了得到较好的判别结果，研究者常通过优化溶剂、温度、pH 等 NMR 参数，或者通过添加一些辅助试剂（"位移试剂"）来减少 NMR 信号重叠[41]。另外，除了 NMR 参数优化外，近年来开发的二维核磁共振谱（2D-NMR）也是解决信号重叠[42, 43] 非常有效的方法。然而，由于多维核磁共振谱图需要复杂的数据处理，该技术还没有被广泛应用在中药材的分析中。

第二节　杜仲叶成分分析

薄层色谱法（TLC）应用于中草药成分的分离和鉴定，操作简单，成本低廉，条件灵活多变，涵盖中药材的化学成分信息量大，成为鉴别中药材最常用的有效方法之一。近年来，随着计算机软件和化学计量学的引入，薄层色谱扫描法（TLCS）

和高效薄层色谱法（HPTLC）开始用于中药材鉴定和评价，相比薄层色谱法更为快捷、可靠。李稳宏等[44]利用薄层色谱扫描法实现了杜仲叶中绿原酸含量的测定，得到绿原酸的线性范围为 0.5～3 μg/ 点，变异系数为 1.92%，回收率为 101.4%，标准偏差为 1.72%，测定绿原酸含量的方法较多，相比而言，薄层扫描法省样、省时且较准确。程德军等[45]将杜仲叶粉先用氯仿除脂，乙醇超声提取绿原酸，再经适当萃取除杂后，通过两次制备薄层色谱纯化得到绿原酸，产品的紫外光谱特征与文献相符，薄层色谱主斑与绿原酸对照品对应，HPLC 的主峰 t_R 与绿原酸对照品的 t_R 吻合。HPLC 外标法测得产品绿原酸的纯度为 91.6% 以上，所建立的纯化制备方法简便、直观，对绿原酸有很好的分离效果，适用于数百毫克级至克级的制备，

可通过两次制备薄层色谱法实现杜仲中绿原酸的分离纯化。贾智若等[46]通过 GC-MS 对不同产地杜仲叶中挥发油成分及含量进行分析，结果发现杜仲叶中挥发油成分有明显的区域性差异（图 2-8-2）。另外，也有文献报道关于气相色谱法用于检测杜仲中农残成分，王素方等[47]利用加速溶剂萃取与分散固相萃取（ASE-DSPE）对杜仲样品前处理后，使用气相色谱法成功实现了杜仲叶中所含有机氯菊酯类农药残留的测定。黄相中等[48]利用水蒸气蒸馏法提取云南楚雄杜仲叶挥发油，采用毛细管 GC-MS 并结合计算机检索对其挥发油的香气成分进行分析，鉴定出 99 个成分，用色谱峰面积归一法定量测定了挥发油中各组分的相对百分含量，其共占总峰面积的 97.80%。

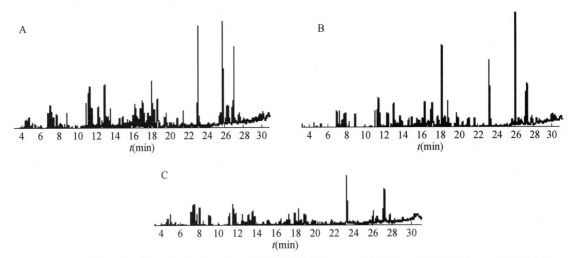

图 2-8-2　不同产地杜仲叶挥发油气相色谱 - 质谱总离子流图（A. 贵州遵义；B. 四川绵阳；C. 河南信阳）

Fig. 2-8-2　TIC of volatile oil in *Eucommia ulmoides* leaves from different habitats by GC-MS （A. Zunyi, Guizhou; B. Mianyang, Sichuan; C. Xinyang, Henan）

第三节　杜仲花成分分析

黄勤挽等[49]建立了同时测定杜仲雄花中京尼平苷酸、绿原酸、栀子苷 3 种成分含量的方法。研究采用双波长高效液相色谱法。色谱柱为 Agilent Zorbax Extend C$_{18}$ 柱（250 mm × 4.6 mm，5 μm），流动相为甲醇 - 水 - 乙酸（15：85：1），检测波长为 238 nm（测定京尼平苷酸和栀子苷）和 327 nm（测定绿原酸），流速为 1 ml/min，柱温为 30℃。京尼平苷酸、绿原酸、栀子苷的进

样量线性范围分别为 0.0892～5.3520 μg（r = 0.999 5）、0.1052～6.3120 μg（r = 0.9995）、0.1024～6.1440 μg（r = 0.9995）；三者平均加样回收率分别为 99.24%、98.86%、101.44%，RSD 分别为 2.17%、1.95%、2.08%（n = 6）。双波长或多波长法能方便、快速地对中药中多种成分同时测定，能满足中药多成分质量控制的要求。

严颖等通过液相色谱 - 电喷雾三重四极杆飞行时间质谱法对杜仲雄花中化学成分进行分析。研究采用电喷雾离子源负离子扫描方式分析样品。根据高分辨质谱提供的准分子离子和碎片离子的

精确分子质量信息，结合标准品对照与参考相关文献数据，共鉴定出 32 种化学成分，包括 2 种木脂素类、9 种环烯醚萜类、8 种苯丙素类、12 种黄酮类和 1 种酚苷类成分。上述结果可为探究杜仲雄花的药效物质基础及深度开发利用提供基础资料[50]。

第四节　杜仲果实种子成分分析

段小华等[51]采用索氏法提取杜仲种子中的粗脂肪，采用气相色谱及色谱-质谱联用分析法测定杜仲种子中的脂肪酸组成及含量，利用氨基酸自动分析仪测定其氨基酸的组成及含量。杜仲种子油脂含量为 35.5%，包括 11 种脂肪酸，其主要成分为亚油酸（10.66%）、油酸（16.9%）、棕榈酸（6.03%）、硬脂酸（1.96%）、亚麻酸（63.15%），以不饱和脂肪酸为主，含量高达 91.26%，其中尤以亚麻酸含量最高，达 63.15%；杜仲种子粗蛋白质含量为 25%，经酸水解后，获得 17 种氨基酸，

总含量为 22.3%，其中含有人体必需的 7 种氨基酸，除色氨酸外，含量占氨基酸总量的 33.6%，两种必需氨基酸——精氨酸和组氨酸，含量占氨基酸总量的 11.2%。总之，杜仲是一种具有较高利用价值的野生植物，不仅其叶、茎、根是良好的中草药，而且种子也具有较好的营养保健功效。因此，杜仲种子的开发利用具有广阔的前景。

Niu 等[52]首次从杜仲种子中分离出 4 种主要的环烯醚萜苷类化合物，利用核磁共振和质谱法对其结构进行了测定，并测定了它们的抗氧化作用。然后采用 HPLC/DAD-Q-TOF-MS/MS 联用技术对抗氧化剂提取物中的其他次要化合物进行了鉴定，初步鉴定出 19 个化合物，包括 10 个环烯醚萜苷、7 个黄酮苷和 2 个致色化合物（图 2-8-3）。该研究首次在杜仲种子中鉴定出 3 种环烯醚萜苷类聚合物（化合物 14、15 和 18），并首次报道了化合物 5、9 和 12，从而证明杜仲种子提取物和环烯醚萜苷类化合物具有较强的抗氧化作用，并具有潜在的生物活性[52]。

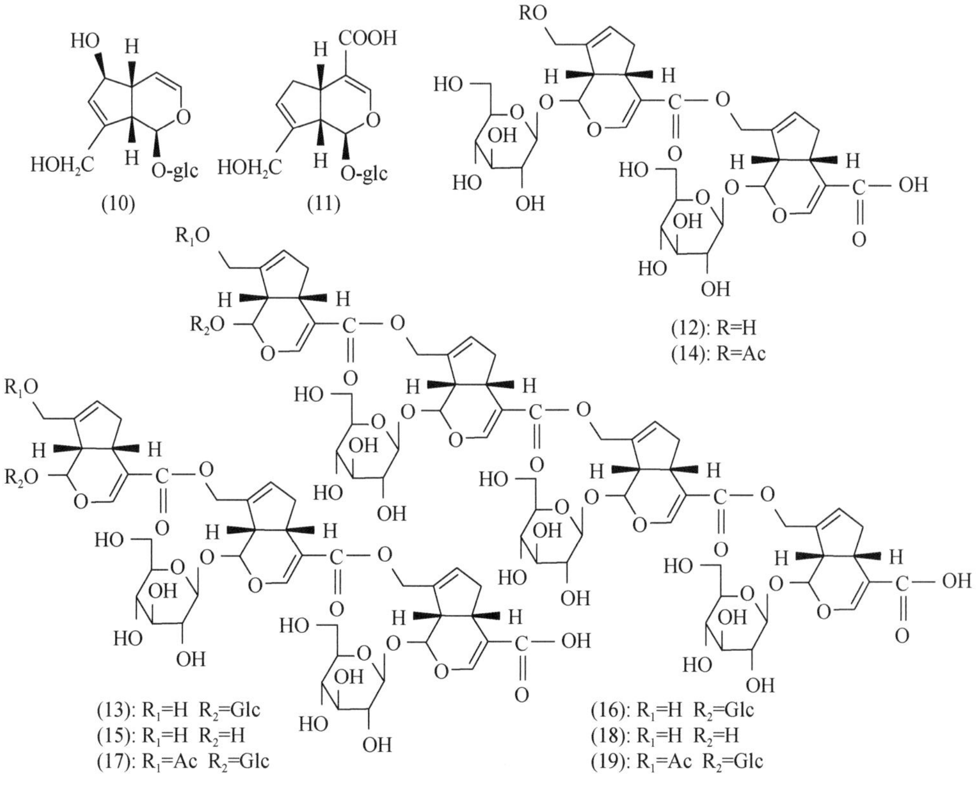

图 2-8-3　HPLC/DAD-Q-TOF-MS/MS 鉴定杜仲种子的化学成分

Fig. 2-8-3　Chemical components in *Eucommia ulmoides* seeds by HPLC/DAD-Q-TOF-MS/MS

第五节　杜仲树皮、叶、花、果实成分比较分析

马柏林等[53]以十二烷基硫酸钠（SDS）－正丁醇－正庚烷－水微乳液作为展开剂，通过聚酰胺薄层色谱研究了微乳液类型对杜仲黄酮分辨率的影响。该研究选择含水量 70% 的微乳液作为展开剂，检测灵敏度显著提高，从杜仲叶及以杜仲叶为原料的液体杜仲制剂中，分离出了 8 个黄酮斑点，从杜仲的固体制剂中分离出了 9 个黄酮斑点，从杜仲花中分离出了 10 个黄酮斑点，分离效果理想（图 2-8-4 和图 2-8-5）。微乳液色谱为杜仲黄酮的分离和杜仲的鉴别提供了操作简便、准确的方法。

陈望爱等[54]分析比较了杜仲和杜仲叶中挥发油和黄酮类的化学成分。对于挥发性成分，采用毛细管气相色谱－质谱（GC-MS）技术和化学计量学的方法对各个色谱峰定性，并用色谱峰面积归一法定量，对于黄酮类成分，采用高效液相色谱－二极管阵列（HPLC-DAD）分析技术并结合标准曲线法给芦丁、槲皮素和山奈酚定量。分别从杜仲和杜仲叶挥发油中鉴定出 68 种和 73 种化合物，共鉴定出 108 种化合物，其中共有组分 33 种。根据面积归一化法对各化合物进行相对定量分析，杜仲和杜仲叶中所鉴定化合物总含量分别占挥发油总量的 92.9% 和 97.75%。同时选用 ODS 液相色谱柱，在 362 nm 的检测波长下，以水－甲醇－磷酸（0.1%）为流动相进行梯度洗脱，测定出杜仲和杜仲叶中的芦丁、槲皮素和山奈酚的含量。杜仲和杜仲叶在化学成分及其含量上存在很大的差异，两者有不同的药用开发价值。李岩等[55]利用有机溶剂－水蒸气蒸馏法提取挥发油，用 GC-MS 进行测定，色谱柱为 OV-1701（30 m×250 μm×0.25 μm）石英毛细管柱，结合计算机检索技术对分离的化合物进行结构鉴定，应用色谱峰面积归一化法计算各成分的相对百分含量。检测出雌雄株的叶片及树皮中挥发性成分分别有 43 种、26 种、29 种、31 种，并分别鉴定出 29 种、21 种、14 种、18 种，发现了杜仲嫩叶中的抗虫挥发性成分和树皮中的药用挥发性成分，证明杜仲性别间和器官间挥发性成分存在显著差异。该研究首次确定了杜仲树叶中含有抗虫成分，而树皮中则含有较多的药用成分，这从一方面印证了杜仲嫩叶抗虫、树皮入药的现象；同时其首次明

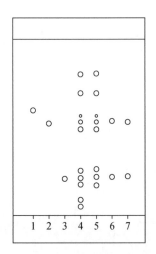

图 2-8-4　杜仲植物样品的微乳液薄层色谱

1. 芦丁；2. 杜仲黄酮 A；3. 杜仲黄酮 B；4. 杜仲花；5. 杜仲叶；6. 杜仲皮；7. 杜仲籽

Fig. 2-8-4　Microemulsion TLC of *Eucommia ulmoides* samples

1. rutin; 2. *E. ulmoides* flavonoid A; 3. *E. ulmoides* flavonoid B; 4. *E. ulmoides* flowers; 5. *E. ulmoides* leaves; 6. *E. ulmoides* barks; 7. *E. ulmoides* seeds

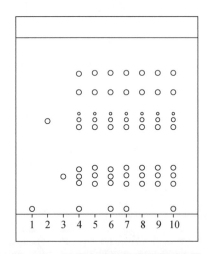

图 2-8-5　杜仲产品的微乳液薄层色谱

1. 槲皮素；2. 杜仲黄酮 A；3. 杜仲黄酮 B；4. 杜仲纯粉；5. 杜仲咖啡；6. 杜仲冲剂；7. 杜仲茶；8. 杜仲口服液；9. 中华杜仲宝；10. 杜仲总苷

Fig. 2-8-5　Microemulsion TLC of *Eucommia ulmoides* products

1. quercetin; 2. *E. ulmoides* flavonoid A; 3. *E. ulmoides* flavonoid B; 4. *E. ulmoides* powder; 5. *E.ulmoides* coffee; 6. *E. ulmoides* granules; 7. *E. ulmoides* tea; 8. *E. ulmoides* oral liquid; 9. Duzhongbao of China; 10. *E. ulmoides* glycosides

确了杜仲雌雄株和不同器官的挥发性成分及其差异，可为杜仲调控化学研究提供依据。研究虽然确定了杜仲部分挥发性成分的化学结构，但尚有许多成分未鉴定出；另外，研究测得的挥发性成分种类不多，这可能是由于幼嫩组织积累代谢产物较少。

目前，结合新型的样品提取或预处理方法，使 GC-MS 法用于中药材定性定量分析更为快捷、准确、廉价、环保，应用更为广泛，如固相微萃取（SPME）、顶空单滴微萃取（HSDME）、顶空固相微萃取（HS-SPME）和加压热水微萃取（PHWE）或微波辅助提取（MAE）等[56-61]。另外，近年来发展较快的全二维气相色谱（GCXGC）也是分析复杂体系的新颖方法，其通过两根分离机制不同的色谱柱串联，大大提高了对中药材中化学成分的分离能力，具有容量大，分辨率高，灵敏度高，分析速度快，定性、定量分析的准确率高等优点。目前，该方法在石油、烟草、中药领域得到广泛的应用[62]。林杰等[63]采用 HS-SPME 结合 GC-MS 对杜仲和杜仲叶中的挥发性成分进行分析，从杜仲叶中分离出 40 种化学成分，鉴定出 19 种化学成分，占挥发性成分总量的 94.72%；从杜仲中共分离出 39 种化学成分，鉴定出 13 种化学成分，占挥发性成分总量的 96.83%。杜仲和杜仲叶 2 种药材含量最高的挥发性成分都为壬醛，含量分别为 17.47%、13.53%。杜仲与杜仲叶中挥发性成分在种类和含量上存在较大差异。

伍庆等[64]采用高效液相色谱法同时对杜仲叶和杜仲皮中的绿原酸及松脂醇二葡萄糖苷进行了分离分析。色谱柱为 Diamonsil C$_{18}$ 柱（250 mm×4.6 mm，5 μm），以乙腈 - 水 -0.4% 磷酸水溶液（15 : 85 : 0.5）为流动相，检测波长 227 nm。样品中绿原酸和松脂醇二葡萄糖苷的加样回收率分别为 95% ～ 98%、96% ～ 103%；绿原酸和松脂醇二葡萄糖苷的线性范围分别为 0.298 ～ 2.98 μg（r=0.9999）和 0.872 ～ 8.72 μg（r=0.9998）。贵州不同产地杜仲药材皮及叶中绿原酸、松脂醇二葡萄糖苷的含量差异很大。随后，他们又开发了同时测定杜仲叶中芦丁、槲皮素及山奈酚有效成分的含量测定新方法，并对不同产地的杜仲中活性成分进行比较分析[65]。严颖等[66]采用高效液相色谱 - 三重四极杆飞行时间串联质谱（HPLC-Tripple TOF

MS/MS）结合多元统计分析技术对杜仲不同药用部位的化学成分进行差异分析（图 2-8-6）。通过对多级串联质谱数据进行峰匹配、峰对齐、滤噪处理等分析，提取特征峰；用聚类分析（HCA）、主成分分析（PCA）和偏最小二乘法 - 判别分析（PLS-DA）进行数据处理；通过一级质谱精确质荷比和二级质谱碎片信息，结合软件数据库搜索、标准品比对及相关文献进行成分鉴定。结果显示杜仲、杜仲叶与杜仲雄花三者的化学组成可得到明显区分；初步筛选鉴定出 23 种差异显著的化学成分，且呈现不同的变化规律。杜仲、杜仲叶及杜仲雄花化学成分的差异及其变化规律，可为揭示三者药效差异的物质基础提供依据。严颖等[67]还采用超快速液相色谱串联三重四极杆的光谱法（UFLC-QTRAP-MS/MS）对杜仲不同药用部位的化学成分进行差异分析，初步筛选鉴定出 21 种成分，包括 2 种木脂素类化合物、6 种环烯醚萜类化合物、6 种苯丙素类化合物、6 种黄酮类化合物、1 种酚类化合物，并且采用主成分分析法（PCA）根据这些内容对样品进行评价和分类。结果表明，杜仲、杜仲叶与杜仲雄花有显著差异，差异成分包括桃叶珊瑚苷、栀子苷酸、绿原酸、松脂醇 -D- 吡喃葡萄糖苷、栀子苷、隐绿原酸、芦丁、槲皮素。这项研究揭示了杜仲、杜仲叶与杜仲雄花中代谢物的积累规律。刘建斌等[68]报道了使用 HPLC-ELSD 法测定杜仲皮、杜仲叶及种子中桃叶珊瑚苷的含量，得到了良好的结果。

林森等[69]通过将毛细管电泳技术与电化学检测法相结合，成功分离并测定了杜仲皮、杜仲叶及杜仲保健品中的绿原酸、芦丁、槲皮素、抗坏血酸及金丝桃苷等多种化学成分的含量，建立了杜仲中活性成分测定的新方法。采用毛细管电泳 / 电化学检测法（CE/ED）同时分离测定了杜仲叶、杜仲皮及市售杜仲保健品中芦丁、抗坏血酸、金丝桃苷、绿原酸、槲皮素等多种生物活性成分的含量，考察了运行缓冲液酸度和浓度、分离电压、氧化电位和进样时间等实验参数对分离、检测的影响。在最优化条件下，以 300 μm 碳圆盘电极为检测电极，检测电位为 +950 mV（vs. SCE），50 mmol/L 硼砂的运行缓冲液（pH 9.0）中，上述各组分在 20 min 内可基本实现基线分离。各组分浓度与峰电流在 3 个数量级范围内呈良好线性，检出限（S/N=3）在 3.3×10^{-5} ～ 9.6×10^{-5} g/L。

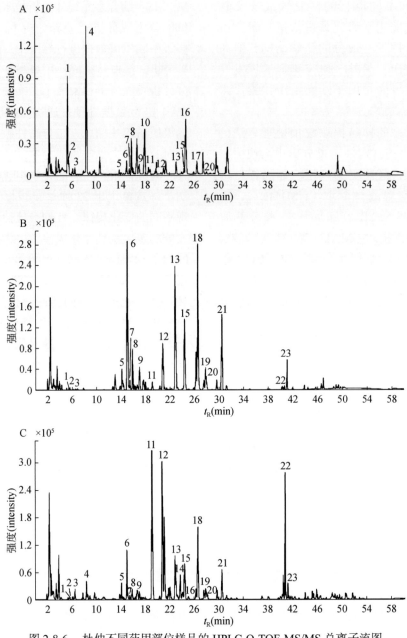

图 2-8-6　杜仲不同药用部位样品的 HPLC-Q-TOF-MS/MS 总离子流图

A. 杜仲；B. 杜仲叶；C. 杜仲雄花

Fig. 2-8-6　TIC of HPLC-Q-TOF-MS/MS of different parts in *Eucommia ulmoides*

A. *E. ulmoides*；B. *E. ulmoides leaves*；C. *E. ulmoides male flowers*

第六节　杜仲胶含量测定及分子量变化研究

张付远采用乙醇－甲苯－甲醇的提取方法，以杜仲叶为研究对象，对不同无性系杜仲叶内胶含量的动态变化进行了研究；同时，还研究了外源激素对杜仲叶内胶含量的影响，并首次探讨了

外源激素对杜仲叶内杜仲胶相对分子质量及其分布的影响。实验结果如下：①不同无性系杜仲叶内胶含量存在极显著差异，表明遗传基因对杜仲胶在植物体内的合成起着极其重要的作用。无性系 24 杜仲胶含量最高（5.72%），其次为无性系 10 和 7，杜仲胶含量分别为 5.22% 和 5.00%，再次为无性系 3、18、21，杜仲胶含量为 4.70%～4.82%，无性系 23 杜仲胶含量最低（4.05%）。其中无性

系 24、7 和 10 杜仲胶含量均高于 5.00%，且与其他无性系之间差异显著，故将其定为高含胶无性系。②7 个无性系 6 个月之间杜仲胶含量的差异显著，从 5 月到 10 月，每个无性系的杜仲胶含量呈递增趋势，其中 10 月达到最高值。③7 个无性系杜仲叶内叶绿素含量差异显著，无性系 23 和 10 叶内的 SPAD（specialty products agricultural division）值最高，分别为 54.96 和 54.07，其次是无性系 21（52.02），再次为无性系 7、10 和 24，其 SPAD 在 46.71 ～ 48.54，无性系 3 叶片 SPAD 值最低（43.45）。④7 个无性系 6 个月之间杜仲叶内叶绿素含量的差异显著，从 5 月到 10 月，7 个无性系的杜仲叶内叶绿素含量呈抛物线状分布，其中 7 月和 8 月达到最高值，而 5 月、6 月和 9 月比较低，10 月最低。⑤相关性分析表明杜仲叶内胶含量与叶绿素含量之间相关性不显著。⑥本实验中提高杜仲胶含量的各外源激素最佳浓度分别为 α 萘乙酸 0.01 mg/L，赤霉素 A3 300 mg/L，6-苄氨基嘌呤 0.5 mg/L，2,4- 二氯苯氧乙酸 0.1 mg/L，ABT 生根粉 30 mg/L。⑦随着喷施外源激素次数的增加，各处理与对照相比杜仲胶含量增长率明显下降。⑧外源激素对提高杜仲叶内胶含量影响的有效期在 30 ～ 45 天。⑨不同外源激素处理对杜仲胶分子量及其分布的影响是显著的，有的处理使其分子量及其分布增大，有的处理使其分子量及其分布减小[70]。刘慧东依据减重法原理采用滤袋技术测定了杜仲叶片中杜仲胶含量。通过正交设计比较了不同滤袋孔径、样品量和提取时间对提取效果的影响，并采用该方法比较了同一产地不同品种、同一品种不同产地的杜仲叶中胶含量的差异。结果表明，不同孔径的提取效果差异显著（F=3.685，P=0.043），样品量和提取时间对提取效果无显著影响。适宜的测定条件是样品量 0.1 g、滤袋孔径 25 μm/10 μm、提取时间 60 min。滤袋法测得的"华仲 6 号"胶含量为 4.49%，传统碱煮法为 3.64%。同一产地不同品种、同一品种不同产地的杜仲叶中胶含量差异极显著（F=92.689，P=0.001），其中郑州的"华仲 11 号"含量最高，平均为 7.00%，灵宝的"华仲 12 号"含量最低，为 4.28%。生产杜仲胶的原料应标明品种、产地及树龄，这样有助于合理评估预期产量和生产成本[71]。为正确分析测定杜仲材料中杜仲胶的含量，以杜仲果翅为材料，采用氯仿、石油醚和甲苯 3 种有机溶剂，配合超声波处理组成 6 种不同的提取方法，以杜仲胶的提取得率及分子量分布为衡量标准，对杜仲胶的分析测定方法进行比较。结果表明，采用氯仿作为有机溶剂，杜仲胶提取得率明显高于其他方法，可达到 7.47%；氯仿配合超声波处理，会更进一步促进小分子或大分子杜仲胶聚合物的溶出和提取，所得杜仲胶的分子量分布范围更宽，分子量分布指数可达 9.99[72]。孙波采用近红外反射光谱法快速测定杜仲叶中绿原酸及杜仲胶的含量，绿原酸含量分析采用 HPLC 与紫外双波法测定进行对照，进行精度检验，建立了模型。研究认为利用近红外反射光谱法进行杜仲叶有效成分的快速测定是可行的[73]。Liu 等[74]采用变温傅里叶变换红外光谱在 845 cm^{-1} 和 611 cm^{-1} 准确测定了杜仲中胶的含量。

（杨念云）

参 考 文 献

[1] 赵玉英, 成军. 杜仲化学成分研究概况. 天然产物研究与开发, 1995, 7(3): 46-48.

[2] 管淑玉, 苏薇薇. 杜仲化学成分与药理研究进展. 中药材, 2003, 26(2):124-129.

[3] 周正礼, 李峰, 李静文. 杜仲糖类成分的气相色谱－质谱联用分析. 时珍国医国药, 2010, 21(6):1362, 1363.

[4] 杨义芳. 超高效 / 高分离及快速 / 超快速液相色谱在中药及其制剂研究中的应用. 中草药, 2008, 39(8): 1259-1263.

[5] 孙文基, 冯建斌, 徐长根. RP-HPLC 法测定杜仲中松脂醇二葡萄糖苷的含量. 药物分析杂志, 2000, 20(1): 56, 57.

[6] 陈晓青, 贺前锋, 李宇萍. 高效液相色谱法测定杜仲中京尼平苷酸. 光谱实验室, 2004, 21(4): 715-718.

[7] 石少澜, 王祝举, 邵爱娟. 高效液相色谱法测定杜仲皮中绿原酸的含量. 中国中药杂志, 2005, 30(9): 715, 716.

[8] 董娟娥, 马柏林, 贾二红. 杜仲叶中桃叶珊瑚苷测定方法的研究. 西北林学院学报, 2001, 16(1): 53-55.

[9] 贾智若, 李兵, 李耀华, 等. 反相高效液相色谱法测定杜仲中儿茶素的含量. 中国实验方剂学杂志, 2013, 9(5): 117-119.

[10] 冯薇薇, 郭方遒, 范岚, 等. 多波长高效液相色谱法同时测定杜仲中三类有效成分. 现代中药研究与实践, 2013, 27(2): 13-17.

[11] 严颖, 赵慧, 邹立思. 基于 LC-QTOF MS/MS 技术分析不同产地杜仲的差异化学成分. 中国中药杂志, 2017, 42(14): 2730-2737.

[12] 何峰, 王永林, 郑林, 等. UPLC-PDA-ESI-MS 分析杜仲中化学成分. 中国实验方剂学杂志, 2014, 20(3):59-62.

[13] 李冉, 齐芪, 李赟, 等. HPLC-MS/MS 检测杜仲中绿原酸等 4 种活性成分的分析方法. 北京林业大学学报, 2016, 38(6): 123-139.

[14] 严颖, 赵慧, 邹立思. 杜仲化学成分的 LC-Triple TOF MS/MS 分析. 质谱学报, 2017, 38(1): 146-156.

[15] 黄琳娜. 超高效液相色谱 - 质谱联用技术在药物分析中的应用研究. 杭州: 浙江工业大学硕士毕业论文, 2010.

[16] 赵骏铭, 张紫佳, 孙庆龙. 超高效液相色谱法测定杜仲中松脂醇二葡萄糖苷. 中草药, 2010, 41 (11): 1896-1898.

[17] 杨乔森. 超高效液相色谱的特点分析及在药物领域的应用. 中国石油和化工标准与质量, 2012, 33(10):230.

[18] 罗旭彪, 马铭, 陈波. 液质联用测定杜仲及其制剂中 9 种生物活性成分. 广西师范大学学报, 2003, 21 (3): 61-63.

[19] He M, Jia J, Li J. Application of characteristic ion filtering with ultra-high performance liquid chromatography quadrupole time of flight tandem mass spectrometry for rapid detection and identification of chemical profiling in *Eucommia ulmoides* Oliv. Journal of Chromatography A, 2018, 1554(15): 81-91.

[20] Hsieh SC, Huang MF, Lin BS, et al. Determination of aristolochic acid in Chinese herbal medicine by capillary electrophoresis with laser-induced fluorescence detection. Journal of Chromatography A, 2006, 1105(1):127-134.

[21] Cianchino V, Acosta G, Ortega C, et al. Analysis of potential adulteration in herbal medicines and dietary supplements for the weight control by capillary electrophoresis. Food Chemistry, 2008, 108(3):1075-1081.

[22] Liu Q, Liu Y, Guo M, et al. A simple and sensitive method of nonaqueous capillary electrophoresis with laser-induced native fluorescence detection for the analysis of chelerythrine and sanguinarine in Chinese herbal medicines. Talanta, 2006, 70(1):202-207.

[23] Li Y, Qi S, Chen X, et al. Separation and determination of the anthraquinones in *Xanthophytum attopvensis* pierre, by nonaqueous capillary electrophoresis. Talanta, 2005, 65(1):15.

[24] Chen Y, Fan G, Chen B, et al. Separation and quantitative analysis of coumarin compounds from *Angelica dahurica* (Fisch. ex Hoffm) Benth. et Hook. f by pressurized capillary electrochromatography. Journal of Pharmaceutical & Biomedical Analysis, 2006, 41(1):105-116.

[25] 林淼, 楚清脆, 田秀慧, 等. 杜仲及其保健品中生物活性成分的毛细管电泳 / 电化学检测. 分析测试学报, 2007, 6(3): 389-392.

[26] 何新荣, 张琼, 刘萍. 毛细管区带电泳法测定杜仲药材中绿原酸的含量. 中国药物应用与监测, 2008, (6): 36-38.

[27] 傅兴圣, 韩乐, 刘训红, 等. 高效毛细管电泳测定杜仲中桃叶珊瑚苷等 5 种指标成分的含量. 中国药学杂志, 2012, 47(9): 720-723.

[28] Xu CH, Sun SQ, Guo CQ, et al. Multi-steps Infrared Macro-fingerprint Analysis for thermal processing of *Fructus viticis*. Vibrational Spectroscopy, 2006, 41(1):118-125.

[29] 冯丽, 杨群, 王怡林. 傅里叶变换红外光谱分析三种彝药材. 光谱实验室, 2007, 24 (4): 542-544.

[30] 王欣, 陈先良, 戚泽明, 等. 同步辐射显微红外光谱法应用于杜仲的研究. 化学学报, 2011, 9 (12): 1491-1495.

[31] 孙波. 傅里叶近红外漫反射光谱法测定杜仲叶中绿原酸含量方法的建立. 天然产物分离, 2005, (1): 9-11.

[32] 李伟, 孙素琴, 覃洁萍. 近红外漫反射法测定杜仲中松脂醇二葡萄糖苷的含量. 中国中药杂志, 2010, 5 (24): 3318-3321.

[33] Lau CC, Chan CO, Chau FT, et al. Rapid analysis of *Radix puerariae* by near-infrared spectroscopy. Journal of Chromatography A, 2009, 1216(11):2130.

[34] Zhao J, Wu J, Zhao JY, et al. Preparation and characterization of the fluorescent chitosan nanoparticle probe. Chinese Journal of Analytical Chemistry, 2006, 34(11):1555-1559.

[35] Luo X, Yu X, Wu X, et al. Rapid determination of Paeoniae Radix using near infrared spectroscopy. Microchemical Journal, 2008, 90(1):8-12.

[36] Lu J, Xiang B, Liu H, et al. Application of two-

dimensional near-infrared correlation spectroscopy to the discrimination of Chinese herbal medicine of different geographic regions. Spectrochimica Acta Part A Molecular & Biomolecular Spectroscopy, 2008, 69(2):580.

[37] Krishnan P, Kruger NJ, Ratcliffe R G. Metabolite fingerprinting and profiling in plants using NMR. Journal of Experimental Botany, 2005, 56(410):255-265.

[38] 曹慧, 陈晓青, 肖建波. 杜仲中京尼平苷酸的硅胶柱色谱分离纯化及反相高效液相色谱 / 液相色谱电喷雾质谱 / 核磁共振鉴定. 色谱, 2005, 23 (5): 534-537.

[39] 柳娜, 陈晓青. 杜仲中环烯醚萜类化合物的快速制备色谱制备及反相高效液相色谱 / 核磁共振鉴定. 精细化工, 2006, 3 (3): 261-263.

[40] Choi YH, Choi HK, Hazekamp A, et al. Quantitative analysis of bilobalide and ginkgolides from Ginkgo biloba leaves and Ginkgo products using ^{1}H-NMR. Chemical & Pharmaceutical Bulletin, 2003, 51(2):158.

[41] Yang SY, Kim HK, Lefeber AW, et al. Application of two-dimensional nuclear magnetic resonance spectroscopy to quality control of ginseng commercial products. Planta Medica, 2006, 72(4):364.

[42] Bilia AR, Bergonzi MC, Giovanni Mazzi A, et al. Analysis of plant complex matrices by use of nuclear magnetic resonance spectroscopy: St. John's wort extract. Journal of Agricultural & Food Chemistry, 2001, 49(5):2115.

[43] Bilia AR, Bergonzi MC, Lazari D, et al. Characterization of commercial kava-kava herbal drug and herbal drug preparations by means of nuclear magnetic resonance spectroscopy. Journal of Agricultural & Food Chemistry, 2002, 50(18):5016-5025.

[44] 李稳宏, 吴红, 李宝璋, 等. 杜仲叶中氯原酸含量薄层扫描测定方法的研究. 陕西化工, 1996, 4: 39, 40.

[45] 程德军, 梁冰, 董海英, 等. 两次制备薄层色谱分离纯化杜仲叶中的绿原酸. 西南民族大学学报, 2007, 3 (3): 543-545.

[46] 贾智若, 朱小勇, 李兵, 等. 不同产地杜仲叶挥发油成分的 GC-MS 分析. 中国实验方剂学杂志, 2013, 9 (19): 118-121.

[47] 王素方, 张西安, 张东飞, 等. 气相色谱法快速测定杜仲叶中有机氯菊酯类农药残留. 食品科学, 2009, 30 (18): 323-326.

[48] 黄相中, 张润芝, 关小丽, 等. 云南楚雄杜仲叶挥发油的化学成分分析. 云南民族大学学报（自然科学版）, 2011, 20(5):356-360.

[49] 黄勤挽, 王瑾, 苏娟, 等. 双波长 HPLC 法同时测定杜仲雄花中 3 种成分的含量. 中国药房, 2011, 2 (27): 2565, 2566.

[50] 严颖, 赵慧, 邹立思, 等. 杜仲雄花化学成分的液相色谱 - 电喷雾三重四极杆飞行时间质谱分析. 食品科学, 2018, 39(6):215-221.

[51] 段小华, 邓泽元, 朱驾. 杜仲种子脂肪酸及氨基酸分析. 食品科学, 2010, 31 (4): 214-217.

[52] Niu X, Xu D, Luo J, et al. Main iridoid glycosides and HPLC/DAD-Q-TOF-MS/MS profile of glycosides from the antioxidant extract of *Eucommia ulmoides* Oliver seeds. Industrial Crops & Products, 2016, 79(4):160-169.

[53] 马柏林, 梁淑芳, 董娟娥. 杜仲黄酮的微乳薄层色谱分离鉴定研究. 西北林学院学报, 2001, 16 (2): 72-74.

[54] 陈望爱, 张泰铭, 梁逸曾, 等. 利用 GC-MS 和 HPLC-DAD 技术分析比较杜仲和杜仲叶的化学成分. 中国药学杂志, 2008, 43(11):816-820.

[55] 李岩, 赵德刚. 杜仲挥发性成分测定及差异性研究. 中华中医药杂志, 2010, 25 (10): 1641-1644.

[56] Cao J, Qi M, Fang L, et al. Solid-phase microextraction-gas chromatographic-mass spectrometric analysis of volatile compounds from *Curcuma wenyujin* Y.H. Chen et C. Ling. Journal of Pharmaceutical & Biomedical Analysis, 2006, 40(3):552-558.

[57] Guo F Q, Huang L F, Zhou S Y, et al. Comparison of the volatile compounds of *Atractylodes*, medicinal plants by headspace solid-phase microextraction-gas chromatography-mass spectrometry. Analytica Chimica Acta, 2006, 570(1):73-78.

[58] Deng C, Wang A, Shen S, et al. Rapid analysis of essential oil from *Fructus Amomi* by pressurized hot water extraction followed by solid-phase microextraction and gas chromatography-mass spectrometry. Journal of Pharmaceutical & Biomedical Analysis, 2005, 38(2):326-331.

[59] Yao N. Development of microwave-assisted extraction followed by headspace solid-phase microextraction and gas chromatography-mass spectrometry for quantification of camphor and borneol in *Flos Chrysanthemi Indici*. Analytica Chimica Acta, 2006, 575(1):120-125.

[60] Deng C, Yao N, Wang B, et al. Development of microwave-assisted extraction followed by headspace single-drop microextraction for fast determination of paeonol in traditional Chinese medicines. Journal of Chromatography A, 2006, 1103(1):15.

[61] Deng C, Xu X, Yao N , et al. Rapid determination of essential oil compounds in *Artemisia selengensis* Turcz by gas chromatography-mass spectrometry with microwave distillation and simultaneous solid-phase microextraction. Analytica Chimica Acta, 2006, 556(2):289-294.

[62] Dallüge J, Beens J, Brinkman UA. Comprehensive two-dimensional gas chromatography: a powerful and versatile analytical tool. Journal of Chromatography A, 2003, 1000(1/2):69.

[63] 林杰，江汉美，卢金清. HS-SPME-GC-MS 法分析杜仲和杜仲叶中挥发性成分. 安徽农业科学, 2018, 46(10): 165, 166, 199.

[64] 伍庆，王兴宁，张明时. 高效液相色谱法同时测定杜仲药材中绿原酸和松脂醇二葡萄糖苷的含量. 时珍国医国药, 2008, 19 (2): 108-109.

[65] 伍庆，王兴宁，张明时，等. 高效液相色谱法同时测定杜仲叶药材中芦丁等 3 种黄酮类有效成分的含量. 时珍国医国药, 2009, 20(5): 186-187.

[66] 严颖，赵慧，邹立思，等. 基于 LC-Triple TOF MS/MS 技术分析杜仲不同药用部位化学成分差异. 质谱学报, 2018, 39(1):101-111.

[67] Yan Y, Zhao H, Chen C , et al. Comparison of multiple bioactive constituents in different parts of *Eucommia ulmoides* based on UFLC-QTRAP-MS/MS combined with PCA. Molecules, 2018, 23(3): 642-652.

[68] 刘建斌，孙文基. HPLC-ELSD 法测定杜仲皮、叶和种子中桃叶珊瑚苷的含量. 药物分析杂志, 2005, 12: 1507-1509.

[69] 林淼，楚清脆，田秀慧，等. 杜仲及其保健品中生物活性成分的毛细管电泳 / 电化学检测. 分析测试学报, 2007, 26(3): 389-392.

[70] 张付远. 杜仲叶内胶含量及分子质量动态变化研究. 杨凌: 西北农林科技大学硕士学位论文, 2008.

[71] 刘慧东，马志刚，朱景乐，等. 采用滤袋技术快速测定杜仲叶片中杜仲胶含量. 天然产物研究与开发, 2016,(4):498-504.

[72] 刘祥，刘淑瑛，虎娟，等. 超声波辅助 3 种溶剂分析测定杜仲胶含量. 热带作物学报, 2017, 38(4):723-727.

[73] 孙波，郑联喜. 杜仲中有机成分含量的近红外快速测定方法. 天然产物分离, 2003,(2):11-14.

[74] Liu G, Zhang X, Zhang T , et al. Determination of the content of *Eucommia ulmoides* gum by variable temperature Fourier transform infrared spectrum. Polymer Testing, 2017, 63:582-586.

第九章
杜仲药理作用研究

研究亮点:

1. 杜仲的药理作用广泛,有降血压、抗骨质疏松、调节骨代谢、肝损伤保护、抗肿瘤、降血脂、降血糖、抗氧化、神经保护、抑菌、免疫调节、安胎、镇静催眠、抗惊厥及抗抑郁等作用。

2. 杜仲的主要药用部位是杜仲(树皮)和杜仲叶,本章整理了杜仲(树皮)、杜仲叶、杜仲雄花、杜仲籽等的药理活性研究资料。

3. 杜仲木脂素类成分具有降血压作用,研究发现杜仲木脂素类成分可通过内皮依赖途径(促进 NO 释放)和非内皮依赖途径(激活内向整流钾通道)对肠系膜上动脉产生舒张作用。

4. 桃叶珊瑚苷、京尼平苷酸、京尼平、京尼平苷、5-(羟甲基)-2-糠醛具有抗骨质疏松作用。

摘要: 杜仲(*Eucommia ulmoides* Oliv.)是传统中药,传统药用部位为杜仲树皮,《中华人民共和国药典》(简称《中国药典》)自 2005 年版开始增加收载杜仲叶。杜仲(树皮)性味甘,温;归肝、肾经;补肝肾,强筋骨,安胎。杜仲叶微辛,温;归肝、肾经;补肝肾,强筋骨。现代杜仲药理研究发现,杜仲药理作用广泛,有降血压、抗骨质疏松、调节骨代谢、肝损伤保护、抗肿瘤、降血脂、降血糖、抗氧化、神经保护、免疫调节、抑菌、安胎、镇静催眠、抗惊厥等药理作用,其中降血压与抗骨质疏松作用的研究资料最多。杜仲树皮、杜仲叶、杜仲提取物、活性成分,杜仲雄花、杜仲籽等的药理作用均有研究报道。杜仲的多种药理作用已得到临床认可,降血压、抗骨质疏松和免疫调节等活性已在临床广泛应用,杜仲复方及相关制剂的临床研究也已开展。

关键词: 杜仲,降血压,抗骨质疏松,肝损伤保护,降血糖,抗肿瘤,免疫调节

Chapter 9 Pharmacological Research on *Eucommia ulmoides*

Highlights:

1. The pharmacological effects of *Eucommia ulmoides* are widely studied, including lowering blood pressure, anti-osteoporosis, regulating bone metabolism, protecting liver damage, anti-tumor, lowering blood fat, lowering blood sugar, antioxidant, neuroprotection, bacteriostasis, immune regulation, antenatal as well as sedative hypnosis, anti-convulsions, and anti-depression.

2. The main medicinal parts of *E. ulmoides* are bark and leaves. This chapter summarizes the pharmacological activities of *E. ulmoides* (bark), leaves, male flowers and seeds.

3. *E. ulmoides* lignans have a blood pressure lowering effect, and studies have shown that *E. ulmoides* lignans can relax the superior mesenteric artery through endothelium-dependent pathways (promoting NO release) and non-endothelium-dependent pathways (activating inward rectifying K^+ channels).

4. Peach leaf glycoside, geniposide, genipin, geniposide, 5-(hydroxymethyl)-2-furfural has anti-osteoporosis effect.

Abstract: *Eucommia ulmoides* Oliv. is a traditional Chinese medicine. The historical medicinal part is *E. ulmoides* bark. The Chinese Pharmacopoeia has been added with *E. ulmoides* leaves since the 2005 edition. *E. ulmoides* bark is sweet and warm; it is returned to the liver and kidney channels; *E. ulmoides* bark can tonic liver and kidney, strong muscles and bones, recuperate. *E. ulmoides* leaves is pungent and warm; it is returned to the liver and kidney channels; *E. ulmoides* leaves can tonic liver and kidney, strong muscles and bones. *E. ulmoides* pharmacological studies have found that *E. ulmoides* has a wide range of pharmacological effects, including blood pressure lowering, anti-osteoporosis, regulating bone metabolism, liver injury protection, anti-tumor, blood lipid lowering, blood sugar lowering, anti-oxidation, neuroprotective effects, immune regulation, and antibacterial, anti-abortion, sedative hypnosis, anti-convulsant and other pharmacological effects. The most studied pharmacological effects are blood pressure lowering and anti-osteoporosis. The pharmacological effects of *E. ulmoides* bark, *E. ulmoides* leaves, extracts of *E. ulmoides*, active ingredients, *E. ulmoides* male flowers and *E. ulmoides* seeds have been reported. The pharmacological effects of *E. ulmoides* have been clinically recognized. Activities such as blood pressure lowering, anti-osteoporosis and immunomodulation have been widely used in clinics. Clinical studies on *E. ulmoides* and related preparations have also been carried out.

Keywords: *Eucommia ulmoides* Oliv., Blood pressure lowering, Anti-osteoporosis, Liver injury protection, Blood sugar lowering, Anti-tumor, Immune regulation

杜仲（*Eucommia ulmoides* Oliv.）为杜仲科杜仲属植物，经典药用部位为树皮。《神农本草经》中载其"主治腰膝痛，补中，益精气，坚筋骨，强志，除阴下痒湿，小便余沥。久服轻身耐老"，列其为上品。杜仲树生长数年方可取皮入药，且剥一次皮又需要数年才能修复，对资源保护十分不利，因此亟待开展杜仲其他药用部位的开发和应用研究。杜仲和杜仲叶已被 2005 ~ 2020 年版《中国药典》收载。杜仲性味甘，温；归肝、肾经；补肝肾，强筋骨，安胎；用于肝肾不足，腰膝酸痛，筋骨无力，头晕目眩，妊娠漏血，胎动不安。杜仲叶微辛，温；归肝、肾经；补肝肾，强筋骨；用于肝肾不足，头晕目眩，腰膝酸痛，筋骨痿软[1]。卫生部 2002 年发布的 51 号文件中，杜仲与杜仲叶被列入"可用于保健食品"的品种之中。2020 年 1 月 6 日国家卫生健康委员会、国家市场监督管理总局发布《关于对党参等 9 种物质开展按照传统既是食品又是中药材的物质管理试点工作的通知》，意味着杜仲叶有望成为药食同源物质。

杜仲药用价值很高，药理作用广泛，有降血压、降血脂、降血糖、抗骨质疏松及抑制关节炎和抗肿瘤等多种药理作用，此外，杜仲抗炎、抑菌、抗氧化、抗衰老、保护神经细胞、保护肝、镇静、催眠、抗惊厥、安胎等药理活性也有研究报道。针对杜仲不同药用部位的各种生物活性[2,3]研究也逐渐开展。

杜仲药效成分主要有木脂素类、环烯醚萜类、苯丙素类、黄酮类、多糖类、杜仲胶及蛋白质等。杜仲木脂素类是研究较多的成分，有单环氧木脂素、双环氧木脂素、环木脂素、倍半木脂素、新木脂素及杜仲木脂素糖苷类[4]。其中，松脂醇二葡萄糖苷被《中国药典》选定为杜仲药材质量控制的主要评价指标[1]。药理研究发现，杜仲木脂素具有显著的降压活性[5]，杜仲环烯醚萜类成分有抗骨质疏松的作用，杜仲黄酮类成分有调节免疫、抗肿瘤、抗骨质疏松[6]等活性。杜仲多糖具有清除亚硝酸盐、降血糖、抗肝纤维化、抗氧化及免疫调节功能[7]。

第一节 杜仲降血压作用研究

一、杜仲降压相关药理活性研究

杜仲及其炮制品炒杜仲、盐杜仲、杜仲炭等均具有降血压的药理作用，杜仲叶、杜仲雄花和杜仲花粉[8]等其他药用部位的降血压作用也陆续被发现。杜仲木脂素类和黄酮类成分均具降压作用。

（一）杜仲对自发性高血压大鼠的降压作用

杜仲叶提取物对自发性高血压大鼠有降压作用。Lang 等[9]每天给予自发性高血压大鼠

（spontaneously hypertensive rat, SHR）200 mg/kg（低剂量）、600 mg/kg（中剂量）或 1200 mg/kg（高剂量）的杜仲提取物，发现从第 8 天开始，以中等剂量或高剂量施用的杜仲提取物降低了雄性大鼠的收缩压。Liu 等[10]采用自发性高血压大鼠模型测定杜仲的抗高血压水平，杜仲提取物可降低自发性高血压大鼠血压，其降压作用相对稳定，但降压作用低于对照药卡托普利。杜仲叶提取物对自发性高血压大鼠有慢性降压作用。唐志晗等[11]研究了杜仲叶醇提物对大鼠血压的影响，将 32 只自发性高血压大鼠随机分为 4 组：对照组（0.5% CMC-Na）、硝苯地平组（5 mg/kg）、杜仲叶低剂量组（4.2 g/kg）和杜仲叶高剂量组（6.3 g/kg）。连续灌胃给药 18 天，用 HEM-80F 型容积阻抗法血压计测定给药前及给药后大鼠尾动脉血压，以及 8 天停药恢复期血压值。实验结果显示对照组舒张压在整个给药期间无明显变化。杜仲叶提取物低剂量组和高剂量组分别从给药后第 7 天和第 11 天起，血压与对照组相比差异有统计学意义（$P < 0.05$）。硝苯地平组降压效果基本同杜仲叶提取物高剂量组一致。将 12 只肾性高血压大鼠分为对照组（0.5% CMC-Na）、托普利组（12.5 mg/kg）、杜仲叶提取物低剂量组和高剂量组，研究各组对肾性高血压大鼠收缩压的急性降低作用。实验发现肾性高血压大鼠 1 次灌胃杜仲提取物后，杜仲叶提取物高、低剂量组 1 h、2 h、4 h、6 h、8 h 的血压均明显低于肾性高血压大鼠血压（与对照组相比较 $P < 0.05$）。杜仲叶中的绿原酸对自发性高血压大鼠有降压作用，绿原酸高剂量组（20mg/kg）自发性高血压大鼠的血压变化与空白组比较具有显著性差异，且随着饲养时间的延长，血压逐步降低[12]。

雷燕妮等[13]研究发现杜仲叶总黄酮具有降血压作用。该实验采用间接测压法测量大鼠尾动脉血压。实验结果显示，杜仲叶总黄酮组及阳性对照组给药后收缩压和舒张压均有不同程度的降低，大体上伴随着时间的延长效果越来越明显，其中高剂量组与对照组相比降压作用有极显著性差异。

杜仲及其炮制品有显著的降压活性，杜仲炮制品还具有显著减慢心率的活性。贺庆等[14]比较了杜仲不同炮制品的降压活性，实验分 6 组：杜仲生药组（60% 乙醇提取物，6 g/ml）、杜仲炮制品组（杜仲盐炙品 60% 乙醇溶液，6 g/ml）、杜仲假炮制品组（杜仲生品加水浸泡闷润，炒制后用 60% 乙醇溶液提取，6 g/ml）、硝苯地平组（阳性对照组，0.25 mg/ml）、高血压对照组（0.9% NaCl）、正常对照组（0.9% NaCl）。各组大鼠经灌胃给予 10 ml/kg 药物，2 次 / 天 ×8 天，于末次给药 1 h 后，运用 RBP-1B 型大鼠血压计方法测量大鼠尾动脉收缩压、心率与体重。给药前后自身成组比较结果显示，正常对照组、高血压对照组、杜仲炮制品组、杜仲假炮制品组较给药前体重均显著增加，硝苯地平组、杜仲生药组较自身均无显著性差异（$P > 0.05$）。正常对照组、硝苯地平组血压较给药前均无显著性差异（$P > 0.05$）；高血压对照组、杜仲假炮制品组血压较给药前分别显著升高 29.2 mmHg（$P < 0.01$）、10.5 mmHg（$P < 0.05$）；杜仲生药组、杜仲炮制品组血压较给药前分别显著降低 21.0 mmHg（$P < 0.01$）、35.9 mmHg（$P < 0.01$）。研究结果表明自发性高血压大鼠的基础血压随生长会显著升高，硝苯地平、杜仲生药、炮制品均具有显著抑制自发性高血压大鼠基础血压升高的活性，杜仲生药与炮制品降低自身基础血压升高的活性要强于硝苯地平。正常对照组心率较给药前显著下降 64.4 次 / 分（$P < 0.01$）；高血压对照组、杜仲假炮制品组心率较给药前分别显著升高 67.7 次 / 分（$P < 0.05$）、50.0 次 / 分（$P < 0.01$）；硝苯地平组、杜仲生药组、杜仲炮制品组较给药前均无显著性差异（均为 $P > 0.05$），这些结果表明自发性高血压大鼠的基础心率随生长会显著升高，硝苯地平、杜仲生药、杜仲炮制品均具有显著抑制自发性高血压大鼠基础心率升高的活性。给药 8 天后各制品组体重、血压、心率分别与高血压对照组的比较结果显示，正常对照组、硝苯地平组、杜仲生药组、杜仲炮制品组血压较高血压对照组分别低 51.4 mmHg、47.0 mmHg、45.1 mmHg、56.3 mmHg，均为 $P < 0.01$；表明硝苯地平、杜仲生药、炮制品均有显著降压活性。给药后，正常对照组（$P < 0.01$）、杜仲炮制品组（$P < 0.05$）心率显著低于高血压对照组，其余各组较高血压对照组无显著性差异（$P > 0.05$）。该实验结果表明杜仲药材生品与炮制品有显著的降压活性，炮制品的降压活性略优于生品，但两者无显著性差异；杜仲炮制品还具有显著降低心率的活性（表 2-9-1 和表 2-9-2）。

表 2-9-1 实验分组与给药剂量[14]

Table 2-9-1 The groups and dosages[14]

组别	动物数	给药剂量
正常对照组	10	0.9% NaCl × 10 ml/kg × 2 次 / 天 ×8 天
高血压对照组	6	0.9% NaCl × 10 ml/kg × 2 次 / 天 ×8 天
硝苯地平组（阳性对照组）	6	0.25 mg/ml × 10 ml/kg × 2 次 / 天 ×8 天
杜仲生药组	6	6 g/ml × 10 ml/kg × 2 次 / 天 ×8 天
杜仲炮制品组	6	6 g/ml × 10 ml/kg × 2 次 / 天 × 8 天
杜仲假炮制品组	6	6 g/ml × 10 ml/kg × 2 次 / 天 × 8 天

表 2-9-2 给予不同杜仲炮制品前后大鼠的体重、血压与心率值（$n=6$ 或 10，$\bar{x} \pm s$）[14]

Table 2-9-2 The weight, blood pressure and heart rate of different processed materials before and after administration of Eucommiae cortex（$n=6$ or 10，$\bar{x} \pm s$）[14]

组别	给药前			给药 8 天后		
	体重（g）	血压（mmHg）	心率（次 / 分）	体重（g）	血压（mmHg）	心率（次 / 分）
正常对照组	254.1 ± 11.4	101.9 ± 17.0	400.2 ± 21.6	272.3 ± 12 5**○○	115.7 ± 13.8○○	335.8 ± 26.9**○○
高血压对照组	231.2 ± 14.3	137.9 ± 17.9	391.4 ± 35.5	244.7 ± 16.2**	167.1 ± 16.5**	459.1 ± 35.2*
硝苯地平组（5 mg/kg）	230.2 ± 9.0	131.3 ± 26.5	421.4 ± 49.2	246.8 ± 19.6	120.1 ± 22.8○○○△△	456.6 ± 53.4
杜仲生药组（120 g/kg）	235.8 ± 13.3	143.0 ± 17.3	410.9 ± 57.2	244.0 ± 24.0	122.0 ± 14.4*○○○△△	425.2 ± 45.5
杜仲炮制品组（120 g/kg）	228.5 ± 12.4	146.7 ± 20.6	416.5 ± 65.3	245.3 ± 25.2*	110.8 ± 25.6*○○○△△	411.5 ± 32.2○
杜仲假炮制品组（120 g/kg）	227.7 ± 15.2	154.1 ± 30.9	370.9 ± 39.8	249.8 ± 15.9**	164.6 ± 21.5△	420.9 ± 49.7**

注：给药前后成组 t 检验比较，*$P < 0.05$，**$P < 0.01$；给药后各制品组分别与高血压对照组比较，○ $P < 0.05$，○○ $P < 0.01$；给药前后配对 t 检验比较，△ $P < 0.05$，△△ $P < 0.01$。

Note: self-compared before and after being given drugs using group t test, *$P < 0.05$, **$P < 0.01$; compared with SHR-SP negative control after being given drugs, ○ $P < 0.05$, ○○ $P < 0.01$; self-compared before and after being given drugs using pair t test, △ $P < 0.05$, △△ $P < 0.01$.

（二）杜仲对高钠饮食大鼠的降血压作用

娄丽杰等[15]研究了杜仲雄花茶对高钠饮食大鼠血压的影响，将 50 只大鼠（雌雄各半）随机分 5 组，分别为空白对照组、高血压模型组、阳性对照组、杜仲雄花茶高剂量组（20 ml/kg）和杜仲雄花茶低剂量组（5 ml/kg），并分别用鼠尾动脉血压测量系统测定每只大鼠的血压。空白对照组给予正常饲料（含质量分数为 1% NaCl 的饲料）和饮水（自来水），其余 4 组给予高盐饲料（含质量分数为 4% NaCl 的饲料），饮用 20 g/L NaCl 溶液，连续给药 56 天。末次给药 30 min 后测量鼠尾血压，连续 3 天分别测定每只大鼠的血压，取 3 次的平均值。实验结果显示，给药后杜仲雄花低剂量组血压与空白对照组和阳性对照组相比呈显著性差异（$P < 0.01$）；与模型组血压相比，杜仲雄花低剂量组（$P < 0.05$）、高剂量组（$P < 0.01$）血压均有显著性差异。这说明杜仲雄花茶叶可在一定程度上降低高钠饮食所引起的高血压。

（三）杜仲对其他动物模型的血压调节作用

盐杜仲和杜仲炭有降血压作用。李轩[16]研究了盐杜仲和杜仲炭对小鼠血压的影响，取雄性小鼠 100 只，随机分组，分别为对照组、盐杜仲高、低剂量组，杜仲炭高、低剂量组，其中盐杜仲醇煎液浓度以生药量计为 1.5 g/ml，杜仲炭醇煎液浓度以生药量计为 15 g/ml，低剂量组给药量 3.0 g/kg，高剂量组给药量 9.0 g/kg。连续给药 2 周，用尾动脉测压仪测定血压，记录小鼠的收缩压和舒张压。实验结果发现，盐杜仲高剂量组与杜仲炭高剂量组的收缩压和舒张压较对照组有显著性差异，且杜仲炭的降血压药活性较盐杜仲强。

陈廉等[17]研究了杜仲（树皮）与杜仲叶提取物对家兔和犬两种动物的降血压作用。该实验将药材制成浓度为 1 ml（相当生药 3 g）的水煎剂和 65% 乙醇提取液（称"水煎剂""醇提液"）。选择健康家兔，用乌拉坦（1 g/kg）静脉注射麻醉后，分离出颈动脉，描记颈动脉血压。其中 5 只按 2 ml/kg 体重耳静脉注射水煎剂；6 只按 2 ml/kg 体重耳静脉注射醇提液。结果显示，给予同等剂量后，杜仲（树皮）的降压强度稍强于杜仲叶，降压维持时间也稍长于杜仲叶，但均无显著性差异。选择健康家犬 4 只，雌雄皆有，用戊巴比妥钠（30 g/kg）静脉注射麻醉后按常规手术操作分离出右颈动脉，描记颈动脉血压。杜仲皮和叶的醇提液均按体重 1 ml/kg 静脉注射给药。两者均有明显的降压作用，皮的降压作用稍强于杜仲叶，但两者无显著性差异。结果表明杜仲（树皮）和杜仲叶对家兔和犬均有明显的降压作用。

贵州省药品检验所和贵州省中医研究所[18]开展了杜仲叶与杜仲对实验动物猫和犬急性降压作用的比较研究。以 30% 乌拉坦（剂量 1～1.2 g/kg）腹腔注射麻醉实验动物猫，颈动脉插管记录血压，气管插管记记呼吸。待血压、呼吸稳定后，按 0.4 ml/kg 体重自股静脉注射药材水煎剂［杜仲（树皮）水煎剂相当于原药材 0.2 g/kg，杜仲叶水煎剂相当于原药材 0.4 g/kg］，并描记 90 min 血压和呼吸曲线。实验结果显示，分别给予生杜仲（树皮）、生杜仲叶、炒杜仲（树皮）、炒杜仲叶水煎剂后，血压均骤降，经 2～3 min 恢复至接近或略超过原血压水平，数分钟后又逐渐缓缓下降，并维持 90 min 以上。对麻醉犬急性降压作用进行比较，将 15 只犬分为 4 组，以戊巴比妥钠 40 mg/kg 静脉麻醉，记录方法与猫同，给药剂量比实验猫大 1 倍。分别静脉注射 4 种水煎剂后，犬血压均很快下降，

但下降速度不如猫迅速。一般在 2～4 min 降至最低点。其中大部分犬血压回升缓慢，在 30 min 左右逐渐恢复至接近给药前原血压水平，经 10～20 min 后又渐渐轻微下降或保持略低于原血压水平持续 90 min 以上。

秦振栋等[19]对杜仲与杜仲叶的降压作用进行比较，取家兔为实验动物，采用乙醚麻醉行急性实验，经耳静脉给药，注射量相当生药 1 g/kg，记录观察给药前后颈动脉血压及呼吸、泌尿方面的变化。12 例杜仲（树皮）的平均降压率为 18.5%，平均降压持续时间为 120 s；杜仲落叶对 12 例中的 9 例有降压作用，其平均降压率为 6.3%，平均降压持续时间为 43 s，二者差异显著。其中无效的 3 例在注射落叶煎剂后，血压不但不下降，反而上升，上升率有的高达 10%；上升后不能很快地回落，超越原血压水平的持续时间竟有长达 10 min 以上者，且加大注射量不能相应增加其降压作用。在杜仲（树皮）与生杜仲绿叶的比较中，11 例生杜仲绿叶平均降压率为 25.3%，皮为 15.7%，较杜仲（树皮）作用强；降压持续时间生杜仲绿叶（平均为 166 s）较杜仲（树皮）（53 s）长，两者差别显著。但当血压回升时，生杜仲（树皮）基本保持在原血压水平以下，其中只有 2 例超越原血压水平 2 mmHg；而应用生杜仲绿叶则大多超越原血压水平。在炒皮与炒绿叶的比较中，10 例炒杜仲（树皮）和炒杜仲绿叶的降压作用均较生品强。降压率炒杜仲（树皮）组平均为 31.7%，炒绿叶组为 38.6%，炒绿叶组较炒杜仲（树皮）组强；降压持续时间炒杜仲（树皮）组平均为 81 s，炒绿叶组为 159 s，炒绿叶组比炒杜仲（树皮）组长。但当血压回升后，炒杜仲（树皮）组半数保持在原血压水平以下，而炒绿叶组只有 2 例在原血压水平以下，其余 8 例均有超越现象，竟有 1 例超越 16 mmHg。在 10 例烘杜仲（树皮）与烘绿叶的比较中，无论是降压率还是降压持续时间，烘杜仲（树皮）组与烘绿叶组都较接近。但当血压回升时，二者却有明显差别。烘杜仲（树皮）有 4 例有超越现象，烘绿叶则有 9 例有超越现象。有 1 例烘杜仲（树皮）、烘绿叶均一度引起心力加强、心率减慢。

许文福[20]研究了炒杜仲和生杜仲的水浸煎液、醇浸煎液及醇残渣水浸煎液的降压作用。取体重

1 kg 左右的猫共 9 只，以苯巴比妥钠注射剂，按
120 ～ 150 ml/kg 行腹腔注射麻醉，找出股静脉连
接生理盐水的股静脉套管。再找出颈动脉及呼吸
气管，插入气管套及动脉套，用股静脉注射给药，
观察对血压及呼吸的作用。在静脉注射杜仲或炒
杜仲后，可观察到生杜仲与炒杜仲均有明显的降
压作用，同时发现同样浓度的生杜仲与炒杜仲对
血压下降影响不同，炒杜仲的降压作用比生杜仲
大；水煎剂作用比醇浸煎液大，醇残渣煎剂仍有
微弱的降压作用。

（四）杜仲复方制剂的降血压作用

研究发现，杜仲及其药对（杜仲－槲寄生、
杜仲－钩藤－槲寄生）或制剂（杜仲降压片、杜
仲口服液等）均有较好的降压作用[21, 22]。

杜仲降压片是由复方杜仲流浸膏和钩藤组成
的中成药，临床上用于治疗肾虚肝旺型高血压。
李利生等[23]研究发现杜仲降压片能够降低自发
性高血压大鼠的血压，他们采用尾动脉无创测压
法连续测定自发性高血压大鼠清醒安静状态下的
心率和尾动脉收缩压、舒张压。研究结果显示在
给药期间，与给药前或生理盐水组比较，杜仲降
压片各剂量均能够明显降低自发性高血压大鼠的
收缩压和舒张压，且均能明显增加大鼠血清 NO，
降低血清内皮素（endothelin，ET）量。杜仲降
压片高剂量（500 mg/kg）可增强超氧化物歧化酶
（superoxide dismutase，SOD）活性，降低大鼠血
清丙二醛量，而其他剂量组和卡托普利组与生理
盐水组比较则无显著性差异。

杜仲降压方的处方为杜仲 33.40g、益母
草 33.40g、夏枯草 20.00g、黄芩 20.00g、钩藤
20.00g。赵雪梅等[24]研究了杜仲降压方不同提
取液的降压作用。实验采用 5 种提取方式：半仿
生提取液、半仿生提取醇沉液、水提取液、水提
取醇沉液、醇提取液，提取后浓缩至相当于原药
材 0.25 g/ml。对 10 周龄健康雄性 Wistar 大鼠喂
以 21% 高蛋白饲料 1 周，选血压高于 22.7 kPa 者
用于实验研究。将实验动物随机分组，分别给予
半仿生提取液、半仿生提取醇沉液、水提取液、
水提取醇沉液、醇提取液、杜仲降压片和空白对
照，连续给药 10 天。大鼠末次给药后 2 h，采用

无创伤间接测压仪测定清醒状态下大鼠的尾动脉
血压、心率，结果显示半仿生提取液、半仿生提
取醇沉液、水提取液的降压作用（与高血压组相比，
$P < 0.01$）优于其他提取液及杜仲降压片；半仿生
提取液、水提取液降低心率的作用优于其他提取
液及杜仲降压片，其中半仿生提取液呈明显优势。
采用放射免疫分析法测定血浆肾素活性（plasma
renin activity，PRA）及血管紧张素 II（angiotensin
II，Ang II）、醛固酮（aldosterone，ALD）的含
量。结果显示，各试验组均可降低实验动物 PRA
及 Ang II、ALD 水平，半仿生提取液、半仿生提
取醇沉液、水提取液的作用（与高血压组相比，
$P < 0.01$）优于其他提取液及杜仲降压片，其中半
仿生提取液呈明显优势。取血浆，采用硝酸还原
酶法测定血浆中 NO、放射免疫分析法测定 ET 的
含量，结果显示各实验组可降低自发性高血压大
鼠血浆中的 ET 水平，升高血浆中的 NO 水平，并
且半仿生提取液的作用优于其他提取液及杜仲降
压片。

杜仲口服液是由杜仲、山楂等组方。康存战
等[25]研究了杜仲口服液对自发性高血压大鼠降
血压功效的影响。实验分为低（1.5 g/kg）、中
（3.0 g/kg）、高（6.0 g/kg）3 个剂量组和 1 个
对照组。用 PS-100 尾动脉血压记录仪连续测血压
4 周。结果显示，给予受试物 1 周后，与对照组相
比较，高剂量组即有抗高血压功效（$P < 0.05$），
3 周后各剂量组均有明显的抗高血压功效（低剂量
组和高剂量组 $P < 0.01$，中剂量组 $P < 0.05$），4
周后功效更为显著（$P < 0.001$）。

黄武光等[26]用 RM-6000 型四道生理记录
仪测定中成药杜仲叶冲剂对麻醉猫血压的影响，
取猫用戊巴比妥钠（35 mg/kg）腹腔注射麻醉，
用颈动脉插管法测量平均动脉压（mean arterial
pressure，MAP）。术后待血压稳定 30 min，由股
静脉注射杜仲叶浸膏稀释液。以给药前 MAP 与
给药后最低 MAP 的差值为净降压强度，以血压
出现持续下降的起始时间至血压基本恢复到给药
前水平时间为降压维持时间，结果显示杜仲叶浸
膏对麻醉猫具有非常明显而持久的降压作用，降
压强度随剂量增加而增加，降压维持时间也随之
延长。

黄志新等[27]在研究槲寄生与杜仲的降压作用及槲寄生、钩藤、杜仲三者的降压作用[28]中发现槲寄生-杜仲液与槲寄生-钩藤-杜仲液可以将血压降至正常大鼠的水平，其降血压作用均优于阳性对照川芎素。钩藤-杜仲液与川芎素的降血压作用相近，不能将血压降至正常大鼠水平。停药后各组的血压均回升，槲寄生-杜仲液、槲寄生-钩藤-杜仲液的回升速度较慢。槲寄生-钩藤-杜仲液对假手术大鼠和未手术正常大鼠的血压基本没有影响，没有造成正常大鼠血压降低等不良反应。

（五）杜仲提取物和化学成分的降压作用

目前杜仲化学成分的降压作用也有不少研究报道。吴卫华等[29]对杜仲降血压效应研究中，将不同剂量的杜仲木脂素部位、杜仲环烯醚萜部位及两者合并后的提取物通过静脉注射及灌胃的方式考察其对正常 Sprague-Dawley（SD）大鼠及自发性高血压大鼠（SHR）血压的影响，通过颈动脉直接测量静脉注射给药正常的 SD 大鼠血压的变化，通过尾动脉测量灌胃给药后 SHR 血压的变化。静脉给药实验结果显示，不同剂量杜仲木脂素（30 mg/kg、60 mg/kg）对 SD 大鼠具有降血压作用（与阴性对照组比较，$P < 0.05$），且不同剂量之间差异有显著性（$P < 0.05$），30 mg/kg、60 mg/kg 杜仲木脂素的最大降幅分别为（37±9）mmHg 和（57±4）mmHg，两者差异有显著性（$P < 0.05$）。灌胃给药实验表明，不同剂量杜仲木脂素[150 mg/（kg·d）、300 mg/（kg·d）]可使 SHR 血压下降（与阴性对照组比较 $P < 0.05$），一天给药 2 次能产生较好的降压效果，给药后第 4 天可产生稳定的降压作用，150 mg/（kg·d）和 300 mg/（kg·d）杜仲木脂素产生的最大降压效应分别是（15±6）mmHg 和（36±9）mmHg，两者差异有显著性（$P < 0.05$），提示杜仲木脂素具有剂量依赖性降压作用。

罗丽芳[30]研究了杜仲木脂素对 SHR 血压的影响，对 SHR 连续 14 天灌胃给予木脂素[150 mg/（kg·d）和 300 mg/（kg·d）]，每隔 2 天监测其血压变化。实验结束后取血，用比色法测量血浆中 NO 的浓度，用放射免疫分析法测量血浆中肾素活性（rennin activity，RA）和 Ang Ⅱ、降钙素基因相关肽（calcitonin gene-related peptide，CGRP）的含量。实验结果显示，连续灌胃给予不同剂量杜仲木脂素均可有效降低大鼠的血压。给予杜仲木脂素后，SHR 血压缓慢下降，给药后第 4 天达到稳定的状态，300 mg/kg 剂量组自第 4 天起与 SHR 对照组比较血压有显著性差异（$P < 0.05$）。给予 2 周 300 mg/（kg·d）木脂素后，SHR 血浆 NO 水平较阴性对照组显著升高[（43.2±17.4）μmol/ml，$P < 0.05$]。给予两种剂量杜仲木脂素均可使 SHR 血浆 RA 较阴性对照组降低（$P < 0.05$）。两种剂量杜仲木脂素组的 Ang Ⅱ 含量较阴性对照组降低（$P < 0.05$）。

江春艳等[31]对从杜仲（树皮）中提取的降血压有效成分松脂醇二葡萄糖苷（pinoresinol diglucoside，PDG）、绿原酸、京尼平苷、京尼平苷酸、槲皮素、芦丁、桃叶珊瑚苷进行研究，测定单组分和两两组合对大鼠胸主动脉血管张力变化的影响。大多数单组分的最大舒张效果低于浸膏，低于维拉帕米，松脂醇二葡萄糖苷和槲皮素在组合比例为 1∶1 时，大鼠主动脉血管舒张效果最显著，舒张作用最好（表 2-9-3 和图 2-9-1）。

表 2-9-3　组分配伍后血管舒张效果明显改善的 6 种组合（$\bar{x} \pm s$）[31]

Table 2-9-3　Six kinds combinations with significantly improved in vasodilation effect（$\bar{x} \pm s$）[31]

组合	药液浓度（g/L）	血管舒张率（%）	空白组	最大舒张率与杜仲浸膏相比（P值）
绿原酸+桃叶珊瑚苷	0.02	2.30 ± 0.97	-0.43	
	0.10	140.5 ± 4.32	-0.38	< 0.05
	0.20	140.46 ± 3.89	0.10	
桃叶珊瑚苷+槲皮素	0.02	2.21 ± 0.85	-0.21	
	0.10	138.4 ± 4.67	0.05	< 0.05
	0.20	139.2 ± 3.92	0.12	
桃叶珊瑚苷+PDG	0.02	85.6 ± 2.62	0.28	
	0.10	155.21 ± 3.54	-0.02	< 0.05
	0.20	155.49 ± 4.61	-0.13	
槲皮素+PDG	0.02	0.21 ± 0.01	0.08	
	0.10	146.76 ± 3.85	-0.31	< 0.05
	0.20	192.47 ± 4.96	-0.08	

续表

组合	药液浓度（g/L）	血管舒张率（%）	空白组	最大舒张率与杜仲浸膏相比（P值）
京尼平苷酸+PDG	0.02	7.76 ± 1.26	0	
	0.10	127.23 ± 2.86	-0.35	< 0.05
	0.20	129.90 ± 3.21	0.04	
京尼平苷酸+芦丁	0.02	0.78 ± 0.02	0.03	
	0.10	137.05 ± 3.46	-0.23	< 0.05
	0.20	136.89 ± 3.02	0.02	
杜仲浸膏	0.02	5.3 ± 1.12	0	
	0.10	95.63 ± 3.84	0.21	—
	0.20	125.82 ± 4.69	-0.12	
维拉帕米	0.02	89.51 ± 2.12	0.17	
	0.10	192.12 ± 3.16	-0.24	< 0.05
	0.20	192.38 ± 4.33	0	

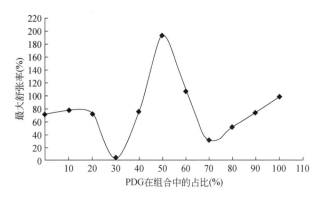

图 2-9-1　槲皮素和松脂醇二葡萄糖苷（PDG）不同比例组合下血管最大舒张率

Fig. 2-9-1　The maximum vasodilation rate of different proportion combination of quercetin and pinoresinol diglucoside (PDG)

　　杜仲中分离出的某些新化合物也具有降压活性。Yan 等[32] 从杜仲的叶子中分离出 4 个新的四甲基环己烯型单萜苷类 / 甲基环己烯型单萜苷类，分别为 eucomegastigside E1、eucomegastigside E2、eucomegastigside F1 和 eucomegastigside F2。这 4 种化合物的血管紧张素转换酶（angiotensin converting enzyme，ACE）抑制活性用 HPLC 法测定，结果显示所有化合物对 ACE 均有一定的抑制作用。

　　Yan 等[33] 采用硅胶柱色谱法和 HPLC 对杜仲叶的正丁醇提取物进行分离，得到以下 7 种四甲基环己烯型单萜苷类化合物 eucomegastigside A ～ eucomegastigside D、（6R，7E，9R）-9-hydroxy-4，7-megastigmadien-3-one-9-O-［α-L-arabinopyranosyl-（L → 6）-β-D-glucopyranoside、foliasalacioside B1 和 eleganoside A，其中 eucomegastigside A ～ eucomegastigside D 为新化合物。运用 HPLC 测定这 7 种化合物对体外 ACE 的作用，结果显示与卡托普利相比，化合物 eucomegastigside A ～ eucomegastigside D 和 foliasalacioside B1 对 ACE 具有中等抑制作用。

　　翟文俊[34] 研究了杜仲叶浸提物制剂对大鼠血压及心率的影响。杜仲叶浸提物是采集新鲜阴干的杜仲叶片，用清水洗净，置提取罐中加去离子水低温提取，再经超微过滤、杀菌、真空干燥塔喷雾而得到的棕色粉末。将杜仲叶浸提物干粉用蒸馏水按比例配成悬浮液，即为杜仲叶浸提物制剂。将实验大鼠 58 只，随机分为 6 组，分别给予生理盐水、小剂量杜仲叶浸提物制剂（1.4 g/kg）、中剂量杜仲叶浸提物制剂（4.2 g/kg）、大剂量杜仲叶浸提物制剂（6.3 g/kg）、小剂量杜仲（树皮）煎剂（1.4 g/kg）及大剂量杜仲（树皮）煎剂（4.2 g/kg）。采用十二指肠给药法，对大鼠腹腔注射戊巴比妥钠 45 mg/kg 进行麻醉，将其仰卧位固定，切开气管，插入气管插管，自颈动脉插入充满肝素生理盐水溶液（含肝素 25 mg/ml）的聚乙烯塑料管，并连接水银检压计，记录动脉压。四肢接心电图机，于右上腹部作切口，穿线于十二指肠下，稳定 30 ～ 60 min，待血压平稳后，记录给制剂前的血压、心电图参数。轻提十二指肠，缓慢注入制剂，给药后每 10 min 记录一次血压及心电图参数，共观察 3 h。对给药后不同时间血压的变化率及心率进行组间检验，比较组间的差异，并采用 NDST 软件进行生物等效检验。结果显示，杜仲叶浸提物制剂大剂量组给制剂后 50 ～ 150 min，不同时间心率的变化值与对照组比较有显著性变化；杜仲（树皮）煎剂（4.2 g/kg）及杜仲叶浸提物制剂（6.3 g/kg）均可使正常大鼠的血压降低，并且前者的生物效价比后者高，提示杜仲（树皮）的降压效果优于杜仲叶。

二、杜仲降血压机制研究

研究发现，杜仲的降血压作用机制与血管内皮途径和非内皮途径有关。

由内皮型一氧化氮合酶（endothelial nitric oxide synthase，eNOS）解偶联引起的内皮功能障碍是动脉粥样硬化的最初步骤，Lee 等[35] 研究了杜仲叶水提取物对氧化低密度脂蛋白（oxidized LDL，ox-LDL）诱导的 eNOS 解偶联的保护作用及其在人脐静脉内皮细胞（human umbilical vein endothelial cell，HUVEC）中的可能机制。杜仲叶水提取物组分桃叶珊瑚苷也应用于 ox-LDL 暴露的 HUVEC，而 ox-LDL 显著降低 HUVEC 中的 NO 水平，杜仲叶水提取物和桃叶珊瑚苷可使 NO 水平得到显著性恢复。在杜仲叶水提取物或桃叶珊瑚苷存在下用 ox-LDL 处理，与 ox-LDL 对照组相比，HUVEC 中的 O_2 产生量显著降低。杜仲叶水提取物和桃叶珊瑚苷也导致磷酸化 eNOS Thr495 表达的恢复，这是 eNOS 解偶联关键信号分子，表明杜仲叶具有针对 eNOS 解偶联的调节作用，并可能起到预防 / 调节血管内皮功能障碍的作用。Kwan 等[36] 研究发现杜仲提取物和碳酰胆碱在主动脉中诱导的内皮依赖性血管舒张完全由 NO 介导，而在肠系膜动脉中的内皮依赖性血管舒张由 NO 和内皮衍生的超极化因子介导，在肠系膜动脉较小的远端，内皮衍生的超极化因子（受 KCl 抑制）的影响较大。陈海斌等[37] 研究了杜仲提取液对大鼠血管内皮细胞（vascular endothelial cell，VEC）基质金属蛋白酶 2（matrix metalloproteinase-2，MMP-2）和基质金属蛋白酶组织抑制剂 -2（TIMP-2）表达的影响。实验分 3 组：0.8 mg/ml、0.4 mg/ml 杜仲培养液和高糖 DMEM 培养液组。分离大鼠原代主动脉，经 0.2% 鼠尾胶原、内皮细胞培养基培养及纯化鉴定，分别用 0.4 mg/ml、0.8 mg/ml 杜仲培养液，高糖型 DMEM 培养液与内皮细胞生长补充因子（ECGS）共同培养 24 h、48 h 及 72 h，收集上清液裂解蛋白，运用 ELISA 法检测 MMP-2、TIMP-2 的表达。结果显示，血管内皮细胞在高糖型 DMEM 杜仲培养液各培养时间段内 MMP-2 和 TIMP-2 的表达差异均有统计学意义（$P < 0.05$），随着培养时间延长和培养液浓度增加，MMP-2 表达增加，TIMP-2 表达下降。这提示杜仲的生物效应可能与其提升血管内皮细胞 MMP-2 表达、降低 TIMP-2 的表达、清除细胞外基质堆积、参与血管重构有关。

彭红梅[38] 以 eNOS 及 ET-1 为指标，研究了杜仲颗粒治疗妊娠期高血压的临床机制。实验结果显示，治疗 4 周后治疗组中妊娠期高血压、轻度子痫前期患者血清 eNOS 含量均高于治疗前，差异均有统计学意义（$P < 0.05$）；治疗 4 周后治疗组妊娠期高血压、轻度子痫前期患者血清 eNOS 含量均高于对照组，差异均有统计学意义（$P < 0.05$）。治疗 4 周后治疗组中妊娠期高血压、轻度子痫前期患者血清 ET-1 含量均低于治疗前，差异均有统计学意义（$P < 0.05$）；治疗 4 周后治疗组中妊娠期高血压、轻度子痫前期患者血清 ET-1 含量均低于对照组，差异均有统计学意义（$P < 0.05$）。

潘龙等[39] 采用 55 只 SD 雄性大鼠研究了杜仲糖苷对肾性高血压模型大鼠血压的调节作用及对血浆内皮收缩因子 ET、内皮舒张压因子 NO 的影响。实验设置空白组，模型对照组，杜仲糖苷高、中、低剂量组（0.6 g/ml、0.3 g/ml、0.15 g/ml 杜仲糖苷溶液，含生药量分别为 0.6 g、0.3 g、0.15 g）和硝苯地平组（0.1 mg/ml）共 6 组，用 10% 的水合氯醛腹腔注射麻醉 SD 大鼠（0.4 ml/100g），用无菌丝线扎紧肾动脉造成单侧肾动脉狭窄，对侧肾脏和动脉不触及。造模成功标准为大鼠血压比造模前增加 2.67 kPa（20 mmHg）以上并高于 15.96 kPa（120mmHg）。实验组模型大鼠按 1 ml/d 剂量灌胃给药，空白组及模型对照组分别给予相同剂量生理盐水。运用 RBP-LB 型大鼠血压计测量鼠尾收缩压，分别于造模前、造模后、治疗后测定各组大鼠血压。灌胃 4 周后，开腹心脏取血，制备血浆，用放射免疫分析法测定血浆 ET 浓度，用化学比色法测定 NO 浓度。实验结果显示治疗后杜仲糖苷高、中、低剂量组和硝苯地平组血压均显著低于模型组（$P < 0.01$、$P < 0.01$、$P < 0.05$、$P < 0.01$），说明杜仲糖苷高、中、低剂量和硝苯地平均有较好的降压效果；治疗后杜仲糖苷高、中、低剂量组和硝苯地平组比较差异没有统计学意义，提示杜仲糖苷与硝苯地平降压效果相当。杜仲糖

苷高、中、低剂量组及硝苯地平组大鼠血浆中 ET 显著低于模型组（$P < 0.01$、$P < 0.05$、$P < 0.05$、$P < 0.01$），而 NO 显著高于模型组（$P < 0.01$、$P < 0.05$、$P < 0.05$、$P < 0.01$），说明杜仲糖苷高、中、低剂量及硝苯地平均能降低血浆中 ET 水平，升高血浆中 NO 水平。杜仲糖苷能明显降低血压，其作用机制可能与降低血浆 ET 水平、升高血浆 NO 水平及调整体内 ET 和 NO 平衡状态有关。

欧阳冬生课题组对杜仲木脂素保护高血压肾损伤机制进行了研究[40]，发现木脂素能拮抗 Ang Ⅱ 诱导的大鼠肾小球系膜细胞增殖和细胞外基质成分［细胞外基质Ⅳ型胶原蛋白（type Ⅳ collagen，Col Ⅳ）、纤连蛋白（fibronectin，FN）、细胞外基质 Ⅰ 型胶原蛋白（type Ⅰ collagen，Col Ⅰ）、细胞外基质 Ⅲ 型胶原蛋白（type Ⅲ collagen，Col Ⅲ）］及醛糖还原酶（aldose reductase）的表达，而且杜仲木脂素明显抑制 Ang Ⅱ 诱导的系膜细胞增殖的机制可能与上调细胞周期调节基因 P21 和 P27 及细胞凋亡调节基因 Bax 的表达有关[41]，而与 Bcl-2 的表达无关。

Luo 等[42]通过体内外实验研究了杜仲木脂素和环烯醚萜类成分在自发性高血压大鼠（SHR）中的潜在机制。体内采用 SD 大鼠和 SHR，给予杜仲木脂素（lignan）和杜仲环烯醚萜（iridoid），并监测血压，测量血浆 NO 水平，并通过放射免疫分析法测量 Ang Ⅱ 的肾素活性（RA）和血浆浓度；体外采用木脂素处理大鼠肠系膜动脉并测定血管舒张反应，发现静脉注射（i.v.）或灌胃（i.g.）木脂素对 SD 大鼠和 SHR 血压有剂量依赖性调节作用，环烯醚萜不影响两种大鼠的血压。木脂素和环烯醚萜的组合没有协同效应。300 mg/kg 木脂素每天给药两次的 SHR 血浆 NO 水平显著增加，血浆 RA 和 Ang Ⅱ 水平降低。在体外灌注实验中，木脂素可使肠系膜动脉剂量依赖性地舒张，动脉有 / 无内皮对该实验无影响。这提示木脂素可能是杜仲降血压的有效部位，其降压作用可能与调节 NO 和肾素 - 血管紧张素系统（renin-angiotensin system，RAS）及直接舒张动脉有关。

Li 等[43]研究了杜仲木脂素提取物与依帕司他对高血压心脏重塑的影响，实验将 36 只 10 周龄的雄性 SHR 随机分为 3 组，并分别给予 100 mg/（kg·d）的卡托普利、100 mg /（kg·d）的依帕司他和 300 mg/（kg·d）的木脂素提取物，连续灌胃 16 周。设置血压正常的 WKY 大鼠对照组和 SHR 模型组，并定期测量收缩压。于实验大鼠 24 周龄时进行超声心动图检查。研究发现卡托普利和木脂素提取物均降低了血压，并抑制了醛糖还原酶的活性。在所有治疗组中，超声心动图检查和组织形态学指标均得到改善（$P < 0.05$）。该研究提示木脂素提取物具有预防高血压心脏重塑的作用，机制可能与醛糖还原酶抑制有关。

Hosoo 等[44]研究了长期杜仲叶提取物给药对 SHR 的动脉功能和形态的影响。6 周龄雄性 SHR 通过正常饮食口服给予 5% 杜仲叶提取物，持续 7 周，评估乙酰胆碱（ACh）诱导的内皮依赖性舒张情况、硝普钠（SNP）诱导的内皮依赖性舒张情况、血浆 NO 水平和培养基厚度。实验结果显示，与接受正常饮食的动物相比，杜仲叶提取物显著改善了 ACh 诱导的主动脉内皮依赖性舒张，但不影响 SNP 诱导的 SHR 内皮依赖性舒张。杜仲叶给药 SHR 血浆 NO 水平和培养基厚度分别显著增加和减少。这提示杜仲叶提取物给药可通过增加血浆 NO 水平和生物利用度及通过预防 SHR 主动脉中的血管粗大来有效改善血管功能。

李玲等[45]发现杜仲木脂素能降低肾脏醛糖还原酶的 mRNA 表达，认为木脂素具有抗高血压心血管重塑的作用，这可能与抑制醛糖还原酶、改善心肌及血管的微观结构有关[46]。

张寒等[47]比较了杜仲不同炮制品（盐烘杜仲、盐炒杜仲和杜仲生品）木脂素类的舒张血管作用及机制。使用 Myograph 动态描记系统，观察 3 种来源的杜仲木脂素类对 KCl 溶液（60 mmol/L）、去氧肾上腺素（phenylephrine，PE）预收缩血管环的舒张作用，并分别用内皮途径抑制剂［鸟苷酸环化酶抑制剂 ODQ（10 μmol/L）］、一氧化氮合酶可逆性抑制剂［L-NAME（100 μmol/L）］、环氧合酶抑制剂［Indo（5 μmol/L）］及钾通道抑制剂（K_V 阻断剂 4- 氨基吡啶、K_{Ca} 阻断剂四乙基铵、K_{ir} 阻断剂 $BaCl_2$、K_{ATP} 阻断剂格列本脲）处理血管，记录并观察杜仲不同炮制品的木脂素类对基础状态下完整内皮的肠系膜上动脉血管环的舒张作用，对高钾预收缩、PE预收缩的去内皮的肠系膜上动脉血管环的舒张作用，观察和测量内皮机制抑制剂和钾通道抑制剂对木脂素类的舒血管作用。结果发现，3种来源的杜仲木脂素均呈浓度依赖性舒张大鼠肠系膜上动脉环，其中盐烘杜仲的舒张作用最强；L-NAME和$BaCl_2$均可抑制杜仲木脂素类诱导血管舒张的作用。杜仲木脂素类通过内皮依赖性途径（促进NO释放）和非内皮依赖性途径（激活内向整流钾通道）对肠系膜上动脉有舒张作用。

Gu等[48]研究了杜仲木脂素和依帕司他对SHR血管重塑的影响。实验中将10周龄雄SHR随机分为3组，口服100 mg/（kg·d）卡托普利［血管紧张素转换酶抑制剂（ACEI）］，100 mg/（kg·d）依帕司他（醛糖还原酶抑制剂）和300mg/（kg·d）木脂素灌胃16周。通过无创血压监测定期测量平均动脉血压和心率。处死后分离肠系膜上动脉和主动脉，通过免疫组织化学法测定组织形态学和醛糖还原酶的表达。结果发现卡托普利和木脂素可降低SHR动脉血压。该研究发现木脂素和依帕司他均可逆转高血压血管重塑，而且醛糖还原酶在高血压血管重塑的病理过程中起着至关重要的作用，而不是起升高血压的作用。

韩莉娟[49]对杜仲松脂醇二葡萄糖苷（PDG）的降压机制进行了研究，实验设置松脂醇二葡萄糖苷高剂量组（100 mg/kg）、中剂量组（50 mg/kg）、低剂量组（25 mg/kg）和卡托普利组（8 mg/kg）。腹腔注射10%乌拉坦麻醉大鼠，分离颈总动脉，插管连接多通道生理信号采集处理系统，测量大鼠给药后5 min、15 min、25 min、40 min、60 min、80 min、100 min、120 min各个时间点的收缩压（SBP）、舒张压（DBP）、心率（HR）、平均血压（MBP）。实验结果显示松脂醇二葡萄糖苷对正常大鼠血压和心率无影响，提示长期用药出现低血压的风险小，安全性高。灌胃和腹腔注射两种给药方式单次给予SHR松脂醇二葡萄糖苷，均能在2 h内降低SHR血压，对心率无影响。连续4周给予SHR腹腔注射松脂醇二葡萄糖苷，从给药后第2周即呈现显著而稳定的降压作用，给药4周后松脂醇二葡萄糖苷可明显降低SHR左心室厚度，改善心肌功能，对抗高血压引起的细胞肥大，松脂醇二葡萄糖苷的降压途径主要为

RAS，降压机制为减少肾素的合成和分泌，促进NO释放，减少Ang Ⅱ含量。

罗丽芳[30]研究了杜仲木脂素对离体胸主动脉和肠系膜动脉血管舒张的影响及机制。大鼠胸主动脉血管环实验分4组：双蒸水对照组，木脂素低剂量组（0.25 mg/ml）、中剂量组（0.5 mg/ml）、高剂量组（1 mg/ml），给药体积均为100 μl，通过BUXCO生物记录系统连续记录血管张力变化。发现杜仲木脂素类对血管环的舒张作用起效缓慢，约20 min开始出现效应，但持续下降的时间很长，考虑到血管环的活性，选取给药后2 h为观察点。对照组及木脂素低、中、高剂量组给药后2 h血管环的舒张程度分别为（13.2±15.7）%、（32.8±12.6）%、（55.5±19.4）%和（77.6±16.0）%（与对照组比较，$P < 0.05$）。大鼠肠系膜血管灌流实验分内皮完整组和去内皮组两组。肠系膜上动脉洗脱后平衡20 min，加入去氧肾上腺素收缩血管，稳定后观察累积加入不同浓度的杜仲木脂素（0.05 mg/ml、0.2 mg/ml、0.4 mg/ml、0.8 mg/ml）对血管张力的影响。结果显示，木脂素能呈剂量依赖性地舒张内皮完整组和去内皮组血管，且作用迅速，同剂量木脂素对内皮完整组和去内皮组的舒张作用无差异。

复方由杜仲、三七、桑寄生、白芍、丹参、地龙、天麻、香附、甘草等组成，李武明[50]对复方杜仲降压片治疗原发性高血压展开了临床机制研究。该研究将原发性高血压患者根据1∶1的比例按编号分为A组（口服复方杜仲降压片）和B组（口服卡托普利酸片），运用内皮素放射免疫药盒测定ET的含量，以及测定NO的含量，采用放射免疫分析法测定血栓素的含量，治疗前两组间比较无显著性差异（$P < 0.05$），两组治疗后ET、血栓素都有明显下降（$P < 0.01$），NO含量明显增加（$P < 0.01$）。

三、杜仲降血压临床疗效

杜仲及其不同制剂在临床上均具有不同程度的降血压作用。袁尚红等[51]征集110例高血压患者，给予全杜仲胶囊治疗并观察其临床疗效，110例中1级高血压者61例，2级高血压者44例，

3 级高血压者 5 例。不同程度的高血压治疗方案如下：1 级高血压患者使用全杜仲胶囊 2 次 / 日，2 粒 / 次；2 级高血压患者使用全杜仲胶囊 2 次 / 日，4 粒 / 次，联合钙通道阻滞剂或血管紧张素 II 受体阻滞剂（ARB）或 ACEI 类药物中的一种；3 级高血压患者以降血压药物为主，辅以全杜仲胶囊 2 次 / 日，6 粒 / 次。实验结果为血压控制在（120～139）/（80～89）mmHg 的有 95 例，血压控制在（140～150）/（90～95）mmHg 的 10 例，血压控制在（140～159）/（90～99）mmHg 的 5 例，血压控制不满意的 1 例，验证了全杜仲胶囊的降压作用。

周艳芳等[52]研究杜仲降压片对原发性高血压患者血压及微量白蛋白尿的影响。该研究将 64 例原发性高血压患者按照就诊排序分为两组，单号为氢氯噻嗪组，双号为杜仲降压片组，治疗 3 个月后测血压和尿微量白蛋白。结果显示与治疗前比较，两组治疗后血压（收缩压和舒张压）均明显降低（$P < 0.01$），氢氯噻嗪组治疗 3 个月后尿微量白蛋白水平下降无统计学意义（$P > 0.05$），杜仲组治疗后尿微量白蛋白水平比氢氯噻嗪组低（$P < 0.05$），比治疗前显著下降（$P < 0.01$）。实验结果提示杜仲具有降低原发性高血压患者血压及改善肾功能的作用。

路慧娟[53]研究了单用乌拉地尔治疗与乌拉地尔加用杜仲颗粒治疗对妊娠期高血压的影响。研究征集妊娠期高血压患者 87 例，分为对照组（乌拉地尔治疗）43 例和观察组（乌拉地尔和杜仲颗粒治疗）44 例，比较两组治疗前后血压变化及血清 eNOS、ET-1 水平变化情况。实验结果显示，治疗后观察组舒张压、收缩压均低于对照组（$P < 0.05$），观察组治疗后血清 eNOS 水平高于对照组（$P < 0.05$）。血清 ET-1 水平低于对照组（$P < 0.05$）。实验结果表明乌拉地尔联合杜仲颗粒可改善妊娠期高血压患者血清 eNOS、ET-1 水平，降低血压。

彭红梅等[54]对杜仲颗粒结合常规疗法治疗妊娠期高血压的临床疗效进行研究，将 90 名患者随机分为杜仲颗粒治疗组（A 组）60 例和常规治疗组（B 组）30 例，A 组中妊娠期高血压、轻度子痫前期、重度子痫前期患者各 20 例，B 组各为 10 例，采用 24 h 动态血压监测治疗前后白天收缩压均值、白天舒张压均值、夜间收缩压均值、夜间舒张压均值、夜间舒张压下降率 NRR 值及夜间收缩压下降率 NRR 值。治疗 2 周后，A 组白天收缩压均值、白天舒张压均值、夜间收缩压均值、夜间舒张压均值、夜间舒张压下降率 NRR 值低于治疗前水平，差异有统计学意义（$P < 0.05$）；A 组白天收缩压均值、白天舒张压均值、夜间收缩压均值、夜间舒张压均值低于 B 组水平，差异有统计学意义（$P < 0.05$）。

朱伟珍等[55]对全杜仲胶囊联合左旋氨氯地平治疗肝肾阴虚型肾性高血压疗效进行临床研究，病例诊断标准参照均符合慢性肾衰竭诊断标准、高血压诊断标准及辨证属于肝肾阴虚证标准。对照组 106 例，治疗用左旋氨氯地平片每次 5 mg，2 次 / 日；治疗组 112 例，左旋氨氯地平用法同对照组，全杜仲胶囊口服，4～6 粒 / 次，2 次 / 日，连续治疗 28 天为 1 个疗程，28 天后比较两组的症状、血压、心电图。治疗 1 个疗程，随访 2 个月，两组症状、血压及心电图均有不同程度改善，治疗组改善均优于对照组（症状和心电图方面 $P < 0.05$，血压方面 $P < 0.01$）。治疗 1 个疗程，随访 2 个月，两组收缩压、舒张压均有改善（$P < 0.05$，$P < 0.01$），治疗组改善优于对照组（$P < 0.01$）。治疗 1 个疗程，两组心电图均有改善，治疗组改善优于对照组（$P < 0.05$）。

王晓妍[56]研究了益肾降压颗粒和杜仲降压片对老年高血压的临床治疗作用，结果显示杜仲降压片组治疗后第 2 周收缩压明显下降，与治疗前相比有非常显著的差异（$P < 0.01$）。

强力天麻杜仲胶囊是以天麻和杜仲为主药的中成药复方制剂。董丽华等[57]研究了强力天麻杜仲胶囊联合缬沙坦治疗轻中度原发性高血压的疗效。研究将入选的 80 个病例随机分为联合用药组（40 例）和对照组（40 例，每日清晨顿服缬沙坦 80mg）。实验结果显示，联合用药组和对照组降压效率分别为 59.0% 和 60.5%，总有效率为 87.2% 和 86.8%，2 组间差异无统计学意义。比较 2 组血压晨峰控制达标率，联合用药组（32 例）94.1%，对照组（20 例）60.6%，两组间有显著性差异（$P < 0.01$）。该实验研究证明了强力天麻杜仲胶囊联合缬沙坦治疗轻度及中度原发性高血压疗效确切，并能有效控制血压晨峰现象。

第二节　杜仲抗骨质疏松与调节骨代谢作用研究

骨质疏松症 (osteoporosis，OP) 是临床常见的全身代谢性疾病，以骨量减少、骨组织微观结构破坏、骨脆性增加、易于发生骨折为特点。骨质疏松症主要有糖皮质激素相关型、绝经后骨质疏松症及失用型、老年性骨质疏松症几种类型[58]。糖皮质激素相关型骨质疏松症动物模型利用糖皮质激素诱导建立，其原理是通过降低成骨细胞的活性、刺激破骨细胞，减少骨形成，增加骨吸收。绝经后骨质疏松动物模型是利用去势法建立，其原理是雌激素减少致使骨吸收增加、新骨形成减少，最终达到骨量减少的目的。SAM-P6(senescence-accelerated mouse-P6) 是一种衰老加速的小鼠，骨丢失量随年龄增长而增加，可作为老年性骨质疏松动物模型。失用型骨质疏松动物模型常见的建模方法有坐骨神经切除法、悬吊法等，机体长期处于无重力负荷状态，使得破骨细胞活性相对增加，导致骨量丢失。雌激素受体 α 可以诱导破骨细胞凋亡，但是其阻碍成骨细胞功能的机制目前尚不明确。

杜仲抗骨质疏松的药理作用研究，多以骨代谢生化指标、骨密度、骨折力、骨压碎力、股骨扭力、胰岛素样生长因子（insulin-like growth factor，IGF）- I 含量及骨微结构等参数，结合肝脏指数与组织形态学改变等作为检测指标。骨代谢生化指标多从血清及尿液途径检测，包括血清中碱性磷酸酶、钙、磷、骨钙素、雌二醇等含量检测，尿液中脱氧吡啶啉、肌酐、钙、磷、雌二醇等含量检测。

一、杜仲抗骨质疏松药理作用研究

原发性骨质疏松症主要分为绝经后骨质疏松症（I 型）和老年性骨质疏松症（II 型）。绝经后骨质疏松症被国内外学者广泛研究，去卵巢大鼠骨质疏松模型是研究绝经后骨质疏松症的最佳模型。老年性骨质疏松症 (SOP) 是生物衰老在骨骼组织的表现，尽管科研应用前景广阔，但由于复制 SOP 动物模型的周期长、死亡率较高，SOP 动物模型较难获得。随着技术的发展，利用化学计量学结合骨质疏松血清代谢谱预测和筛选骨质疏松代谢差异物的研究已逐步开展。王方杰等[59]以双侧卵巢切除大鼠为动物模型，采用 GC-MS 为基础的代谢组学技术结合生化指标分析，研究了骨质疏松症的骨量丢失机制及杜仲的抗骨质疏松疗效。

（一）杜仲对去卵巢大鼠骨质疏松模型的药理作用

通过大鼠双侧卵巢切除术可建立绝经后骨质疏松大鼠模型。骆瑶等[60]对杜仲提取物对去卵巢骨质疏松大鼠骨代谢、骨密度及骨微结构的影响进行研究。实验采用 SD 大鼠 73 只，设置模型组、阳性对照组（戊酸雌二醇 0.8 mg/kg）、杜仲提取物高剂量组（生药 6 g/kg）、杜仲提取物中剂量组（生药 3 g/kg）、杜仲提取物低剂量组（生药 1.5 g/kg）5 个组。灌胃给药 1 次 / 天，每周灌胃 6 天，连续给药 16 周。采用酶联免疫法检测血清中骨钙素（osteocalcin，OCN）含量，全自动生化仪检测血清中碱性磷酸酶（alkaline phosphatase，ALP）、钙（Ca）、磷（P）含量。末次给药后，大鼠禁食不禁水，置代谢笼中收集 24 h 尿液。用酶联免疫法检测尿液中脱氧吡啶啉（deoxypyridinoline，DPD）和血清中雌二醇（estradiol，E_2）含量；用全自动生化仪检测尿液中肌酐（creatinine，Cr）、钙（Ca）、磷（P）含量；用 Hologic Discovery（S/N80347）双能 X 线骨密度仪对大鼠左侧股骨进行扫描，检测股骨骨密度（bone mineral density，BMD），用 SCANCO MEDICAL μCT 80 对第 5 腰椎进行扫描分析。实验结果显示，与假手术组比较，造模后各时间点模型组大鼠体重均显著升高（$P < 0.01$）；模型组大鼠血清 E_2 及股骨 BMD 水平显著降低（$P < 0.05$ 或 $P < 0.01$）；模型组大鼠血清 OCN、ALP 及尿中 DPD/Cr 水平显著升高（$P < 0.05$ 或 $P < 0.01$）；模型组尿 Ca/Cr、P/Cr 水平显著升高（$P < 0.01$）；模型组大鼠腰椎椎骨骨小梁数量（Tb.N）、骨小梁厚度（Tb.Th）、骨体积分数（BV/TV）、BMD、连接密度（Conn. D）均显著降低，骨小梁分离度（Tb. Sp）显著升高（$P < 0.01$）。与模型组比较，给药 4 ~ 16 周杜仲提取物高、中剂量组大鼠体重

均显著降低（$P < 0.05$ 或 $P < 0.01$）；阳性对照组及杜仲提取物中剂量组大鼠血清 E_2 含量及股骨 BMD 水平显著升高（$P < 0.05$ 或 $P < 0.01$），杜仲提取物高剂量组大鼠血清 E_2 含量显著升高（$P < 0.05$）；除杜仲提取物低剂量组外，各给药组大鼠血清 OCN、ALP 及尿中 DPD/Cr 水平均显著降低（$P < 0.05$ 或 $P < 0.01$）。各给药组大鼠尿 Ca/Cr、P/Cr 水平均较模型组显著降低（$P < 0.05$ 或 $P < 0.01$）。除杜仲提取物低剂量组外，各给药组大鼠腰椎椎骨 BV/TV、BMD、Conn.D 均

较模型组显著升高，各给药组 Tb. Sp 均较模型组显著降低（$P < 0.05$ 或 $P < 0.01$），阳性对照组及杜仲提取物中剂量组大鼠腰椎椎骨 Tb.N 较模型组显著升高（$P < 0.01$）。这表明杜仲提取物对去卵巢大鼠骨质疏松症具有明显的防治作用，可升高血清 E_2 水平，改善 E_2 缺乏引起的体重增加，调节骨代谢平衡，显著提高去卵巢骨质疏松大鼠股骨及腰椎 BMD，改善骨小梁微结构（表 2-9-4 ～表 2-9-8，图 2-9-2）。

表 2-9-4　杜仲提取物对去卵巢致骨质疏松大鼠体重的影响（g，$\bar{x} \pm s$）[60]

Table 2-9-4　Effect of *E. ulmoides* extract on body weight of ovariectomized osteoporosis rats（g，$\bar{x} \pm s$）[60]

组别	n（只）	造模前	给药前	给药 4 周	给药 8 周	给药 12 周	给药 16 周
假手术组	11	271.5 ± 2.3	322.5 ± 5.6	346.1 ± 6.0	358.5 ± 7.2	352.4 ± 6.4	362.8 ± 6.3
模型组	12	278.4 ± 4.7	371.8 ± 5.9**	407.9 ± 6.5**	430.4 ± 8.8**	432.6 ± 9.3**	447.9 ± 9.5**
阳性对照组	12	282.6 ± 4.3	370.3 ± 5.8	345.8 ± 6.6##	363.1 ± 7.7##	354.3 ± 8.1##	366.3 ± 8.3##
杜仲提取物高剂量组	13	278.0 ± 3.5	362.4 ± 5.4	378.9 ± 5.9#	395.4 ± 8.2#	397.2 ± 8.2#	403.9 ± 7.8##
杜仲提取物中剂量组	12	269.5 ± 2.8	350.1 ± 7.6	380.5 ± 6.7#	399.8 ± 7.3#	394.5 ± 7.3##	410.1 ± 8.9##
杜仲提取物低剂量组	13	280.1 ± 5.9	367.7 ± 7.5	388.7 ± 7.8	408.6 ± 8.9	400.5 ± 10.3#	410.5 ± 9.3##

注：与假手术组比较，**$P < 0.01$；与模型组比较，#$P < 0.05$，##$P < 0.01$。

Note: compared with sham operation group, **$P < 0.01$; compared with model group, #$P < 0.05$, ##$P < 0.01$.

表 2-9-5　杜仲提取物对去卵巢致骨质疏松大鼠血清 E_2 含量及骨密度（BMD）的影响（$\bar{x} \pm s$）[60]

Table 2-9-5　Effects of *E. ulmoides* extract on serum E_2 content and bone mineral density（BMD）of ovariectomized osteoporosis rats（$\bar{x} \pm s$）[60]

组别	n（只）	E_2（pg/ml）	BMD（g/cm²）
假手术组	11	6.22 ± 0.26	0.261 ± 0.006
模型组	12	2.96 ± 0.15*	0.201 ± 0.005**
阳性对照组	12	23.37 ± 1.92##	0.230 ± 0.009##
杜仲提取物高剂量组	13	6.23 ± 0.28#	0.211 ± 0.004
杜仲提取物中剂量组	12	5.87 ± 0.16#	0.215 ± 0.004#
杜仲提取物低剂量组	13	4.98 ± 0.30	0.207 ± 0.008

注：与假手术组比较，*$P < 0.05$，**$P < 0.01$；与模型组比较，#$P < 0.05$，##$P < 0.01$。

Note: compared with sham operation group, *$P < 0.05$, **$P < 0.01$; compared with model group, #$P < 0.05$, ##$P < 0.01$.

表 2-9-6　杜仲提取物对去卵巢致骨质疏松大鼠血清 OCN、ALP 及尿中 DPD/Cr 水平的影响（$\bar{x} \pm s$）[60]

Table 2-9-6　Effects of *E. ulmoides* extract on serum OCN, ALP and urine DPD / Cr levels of ovariectomized osteoporosis rats（$\bar{x} \pm s$）[60]

组别	n（只）	OCN（ng/ml）	ALP（U/L）	DPD/Cr（nmol/mmol）
假手术组	11	2.71 ± 0.14	85.10 ± 7.15	0.30 ± 0.02
模型组	12	3.51 ± 0.13*	192.78 ± 13.44**	0.46 ± 0.02**
阳性对照组	12	2.79 ± 0.24#	133.64 ± 9.42##	0.32 ± 0.01##
杜仲提取物高剂量组	13	2.71 ± 0.15#	154.40 ± 10.58#	0.35 ± 0.03#
杜仲提取物中剂量组	12	2.69 ± 0.18#	144.27 ± 11.84##	0.33 ± 0.02##
杜仲提取物低剂量组	13	2.87 ± 0.19	175.00 ± 8.44	0.36 ± 0.04

注：与假手术组比较，*P < 0.05，**P < 0.01；与模型组比较，#P < 0.05，##P < 0.01。

Note: compared with sham operation group, *P < 0.05, **P < 0.01; compared with model group, #P < 0.05, ##P < 0.01.

表 2-9-7　杜仲提取物对去卵巢致骨质疏松大鼠血清及尿中 Ca、P 水平的影响（$\bar{x} \pm s$）[60]

Table 2-9-7　Effects of *E. ulmoides* extract on Ca and P levels in serum and urine of ovariectomized osteoporosis rats（$\bar{x} \pm s$）[60]

组别	n（只）	Ca（mmol/L）	P（mmol/L）	Ca/Cr	P/Cr
假手术组	11	2.59 ± 0.03	1.66 ± 0.09	0.15 ± 0.02	0.45 ± 0.08
模型组	12	2.55 ± 0.01	1.67 ± 0.05	0.25 ± 0.02**	1.43 ± 0.46**
阳性对照组	12	2.63 ± 0.02	1.63 ± 0.08	0.19 ± 0.02#	0.55 ± 0.12##
杜仲提取物高剂量组	13	2.58 ± 0.02	1.64 ± 0.07	0.19 ± 0.01#	0.55 ± 0.08##
杜仲提取物中剂量组	12	2.55 ± 0.01	1.66 ± 0.07	0.16 ± 0.01##	0.54 ± 0.05##
杜仲提取物低剂量组	13	2.59 ± 0.03	1.69 ± 0.08	0.17 ± 0.02##	0.62 ± 0.05##

注：与假手术组比较，**P < 0.01；与模型组比较，#P < 0.05，##P < 0.01。

Note: compared with sham operation group, **P < 0.01; compared with model group, #P < 0.05, ##P < 0.01.

表 2-9-8　杜仲提取物对去卵巢致骨质疏松大鼠腰椎骨小梁微结构的影响（$\bar{x} \pm s$）[60]

Table 2-9-8　Effects of *E. ulmoides* extract on the microstructure of lumbar trabecular bone in ovariectomized osteoporosis rats（$\bar{x} \pm s$）[60]

组别	n（只）	Tb.N（1/mm）	Tb.Th（mm）	Tb.Sp（mm）	BV/TV	BMD（mg HA/cm³）	Conn. D（1/mm³）
假手术组	11	4.01 ± 0.13	0.0857 ± 0.0013	0.2294 ± 0.0080	0.3786 ± 0.0223	872.40 ± 9.83	50.73 ± 2.10
模型组	12	2.85 ± 0.07**	0.0744 ± 0.0021**	0.3346 ± 0.0088**	0.2135 ± 0.1129**	819.54 ± 8.65**	35.05 ± 2.07**
阳性对照组	12	3.53 ± 0.09##	0.0818 ± 0.0028	0.2669 ± 0.0069##	0.3231 ± 0.0159##	854.36 ± 6.64#	47.46 ± 2.85##
杜仲提取物高剂量组	13	3.17 ± 0.09	0.0819 ± 0.0019	0.2786 ± 0.0130##	0.3085 ± 0.0247#	853.75 ± 10.46#	44.21 ± 1.88#
杜仲提取物中剂量组	12	3.38 ± 0.06##	0.0819 ± 0.0026	0.2750 ± 0.0112##	0.3247 ± 0.0290##	857.73 ± 9.88#	45.56 ± 2.73#
杜仲提取物低剂量组	13	3.00 ± 0.14	0.0781 ± 0.0019	0.2859 ± 0.0183#	0.2260 ± 0.0217	842.54 ± 8.48	38.25 ± 2.79

注：与假手术组比较，**P < 0.01；与模型组比较，#P < 0.05，##P < 0.01。

Note: compared with the sham operation group, **P < 0.01; compared with model group, #P < 0.05, ##P < 0.01.

侯情等[61]研究杜仲提取物对去卵巢大鼠骨折力和骨压碎力的影响，将 40 只雌性 SD 大鼠随机分为 4 组，分别为假手术组、模型组、杜仲提取物低剂量组 [0.35 g/（kg·d）] 和杜仲提取物高剂量组 [0.56 g/（kg·d）]。手术摘除卵巢造骨质疏松病理模型，待其恢复 1 周后，各给药组每天按剂量灌胃给药 60 天，取大鼠股骨测定骨折力和骨压碎力。杜仲提取物高、低剂量组骨折力较模型组提高明显（P < 0.01），此两组间无明显差异（P > 0.05）。杜仲提取物高、低剂量组骨压碎

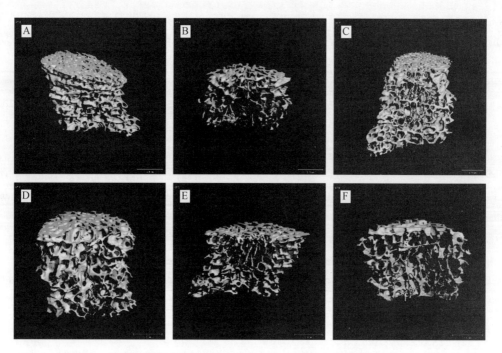

图 2-9-2　杜仲提取物对去卵巢致骨质疏松大鼠腰椎骨小梁微结构的影响[60]

A. 假手术组；B. 模型组；C. 阳性对照组；D. 杜仲提取物高剂量组；E. 杜仲提取物中剂量组；F. 杜仲提取物低剂量组

Fig. 2-9-2　Effects of *E. ulmoides* extract on the microstructure of lumbar trabecular bone in ovariectomized osteoporosis rats[60]

A. Sham operation group；B. Model group；C. Positive control group；D. High dose group of *E. ulmoides* extract；E. Middle dose group of *E. ulmoides* extract；F. Low dose group of *E. ulmoides* extract

力较模型组提高明显（$P < 0.01$），此两组间无明显差异（$P > 0.05$）。该研究结果提示杜仲提取物可明显提高去势大鼠骨生物力学水平，有效防止骨质疏松所致骨折的发生。

童妍等[62]研究了峨眉杜仲乙醇浸膏对去势大鼠骨密度及血清激素的影响，实验采用雌性大鼠切除双侧卵巢建立绝经后骨质疏松症模型，设置假手术组、模型组、尼尔雌醇组及杜仲提取物高、中、低剂量组。术后第 7 天开始给药，连续 12 周。假手术组和模型组给予生理盐水；尼尔雌醇组以 0.15mg/100g 体重灌胃，1 次 / 周；杜仲提取物组按生药量高剂量 2.4g/100g、中剂量 1.20g/100g、低剂量 0.60 g/100g 灌胃，1 次 / 天，6 天为 1 个疗程，疗程间休息 1 天。运用双能 X 线骨密度仪测定骨矿物质含量（BMC）和骨密度（BMD）；采用双抗体 +PEG 法检测血清 E_2；采用酶联免疫法检测血清 IGF- Ⅰ。实验结果显示，杜仲治疗组大鼠腰椎和股骨的 BMC 和 BMD 均有所提高，与模型组相比有显著性差异（$P < 0.05$），而尼尔雌醇组和杜仲治疗组之间并无明显差异。杜仲治疗组大鼠 E_2 和 IGF- Ⅰ 均有所提高，与模型组有显著性差异

（$P < 0.05$）；而尼尔雌醇组和杜仲治疗组之间并无明显差异（$P > 0.05$）。研究结果表明，杜仲通过上调血清 E_2 水平、提高 IGF- Ⅰ 含量，明显增加去卵巢大鼠腰椎和股骨的 BMC 和 BMD，直接或间接作用于成骨细胞，增强骨重建，改善骨质疏松，对去卵巢大鼠骨质疏松有预防作用。

Zhang 等[63]研究了不同剂量的杜仲乙醇提取物对雌激素缺乏引起的骨质疏松症的预防作用。将 80 只 3 月龄雌性 SD 大鼠随机分配到假手术组（Sham）和 5 个卵巢切除术（OVX）亚组，即 OVX 与溶剂（OVX）；OVX 与 17α- 炔雌醇［E_2，25μg/（kg·d）］；OVX 与杜仲提取物不同剂量［100 mg/（kg·d）、300 mg/（kg·d）或 500 mg/（kg·d）］。第 4 周开始每日口服杜仲提取物或 E_2，治疗 16 周。该研究发现在较高剂量［300 mg/（kg·d）或 500 mg/（kg·d）］下用杜仲治疗能够显著预防 OVX 诱导的股骨生物力学质量的降低。杜仲剂量依赖性地抑制 OVX 引起的股骨总 BMD 下降，同时伴有骨重构显著减少，表现为骨转换标志骨钙素（OCN）、碱性磷酸酶（ALP）、脱氧吡啶啉（DPD）、尿钙磷排泄水平下降。股

骨干骺端的 micro-CT 分析结果显示，杜仲在最高剂量 [500mg/（kg·d）] 下，可显著抑制 OVX 大鼠 BV/TV、Conn. D、Tb. N 和 Tb. Th 的降低，以及 Tb.Sp 和结构模型指数（SMI）的增加。该研究认为，杜仲组通过改变 BMD 和小梁微结构改善骨生物力学质量而对子宫无增生作用，这可能是治疗绝经后骨质疏松症的潜在替代药物。

杜仲炮制品的抗骨质疏松作用也有研究报道。翁泽斌等[64]探究杜仲及其盐制品对去卵巢大鼠骨质疏松症的治疗作用，将 40 只 SD 雌性大鼠分为假手术组、模型对照组、杜仲生品治疗组和杜仲盐制品治疗组，除假手术组施行假手术外，其余均行手术彻底摘除卵巢。术后 4 周开始灌胃给予杜仲及盐杜仲水提液 [4.0 g/（kg·d）]，连续给药 12 周后，颈动脉取血，测定血钙（S-Ca）、血磷（S-P）含量，ELISA 试剂盒双抗体夹心法测定血清碱性磷酸酶（ALP）、骨钙素（OCN）、雌二醇（E₂）含量；动物处死后剥取完整子宫称重，采用 HE 染色法进行子宫病理学检查，剥离双侧股骨，双能 X 线衍射法测定大鼠股骨骨密度。HE 染色法观察股骨骨小梁形态和成骨细胞数量，micro-CT 观察股骨骨小梁微体系结构。各组子宫系数及子宫 HE 染色结果显示，各手术组与假手术组相比，子宫系数明显下降，说明去卵巢手术成功。治疗组与模型组相比，子宫系数均有升高，且盐杜仲组升高较为明显（P < 0.05）。去卵巢 16 周后，手术组大鼠血清中 E₂ 含量较假手术组明显降低（P < 0.01），血清中 ALP、OCN 含量显著升高（P < 0.01）；各治疗组血清 E₂ 含量与模型组相比有显著升高（P < 0.01），治疗组血清中 ALP、OCN 含量有不同程度的升高。大鼠股骨及胫骨骨密度检测结果：去卵巢 16 周后，杜仲治疗组能不同程度地提高股骨及胫骨的骨密度，其中盐杜仲治疗组对提高股骨骨密度效果显著（P < 0.05）。与假手术组比较，杜仲及盐杜仲治疗组骨小梁数目增加、骨小梁空隙减少，且盐制品对于骨小梁微体系结构的改善作用优于生品，表明杜仲及盐杜仲对骨小梁微结构有一定的保护作用。成骨细胞 HE 染色结果表明，手术组骨小梁表面成骨数量比假手术组明显减少，治疗组相对于模型组骨小梁表面成骨细胞数量略有增加。该研究表明杜仲及盐杜仲对大鼠去卵巢所引起的骨质疏松症有良好的治疗作用，且盐制品效果优于生品。

蔡建平等[65]研究盐杜仲对去卵巢大鼠股骨重、矿物含量、胫骨抗弯力及血清碱性磷酸酶（ALP）的影响，将 80 只 SD 大鼠随机分成 4 组，即假手术组、模型组（阴性对照组）、阿法骨化醇（ALF）组（阳性对照组）和杜仲组（实验组），除假手术组打开腹腔，暴露卵巢后即缝合外，其他 3 组均摘除双侧卵巢。该实验观察到，ALF 明显降低了模型组的血清 ALP 含量，而杜仲却显著提高了血清 ALP 活性。该研究表明盐杜仲可抑制骨吸收，提高骨的强度，对去势大鼠骨质疏松具有一定的防治作用。

程林[66]探讨了跑步运动结合摄取杜仲提取物和单纯摄入杜仲提取物对接受卵巢切除大鼠骨密度、血清雌激素、骨质代谢的影响。该研究发现长期进行跑步运动并结合摄取杜仲提取物或单纯摄取杜仲提取物均可以显著提升切除卵巢骨质疏松大鼠的骨密度、血清雌激素水平，并可以促进骨代谢平衡，降低骨转换率和由卵巢功能降低导致的体重增加，能够起到维护骨量、防止骨质疏松作用。

（二）杜仲对其他类型骨质疏松模型的药理作用

研究发现，大量 D-半乳糖可致睾丸功能减退、雄激素水平降低，与衰老致性腺功能退化相似。D-半乳糖致雄性鼠骨质疏松动物模型是研究男性老年性骨质疏松症的重要实验模型，具有简便易行、价格低廉的特点。熊伟等[67]研究了盐炙杜仲对老年性骨质疏松模型大鼠血生化指标的影响。实验将 60 只雄性 SD 大鼠随机分为 6 组，分别为空白对照组（不造模 +0.5% CMC-Na 液灌胃）、模型对照组（造模 +0.5% CMC-Na 液灌胃）、阳性对照组（造模 + 依替膦酸钠灌胃）、盐炙杜仲低剂组（造模 + 盐杜仲 1.5 g/kg 灌胃）、盐炙杜仲中剂量组（造模 + 盐杜仲 3 g/kg 灌胃）和盐炙杜仲高剂量组（造模 + 盐杜仲 6 g/kg 灌胃）。各组连续给药 4 周后，采血取材检测血生化指标，运用 Discovery 全身双能（X 线）骨密度测定仪对 BMD 进行测定。采用邻甲酚肽络合酮法测定血清 Ca²⁺ 浓度；直接紫外线法测定血清 P 浓度；AMP 缓冲液法检测血清 ALP 活性；按大鼠 IGF-Ⅰ试剂盒法测定血清 IGF-Ⅰ水平。比模型对照组比较，盐炙杜仲高剂量组血清 Ca^{2+} 出现了显著的减少，具有统计学意义（$P < 0.05$）；血清 ALP 数值较模型对照组显著升高，具有统计学意义（$P < 0.01$）。盐炙杜仲高、中剂量组具有显著升高血清 IGF-Ⅰ的作用（$P < 0.05$ 和 $P < 0.01$）；盐炙杜仲高、中剂量组可显著增加大鼠 BMD 值，具有明显改善骨密度的作用（与模型对照组比较 $P < 0.05$）；实验证明盐炙杜仲能够降低血钙，提高血清 ALP 和 IGF-Ⅰ活性，促进钙盐沉积，有利于治疗 D-半乳糖致衰老性骨质疏松（表 2-9-9 和表 2-9-10）。

表 2-9-9　血清生化指标的检测结果（$\bar{x} \pm s$）[67]

Table 2-9-9　The biochemical data from the serum（$\bar{x} \pm s$）[67]

组别	Ca^{2+}（mmol/L）	P（mmol/L）	ALP（mmol/L）
空白对照组	2.18 ± 0.28	2.47 ± 0.39	91.42 ± 9.22
模型对照组	2.61 ± 0.34	1.85 ± 0.27	58.74 ± 6.06
阳性对照组	2.36 ± 0.67	2.37 ± 0.32	102.13 ± 10.59
YL 组	2.59 ± 0.46	2.04 ± 0.25	89.66 ± 7.34
YM 组	2.47 ± 0.28	2.23 ± 0.13	97.35 ± 8.96
YH 组	2.21 ± 0.11*	2.41 ± 0.09	121.62 ± 9.07**

注：与模型对照组比较，*$P < 0.05$；**$P < 0.01$。YH 组，盐炙杜仲高剂量组；YM 组，盐炙杜仲中剂量组；YL 组，盐炙杜仲低剂量组。

Note: compared with model control group, *$P < 0.05$, **$P < 0.01$. YH group, high dose group of salt fried *E. ulmoides* extract; YM group, middle dose group of salt fried *E. ulmoides* extract; YL group, low dose group of salt fried *E. ulmoides* extract.

表 2-9-10　血清 IGF-Ⅰ和 BMD 测定结果（$\bar{x} \pm s$）[67]

Table 2-9-10　The data of serum IGF-Ⅰ and BMD（$\bar{x} \pm s$）[67]

组别	IGF-Ⅰ（μg/L）	BMD（g/cm²）
空白对照组	578.68 ± 80.18	0.4116 ± 0.1271
模型对照组	412 ± 25.31	0.2573 ± 0.0921
阳性对照组	549 ± 13.35	0.3758 ± 0.0845
YL 组	430.61 ± 21.11	0.3527 ± 0.0649
YM 组	583.08 ± 11.98**	0.3901 ± 0.0764*
YH 组	602.45 ± 13.68*	0.4077 ± 0.1029*

注：与模型对照组比较，*$P < 0.05$；**$P < 0.01$。YH 组，盐炙杜仲高剂量组；YM 组，盐炙杜仲中剂量组；YL 组，盐炙杜仲低剂量组。

Note: compared with model control group, *$P < 0.05$, **$P < 0.01$. YH group, high dose group of salt fried *E. ulmoides* extract; YM group, middle dose group of salt fried *E. ulmoides* extract; YL group, low dose group of salt fried *E. ulmoides* extract.

糖皮质激素致骨质疏松症（glucocorticoid-induced osteoporosis，GIOP）是一种继发性骨质疏松症实验动物模型，该动物模型具有典型的病理表现和良好的复制性。Zhou 等[68] 系统研究了杜仲乙醇提取物对 GIOP 大鼠骨质恶化的体内作用。研究将 6 周龄雄性 SD 大鼠随机分为对照组、醋酸泼尼松（prednisone acetate，PA）组 [100 mg /（kg·d）] 和杜仲乙醇提取物组 [500 mg /（kg·d）]。测量血清和尿液中的生物标志物，测量胫骨和股骨组织形态学、生物力学参数，分析基因和蛋白质表达。实验结果显示，杜仲乙醇提取物可显著预防 GIOP 大鼠尿钙和尿磷水平的升高，显著逆转抗酒石酸酸性磷酸酶（tartrate-resistant acid phosphatase，TRAP）5b 和 Ⅰ型前胶原 N 端肽（PINP）水平的升高，抑制 PA 给药引起的碱性磷酸酶（ALP）和成纤维细胞生长因子 -23（fibroblast growth factor-23，FGF-23）减少。杜仲乙醇提取物可有效逆转 GIOP 小鼠新形成的软骨厚度的减少，逆转 PA 诱导的低 BMP-2 mRNA、蛋白表达及血清睾酮和雄激素受体（androgen receptor，AR）蛋白表达。该研究证实了杜仲乙醇提取物对实验性 GIOP 大鼠骨质恶化和软骨退化的抗骨质疏松作用，其作用可能部分是通过激活雄激素受体信号传导介导的。

刘明等[69] 研究发现杜仲壮骨丸对维 A 酸致小鼠骨质疏松具有一定的改善作用。

（三）杜仲叶提取物的抗骨质疏松药理作用

杜仲叶提取物的抗骨质疏松作用亦见报道。刘跃辉等[70] 研究了杜仲叶醇提取物对去卵巢骨质疏松大鼠骨代谢生化指标、骨密度、IL-6 及 TNF-α 的影响。实验将 90 只清洁级 SD 雌性大鼠随机分为对照组、假手术组、模型组、雌激素组和杜仲叶组。其中对模型组、雌激素组和杜仲叶组大鼠进行去卵巢处理，假手术组同样手术但不切除卵巢。术后 4 周，对照组、假手术组和模型组大鼠给予蒸馏水灌胃；雌激素组大鼠给予戊酸雌二醇灌胃（0.6 mg/kg）；杜仲叶组大鼠给予杜仲叶醇提取物灌胃（6 g/kg），1 次 / 日，连续 8 周。检测所有大鼠血清钙、磷，尿钙、磷，骨碱性磷酸酶（bone alkaline phosphatase，BALP），骨钙素，雌二醇，IL-6 和 TNF-α 水平，并测定骨密度。实验结果显示，与对照组和假手术组比较，模型组大鼠尿 Ca/Cr、P/Cr、BALP、骨钙素、IL-6、TNF-α 水平均显著升高，血清雌二醇含量和骨密度显著降低，差异均有统计学意义（$P < 0.05$）；与模型组比较，雌激素组和杜仲叶组大鼠尿 Ca/Cr、P/Cr、BALP、骨钙素、IL-6、TNF-α 水平均显著降低，血清雌二醇含量和骨密度显著升高，差异均有统计学意义（$P < 0.05$），实验结果提示杜仲叶醇提取物对去卵巢骨质疏松大鼠具有较好的疗效，其作用机制可能与降低血清 IL-6、TNF-α 含量，调节骨代谢平衡，提高骨密度有关。

Zhang 等[71]研究杜仲叶提取物预防卵巢切除术（OVX）引起的骨质疏松症和肥胖症的潜在影响，将 46 只雌性 Wistar 大鼠分为 6 组：Sham-Cont 组，OVX-Cont 组和 4 个 OVX 组［雌二醇组和杜仲叶提取物低（1.25%）、中（2.5%）、高（5%）剂量组］。在 6 周龄的卵巢切除术后进行治疗并持续 12 周。OVX 诱导腰椎、股骨和胫骨的骨密度（BMD）显著降低。与 OVX-Cont 组大鼠相比，杜仲叶高剂量组胫骨和股骨 BMD 显著增加。

戴鹏等[72]研究了杜仲叶乙醇提取物对去卵巢骨质疏松大鼠骨代谢的影响。将 80 只 200 g 雌性 SD 大鼠随机分为 4 组，分别为模型组、假手术组、杜仲叶提取物组［10 g/（kg·d）］和雌激素组［50 μg/（kg·d）］。造模 4 周后连续治疗 16 周，每周测量并记录体重。实验结束时收集器官（子宫、双肺、双肾、心脏、肝脏、脾脏、大脑）、血液、尿液及股骨，大鼠双侧股骨和器官需剔除附着组织后进行称重并记录；将双侧股骨置于 10% 甲醛液中固定，以备病理切片、骨密度扫描及微型 CT 检测使用；并对血清、尿液进行生化测定。体重结果：模型组体重显著高于其他 3 组（$P < 0.01$）；雌激素具有完全防止体重增加的效果，杜仲叶不能完全防止体重的增加。骨小梁结果：雌激素组和杜仲叶提取物组比假手术组骨小梁明显减少，比模型组显著增加，两组之间未见明显差异。说明杜仲叶具有与雌激素相似的增加相对骨小梁数量的作用，从而防治骨质疏松症。血清钙及血清磷：4 组比较差异没有统计学意义。尿钙、尿磷含量：模型组尿钙、尿磷含量均显著高于其余 3 组（$P < 0.01$），杜仲叶提取物组与雌激素组没有显

著性差异（$P > 0.05$）。ALP 结果：模型组 ALP 显著高于其余 3 组（$P < 0.01$），与模型组比较杜仲叶提取物组及雌激素组有减少 ALP 的作用。这提示杜仲叶提取物和雌激素均有降低骨代谢的作用。模型组与其余组比较，可见关节面明显凹陷，骨密度严重降低，骨小梁明显稀疏，骨皮质变薄；而杜仲叶提取物组和雌激素组与模型组比较，各方面均有扭转。杜仲叶提取物组相对模型组骨密度增加、骨小梁数量增加、骨代谢平衡改善，说明杜仲叶可以维持骨代谢平衡，防治去势大鼠骨质疏松症（图 2-9-3 ～ 图 2-9-7，彩图 2-9-6，表 2-9-11）。

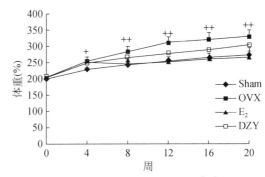

图 2-9-3 大鼠体重增长曲线[72]

OVX，模型组；Sham，假手术组；E₂，雌激素组；DYZ，杜仲叶提取物组。++ $P < 0.01$，+ $P < 0.05$

Fig. 2-9-3 Growth curve of rats[72]

OVX, model group; Sham, sham operation group; E₂, estrogen group; DYZ, *E. ulmoides* leaves extract group. ++ $P < 0.01$; + $P < 0.05$

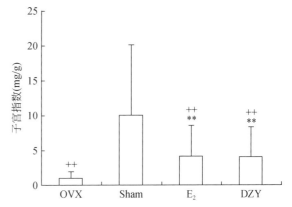

图 2-9-4 大鼠子宫指数[72]

子宫指数表示为子宫重量除以体重

OVX，模型组；Sham，假手术组；E₂，雌激素组；DYZ，杜仲叶提取物组。++ $P < 0.01$；** $P < 0.01$

Fig. 2-9-4 Uterine index of rats[72]

The uterine index is expressed as the uterine weight divided by the body weight

OVX, model group; Sham, sham operation group; E₂, estrogen group; DYZ, *E. ulmoides* leaves extract group. ++ $P < 0.01$; ** $P < 0.01$

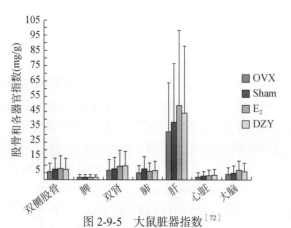

图 2-9-5 大鼠脏器指数[72]

脏器指数表示为脏器重量除以体重

OVX，模型组；Sham，假手术组；E₂，雌激素组；DYZ，杜仲叶
提取物组

Fig. 2-9-5 Organ index of rats[72]

Organ index is the ratio of organ weight to body weight

OVX, model group; Sham, sham operation group; E₂, estrogen group;

DYZ, *E. ulmoides* leaves extract group

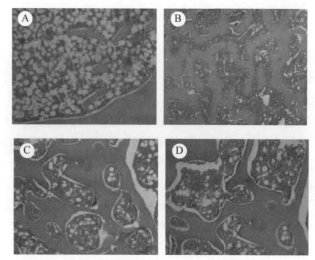

图 2-9-6 大鼠股骨横断面 HE 染色[72]

A. 模型组；B. 假手术组；C. 雌激素组；D. 杜仲叶提取物组

Fig. 2-9-6 HE staining of rat femur cross section[72]

A. model group; B. sham operation group; C. estrogen group;

D. *E. ulmoides* leaves extract group

表 2-9-11 治疗 16 周后骨代谢各项指标（$\bar{x} \pm s$）[72]

Table 2-9-11 Bone metabolism indicators after 16 weeks of treatment[72]

生化指标	假手术组	模型组	雌激素组	杜仲叶提取物组
血钙（mmol/L）	2.63 ± 0.14	2.38 ± 0.11	2.75 ± 0.07	2.65 ± 0.08
血磷（mmol/L）	2.82 ± 0.24	2.48 ± 0.19	2.40 ± 0.24	2.07 ± 0.56
尿钙（mmol/L）	0.24 ± 0.06	0.62 ± 0.05**	0.37 ± 0.04**	0.38 ± 0.04**
尿磷（mmol/L）	3.96 ± 0.46	4.68 ± 0.27**	3.68 ± 0.21**	3.76 ± 0.32**
骨碱性磷酸酶（U/L）	289.33 ± 16.4	100.13 ± 17.1**	109.24 ± 34.2**	129.49 ± 11.6**

注：模型组与假手术组比较，治疗组与模型组比较，**$P < 0.01$。

Note: comparison between model group and sham operation group, **$P < 0.01$; comparison between treatment group and model group, **$P < 0.01$.

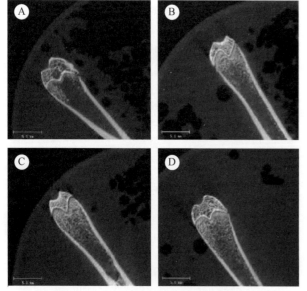

图 2-9-7 大鼠股骨近端微型 CT 图像[72]

A. 模型组；B. 假手术组；C. 雌激素组；D. 杜仲叶提取物组

Fig. 2-9-7 Micro-CT image of rat proximal femur[72]

A. model group; B. sham operation group; C. estrogen group;

D. *E. ulmoides* leaves extract group

（四）杜仲种子提取物的抗骨质疏松药理
作用

杜仲属植物杜仲 (*E. ulmoides* Oliver) 的种子中
可提取总苷成分，通过精制可得到杜仲籽总苷，
其主要成分属于环烯醚萜类。

李森[73]采用睾丸切除所致大鼠骨质疏松模型，
研究杜仲籽总苷对抗男性骨质疏松的药效学。将 6
月龄雄性大鼠 120 只行双侧睾丸切除术造模，假手
术组 15 只，同法手术暴露睾丸而不切除。正常饮
食 1 周后将其随机分为 8 组，模型组和对照组灌胃
等容积食用油，给药组分别灌胃杜仲籽总苷低、中、
高 3 个剂量，阳性对照分别灌胃钙尔奇 D，灌胃仙
灵骨葆，注射丙酸睾酮，给药后第 13 周处死，观
测药物对各组大鼠体重、脏器指数、骨矿量、骨密
度、骨代谢生化指标、骨生物力学性能、股骨长度
和股骨重量、骨小梁骨质面积、血清雄激素水平、
骨中矿物元素含量的影响；用电感耦合等离子体原

子发射光谱（ICP-AES）分析技术检测大鼠股骨中钙、磷、锶、锌、镁、铁矿物元素含量。实验结果表明，杜仲籽总苷能显著提高骨密度，显著增加股骨的骨折断力和骨压碎力，增加股骨骨小梁的骨质面积，且不同程度地增加股骨中钙、磷、锶、锌、镁、铁矿物元素的含量。研究者认为杜仲籽总苷具有有效对抗大鼠睾丸切除所致骨质疏松的药理作用。杜仲籽总苷显著提高了血清中碱性磷酸酶的水平，不影响血清中雄激素水平，推测杜仲籽总苷可能主要通过加强骨形成来预防和治疗男性骨质疏松。

李森等[74]报道了杜仲籽总苷对糖皮质激素所致骨质疏松 ICR 雌性小鼠体重、脏器指数、血液生化指标、血液学指标和骨力学的影响。小鼠灌胃醋酸泼尼松 4 周，造成小鼠糖皮质激素骨质疏松模型，第 5～12 周给药。给药期内每周称小鼠的体重，给药期结束后称小鼠的脏器重量，计算脏器指数；眶静脉丛取血，并采用自动生化分析仪和血细胞自动计数仪分别对血液生化指标和血液学指标进行测定；分离小鼠股骨，测量其长度，称量其重量，并采用 YLS-16A 小动物骨骼强度测定仪测量骨折应力和压碎力。结果显示杜仲籽总苷可对抗糖皮质激素所致骨质疏松小鼠体重的降低，能显著增加其股骨骨折应力和压碎力，提示对骨质疏松患者可能有较好的治疗作用。

侯洁文[75]研究了杜仲籽总苷对维 A 酸引起的大鼠骨质疏松的影响。取 SD 品系雌性大白鼠 70 只，将其随机分成 7 组，分别为对照组、维 A 酸模型组（80 mg/kg）、杜仲籽总苷低剂量组（55 mg/kg）、杜仲籽总苷中剂量组（110 mg/kg）、杜仲籽总苷高剂量组（220 mg/kg）、阳性对照组（仙灵骨葆组）（1500 mg/kg）和尼尔雌醇组（0.8 mg/kg）。除空白对照组外，其余 60 只大鼠使用维 A 酸 80 mg/kg 连续灌胃 14 天。14 天后造模成功，60 只大鼠均表现出骨质疏松症状。骨质疏松模型大鼠按分组分别灌胃给予相应的药物，空白对照组及模型组给水。杜仲籽总苷低、中、高剂量组和仙灵骨葆组按剂量每天灌胃一次，尼尔雌醇组每周灌胃一次。给治疗药 30 天后，将所有动物用 10% 乌拉坦溶液 1.0g/kg 腹腔注射麻醉，通过骨密度仪检测其骨密度，颈动脉取血处死，采其血液用于测量血清雌激素（γ放射免疫计数器）、血液学和血液生化学指标；剖开腹腔和头颅分离出心、肝、脾、肺、肾、脑、胸腺、

肾上腺、卵巢和子宫，分别称量湿重，计算脏器指数；取双侧股骨，剔除软组织，其中右侧股骨用于测量骨结构强度、股骨最大荷载；采用病理图像分析仪对左侧股骨骨组织形态计量学测量，计算平均骨小梁面积。用分析天平称量骨重，用游标卡尺测量骨长度。大鼠脏器指数实验结果：模型组子宫脏器指数低于对照组，但差异无统计学意义；模型组其他脏器指数均高于对照组。杜仲籽总苷组、仙灵骨葆组和尼尔雌醇组均能使维 A 酸造模后大鼠各脏器指数恢复正常水平。大鼠血液生化指标：模型组天冬氨酸转氨酶（AST）、丙氨酸转氨酶（ALT）、总蛋白（TP）、K 溶度低于对照组指标；模型组白蛋白（ALB）及 Na、Cl 溶度显著低于对照组（$P < 0.01$）；模型组碱性磷酸酶（ALP）、总胆红素（T-BiL）、球蛋白（GLB）、三酰甘油（TG）、尿素氮（BUN）、肌酐（Cr）溶度高于对照组；模型组血糖（GLU）、P 溶度显著高于对照组（$P < 0.05$ 或 $P < 0.01$）。杜仲籽总苷组和仙灵骨葆组和尼尔雌醇组均能使维 A 酸造模后大鼠血液生化指标恢复正常水平。

Li 等[76]研究了杜仲种子提取物杜仲籽总苷对大鼠股骨骨密度和骨强度的影响。将 SD 大鼠随机分为 2 组：正常组和杜仲籽总苷组［400 mg/（kg·d）］。实验发现每日口服杜仲籽总苷可显著增加股骨的生物力学质量，该变化与 BMD 增加和微结构的改善有关。股骨远端的 micro-CT 分析显示杜仲籽总苷显著增加 BV/TV、Conn.D、Tb.N 和 Tb.Th，以及减少正常大鼠 Tb.Sp 和 SMI。该研究发现口服杜仲籽总苷可使 BMD 增加和骨组织形态改变，提示杜仲籽总苷可能是治疗绝经后骨质疏松症的潜在替代药物。

（五）杜仲化学成分的抗骨质疏松药理作用

杜仲各成分抗骨质疏松的药理作用研究引起了国内外学者的广泛关注。刘月耀等[77]研究了杜仲苷对被动吸烟引起的骨质疏松的疗效。实验将 30 只 SD 大鼠分为对照组、被动吸烟组、杜仲苷治疗组（给予杜仲苷 300 mg/kg）3 组，分别观察大鼠的体重、骨密度、血清钙、血清磷、碱性磷酸酶、酸性磷酸酶、骨形态学 {BV/TV、Tb.Th［为 BV/TV 除以 1/2 骨表面积（BS）］、Tb.N［Tb.N=（BV/TV）/Tb.Th］、Tb.Sp（Tb.Sp=1/Tb.N-Tb.Th）}

等指标。实验发现杜仲苷对吸烟引起的体重减轻有明显的治疗作用。杜仲苷治疗组大鼠的骨密度值（0.209 ± 0.029）g/cm² 明显较吸烟组骨密度值（0.171 ± 0.085）g/cm² 提高，与吸烟组比较具有显著性差异（$P < 0.05$）；杜仲苷治疗组大鼠骨容积数值较吸烟组明显增加（$P < 0.05$）；杜仲苷治疗组的碱性磷酸酶水平与对照组和被动吸烟组比较差异有统计学意义（$P < 0.05$）；杜仲苷能明显使酸性磷酸酶活性下降。杜仲苷治疗组 BV/TV、Tb.Th 及 Tb.N 等参数指标值较吸烟组明显提高（$P < 0.05$），而 Tb. Sp 值是明显下降的（$P < 0.05$）。骨密度及骨容积数据提示杜仲苷对被动吸烟引起大鼠骨质疏松的骨丢失具有直接保护作用。

袁真等[78]发现槲皮素、山柰酚和芦丁这 3 种药物均有抗绝经后骨质疏松的作用。研究将 51 只 SD 大鼠随机分为假手术组（Sham 组）、模型组（OVX 组）、雌激素组（E₂+OVX 组）、槲皮素组（Q+OVX 组）、山柰酚组（K+OVX 组）和芦丁组（R+OVX 组）。假手术组与模型组给予羧甲基纤维素钠（CMC-Na），实验组分别给予对应药物。12 周后测定大鼠体重及子宫重量，并测定骨形成及代谢相关血液学、尿液指标，micro-CT 分析骨相关参数及骨小梁形态。实验结果显示，3 种药物组均能增加子宫重量；与模型组相比，3 种药物组均能降低尿液中钙离子（U-Ca）的平均浓度（$P < 0.05$）和尿液中磷离子（U-P）的平均浓度（$P < 0.05$）。从 micro-CT 三维重构图结果看出，各组大鼠股骨之间的骨小梁存在不同程度的差别，与模型组比较，经过槲皮素、山柰酚及芦丁药物治疗后，BMD 增加（$P < 0.05$ 或 $P < 0.01$）。模型组及各组骨样本中的 BMD、Tb.N、Tb.Th、BV/TV 均显著低于假手术组（$P < 0.05$ 或 $P < 0.01$）；与模型组相比，槲皮素、山柰酚和芦丁均能改善股骨微结构。结果发现，槲皮素、山柰酚和芦丁这 3 种药物均有抗绝经后骨质疏松的作用，且在相同的药物剂量下，山柰酚的作用效果最强，芦丁次之，槲皮素最弱（表 2-9-12 ～ 表 2-9-14，图 2-9-8 和图 2-9-9）。

表 2-9-12　各组大鼠平均体重及子宫重量（$\bar{x} \pm s$）[78]

Table 2-9-12　The body weight and uterine weight of rats（$\bar{x} \pm s$）[78]

组别	初始体重（g）	末次体重（g）	子宫重量（g）
Q + OVX（$n=9$）	245.33 ± 5.36	341.33 ± 13.02*	0.21 ± 0.04**▲▲
K + OVX（$n=9$）	243.22 ± 3.07	350.89 ± 20.03**	0.23 ± 0.02**▲▲
R + OVX（$n=9$）	242.78 ± 2.99	359.67 ± 23.93**	0.21 ± 0.02**▲▲
E₂+ OVX（$n=8$）	243.38 ± 3.93	316.25 ± 13.86	0.28 ± 0.03**▲▲
OVX（$n=7$）	243.00 ± 5.06	364.71 ± 30.59*	0.13 ± 0.02**
Sham（$n=8$）	244.12 ± 3.04	309.88 ± 19.16▲	0.55 ± 0.06▲▲

注：与 Sham 组比较，*$P < 0.05$，**$P < 0.01$；与 OVX 组比较，▲ $P < 0.05$，▲▲ $P < 0.01$。

Note: comparison between model group and sham operation group, *$P < 0.05$, **$P < 0.01$; comparison between treatment group and model group, ▲ $P < 0.05$, ▲▲ $P < 0.01$.

表 2-9-13　各组大鼠尿液中 Ca、P 的含量检测结果（$\bar{x} \pm s$）[78]

Table 2-9-13　The contents of Ca and P in urine of rats（$\bar{x} \pm s$）[78]

组别	U-Ca（mmol/L）	U-P（mmol/L）
Q + OVX（$n=9$）	0.43 ± 0.03*▲	4.15 ± 0.46★▲
K + OVX（$n=9$）	0.34 ± 0.04*◆	4.07 ± 0.43★▲
R + OVX（$n=9$）	0.38 ± 0.03*◆	4.18 ± 0.41*▲
E₂+ OVX（$n=8$）	0.28 ± 0.03★◆	4.06 ± 0.69◆
OVX（$n=7$）	0.48 ± 0.03*	4.90 ± 0.35*
Sham（$n=8$）	0.23 ± 0.03◆	3.41 ± 0.27◆

注：与 Sham 组比较，★ $P < 0.05$，*$P < 0.01$；与 OVX 组比较，▲ $P < 0.05$，◆ $P < 0.01$。

Note: compared with sham operation group, ★ $P < 0.05$, *$P < 0.01$; compared with OVX group, ▲ $P < 0.05$, ◆ $P < 0.01$.

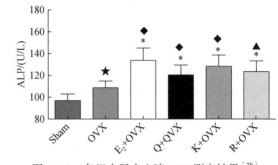

图 2-9-8　各组大鼠中血清 ALP 测定结果[78]

与 Sham 组比较，★ $P < 0.05$，*$P < 0.01$；与 OVX 组比较，▲ $P < 0.05$，◆ $P < 0.01$

Fig. 2-9-8　ALP in serum of rats in each group[78]

Compared with sham operation group, ★ $P < 0.05$, *$P < 0.01$; compared with OVX group, ▲ $P < 0.05$, ◆ $P < 0.01$

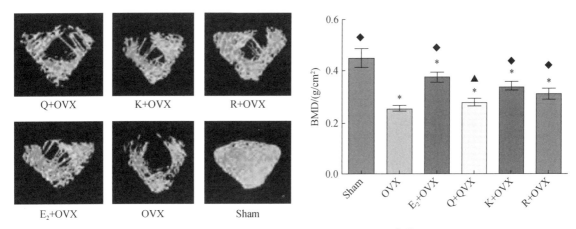

图 2-9-9　各组大鼠三维立体图与 BMD 测定[78]

与 Sham 组比较，*P < 0.01；与 OVX 组比较，▲ P < 0.05，◆ P < 0.01

Fig. 2-9-9　Three-dimensional stereogram and determination of BMD[78]

Compared with sham operation group, *P < 0.01; compared with OVX group, ▲ P < 0.05, ◆ P < 0.01

表 2-9-14　各组大鼠骨相关参数测定（$\bar{x} \pm s$）[78]

Table 2-9-14　Bone related parameters（$\bar{x} \pm s$）[78]

组别	Tb.N（1/mm）	Tb.Th（mm）	BV/TV（%）	SMI
Q + OVX（n = 9）	1.13 ± 0.15*◆	0.20 ± 0.03*▲	15.77 ± 1.03*◆	2.80 ± 0.49*▲
K + OVX（n = 9）	1.59 ± 0.17*◆	0.31 ± 0.04*◆	25.77 ± 1.03*◆	1.93 ± 0.32*◆
R + OVX（n = 9）	1.34 ± 0.12*◆	0.25 ± 0.03*◆	19.75 ± 3.03*◆	2.07 ± 0.33*◆
E₂+ OVX（n = 8）	2.11 ± 0.33*◆	0.37 ± 0.03 ★◆	34.23 ± 4.08 ★◆	1.38 ± 0.24 ★◆
OVX（n = 7）	0.86 ± 0.15*	0.14 ± 0.04*	11.16 ± 1.58*	3.59 ± 0.38*
Sham（n = 8）	3.14 ± 0.26◆	0.43 ± 0.03◆	43.74 ± 5.53◆	0.97 ± 0.23◆

注：与 Sham 组比较，★ P < 0.05，*P < 0.01；与 OVX 组比较，▲ P < 0.05，◆ P < 0.01。

Note: compared with sham operation group, ★ P < 0.05, *P < 0.01; compared with OVX group, ▲ P < 0.05, ◆ P < 0.01.

李三华等[79]报道了杜仲总黄酮对去卵巢大鼠骨组织的影响。将 6 月龄 SD 大鼠摘除双侧卵巢模拟雌激素缺乏导致的骨质疏松症，给药组分为杜仲总黄酮低剂量［50 mg/（kg·d）］组、中剂量［100 mg/（kg·d）］组、高剂量［200 mg/（kg·d）］组。持续灌胃 12 周后处死大鼠，测量血清中 I 型前胶原 N 端肽（PINP）和 β- I 型胶原交联 C 端肽（β-CTX I）浓度；测量股骨 BMD 和骨矿物质含量；观察胫骨切片骨胶原的表达。结果显示与模型组相比，杜仲总黄酮中、高剂量组 PINP 浓度、BMD、骨矿物含量和骨胶原面积比显著增加，而杜仲总黄酮中、高剂量组和雌二醇组 β-CTX I 浓度显著下降（P < 0.05）；杜仲总黄酮的作用效果与剂量呈正相关（P < 0.05）。杜仲总黄酮可以升高去卵巢 SD 大鼠血清中 PINP 的浓度而降低 β-CTX I 的浓度；抑制 BMD 降低，减少骨矿物质和骨胶原的丢失，对骨组织具有保护作用。

Zhou 等[80]研究了绿原酸预防雌激素缺乏引起的骨质疏松症作用及其机制。该实验结果显示，27mg/（kg·d）和 45mg/（kg·d）的绿原酸抑制 OVX 诱导的股骨 BMD 下降（P < 0.01），显著增加骨转换标志物水平，并防止 BV/TV、Coon. D、Tb.N、Tb.Th 降低（P < 0.01）和阻止 Tb.Sp、SMI 增加（P < 0.01）。1 μmol/L 或 10 μmol/L 的绿原酸以剂量依赖性方式促进骨髓干细胞（BMSC）增殖。0.1 ～ 10 μmol/L 的绿原酸增加磷酸化 Akt（phosphorylated Akt，p-Akt）和细胞周期蛋白 D1（Cyclin D1）。1 μmol/L 或 10 μmol/L 的绿原酸增加 BMSC 向成骨细胞的分化（P < 0.01），Shp2 RNAi 通过减少 Shp2、p-Akt 和 Cyclin D1 抑制绿原酸诱导的成骨细胞分化。该研究发现绿原酸改善了 OVX 诱导的骨

质疏松症的 BMD 和小梁微结构，可能是绝经后骨质疏松症的有效替代疗法；绿原酸通过 Shp2/PI3K/Akt/Cyclin D1 途径促进成骨细胞前体的增殖和 BMSC 的成骨细胞分化。

翁泽斌等[81]研究杜仲盐炙前后含药血清及其环烯醚萜类成分（桃叶珊瑚苷、京尼平苷酸、京尼平、京尼平苷）对绝经后妇女成骨细胞增殖和分化的影响。该实验以绝经后妇女股骨松质骨分离得到的成骨细胞为研究对象，给予大鼠生品及盐炙品杜仲水提液灌胃（10 ml/kg），给药持续 7 天，第 7 天采集大鼠血液制备含药血清。实验分为空白对照组、空白血清组、杜仲含药血清组、盐杜仲含药血清组。以雌二醇作为对照阳性药物。采用 MTT 法检测各组含药血清及各单体成分对人成骨细胞增殖的影响；同时测量成骨细胞碱性磷酸酶（ALP）活性来评价各组含药血清及各单体成分对人成骨细胞分化的作用。实验结果显示，杜仲生品和盐炙品含药血清均能促进人成骨细胞的增殖，提高 ALP 的活性，且血清浓度为 20% 时，杜仲盐炙品含药血清对成骨细胞增殖、分化的促进作用显著优于生品（$P < 0.01$）；同时杜仲中 4 种环烯醚萜类成分对人成骨细胞的增殖和分化均有促进作用。该研究发现杜仲生品和盐炙品含药血清均具有良好的促进人成骨细胞增殖和分化的作用，其中盐炙品的作用显著优于生品。杜仲中环烯醚萜类成分可能是其补肾健骨作用的有效成分（图 2-9-10 ～图 2-9-14）。

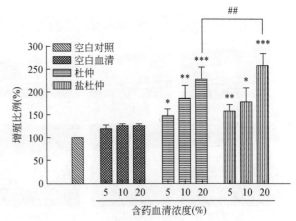

图 2-9-11 杜仲不同炮制品含药血清对成骨细胞增殖活性的影响[81]

与同浓度空白血清比较，*$P < 0.05$，**$P < 0.01$，***$P < 0.001$；与同浓度杜仲生品含药血清比较，## $P < 0.01$

Fig. 2-9-11 Effect of serum containing processed *E. ulmoides* on osteoblast proliferation activity[81]

Compared with blank serum of the same concentration, *$P < 0.05$, **$P < 0.01$, ***$P < 0.001$; compared with *E. ulmoides* drug-containing serum of the same concentration, ## $P < 0.01$

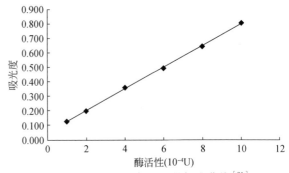

图 2-9-12 ALP 标准品的标准曲线[81]
Fig. 2-9-12 Standard curve of ALP[81]

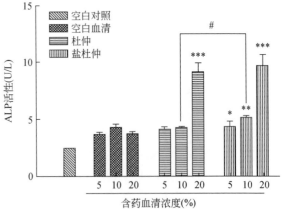

图 2-9-13 杜仲不同炮制品含药血清对人成骨细胞分化活性的影响[81]

与同浓度空白血清比较，*$P < 0.05$，**$P < 0.01$，***$P < 0.001$；与同浓度杜仲生品含药血清比较，# $P < 0.05$

Fig. 2-9-13 Effects of serum containing processed *E. ulmoides* on human osteoblast differentiation activity[81]

Compared with blank serum of the same concentration, *$P < 0.05$, **$P < 0.01$, ***$P < 0.001$; compared with *E. ulmoides* drug-containing serum of the same concentration, # $P < 0.05$

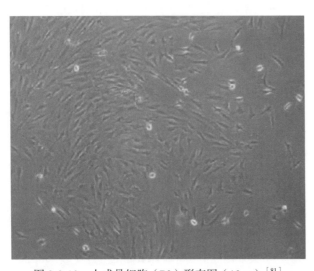

图 2-9-10 人成骨细胞（P3）形态图（10×）[81]
Fig. 2-9-10 Morphology of human osteoblasts（P3）（10×）[81]

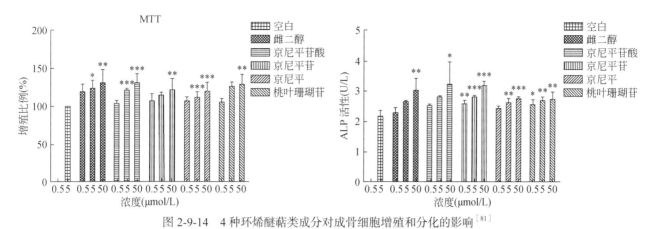

图 2-9-14　4 种环烯醚萜类成分对成骨细胞增殖和分化的影响[81]
与空白组比较，*$P < 0.05$，**$P < 0.01$，***$P < 0.001$
Fig. 2-9-14　Effects of four iridoids on osteoblast proliferation and differentiation[81]
Compared with blank group, *$P < 0.05$, **$P < 0.01$, ***$P < 0.001$

（六）杜仲配伍其他药物的抗骨质疏松药理作用

常与杜仲配伍治疗骨质疏松的中药有黄芪、牛膝、淫羊藿、巴戟天、五味子、枸杞等。杜仲复方配伍治疗骨质疏松症的实验研究多从血清钙、磷、碱性磷酸酶、雌二醇、骨钙素的含量及骨密度等指标进行探究，有些研究还检测残骨灰化后骨钙、磷、氯的含量。

王吉博等[82]研究了杜仲配伍黄芪对雌性大鼠去势后骨质疏松的治疗效果。将雌性 SD 大鼠 50 只去势处理后随机分为杜仲组、黄芪组、杜仲与黄芪配伍组（配伍组）、雌激素组及模型组，并设有假手术组，杜仲配伍黄芪对去势雌性大鼠骨质疏松可发挥明显的正向调节作用，可提高股骨的抗外力性能，抑制骨钙、骨磷丢失，且效果优于杜仲和黄芪单药。

高卫辉等[83]对中药杜仲与牛膝配伍对去卵巢大鼠骨质疏松症进行干预实验研究。将 60 只雌性大鼠双侧卵巢切除模拟动物卵巢功能缺陷导致骨质疏松症，造模成功后将其随机分为 5 组：模型组、阳性对照组（阿法骨化醇组）、杜仲组（1 g/kg）、牛膝组（1.5 g/kg）、杜仲-牛膝组（1 g/kg 杜仲、1.5 g/kg 牛膝的混煎剂，相当于 60 kg 人剂量的 6 倍），每组 10 只；另设正常对照组 12 只，假手术组 12 只。灌胃给药 3 个月后，检测各组大鼠的血清雌二醇（E_2）、钙离子、磷离子、碱性磷酸酶和骨密度（BMD）。实验结果显示，与正常对照组相比，模型组大鼠血清中 E_2、钙离子、磷离子及 BMD 值明显降低（$P < 0.01$），血清中碱性磷酸酶含量明显增高（$P < 0.05$）。与模型组相比，牛膝组、杜仲-牛膝组大鼠血清中 E_2 的含量明显升高（$P < 0.05$）；杜仲组、牛膝组、杜仲-牛膝组、阳性对照组大鼠 BMD 及血清中钙离子、磷离子水平均明显升高（$P < 0.01$）。杜仲组、牛膝组、杜仲-牛膝组、阳性对照组大鼠血清中碱性磷酸酶含量均明显降低（$P < 0.05$）；杜仲-牛膝组血碱性磷酸酶明显低于杜仲组、牛膝组（$P < 0.05$）。结果显示用药各组 BMD、血钙、血磷水平均有不同程度的升高，且杜仲-牛膝组较杜仲组、牛膝组升高更明显。

高卫辉等[84]还对杜仲与牛膝配伍干预去卵巢骨质疏松大鼠对 E_2 和 BMD 的影响进行了实验研究。实验选取 72 只雌性 SD 大鼠，将其随机分为假手术组、模型组、阳性对照组（戊酸雌二醇）、杜仲组（0.05 g/ml 杜仲水煎液）、牛膝组（0.0625 g/ml 牛膝水煎液）、杜仲-牛膝组（杜仲、牛膝质量比为 2∶3）共 6 组。行卵巢切除术造模，假手术组只切除卵巢周围少量脂肪。造模成功后正常饲养 7 天后开始给药，连续给药 3 个月后取腹主动脉血测定 E_2，并分离左侧股骨，检测 BMD。实验结果显示，与模型组比较，所有治疗组 E_2 的含量均有增高，其中杜仲-牛膝组的升高更加显著（$P < 0.01$）。与杜仲-牛膝组比较，杜仲组、牛膝组 E_2 含量差异显著（$P < 0.05$），意味着杜仲-牛膝的组方疗效显著优于单方，但杜仲、牛膝对模型组大鼠 E_2 增加均有重要作用。BMD 的测定结果显示，与模型组相比，各治疗组 BMD 增加，差异有统计学意义（$P < 0.05$），说明治疗方

案均对模型组大鼠的 BMD 提高有一定效果，且杜仲 - 牛膝协同治疗效果要优于杜仲、牛膝单方治疗。该研究证实了杜仲、牛膝、杜仲 - 牛膝均可提高去卵巢骨质疏松大鼠 E_2 水平和股骨 BMD。

Lee 等[85]研究含有五味子、枸杞和杜仲的草药配方 Osteo-F 对骨质疏松症的改善作用，将雌性 ICR 小鼠随机分配到假手术（Sham）组和 5 个卵巢切除（OVX）组：OVX 与溶剂（OVX），OVX 与钙（Ca），OVX 与 1 mg/（kg·d）、10 mg/（kg·d）和 100mg/（kg·d）Osteo-F（分别为 OF1、OF10 和 OF100）。在 OVX 后 7 周开始口服 Ca 或 Osteo-F 并持续 13 周。收集股骨以分析 BMC、BMD 和骨组织学，检测血清钙浓度。分析 runt 相关转录因子 2（runt-related transcription factor 2，Runx2）和 Osterix 在 SaOS-2 成骨细胞（人类成骨细胞株）中的表达，以证实成骨细胞分化的机制。研究发现，Osteo-F 治疗组股骨 BMC 和 BMD 显著恢复，骨骺板中生长板的增生显著恢复，血清钙浓度升高。在体外研究中，Osxo-F 处理的 SaOS-2 成骨细胞中 Runx2 和 Osterix 的表达显著增加。这提示 Osteo-F 可能通过增加成骨细胞相关因子 Runx2 和 Osterix 对骨质疏松症有改善作用。

杜原瑗等[86]发现牛膝竹节参皂苷与杜仲松脂醇二葡萄糖苷联合应用能有效治疗雌激素缺乏所导致的大鼠骨质疏松性骨折。研究将成年雌性 Wistar 大鼠随机分为 3 组：假手术对照组、模型组和治疗组，治疗组采用灌胃方式给予牛膝竹节参皂苷与杜仲松脂醇二葡萄糖苷混合溶液 100 mg/（kg·d）。分别于 2 周、4 周、6 周处死大鼠，取骨折端组织及血清检测相关指标，采用实时荧光定量 PCR（RT-PCR）方法检测其中骨折端护骨因子（osteoprotegerin，OPG）与骨形态发生蛋白质 -3（BMP-3）基因表达水平。牛膝竹节参皂苷与杜仲松脂醇二葡萄糖苷联合应用治疗能够有效降低去卵巢 Wistar 大鼠骨质疏松性骨折模型血清中骨钙素和碱性磷酸酶（ALP）含量，显著上调 OPG 基因表达水平，但是明显下调 BMP-3 基因表达。

杜鹏等[87]研究了杜仲总黄酮与淫羊藿总黄酮对维 A 酸所致小鼠骨质疏松骨代谢生化指标的影响。该实验结果初步显示灌服淫羊藿总黄酮、杜仲总黄酮可以对抗维 A 酸造成的小鼠骨质疏松症，可增强骨形成活性，抑制骨吸收。

（七）杜仲复方制剂的抗骨质疏松药理作用

杜仲的各种制剂经研究发现也具有抗骨质疏松的药理作用，如杜仲丸、杜仲壮骨颗粒、杜仲壮骨丸等。

杜仲丸是杜仲与续断以 1 : 1 的比例配制而成的复方制剂。Li 等[88]研究了杜仲丸在卵巢切除术（OVX）大鼠骨质疏松模型的骨保护作用。将 60 只 SD 大鼠随机分成假手术组、模型与溶剂组（OVX）、17β- 雌二醇组（E_2）和杜仲丸低剂量 [2.0g/（kg·d）]、中剂量 [4.0g/（kg·d）]、高剂量 [6.0g/（kg·d）]组。从第 5 周开始每日口服给药并持续 12 周，测量体重、子宫湿重、血清生化参数、BMD、骨生物力学性质、骨微结构和免疫组织化学指标。实验结果显示，与假手术组相比，杜仲丸治疗显著逆转了 OVX 大鼠的骨质疏松症变化。杜仲丸高剂量抗酒石酸酸性磷酸酶（tartrate-resistant acid phosphatase，TRAP）5b 水平降低 152.25%（$P < 0.01$），骨钙素（osteocalcin，OCN）水平剂量依赖性地增加 118.43%（$P < 0.01$）。与模型组相比，不同剂量杜仲丸显著增加右股骨 BMD，显著提高骨质量和骨强度（$P < 0.05$）。

维骨片是由杜仲、葛根等药材制备而成的复方制剂，补肾壮骨、活血化瘀，具有抗骨质疏松的功效。胡旖耘等[89]研究维骨片对去势骨质疏松模型大鼠的影响。研究取 7 月龄 SD 大鼠，将其随机分为模型组（卵巢切除手术造模）和假手术组，将模型组大鼠随机分为去势骨质疏松模型组、维骨片高剂量组 [0.6677g/（kg·d）]、维骨片中剂量组 [0.3338g/（kg·d）]、维骨片低剂量组 [0.1669g/（kg·d）]及 17β- 雌二醇组 [10μg/（kg·d）]。造模 5 周后灌胃给予相应的药物，3 个月后检查大鼠股骨 BMD、BMC，并进行生物力学性能分析，对血中的骨转换指标血清骨钙素（OCN）、PINP 及 TRAP5b 进行测定，分析药物对大鼠体重的影响。大鼠股骨 BMD 扫描结果显示，去势骨质疏松模型组大鼠股骨 BMD 显著低于假手术组（$P < 0.01$），可证明动物造模成功；与去势骨质疏松模型组相比，17β- 雌二醇组、维骨片高剂量组和维骨片中剂量组均可显著

增加大鼠股骨 BMD（$P < 0.01$），维骨片低剂量组的股骨 BMD 高于去势骨质疏松模型组（$P < 0.05$）。大鼠股骨三点弯曲实验结果显示，各组大鼠股骨最大力和抗弯强度与假手术组相比，差异无统计学意义（$P > 0.05$）；与去势骨质疏松模型组相比，17β- 雌二醇组股骨最大力升高（$P < 0.05$），维骨片各个剂量组大鼠股骨最大力和抗弯强度均升高，但差异均无统计学意义。大鼠血清生化指标 PINP、OCN、TRAP5b 检测结果：与假手术组相比，17β- 雌二醇组大鼠血清 PINP、OCN 和 TRAP5b 水平均显著降低（$P < 0.01$）；维骨片中剂量组血清 PINP 和 TRAP5b 水平显著降低（$P < 0.01$）；维骨片低剂量组血清 PINP 水平显著降低（$P < 0.01$），但血清 OCN 和 TRAP5b 无明显变化；维骨片高剂量组血清 TRAP5b 水平显著降低（$P < 0.05$）。与去势骨质疏松模型组比较，17β-雌二醇组血清 PINP 和 OCN 显著降低（$P < 0.01$）；维骨片高剂量组血清 PINP、OCN 和 TRAP5b 水平无显著变化，维骨片中剂量组血清 PINP 和 TRAP5b 水平显著降低（$P < 0.01$），但 OCN 水平无明显变化；维骨片低剂量组血清 PINP 显著降低（$P < 0.01$），但血清 OCN 和 TRAP5b 无明显变化。该实验结果说明了维骨片可显著增加大鼠股骨 BMC 和 BMD，有升高大鼠股骨最大力和抗弯强度的趋势，并可在一定程度上抑制绝经后高转换型骨质疏松大鼠的骨吸收和骨形成作用，从而阻止骨量丢失。

张晓冬[90] 研究杜仲壮骨颗粒药效学中发现杜仲壮骨颗粒能够在一定程度上提高切除卵巢雌鼠的 BMD，改善其骨组织结构。

二、杜仲调节骨代谢的机制及体外实验研究

（一）杜仲对去势大鼠骨代谢的调节及 BMP-2 表达的影响

杜仲抗骨质疏松的机制研究主要涉及碱性磷酸酶（ALP）活性、钙盐沉积量、骨钙素含量、钙化结节量[91]、破骨细胞抑制因子与核因子 κB 受体活化因子配体比值（OPG/RANKL）[92,93]、骨保护素（OPG）[94]、血清 PINP 和 β-CTX Ⅰ 浓度等生理指标，以及成骨分化转录因子基因

Runx2、Osterix（Osx）、成脂分化转录因子基因过氧化物酶体增殖物激活受体 γ（PPARγ）、成脂分化的下游关键转录因子 aP2[95]、骨髓间充质细胞（mesenchymal stem cell，MSC）BMP-2[96]（改善骨质疏松指标和诱导 MSC 成骨分化的分子之一）、胫骨成骨细胞（OB）和 MSC 护骨因子（OPG）、细胞核因子 -κB 受体活化因子配体（RANKL）蛋白及其 mRNA 表达、成骨细胞 Col1α Ⅰ mRNA 的表达和 JNK/AP1 信号通路调节[97]等。

刘岩等[98] 报道了蒙药二味杜仲胶囊（由杜仲、蓝刺头组成）对去卵巢大鼠子宫雌激素受体的影响。将 84 只 4 月龄 Wistar 雌性大鼠随机分为假手术组、模型组、己烯雌酚组（0.0023 mg/ml）、强骨胶囊组（3.46 mg/ml）及二味杜仲胶囊高、中、低剂量组（根据人鼠体表面积折算后浓度分别为 13 mg/ml、6.5 mg/ml、3.25 mg/ml，其中低剂量组为临床等效剂量），共 7 组。造模成功 90 天后开始给药，假手术组和模型组灌胃生理盐水，治疗组灌胃相应药物，灌胃 90 天后心内取血，采用免疫组织化学法（简称免疫组化法）观察子宫雌激素受体亚型 ERα、ERβ 的表达。实验结果显示，与模型组比较，强骨胶囊组及蒙药二味杜仲胶囊高、中、低剂量组使子宫 ERα、ERβ 表达均明显增强（$P < 0.01$）。该实验发现蒙药二味杜仲胶囊可提高去卵巢大鼠 E₂ 水平，使雌激素受体 ERα 表达增强，证明蒙药二味杜仲胶囊具有雌激素样作用；蒙药二味杜仲胶囊使去卵巢大鼠子宫 ERβ 表达上调，对子宫内膜无雌激素样刺激增生作用；对去卵巢大鼠骨质疏松有明显的治疗作用。

董重阳等[99] 从骨密度、骨生物力学及骨代谢无机元素方面探讨蒙药二味杜仲汤治疗绝经后骨质疏松症的机制。实验选取 84 只雌性 SD 大鼠，将其随机分成 7 组：假手术组、模型组、己烯雌酚组（西药对照，0.0023 mg/ml）、骨疏康组（中药对照，92 mg/ml）及蒙药二味杜仲汤高、中、低剂量组（浓度依次为 13 mg/ml、6.5 mg/ml、3.25 mg/ml，其中低剂量组为临床等效剂量，低、中、高剂量比例为 1∶2∶4）。去卵巢造模后饲养 90 天，然后灌胃饲养 90 天后，测定大鼠离体股骨骨密度、骨生物力学、骨代谢无机元素等指标。实验结果显示，与假手术组比较，模型组大鼠股骨

头端、股骨中段骨密度明显降低（$P < 0.01$）；与模型组比较，各实验组右侧离体股骨骨密度均显著升高（$P < 0.01$），其中蒙药二味杜仲汤中剂量组增高更为明显。与假手术组比较，模型组实验大鼠右侧股骨弹性应力、最大抗弯强度均显著降低（$P < 0.01$）；各实验组股骨弹性应力、最大抗弯强度与模型组比较均增高（$P < 0.01$），用药后，蒙药二味杜仲汤 3 个剂量组间无显著性差异（$P > 0.05$）。与假手术组比较，模型组去卵巢骨质疏松模鼠骨灰中 Ca、P、Mg、Cu、Zn 元素含量显著降低（$P < 0.01$）；用药后，与模型组相比较，各实验组去卵巢骨质疏松模鼠骨灰中 Ca、P、Mg、Cu、Zn 元素含量显著增高（$P < 0.01$）；蒙药二味杜仲汤中剂量组与骨疏康组、己烯雌酚组比较，骨灰中 Ca、P、Mg、Cu、Zn 元素含量增高显著（$P < 0.01$），蒙药二味杜仲汤高剂量组与骨疏康组、己烯雌酚组比较，骨灰中 Ca、P、Mg、Cu、Zn 元素含量增加较明显（$P < 0.05$）。该研究结果提示蒙药二味杜仲汤可增加去卵巢大鼠离体骨骨密度和提高骨组织生物力学性能；提高骨抵御外力冲击的能力，显著增加实验大鼠离体骨矿含量指标。

张颖等[94]研究了杜仲对去卵巢大鼠骨质疏松症的治疗作用及其机制。实验将雌性 Wistar 大鼠随机分为 5 组：空白对照组、假手术组、模型组、阳性对照组（己烯雌酚给药剂量为 0.0448 mg/kg 体重）、杜仲组（杜仲水煎剂，给药剂量均为 5.6g 生药/kg 体重）。给药 3 个月后，采用骨组织形态计量学方法对不脱钙骨切片进行形态计量，免疫组化和原位杂交法检测大鼠胫骨成骨细胞（OB）和 MSC OPG、RANKL 蛋白及其 mRNA 表达。结果表明，杜仲组大鼠胫骨骨小梁体积百分比（TBV%）显著高于模型组，明显低于假手术组；而骨小梁吸收表面百分比（TRS%）明显低于模型组，明显高于假手术组。与假手术组相比，杜仲组大鼠胫骨骨小梁形成表面百分比（TFS%）、骨小梁矿化率（MAR）明显增高。与假手术组相比，杜仲组大鼠胫骨骨皮质矿化率（mAR）明显升高，各组骨皮质类骨质平均宽度（OSW）均无显著性差异。与假手术组相比，杜仲组 OB 和 MSC OPG 蛋白表达阳性密度均明显降低（$P < 0.01$）。与模型组相比，杜仲组 OB 和 MSC RANKL 蛋白表达明显降低（$P < 0.05$ 或 $P < 0.01$）。与假手术相比，杜仲组 MSC RANKL 蛋白表达阳性密度升高（$P < 0.05$），OB RANKL 蛋白表达无显著性差异。该研究认为，杜仲通过抑制 OB 和 MSC RANKL 蛋白及其 mRNA 表达实现治疗骨质疏松症的作用。

葛文杰等[100]采用切除大鼠卵巢造成骨质疏松动物模型的方法，观察中药杜仲对模型大鼠体重、血清碱性磷酸酶（ALP）、血清骨钙素（OCN）、胫骨抗弯曲力的影响，探讨其防治骨质疏松症的作用机制。研究选用 61 只 10 月龄 Wistar 雌性大鼠，将其随机分为 4 组：正常组、模型组、西药组和中药组，其中自去势手术 2 天后起，中药组和西药组大鼠灌服阿法骨化醇 0.75 μg/d，中药组大鼠予盐杜仲水煎灌胃 0.1 g/d，持续给药 3 个月。比较各组大鼠的体重、血清 ALP 和 OCN 水平，并对胫骨抗弯曲力进行测定。实验结果显示，模型组、西药组、中药组大鼠的体重明显大于正常组（$P < 0.01$）；与正常组比较，模型组、西药组、中药组血清 ALP 含量和 OCN 含量高于正常组（$P < 0.01$）；与模型组比较，西药组、中药组血清 ALP 含量高于模型组（$P < 0.05$）；与模型组比较，正常组、西药组、中药组胫骨抗弯曲力明显大于模型组，有显著性差异（$P < 0.01$）。该研究表明杜仲具有明显的促进骨形成的作用，并且能较好地维持去势大鼠的骨生物力学。

刘跃辉等[70]观察杜仲叶醇提取物对去卵巢骨质疏松大鼠骨代谢生化指标、BMD、白细胞介素 -6（IL-6）和肿瘤坏死因子 -α（tumor necrosis factor-α，TNF-α）的影响，将 90 只 SD 雌性大鼠随机分为对照组、假手术组、模型组、雌激素组和杜仲叶组。模型组、雌激素组和杜仲叶组大鼠做去卵巢处理，假手术组同样手术但不切除卵巢。术后 4 周，对照组、假手术组和模型组大鼠给予蒸馏水灌胃；雌激素组大鼠给予戊酸雌二醇灌胃（0.6 mg/kg）；杜仲叶组大鼠给予杜仲叶醇提取物灌胃（6 g/kg），每天 1 次，连续 8 周。检测所有大鼠血清钙、磷、尿钙、磷、骨碱性磷酸酶（bone alkaline phosphatase，BALP），骨钙素，雌二醇，IL-6 和 TNF-α 水平，并测定 BMD。实验结果显示，与对照组和假手术组比较，模型组大鼠尿 Ca/

Cr、P/Cr、BALP、骨钙素、IL-6、TNF-α 水平均显著升高，血清雌二醇含量和 BMD 显著降低，差异均有统计学意义（$P < 0.05$）；与模型组比较，雌激素组和杜仲叶组大鼠尿 Ca/Cr、P/Cr、BALP、骨钙素、IL-6、TNF-α 水平均显著降低，血清雌二醇含量和 BMD 显著升高，差异均有统计学意义（$P < 0.05$）。该研究证明采用杜仲叶醇提取物治疗去卵巢骨质疏松大鼠，可以明显提高大鼠体内 BMD，改善骨质疏松状态，其作用机制可能是通过降低体内 IL-6、TNF-α 水平，提高雌激素水平，从而减少尿钙、磷的丢失，并降低 BALP 和骨钙素含量，以调节骨代谢的动态平衡，抑制骨吸收，促进骨形成。

饶华等[101]研究了杜仲叶总提取物对去势大鼠骨质疏松模型的骨代谢调节作用机制。将 4 月龄雌性 SD 大鼠 32 只随机分成正常对照组（生理盐水灌胃）、去卵巢对照组（生理盐水灌胃）、雌二醇组（雌二醇水溶液灌胃，浓度 200 μg/kg）、杜仲叶总提取物组（杜仲叶总提物水溶液灌胃，浓度 1.5 g/kg）。各组治疗 3 个月后，眼眶采血，测定血清中 Ca^{2+}、P^{3+} 和 ALP 活力；并取大鼠右侧的股骨和胫骨，用双能 X 线骨密度仪测定 BMD。杜仲叶总提取物组与对照组比较，血清 Ca^{2+}、P^{3+} 和 ALP 活力均有显著性差异（$P < 0.05$）；杜仲叶总提取物组与对照组比较，股骨和胫骨 BMD 有显著性差异（$P < 0.05$）。该研究发现杜仲叶总提取物可以改善去势大鼠骨质疏松模型动物骨代谢，增加骨质疏松模型动物的 BMD，减少骨破坏，加强骨稳定，有效防治骨质疏松症。

陈立强等[102]研究了杜仲叶醇提物对去卵巢大鼠所致骨质疏松的防治作用。将 10 月龄 SD 雌性大鼠制作去卵巢大鼠骨质疏松模型，随机分成 4 组：假手术组、模型组、阿法骨化醇组（ALF 组）、杜仲叶醇组。测定各组股骨重量、胫骨抗弯力、血清碱性磷酸酶（ALP）的变化。实验结果显示，与模型组比较，杜仲叶醇组股骨重量明显增加，胫骨抗弯力增强，ALP 含量增加（$P < 0.05$）；与阿法骨化醇组无明显差异（$P > 0.05$）（表 2-9-15 和表 2-9-16）。该研究表明杜仲叶醇提物通过提高血清 ALP 含量、增加股骨重量、提高胫骨抗弯力等因素防治骨质疏松。

表 2-9-15　各组体重与股骨重（$\bar{x} \pm s$, $n = 6$）[102]

Table 2-9-15　The body weight and femur weight of each group ($\bar{x} \pm s$, $n = 6$) [102]

组别	术前体重（g）	术后体重（g）	股骨重（g）
假手术组	273.5 ± 31.7	323.1 ± 31.2	1.18 ± 0.02
模型组	278.9 ± 31.7	387.3 ± 41.8**	0.87 ± 0.12**
ALF 组	271.6 ± 21.6	354.2 ± 23.4*	1.02 ± 0.03*#
杜仲叶醇组	280.9 ± 21.7	360.6 ± 32.7*	1.04 ± 0.11*#

注：与假手术组比较，*$P < 0.05$、**$P < 0.01$；与模型组比较，# $P < 0.05$。

Note: compared with sham operation group, *$P < 0.05$, **$P < 0.01$; compared with model group, # $P < 0.05$.

表 2-9-16　各组胫骨抗弯力及血清 ALP 值（$\bar{x} \pm s$, $n = 6$）[102]

Table 2-9-16　The tibial flexion resistance and serum ALP of each group ($\bar{x} \pm s$, $n = 6$) [102]

组别	胫骨抗弯力	ALP（金氏单位）
假手术组	73.14 ± 6.47*	15.38 ± 3.46
模型组	70.35 ± 8.42#	12.46 ± 5.47#
ALF 组	77.48 ± 8.22**#	17.33 ± 6.32*#
杜仲叶醇组	80.31 ± 6.96**#	18.39 ± 6.23*#

注：与模型组比较，*$P < 0.05$、**$P < 0.01$；与假手术组比较，# $P < 0.05$。

Note: compared with model group, *$P < 0.05$, **$P < 0.01$; compared with sham operation group, # $P < 0.05$.

段卫华等[103]研究了杜仲、续断不同配比组成的杜仲丸对去卵巢大鼠骨质疏松症的影响。将 80 只 SD 大鼠分为假手术组（Sham 组）、模型组（OVX 组）、雌激素组（E_2 组，17β- 雌二醇按照 0.15 mg/kg 给药）、杜仲 - 续断 2 : 1 组（杜仲 2 g/kg，续断 1 g/kg，2 : 1 组）、杜仲 - 续断 1 : 1 组（杜仲、续断各用 1.5 g/kg，1 : 1 组）、杜仲 - 续断 1 : 2 组（杜仲 1 g/kg，续断 2 g/kg，1 : 2 组）、杜仲组（3 g/kg）、续断组（3 g/kg），其中杜仲和续断的提取物使用 70% 乙醇进行提取。至灌胃给药 12 周后，禁食不禁水 12 h，末次灌胃给药后，用水合氯醛腹腔麻醉后，经腹主动脉取血，分离血清，采用酶联免疫法检测 E_2、BMP-2 和大鼠 CTX- Ⅰ含量。分离大鼠子宫、右股骨，称质量，分别计算脏器系数。采用 micro-CT 对右股骨远端干骺端进行扫描，测量 BMD，测量和计算得出骨微结构参数，包括 BV/TV、Conn.

D、Tb.N、Tb.Th、Tb.Sp 和骨表面积体积比（BS/BV）。实验结果：与假手术组比较，模型组子宫系数、右股骨系数、BMD、BV/TV 及血清 E_2 含量均显著下降，而血清 BMP-2、CTX-Ⅰ水平显著升高（$P < 0.01$ 或 $P < 0.05$）（表 2-9-17～表 2-9-20）。该研究发现杜仲、续断不同配比组成的杜仲丸对绝经后骨质疏松症均具有治疗作用。

表 2-9-17　不同配比杜仲丸对去卵巢大鼠脏器指数的影响（$\bar{x} \pm s$）[103]

Table 2-9-17　Effect of Duzhong Wan with different proportions on organ index ovariectomized rats（$\bar{x} \pm s$）[103]

组别	剂量（g/kg）	n	子宫（%）	右股骨（%）
Sham	—	9	0.16 ± 0.04**	0.36 ± 0.02**
OVX	—	10	0.03 ± 0.03	0.29 ± 0.09
E_2	1.5×10^{-4}	10	0.11 ± 0.05*	0.37 ± 0.07**
2∶1	3	10	0.07 ± 0.05	0.34 ± 0.03*
1∶1	3	10	0.11 ± 0.05*	0.35 ± 0.03*
1∶2	3	9	0.10 ± 0.07	0.35 ± 0.04*
杜仲	3	10	0.08 ± 0.07	0.36 ± 0.04**
续断	3	9	0.06 ± 0.06	0.33 ± 0.03

注：与 OVX 组比较，*$P < 0.05$，**$P < 0.01$。

Note: compared with OVX group, *$P < 0.05$, **$P < 0.01$.

赵春等[96]研究了中药杜仲在干预去势大鼠骨质疏松过程中对骨细胞 BMP-2 表达的调节作用，以及杜仲提取物对大鼠 MSC BMP-2 表达的影响。实验将 SD 大鼠随机分成 4 组，即假手术组、模型组、阿法骨化醇组和杜仲实验组。假手术组不摘除卵巢，其余需摘除双侧卵巢制备去势动物模型。大鼠手术 10 天后，阿法骨化醇组和杜仲实验组分别用阿法骨化醇软胶囊和盐杜仲灌胃，另外 2 组正常饲养。3 个月后，解剖取股骨，用 4% 多聚甲醛固定，3 天后浸入 4% EDTA 溶液中脱钙，4 周后进行冰冻切片制备，免疫组化测定 BMP-2 表达。去势大鼠骨细胞 BMP-2 表达的免疫组化结果表明，假手术组、阿法骨化醇组和杜仲实验组 BMP-2 的表达量接近，均显著高于模型组。镜检发现，表达 BMP-2 的细胞分布并不均匀，贴近骨质区域的阳性细胞数明显多于远离骨质的区域，且同一区域中不同细胞表达的强度也存在较大差异。另选

表 2-9-18　不同配比杜仲丸对去卵巢大鼠骨密度的影响（$\bar{x} \pm s$）[103]

Table 2-9-18　Effect of Duzhong Wan with different proportions on BMD of ovariectomized rats（$\bar{x} \pm s$）[103]

组别	剂量（g/kg）	n	BMD（mg/cm³）
Sham	—	9	588.55 ± 22.03**
OVX	—	10	541.74 ± 25.90
E_2	1.5×10^{-4}	10	575.86 ± 22.80*
2∶1	3	10	577.25 ± 19.03**
1∶1	3	10	577.45 ± 31.21**
1∶2	3	9	569.65 ± 20.74*
杜仲	3	10	573.93 ± 32.37*
续断	3	9	530.67 ± 48.10

注：与 OVX 组比较，*$P < 0.05$，**$P < 0.01$。

Note: compared with OVX group, *$P < 0.05$, **$P < 0.01$.

表 2-9-19　不同配比杜仲丸对去卵巢大鼠骨微结构的影响（$\bar{x} \pm s$）[103]

Table 2-9-19　Effect of Duzhong Wan with different proportions on bone microstructure of ovariectomized rats（$\bar{x} \pm s$）[103]

组别	剂量（g/kg）	n	BV/TV	Conn.D（1/mm³）	Tb.N（1/mm）	Tb.Th（mm）	Tb.Sp（mm）	BS/BV
Sham	—	9	0.54 ± 0.02**	66.10 ± 11.85	5.32 ± 0.24	0.14 ± 0.01	0.20 ± 0.01	14.26 ± 0.85
OVX	—	10	0.49 ± 0.03	87.67 ± 37.83	4.85 ± 0.49	0.14 ± 0.02	0.23 ± 0.03	15.20 ± 1.87
E_2	1.5×10^{-4}	10	0.51 ± 0.03*	78.63 ± 28.00	4.95 ± 0.34	0.14 ± 0.01	0.22 ± 0.01	14.30 ± 1.62
2∶1	3	10	0.52 ± 0.02*	72.55 ± 12.62	5.08 ± 0.28	0.14 ± 0.01	0.22 ± 0.01	14.23 ± 1.07
1∶1	3	10	0.52 ± 0.03*	70.01 ± 17.35	5.06 ± 0.25	0.14 ± 0.01	0.22 ± 0.01	13.03 ± 4.75
1∶2	3	9	0.50 ± 0.03	85.21 ± 27.22	5.12 ± 0.36	0.13 ± 0.01	0.22 ± 0.01	15.18 ± 1.52
杜仲	3	10	0.50 ± 0.03	94.35 ± 25.89	5.21 ± 0.47	0.13 ± 0.01	0.22 ± 0.02	13.57 ± 4.79
续断	3	9	0.47 ± 0.04	108.08 ± 33.59	4.79 ± 0.59	0.13 ± 0.01	0.23 ± 0.03	16.16 ± 1.61

注：与 OVX 组比较，*$P < 0.05$，**$P < 0.01$。

Note: compared with OVX group, *$P < 0.05$, **$P < 0.01$.

表 2-9-20　不同配比杜仲丸对去卵巢大鼠血清 E_2、BMP-2、CTX-Ⅰ的影响（$\bar{x} \pm s$）[103]

Table 2-9-20　Effect of Duzhong Wan with different proportions on serum E_2，BMP-2，CTX-Ⅰ of ovariectomized rats（$\bar{x} \pm s$）[103]

组别	剂量（g/kg）	n	E_2（ng/L）	BMP-2（ng/L）	CTX-Ⅰ（ng/L）
Sham	—	9	51.28 ± 6.09**	51.99 ± 17.77**	134.82 ± 70.84**
OVX	—	10	30.49 ± 6.39	122.48 ± 4.73	458.82 ± 21.76
E_2	1.5×10^{-4}	10	42.69 ± 7.19**	113.68 ± 10.73	332.89 ± 80.23*
2∶1	3	10	34.05 ± 7.59	72.68 ± 11.35**	216.79 ± 48.48**
1∶1	3	10	27.83 ± 3.27	82.53 ± 30.68*	200.93 ± 88.22**
1∶2	3	9	27.83 ± 5.00	113.65 ± 7.04	414.74 ± 27.66*
杜仲	3	10	25.57 ± 5.54	93.10 ± 9.84**	296.90 ± 55.71**
续断	3	9	26.95 ± 2.03	95.37 ± 36.57	475.54 ± 14.02

注：与 OVX 组比较，*$P < 0.05$，**$P < 0.01$。

Note: compared with OVX group，*$P < 0.05$，**$P < 0.01$.

取 2 月龄 SD 大鼠培养大鼠 MSC，传代 3 次后进行杜仲水 / 醇提取物诱导。阳性对照诱导物为地塞米松 0.01 mmol/L、β- 甘油磷酸钠 10 mmol/L、L- 抗坏血酸钠 50 µg/ml；杜仲水 / 醇提取物分为 10^{-2}、10^{-3}、10^{-4} 和 10^{-5} 4 个稀释度；阴性对照加等量生理盐水。诱导 6 天后，免疫组化测定 BMP-2 表达。大鼠 MSC BMP-2 表达的免疫组化结果显示，杜仲水 / 醇提取物均对大鼠 MSC 的 BMP-2 表达具有显著刺激作用，在 4 个稀释度中，水提取物的最佳作用稀释度为 10^{-3}，醇提取物在 10^{-5}，醇提取物刺激 BMP-2 的表达强度显著大于水提取物。该研究的在体和离体研究结果均表明，杜仲对 BMP-2 表达的调节是改善骨质疏松指标和诱导大鼠 MSC 成骨分化的重要分子机制。

D- 半乳糖致雄性骨质疏松动物模型常被用于研究男性老年性骨质疏松症。赵亮等[104]研究了盐炙杜仲对老年性骨质疏松模型大鼠骨组织 BMP-2 的影响。将 60 只雄性 SD 大鼠随机分为 6 组，除了空白对照组外，其他 5 组均给予腹腔注射 D- 半乳糖；空白对照组给予与腹腔注射同等剂量的生理盐水。8 周后造模成功，空白对照组、模型对照组均给予 0.5% CMC-Na 溶液灌胃；阳性对照组灌胃给予依替膦酸钠；杜仲低剂量组灌胃给予盐杜仲 1.5 g/kg；杜仲中剂量组灌胃给予盐杜仲 3 g/kg；杜仲高剂量组灌胃给予盐杜仲 6 g/kg。各组连续给药 4 周后进行骨组织 BMP-2 免疫组化检测和 BMD 检测。与模型对照组比较，杜仲高剂量组 BMP-2 表达呈显著增强（$P < 0.05$），证明高剂量盐杜仲可以调节并促进骨组织中 BMP-2 的分泌，增加成骨细胞数量及活性，促进成骨细胞分化，加速骨形成，从而治疗骨质疏松。

童妍等[105]研究盐杜仲对去势大鼠 BMD 及 IGF-Ⅰ的影响。将 90 只 SD 大鼠随机分为 6 组，分别为假手术组、模型组、尼尔雌醇组及盐杜仲高、中、低剂量（6 g/kg、3 g/kg、1.5 g/kg）组。术后 7 天开始灌胃给药，连续 12 周。采用双抗体 + PEG 法检测各组腰椎和股骨的 BMC 和 BMD，检测血清 E_2 水平，采用酶联免疫法检测 IGF-Ⅰ的含量。结果显示，模型组腰椎和股骨的 BMC 与假手术组相比明显下降，有显著性差异，尤以股骨改变明显（$P < 0.01$）；雌激素和盐杜仲中、高剂量组治疗后，大鼠腰椎和股骨的 BMC 均有所提高，与模型组比较有差异性（$P < 0.05$）。模型组的腰椎和股骨的 BMD 与假手术组相比明显下降，有显著性差异（$P < 0.01$）；雌激素和盐杜仲治疗后，大鼠腰椎和股骨的 BMD 均有所提高。模型组的 E_2 和 IGF-Ⅰ水平与假手术组相比明显下降，有显著性差异（$P < 0.01$）；雌激素和盐杜仲治疗后，大鼠 E_2 和 IGF-Ⅰ水平均有所提高。血清 IGF-Ⅰ含量和 E_2 水平呈正相关，IGF-Ⅰ随 E_2 水平的变化而变化（表 2-9-21 ～表 2-9-23）。该研究发现炮制能加强杜仲的抗骨质疏松作用，盐杜仲通过上调血清 E_2 水平、提高血清 IGF-Ⅰ含量对去卵巢大鼠的骨质疏松症有预防或延缓发生的作用。

表 2-9-21　盐杜仲对去势大鼠骨矿物质含量的影响（一）
（$\bar{x} \pm s$，n=10）[105]

Table 2-9-21　Effects of salted *E. ulmoides* on bone mineral content in castrated rats（1）（$\bar{x} \pm s$，n=10）[105]

组别	剂量（g/kg）	腰椎 BMC（g）	股骨 BMC（g）
假手术	—	0.5360 ± 0.1123	0.4148 ± 0.1275
模型	—	0.4239 ± 0.1634#	0.2490 ± 0.0619##
尼尔雌醇	1.5×10^{-3}	0.5062 ± 0.2132*	0.3617 ± 0.0115*
盐杜仲	6.0	0.4945 ± 0.0923*	0.3827 ± 0.1579*
盐杜仲	3.0	0.4737 ± 0.0813*	0.3674 ± 0.0952*
盐杜仲	1.5	0.4432 ± 0.1131	0.3457 ± 0.1192

注：与模型组比较，*$P < 0.05$；与假手术组比较，#$P < 0.05$，##$P < 0.01$。

Note: compared with model group, *$P < 0.05$; compared with sham operation group, #$P < 0.05$, ##$P < 0.01$.

表 2-9-22　盐杜仲对去势大鼠骨矿物质含量的影响（二）
（$\bar{x} \pm s$，n=10）[105]

Table 2-9-22　Effects of salted *E. ulmoides* on bone mineral content in castrated rats（2）（$\bar{x} \pm s$，n=10）[105]

组别	剂量（g/kg）	腰椎 BMD（g/cm²）	股骨 BMD（g/cm²）
假手术	—	0.1454 ± 0.0043	0.1546 ± 0.0075
模型	—	0.1266 ± 0.0024##	0.1361 ± 0.0029##
尼尔雌醇	1.5×10^{-3}	0.1358 ± 0.0012*	0.1418 ± 0.0025*
盐杜仲	6.0	0.1366 ± 0.0082*	0.1444 ± 0.0027*
盐杜仲	3.0	0.1343 ± 0.0023	0.1438 ± 0.0052*
盐杜仲	1.5	0.1289 ± 0.0081	0.1388 ± 0.0092

注：与模型组比较，*$P < 0.05$；与假手术组比较，##$P < 0.01$。

Note: compared with model group, *$P < 0.05$; compared with sham operation group, ##$P < 0.01$.

表 2-9-23　盐杜仲对去势大鼠血清 E₂ 和 IGF- I 的影响
（$\bar{x} \pm s$，n=10）[105]

Table 2-9-23　Effects of salted *E. ulmoides* on serum E₂ and IGF- I in castrated rats（$\bar{x} \pm s$，n=10）[105]

组别	剂量（g/kg）	E₂（ng/L）	IGF- I（μg/L）
假手术	—	91.60 ± 35.26	3945.48 ± 252.75
模型	—	48.89 ± 15.34##	2633.60 ± 134.19##
尼尔雌醇	1.5×10^{-3}	78.62 ± 12.32*	4066.47 ± 363.16**
盐杜仲	6.0	68.54 ± 20.82*	4079.44 ± 423.29**
盐杜仲	3.0	65.32 ± 11.13	3877.68 ± 411.52*
盐杜仲	1.5	58.34 ± 15.91	3690.50 ± 524.92

注：与模型组比较，*$P < 0.05$，**$P < 0.01$；与假手术组比较，##$P < 0.01$。

Note: compared with model group, *$P < 0.05$, **$P < 0.01$; compared with sham operation group, ##$P < 0.01$.

研究发现杜仲上调 OPG/RANKL 值，间接抑制破骨细胞的分化和成熟，从而抑制骨吸收，可达到预防与治疗骨质疏松症的目的[93]。杜仲可通过抑制磷酸肌醇 3- 激酶（PI3K）/ 蛋白激酶 B（Akt）通路来抑制骨关节炎，从而延缓软骨退化，减少炎症细胞因子，防止 MMP-3 分泌。此外，还可检测细胞中凋亡基因和增殖基因的 mRNA 表达量，包括细胞中凋亡基因 *Bax*、*Fas*、*FasL*、*HSG*，增殖基因 *c-fos*、*c-jun*、*Cyclin D1*、*Egr-1*、*NDRG1*。涉及的途径：通过含有 Src 同源结构域 2（SH2）的酪氨酸磷酸酶（Shp2）/PI3K/Akt/Cyclin D1 途径促进成骨细胞前体的增殖和骨髓间充质干细胞的成骨细胞分化。在研究杜仲化学成分抗骨质疏松的药理作用中还检测了 *Runx2*、*Osterix* 及 *TRAP* 等基因表达等。

（二）杜仲对糖尿病大鼠骨代谢的调节

白立炜等[106]研究了杜仲叶醇对糖尿病大鼠骨密度改变的阻断作用及机制。该实验将 30 只 Wistar 大鼠随机分成 3 组：正常对照组、糖尿病（DM）模型组和模型加杜仲组，杜仲组在糖尿病模型基础上给予杜仲叶醇生药 6 g/kg 灌胃，每日 1 次。每周按大鼠的体重（kg）校正给药剂量，共 8 周；正常对照组和模型组给予等量蒸馏水灌胃。实验结束采血，分离血清，采用放射免疫法检测血清中 E₂ 的含量；剥离双侧股骨，用 BMD 400E 型骨密度扫描仪测量股骨中、上段 1/3 处 1 cm 范围内的线密度（BWD）、面密度和骨干直径（BD），以及脱钙观察股骨病理形态学改变。实验结果显示，与正常对照组比较，DM 模型组大鼠股骨的 BWD、面密度显著下降（$P < 0.05$），BD 亦有下降趋势，但无统计学意义（$P > 0.05$）；中药组的 BWD、面密度和 BD 下降不显著（$P > 0.05$）。与 DM 模型组比较，杜仲组的 BWD、面密度显著升高（$P < 0.05$），BD 升高不显著（$P > 0.05$）。各组大鼠血糖及 E₂ 含量测定结果显示，与正常对照组比较，DM 模型组、杜仲组的血糖均显著升高（$P < 0.05$）；而与模型组比较，杜仲组的血糖有下降趋势，但无统计学意义（$P > 0.05$）。DM 模型组血清 E₂ 含量显著低于正常对照组（$P < 0.05$），亦显著低于杜仲组（$P < 0.05$），提示杜仲能提高大鼠血清 E₂ 含量。杜仲组骨小梁数量较 DM 模型

组增多、增粗，相互连接成规整的网状结构。该研究提示杜仲叶醇可有效防止糖尿病大鼠的骨丢失，其部分机制是通过调节性激素而减少骨转换，抑制骨吸收。

张立等[107]研究了杜仲叶醇在治疗糖尿病（DM）合并去势大鼠骨质疏松症中的作用。将50只 Wistar 雌性大鼠随机分成5组：正常对照组、DM 组、DM 合并去势组、DM 治疗组和 DM 合并去势治疗组。该实验采用腹腔注射链脲佐菌素（STZ）50 mg/kg 体重制备 DM 大鼠模型，在此基础上切除双侧卵巢制备 DM 合并去势大鼠动物模型。给药治疗组在 DM 动物模型组及 DM 合并去势大鼠动物模型基础上，按杜仲叶醇生药 6 g/kg 灌胃，每日 1 次，共 8 周；正常对照组和模型对照组灌胃给予同等剂量的蒸馏水。测量指标：采用放射免疫法检测血清中雌二醇（E_2）的含量；使用 BMD 400E 型骨密度扫描仪测量股骨中、上段 1/3 处 1 cm 范围内的线密度（BWD）、面密度和骨干直径（BD）；将测定骨密度后的股骨脱钙，常规石蜡包埋、切片、HE 染色及光镜观察。血清 E_2 测定结果显示，与正常对照组相比，DM 组血清 E_2 含量显著下降（$P < 0.05$），DM 合并去势组呈不显著下降（$P > 0.05$），DM 治疗组、DM 合并去势治疗组血清 E_2 含量显著下降（$P < 0.01$）；DM 合并去势组、DM 合并去势治疗组与 DM 组、DM 治疗组比较血清 E_2 含量明显提高（$P < 0.05$）。在股骨线密度测定结果中，与正常对照组相比，DM 组、DM 治疗组的股骨线密度均显著下降，DM 合并去势组、DM 合并去势治疗组呈不显著下降；DM 合并去势组、DM 合并去势治疗组与 DM 组、DM 治疗组比较股骨线密度均显著提高。该研究的病理切片亦证实 DM 合并去势治疗组较 DM 治疗组骨密质明显变厚、致密，骨小梁连接大体恢复成网状结构。这说明杜仲叶醇提取物有阻断 DM 合并去势大鼠的骨丢失、抑制骨吸收的作用。该研究中杜仲叶醇治疗组与未治疗组相比，血清 E_2 的含量均有显著提高（$P < 0.05$），说明杜仲叶醇提取物具有类雌激素样作用。

（三）杜仲对成骨细胞增殖和细胞信号通路的影响

魏国俊等[91]研究了中药杜仲含药血清对成骨细胞增殖、成骨性的影响。将 40 只大鼠随机分为杜仲低剂量组（含生药 0.5 g/ml）、中剂量组（含生药 1 g/ml）、高剂量组（含生药 2 g/ml）及空白组，各组每天均以 10 ml/kg 的剂量灌服，连续给药 7 天，2 次 / 日。第 8 天 1 次服用全天剂量，1 h 内腹主动脉采集血液，3000 r/min 离心 15 min，制备含药血清备用。成骨细胞分别加入空白血清与含药血清培养。于干预后的 24 h、48 h、72 h 测定细胞的增殖率；分别在含药血清处理干预后的第 3 天、6 天、9 天、12 天测定 ALP 活性；分别于第 12 天、16 天取待测样品检测钙盐沉积量；收集成骨诱导后第 12 天和 16 天各组培养液 1 ml 冻存，待各时间点样品收集完全后，进行骨钙素含量测定；于含药血清干预后的第 12 天将培养液吸出进行钙化结节量的测定。实验结果：含药血清组细胞增殖率明显高于空白组，其中以杜仲含药血清高浓度组促增殖效果较好；含药血清组细胞 ALP 活性明显高于空白组，其中以杜仲含药血清高浓度组较高，且各组 ALP 活性在第 9 天上升达到顶峰，第 12 天时 ALP 活性开始下降；含药血清组钙盐沉积量明显高于空白组，其中以杜仲含药血清高浓度组钙盐沉积量较高，随着时间的延长钙盐沉积量逐渐升高；含药血清组骨钙素分泌量高于空白组，其中以杜仲含药血清高浓度组分泌量较高，随着时间的延长骨钙素分泌量增加；钙化结节的数量明显高于空白组，其中以杜仲含药血清高浓度组效果较好。该研究发现杜仲含药血清可促进成骨细胞的增殖、成骨分化。

曹旭等[92]运用杜仲含药血清培养小鼠颅顶前骨细胞亚克隆 14（MC3T3-E1 Subclone 14 细胞），观察其对成骨细胞增殖、分化的影响，探讨杜仲抗骨质疏松的作用机制。对大鼠灌胃给予杜仲提取物［按每次 96 g/kg（生药量）剂量连续灌胃给药 3 天，2 次 / 天］后制备含药血清，取 MC3T3-E1 Subclone 14 成骨细胞，分别加入空白血清（空白对照组）和含 2%、5%、10% 的杜仲含药血清（给药组）的培养基培养，用 MTT 法检测 MC3T3-E1 Subclone 14 成骨细胞增殖情况，ELISA 法检测细胞中的 ALP、骨钙素（OCN）、破骨细胞抑制因子与 OPG/RANKL 系统活性。与空白对照组同浓度比较，5%、10% 给药组 OD 值显著升高（$P < 0.01$），表明杜仲含药血清对

MC3T3-E1 Subclone 14 成骨细胞有促进增殖作用。与空白对照组比较，2%、5%、10% 杜仲含药血清对 MC3T3-E1 Subclone 14 细胞 ALP 的分泌有较强的促进作用（$P < 0.05$ 或 $P < 0.01$）。与空白对照组比较，不同浓度的杜仲含药血清对 MC3T3-E1 Subclone 14 成骨细胞 OCN 的分泌具有不同程度的促进作用，并且当含药血清在高浓度时对 OCN 的分泌具有最显著的促进作用（$P < 0.01$）。杜仲含药血清能显著上调 OPG/RANKL 值（$P < 0.05$ 或 $P < 0.01$）（表 2-9-24 和表 2-9-25）。该研究表明，杜仲含药血清可以促进 MC3T3-E1 Subclone 14 细胞的增殖和分化，其作用机制与 ALP、OCN、OPG/RANKL 值有关。

表 2-9-24　杜仲含药血清对 MC3T3-E1 Subclone 14 细胞的增殖作用（$\bar{x} \pm s$, $n=6$）[92]

Table 2-9-24　Proliferation effects of E. ulmoides drug-containing serum on MC3T3-E1 Subclone 14 cells（$\bar{x} \pm s$, $n=6$）[92]

组别	OD 值
空白对照组（2%）	0.509 ± 0.015
空白对照组（5%）	0.529 ± 0.010
空白对照组（10%）	0.551 ± 0.013
给药组（2%）	0.511 ± 0.008
给药组（5%）	0.556 ± 0.010**
给药组（10%）	0.626 ± 0.011**

注：与空白对照组同浓度比较，*$P < 0.05$，**$P < 0.01$。

Note: compared with blank control group, *$P < 0.05$, **$P < 0.01$.

表 2-9-25　杜仲含药血清对 MC3T3-E1 Subclone 14 细胞 ALP、OTC、OPG/RANKL 的影响（$\bar{x} \pm s$, $n=5$）[92]

Table 2-9-25　Effects of E. ulmoides drug-containing serum on ALP, OCN, OPG / RANKL of MC3T3-E1 Subclone 14 cells（$\bar{x} \pm s$, $n=5$）[92]

组别	ALP 浓度（ng/ml）	OCN 浓度（ng/ml）	OPG/RANKL
空白对照组（2%）	13.91 ± 0.40	9.86 ± 0.72	2.48 ± 0.06
空白对照组（5%）	16.02 ± 0.53	9.63 ± 0.89	2.20 ± 0.15
空白对照组（10%）	18.47 ± 1.10	11.70 ± 0.48	3.38 ± 0.18
给药组（2%）	16.81 ± 0.36*	10.42 ± 0.88*	2.98 ± 0.08*
给药组（5%）	28.05 ± 0.70**	11.63 ± 1.05**	5.03 ± 0.27**
给药组（10%）	66.40 ± 1.21**	16.49 ± 0.79**	11.06 ± 0.58**

注：与空白对照组同浓度比较，*$P < 0.05$，**$P < 0.01$。

Note: compared with blank control group, *$P < 0.05$, **$P < 0.01$.

Liang 等[108] 研究了杜仲水提取物对成骨细胞增殖的影响和作用机制。方法：在 3 个剂量下，对杜仲水提取物进行药理学评估。将成骨细胞分为 4 组：第 1 组为阴性对照；第 2～4 组为杜仲水提取物低（180 μg/ml）、中（360 μg/ml）、高（540 μg/ml）剂量组。用 MTT 法测定成骨细胞活力，使用市售试剂盒测定成骨细胞中的 ALP、OCN 和 I 型胶原蛋白水平。用实时定量 PCR（qPCR）和蛋白质印迹法（又称 Western 印迹法）检测 ALP、I 型胶原蛋白、OCN、转化生长因子 -β1（TGF-β1）的 mRNA 和蛋白质表达。结果显示杜仲水提取物 3 个剂量组均显著促进了成骨细胞增殖（$P < 0.01$）。杜仲水给药组 ALP、OCN、I 型胶原蛋白和 TGF-β1 在 mRNA 和蛋白水平的表达均显著增加（$P < 0.05$）。这提示杜仲水提取物可促进 ALP、OCN、I 型胶原蛋白和 *TGF-β1* 基因表达，参与调节成骨细胞增殖。

关钧声等[109] 研究了杜仲总提取物对大鼠成骨细胞增殖、分化及 I 型胶原蛋白（Col1α I）表达的影响。体外分离培养大鼠成骨细胞，分为对照组、地塞米松组（阳性药物组，10^{-8} mol/L）、杜仲总提取物不同剂量组（10 μg/L、1 μg/L、0.1 μg/L）共 5 组，CCK-8（cell counting Kit-8）检测细胞增殖情况。由 Pierce BCA 蛋白分析试剂盒进行蛋白定量，然后由 ALP 活性测定试剂盒检测成骨细胞的分化情况。用 In-cell Western 方法测定成骨细胞中 Col1α I 分泌随时间的变化情况。各组干预 24 h 后，采用实时荧光定量法检测成骨细胞 Col1α I mRNA 的表达情况。与空白培养基相比，杜仲提取物各浓度（10 μg/L、1 μg/L、0.1 μg/L）均能促进成骨细胞的增殖，增殖率分别为 21.5%、20.3% 和 19.6%（$P < 0.01$），阳性药增殖率为 31.0%（$P < 0.01$）。细胞分化情况：与空白组比较，杜仲提取物 1 μg/L、0.1 μg/L 组都能使成骨细胞的分化能力增强（$P < 0.01$）；其中，杜仲提取物 1 μg/L 促进成骨细胞分化的能力最强，较空白组提高了 74.7%。与空白组比较，第 1 天的杜仲提取物高、中剂量，第 2 天的杜仲提取物中、低剂量都能使成骨细胞的 Col1α I 表达提高，差异有统计学意义（$P < 0.05$）。与杜仲提取物 1 μg/L 组、杜仲提取物 0.1 μg/L 组比较，杜仲提取物 10 μg/L 组 Col1α I mRNA 表达上调，差异有统计学意义

（P ＜ 0.01，P ＜ 0.001）。与杜仲提取物 0.1 μg/L 组比较，杜仲提取物 1 μg/L 组 Col1α Ⅰ mRNA 表达上调，差异有统计学意义（P ＜ 0.01）。杜仲提取物促进 Col1α Ⅰ mRNA 表达的能力有量效趋势，浓度越高，促 Col1α Ⅰ 分泌的能力越强。该研究发现杜仲提取物能显著提高成骨细胞增殖、分化和 Col1α Ⅰ 的表达。

张立超等[110] 研究杜仲叶乙醇提取物对大鼠成骨细胞的增殖作用及其分子机制，选取新生 SD 大鼠的乳鼠颅骨，通过消化法分离出乳鼠成骨细胞，并用 ALP 染色进行细胞鉴定；先用杜仲叶提取物分别以 0 mg/ml、5 mg/ml、20 mg/ml、40 mg/ml、60 mg/ml 5 种不同浓度梯度对大鼠成骨细胞进行干预，2 天后用 MTT 方法检测细胞增殖情况；用无血清无酚红的培养基饥饿大鼠成骨细胞 2 h 后，分别以 0 mg/ml、5 mg/ml、20 mg/ml、40 mg/ml、60 mg/ml 5 种不同浓度杜仲叶提取物干预大鼠成骨细胞，2 h 后用 Western 印迹法检测 ERK 和 Akt 的活化情况。实验结果显示细胞呈紫红色，ALP 的染色即阳性反应，证实成骨细胞具有分泌 ALP 的活性，符合成骨细胞生物学特性。用 MTT 法检测杜仲叶提取物对大鼠成骨细胞增殖的影响，结果显示杜仲叶提取物可以促进大鼠成骨细胞的增殖，而且其浓度在 60 mg/ml 时作用最大并具有浓度依赖性；同时 Western 印迹法实验结果表明杜仲叶提取物可以激活 Akt 及 ERK 的磷酸化，药物浓度在 0 ～ 60 mg/ml 作用逐渐递增并具有浓度依赖性，同样浓度在 60 mg/ml 时作用最大（图 2-9-15 和图 2-9-16）。该研究证明了杜仲叶提取物通过 ERK 通路及 Akt 通路促进大鼠成骨细胞的增殖。

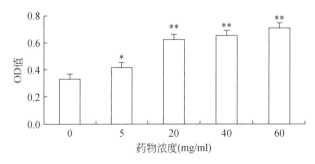

图 2-9-15　不同药物浓度对大鼠成骨细胞的增殖作用影响[110]
与对照组比较，*P ＜ 0.05，**P ＜ 0.01

Fig. 2-9-15　The effect of the drug with different doses on proliferation of rat osteoblasts[110]

Compared with blank control group, *P ＜ 0.05, **P ＜ 0.01

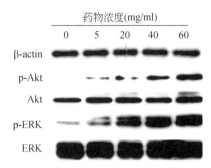

图 2-9-16　不同药物浓度对大鼠成骨细胞 Akt 及 ERK 磷酸化的影响[110]

Fig. 2-9-16　The effects of the drug with different doses on Akt and ERK phosphorylation of rat osteoblasts[110]

邹泽良等[111] 研究发现杜仲增加离体培养成骨细胞增殖基因的表达，减少凋亡基因的表达。实验取 1 日龄 SD 大鼠，分离培养颅骨中的成骨细胞进行实验，其中 A 组为无血清 DMEM 对照组，B 组为含杜仲 10 μg/L 的无血清 DMEM 处理组。给药 24 h 后，检测细胞中凋亡基因和增殖基因的 mRNA 表达。实验结果显示，杜仲能够促进成骨细胞的增殖，B 组细胞中凋亡基因 Bax、Fas、FasL、HSG 的 mRNA 表达量均显著低于 A 组，增殖基因 c-fos、c-jun、Cyclin D1、Egr-1、NDRG1 的 mRNA 表达量均显著高于 A 组。Zhou 等[80] 研究发现杜仲通过含有 SH2 的 Shp2/PI3K/Akt/Cyclin D1 途径促进成骨细胞前体的增殖和骨髓间充质干细胞的成骨细胞分化。有研究发现杜仲树皮可以防止软骨损伤，减少细胞异常，并且降低血清 IL-1β 和 IL-6 水平，抑制关节软骨中 MMP-3 的分泌，下调关节软骨中的 p-Akt 表达。杜仲树皮可能通过抑制 PI3K/Akt 通路来抑制骨关节炎，从而延缓软骨退化，减少炎症细胞因子，抑止 MMP-3 分泌。

王大为等[112] 研究了杜仲对成骨样细胞增殖的作用。将杜仲的水提液及水提液的不同萃取物和 UMR106 成骨样细胞在体外共同培养，运用 MTT 法检测细胞增殖。该研究用 0.2 mg/ml、0.4 mg/ml、0.8 mg/ml 3 种浓度的杜仲水提液作用于细胞 24 h，结果显示杜仲水提液在 0.4 mg/ml 浓度时可明显促进细胞的增殖，细胞的增殖率为 26.9%，而在 0.2 mg/ml 或 0.8 mg/ml 浓度时没有显著作用。研究比较了杜仲水提液不同极性溶剂萃取物对细胞增殖的作用，将乙酸乙酯层和正丁醇层以 0.3 mg/ml、0.4 mg/ml、0.5 mg/ml 3 种浓度分别作用于细胞 48 h，测定细胞的增殖，但两个部位虽然有一定的促进作用，但弱于相同条件下总提取物的作用，且与空白相比没有显著性差异。将剩余的水层同法处理细胞，显示在 0.4 mg/ml 时对细胞的促增殖作用最强。

徐祥赫等[93] 报道了杜仲对小鼠成骨细胞（MC3T3-E1）及 OPG/RANKL 值的影响，为杜仲防治骨质疏松症提供了理论基础。将细胞按 5×10^3/ml 的密度接种于 96 孔板，24 h 后换液，空白对照组加入 0 mg/ml 含杜仲乙醇提取物的培养基，实验组分别加入浓度为 10^{-1} mg/ml、10^{-2} mg/ml、10^{-3} mg/ml 含杜仲乙醇提取物的培养基，每种浓度各设 6 个重复孔。加药 72 h 后用 MTT 法检测细胞增殖情况、ALP 的分泌，ELISA 法检测 OPG 和 RANKL 的表达水平，并计算 OPG/RANKL 值。与对照组相比，杜仲 10^{-1} mg/ml 对细胞增殖及 ALP 的分泌均有明显促进作用（$P < 0.01$ 或 $P < 0.05$）；可明显抑制 RANKL 的表达（$P < 0.05$），且表现出浓度依赖性；对 OPG 有促进表达的作用，但与空白对照组比较无统计学意义（$P > 0.05$）。经计算杜仲可上调 OPG/RANKL 值（$P < 0.05$）。该研究发现杜仲可通过促进 MC3T3-E1 成骨细胞增殖与分化成熟，并上调 OPG/RANKL 值，间接抑制破骨细胞的分化和成熟，从而抑制骨吸收，达到预防与治疗骨质疏松症的目的。

Ha 等[113] 认为杜仲的部分组分通过参与激活成骨细胞促进骨生成并抑制破骨细胞活性以抑制骨质溶解。该实验研究杜仲提取物的甲醇（MeOH）、正己烷（Hx）、氯仿（$CHCl_3$）、乙酸乙酯（EA）、丁醇（BuOH）和水性（H_2O）组分，包括栀子苷（GA）、京尼平苷（GP）和桃叶珊瑚苷（AU）对骨质疏松症的治疗效果；采用 HPLC 测定杜仲和杜仲叶中 GA、GP 和 AU 的含量；通过使用大鼠垂体细胞研究杜仲对生长激素（GH）释放的诱导作用；使用 MTT 法、ALP 活性检测法和 [^{3}H] - 脯氨酸掺入测定法测定成骨细胞样细胞的增殖；通过小鼠骨髓细胞和 ST-2 细胞的共培养来研究破骨细胞的抑制。实验结果显示，GA、GP 和 AU 在杜仲皮层中的含量比杜仲叶中更多。MeOH（1 mg/ml）、Hx、$CHCl_3$ 和 EA 组分（各 20 μg/ml）具有有效的 GH 释放诱导作用，可促进成骨细胞的增殖。GA 半数抑制溶度 [（IC_{50}）：4.43×10^{-7} mol/L]、AU 和

GP 均显著抑制破骨细胞的增殖。

阳之韵等[114] 研究了杜仲中各成分（杜仲水洗脱液、杜仲 20% 乙醇洗脱液、杜仲 40% 乙醇洗脱液）对 MC3T3-E1 Subclone 14 成骨细胞增殖、DPG/RANKL 值的影响。将对照组 MC3T3-E1 Subclone 14 成骨细胞加入 DMEM/F-2 培养基（Hyclon）培养，给药组分别加入浓度为 200 mg/L、100 mg/L、50 mg/L、25 mg/L 和 12.5 mg/L 含杜仲水洗脱液、杜仲 20% 乙醇洗脱液，杜仲 40% 乙醇洗脱液组分的培养基培养；采用 MTT 法检测 MC3T3-E1 Subclone 14 成骨细胞增殖情况；ELISA 法检测 MC3T3-E1 Subclone 14 成骨细胞 OPG 及 RANKL 活性，紫外分光光度法检测 MC3T3-E1 Subclone 14 成骨细胞 ALP 活性。实验结果显示，给药 24 h 后，50 mg/L、100 mg/L 和 200 mg/L 杜仲 40% 乙醇洗脱液给药组均能促进 MC3T3-E1 Subclone 14 成骨细胞的增殖，其中 100 mg/L 和 200 mg/L 杜仲 40% 乙醇洗脱液给药组的 OD 值明显增高，与对照组比较，差异有统计学意义（$P < 0.05$），提示杜仲提取物 40% 乙醇洗脱液对 MC3T3-E1 Subclone 14 成骨细胞具有促进增殖的作用。给药 48 h 后，100 mg/L、200 mg/L 杜仲 40% 乙醇洗脱液给药组能促进 MC3T3-E1 Subclone 14 成骨细胞的 ALP 分泌，且 200 mg/L 组 ALP 的活性与对照组比较，差异有统计学意义（$P < 0.05$）。OPG 检测结果显示，给药 48h 后，与对照组比较，100 mg/L、200 mg/L 杜仲 40% 乙醇洗脱液给药组对 OPG 活性的促进作用明显，差异具有统计学意义（$P < 0.05$）。RANKL 检测结果显示，给药 48h 后，200mg/L 杜仲 40% 乙醇洗脱液给药组 MC3T3-E1 Subclone 14 成骨细胞的 RANKL 水平明显低于对照组（$P < 0.05$），表明杜仲 40% 乙醇洗脱液对 RANKL 具有抑制作用；给药 48 h 后，200 mg/L 杜仲 40% 乙醇洗脱液给药组 OPG/RANKL 值高于对照组，差异具有统计学意义（$P < 0.05$）。实验结果提示，杜仲 40% 乙醇提取组分能明显上调 OPG/RANKL 值，并能促进 MC3T3-E1 Subclone 14 成骨细胞的增殖。

兰波[115] 对杜仲抗骨质疏松药效物质基础及机制进行研究，杜仲活性成分选择紫云英苷、原儿茶酸、刺五加苷 E、京尼平苷、京尼平苷酸、咖啡酸、黄芩苷、绿原酸 8 种。根据 MC3T3-E1

Subclone 14 成骨细胞存活率来筛选杜仲有效活性化学成分，应用实时荧光定量 PCR 技术和 Western 印迹法从分子水平研究杜仲有效部位中的主要化合物对 MC3T3-E1 Subclone 14 成骨细胞中 *OPG*、*RANKL*、*Runx2*、*Osterix* 及 *TRAP* 等基因表达的影响，用酶联免疫法检测杜仲有效组分中的主要化合物对 MC3T3-E1 Subclone 14 成骨细胞中 Ca^{2+}、ALP、巨噬细胞集落刺激因子（macrophage colony-stimulating factor，M-CSF）及 OCN 等因子活性的影响。实验结果显示，杜仲各化合物作用 MC3T3-E1 Subclone 14 成骨细胞 24 h 后，黄芩苷在 7.5 ～ 30 μg/ml 浓度能显著促进 MC3T3-E1 Subclone 14 成骨细胞的增殖（$P < 0.05$），当浓度大于 30 μg/ml 时对成骨细胞无促增殖作用；紫云英苷呈浓度依赖性地促进 MC3T3-E1 Subclone 14 成骨细胞的增殖，其中浓度为 80 μg/ml 时具有最佳的药理活性；咖啡酸在 10 ～ 15 μg/ml 能显著促进 MC3T3-E1 Subclone 14 成骨细胞的增殖，而之后随着浓度的增加药效逐渐降低（$P < 0.05$）；京尼平苷酸在实验设定浓度内呈浓度依赖性地促进 MC3T3-E1 Subclone 14 成骨细胞的增殖，且在高浓度下具有最好的药理活性（$P < 0.05$）；绿原酸、京尼平苷、原儿茶酸、刺五加苷 E 在实验设置浓度范围内作用 MC3T3-E1 Subclone 14 成骨细胞 24 h 后均无促进增殖的作用（$P > 0.05$）。紫云英苷、黄芩苷、咖啡酸和京尼平苷酸作用于 MC3T3-E1 Subclone 14 细胞 24 h 后，京尼平苷酸能浓度依赖性地促进 MC3T3-E1 Subclone 14 成骨细胞 ALP 的分泌且在高浓度时具有最佳的药理活性（$P < 0.05$）；紫云英苷、黄芩苷和京尼平苷酸在低、中、高 3 个浓度均能不同程度地促进成骨细胞 ALP 的分泌（$P < 0.05$），并且随着黄芩苷浓度的增加，药理作用随之降低。成骨细胞 ALP 活性测定结果显示，京尼平苷酸、咖啡酸、紫云英苷和黄芩苷在实验设定的浓度范围内能显著促进 MC3T3-E1 Subclone 14 成骨细胞的增殖，并且能明显增加 ALP 的分泌。紫云英苷和黄芩苷在中、高浓度范围内能显著增加游离 Ca^{2+} 和 OCN 的分泌，结果显示在成骨细胞分化成熟的过程中，黄芩苷和紫云英苷通过促进 ALP 分泌、增加骨组织中游离 Ca^{2+} 的浓度和 OCN 的分泌，从而增加骨组织中游离 Ca^{2+} 与骨组织的结合能力及促进骨形成

来改善骨质疏松引起的骨微量流失。京尼平苷酸在中、高浓度下能显著抑制 M-CSF 的分泌；京尼平苷酸在实验设定的浓度范围内呈浓度依赖性地抑制 TRAP 的分泌。实验结果显示在成骨细胞分化的后期，M-CSF 的分泌受到抑制，减少了成骨细胞被诱导为破骨细胞，保护了骨形成。紫云英苷低、中浓度范围内能显著上调 OCN 的表达，但在高浓度下却无上调作用。结合该实验紫云英苷 MTT 的结果，显示 OCN 上调不明显可能与细胞增殖有关；紫云英苷在低浓度对 RANKL 蛋白的表达没有明显抑制作用。黄芩苷在低、中、高浓度范围均能显著上调 OCN 的分泌并且对 RANKL 蛋白有明显的抑制作用，随着浓度的增加，黄芩苷抑制 RANKL 蛋白的药效随之降低。咖啡酸呈浓度依赖性地上调 OPG 蛋白的表达并且在中、高浓度下具有明显的上调作用，但是咖啡酸只有在高浓度下才能抑制 RANKL 蛋白表达；京尼平苷酸在低、中、高浓度均能对 OPG 蛋白的表达起到明显升高的作用。同时京尼平苷酸对 RANKL 蛋白的抑制作用随着实验浓度的升高而降低，只有当浓度范围为低、中浓度时才能对 RANKL 蛋白具有明显的抑制作用。实验结果显示杜仲化合物紫云英苷、黄芩苷、咖啡酸和京尼平苷酸通过上调 OPG/RANKL 值来调节和平衡骨重建过程中的骨吸收与骨形成，以达到改善骨质疏松的目的。黄芩苷在实验设定的低、中、高浓度内对 Osterix 因子具有显著的上调作用；随着给药浓度的升高，京尼平苷酸能浓度依赖性地上调 Runx2 的阈值。实验表明，京尼平苷酸、紫云英苷、黄芩苷和咖啡酸不仅通过上调 OPG/RANKL 值，还能通过调节 Osterix 因子、Runx2 因子、OCN、M-CSF 等共同起到改善骨质疏松的目的。

牟丽秋等[116] 研究了杜仲中槲皮素、京尼平苷及桃叶珊瑚苷对小鼠成骨样细胞系 MC3T3-E1 增殖和分化的影响。采用小鼠成骨细胞 MC3T3-E1 体外培养模型，通过 MTT 法测定细胞增殖、ELISA 法测定 ALP 活性，观察杜仲中槲皮素、京尼平苷及桃叶珊瑚苷（各浓度为 10^{-2} mmol/L、10^{-3} mmol/L、10^{-4} mmol/L、10^{-5} mmol/L、10^{-6} mmol/L）对成骨细胞增殖和分化的影响。该研究表明槲皮素、京尼平苷和桃叶珊瑚苷可促进成骨细胞的增殖和分化，且作用强度具有浓度相关性和时间相关性，可能是杜仲抗骨质疏松的药效物质基础。

张文博等[117]研究了缺氧培养下 M2 型巨噬细胞上清液及杜仲总黄酮对成骨细胞生物行为学的影响。将培养的 MC3T3-E1 细胞分为 4 组：空白对照组、M2 型巨噬细胞上清液组、杜仲总黄酮组及 M2 型巨噬细胞上清液联合杜仲总黄酮组。空白对照组：细胞不作任何干预；M2 型巨噬细胞上清液组：将成骨培养基中 α-MEM 培养基全部替换为 M2 型巨噬细胞上清液；杜仲总黄酮组：培养基中加入 100 mg/L 杜仲总黄酮；M2 型巨噬细胞上清液联合杜仲总黄酮组：将成骨培养基中 α-MEM 培养基全部替换为 M2 型巨噬细胞上清液后，加入 100 mg/L 杜仲总黄酮。采用酶标仪检测荧光强度对细胞增殖活性进行检测，观察细胞形态，运用 FACS 流式细胞仪检测各组细胞周期的细胞数量构成比，用 Western 印迹法检测各组细胞 Runx2 蛋白、Ⅰ型胶原蛋白、骨钙素、碱性磷酸酶的表达水平。实验结果显示，空白对照组细胞活性百分比为（100 ± 5.2）%，M2 型巨噬细胞上清液组细胞活性百分比为（121.3 ± 9.2）%，杜仲总黄酮组细胞活性百分比为（123.7 ± 7.4）%，M2 型巨噬细胞上清液联合杜仲总黄酮组细胞活性百分比为（168.4 ± 16.2）%，经方差分析，4 组有显著性差异。空白对照组细胞活性明显低于其他 3 组（$P < 0.05$）。空白对照组细胞形态异常，细胞骨架染色较弱，细胞质较少，细胞核出现固缩；M2 型巨噬细胞上清液组和杜仲总黄酮组成骨细胞形态正常、大小均匀，细胞骨架形态均质性好，增殖状况良好；M2 型巨噬细胞上清液联合杜仲总黄酮组细胞形态多形性较多，多数细胞具有伪足结构，细胞增殖旺盛，多数细胞内见大量分泌颗粒，细胞骨架染色良好，细胞质饱满。流式细胞仪检测结果经卡方检验显示，4 组细胞周期构成比有显著性差异

（$P < 0.05$）。其中 M2 型巨噬细胞上清液联合杜仲总黄酮组 S 期和 G_2/M 期细胞百分比显著高于空白对照组（$P < 0.05$）。成骨转录基因及蛋白表达水平 RT-PCR 检测结果显示，72 h 及第 7 天时，M2 型巨噬细胞上清液联合杜仲总黄酮组 Runx2 蛋白、Ⅰ型胶原蛋白、碱性磷酸酶相对 mRNA 水平较空白对照组高（$P < 0.05$）。该研究得出结论：M2 型巨噬细胞上清液联合杜仲总黄酮能够促进缺氧条件下成骨细胞的增殖和分化，维持成骨细胞正常矿化功能和成骨作用，提高成骨细胞对缺氧条件的耐受能力（表 2-9-26，图 2-9-17～图 2-9-22，彩图 2-9-17，彩图 2-9-22）。

兰波等[118]研究杜仲了黄酮类化合物紫云英苷和黄芩素对成骨细胞特异性转录因子 Osterix 及 OPG/RANKL 值的影响。采用 MC3T3-E1 Subclone14 成骨细胞，不同浓度紫云英苷和黄芩素及维生素 D_3（30 mg/L）作用细胞 24 h 后，用 MTT 法检测细胞增殖情况，将成骨细胞接种于 24 孔板后，空白组加入培养基，给药组分别加入质量浓度为 80 mg/L（高浓度）、40 mg/L（中浓度）、7.5 mg/L（低浓度）含紫云英苷或黄芩素的培养基，作用 24 h 后，ELISA 法检测钙离子活性，Western 印迹法检测 Osterix、OPG 及 RANKL 的蛋白表达水平。实验结果：与空白组相比，杜仲黄酮类化合物黄芩素可明显促进 MC3T3-E1 Subclone14 成骨细胞的增殖（$P < 0.05$ 或 $P < 0.01$）；黄芩素明显上调 OPG 和 Osterix 的表达（$P < 0.05$ 或 $P < 0.01$），同时能降低 RANKL 的表达（$P < 0.05$ 或 $P < 0.01$）。杜仲黄酮类化合物紫云英苷能促进 MC3T3-E1 Subclone14 成骨细胞增殖，并上调 OPG，降低 RANKL 表达（表 2-9-27～表 2-9-31，图 2-9-23 和图 2-9-24）。

表 2-9-26　实时定量 PCR 使用的引物序列[117]

Table 2-9-26　Primer sequences for real-time PCR[117]

目的 RNA	上游引物（5′—3′）	下游引物（5′—3′）
Runx2	TCATTCAGTGACACCACCAGG	TGTAGGGGCTAAAGGCAAAA
Ⅰ型胶原蛋白	GACATGTTCAGCTTTGTGGACCTC	GGGACCCTTAGGCCATTGTGTA
碱性磷酸酶	GAGATGGTATGGGCGTCTC	GTTGGTGTTGTACGTCTTGGA
骨钙素	GACAAGTCCCACACAGCAACT	GGACATGAAGGCTTTGTCAGA

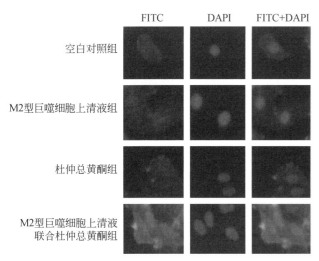

图 2-9-17　M2 型巨噬细胞上清液与杜仲总黄酮对成骨细胞
细胞骨架的影响（免疫荧光染色，×400）[117]

图中 M2 型巨噬细胞上清液联合杜仲总黄酮组细胞形态多形性较
多，多数细胞具有伪足结构，细胞增殖旺盛

Fig. 2-9-17　Effect of M2 macrophages supernatant and
eucommia flavonoids on the cytoskeleton of osteoblasts
（immunofluorescence staining，×400）[117]

The group of M2 type macrophage supernatant combined with total
flavonoids of E. ulmoides showed more leomorphism, most of the cells
had pseudopodia structure and proliferated vigorously

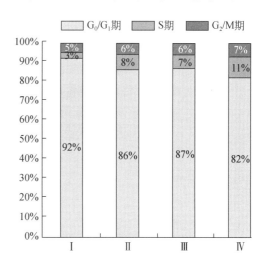

图 2-9-18　M2 型巨噬细胞上清液与杜仲总黄酮对成骨细胞
周期构成比的影响[117]

M2 型巨噬细胞上清液联合杜仲总黄酮组 S 期和 G_2/M 期细胞百分
比显著高于空白对照组。Ⅰ. 空白对照组；Ⅱ. M2 型巨噬细胞上清
液组；Ⅲ. 杜仲总黄酮组；Ⅳ. M2 型巨噬细胞上清液联合杜仲总黄
酮组

Fig. 2-9-18　Effect of M2 macrophage supernatant and
eucommia flavonoids on the percentage of osteoblasts in the
G_0/G_1, S and G_2/M phases[117]

The percentage of S phase and G_2/M phase cells in M2 type macrophage
supernatant combined with total flavonoids of E. ulmoides Oliv. was
significantly higher than that in control group. Ⅰ. blank control group;
Ⅱ. M_2 type macrophage supernatant group; Ⅲ. E. ulmoides total
flavone group; Ⅳ. M_2 type macrophage supernatant combined with
E. ulmoides total flavone group

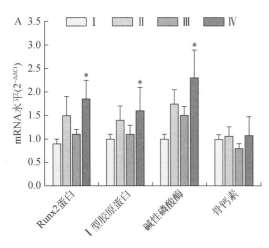

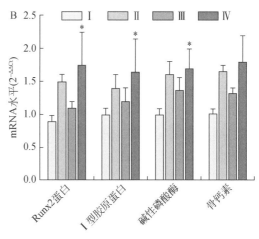

图 2-9-19　M2 型巨噬细胞上清液与杜仲总黄酮对成骨细胞 Runx2 蛋白、Ⅰ型胶原蛋白、碱性磷酸酶、骨钙素 mRNA 水平的
影响[117]

A. 72 h；B. 第 7 天。Ⅰ. 空白对照组；Ⅱ. M2 型巨噬细胞上清液组；Ⅲ. 杜仲总黄酮组；Ⅳ. M2 型巨噬细胞上清液联合杜仲总黄酮组。
与Ⅰ组相比，*P < 0.05

Fig. 2-9-19　Effect of M2 macrophage supernatant and eucommia flavonoids on mRNA expression levels of Runx2, collagen
type Ⅰ, osteocalcin, and alkaline phosphatase in osteoblasts[117]

A. 72 h; B. day 7. Ⅰ. blank control group; Ⅱ. M2 type macrophage supernatant group; Ⅲ. E. ulmoides total flavone group; Ⅳ. M_2 type macrophage
supernatant combined with E. ulmoides total flavone group. Compared with group Ⅰ, * P < 0.05

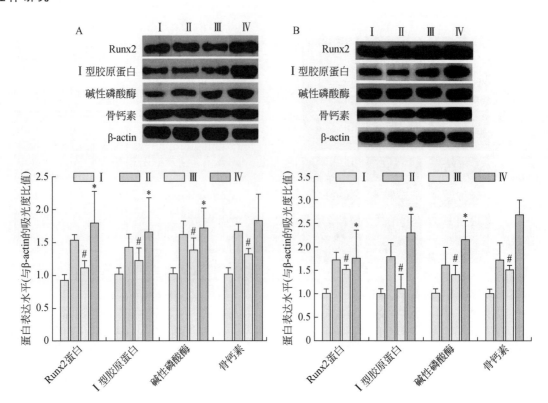

图 2-9-20 M2 型巨噬细胞上清液与杜仲总黄酮对成骨细胞 Runx2 蛋白、I 型胶原蛋白、碱性磷酸酶、骨钙素水平的影响[117]
A.72 h；B. 第 7 天。I. 空白对照组；II. M2 型巨噬细胞上清液组；III. 杜仲总黄酮组；IV. M2 型巨噬细胞上清液联合杜仲总黄酮组。与 I、
II 和 III 组相比，*P < 0.05；与 II 组相比，#P < 0.05

Fig. 2-9-20　Effect of M2 macrophage supernatant and eucommia flavonoids on protein expression levels of Runx2, collagen
type I, osteocalcin, and alkaline phosphatase in osteoblasts[117]

A. 72 h; B. Day 7. I. blank control group; II. M2 type macrophage supernatant group; III. *E. ulmoides* total flavone group; IV. M2 type macrophage
supernatant combined with *E. ulmoides* total flavone group. Compared with group I 、II and III, *P < 0.05, Compared with group II, # P < 0.05

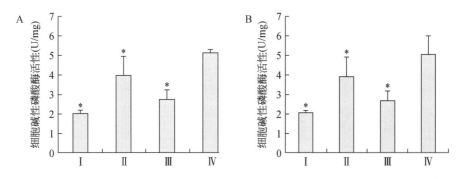

图 2-9-21 M2 型巨噬细胞上清液与杜仲总黄酮对成骨细胞碱性磷酸酶活性及矿化钙离子相对浓度的影响[117]
A. 碱性磷酸酶活性；B. 矿化钙离子相对浓度。I. 空白对照组；II. M2 型巨噬细胞上清液组；III. 杜仲总黄酮组；IV. M2 型巨噬细胞上清
液联合杜仲总黄酮组。与 IV 组相比，*P < 0.05

Fig. 2-9-21　Effect of M2 macrophage supernatant and eucommia flavonoids on the activity of alkaline phosphatase and the relative
concentration of calcium ion in osteoblasts[117]

A. alkaline phosphatase activity; B. relative concentration of mineralized calcium ion. I. blank control group; II. M2 type macrophage supernatant
group; III. *E. ulmoides* total flavone group; IV. M2 type macrophage supernatant combined with *E. ulmoides* total flavone group. Compared with
group IV, * P < 0.05

表 2-9-27 紫云英苷对 MC3T3-E1 Subclone 14 成骨细胞增殖的影响（$\bar{x} \pm s$，$n=5$）[118]

Table 2-9-27 Proliferation effects of astragalin on MC3T3-E1 Subclone 14 osteoblast（$\bar{x} \pm s$，$n=5$）[118]

组别	剂量（mg/L）	细胞增殖率（%）
空白	—	100
紫云英苷	7.5	118.66 ± 0.31**
	15	123.73 ± 0.41**
	30	126.72 ± 0.33**
	60	105.14 ± 0.33
	80	105.26 ± 0.40
	100	104.44 ± 0.34
维生素 D_3	30	109.52 ± 0.54*

注：与空白组比较，*$P < 0.05$，**$P < 0.01$。

Note: compared with blank group, *$P < 0.05$, **$P < 0.01$.

表 2-9-28 黄芩素对 MC3T3-E1 Subclone 14 成骨细胞增殖的影响（$\bar{x} \pm s$，$n=5$）[118]

Table 2-9-28 Proliferation effects of baicalein on MC3T3-E1 Subclone 14 osteoblast（$\bar{x} \pm s$，$n=5$）[118]

组别	剂量（mg/L）	细胞增殖率（%）
空白	—	100
黄芩素	7.5	108.56 ± 0.43*
	15	111.51 ± 0.50*
	30	123.12 ± 0.29**
	60	122.65 ± 0.61**
	80	125.55 ± 0.31**
	100	123.96 ± 0.71**
维生素 D_3	30	111.13 ± 0.34*

注：与空白组比较，*$P < 0.05$，**$P < 0.01$。

Note: compared with blank group, *$P < 0.05$, **$P < 0.01$.

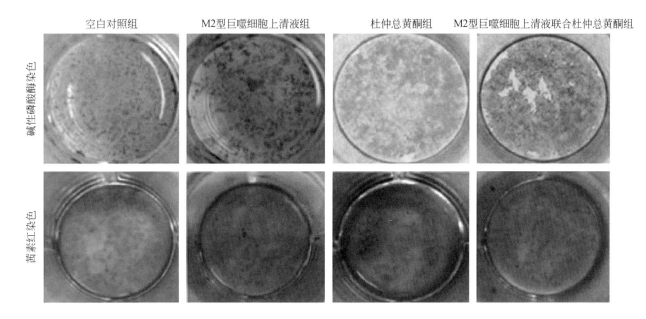

图 2-9-22 M2 型巨噬细胞上清液与杜仲总黄酮诱导成骨细胞成骨分化效果

M2 型巨噬细胞上清液联合杜仲总黄酮组碱性磷酸酶表达较好，钙化程度最高

Fig. 2-9-22 Osteoblastic differentiation of osteoblasts induced by M2 macrophage supernatant and eucommia flavonoids

The group of M2 type macrophage supernatant combined with total flavonoids of E. ulmoides showed the best expression of alkaline phosphatase and the highest calcification degree

表 2-9-29 不同浓度的紫云英苷、黄芩素对 MC3T3-E1 Subclone 14 成骨细胞钙离子活性的影响（$\bar{x} \pm s$, $n=5$）[118]

Table 2-9-29 Effects on calcium activity in MC3T3-E1 Subclone 14 osteoblasts under different concentrations of astragalin and baicalein（$\bar{x} \pm s$, $n=5$）[118]

组别	剂量（mg/L）	细胞增殖率（%）
空白	—	100
紫云英苷	7.5	104.54 ± 0.68*
	40	109.13 ± 0.55*
	80	109.84 ± 0.61*
黄芩素	7.5	124.22 ± 0.54**
	40	125.04 ± 0.71**
	80	132.42 ± 0.43**

注：与空白组比较，*$P < 0.05$，**$P < 0.01$。

Note: compared with blank group, *$P < 0.05$, **$P < 0.01$.

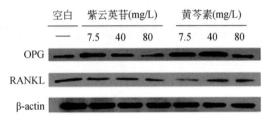

图 2-9-23 紫云英苷和黄芩素对成骨细胞中 OPG 和 RANKL 蛋白表达的影响[118]

Fig. 2-9-23 Effects of astragalin and baicalein on OPG and RANKL protein expression in osteoblasts[118]

表 2-9-30 紫云英苷、黄芩素对 MC3T3-E1 Subclone 14 成骨细胞蛋白表达量的影响（$\bar{x} \pm s$, $n=5$）[118]

Table 2-9-30 Effects of astragalin and baicalein on MC3T3-E1 Subclone 14 osteoblasts protein expression（$\bar{x} \pm s$, $n=5$）[118]

组别	剂量（mg/L）	OPG/β-actin	RANKL/β-actin	OPG/RANKL
空白	—	0.36 ± 0.22	0.57 ± 0.34	0.63 ± 0.16
紫云英苷	7.5	0.89 ± 0.14**	0.29 ± 0.26	3.06 ± 0.27**
	40	0.50 ± 0.21*	0.24 ± 0.13*	2.08 ± 0.29**
	80	0.43 ± 0.18	0.23 ± 0.18*	1.86 ± 0.18*
黄芩素	7.5	1.03 ± 0.14**	0.13 ± 0.11**	7.92 ± 0.21**
	40	1.21 ± 0.27**	0.25 ± 0.44*	4.84 ± 0.32**
	80	0.51 ± 0.18*	0.24 ± 0.27*	2.13 ± 0.15*

注：与空白组比较，*$P < 0.05$，**$P < 0.01$。

Note: compared with blank group, *$P < 0.05$, **$P < 0.01$.

李三华等[79]研究了杜仲总黄酮对成骨细胞增殖及 I 型胶原蛋白表达的影响。成骨细胞分离自 SD 大鼠颅骨，培养备用。杜仲总黄酮给药浓度为

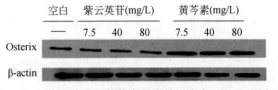

图 2-9-24 紫云英苷和黄芩素对成骨细胞中 Osterix 蛋白表达的影响[118]

Fig. 2-9-24 Effects of astragalin and baicalein on the expression of Osterix protein in osteoblasts[118]

表 2-9-31 紫云英苷、黄芩素对 MC3T3-E1 Subclone 14 成骨细胞 Osterix 蛋白的影响（$\bar{x} \pm s$, $n=5$）[118]

Table 2-9-31 Effects of astragalin and baicalein on the Osterix protein expression in MC3T3-E1 Subclone 14 osteoblast（$\bar{x} \pm s$, $n=5$）[118]

组别	剂量（mg/L）	Osterix/β-actin
空白	—	0.41 ± 0.53
紫云英苷	7.5	0.42 ± 0.33
	40	0.41 ± 0.24
	80	0.42 ± 0.26
黄芩素	7.5	1.23 ± 0.15**
	40	1.05 ± 0.21**
	80	1.06 ± 0.17**

注：与空白组比较，**$P < 0.01$。

Note: compared with blank group, **$P < 0.01$.

10 μg/ml、100 μg/ml、200 μg/ml 和 400 μg/ml，用 MTT 法评价对成骨细胞增殖的影响；采用激光共聚焦扫描显微镜检测 I 型骨胶原蛋白的表达情况。与对照组比较，质量浓度 10 ~ 200 μg/ml 杜仲总黄酮能明显促进成骨细胞的增殖（$P < 0.05$），而且杜仲总黄酮质量浓度为 10 ~ 200 μg/ml 时均可促进成骨细胞合成 I 型胶原蛋白，但其差异无统计学意义。研究表明杜仲总黄酮能直接促进体外成骨细胞的增殖。

胡倩影等[119]对杜仲中松脂醇二葡萄糖苷和松脂醇对成骨细胞中 OPG 和 RANKL 表达的影响进行研究。采用质量浓度为 $1 \times 10^{-7} \sim 1 \times 10^{3}$ μg/L 松脂醇二葡萄糖苷与松脂醇体外干预 MC3T3-E1 成骨细胞 48 h、72 h，采用 MTT 法检测细胞增殖情况，ALP 试剂盒检测细胞分化情况，ELISA 和 Western 印迹法检测细胞 OPG 与 RANKL 蛋白表达的水平。松脂醇二葡萄糖苷与松脂醇均能通过促进成骨细胞的增殖和分化达到抗骨质疏松作用，但其作用机制不同，松脂醇二葡萄糖苷主要通过促进 OPG 分泌来发挥作用，而松脂醇既能通过促

进 OPG 分泌又能通过抑制 RANKL 表达来发挥作用（表 2-9-32 ～表 2-9-35）。

表 2-9-32　松脂醇二葡萄糖苷、松脂醇对 MC3T3-E1 细胞活性的影响（$\bar{x} \pm s$，$n=5$）[119]

Table 2-9-32　Effect of pinoresinol diglucoside and pinoresinol on proliferation of MC3T3-E1 cells（$\bar{x} \pm s$，$n=5$）[119]

t（h）	组别	质量浓度（μg/L）	细胞增殖率（%）
48	空白	—	100.00 ± 1.02
	松脂醇二葡萄糖苷	1×10^{-7}	93.19 ± 1.04
		1×10^{-6}	101.64 ± 0.49
		1×10^{-5}	105.99 ± 0.74
		1×10^{-4}	107.98 ± 0.68*
		1×10^{-3}	117.18 ± 0.67**
		1×10^{-2}	106.07 ± 0.54*
		0.1	107.65 ± 0.68*
		1	106.90 ± 0.64*
		10	113.88 ± 0.64**
		100	112.14 ± 0.51**
		1×10^{3}	94.89 ± 0.87
	松脂醇	1×10^{-7}	93.61 ± 0.52
		1×10^{-6}	101.85 ± 0.79
		1×10^{-5}	102.96 ± 1.20
		1×10^{-4}	109.00 ± 1.57*
		1×10^{-3}	115.50 ± 1.65**
		1×10^{-2}	123.95 ± 1.27**
		0.1	107.16 ± 1.62*
		1	108.09 ± 1.23*
		10	98.12 ± 1.38
		100	101.26 ± 1.57
		1×10^{3}	101.25 ± 1.24
72	空白	—	100.00 ± 1.02
	松脂醇二葡萄糖苷	1×10^{-7}	98.51 ± 1.05
		1×10^{-6}	97.42 ± 1.34
		1×10^{-5}	102.39 ± 0.98
		1×10^{-4}	104.46 ± 1.34
		1×10^{-3}	121.47 ± 1.28**
		1×10^{-2}	135.73 ± 1.41**
		0.1	133.82 ± 1.37**
		1	119.93 ± 1.17**
		10	121.21 ± 1.13**
		100	109.96 ± 0.95*
		1×10^{3}	102.14 ± 1.05

续表

t（h）	组别	质量浓度（μg/L）	细胞增殖率（%）
	松脂醇	1×10^{-7}	92.70 ± 1.34
		1×10^{-6}	100.64 ± 1.12
		1×10^{-5}	99.81 ± 0.83
		1×10^{-4}	103.19 ± 0.86
		1×10^{-3}	99.23 ± 1.02
		1×10^{-2}	97.45 ± 1.27
		0.1	117.36 ± 1.34**
		1	104.13 ± 1.09
		10	102.50 ± 1.05
		100	102.94 ± 1.07
		1×10^{3}	90.25 ± 1.03

注：与空白组比较，*$P < 0.05$，**$P < 0.01$。

Note: compared with blank group, *$P < 0.05$, **$P < 0.01$.

表 2-9-33　松脂醇二葡萄糖苷、松脂醇对 MC3T3-E1 细胞 ALP 活性的影响（$\bar{x} \pm s$，$n=5$）[119]

Table 2-9-33　Effect of pinoresinol diglucoside and pinoresinol on alkaline phosphatase activity of MC3T3-E1 cells（$\bar{x} \pm s$，$n=5$）[119]

t（h）	组别	质量浓度（μg/L）	ALP 活性（U/g）
48	空白	—	2.08 ± 0.21
	松脂醇二葡萄糖苷	1×10^{-4}	2.83 ± 0.14**
		1×10^{-3}	2.93 ± 0.32**
		1×10^{-2}	2.97 ± 0.28**
		0.1	2.86 ± 0.24**
		1	2.96 ± 0.16**
		10	2.92 ± 0.18**
		100	3.04 ± 0.20**
		1×10^{3}	3.09 ± 0.17**
	松脂醇	1×10^{-4}	2.65 ± 0.16**
		1×10^{-3}	2.75 ± 0.18**
		1×10^{-2}	2.73 ± 0.11**
		0.1	2.69 ± 0.22**
		1	2.79 ± 0.27**
		10	2.85 ± 0.26**
		100	2.98 ± 0.18**
		1×10^{3}	3.09 ± 0.16**
72	空白	—	2.56 ± 0.21
	松脂醇二葡萄糖苷	1×10^{-4}	2.53 ± 0.25
		1×10^{-3}	2.54 ± 0.13
		1×10^{-2}	2.68 ± 0.18
		0.1	3.01 ± 0.16**
		1	3.02 ± 0.19**

续表

$t(\mathrm{h})$	组别	质量浓度（μg/L）	ALP 活性（U/g）
72	松脂醇二葡萄	10	$3.05 \pm 0.24^{**}$
	糖苷	100	$2.90 \pm 0.21^{*}$
	松脂醇	1×10^{3}	$3.09 \pm 0.16^{**}$
		1×10^{-4}	$2.84 \pm 0.22^{*}$
		1×10^{-3}	$2.86 \pm 0.30^{*}$
		1×10^{-2}	$2.89 \pm 0.31^{*}$
		0.1	$2.90 \pm 0.37^{*}$
		1	$2.92 \pm 0.21^{*}$
		10	$3.04 \pm 0.15^{**}$
		100	$3.07 \pm 0.26^{**}$
		1×10^{3}	$3.02 \pm 0.24^{**}$

注：与空白组比较，$*P < 0.05$，$**P < 0.01$。

Note: compared with blank group, $*P < 0.05$, $**P < 0.01$.

表 2-9-34　松脂醇二葡萄糖苷、松脂醇对 MC3T3-E1 成骨细胞中 OPG 和 RANKL 蛋白分泌的影响（$\bar{x} \pm s$，$n=5$）[119]

Table 2-9-34　Effect of pinoresinol diglucoside and pinoresinol on protein secretion level of OPG and RANKL in MC3T3-E1 cells（$\bar{x} \pm s$，$n=5$）[119]

$t(\mathrm{h})$	组别	质量浓度（μg/L）	OPG（ng/L）	RANKL（μg/L）
48	空白	—	3427.86 ± 2.07	3743.77 ± 2.14
	松脂醇二葡	1×10^{-5}	$3836.44 \pm 1.28^{*}$	8571.47 ± 1.26
	萄糖苷	1×10^{-3}	$4456.31 \pm 1.87^{**}$	5090.48 ± 2.17
		0.1	$3933.27 \pm 1.67^{**}$	4717.16 ± 1.56
		10	$3621.89 \pm 1.85^{*}$	4716.18 ± 1.68
	松脂醇	1×10^{-5}	$4896.27 \pm 1.98^{**}$	$1347.76 \pm 2.07^{**}$
		1×10^{-3}	$8142.26 \pm 1.69^{**}$	$2321.13 \pm 3.18^{**}$
		0.1	$6584.64 \pm 1.65^{**}$	4529.03 ± 2.68
		10	$5530.59 \pm 1.85^{**}$	6064.91 ± 1.24
72	空白	—	7306.83 ± 1.56	533.85 ± 2.15
	松脂醇二葡	1×10^{-5}	$7835.77 \pm 1.06^{*}$	1065.94 ± 2.14
	萄糖苷	1×10^{-3}	$7828.20 \pm 1.07^{*}$	619.25 ± 1.87
		0.1	$7672.18 \pm 2.04^{*}$	891.51 ± 1.32
		10	7319.00 ± 1.68	752.71 ± 1.28
	松脂醇	1×10^{-5}	6737.73 ± 1.95	$128.12 \pm 1.69^{**}$
		1×10^{-3}	7497.58 ± 2.07	$330.98 \pm 2.47^{**}$
		0.1	$11006.50 \pm 1.36^{**}$	619.25 ± 2.05
		10	$9457.64 \pm 1.04^{**}$	976.93 ± 1.06

注：与空白组比较，$*P < 0.05$，$**P < 0.01$。

Note: compared with blank group, $*P < 0.05$, $**P < 0.01$.

表 2-9-35　松脂醇二葡萄糖苷、松脂醇对 MC3T3-E1 成骨细胞中 OPG 和 RANKL 蛋白表达的影响（$\bar{x} \pm s$，$n=5$）[119]

Table 2-9-35　Effect of pinoresinol diglucoside and pinoresinol on protein expression level of OPG and RANKL in MC3T3-E1 cells（$\bar{x} \pm s$，$n=5$）[119]

组别	质量浓度（μg/L）	OPG/β-actin	RANKL/β-actin	OPG/RANKL
空白	—	0.34 ± 0.13	0.53 ± 0.21	0.64 ± 0.17
松脂醇二	1×10^{-5}	$0.45 \pm 0.11^{**}$	1.27 ± 0.15	0.35 ± 0.17
葡萄糖苷	1×10^{-3}	$0.38 \pm 0.21^{*}$	0.62 ± 0.22	0.62 ± 0.16
	0.1	$0.39 \pm 0.17^{*}$	0.82 ± 0.23	0.48 ± 0.16
	10	$0.36 \pm 0.21^{*}$	0.75 ± 0.16	0.48 ± 0.13
松脂醇	1×10^{-5}	$0.49 \pm 0.22^{**}$	$0.15 \pm 0.18^{**}$	$3.26 \pm 0.19^{**}$
	1×10^{-3}	$0.81 \pm 0.19^{**}$	$0.35 \pm 0.16^{**}$	$2.31 \pm 0.25^{**}$
	0.1	$0.66 \pm 0.18^{**}$	0.62 ± 0.27	$1.06 \pm 0.24^{**}$
	10	$0.55 \pm 0.24^{**}$	1.03 ± 0.25	0.54 ± 0.12

注：与空白组比较，$*P < 0.05$，$**P < 0.01$。

Note: compared with blank group, $*P < 0.05$, $**P < 0.01$.

杨豪伟等[120]研究紫云英苷对体外培养小鼠成骨细胞 MC3T3-E1 增殖、分化的影响。采用 MC3T3-E1 成骨细胞株，以 MTT 法测定成骨细胞的增殖率，以试剂盒法测定成骨细胞内 ALP 的活性。与空白对照组相比，终浓度为 2.2×10^{-4} mol/L、2.2×10^{-5} mol/L、2.2×10^{-6} mol/L 时均能明显促进 MC3T3-E1 细胞增殖（$P < 0.05$），其中在浓度为 2.2×10^{-5} mol/L 时作用最强，且差异具有显著的统计学意义（$P < 0.01$）。细胞给药后培养 48 h，与空白对照组比较，MC3T3-E1 细胞在 2.2×10^{-4} mol/L、2.2×10^{-5} mol/L 紫云英苷给药组 ALP 活性增强，且具有极显著性差异（$P < 0.01$）。细胞给药后培养 72 h，与空白对照组相比，各浓度组 ALP 活性无显著性差异（$P > 0.05$）。该实验分别测定了不同浓度的紫云英苷对 MC3T3-E1 细胞增殖分化的影响，初步表明紫云英苷具有一定的促进 MC3T3-E1 细胞增殖和分化的作用。

方宁等[121]研究了杜仲叶对 SD 大鼠成骨细胞增殖及骨钙素表达水平的影响。取新生 SD 大鼠通过酶消化法分离出乳鼠原代成骨细胞；用碱性磷酸酶染色进行成骨细胞鉴定；先用无血清无酚红培养基饥饿 SD 大鼠成骨细胞 2 h 后，再给予 5 组浓度（0 mg/ml、1 mg/ml、10 mg/ml、50 mg/ml、100 mg/ml）的杜仲提取物。将浓度为 0 mg/ml 设为对照组，继续培养 48 h 后用 MTT 方法检测细胞增殖情况；用 Western 印迹法分别检测 5 组浓度杜仲叶对骨钙素表达水平的影响。各加药组（1 mg/ml、10 mg/ml、50 mg/ml、100 mg/ml）与对照组比较，统计分析有显著性差异（$P < 0.05$），其中 50 mg/ml 组升高趋势最明显。通过检测 5 组细胞骨钙素的蛋白表达结果，发现与对照组比较，各药物组（1 mg/ml、10 mg/ml、50 mg/ml、100mg/ml）骨钙素的蛋白表达水平均有明显升高，统计学分析均具有显著性差异（$P < 0.05$）；其中 50 mg/ml 组升高趋势最明显。该研究证明杜仲叶提取物具有促进成骨细胞增殖的作用，并有药物浓度依赖性；杜仲叶提取物通过影响骨钙素表达促进成骨细胞增殖，并具有浓度依赖性。

王度等[122] 探讨中药杜仲补骨脂干预去势鼠对成骨细胞增殖和 MMP-3-OPN-MAPK 通路蛋白表达的影响及其作用机制，将 10 只饲养 12 周的去势鼠处死，选取股骨胫骨骨髓，进行体外成骨细胞传代培养。将含杜仲补骨脂药对 2 g 生药的药液喂养 20 只 SD 大鼠，随机均分为空白对照组（给纯化水 1 ml）、低浓度组（给药 0.5 ml）、中浓度组（给药 1 ml）、高浓度组（给药 2 ml），提取各组处死大鼠含药血清，干预成骨细胞，运用 MTT 法测定成骨细胞增殖能力，RT-PCR 法测定通路蛋白 MMP-3、骨桥蛋白（osteopontin，OPN）和丝裂原激活蛋白激酶（MAPK）的 mRNA 水平。实验结果显示术后 12 周模型组大鼠腰椎及股骨骨密度为（0.163 ± 0.012）g/cm 和（0.152 ± 0.013）g/cm，假手术组为（0.326 ± 0.015）g/cm 和（0.295 ± 0.006）g/cm，两组有显著性差异（$P < 0.05$），表明大鼠骨质疏松的模型建立成功；成骨细胞增殖中低浓度至高浓度组中 MTT 法检测的光吸收值（A）均升高，较空白对照组显著增加

（$P < 0.01$ 或 $P < 0.05$），增加幅度与组别关系近似斜线，以高浓度组促增殖作用最显著，增值率达到 131%；高浓度组中 MMP-3 含量明显低于其余各组（$P < 0.01$），OPN 和 MAPK 含量明显高于其余各组（$P < 0.05$）。同时，低浓度组中 MMP-3 表达最多，其余组含量依次下降，3 组中 OPN 含量基本依次增加，而 MAPK 含量在含药血清药物添加后明显增加，与空白对照组有显著性差异（$P < 0.01$）（图 2-9-25，表 2-9-36 和图 2-9-26）。该研究发现中药杜仲补骨脂药对含药血清可以促进去势鼠成骨细胞的增殖，并且通过 MMP-3-OPN/MAPK 通路激活骨重建。

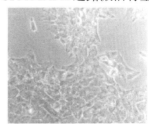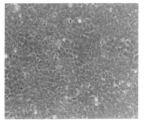

图 2-9-25　成骨细胞培养图[122]
Fig. 2-9-25　Culture diagram of osteoblasts[122]

表 2-9-36　不同组别对成骨细胞增殖作用的影响（$\bar{x} \pm s$，n=10）[122]
Table 2-9-36　Effects of different groups on osteoblast proliferation（$\bar{x} \pm s$，n=10）[122]

组别	动物数（只）	A 值	增殖率（%）
空白对照组	21	0.4321 ± 0.019 44	
低浓度组	21	0.4961 ± 0.010 71*	109
中浓度组	20	0.6377 ± 0.025 91**	139
高浓度组	20	0.6953 ± 0.018 06**	131

注：与空白对照组比较，*$P < 0.05$，**$P < 0.01$。
Note: compared with blank control group, *$P < 0.05$, **$P < 0.01$.

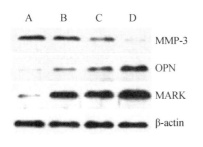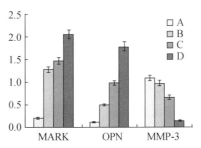

图 2-9-26　蛋白表达 mRNA 图和直方图[122]
A. 空白对照组；B. 低浓度组；C. 中浓度组；D. 高浓度组
Fig. 2-9-26　mRNA diagram and histogram for protein expression[122]
A. Blank control group；B. Low dose group；C. Middle dose group；D. High dose group

Zhu 等[123] 研究了桃叶珊瑚苷抑制钛（Ti）颗粒诱导的小鼠 MC3T3-E1 成骨细胞凋亡和促进骨形成的作用和机制。运用 MTT 法和流式细胞术分析细胞活力和细胞凋亡；运用 ELISA 和对硝基苯磷酸盐比色法评估氧化应激标记物和 ALP 及运用 Western 印迹法和逆转录 - 定量聚合酶链反应（RT-qPCR）评估相关的 mRNA 和蛋白质表达。实验结果表明桃叶珊瑚苷增强了用 Ti 颗粒处理的 MC3T3-E1 细胞的细胞活性，降低了 Ti 颗粒诱导的 MC3T3-E1 细胞中的氧化应激。桃叶珊瑚苷抑制 Ti 颗粒诱导的 MC3T3-E1 细胞凋亡，并通过影响 Bcl-2 及相关 X 蛋白、ALP 和相关成骨因子的表达促进成骨。研究证实桃叶珊瑚苷抑制 Ti 颗粒介导的 MC3T3-E1 细胞凋亡，并通过影响 BMP-2/Smads/Runx2 信号通路促进成骨。

（四）杜仲对间充质干细胞增殖和分化的影响研究

Tan 等[124] 从杜仲中分离出生物活性化合物 5-（羟甲基）-2- 糠醛（5-HMF），在正常培养基中使用 5-HMF（浓度为 0.05 μg/ml、0.10 μg/ml 和 0.20 μg/ml）诱导 7 天和 14 天后，大鼠骨髓间充质干细胞（BMSC）ALP、Col Ⅰ α1 mRNA 表达、OCN 和 OPN 增加。在成脂诱导培养基（adipogenic induction medium，AIM）中，过氧化物酶体增殖物激活受体 γ（peroxisome proliferator-activating receptor γ，PPARγ）、脂肪酸结合蛋白 -4（fatty acid binding protein-4，FABP4）、CCAAT 增强子结合蛋白 α（CCAAT enhancer-binding protein α，C/EBPα）和脂蛋白脂肪酶（lipoprotein lipase，LPL）的 mRNA 表达随着 5-HMF 处理而降低。在正常培养基中 5-HMF 诱导 BMSC 14 天和 21 天后，矿化的结节形成增强。在 AIM 中，5-HMF 不仅明显抑制了脂肪细胞的形成，而且在诱导 21 天后也刺激了矿化结节的形成。这些结果表明 5-HMF 是脂肪生成的强有力抑制剂和成骨细胞生成的增强剂，可能是杜仲中抗骨质疏松症的成分之一。

张贤等[95] 研究了杜仲诱导大鼠间充质干细胞成骨分化中成骨与成脂相关转录因子的表达。研究制备杜仲水 / 醇提取物，诱导培养至第 3 代的 SD 大鼠间充质干细胞，提取物按生药 2 g，定容至 15 ml 体积为原液，诱导时按 10^{-3}、10^{-4} 的稀释度稀释。诱导实验分为 6 组：阴性对照组（加入与诱导物等量的 PBS）；阳性对照组（诱导物为地塞米松 0.01 mmol/L，β- 甘油磷酸钠 10 mmol/L，L- 抗坏血酸钠 50 mg/L）；杜仲水提取物 10^{-4} 稀释度诱导组；杜仲水提取物 10^{-3} 稀释度诱导组；杜仲醇提取物 10^{-4} 稀释度诱导组；杜仲醇提取物 10^{-3} 稀释度诱导组。各组于诱导之后的第 15 天终止培养。采用 RT-PCR 和荧光定量 PCR 方法检测成骨分化转录因子基因 Runx2、Osterix（Osx）和 PPARγ、脂肪酸结合蛋白的表达。实验结果显示，Runx2 除在 10^{-3} 稀释度水提取物组表达下调、在 10^{-4} 稀释度醇提取物组上调外，其他各组无显著变化；Osx 在各诱导组的表达均明显下调；各组 PPARγ 无显著变化；脂肪酸结合蛋白在各组均下调。该实验观察到杜仲诱导 MSC 成骨分化中，成脂分化的下游关键转录因子 aP2 的表达显著下调，但其上游转录因子 PPARγ 却正常表达，这提示了杜仲对成脂分化的抑制作用，并且其主要控制点位于成脂分化信号途径的下游。该研究提示杜仲诱导间充质干细胞成骨分化与成脂相关转录因子脂肪酸结合蛋白的表达抑制相关。

刘峰等[125] 研究了杜仲对大鼠 BMSC 增殖的影响。实验将 10 日龄 SD 大鼠 18 只随机分成 3 组：空白对照组、杜仲水提取物组及杜仲醇提取物组。杜仲水提取物组的大鼠给予杜仲水提取物 20 倍临床使用量灌胃，每次灌 0.5 g/ml 的生药 10 ml/kg，每天上午、下午给药，连续给药 3 天，第 3 天给药后禁食，第 4 天 1 次服用全天的剂量，给药 1 h 后开始采血；杜仲醇提取物组的大鼠给予杜仲醇提取物灌胃，给药剂量、给药天数及采血时间同杜仲水提取物组；空白对照组的大鼠给予生理盐水灌胃。各组于末次给药后 1 h 采血，分离血清，取上清液，再经 0.22 μm 微孔滤膜过滤除菌，于 56℃水浴，灭活 30 min，在 -20℃冰箱保存备用。再取 10 日龄 SD 大鼠胫骨、股骨的骨髓，过滤离心后将所得 BMSC 进行体外单层培养、扩增，采用 DMEM 培养基，于 37℃、体积分数 5% CO_2 条件培养。在细胞达到 80%～90% 融合时，使用 2.5g/L 胰酶消化传代。将传代细胞分别置于空白血清培养液（对照组）、杜仲水提取物含药血清及杜仲醇提取物含药血清培养液进行培养，观察细胞在 3 种条件下的形态、贴壁生长、增殖、集落等情况；采用 MTT 法绘制生长曲线，比较 3 种培养条件下达到 100% 融合的时间。杜仲醇提取物组与杜仲水提物组 BMSC 100% 融合时间均显著缩短，与空白对照组比较差异有统计学意义（$P < 0.05$），且杜仲醇提取物组作用优于杜仲水提取物组（$P < 0.05$）。该研究证明杜仲对大鼠 BMSC 增殖具有一定促进作用。

汤军等[126]研究了盐杜仲乙醇提取物诱导大鼠骨髓间充质干细胞成骨分化过程中 Fzd 受体系列相关基因表达的影响。培养大鼠 BMSC，用杜仲醇提取物分别诱导 BMSC 8 h 及 1 天、3 天、7 天，采用 RT-qPCR 方法检测成骨相关基因 Fzd 的表达变化。结果诱导 3 天后 Fzd2 表达升高 11.86 倍，Fzd3 表达升高达到 2 倍；诱导 7 天后，Fzd2 表达升高 5.12 倍，Fzd3 恢复到正常水平。该实验研究提示 Fzd 受体参与了杜仲促 BMSC 成骨分化过程。

张艳红等[127]研究了杜仲与地塞米松共作用对大鼠骨髓基质细胞增殖和分化的影响。全骨髓法培养大鼠骨髓细胞，用第 3 代细胞进行试验。试验分对照组、地塞米松作用组（浓度分别为 1 nmol/L、10 nmol/L、100 nmol/L、1000 nmol/L）、杜仲与地塞米松共作用组（分别在地塞米松作用组中加入浓度为 40 μg/ml 杜仲）。该试验以检测碱性磷酸酶活性和细胞内脂肪滴的形成分别作为鉴定成骨细胞和脂肪细胞的方法。作用 6 天后，用 MTT 法测定细胞增殖活力并测定培养基中碱性磷酸酶活性；作用 14 天后，油红 O 染色法测定细胞内脂肪滴。诱导培养 6 天后，测定各作用组细胞的增殖活力。结果发现，与对照组相比，1 ～ 100 nmol/L 地塞米松对细胞的增殖无明显的影响，1000 nmol/L 地塞米松对细胞的增殖有显著抑制作用，杜仲与 1000 nmol/L 地塞米松共作用可显著改善地塞米松对细胞增殖的抑制作用。诱导培养 6 天后测得上清液中碱性磷酸酶活性，其中 1 nmol/L 地塞米松能提高碱性磷酸酶的活性，并达到极显著水平；当地塞米松浓度为 1000 nmol/L 时，则显著抑制碱性磷酸酶的活性；杜仲与 1000 nmol/L 地塞米松共作用能有效拮抗高浓度地塞米松对碱性磷酸酶活性的抑制作用。诱导 14 天后，油红 O 染色发现细胞内脂滴被染

成橙红色，细胞核被染成蓝色。地塞米松浓度较低时（1 ～ 10 nmol/L）细胞内无明显的脂肪滴，而当地塞米松浓度为 1000 nmol/L 时细胞内出现许多大小不一的脂肪滴，杜仲与 1000 nmol/L 地塞米松共作用时，细胞内少见有脂肪滴。单独用高浓度（1000 nmol/L）地塞米松诱导的 BMSC 细胞含有大小不等的脂肪滴，说明高浓度地塞米松促进 BMSC 向脂肪细胞分化，而杜仲与高浓度地塞米松共作用诱导的 BMSC 细胞无明显的脂肪滴，表明杜仲能抑制由高浓度地塞米松引起的 BMSC 向脂肪细胞的分化。

（五）杜仲对破骨细胞和骨吸收的影响

王洋等[128]研究灌服盐杜仲对牙移动中破骨细胞的作用。选取 32 只 Wistar 雄性大鼠，建立大鼠正畸牙齿移动实验模型，随机分为对照组和杜仲组，杜仲组每天灌服盐杜仲 1 ml（棕色样微细颗粒制剂，每袋 1g，按照每包灌胃 10 只大鼠计量，每日 1 次），对照组每天灌服等量的生理盐水，两组动物均于正畸加力后 7 天、14 天、21 天、28 天时分批次处死，每批处死 4 只。分离大鼠的上、下颌骨，测量牙齿移动的距离，同时制作上颌第一磨牙区牙周组织切片，于光镜下观察，用免疫组化检测 RANKL 的表达。实验结果显示杜仲组大鼠牙齿近中移动距离明显大于对照组，差异具有统计学意义（$P < 0.05$）。光镜显示，杜仲组牙周组织中破骨细胞数目明显多于对照组，与对照组有显著性差异（$P < 0.05$）。该研究发现杜仲能促进大鼠正畸牙移动过程中破骨细胞的增殖和分化，促进牙槽骨吸收及牙槽骨重建，有利于正畸牙齿移动。

Qi 等[129]发现杜仲提取物对铅暴露大鼠的骨形成刺激和骨吸收均有保护作用，认为杜仲提取物具有预防或治疗铅暴露引起的骨质疏松症的潜力。该研究将 40 只雌性 SD 大鼠随机分成 4 组：给第 1 组（对照组）提供蒸馏水；第 2 组（PbAc组）在饮用水中接受 0.5 g/L 醋酸铅 60 天；第 3 组（PbAc +DZCE 组）在饮用水中接受 0.5 g/L 醋酸铅，并灌胃给予杜仲 70% 乙醇提取物（100 mg/kg 体重）60 天；第 4 组（DZCE 组）灌胃杜仲提取物（100 mg/kg 体重）60 天。分别使用双能 X 线吸

收测定法、生物化学、组织形态学和组织病理学分析骨矿物质密度、血清生化标志物、骨组织形态学和骨髓脂肪细胞参数。结果显示，PbAc 组腰椎和股骨骨密度明显低于对照组（$P < 0.05$）；这种减少受到杜仲提取物摄入的抑制（$P < 0.05$，相对于 PbAc 组；$P > 0.05$，相对于对照组和 DZCE 组）。PbAc+DZCE 组血清钙和血清磷含量高于 PbAc 组（$P < 0.05$）。与对照组相比，PbAc 组 ALP、骨钙素和 RANKL 表达更高（$P < 0.01$），与 PbAc 组相比，PbAc + DZCE 组三者则显著降低。PbAc+DZCE 组血清 OPG 和 OPG/RANKL 值显著高于 PbAc 组（$P < 0.05$）。骨组织形态学分析显示，PbAc 组股骨骨小梁的骨量和骨小梁厚度明显低于对照组，但在 PbAc + DZCE 组中恢复。与对照组相比，PbAc 组骨髓脂肪细胞数、每组织体积脂肪细胞体积百分比（AV/TV）和平均脂肪细胞直径均显著增加（$P < 0.01$），并且在 PbAc + DZCE 组中均有所降低。

（六）杜仲防治骨质疏松症的网络药理学研究

李嘉程等[130]基于网络药理学探究杜仲抗骨质疏松可能的分子机制，采用活性成分筛选、靶点预测技术，结合生物信息学手段，预测杜仲防治骨质疏松症的作用靶点，并进行信号通路富集分析，从而探讨其治疗骨质疏松症的分子机制。实验结果显示，杜仲在 TCMSP 数据库中共检索到 94 个相应成分，根据口服生物利用度（oral bioavailability，OB）和类药性（drug-likeness，DL）参数共筛选到 25 个入血活性成分，同时利用相关靶点预测技术，共获得 101 个预测靶点。CLue GO 富集分析显示，杜仲除与直接作用于骨质疏松症关键节点涉及的信号通路，如 Wnt 信号通路、NF-κB 信号通路、FoxO 信号通路等有关，还对 PI3K-Akt 信号通路、GnRH 信号通路、甲状腺素信号通路、雌激素信号通路等同时进行调控。杜仲治疗骨质疏松症具有多成分、多靶点的特点；其主要通路不仅可能直接参与骨重建的细胞分化，调节成骨、破骨代谢平衡，还可能通过全身其他系统，如循环系统、神经系统等来干预和影响骨微环境，与目前抗骨质疏松的作用机制相符合。

三、杜仲对骨关节炎等骨病的药理作用研究

（一）骨关节炎

杜仲除了抗骨质疏松还能抑制骨关节炎，有关保护关节的作用机制研究目前也取得了一定的进展。有研究将 32 只 5 周龄无特定病原体的 SD 大鼠随机分成 4 组，分别是假手术组、对照组、低剂量组［杜仲含量为 1.35 g/（kg·d）］和高剂量组［杜仲含量为 2.7 g/（kg·d）］，术后 8 周实施安乐死，测定各指标，研究结果显示，各组影像和组织病理情况比较，高剂量组的变性程度和退化程度比低剂量组较轻，而两组的严重程度比对照组轻[99]。杜仲可通过不同通路来改善骨质疏松和骨关节炎。

鲁海等[131]对杜仲干预大鼠膝骨性关节炎关节软骨破坏的机制进行研究，将 42 只 SD 大鼠行膝关节前交叉韧带切除术，建立大鼠膝骨性关节炎模型，随机分为实验组和对照组。建模 2 周后，实验组灌胃杜仲煎液，对照组灌胃等量生理盐水。连续用药 4 周后，组织病理学检测膝关节软骨的形态，ELISA 测关节冲洗液中 MMP-1 和 TIMP-1 的水平。实验结果显示，与对照组比较，实验组大鼠膝关节冲洗液中 MMP-1 水平显著降低（$P < 0.05$），TIMP-1 浓度显著升高（$P < 0.05$），实验组大鼠膝关节软骨退变程度减轻，软骨大体评分及改良 Mankin 评分均降低（$P < 0.05$）。该研究发现杜仲可调节 MMP 和 TIMP 的表达，对关节软骨有保护作用。

Xie 等[132]报道了杜仲水提取物在骨关节炎大鼠模型中的抗骨关节炎作用。将 32 只 5 周龄无特定病原体的 SD 大鼠随机分为 4 组（$n=8$），A 组接受假手术，B、C 和 D 组采用改良的 Hulth 技术建立骨关节炎模型。B 组去离子水灌胃，C 组用 1.35 g/（kg·d）杜仲水提取物，D 组用 2.7 g/（kg·d）杜仲水提取物。术后 8 周，对所有动物实施安乐死，进行放射学和组织病理学观察。放射学和组织病理学观察显示，C 组和 D 组的关节退行性改变明显比 B 组轻，而 A 组无明显退行性表现。C 组和 D 组的 Mankin 评分显著低于 B 组（$P < 0.01$）。C 组和 D 组血清中 IL-1β 和 IL-6 含量及关节软骨

中 MMP-3 分泌显著低于 B 组（$P < 0.01$）。与 B 组相比，C 组和 D 组磷酸化 Akt 明显下调。这提示杜仲水提取物可能通过抑制 PI3K / Akt 通路来抑制骨关节炎的进展，从而延缓软骨退化，减少炎性细胞因子，防止 MMP-3 分泌。该研究认为杜仲是骨关节炎的潜在治疗剂。

Wang 等[133] 比较杜仲不同提取物对胶原诱发关节炎（CIA）模型的免疫炎症和关节破坏的作用。将大鼠分为正常组、对照组、雷公藤糖苷治疗组、杜仲乙醇提取物组、杜仲乙酸乙酯组和杜仲正丁醇组。该研究结果显示，运用足体积测定法、HE 染色法、ELISA 法、RT-qPCR 法分别对踝关节肿胀、病理表现及血清和脾脏细胞因子水平进行检测，各杜仲提取物组均有明显的抑制作用。micro-CT 和免疫组化染色结果中，各提取物均能明显抑制粗糙关节表面和边缘骨赘，提高 RANKL/OPG 值，降低 MMP-9 的表达。所有提取物也抑制了 IKK/NF-κB 信号通路的激活。另外，杜仲乙酸乙酯部分对 RANKL/OPG 系统具有更好的效果。该研究证明了杜仲的有效提取物可缓解免疫炎症并维持 CIA 大鼠关节的结构完整性。

（二）骨生长

Kim 等[134] 研究杜仲 70% 乙醇提取物对青少年雌性大鼠纵向骨生长速率、生长板高度和 BMP-2 及 IGF-I 表达的影响。实验组杜仲提取物每日给药剂量分别为 30 mg/kg 和 100 mg/kg，每天给药 2 次；对照组在相同的条件下给予溶剂。使用四环素标记观察新合成骨的纵向骨生长速率，使用甲酚紫染色法观察生长板中的软骨细胞增殖。用免疫组化法分析 BMP-2 和 IGF-I 的表达。在免疫组化研究中，在增生和肥厚区，杜仲显著增加了 BMP-2 和 IGF-I 表达。该实验发现杜仲通过促进生长板软骨形成和 BMP-2 及 IGF-I 水平，在青春期雌性大鼠中显著增加了纵向骨生长速率和生长板高度。

（三）骨组织体外实验

付长龙等[135] 研究药对巴戟天 - 杜仲总多糖的含量测定及其对大鼠软骨细胞增殖的影响，其中运用 MTT 法分别检测体外培养大鼠软骨细胞在 800 μg/ml、400 μg/ml、200 μg/ml、100 μg/ml、50 μg/ml 总多糖 DMEM 溶液中 24 h、48 h、72 h 的增殖能力。实验结果显示，巴戟天 - 杜仲总多糖对软骨细胞具有一定的促增殖作用，当作用时间为 48 h、多糖浓度为 400 μg/ml 时，促增殖作用最强，而且巴戟天 - 杜仲总多糖对软骨细胞的促增殖作用具有一定的时效量效关系。

Yao 等[136] 制备了一种新型可生物降解的明胶与磷酸三钙交联的生物降解复合材料，并将其与中药复合制成 GGT- 中药复合材料，用培养的新生大鼠颅骨器官测定 GGT- 中药复合物对骨缺损组织再生的促进作用。该研究发现杜仲影响成骨细胞的增殖和分化，但不影响破骨细胞的活性。

乔媛媛等[137] 为了探讨杜仲提取物对女运动员骨组织保护的作用机制，采用离体细胞培养的方法，观察杜仲叶提取物（10^{-5}g/ml、10^{-7}g/ml、10^{-9}g/ml）对大鼠颗粒细胞增殖和分泌雌二醇的影响。该研究选取未成年雌性大鼠，用孕马血清促性腺激素（PMSG）处理，48 h 后处死，取其卵巢，收集颗粒细胞，用 MTT 法测定颗粒细胞的增殖，用酶联免疫法测定雌激素的含量。实验结果显示，杜仲提取物直接给药可促进颗粒细胞的增殖，并呈一定的剂量依赖性，其中以 10^{-5} 中药组作用最为明显。不同浓度的杜仲叶提取物均可以刺激大鼠颗粒细胞 E_2 的生成，以 10^{-5} 杜仲提取物对大鼠颗粒细胞的 E_2 生成作用最强（与对照组比 $P < 0.05$）。该研究表明杜仲提取物对女运动员骨组织保护的机制与其促进颗粒细胞 E_2 的生成有关。

（四）杜仲及其复方制剂治疗其他骨病的药理作用

杜仲补肾健骨颗粒是由杜仲 12 g、熟地黄 12 g、骨碎补 12 g、补骨脂 6 g、山茱萸 9 g、枸杞子 9 g、菟丝子 9 g、淫羊藿 9 g、当归 9 g、白芍 9 g、丹参 9 g、桃仁 9 g、红花 6 g、黄芪 12 g、牛膝 10 g 组成的复方制剂。

王达鹏[138] 选取 60 例诊断为肝肾亏虚型膝骨性关节炎的患者。采用随机数字表将其随机分为对照组与试验组各 30 例，对照组予基础治疗 + 等速肌力训练，试验组给予基础治疗 + 复方杜仲汤联合等速肌力训练治疗。疗程均为 4 周，对比治疗前、治疗 2 周及治疗 4 周后 2 组的膝关节中医证候评分、VAS 评分、WOMAC 骨关节炎指数评分、中医证候疗效评定及临床总疗效评定。结果发现复方杜仲汤联合等速肌力训练治疗肝肾亏虚型膝骨关节炎可有效减轻患者的短期疼痛，并改善患膝功能，提高患者生活质量，且较单独运用等速肌力训练治疗效果好，是临床治疗肝肾亏虚型膝骨关节炎安全有效的复方疗法。王金国等[139]就杜仲补肾健骨颗粒对胫骨截骨兔 Ilizarov 胫骨延长手术效果的影响及其机制进行研究。将 64 只新西兰大白兔随机分为观察组和对照组，造左下肢胫骨截骨模型，建模 5 天行 Ilizarov 胫骨延长术，延长速度为每天 1 mm，分两次完成，连续延长 20 天（共延长 20 mm）。延长结束后观察组给予杜仲补肾健骨颗粒 1.6 ml/（kg·d）灌胃，1 次 / 日，共 8 周；对照组给予等量生理盐水灌胃。两组分别于给药前及给药 2 周、4 周、8 周随机选取 8 只兔，采用 ELISA 法检测血清骨钙素水平；处死后观察延长区骨化情况、组织形态学改变，测量骨小梁面积百分比。采用双能 X 线骨密度仪检测两组给药 8 周左下肢骨密度（BMD）。实验结果显示，两组给药 2 周、4 周、8 周血清骨钙素水平、骨小梁面积百分比均较给药前升高。两组给药前延长区均未见明显骨化，其成分均为致密结缔组织，未观察到骨组织；给药 2 周、4 周、8 周，观察组成熟骨性骨痂形成时间早于对照组，骨化情况优于对照组。观察组及对照组左下肢 BMD 分别为（0.1348 ± 0.0072）g/cm^2、（0.0795 ± 0.0047）g/cm^2，两组比较 $P < 0.05$。实验结果说明杜仲补肾健骨颗粒可促进骨折愈合，杜仲补肾健骨颗粒具有提高 BMD、促进骨痂矿化的作用。

四、杜仲及其制剂治疗骨病的临床研究

（一）骨质疏松性疼痛及下腰痛

骨骼疼痛程度通常采用视觉模拟评分法（visual analogy scale，VAS）评估，疗效判定标准：VAS < 2 分，不影响睡眠，翻身、坐立行走基本痛为显效；VAS < 5，睡眠改善，活动时疼痛减轻为有效；VAS 评分在 6 分以上，疼痛症状无明显缓解为无效。

蒙药二味杜仲汤是蒙医经典医籍《蒙医金匮》中的接骨疗伤基础方，是蒙医传统组方之一，由蓝刺头 5 g、杜仲 15 g 组成。蒙医文献记载及临床实践证明二味杜仲汤具有接骨愈伤、壮骨的功效。刘晋[140]对蒙药二味杜仲汤治疗绝经后骨质疏松症骨痛进行临床研究，选取 60 例骨质疏松患者为研究对象，将其随机分为对照组和治疗组，治疗组口服蒙药二味杜仲汤，早晚 2 次，每日 1 剂；对照组口服钙尔奇 D 片，每日 1 次。两组患者以 4 周为 1 个疗程。分别在治疗开始前、治疗结束后对患者疼痛程度进行评估。治疗前两组 VAS 无显著性差异（$P > 0.05$），经 4 周治疗后治疗组总有效率达 90%；对照组总有效率达 66.6%。前后疼痛评分比较结果中，治疗后两组 VAS 评分较治疗前明显下降（$P < 0.05$），且治疗组与对照组之间相比差异有统计学意义（$P < 0.05$）。该临床研究表明，蒙药二味杜仲汤对绝经后骨质疏松引起的疼痛有较好疗效。

张贤等[141]研究了杜仲颗粒剂对防治原发性骨质疏松性腰背痛的临床疗效及患者生化指标和骨密度的变化。实验将 68 例临床确诊的原发性骨质疏松性腰背痛患者随机分为对照组和治疗组。对照组口服阿法骨化醇软胶囊（0.25 μg/ 粒），每日 2 次，每次 0.25 μg。治疗组口服杜仲颗粒剂（1 g/ 包，相当于杜仲原药材 10 g），每次 1 包，每日 3 次，2 组均治疗 6 个月。分别在治疗 1 个月、3 个月、6 个月后通过门诊复查的方式观察腰背部疼痛情况，依据 VAS 测定；两组治疗前及治疗 6 个月后测血清骨钙素、血清磷、血清碱性磷酸酶、骨碱性磷酸酶、血清钙、空腹尿钙、尿羟脯氨酸、尿肌酐，应用双能 X 线骨密度仪测定骨密度，两组患者治疗前及治疗 6 个月测定腰椎（L$_{2\sim4}$）、非优势侧股骨近端骨密度。研究结果显示，两组治疗后与治疗前比较，3 个月、6 个月后 VAS 评分明显下降（$P < 0.01$），血清骨钙素、血清碱性磷酸酶、骨碱性磷酸酶水平均明显增高（$P < 0.01$），尿钙/肌酐、尿羟脯氨酸/肌酐显著下降（$P < 0.01$），骨密度增高（$P < 0.05$）；两组之间差异无统计学意义。该研究结果提示杜仲颗粒剂对防治原发性骨质疏松性腰背痛有明显作用。

赵继荣等[142]研究了杜仲腰痛丸联合消定膏对腰椎间盘突出症患者术后下腰痛的影响。将腰椎间盘突出症术后下腰痛患者 84 例依据治疗方法的不同，分为治疗组（43 例）和对照组（41 例）。

治疗组给予杜仲腰痛丸联合消定膏治疗，对照组给予双氯芬酸钠缓释胶囊联合云南白药气雾剂治疗。治疗前及治疗后1个月、半年记录日本骨科学会（JOA）评分、VAS评分、Cobb角及生活质量。依据国家中医药管理局《中医病证诊断疗效标准》评定疗效。腰腿痛消失，直腿抬高70°以上，能恢复原工作为优；腰腿痛减轻、腰部活动功能改善为好转；症状、体征无改善为差。治疗后1个月及半年JOA、VAS评分，Cobb角及生活质量两组比较差异有统计学意义（$P < 0.05$）；治疗组总有效率为95.3%，对照组为85.4%，治疗组疗效优于对照组（$P < 0.05$）。由此可见，杜仲腰痛丸联合消定膏治疗腰椎间盘突出症患者术后下腰痛疗效优于双氯芬酸钠缓释胶囊联合云南白药气雾剂。

赵生鑫等[143]对消定膏联合杜仲腰痛丸治疗腰椎融合术后复发性下腰痛的效果进行了临床研究。将腰椎融合术后复发性下腰痛患者60例随机分为两组，实验组给予消定膏外敷联合杜仲腰痛丸口服，对照组给予云南白药气雾剂联合双氯芬酸钠缓释胶囊口服，分别在治疗1周和2周后采用腰痛VAS及JOA评分进行疗效评价。研究结果显示，两组治疗2周后实验组VAS评分、JOA评分改善均优于对照组（$P < 0.05$），治疗组治疗2周后总有效率为96.67%，对照组为73.33%，两组比较差异有统计学意义（$P < 0.05$）。该研究发现消定膏联合杜仲腰痛丸治疗腰椎融合术后复发性下腰痛的近期疗效较好。

王娟等[144]研究发现，全杜仲胶囊联合红花逍遥片治疗可明显改善绝经后骨质疏松患者骨痛症状。研究征集了75例绝经后骨质疏松患者，分为观察组38例和对照组37例，观察组口服全杜仲胶囊和红花逍遥片，对照组口服钙尔奇D片，两组均连续治疗6个月。观察指标为治疗前后腰椎（$L_{2\sim4}$）BMD、血清雌二醇及骨代谢指标血钙、骨钙素、尿脱氧吡啶啉/肌酐值等。疗效评定标准参照中药新药临床研究指导原则制定。显效：骨痛症状完全消失，BMD检查显示BMD增加；有效：骨痛症状明显缓解，BMD检查显示BMD无增加；无效：和治疗前相比较各方面均无改善。研究结果显示观察组临床疗效及对骨痛症状改善有效率（89.5%，显效21例，有效13例，无效4例）明显优于对照组（56.8%，显效9例，有效12例，

无效16例）（$P < 0.01$）。观察组治疗后血雌二醇水平明显上升、尿脱氧吡啶啉/肌酐值和血骨钙素水平明显下降（$P < 0.01$），BMD较治疗前明显增加（$P < 0.01$）。

（二）骨质疏松症

王小华[145]对杜仲颗粒与鲑降钙素注射液联合常规疗法治疗原发性骨质疏松症的效果进行了临床观察。将116例原发性骨质疏松症肝肾不足证患者随机分为对照组和治疗组，两组均予调整生活方式、适量运动等常规干预。对照组口服碳酸钙D_3片与阿仑膦酸钠片，治疗组在对照组基础上给予杜仲颗粒联合鲑降钙素注射液治疗，疗程均为6个月。比较两组患者治疗前后的肝肾不足证症状评分、BMD、血清中骨硬化蛋白（SOST）和Dickkopf-1（DKK-1）水平，评价治疗后的临床疗效。实验结果显示，治疗组总有效率为96.55%，高于对照组（82.76%），差异有统计学意义（$P < 0.05$）。两组腰背疼痛、步履艰难、目眩、酸软少力评分均较治疗前下降（$P < 0.01$），治疗组各项评分均低于对照组（$P < 0.01$）。两组腰椎正位（$L_{2\sim4}$）和右股骨颈的BMD均较治疗前增加（$P < 0.01$），治疗组2项BMD值均高于对照组（$P < 0.01$）。两组血清中SOST和DKK-1水平均较治疗前下降（$P < 0.01$），治疗组2项指标水平均低于对照组（$P < 0.01$）。研究结果表明在常规西医疗法基础上给予杜仲颗粒联合鲑降钙素注射液治疗原发性骨质疏松症肝肾不足证疗效确切，可有效改善患者的临床症状、促进骨形成，降低患者血清中的SOST和DKK-1水平可能是其发挥疗效的途径之一。

戴少川[146]研究了杜仲壮骨胶囊联合雷洛昔芬治疗绝经后骨质疏松症的临床疗效。研究将158例绝经后骨质疏松症患者随机分为治疗组和对照组，对照组给予雷洛昔芬，治疗组给予杜仲壮骨胶囊联合雷洛昔芬，治疗12个月。检测治疗前后两组患者股骨颈、腰椎及髋部的BMD，测定BALP、PINP和血清I型胶原交联C端肽（S-CTX）、ALP、骨钙素等血清骨代谢指标。实验结果显示，治疗组总有效率93.67%，对照组78.48%，两组比较差异有统计学意义（$P < 0.05$）。治疗12个月，两组股骨颈、髋部及腰椎骨密度都有不同程度的升高，治疗组BMD较对照组有统计学意义（$P <$

0.05）；各组 S-CTX、PINP 和 ALP 水平均降低，BALP 和骨钙素水平均升高。该实验结果证明，杜仲壮骨胶囊联合雷洛昔芬治疗绝经后骨质疏松症安全有效，较雷洛昔芬单独治疗效果更佳。

马定耀等[147]报道了骨碎补、淫羊藿配伍杜仲治疗骨质疏松症的疗效。研究征集了 80 例老年骨质疏松患者，将其随机分为对照组（钙尔奇 D 口服治疗）与中药组（骨碎补、淫羊藿配伍杜仲治疗）。该研究表明骨碎补、淫羊藿配伍杜仲治疗骨质疏松症患者疗效明显，可以有效提高患者 BMD，改善疼痛程度。

杜仲饮子处方由杜仲 30 g、狗脊 20 g、牛膝 15 g、黄精 15 g、熟地黄 20 g、山药 20 g、龟板 25 g、黄芪 20 g、茯苓 20 g、白术 20 g、丹参 15 g、当归 12 g 组成。马建等[148]观察了杜仲饮子治疗甲状腺功能亢进（简称甲亢）性骨质疏松的临床疗效。研究将 60 例患者随机分为两组，对照组 30 例，杜仲治疗组 30 例；对照组西药常规治疗（硫脲类抗甲状腺药物［甲巯咪唑 30 mg，每日 1 次口服，症状及化验指标好转后改为 5 mg，每日 1 次口服）、骨化三醇胶丸（罗盖全，0.25 μg，每日 1 次口服）、碳酸钙 D₃ 片（钙尔奇 1 片，每日 1 次口服）及基础治疗］；杜仲治疗组在对照治疗基础上加用杜仲饮子水煎剂 150 ml，每日 1 剂，每日 2 次温服，8 周为 1 个疗程。分别记录治疗前后患者临床症状、甲状腺功能、BMD、骨生化指标。实验结果显示，杜仲治疗组总有效率和甲状腺功能改善显著优于对照组（$P < 0.05$）；杜仲治疗组与对照组腰椎、左侧前臂、左侧髋关节 BMD 较治疗前均有不同程度的升高，具有显著性差异（$P < 0.01$）；杜仲治疗组腰椎 BMD 较对照组疗效极显著（$P < 0.01$），杜仲饮子在改善左侧前臂、左侧髋关节 BMD 方面疗效显著（$P < 0.05$）。治疗后两组钙（Ca）升高，ALP 水平降低，有统计学意义（$P < 0.05$）；杜仲治疗组 Ca 高于对照组，ALP 低于对照组（$P < 0.05$）。该研究证明在西药常规治疗甲亢性骨质疏松基础上，联合应用杜仲饮子能更好地改善患者的甲状腺功能、临床症状、BMD 及骨生化指标且效果显著。

唐宝平[149]对全杜仲胶囊治疗骨质疏松的临床疗效进行了研究。研究将 80 例骨质疏松患者随机分为观察组和对照组各 40 例，对照组给予碳酸钙 D₃ 片（钙尔奇）0.6 g，每日 2 次；观察组在对照组用药的基础上给予全杜仲胶囊，每次 4 ～ 6 粒，每日 2 次。3 个月为 1 个疗程。治疗前后观察记录患者的症状体征，检测患者 L₂~₄ 及股骨颈的骨密度。疗效评定标准如下。显效：腰背痛及全身骨痛明显减轻，骨密度增加；有效：腰背痛及全身骨痛有所减轻但不明显，骨密度无明显变化；无效：腰背痛及全身骨痛没有减轻或症状加重，骨密度下降。该研究结果显示观察组有效率为 92.5%，明显高于对照组（70.0%），差异显著（$P < 0.05$）；治疗后 2 组的腰椎和股骨颈的骨密度显著提高，观察组优于对照组（$P < 0.05$）。这说明全杜仲胶囊可以有效治疗骨质疏松，值得临床推广。

强筋健骨胶囊是由黄芪 30 g、当归 30 g、山药 30 g、黄精 30 g、熟地黄 20 g、狗脊 20 g、杜仲 20 g、巴戟天 20 g、续断 30 g、山茱萸 20 g、枸杞子 20 g、骨碎补 20 g、穿山甲 10 g、煅龙骨 20 g、阿胶 20 g、仙茅 20 g、甘草 6 g 组成的复方制剂。张军等[150]对强筋健骨胶囊治疗老年性骨质疏松症进行了临床研究。该研究于治疗前后采用双能 X 线骨密度仪（DEXA）测定患者股骨、颈骨骨密度（BMD），并于治疗前后分别抽取空腹静脉血检测血清钙、磷、骨钙素，同步取空腹晨尿检测尿吡啶酚/肌酐（PYD/Cr）。骨密度检测结果显示，股骨、颈骨骨密度治疗前为（684 ± 7）mg/cm²，治疗后（779 ± 8）mg/cm²，有显著性差异（$P < 0.05$）。采用强筋健骨胶囊治疗 3 个月后，血清钙水平较治疗前明显上升（$P < 0.05$），血清磷水平变化不大（$P > 0.05$），血清骨钙素水平较治疗前也有明显升高（$P < 0.01$），尿吡啶酚/肌酐较治疗前则明显下降（$P < 0.05$）。该研究说明强筋健骨胶囊具有促进骨形成和抑制骨吸收的作用。

杜仲补肾健骨颗粒是由杜仲 12 g、熟地黄 12 g、淫羊藿 9 g、骨碎补 12 g、黄芪 12 g、菟丝子 9 g、枸杞子 9 g、当归 9 g、白芍 9 g、山萸肉 9 g、丹参 9 g、桃仁 9 g、红花 6 g、牛膝 10 g 组成的复方制剂。苑成发等[151]观察了杜仲补肾健骨颗粒联合温针灸治疗肾虚精亏型骨质疏松症的临床疗效。研究将 143 例骨质疏松症患者随机分为治疗组（72 例）和对照组（71 例）。所有患者均给予抗骨质疏松症基础治疗，对照组另给予鲑降钙素肌内注射治疗，治疗组在对照组治疗的基础上加用杜仲补肾健骨颗粒联合温针灸治疗，两组疗程均为16周。观察两组患者中医证候评分、血管内皮生长因子（VEGF）、肿瘤坏死因子（TNF-α）、骨转化生长因子（TGF-β）、PINP及骨钙素的变化情况。实验结果显示，治疗组治疗16周后中医证候评分优于对照组，差异有统计学意义（$P < 0.01$）；治疗组治疗4周、12周、16周后PINP、骨钙素、TGF-β水平均优于同期对照组（$P < 0.05$）；两组治疗4周、12周、16周后VEGF水平与治疗前比较均显著升高（$P < 0.05$），且治疗组与同期对照组比较均显著升高（$P < 0.05$）；治疗组有效率为93%，对照组有效率为51%，治疗组优于对照组（$P < 0.05$）。该研究提示杜仲补肾健骨颗粒联合温针灸治疗肾虚血瘀型原发性骨质疏松症疗效确切，可明显改善中医证候，降低患者血清TNF-α、PINP、TGF-β水平，上调血清VEGF水平。

吴永威等[152]研究了自拟方药健骨散（杜仲、熟地黄、鹿角胶、黄芪、当归、延胡索、牛膝、丹参）治疗绝经后妇女骨质疏松症的临床效果。采用X线按日本吉藏的分度法测定骨疏松程度，测定骨密度值及比较该方药治疗76例绝经后妇女骨质疏松症的疗效。经3个月治疗后，X线显示腰椎骨质疏松改善程度、骨密度值提高程度均较明显，总有效率为88.2%。

（三）腰椎间盘突出症

腰椎间盘退变最主要的表现是髓核病理和生化改变，而目前临床上主要根据磁共振成像（MRI）影像来判断髓核退变程度。陈天顺等[153]对复方杜仲片治疗腰椎间盘突出症疗效进行研究，将180例腰椎间盘突出症患者随机分为对照组与中药组各90例。对照组口服双氯芬酸钠缓释胶囊，每次50 mg，每日2次，疗程3个月。观察组口服复方杜仲片，每次4片，每日3次，疗程3个月。观察指标包括MRI信号值、JOA评分和疗效，检测治疗前后病变椎间盘MRI T_2加权成像（WI）的信号值；采用JOA下腰痛评价表计分法对两组治疗前后进行评价；疗效评定标准参照《中药新药临床研究指导原则》拟定。结果显示，治疗后中药组病变椎间盘髓核MRI T_2WI信号值较治疗后对照组有极显著性差异（$P < 0.01$）。对照组和

中药组治疗前后JOA评分均有极显著性差异（$P < 0.01$）；对照组显效率为50%，中药组显效率为76.28%。从实验结果可知，复方杜仲片可明显减轻腰椎间盘突出症患者腰腿痛症状，同时可减缓髓核退变。

陈绍华等[154]研究发现独活杜仲寄生汤加减治疗腰椎间盘突出症，不但能提高临床疗效，而且可减少复发。研究将184例腰椎间盘突出症患者分为两组，治疗组92例采用独活杜仲寄生汤化裁内服配合牵引治疗，对照组92例给予牵引及双氯芬酸钠缓释胶囊口服治疗。观察患者腰腿疼痛改善情况。比较治疗前后肝肾功能（ALT、BUN、Cr），并依据《中药新药临床研究指导原则》中腰椎间盘突出症的标准进行评定。实验结果得出，治疗组总有效率为93.48%，对照组总有效率为83.7%，组间比较差异有统计学意义（$P < 0.01$）。

杜仲壮腰补骨汤是由杜仲、续断、怀牛膝、枸杞、熟地黄、当归、骨碎补、黄精、鳖甲、丹参、乳药、没药、制马钱子、麻黄、甘草等组成的。杨宏华等[155]研究发现杜仲壮腰补骨汤治疗腰椎间盘突出症有效。研究将126例腰椎间盘突出症患者分为中药治疗组和针灸治疗对照组，其中中药治疗组70例，针灸治疗对照组56例。疗效标准参照国家中医药管理局《中医病症诊断疗效标准》中腰椎间盘突出症的疗效评定。治愈：腰腿痛消失，直腿抬高70°以上，能恢复原工作；好转：腰腿痛减轻，腰部活动功能改善；未愈：症状、体征无改善。中药治疗组70例，治愈21例，显效44例，无效5例，总有效率92.9%；针灸治疗对照组56例，治愈14例，显效30例，无效12例，总有效率78.6%；中药治疗组疗效明显优于对照组（$P < 0.05$），差异具有统计学意义。

（四）骨性关节炎

谢亚龙等[156]对复方杜仲健骨颗粒联合股四头肌功能锻炼治疗膝骨性关节炎的临床疗效进行研究。研究将90例资料完整的膝关节炎门诊患者分为对照组和观察组，其中对照组为接受常规骨性关节炎治疗，对患者进行健康教育，如适量运动，避免过劳，适当减轻体重；必要时口服消炎镇痛药缓解疼痛；观察组口服复方杜仲健骨颗粒（组方：杜仲、白芍、续断、黄芪、枸杞子、牛

膝、三七、鸡血藤、人参、当归、黄柏、威灵仙），服完药后均进行股四头肌功能锻炼：端坐床边，双小腿自然下垂，踝关节尽力背伸，尽量伸膝，紧张股四头肌，使髌骨向近端牵拉，坚持 5 s，放松，即为 1 次，每天锻炼 200 次。12 天为 1 个疗程，每例均治疗 2 个疗程。观察组患者显效 31 例，有效 13 例，总有效率为 97.8%；对照组显效 17 例，有效 16 例，总有效率 73.3%，两组总有效率比较差异具有统计学意义（$P < 0.05$）。

肖磊等[157]研究发现复方杜仲健骨颗粒可改善髌股关节炎关节镜术后功能及症状。研究将 120 例髌股关节炎行关节镜清理术治疗的患者随机分为 2 组，60 例术后接受复方杜仲健骨颗粒治疗为观察组，60 例不联用复方杜仲健骨颗粒为对照组，分别于术前及术后 4 周、3 个月、12 个月采用 Lysholm 评分评价治疗效果。实验结果显示，所有患者术后切口均愈合良好，无感染、神经血管损伤等并发症，术后症状均获得改善。观察组术后 3 个月、12 个月 Lysholm 评分均优于对照组，差异有统计学意义（$P < 0.05$）。观察组术后 4 周及术后 3 个月时 Lysholm 评分较对照组改善最为显著，在疼痛、关节不稳定及关节肿胀症状的细节评分上差异有统计学意义（$P < 0.05$）。

（五）骨折不愈合

骨折不愈合又称骨不连，指新鲜骨折经过 6 个月正常愈合时间，骨折部位疼痛及骨端异常活动，X 线片显示骨折部位没有骨痂形成，有持续的骨折线存在。胫骨骨折是临床常见骨折，临床治疗胫骨骨折不愈合的常用方法为手术治疗，取出固定内植入物，彻底清理充斥在骨折断端间的肉芽组织，打通髓腔，整新骨端，使之能紧密对合，然后重新固定骨折。李志鹏等[158]研究杜仲补肾健骨颗粒对骨折不愈合患者血清 BMP-2、IGF-Ⅰ、可溶性细胞间黏附分子（sICAM-1）、可溶性血管细胞黏附分子（sVCAM-1）、血管内皮生长因子（VEGF）、特异性 ALP 及微循环的影响。研究将 74 例胫骨骨折不愈合患者随机分为对照组和研究组。对照组给予交锁髓内钉治疗，术后给予常规处理，研究组在对照组治疗的基础上给予杜仲补肾健骨颗粒口服，观察两组术前、术后 1 个月、术后 2 个月 BMP-2、IGF-Ⅰ、sICAM-1、

sVCAM-1、VEGF、ALP 水平及血液流变学指标，统计组骨痂生成时间。研究组术后 1 个月、2 个月时 BMP-2、IGF-Ⅰ、VEGF、ALP 水平均明显高于对照组（均为 $P < 0.05$），sICAM-1、sVCAM-1、全血高切黏度、全血低切黏度和红细胞聚集指数均明显低于对照组（均为 $P < 0.05$）；少量骨痂、中量骨痂、大量骨痂和临床愈合时间均明显短于对照组（均为 $P < 0.05$）。研究表明杜仲补肾健骨颗粒联合交锁髓内钉治疗胫骨骨折不愈合可加速骨折愈合。方淳灏等[159]观察复方杜仲健骨颗粒对骨质疏松性桡骨远端骨折的临床效果，发现复方杜仲健骨颗粒在抗骨质疏松方面优于钙尔奇 D，可以缓解骨质疏松性桡骨远端骨折后疼痛，促进骨折愈合，改善腕关节功能，减少患者痛苦。

（六）老年性颈椎病

颈椎病为临床常见病，是椎体及其周围软骨和椎间盘的损伤性及退行性改变影响到脊髓、脊神经根、椎动脉及交感神经等组织结构所产生的水肿、粘连，进一步刺激神经组织产生的临床症状。桐皮杜仲泥是由桐皮、杜仲、大接骨丹制成的外用制剂。张金东等[160]进行了桐皮杜仲泥联合红光外用治疗老年性颈椎病的临床研究。研究将 100 例患者，按国内常用分型方法分为神经根型 21 例、脊髓型 8 例、椎动脉型 33 例、交感神经型 9 例、混合型 29 例，共 5 组。该研究将中药桐皮杜仲泥外敷于颈部，利用红光治疗仪局部照射，通过观察患者的以下指标来判断治疗效果：肩颈痛、头晕及上肢麻木等颈椎病症状的改善及消失情况；症状复发率及复发时间；超声多普勒检测椎动脉血流情况。其中，疗效评定标准：临床愈合为患者肢体麻木感、力弱、眩晕、颈肩臂痛、颈僵、活动受限、颈颤臂抖、胸闷、恶心、呕吐等症状消失或基本消失。显效为患者肢体麻木、力弱、眩晕、颈颤臂抖等症状明显好转。改善为患者肢体麻木、眩晕等症状减轻。无效为患者经治疗原有症状无明显改善。该研究结果为临床愈合 61 例，显效 28 例，改善 8 例，无效 3 例；有效率 97%，明显愈合率 89%。该方法对神经根型及椎动脉型颈椎病治疗效果好，全部显效，病例的临床愈合率为 39%，显效率为 54%。脊髓型颈椎病效果最差；交感神经型颈椎病效果不理想，

仅有 4 例得到改善；混合型颈椎病效果不一，病例的临床愈合率为 18%，有 2 例完全无效。

（七）股骨头缺血性坏死

杜仲补肾健骨颗粒是基于中医基础理论和临床实践所拟经验方，方剂组成：杜仲 12 g、熟地黄 12 g、骨碎补 12 g、补骨脂 6 g、山茱萸 9 g、枸杞子 9 g、菟丝子 9 g、淫羊藿 9 g、当归 9 g、白芍 9 g、丹参 9 g、桃仁 9 g、红花 6 g、黄芪 12 g、牛膝 10 g。王金国等[161]研究了杜仲补肾健骨颗粒对激素性股骨头缺血性坏死的疗效及对血清 PINP、骨 γ- 羧基谷氨酸蛋白（bone gamma-carboxyglutamic-acid-containing protein，又称骨钙素）、VEGF、TGF-β1 和骨密度的影响。研究将 142 例激素性股骨头坏死患者随机分为两组，对照组 71 例给予介入治疗，研究组 71 例在对照组的基础上给予杜仲补肾健骨颗粒治疗。观察指标：治疗前、治疗后 24 周采用 Harris 评分对髋关节功能进行评价，包括疼痛、功能、关节活动 3 个方面，总分 100 分；治疗前及治疗后 1 周、4 周、12 周、24 周抽取患者空腹静脉血检测血清 PINP、骨钙素、VEGF、TGF-β1、同型半胱氨酸（homocysteine，Hcy）；治疗前及治疗后 24 周抽取患者静脉血，检测血脂和血液流变学指标；于治疗前及治疗后 12 周、24 周采用双能 X 线骨密度仪检测患者股骨颈、股骨颈、Ward 三角骨密度。实验结果显示，两组患者治疗后 Harris 评分与治疗前比较均显著升高（$P < 0.05$），治疗后研究组较对照组显著升高（$P < 0.05$）。两组患者治疗后 4 周、12 周、24 周的 PINP、BGP、TGF-β1 水平比治疗前均显著降低（$P < 0.05$），且研究组比对照组显著降低（$P < 0.05$）；两组治疗后 4 周、12 周、24 周的 VEGF 水平比治疗前均显著升高（$P < 0.05$），且研究组比对照组显著升高（$P < 0.05$）。两组治疗后 4 周、12 周、24 周的 Hcy 水平比治疗前均显著降低（$P < 0.05$），且研究组比对照组显著降低（$P < 0.05$）。两组患者治疗 24 周后全血高切黏度、全血低切黏度、红细胞聚集指数、总胆固醇、三酰甘油与治疗前比均显著降低（$P < 0.05$），且研究组比对照组显著降低（$P < 0.05$）。两组患者治疗 12 周、24 周后的骨密度比治疗前均显著升高（$P < 0.05$），且研究组比对照组显著升高。该研究发现，杜仲补骨

健肾颗粒可降低血液黏滞度，增加 VEGF 表达，改善股骨头部位血供，提高骨密度，加速骨组织代谢平衡恢复，降低血清骨代谢指标水平，促进坏死股骨头修复，联合介入治疗可取得良好治疗效果。

（八）其他骨病

周业超[162]对全杜仲胶囊在治疗老年骨病中的临床应用进行探讨。研究选取 60 例老年骨病患者作为研究对象，随机将患者分为研究组 30 例和对照组 30 例，对照组口服维 D 钙咀嚼片（迪巧），研究组在对照组的基础上口服全杜仲胶囊，然后对两组患者治疗后的疗效进行观察。结果显示，研究组总有效率为 93.33%，对照组总有效率为 70.00%，研究组患者总有效率明显高于对照组，组间差异有统计学意义（$P < 0.05$）。这说明全杜仲胶囊对老年骨病具有显著的临床效果。

孙蕊等[163]研制了由黄芪、续断、巴戟天等 17 味中药组成的强筋健骨胶囊，并观察其临床疗效。研究选取 298 例患者（骨质疏松 96 例，四肢关节痛 57 例，肩周炎 38 例，颈椎痛 52 例，腰痛 43 例，神经性疼痛 12 例）口服，每日 3 次，每次 4～6 粒。结果显示在 298 例中，显效 183 例（61.4%），有效 104 例（34.9%），无效 11 例（3.7%），有效率 96.3%。该研究结果表明强筋健骨胶囊临床使用效果满意。

第三节　杜仲肝保护药理作用研究

一、杜仲抗肝损伤药理作用研究

研究表明，杜仲提取物、杜仲叶和杜仲籽等部位均有肝保护作用。

（一）杜仲对四氯化碳致急性肝损伤模型的保护作用

颜秋萍[164]研究了杜仲提取物对四氯化碳（CCl_4）和硫代乙酰胺（TAA）致肝损伤的保护作用。实验设杜仲醇提取物组（453 mg/kg）、杜仲乙酸乙酯提取物组（104 mg/kg）、杜仲正丁醇提取物组（95 mg/kg）、杜仲水提取物组（237 mg/kg），在

肝损伤实验中，杜仲乙醇总提物使升高的白蛋白（ALB）、总胆红素的活性明显降低（$P < 0.01$）；乙酸乙酯和正丁醇提取物使升高的丙氨酸转氨酶（ALT）、天冬氨酸转氨酶（AST）、ALB 的活性明显降低（$P < 0.01$）；杜仲水提取物使升高的 ALT、ALB 的活性明显降低（$P < 0.01$）。SDS-聚丙烯酰胺凝胶电泳（PAGE）和双向凝胶电泳结果表明，杜仲乙酸乙酯和正丁醇提取物对 TAA 致肝损伤的肝脏组织蛋白的表达都有一定的修复作用。

周程艳等[165]研究了杜仲醇提物对 CCl_4 致小鼠急性肝损伤的保护作用。研究将昆明小鼠 60 只随机分为 6 组，即正常组、模型组、阳性药物组及杜仲醇提物高、中、低剂量组。阳性药物组给予联苯双酯 0.60 g/kg，杜仲醇提物高、中、低剂量组分别给予含生药量 163.80 g/kg、81.90 g/kg、40.95 g/kg 杜仲，正常组和模型组给予蒸馏水。灌胃给药，连续 10 天。末次给药后禁食不禁水，8 h 后，除正常组外，其余各组均腹腔注射 0.08% CCl_4 花生油溶液 0.01 ml/g，12 h 后眼球取血，分离血清。检测血清中 ALT、AST 的活性；取肝脏、脾脏称量，计算肝、脾指数；取一部分肝脏用生理盐水制成10% 肝匀浆，用于检测肝组织中的超氧化物歧化酶（SOD）的活性、丙二醛（MDA）和谷胱甘肽过氧化物酶（GSH-Px）的水平。结果显示，与模型组对比，杜仲醇提物各剂量组小鼠肝、脾指数，血清 ALT、AST 活性和 MDA 的含量显著降低（$P < 0.05$），肝组织中 SOD 的活力显著增强、GSH-Px 的水平显著升高（$P < 0.01$），并呈现良好的剂量依赖性。杜仲醇提物各剂量组的病变程度明显减轻，肝细胞再生明显，但肝细胞仍然存在一定程度的水肿、脂肪变性，偶有点状坏死，门管区少量炎细胞浸润。这表明杜仲醇提物具有明显的抗肝损伤作用，且呈现良好的剂量效应关系。水提物试验结果显示，与模型组比较，杜仲水提物各剂量组小鼠肝、脾指数，血清中 ALT、AST 活性和肝组织中 MDA 的含量显著降低（$P < 0.01$），而肝组织中的 SOD 的活力显著增强，GSH-Px 的水平显著升高（$P < 0.01$），并呈现剂量依赖性。杜仲水提物组小鼠肝脏组织病理学结果：杜仲水提物各剂量组小鼠肝细胞病变明显好转，其中高剂量组效果最好，小鼠肝细胞水肿不明显，可见

肝细胞再生现象，偶伴有点状坏死，门管区少量炎细胞浸润；与高剂量组相比中剂量组效果稍差；低剂量组效果最差，但是小鼠肝细胞水肿亦明显减轻，部分肝细胞恢复正常[166]。

Hung 等[167]研究了杜仲叶水提取物及其活性化合物（原儿茶酸）对肝损伤的保护作用，对 CCl_4 诱导的大鼠慢性肝毒性进行了评估。实验连续 28 天给予 Wistar 大鼠 CCl_4（每只大鼠 0.5 ml，20% CCl_4 的橄榄油）造模，实验给药组同时灌胃杜仲叶水提取物（0.1 g/kg、0.5 g/kg 和 1.0 g/kg）或原儿茶酸（0.1 g/kg）。实验结果显示 CCl_4 处理的大鼠肝脏和肾脏的相对器官重量增加。与对照组相比，CCl_4 诱导了大鼠肝损伤并且显著（$P < 0.05$）增加血清中 ALT、AST、LDH 和 ALP 水平。与 CCl_4 处理组相比，用杜仲叶水提取物或原儿茶酸处理可降低血清中的 ALT、AST、LDH 和 ALP 水平。CCl_4 处理的大鼠也显著（$P < 0.05$）降低肝脏中的（还原型）谷胱甘肽（GSH）含量和血清中的 Trolox 当量抗氧化能力（Trolox equivalent antioxidant capacity，TEAC），而肝脏中的 MDA 含量与对照组相比显著增加（$P < 0.05$）。用杜仲叶水提取物或原儿茶酸处理也显著（$P < 0.05$）增加 GSH 含量并显著（$P < 0.05$）降低肝脏中的 MDA 含量。杜仲叶水提取物或原儿茶酸可以增加肝脏中谷胱甘肽过氧化物酶（glutathione peroxidase，GPx）、谷胱甘肽还原酶（glutathione reductase，GRd）和谷胱甘肽 S-转移酶（glutathione S-transferase，GST）的活性。肝脏组织病理学结果显示，杜仲叶水提取物或原儿茶酸可降低肝脏病变（包括肝细胞混浊肿胀、淋巴细胞浸润、细胞质空泡化、肝坏死和 CCl_4 诱导的大鼠纤维结缔组织增生）的发生率。以上数据表明，连续 28 天口服杜仲叶水提取物可显著降低大鼠 CCl_4 诱导的肝损伤强度。

蒋真真等[168]研究了杜仲总黄酮对 CCl_4 诱导的急性肝损伤的保护作用。研究将 50 只雄性昆明小鼠随机分成 5 组，分别为正常对照组、CCl_4 损伤模型组、联苯双酯组（150 mg/kg）及杜仲总黄酮高剂量组（200 mg/kg）、低剂量组（50 mg/kg）。7 天适应性饲养后，杜仲总黄酮高、低剂量组分别按 200 mg/kg、50 mg/kg 灌胃给药；联苯双酯组按

150 mg/kg 灌胃给药；正常对照组及 CCl_4 损伤模型组以等体积生理盐水灌胃，每天 1 次，连续 7 天，于末次给药 1 h 后，正常组腹腔注射 0.1 ml/10g 生理盐水，其余各组均腹腔注射 10 ml/kg 的 0.1% CCl_4 花生油溶液，16 h 后眼眶取血，分离血清，测定血清中 ALT、AST 的活性。取适量的肝组织用预冷的生理盐水制备成 10% 的匀浆液，离心，取上清液，按试剂盒上的说明测定 SOD、GSH 活性和 MDA 含量。实验结果：与模型组比较，杜仲总黄酮各剂量组和联苯双酯组对 CCl_4 诱导的肝损伤小鼠的 ALT 及 AST 活性升高均有显著的降低作用（$P < 0.05$ 或 $P < 0.01$），杜仲总黄酮呈现良好的剂量依赖性。小鼠经 CCl_4 诱导 16 h 后，模型组肝组织 SOD、GSH 活性较正常对照组显著降低，MDA 含量显著升高（$P < 0.01$）；联苯双酯和杜仲总黄酮高、低剂量则能显著提高 CCl_4 诱导的肝损伤小鼠肝组织中 SOD、GSH 活性和降低 MDA 含量（$P < 0.05$ 或 $P < 0.01$）。实验结果表明，杜仲总黄酮能显著降低急性肝损伤小鼠血清中的 ALT、AST 活性与肝脏中的 MDA 含量，并能提高肝脏中 SOD 与 GSH 的活性。杜仲总黄酮对 CCl_4 引起的急性肝损伤小鼠具有保护作用，其作用机制可能与抗氧化作用有关。

杜仲粕是杜仲籽经超临界萃取 α- 亚麻酸油后的产物，桃叶珊瑚苷的含量约为 8%，并且富含大量其他生物活性物质和营养成分，如京尼平苷、黄酮类物质、杜仲多糖等。向志钢等[169]研究了杜仲粕对 CCl_4 致小鼠急性肝损伤的保护作用。研究将 50 只昆明小鼠随机分为对照组、模型组和杜仲粕高、中、低剂量组，杜仲粕组小鼠分别给予 0.25 g/kg、0.5 g/kg、1 g/kg 的杜仲粕灌胃，对照组和模型组小鼠给予相同剂量的生理盐水灌胃，连续 10 天；末次给药后，除对照组外其他各组小鼠均给予腹腔注射 10% CCl_4 橄榄油溶液 0.2 ml/20g。16 h 后处死全部小鼠，比较各组小鼠间血清 ALT 和 AST 生化指标和肝脏 SOD、GSH-Px 和 MDA 生化指标及肝脏组织病理学特征的差异。实验结果发现，杜仲粕高、中、低剂量组小鼠血清 ALT 和 AST 活性明显低于模型组（均为 $P < 0.01$），肝组织中 SOD 和 GSH-Px 活性较模型组升高（均为 $P < 0.01$），MDA 含量下降（$P < 0.01$）；病理学检查显示模型组小鼠肝细胞变性明

显，同时伴有大量的炎细胞浸润，杜仲粕各剂量组小鼠肝细胞水肿程度及炎细胞浸润程度减轻。该研究表明杜仲粕对 CCl_4 所致的小鼠急性肝损伤具有保护作用。

娄丽杰[170]研究了杜仲雄花茶（含生药 1 g/ml）对小鼠的肝保护作用。研究将 40 只健康小鼠，随机分为 4 组，分别为空白对照组、模型组、甘草酸二铵组、杜仲雄花高剂量组、杜仲雄花低剂量组。空白对照组和模型组每天生理盐水 20 ml/kg 灌胃，甘草酸二铵组 0.3% 甘草酸二铵溶液 10 ml/kg 灌胃（相当于成人剂量的 10 倍），杜仲雄花高低剂量组分别杜仲雄花茶水煎液 20 ml/kg、5 ml/kg 灌胃，连续给药 14 天。于末次给药后 12 h，除空白对照组外，其余 4 组均腹腔注射 CCl_4 油溶液 20 ml/kg；空白对照组注射等量的生理盐水，16 h 后各组小鼠眼眶取血，分离血清，测定小鼠血清 ALT 和 AST 水平。结果发现，CCl_4 造成小鼠肝损伤后，血清 ALT、AST 水平有极其显著的升高（$P < 0.01$）；各剂量的杜仲雄花茶水煎液均能够显著抑制小鼠血清 ALT、AST 水平的升高。

（二）杜仲对环磷酰胺致肝损伤的保护作用

辛晓明等[171]研究了杜仲总多糖的提取及其对环磷酰胺致肝损伤小鼠的保护作用。实验取健康昆明小白鼠 60 只，雌雄各半，随机分为 6 组，分别为空白对照组，模型组，阳性药联苯双酯（0.2 ml/10 g）组，杜仲总多糖高、中、低剂量（200 mg/kg、100 mg/kg、50 mg/kg）组。除空白对照组外，其余各组动物第 1、3、5、7 天均腹腔注射环磷酰胺 40mg/kg；杜仲总多糖高、中、低剂量组，联苯双酯组按指定剂量灌胃给药，空白对照组和模型组给予等量生理盐水（NS）。末次给药后，动物禁食不禁水 12 h，之后经小鼠眼球静脉丛取血，使用试剂盒检测 ALT、AST。而后将小鼠迅速剖腹，每只取相同部位肝组织制备 2% 异丙醇肝匀浆，离心取上清液测 MDA、SOD 值。结果显示，给予环磷酰胺后，模型组小鼠血清 ALT、AST 活性显著升高（$P < 0.05$）；与模型组相比杜仲总多糖中、高剂量组小鼠血清 ALT、AST 活性下降，且可显著降低环磷酰胺致小鼠血清 ALT、AST 活性（$P < 0.05$，$P < 0.01$）。这说明杜仲总多糖对环磷酰胺

致小鼠肝损伤有较好的保护作用。

（三）杜仲对免疫性肝损伤的保护作用

高银辉等[172]研究了杜仲醇提物和水提物对卡介苗 - 脂多糖（BCG-LPS）致小鼠免疫性肝损伤模型的保护作用。实验将 90 只昆明小鼠随机分为 9 组，即正常组、模型组、阳性组、醇提和水提低（40.95 g/kg 生药）、中（81.90 g/kg 生药）、高（163.80 g/kg 生药）剂量组。各组每天灌胃，20 ml/（kg·d），连续 10 天。正常组和模型组给予蒸馏水，阳性组给予联苯双酯 0.60 g/kg，除正常对照组外，其余 5 组首次给药前 2 h 每只小鼠尾静脉注射 BCG 0.2 ml。第 10 天末次给药 1 h 后，再尾静脉注射 LPS 溶液 4 μg。注射 LPS 10 h 后取血，检测 ALT、AST 活性。剖腹取出肝脏和脾脏，称重，计算肝、脾指数。取肝组织制备 10% 肝匀浆，离心后取上清液，检测肝组织中的 SOD 活性及 MDA、GSH-Px 水平；肝大叶固定，做病理检查。与模型对照组比较，杜仲醇提物和水提组各剂量组小鼠肝脾指数及血清 ALT、AST 水平显著降低（$P < 0.05$），肝脾的重量亦明显降低（$P < 0.05$），且呈明显的剂量依赖性。与模型对照组比较，杜仲醇提物各剂量组和水提组小鼠肝组织中 MDA 水平显著降低（$P < 0.05$），同时肝组织中 SOD、GSH-Px 活性显著增强（$P < 0.05$）；且杜仲醇提物各剂量组效果呈剂量依赖性，高剂量醇提组和水提组效果最好，低剂量醇提组和水提组最差。杜仲醇提物和水提物作用的肝脏组织病理学显示，各给药组小鼠肝脏的损伤呈不同程度的减轻，肝细胞再生明显。该研究结果表明，杜仲醇提物和水提物能显著抑制 BCG-LPS 对肝组织的影响，具有明显的护肝作用，呈良好的剂量相关性，高剂量醇提组和水提组效果最好，低剂量醇提组和水提组最差。杜仲醇提物的肝保护效果好于水提物。

（四）杜仲对运动训练大鼠肝组织的保护作用

王新军等[173]研究了杜仲提取物（EUOE）（其中含有木脂素类、环烯醚萜类、苯丙素类、黄酮类化合物及杜仲多糖等成分，提取浓度为 10∶1）对运动训练大鼠肝组织的保护作用及肝脏标志酶、运动能力的影响。研究将 24 只 SD 雄性健康大鼠随机均分为安静对照组、运动对照组和运动加药组，其中运动对照组及运动加药组大鼠进行 6 周的大强度耐力跑台训练，其间运动加药组大鼠每天杜仲提取物 2.06 g/kg 灌胃，其他 2 组灌服相同体积的生理盐水。第 6 周最后 1 天在运动对照组和运动加药组大鼠力竭运动后，取血清及肝组织样品，测试大鼠肝组织总抗氧化能力（T-AOC）、总超氧化物歧化酶（T-SOD）、胞质 SOD（Cu, Zn -SOD）、线粒体 SOD（Mn-SOD）、过氧化氢酶（CAT）、GSH-Px 活性，以及 MDA、GSH 含量和血清 ALT 活性，并记录力竭时间。服用杜仲提取物组大鼠力竭运动后肝组织 T-AOC、T-SOD 及 Cu, Zn -SOD、Mn-SOD、GSH-Px、CAT 活性均显著（$P < 0.05$）或极显著（$P < 0.01$）高于运动对照组，均显著（$P < 0.05$）或极显著（$P < 0.01$）低于安静对照组；MDA 含量显著（$P < 0.05$）低于运动对照组，极显著（$P < 0.01$）高于安静对照组；肝组织 GSH 含量显著（$P < 0.05$）高于运动对照组；血清 ALT 活性显著低于运动对照组（$P < 0.05$）（表 2-9-37 ～表 2-9-40）。实验表明杜仲提取物可以改善长时间高强度耐力运动大鼠肝组织的氧化应激水平，保护肝组织抗氧化酶活性，维持运动训练大鼠肝组织结构和功能，提高大鼠的整体机能，延缓运动疲劳。

表 2-9-37 试验动物运动方案（$\bar{x} \pm s$, $n=8$）[173]

Table 2-9-37 Exercise plan for experiment rats（$\bar{x} \pm s$, $n=8$）[173]

周次（week）	速度（velocity）（m/ min）	坡度（gradient）（°）	运动时间（exercise time）（min）	最大吸氧量（VO$_{2\ max}$）
1	15.0	0	20	58.4 ± 1.7
2	15.2	5	20	58.4 ± 1.7
3	15.2	5	30	58.4 ± 1.7
4	26.8	5	20	74.3 ± 2.9
5	26.8	5	30	74.3 ± 2.9
6	26.8	10	20	81.0 ± 3.5

表 2-9-38　杜仲提取物对运动训练大鼠肝组织 SOD 活性的影响（$\bar{x}\pm s$，$n=8$）[173]

Table 2-9-38　Effect of Eucommiae cortex on activities of liver tissue SOD in trained rats（$\bar{x}\pm s$，$n=8$）[173]

（单位：U/mg）

组别	T-AOC	T-SOD	Cu, Zn-SOD	Mn-SOD
安静对照组	1.72 ± 0.04	488.23 ± 14.69	190.23 ± 17.65	90.22 ± 8.76
运动对照组	1.22 ± 0.03 ▲▲	368.14 ± 69.88 ▲*	168.81 ± 18.12 ▲	81.55 ± 8.66 ▲
运动加药组	1.53 ± 0.06 ▲**	414.98 ± 7.34 ▲*	182.86 ± 33.55 ▲▲**	88.56 ± 6.44 ▲*

注：与安静对照组相比，▲ $P<0.05$，▲▲ $P<0.01$；与运动对照组相比，*$P<0.05$，**$P<0.01$。

Note: compared with the quiet control group, ▲ $P<0.05$, ▲▲ $P<0.01$; compared with the exercise control group, *$P<0.05$, **$P<0.01$.

表 2-9-39　杜仲提取物对运动训练大鼠肝组织 GSH-Px、CAT 活性的影响（$\bar{x}\pm s$，$n=8$）[173]

Table 2-9-39　Effect of Eucommiae cortex on activities of liver tissue GSH-Px and CAT in trained rats（$\bar{x}\pm s$，$n=8$）[173]

组别	GSH-Px	CAT
安静对照组	39.86 ± 1.71	21.22 ± 0.78
运动对照组	27.22 ± 1.09 ▲▲	16.51 ± 0.82 ▲▲
运动加药组	32.44 ± 1.12 ▲▲*	19.86 ± 2.00 ▲▲**

注：与安静对照组相比，▲▲ $P<0.01$；与运动对照组相比，*$P<0.05$，**$P<0.01$。

Note: compared with the quiet control group, ▲▲ $P<0.01$; compared with the exercise control group, *$P<0.05$, **$P<0.01$.

表 2-9-40　杜仲提取物对运动训练大鼠肝组织 GSH、MDA 含量及血清 ALT 活性的影响（$\bar{x}\pm s$，$n=8$）[173]

Table 2-9-40　Effect of Eucommiae cortex on contents of liver tissue GSH, MDA and activities of serum ALT in trained rats（$\bar{x}\pm s$，$n=8$）[173]

组别	GSH（U/mg）	MDA（nmol/mg）	ALT（U/L）
安静对照组	36.54 ± 2.86	10.22 ± 1.21	38.18 ± 6.67
运动对照组	30.61 ± 3.89 ▲	13.55 ± 1.21 ▲▲	56.88 ± 10.15 ▲▲
运动加药组	34.34 ± 3.27*	11.88 ± 1.25 ▲▲*	44.23 ± 6.08*

注：与安静对照组相比，▲ $P<0.05$，▲▲ $P<0.01$；与运动对照组相比，*$P<0.05$。

Note: compared with the quiet control group, ▲ $P<0.05$, ▲▲ $P<0.01$; compared with the exercise control group, *$P<0.05$.

二、杜仲肝保护作用机制研究

（一）杜仲对肝缺血再灌注损伤的保护作用

杜仲及杜仲雄花可通过抗氧化及抗炎效应对大鼠肝缺血再灌注损伤（HIRI）发挥肝保护作用，该保护作用机制可能与高速泳动族蛋白 B1

（HMGB1）的释放与表达有关。李雄雄[174]报道了杜仲提取物对大鼠肝缺血再灌注损伤的保护作用及其机制。实验将 50 只雄性 SD 大鼠随机分为 6 组：假手术组（Sham 组）、缺血再灌注组（IR 组）、乌司他丁组（术前 30 min 腹腔注射 30 000 U/kg 乌司他丁）、杜仲水提物低剂量组（40 g 生药 /kg）、杜仲水提物中剂量组（80 g 生药 /kg）、杜仲水提物高剂量组（160 g 生药 /kg）进行灌胃。杜仲水提物浓度为 1 : 10，给药量为 20 ml/kg。10 天后，各组用 10% 水合氯醛溶液按 3.5 ml/kg 标准通过腹腔注射给药，麻醉后取材。Sham 组仅解剖肝十二指肠韧带而不阻断肝血流，其余各组阻断中叶及左肝叶血流，但不阻断右肝叶血流，造成 70% 肝脏缺血 1 h。各组于再灌注 4 h 处死大鼠，下腔静脉取血，制备血清用于 ALT、AST 及 HMGB1 的指标检测；统一取左肝叶 2 cm×2 cm 大小的肝组织，部分置于 10% 甲醛溶液固定等待行病理检查；剩余左肝叶制备肝匀浆，用于检测 TNF-α、IL-1、SOD、MDA 含量。乌司他丁组与 IR 组比较，肝损伤程度明显减轻，肝细胞排列有序，点状细胞肿胀、坏死，少量炎性细胞浸润；杜仲干预各组也可见肝组织损伤程度较 IR 组明显减轻，以杜仲水提物高剂量组更为明显。杜仲提取物预处理组肝功能水平虽然高于 Sham 组，但较 IR 组明显降低，尤以杜仲水提物中剂量组及杜仲水提物高剂量组变化更为明显，差异有统计学意义（$P < 0.05$）。同时，杜仲提取物预处理组 TNF-α 含量虽高于 Sham 组，但较 IR 组均明显降低，杜仲提取物中、高剂量组变化更明显，差异有统计学意义（$P < 0.05$）。杜仲提取物预处理组 IL-1 含量、MDA 水平和血清 HMGB1 水平较 IR 组明显降低，杜仲提取物中、高剂量组的变化更明显，差异有统计学意义（$P < 0.05$）；各杜仲提取物预处理组肝组织内 IL-1 含量明显高于乌司他丁组（$P < 0.05$）。杜仲提取物预处理组 SOD 活力较 IR 组明显升高，以杜仲水提物中剂量组和杜仲水提物高剂量组更加明显，差异有统计学意义（$P < 0.05$）。杜仲提取物可明显减轻 HIRI 模型动物的病理损伤及降低 ALT、AST 水平，表明其对 HIRI 具有保护效应；又可通过抗氧化及抗炎效应对大鼠 HIRI 发挥保护作用，其作用机制可能与抑制 HMGB1 的表达从而减轻炎症反应有关，但是，高、中剂量杜仲提取物（160 g 生药 /kg、80 g 生药 /kg）预处理对大鼠 HIRI 的保护效果优于低剂量组（40 g 生药 /kg），未能达到乌司他丁组同等保护效应。

熊坤[175] 研究了杜仲绿原酸对大鼠肝缺血再灌注损伤的保护作用及其机制。实验将 48 只雄性 SD 大鼠随机分为假手术组（Sham 组）、肝缺血再灌注组（IR 组）、乌司他丁组及杜仲绿原酸低、中、高剂量组。各组大鼠适应新环境 1 周后灌胃 10 天，

给药容量均为 20 ml/（kg·d）。IR 组、Sham 组和乌司他丁组给予生理盐水灌胃，乌司他丁组在术前 30 min 给予 30 000 U/kg 乌司他丁腹腔注射；杜仲绿原酸各组给药浓度分别为 25mg/（kg·d）、50mg/（kg·d）、100mg/（kg·d）。除 Sham 组仅解剖肝十二指肠韧带，其余各组在解剖肝十二指肠韧带同时阻断肝中叶及左肝叶血流，造成 70% 肝脏组织缺血，待各组阻断血流 1 h，恢复供血 4 h 后，统一取下腔静脉血及缺血再灌注肝组织。通过 HE 染色行病理学检查及检测血清中转氨酶活性，评估杜仲绿原酸的 HIRI 保护效应；测定肝组织 SOD 活性与 MDA 含量，评估杜仲绿原酸抗氧化应激能力；用 ELISA 法检测肝组织 TNF-α、IL-1β 水平，明确其抗炎能力；运用 ELISA 法、Western 印迹法检测肝组织 HMGB1 的释放及表达。在肝组织病理结果中，各绿原酸预处理组及乌司他丁组肝损伤情况较 IR 组明显减轻，并以杜仲绿原酸高剂量组最为显著；杜仲绿原酸及乌司他丁预处理后大鼠血清转氨酶活性均低于 IR 组（$P < 0.05$），其中以绿原酸高剂量组效果最为显著（$P < 0.05$）；各绿原酸预处理组 MDA 含量均低于 IR 组（$P < 0.05$），其中绿原酸高剂量组更为明显；绿原酸各组 SOD 活性也较 IR 组升高（$P < 0.05$），其中以绿原酸高剂量组较为显著；绿原酸预处理组及乌司他丁组均可降低 HIRI 所致 TNF-α 的水平增高（$P < 0.05$），其中以绿原酸高剂量组效果最为显著（$P < 0.05$）；ELISA 法及 Western 印迹法结果显示，绿原酸和乌司他丁可减少 HMGB1 释放及表达（$P < 0.05$），绿原酸高剂量组效果优于乌司他丁组（$P < 0.05$）。实验结果表明，杜仲绿原酸可通过抗炎、抗氧化作用对大鼠 HIRI 起到保护作用，高剂量杜仲绿原酸组的保护效应优于乌司他丁组，杜仲绿原酸对大鼠 HIRI 的保护作用机制可能与 HMGB1 的释放与表达有关。

（二）杜仲对肝纤维化的保护作用

杜仲不仅对肝缺血再灌注损伤具有保护作用，对肝纤维化也具有一定的保护作用。王乾宇等[176] 对杜仲多糖治疗肝纤维化（HF）作用进行了研究。实验将 60 只健康 SD 大鼠随机分成 2 组：正常组（10 只）和肝纤维化造模组（50 只）。造模组采用 40% CCl₄ 腹腔注射制备 HF 动物模型，造模成

功后将其随机分为 5 组：模型组，杜仲多糖高、中、低剂量组（0.14 g/kg、0.07 g/kg、0.035 g/kg）及秋水仙碱组（0.1 g/kg）。分别连续灌胃给药 8 周后收集样本，测定大鼠体重及肝脏系数；采用 ELISA 法检测血清 IL-6、HMGB1、LPS、肝组织 MMP-1 和 TIMP-1 水平；用 RT-PCR 法分析各组大鼠肝组织 Ⅰ 型、Ⅲ 型胶原蛋白，MMP-1，TIMP-1 及 TGF-β1 mRNA 表达情况。结果显示，与正常组比较，CCl$_4$ 能显著降低实验大鼠体重（$P < 0.01$），提高肝脏系数（$P < 0.01$）；杜仲多糖能显著增加 HF 模型的体重（$P < 0.01$），显著降低 HF 模型肝脏系数（$P < 0.01$）；杜仲多糖能显著降低 HF 大鼠血清 IL-6、HMGB1 及 LPS 含量（$P < 0.01$）；杜仲多糖及秋水仙碱能显著降低 HF 大鼠肝脏中 Ⅰ 型、Ⅲ 型胶原蛋白，TIMP-1 及 TGF-β1 mRNA 含量（$P < 0.01$），明显提高 MMP-1 含量（$P < 0.01$），且呈量效关系（表 2-9-41 ～表 2-9-45，图 2-9-27）。

表 2-9-41 PCR 引物序列[176]

Table 2-9-41 Primer sequence of PCR[176]

引物		序列	长度(bp)
Ⅰ 型胶原蛋白	上游	5′-CCTGGCAGAACGGAGATGAT-3′	1698
	下游	5′-ACCACAGCACCATCGTTACC-3′	
Ⅲ 型胶原蛋白	上游	5′-TGGCCAACCAGGAGAAAGG-3′	301
	下游	5′-ATCCGTCTCGACGGGCTGA-3′	
TIMP-1	上游	5′-GCTAAATTCATGGGTTCCCCAG-3′	279
	下游	5′-TAATCTGAGCCCTGCTCAGCAA-3′	
MMP-1	上游	5′-CCCATCCAGCCAACAGGT-3′	457
	下游	5′-CTTCTGCTGTTAATCTAG-3′	
TGF-β1	上游	5′-GCGGTGCTCGCTTTGTA-3′	547
	下游	5′-GGAAGGGTCGGTTCATG-3′	
GAPDH	上游	5′-CCTTCATTGACCTCAACTAC-3′	594
	下游	5′-GGAAGGCCATGCCAGTGAGC-3′	

表 2-9-42 杜仲多糖对 HF 大鼠体重及肝脏系数的影响（$\bar{x} \pm s$，$n=6$）[176]

Table 2-9-42 Effect of polysaccharides from Eucommiae cortex on bodyweight and liver coefficient in HF rats（$\bar{x} \pm s$，$n=6$）[176]

组别	剂量（g/kg）	体重（g）	肝脏系数（%）
正常	—	393.60 ± 4.22	3.29 ± 0.20
模型	—	341.72 ± 7.53**	5.32 ± 0.17**

续表

组别	剂量（g/kg）	体重（g）	肝脏系数（%）
杜仲多糖	0.035	381.68 ± 8.61##	4.18 ± 0.18##
	0.07	369.96 ± 6.11##	4.04 ± 0.16##
	0.14	355.83 ± 7.08##	3.38 ± 0.18##
秋水仙碱	0.1	367.39 ± 4.72##	3.31 ± 0.20##

注：与正常组比较，** $P < 0.01$；与模型组比较，## $P < 0.01$。

Note: compared with normal group, ** $P < 0.01$; compared with model group, ## $P < 0.01$.

表 2-9-43 杜仲多糖对 HF 大鼠血清 IL-6、HMGB1 及 LPS 的影响（$\bar{x} \pm s$，$n=6$）[176]

Table 2-9-43 Effect of polysaccharides from Eucommiae cortex on serum IL-6, HMGB1 and LPS in HF rats（$\bar{x} \pm s$，$n=6$）[176]

组别	剂量（g/kg）	IL-6	HMGB1（μg/L）	LPS（μg/L）
正常	—	4.48 ± 0.11	253.98 ± 6.61	88.01 ± 1.82
模型	—	7.79 ± 0.16**	498.82 ± 7.07**	127.51 ± 0.96**
杜仲多糖	0.035	5.34±0.28##	170.77 ± 7.21##	110.24 ± 1.66##
	0.07	5.06 ± 0.20##	147.84 ± 6.04##	95.64 ± 1.31##
	0.14	4.68±0.14##	102.07 ± 6.77##	86.62 ± 1.20##
秋水仙碱	0.1	4.50±0.28##	111.49 ± 6.58##	87.42 ± 1.55##

注：与正常组比较，**$P < 0.01$；与模型组比较，## $P < 0.01$。

Note: compared with normal group, ** $P < 0.01$; compared with model group, ## $P < 0.01$.

表 2-9-44 杜仲多糖对 HF 大鼠肝组织 MMP-1 和 TIMP-1 水平的影响（$\bar{x} \pm s$，$n=6$）[176]

Table 2-9-44 Effect of polysaccharides from Eucommiae cortex on MMP-1 and TIMP-1 levels in liver tissue of HF rats（$\bar{x} \pm s$，$n=6$）[176]

组别	剂量（g/kg）	MMP-1（ng/L）	TIMP-1（ng/L）
正常	—	22.37 ± 0.64	209.22 ± 9.24
模型	—	17.47 ± 1.51**	700.56 ± 9.42**
杜仲多糖	0.035	21.17 ± 1.39##	486.76 ± 7.79##
	0.07	24.77 ± 1.81##	360.46 ± 10.36##
	0.14	26.18 ± 0.78##	303.13 ± 7.80##
秋水仙碱	0.1	25.84 ± 0.52##	424.32 ± 10.11##

注：与正常组比较，**$P < 0.01$；与模型组比较，## $P < 0.01$。

Note: compared with normal group, ** $P < 0.01$; compared with model group, ## $P < 0.01$.

表2-9-45 杜仲多糖对 HF 大鼠肝组织 I 型、III 型胶原蛋白，MMP-1，TIMP-1 及 TGF-β1 mRNA 表达的影响($\bar{x} \pm s$, n=6)[176]

Table 2-9-45 Effect of polysaccharides from Eucommiae cortex on mRNA expression of I collagen，III collagen，MMP-1，TIMP-1 and TGF-β1 in liver tissue of HF rats ($\bar{x} \pm s$, n=6) [176]

组别	剂量 （g/kg）	I 型胶原蛋白 /GAPDH	III 型胶原蛋白 /GAPDH	TIMP-1 /GAPDH	TGF-β1 /GAPDH	MMP-1 /GAPDH
正常	—	$0.48 \pm 0.06^{\#\#}$	$0.54 \pm 0.09^{\#\#}$	$0.51 \pm 0.09^{\#\#}$	$0.56 \pm 0.09^{\#\#}$	$0.55 \pm 0.05^{\#\#}$
模型	—	$0.67 \pm 0.06^{**}$	$0.99 \pm 0.11^{**}$	$1.07 \pm 0.14^{**}$	$0.96 \pm 0.12^{**}$	$0.19 \pm 0.02^{**}$
杜仲多糖	0.035	$0.56 \pm 0.07^{\#\#}$	$0.79 \pm 0.10^{\#\#}$	$0.84 \pm 0.14^{\#\#}$	$0.81 \pm 0.11^{\#\#}$	$0.27 \pm 0.04^{\#\#}$
	0.07	$0.43 \pm 0.06^{\#\#}$	$0.71 \pm 0.09^{\#\#}$	$0.73 \pm 0.10^{\#\#}$	$0.69 \pm 0.10^{\#\#}$	$0.40 \pm 0.04^{\#\#}$
	0.14	$0.30 \pm 0.05^{\#\#}$	$0.55 \pm 0.09^{\#\#}$	$0.62 \pm 0.07^{\#\#}$	$0.62 \pm 0.11^{\#\#}$	$0.45 \pm 0.03^{\#\#}$
秋水仙碱	0.1	$0.29 \pm 0.04^{\#\#}$	$0.49 \pm 0.07^{\#\#}$	$0.47 \pm 0.03^{\#\#}$	$0.54 \pm 0.09^{\#\#}$	$0.50 \pm 0.05^{\#\#}$

注：与正常组比较，** $P < 0.01$ ；与模型组比较，## $P < 0.01$ 。

Note: compared with normal group，** $P < 0.01$; compared with model group，## $P < 0.01$.

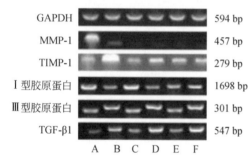

图 2-9-27 大鼠肝组织 I 型、III 型胶原蛋白，MMP-1，TIMP-1 及 TGF-β1 mRNA 表达电泳[176]

A. 正常组；B. 模型组；C. 杜仲多糖高剂量组；D. 杜仲多糖中剂量组；E. 杜仲多糖低剂量组；F. 秋水仙碱组

Fig. 2-9-27 Electrophoresis of I collagen，III collagen，MMP-1，TIMP-1 and TGF-β1 mRNA expression[176]

A. Normal group; B. Model group; C. E. ulmoides polysaccharide high dose group; D. E. ulmoides polysaccharide middle dose group; E. E. ulmoides polysaccharide low dose group; F. Colchicine group

周程艳等[177]也报道了杜仲多糖抗肝纤维化的作用。采用 CCl₄ 致大鼠肝纤维化的方法，将 Wistar 大鼠 96 只随机分为 6 组：对照组、模型组、秋水仙碱（0.2 mg/kg）组及杜仲多糖高、中、低剂量（140 mg/kg、70 mg/kg、35 mg/kg）组。各组每天灌胃给药，连续 8 周，对照组和模型组给予蒸馏水；同时采用 CCl₄ 制备大鼠肝纤维化模型，除对照组外，其余各组每只大鼠首次于背部皮下注射纯 CCl₄ 5 ml/kg，以后注射 40% CCl₄ 花生油 3 ml/kg，每周 2 次，共 8 周。实验结束后，股动脉

取血，检测血清中 ALT、AST 活性及总蛋白（TP）、白蛋白（ALB）的量，计算 ALB 与球蛋白（GLOB）的比值（A/G）；检测血清中的肝纤维化 4 项指标：III 型前胶原蛋白（PC III）、IV 型胶原蛋白（IV -C）、透明质酸（HA）、层粘连蛋白（LN）。取肝脏、脾脏，称质量，计算肝、脾指数；肉眼观察大鼠肝脏的外形、体积、颜色、质地的改变；取部分肝脏用生理盐水制成 10% 肝匀浆，用于检测肝组织中的 SOD、GSH-Px 的活性与羟脯氨酸（Hyp）、MDA 水平；并运用免疫组化法对肝脏中 TGF-β1 表达进行检测。结果显示，与模型组比较，杜仲多糖各剂量组大鼠血清中 ALT、AST 活性及大鼠肝组织中 MDA 和 Hyp 水平和血清中 HA、LN、PC III、IV -C 水平显著降低（ $P < 0.01$ ），而肝组织中的 SOD 活性显著增强和 GSH-Px 水平显著升高（ $P < 0.01$ ），杜仲多糖高剂量组效果最好，且有明显的剂量依赖性。与模型组比较，杜仲多糖各剂量组大鼠血清中 TP、ALB 的量和 A/G 值明显升高（ $P < 0.01$ ），而 GLOB 的量明显降低（ $P < 0.01$ ），杜仲多糖高剂量组效果最好，且有明显的剂量依赖性。与模型组比较，杜仲多糖各剂量组大鼠肝组织中 TGF-β1 阳性染色分布区域与模型组类似。这表明杜仲多糖能明显对抗 CCl₄ 导致的肝纤维化大鼠肝组织中 TGF-β1 表达的增强，而杜仲多糖高剂量组效果最好。

（三）杜仲对 CCl_4 诱导的肝脏氧化损伤的保护作用

杜仲的肝保护作用机制可能与抗氧化有关。Lee 等[178]报道了杜仲提取物对慢性 CCl_4 诱导的大鼠肝脏氧化损伤的保护作用。该研究通过对大鼠腹腔注射 CCl_4（0.2 ml/100g 体重）和橄榄油[1∶1（v/v）]的混合物诱导慢性肝应激，每周 2 次持续 4 周。将杜仲提取物以 40 mg/kg、80 mg/kg 和 120 mg/kg 剂量给予大鼠口服 4 周。测定总三酰甘油、胆固醇、LDL- 胆固醇、ALT、AST、γ 谷氨酰转肽酶（gamma-glutamyltranspeptidase，GGT）和脂质过氧化水平；评估内质网（ER）应激和脂肪生成相关的基因表达，包括胆固醇调节元件结合转录因子 1（sterol regulatory element-binding transcription factor 1，SREBP-1）、脂肪酸合成酶（fatty acid synthase，FAS）和 P-AMPK。杜仲提取物通过抑制氧化应激和增加抗氧化酶活性，包括 GSH、GSH-Px、SOD 和过氧化氢酶，显著保护免受肝损伤。该研究结果表明，杜仲提取物通过抑制肝脏氧化应激对慢性 CCl_4 诱导的功能障碍发挥保护作用。

（四）杜仲对肝脏血脂异常的调节作用

杜仲肝保护作用与抑制 ER 应激、增强溶酶体功能有关。Lee 等[179]研究了杜仲叶提取物对非酒精性脂肪性肝病（non-alcoholic fatty liver disease，NAFLD）血脂异常的防治作用。杜仲叶提取物（200 mg/kg）可改善高脂饮食（high fat diet，HFD）诱导的脂代谢紊乱。该研究发现，mTOR-ER 应激通路的抑制与增强的自噬能通量有关。杜仲提取物对 CCl_4 诱导的肝功能障碍有保护作用，给药后能调节肝脏血脂异常。杜仲提取物可调节肝脏脂质积累及其相关的脂肪生成基因，包括编码 SREBP-1 和 FAS 的基因。这表明杜仲提取物介导的肝脏保护作用与抵抗脂质积累有关。研究发现，杜仲提取物及其活性成分桃叶珊瑚苷和栀子苷，可通过 HepG2 细胞载脂蛋白 B 等的分泌减少肝脏脂质积聚，抑制棕榈酸诱导的 ER 应激；杜仲提取物通过增强溶酶体活性来调节肝脏血脂异常，抑制高脂肪饮食引起的大鼠 ER 应激。

此外，研究发现杜仲有效成分桃叶珊瑚苷具有肝保护作用，其对 TGF-β1 诱导的人肝星形细胞活化及细胞外基质沉积有抑制作用。

第四节　杜仲抗肿瘤活性研究

体内外实验研究表明，杜仲具有抗肿瘤活性。目前有研究报道杜仲对神经母细胞瘤细胞、肝癌细胞、肿瘤干细胞、胃癌细胞等增殖有抑制作用。

（一）杜仲对小鼠实体瘤模型的抑瘤作用研究

现已发现杜仲有体内外抑瘤作用。辛晓明等[180]研究了杜仲总多糖对肿瘤 S180 的抗肿瘤活性及其对环磷酰胺骨髓抑制的拮抗作用。杜仲多糖溶液多糖含量为 55.2%，相当于生药中的多糖含量为 1.20%。选择 S180 瘤株，无菌条件下抽取腹水，用 0.9% 氯化钠溶液按 1∶3 稀释，接种至小鼠右侧腋窝下造模。将 60 只昆明模型小鼠分为空白对照组、阳性药物环磷酰胺对照组（100 mg/kg）、杜仲总多糖低剂量组（50 mg/kg）、杜仲总多糖中剂量组（100 mg/kg）、杜仲总多糖高剂量组（200 mg/kg）、联合给药环磷酰胺（100 mg/kg）＋杜仲总多糖（100 mg/kg）组，共 6 组。各组灌胃给药，空白对照组给予同体积的 0.9% 氯化钠溶液，连续灌胃 10 天，至空白对照组的肿瘤＞1g，为建模成功。实验结果显示，杜仲总多糖能够显著抑制 S180 瘤细胞的生长[与对照组比较，各组的瘤质量显著减少（$P < 0.01$）]。杜仲总多糖（200 mg/kg）能够显著增加小鼠外周血白细胞（$P < 0.05$），拮抗环磷酰胺所引起的外周血白细胞计数降低（$P < 0.05$）。杜仲总多糖能够显著增加小鼠的骨髓有核细胞，拮抗环磷酰胺所引起的骨髓有核细胞计数降低（$P < 0.05$）。杜仲总多糖在 100 mg/kg、200 mg/kg 时能够增加小鼠的胸腺指数（$P < 0.05$），对环磷酰胺所致的胸腺指数降低有一定的作用。并且杜仲总多糖在 200 mg/kg 时，可以提高小鼠的脾指数。实验结果表明杜仲总多糖具有显著的肿瘤抑制作用，并能够提高胸腺指数、脾指数及外周血白细胞计数和骨髓有核细胞计数。

（二）杜仲对人乳腺癌细胞的体外抑制活性

刘严[181]研究了杜仲雄花水溶性生物碱和脂

溶性生物碱（浓度均为 3.906 mg/ml）体外抗肿瘤活性。实验用正常肾脏细胞 PK（PK 细胞）和人乳腺癌细胞 MDA-MB-231（M 细胞）为模型。水溶性生物碱的细胞增殖抑制结果：作用 12 h 对 PK 细胞抑制率最大为 34.6%；对 M 细胞抑制率最大为 21.3%。脂溶性生物碱的细胞增殖抑制结果：PK 细胞和 M 细胞在脂溶性生物碱作用 24 h 后的 IC_{50} 分别达到 11.51 mg/ml 和 6.38 mg/ml，说明脂溶性生物碱对 M 细胞的增殖抑制作用强于对 PK 细胞的增殖抑制作用。郭茵[182]研究了杜仲叶活性提取物对人乳腺癌细胞的体外抑制作用。试验表明杜仲叶提取物对肿瘤细胞有一定的抑制作用，在 18.5% 浓度时作用 48 h 对肿瘤细胞的抑制率就能够达到 50%，且高极性组分对肿瘤细胞的抑制作用优于低极性组分。

（三）杜仲对结肠癌细胞的体外抑制活性

张胜等[183]就杜仲叶活性成分（绿原酸、京尼平苷酸）对结肠癌细胞增殖与凋亡的影响进行

了研究。实验将绿原酸和京尼平苷酸分别添加到 HCT116 和 LOVO 细胞，检测其对结肠癌细胞增殖能力及对细胞凋亡的影响。实验结果显示，绿原酸能够抑制结肠癌细胞增殖，促进凋亡，且呈现时间和剂量依赖性，而京尼平苷酸对 HCT116 和 LOVO 细胞的抑制作用无明显效果，也没有呈现时间和剂量依赖性，且对 HCT116 细胞处理 72 h 时，抑制作用还下降。绿原酸对两株细胞的增殖抑制能力明显优于京尼平苷酸。当绿原酸浓度达 1.600 μg/ml 时，72 h 作用于 LOVO 细胞的抑制率达 94.96%，超过阳性对照药顺铂（Cis）的抑制效果。绿原酸作用 24 h 后 HCT116 和 LOVO 细胞的凋亡率均高于空白对照组。接近阳性对照药顺铂作用后 HCT116 和 LOVO 细胞的凋亡率。从结果分析，绿原酸对诱导结肠癌细胞凋亡的效果显著高于空白组，接近阳性对照组。实验结果证实杜仲叶提取物中绿原酸对结肠癌细胞的增殖与凋亡都有显著影响，是杜仲叶中抑制结肠癌细胞增殖、促进其凋亡的主要成分之一（图 2-9-28～图 2-9-33）。

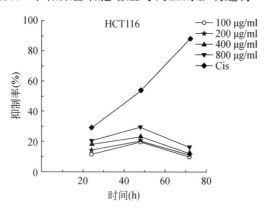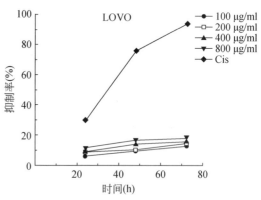

图 2-9-28　京尼平苷酸对结肠癌细胞 HCT116 和 LOVO 细胞增殖能力的影响[183]
Fig. 2-9-28　Proliferation effects of geniposidic acid on HCT116 cells and LOVO cells[183]

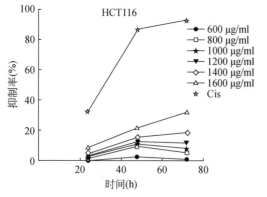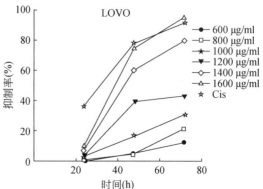

图 2-9-29　绿原酸对结肠癌细胞 HCT116 和 LOVO 细胞增殖能力的影响[183]
Fig. 2-9-29　Proliferation effects of chlorogenic acid on HCT116 cells and LOVO cells[183]

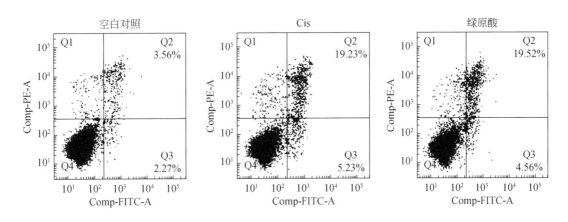

图 2-9-30　绿原酸对 HCT116 细胞凋亡的影响[183]

Fig. 2-9-30　Effect of chlorogenic acid on apoptosis of HCT116 cell[183]

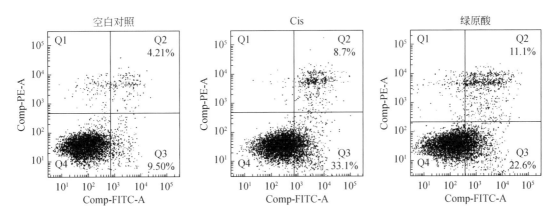

图 2-9-31　绿原酸对 LOVO 细胞凋亡的影响[183]

Fig. 2-9-31　Effect of chlorogenic acid on apoptosis of LOVO cells[183]

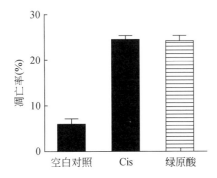

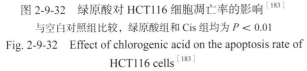

图 2-9-32　绿原酸对 HCT116 细胞凋亡率的影响[183]

与空白对照组比较，绿原酸组和 Cis 组均为 $P < 0.01$

Fig. 2-9-32　Effect of chlorogenic acid on the apoptosis rate of
HCT116 cells[183]

Compared with blank control group, chlorogenic acid group and Cis
group were all $P < 0.01$

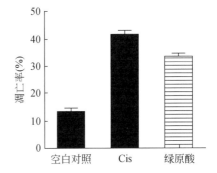

图 2-9-33　绿原酸对 LOVO 细胞凋亡率的影响[183]

与空白对照组比较，绿原酸组和 Cis 组均为 $P < 0.01$

Fig. 2-9-33　Effect of chlorogenic acid on the apoptosis rate of
LOVO cell[183]

Compared with blank control group, chlorogenic acid group and Cis
group were all $P < 0.01$

（四）杜仲对人神经母细胞瘤细胞的体外抑制活性

郭洪亮[184]运用 MTT 法评价了杜仲叶粗蛋白对 SH-SY5Y 细胞增殖活性的影响。其实验结果显示，与对照组的细胞比较，终浓度为 30%、75%、90% 硫酸铵盐析蛋白对 SH-SY5Y 细胞具有抑制作用，说明杜仲叶蛋白可能有抑制人神经细胞癌生长的作用，提示杜仲叶中可能含有抗肿瘤作用的蛋白。

（五）杜仲对胃癌细胞的体外抑制活性

Shao 等[185]发现杜仲绿原酸对 AGS 胃癌细胞具有潜在的抗肿瘤活性。Yang 等[186]研究发现杜仲叶提取物可防止氨和维生素 C 缺乏引起的胃黏膜损伤，可能有助于预防胃癌前病变的氧化损伤。

（六）杜仲对肝癌的抑制活性

袁带秀等[187]研究了杜仲黄酮的体内抗肿瘤作用及可能作用机制。将小鼠肝癌 H22 细胞经体外培养并于昆明小鼠腹腔内传代后，无菌接种于小鼠皮下，建立荷瘤小鼠模型。采取不同剂量杜仲黄酮（200 mg/kg、100 mg/kg、50 mg/kg）灌胃给药，每天 1 次，连续 12 天；CTX 组隔日腹腔注射给药，给药 6 次，计算抑瘤率、脾指数；分离血清，用 ELSA 法检测血清 TNF-α 和 IL-2，比色法检测血清 T-AOC 和 MDA 水平。结果发现，与模型组比较，杜仲黄酮能显著降低移植瘤质量（$P < 0.05$），明显升高荷瘤小鼠的脾指数（$P < 0.05$），升高血清 IL-2 水平、T-AOC，降低 TNF-α、MDA 水平。该研究认为杜仲黄酮对 H22 移植瘤有一定的抑制作用，其机制可能与其调节 IL-2 和 TNF-α 等细胞因子的分泌、增强荷瘤小鼠免疫功能、提高机体抗氧化能力有关。

（七）杜仲对肿瘤干细胞的体外抑制活性

有研究发现，从杜仲叶中分离的木脂素类成分 eucommicin A，能选择性抑制肿瘤干细胞活性并通过诱导多能干细胞（induced pluripotent stem cell, iPSC）建立的肿瘤干细胞样模型细胞抑制肿瘤球形成。Fujiwara 等[188]利用诱导多能干细胞建立了诱导性癌症干细胞样（induced cancer stem cell-like, iCSCL）模型，利用 iCSCL 模型筛选杜仲叶抗癌症干细胞活性成分。从杜仲叶中筛选出天然产物 eucommicin A，其结构为 3, 4, 30, 40- 四羟基 - 丁二酸奎尼酸二酯。该研究发现 eucommicin A 表现出选择性抗肿瘤干细胞活性并通过 iCSCL 细胞抑制肿瘤球形成。

第五节　杜仲调节脂代谢活性研究

动物实验研究表明，杜仲有降血脂和调节脂代谢的生物活性。

（一）对高脂饮食动物血脂水平的调节

杜仲叶提取物有降低模型小鼠体重、白色脂肪组织质量、血浆三酰甘油水平和总胆固醇水平等的抗肥胖作用[188]。Kobayashi 等[189]研究杜仲叶对血浆三酰甘油降低作用的机制，将大鼠分为正常组、高脂肪 / 高果糖饮食组（模型组）和高脂 / 高果糖饮食组（4 g/L 或 20 g/L 杜仲叶提取物组）。与模型组相比，治疗组中血浆三酰甘油浓度以剂量依赖性方式降低。DNA 微阵列分析显示，治疗组中参与肝 α- 氧化、β- 氧化和 ω- 氧化的基因，主要与过氧化物酶体增殖物激活受体 α 和 δ 信号通路相关。研究表明，杜仲叶可能通过促进脂肪酸氧化途径参与了对高三酰甘油血症的改善作用。

Choi 等[190]研究了杜仲叶提取物（0.175 g/100 g）对高脂血症仓鼠的影响。高脂血症仓鼠采用添加高脂饲料（10% 椰子油，0.2% 胆固醇，wt/wt）喂养 10 周造模。高脂饲养仓鼠肝脏脂肪酸合成酶和 HMG-CoA 还原酶活性明显降低；其肝脂肪酸合成酶活性与血浆脂肪酸浓度呈正相关（$r=0.513\,05$, $P < 0.05$）。结果显示，杜仲叶提取物能显著降低血浆三酰甘油（TG）、总胆固醇（TC）、低密度脂蛋白胆固醇（LDL-C）、非高密度脂蛋白胆固醇和游离脂肪酸水平，而升高高密度脂蛋白胆固醇（HDL-C）/ 总胆固醇值和载脂蛋白 A- I（ApoA- I）水平。杜仲组肝胆固醇含量低于对照组。血浆总胆固醇浓度与肝脏 HMG-CoA 还原酶活性呈正相关（$r=0.547$, $P < 0.547$），与肝胆固醇浓度呈正相关（$r=0.769$, $P < 0.001$）。实验表明，杜仲叶提取物可抑制高脂饲养仓鼠肝脏脂肪酸和胆固醇的生物合成，同时降低血浆和

肝脏脂类，具有抗高脂血症的作用。

杜仲绿原酸能显著降低高脂高胆固醇诱导的高血脂模型小鼠血清 TC、TG、LDL-C 水平，动脉硬化指数和冠心指数（R-CHR），其肝脏 TC、TG 含量亦显著降低，血清和肝脏中 MDA 生成减少，抗氧化酶活性增加（表 2-9-46 和表 2-9-47）[191]。

有研究显示杜仲叶总黄酮能够明显改善高血脂大鼠的血脂水平，并且呈现一定的量效关系[192]。对大鼠喂食杜仲叶总黄酮 1 个月后，给药组（高、中、低剂量组和阳性组）较模型组的 TC、TG、LDL-C、LP 及 ApoB 含量都有不同程度降低，肝脏组织中 TG 和 TC 含量显著降低（表 2-9-48～表 2-9-50）。

表 2-9-46　杜仲绿原酸对高脂小鼠体重的影响[191]

Table 2-9-46　Effect of chlorogenic acid on body weight of hyperlipidemia mice[191]

（单位：g）

组别	初重	第一周	第二周	第三周	第四周
模型组	24.25[a]	26.35[a]	27.42[a]	29.36[a]	32.66[a]
阴性对照组	24.14[a]	25.98[a]	27.12[a]	29.18[a]	32.22[a]
低剂量组	24.03[a]	25.78[a]	27.03[a]	28.48[a]	31.56[a]
中剂量组	24.02[a]	25.85[a]	26.75[a]	28.79[a]	32.32[a]
高剂量组	24.08[a]	25.68[a]	27.24[a]	29.42[a]	31.65[a]
SEM	0.4534	0.8567	1.034	0.9467	0.8745
P	0.9745	0.7654	0.8246	0.7658	0.6837

注：同列上标不同表示差异显著（$P < 0.05$）。

Note: the difference of superscript in the same column indicated the significant ($P < 0.05$).

表 2-9-47　杜仲绿原酸对血脂水平、载脂蛋白 A- Ⅰ和 R-CHR 的影响[191]

Table 2-9-47　Effect of chlorogenic acid on serum lipid levels, apolipoprotein A- Ⅰ and R-CHR in hyperlipidemia mice[191]

组别	TC（mmol/L）	TG（mmol/L）	HDL-C（mmol/L）	LDL-C（mmol/L）	LDL-C/HDL-C	ApoA- Ⅰ	R-CHR
模型组	5.26[a]	1.34[a]	1.08[c]	3.91[a]	3.62[a]	3.87[a]	4.87[a]
阴性对照组	3.55[b]	0.87[b]	2.38[a]	1.00[d]	0.42[e]	0.49[d]	1.49[d]
低剂量组	3.69[b]	0.97[b]	1.78[b]	1.72[c]	0.96[c]	1.07[c]	2.07[c]
中剂量组	3.75[b]	0.94[b]	1.75[b]	1.81[c]	1.04[d]	1.14[c]	2.14[c]
高剂量组	3.86[b]	1.04[b]	1.58[b]	2.07[b]	1.31[b]	1.44[b]	2.44[b]
SEM	0.0312	0.0063	0.1114	0.0488	0.0925	0.0980	0.0980
P	< 0.0001 1	< 0.0001	< 0.0001	< 0.0001	< 0.0001	< 0.0001	< 0.0001

注：同列上标不同表示差异显著（$P < 0.05$）。

Note: the difference of superscript in the same column indicated the significant ($P < 0.05$).

表 2-9-48　杜仲叶总黄酮对大鼠血脂水平的影响（一）（$\bar{x} \pm s$, $n=6$）[192]

Table 2-9-48　Effect of total flavonoids of *Eucommia ulmoides* leaves on serum lipid level in rats (1) ($\bar{x} \pm s$, $n=6$)[192]

组别	剂量（mg/kg）	TC（mmol/L）	TG（mmol/L）	LDL-C（mmol/L）	HDL-C（mmol/L）
正常组	—	1.38 ± 0.15**	0.65 ± 0.17**	1.31 ± 0.11*	0.52 ± 0.09**
模型组	—	5.13 ± 0.34	0.92 ± 0.11	1.69 ± 0.25	0.28 ± 0.12
阳性组	25	3.53 ± 0.27*	0.63 ± 0.23*	1.15 ± 0.31*	0.51 ± 0.19**
低剂量组	25	4.67 ± 0.33	0.89 ± 0.19	1.53 ± 0.35	0.33 ± 0.19*
中剂量组	50	4.01 ± 0.32*	0.76 ± 0.25*	1.25 ± 0.17*	0.47 ± 0.21*
高剂量组	75	2.40 ± 0.32**	0.61 ± 0.21*	1.11 ± 0.15**	0.61 ± 0.22**

注：与模型组比较，*$P < 0.05$，**$P < 0.01$。

Note: compared with model group, *$P < 0.05$, **$P < 0.01$.

表 2-9-49　杜仲叶总黄酮对大鼠血脂水平的影响（二）（$\bar{x} \pm s$, $n=6$）[192]

Table 2-9-49　Effect of total flavonoids of *Eucommia ulmoides* leaves on serum lipid level in rats（2）（$\bar{x} \pm s$, $n=6$）[192]

组别	剂量（mg/kg）	LP-a（mmol/L）	Apo A（mmol/L）	Apo B（mmol/L）
正常组	—	0.39 ± 0.21**	0.89 ± 0.26**	0.23 ± 0.12**
模型组	—	1.51 ± 0.11	0.37 ± 0.14	0.72 ± 0.22
阳性组	25	0.91 ± 0.17*	0.82 ± 0.15**	0.19 ± 0.15**
低剂量组	25	1.18 ± 0.13	0.43 ± 0.16	0.69 ± 0.09
中剂量组	50	0.94 ± 0.25*	0.66 ± 0.14*	0.47 ± 0.11*
高剂量组	75	0.45 ± 0.18**	0.87 ± 0.21**	0.23 ± 0.16**

注：与模型组比较，*$P < 0.05$，**$P < 0.01$。

Note: compared with model group, *$P < 0.05$, **$P < 0.01$.

表 2-9-50　杜仲叶总黄酮对大鼠肝组织中脂质含量及肝指数的影响（$\bar{x} \pm s$, $n=6$）[192]

Table 2-9-50　Effect of total flavonoids of *Eucommia ulmoides* leaves on lipid content and index of liver in rat（$\bar{x} \pm s$, $n=6$）[192]

组别	剂量（mg/kg）	TC（mmol/L）	TG（mmol/L）	肝指数（%）
正常组	—	0.51 ± 0.11*	0.75 ± 0.16**	1.23 ± 0.37
模型组	—	0.96 ± 0.16	1.18 ± 0.19	1.35 ± 0.24
阳性组	25	0.53 ± 0.09*	0.81 ± 0.08**	1.29 ± 0.35
低剂量组	25	0.81 ± 0.13	1.13 ± 0.11	1.32 ± 0.19
中剂量组	50	0.68 ± 0.12*	0.95 ± 0.15*	1.40 ± 0.26
高剂量组	75	0.50 ± 0.13**	0.79 ± 0.21*	1.29 ± 0.51

注：与模型组比较，*$P < 0.05$，**$P < 0.01$。

Note: compared with model group, *$P < 0.05$, **$P < 0.01$.

杜仲籽油有辅助降血脂的作用[193]。杜仲籽油各剂量组和高脂模型组均喂饲高脂饲料，对照组则喂饲基础饲料，灌胃 30 天后，测量其血脂指标发现，结果显示各剂量组大鼠的 TC、TG 水平比高脂模型组低。

（二）对正常动物脂代谢的调节

杜仲叶水提取物对仓鼠也具有降血脂作用。

Horii 等[194]推测杜仲叶水提取物可能通过自主神经活动的改变影响脂代谢，引起体温和体重的变化。该研究发现在乌拉坦麻醉大鼠十二指肠内注射杜仲叶水提取物提高了附睾白色脂肪组织交感神经活动（white adipose tissue sympathetic nerve activity，Wt-SNA）和肩胛间棕色脂肪组织交感神经活动（brown adipose tissue sympathetic nerve activity，BAT-SNA），提高了清醒大鼠血浆游离脂肪酸（free fatty acid，FFA）浓度和体温。皮内注射给药可降低乌拉坦麻醉大鼠胃迷走神经活动（gastric vagal nerve activity，GVNA），减少进食量，减少体脂和腹部脂肪组织重量，降低血浆 TG 水平。这表明杜仲叶水提取物通过提高 Wat-SNA 和 BAT-SNA 刺激脂解和热生成，通过抑制支配胃肠道（包括 GVNA）的副交感神经活动抑制食欲，进而减少腹部脂肪和体重。

研究发现，杜仲茶粉对大鼠也具有辅助降血脂作用。杜仲茶粉以低剂量（0.43 g/kg）、中剂量（0.86 g/kg）和高剂量 1.71（g/kg）灌胃给予 SD 大鼠 30 天后，血清中 TC、TG、LDL-C 水平有降低的趋势[195]。

Kim 等[196]研究观察杜仲和蓖麻叶粉对肉鸡生长性能及肉质的影响。实验选用肉仔鸡 300 只，每组处理 60 只，分别为 0%、0.5% 和 1% 杜仲或 0.5% 和 1% 蓖麻。实验结果显示，HDL-C 水平呈线性上升，LDL-C 和 TG 水平呈线性下降，不同程度的杜仲和蓖麻糖对 TC 无明显影响。与对照组相比，杜仲和蓖麻具有较低的 pH 和硫代巴比妥酸活性，总酚和 1, 1- 二苯基 -2- 吡啶酰肼自由基清除活性较高。杜仲和蓖麻处理对肉色无明显影响。1% 杜仲和 1% 蓖麻可作为降低血清胆固醇和改善理化性质的有效抗氧化剂来源。

Zhao 等[197] 探究富含绿原酸的杜仲叶提取物对热应激肉鸡的性能、肉质、氧化稳定性和胸肉脂肪酸谱的影响。研究发现富含绿原酸的杜仲叶提取物补充剂能降低热应激肉鸡胸肉硬脂酸和饱和脂肪酸的含量，增加二氢 -γ- 亚麻酸、亚油酸、亚麻酸、二十碳五烯酸、多不饱和脂肪酸（PUFA）和 n-6 PUFA 含量。

（三）对 CCl_4 诱导的肝脏脂质蓄积的影响

Jin 等[198] 研究了杜仲提取物对 CCl_4 诱导的肝脏脂质蓄积的影响。大鼠腹腔注射 CCl_4 1 mg/kg 前，治疗组口服不同剂量的杜仲提取物。杜仲提取物预处理以剂量依赖性的方式降低了这些效应。杜仲可明显改善 CCl_4 引发的肝脏 TG 和胆固醇水平升高、GSH 和 MDA 降低等有害效应。杜仲提取物可抑制 CCl_4 引起的 ER 应激反应。杜仲提取物可逆转 CCl_4 引发的溶酶体酶损伤，说明杜仲提取物预处理对 CCl_4 诱导的肝脏脂质积聚有保护作用。ER 应激及其相关的活性氧（ROS）调节可能是杜仲提取物抗血脂作用的机制之一。

（四）脂代谢调节的体外实验研究

Hao 等[199] 研究了富含绿原酸（chlorogenic acid，CGA）的杜仲叶提取物（CAEF）对人肝癌 HepG2 细胞的降脂作用。HepG2 细胞用 CAEF（10 mg/L、20 mg/L、25 mg/L、40 mg/L、60 mg/L 和 80 mg/L）、CGA（0.3 μmol/L、3 μmol/L、30 μmol/L、300 μmol/L 和 600 μmol/L）和辛伐他汀（0.1 μmol/L、1 μmol/L、10 μmol/L、50 μmol/L 和 100 μmol/L）处理 24 h 或 48 h。测定上清液中 TC 和 TG；RT-PCR 法测定参与胆固醇代谢的基因的 mRNA 表达；通过免疫细胞化学和 Western 印迹法检测 HMG-CoA 还原酶（HMG-CoA reductase，HMGCR）的蛋白质表达。CAEF 的 IC_{50} 值为 59.2 mg/L，CGA 的 IC_{50} 值为 335.9 μmol/L，辛伐他汀的 IC_{50} 值为 10.5 μmol/L。通过用 CAEF（25 mg/L）、

CGA（30 μmol/L）或辛伐他汀（10 μmol/L）处理细胞 48 h，TC 和 TG 的流出量增加（CAEF 为原来的 4.06 倍和 31.00 倍，CGA 为 2.94 倍和 2.17 倍，辛伐他汀为 3.94 倍和 24.67 倍），油红 O 染色的细胞脂滴减少。CAEF 和 CGA 增加 ABCA1、CYP7A1 和 AMPKa2 的 mRNA 表达，而 CAEF 和辛伐他汀降低了 SREBP-2 水平。该研究结果发现，所有药物均在 mRNA 和蛋白质水平上显著抑制 HMGCR 的蛋白质表达。CAEF 是一种潜在的膳食补充剂，有望用于预防肥胖和血脂异常，其机制可能是通过抑制 HepG2 细胞中的 HMGCR 来调节胆固醇代谢。

李慧[200] 采用油酸诱导 HepG2 细胞 TG 聚集模型，探讨杜仲木脂素对肝细胞中 TG 和脂肪酸代谢的影响及其机制。结果发现，0.5 mmol/L 油酸可以诱导细胞内 TG 聚集，杜仲木脂素可以激活 PPARα，上调 CPT1A mRNA 和蛋白的表达，可以上调脂肪酸合成酶蛋白的表达，这表明杜仲木脂素抑制 TG 聚集的机制可能与 PPARα 的激活和 CPT1A 的上调从而促进脂肪酸氧化有关。

第六节　杜仲降血糖药理作用研究

杜仲及杜仲叶提取物能显著增加脂肪细胞葡萄糖的转运与消耗，具有一定的降血糖作用，研究表明杜仲对体内外多种糖尿病实验模型有降糖作用。杜仲叶降血糖有两大特色：一是在降血糖的同时，对肝肾没有损伤，还有显著的保护功能；二是在降血糖的同时，能明显地预防糖尿病并发症。

（一）链脲佐菌素致糖尿病模型

苏卓等[201] 研究杜仲对链脲佐菌素（STZ）致糖尿病小鼠血糖的影响及其作用机制。将 50 只小鼠尾静脉注射 STZ 120 mg/kg 造模。造模 72 h 后检测小鼠的空腹血糖（FBG），FBG ≥ 11.1 mol/L 则说明糖尿病小鼠模型构建成功。将成模的小鼠随机分为模型组、罗格列酮组（4 mg/kg）及杜仲水提物 10 g/kg、5 g/kg、2.5 g/kg 组，另设 10 只昆明小鼠为正常组。连续灌胃给药 14 天，每天 1 次，正常组和模型组每日灌胃等体积的生理盐水。末次给药前禁食 12 h，给药 1 h 后摘眼球取血，离心取

血清待测。检测指标包括小鼠 FBG、小鼠胰腺组织病理学、小鼠血清中空腹胰岛素（FNS）SOD、GSH-Px 的活性和 MDA 含量，以及胰腺组织中脱天蛋白酶（caspase）-3、caspase-7 的蛋白含量。结果，与模型组比较，杜仲水提物 10 g/kg 组的小鼠血糖显著降低，胰岛素敏感指数上升；血清中 SOD 和 GSH-Px 活性升高，MDA 含量有所下降；胰腺组织中 caspase-3、caspase-7 的蛋白含量下降。这说明杜仲水提物对 STZ 糖尿病模型小鼠具有降血糖作用，其作用机制可能与提高小鼠机体内的抗氧化能力，以及降低胰腺中 caspase-3、caspase-7 的蛋白含量相关。苏卓等[202] 又研究了杜仲多糖对 STZ 致糖尿病小鼠的作用及影响，实验结果显示：与模型组比较，杜仲多糖各剂量组明显降低小鼠 FBG 和血 TG、TC、LDL-C 水平，明显升高 HDL-C 水平、血清中空腹胰岛素和胰岛素敏感指数，明显降低血清中 TNF-α、IL-8 和 IL-6 含量，明显降低胰腺组织中 TLR4、NF-κB 蛋白的表达。这表明杜仲多糖能有效降低糖尿病小鼠的血糖和恢复胰岛素水平，具有降血糖的作用。有研究发现，杜仲多糖能明显升高糖尿病模型小鼠血清中 SOD 和 GSH-Px 水平和降低 MDA 水平，这可能是杜仲配伍治疗糖尿病的机制。

邢冬杰等[203] 报道了杜仲叶黄酮对糖尿病大鼠血糖控制及对胰岛细胞的保护作用。实验用 STZ 构建糖尿病大鼠模型，模型大鼠分为 4 组，即模型组、阳性药物组（格列本脲，10 mg/kg）及杜仲叶黄酮 2.5 g/kg、5.0 g/kg）组，并设立正常组。灌胃给药，每日 1 次，连续 28 天。取血测定大鼠 FBG、游离胰岛素（FINS）水平，并行口服葡萄糖耐量试验（OGTT）；取部分胰组织制备组织匀浆后测定 SOD、GSH-Px 及 MDA 的含量；部分胰腺组织制作病理切片及行 HE 染色，镜下观察胰岛形态及细胞数。结果显示，与正常组比较，模型组大鼠的 FBG 显著升高，FINS 下降，糖耐量降低，胰腺组织中的 SOD 及 GSH-Px 水平降低，MDA 水平升高，病理切片显示胰岛明显发生萎缩（$P < 0.01$），说明造模成功；与模型组比较，杜仲叶黄酮能明显降低糖尿病大鼠胰腺组织中 MDA 水平，提高 SOD 及 GSH-Px 水平，并能降低大鼠的 FBG（$P < 0.01$），改善糖耐量，提高 FINS 水平（$P < 0.05$），病理切片显示大鼠的胰岛面积增加

（$P < 0.01$）、细胞数明显增多（$P < 0.05$）。研究认为杜仲叶黄酮可明显降低糖尿病大鼠的血糖，改善糖耐量，增加 FINS 水平，对胰岛细胞具有保护作用，推测降低氧化应激反应是其机制之一。田吉等[2] 通过腹腔注射 STZ 制造小鼠的糖尿病模型，研究杜仲叶灌胃给药对正常动物和模型动物血糖的影响。结果表明，杜仲叶能拮抗 STZ 诱导的小鼠高血糖，明显降低糖尿病小鼠的 FBG。

（二）四氧嘧啶致糖尿病模型

刘国荣等[204] 研究杜仲多糖对四氧嘧啶致糖尿病小鼠的降血糖作用，为杜仲的进一步开发和利用提供理论依据。将四氧嘧啶致糖尿病小鼠实验随机分为 6 组，分别用生理盐水、消渴丸及低剂量（100 mg/kg）、中剂量（200 mg/kg）和高剂量（400 mg/kg）杜仲多糖灌胃给药，连续 10 天。末次给药后测定小鼠血糖水平、体重，将小鼠摘眼球取血后迅速颈椎脱臼处死，解剖取胸腺和脾脏分别计算其胸腺指数与脾指数，测定血清 MDA、SOD、NO、一氧化氮合酶（NOS）水平。结果显示，相对于模型组，杜仲多糖能有效降低四氧嘧啶致糖尿病小鼠的血糖，杜仲多糖组的血糖和体重下降减少，胸腺指数和脾指数都有所升高，MDA、NO 水平降低，SOD、NOS 水平升高。所以研究认为杜仲多糖对四氧嘧啶致糖尿病小鼠有一定的降血糖作用。

（三）C57BL/KsJ-db/db 小鼠模型

Park 等[205] 研究了杜仲叶水提取物对 2 型糖尿病动物的抗糖尿病作用，实验给予 C57BL/Ksj-db/db 小鼠 1% 干燥杜仲叶（0.187 g 杜仲叶水提取物 /100 g 标准日粮）6 周作为饲料补充剂。在腹膜内葡萄糖耐量试验中，杜仲叶水提取物能显著降低血糖水平，增强葡萄糖的处理能力。杜仲叶水提取物组血浆胰岛素和 C 肽水平显著高于对照组，胰高血糖素水平明显低于对照组。杜仲叶水提取物组肝脏葡萄糖激酶活性明显升高，而葡萄糖 -6-磷酸酶和磷酸烯醇丙酮酸羧化激酶活性明显降低。与对照组相比，杜仲叶水提取物还显著降低了肝脏脂肪酸合成酶、HMG-CoA 还原酶和酰基辅酶 A-胆固醇酰基转移酶（ACAT）活性，同时提高了骨骼肌脂蛋白脂肪酶活性。杜仲叶水提取物还通过

降低胆固醇和 TG 浓度改变血浆和肝脏脂质水平，同时提高血浆 HDL-C 水平。该研究认为，杜仲叶水提取物可能通过增加糖酵解、抑制糖异生及肝脏中脂肪酸和胆固醇的生物合成而部分改善 2 型糖尿病的高血糖和高脂血症。

（四）地塞米松磷酸钠致小鼠胰岛素抵抗模型

吴迪炯等[206]研究了杜仲对小鼠胰岛素抵抗的干预作用。实验选择雄性小鼠 48 只，将其随机分为 6 组：杜仲低、中、高剂量组，阳性对照组（罗格列酮组），模型对照组和正常对照组。除正常对照组肌内注射生理盐水外，其余各组均以 2 mg/kg 体重的剂量每日肌内注射地塞米松磷酸钠注射液，建立胰岛素抵抗小鼠模型。前 5 组小鼠在建立胰岛素抵抗模型的同时分别给予相应药物灌胃，1 次 / 天。2 周后，禁食 12 h，测定各组小鼠空腹血糖，随后尾静脉注射胰岛素，测定 5 min、15 min、30 min 时各组小鼠的血糖浓度。结果：杜仲高剂量组与模型对照组、空白对照组相比，小鼠血糖下降水平具有显著性差异（$P < 0.05$），且与阳性对照组比较，小鼠血糖下降速度及水平更快更低（$P < 0.05$）；中剂量杜仲对小鼠胰岛素敏感性亦有一定改善效应（$P < 0.05$），数据表明 15 min 时血糖下降达较低点，此后几乎可以与正常小鼠保持同等水平；杜仲低剂量对胰岛素抵抗小鼠的胰岛素增敏效应不明显，无统计学意义（$P > 0.05$）。该研究表明杜仲高、中剂量组能显著提高小鼠对胰岛素的敏感性，较好地干预胰岛素抵抗，且高剂量杜仲煎液的胰岛素增敏效应可能优于罗格列酮。

（五）慢性轻度应激模型

Wang 等[207]探讨了左归降糖解郁方对糖尿病（DM）大鼠不可预测慢性轻度应激（UCMS）模型的降糖、降脂及抗抑郁作用。实验将 60 只大鼠随机分为空白对照组、溶媒组（模型加溶媒组）、阳性对照组（模型加二甲双胍、氟西汀组）及高、中、低剂量组（模型加高、中、低剂量组）。采用高脂饮食，腹腔注射链脲佐菌素（38 mg/kg）建立糖尿病模型后，应用 UCMS 建立抑郁症模型 28 天。在野外和 Morris 水迷宫试验中检测大鼠的行为评分，测定血糖、糖化血红蛋白（HbA1c）和血脂水平。Morris 水迷宫试验的野外试验和空间探索时间（SET）总分均显著低于对照组，Morris 水迷宫试验的逃逸潜伏期（EL）明显长于空白对照组。溶媒组血糖、HbA1c、TC、TG 和 LDL-C 水平显著高于空白对照组，且 HDL-C 水平显著低于空白对照组。与模型组相比，高剂量左归降糖解郁方降低了模型组在野外试验中的运动活性水平、模型第 4 天的 EL 次数、Morris 水迷宫试验中的 SET 和 HDL-C 水平，降低了血糖、HbA1c 及 TC、TG、LDL-C 水平。因此认为，左归降糖解郁方是预防和治疗抑郁症与糖尿病合并症的一种潜在药物。

（六）对 α- 葡萄糖苷酶的体外抑制作用

张红霞等[208]采用酶抑制剂模型研究了杜仲叶的降血糖功效及机制，筛选高抑制率的杜仲叶乙醇提取物并判断其 α- 葡萄糖苷酶的抑制类型；借助 Caco-2 人结肠腺癌细胞模型，研究杜仲叶 20% 乙醇解吸物对 α- 葡萄糖苷酶活性及葡萄糖转运蛋白的影响；应用 GC-MS 分析杜仲叶 20% 乙醇解吸物主要成分。结果显示杜仲叶 20% 乙醇解吸物可竞争性地抑制 α- 葡萄糖苷酶，抑制常数 K_i 为 32.90 mg/ml；对 Caco-2 细胞 α- 葡萄糖苷酶 IC_{50} 为 0.57 mg/ml；1 mg/ml 时对 Caco-2 细胞葡萄糖摄取抑制率为 26.25%。结果表明，杜仲叶乙醇提取物可以通过抑制 α- 葡萄糖苷酶活性、降低葡萄糖吸收来实现降血糖的效果。GC-MS 分析杜仲叶 20% 乙醇提取物主要组分有 dl- 异柠檬酸内酯、百里酚、儿茶素、2, 6- 二羟基－苯甲酸和 3, 4- 二羟基－苯丙烯酸等。

Zhang 等[209]研究了杜仲叶 40% 乙醇提取物对 α- 葡萄糖苷酶的体外抑制及乙醇洗脱液对 Caco-2 细胞中碳水化合物降解酶和葡萄糖转运的抑制作用。结果发现，杜仲叶提取物对 Caco-2 细胞的 α- 葡萄糖苷酶（43.087% ± 0.55%）有明显的抑制作用，且浓度依赖性地抑制了蔗糖酶（IC_{50}，0.07 mg/ml）和麦芽糖酶（IC_{50}，0.53 mg/ml）。该抑制作用与阿卡波糖（0.02 mg/ml）相同；1.0 mg/ml 杜仲叶提取物使细胞内葡萄糖转运降低了 26.257% ± 0.86%。GC-MS 分析表明，杜仲叶含有丰富的单糖、多酚和酯类，占总提取物的 47.16%；计算模型显示，儿茶素、α-D- 吡喃葡萄糖和 D- 甘露酮 -1,4- 内酯以较低的结合能紧密结合到蔗糖酶活性位点。这提示杜仲叶可能通过抑制双糖和葡萄糖转运发挥降糖作用。

Kim 等[210] 从杜仲叶中分离出槲皮素 3-O-β-d-吡喃葡萄糖苷、槲皮素 3-O-β-L- 阿拉伯吡喃糖基 -（1→2）-β-d- 吡喃葡萄糖苷，以及山奈酚 3-O-β-d-吡喃葡萄糖苷，且发现这些化合物的糖基化抑制活性可与已知的氨基胍类糖基化抑制剂相近。这表明杜仲叶黄酮醇苷具有糖基化抑制作用。

第七节　杜仲神经保护作用研究

一、杜仲神经保护作用的实验研究

（一）对脑缺血再灌注损伤的保护作用

杜仲对家兔实验性急性心肌缺血和脑缺血再灌注损伤具有保护作用。邓江等[211] 报道了杜仲提取物对大鼠局灶性脑缺血再灌注损伤的影响。实验将雄性 SD 大鼠随机分为假手术组、模型组及杜仲提取物低、中、高剂量组，以尼莫地平为阳性对照药。灌胃 14 天后，采用线栓法制备大鼠局灶性脑缺血再灌注损伤模型，22 h 后对其神经功能障碍进行评分，2,3,5- 氯化三苯基四氮唑（TTC）染色测定梗死范围及计算脑含水量。结果发现杜仲提取物可显著改善脑缺血再灌注损伤模型大鼠神经功能障碍（$P < 0.05$）；明显降低脑缺血再灌注模型大鼠脑含水量，并缩小脑梗死面积（$P < 0.05$）。研究认为杜仲提取物对局灶性脑缺血再灌注损伤具有保护作用。

（二）对蛛网膜下腔出血模型的神经保护作用

柏鲁宁等[212] 研究了炒杜仲对兔蛛网膜下腔出血后脑干中 ET-1 和 eNOS 的影响。实验将 96 只日本大耳白兔随机分为模型组、法舒地尔组（3 mg/kg）、杜仲组（2.15 g/kg、4.3 g/kg），每组 24 只；采用枕大池二次注血法建立蛛网膜下腔出血模型。造模后第 3 天、第 5 天、第 7 天、第 10 天，每次 6 只兔按 Endo 标准进行神经功能评分，免疫组化法动态检测脑干中 ET-1 和 eNOS 的表达。结果显示，在相应时间点取脑时发现造模后枕大池和基底动脉周围有血凝块，4 组动物都出现神经功能障碍，造模成功。法舒地尔组、杜仲组（2.15 g/kg、4.3 g/kg）脑干中 ET-1 表达的平均光密度值明显降低，而 eNOS 表达的平均光密度值明显增高，且第 3 天、第 5 天、第 7 天差异有统计学意义。该实验结果显示炒杜仲能降低兔蛛网膜下腔出血后脑干中 ET-1 表达，而增加 eNOS 的表达，改善实验动物的神经功能障碍。

（三）对非压迫性髓核突出神经根损伤的保护作用

杜仲腰痛丸是临床经验方，经临床实践证实对腰椎间盘突出症有着较好的疗效。赵继荣等[213] 研究了杜仲腰痛丸对大鼠非压迫性髓核突出神经根损伤的组织形态学变化。实验取健康雄性 Wistar 大鼠 50 只，将其随机分为假手术组（A 组）、模型组（B 组）、伸筋丹组（C 组）及杜仲腰痛丸高、低剂量组（分别为 D、E 组），每组 10 只。将大鼠自身的尾椎髓核取出，移植于左侧 L_5、L_6 神经根背侧，造成大鼠非压迫性髓核突出模型，观察 2 周时神经根组织形态学变化。研究发现 B、C、D、E 组神经根均产生明显可见的组织形态改变，但 C、D、E 组改变程度较 B 组减轻。这表明杜仲腰痛丸可减轻非压迫性髓核突出神经根损伤所导致的组织形态病理学改变，改善或抑制炎症反应，有保护神经根的作用。

（四）杜仲对糖尿病性脑病的神经保护作用

Xue 等[214] 评估了桃叶珊瑚苷在糖尿病性脑病的大鼠模型中的神经保护作用及其机制。糖尿病大鼠通过认知能力进行分组，并分配到治疗组进行桃叶珊瑚苷处理（剂量为 0 mg/kg、1 mg/kg、5 mg/kg 或 10 mg/kg 桃叶珊瑚苷），另外两组非糖尿病大鼠按认知能力作为桃叶珊瑚苷的对照（剂量为 0 mg/kg 或 5 mg/kg 桃叶珊瑚苷）。神经保护通过行为和组织学指标来评估。行为测试在 Y 迷宫中进行。在显微镜下计数海马 CA1～CA4 和下丘脑（SC）中的存活神经元。通过 TUNEL 染色检测海马 CA1 区的凋亡神经元。结果表明，桃叶珊瑚苷显著降低了脂质过氧化物的量，调节了抗氧化酶的活性，降低了 NOS 的活性。所有这些效应表明，桃叶珊瑚苷是潜在的神经保护剂，并且其神经保护作用至少部分通过促进内源性抗氧化酶活性实现。

（五）杜仲神经保护活性的体外实验研究

Kwon 等[215] 研究了杜仲水提物在过氧化氢（H_2O_2）诱导的神经细胞凋亡中的神经保护作用及其可能机制。研究发现杜仲水提物预处理组细胞活力增加、细胞毒性和 DNA 缩合被抑制，杜仲水提物还减弱了 ROS 产生和 MMP 减少。蛋白质印迹数据显示，杜仲水提物抑制 H_2O_2 诱导的裂解的多聚 ADP 核糖聚合酶（PARP）、裂解的 caspase-3 及 Bcl-2 和 Bcl-xL 的上调或下调，抑制细胞色素 c 从线粒体释放到细胞质，并明显减弱 H_2O_2 诱导的 JNK、p38 MAPK、ERK1/2 和 PI3K / Akt 的磷酸化。实验显示杜仲水提物有较强的神经保护作用。

张景欣等[216] 探讨了杜仲对骨髓间充质干细胞（BMSC）增殖和向神经元分化的影响。实验将成年小鼠胫骨和股骨骨髓分离 BMSC 并培养于含 10% FBS 的 DMEM 培养基中。将杜仲（10 mg/ml）加入含第 4 代 BMSC 的培养基中，通过相差显微镜观察和 MTT 法检测细胞增殖，通过免疫荧光检测细胞分化，通过 RT-PCR 分析与细胞分化相关基因的表达。实验结果显示，加入杜仲 7 天后，实验组 BMSC 的增殖能力提高了（32.2±1.86）%，与对照组比较，差异有统计学意义（$P < 0.01$）。28 天后，3.77% BMSC 分化成为 NF^+ 神经元，5.09% 的 BMSC 分化成为 $MAP2^+$ 神经元。实验组 NF-H 基因的表达明显高于对照组；实验组 OCT-4 基因的表达明显低于对照组。这表明杜仲可提高 BMSC 的增殖和向神经元分化的能力。

Kwon 等[217] 研究发现杜仲预处理 SH-SY5Y 细胞显著降低了帕金森病相关神经毒素 6- 羟基多巴胺诱导的细胞死亡和细胞毒性，杜仲中的绿原酸也能降低 SH-SY5Y 细胞中 6- 羟基多巴胺诱导的毒性，保护神经细胞。杜仲水提取物在过氧化氢诱导的人 SH-SY5Y 神经母细胞瘤细胞中有强效的神经保护活性，且杜仲树皮能抑制 H_2O_2 诱导的裂解的 PARP、裂解的 caspase-3 及 Bcl-2 和 Bcl-xL 的上调或下调。

二、杜仲复方制剂神经保护作用的临床研究

（一）脑梗死患者神经功能康复

天麻杜仲胶囊对神经保护也有很好的效果。沈翔等[218] 将 72 例脑梗死患者随机分为治疗组和对照组。治疗组在常规治疗的基础上，给予强力天麻杜仲胶囊 4～6 粒口服，每日 3 次，共 28 天。对照组也在常规治疗的基础上，给予复方丹参注射液滴注，用药疗程为 28 天。治疗组与对照组于治疗前及治疗后第 28 天分别进行神经功能缺损评分及疗效评定。结果显示，治疗 28 天后，治疗组神经功能缺损评分（6.02±4.81）分，明显低于对照组（7.88±4.85）分（$P < 0.05$）。治疗组的显效率为 66.67% 和有效率为 90.00%，显著高于对照组的 40.00% 和 83.33%（$P < 0.05$）。该研究认为强力天麻杜仲胶囊可以促进脑梗死患者的神经功能康复。

（二）治疗糖尿病周围神经病变

陈琳等[219] 评估了强力天麻杜仲胶囊联合甲钴胺治疗糖尿病周围神经病变的疗效，探讨了强力天麻杜仲胶囊治疗糖尿病周围神经病变的有效性。将糖尿病合并周围神经病变患者 140 例，分为强力天麻杜仲联合甲钴胺治疗组（A 组）、卡马西平联合甲钴胺治疗组（B 组）、单用强力天麻杜仲组（C 组）和单用甲钴胺治疗组（D 组），每组各 35 例。用药 8 周后比较 4 组患者临床症状缓解率、用药前后肌电图及下肢动脉超声改变，检测患者血 TNF-α、IL-6 及血流变指标。结果与 D 组比较，A、B 组周围神经症状缓解率提高。A 组感觉神经传导波幅改善更为明显，胫神经 H 反射潜伏期缩短。下肢动脉超声显示 A 组和 C 组患者用药后下肢动脉多普勒流速曲线参数增加。A 组和 C 组用药后血 IL-6、TNF-α 水平显著降低，血流变指标改善。该研究认为强力天麻杜仲胶囊联合甲钴胺能够明显缓解糖尿病周围神经病变患者临床症状，改善下肢动脉血流和神经传导速度及胫神经 H 反射，减轻机体炎症反应。

第八节 杜仲抑菌作用研究

杜仲(*Eucommia ulmoides* Oliv.)为杜仲科植物，是中国的特有树种[220]。杜仲味甘，性温，具有多种抑菌作用[221]。本节将杜仲抑菌作用的研究现状加以整理，为杜仲抑菌作用的研究及抑菌产品的开发应用提供参考。

一、杜仲及其有效成分的抑菌作用研究

(一)最小抑菌浓度测定

最小抑菌浓度(minimum inhibitory concentration, MIC)是能够抑制细菌生长、繁殖的最低药物浓度，通常指在体外特定培养环境下孵育 18～24 h，可抑制某种微生物生长的最低药物浓度，用于定量测定药物的体外抗菌活性。

李少基[222]选择金黄色葡萄球菌(*Staphylococcus aureus*)(25922)为标准菌株，大肠杆菌(*Escherichia coli*)(G97023)(广州动物园保存菌株)、铜绿假单胞菌(*Pseudomonas aeruginosa*)(G98036)(广州动物园保存菌株)来进行杜仲的体外抑菌试验。将杜仲物烘干后，各取 10g 加水至 100～200 ml，浸泡 30 min 后煎煮，煮沸后文火煎 30 min，滤出煎液。共煎 3 次，将煎液浓缩至 10 ml(药液中生药含量为 1 g/ml)，高压灭菌。制备待测菌时，用移液管将培养在肉汤培养基内的菌株接种于新鲜肉汤培养基，置 37℃恒温箱 16～18 h，将金黄色葡萄球菌稀释至 10^{-3}，其他菌液稀释至 10^{-4} 后，置于 4℃冰箱保存待用。采用试管二倍稀释法测定 MIC。试验中各药均稀释 10 个梯度，第 11 管为阳性对照，第 12 管为阴性对照，且每种药物重复 1 次。测得杜仲对金黄色葡萄球、大肠杆菌、铜绿假单胞菌的 MIC 分别为 15.6 g/L、125 g/L、125 g/L。

谢丽玲等[223]研究大黄、黄芩、金银花、杜仲与大枣及其复方 A(大黄 - 黄芩)、B(大黄 - 黄芩 - 金银花)、C(大黄 - 黄芩 - 杜仲)和 D(大黄 - 黄芩 - 杜仲 - 大枣)对锯缘青蟹(*Scylla serrata*)常见致病菌副溶血弧菌(*Vibrio parahaemolyticus*)和嗜水气单胞菌(*Aeromonas hydrophila*)的体外

抑菌效果。通过纸片法测定细菌对药物的敏感性，分别采用稀释法与平皿法测定 MIC 与最低杀菌浓度(MBC)。结果发现副溶血弧菌对单方的敏感度为黄芩＞金银花＞大黄＞大枣＞杜仲，其复方的抑菌效果为复方 A、B、C 相近，均好于 D 的抑菌效果。其中，黄芩及复方 A、B、C 和 D 对副溶血弧菌的杀菌作用较强。嗜水气单胞菌对单方的敏感度依次为大黄＞黄芩＞金银花＞大枣＞杜仲，其复方的抑菌效果为 A ＞ B ＞ C=D。其中，大黄与复方 C 对嗜水气单胞菌的杀菌作用较强(表 2-9-51 和表 2-9-52)。该研究得出结论：大黄、黄芩、金银花、杜仲与大枣及其复方对副溶血弧菌和嗜水气单胞菌有良好的抑菌效果。

表 2-9-51 不同中草药对副溶血弧菌的抑菌作用[223]

Table 2-9-51 Antibacterial effect of different Chinese herbal medicines against *Vibrio parahaemolyticus* [223]

中草药粗提液	抑菌圈直径(mm)	MIC(g/L)	MBC(g/L)
大黄	9.95	12.34	111.11
黄芩	11.58	4.11	37.03
金银花	10.87	12.34	111.11
杜仲	6.53	111.11	333.33
大枣	6.68	37.03	111.11
复方 A	9.70	12.34	37.03
复方 B	11.22	37.03	37.03
复方 C	9.25	12.34	37.03
复方 D	8.05	37.03	37.03
阴性对照	6.05	—	—
阳性对照	23.82	＜ 4.11	＜ 4.11

表 2-9-52 不同中草药对嗜水气单胞菌的抑菌作用[223]

Table 2-9-52 Antibacterial effect of different Chinese herbal medicines against *Aeromonas hydrophila* [223]

中草药粗提液	抑菌圈直径(mm)	MIC(g/L)	MBC(g/L)
大黄	10.32	4.11	12.34
黄芩	9.52	4.11	37.03
金银花	8.93	4.11	37.03
杜仲	6.38	111.11	*
大枣	6.20	37.03	333.33
复方 A	10.42	4.11	37.03
复方 B	10.40	12.34	37.03
复方 C	9.98	12.34	12.34
复方 D	10.75	37.03	37.03
阴性对照	6.02	—	—
阳性对照	24.45	＜ 4.11	＜ 4.11

* 表示无杀菌效果。

* Indicates no germicidal effect.

罗庆华等[224]采用试管倍比稀释法，比较杜仲提取物、大蒜素及其复方制剂对鱼害黏球菌（*Myxococcus piscicola* sp. nov.）、肠型点状气单胞菌（*Aeromonas punctata* f. intestinalis）、荧光假单胞菌（*Pseudomonas fluorescens*）的体外抑菌效果，探索复方的协同抑菌作用。结果表明：杜仲提取物、大蒜素及制剂对鱼害黏球菌、肠型点状气单胞菌和荧光假单胞菌均有抑菌作用，两种药物协同抑菌作用明显（表2-9-53）。

表2-9-53　杜仲与大蒜孵育48 h对3种病原菌的抑菌效果（MIC）[224]

Table 2-9-53　Antibacterial effect of eucommia and garlic on three kinds of pathogens after incubation 48 h[224]

（单位：mg/ml）

	杜仲	大蒜素	杜仲与大蒜素 1∶1	杜仲与大蒜素 1∶2	杜仲与大蒜素 2∶1
荧光假单胞菌	6.25	6.250	0.781	0.195	3.125
肠型点状气单胞菌	6.25	0.098	0.195	0.195	0.195
鱼害黏球菌	12.50	0.391	1.563	0.781	1.563

张梁[225]开展了杜仲提取物对温和气单胞菌（*Aeromonas sobria*）的体外抑菌试验及有关药效学研究。通过进行体外MIC来测定杜仲提取物对温和气单胞菌的药敏试验。先做预试验，然后采用试管二倍稀释法进行测定，温和气单胞菌在营养肉汤中28℃培养，在24 h及48 h后观察细菌生长情况。结果杜仲提取物对温和气单胞菌在24 h和48 h时的MIC分别是15.6 mg/ml、31.2 mg/ml。这表明杜仲提取物对引起草鱼患病的温和气单胞菌具有明显的体外抑菌及预防效果。

曹俊辉等[226]选用黄芩、杜仲、金银花3种常见中草药进行试验研究，以微波辅助提取法提取药物中的主要活性成分，并测定其含量；将各组药物提取液采用平板牛津杯法分别对嗜水气单胞菌、温和气单胞菌、鳗弧菌（*Vibrio anguillarum*）等常见的水产动物致病菌进行体外抑菌试验。结果表明，各药物的提取液对水产致病菌均有一定的抑菌效果，杜仲提取液对嗜水气单胞菌和鳗弧菌的抑菌效果较好，黄芩对温和气单胞菌的抑菌效果较好，复方药物的体外抑菌效果主要取决于

药物配比及其主要活性成分的浓度（表2-9-54）。

表2-9-54　不同药液对各种致病菌的抑菌圈直径[226]

Table 2-9-54　Diameter of inhibition zone of different herbs on various pathogenic bacteria[226]

（单位：mm）

菌种	抗生素	黄芩	杜仲	金银花	混合液
嗜水气单胞菌	11	13.5	15	11.5	15
温和气单胞菌	32	20.0	14	12.0	13
鳗弧菌	42	15.5	20	16.0	17

姚红梅[227]就杜仲提取物对10种常见种病原菌进行了体外抑菌试验。制备杜仲药液时，所有器皿均经灭菌处理，操作均为无菌操作。用电子天平准确称80 g杜仲提取物放入小烧杯中，用灭菌的蒸馏水100 ml使之完全溶解，即配制的原液中含有效成分为64 mg/ml。采用试管法，按二倍稀释法测定药物MIC。此外，还测定了该药物对各菌株的MBC。结果发现，杜仲提取物对常见10种病原菌显示了不同的抑菌效果，64 mg/ml的杜仲提取物对所有供试病原菌均有抑菌作用（表2-9-55）。

表2-9-55　杜仲提取物对10种常见病原菌的抑菌效果[227]

Table 2-9-55　The antibacterial effect of *Eucommia ulmoides* on 10 kinds of pathogenic bacteria[227]

（单位：mg/ml）

菌株	抑菌时间（h）				
	24	36	48	60	72
不动杆菌8801菌株	2	2	2	2	2
奇异变形菌9601菌株	2	4	4	4	4
嗜水气单胞菌W9703	2	2	4	4	4
荧光假单胞菌56-12-10菌株	4	8	8	8	8
嗜水气单胞菌T9606菌株	2	4	4	4	4
肠型点状气单胞菌58-20-9菌株	4	4	8	8	8
点状产气单胞菌点状亚种9507菌株	2	4	8	8	8
荧光假单胞菌H902菌株	4	8	8	8	8
疖疮型点状产气单胞菌89110菌株	4	8	8	16	16
鱼害黏球菌G4菌株	8	16	16	16	16

赵微微[228]采用试管二倍稀释法和打孔法研究杜仲注射液对奶牛乳房炎的四种常见病原菌［大肠杆菌、金黄色葡萄球菌、乳房链球菌（Streptococcus uberis）及停乳链球菌（Lactococcus dysgalactiae）］的抑菌效果。结果发现，杜仲注射液对奶牛乳房炎四种常见病原菌有很好的抑制效果：对金黄色葡萄球菌高敏，对大肠杆菌、乳房链球菌、停乳链球菌中敏，MIC均为0.125 g/ml；金黄色葡萄球菌MBC为0.125 g/ml，其余三种细菌为0.25 g/ml；抑菌圈大小分别为18.42 mm、14.21 mm、12.01 mm、12.89 mm。

Tsai等[229]测试了10个草药提取物对痤疮的抗菌活性。玫瑰、杜仲和叶尔巴提取物对阿克氏疟原虫有显著的抗菌作用。杜仲提取物对痤疮丙酸杆菌（Propionibacterium acne）的抑菌效果最好，MIC为0.5 mg/ml。

蔡红等[230]采用超声波处理、乙醇回流、水浴加热等方法提取杜仲等中药的有效部位，用二倍试管稀释法分别测定其提取物对鸭疫里默氏杆菌的MIC和MBC，并通过棋盘法测定中药提取物对鸭疫里默氏杆菌的联合抑菌效果。结果表明，杜仲等中药提取物对鸭疫里默氏杆菌的MIC值为15.60～250.00 mg/ml。

王明英等[231]研究杜仲叶提取液对常用细菌的体外抑菌作用。采用微量稀释法检测杜仲叶提取液对大肠杆菌、金黄色葡萄球菌、沙门菌（Salmonella）、变形杆菌（Proteus species）、枯草杆菌（Bacillus subtilis）等5种临床常见细菌的体外抑菌效果。药敏试验结果显示，大肠杆菌、沙门菌对提取液中度敏感；金黄色葡萄球菌对提取液轻度敏感；变形杆菌和枯草杆菌对提取液不敏感。杜仲叶提取液对大肠杆菌和沙门菌的作用最强，其MIC均为64 mg/L。这提示杜仲叶提取物对大肠杆菌等肠道菌有一定的抑菌作用，对其他受试菌抑菌作用较差。

李欣等[232]为探讨杜仲雄花正丁醇提取物的抑菌活性，以大肠杆菌、枯草芽孢杆菌（Bacillus subtilis）、金黄色葡萄球菌、炭疽杆菌（Bacillus anthracis）、根霉（Rhizopus）、青霉和黑曲霉（Aspergillus niger）为供试菌种，采用打孔法和倍比稀释法，检测杜仲雄花正丁醇粗提物及经过硅胶柱分离得到的7种不同极性提取物对真菌和细菌的抑菌活性，并确定MIC，分析粗提物及7种分离产物的活性。结果显示，杜仲雄花正丁醇粗提物对金黄色葡萄球菌和炭疽杆菌具有较好的抑菌作用，MIC分别为0.0078 g/ml和0.0156 g/ml；杜仲雄花正丁醇粗提物对枯草芽孢杆菌、大肠杆菌、根霉、黑曲霉和青霉没有抑制作用。然而经过硅胶柱进一步分离发现，经过分级提取的样品4和样品5对黑曲霉出现了抑制作用，对金黄色葡萄球菌、炭疽杆菌和枯草芽孢杆菌等革兰氏阳性菌的抑制作用明显增强。李欣等[233]还以杜仲雄花为材料，通过打孔法和倍比稀释法，探讨了杜仲雄花乙酸乙酯提取物及经过硅胶柱分离得到的6种不同极性提取物对真菌和细菌的抑菌活性，并确定MIC。结果显示：杜仲雄花乙酸乙酯提取物对供试金黄色葡萄球菌、炭疽杆菌、枯草芽孢杆菌、大肠杆菌和黑曲霉均有较好的抑制效果，MIC分别为0.0156 g/ml、0.0156 g/ml、0.0313 g/ml、0.0313 g/ml、0.1250 g/ml，对根霉和青霉没有抑制作用。而分离得到的6种提取物按极性不同分别为10%甲醇洗脱所得样品、20%甲醇洗脱所得样品、30%甲醇洗脱所得样品、纯甲醇洗脱所得样品、纯甲醇含氨洗脱所得样品和水洗脱所得样品，其中10%甲醇洗脱所得样品、20%甲醇洗脱所得样品与乙酸乙酯提取物活性相似或增强，30%甲醇洗脱所得样品、纯甲醇洗脱所得样品对部分细菌有抑制作用，而只有水洗脱所得样品对根霉有抑菌作用。这说明杜仲雄花乙酸乙酯提取物和进一步的硅胶柱分离得到的不同极性提取物具有良好的抑菌活性，且硅胶柱的分离能得到更佳的抑菌活性提取物。

季志平等[234]为了发现新的抑菌材料，对杜仲叶70%（体积分数）乙醇提取物及其分级组分进行了抑菌试验。结果显示：杜仲叶的乙醇和乙酸乙酯提取物对细菌和真菌都有抑制作用，而且乙酸乙酯提取物对黄曲霉和黑曲霉有特殊的抑制特征；正丁醇和水提取物对细菌有抑制作用，但对真菌几乎没有抑制作用；石油醚提取物几乎对细菌和真菌都没有抑制作用。最大抑菌圈直径超过了10 mm，MIC在0.25%～3.0%。杜仲叶提取物在抑菌活性方面具有一定的热稳定性，抑菌率随时间而逐渐增加，16 h之后基本保持不变。试验测定了杜仲叶主要提取物绿原酸对水产养殖中常见病原菌的 MIC 及其对嗜水气单胞菌的体内和体外抑菌效果。结果显示，绿原酸对水产养殖中的常见病原菌嗜水气单胞菌 MIC 和 MBC 均为 250 mg/L，哈维弧菌、苏伯利产气单胞菌的 MIC 与 MBC 均为 500 mg/L，肠型点状产气单胞菌的 MIC 与 MBC 分别为 500 mg/L、1000 mg/L。药敏试验结果发现，绿原酸对嗜水气单胞菌抑菌圈的直径为（19.4±1.2）mm，诺氟沙星的抑菌圈直径为（30.3±1.3）mm，土霉素为（28.5±2.5）mm。攻毒试验结果显示，在攻毒 7 天后，对照组死亡率为 45%，饲料中添加 0.5% 绿原酸的试验组死亡率为 10%，添加 4% 的试验组的死亡率为 20%，添加 1% 和 2% 的试验组没有鱼死亡，表明饲料中添加 1% 的绿原酸能有效增强鱼体对嗜水气单胞菌的抵抗能力。试验结果说明，绿原酸对水产养殖中常见的病原菌具有良好的抑菌效果，对嗜水气单胞菌的抑菌效果与抗生素类抗菌药物相当，能够增强机体免疫力，对细菌性疾病具有较强的预防作用。

郑杰等[235]研究杜仲叶桃叶珊瑚苷的酶法提取工艺及其抑菌活性。采用纤维素酶法，以桃叶珊瑚苷提取率为指标，优选最佳提取条件，并对其抑菌效果进行研究。结果发现杜仲叶桃叶珊瑚苷的最佳提取工艺为料液比 1∶12，酶解 pH 6.0，酶用量 0.4%，酶解温度 50℃，酶解时间 50 min，溶出量可达 17.892 mg/g。桃叶珊瑚苷提取液对大肠杆菌和金黄色葡萄球菌的抑菌作用较强，对金黄色葡萄球菌的 MIC 为 4.832 mg/ml，对大肠杆菌的 MIC 为 9.664 mg/ml，但对肺炎链球菌和 MG 溶血性链球菌的抑菌作用不明显，MIC 均为 28.946 mg/ml。该提取工艺提取得到的桃叶珊瑚苷具有一定的抑菌作用。

邱高翔[236]选取常见的导致食品腐败和致病的苏云金杆菌（*Bacillus thuringiensis* Berliner）、蜡样芽孢杆菌（*Bacillus cereus* Frankland & Frankland）、大肠杆菌［*Escherichia coli*（Migula）Castellani & Chalmers］、枯草芽孢杆菌［*Bacillus subtilis*（Ehrenberg）Cohn］、金黄色葡萄球菌（*Staphylococcus aureus*）和产气杆菌（*Aerobacter aerogenes*）等 6 株细菌和黑曲霉（*Aspergillus niger* Tiegh.）、米曲霉［*Aspergillus oryzae*（Ahlb.）Kurtzman, M. J. Smiley, Robnett & Wicklow］、根霉［*Rhizopus oligosporus*（Saito）Schipper & Stalpers］和啤酒酵母（*Saccharomyces cerevisiae* Meyenex E.C. Hansen）等 4 株真菌为供试菌，以杜仲雄花为试药，经乙醇提取，石油醚、乙酸乙酯、正丁醇等有机溶剂萃取获得杜仲雄花提取物中不同极性的活性成分，研究石油醚、乙酸乙酯、正丁醇萃取相和萃余相（水相）对上述供试菌的抑菌活性。采用抑菌圈法和生长速率法测定杜仲雄花提取物的抑菌活性，还测定了 MIC 和 MBC。实验发现杜仲雄花各提取物对供试菌株均具有不同程度的抑菌活性。抑菌效果从高到低依次是石油醚相和乙酸乙酯相、正丁醇相、水相。各提取物对枯草芽孢杆菌的抑菌活性最高，对细菌抑菌活性高于真菌，对革兰氏阳性菌的抑菌活性高于革兰氏阴性菌。

（二）抑菌圈测定

抑菌圈法又称扩散法，是利用待测药物在琼脂平板中扩散使其周围的细菌生长受到抑制而形成透明圈，即抑菌圈，根据抑菌圈大小判定待测药物抑菌效价的一种方法。抑菌圈法操作便捷、简单易行、成本低廉、结果准确可靠，是抑菌试验的经典方法，被广泛使用。抑菌圈研究法中使用最多的主要有 K-B 法（Kirby-Bauer test）、牛津杯法和打孔法三种[237]。K-B 法即滤纸片法，选用质地均匀的滤纸，用打孔机打成直径相同的圆片，灭菌后烘干，浸泡于待测样品中，然后置于试验平板中培养一段时间后测定抑菌圈大小的一种方法。牛津杯法又称杯碟法，是将已灭菌的牛津杯置于试验平板中，往杯中注入一定量的待测样品，培养一段时间后测定抑菌圈大小的一种方法。打孔法，是指用已灭菌的打孔器或钢管在试验平板上打孔，往孔中注入一定量的待测样品，培养一段时间后测定抑菌圈大小的一种方法。

刘光明等[238]检测杜仲、连翘、大蒜和生姜 4 种药用植物的抑菌效果，用水煮和榨取的方法提取 4 种药用植物的植物素。将提取的植物素浸在滤纸片上并将滤纸片贴在接种了葡萄球菌（*Staphylococcus*）或大肠杆菌（*Escherichia coli*）的平板上，培养过夜后测量抑菌圈直径（*d*），以青霉素抑菌圈为实验对照。结果发现 4 种药用植物均有不同程度的抑菌作用（表 2-9-56）。

表 2-9-56　4 种中草药的抑菌结果[238]

Table 2-9-56　Antibacterial results of four Chinese herbal medicines[238]

药用植物	葡萄球菌	大肠杆菌
杜仲（水煮法）	++	+
连翘（水煮法）	+++	+
大蒜（榨取法）	++	++
大蒜（水煮法）	+	+
生姜（榨取法）	++++	++
生姜（水煮法）	++	++
青霉素	++	-

注：滤纸片上的 4 种药用植物的植物素含量相等。+表示 $d \leqslant$ 6 mm；++ 表示 6 mm $< d \leqslant$ 10 mm；+++ 表示 10 mm $< d \leqslant$ 20 mm；++++ 表示 20 mm $< d \leqslant$ 30 mm；- 表示无抑菌作用。

Note: the contents of phytochemicals from four medicinal plants on the filter paper are equal. + means $d \leqslant$ 6 mm; + + means 6 mm $< d \leqslant$ 10 mm; + + + means 10 mm $< d \leqslant$ 20 mm; + + + + means 20 mm $< d \leqslant$ 30 mm; - means no bacteriostasis.

刘世会等[239]用纸片法研究了杜仲抗真菌蛋白对番茄灰霉病菌（Batrytis cinerea）的抑制作用。实验分别取 10 ml 杜仲（树皮）中的蛋白粗提液（15 000 mg/L）和纯化后的杜仲抗真菌蛋白（1000 mg/L）滴到直径 6 mm 的灭菌滤纸片上，晾 1 min，放到 PDA 固体平板上，用卡苯达唑（多菌灵）作阳性对照，每种处理做 3 个重复。将平板置于 28℃培养箱培养 96 h 观察抑菌效果。体外抗菌活性分析表明：杜仲抗真菌蛋白抑菌圈直径为 14.5 mm，抑菌环宽度为 4.3 mm，抑菌活性相当于 50% 多菌灵可湿粉剂的 66.8%，IC$_{50}$ 值为 62.5 mg/L。研究显示杜仲抗真菌蛋白对番茄灰霉病菌有显著的抑制活性。

Lv 等[240]研究了杜仲水提取物合成的银纳米粒子（AgNP）及其抗菌功效。通过反应介质中的颜色变化可观察 AgNP 的形成，并利用紫外可见（UV-Vis）光谱进一步确定 AgNP 的形成。通过对固体培养基上抑菌区的测定，分析 AgNP 对革兰氏阳性金黄色葡萄球菌和革兰氏阴性大肠杆菌的抑菌效果。由于 AgNP 具有较小的尺寸和负电荷，因此合成的 AgNP 对被测试的细菌菌株表现出有效的抑制活性。

谢丽玲等[241]采用二次水浸提法提取杜仲有效成分进行杯碟法抑菌试验。结果表明，杜仲提取物对嗜水气单胞菌、鳗弧菌、温和气单胞菌具有较好的抑菌效果，而对大肠杆菌的抑菌效果不明显。通过 SDS-PAGE 分析病原菌在杜仲提取物作用下蛋白的差异表达，结果发现，药物抑菌效果越明显的菌种，其蛋白表达的差异性就越大，且受抑制的蛋白和诱导表达的特异蛋白的分布比较广；而抑菌效果较差的菌种，其蛋白表达差异性较小。

Zhang 等[242]评价了 58 个民族药用植物提取物的体外抗菌活性，以评价其治疗潜力。研究共收集中药 58 份。植物是在文献综述和传统应用的基础上精心挑选出来的。实验测定了这些药用植物乙醇提取物对真菌的抑菌活性。选择的真菌为酵母（白念珠菌）、革兰氏阴性菌（鲍曼不动杆菌和铜绿假单胞菌）和革兰氏阳性菌（金黄色葡萄球菌）。在 1.00 mg/ml、0.10 mg/ml 和 0.01 mg/ml 三种浓度下进行真菌活性测定。测定的抑菌活性数据表明，在 58 株植物提取物中，15 种提取物具有抗真菌活性，23 种提取物具有抗菌活性。8 种植物提取物具有抗菌和抗真菌作用，其中包括杜仲、虎杖、茯苓、钩藤，表明了它们的广谱活性。刘严[181]发现杜仲雄花不同极性提取物都具有一定的抑菌活性，其活性部分为乙酸乙酯、正丁醇提取物和生物碱。水溶性和脂溶性生物碱对 7 种供试菌中的炭疽杆菌具有较好的抑制作用，其抑菌圈直径＞15 mm。对杜仲雄花活性部分中的乙酸乙酯和正丁醇提取物进行初步分离，得到乙酸乙酯提取物初分物的有抑菌活性部分为样品 1（甲醇 10%）和样品 2（20%），其对金黄色葡萄球菌、炭疽杆菌和枯草芽孢杆菌具有较好的抑制作用，抑菌圈直径＞15 mm，对大肠杆菌和黑曲霉有一定的抑制作用；正丁醇提取物初分物的有抑菌活性部分为样品 4（甲醇 40%），其对金黄色葡萄球菌和炭疽杆菌抑制作用较强，对枯草芽孢杆菌、大肠杆菌和黑曲霉具有一定的抑制作用。

胡居吾等[243]研究了平卧菊三七、金银花、杜仲叶绿原酸提取物的抑菌作用。研究采用纸片法，探讨平卧菊三七、金银花、杜仲叶绿原酸提取物分别对几种常见致病菌的抑菌活性。结果表明，3 种植物绿原酸提取物对细菌均有很强的抑制作用，特别是对金黄色葡萄球菌的抑制作用，在浓度为 100 mg/ml 时，平卧菊三七绿原酸提取物、金银花绿原酸提取物、杜仲叶绿原酸提取物的抑菌圈分别可达21.4 mm、23.6 mm、24.7 mm。同时，它们对大肠杆菌和沙门菌液也有明显的抑制作用，但是对酵母菌的抑菌作用不明显；且各供试物的抑菌强弱顺序为杜仲叶绿原酸提取物＞金银花绿原酸提取物＞平卧菊三七绿原酸提取物。

伊文君[244]考察了杜仲叶绿原酸纯化物对大肠杆菌、金黄色葡萄球菌、蜡样芽孢杆菌、白色葡萄球菌、乳房链球菌、停乳链球菌的体外抑菌效果。抑菌试验主要采用纸片法和连续梯度稀释法来观察并确定其抑菌效果和最小抑菌浓度。结果发现，纯化绿原酸对6种菌种均具有抑制作用。杜仲叶绿原酸纯化物对金黄色葡萄球菌高度敏感，抑菌环直径为18.12 mm，对其他5种细菌中度敏感，其抑菌环直径分别为13.44 mm、13.66 mm、13.00 mm、13.56 mm、14.00 mm。杜仲叶绿原酸纯化物对大肠杆菌、金黄色葡萄球菌、蜡样芽孢杆菌、白色葡萄球菌的MIC为0.25 g/ml，相当于绿原酸含量为3.58 mg/ml，对其他两种菌的MIC为0.5 g/ml，相当于绿原酸含量为7.20 mg/ml。

郭菡[182]以杜仲叶乙醇提取物的乙酸乙酯部分、正丁醇部分的活性提取物进行抑菌活性的研究。受试菌株包括大肠杆菌、金黄色葡萄球菌、炭疽杆菌、枯草芽孢杆菌、青霉、根霉和黑曲霉。采用了打孔法进行抑菌试验，结果显示，杜仲叶活性提取物对炭疽杆菌、金黄色葡萄球菌和大肠杆菌有较好的抑制效果，而对枯草芽孢杆菌、青霉、根霉和黑曲霉则没有抑制作用。

热解是一种将生物质转化为固体、液体和气体的有前景的方法。杜仲木醋（WV）可由不同种类的杜仲总枝热解产生。Hou等[245]对WV的抗菌活性进行了测试，采用琼脂平板扩散法对WV在无菌条件下的抑菌活性进行了研究。取孢子悬浮液并均匀地涂在培养基上，将直径为6 mm的滤纸在WV中浸泡约10 s，然后停留在容器的壁上，直到没有液体滴下。最后，将滤纸放在相应的培养基上，每个培养基放3片滤纸。每个处理重复3次，以无菌水作为对照。细菌和真菌分别在28℃下孵育24 h和30℃下孵育48 h。培养过后，运用交叉法使用游标卡尺测量培养皿上抑菌圈的直径。抑菌活性以抑菌圈直径表示。直径越大，WV抗菌活性越明显。结果表明，300～330℃下得到的

WV比270～300℃下得到的WV具有更好的抗菌活性，在300～330℃下得到的WV对产气肠杆菌的抑菌活性最长，抑菌活性好。

高海霞等[246]以杜仲叶林枝木为原料，采用干馏法，分90～200℃、200～340℃和340～520℃共3个温度段收集杜仲叶林枝木粗木醋液，经过静置、活性炭粉吸附、焦油处理等过程得到精制木醋液。实验对所得木醋液的抑菌活性进行了研究。采用琼脂平板扩散法测定细菌和霉菌的抑菌圈直径，采用菌丝生长速率抑制法测定不同温度段木醋液对病原菌的抑制效果。结果发现，3组杜仲叶林枝木醋液对植物病原菌抑制作用强弱顺序为E2（200～340℃）＞E3（340～520℃）＞E1（90～200℃），其中以E2（200～340℃）段木醋液对病菌的抑制能力最强。

胡瑞瑞[247]以杜仲叶林栽培模式枝木为原料，将500g杜仲木屑加入回转炉中，以10℃/min的速度升温，通入少量水蒸气，分别在550℃、650℃、750℃、850℃与950℃温度下保留2 h，利用集成式冷凝装置收集木醋液，静置分层后取其上清液，对上清液进行减压蒸馏，除去大量水分后静置90天，虹吸中层液体，密封于棕色瓶中，在不同热解温度下制备木醋液，分别记为DC550、DC650、DC750、DC850、DC950。在无菌条件下，吸0.1 ml菌悬液或孢子悬液均匀涂布在PDA培养基上，将半径为3 mm的滤纸片分别置于上述收集的5组粗木醋液中浸湿，贴试管内壁停留后等距离放置在接有不同供试菌的培养基中，每个处理重复3次。细菌28℃培养28 h，霉菌28℃培养36 h。培养结束后，检测各皿抑菌圈的直径。通过测试菌丝生长速度法测定5组木醋液的抑菌活性。结果表明，5组木醋液对供试菌种均有抑制作用，且差异较显著，其中DC550的抑菌能力最强，对植物病原菌的半数效应浓度（EC_{50}）为0.77～1.52 mg/g。

（三）杜仲的抑菌应用研究

胥忠生等[248]研究了不同质量分数（0.10%、0.25%、0.50%）的杜仲叶提取物对猪肉糜制品的抗氧化和抑菌效果，并与添加质量分数0.05%抗坏血酸的处理组进行比较，测定了肉糜产品在8天贮藏期间硫代巴比妥酸反应物（TBARS）、色泽、pH和菌落总数的变化。结果表明，与对照组相比，

所有处理组 TBARS 值均显著降低（$P < 0.05$）。添加 0.10% 和 0.25% 杜仲叶提取物对保持肉糜制品的红度值有较好的作用，但作用效果不及质量分数 0.05% 抗坏血酸的效果。在抑制微生物生长方面，质量分数 0.25% 和 0.50% 的杜仲叶提取物处理组表现出更强的抑菌能力，而质量分数 0.10% 的杜仲叶提取物和 0.05% 抗坏血酸处理组的抑菌效果不明显。

二、杜仲内生真菌的抑菌作用研究

姜交龙等[249]从杜仲中筛选出一株具有较好抑菌活性的内生真菌 Y18，并探讨了其代谢产物对大肠杆菌的作用机制。研究采用流式细胞仪和傅里叶变换红外光谱仪等研究了内生真菌 Y18 代谢产物对大肠杆菌细胞膜、全细胞蛋白质及核酸结构等的影响。结果显示，用 Y18 代谢产物处理后大肠杆菌细胞膜的通透性增强，全细胞蛋白质和核酸结构发生变化。处理 4 h 后，大肠杆菌菌液相对电导率为 16.22%，碘化丙啶阳性细胞的比例达到 25.31%；蛋白结构变化主要是 β 折叠增加，由处理前的 34.60% 增加到 41.47%。α 螺旋、无规卷曲、β 转角结构均减少，其中，无规卷曲由 21.80% 下降到 18.67%，下降最为明显；核酸物质结构也发生了明显变化。

闫兴民[250]采用组织分离法从生长于河南大学药用植物园的杜仲叶和果实分离内生真菌，通过观察菌落性状、大小、颜色筛选。研究通过 1/4 划线法对河南大学药用植物园内的杜仲进行内生菌分离与纯化，将分离所得的内生菌菌落形态进行初步分类，共得到 91 个菌株。采用对峙培养评价每个菌株的抗菌活性，对于对峙法有抗菌活性的菌株，用生长速率法评价抗菌活性。实验对分离所得的内生菌进行了生物活性抑菌实验检测，结果显示 11 个菌株对至少 1 种病原菌有拮抗作用，尤其对植物病原菌的拮抗作用更强。

朱红薇[251]从杜仲植物中分离获得了 80 株内生真菌，经观察其菌落特征及显微结构，72 株内生真菌分别被鉴定为 5 目、7 科、13 个属。从 72 株内生真菌中选取有代表性的 20 株杜仲内生真菌进行抗菌活性筛选，结果显示 20 株杜仲内生真菌中有 15 株活菌对 3 种测试菌均有不同程度的抑菌活性。所选菌株对 3 种测试菌的敏感程度不同，60% 的菌株对金黄色葡萄球菌有抑制作用，40% 的菌株对枯草杆菌有抑制作用，而大多菌株对大肠杆菌不太敏感（仅为 25%），而且抑菌圈没有前两者明显。将 20 株内生真菌分别进行液体发酵，提取其代谢产物，配制成相同浓度的溶液，用纸片法测定其代谢产物的抑菌活性，结果显示有 19 株的代谢产物对 3 种测试菌有不同程度的抑菌活性。

李雅[252]从杜仲植物中分离获得了 80 株内生真菌，并对其中 49 株进行初步鉴定。经观察其菌落特征及显微结构，49 株内生真菌分别被鉴定为 5 目、7 科、13 个属。选择该 49 株杜仲内生真菌及杜仲内生真菌次生代谢产物对植物病原真菌、细菌、酵母菌、霉菌进行抑菌活性试验，用不同洗脱梯度对植物病原真菌、细菌、酵母菌、霉菌进行抑菌活性测试。杜仲内生真菌抑菌活性测试采用菌饼法，代谢产物抑菌活性测试采用纸片法。结果发现，杜仲内生真菌及其代谢产物具有不同程度的抑菌能力。

王丽丽等[253]从药用植物杜仲中分离到 41 株内生真菌，综合运用形态特征和分子生物学技术，明确其分类地位，分别属于粗糙链孢霉（Neurospora crassa）、曲霉属（Aspergillus）、小菌核属（Sclerotium）、盾壳霉属（Coniothyrium）、离蠕孢属（Bipolaris）、白僵菌属（Beauveria）6 个属，并进行抗植物病原真菌活性检测，通过平板对峙实验，对分离到的 41 株内生真菌对黄瓜炭疽病、西瓜枯萎病、玉米大斑病、草莓灰霉病、水稻纹枯病的拮抗生长进行测定；还利用从杜仲中分离到的 41 株内生真菌的发酵粗提物做抑菌实验。结果表明 48.8% 的内生真菌对植物病原菌生长有抑制作用，除 1 株白僵菌属菌株外对革兰氏阳性、阴性细菌均有明显的抑菌作用。

张维瑞等[254]从杜仲叶和果实中分离具有抑菌作用的内生真菌。采用平板培养法从杜仲叶片和果实中分离内生真菌，通过对峙法和生长速率法考察这些内生真菌的抑菌活性，并通过 HPLC 法考察其代谢产生杜仲有效活性成分的能力。对具有良好抑菌效果和能够代谢杜仲活性成分的内生真菌进行内转录间隔区（ITS）序列测定，鉴定其归属。结果从健康叶片和果实中分离到 52 株内生真菌，通过与 GenBank 数据比对，发现所分离内生真菌分别属于链格孢属（Alternaria）、黑孢属（Nigrospora）和座囊菌纲（Dothideomycetes）。其中 2 个菌株的提取液中含有绿原酸，11 个菌株至少对 4 种病原菌具有抑制作用，其中 29 号菌株（Alternaria sp.）对禾谷镰刀菌（Fusarium graminearum）的抑制效果最好，其抑制率高达 82.6%。

孙微微等[255]对杜仲植株中的内生真菌进行分离纯化，共得到 32 株内生菌株。通过离体平板对峙培养检测、光学显微镜观察，以及测定在活体果实上的拮抗活性，研究杜仲拮抗真菌与病原菌及其寄主植物苹果果实之间的相互作用。对峙培养显示杜仲内生真菌 DZGS07 对苹果炭疽菌有较强拮抗作用，具有较强的营养和空间竞争能力；显微观察表明其能造成病原菌菌丝畸形等现象。在生防研究中，内生真菌 DZGS07 对苹果炭疽病具有较好的生防潜力，处理后的第 7 天防效达 84.19%；对该菌株的 ITS 序列进行测定分析，初步鉴定 DZGS07 为炭疽菌属（Colletotrichum）的真菌。

李雅等[256]为了研究杜仲内生真菌对植物病原真菌的抑制作用，以苹果腐烂病菌（Cytospora sp.）、番茄灰霉病菌（Botrytis cinerea）、西瓜枯萎病菌（Fusarium oxysporum f. sp. niveum）、黄瓜枯萎病菌（Fusarium oxysporium f. sp. cucumerinum）、玉米大斑病菌（Helminthosporium turcicum）和白菜黑斑病菌（Alternaria brassicae）为供试菌种，对 49 株杜仲内生真菌及其次生代谢物进行了抑菌活性试验。结果表明，有 22 株内生菌至少对 3 种测试菌有抑制作用，9 株内生菌对 6 种测试菌都有抑制作用；11 株内生菌的次生代谢产物至少对 3 种测试菌有抑制作用，4 株内生菌的次生代谢产物对 6 种测试菌都有抑制作用。这说明从杜仲内生真菌中可以选择出对植物病原真菌具有良好抑制作用的菌种。

苏印泉等[257]以金黄色葡萄球菌、枯草芽孢杆菌、大肠杆菌为测试菌种，对杜仲根、茎、叶中分离出的 20 株内生真菌及其次生代谢物进行抗菌活性筛选。结果表明，有 15 个菌株至少对 1 种实验细菌具有抑菌活性，19 株的代谢产物至少对 1 种实验细菌具有抑菌活性，其中有 3 株内生真菌及其次生代谢产物对测试病原细菌均有较强抑制作用。归纳上述研究资料可知，杜仲的抑菌作用及应用研究很多，但其抑菌机制研究较少，值得后续科研工作者进一步探讨。

第九节 杜仲抗氧化活性研究

氧化应激被认为是导致疾病和衰老的主要原因。抗氧化剂可以维持机体内氧化还原稳态，对很多潜在慢性疾病的发生有很好的预防作用。体内常见的氧化性物质包括 ROS、氧负离子、过氧化氢等，会引起细胞老化损伤，导致器官病变、功能减退。杜仲含有丰富的黄酮类化合物、多酚、多糖及绿原酸等，具有较好的抗氧化活性。近年来研究人员对杜仲（树皮）、杜仲叶、杜仲叶内生真菌、杜仲雄花、杜仲籽及杜仲翅果的抗氧化作用开展了广泛研究。

一、杜仲的抗氧化活性

彭胜等[258]以维生素 C 为阳性对照，对杜仲的石油醚、氯仿、乙酸乙酯、正丁醇萃取物清除·OH 及 1,1- 二苯基 -2- 三硝基苯肼自由基 DPPH·活性进行研究。在 0.5 ～ 300 μg /ml 浓度下，杜仲萃取物对·OH 的清除率先升高后降低，活性最高的是正丁醇相，当其质量浓度为 190 μg/ml 时清除率为 75.23%，与抗坏血酸最大清除率很接近。杜仲不同萃取物 DPPH·清除率随着萃取物浓度的增大而增大，当质量浓度为 120 μg/ml 时，清除 DPPH·效果依次为乙酸乙酯相＞正丁醇相＞氯仿相＞萃余相＞石油醚相，最大清除率高达 93.01%。实验结果表明，杜仲不同萃取物对·OH 和 DPPH·均有一定的清除能力。其中乙酸乙酯萃取相和正丁醇萃取相清除自由基效果较佳。

席晓志等[259]以对羟基自由基、超氧去离子自由基、DPPH 自由基的清除能力为指标，通过响应面分析法对杜仲提取物进行工艺优化，验证杜仲提取物的抗氧化、抗衰老效果。结果表明使用优化后的提取方法提出的提取物有较强的抗氧化活性，且杜仲总提取物的抗氧化效果比单一的杜仲总黄酮成分效果明显。

杜仲和杜仲叶中均含有黄酮，王文君等[260]对杜仲和杜仲叶的黄酮进行抗氧化活性分析。结果表明，采用同样的提取方法和纯化条件得到样品的抗氧化活性数据很接近，15%的乙醇洗脱产物杜仲黄酮的 EC_{50} 为 1.948 mg/ml，杜仲叶黄酮的 EC_{50} 为 1.819 mg/ml；30%的乙醇洗脱产物杜仲黄酮的 EC_{50} 为 2.379 mg/ml，杜仲叶黄酮的 EC_{50} 为 2.368 mg/ml，两数据非常接近；55%的乙醇洗脱产物杜仲黄酮的 EC_{50} 为 3.133 mg/ml，杜仲叶黄酮的 EC_{50} 为 3.312 mg/ml。这说明杜仲（树皮）和叶中黄酮的抗氧化能力很接近。

二、杜仲叶的抗氧化作用

（一）体外抗氧化活性研究

曾桥等[261]采用响应面分析法优化杜仲叶茯砖茶多糖提取工艺，并研究杜仲叶茯砖茶多糖的体外抗氧化降血脂活性。结果表明，当多糖浓度为 100 μg/ml 时，对 $ABTS^+$ 的清除率达 98.74%；当多糖浓度为 60 μg/ml 时，对 DPPH· 的清除率为 69.28%；当多糖浓度为 0.875 mg/ml 时，对·OH 的清除率为 43.97%；当多糖浓度为 0.28 mg/ml 时，杜仲叶茯砖茶多糖的铁还原力可达维生素 C 的 53.08%。

邓云云等[262]基于 DPPH· 和 $ABTS^+$· 清除活性，比较研究了不同溶剂和提取工艺杜仲叶提取物的自由基清除活性。结果表明，60% 甲醇提取物具有最佳的 DPPH· 清除能力，其 IC_{50} 值为 72.86 μg 干物质（DM）/ml，60% 甲醇提取物具有最佳的 $ABTS^+$· 清除能力，其 IC_{50} 值为 169.55 μg DM/ml。

刘梦培等[263]以杜仲叶为原料，研究发酵时长对杜仲茶中总黄酮、总酚、绿原酸含量抗氧化性能的影响。结果表明，随着发酵时间的增加，这些物质的含量先增加后下降，在发酵 4 天时，这几种物质的含量最高，且抗氧化性能较强，说明总黄酮、总酚等物质的含量与杜仲叶茶的抗氧化性能显著相关，同时也表明发酵可以提高杜仲叶茶的品质性能。

杜仲叶黄酮通过抑制氧化产物丙二醛的积累，促进抗氧化酶过氧化物酶和过氧化氢酶的活性，来提高机体的抗氧化能力。李旭等[264]利用响应面分析法对杜仲叶中总黄酮的微波辅助提取工艺条件进行优化，并测定了提取物的体外抗氧化活性。体外抗氧化活性结果表明，杜仲叶黄酮具有较强的抗氧化能力，与相同浓度的维生素 C 比较，杜仲叶黄酮清除 DPPH 自由基和羟基自由基的能力明显高于维生素 C，且随着浓度的增大，其清除能力增强，显示出了较好的量效关系；但杜仲叶黄酮清除超氧阴离子自由基的能力要弱于维生素 C。

向灿辉等[265]采用 DPPH 自由基和铁离子还原/抗氧化能力测定（FRAP）两种方法检测了经大孔树脂纯化的杜仲叶绿原酸的抗氧化能力。结果表明杜仲叶绿原酸具有较强的抗氧化能力，其抗氧化能力与绿原酸浓度在一定范围内呈线性关系。对 DPPH 自由基 EC_{50} 为 0.012 mg/ml，与维生素 C 和绿原酸标准品比较清除 DPPH 自由基能力为维生素 C >杜仲叶绿原酸≈绿原酸标准品，同时通过各样品对 DPPH 自由基清除率随时间变化的相关研究表明，杜仲叶绿原酸的抗氧化速度小于维生素 C；FRAP 试验结果表明对铁离子的还原能力为杜仲叶绿原酸>维生素 C ≈绿原酸标准品。

董文宾等[266]研究了杜仲叶的体外抗氧化活性，杜仲叶粗提物被 XDA-8 型大孔吸附树脂吸附后，依次用不同体积分数的乙醇溶液进行梯度洗脱，得到 4 种分离纯化产物，测定了 4 种产物对·OH、O_2^-· 及 DPPH· 清除能力，同时测定了各产物中多酚和总黄酮的质量分数。结果发现杜仲叶中总黄酮和多酚是抗氧化活性物质。另外，对各自由基清除能力由强到弱依次为 20%、40%、60%、80% 乙醇洗脱液，而多酚含量由高至低也依次为 20%、40%、60%、80% 乙醇洗脱液，二者一致。但是，随着洗脱液乙醇体积分数的升高，作为抗氧化活性成分之一的总黄酮含量也随之升高（80% 乙醇洗脱液除外），然而各分离纯化产物的抗氧化活性却没有随之升高，反而下降了。由此可见，多酚类物质在抗氧化活性方面起到了主要作用，黄酮类物质在杜仲叶体外抗氧化活性方面处于支配地位。4 种产物均具有良好的清除·OH、O_2^-· 及 DPPH· 能力，且对各自由基的清除能力呈量效关系；产物抗氧化活性与总黄酮和多酚成分有关，且多酚类物质起主导作用。

张强等[267]也研究了杜仲叶水提取物及其氯仿、乙酸乙酯、正丁醇萃取物和萃余相的 DPPH 自由基清除活性、羟基自由基清除活性、抗氧化活性、金属离子络合力和还原力，并与抗氧化剂2，6-二叔丁基-4-甲基苯酚（BHT）、维生素E及维生素C的抗氧化活性进行比较；同时测定杜仲叶萃取物中的总酚含量。结果发现，乙酸乙酯相和正丁醇萃取物总酚含量远大于水提取物，含量依次为465.1 mg/g 和 286.4 mg/g。二者在亚油酸乳浊液中抗氧化活性高于维生素E，接近BHT；DPPH自由基清除活性接近维生素C，显著高于BHT；正丁醇萃取物对羟基自由基清除活性接近维生素E；乙酸乙酯萃取物对三价铁离子还原力高于BHT和维生素C；但是所有样品对二价铁离子络合力均较低。此结果表明乙酸乙酯和正丁醇可以富集杜仲叶抗氧化成分，杜仲叶提取物具有发展为抗氧化剂的潜力。不同产地的杜仲叶抗氧化能力也有差别。张强等[268]将杜仲样品用蒸馏水在60℃提取2次，每次60 min，提取液过滤后50℃减压浓缩，真空干燥除尽溶剂，得到杜仲褐色提取物；研究陕西、四川和新疆产杜仲叶水提取物的DPPH自由基清除活性、羟基自由基清除活性、抗脂质过氧化活性、金属离子络合力和还原力、杜仲叶萃取物中的总酚含量，以BHT、维生素E和维生素C为阳性对照。结果表明，四川和陕西产杜仲叶水提取物自由基清除力、羟基自由基清除力、金属离子络合力和还原力及总酚含量均高于新疆产杜仲叶，但是抗脂质过氧化活性略低于后者。陕西与四川产杜仲叶水提取物体外抗氧化活性样品特点相似、活性相近，新疆产杜仲叶与前两者特点不同。

李文娜等[269]采用邻二氮菲氧化法，以绿原酸标准品和维生素C作为对照来检测杜仲叶绿原酸提取物对羟基自由基的清除作用。羟基自由基清除实验结果显示，在0.03～0.07 g/L浓度时，杜仲叶绿原酸提取物、绿原酸标准品、维生素C对羟基自由基均有清除作用，并且随着浓度的升高，对羟基自由基的清除能力显著增强；其最大清除率分别为65.15%、47.72%、57.95%。

李文娜等[270]也比较杜仲叶绿原酸提取物（ECE）与绿原酸和维生素C的体外抗氧化活性。以维生素C、绿原酸为对照，测定ECE对DPPH·、O_2^-·、·OH、烷基自由基的清除率及抑制大鼠红细胞氧化溶血的作用。结果显示ECE对DPPH·、O_2^-·、·OH和烷基自由基的清除能力较好，其清除上述自由基的 IC_{50} 值分别为14.0 μg/ml、38.3 μg/ml、61.1 μg/ml、648.7 μg/ml，均小于绿原酸和维生素C的相应值，但ECE对红细胞氧化溶血的抑制效果不如绿原酸和维生素C。

苑子夜等[271]采用超声波法提取杜仲叶抗氧化物质，用DPPH法评价其抗氧化活性。采用不同极性溶剂对最佳提取条件下的提取物进行萃取，测定不同极性萃取物中的总多酚和总黄酮含量及DPPH自由基清除率。结果表明超声波法的最佳提取工艺为60%乙醇，料液比1：15，提取温度60℃，提取时间30 min，此工艺条件下DPPH自由基清除率为91.01%。杜仲叶抗氧化活性物质主要存在于其弱极性的乙酸乙酯部分，该部分100 μg/ml质量浓度样液的DPPH自由基清除率达92.28%，强于相同质量浓度的BHT，与相同质量浓度的维生素C无显著性差异。相关分析表明，杜仲叶抗氧化活性的主要物质基础为总多酚和总黄酮。

雷闪亮[272]运用体外模拟实验研究了杜仲叶黄酮提取物的抗氧化活性。实验结果表明，杜仲叶总黄酮提取物有较强的抗氧化活性，其总抗氧化能力大小与浓度呈显著的线性相关性，线性方程为 $y=37.924x+0.7928$。杜仲叶总黄酮提取物可以有效清除超氧阴离子自由基（O_2^-·）、羟基自由基（·OH）、DPPH自由基，其 IC_{50} 分别为0.474 mg/ml、0.414 mg/ml、0.357 mg/ml；对卵磷脂体系的脂质过氧化、氧自由基引起的DNA损伤也有很好的保护作用，其 IC_{50} 分别为0.413 mg/ml、0.124 mg/ml。杜仲叶总黄酮提取物的总抗氧化能力强于银杏、弱于绿茶、葡萄籽。

罗季阳[273]采用纤维素酶和果胶酶对杜仲叶活性成分进行提取，通过3种不同抗氧化体系对杜仲叶酶提取物、乙醇提取物进行了体外抗氧化效果的评价。在清除DPPH自由基体系中，当浓度为0.16～10.00 mg/ml时，杜仲叶酶提取物和乙醇提取物清除DPPH自由基的能力分别是47.62%～78.15%和5.12%～81.99%，当浓度分别达到0.62 mg/ml和2.5 mg/ml时，清除率基本达到最大值。在 Fe^{2+} 螯合能力试验中，杜仲叶酶提取物和乙醇提取物在浓度0.62～20 mg/ml时，其 Fe^{2+} 螯合率分别为25.06%～75.76%和0.54%～33.43%，当浓度剂量达到5.00 mg/ml时，

杜仲叶酶提取物 Fe^{2+} 螯合率基本达到最大值。而在试验的浓度范围内，未检测到特丁基对苯二酚（TBQH）有 Fe^{2+} 螯合能力。在亚油酸氧化体系中，$0.31 \sim 10.00$ mg/ml 的浓度剂量时，杜仲叶酶提取物对烷基自由基的清除率最高只到 39.05%，而杜仲叶乙醇提取物为 34.42%；在 $0.04 \sim 1.25$ μg/ml 的浓度剂量时，TBHQ 的最高清除率则达到 86.99%。从中可以看出 TBQH 是 3 种抗氧化剂中清除 DPPH 自由基效果最好的抗氧化剂，其次为杜仲叶酶提取物，最后为杜仲叶乙醇提取物。杜仲叶酶提取物表现出良好的 Fe^{2+} 螯合能力，杜仲叶乙醇提取物在试验中的浓度剂量范围内未达到 50% 的 Fe^{2+} 螯合率，而 TBQH 在试验中的浓度剂量范围内未发现有 Fe^{2+} 的螯合能力。杜仲叶酶提取物和乙醇提取物在亚油酸氧化体系试验中的浓度剂量范围内抑制率均未达到 50%，而 TBHQ 的效果最好。

Xi 等[274] 对杜仲叶的抗氧化性能进行了植物化学和生物学研究，从杜仲中分离出两种新的栀子苷（ulmoside C 和 ulmoside D）和一种已知化合物（10-O- 乙酰栀子苷酸）。对其对 DPPH、ABTS 和超氧化物阴离子自由基清除活性的评价表明，ulmoside C 和 ulmoside D 的 IC_{50} 值分别为（6.5 ± 0.20）μmol/L 和（7.5 ± 0.01）μmol/L（DPPH）、（2.1 ± 0.007）μmol/L 和（3.5 ± 0.31）μmol/L（ABTS）及（8.1 ± 0.17）μmol/L 和（10 ± 0.09）μmol/L（超氧化物阴离子），具有优异的性能。

Zhang 等[275] 研究了不同季节的杜仲叶片的抗氧化能力，研究发现 8 月叶片表现出稳定而高的 DPPH 自由基清除活性及铁螯合能力，5 月样品对菜籽油和亚油酸的氧化具有强烈的抑制作用，并且 DPPH 自由基清除活性与总酚含量有关。黄酮类化合物在抑制菜籽油和亚油酸氧化中起重要作用。

Luo 等[276] 采用 DPPH 自由基清除法、Fe^{2+} 螯合法和亚油酸过氧化抑制法测定了杜仲叶的酶辅助水提取物（EWEDL）和乙醇提取物（EEDL）的抗氧化活性。采用高效液相色谱 - 质谱联用技术，鉴定出 EWEDL 和 EEDL 中的主要酚类化合物（京尼平苷酸、表儿茶素和绿原酸）相似。在每克提取物中，EWEDL 和 EEDL 的总酚含量分别为（13.84 ± 0.11）mg 和（14.72 ± 0.14）mg 绿原酸当量（CAE）。

宫本红等[277] 研究发现杜仲叶粗多糖具有抑制超氧阴离子、清除羟自由基的作用，并且随着浓度的增加，清除效果逐渐增强，清除羟自由基的能力要强于抑制超氧阴离子的能力。

（二）体内抗氧化活性研究

刘静[278] 采用 1 月龄的 ICR 小鼠（体重 $20g \pm 2g$，雌雄兼有），通过测定杜仲叶提取物对 $O_2^- \cdot$ 和 $\cdot OH$ 的清除率，评估其对小鼠红细胞氧化溶血的影响和对各脏器 MDA 生成的抑制率，评价杜仲叶提取物的体外抗氧化作用。结果，杜仲叶提取物可以清除 $O_2^- \cdot$ 和 $\cdot OH$，当杜仲叶提取物的浓度达到 8.00 μg/ml 时，对 $O_2^- \cdot$ 清除效果显著。从杜仲叶提取物对小鼠红细胞溶血影响的试验中发现，模型组与正常组有极显著性差异，说明 H_2O_2 可以诱导红细胞的氧化溶血；加药组低于模型组，差异显著或极显著，且呈一定的量效关系，说明杜仲叶提取物可以抑制红细胞的氧化溶血。加药组与模型组相比 MDA 的含量显著下降，数据差异显著或极显著，说明杜仲叶提取物可以有效抑制 $\cdot OH$ 所致小鼠组织及肝亚细胞脂质过氧化的发生，保护细胞膜的完整性，从而保护组织免受损伤，而且抑制率随杜仲叶提取物浓度增加而提高。

周华珠等[279] 观察了衰老小鼠血和肺组织抗氧化功能改变及中药杜仲叶的抗氧化性损伤作用。用 D- 半乳糖建立小鼠代谢紊乱实验性衰老模型，给予不同剂量的杜仲叶水提取物，观察其对小鼠肺和红细胞中 SOD、GSH-Px 及肺和血浆中 MDA 含量的影响。结果显示空白对照组的肺 SOD、血 SOD、肺 GSH-Px、血 GSH-Px、肺 MDA、血浆 MDA 分别为（1.54 ± 0.15）kU/g、（1.58 ± 0.09）kU/g、（68.86 ± 9.21）kU/g、（47.09 ± 10.50）kU/g、（0.34 ± 0.08）μmol/L、（4.49 ± 0.96）μmol/L；模型组相应数值分别为（1.07 ± 0.39）kU/g、（1.16 ± 0.37）kU/g、（50.56 ± 19.46）kU/g、（29.21 ± 5.80）kU/g、（0.57 ± 0.16）μmol/L、（6.16 ± 0.74）μmol/L；杜仲叶水提取物 7.5 g/kg 组相应数值分别为（1.40 ± 0.25）kU/g、（1.46 ± 0.20）kU/g、（58.28 ± 13.47）kU/g、（40.25 ± 12.60）kU/g、（0.44 ± 0.11）μmol/L、（5.23 ± 0.42）μmol/L；杜仲叶水提取物 15 g/kg 组相应数值分别为（1.61 ± 0.19）kU/g、（$1.54 \pm$

0.22）kU/g、（69.35±14.83）kU/g、（48.11±9.70）kU/g、（0.35±0.15）μmol/L、（4.85±0.29）μmol/L。提取物组各指标接近对照组，且明显优于模型组，即杜仲叶水提取物对 D- 半乳糖导致的衰老小鼠氧化性损伤具有保护作用。

Park 等[280] 研究了杜仲叶提取物在 2 型糖尿病动物 C57BL/KsJ-db/db 小鼠中的抗氧化作用。将相当于 1% 干燥的全杜仲叶的杜仲提取物（0.187g 提取物 /100g 饮食）加入实验饮食中 6 周。与对照组相比，杜仲提取物补充剂显著降低血糖水平和血浆对氧磷酶活性。杜仲组红细胞 SOD、CAT 和 GSH-Px 活性显著高于对照组，而谷胱甘肽还原酶（GR）活性无显著性差异。杜仲提取物补充不影响肝脏和肾脏中 SOD、GSH-Px 和 GR 的活性，而杜仲组的 CAT 活性显著高于对照组。杜仲提取物的补充导致红细胞、肝脏和肾脏中过氧化氢和脂质过氧化物含量降低。这些结果表明，杜仲提取物的抗氧化活性可能有助于预防和控制 2 型糖尿病并发症。

Liu 等[281] 为研究杜仲多酚提取物（PEEU）对育肥羔羊抗氧化状态的影响，将 30 只断奶雄性湖州羔羊分为 3 个处理组，并喂以补充 PEEU 0 g/kg（CON）、5 g/kg（PEEU5）或 10 g/kg（PEEU10）的基础日粮。补充剂量为 10 g/kg PEEU 的膳食可增加血清中的总抗氧化能力（P < 0.05），与 CON 组相比，血清 SOD（P < 0.05）和 GSH-Px（P < 0.01）活性增加，血清和肝脏中 MDA 含量降低（P < 0.05）。总之饮食补充 PEEU 可提高肥育剂的抗氧化状态。

Liu 等[282] 将湖州断奶公羊羔 48 只（本地品种，平均体重 17.3 kg±1.58 kg）平均分为 3 个治疗组，喂养 56 天，基础日粮中分别添加富含绿原酸的提取物（CGAE）0 g/kg、1 g/kg 和 5 g/kg，以干物质为基础。喂养试验后，采血发现饲喂 CGAE 5 日粮的羔羊血清 SOD（P < 0.01）活性和总抗氧化能力（T-AOC，P < 0.01）较高，并且与未喂食 CGAE 的羔羊相比，肝组织 T-AOC（P < 0.05）及血清皮质醇浓度降低（P < 0.01），血清及肝组织 MDA 含量降低（P < 0.05）。研究说明杜仲绿原酸提取物有一定抗氧化作用。

（三）酶解液

贾春凤等[283] 以杜仲叶酶解液、杜仲醋为主要样品，研究了 DPPH 自由基清除活性、羟自由基清除活性和还原力。结果表明，杜仲叶酶解液具有较强抗氧化活性，应用到食品时，产品中绿原酸量应不小于 10 μg/ml。依据以上结果，配制镇江香醋和酶解液的混合溶液 EV9（镇江香醋：酶解液 9：1）和 EV19（镇江香醋：酶解液 19：1），通过测定抗氧化活性发现 EV9、EV19 的抗氧化活性分别显著高于各自对照（P < 0.05），但均略低于杜仲叶酶解液。研究表明杜仲叶酶解液能够辅助提高醋的抗氧化活性。

（四）抗氧化活性稳定性影响因素研究

向灿辉等[284] 以 DPPH 自由基清除率为指标，考察不同因素对杜仲叶绿原酸抗氧化能力的影响。结果表明光照后杜仲叶绿原酸对 DPPH 自由基的清除率随时间延长逐渐下降；清除率随 pH 的变化呈先升后降的趋势；不同的杀菌工艺处理对其影响不同，巴氏消毒和煮沸消毒对清除率无显著影响，而高温高压灭菌工艺使清除率显著下降；防腐剂对自由基清除率的影响随浓度增加，清除率先下降后上升。Mg^{2+}、K^+、Ca^{2+}、Zn^{2+}、低浓度 Fe^{3+}、Al^{3+} 及温度对杜仲叶绿原酸抗氧化能力影响不显著。故杜仲叶绿原酸在中性或弱酸性、避光、低浓度防腐处理、巴氏杀菌、常见金属离子（高浓度 Fe^{3+}、Al^{3+} 除外）存在条件下具有良好的抗氧化稳定性，而在碱性、高温高压、光照及高浓度 Fe^{3+}、Al^{3+} 条件下稳定性不佳。

（五）抗氧化活性应用研究

曾茹侠[285] 采用乙醇 - 超声波提取法对杜仲叶的活性物质进行了提取，然后采用氯仿、正丁醇萃取，分离出不同萃取物，再对比这些萃取物对菜籽油的抗氧化作用。结果显示正丁醇相中多酚含量为 48.72%，黄酮含量为 10.4%，绿原酸含量为 7.82%；氯仿相中多酚含量为 5.92%，黄酮含量为 1.94%，绿原酸含量为 2.15%；萃取余相中多酚含量为 25.96%，黄酮含量为 5.19%，绿原酸含量为 19.67%。添加正丁醇萃取物、氯仿萃取物和萃取余相后均对菜籽油起到了延缓氧化的作用，其中添加正丁醇萃取物后效果最好。

李燕舞等[286]研究饲粮中添加杜仲叶提取物对伊拉肉兔体重（726.55 g±94.92 g）抗氧化指标的影响。试验结果表明，饲粮中添加 200 mg/kg 的杜仲叶提取物能提高肉兔血清 SOD 和 GSH-Px 活性，添加 300 mg/kg 杜仲叶提取物的试验Ⅲ组的血清 MDA 含量最低，说明肉兔饲粮中添加杜仲叶提取物能降低血清 MDA 含量。综合来看，应该是杜仲叶中的绿原酸、黄酮苷及木脂素类物质发挥了提高抗氧化能力、清除机体内自由基、保护机体正常细胞代谢的作用。

郑国栋等[287]研究杜仲叶萃取物对精炼菜籽油抗氧化的影响，实验采用乙醇-超声波提取法提取杜仲叶粗提物，分别用氯仿、正丁醇进行萃取，收集各萃取相。结果表明，0.04% 正丁醇萃取物有很好的抗氧化作用，其抗氧化效果与维生素 E、BHA 相当，并且和维生素 E 组合有明显协同作用。正丁醇萃取物对精炼菜籽油的抗氧化效果最好，可作为天然抗氧化剂。

三、杜仲叶内生菌的抗氧化作用

刘洋等[288]利用体外清除 DPPH 自由基的方法，测定了 5 株杜仲叶部内生真菌的抗氧化活性。通过插片培养、性状观察、显微摄影和分子鉴定对抗氧化活性高的杜仲内生真菌进行了分类研究。研究表明，这些杜仲内生真菌对 DPPH 自由基的清除率具有剂量依赖性，其抗氧化能力随样品浓度的增加呈增长趋势。

谢辉等[289]研究了分离自杜仲叶片的内生真菌球毛壳菌菌株 No.173 发酵液提取物的抗氧化活性，采用铁氰化钾还原力测定法、β-胡萝卜素/亚油酸模型和光照核黄素体系评价了发酵液提取物的抗氧化作用，并采用 Folin-Ciocalteu 法测定杜仲内生球毛壳菌发酵液提取物总多酚含量。结果表明，其抗氧化能力与维生素 C 基本相当；清除超氧阴离子的能力优于芦丁；多酚含量为（255.53±1.38）mg/g，是其主要的抗氧化活性成分。

四、杜仲雄花的抗氧化作用

（一）杜仲雄花黄酮抗氧化活性研究

丁艳霞等[290]用 DPPH 自由基和 H_2O_2 诱导

PC12 细胞凋亡实验测定杜仲雄花黄酮类成分的抗氧化活性。结果从杜仲雄花 95% 乙醇提取物分离得到 5 个抗氧化活性化合物，分别鉴定为槲皮素、槲皮素 -3-O-α-L- 阿拉伯糖基（1→2）-β-D-葡萄糖苷、异槲皮苷、槲皮素 -3-O-β-D- 葡萄糖基（1→2）-β-D- 葡萄糖苷和芦丁。活性测试结果表明这 5 个化合物具有较强的抗氧化活性，能明显抑制 H_2O_2 诱导的 PC12 细胞凋亡。

史娟等[291]通过 DPPH 自由基法研究了不同条件下杜仲雄花总黄酮的抗氧化稳定性。结果发现，温度及 Na^+、K^+、Ca^{2+}、Mg^{2+} 四种金属离子对总黄酮清除 DPPH 自由基的能力影响不大；而金属离子 Cu^{2+}、Zn^{2+} 及 pH、光照对抗氧化能力影响较大。因此，在对杜仲雄花总黄酮的制备和使用过程中，应避免强碱或强光条件下保存；同时要注意避免与一些高浓度金属离子 Cu^{2+}、Zn^{2+} 的接触。

杨海涛等[292]以 $O_2^- \cdot$ 和 $\cdot OH$ 为模型评价了杜仲雄花总黄酮的抗氧化活性。数据表明，杜仲雄花总黄酮能够有效地清除羟基自由基、超氧阴离子自由基和亚硝酸盐，优于同浓度抗氧化剂维生素 C。

韩卫娟等[293]针对 $DPPH \cdot$、$ABTS^+ \cdot$ 清除率，还原能力（Fe^{3+} 和 Cu^{2+}），金属络合能力（Fe^{2+} 和 Cu^{2+}）对杜仲雄花茶的黄酮、总酚和维生素 C 的体外抗氧化作用进行了比较研究。结果表明杜仲雄花茶富含黄酮、多酚、维生素 C 等天然抗氧化成分，具有显著的体外抗氧化能力。

（二）杜仲雄花多糖抗氧化活性研究

朱丽蓉等[294]采用响应面分析法优化提取工艺，以 $DPPH \cdot$ 清除率、$\cdot OH$ 清除率和还原力等为指标评价了杜仲雄花茶多糖的抗氧化活性。在优化工艺条件下，杜仲雄花多糖提取得率为 3.48%。以抗氧化剂 BHT 为对照，1 mg/ml 杜仲雄花茶多糖对 $DPPH \cdot$ 的清除率为 52.5%，还原力为 72.73%，对 $\cdot OH$ 的清除率为 63.1%，说明杜仲雄花茶具有一定的抗氧化活性。邱高翔[236]以杜仲雄花为研究对象，采用响应面分析法，获得了杜仲雄花多糖的提取最佳工艺条件，并对杜仲雄花多糖的体外抗氧化活性进行了评价。杜仲雄花多糖对 $DPPH \cdot$ 有一定的清除作用，量效关系显著，随着杜仲雄花浓度的增加，对 $DPPH \cdot$ 清除率显著增加。当浓度在 0.2 ~ 0.6 mg/mL 时，多糖对 DPPH·清除率随浓度的增加快速增加；当浓度在 0.8 ~ 1 mg/ml 时，随浓度增加，多糖对 DPPH·清除率增加缓慢；当浓度为 1 mg/ml 时，杜仲雄花多糖对 DPPH·的清除率为 52.5%。当质量浓度在 0.4 ~ 1mg/ml 时，杜仲雄花多糖对 OH·的清除率随浓度的增加快速增加。当浓度为 1mg/ml 时，杜仲雄花多糖对 OH·的清除率为 63.1%。对杜仲雄花多糖的体外抗氧化活性研究表明，杜仲雄花多糖对 DPPH·和·OH 具有一定的抗氧化活性，并具有较好的还原力。

五、杜仲籽的抗氧化作用

（一）杜仲籽油体外抗氧化活性研究

Niu 等[295] 对杜仲籽提取物的抗氧化活性进行了评价。DPPH 和 ABTS 试验表明，杜仲籽各提取组分具有很强的抗氧化作用，其中乙酸乙酯组分在 DPPH 和 ABTS 试验的 IC_{50} 值分别为（87.14 ± 0.08）μg/ml，正丁醇组分分别为（66.30 ± 0.06）μg/ml 和（139.61 ± 0.05）μg/ml、（231.35 ± 1.03）μg/ml，表现出较强的抗氧化活性。

（二）杜仲籽油体内抗氧化活性研究

梁晓炜[296] 研究了杜仲籽油对小鼠血与肝脏中各项抗氧化功能的影响。实验分别设置低 [200mg/（kg·bw），bw 代表体重]、中 [400mg/（kg·bw）]、高 [1.2g/（kg·bw）] 3 个杜仲籽油剂量组。实验选取成年雄性小鼠，连续灌胃给药 30 天后，测定小鼠血与肝脏中各项抗氧化功能指标。结果显示，与溴代苯致毒损伤模型对照组相比，杜仲籽油低剂量组能使 T-AOC 明显升高（P < 0.05），GSH-Px、SOD 活力增强（P < 0.01），MDA 含量明显下降（P < 0.01）。研究表明杜仲籽油具有体内抗氧化活性。

袁带秀等[297] 研究了杜仲种粕对衰老模型小鼠体内抗氧化能力的影响。研究通过连续颈部皮下注射 D- 半乳糖 [350mg/（kg·d）] 建立小鼠亚急性衰老模型。同时用杜仲种粕 [300mg/（kg·d）] 灌胃，6 周后检测各组血清、肝脏组织与脑组织中 SOD 活力、CAT 活力及 MDA 的含量。结果发现杜仲种粕可以提高血清、肝脏组织与脑组织中

SOD、CAT 活力，降低血清、肝脏组织与脑组织中的 MDA 含量，与衰老模型组相比差异显著（P < 0.05），从而认为杜仲种粕可以提高 D- 半乳糖致亚急性衰老小鼠的抗氧化能力。

吕锦芳等[298] 研究不同剂量的复方杜仲水煎液对大鼠抗氧化能力的影响。实验取 45 日龄大鼠 40 只，雌雄各半，随机分成 4 组：空白组和复方杜仲低、中、高剂量组，每组 10 只，分别给予自来水及复方杜仲 1.25 g/L、2.5 g/L 和 5.0 g/L，共 4 周。测定血清中 SOD、CAT、GSH-Px 活性和 MDA 含量。结果显示，复方杜仲各浓度组血清中的 SOD、CAT、GSH-Px 的活性均不同程度高于空白组（P < 0.05 或 P < 0.01）；中、高浓度组的血清 MDA 含量均极显著低于空白组（P < 0.01）。结论：复方杜仲可显著提高大鼠血清 SOD、CAT、GSH-Px 活性，降低 MDA 的含量，提高机体的抗氧化功能，且以 5.0 g/L 组效果最佳。

（三）抗氧化活性稳定性研究

马龙等[299] 研究了温度和光线对杜仲翅果桃叶珊瑚苷抗氧化稳定性的影响。结果发现温度对桃叶珊瑚苷抗氧化活性的影响很大，桃叶珊瑚苷抗氧化活性保存率随着加热时间的延长而出现不同程度的下降趋势，温度越高保存率下降越快。在室温条件下 4 h 内桃叶珊瑚苷是稳定的；在高温条件下连续加热处理 8 h，桃叶珊瑚苷抗氧化活性损失高达 70%。在自然光和日光灯的照射下桃叶珊瑚苷抗氧化活性保存率随时间延长出现不同程度的下降，特别是在日光灯的照射下保存率下降幅度较大。故桃叶珊瑚苷具有一定的抗氧化活性，温度和光线对桃叶珊瑚苷抗氧化活性均有较大的影响，在高温和光照条件下抗氧化活性损失很快。

六、杜仲抗氧化作用的其他相关研究

吕圭源等[300] 采用腹腔注射苯甲酸雌二醇造成小鼠肾阳虚模型，观察杜仲 3 个极性部位对肾阳虚小鼠的抗氧化作用。实验选取 ICR 雄性小鼠，将其随机分为正常对照组、模型对照组、桂附地黄丸组及杜仲水部位组、正丁醇部位组、乙酸乙酯部位组，对小鼠抗氧化指标（SOD、GSH-Px、CAT 活性及 MDA 含量）进行测定。结果：抗氧

化指标显示杜仲 3 个极性部位都能降低 MDA 含量，提高 SOD 活性，杜仲水部位和正丁醇部位能提高 CAT 活性，杜仲水部位和乙酸乙酯部位能提高 GSH-Px 活性。

Xu 等[301]研究了杜仲提取物（叶、烤皮、籽）在 4℃冷藏 8 天对生肉饼中脂质氧化、肉色及肌红蛋白（Met-Mb）形成的影响，并与 BHT 进行比较。结果表明，添加 0.1%（w/w）叶提取物、0.1%（w/w）的烤皮层提取物和 0.01%（w/w）的 BHT 分别使第 8 天的 TBARS 值降低 35%、20% 和 37%。杜仲叶提取物在 0.1%（w/w）时，对肉的红度也有一定的稳定作用，延缓了 Met-Mb 的形成。本研究提示杜仲叶提取物可能是天然抗氧化剂的潜在来源。

Lee 等[302]研究了杜仲水提取物对铅给药大鼠血红素生物合成和红细胞抗氧化酶活性的改善作用。雄性大鼠分为 3 组：正常对照组、铅对照组（Pb 组）和杜仲提取物给药组（Pb+ 杜仲组）。每周口服一次（25 mg/kg 体重），持续 4 周，同时每天口服 0.139 g/kg 体重的剂量。与 Pb 组相比，Pb+ 杜仲组血浆铅浓度明显降低。此外，Pb+ 杜仲组的血细胞比容和血红蛋白水平明显高于 Pb 组。虽然与正常对照组相比，Pb 组的血液和肝氨基酮戊酸脱水酶（ALAD）活性显著降低，但两种 ALAD 活性均在杜仲给药后恢复正常。Pb 组的红细胞 SOD 和 CAT 活性明显高于正常对照组，而 GSH-Px 活性和 GSH 水平较正常对照组有所降低。与 Pb 组相比，注射杜仲提取物可增强抗氧化系统，显著降低红细胞脂质过氧化水平。这些结果表明，杜仲提取物通过提高血、肝 ALAD 活性和提高抗氧化酶活性，减轻了铅诱导的红细胞氧化应激。

Ho 等[303]使用人皮肤成纤维细胞 HS68 细胞系研究了杜仲桃叶珊瑚苷的光保护作用。与 UVB 照射的细胞相比，用桃叶珊瑚苷预处理可使 MMP-1 的产生减少 57%。在存在桃叶珊瑚苷的情况下，衰老相关的 β- 半乳糖苷酶活性显著降低，表明桃叶珊瑚苷是抗光老化的化合物。研究提示桃叶珊瑚苷可能在抗 UV 辐射诱导的光老化的细胞防御机制中起重要作用。

第十节　杜仲的免疫调节作用及应用研究

一、杜仲免疫调节作用研究

免疫是指机体免疫系统识别自身与外源物质，并通过免疫应答排除抗原性异物，以维持机体正常生理平衡的功能。机体免疫系统通过特异性免疫与非特异性免疫共同发挥免疫监视、防御和自稳的功能，进而维持机体内生理功能的稳定，如果机体免疫能力下降或出现异常，则很容易导致多种疾病的发生，如肿瘤、持续性感染等。《本草纲目》记载杜仲"色紫而润，味甘微辛，其气温平，甘温能补，微辛能润，故能入肝而补肾"。现代药学研究发现杜仲具有体内外免疫调节活性，迄今已有很多研究报道。

（一）杜仲对机体免疫的调节作用

杜仲有调节机体免疫的作用。李轩[16]比较了盐杜仲和杜仲炭对小鼠单核巨噬细胞的影响。实验将雄性小鼠 100 只随机分为 5 组，每组 20 只，分别为空白对照组，2.0 g/kg、8.0 g/kg 盐杜仲组，2.0 g/kg、8.0 g/kg 杜仲炭组。连续给药 7 天，末次给药后 1 h，尾静脉注射体积分数 20% 的印度墨汁 10 ml/kg，于 2 min 和 10 min 分别眼眶取血 20 μl，加入盛有 2 ml 的质量分数为 0.1% 碳酸钠溶液试管中，于 680 nm 处测其吸光度值；处死小鼠，取肝脏、脾脏称质量，计算碳粒廓清指数及吞噬指数。实验结果显示 8.0 g/kg 盐杜仲组和杜仲炭组碳粒廓清指数、吞噬指数与空白对照组相比有显著性差异，且 8.0 g/kg 杜仲炭组碳粒廓清指数、吞噬指数与盐杜仲组比较呈显著性差异。实验结果表明盐炒杜仲和杜仲炭均有较好的免疫作用，且杜仲炭比盐炒杜仲药理活性强。

贾宁等[304]将 60 只小白鼠分 3 批实验，每批随机分为 3 组：正常对照组、蒸馏水对照组和杜仲提取液组。后两组每日皮下注射无菌蒸馏水或无菌提取液 0.4 ml。连续注射 1 周后，由尾部取血涂片，做 α- 醋酸萘酯酶（ANAE）染色。实验结果表明，3 批动物实验杜仲提取液组的 ANAE 染色阳性淋巴细胞的百分率均显著增高，与蒸馏水组和正常对照组比较有极显著性差异（$P < 0.01$），而蒸馏水组与正常对照组比较差异不显著（$P > 0.05$），提示杜仲提取液对小白鼠末梢血液中 T 淋巴细胞的百分率有明显的增进作用。

封海波[305]以卵清白蛋白（ovalbumin，OVA）为模式抗原，观察中药对 OVA 特异性抗体水平的影响。研究发现川杜仲、川牛膝、川明参 3 种中药能很好地提高小鼠血清中特异性 IgG 水平，川杜仲能显著提高 IgG2b 的水平。徐贤柱等[306]发现杜仲多糖中、高剂量可显著提高小鼠脾脏指数（$P < 0.05$）；而杜仲多糖对胸腺指数没有影响（$P > 0.05$）；杜仲多糖中、高剂量可显著提高血清中 IL-2、IL-4、IgG 的含量（$P < 0.01$）；高剂量还可以提高 IgM 的含量（$P < 0.05$）。

翟文俊[307]以雄性 ICR 小白鼠（体重 20～25 g）为试验对象，采用分组交叉对照方式，分别进行小鼠脏体对比试验、溶血空斑试验、溶血素试验和细胞免疫功能试验。试验结果表明，杜仲叶浸提物制剂具有增强小鼠非特异性免疫、体液免疫和细胞免疫的功能。朱宇红等[308]比较了杜仲及其不同炮制品增强免疫的作用。实验选择 NIH 小鼠，体重（20±2）g。按文献方法炮制，得生杜仲、清炒杜仲、盐杜仲、砂烫杜仲、烘杜仲。上述每 100 g 药材煎煮浓缩成 100 ml，分别制备生杜仲及其炮制品的水提取液。实验发现，杜仲炮制后，抑制 2, 4- 二硝基氯苯（DNCB）所致小鼠迟发型超敏反应作用、对抗氢化可的松所造成的 T 细胞减少的作用、激活单核巨噬细胞吞噬功能的作用、腹腔巨噬细胞吞噬功能的作用都明显增强，且清炒杜仲、盐杜仲、砂烫杜仲、烘杜仲作用强度基本一致。

辛晓明等[309]研究了杜仲多糖对环磷酰胺致毒性的保护作用。实验取昆明种清洁级小鼠（18～22 g）72 只，将其随机分为空白对照组、模型组、阳性对照组、杜仲多糖高剂量组（200 mg/kg）、杜仲多糖中剂量组（100 mg/kg）、杜仲多糖低剂量组（50 mg/kg）。空白对照组腹腔注射生理盐水，其余各组均腹腔注射环磷酰胺溶液（40 mg/kg）。注射的同时，阳性对照组、杜仲多糖组分别灌胃维生素 C、不同剂量的杜仲多糖溶液 0.2 ml/10g，而空白对照组及模型组均灌胃等量生理盐水。注射及灌胃连续 5 天，每天称量小鼠体重。末次给药 12 h 后眼球取血测 MDA、

SOD，处死小鼠取胸腺、脾脏和肝脏，另取肝脏匀浆测 GSH、ALT，测左大腿股骨骨髓 DNA 含量。结果显示，杜仲多糖组较模型组的体重下降减少，胸腺指数、脾指数、肝指数都有所升高；MDA 含量降低，SOD、GSH、ALT 水平升高；白细胞、红细胞、血小板计数均有所升高；骨髓 DNA 含量升高。这说明杜仲多糖对环磷酰胺所致毒性有一定的缓解作用，其主要通过抗氧化、增强机体免疫功能、减轻骨髓抑制等机制发挥作用。辛晓明等[310]又研究杜仲总多糖对环磷酰胺致免疫低下小鼠的影响。应用环磷酰胺建立免疫低下小鼠模型，给予不同剂量杜仲总多糖后，测定小鼠体重、胸腺指数、脾指数、腹腔巨噬细胞吞噬率、吞噬指数等指标。结果显示应用环磷酰胺后，小鼠体重、胸腺指数、腹腔巨噬细胞吞噬率、吞噬指数均降低。杜仲总多糖能减轻环磷酰胺致小鼠体重的下降，升高免疫低下小鼠胸腺指数，明显增加小鼠腹腔巨噬细胞吞噬率和吞噬指数（$P < 0.01$）。与空白组比较，杜仲总多糖还能提高正常小鼠的脾指数（$P < 0.05$），可见杜仲总多糖能够较好地增强小鼠免疫功能。

李天来等[311]研究了杜仲叶茶对小鼠免疫功能的影响。杜仲叶茶含绿原酸 1.20 g/100 g，含总黄酮（以芦丁计）465 mg/100 g。经口给予小鼠不同剂量的杜仲叶茶 30 天后，与对照组比较，杜仲叶茶能增加小鼠的足跖肿胀度，提高小鼠的淋巴细胞增殖能力，增强小鼠腹腔巨噬细胞吞噬鸡红细胞的能力和小鼠碳粒廓清指数（$P < 0.05$）；各剂量组小鼠的胸腺质量 / 体重值、脾脏质量 / 体重值、小鼠血清溶血素和 NK 细胞活性转换值的测定结果与对照组比较，差异均无统计学意义（$P > 0.05$）。研究认为杜仲叶茶对小鼠的细胞免疫功能和单核巨噬细胞功能均具有明显的增强作用，而对小鼠的体液免疫功能未见明显影响。

邱果等[312]研究杜仲叶醇提取物对小鼠免疫功能的影响。通过碳粒廓清指数、迟发型超敏反应、血清溶血素含量测定及巨噬细胞吞噬功能试验，观察杜仲叶醇提取物对小鼠免疫功能的影响。结果发现，杜仲叶醇提取物能增强对环磷酰胺所致免疫低下小鼠模型的巨噬细胞的吞噬能力，升高环磷酰胺所致免疫低下小鼠的血清溶血素含量。

叶颖霞等[313]研究了杜仲叶多糖对免疫抑制

小鼠免疫器官、巨噬细胞廓清速度及溶血素生成的影响。实验将昆明小鼠随机分为6组，腹腔注射环磷酰胺造模，分为正常对照组、模型组、茯苓多糖组及杜仲叶多糖低、中、高剂量组。连续灌胃14天后，进行小鼠碳粒廓清和溶血素实验，测定小鼠巨噬细胞的碳粒廓清指数（K）和吞噬指数（α）；测定小鼠血清中溶血素的含量；计算小鼠脾脏、胸腺指数。结果发现杜仲叶多糖能在一定程度上提高小鼠腹腔巨噬细胞的廓清能力、吞噬速度及血清中溶血素的含量，提高胸腺指数和脾指数，从而提高小鼠机体免疫能力。故研究认为杜仲叶多糖有增强免疫抑制小鼠免疫功能的作用。薛程远等[314]研究了杜仲叶20%和50%乙醇提取物对小鼠免疫功能的影响。结果表明杜仲叶的乙醇提取成分能明显增强小鼠脾细胞对刀豆蛋白A（ConA）刺激的增殖反应及腹腔巨噬细胞的吞噬功能，而对脾抗体形成细胞未见明显影响。曲范仙等[3]用淋巴细胞转化试验和吞噬试验研究了20%、50%、100%杜仲叶醇提成分对BALB/c小鼠（6～10周龄，雌雄随机）免疫功能的影响。结果提示杜仲叶醇提物能显著增强脾细胞对ConA的增殖反应和腹腔巨噬细胞的吞噬功能。

陈琼瑶等[315]研究了杜仲滋身茶对小鼠免疫功能的影响。实验用足跖肿胀法、MTT法进行细胞免疫检测，用Jerne改良玻片法、血凝法进行体液免疫检测，用滴片法、LDH测定法进行非特异性免疫检测。小鼠连续灌胃30天后，杜仲滋身茶能明显增加小鼠的足跖肿胀度、半数溶血值，增强腹腔巨噬细胞吞噬鸡红细胞的能力及NK细胞活性。该研究提示杜仲滋身茶具有增强免疫力的功能。

苗静静等[316]研究了杜仲籽粕提取物通过免疫途径抗大鼠骨质疏松的药效物质和作用机制。药理实验显示，对OVX大鼠给予杜仲籽提取物治疗后，免疫球蛋白（IgG和IgM）、补体（C3和C4）、IGF-Ⅰ含量显著升高；TNF-α和IL-6含量降低；CD4$^+$T细胞增加，CD8$^+$T细胞减少；Foxp3细胞增加。体外实验表明，杜仲籽提取物和AU均可以提高脾淋巴细胞和巨噬细胞的活性。可见，杜仲籽提取物能同时提高大鼠机体的免疫增强和免疫抑制，从而调节大鼠免疫力，桃叶珊瑚苷可能是杜仲籽提取物的主要有效成分之一。

袁带秀等[317]腹腔注射70 mg/kg乙酸铅溶液，复制铅中毒小鼠模型，研究杜仲总黄酮对铅中毒小鼠免疫器官的影响。实验将50只雄性小鼠分为正常对照组、铅中毒组、阳性对照组及杜仲总黄酮治疗组（高、低剂量分别为200 mg/kg、50 mg/kg）。杜仲总黄酮治疗14天后，摘眼球取血及取脾脏和胸腺，测定血液、脾脏、胸腺中铅的含量，检测脾指数和胸腺指数及脾脏和胸腺中总超氧化物歧化酶（T-SOD）及GSH-Px活性、T-AOC及MDA含量。结果显示，连续8天腹腔注射70 mg/kg乙酸铅溶液造成铅中毒小鼠免疫能力下降，杜仲总黄酮可明显提高铅中毒小鼠的免疫能力，主要表现为连续灌胃杜仲总黄酮14天后，铅中毒小鼠脏器指数明显提高（$P < 0.01$）。与铅中毒组相比，200 mg/kg杜仲总黄酮治疗组铅中毒小鼠血液、脾脏和胸腺中铅的含量显著降低，脾脏和胸腺中SOD含量、GSH-Px活性及T-AOC提高，MDA含量降低（$P < 0.01$）；50 mg/kg杜仲总黄酮治疗组铅中毒小鼠血液、脾脏和胸腺中铅的含量降低不明显，但脾脏和胸腺中SOD、GSH-Px活性及T-AOC均有不同程度的提高，MDA含量降低。研究认为杜仲总黄酮可有效增强铅中毒小鼠免疫器官的抗氧化能力。

王林嵩等[318]研究了杜仲对猕猴细胞免疫功能的影响。实验选择体重3～8 kg、年龄3～6岁的猕猴，雌雄不拘，随机分成两组：对照组4只和杜仲组6只。杜仲煎煮浓缩至0.4 g/ml，备用。动物于用药前及最后一次用药后24 h分别静脉采血0.1 ml测定。结果发现用药后动物的淋巴细胞玫瑰花结的总花环（Tt）和活性花环（Ta）的百分比均增加，与用药前相比有显著性差异，对照组实验前后差异无显著性。实验表明，杜仲能增加淋巴细胞与绵羊红细胞的结合，提示杜仲有增强机体细胞免疫功能和作用。

王宇华等[319]为比较生杜仲和盐杜仲不同提取部位（水煎液、醇煎液）对小鼠单核巨噬细胞吞噬功能的影响，选择100只KM雄性小鼠（体重18～22 g），将其随机分为10组：空白对照、胸腺肽（0.015 g/kg）组、盐杜仲水煎液（2.5 g/kg、7.5 g/kg）组、盐杜仲醇煎液（2.5 g/kg、7.5 g/kg）组、生杜仲水煎液（2.5 g/kg、7.5 g/kg）组、生杜仲醇煎液（2.5 g/kg、7.5 g/kg）组。各组以10 ml/kg的容积每日灌胃给药 1 次，连续给药 7 日。末次给药后 1 h，尾静脉注射 20% 的印度墨汁 10 ml/kg。于 2 min 和 10 min 分别眼眶取血 20 μl，加入盛有 2 ml 的 0.1% 碳酸钠溶液试管中，于 680 nm 处测其吸光度值；处死小鼠，取肝脏、脾脏称重，计算碳粒廓清指数（K）及吞噬指数（α）。结果发现胸腺肽、盐杜仲水煎液大剂量、生杜仲水煎液大剂量组、盐杜仲醇煎液及生杜仲醇煎液大、小剂量组均可显著增加小鼠单核巨噬细胞的 K 及 α，表明杜仲的 4 种制品均能提高小鼠的非特异性免疫功能，但作用以盐杜仲醇煎液、生杜仲醇煎液较佳。

李鹏[320] 研究杜仲籽粕对骨质疏松大鼠免疫系统的影响时，选择雌性 SPF 级 SD 大鼠，采用双侧摘卵巢术建立绝经后骨质疏松症（PMOP）模型大鼠，并将其随机分成 6 组，每组 6 只，另设假手术组。结果发现，杜仲籽粕提取物干预后大鼠脾脏中 Bcl-2 蛋白的表达明显升高，Bcl-2 相关 X 蛋白的表达明显降低，提示杜仲籽粕提取物能够维持脾脏的正常免疫功能，对大鼠的脾脏起到保护作用。

徐诗伦等[321] 发现灌服醇沉杜仲水煎液，能抑制小鼠 DNCB 所致的迟发型超敏反应，并能对抗大剂量氢化可的松所致的 T 细胞百分比降低，可使 S_{180} 小鼠外周血中 T 细胞百分比增高，腹腔巨噬细胞吞噬功能增强，对细胞免疫显示双相调整作用；还通过小鼠血中碳粒廓清指数测定和腹腔巨噬细胞吞噬鸡红血细胞试验发现口服醇沉杜仲水煎液，能激活单核巨噬细胞系统和腹腔巨噬细胞系统的吞噬活性，增强机体的非特异性免疫功能，并能对抗氢化可的松的免疫抑制作用[322]。

Jiang 等[323] 发现杜仲多糖对 CJ-S₁₃₁ 诱导的 BALB/c 小鼠系统性红斑狼疮样综合征有良好的治疗作用；粗多糖给药组治疗 35 天，免疫球蛋白沉积减少、蛋白尿水平降低；血清自身抗体和总免疫球蛋白的增加也被抑制。

王慧玲等[324] 通过肌内注射氢化可的松复制肾阳虚小鼠模型，探讨全杜仲胶囊作为补肾中药对肾阳虚小鼠抗应激能力的影响及其与免疫功能相关的作用机制。实验选择 SPF 级雄性 KM 小鼠 314 只，体重 16～18 g，将其随机分为空白组、模型组、阳性药物组（普萘洛尔组 20 mg/kg，右归丸组 4.05 g/kg）及全杜仲高剂量组（1.80 g/kg）、全杜仲中剂量组（0.90 g/kg）及全杜仲低剂量组（0.45 g/kg）。模型组及药物组按 25 mg/kg 剂量后肢肌内注射氢化可的松注射液，每天 1 次，连续 10 天，空白组注射无菌生理盐水。造模 1 h 后，药物组按 0.2 ml/10g 灌胃对应药物，空白组和模型组按 0.2 ml/10g 灌胃 0.5% CMC-Na 溶液，所有小鼠均自由摄食饮水，每天 1 次，连续 10 天。处死动物后迅速取出脾脏，制备细胞悬液，用流式细胞仪检测各组 T 淋巴细胞 CD4⁺、CD8⁺ 百分比，并计算 CD4⁺/CD8⁺。结果发现，造模后与空白组比较，肾阳虚模型组小鼠脾脏 T 淋巴细胞 CD4⁺/CD8⁺ 值显著下降，提示其免疫功能下降。给予全杜仲胶囊后，脾脏 T 淋巴细胞 CD4⁺/CD8⁺ 值显著升高，说明全杜仲胶囊可通过增强机体的免疫功能提高肾阳虚小鼠的抗应激能力。

周静等[325] 研究了强力天麻杜仲胶囊对小鼠脾细胞活性的影响。实验用 400 mg/kg、800 mg/kg 和 1600mg/kg 强力天麻杜仲胶囊灌胃小鼠，1 次 / 天，连续 2 周，通过淋巴细胞转化试验检测 ConA 诱导的 T 淋巴细胞增殖能力；采用 ELISA 测定脾细胞 IL-2、IL-4、IFN-γ 及 TNF-α 分泌水平，结果显示强力天麻杜仲胶囊低、中、高剂量组 T 淋巴细胞刺激指数均高于对照组（$P < 0.05$，$P < 0.01$，$P < 0.05$），尤以中剂量组明显（$P < 0.01$）；强力天麻杜仲胶囊低、中剂量组脾细胞 IL-2、IFN-γ 和 IL-4 分泌水平均显著高于对照组（$P < 0.01$），TNF-α 的分泌水平显著低于对照组（低剂量组 $P < 0.05$，中剂量组 $P < 0.01$）。研究表明强力天麻杜仲胶囊可剂量依赖性促进小鼠 T 细胞增殖，增强 Th1 和 Th2 活性，促进小鼠细胞免疫和体液免疫应答，全面提高机体免疫应答能力。

另有研究发现杜仲活性成分绿原酸和栀子苷酸有改善光免疫抑制作用[326]。

（二）杜仲免疫调节活性的体外实验研究

蒋春茂等[327] 比较了玉竹多糖、桑叶多糖、杜仲多糖、商陆多糖、淫羊藿多糖的体外免疫增强活性。结果显示，玉竹多糖、桑叶多糖、杜仲多糖、商陆多糖及淫羊藿多糖对鸡胚成纤维细胞的安全浓度分别为 1250.0 μg/ml、625.0 μg/ml、625.0 μg/ml、625.0 μg/ml 及 312.5 μg/ml。玉竹多糖、桑叶多糖、杜仲多糖和淫羊藿多糖无论是单独还是协同植物血凝素（PHA）刺激外周血 T 淋巴细胞，均不同程度地表现出增强 T 淋巴细胞的活性。桑叶多糖、杜仲多糖和淫羊藿多糖无论是单独还是协同 LPS 刺激脾脏 B 淋巴细胞，均不同程度地显示出良好的增强 B 淋巴细胞的活性。桑叶多糖和杜仲多糖体外增强免疫效果最佳，在 62.500 μg/ml 和 125.000 μg/ml 时，均显示出较强的增强外周血 T 淋巴细胞和脾脏 B 淋巴细胞增殖的能力。

王志宏等[328]采用 MTT 法和 ELISA 技术，通过考察不同纯度的杜仲黄酮对小鼠脾淋巴细胞增殖及细胞因子 IL-2 和 IFN-γ 诱生作用的影响，探讨杜仲黄酮的免疫活性。结果表明，杜仲黄酮粗品及槲皮素均对经 ConA 或 LPS 刺激的小鼠脾淋巴细胞的增殖和细胞因子 IL-2 与 IFN-γ 的分泌有协同作用；随细胞培养时间延长，与空白组比较作用效果也逐渐显著。多重显著性分析结果显示，在一定范围内，不同浓度的样品对脾淋巴细胞的增殖效果存在差异，并有一定的浓度依赖性（表 2-9-57～表 2-9-59，图 2-9-34 和图 2-9-35）。

表 2-9-57　杜仲提取物对小鼠脾淋巴细胞增殖的影响（$\bar{x} \pm s$, $n=3$）[328]

Table 2-9-57　Effects of *E. ulmoides* extracts on proliferation of splenocytes in mice（$\bar{x} \pm s$, $n=3$）[328]

组别	浓度（μmol/L）	OD_{570}					
		24 h		48 h		72 h	
		ConA	LPS	ConA	LPS	ConA	LPS
空白组	—	0.119 ± 0.011	0.116 ± 0.005	0.123 ± 0.008	0.139 ± 0.017	0.131 ± 0.007	0.124 ± 0.012
阴性对照	—	0.124 ± 0.011	0.121 ± 0.006	0.171 ± 0.004**	0.160 ± 0.003**	0.195 ± 0.006**	0.196 ± 0.011**
阳性对照	—	0.156 ± 0.004**	0.158 ± 0.005**	0.196 ± 0.006**	0.226 ± 0.010**	0.232 ± 0.015**	0.264 ± 0.015**
杜仲黄酮粗品	20	0.160 ± 0.009**	0.163 ± 0.009**	0.214 ± 0.012**	0.313 ± 0.005**	0.327 ± 0.027**	0.420 ± 0.003**
	10	0.142 ± 0.006**	0.153 ± 0.008**	0.223 ± 0.013**	0.286 ± 0.006**	0.327 ± 0.003**	0.405 ± 0.014**
	5	0.127 ± 0.005	0.144 ± 0.003**	0.203 ± 0.004**	0.259 ± 0.004**	0.301 ± 0.004**	0.343 ± 0.011**
	2.5	0.129 ± 0.005	0.127 ± 0.001**	0.193 ± 0.006**	0.215 ± 0.038**	0.229 ± 0.003**	0.229 ± 0.007**
	1.75	0.124 ± 0.003	0.122 ± 0.004	0.181 ± 0.004**	0.180 ± 0.005**	0.196 ± 0.008**	0.199 ± 0.009**

注：与空白组比较，**$P < 0.01$。

Note: compared with blank group, **$P < 0.01$.

表 2-9-58　槲皮素对小鼠脾淋巴细胞增殖的影响（$\bar{x} \pm s$, $n=3$）

Table 2-9-58　Effects of quercetin on proliferation of splenocytes in mice（$\bar{x} \pm s$, $n=3$）

组别	浓度（μmol/L）	OD_{570}					
		24 h		48 h		72 h	
		ConA	LPS	ConA	LPS	ConA	LPS
空白组	—	0.119 ± 0.011	0.116 ± 0.005	0.123 ± 0.008	0.139 ± 0.017	0.131 ± 0.007	0.124 ± 0.012
阴性对照	—	0.124 ± 0.011	0.121 ± 0.006	0.171 ± 0.004**	0.160 ± 0.003**	0.195 ± 0.006**	0.196 ± 0.011**
阳性对照	—	0.156 ± 0.004**	0.158 ± 0.005**	0.196 ± 0.006**	0.226 ± 0.010**	0.232 ± 0.015**	0.264 ± 0.015**
槲皮素	20	0.156 ± 0.007**	0.170 ± 0.003**	0.236 ± 0.007**	0.297 ± 0.008**	0.463 ± 0.012**	0.487 ± 0.013**
	10	0.145 ± 0.010**	0.158 ± 0.006**	0.235 ± 0.005**	0.246 ± 0.005**	0.413 ± 0.007**	0.462 ± 0.005**
	5	0.138 ± 0.007**	0.138 ± 0.003**	0.222 ± 0.006**	0.184 ± 0.007**	0.317 ± 0.015**	0.334 ± 0.006**
	2.5	0.127 ± 0.011	0.131 ± 0.011**	0.196 ± 0.008**	0.176 ± 0.004**	0.275 ± 0.011**	0.299 ± 0.002**
	1.75	0.117 ± 0.006	0.122 ± 0.003	0.187 ± 0.004**	0.169 ± 0.006**	0.211 ± 0.008**	0.234 ± 0.006**

注：与空白组比较，**$P < 0.01$。

Note: compared with blank group, **$P < 0.01$.

表 2-9-59　山奈酚对小鼠脾淋巴细胞增殖的影响（$\bar{x} \pm s$，n=3）

Table 2-9-59　Effects of kaempferol on proliferation of splenocytes in mice（$\bar{x} \pm s$，n=3）

组别	浓度（μmol/L）	OD$_{570}$					
		24 h		48 h		72 h	
		ConA	LPS	ConA	LPS	ConA	LPS
空白组	—	0.119 ± 0.011	0.116 ± 0.005	0.123 ± 0.008	0.139 ± 0.017	0.131 ± 0.007	0.124 ± 0.012
阴性对照	—	0.124 ± 0.011	0.121 ± 0.006	0.171 ± 0.004**	0.160 ± 0.003	0.232 ± 0.015**	0.196 ± 0.011**
阳性对照	—	0.156 ± 0.004**	0.158 ± 0.005**	0.196 ± 0.006**	0.226 ± 0.010**	0.195 ± 0.006**	0.264 ± 0.015**
山奈酚	20	0.118 ± 0.005	0.104 ± 0.007	0.110 ± 0.003*	0.132 ± 0.006	0.122 ± 0.006	0.121 ± 0.008
	10	0.113 ± 0.004	0.119 ± 0.006	0.124 ± 0.004	0.140 ± 0.004	0.145 ± 0.013	0.136 ± 0.004
	5	0.120 ± 0.007	0.119 ± 0.016	0.131 ± 0.006	0.146 ± 0.003	0.154 ± 0.006**	0.141 ± 0.004*
	2.5	0.130 ± 0.014	0.127 ± 0.003	0.142 ± 0.007*	0.188 ± 0.062**	0.175 ± 0.010**	0.142 ± 0.001*
	1.75	0.139 ± 0.007*	0.129 ± 0.008	0.160 ± 0.007**	0.160 ± 0.002	0.205 ± 0.007**	0.147 ± 0.006**

注：与空白组比较，*P < 0.05，**P < 0.01。

Note: compared with blank group, *P < 0.05, **P < 0.01.

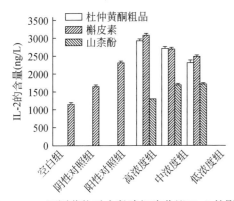

图 2-9-34　不同药物对小鼠脾细胞分泌 IL-2 的影响

Fig. 2-9-34　Effect of different drugs on production of IL-2 from splenocytes in mice

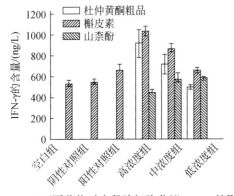

图 2-9-35　不同药物对小鼠脾细胞分泌 IFN-γ 的影响

Fig. 2-9-35　Effect of different drugs on production of IFN-γ from splenocytes in mice

Feng 等[329]研究杜仲多糖的特性及免疫增强活性时，发现在体外实验中，经杜仲多糖（1.2～75 μg/ml）处理后，树突状细胞表面的主要组织相容性复合体（MHC）Ⅰ/Ⅱ、CD80、CD40 和 CD86 表达增加，且杜仲多糖可诱导树突状细胞成熟；杜仲多糖显著增强淋巴细胞增殖和细胞因子（IL-4 和 IFN-γ）的产生。在体内实验中，数据表明杜仲多糖可显著增强口蹄疫病毒（FMDV）特异性 IgG、IgG1、IgG2a 和 IgG2b 抗体滴度和 T 细胞增殖。这些结果表明杜仲多糖是一种强的免疫刺激剂。

Yang 等[330]研究了杜仲及其成分京尼平对脾淋巴细胞增殖的抑制作用。实验采用 ConA 和 LPS 诱导原代脾细胞增殖。在体内和体外系统测定了 ConA 和 LPS 诱导原代脾细胞增殖的作用。口服给药时杜仲和京尼平对 ConA 或 LPS 诱导的小鼠脾淋巴细胞增殖有明显的抑制作用，但不抑制巨噬细胞吞噬功能。这些结果表明，杜仲和京尼平对细胞和体液适应性免疫有抑制作用，提示了其对过度激活适应性免疫的潜在意义。

二、杜仲免疫调节活性在畜牧生产中的应用研究

关于杜仲免疫调节活性在畜牧养殖中的研究很多，其应用广泛，在鱼类、虾类、禽类、畜类养殖中都有应用和研究。

（一）杜仲对鱼类的免疫调节活性研究

张青红[331]通过在青鱼的饲料中添加不同剂量的杜仲叶粉，研究杜仲叶对青鱼免疫的影响。用 0%（对照组）、2.5%、5% 和 7.5% 四个剂量的杜仲叶粉饲喂 60 天后，测定血清溶菌酶（lysozyme，LSZ）、SOD、ALP、补体 C3 和 C4 的活性，用 RT-qPCR 法检测肾脏、肝脏、肠道和肌肉组织中 IgM、MHC Ⅰ、MHC Ⅱ、TNFα、IL-1β 及补体 C3 基因的表达差异性，从分子水平揭示杜仲增强青鱼免疫功能的机制。结果发现，血清中 SOD、ALP、LSZ 的酶活力随杜仲叶添加量增加呈升高趋势且差异显著（$P < 0.05$），补体 C3、C4 的含量也有升高趋势但差异不显著（$P > 0.05$）。2.5% 杜仲叶组 SOD、ALP、LSZ 的酶活力和补体 C3、C4 的含量与对照组相比，差异不显著；5% 杜仲叶粉组 SOD、ALP 和 LSZ 活力分别比对照组提高 34.08%、34.64% 和 46.13%；7.5% 杜仲叶粉组 SOD、AKP、LSZ 活力分别比对照组提高 47.90%、46.07%、61.64%；各组补体 C3、C4 含量无显著性差异（$P > 0.05$）。研究杜仲叶粉对青鱼组织免疫基因表达的影响时发现，与对照组比较，肾脏的 mRNA 在各实验组免疫相关基因 IgM、IL-1β、MHC Ⅰ、MHC Ⅱ、TNF-α 和 C3 的表达量显著增加（$P < 0.05$），且添加 7.5% 杜仲叶组效果最为显著。

姚红梅[227]研究了杜仲提取物对彭泽鲫非特异性免疫的影响。实验共分为 7 组：杜仲组 1（500 mg/kg 的杜仲提取物）、杜仲组 2（1000 mg/kg 的杜仲提取物）、杜仲组 3（1500 mg/kg 的杜仲提取物）、杜仲组 4（2000 mg/kg 的杜仲提取物）、杆菌肽锌组（45 mg/kg 杆菌肽锌）、黏菌素组（20 mg/kg 黏菌素）和空白对照组；在基础日粮中加入以上不同剂量的添加剂，空白对照组的饲料不加任何药物添加剂及其他的非营养添加剂。选择规格相似、无病无伤、外观无任何异常、健康的彭泽鲫置于水池（272 cm × 140 cm × 80 cm）中暂养 1 周后，随机分为 7 个处理，每个处理 3 个重复，每个重复 30 尾鱼，共 630 尾。每天 10：00、16：00 左右各投喂饲料 1 次，每次投食均做到细撒、慢投，投喂时间不少于 30 min。每隔 15 天左右称重一次，及时调整投饵量。结果表明，彭泽鲫饲料中添加杜仲提取物 1000 ～ 1500 g/kg 能明显加强其氯化硝基四氮唑蓝（NBT）阳性细胞、溶菌活力、抗菌活力、血清中抗体效价和白细胞的吞噬活性，与对照组相比可获得 57.1% 的免疫保护力。

孟晓林等[332]在基础饲料中分别添加 2%、4% 杜仲叶粉，0.1%、0.15% 杜仲纯粉，饲喂规格为（37 ± 3）g 的草鱼鱼种，考察杜仲对其生长、非特异免疫功能的影响。超氧化物歧化酶（SOD）活力测定采用总 SOD 测定法，LSZ 测定法采用比浊法。经过 60 天的饲养，结果显示：①对照组、2% 杜仲叶粉组、4% 杜仲叶粉组、0.1% 杜仲纯粉组、0.15% 杜仲纯粉组的鱼体增重率分别为 315%、308%、322%、310%、342%，饲料系数分别为 1.10、1.17、1.09、1.11、0.97，其中添加 0.15% 杜仲纯粉显著提高了草鱼增重率（$P < 0.05$），降低了饲料系数（$P < 0.05$）；②对照组、2% 杜仲叶粉组、4% 杜仲叶粉组、0.1% 杜仲纯粉组、0.15% 杜仲纯粉组的血清 SOD 活性分别为 63.03 U/ml、88.13 U/ml、112.2 U/ml、97.59 U/ml、112.0 U/ml；LSZ 活性分别为 9.07 μg/ml、7.83 μg/ml、23.55 μg/ml、19.27 μg/ml、30.44 μg/ml。其中 4% 杜仲叶粉组、0.15% 杜仲纯粉组显著提高了草鱼的 SOD、LSZ 活性（$P < 0.05$）。上述结果表明，杜仲具有促进草鱼鱼种生长和提高其非特异性免疫功能的作用。孟晓林等[333]在基础饲料（对照组）中分别添加 1% 杜仲（树皮）、1% 杜仲叶和 1% 杜仲汁饲喂异育银鲫，考察对其免疫功能的影响。结果表明，在血清非特性免疫指标方面，添加 1% 杜仲叶、1% 杜仲汁可提高血清 SOD 活性（$P < 0.05$），但对 LSZ 活性无影响（$P > 0.05$）。饲料中添加 1% 杜仲（树皮）、1% 杜仲叶、1% 杜仲汁，可有效改善异育银鲫肌肉品质，提高免疫功能。

罗庆华[334]在鲤鱼饲料配方中添加 2%、4%、6% 的杜仲叶粉，筛选中草药饲料添加剂。饲养 30 天后，测定鲤鱼的体重及嗜水气单胞菌活菌攻毒后的免疫保护力，接种经甲醛水溶液（福尔马林）灭活的嗜水气单胞菌（F-AH），21 天后测定各试验组与对照组血清的凝集抗体效价和血液中白细胞的吞噬活性，研究杜仲叶粉对鲤鱼免疫力的影响。结果表明饲料中添加杜仲叶粉能明显提高鲤鱼的免疫应答水平，增强抗细菌感染能力，促进鲤鱼的生长，尤以添加 4%、6% 杜仲叶粉的效果显著。

石英等[335]选用平均体重为（24.0±2.0）g的异育银鲫鱼种，在基础饲料中分别添加0%（对照组）及0.1%、0.15%和0.2%杜仲叶提取物。饲养8周后，测定血清非特异性免疫指标，结果显示添加0.1%、0.15%、0.2%杜仲叶提取物可在不同程度上提高血清SOD、LSZ和ALP活性，其中添加0.15%杜仲叶提取物对血清非特异性免疫指标的影响最显著。其还研究了杜仲叶提取物对异育银鲫生长性能、血清非特异性免疫功能和肌肉品质的影响，证实杜仲叶提取物可在不同程度上提高血清SOD、LSZ和ALP活性，其中添加0.15%杜仲叶提取物对血清非特异性免疫指标的影响最显著；并能提高肌肉粗蛋白质含量和肌肉耐折力（$P < 0.05$），降低肌纤维直径和肌肉失水率（$P < 0.05$）；且可显著提高异育银鲫粗蛋白质消化率、干物质消化率和肠道蛋白酶活性（$P < 0.05$）。这表明饲料中添加0.15%杜仲叶提取物可提高异育银鲫对营养物质的消化率，促进生长，提高血清非特异性免疫力，改善肌肉品质。

曹笑楠等[336]以胍基乙酸、杜仲提取物、EM菌（保加利亚乳杆菌、丁酸梭菌、地衣芽孢杆菌、酿酒酵母；活菌浓度6×10^5 CFU/ml）作为饲料添加剂，研究对鲤的生长性能和血清生化指标的影响。实验选取鲤鱼540尾，分为5个试验组和1个对照组，每组3个重复，每个重复30尾。试验饲料是在基础饲料中分别添加3% EM菌、250 mg/kg胍基乙酸、3% EM菌+250 mg/kg胍基乙酸、0.15%杜仲提取物、0.15%杜仲提取物+3% EM菌，试验周期为38天。结果表明，与对照组相比，3种饲料添加剂和复合添加剂均不同程度地促使鲤的体重、体长增长，饵料系数降低；血清中生化指标如蛋白激酶（PK）、山梨醇脱氢酶（SDH）、SOD和LSZ的酶活力显著高于对照组（$P < 0.05$），肌酸激酶（CK）的酶活力有降低的趋势，在饲喂30天时差异显著（$P < 0.05$）。结果显示，单一添加组可在一定程度上对鲤的生长性能造成影响，而两种添加剂复合制剂较基础饲料均显著提高鲤的生长性能，改善非特异性免疫力，促进能量代谢，同时机体免疫力也得到明显增强。

许友卿等[337]选用孵化30日龄健壮青鱼480尾，研究饲料中添加杜仲叶粉对青鱼组织免疫相关基因表达的影响。实验随机分为4组，每组6个重复，每个重复20尾鱼；在基础日粮中（对照组）分别添加2.5%、5.0%、7.5%的杜仲叶粉。青鱼分组饲养60天后，分别测定IgM、IL-1β、主要组织相容性复合体（MHC Ⅰ、MHC Ⅱ）、TNF-α和补体C3六个免疫功能基因在青鱼肝、肾、肠和肌肉组织中的表达差异性。结果表明，IgM、MHC Ⅰ、MHC Ⅱ、TNF-α、IL-1β及补体C3基因在肾中表达差异显著（$P < 0.05$）；肝中IL-1β、MHC Ⅱ、TNF-α和C3基因表达也有明显差异；肠和肌肉中的各基因表达量无显著性差异（$P > 0.05$）。研究结果揭示了基础饲料中添加7.5%杜仲叶粉能显著提高青鱼鱼种的免疫功能。

Zhang等[338]研究了杜仲日粮对大菱鲆生长、饲料利用率、抗氧化活性及免疫应答的影响。实验在大菱鲆日粮中添加5.0 g/kg（Eu1）、10.0 g/kg（Eu2）和20.0 g/kg（Eu3）杜仲叶粉。经过70天的试验，补充杜仲对大菱鲆利用养分没有影响，但在5.0 g/kg以上剂量时，鱼体的采食量（FI）和比生长率（SGR）有所下降；在剂量为20.0 g/kg时，添加杜仲组SOD、CAT活性和T-AOC显著高于对照组；当剂量大于5.0 g/kg时，添加杜仲叶组MDA含量显著降低。此外，饲喂20.0 g/kg杜仲的鱼表现出最高的LZM活性；添加剂量大于5.0 g/kg的杜仲日粮能显著提高细胞因子mRNA的表达；当杜仲补充剂为20.0 g/kg时，MHC Ⅱ α的表达水平明显高于对照组。结果表明，杜仲能显著增强大菱鲆的抗氧化活性、非特异性免疫，并保持其积极的免疫应答。

罗庆华[339]研究了杜仲提取物、大蒜素及其复方制剂对草鱼的免疫激活作用。实验选择体重35g的健康草鱼共540尾，分6组饲养，每组设3个重复，每个重复30尾，试验期间水温13～20℃。以福尔马林灭活的荧光假单胞菌作为免疫原；分别将各组30尾草鱼（每个重复组10尾）浸泡于免疫原液1 h，7天后重复1次。距第1次浸泡21天和28天，每次从上述草鱼中取10尾，从腹主动脉抽取血液，待凝血后取血清，测定凝集抗体效价。结果表明，杜仲提取物、大蒜素及不同比例复方均可提高草鱼的抗体效价，杜仲提取物与大蒜素复方0.04%～0.08%添加对提高草鱼的抗体效价有协同作用。该研究发现饲料中添加杜仲提取物、大蒜素和复方制剂均能明显提高草鱼的免疫应答水平，增强抗感染能力，促进草鱼的生长；适量添加杜仲大蒜复方制剂对于提高草鱼的免疫力较单方具有协同增效作用。

（二）杜仲对虾类的免疫调节活性研究

刘波等[340]在基础饲料中分别添加0%（对照组）、0.5%、1.0%、2.0%和3.0%的杜仲，饲喂体重为（7.5±0.2）g的凡纳滨对虾（Litopenaeus vannamei）。实验共分5个处理组，每个处理组设4个重复，每个重复40尾虾。经过42天养殖，各处理组均有较高的存活率，且无显著性差异（P＞0.05）；2.0%杜仲组的虾体增重率最高（136.1%），饲料系数最低（1.33），较对照组提高增重率9.8%（P＜0.05），降低饲料系数0.13（P＜0.05）；饲料中添加0.5%和1.0%杜仲，显著提高了对虾血清LSZ、酚氧化酶（PO）活性；添加1.0%杜仲，显著降低了血清MDA含量，提高了肝胰腺蛋白酶活性（P＜0.05）；攻毒实验结果表明，以溶藻弧菌（Vibrio alginolyticus）肌内注射虾体96 h后，0.5%、1.0%、2.0%杜仲组的虾体死亡率均较对照组显著降低（P＜0.05）；在肌肉成分方面，添加2.0%、3.0%杜仲显著提高了肌肉胶原蛋白含量，各处理在肌肉水分、灰分、粗蛋白、粗脂肪含量方面没有显著性差异。上述研究表明，在凡纳滨对虾饲料中添加杜仲2.0%，可显著改善生产性能，提高肌肉胶原蛋白含量；在饲料中添加杜仲0.5%～1.0%，可提高凡纳滨对虾非特异性免疫能力。

李军涛等[341]以凡纳滨对虾专用饵料为基础饵料，分别添加0.1 g/kg、0.2 g/kg、0.3 g/kg、0.5 g/kg和0.7 g/kg杜仲叶提取物，研究杜仲叶提取物在凡纳滨对虾饵料中的适宜添加量。试验为期6周。结果显示随杜仲叶提取物添加量的增加，凡纳滨对虾的SOD、CAT、GSH-Px和PO活性呈先升高后降低的变化趋势，而MDA水平的变化恰好相反，综合各项指标是以0.3 g/kg添加量的效果最佳。梯度添加杜仲叶提取物对凡纳滨对虾肝胰腺无明显影响（仍保持完整的细胞结构），但其B细胞数量明显增多。饵料中添加杜仲叶提取物能有效提高凡纳滨对虾的免疫酶活性，并增加肝胰腺中具分泌功能的消化酶细胞，具有替代抗生素的潜能，

实际生产中的最适添加量为0.3g/kg。

（三）杜仲对禽类的免疫调节活性研究

王俊丽等[342]研究杜仲提高蛋鸡的免疫功能时，选鸡品种为京白904，鸡龄5个月，实验共分3组，实验1组在饲料中添加杜仲1%，实验2组添加3%杜仲，对照组不添加。每组60只鸡，喂饲43天，观察记录结果。从鸡群的免疫功能和抗病性来看，实验组和对照组之间出现了明显的差异。夏季气温较高，鸡群饮水多，一般鸡的粪便比较稀。在实验期内对照组的鸡群粪便较稀，呈水样。而喂饲杜仲添加剂的实验组鸡群的粪便干燥正常，这表明鸡体的免疫功能和抗病性能大大加强。

王福明[343]研究了杜仲粉在凉山岩鹰鸡饲养中的应用。试验将500只35日龄凉山岩鹰鸡随机分成4组：对照组和试验Ⅰ组、Ⅱ组、Ⅲ组，每组100只，每组设5个重复；分别添加0 g/kg、1.5 g/kg、3 g/kg、4 g/kg、5 g/kg、6 g/kg杜仲粉，饲养试验进行28天。结果表明试验Ⅲ组的生长速度显著高于对照组（P＜0.05）；各试验组胸肌率、腿肌率极显著高于对照组（P＜0.01）；各试验组脾指数、胸腺指数显著高于对照组（P＜0.05）；试验Ⅲ、Ⅳ组法氏囊指数显著高于试验Ⅰ组、Ⅱ组和对照组（P＜0.05）；各试验组吞噬指数极显著高于对照组（P＜0.01）。这说明杜仲粉能够提高凉山岩鹰鸡的生长速度和免疫功能。

陈绍红等[344]研究杜仲素对贵妃鸡生产性能和免疫功能的影响。试验选择5周龄的健康贵妃鸡90只，将其随机分为3组，分别在基础日粮中添加0 mg/kg、500 mg/kg、1500 mg/kg的杜仲素，每组设5个重复，每个重复有6只贵妃鸡，试验期7周。结果表明，杜仲素低、高剂量试验组贵妃鸡的料重比分别比对照组降低4.77%（P＞0.05）和6.72%（P＜0.05）；日粮中添加1500 mg/kg杜仲素能显著提高贵妃鸡ANAE⁺细胞百分率与外周血淋巴细胞转化率；显著促进脾脏发育；试验组贵妃鸡血清新城疫抗体滴度与IgG含量有升高的趋势（P＞0.05）。

郭庆等[345]利用血凝抑制（HI）试验研究了杜仲叶对鸡新城疫疫苗免疫的增效作用。将272只1日龄爱拔益加（AA）肉仔鸡随机分成4组：

杜仲叶煎煮液低剂量组、中剂量组、高剂量组和对照组。试验期 42 天。在饲养过程中 4 组鸡均饲喂相同的基础日粮，采用相同的免疫途径，每周六在各组鸡群中随机抽 8 只鸡进行心脏采血，离心分离血清，测定血清中新城疫抗体效价。结果发现，在饮水中添加杜仲叶煎煮液的试验组鸡的血清新城疫 HI 抗体水平在试验期内（7～42 天）均高于对照组鸡群的新城疫 HI 抗体水平，其中高、中剂量组与对照组鸡群的抗体水平相比，差异极显著（$P < 0.01$）；低剂量组鸡群的新城疫 HI 抗体水平与对照组抗体水平相比，差异显著（$P < 0.05$）。从免疫增强效果看，杜仲叶对 AA 肉仔鸡有明显的免疫增强效果。研究认为在 AA 肉仔鸡饮水中添加不同浓度杜仲叶煎煮液对鸡新城疫疫苗免疫均具有明显的增强效果，且以添加 1.5% 浓度的杜仲叶煎煮液免疫增强效果最好。

陈玉敏[346] 研究了添加不同水平杜仲叶提取物对 AA 肉鸡免疫功能的影响。研究选择健康 1 日龄 AA 肉鸡 275 羽，随机分为 5 组，每组 5 个重复，每个重复 11 羽鸡。对照组饲喂基础饲粮，试验组分别在基础饲粮中添加 0.05%、0.10%、0.15%、0.20% 杜仲叶提取物；试验为期 42 天。结果表明，各组 21 天、42 天肉鸡免疫器官指数、血清 IgA 含量差异均不显著（$P > 0.05$）；0.15% 添加组 21 天血清 IgG 含量比对照组提高了 23.06%（$P < 0.05$），0.05%、0.15% 和 0.20% 添加组 42 天血清 IgM 含量分别比对照组提高了 118.89%、73.33% 和 71.11%（$P < 0.05$）。由此可见，饲粮中添加一定水平的杜仲叶提取物可提高肉鸡免疫功能，改善生长性能，其中以 0.15% 的添加水平效果最好。

梁松琼等[347] 用杜仲粉喂雏鸡，对 5 日龄雏鸡接种新城疫 II 系疫苗，其 14 日龄抗体效价表明，杜仲饲料添加剂组雏鸡体内抗体效价比对照组雏鸡有所提高。将杜仲粉以 4%～6% 比例添加到饲料中喂鲤鱼，能使其 T 细胞比值升高，并增加吞噬细胞的活性，明显增加鲤鱼的免疫应答水平，增强抗细菌感染能力，攻毒后存活率可达 70%，免疫保护力高达 60%。

王凯等[348] 研究了杜仲多糖（EOP）对家禽免疫应答的影响。结果发现，添加 8 mg/ml 的 EOP 能显著提高三黄鸡新城疫和禽流感抗体水平、T 淋巴细胞含量和白细胞吞噬指数（$P < 0.05$），但对三黄鸡免疫器官指数、血清 IgG 含量影响不大（$P > 0.05$）。这表明 EOP 在不增加免疫器官负担的情况下（免疫器官指数组间差异不显著）增强了细胞免疫功能，提高了白细胞吞噬指数。

杨海峰等[349] 比较不同中药提取物对鸡新城疫（ND）疫苗免疫效果的影响，探讨了其对鸡呼吸道和肠道黏膜的免疫作用。试验分为 8 组：桑叶水提物组、桑叶粗多糖组、杜仲水提物组、杜仲叶水提物组、杜仲叶粗多糖组、芪黄素组、免疫对照组和空白对照组，中药提取物组分别设 6 个剂量组。各中药提取物组于每次免疫前 3 天开始拌料给药，连用 7 天。分别于首次免疫后 7 天、14 天、21 天、28 天每组随机抽取 10 羽，测定血清新城疫抗体效价。结果显示，桑叶水提物、桑叶粗多糖、杜仲水提物在给药后不同时间点、不同给药剂量下均能提升新城疫血清抗体水平。

宁康健等[350] 发现不同浓度的杜仲口服液对肉仔鸡的生产性能均有良好的作用，对不同周龄和免疫阶段的肉仔鸡脾指数、法氏囊指数和胸腺指数有不同的影响。吕锦芳等[351] 研究了添加杜仲叶对肉杂鸡免疫器官发育的影响研究。将 272 只 1 日龄肉杂鸡随机分为 4 组，I 组为对照组，II～IV 组饮水中分别添加杜仲叶 5.0 g/L、10.0 g/L、15.0 g/L，试验期 6 周。每周末各组抽样 8 羽称重并剖检，结果发现，1～5 周胸腺质量及胸腺指数组间差异不显著（$P > 0.05$），第 6 周高剂量组显著降低（$P < 0.05$）；第 3 周各剂量组脾脏质量及脾指数均高于对照组，而 5～6 周龄试验组降低，第 3 周各剂量组法氏囊指数均不同程度高于对照组，而第 6 周组间差异不显著。这表明，杜仲叶水煎液在肉杂鸡生长早期可以提高脾指数和法氏囊指数，且以低剂量组效果最明显；杜仲叶水煎液对胸腺发育无明显影响。

路振香等[352] 通过检测 AA 肉仔鸡新城疫 HI 抗体效价的变化，评价复方杜仲对鸡新城疫疫苗免疫效果的影响。研究将 224 只 1 日龄 AA 肉鸡随机分成 4 组，每组 56 只，分别为复方杜仲低、中、高剂量组和对照组，试验期为 42 天。每周六在各组鸡群中随机抽 6 只鸡采血，分离血清，测定新城疫 HI 抗体水平。结果发现试验组鸡群血清新城疫 HI 抗体水平在试验期内（0～42 天）均高于对照组鸡群的新城疫 HI 抗体水平；说明饮水中添加不同浓度的复方杜仲煎液，对 ND 疫苗免疫有一定的增强效果，其中复方杜仲高剂量组与对照组鸡群的抗体水平相比，差异极显著；复方杜仲中剂量组和复方杜仲高剂量组鸡群的新城疫 HI 抗体水平与对照组鸡群的新城疫 HI 抗体水平相比，差异显著。可见在 AA 肉鸡饮水中添加复方杜仲煎煮液对鸡新城疫疫苗具有明显的免疫增强效果，且以添加 5% 浓度的复方杜仲免疫增强效果最好。

宁康健等[353] 还研究了复方杜仲对肉鸡免疫器官发育及新城疫血凝抑制（NDHI）效价的影响。试验将 1 日龄 AA 肉鸡 400 只随机均分 4 组：Ⅰ、Ⅱ、Ⅲ、Ⅳ组，分别在其饮水中添加 0 g/L、1.25 g/L、2.5 g/L 和 5 g/L 的复方杜仲。每周末各组随机抽样 8 只称重，心脏采血，屠宰取胸腺，对脾脏和法氏囊称重。结果发现，1～6 周胸腺指数、法氏囊指数各组间无差异。14 日龄脾指数Ⅱ组高于Ⅰ组（$P<0.05$）；21 日龄Ⅱ组高于其他组（$P<0.05$），其中Ⅱ、Ⅲ组间差异极显著（$P<0.01$）；42 日龄复方杜仲Ⅱ、Ⅲ组脾指数均低于Ⅰ组（$P<0.05$），Ⅳ组极显著低于Ⅰ组（$P<0.01$）。21 日龄Ⅲ、Ⅳ组 NDHI 抗体水平高于Ⅰ组（$P<0.05$）；28 日龄 NDHI 抗体水平达到最高水平。研究认为复方杜仲水煎液对前 3 周肉鸡脾指数有一定的影响，且以低剂量组效果最佳；复方杜仲对 NDHI 效价有增强作用，呈现量效递增关系。

李凤龙[354] 研究了发酵杜仲叶粉对蛋鸡血清中特异性抗体 -H9 亚型禽流感抗体水平和非特异性免疫抗体 IgA、IgG、IgM 水平的影响。试验选用 23 周龄健康海兰褐壳蛋鸡 720 只，随机分为 4 个处理，每个处理设 6 个重复，每个重复 30 只鸡。试验饲粮采用玉米 - 豆粕 - 棉粕型粉状饲粮，试验采用单因素完全随机试验设计，试验Ⅰ组为对照组，试验Ⅱ～Ⅳ组分别添加 0.1%、0.3%、0.5% 发酵杜仲叶粉。分别于试验期的第 7 天、14 天、28 天、56 天，每组随机选取 5 只鸡，空腹翅静脉采血，分离血清，检测禽流感病毒（AIV）抗体水平。分别于试验的第 28 天和第 56 天，每组随机选取 5 只鸡，空腹翅静脉采血，分离血清，测定抗体水平。结果发现，饲粮添加发酵杜仲叶粉可提高蛋鸡血清 AIV 抗体水平，试验 4 周后，以 0.5% 处理组的添加效果最好；试验 8 周后，0.3%、0.5% 处理组

均有较好的添加效果。饲粮添加发酵杜仲叶粉对蛋鸡血清 IgA 影响不显著。试验 4 周和 8 周后，0.3%、0.5% 处理组增加蛋鸡血清 IgG 的效果均较好。试验 4 周后，饲粮添加发酵杜仲叶粉能提高蛋鸡血清 IgM 水平；试验 8 周后，0.3%、0.5% 处理组均有较好的添加效果。

黄涛等[355] 研究了日粮中添加不同水平杜仲绿原酸对 AA 肉鸡免疫指标的影响。试验选择 1 日龄健康 AA 肉鸡 275 羽，随机分为 5 个处理组，分别为对照组，0.05%、0.10%、0.15%、0.20% 杜仲绿原酸处理组，每组 5 个重复，每个重复 11 羽鸡，试验周期 42 天。结果表明：与对照组相比，0.15% 添加组 21 日龄肉鸡血清 IgG 提高了 143.04%（$P<0.05$）；添加 0.05% 杜仲绿原酸可提高 42 日龄肉鸡血清的 IgG 和 IgM 水平（$P<0.05$），但各添加组对肉鸡血清 IgA 水平均无显著影响（$P>0.05$）。

Bai 等[356] 研究了落叶松、白头翁和杜仲混合提取物对麻鸭生长性能、免疫功能和抗氧化能力的影响。试验将 90 只 1 日龄麻鸭随机分为五大组，大组下设置 3 个平行小组，每组 6 只。5 组分别为基础对照日粮组（CON）、阳性对照组（PC、0.5% 黄芪多糖）及 0.25%、0.50% 和 1.00% 混合中药组。结果表明，在 14 天和 21 天时，胸腺重量随中药含量的增加而增加（$P<0.05$）。血清 IgG、IgA、IL-2 浓度随中药添加量的增加而升高，与对照组比较，差异有统计学意义（$P<0.05$）。在 28 天时，0.5% 的中药组中 IgA 的浓度高于阳性对照（$P<0.05$）。在 21 天时，血清 MDA 含量随中药浓度的增加而降低（$P<0.05$）。在 14 天和 28 天时，血清 GSH-Px 活性呈线性增加（$P<0.05$），且在 21 天时，随中药的增加呈递增趋势（$P<0.05$）。这些结果表明，添加该中药混合物提取物能提高麻鸭的抗氧化能力和免疫功能。

（四）杜仲对畜类的免疫调节活性研究

孙玉丽等[357] 研究了日粮中添加杜仲素对奶牛生产性能及血液免疫指标、抗氧化指标的影响。试验选择 40 头胎次和产奶量相近的健康中国荷斯坦牛，将其随机分为 2 组，试验组奶牛在对照组日粮基础上每日灌服 20g 杜仲素，研究其对奶牛生产性能的影响，试验期为 75 天。另选 8 头患有乳房炎的奶牛，每日灌服 50g 杜仲素，观察其对

奶牛血液免疫指标和抗氧化指标的影响，试验期为 30 天。结果表明：①杜仲素的添加对奶牛采食量无明显影响，能明显提高受胎率，预防乳房炎的发生；②杜仲素显著降低了牛奶体细胞数（$P < 0.05$）；③杜仲素对产奶量基本没有影响，对乳脂率有提高作用，但显著降低了乳蛋白率（$P < 0.05$）；④杜仲素显著降低了奶牛血液中 MDA 水平，有提高血液中 IgG 含量的趋势，对血液中 GSH-Px、SOD、CAT、IgM、IgA 没有显著影响。由此可见，日粮中添加杜仲素能在一定程度上提高机体的免疫力和抗氧化能力，预防乳房炎的发生，提高繁殖性能。

陈鹏[358]研究了八角和杜仲提取物对断奶仔猪免疫的影响。试验选择健康的里岔黑断奶仔猪48 头和"杜 × 长 × 大"断奶仔猪 48 头，采用 2×4 析因试验设计，即 2 种仔猪（三元猪 vs. 里岔黑猪）和 4 种不同处理的饲粮（基础饲粮、基础饲粮 + 八角提取物、基础饲粮 + 杜仲叶提取物、基础饲粮 + 抗生素）；随机将三元猪和里岔黑猪分为4 个处理组，每个处理 3 个重复，每个重复里岔黑和"杜 × 长 × 大"断奶仔猪各 4 头，各处理组间初始体重（11.22 kg ± 0.32 kg）差异不显著（$P > 0.05$）。对照组饲喂基础饲粮，试验 1 ~ 3 组在基础饲粮基础上分别添加八角提取物（500 mg/kg）、杜仲叶提取物（250 mg/kg）和金霉素（50 mg/kg）。取待测血清，按照试剂盒方法测定血清中 IgA、IgM 和 IgG 的含量。结果发现，各组间的 IgA 浓度差异均不显著（$P > 0.05$）。与对照组相比，杜仲组和抗生素组 IgM 浓度显著提高（$P < 0.05$）。杜仲组IgG 浓度显著高于其他三个组（$P < 0.05$）。里岔黑猪 IgG 含量显著高于三元猪（$P < 0.05$）。

陈敬佳[359]通过添加不同梯度的杜仲素，观察对断奶仔猪免疫力的影响。选用体重约 8 kg，（35 ± 2）日龄的"杜 × 长 × 大"三元断奶仔猪72 头，按照品种、胎次、体重、公母相似的原则将其随机分为 4 组，每组 3 个重复，每个重复 6头猪（阉公猪和小母猪各半）。试验转移猪前将猪舍熏蒸消毒并通风 24 h；试验期间严格按猪场饲养管理程序操作。按猪场免疫程序，该厂在 25日龄免疫注射广东永顺 ST 猪瘟活疫苗 1 头份、45日龄免疫注射海利伪狂犬 Barthak61 株 1 头份、60日龄免疫注射广东永顺 ST 猪瘟活疫苗 1 头份。试

验周期 45 天。于开始试验前 1 天及试验第 45 天前腔静脉采血，进行 IgA、IgM 和 IgG 含量测定。试验结果表明添加杜仲素可以有效增加血液中的抗体，提高机体免疫功能。

李燕舞等[286]研究了饲粮中添加杜仲叶提取物对肉兔免疫的影响，探讨其在育肥期肉兔上的应用效果。研究选择出生日龄相近、健康状况良好且体重（726.55g ± 94.92g）无显著性差异（$P > 0.05$）的伊拉肉兔 80 只，将其随机分为 4 组，每组 10 个重复，每个重复 2 只（公母各占 1/2）。对照组饲喂基础饲粮（不添加任何抗生素），试验 I、II、III 组分别饲喂在基础饲粮中添加 100 mg/kg、200 mg/kg 和 300 mg/kg 杜仲叶提取物的试验饲粮。预试期 7 天，正试期 28 天。结果显示与对照组相比，饲粮中添加 200 mg/kg 的杜仲叶提取物可显著提高肉兔血清中球蛋白含量（$P < 0.05$），不同程度提高血清中 IgA 含量（$P < 0.05$）和 SOD 水平（$P < 0.05$）。

第十一节　杜仲安胎作用研究

杜仲具有安胎的功效，《本草正》记录杜仲"暖子宫，安胎气"[360]。杜仲主入肝、肾之经，能补益肝肾，固冲任之脉，安胞宫之胎。杜仲还有固冲任之效，常与桑寄生、续断、阿胶、菟丝子等同用，用以治疗肾虚引起的胎动不安，如杜仲丸；若与续断、山药同用，则可以治疗习惯性堕胎[361]。

林振[362]通过收集近年有关中医治疗先兆流产的文献，对其中的中医证治及用药规律进行统计分析，探讨其中医证治及用药规律。其收集2000 年 1 月至 2009 年 12 月生物医学期刊发表的有关先兆流产中医临床研究文献，进行中医辨证、治法、用药归纳和数据统计，分析 133 篇文献8909 例病例后发现，在脾肾两虚型和肾虚型两种证型用药中出现频率最高的都有杜仲。

一、杜仲安胎的中医方剂

杜仲用于安胎的相关传统方剂如下。

《傅青主女科》记载安奠二天汤对于脾肾两虚、胎元不固、胎动不安者，颇有效验[363]。处方：炒白术、炒山药、熟地黄各 30g，炒杜仲、枸杞子、人参、炒白扁豆、山茱萸各 15g，炙甘草 10g，水

煎服，日1剂。

安胎汤由杜仲12g、菟丝子20g、桑寄生15g、续断12g、党参12g、白芍12g、白术12g、阿胶（烊化）12g、砂仁8g、陈皮10g、苏梗12g等药味组成。方中杜仲、菟丝子、桑寄生、续断滋补肝肾而固冲任，党参、白术益气健脾，白芍、阿胶补血养血，砂仁、苏梗、陈皮理气健脾安胎。诸药合用，使肝肾旺盛，脾运复常，则冲任自固，胎元自安，可用来治疗习惯性流产[364]。

安胎饮出自宋代《素庵医要》一书。其方由艾叶、续断、杜仲、香附、牡蛎、黄芩、地榆、黄芪、川芎、当归、白芍、熟地黄、人参、茯神、白术组成。陈金环[365]将其运用于先兆流产、产后恶露不绝和带下等妇科病证的治疗，取得了较好疗效。

天津中医药大学附属武清中医院陈宝贵教授研制出治习惯性流产验方——寿胎加味丸[366]：菟丝子30g、桑寄生30g、续断30g、阿胶10g、炒杜仲30g、补骨脂15g、生地黄15g、女贞子15g、旱莲草15g、黄芪15g、白术10g。诸药混合均匀后共为细末，炼蜜为丸，每丸重10g。自明确妊娠诊断之日起开始服药，每次1丸，每天3次，餐前30 min服。连服7个月，直至生产前。孕妇腹中胎儿借脾气以长，借肾气以举，方中菟丝子、桑寄生、续断、炒杜仲、阿胶、二至丸滋阴补肾养血；黄芪、白术健脾，脾肾健旺，自能安胎。《神农本草经》载桑寄生、阿胶能安胎，《本草正义》载杜仲能暖子宫，安胎气。生地黄清凉而润，可佐制以上温燥药伤阴之弊。全方共奏益肾健脾、养血安胎之功效。现代研究表明寿胎丸及其加减方组方能抑制子宫平滑肌收缩活动，加强垂体卵巢促黄体功能及雌激素样活性等作用。

二、杜仲安胎的实验研究

黄武光等[26]采用大鼠离体子宫平滑肌实验法，观察其对垂体后叶的作用；用垂体后叶建立妊娠小鼠不完全性流产模型，观察保胎作用；取成年小鼠，以雌雄3∶1合笼交配，以查出阴栓者记为受孕第一天。于孕第10天起，用杜仲叶冲剂混悬液灌胃给药，每天1次×7天；正常对照和垂体后叶对照则灌胃常水；黄体酮组为隔日一次皮下注射给药。在孕16天用药后1 h，除正常对照组外，各组动物均分别皮下注射垂体后叶引起流产。注射垂体后叶6 h后，各组动物再加强给药一次。最后，各组动物均按正常喂养，自然分娩。观察各组动物流产数、产仔数，结果发现杜仲叶冲剂和黄体酮一样，对垂体后叶引起的小鼠流产有明显的对抗作用，能使流产动物数明显减少，产仔数相对增加，表明杜仲叶冲剂具有安胎作用，为临床治疗胎动不安、先兆流产提供了实验依据。

三、杜仲安胎的临床应用实例

（一）温阳健脾方

温阳健脾方处方由鹿角霜20g、菟丝子15g、淫羊藿15g、炙黄芪30g、党参15g、炒白术15g、桑寄生15g、续断15g、杜仲15g、砂仁5g、阿胶珠10g、甘草5g组成。温阳健脾方可能是通过促进孕酮、人绒毛膜促性腺激素β亚单位（β-HCG）及雌二醇（E_2）的分泌，改善内分泌紊乱等途径发挥作用，具有良好的临床疗效。郭方兰[367]以温阳健脾方联合黄体酮胶丸（治疗组）、单纯黄体酮胶丸（对照组）治疗脾肾阳虚型复发性流产。通过比较两组治疗前后主要症状改善情况，治疗1周、2周、12周后血清生殖激素（P、β-HCG、E_2）水平的变化和B超监测胎儿发育情况及肝肾功能指标（ALT、AST、γ-谷氨酰转肽酶、Cr、BUN）的变化，探析温阳健脾方的作用机制。对照组：口服黄体酮胶丸（浙江医药股份有限公司，批号：国药准字H20040982，规格：0.1 g×6粒/盒），每次200mg，每晚1次。治疗组：在同对照组治疗基础上，给予温阳健脾方口服。研究结果表明温阳健脾方能显著改善脾肾阳虚型复发性流产患者的临床症状，提高血清P、β-HCG及E_2的水平，促进胚胎发育，安全可靠，值得临床推广应用。

（二）寿胎丸加减

孙巍巍[368]回顾性收集了2007～2009年住院的188例早期先兆流产病例，观察寿胎丸（菟丝子30 g、桑寄生20 g、续断25 g、阿胶10 g、白芍20 g、杜仲20 g）加减配合绒毛膜促性腺激素保胎治疗早期先兆流产的临床疗效。经过寿胎丸加减配合西药保胎治疗后先兆流产患者痊愈 52 例，显效 87 例，有效 32 例，总体有效率 91.0%。

牟孝启等[369]应用"寿胎丸"加味治疗 5 例滑胎患者，3 例取得成功。方选《医学衷中参西录》之寿胎丸加味。处方组成为菟丝子 30 g、桑寄生 10 g、续断 10 g、阿胶（烊化）15 g、炒杜仲 10 g、炒白术 12 g、党参 15 g、炙黄芪 10 g、当归 3 g、炒枳壳 3 g。

黄绪芹等[370]在 2012 年 5 月至 2014 年 5 月收集并整理了山东省平阴县中医医院产科 60 例先兆流产的病例。其中肾虚型：妊娠期阴道出血，色淡黯，腰酸腹痛，下坠，或伴头晕耳鸣，夜尿增多，舌淡黯，苔白，脉沉细滑，尺脉弱，应当补气健脾，益气安胎。方选寿胎丸加减：菟丝子 30 g、炒杜仲 20 g、桑寄生 20 g、阿胶（烊化）9 g、续断 15 g、白芍 9 g、砂仁 6 g、黄芩 6 g、炒白术 15 g、仙鹤草 30 g、苎麻根 15 g、莲子肉 30 g。对于气血虚弱型：妊娠期少量阴道出血，色淡红，质清稀，小腹空坠而痛，腰酸，面色白，心悸气短，神疲肢倦，舌质淡，苔薄白，脉细弱滑。治宜补气养血，固肾安胎。选用胎元饮加减治疗：人参 10 g、白术 30 g、当归 10 g、白芍 15 g、熟地黄 20 g、炒杜仲 15 g、陈皮 6 g、仙鹤草 30 g、炙甘草 6 g。治疗 60 例中 43 例痊愈（症状、体征均消失），14 例有效（症状、体征改善），3 例无效（症状、体征无改善），总有效率 95%。

崔轶凡[371]研究了以补肾健脾、固冲安胎立法的补肾固胎汤治疗滑胎的疗效及作用机制。试验将 60 例脾肾两虚型滑胎患者随机分为两组，治疗组 30 例，用补肾固胎汤治疗，对照组 30 例，用寿胎丸治疗。观察两组病例治疗前后症状、体征的改善情况，并分别测定免疫学指标的变化。结果发现滑胎患者存在着内分泌失调和免疫系统紊乱，经治疗后，治疗组和对照组的总有效率分别为 86.67% 和 80%，不具有显著性差异（$P > 0.05$），治疗组在改善部分临床症状和体征、调整免疫状态上优于对照组（$P_0 < 0.5$）。补肾固胎汤具有改善滑胎患者内分泌失调、免疫功能紊乱的作用，从而使患者的临床症状和体征得到有效的改善，不失为临床治疗的有效途径之一。

冯利平[372]总结宋光济教授临证经验，认为安胎、保胎之法，宜抓脾、肾、热三关，临床上常将滑胎分为脾虚、肾虚、虚热三型辨证论治。脾虚者，以益气培元饮加减，选用炙黄芪、炒白术、升麻、西党参、桑寄生、炒杜仲、苏梗、砂仁、炙甘草之类；肾虚者，以补肾安胎煎或寿胎丸加减，选用熟地黄、炒杜仲、炒续断、菟丝子、炒阿胶、桑寄生之类；虚热者，以生麦安胎饮加减，选用细生地黄、麦冬、生甘草、条芩、桑寄生、续断、石斛之类。

安子汤剂由寿胎丸和四君子汤化裁而来，药物组成为菟丝子、党参、续断、杜仲、桑寄生、白术、白芍、鹿角霜、砂仁、陈皮、甘草。魏方方[373]将临床研究病例 80 例，随机分为 3 组：中药组 30 例，给予中药安子汤剂口服；中西药组 30 例，给予安子汤剂口服＋黄体酮肌内注射；西药组 20 例，给予黄体酮肌内注射。4 周为 1 个疗程。3 组在治疗前后分别进行疗效性指标和安全性指标的观察，通过比较观察 3 组病例治疗前后中医临床症状的改善情况、盆腔 B 超检查的胚胎发育情况、血清雌二醇、孕酮及人绒毛膜促性腺激素 β 亚单位水平的动态变化，评价安子汤剂治疗脾肾两虚型先兆流产的临床疗效和安全性。结果发现，中药组有效率 93.3%，安子汤剂汤治疗脾肾两虚型先兆流产的临床疗效显著，既能有效改善临床症状，又能升高血清人绒毛膜促性腺激素、孕酮、雌二醇的水平，促进宫内胚胎的生长发育，且无毒副作用，安全可靠，值得临床推广应用。

（三）陈氏安胎饮

陈氏安胎饮出自《陈素庵妇科补解》，为浙江陈木扇女科流派所创，用于治疗胎漏、胎动不安。安胎饮正是以调和气血、清热固肾安胎为主的经验方，具体由当归、川芎、白芍、黄芪、白术、炒杜仲、炒续断、黄芩、地榆炭、阿胶珠、紫苏叶、甘草组成。主要治疗冲任气血不足，肾虚胎火上逆之"胎漏"或"胎动不安"。该方中的杜仲、续断固肾安胎，肾气壮实则胎有所系，多次滑胎更需固肾气强冲任，使胞胎稳固。全方益气养血和血，补肾清热安胎，补而不腻，药性平和，大凡冲任气血虚弱所致之先兆流产、习惯性流产，用之皆宜[374]。

（四）固胎方

固胎方处方：山茱萸 10 g、熟地黄 10 g、党参 10 g、炒白术 10 g、桑寄生 10 g、菟丝子 10 g、鹿角霜 10 g、续断 10 g、淮山药 20 g、炒杜仲 10 g、枸杞子 10 g、阿胶 10 g（烊化冲服）。气虚明显者加炙黄芪；阴虚甚者加女贞子、旱莲草各 10 g；伴妊娠剧吐者，加苏梗、砂仁。陈凤玉[375]报道了固胎方内服，用于习惯性流产患者 40 例的中医治疗方法。结果发现，治愈 39 例（占 97.5%），未愈 1 例（占 2.5%），认为固胎方治疗习惯性流产疗效较好。

（五）保胎饮

保胎饮由菟丝子、党参、桑寄生、续断、阿胶、白术、茯苓、炙黄芪、杜仲、甘草等组成。姜丽娟[376]选择符合滑胎西医诊断标准和脾肾两虚中医证候纳入标准的门诊病例 60 例（来源于云南中医学院第一附属医院名医馆）。从确认妊娠开始服张良英教授保胎饮，随证加减：流血加旱莲草、海螵蛸；呕吐加法夏、丁香、竹茹；纳差加砂仁；便秘加火麻仁；有热加黄芩等。浓煎 400 ml，口服，100 ml/ 次，每日 2 次，每周服 3 剂。观察 60 例，痊愈 55 例，无效 5 例，治愈率为 91.67%。从以上结果看，保胎饮防治滑胎临床疗效显著，有效率 91.67%，表明其能有效防治滑胎，提高妊娠成功率，治疗后血 β-HCG 变化均在孕周正常值内波动，达到正常水平；孕酮明显升高。研究提示用药后改善了黄体功能，从而使血 β-HCG、孕酮明显升高，说明张良英教授保胎饮具有补肾健脾安胎之功，对脾肾两虚之滑胎，疗效明显。

（六）滋肾育胎丸

罗元恺等[377]研制的滋肾育胎丸由菟丝子、人参、党参、白术、桑寄生、续断、巴戟天、杜仲、阿胶等组成。方中菟丝子补肾益精并有安胎作用，人参补益元气，同为方中杜仲助菟丝子以补肾壮腰安胎，用于防治滑胎（习惯性流产）、胎漏、胎动不安（先兆性流产）。用滋肾育胎丸治疗习惯性流产、先兆流产 124 例，有效率达 94.35%。

（七）自拟方

孙守信等[378]自拟保胎饮（白术、砂仁、熟地黄、续断、菟丝子、桑寄生、杜仲等）治疗先兆流产 86 例，治愈率 90%。

沈月芳[379]自拟安胎汤［菟丝子 20 g，桑寄生 15 g，续断、炒杜仲、党参、黄芪、淮山药、茯苓、白术、熟地黄、白芍、阿胶（烊化冲服）各 10 g］治疗 96 例患者（胎漏 86 例，胎动不安 10 例），治愈 92 例（占 95.8%）。

宋光济[380]归纳了安胎六法以治先兆流产（胎漏、胎动不安）、习惯性流产、胎萎不长等疾病，取得了较好的效果。其中，自拟处方（西潞党、炒白术、清炙芪、升麻炭、炒杜仲、桑寄生、炒续断、炙甘草、陈棕炭、老苏梗、砂仁、炒陈皮、老南瓜蒂等）用于脾虚不能提挈而致胎坠之证。还自拟补肾安胎煎（熟地黄、炒杜仲、炒续断、桑寄生、菟丝子、炒阿胶、苎麻根、血余炭、陈棕炭）用于肾虚系胎无力之证。

保胎无忧方是杨新五先生在近 60 年的中医妇科临床实践中总结出的验方，该方是由狗脊、黄芪、山药各 12g，菟丝子、桑寄生、砂仁各 6g，续断、杜仲、党参、白芍各 9g，共十味药所组成。主治妇女妊娠期所出现的胎动流血、滑胎、堕胎及妊娠恶阻、妊娠水肿、子嗽、子喑等疾病。杨晓生[381]根据处方宗旨，于临床中随证加入止血、养血、滋阴、温阳等品，收效颇为满意。

张雅丽等[382]治疗 1 名患者胎漏，用党参、白术、茯苓、白芍、杜仲炭、陈皮各 15g，黄芪、山药、熟地黄、侧柏叶、旱莲草、菟丝子各 20g，炙甘草 7.5g，5 剂，水煎服。药后漏血已止，诸症消失。

余知影[383]整理了国医大师班秀文教授治疗妊娠病的医案，对相关医案中的病症和用药规律进行研究，运用现代统计学的方法和数据挖掘技术进行分析。按照纳入及排除标准，收集符合诊断标准的 173 例妊娠病患者病案。结果发现，在临床用药特色方面，班老治疗妊娠相关疾病，秉承"补肾安胎、调理冲任、益气养血、健脾养肝"的原则，用药方面主要以补气药、补血药、柔肝健脾药为主，常用桑寄生、菟丝子、杜仲、续断诸药补肾安胎；党参、白芍、茯苓诸药补气健脾；柴胡、苏叶、佛手花诸药疏肝解郁。

杨青等[384]治疗肾阳虚导致的滑胎时，用加味桂附地黄汤，熟地黄 30 g、山药 20 g、川附子 10 g、续断 10 g、白芍 10 g、杜仲 10 g、丹皮 6 g、肉桂 6 g、泽泻 6 g。本方用桂附地黄汤滋肾扶阳；白芍和山药健脾安胎；加菟丝子、续断、杜仲补肝肾以固冲任，则肾阳得扶，先天得固，后天得养，其胎自安。

陈少军[385]报道了使用止血安胎汤治疗 18 例先兆流产有效。处方组成为白参 3 g（或党参 12 g）、生地黄 15 g、赤芍药 6 g、牡丹皮 6 g、炒栀子 9 g、黄芩炭 9 g、焦白术 9 g、矮地茶 12 g、蒲黄炒阿胶 15 g、川杜仲 9 g、续断 9 g、桑寄生 15 g。伴有呕吐者加姜竹茹 12 g，咳嗽者加桔梗 60 g、川贝母 60 g，每日 1 剂，水煎服。

杜会敏[386]观察了寄生安胎饮治疗习惯性流产的临床疗效。52 例患者口服中药寄生安胎饮（桑寄生、炒杜仲、生黄芪、菟丝子、覆盆子、阿胶、山茱萸、砂仁、生白术、黄芩、炒白芍、白及、茜草），每天 1 剂。结果发现，52 例中治愈 50 例，无效 2 例，有效率为 96.2%。寄生安胎饮治疗习惯性流产疗效确切，安全可靠。

孙红等[387]对 74 例习惯性流产患者进行临床观察，按随机分组法分成 3 组：中药组（30 例）、中西药结合组（28 例）、西药组（16 例）。中药治疗方法以保孕方内服，其药物组成为菟丝子、续断、黄芪各 30 g，炒杜仲、阿胶（烊化）各 20 g，白术、黄芩各 10 g，白芍 15 g，砂仁、甘草各 6 g。西药用维生素 E 胶丸、黄体酮针、止血敏针。结果发现，中药组有效率达 90%，显著优于西药组。

张宗如[388]治疗胎动不安的患者时，用黄连阿胶汤加熟地黄 10 g、续断 10 g、桑寄生 10 g、杜仲炭 10 g。5 剂血止痛除胎安，再诊去桑寄生，杜仲炭继服 4 剂，余症悉除。

陈林囡等[389]将中药方剂三则用于安胎，三则治疗都显效。方一处方：党参 10 g、炒白术 9 g、赤茯苓 9 g、泽泻 15 g、天仙藤 15 g、陈皮 4.5 g、玉米须 12 g、陈葫芦 18 g、桑寄生 12 g 和杜仲 9 g，治疗胎水肿满；方二处方：茵陈 9 g、金钱草 12 g、柴胡 6 g、郁金 6 g、茯苓 9 g、车前草 9 g、泽泻 9 g、炒白术 9 g、黄芩 6 g、杜仲 9 g、桑寄生 12 g 和火麻仁 9 g，治疗妊娠发黄；方三处方：黄芪 2 g、党参 10 g、炒白术 9 g、熟地黄 10 g、砂仁 3 g、桑寄生 10 g、杜仲 9 g、枸杞子 9 g、五味子 6 g 和酸枣仁 9 g，治疗胎萎不长。

林娜等[390]观察白术杜仲合剂对既往不孕症患者经治疗后妊娠容易出现先兆流产、习惯性流产、胎死腹中患者的临床疗效。试验采用随机、阳性药物对照方法，收集病例单用中药组 23 例、单用西药组 26 例、中西药并用组 89 例。中药组采用白术杜仲合剂，西药组采用地屈孕酮、黄体酮、绒毛膜促性腺激素（HCG）治疗，观察 3 组治疗前后血清 β-HCG、孕酮变化，并观察 3 组安胎有效率。结果发现 3 组患者治疗后总有效率分别为 86.9%、84.6%、94.4%，中西药并用组治愈率显著高于其他两组，差异有统计学意义（$P < 0.05$）；血清激素水平均有显著性变化（$P < 0.05$），总积分比较中西药并用组明显优于单用中、西药组。所以，白术杜仲合剂对既往不孕症患者经治疗后妊娠容易出现先兆流产、习惯性流产、胎死腹中患者的安胎疗效显著。

（八）用于畜牧生产的杜仲复方

郭振东[391]研究母猪产科病时，发现常可以用中草药治疗。以顺气和血、止痛安胎为原则，用苏叶 10 g，艾叶、白术、黄芩、续断、杜仲、白芍、党参、黄芪各 20 g，水煎内服来治疗母猪胎动不安。以补中益气、升阳举陷为原则。外用：大叶桉树叶 20 g，马齿苋 100 g，水煎取汁液，经 2 次沉淀，取上清液冲洗子宫后，立即还纳子宫复位。内服：党参、黄芪各 25 g，银花、杜仲各 15 g，益母草 12 g，桃金娘果 20 g，升麻、甘草、枳实各 10 g，水煎内服，连用 2～3 剂，治疗母猪产后子宫脱出。产后瘫痪须舒筋强骨，行血通络。用党参、防风、木瓜、黄芪、牛膝、桑枝各 15 g，香附 10 g，当归、川芎、杜仲各 12 g，水煎取汁加黄酒 200ml 为引，拌料服 3 剂。治疗母猪产后虚弱不孕时，需健脾补血，升阳益气。用党参、黄芪、杜仲、肉苁蓉各 15 g，白术、当归、菟丝子各 12 g，淫羊藿、阳起石各 15 g，水煎内服，连用 2～3 剂。

通过资料分析可知，杜仲具有安胎保胎的功效，在临床应用中功效也得到了证实。

第十二节　杜仲的其他药理作用

杜仲还具有镇静、催眠和抗惊厥、抗抑郁等药理作用。

（一）镇静催眠

杜仲的生物碱具有镇静催眠、抗惊厥的作用。Li 等[392]采用水酸法从杜仲叶中提取总生物碱，使用小鼠进行直接催眠实验、戊巴比妥钠协同实验和抗惊厥实验。结果显示杜仲叶总生物碱可以提高睡眠率，显著延长睡眠时间，缩短小鼠睡眠潜伏期，且总生物碱有效抑制了由尼可刹米引起的惊厥。李轩[16]对盐炒杜仲和杜仲炭对小鼠的中枢镇静作用进行研究，取雄性小鼠 100 只，将其随机分为 5 组：空白对照组，5.0 g/kg、10.0 g/kg 盐炒杜仲醇煎液组，5.0 g/kg、10.0 g/kg 杜仲炭醇煎液喂养组。50 min 后以 25m g/kg 剂量腹腔注射戊巴比妥钠，记录小鼠睡眠只数和睡眠时间。5.0 g/kg、10.0 g/kg 的盐炒杜仲醇煎液组和杜仲炭醇煎液组的入睡率和入睡时间与空白对照组相比有显著性差异，且 5.0 g/kg、10.0 g/kg 的杜仲炭醇煎液组与盐炒杜仲醇煎液组对比有显著性差异，实验结果显示盐炒杜仲与杜仲炭具有中枢镇静作用，且杜仲炭的中枢镇静药理作用比盐炒杜仲强。

（二）抗抑郁

目前研究还发现杜仲具有抗抑郁的作用。Wu 等[393]研究证实绿原酸能促进胎鼠中缝神经元细胞内突触素 I 的表达，促进轴突和树突的生长及 5-羟色胺的释放。以 200 mg/（kg·d）和 400 mg/（kg·d）的剂量连续给药 7 天，绿原酸对 KM 小鼠表现出抗抑郁作用。该研究还发现在口服杜仲水提取物的大鼠脑脊液中也能检测到绿原酸，UHPLC-ESI-MS/MS 分析结果提示绿原酸能够跨越血-脑脊液屏障，通过增强突触素 I 的表达，发挥对神经元的保护作用，促进 5-羟色胺的释放。Zhao 等[394]研究了绿原酸（chlorogenic acid，CGA）对促肾上腺皮质激素（adrenocorticotropic hormone，ACTH）模型大鼠的抗抑郁作用。实验取 32 只雄性 Wistar 大鼠，随机将其分为 4 组：正常饮食组（N 组）、ACTH 模型组（M 组）、美金刚（memantine，Mem）阳性对照组（M+Mem 组）和 CGA 干预组（M+CGA 组）。采用蔗糖偏好试验（sucrose preference test，SPT）和开放式试验（open-field test，OFT）评价抑郁样行为。美金刚（30mg/kg）和 CGA（500mg/kg）给药显著提高了大鼠的快乐行为。M + Mem 组和 M+CGA 组的杂交和育性评分均显著高于 M 组。行为测试结果暗示了绿原酸的抗抑郁作用。美金刚和 CGA 还能逆转 ACTH 大鼠血清 5-羟色胺、ACTH、促肾上腺皮质激素释放激素（corticotropin-releasing hormone，CRH）和多巴胺（dopamine，DA）水平的变化。该研究采用 GC-MS 代谢组学方法，观察到 ACTH 组大鼠代谢谱与对照组、M+CGA 组、M+Mem 组及 ACTH 组比较差异有统计学意义（$P < 0.05$）。结合模式识别和生物信息学，研究鉴定出 19 种可区别正常大鼠和 ACTH 模型大鼠的差异代谢物，CGA 干预可逆转其中 12 种代谢物。研究确定了能量代谢、神经递质代谢和氨基酸代谢等 9 条干扰代谢途径。该实验结果详细如图 2-9-36～图 2-9-43（彩图 2-9-42）所示。这些综合研究为 ACTH 治疗抑郁大鼠模型的病理生理机制提供了较全面的认识，同时表明 CGA 在 ACTH 大鼠中具有抗抑郁活性，为三环类抗抑郁药治疗耐药抑郁症的防治提供了重要的候选药物。

（三）抑制脂肪酶活性

杜仲叶绿原酸提取物有抑制脂肪酶的作用[395]，提示杜仲叶有望被开发成新型减肥药物。该研究运用紫外分光光度法探究不同浓度的杜仲叶绿原酸提取物对胰脂肪酶的体外抑制作用，当杜仲叶绿原酸提取物添加量在 0.000 01～1.0 mg/ml 时，随着绿原酸提取物添加量的提高，胰脂肪酶的活力在减少，这说明杜仲叶绿原酸提取物对胰脂肪酶的活力具有一定的抑制作用，而且在添加量接近 1.0 mg/ml 时，杜仲叶绿原酸提取物抑制作用的提高趋于平缓。

综上所述，杜仲可药用或食用的部位较多，不管是树皮、根皮、种子或者花等器官，具有的药效成分都很复杂；杜仲具有多种不同的药理作用，作用机制复杂。杜仲的药理作用有的相互影响，如降血脂、降血糖、抗炎、抗氧化等研究中发现，有的机制靶点相互影响其药理作用，符合中药多成分、多靶点、多通路的特点。随着科学技术的发展，网络药理学的快速发展，有研究者将其运用在杜仲这一药材，对杜仲的不同药理作用进行系统且深入的研究。研究者运用网络药理学对杜仲主要活性成分及药理作用机制进行探究，并预测杜仲延缓软骨退变的药效物质基础及

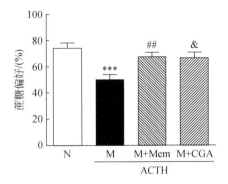

图 2-9-36　Mem 和 CGA 对蔗糖偏好试验中 ACTH 治疗大鼠的抗抑郁作用[394]

M 与 N 组之间的显著差异表示为 ***$P < 0.001$；M+Mem 与 M 组之间的显著差异表示为 ##$P < 0.01$；M+CGA 与 M 组之间的显著差异表示为 & $P < 0.05$

Fig. 2-9-36　Antidepressant effect of Mem and CGA on ACTH-treated rats in sucrose preference test [394]

Significant differences between M *vs*. N are indicated as: ***$P < 0.001$; significant differences between M + Mem *vs*. M are indicated as: ##$P < 0.01$; significant differences between M + CGA *vs*. M are indicated as: & $P < 0.05$

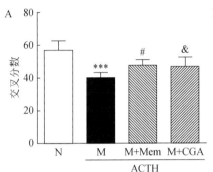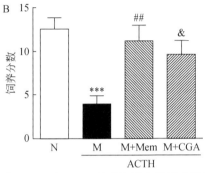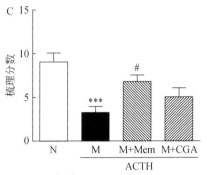

图 2-9-37　Mem 和 CGA 对 ACTH 治疗大鼠自发活动的抗抑郁作用[394]

交叉分数（A）、饲养分数（B）和梳理分数（C）在 6 min 内计数 14 天。数据显示为 $\bar{x} \pm s$。M 与 N 组之间的显著差异表示为 ***$P < 0.001$；M+Mem 与 M 组之间的显著差异表示为 #$P < 0.05$，##$P < 0.01$；M+CGA 与 M 组之间的显著差异表示为 & $P < 0.05$

Fig. 2-9-37　Antidepressant effect of Mem and CGA on the spontaneous activity of ACTH-treated rats in open field experiment [394]

The scores of crossing（A）, the scores of rearing（B）and the scores of grooming（C）were counted in a 6 min session for 14 days. Data are shown as $\bar{x} \pm s$. Significant differences between M *vs*. N are indicated as: ***$P < 0.001$. Significant differences between M + Mem *vs*. M are indicated as: # $P < 0.05$, ##$P < 0.01$. Significant differences between M + CGA *vs*. M are indicated as: & $P < 0.05$

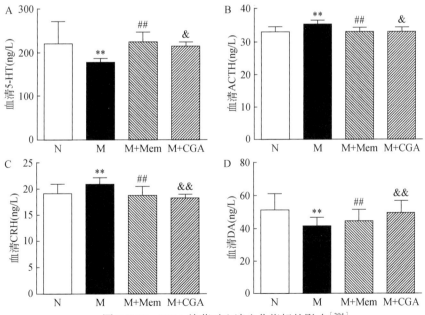

图 2-9-38　CGA 给药对血清生化指标的影响[394]

血清 5-HT（A）、血清 ACTH（B）、血清 CRH（C）、血清 DA（D）的浓度分为四组。数据显示为 $\bar{x} \pm s$。M 与 N 组之间的显著差异表示为 **$P < 0.01$。M+Mem 与 M 组之间的显著差异表示为，## $P < 0.01$。M+CGA 与 M 组之间的显著差异表示为 & $P < 0.05$，&& $P < 0.01$

Fig. 2-9-38　Effects of CGA administration on serum biochemical parameters [394]

The concentrations of serum 5-HT(A), serum ACTH(B), serum CRH(C) , serum DA(D) in four groups. Data are shown as $\bar{x} \pm s$. Significant differences between M *vs*. N are indicated as: **$P < 0.01$. Significant differences between M+ Mem *vs*. M are indicated as:## $P < 0.01$. Significant differences between M + CGA *vs*. M are indicated as: & $P < 0.05$, && $P < 0.01$.

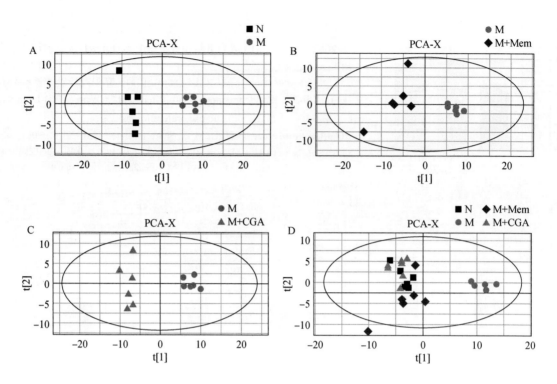

图 2-9-39 尿样的多变量统计分析的分数图[394]

A. N 组与 M 组的偏最小二乘法－判别分析（PCA）得分图；B. M 组与 M+Mem 组的 PCA 得分图；C. M 组与 M+CGA 组的 PCA 得分图；
D. N、M、M+Mem、M+CGA 组的 PCA 得分图

Fig. 2-9-39 Scores plots of multivariate statistical analysis on urine samples[394]

A. Partial least squares-discriminate analysis（PCA）scores plot of N group versus M group; B. PCA scores plot of M group versus M + Mem group;
C. PCA scores plot of M group versus M + CGA group; D. PCA scores plot of N, M, M + Mem, M + CGA groups

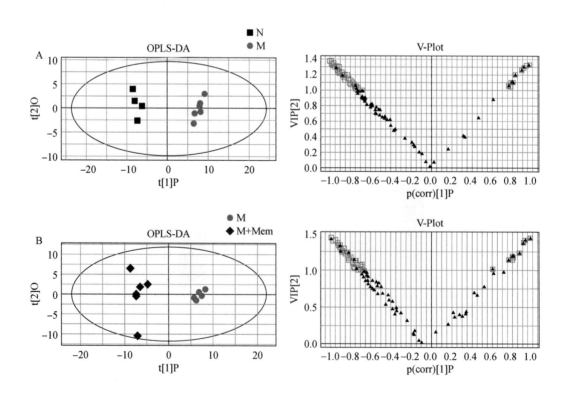

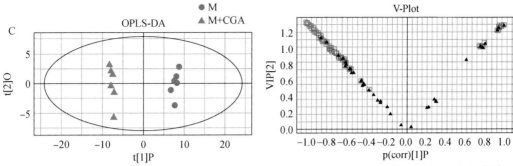

图 2-9-40　正交偏最小二乘法－判别分析（OPLS-DA）得分图（左）和相应的加载图（右）[394]

A. M 组的代谢物与 N 组的代谢物；B. M+Mem 组对比 M 组；C. M+CGA 组对比 M 组

Fig. 2-9-40　Orthogonal partial least squares-discriminant analysis（OPLS-DA）score plots（left）and corresponding loadings plots（right）[394]

A. metabolites of M group against those of N group；B. M+Mem group against those of M group；C. M+CGA group against those of M group

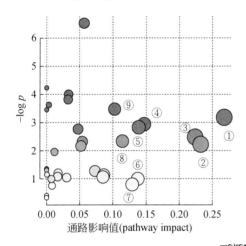

图 2-9-41　代谢物途径分析[393]

①β- 丙氨酸代谢；②甘氨酸、丝氨酸和苏氨酸代谢；③半乳糖代谢；④丙酮酸代谢；⑤精氨酸和脯氨酸代谢；⑥肌醇磷酸代谢；⑦乙醛酸和二羧酸代谢；⑧抗坏血酸和醛糖代谢；⑨丙氨酸、天冬氨酸和谷氨酸代谢

Fig. 2-9-41　Pathway analysis of metabolites[393]

① beta-alanine metabolism；② glycine, serine and threonine metabolism；③ galactose metabolism；④ pyruvate metabolism；⑤ arginine and proline metabolism；⑥ inositol phosphate metabolism；⑦ glyoxylate and dicarboxylate metabolism；⑧ ascorbate and aldarate metabolism；⑨ alanine, aspartate and glutamate metabolism

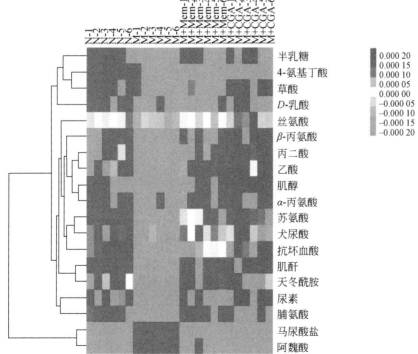

图 2-9-42　N、M、M+Mem 和 M+CGA 组中差异代谢物的热图[394]

Fig. 2-9-42　Heat map of the differential metabolites in N, M, M + Mem and M + CGA groups[394]

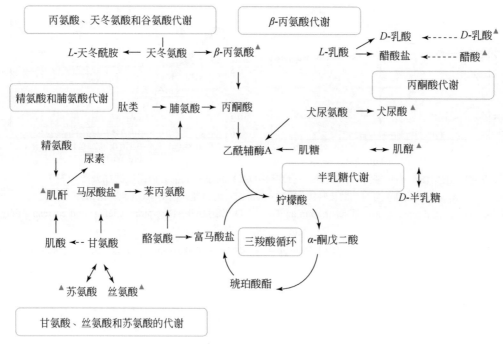

图 2-9-43　CGA 治疗 ACTH 诱导的抑郁相关代谢途径[394]

加粗标记的代谢物代表与正常大鼠相比 ACTH 处理的大鼠表达上调，而方框标记的代谢物代表与正常大鼠相比表达下调。三角形（▲）代表与 M 组相比 M+CGA 组中表达增加的代谢物，正方形（■）代表与 M 组相比 M+CGA 组中表达降低的代谢物

Fig. 2-9-43　The overview of metabolic pathways related to the CGA treatment on ACTH-induced depression in urine[394]

Bold-labelled metabolites indicate up-regulation in ACTH-treated rats, while blue-labeled metabolites represent the down-regulation compared with the normal rats. The triangles（▲）represent metabolites with increased levels in the M+CGA group, the square（■）represent metabolites with decreased levels in the M + CGA group when compared with the M group

作用机制[396]。陈启洪等[397]通过网络分析筛选，得到 22 个主要活性成分、作用靶点 219 个、关联通路 30 条，治疗疾病 454 种，由此可见杜仲治疗疾病的广泛性，具有多成分、多靶标、多通路的特点。

（管淑玉　刘广锋　黄菌如　许田宁　余峰峰）

参 考 文 献

[1] 国家药典委员会. 中华人民共和国药典 (2015 年版). 一部. 北京: 中国医药科技出版社, 2015:165, 166.

[2] 田吉, 岳永花, 秦大莲. 杜仲叶降血糖作用的实验研究. 现代医药卫生, 2011, 27(7): 961, 962.

[3] 曲范仙, 韩德俊. 杜仲叶醇提物对小鼠免疫功能的影响. 长治医学院学报, 1996, (1): 8, 9.

[4] 王娟娟, 秦雪梅, 高晓霞, 等. 杜仲化学成分、药理活性和质量控制现状研究进展. 中草药, 2017, 48(15): 3228-3237.

[5] 宋妍, 许激扬. 杜仲木脂素化合物降压药效学研究与机制初探. 中医药学刊, 2006, (10): 1934-1936.

[6] 孙兰萍, 马龙, 张斌, 等. 杜仲黄酮类化合物的研究进展. 食品工业科技, 2009, 30(3):359-363.

[7] 王骄阳. 杜仲多糖的作用及其提取办法. 饲料广角, 2015, (5): 39-42.

[8] 丁振江. 杜仲花粉对高血压大鼠降压作用及机制研究. 开封: 河南大学硕士学位论文, 2019.

[9] Lang C, Liu Z, Taylor HW, et al. Effect of *Eucommia ulmoides* on systolic blood pressure in the spontaneous hypertensive rat. American Journal of Chinese Medicine, 2005, 33(2): 215-230.

[10] Liu YS, Li SM, Wu GD. Studies on resin purification process optimization of *Eucommia ulmoides* Oliver and its antihypertensive effect mechanism. African Journal of Traditional Complementary & Alternative Medicines Ajtcam, 2014, 11(2): 475-480.

[11] 唐志晗, 彭娟, 姜金兰. 杜仲叶提取物对清醒大鼠血压的影响. 中国医院药学杂志, 2007, (7): 901-903.

[12] 李旭, 刘停, 陈时建, 等. 杜仲叶绿原酸提取工艺优化

及对自发性高血压大鼠的降压作用. 食品科学, 2013, 34(14): 30-34.

[13] 雷燕妮, 张小斌. 杜仲叶总黄酮降血压作用的研究. 陕西农业科学, 2016, 62(5): 6-8.

[14] 贺庆, 张萍, 张横, 等. 杜仲不同炮制品降压活性的比较研究. 药物分析杂志, 2015, 35(9): 1574-1577.

[15] 娄丽杰, 杨寰, 陈百泉, 等. 杜仲雄花茶对高钠饮食大鼠血压的影响. 河南大学学报: 医学版, 2011, 30(1): 20, 21.

[16] 李轩. 盐炒杜仲和杜仲炭的药理对比实验研究. 中医学报, 2015, 30(2): 238-240.

[17] 陈廉, 常复蓉, 王殿俊, 等. 杜仲皮和叶的对比实验研究. 南京中医学院学报, 1986, 2(2): 40-43.

[18] 贵州省药品检验所, 贵州省中医研究所. 杜仲叶代杜仲皮的研究——麻醉动物急性降压作用的比较. 新医药学杂志, 1978, 19(8): 59-63.

[19] 秦振栋, 吴养曾, 于子清, 等. 杜仲皮与杜仲叶的比较研究—Ⅰ降压与毒性. 西北大学学报: 自然科学版, 1977, 7(2): 67-75.

[20] 许文福. 炒杜仲和生杜仲的药理实验报告. 福建中医药, 1959, 4(4): 36-40.

[21] Guo FF, Zhang W, Su J, et al. Prediction of drug positioning for Quan-du-zhong capsules against hypertensive nephropathy based on the robustness of disease network. Frontiers in Pharmacology, 2019, 10: 49.

[22] 祝娜, 沙子珺, 贺建武, 等. 基于网络药理学和分子对接的钩藤-杜仲药对治疗妊娠高血压病的潜在作用价值发现与研究. 中国中药杂志, 2020, 45(22): 5393-5402.

[23] 李利生, 余丽梅, 黄燮南, 等. 杜仲降压片对自发性高血压大鼠血压的影响及机制研究. 中成药, 2011, 33(7): 1236-1238.

[24] 赵雪梅, 仲锡铜, 孙秀梅, 等. 杜仲降压方不同提取液药效学研究. 中国实验方剂学杂志, 2009, 15(4): 75-77.

[25] 康存战, 高社干, 康高战, 等. 杜仲口服液对自发性高血压大鼠降血压功效的实验研究. 中医研究, 2005, 18(5): 25-27.

[26] 黄武光, 曾庆卓, 潘正兴, 等. 杜仲叶冲剂主要药效学及急性毒性研究. 贵州医药, 2000, 24(6): 325, 326.

[27] 黄志新, 岳京丽, 赵凤生, 等. 槲寄生、杜仲的降血压作用和急性毒性的实验研究. 天然产物研究与开发, 2003, 15(3): 245-248.

[28] 黄志新, 岳京丽, 赵凤生, 等. 槲寄生、钩藤、杜仲降压作用及急性毒性的实验研究. 中西医结合心脑血管病杂志, 2004, 2(8): 462-464.

[29] 吴卫华, 王俊杰, 罗丽芳, 等. 杜仲抗高血压有效部位的制备及降血压效应研究. 武汉: 中国药理学会第九次全国会员代表大会暨全国药理学术会议, 2007.

[30] 罗丽芳. 杜仲抗高血压有效部位的作用机制研究. 长沙: 中南大学硕士学位论文, 2007.

[31] 江春艳, 许激扬, 卞筱泓, 等. 杜仲降血压成分的组合及血管舒张作用. 中国实验方剂学杂志, 2010, 16(6): 218-220.

[32] Yan JK, Shi XL, Donkor PO, et al. Four new megastigmane glycosides from the leaves of *Eucommia ulmoides* Oliver. Phytochemistry Letters, 2018, 27: 208-213.

[33] Yan JK, Ding LQ, Shi XL, et al. Megastigmane glycosides from leaves of *Eucommia ulmoides* Oliver with ACE inhibitory activity. Fitoterapia, 2017, 116: 121-125.

[34] 翟文俊. 杜仲叶浸提物制剂对大鼠血压及心率的影响. 陕西教育学院学报, 2004, 20(4): 106-109.

[35] Lee GH, Lee HY, Choi MK, et al. *Eucommia ulmoides* leaf (EUL) extract enhances NO production in ox-LDL-treated human endothelial cells. Biomed Pharmacother, 2018, 97: 1164-1172.

[36] Kwan CY, Zhang WB, Deyama T, et al. Endothelium-dependent vascular relaxation induced by *Eucommia ulmoides* Oliv. bark extract is mediated by NO and EDHF in small vessels. Naunyn Schmiedebergs Archives of Pharmacology, 2004, 369(2): 206-211.

[37] 陈海斌, 陈金春, 李刚, 等. 杜仲提取液对大鼠血管内皮细胞 MMP-2、TIMP-2 表达的影响. 现代实用医学, 2018, 30(3): 311-313.

[38] 彭红梅. 杜仲颗粒治疗妊娠期高血压疾病的临床研究. 郑州: 郑州大学硕士学位论文, 2012.

[39] 潘龙, 支娟娟, 许春国, 等. 杜仲糖苷对肾性高血压大鼠血压及血浆 ET、NO 的影响. 现代中医药, 2010, 30(2): 54-56.

[40] 邓晓兰. 杜仲木脂素对 AngⅡ诱导大鼠肾小球系膜细胞增殖和细胞外基质合成的影响. 长沙: 中南大学硕士学位论文, 2012.

[41] 景贤. 杜仲木脂素对血管紧张素Ⅱ诱导的大鼠肾小球系膜细胞增殖的影响及其机制. 长沙: 中南大学硕士学位论文, 2013.

[42] Luo LF, Wu WH, Zhou YJ, et al. Antihypertensive effect of *Eucommia ulmoides* Oliv. extracts in spontaneously hypertensive rats. Journal of Ethnopharmacology, 2010, 129(2): 238-243.

[43] Li ZY, Gu J, Yan J, et al. Hypertensive cardiac remodeling effects of lignan extracts from *Eucommia ulmoides* Oliv. Bark—a famous Traditional Chinese Medicine. American Journal of Chinese Medicine, 2013, 41(4): 801-815.

[44] Hosoo S, Koyama M, Kato M, et al. The restorative effects of *Eucommia ulmoides* oliver leaf extract on vascular function in spontaneously hypertensive rats. Molecules, 2015, 20(12): 21971-21981.

[45] 李玲, 王珍珊, 李振宇, 等. 杜仲木脂素对高血压肾损害的保护作用及机制 // 中国药理学会. 济南: 中国药理学会第十一次全国学术会议, 2011.

[46] 李玲. 杜仲木脂素对高血压肾损害的保护作用及机制研究. 长沙: 中南大学硕士学位论文, 2011.

[47] 张寒, 蒋义鑫, 刘欢欢, 等. 杜仲不同炮制品舒张血管作用比较及作用机制研究. 中药药理与临床, 2017, 33(5): 98-103.

[48] Gu JA, Wang JJ, Yan J, et al. Effects of lignans extracted from *Eucommia ulmoides* and aldose reductase inhibitor epalrestat on hypertensive vascular remodeling. Journal of Ethnopharmacology, 2011, 133(1): 6-13.

[49] 韩莉娟. 松脂醇二葡萄糖苷降压作用及机制研究. 西安: 西北大学硕士学位论文, 2017.

[50] 李武明. 复方杜仲降压片治疗高血压病的临床研究. 长沙: 湖南中医学院硕士学位论文, 2002.

[51] 袁尚红, 张学俊, 任雅芳, 等. 全杜仲胶囊治疗高血压的临床疗效. 中国社区医师 (医学专业), 2012, 14(35): 138.

[52] 周艳芳, 方会龙, 贾蕾, 等. 杜仲降压片对高血压病患者血压及微量白蛋白尿的影响. 时珍国医国药, 2011, 22(11): 2713, 2714.

[53] 路慧娟. 中西医结合治疗妊娠期高血压对血压及母婴结局的影响. 实用中医药杂志, 2018, 34(5): 569, 570.

[54] 彭红梅, 李小姝, 杨亚培. 杜仲颗粒结合常规疗法治疗妊娠期高血压疾病的临床疗效. 重庆医学, 2012, 41(31): 3262-3264.

[55] 朱伟珍, 梁立锋. 全杜仲胶囊联合左旋氨氯地平治疗肝肾阴虚型肾性高血压随机平行对照研究. 实用中医内科杂志, 2012, 26(10): 44-46.

[56] 王晓妍. 益肾降压颗粒治疗老年人高血压病的临床研究及其对性激素的影响. 济南: 山东中医药大学硕士学位论文, 2008.

[57] 董丽华, 韩光军. 强力天麻杜仲胶囊联合缬沙坦治疗轻中度原发性高血压疗效观察. 中成药, 2009, 31(8): 1164-1166.

[58] 张悦, 李运峰. 骨质疏松症动物模型研究进展. 中国骨质疏松杂志, 2020, 26(1): 152-156.

[59] 王方杰, 王婷, 罗芳梅, 等. 基于 GC-MS 代谢组学技术的杜仲抗骨质疏松作用研究. 中国中药杂志, 2020, 45(22): 5555-5560.

[60] 骆瑶, 陈兰英, 官紫祎, 等. 杜仲提取物对去卵巢骨质疏松大鼠骨代谢、骨密度及骨微结构的影响. 中药材, 2016, 39(11): 2624-2628.

[61] 侯情, 王劲松. 杜仲提取物对去卵巢大鼠骨折力和骨压碎力的影响. 陕西中医学院学报, 2010, 33(5): 83, 84.

[62] 童妍, 吴晓青. 峨眉杜仲对去势大鼠骨密度及血清 IGF- I 的影响. 安徽农业科学, 2009, 37(16): 7458, 7459, 7486.

[63] Zhang R, Liu ZG, Li C, et al. Du-zhong (*Eucommia ulmoides* Oliv.) cortex extract prevent OVX-induced osteoporosis in rats. Bone, 2009, 45(3): 553-559.

[64] 翁泽斌, 颜翠萍, 吴育, 等. 盐制对杜仲治疗去卵巢大鼠骨质疏松症影响的研究. 中国骨质疏松杂志, 2014, 20(12): 1457-1463.

[65] 蔡建平, 张贤, 夏树林, 等. 杜仲对去势大鼠股骨重、矿物含量、胫骨抗弯力及血清碱性磷酸酶的影响. 时珍国医国药, 2009, 20(8): 1967-1969.

[66] 程林. 跑步运动结合摄取杜仲提取物对去卵巢大鼠骨密度和抗氧化能力的影响. 中国组织工程研究, 2018, 22(24): 3837-3842.

[67] 熊伟, 赵亮. 盐炙杜仲对衰老性骨质疏松模型大鼠血生化指标的影响. 时珍国医国药, 2016, 27(11): 2623, 2624.

[68] Zhou C, Zhang SC, Wang HB, et al. Anti-osteoporotic activity of the ethanol extracts of *Eucommia ulmoides* in glucocorticoid-induced osteoporosis male rats through the activation of androgen receptor signaling. International Journal of Clinical and Experimental Medicine, 2016, 9(2): 2148-2156.

[69] 刘明, 宣振华, 张永萍, 等. 杜仲壮骨丸对维甲酸致小鼠骨质疏松的改善作用. 中国药房, 2017, 28(1): 35-38.

[70] 刘跃辉, 张波, 李伟, 等. 杜仲叶醇提取物对去卵巢骨质疏松大鼠骨代谢生化指标、骨密度、IL-6 及 TNF-α 的影响. 中医学报, 2018, 33(3): 445-448.

[71] Zhang WP, Fujikawa T, Mizuno K, et al. Eucommia leaf extract (ELE) prevents OVX-induced osteoporosis and obesity in rats. American Journal of Chinese Medicine, 2012, 40(4): 735-752.

[72] 戴鹏, 邓鸣涛, 张立超, 等. 杜仲叶对去势骨质疏松大鼠骨代谢的影响. 中国骨质疏松杂志, 2012, 18(12): 1127-1130.

[73] 李森. 杜仲子总苷抗骨质疏松的实验研究. 西安: 西北大学硕士学位论文, 2010.

[74] 李森, 谢人明, 孙文基. 杜仲籽总苷抗糖皮质激素所致小鼠骨质疏松的实验研究. 中成药, 2010, 32(2): 205-208.

[75] 侯洁文. 两种环烯醚萜类化合物的药效学研究. 西安: 西北大学硕士学位论文, 2008.

[76] Li Y, Wang MJ, Li S, et al. Effect of total glycosides from *Eucommia ulmoides* seed on bone microarchitecture in rats. Phytotherapy Research: PTR, 2011, 25(12): 1895-1897.

[77] 刘月耀, 张魁忠, 孙贵才, 等. 杜仲贰治疗被动吸烟导致的骨质疏松的实验研究. 实用临床医学, 2012, 13(12): 5-8, 27, 160.

[78] 袁真, 闵珺, 王恺, 等. 杜仲黄酮类 3 种药物成分治疗大鼠骨质疏松的比较研究. 中国骨质疏松杂志, 2018, 24(2): 244-248.

[79] 李三华, 何志全, 陈全利, 等. 杜仲总黄酮对成骨细胞增殖及 I 型胶原蛋白表达的影响. 西北药学杂志, 2011, 26(4): 272-274.

[80] Zhou RP, Lin SJ, Wan WB, et al. Chlorogenic acid prevents osteoporosis by Shp2/PI3K/Akt pathway in ovariectomized rats. PLoS One, 2016, 11(12): 1-19.

[81] 翁泽斌, 颜翠萍, 高倩倩, 等. 不同炮制品的杜仲含药血清及其环烯醚萜类成分对绝经后妇女成骨细胞增殖与分化的影响. 时珍国医国药, 2015, 26(11): 2636-2638.

[82] 王吉博, 王兆杰, 安荣泽, 等. 杜仲配伍黄芪对雌性大鼠去势后骨质疏松的影响. 山东医药, 2017, 57(48): 31-34.

[83] 高卫辉, 向艳华, 刘云, 等. 中药杜仲-牛膝配伍对去卵巢大鼠骨质疏松症的干预实验研究. 湖南中医药大学学报, 2016, 36(6): 43-46.

[84] 高卫辉, 吴芬芬, 段小青, 等. 杜仲-牛膝药对干预去卵巢骨质疏松大鼠雌二醇和骨密度的影响实验研究. 中南药学, 2016, 14(8): 820-823.

[85] Lee JE, Kim MH, Hong J, et al. Effects of Osteo-F, a new herbal formula, on osteoporosis via up-regulation of Runx2 and Osterix. RSC Advances, 2017, 7(2): 1032-1037.

[86] 杜原瑗, 陈骞虎, 贾绍辉, 等. 牛膝竹节参皂苷与杜仲松脂醇二葡萄糖苷联合治疗骨质疏松性骨折的实验研究. 中国中医骨伤科杂志, 2015, 23(6): 9-13.

[87] 杜鹏, 肖润梅, 陈勇. 淫羊藿总黄酮、杜仲总黄酮对维甲酸所致小鼠骨质疏松的实验研究. 湖北大学学报: 自然科学版, 2005, 27(4): 392-394.

[88] Li F, Yang XL, Bi JP, et al. Antiosteoporotic activity of Du-zhong-wan water extract in ovariectomized rats. Pharmaceutical Biology, 2016, 54(9): 1857-1864.

[89] 胡旖耘, 杜俊, 牟丽秋, 等. 维骨片对去势骨质疏松模型大鼠的影响. 中南药学, 2015, 13(2): 132-136.

[90] 张晓冬. 杜仲壮骨颗粒制剂学及药效学研究. 哈尔滨: 黑龙江中医药大学硕士学位论文, 2018.

[91] 魏国俊, 丁玉芬, 侯费祎. 中药杜仲含药血清对成骨细胞增殖、成骨性的影响. 西部中医药, 2013, 26(3): 16-19.

[92] 曹旭, 向文英, 陆苑, 等. 杜仲含药血清对成骨细胞的影响. 中华中医药杂志, 2016, 31(8): 3016-3019.

[93] 徐祥赫, 刘钊, 王虹, 等. 杜仲对 MC3T3-E1 成骨细胞及 OPG/RANKL 比值的影响. 天津医科大学学报, 2013, 19(3): 203-205, 217.

[94] 张颖, 于峥, 赵宏艳, 等. 杜仲、千年健对去卵巢大鼠骨质疏松症的治疗作用及其机理探讨. 中国中医基础医学杂志, 2011, 17(9): 960-962.

[95] 张贤, 蔡建平, 张艳红, 等. 杜仲诱导大鼠间充质干细胞成骨分化中成骨与成脂相关转录因子的表达. 中国组织工程研究与临床康复, 2010, 14(19): 3523-3526.

[96] 赵春, 张艳红, 谢焕松, 等. 杜仲对去势大鼠骨细胞及骨髓间充质干细胞 BMP-2 表达的调节作用. 四川中医, 2009, 27(8): 24-27.

[97] 王振龙, 刘宗超, 付至江, 等. 杜仲提取物改善抑郁小鼠的骨代谢机制研究. 中国临床药理学杂志, 2020, 36(01): 50-53.

[98] 刘岩, 王久和, 常虹. 蒙药二味杜仲胶囊对去卵巢大鼠

子宫雌激素受体的影响. 内蒙古医科大学学报, 2014, 36(4): 334-338.

[99] 董重阳, 刘岩, 高小明, 等. 蒙药二味杜仲汤对去卵巢大鼠骨代谢无机元素影响的实验研究. 内蒙古医学院学报, 2010, 32(1): 4-7.

[100] 葛文杰, 张贤, 蔡建平. 杜仲对去势雌性骨质疏松大鼠骨代谢、骨生物力学的影响. 山东中医药大学学报, 2009, 33(5): 417-419.

[101] 饶华, 徐贤柱, 王曼莹. 杜仲叶总提取物治疗去势大鼠骨质疏松症的实验研究. 江西医药, 2014, 49(2): 100-102.

[102] 陈立强, 赵文杰, 王振, 等. 杜仲叶醇提物对去卵巢大鼠所致骨质疏松的防治作用. 中国老年学杂志, 2015, 35(8): 2190-2191.

[103] 段卫华, 牛彦兵, 崔茗婉, 等. 杜仲丸不同配比对去卵巢大鼠骨质疏松症的影响. 中国实验方剂学杂志, 2016, 22(7): 130-133.

[104] 赵亮, 张劲, 范彦博. 盐炙杜仲对老年性骨质疏松模型大鼠骨组织 BMP-2 的影响. 湖北中医药大学学报, 2017, 19(5): 27-30.

[105] 童妍, 李娜, 李锐, 等. 盐制杜仲对去势大鼠骨密度及血清 IGF-I 的影响. 中国实验方剂学杂志, 2013, 19(17): 255-257.

[106] 白立炜, 葛焕琦, 张立, 等. 杜仲叶醇对糖尿病大鼠骨密度的影响. 吉林大学学报: 医学版, 2003, (5): 536, 587-590.

[107] 张立, 葛焕琦, 白立炜, 等. 杜仲叶醇防治糖尿病合并去势大鼠骨质疏松症的实验研究. 中国老年学杂志, 2003, 23(6): 370-372.

[108] Liang HD, Yu F, Liu XH, et al. Effect of *Eucommia ulmoides* extract on osteoblast proliferation. Tropical Journal of Pharmaceutical Research, 2017, 16(11): 2675-2679.

[109] 关钧声, 郭海玲, 张紫佳, 等. 杜仲总提物对大鼠成骨细胞增殖、分化及 I 型胶原蛋白表达的影响. 上海中医药杂志, 2014, 48(7): 95-98.

[110] 张立超, 邓鸣涛, 戴鹏, 等. 杜仲叶通过激活 ERK 及 AKT 磷酸化促进大鼠成骨细胞增殖的研究. 中国骨质疏松杂志, 2013, 19(3): 217-220.

[111] 邹泽良, 吴峰. 杜仲补骨脂促进离体培养成骨细胞增殖的实验研究. 海南医学院学报, 2017, 23(12): 1593-1595.

[112] 王大为, 高晓燕, 李发美, 等. 杜仲对成骨样细胞增殖的作用. 中药药理与临床, 2000, 16(4): 24-26.

[113] Ha H, Ho JY, Shin S, et al. Effects of Eucommiae Cortex on osteoblast-like cell proliferation and osteoclast inhibition. Archives of Pharmacal Research, 2003, 26(11): 929-936.

[114] 阳之韵, 兰波, 刘亭, 等. 杜仲提取组分对 MC3T3-E1 Subclone 14 成骨细胞的影响. 贵州医科大学学报, 2017, 42(5): 553-556.

[115] 兰波. 杜仲抗骨质疏松药效物质基础及机制研究. 贵阳: 贵州医科大学硕士学位论文, 2015.

[116] 牟丽秋, 杜俊, 胡旖耘, 等. 杜仲中槲皮素、京尼平苷及桃叶珊瑚苷对小鼠成骨样细胞系 MC3T3-E1 增殖和分化的影响. 药物评价研究, 2015, 38(2): 165-169.

[117] 张文博, 张贤. 缺氧培养下 M2 型巨噬细胞上清液及杜仲总黄酮对成骨细胞生物行为学的影响. 中国组织工程研究, 2017, 21(12): 1819-1825.

[118] 兰波, 刘亭, 谢玉敏, 等. 两种杜仲黄酮类化合物对成骨细胞 OPG/RANKL 及成骨相关转录因子的影响. 中国实验方剂学杂志, 2014, 20(22): 180-184.

[119] 胡倩影, 尹瑞林, 王一飞, 等. 杜仲中松脂素二葡萄糖苷和松脂素对成骨细胞中 OPG 和 RANKL 表达的影响. 中国实验方剂学杂志, 2018, 24(10): 181-186.

[120] 杨豪伟, 朱盼盼, 张春凤, 等. 紫云英苷对小鼠成骨细胞 MC3T3-E1 增殖与分化的影响. 中医药学报, 2013, 41(4): 17-19.

[121] 方宁, 陈林攀, 邓鸣涛, 等. 杜仲叶对 SD 大鼠成骨细胞增殖及骨钙素表达水平的影响. 时珍国医国药, 2014, 25(11): 2574-2576.

[122] 王度, 戴燚, 范彦博, 等. 中药杜仲补骨脂对去势鼠成骨细胞增殖以及 MMP3/OPN 通路蛋白表达的作用. 中国医院药学杂志, 2016, 36(8): 620-624.

[123] Zhu ZG, Xie QP, Huang YZ, et al. Aucubin suppresses titanium particles-mediated apoptosis of MC3T3-E1 cells and facilitates osteogenesis by affecting the BMP2/Smads/RunX2 signaling pathway. Molecular Medicine Reports, 2018, 18(3): 2561-2570.

[124] Tan XL, Zhang YH, Cai JP, et al. 5-(hydroxymethyl)-2-furaldehyde inhibits adipogenic and enhances osteogenic differentiation of rat bone mesenchymal stem cells. Natural Product Communications, 2014, 9(4):529-532.

[125] 刘峰, 周平生, 余兆仲, 等. 杜仲对大鼠骨髓间充

质干细胞增殖的影响. 广州中医药大学学报, 2012, 29(4): 411-414, 488, 489.

[126] 汤军, 蔡建平, 张贤. 杜仲提取物诱导大鼠骨髓间充质干细胞成骨分化过程中 Fzd 受体系列相关基因表达的研究. 成都中医药大学学报, 2013, 36(1): 37, 38.

[127] 张艳红, 赵春, 戴嘉兴. 杜仲与地塞米松共作用对大鼠骨髓基质细胞增殖和分化的影响. 江苏农业科学, 2012, 40(5): 182-184.

[128] 王洋, 李善昌. 灌服杜仲对牙移动中破骨细胞的作用. 黑龙江医药科学, 2017, 40(1): 20-22.

[129] Qi SS, Zheng HX, Chen C, et al. Du-Zhong (*Eucommia ulmoides* Oliv.) cortex extract alleviates lead acetate-induced bone loss in rats. Biological Trace Element Research, 2019, 187(1): 172-180.

[130] 李嘉程, 许波, 李刚, 等. 基于网络药理学研究杜仲抗骨质疏松的分子机制. 中国现代中药, 2018, 20(8): 936-942.

[131] 鲁海, 谢国平, 刘文刚, 等. 杜仲干预大鼠膝骨性关节炎关节软骨破坏的机理研究. 内蒙古中医药, 2015, 34(11): 144, 145.

[132] Xie GP, Jiang N, Wang SN, et al. *Eucommia ulmoides* Oliv. bark aqueous extract inhibits osteoarthritis in a rat model of osteoarthritis. Journal of Ethnopharmacology, 2015, 162: 148-154.

[133] Wang JY, Chen XJ, Zhang L, et al. Comparative studies of different extracts from *Eucommia ulmoides* Oliv. against rheumatoid arthritis in CIA rats. Evidence-based Complementary and Alternative Medicine, 2018, 2018: 1-11.

[134] Kim JY, Lee JI, Song M, et al. Effects of *Eucommia ulmoides* extract on longitudinal bone growth rate in adolescent female rats. Phytotherapy Research, 2015, 29(1): 148-153.

[135] 付长龙, 潘彩彬, 刘国强, 等. 药对巴戟天 – 杜仲总多糖的含量测定及其对大鼠软骨细胞增殖的影响. 风湿病与关节炎, 2014, 3(6): 23-26.

[136] Yao CH, Tsai HM, Chen YS, et al. Fabrication and evaluation of a new composite composed of tricalcium phosphate, gelatin, and Chinese medicine as a bone substitute. Journal of Biomedical Materials Research Part B Applied Biomaterials, 2005, 75(2): 277-288.

[137] 乔媛媛, 王晓晨, 王曼莹. 杜仲叶提取物对女运动员骨组织保健的机理研究. 吉林体育学院学报, 2010, 26(4): 60, 61.

[138] 王达鹏. 复方杜仲汤联合等速肌力训练治疗肝肾亏虚型膝骨关节炎的临床疗效观察. 福州: 福建中医药大学硕士学位论文, 2020.

[139] 王金国, 房经武, 郑祺, 等. 杜仲补肾健骨颗粒对胫骨截骨兔 Ilizarov 胫骨延长手术效果的影响及其机制. 山东医药, 2017, 57(32): 39-41.

[140] 刘晋. 蒙药二味杜仲汤治疗绝经后骨质疏松症骨痛的临床研究. 中国民族医药杂志, 2016, 22(8): 18, 19.

[141] 张贤, 蔡建平, 汤建华, 等. 杜仲颗粒剂治疗原发性骨质疏松性腰背痛临床观察. 中国中医药信息杂志, 2009, 16(10): 8, 9.

[142] 赵继荣, 张海清, 赵生鑫, 等. 杜仲腰痛丸联合消定膏对腰椎间盘突出症患者术后下腰痛的影响. 西部中医药, 2017, 30(11): 1-4.

[143] 赵生鑫, 赵继荣, 朱宝, 等. 消定膏联合杜仲腰痛丸治疗腰椎融合术后复发性下腰痛临床观察. 中国中医急症, 2017, 26(3): 501-504.

[144] 王娟, 褚小刚. 全杜仲胶囊联合红花逍遥片治疗绝经后骨质疏松 38 例. 中国老年学杂志, 2014, 34(4): 1086-1087.

[145] 王小华. 杜仲颗粒与鲑降钙素注射液联合常规疗法治疗原发性骨质疏松症临床观察. 新中医, 2018, 50(4): 113-116.

[146] 戴少川. 杜仲壮骨胶囊联合雷洛昔芬治疗绝经后骨质疏松症临床研究. 中国骨质疏松杂志, 2018, 24(11): 1489-1492.

[147] 马定耀, 尹苏平, 付晓蕾. 骨碎补和淫羊藿配伍杜仲治疗骨质疏松症的疗效观察. 中国民族民间医药, 2018, 27(13): 89, 90.

[148] 马建, 马丽娜, 赵永法, 等. 杜仲饮子治疗甲亢性骨质疏松临床观察. 四川中医, 2018, 36(4): 131-133.

[149] 唐宝平. 全杜仲胶囊治疗骨质疏松 40 例临床观察. 中国卫生产业, 2012, 9(6): 64.

[150] 张军, 尹锋, 郑伟. 强筋健骨胶囊治疗老年性骨质疏松症的临床研究. 河南中医学院学报, 2005, 20(4): 40, 41.

[151] 苑成发, 闫秀中, 房经武, 等. 杜仲补肾健骨颗粒联合温针灸治疗肾虚精亏型骨质疏松症临床研究. 河南中医, 2017, 37(11): 1981-1986.

[152] 吴永威, 杨春雷. 健骨散治疗绝经后妇女骨质疏松症

76 例. 中医药信息, 2002, 19(3): 60.

[153] 陈天顺, 陈鲁峰, 张来顺, 等. 复方杜仲片治疗腰椎间盘突出症 80 例. 福建中医药, 2017, 48(5): 48, 49.

[154] 陈绍华, 蔡秀水. 独活杜仲寄生汤治疗腰椎间盘突出症 92 例总结. 湖南中医杂志, 2015, 31(9): 72, 73.

[155] 杨宏华, 王波. 杜仲壮腰补骨汤治疗腰椎间盘突出症疗效观察. 陕西中医, 2014, 35(4): 432, 434.

[156] 谢亚龙, 尹纪光. 复方杜仲健骨颗粒联合股四头肌功能锻炼治疗膝骨性关节炎临床观察. 世界最新医学信息文摘, 2018, 18(59): 95, 98.

[157] 肖磊, 周至游, 李全, 等. 关节镜清理术联合复方杜仲健骨颗粒治疗髌股关节炎的临床对照研究. 中国骨与关节损伤杂志, 2017, 32(6): 565-568.

[158] 李志鹏, 徐磊. 杜仲补肾健骨颗粒对骨折不愈合患者 siCAM-1、sVCAM-1 及骨诱导蛋白 BMP-2 及微循环因子的影响. 现代中西医结合杂志, 2018, 27(7): 749-752.

[159] 方浡灏, 许超, 庞卫祥, 等. 复方杜仲健骨颗粒治疗骨质疏松性桡骨远端骨折 30 例. 陕西中医药大学学报, 2018, 41(3): 41-43, 49.

[160] 张金东, 马建林, 周卫波, 等. 桐皮杜仲泥联合红光综合治疗老年性颈椎病的临床研究. 中国医药指南, 2014, 12(15): 273-274.

[161] 王金国, 房经武, 闫秀中, 等. 杜仲补肾健骨颗粒对激素性股骨头缺血性坏死的疗效及血清 PINP、BGP、VEGF、TGF-β1 和骨密度影响的研究. 中国医刊, 2017, 52(6): 36-39.

[162] 周业超. 全杜仲胶囊在治疗老年骨病中的临床应用探讨. 世界最新医学信息文摘, 2017, 17(13): 155.

[163] 孙蕊, 张正伟, 刘世超. 强筋健骨胶囊的制备与应用. 医药导报, 2002, 21(8): 517-518.

[164] 颜秋萍. 车前草和杜仲提取物对肝损伤的保护作用. 广州: 广东工业大学硕士学位论文, 2012.

[165] 周程艳, 余海平, 王树华, 等. 杜仲醇提物对小鼠急性肝损伤的保护作用. 中国中药杂志, 2009, 34(9): 1173-1175.

[166] 周程艳, 余海平, 陶志彬, 等. 杜仲水提物对四氯化碳所致小鼠肝损伤的保护作用. 时珍国医国药, 2009, 20(9): 2321-2323.

[167] Hung MY, Fu TYC, Shih PH, et al. Du-Zhong (*Eucommia ulmoides* Oliv.) leaves inhibits CCl₄-induced hepatic damage in rats. Food Chemistry Toxicology, 2006, 44(8):

1424-1431.

[168] 蒋真真, 袁带秀, 胡倩, 等. 杜仲总黄酮对小鼠急性肝损伤的保护作用. 广州化工, 2016, 44(2): 69, 70.

[169] 向志钢, 周卫华, 李先辉, 等. 杜仲粕对四氯化碳致小鼠急性肝损伤的保护作用. 中国老年学杂志, 2012, 32(10): 2089, 2090.

[170] 娄丽杰. 杜仲雄花茶的药效学研究. 开封: 河南大学硕士学位论文, 2010.

[171] 辛晓明, 张庆柱, 王浩, 等. 杜仲总多糖的提取及其对环磷酰胺致肝损伤小鼠的保护作用. 中华中医药学刊, 2007, 25(9): 1896, 1897.

[172] 高银辉, 史秀玲, 王美, 等. 杜仲醇提物和水提物对小鼠免疫性肝损伤保护作用的研究. 华北煤炭医学院学报, 2011, 13(2): 141-143.

[173] 王新军, 王一民, 熊正英. 杜仲提取物对运动训练大鼠肝组织氧化损伤的保护作用. 西北农林科技大学学报: 自然科学版, 2013, 41(2): 41-45.

[174] 李雄雄. 杜仲提取物对大鼠肝缺血再灌注损伤的保护作用及其机制初探. 遵义: 遵义医学院硕士学位论文, 2016.

[175] 熊坤. 杜仲绿原酸对大鼠肝缺血再灌注损伤的保护作用及其机制初探. 遵义: 遵义医学院硕士学位论文, 2018.

[176] 王乾宇, 王文佳, 奚锦, 等. 杜仲多糖对肝纤维化模型大鼠Ⅰ, Ⅲ型胶原蛋白, MMP-1, TIMP-1 及 TGF-β1 mRNA 表达的影响. 中国实验方剂学杂志, 2018, 24(23): 153-158.

[177] 周程艳, 艾凌艳, 王美, 等. 杜仲多糖抗肝纤维化作用的实验研究. 中草药, 2011, 42(2): 324-329.

[178] Lee HY, Lee GH, Yoon Y, et al. Verniciflua and *E. ulmoides* extract (ILF-RE) protects against chronic CCl₄-induced liver damage by enhancing antioxidation. Nutrients, 2019, 11(2): 1-17.

[179] Lee GH, Lee HY, Park SA, et al. *Eucommia ulmoides* Leaf extract ameliorates steatosis induced by high-fat diet in rats by increasing lysosomal function. Nutrients, 2019, 11(2): 426.

[180] 辛晓明, 王大伟, 赵娟, 等. 杜仲总多糖抗肿瘤作用的实验研究. 医药导报, 2009, 28(6): 719-721.

[181] 刘严. 杜仲雄花功能成分的提取、分离及活性研究. 洛阳: 河南科技大学硕士学位论文, 2012.

[182] 郭菡. 杜仲叶活性成分的提取分离及活性鉴定. 洛阳:

河南科技大学硕士学位论文, 2012.

[183] 张胜, 李湘洲, 刘子雷, 等. 杜仲叶活性成分对结肠癌细胞增殖与凋亡的影响. 中华中医药学刊, 2018, 36(2): 284-287.

[184] 郭洪亮. 杜仲叶蛋白的分离纯化及药理活性研究. 开封: 河南大学硕士学位论文, 2016.

[185] Shao P, Zhang JF, Chen XX, et al. Microwave-assisted extraction and purification of chlorogenic acid from by-products of *Eucommia ulmoides* Oliver and its potential anti-tumor activity. Journal of Food Science & Technology, 2015, 52(8): 4925-4934.

[186] Yang J, Kato K, Noguchi K, et al. Tochu (*Eucommia ulmoides*) leaf extract prevents ammonia and vitamin C deficiency induced gastric mucosal injury. Life Science, 2003, 73(25): 3245-3256.

[187] 袁带秀, 舒丽霞, 黄蓉. 杜仲黄酮对 H22 小鼠的抑瘤作用及其机制. 中国老年学杂志, 2016, 36(2): 291-293.

[188] Fujiwara A, Nishi M, Yoshida S, et al. Eucommicin A, a β-truxinate lignan from *Eucommia ulmoides*, is a selective inhibitor of cancer stem cells. Phytochemistry, 2016, 122: 139-145.

[189] Kobayashi Y, Hiroi T, Araki M, et al. Facilitative effects of *Eucommia ulmoides* on fatty acid oxidation in hypertriglyceridaemic rats. Journal of the ence of Food and Agriculture, 2012, 92(2): 358-365.

[190] Choi MS, Jung UJ, Kim HJ, et al. Du-zhong (*Eucommia ulmoides* Oliver) leaf extract mediates hypolipidemic action in hamsters fed a high-fat diet. American Journal of Chinese Medicine, 2008, 36(1): 81-93.

[191] 王建辉, 刘永乐, 李赤翎, 等. 杜仲绿原酸对高脂模型小鼠降血脂作用研究. 食品工业科技, 2012, 33(15): 360-362, 375.

[192] 雷燕妮, 张小斌. 杜仲叶总黄酮降血脂作用研究. 西北大学学报: 自然科学版, 2015, 45(5): 777-780, 786.

[193] 郭美丽, 周燕平, 冯瑄. 杜仲籽油辅助降血脂作用实验研究. 中国预防医学杂志, 2008, 9(7): 677, 678.

[194] Horii Y, Tanida M, Shen JA, et al. Effects of Eucommia leaf extracts on autonomic nerves, body temperature, lipolysis, food intake, and body weight. Neuroscience Letters, 2010, 479(3): 181-186.

[195] 乔红伟, 潘励山, 陈威, 等. 杜仲茶对大鼠的降血脂

作用. 中国比较医学杂志, 2015, 25(12): 6-9.

[196] Kim YJ, Choi IH. Evaluation of dietary duzhong (*Eucommia ulmoides* Oliver) and castor aralia (Kalopanax pictus Nakai) leaf powder on growth performance, serum cholesterol, and meat quality in broilers. Acta Agriculturae Scandinavica, Section A - Animal Science, 2013, 63(4): 183-189.

[197] Zhao JS, Deng W, Liu HW. Effects of chlorogenic acid-enriched extract from *Eucommia ulmoides* leaf on performance, meat quality, oxidative stability, and fatty acid profile of meat in heat-stressed broilers. Poultry Science, 2019, 98(7): 3040-3049.

[198] Jin CF, Li B, Lin SM, et al. Mechanism of the inhibitory effects of *Eucommia ulmoides* oliv. Cortex extracts (EUCE) in the CCl_4-induced acute liver lipid accumulation in rats. International Journal of Endocrinology, 2013, 2013: 751854.

[199] Hao S, Xiao Y, Lin Y, et al. Chlorogenic acid-enriched extract from *Eucommia ulmoides* leaves inhibits hepatic lipid accumulation through regulation of cholesterol metabolism in HepG2 cells. Pharmaceutical Biology, 2016, 54(2): 251-259.

[200] 李慧. 杜仲木脂素对 HepG2 细胞甘油三酯聚集的影响. 长沙: 中南大学硕士学位论文, 2013.

[201] 苏卓, 郭诚. 杜仲对链脲佐菌素致糖尿病小鼠降血糖作用. 中药药理与临床, 2015, 31(4): 144-146.

[202] 苏卓, 郭诚, 梁韬. 杜仲多糖对链脲佐菌素致糖尿病小鼠的作用. 中国实验方剂学杂志, 2016, 22(14): 159-162.

[203] 邢冬杰, 孙永显, 陈桂玉, 等. 杜仲叶黄酮对糖尿病大鼠的血糖控制及对胰岛细胞的保护作用. 中国实验方剂学杂志, 2015, 21(13): 148-151.

[204] 刘国荣, 邱立朋, 周延萌, 等. 杜仲多糖对糖尿病小鼠降血糖作用及其机制研究. 泰山医学院学报, 2010, 31(9): 659-661.

[205] Park SA, Choi MS, Kim MJ, et al. Hypoglycemic and hypolipidemic action of Du-zhong (*Eucommia ulmoides* Oliver) leaves water extract in C57BL/KsJ-db/db mice. Journal of Ethnopharmacology, 2006, 107(3): 412-417.

[206] 吴迪炯, 周鸿, 钱晓玲, 等. 杜仲对小鼠胰岛素抵抗干预作用的研究. 医学研究杂志, 2008, 37(3): 110-112.

[207] Wang YH, Yin LT, Yang H, et al. Hypoglycemic and anti-

depressant effects of Zuogui Jiangtang Jieyu formulation in a model of unpredictable chronic mild stress in rats with diabetes mellitus. Experimental & Therapeutic Medicine, 2014, 8(1): 281-285.

[208] 张红霞，杨丹丹，王凤，等. 杜仲叶乙醇提取物的降糖作用机理. 食品科学, 2014, 35(17): 197-203.

[209] Zhang YY, Zhang HX, Wang F, et al. The ethanol extract of *Eucommia ulmoides* Oliv. leaves inhibits disaccharidase and glucose transport in Caco-2 cells. Journal of Ethnopharmacology, 2015, 163:99-105.

[210] Kim HY, Moon BH, Lee HJ, et al. Flavonol glycosides from the leaves of *Eucommia ulmoides* O. with glycation inhibitory activity. Journal of Ethnopharmacology, 2004, 93(2/3):227-230.

[211] 邓江，张洁，罗洁，等. 杜仲提取物对脑缺血 - 再灌注大鼠的保护作用. 遵义医学院学报, 2011, 34(5): 484-486.

[212] 柏鲁宁，张毅，畅涛，等. 炒杜仲对兔蛛网膜下腔出血后脑干中 ET-1 和 eNOS 的影响. 中药药理与临床, 2017, 33(4): 74-78.

[213] 赵继荣，张思胜. 杜仲腰痛丸对大鼠非压迫性髓核突出神经根损伤的组织形态学研究. 中国骨伤, 2007, 20(1): 34-36.

[214] Xue HY, Jin L, Jin LJ, et al:AUcubin prevents loss of hippocampal neurons and regulates antioxidative activity in diabetic encephalopathy rats. Phytotherapy Research, 2009, 23(7): 980-986.

[215] Kwon SH, Kim MJ, Ma SX, et al. *Eucommia ulmoides* Oliv. bark. protects against hydrogen peroxide-induced neuronal cell death in SH-SY5Y cells. Journal of Ethnopharmacology, 2012, 142(2): 337-345.

[216] 张景欣，王智，马明. 杜仲对骨髓间充质干细胞增殖和向神经元分化的影响. 世界中西医结合杂志, 2016, 11(7): 945-948.

[217] Kwon SH, Ma SX, Hong SI, et al. *Eucommia ulmoides* Oliv. bark. attenuates 6-hydroxydopamine-induced neuronal cell death through inhibition of oxidative stress in SH-SY5Y cells. Journal of Ethnopharmacology, 2014, 152(1): 173-182.

[218] 沈翔，王国栋，赵永波. 强力天麻杜仲胶囊治疗脑梗死 42 例疗效观察. 中成药, 2006, 28(11): 1602-1605.

[219] 陈琳，喻明，曹玉莉. 强力天麻杜仲胶囊联合甲钴胺治疗糖尿病周围神经病变观察. 中成药, 2012, 34(8): 1451-1455.

[220] 杨凌，张碧，付卓锐，等. 中国杜仲资源的综合利用. 广州化工, 2011, 39(24): 9-10, 26.

[221] 李振华. 杜仲的现代药理学研究及临床应用文献综述. 甘肃科技纵横, 2018, 47(3): 93-96.

[222] 李少基，陈武，陈足金. 12 种中草药的体外抑菌试验. 中兽医医药杂志, 2004, 23(1): 44.

[223] 谢丽玲，赵水灵，成凯，等. 大黄等 5 种中草药对两种锯缘青蟹致病菌的体外抑菌活性. 安徽农业科学, 2011, 39(6): 3635-3637.

[224] 罗庆华，黄欢喜，刘清波. 杜仲大蒜制剂对鱼类常见病原菌的抑菌作用. 水利渔业, 2006,27(6): 86-88.

[225] 张梁. 杜仲提取物对草鱼温和气单胞菌药效学的初步研究. 黑龙江畜牧兽医, 2016, (8): 158-160.

[226] 曹俊辉，谢丽玲，杨素霞，等. 中草药提取物体外抑菌活性研究. 安徽农业科学, 2008,26(23): 9982, 9983, 9989.

[227] 姚红梅. 杜仲提取物对彭泽鲫抗病和促生长的研究. 长沙：湖南农业大学硕士学位论文, 2005.

[228] 赵微微. 杜仲注射液的研制及其体外抑菌效果的研究. 大庆：黑龙江八一农垦大学硕士学位论文, 2015.

[229] Tsai TH, Tsai TH, Chien YC, et al. *In vitro* antimicrobial activities against cariogenic streptococci and their antioxidant capacities: a comparative study of green tea versus different herbs. Food Chemistry, 2008, 110(4): 859-864.

[230] 蔡红，李莉，殷中琼，等. 20 味中药提取物对鸭疫里默氏杆菌体外抑菌效果的研究. 中国畜牧医, 2013, 40(8): 101-105.

[231] 王明英，朱岩丽. 杜仲叶提取液对 5 种常见细菌的体外抑菌作用. 中兽医医药杂志, 2018, 37(2): 51, 52.

[232] 李欣，王利平，杨梅，等. 杜仲雄花正丁醇提取物抑菌活性研究. 中国食物与营养, 2014, 20(5): 53-56.

[233] 李欣，乔家驹，冯汉青，等. 杜仲雄花乙酸乙酯提取物的抑菌活性研究. 食品工业科技, 2015, 36(11): 62-65.

[234] 季志平，苏印泉. 杜仲叶提取物的抑菌活性研究（英文）. 林产化学与工业, 2008,28(2): 63-66.

[235] 郑杰，刘端，赵肃清，等. 杜仲叶桃叶珊瑚苷的酶法提取及其抑菌活性. 中药材, 2012, 35(2): 304-306.

[236] 邱高翔. 杜仲雄花提取物抗氧化和抗菌活性评价. 杨凌：西北农林科技大学硕士学位论文, 2013.

[237] 谭才邓，朱美娟，杜淑霞，等. 抑菌试验中抑菌圈法的比较研究. 食品工业，2016, 37(11):122-125.

[238] 刘光明，张俊冬，梁瑞，等. 检测杜仲、连翘、大蒜和生姜4种药用植物的抑菌效果. 成都医学院学报，2011, 6(3): 241-243.

[239] 刘世会，赵德刚，宋宝安. 杜仲抗真菌蛋白对番茄灰霉病菌的抑制作用. 农药，2008, 47(11): 836-838.

[240] Lv SF, Wu YH, Liu HH. Silver nanoparticles synthesized using Eucommia ulmoides bark and their antibacterial efficacy. Materials Letters, 2017, 196:217-220.

[241] 谢丽玲，陈华谱，曹俊辉. 杜仲提取物对鱼类病原菌作用的研究. 汕头大学学报：自然科学版，2009, 24(1): 39-44.

[242] Zhang L, Ravipati AS, Koyyalamudi SR, et al. Anti-fungal and anti-bacterial activities of ethanol extracts of selected traditional Chinese medicinal herbs. Asian Pacific Jourrnal of Tropical Medicine, 2013, 6(9): 673-681.

[243] 胡居吾，韩晓丹，付建平，等. 三种绿原酸提取物的抑菌和抗氧化效果比较. 天然产物研究与开发，2017, 29(11): 1928-1933.

[244] 伊文君. 杜仲叶提取物中绿原酸的纯化及其体外抑菌效果的研究. 大庆：黑龙江八一农垦大学硕士学位论文，2014.

[245] Hou XM, Qiu L, Luo SH, et al. Chemical constituents and antimicrobial activity of wood vinegars at different pyrolysis temperature ranges obtained from Eucommia ulmoides Olivers branches. RSC Advance, 2018, 8(71): 40941-40949.

[246] 高海霞，苏印泉，张强，等. 杜仲叶林枝木醋液化学成分及抑菌活性研究. 西北植物学报，2011, 31(10): 2106-2112.

[247] 胡瑞瑞，朱铭强，梁军，等. 不同热解温度下杜仲枝粗木醋液抗氧化及抑菌活性研究和成分分析. 西北林学院学报，2016, 31(6): 220-226.

[248] 胥忠生，唐孟甜，刘芳坊，等. 杜仲叶提取物对肉糜制品抗氧化和抑菌作用的研究. 农产品加工 (学刊)，2010, 6(7): 22-25, 36.

[249] 姜交龙，张涛，江波，等. 杜仲内生真菌代谢产物对大肠杆菌的作用机理研究. 食品工业科技，2012, 33(23): 110-113.

[250] 闫兴民. 杜仲内生真菌的分离与拮抗菌株的筛选. 开

封：河南大学硕士学位论文，2015.

[251] 朱红薇. 杜仲内生真菌活性物质的研究. 杨凌：西北农林科技大学硕士学位论文，2005.

[252] 李雅. 杜仲内生真菌抑菌活性成分的研究. 杨凌：西北农林科技大学硕士学位论文，2007.

[253] 王丽丽，白方文，张西玉，等. 杜仲内生真菌的分离鉴定及其抑菌活性研究. 四川师范大学学报：自然科学版，2009, 32(4): 508-512.

[254] 张维瑞，郭秀春，李钦，等. 杜仲叶和果实中内生真菌的分离及抑菌活性. 中草药，2016, 47(16): 2921-2926.

[255] 孙微微，丁婷. 杜仲内生真菌中抗苹果炭疽病活性菌株的筛选. 安徽农业大学学报，2013, 40(6): 981-987.

[256] 李雅，宋晓斌，马养民，等. 杜仲内生真菌对植物病原真菌的抑菌活性研究. 西北农林科技大学学报：自然科学版，2007, (2): 69-73.

[257] 苏印泉，朱红薇，马希汉，等. 杜仲内生真菌的抑菌活性筛选. 西北植物学报，2005, 25(6): 1153-1157.

[258] 彭胜，王志宏，郑阳，等. 杜仲 (树皮) 不同萃取部位抗氧化活性研究. 应用化工，2014, 43(9): 1634-1636.

[259] 席晓志，王婉卿，崔晓伟，等. 响应面优化杜仲提取物抗氧化活性及其工艺研究. 中国现代中药，2018, 20(3): 310-315.

[260] 王文君，向灿辉，霍靖，等. 杜仲 (树皮) 和叶中黄酮的含量与抗氧化活性比较. 遵义医学院学报，2012, 35(6): 469-472.

[261] 曾桥，韦承伯，缑会莉，等. 杜仲叶茯砖茶多糖提取工艺优化及抗氧化降血脂活性. 食品科学，2018, 43(8): 184-192.

[262] 邓云云，张俊娥. 杜仲叶活性成分提取方法对其抗氧化性和降血糖能力的影响. 分子植物育种，2018, 16(19): 6504-6508.

[263] 刘梦培，铁珊珊，王璐，等. 发酵条件对杜仲茶组分及抗氧化性的影响. 食品科学，2018, 43(2): 105-108.

[264] 李旭，刘停. 杜仲叶总黄酮微波辅助提取工艺的优化及其抗氧化活性研究. 食品工业科技，2013, 34(4): 243-248.

[265] 向灿辉，靳洪莲，陈阳，等. 杜仲叶绿原酸含量与抗氧化活性的相关性研究. 食品工业，2013, 34(12): 149-152.

[266] 董文宾，刘迪，杨津，等. 杜仲叶树脂分离纯化产物体外抗氧化活性研究. 食品科学，2011, 32(1): 27-30.

[267] 张强，苏印泉，张京芳. 杜仲叶不同萃取物抗氧化活

性比较分析. 食品科学, 2011, 32(13): 23-27.

[268] 张强, 苏印泉, 李秀红. 不同产地杜仲叶的水提取物体外抗氧化活性. 食品科学, 2011, 32(15): 126-129.

[269] 李文娜, 肖苑, 陈阳. 杜仲叶绿原酸分离纯化工艺比较及其抗氧化性研究. 中医药导报, 2011, 17(12): 65-67.

[270] 李文娜, 肖苑, 陈阳, 等. 杜仲叶绿原酸提取物与绿原酸、维生素 C 体外抗氧化比较. 食品工业科技, 2012, 33(11): 137-140.

[271] 苑子夜, 苏印泉, 张强, 等. DPPH• 法评价杜仲叶提取物的抗氧化活性. 西北林学院学报, 2011, 26(6): 119-123.

[272] 雷闪亮. 杜仲叶水提物的抗氧化活性及其微胶囊化研究. 南京: 南京农业大学硕士学位论文, 2010.

[273] 罗季阳. 杜仲叶活性成分的酶法提取及其体外抗氧化特性研究. 西安: 陕西师范大学硕士学位论文, 2004.

[274] Xi Z, Khan S, Zhang JC, et al. Two new antioxidative geniposides (ulmoside C, ulmoside D) and 10-O-acetylgeniposidic acid from *Eucommia ulmoides*. Pharmaceutical Chemistry Journal, 2018, 52(4):334-338.

[275] Zhang Q, Su YQ, Zhang JF. Seasonal difference in antioxidant capacity and active compounds contents of *Eucommia ulmoides* Oliver leaf. Molecules, 2013, 18(2): 1857-1868.

[276] Luo JY, Tian CR, Xu JG, et al. Studies on the antioxidant activity and phenolic compounds of enzyme-assisted water extracts from Du-zhong (*Eucommia ulmoides* Oliv.) leaves. Journal of Enzyme Inhibition & Medicinal Chemistry, 24(6): 1280-1287.

[277] 宫本红. 杜仲叶多糖的提取分离及生物活性研究. 贵阳: 贵州大学硕士学位论文, 2008.

[278] 刘静. 杜仲叶提取物的体外抗氧化作用. 陕西教育学院学报, 2007, 23(2): 65-67.

[279] 周华珠, 陈翠华, 孙云, 等. 杜仲叶提取物对衰老小鼠抗氧化功能的影响. 徐州医学院学报, 1998, 18(6): 36, 37.

[280] Park SA, Choi MS, Jung UJ, et al. *Eucommia ulmoides* Oliver leaf extract increases endogenous antioxidant activity in type 2 diabetic mice. Journal of Medicinal Food, 2006, 9(4): 474-479.

[281] Liu HW, Li K, Zhao JS, et al. Effects of polyphenolic extract from *Eucommia ulmoides* Oliver leaf on growth performance, digestibility, rumen fermentation and antioxidant status of fattening lambs. Animal Science Journal, 2018, 89(6): 888-894.

[282] Liu HW, Zhao JS, Li K, et al. Effects of chlorogenic acids-enriched extract from *Eucommia ulmoides* leaves on growth performance, stress response, antioxidant status and meat quality of lambs subjected or not to transport stress. Animal Feed Science & Technology, 2018, 238: 47-56.

[283] 贾春凤, 王松, 戎柯晓, 等. 杜仲叶酶解液辅助提高醋抗氧化活性的研究. 食品工业科技, 2013, 34(12): 94-97.

[284] 向灿辉, 罗景, 王文君, 等. 杜仲叶绿原酸抗氧化稳定性研究. 食品科技, 2013, 38(1): 224-227.

[285] 曾茹侠. 杜仲叶提取物对精炼菜籽油抗氧化作用的研究. 南昌: 江西农业大学硕士学位论文, 2013.

[286] 李燕舞, 姜八一, 刘建胜, 等. 杜仲叶提取物对肉兔生长性能及血清生化、免疫与抗氧化指标的影响. 动物营养学报, 2019, 31(2): 824-830.

[287] 郑国栋, 谢小俊, 曾茹侠, 等. 杜仲叶萃取物对精炼菜籽油抗氧化活性的研究. 中国粮油学报, 2015, 30(4): 76-79.

[288] 刘洋, 张弘弛. 杜仲叶部内生真菌的抗氧化活性测定以及菌株鉴定. 山东化工, 2017, 46(20): 80, 81, 84.

[289] 谢辉, 陈双林. 杜仲内生球毛壳菌的抗氧化活性研究. 菌物学报, 2009, 28(4): 591-596.

[290] 丁艳霞, 郭洋静, 任莹璐, 等. 杜仲雄花中黄酮类化学成分及其抗氧化活性研究. 中草药, 2014, 45(3): 323-327.

[291] 史娟, 李江, 葛红光. 秦巴杜仲雄花总黄酮的提取及抗氧化稳定性研究. 食品工业科技, 2015, 36(16): 252-256.

[292] 杨海涛, 曹小燕. 不同方式处理杜仲雄花总黄酮的提取及抗氧化性研究. 应用化工, 2016, 45(6): 1053-1057.

[293] 韩卫娟, 张嘉嘉, 杜改改, 等. 柿叶茶、杜仲雄花茶、绿茶和红茶体外抗氧化活性比较研究. 西北林学院学报, 2017, 32(3): 144-148, 155.

[294] 朱丽蓉, 吴萍萍, 杨大伟, 等. 杜仲雄花茶多糖的响应面优化提取及其抗氧化活性评价. 食品工业科技, 2015, 36(3): 199-203, 213.

[295] Niu XL, Xu DR, Luo J, et al. Main iridoid glycosides and

HPLC/DAD-Q-TOF-MS/MS profile of glycosides from the antioxidant extract of *Eucommia ulmoides* Oliver seeds. Industrial Crops and Products, 2016, 79: 160-169.

[296] 梁晓炜. 杜仲籽油抗氧化研究及其复方制剂的研制. 开封：河南大学硕士学位论文, 2017.

[297] 袁带秀, 刘英伯, 王长华. 杜仲种粕对衰老模型小鼠抗氧化能力的影响. 中国老年学杂志, 2013, 33(4): 854, 855.

[298] 吕锦芳, 王琳, 宁康健, 等. 复方杜仲水煎液对大鼠抗氧化功能的影响. 中国中医药科技, 2011, 18(1): 22, 23.

[299] 马龙, 孙兰萍, 许晖. 杜仲翅果桃叶珊瑚甙抗氧化稳定性研究. 食品科技, 2011, 36(3): 203-205.

[300] 吕圭源, 陈素红, 苏洁, 等. 杜仲不同提取部位对肾阳虚小鼠抗氧化和抗抑郁作用的影响. 浙江中医药大学学报, 2009, 33(5): 729-731.

[301] Xu ZS, Tang MT, Li YA, et al. Antioxidant properties of Du-zhong (*Eucommia ulmoides* Oliv.) extracts and their effects on color stability and lipid oxidation of raw pork patties. Journal of Agricultural and Food Chemistry, 2010, 58(12): 7289-7296.

[302] Lee MK, Cho SY, Kim DJ, et al. Du-zhong(*Eucommia ulmoides* Oliv.) Cortex water extract alters heme biosynthesis and erythrocyte antioxidant defense system in lead-administered rats. Journal of Medicinal Food, 2005, 8(1): 86-92.

[303] Ho JN, Lee YH, Park JS, et al. Protective effects of aucubin isolated from *Eucommia ulmoides* against UVB-induced oxidative stress in human skin fibroblasts. Biological & Pharmaceutical Bulletin, 2005, 28(7): 1244-1248.

[304] 贾宁, 陈怀涛. 杜仲提取液对小白鼠T淋巴细胞免疫功能的影响. 中国畜牧兽医学会兽医病理学分会第十一次兽医病理学、第十次动物病理生理学学术研讨会. 杭州：中国畜牧兽医学会, 2001.

[305] 封海波. 川牛膝多糖对小鼠免疫反应的影响及机理研究. 雅安：四川农业大学博士学位论文, 2013.

[306] 徐贤柱, 饶华, 蔡险峰, 等. 杜仲叶多糖提取及对小鼠免疫功能影响研究. 时珍国医国药, 2013, 24(3): 541-542.

[307] 翟文俊. 杜仲叶提取物制剂对动物体免疫功能影响的研究. 陕西教育学院学报, 2006, 22(1): 108-111.

[308] 朱宇红, 郝武常, 李兴华. 杜仲不同炮制品增强免疫作用比较. 中国中药杂志, 1997, 22(10): 22-25.

[309] 辛晓明, 郭桂丽, 王浩, 等. 杜仲多糖对环磷酰胺致小鼠毒性的影响. 时珍国医国药, 2009, 20(7): 1664-1665.

[310] 辛晓明, 王浩, 冯蕾, 等. 杜仲总多糖对环磷酰胺致免疫低下小鼠的影响. 中国中医药信息杂志, 2007, 14(10): 28, 29.

[311] 李天来, 卢银让, 潘建平, 等. 杜仲叶茶功效成分对小鼠免疫功能影响. 中国公共卫生, 2007, 23(10): 1221-1223.

[312] 邱果, 包旭, 李颖, 等. 杜仲叶醇提取物对小鼠免疫功能的影响. 中药药理与临床, 2008, 24(4): 41-43.

[313] 叶颖霞, 林岚, 赵菊香, 等. 杜仲叶多糖对免疫抑制小鼠免疫功能的影响. 中药材, 2015, 38(7): 1496-1498.

[314] 薛程远, 曲范仙, 刘辉. 杜仲叶乙醇提取物对小鼠免疫功能的影响. 甘肃中医学院学报, 1998, 15(3): 50-52.

[315] 陈琼瑶, 谢惠萍, 刘科亮, 等. 杜仲滋身茶对小鼠免疫功能的影响. 现代预防医学, 2004, 31(3): 365-377.

[316] 苗静静. 杜仲籽粕提取物对骨质疏松大鼠的免疫调节作用研究. 西安：西北大学硕士学位论文, 2015.

[317] 袁带秀, 刘梦姣, 聂红, 等. 杜仲总黄酮对铅中毒小鼠免疫器官抗氧化能力的影响. 卫生研究, 2016, 45(4): 643-647.

[318] 王林嵩, 侯进怀, 田建伟, 等. 熟地和杜仲对猕猴细胞免疫功能的影响. 河南医学研究, 1994, 3(1): 40-42.

[319] 王宇华, 许惠琴, 狄留庆, 等. 生杜仲和盐杜仲对小鼠免疫功能的影响和抗疲劳作用研究. 中药药理与临床, 2008, 24(2): 49, 50.

[320] 李鹏. 杜仲籽粕提取物抗骨质疏松的作用机制研究. 西安：西北大学硕士学位论文, 2016.

[321] 徐诗伦, 曾庆卓, 潘正兴. 杜仲对细胞免疫功能的影响. 中草药, 1985, 16(9): 15-17.

[322] 徐诗伦, 周厚琼, 黄武光, 等. 杜仲对机体非特异性免疫功能的影响. 中草药, 1983, 14(8): 27, 28.

[323] Jiang L, Wang Z, Zhu HW, et al. Beneficial effect of Eucommia polysaccharides on systemic lupus erythematosus-like syndrome induced by campylobacter jejuni in BALB/c mice. Inflammation, 2011, 34(5): 402-411.

[324] 王慧玲, 陈兰英, 周祎寒, 等. 全杜仲胶囊对肾阳虚

小鼠抗应激能力的影响及机制研究. 中国中医基础医学杂志, 2018, 24(8): 1077-1081.

[325] 周静, 赵小霞, 马吉春, 等. 强力天麻杜仲胶囊对小鼠脾细胞活性的调节. 中国老年学杂志, 2009, 29(1): 45, 46.

[326] Hiramoto K, Yamate Y, Hirata T, et al. Preventive effects of *Eucommia ulmoides* leaf extract and its components on UVB-induced immunosuppression in mice. Journal of Functional Foods, 2018, 48: 351-356.

[327] 蒋春茂, 陈晓兰, 陆广富, 等. 不同中药多糖体外对鸡外周血和脾脏淋巴细胞增殖能力的比较. 江苏农业学报, 2015, 31(1): 106-111.

[328] 王志宏, 雷明盛, 彭胜, 等. 杜仲黄酮对小鼠淋巴细胞增殖及 IL-2 和 IFN-γ 诱生的影响. 天然产物研究与开发, 2016, 28(4): 489, 514-518.

[329] Feng HB, Fan J, Song ZH, et al. Characterization and immunoenhancement activities of *Eucommia ulmoides* polysaccharides. Carbohydrate Polymers, 2016, 136: 803-811.

[330] Yang G, Kyoung Seo E, Lee JH, et al. Suppression of splenic lymphocyte proliferation by *Eucommia ulmoides* and genipin. Chemistry & Biodiversity, 2015, 12(4): 538-546.

[331] 张青红. 饲料中添加杜仲叶粉对青鱼生长、免疫和肉质的影响研究. 南宁: 广西大学硕士学位论文, 2015.

[332] 孟晓林, 冷向军, 李小勤, 等. 杜仲对草鱼鱼种生长和血清非特异性免疫指标的影响. 上海水产大学学报, 2007, 16(4): 329-333.

[333] 孟晓林, 冷向军, 田雪, 等. 杜仲对异育银鲫肌肉品质和血清 SOD、溶菌酶活性的影响. 山西农业大学学报: 自然科学版, 2007, 27(2):178-182.

[334] 罗庆华. 杜仲叶粉对鲤鱼免疫力的影响. 湖南农业大学学报: 自然科学版, 2002, 28(1): 51-53.

[335] 石英, 冷向军, 李小勤, 等. 杜仲叶提取物对异育银鲫生长、血清非特异性免疫和肌肉品质的影响. 浙江大学学报: 农业与生命科学版, 2008, 34(2): 200-206.

[336] 曹笑楠, 陈建军, 曹香林. 不同饲料添加剂对鲤生长性能及免疫功能的影响. 饲料业, 2018, 39(8): 20-25.

[337] 许友卿, 张青红, 李颖慧, 等. 饲料中添加杜仲叶粉对青鱼生长和组织免疫相关基因表达的影响研究. 农业现代化研究, 2015, 36(6): 1074-1079.

[338] Zhang BL, Li CQ, Wang X, et al. The effects of dietary *Eucommia ulmoides* Oliver on growth, feed utilization, antioxidant activity and immune responses of turbot (*Scophthalmus maximus* L.). Aquaculture Nutrition, 2019, 25(2): 367-376.

[339] 罗庆华, 贺建华, 刘清波, 等. 杜仲大蒜复方添加剂对草鱼免疫力的影响. 安徽农业科学, 2007, (28):8910-8911, 8932.

[340] 刘波, 冷向军, 李小勤, 等. 杜仲对凡纳滨对虾生长、血清非特异性免疫和肌肉成分的影响. 中国水产科学, 2013, 20(4): 869-875.

[341] 李军涛, 冼健安, 陈惠琴, 等. 添加杜仲提取物及胆汁酸对凡纳滨对虾生长性能、免疫相关酶活性的影响. 饲料工业, 2018, 39(10): 10-15.

[342] 王俊丽, 张俊秀. 杜仲对改善蛋鸡生长发育及生产性能的研究. 饲料研究, 1997, 20(4): 18.

[343] 王福明. 杜仲粉对凉山岩鹰鸡生产性能和免疫功能的影响. 黑龙江畜牧兽医, 2013, 56(23):143-144.

[344] 陈绍红, 高志杰, 刘艳芬, 等. 杜仲素对贵妃鸡生产性能和免疫功能的影响. 中国畜牧兽医, 2009, 36(4): 25-27.

[345] 郭庆, 路振香, 王鲁. 杜仲叶对 AA 肉仔鸡新城疫抗体效价的影响. 广州: 2008 年学术年会暨第六届全国畜牧兽医青年科技工作者学术研讨会, 2008.

[346] 陈玉敏. 杜仲叶提取物对 AA 肉鸡的生长性能、抗氧化功能及肉品质的影响. 南昌: 江西农业大学硕士学位论文, 2015.

[347] 梁松琼, 罗来保. 杜仲在畜禽饲料中的作用. 农村百事通, 2016, 35(4): 47.

[348] 王凯, 卢曦, 刘艳芬, 等. 杜仲多糖对三黄鸡免疫应答的佐剂作用. 河南农业科学, 2014, 43(1): 123-126.

[349] 杨海峰, 陈晓兰, 邱树磊, 等. 不同中药提取物的免疫调节作用比较. 江苏农业科学, 2018, 46(23): 158-162.

[350] 宁康健, 吕锦芳, 金光明, 等. 杜仲对肉鸡生产性能及免疫器官发育的影响. 当代畜牧, 2006, 24(12): 22, 23.

[351] 吕锦芳, 牛孝龙, 宁康健, 等. 杜仲叶对肉杂鸡免疫器官发育的影响. 中兽医医药杂志, 2010, 29(5): 20-22.

[352] 路振香, 祝玉, 宁康健, 等. 复方杜仲对 AA 肉仔鸡新城疫 HI 抗体效价的影响. 中国实验方剂学杂志, 2007, 13(9): 31-33.

[353] 宁康健, 吕锦芳, 金光明, 等. 复方杜仲对肉鸡免疫器官发育及 ND-HI 效价的影响. 中国农学通报, 2006, 22(12): 37-40.

[354] 李凤龙. 发酵杜仲叶粉对蛋鸡生产性能、脂质代谢及免疫功能的影响. 杨凌：西北农林科技大学硕士学位论文, 2015.

[355] 黄涛, 陈玉敏, 宋小珍, 等. 日粮中添加不同水平杜仲绿原酸对 AA 肉鸡生产性能、血清免疫指标及肉品质的影响. 郑州：中国畜牧兽医学会动物营养学分会第七届中国饲料营养学术研讨会, 2014.

[356] Bai L, Song X, Fu YP, et al. Effects of amixed extract of *Cortex Fraxini*, *Pulsatilla chinensis*, and *Eucommia ulmoides* on immunity and antioxidant activity in hemp ducks. Livestock Science, 2019, 221: 63-69.

[357] 孙玉丽, 杜云, 黄文明, 等. 杜仲素对奶牛生产性能和免疫机能的影响. 中国奶牛, 2012, 30(9): 13-16.

[358] 陈鹏. 八角和杜仲叶提取物对断奶仔猪免疫和抗氧化性能的研究. 泰安：山东农业大学硕士学位论文, 2017.

[359] 陈敬佳. 杜仲素对断奶仔猪生产性能、免疫功能和抗氧化功能的影响. 福州：福建农林大学硕士学位论文, 2017.

[360] 江苏新医学院：中药大词典 (上). 第 5 版. 上海：上海科学技术出版社, 1986: 1032.

[361] 杜仲——强腰之王. 中国中医药现代远程教育, 2013, 11(8): 137.

[362] 林振. 先兆流产的中医证治及用药规律的文献研究. 哈尔滨：黑龙江中医药大学硕士学位论文, 2010.

[363] 赵广兰. 保胎固胎六佳品. 上海中医药报, 2013-06-07(010).

[364] 安胎汤治习惯性流产. 江苏中医, 1992, 24(12):43.

[365] 陈金环. 安胎饮临床应用 3 则. 福建中医药, 1995, 26(3):62.

[366] 治习惯性流产验方——寿胎加味丸. 湖南中医杂志, 2013, 29(5): 156.

[367] 郭方兰. 温阳健脾方治疗脾肾阳虚型复发性流产的临床研究. 昆明：云南中医学院硕士学位论文, 2016.

[368] 孙巍巍. 寿胎丸加减辅以西药治疗早期先兆流产 188 例临床观察. 哈尔滨：黑龙江中医药大学硕士学位论文, 2010.

[369] 牟孝启, 万少军, 吕晓艳. 滑胎治验. 现代中西医结合杂志, 2002, 11(11): 1061.

[370] 黄绪芹, 窦海容, 吴建凤. 经方治疗先兆流产 60 例. 中国民间疗法, 2015, 23(6): 54, 55.

[371] 崔轶凡. 补肾固胎汤治疗脾肾两虚型滑胎的临床观察. 济南：山东中医药大学硕士学位论文, 2004.

[372] 冯利平, 宋光济. 滑胎论治 —— 宋光济教授临证经验. 浙江中医学院学报, 1989, 13(6): 37, 38.

[373] 魏方方. 安子汤剂治疗脾肾两虚型先兆流产的临床研究. 南京：南京中医药大学硕士学位论文, 2010.

[374] 葛蓓芬, 张旻轶, 陈学奇. 陈氏安胎饮临证运用体会. 浙江中医杂志, 2015, 50(9):685.

[375] 陈凤玉. 固胎方治疗习惯性流产. 四川中医, 2009, 27(5): 98, 99.

[376] 姜丽娟. 张良英教授学术思想总结及防治滑胎的临床研究. 昆明：云南中医学院硕士学位论文, 2011.

[377] 罗元恺, 班秀文, 夏桂成, 等. 习惯性流产的防治. 中医杂志, 1988, 29(4): 4-6.

[378] 孙守信, 石淑琴. 保胎饮治疗先兆流产 86 例. 陕西中医, 2002, 23(5): 392.

[379] 沈月芳. 安胎汤保胎 96 例临床分析. 湖北预防医学杂志, 1998, 9(3): 48.

[380] 宋光济. 安胎六法在妇科临床的应用. 上海中医药杂志, 1989, 23(3): 8, 9.

[381] 杨晓生. "保胎无忧方"在妇科临床中的运用. 安徽医学, 1984, 5(5): 36, 37.

[382] 张雅丽, 李凤男, 孙桂明. 妇科验案二则. 陕西中医, 1998, 19(12): 558.

[383] 余知影. 国医大师班秀文教授论治妊娠病学术经验整理研究. 南宁：广西中医药大学硕士学位论文, 2017.

[384] 杨青, 王淑善, 周秀淑, 等. 滑胎辨治四法. 中国民间疗法, 1996, 4(3): 24.

[385] 陈少军. 止血安胎汤治疗先兆性流产 18 例. 湖北中医杂志, 1988, 10(6): 24.

[386] 杜会敏. 寄生安胎饮治疗习惯性流产 52 例. 河南中医学院学报, 2009, 24(4): 89, 90.

[387] 孙红, 何民. 保孕方治疗习惯性流产的疗效分析. 中国中医药信息杂志, 1998, 5(9): 44.

[388] 张宗如. 黄连阿胶汤在妇科的应用. 黑龙江中医药, 1999, 29(6): 46.

[389] 陈林囡, 于德勇. 妊娠病三则. 南京中医学院学报, 1989, 5(1): 19.

[390] 林娜, 吕绍光. 白术杜仲合剂安胎疗效的临床观察. 光明中医, 2015, 30(5): 975-977.

[391] 郭振东. 中草药治母猪产科病. 农村百事通, 1999, 18(17): 32.

[392] Li X, Yang LP, Li XL, et al. Research on hypnotic and

anticonvulsant activities of total alkaloids in leaves of *Eucommia ulmoides*. Chinese Herbal Medicines, 2014, 6(2): 131-135.

[393] Wu JM, Chen HX, Li H, et al. Antidepressant potential of chlorogenic acid-enriched extract from *Eucommia ulmoides* Oliver bark with neuron protection and promotion of serotonin release through enhancing synapsin I expression. Molecules, 2016, 21(3): 1-17.

[394] Zhao L, Zhang ZX, Zhou MM, et al. A urinary metabolomics (GC-MS) strategy to evaluate the antidepressant-like effect of chlorogenic acid in adrenocorticotropic hormone-treated rats. RSC Advances, 2018, 8(17): 9141-9151.

[395] 谢敏. 杜仲叶绿原酸提取物对胰脂肪酶活性抑制的研究. 广州化工, 2015, 43(6): 121, 122, 134.

[396] 郑春松, 付长龙, 林洁, 等. 应用化合物－靶点网络预测杜仲延缓软骨退变的药效物质基础及作用机制. 中医正骨, 2017, 29(12): 6-10, 18.

[397] 陈启洪, 李晓飞, 段灿灿, 等. 网络药理学探讨杜仲主要活性成分及药理作用机制. 中药材, 2018, 41(2): 419-426.

第十章

杜仲毒理学研究

研究亮点:

1. 本章杜仲毒理学研究涵盖了杜仲(树皮)、杜仲叶、杜仲籽油和杜仲雄花等药材和食材的毒理实验研究。

2. 汇编了杜仲的一般毒性、遗传毒性和其他毒性研究的实验动物、研究方法、毒性数据和病理研究结果等。

3. 目前研究表明,杜仲毒性低,是安全的药材和食材;杜仲(树皮)与杜仲叶是可用于保健食品的品种。

摘要: 总结和分析 1956～2017 年有关杜仲的毒理学研究,汇总了杜仲急性毒性、长期毒性、蓄积毒性、遗传毒性等研究资料,为今后杜仲研究提供参考。

关键词: 杜仲,毒理学,一般毒性,遗传毒性,安全性评价

Chapter 10   Toxicology Study on *Eucommia ulmoides*

Highlights:

1. The studies of *Eucommia ulmoides* Oliv. in this chapter covers the toxicology experiments on *E. ulmoides* bark, *E. ulmoides* leaves, *E. ulmoides* seed oil and *E.ulmoides* male flowers and other materials from *E. ulmoides*.

2. Compiled the experimental animals, research methods, toxicity data and pathological slices of *E. ulmoides* general toxicity, genotoxicity and other toxicity studies.

3. Current research shows that *E. ulmoides* has low toxicity and is a safe medicinal and food ingredient. *E. ulmoides* bark and *E. ulmoides* leaves are varieties that can be used in health foods.

Abstract:

Summarize and analyze the toxicology research on *Eucommia ulmoides* Oliv. from 1956 to 2017. The research data of acute toxicity, long-term toxicity, accumulated toxicity and genotoxicity of *E.ulmoides* are compiled to provide reference for future research of *E. ulmoides*.

Keywords: *E. ulmoides*, Toxicology, General toxicity, Genotoxicity, Safety evaluation

第一节   概   述

杜仲(*Eucommia ulmoides* Oliv.),又名丝连皮、丝绵皮等,为杜仲科杜仲属植物。杜仲主要分布于我国秦岭以南山地,在 23 个省 260 多个县市均有分布,现有杜仲林面积达 35 万公顷[1]。杜仲在我国已有 2000 多年的药用历史,传统药用部位为杜仲皮,最早记录见于《神农本草经》,"杜仲,味辛平。主腰膝痛,补中,益精气,坚筋骨,强志,除阴下痒湿,小便余沥。久服轻身耐老。一名思仙。生山谷"[2]。在此书中杜仲被列为上品。《本草纲目》中对杜仲记载道"杜仲色紫而润,味甘微辛,其气温平,甘温能补,微辛能润,故能入肝而补肾"[3]。《中国药典》自 1963 年版就已收载杜仲。其来源为杜仲的干燥树皮,4～6 月剥取,刮去粗皮,堆置"发汗"至内皮呈紫褐色,晒干;性味甘,

温；归肝、肾经；用量 6 ~ 18 g[4]。随着研究的深入，发现杜仲叶有较高利用价值。《中国药典》自 2005 年版开始收载杜仲叶。杜仲叶于夏、秋二季枝叶茂盛时采收，晒干或低温烘干；性味微辛，温；归肝、肾经；补肝肾，强筋骨，主治肝肾不足，头晕目眩，腰膝酸痛，筋骨痿软；用量 10 ~ 15 g[4]。

杜仲为雌雄异株树种，杜仲雄花为杜仲雄株所开的花，花期 4 ~ 5 月，杜仲雄花产量较高，每年约有 3 万吨的产花量。杜仲雄花富含绿原酸、桃叶珊瑚苷、京尼平苷酸等活性物质，且其黄酮类化合物含量高于杜仲皮和叶，杜仲雄花还富含矿质元素、粗蛋白、多种维生素和氨基酸，有较高的营养价值及医疗保健作用[5]。杜仲籽油是杜仲籽通过压榨法、CO_2 超临界萃取法或超声波提取法提取得到的植物油。它含有丰富的不饱和脂肪酸，其中 α- 亚麻酸含量达 60% 左右，属于高油酸性油脂，稳定性好[6]。杜仲籽油和杜仲雄花分别于 2009 年和 2014 年被卫生部（卫生和计划生育委员会）公告批准成为新食品原料[7]。杜仲是可用于保健食品的品种。《中国药膳大辞典》中所载的 7000 多首方剂中，使用频次超过 100 次的中药有 26 味，其中就有杜仲[8]。许多学者对杜仲进行了研究，现将有关杜仲及其相关产品的毒理学研究进行整理汇总，以期为今后的杜仲研究提供参考。

第二节　一般毒性研究

一般毒性亦称基础毒性，指实验动物单次、多次或长期染毒所产生的综合毒性效应，是与特殊毒性（致癌、致畸、致突变及生殖发育毒性）相对应的概念。一般毒性作用根据接触毒物的时间长短，可分为急性毒性、亚急性毒性、亚慢性毒性和慢性毒性作用，通过试验对相应毒性进行评价，可确定受试物毒性作用的表现和性质、靶器官、毒性作用的剂量 - 反应（效应）关系，确定损害的可逆性[9]。

1957 年，Chien[10] 曾做过杜仲水提物的一般毒性研究，分别选择青蛙、小鼠和兔作为实验动物，结果没有发现异常，研究认为杜仲水提物对青蛙、小鼠和兔的一般毒性较低。

一、急性毒性试验

急性毒性试验是指一次或者 24 h 内多次给予实验动物受试物后，观察动物在短期内出现的各种中毒症状及死亡情况，根据染毒途径的不同，可分为急性经口毒性试验、急性吸入毒性试验和急性经皮毒性试验[9]。其目的是评价受试物对动物的急性毒性的大小、受试物的毒性作用特征和剂量 - 反应（效应）关系，并根据半数致死量（LD_{50}）值进行急性毒性分级，为亚慢性、慢性毒性研究及其他毒理试验接触剂量的设计和观察指标的选择提供依据[7]。

急性毒性试验动物一般用大鼠 180 ~ 240 g，小鼠 18 ~ 25 g，家兔 2 ~ 2.5 kg，豚鼠 200 ~ 250 g。所用实验动物应当是雌雄各半，雌性实验动物要求是未经交配和受孕的。试验应设足够的剂量组，至少 3 组，组间有适当的剂量间距，产生一系列毒性和死亡率，以得到剂量 - 反应关系和求得 LD_{50} 值。每组至少同性别 5 只动物，限定试验剂量为 2000 mg/（kg·bw）。染毒后一般观察 14 天，临床观察每天至少一次，观察皮肤、被毛、眼睛和黏膜改变、呼吸、循环、自主和中枢神经系统、四肢活动和行为方式的变化，特别要注意有无震颤、惊厥、腹泻、嗜睡、昏迷等现象。准确记录死亡时间和体重变化，所有动物均应进行大体尸体解剖，并记录观察到的全部病变，存活 24 h 以上的动物必要时进行组织病理学检查[11]。

LD_{50} 值是经统计学计算得到的毒性参数，是最重要的急性毒性参数，也用来进行急性毒性分级。急性毒性试验中求 LD_{50} 的方法[12] 有霍恩（Horn）法、改进寇氏法和 Bliss 法。现行的各种急性毒性分级标准均是以 LD_{50} 值为基础划分的，各国际组织和不同国家都制定各自分级标准，至今尚未统一。欧洲共同体的急性口服毒性分级标准为高毒（very toxic，LD_{50} < 25 mg/kg）、有毒（toxic，LD_{50} 为 25 ~ 200 mg/kg）、有害（harmful，LD_{50} 为 200 ~ 2000 mg/kg）、不分级（unclassified，LD_{50} > 2000 mg/kg）四个等级。

（一）杜仲皮的急性毒性

张建清等[13] 研究杜仲时，选择昆明种小鼠

200 只, 用于急性毒性试验, 按 GB 15193.3—2003 规定的急性毒性试验的基本技术要求进行操作, 采用 Horn 法, 设 2.15 g/(kg·bw)、4.64 g/(kg·bw)、10.0 g/(kg·bw)、21.5 g/(kg·bw) 共 4 个剂量组。结果发现, 杜仲的生药提取液各剂量组小鼠无死亡, 未见任何异常反应。经口 $LD_{50} > 21.5$ g/(kg·bw), 说明杜仲属于无毒物质。

隋海霞等[14] 研究杜仲时, 采用 18 ~ 22 g 的清洁级昆明种小鼠, 雌雄各半。用 160.0 g/(kg·bw) 剂量一次经口灌胃后, 两周内无动物死亡, 亦无明显的中毒表现或不良反应。杜仲对雄、雌性昆明种小鼠的急性经口 LD_{50} 均大于 160.0 g/(kg·bw)。

曾吉祥等[15] 比较杜仲水提组分和醇提组分对 SPF 级昆明种小鼠 (体重 18 ~ 22 g) 的急性毒性, 应用经典的急性毒性试验方法测定杜仲水提组分的最大耐受量 (MTD) 和醇提组分的 LD_{50}。杜仲水提组: 取 20 只小鼠, 雌雄各半, 将其随机分成两组, 即空白对照组和水提组分药物组。水提组分药物组以 8 g/(kg·bw) 的量溶解于 4 ml 的蒸馏水中灌胃, 24 h 灌胃 3 次, 空白对照组灌胃等体积的蒸馏水。观察小鼠给药后的反应, 并于每日称量体重, 记录下实验数据, 连续观察 7 天。在整个急性毒性试验过程中, 同时观察小鼠灌胃后的活动状态及体重变化。杜仲醇提组: 设置 5 个剂量组, 其剂量分别为 100 g/(kg·bw)、50 g/(kg·bw)、25 g/(kg·bw)、12.5 g/(kg·bw)、6.5 g/(kg·bw), 各组称取的杜仲皮浸膏用 4 ml 的蒸馏水制备成混悬液后给药, 取昆明种小鼠 60 只, 将其随机平分为 6 组, 雌雄各半, 实验前禁食 12 h, 不禁水。研究设 5 个试验组, 一个空白对照组, 对照组灌胃等体积的蒸馏水, 给药后正常饲养。结果发现, 杜仲水提部分毒性较小, 小鼠灌胃的最大耐受量为 24 g/(kg·bw)[相当于生药量 240 g/(kg·bw)]。

胡存华等[16] 比较杜仲籽和杜仲皮毒性时, 选择昆明小鼠 40 只, 雌雄各半, 体重 18 ~ 22 g。实验动物适应性喂养 3 天后分两组实验, 于实验前禁食 16 h, 不限饮水。杜仲籽、杜仲皮水煎液剂量设置为 20 g/(kg·bw), 记录动物的中毒表现及死亡情况, 连续观察 14 天, 未出现中毒症状和死亡, 实验结束解剖动物亦未发现异常。

秦振栋等[17] 在进行杜仲皮的急性毒性试验时,

选用体重 20 ~ 30 g 的小鼠 88 只, 将其随机分成 5 个剂量组和 1 个对照组, 腹腔一次给药, 动物 12 h 内的活动无异常, 3 天内未发生死亡。

朱丽青等[18] 对杜仲皮和杜仲叶进行小鼠耐受量试验, 选择小鼠 40 只, 体重 18 ~ 22 g, 随机分成 4 组, 分别按每天 40 g/(kg·bw)、20 g/(kg·bw) 灌胃给予杜仲皮和杜仲叶水煎醇提液 (均为 80%), 连续给药 3 天, 观察动物体征正常、行为无异常表现, 未见死亡。李杨[19] 研究杜仲中的桃叶珊瑚苷 (AU) 的急性毒性时, 选择 ICR 品系小鼠 80 只, 体重 20 g±2 g, 雌雄各半。首先将小鼠 40 只 (雌雄各半) 按照体重、性别随机分为 4 组, 每组雌雄各 5 只。禁食后, 第 1、2、3 组分别灌胃 AU 溶液 20 ml/(kg·bw)(10 g/kg AU 给药量)、40 ml/(kg·bw)(20 g/kg AU 给药量) 和 80 ml/(kg·bw)(40 g/kg AU 给药量), 80 ml/(kg·bw)(40 g/kg AU 给药量), 分 2 次灌胃, 每次 40 ml/(kg·bw), 间隔 6 h。第 4 组灌胃 40 ml/(kg·bw) 生理盐水。连续观察 14 天。由于其间无小鼠死亡, 无法测定 LD_{50} 值, 进而进行最大耐受量的测定。将 40 只 ICR 品系小鼠随机分为 2 组, 每组雌雄各 10 只。禁食 12 h 后, 第 1 组灌胃 80 ml/(kg·bw)(40 g/kg AU 给药量), 分 2 次灌胃, 每次 40 ml/(kg·bw), 间隔 6 h。第 2 组灌胃等量生理盐水。连续观察 14 天, 记录动物的一般表现和死亡情况。结果发现, 未见动物中毒和死亡, 且解剖动物观察脏器和器官, 未见异常病理变化, 小鼠灌胃的最大耐受量为 40 g/(kg·bw)。

刘月凤[20] 研究杜仲提取物时, 称取杜仲提取物, 并用蒸馏水按 1 : 0.5 的比例配制浓度为 11.8 g/kg、5.9 g/kg、2.95 g/kg 的杜仲提取物药液, 置冰箱内保存备用。选取体重为 20 g±2 g 的昆明种小鼠 9 只, 雌雄各半, 分笼饲养。禁食 12 h 后, 将其随机分为 3 组, 每组 3 只, 每组灌胃剂量分别为 11.8 g/(kg·bw)、5.9 g/(kg·bw)、2.95 g/(kg·bw) 的药液各 0.5 ml, 观察 7 天内小鼠死亡数, 同时观察小鼠的一般状况及活动情况。结果发现, 采用灌胃给药的各试验组小鼠均无明显临床症状, 未出现死亡现象。

另外, 刘月凤等[21] 还采用腹腔注射进行急性毒性试验。取禁食 12 h 的昆明种小鼠 50 只,雌雄各半,体重 20 g±2 g,并将其随机分为 5 组,在预饲的基础上,组间剂量比按 1 : 0.9 的比例分为 5 个剂量组,2 次分别腹腔注射 0.5 ml,每次间隔 10 h,观察 7 天内小鼠的死亡数,并采用改良寇氏公式计算 LD_{50}。小鼠灌胃最大耐受量试验采用最大给药量法,取昆明种小鼠 100 只,雌雄各半,体重 20 g±2 g,将其随机分成 5 组,在预试基础上,设组间剂量比为 1 : 0.9,杜仲提取物水溶液剂量分别为 11.8 g/(kg·bw)、13.02 g/(kg·bw)、14.53 g/(kg·bw)、16.03 g/(kg·bw)、18.52 g/(kg·bw),每组分 2 次,每次灌服 0.5 ml,每次间隔 10 h,观察 7 天内小鼠死亡数,同时观察其活动情况。结果表明,动物在 7 天内均无死亡现象,饮水和饮食正常,精神状况良好。结果表明:小鼠灌胃最大耐受量为 18.52 g/(kg·bw),其最大耐受倍数为 124;腹腔注射 LD_{50} 为(2.57±0.15)g/(kg·bw)。应用杜仲提取物有较大的安全性。

(二)杜仲叶的急性毒性

秦振栋等[17]在进行杜仲叶的急性毒性试验时,选用体重 20 ~ 30 g 的小鼠 100 只,将其随机分成 6 组,给药量为 1.291 ~ 2.958 g/(100 g·bw)。腹腔一次给药,观察动物 12 h 内的活动情况和 3 天内的死亡数。结果发现杜仲叶毒性极微。

朱丽青等[18]对杜仲皮和杜仲叶进行小鼠耐受量试验,选择小鼠 40 只,体重 18 ~ 22 g,将其随机分成 4 组,分别按每天 40 g/(kg·bw)、20 g/(kg·bw)灌胃给予杜仲皮和杜仲叶水煎醇提液(均为 80%)。连续给药 3 天,观察动物体征和死亡情况。结果发现,动物无异常表现,未见死亡,说明杜仲皮、叶毒性极小。

朱周靓等[22]对杜仲叶的水提物进行了急性毒性试验。实验选取 SD 大鼠和 ICR 小鼠。大鼠于染毒前禁食过夜,不限制饮水。采用最大耐受量试验法,设 40.0 ml/(kg·bw)一个剂量组。取大、小鼠各 20 只,雌雄各半,采用经口灌胃方式。取杜仲叶水提物原液按 20 ml/(kg·bw),灌胃 2 次,每次间隔 4 h。染毒后,观察期内实验大鼠出现腹泻,次日恢复正常,小鼠未出现明显异常行为和毒性反应。大鼠和小鼠杜仲叶水提物急性经口最大耐受剂量均为 40.0 ml/(kg·bw)。

(三)杜仲或杜仲籽油复方的急性毒性

陈有军等[23]考察了水解酪蛋白粉对天麻、钩藤和杜仲复方降压作用和急性毒性的影响,选用昆明种小鼠,按最大给药体积灌胃,每天 2 次,连续 14 天,结果显示急性毒性试验药物组与对照组无显著性差异。

黄志新等[24]研究槲寄生、钩藤、杜仲混合水提液的急性毒性时,取昆明种小鼠 134 只,其中雄性小鼠 64 只,雌性小鼠 70 只,体重 18 ~ 23 g,将其随机分为 6 组。实验前禁食 12 h,不禁水。各组小鼠分别灌胃给予不同量的槲寄生杜仲混合水提液、钩藤杜仲混合水提液、槲寄生钩藤杜仲混合水提液。给药后连续观察 7 天,各组小鼠生理状态均正常,体重增加,无死亡。对存活小鼠的抽样解剖发现,样本小鼠的内脏器官(包括心、肺、肝、脾、肾)都完好无损,未见病变情况。研究表明,三者配伍无毒。

赵继荣等[25]研究杜仲腰痛丸的急性毒理作用时,采用最大耐受量法测定,选用体重 18 ~ 22 g 的昆明种小鼠 40 只,将其随机分为 2 组:实验组和对照组,每组 20 只,雌雄各半,分笼饲养。给小鼠灌服杜仲腰痛丸悬浊液 403 倍临床剂量,小鼠均未出现异常毒性反应。研究说明杜仲腰痛丸临床使用剂量是安全的。

复方杜仲片是以名贵中药杜仲及钩藤等药材精制而成的降压药。刘丽春等[26]对复方杜仲片进行急性毒性试验时,选用昆明种小鼠 20 只,雌雄各半,体重 20 g±2 g。于实验前一天隔夜禁食不禁水,在 20℃±2℃ 的条件下,灌胃给药。药物浓度为 0.445 g/ml(最大浓度),灌胃体积为 0.8 ml/(20 g·bw)(最大体积),观察 7 天,小鼠无死亡,解剖观察其脏器,未见心、肝、脾、肺、肾等主要脏器组织明显异常。复方杜仲片以灌胃给药,测得最大耐受量为 35.6 g/(kg·bw),接近临床剂量的 200 倍。

杜仲纳豆软胶囊内容物由杜仲籽油、亚麻籽油、纳豆冻干粉、杜仲雄花超微粉、蜂蜡与维生素 E 油组成。梁晓炜[27]考察杜仲豆软胶囊急性经口毒性时,选择雄性 SPF 级昆明小鼠 20 只,体重 20 g 左右。实验中将软胶囊内容物与 0.5% CMC-Na 按一定比例用涡旋振荡器混匀,采用最大一次限量法，给小鼠灌胃软胶囊内容物 10 g/（kg·bw），灌胃体积 0.1 ml/（10 g·bw），观察小鼠有无异常情况。灌胃后正常喂养 12 天，小鼠无死亡现象发生，且无任何异常反应，实验结束后解剖小鼠，肉眼观察，小鼠各个脏器均无异常。测得小鼠急性经口的最大耐受量大于 10 g/（kg·bw），相当于人推荐用量的 300 倍，表明软胶囊内容物安全无毒。

天钩降压胶囊由天麻、钩藤、牡丹皮、黄芩、杜仲、珍珠母六味中药组成[28]。中国中医科学院中药研究所对天钩降压胶囊进行了小鼠急性毒性试验[29]。选择体重 18 ~ 20 g 的 ICR 小鼠 80 只，将其随机分为 2 组，每组 20 只，雌雄各半。试验前禁食 16 h，自由饮水，以最大给药体积的天钩降压胶囊（0.345 g/ml）给予小鼠，24 h 内分 2 次灌胃给药，连续观察 14 天，未见动物外观异常、行为活动、精神状态、呼吸变化等中毒反应及死亡情况。天钩降压胶囊在最大给药量为 534.86 g/（kg·bw）（相当于临床成人拟用日剂量 60 g/d 的 534.86 倍）下，未出现明显的毒性反应，14 天后动物脏器肉眼观察未发现异常，提示天钩降压胶囊按拟定临床日剂量口服可能是安全的。

（四）杜仲相关产品的急性毒性

杜仲康茶由杜仲、补骨脂和枸杞子等配伍而成。张国红等[30]研究杜仲康茶的急性毒性时，选择 60 只昆明种小鼠，体重 19 ~ 22 g，将其随机分为 3 组。每组 20 只，雌雄各半，分别灌胃杜仲康茶 56.7 g/（kg·bw）、88.9 g/（kg·bw）和水，灌胃用药量 0.04 ml/（g·bw）。观察给药后 7 天内动物活动状况和死亡情况。结果动物全部存活，表明杜仲康茶无毒。

高慧艳等[31]对杜仲雄花茶进行急性毒性试验，选体重 18 ~ 22 g 的昆明种小鼠 20 只，雌雄各半；体重 180 ~ 220 g 的 SD 大鼠 20 只，雌雄各半。试验方法为最大耐受量法，剂量为 20.0 g/（kg·bw）。动物购买后适应环境 3 天，之后禁食不禁水 16 h，经口灌胃一次性给予受试物［灌胃量为 20 ml/（kg·bw）］。灌胃后观察 14 天，记录各组动物的中毒表现和死亡时间。结果发现雌、雄大（小）鼠均无中毒症状，无死亡，说明杜仲雄花茶大、小鼠急性毒性试验经口最大耐受量（MTD）均大

于 20.0 g/（kg·bw），属无毒级。

杜红岩等[32]选取体重 18 ~ 22 g 的昆明种小鼠 20 只，雌雄各半，采用最大耐受量法，观察动物 3 天，之后禁食（不禁饮水）16 h，以 20 ml/（kg·bw）的容量一次灌胃杜仲雄花茶 20.0 g/（kg·bw），灌胃后观察 7 天。结果表明小鼠经口 LD_{50} > 20.0 g/（kg·bw），属无毒级。

"杜仲晶"饮料是以杜仲叶为原料，提取其中有效成分即杜仲叶清膏加以其他辅料配制而成，属于食品新资源。孙建琴等[33, 34]为考察"杜仲晶"的安全性，选取体重 18 ~ 24 g 的昆明小鼠 100 只（雌雄各半）进行急性毒性试验，将其随机分成蒸馏水对照组和 5000 mg/（kg·bw）、10 000 mg/（kg·bw）、15 000 mg/（kg·bw）、20 000 mg/（kg·bw）杜仲叶清膏 4 个剂量组。动物按 0.2 ml/（10 g·bw）一次经口灌胃，观察发现雌雄小鼠经口 LD_{50} 均大于 20 000 mg/（kg·bw），"杜仲晶"属于无毒范围。

蔡铁全等[35]对以杜仲叶为原料的杜仲袋泡茶的食用安全性和毒性进行评价研究时，采用大鼠经口急性毒性试验，选取 SD 大鼠雌雄各 10 只，体重 180 ~ 220 g。染毒前，禁食过夜，不限制饮水。设 60 g/（kg·bw）一个剂量组，经口灌胃给予。取受试物原液按 20 ml/（kg·bw）灌胃两次，每次间隔 4 h。染毒后，观察小鼠一般状况、中毒症状和死亡情况，观察期为 2 周。结果发现大鼠经口急性毒性试验最大耐受剂量大于 60 g/（kg·bw），且未观察到大鼠中毒和死亡情况，杜仲叶属无毒级。

杨虎等[36]考察芳香杜仲茶时，称取一定量的芳香杜仲茶，用沸水浸泡 3 次，每次 40 min。将 3 次溶液合并后在 60 ~ 70℃恒温箱中浓缩至含 0.25 g/ml、0.5 g/ml 和 1 g/ml 茶叶浓汁备用。研究选择昆明种小鼠 32 只，体重 20 ~ 23 g，按雌雄各随机分为 4 组。杜仲茶剂量分别为 2.15 g/（kg·bw）、4.64 g/（kg·bw）、10.00 g/（kg·bw）和 21.50 g/（kg·bw）。一次经口给予，按 Horn 法测定杜仲茶 LD_{50}，雌雄小鼠经口 LD_{50} 均大于 21.5 g/（kg·bw），表明杜仲茶基本无毒。

黄武光等[37]研究杜仲叶冲剂时，用小鼠灌胃给药法进行急性毒性试验，取昆明种小鼠 22 只，雌雄各半，用杜仲叶冲剂最大浓度（1 g/ml），空

腹灌胃给药一次（0.8 ml/只），用药后观察 7 天，结果显示小鼠生理状态均正常，全部健康活泼，体重增加，无一死亡。实验求得冲剂一次口服的最大耐受量为 40 g/（kg·bw），相当于临床每日服用量（10 g/次，2 次/日）的 400 倍，表明杜仲叶冲剂毒性低，服用较为安全。

Keum-Yeon-Cho（NosmoQ）是一种由杜仲叶制成的烟草替代品。Kim 等[38] 使用 4～5 周龄的 BALB/c 小鼠对 NosmoQ 进行急性吸入毒性试验以评价其安全性。将每 10 只小鼠一次暴露于 40 支烟中。之后，每天检查对小鼠的潜在毒性影响，持续观察 14 天，并且在暴露前及暴露后的第 4 天、第 7 天、第 10 天和第 14 天对小鼠进行称重。在实验过程中，对死亡的小鼠立即进行尸检，14 天后仍幸存的小鼠也应处死进行大体形态检查。由于在暴露于 40 支 NosmoQ 香烟 6 h 后没有观察到死亡小鼠，故认为小鼠 6 h 吸入的 LC_{50} 高于 40 支香烟。在不同性别的小鼠中均没有发现异常临床症状和明显的体重变化。

（五）杜仲籽油的急性毒性

郭美丽等[39] 对杜仲籽油进行急性毒性试验，选取清洁级 SD 大鼠 20 只，雌雄各半，体重 180～210 g，于试验前禁食 16 h。将受试物原液按 1.0 ml/100 g 的灌胃容量给药，两次灌胃间隔 4 h。连续观察 14 天。试验期间，雌雄大鼠饮食、活动均正常，未见异常症状、体征，也无死亡现象。杜仲籽油对雌、雄大鼠急性经口最大耐受量均大于 18.68 g/（kg·bw），相当于人体推荐用量的 374 倍，属无毒级。

同样，辛欣等[40] 对杜仲籽油也进行了急性毒性试验。研究选择 20 只昆明种小鼠，雌雄各半，小鼠经口 $LD_{50} > 15.0$ g/（kg·bw），且在观察期内动物活动、进食、行为等未见异常，根据 LD_{50} 剂量分级标准，杜仲籽油属实际无毒级。

（六）杜仲籽的急性毒性

胡存华等[16] 使用 40 只昆明种小鼠，雌雄各半，体重 18～22 g。先适应性喂养 3 天，然后分成两组开始实验，于实验前禁食 16 h，不限饮水。取经过初步粉碎后的药物，加 8 倍的蒸馏水浸泡 1 h 后，煎煮 30 min，倒出煎液；再加 4 倍的蒸馏水，煎煮 20 min，重复后面步骤 1 次；合并 3 次煎液，四层纱布过滤后，用旋转挥发仪蒸干成浸膏状待用。用蒸馏水配成以下所需的药物浓度（生药浓度）。取杜仲籽水煎液以 20 g/（kg·bw）剂量给小鼠每天灌胃一次，观察 15 天，结果未出现中毒症状和死亡。根据毒性分级标准，杜仲籽属于无毒级。

二、亚急性毒性试验

亚急性毒性试验，又称为短期毒性试验和重复剂量毒性试验，是指试验动物和人连续接触外源化学物 4 周（28 天）内所产生的毒效应。经济合作与发展组织（OECD）《化学品测试方法》和美国国家环境保护局（USEPA）《健康效应评估指南》中啮齿类动物重复剂量经口毒性试验均规定染毒期限为 28 天。28 天重复剂量毒性试验能初步确定相应的未观察到有害效应的剂量水平（NOAEL）和（或）观察到有害效应的最低剂量水平（LOAEL），初步评价受试物的安全性，并为下一步较长期毒性试验和慢性毒性试验选择剂量、观察指标、毒性终点等提供依据[41]。

（一）杜仲的亚急性毒性

金国章等[42] 在进行亚急性毒性试验时，研究了杜仲煎剂对 4 种动物的毒性。研究选择 5 只大白鼠，体重 200～280 g，每天腹腔注射 35% 煎剂 1 ml，连续 31 天；5 只豚鼠，体重 700～800 g，每天腹腔注射 35% 煎剂 2 ml，连续 31 天；2 只兔，体重 1.9～2.1 kg，每天胃管灌注 35% 煎剂 10 ml，连续 28 天；2 只犬，体重 5.5～6.5 kg，每天腹腔注射 35% 煎剂 10 ml，连续 42 天。试验结束后，处死动物，取心、肝、脾、肾进行组织切片检查。研究发现杜仲煎剂组大白鼠、豚鼠、兔子及犬的肾脏组织有轻度水肿变性；心、肝、脾的组织无病变。这表明杜仲煎剂治疗毒性很小。

朱丽青[18] 研究杜仲毒性时，选择大鼠 45 只，体重 220～360 g，随机分成 5 组。第一组 9 只，第二组 10 只，分别按每日 12 g/（kg·bw）、6 g/（kg·bw）灌胃给予杜仲皮水煎醇提液；第三组 8 只，第四组 8 只，分别按每天 12 g/（kg·bw）、6 g/（kg·bw）灌胃杜仲叶水煎醇提液；第五组

10 只，给予生理盐水。共给药 21 天。每 3 天称体重一次，观察动物饮食、活动等情况。给药结束后，进行病理解剖，取心、肝、肾、肺、胃等做组织检查，并取心、肝组织做电镜检查。结果发现，各组动物体重、体征等均无明显变化，病理解剖和电镜检查结果也未发现组织学改变。

刘月凤等[43]研究杜仲提取物时，取昆明种小鼠 80 只，体重为 20 g±2 g，雌雄各半，将小鼠随机分为 3 个剂量组 6.17 g/（kg·bw）、2.06 g/（kg·bw）、0.69 g/（kg·bw）和 1 个对照组（生理盐水）。各组分别以 0.5 ml/ 次容量灌胃：1 次 / 日，连续 8 周，每周停药 2 天，其间每周称重，并根据体重调整药量。同时观察动物的一般体征。实验中、末期停药后 24 h，测定血液学指标 Hb、RBC、WBC 和白细胞分类计数（DC）及血液生化指标［TP、ALB、AST、ALT、BUN、ALP 和葡萄糖（GLU）］，两次采血后分两批处死动物，对（心、肝、脾、肺、肾、性腺）主要脏器计算脏器重量系数，并做病理切片检查，结果发现均未有明显变化。

（二）杜仲叶的亚急性毒性

蔡铁全等[35]用以杜仲叶为原料的杜仲茶进行大鼠 30 天喂养试验，选择 SD 大鼠 80 只，将其随机分成 4 组（低、中、高剂量组和阴性对照组），每组 20 只，雌雄各半，连续给予受试物 30 天。每周记录 1 次体重和 2 次进食量，计算食物利用率。实验末期称取末次体重后，动物禁食过夜。次日称空腹体重后颈静脉取血。测定血液学指标和血液生化指标。所有动物做大体解剖，取肝、肾、脾、睾丸（卵巢）称重，计算脏体比。对肝、肾、脾、胃、肠睾丸（卵巢）进行病理组织学检查。结果发现试验 3 个剂量组各项指标均未见明显毒性反应。

朱周靓等[22]评价杜仲叶安全性时，采用 SD 大鼠 80 只，将其随机分为 4 组，每组雌雄各半，大鼠单笼饲养，自由进食、饮水。设 3 个剂量组和 1 个阴性对照组，低、中、高 3 个剂量分别为 0.83 ml/（kg·bw）、1.67 ml/（kg·bw）、3.30 ml/（kg·bw），相当于产品人推荐量的 25 倍、50 倍和 100 倍。实验各剂量组分别取杜仲叶的水提取液浓缩物 20 ml、40 ml 和 80 ml，加入去离子水至 240 ml，配成 0.083 ml/ml、0.167 ml/ml、0.330 ml/ml 的溶液，每日灌胃前配制。按 1 ml/

（100 g·bw），每日灌胃，连续给予供试样品并观察 30 天。结果发现，大鼠生长发育良好，体重、增重、进食量、食物利用率、血常规、血生化指标、脏器重量、脏体比与对照组比较，差异均无统计学意义（P > 0.05）；组织病理学均未见明显的异常改变。

Kim 等[38]做了杜仲叶烟草替代品 NosmoQ 的亚急性毒性研究，对 NosmoQ 进行 4 周吸入毒性试验，在暴露于每天 10 支和 20 支 NosmoQ 香烟的雄性和雌性小鼠中观察到，体重和食物消耗没有变化。此外，在整个暴露期间或之后，也没有观察到临床毒性迹象和任何临床病理变化。在对照组和治疗组之间没有观察到任何器官质量变化、严重不良变化或者微小变化。基于这些结果，NOAEL 确定为每天超过 20 支香烟。

（三）杜仲籽油的亚急性毒性

辛欣等[40]研究杜仲籽油时，整个试验期间动物毛色正常，未见行为异常，无死亡发生。动物体重、食物利用率、血液学检查、血液生化学各指标、脏体比、组织病理学检查均未见异常。

（四）杜仲雄花茶的亚急性毒性

高慧艳等[31]研究杜仲雄花茶时，选择离乳 SD 大鼠，体重 60～80 g，雌、雄小鼠各 40 只，分别按体重将其随机分为 4 组，10 只 / 组。设溶剂对照组（无菌蒸馏水）和 3 个受试样品组［分别为人体推荐剂量的 25 倍、50 倍、100 倍，即 2.5 g/（kg·bw）、5.0 g/（kg·bw）、10.0 g/（kg·bw）］，连续 30 天经口灌胃给予受试物［灌胃量 10 ml/（kg·bw）］。每周称量 1 次体重和 2 次食物摄入量，观察体重变化，计算每周的食物利用率和总的食物利用率；于试验结束时禁食不禁水 16 h，断头采血进行血液细胞学及血液生化学检测；称取体重及肝、肾、脾、卵巢（睾丸）的质量，计算脏体比；做病理组织学检查。结果发现各项指标与溶剂对照组比较差异无统计学意义，表明杜仲雄花茶作为保健食品在本实验剂量范围内是安全的。

杜红岩等[44]考察杜仲雄花茶对大鼠的毒副作用时，选择 80 只离乳 SD 大鼠，70～90 g，按体重将其随机分为 4 组，每组 20 只，雌雄各 10 只。设正常对照组及杜仲雄花茶低剂量组 6.0 g/（kg·bw）、中剂量组 8.0 g/（kg·bw）、高剂量组 10.0 g/（kg·bw）

（分别为人体推荐摄入量的 60 倍、80 倍和 100 倍）。动物单笼饲养，自由摄食摄水，每天灌胃一次，连续观察 30 天。测定体重、进食量、计算食物利用率，实验结束采血测定血液生化指标。结果显示在整个实验期间，3 个剂量组动物毛色正常，未见行为异常，无死亡；体重、食物利用率、血液学、血液生化学、脏器重量及高剂量组组织病理学检查与测定结果，与对照组比较均未见显著性差异，表明大鼠喂养杜仲雄花茶 30 天未见毒副作用。

三、亚慢性毒性试验

亚慢性毒性试验是指在实验动物或人连续较长期（约相当于其生命周期的 1/10）接触外源化学物所产生的中毒效应。一般啮齿类动物首选大鼠，非啮齿类动物首选犬。大鼠一般选用 4～6 周龄，体重 50～100 g；每组不少于 20 只，雌雄各半。犬通常选用 4～6 个月的幼犬，每组不少于 8 只，雌雄各半[9]。OECD《化学品测试方法》和 USEPA《健康效应评估指南》中啮齿类动物亚慢性毒性试验均规定染毒期限为 90 天，犬为 1 年，应在试验前和试验结束时分别进行血液指标测定、生化指标检查、尿常规检查和病理检查[41]。

目前文献报道的杜仲亚慢性毒性研究仅见于杜仲籽油的亚慢性毒性。郭美丽等[39]研究杜仲籽油时，进行了 90 天喂养试验。研究选择 SD 大鼠 80 只，体重 53～74 g，将其随机分为 4 组，每组 20 只动物，雌、雄各半。受试物设 3 个剂量组，分别为 9.34 g/（kg·bw）（相当于人体推荐用量的 187 倍）、4.67 g/（kg·bw）和 2.34 g/（kg·bw），另设一个溶剂对照组（植物油），以 1.0 ml/100 g 容量，每天灌胃 1 次，连续 90 天。动物自由进食和饮水，每天观察记录动物的一般表现，每周称体重及进食量，计算食物利用率。试验中期内眦取血，测定血液学指标。试验结束拔眼球取血，测定血清生化指标及血液学指标。处死动物进行大体解剖，肉眼观察有无异常，取肝、肾、脾、睾丸称重，并将对照组和高剂量组动物的肝、肾、脾、胃肠、卵巢或睾丸固定，进行组织病理学检查。结果发现，未见明显毒性反应，其对试验大鼠的生长发育、血液学、血液生化学及病理学等方面

各项相关指标的检验均未发现明显不良影响。

四、长期毒性试验

长期毒性试验，即慢性毒性试验，是指实验动物或人长期接触外源化学物所引起的毒性效应。实验动物一般选择大鼠或犬，由于试验周期长，应选择初离乳的动物，一般大鼠 4～6 周龄，实验动物每组大鼠 40～60 只；犬 4～6 个月，实验动物每组犬 8～10 只，雌雄各半。试验至少设 3 个受试物剂量组和 1 个阴性（溶剂）对照组，各剂量组间距一般以 2～4 倍为宜，不应超过 10 倍。试验期限至少为 12 个月，小鼠一般为 18 个月，大鼠为 24 个月。所需要观察的指标与亚慢性毒性试验基本相同，优先选用亚慢性毒性试验选出的敏感性指标或特异性指标。另外，病理学检查应是重点检查项目[9]。

（一）杜仲籽和杜仲皮的长期毒性

胡存华等[16]研究杜仲籽和杜仲皮的慢性毒性时，选用 SD 大鼠 100 只，雌雄各半，体重 120～140 g，饲养室温度：20～25℃。相对湿度：40%～70%。按体重将大鼠随机分为 5 组，每组 20 只，雌雄各半。杜仲籽设 15 g/（kg·bw）、7.5 g/（kg·bw）、3.75 g/（kg·bw）三个剂量组，另设一个杜仲皮 7.5 g/kg 剂量组和一个正常组（阴性对照组，给予等量蒸馏水）。每天灌胃 1 次。大鼠单笼饲养，自由饮水和进食。每周称重 1 次，称饲料剩余量 2 次。每天观察动物的一般状况、有无中毒表现和死亡。实验结束处死大鼠，进行指标检测。结果发现，杜仲籽及杜仲皮可以影响食物利用率、血常规和肝功能，还可以影响肝、脾、睾丸、卵巢的脏体系数，对大鼠脏器进行病理组织学检查，未见明显异常。

（二）杜仲复方的长期毒性

谢人明等[45]和姚烁等[46]进行了杜仲提取物杜仲总苷制成的软胶囊即杜仲养坤软胶囊的 Beagle 犬长期毒性试验。研究选择 40 只健康雌性 Beagle 犬，体重 6.5～9.0 kg。杜仲养坤软胶囊分别以 400 mg/（kg·bw）、200 mg/（kg·bw）、100 mg/（kg·bw）（分别相当于拟临床人用最大

剂量的 60 倍、30 倍和 15 倍）口服给予 Beagle 犬 270 天，3 个月后每组各处死 2 只动物，6 个月后每组各处死 2 只动物，9 个月后每组各处死 4 只动物，10 个月（1 个月恢复期）后每组各处死 2 只动物进行病理学、毒理学、血液学、血液生化学指标及尿液等项目的检查。结果发现，本药不影响动物生长发育，对脏器指数、血液学指标、生化指标、尿常规均未见明显影响。病理组织学检查也未发现中毒靶器官。

刘丽春等[26]对复方杜仲片进行长期毒性试验时，选择 Wistar 大白鼠 80 只，雌雄各半，体重 100 g±10 g，按体重将其随机分为空白对照组，复方杜仲片的低、中、高剂量组（为临床的 20 倍、40 倍、60 倍），灌胃给药，每天 1 次，连续 60 天。最后 1 次给药 24 h 后，每组取 12 只大鼠的血液做血液学和血液生化学检测。取出心、肝、脾、肺、肾、胃、肾上腺、胸腺、子宫、睾丸，精密称重，计算脏器系数和进行病理检查。15 天后，对剩余的 8 只大鼠进行同样的实验。结果发现，大鼠在实验期间活动、饮食、体重与对照组比较无差异，血液学和血液生化学各项指标均在正常值范围内，与对照组比较无差异。光镜检查大鼠的心、肝、脾、肺、肾、胃、胸腺、肾上腺、子宫、睾丸各个脏器未见异常。

陈颖等[29]对天钩降压胶囊进行了 Wister 大鼠长期灌胃给药 6 个月的长期毒性试验。研究选择 SPF 级 Wistar 大鼠 160 只，雌雄各半。试验开始时，选体重 70～90 g，6～8 周龄 Wistar 大鼠，雌雄各 80 只，经驯养 1 周后将其随机分为 4 组，每组 40 只。试验分为天钩降压胶囊低、中、高剂量［分别为 32.4 g/（kg·bw）、64.8 g/（kg·bw）、129.6 g/（kg·bw）］组，分别相当于成人日用剂量（60 g）的 32.4 倍、64.8 倍、129.6 倍，另设 1 组空白对照组。将供试品用蒸馏水配制成所需浓度，每天灌胃 1 次，每周给药 6 天，连续给药 6 个月，停药恢复 1 个月。于给药 3 个月、6 个月后，停药 1 个月后对动物一般行为、体重增长、食量消耗、血液学、血液生化检查、尿常规、心电图、系统尸解及组织病理学进行检测。结果发现，长期毒性试验中与同期对照组比较，天钩降压胶囊低、中、高 3 个剂量组动物行为活动、进食量、心电图等检查均未见异常；血液学、血液生化学和尿液指标及病理组织学检查未发现存在与供试品有关的异常改变。

（三）杜仲主要活性成分的长期毒性研究

李杨[19]研究杜仲中桃叶珊瑚苷的长期毒性时，选择健康大鼠 160 只，体重 100 g±10 g，雌雄各半。研究将 160 只大鼠随机分为 4 组，每组 40 只，分别为正常对照组［灌胃 20 ml/（kg·bw）的生理盐水］、桃叶珊瑚苷小剂量给药组［灌胃 200 mg/（kg·bw）的桃叶珊瑚苷溶液］、桃叶珊瑚苷中剂量给药组［灌胃 400 mg/（kg·bw）的桃叶珊瑚苷溶液］、桃叶珊瑚苷大剂量给药组［灌胃 800 mg/（kg·bw）的桃叶珊瑚苷溶液］，各组每天上午腹腔给药 1 次，每周 6 天，共给药 6 个月。每天给药同时，注意观察大鼠一般状况。在桃叶珊瑚苷灌胃给药 3 个月后，每组处死 10 只大鼠，经股动脉采血，检测血液学和血液生化学指标，并解剖脏器做病理组织学检查。在灌胃给药 6 个月后，每组再处死 20 只大鼠，做血液学、血液生化学指标和病理组织学检查。剩余大鼠在灌胃给药 6 个月末停止给药，进行恢复期观察，常规饲养 6 周后全部处死，检查各项指标，以了解毒性反应的可逆程度和可能出现的迟发性毒性反应。组织病理学检查结果如下。

心：桃叶珊瑚苷小、中、大 3 个剂量组各例组织切片，镜下见心内膜无损伤，无血栓形成及炎细胞浸润，心肌细胞排列规则，核大小及着色正常，肌原纤维纵、横纹清晰，未见变性、坏死改变。心肌间质无炎症反应，心外膜未见异常。

肝：桃叶珊瑚苷小、中、大 3 个剂量组各例组织切片，镜下见肝小叶结构清晰，肝细胞排列规则，肝细胞大小、着色正常，未见变性、坏死。门管区无异常，和对照组肝组织比较无差异。

脾：桃叶珊瑚苷小、中、大 3 个剂量组各例组织切片，镜下见脾被膜不增厚，脾大小较一致，淋巴细胞不增生。脾窦轻度充血，内有少量单核细胞、淋巴细胞散在。所见和对照组一致。

肺：桃叶珊瑚苷小、中、大 3 个剂量组各例组织切片，镜下见肺泡壁结构正常，肺泡腔内无炎性渗出。各级细支气管上皮组织结构完整，管壁周围淋巴细胞散在。所见和对照组肺组织一致。

肾：桃叶珊瑚苷小、中、大 3 个剂量组各例组织切片，镜下见肾小球大小一致，血管球各细胞数目正常，无炎细胞浸润。各肾曲小管上皮细胞排列正常。和对照组比较无形态差异。

肾上腺：桃叶珊瑚苷小、中、大3个剂量组各例组织切片，镜下见肾上腺皮、髓质分界清楚，皮质球状带、束状带和网状带三带明显。各带细胞及髓质结构正常，上述所见和对照组肾上腺组织一致。

胰腺：桃叶珊瑚苷小、中、大3个剂量组各例组织切片，镜下见胰腺小叶内浆液性腺泡，导管及胰岛形态结构正常。上述所见和对照组一致。

胸腺：桃叶珊瑚苷小、中、大3个剂量组各例组织切片，镜下见胸腺被膜完整，胸腺小叶内皮质的淋巴细胞和网状细胞分布均匀，髓质结构正常。上述所见和对照组一致。

胃：桃叶珊瑚苷小、中、大3个剂量组各例组织切片，镜下见胃黏膜无糜烂、溃疡，胃壁各层未见炎细胞浸润，上述所见与对照组一致。

十二指肠、空肠、结肠：桃叶珊瑚苷小、中、大3个剂量组各例组织切片，镜下见肠壁四层结构清楚。各部分黏膜完整，腺体丰富，固有膜内可见淋巴细胞浸润。回肠黏膜固有层可见淋巴滤泡结构。与对照组比较无差异。

肠系膜淋巴结：桃叶珊瑚苷小、中、大3个剂量组各例组织切片，镜下见结构正常。

胸骨和骨髓：桃叶珊瑚苷小、中、大3个剂量组各例组织切片，镜下见胸骨骨皮质和骨松质结构正常，骨髓腔内有核细胞未见减少和异常增生，各系血细胞生长良好。上述所见和对照组一致。

大脑：桃叶珊瑚苷小、中、大3个剂量组各例组织切片，镜下见脑表面无炎性渗出物形成，大脑灰质、白质分布正常，脑组织内未见水肿，各种神经元未见变性、坏死，胶质细胞灶性增生在对照组组织也可见，故认为是非实验药物所致。血管无炎性充血。

子宫：桃叶珊瑚苷小、中、大3个剂量组各例组织切片，镜下见各例子宫内膜较薄，多呈增殖期子宫内膜。

卵巢：桃叶珊瑚苷小、中、大3个剂量组各例组织切片，镜下见各例卵巢被膜完整，致密的纤维组织内有各级卵泡及黄体，未见病理性改变。

乳腺：桃叶珊瑚苷小、中、大3个剂量组各例组织切片，镜下见各例乳腺组织小叶结构清楚，大小不一。乳腺导管和乳腺腺泡未见增生和坏死改变，乳腺间质未见炎症反应和增生性改变。上述所见与对照组一致。

前列腺：桃叶珊瑚苷小、中、大3个剂量组各例组织切片，镜下见各例前列腺膜完整，腺腔基膜完整，腺腔内可见红色胶样物质。腺体、间质的结缔组织和平滑肌组织未见增生，无炎症改变。上述所见和对照组一致。

视神经和坐骨神经：桃叶珊瑚苷小、中、大3个剂量组各例组织切片，镜下见各例神经纤维排列正常，未见变性和增生改变。神经膜细胞无增生，神经束膜无增厚。上述改变与对照组所见一致。

观察睾丸及附睾：桃叶珊瑚苷小、中、大3个剂量组各例组织切片，镜下各例睾丸致密的包膜内可见圆形或卵圆形的曲细精管，管内有精原细胞和各级发育的精母细胞及精子。附睾管结构正常，管内可见多量精子。上述所见和对照组一致。

综合上述结果发现，各组大鼠血液学和血液生化学指标均在正常生理值范围内；病理学检查未见明显病理改变；在6个月给药期内未发现大鼠有死亡等其他毒性反应出现；在恢复期内大鼠的各项观察指标均无异常，无慢性毒性或迟发性毒性作用。

五、蓄积毒性试验

外源化学物进入机体后，经历代谢转化排出体外，或直接排出体外。但是当其连续地、反复地进入机体，而且吸收速度超过代谢转化和排泄的速度时，化学物质在体内的量逐渐增加，称为化学作用的蓄积作用（accumulation）[11]。外源蓄积作用是发生慢性毒性的基础。在实际工作中常用蓄积系数法来检测蓄积毒性，蓄积系数法是一种以生物效应为指标，用蓄积系数（accumulation coefficient，K）评价蓄积作用的方法。基本原理是在一定期限内，以最低致死剂量（MLD）的受试物每日给予实验动物，直至出现某种预期的毒性效应为止。计算达到此种效应的累积剂量，求此累积剂量与一次染毒该化学物质产生相同效应的剂量的比值，此比值即蓄积系数 K，即 $K=ED_{50}(n)/ED_{50}(1)$；蓄积试验常用小鼠或大鼠，多以死亡为效应指标，则 $K=\mathrm{LD}_{50}(n)/\mathrm{LD}_{50}(1)$，式中 $\mathrm{LD}_{50}(n)$ 表示多次染毒，实验动物死亡一半时，受试物染毒剂量的总和；$\mathrm{LD}_{50}(1)$ 表示给实验动物一次染毒的 LD_{50}。K 值越小，表示受试物的蓄积性越大。按 K 的大小将蓄积性分为 4 级：高度蓄积（$K<1$）、明显蓄积（$1\sim3$）、中等蓄积（$3\sim5$）和轻度蓄积（>5）[12]。

回顾文献发现，杜仲相关的蓄积毒性比较少，仅涉及杜仲晶和杜仲茶的蓄积毒性研究。

"杜仲晶"是由杜仲叶中有效成分配制而成的天然饮料。孙建琴等[33, 34]研究"杜仲晶"时，选用体重 $18\sim24$ g 昆明小白鼠雌雄各 20 只进行蓄积毒性试验，实验的初始 4 天，每日以 2000 mg/（kg·bw）杜仲叶清膏一次经口灌胃，以后每隔 4 天按前一期剂量 1.5 倍的等比级数逐期递增剂量，直至 24 天，累计灌胃量达 105 550 mg/（kg·bw），仍无动物死亡，说明杜仲叶清膏的蓄积毒性极小。

杨虎等[36]研究芳香杜仲茶的蓄积毒性时，选择昆明种小鼠 40 只，体重 $20\sim22$ g，雌雄各半，按蓄积系数法（递增法），从 $1/10\mathrm{LD}_{50}$ 剂量开始，以后每隔 4 天增加 1.5 倍。连续灌胃 28 天。发现杜仲茶累积量达 275.2 g/（kg·bw），未见动物死亡。经计算蓄积系数为 12.8，$K>5$，表明杜仲茶无明显蓄积作用。

第三节　遗传毒性研究

遗传毒理学是毒理学的一个分支，研究外源化学物及其他环境因素对生物体遗传机构的损害作用及规律。其目的是检测那些能引起 DNA 损伤的环境因素，研究其遗传毒作用的特点及对人类的潜在危害[11]。遗传毒性试验可分为基因突变试验、染色体和染色体组畸变试验、DNA 损伤试验三类。常见的遗传毒性试验有鼠伤寒沙门菌营养缺陷型回复突变试验（Ames 试验）、哺乳动物细胞基因突变试验、小鼠骨髓细胞微核试验、染色体畸变分析和单细胞凝胶电泳试验[9]。

一、杜仲皮的遗传毒性

隋海霞等[14]研究杜仲的遗传毒性时，取 50 只的清洁级昆明种小鼠，体重 $18\sim22$ g，雌雄各半，进行小鼠骨髓嗜多染红细胞（polychromatic erythrocyte，PCE）微核试验；取鼠伤寒沙门菌 TA97、TA98、TA99、TA102 四个菌株进行 Ames 试验，采用平板掺入法，分别加或不加体外活化系统（S9 混合液）对受试物进行测试；取小鼠淋巴瘤细胞 L5158Y 细胞进行 tk 基因突变试验。结果显示本实验条件下无细胞染色体畸变的遗传毒性。

庞慧民等[47]研究杜仲对小鼠的遗传毒性时，采用体重 $25\sim30$ g 的昆明种雄性小鼠进行小鼠精子畸形和精原细胞姐妹染色单体互换（SCE）试验，还采用 $11\sim12$ 周龄 C57BL/J 雄性小鼠进行小鼠精子非程序 DNA 合成（UDS）试验，结果发现杜仲对生殖细胞无遗传损伤作用，是临床上应用较为安全的中草药。

小鼠淋巴瘤细胞试验（MLA）是一种具有高灵敏度，能够检测 tk 基因突变和染色体畸变两类终点的体外致突变试验，在国际上被广泛应用。胡燕平等[48]研究了杜仲水煎剂的遗传毒性，取小鼠淋巴瘤细胞 L5178Y 和 50 只 ICR 小鼠（雌雄兼用，$7\sim8$ 周龄，体重：雌性 $21.8\sim26.4$ g，雄性 $27.1\sim31.5$ g，分别进行 MLA 和小鼠骨髓微核试验（MNT）。采用 MLA 排除了组氨酸对试验系统的影响，进一步表明了杜仲内存在诱变物质的可能性。微核试验结果显示，杜仲水煎剂对 ICR 小鼠骨髓细胞染色体无损伤效应，表明经体内代谢后无明显遗传毒作用。杜仲水煎剂体内试验阴性而体外试验阳性。这种差异可能来自体内外试验的生物系统、代谢途径等差异。体外形成的代谢产物未必在体内形成，形成的活性代谢产物可能在体内迅速被解毒，而体外则不能；受试物在体内可迅速、有效地被排泄。

Yin 等[49]研究杜仲的致突变性时，在 Ames 试验中选择沙门菌菌株 TA98 和 TA100，将其在营养肉汤中振荡培养，37℃下过夜培养。杜仲的剂量浓度设置为 5 μg/ 板、10 μg/ 板、20 μg/ 板、40 μg/ 板，根据 Maron 和 Ames（1983）的方法进行诱变性试验。从雄性 SD 大鼠（体重 $100\sim150$ g）取大鼠肝脏制备 S9 混合物，大鼠肝微粒体酶的诱导剂为多氯联苯混合液 Aroclor-1254，每一测定点在加与不加 S9 混合液条件下各做 3 个平皿，在 37℃温育 48 h 后，计数回复菌落数。黄曲霉毒素 B₁

（0.1 μg/平板）作为阳性对照。染色体畸变试验和微核试验则选择 TAI 小鼠的近交品系，体重 18～22 g，将其随机分成 6 组，每组 10 只小鼠，雌性各半。设置阴性对照组（每只小鼠注射 0.2～0.3 ml 溶剂）和阳性对照组 [丝裂霉素 C，0.001 g/（kg·bw）]，以及 4 组杜仲不同剂量给药组 [0.2 g/（kg·bw）、10 g/（kg·bw）、16 g/（kg·bw）、20 g/（kg·bw），相当于 1 倍、5 倍、10 倍和 20 倍或 40 倍药物中使用的剂量]。通过颈椎脱位杀死动物，在处死小鼠 4 h 前给予 1 mg/kg 秋水仙碱。获取细胞，低渗、固定、染色和制备染色体，最后对每个浓度至少观察 100 个中期分裂象。在微核试验部分，为观察对骨髓的系统毒性，涂片是按照 Schmid（1975）方法和用 May-Grünwald-Giemsa 染色，计算在 10 000 多色红细胞上涂有吖啶橙的涂片上的微核数。以上结果都表明，杜仲无致突变性。

周东升[50] 研究张家界杜仲提取物对小鼠淋巴细胞的损伤时，选取雄性昆明种小鼠 20 只，4～6 周龄，体重 20 g±3 g，将其随机分为 5 组：高剂量组、中剂量组、低剂量组 [剂量分别为 0.69 g/（kg·bw）、0.345 g/（kg·bw）、0.173 g/（kg·bw），蒸馏水为溶剂]、阳性对照组 [环磷酰胺 0.15 g/（kg·bw）] 和阴性对照组（生理盐水）。采用腹腔注射染毒。各剂量组及阴性对照组每天 16 时给药，连续 3 天，阳性对照组只给药 1 次。最后一次给药后摘除眼球采血。分离出淋巴细胞，进行单细胞凝胶电泳试验，各剂量组拖尾率、平均彗尾长度和损伤程度与阴性对照组相比差异均无显著性。这提示杜仲提取物对淋巴细胞无确定损伤。研究还采用鼠伤寒沙门菌回复突变试验来检测杜仲提取物在基因突变方面的影响，采用小鼠精子畸形试验与骨髓微核试验检测其对染色体畸变方面的影响。结果显示均为阴性，所以杜仲提取物不具有遗传毒性。

刘月凤[21] 系统研究了张家界杜仲对小鼠髓嗜多染红细胞微核率、精子畸形诱变和细菌基因突变的影响。结果表明，杜仲提取物稀释液对小鼠髓嗜多染红细胞微核率无影响，对小鼠精子无畸形诱变作用，对细菌基因无致突变作用，说明杜仲提取物对机体红细胞、生殖细胞、细菌基因等无致畸和致突变作用。

张建清等[13] 研究甘肃杜仲时，选择 LBP 小

白鼠 375 只，用于微核实验、精子畸形实验。小鼠骨髓细胞微核实验按 GB 15193.5—2003 规定操作，设生理盐水阴性对照组、3 个实验剂量组和 40 mg/（kg·bw）环磷酰胺阳性对照组。每组动物 10 只，雌雄各半，对照组均采用腹腔注射，实验组经口灌胃，两次给药间隔 24 h，于第二次给药后 6 h 处死小鼠。涂片，镜检，计数微核出现率。小鼠精子畸变实验按 GB 15193.7—2003 规定操作，设生理盐水组、40 mg/（kg·bw）环磷酰胺阳性对照组，以及 3 个实验剂量组。每组 5 只，连续给药 5 天，于末次给药后 30 天制片，镜检，计数畸变率及类型。Ames 试验按 GB 15193.4—2003 平板掺入法操作。杜仲配制剂量为 0 ml/ml、0.05 ml/ml、0.5 ml/ml、1.0 ml/ml、2.5 ml/ml 及 5.0 ml/ml。阳性对照组选用鼠伤寒沙门菌 4 个实验用标准菌株。结果表明，杜仲对小鼠骨髓细胞微核出现率无影响，对小鼠精细胞无致突变作用，也未显示致突变阳性作用。

胡存华等[16] 研究杜仲籽和杜仲皮的遗传毒性时，小鼠骨髓微核试验选择昆明种小鼠 60 只（雌雄各半，体重 25～30 g），按体重将其随机分为 6 组，每组 10 只。第 1 组为正常组（阴性对照组），第 2 组为阳性对照组，给予环磷酰胺 0.04 g/（kg·bw），第 3 组为杜仲皮组 10 g/（kg·bw），第 4～6 组为杜仲籽水煎液剂量组，剂量分别为 10 g/（kg·bw）、5 g/（kg·bw）、2.5 g/（kg·bw）。各药物都用蒸馏水配制，杜仲籽水煎液浓度分别为 1 g/ml、0.5 g/ml、0.25 g/ml，杜仲皮水煎液浓度分别为 1 g/ml，环磷酰胺浓度为 40 mg/ml，灌胃剂量都为 10 ml/（kg·bw）。各组分别间隔 24 h 给予两次药物，于第二次灌胃 6 h 后颈椎脱臼处死小鼠，取股骨，用 1 ml 生理盐水冲出骨髓液，离心收集骨髓液，常规涂片。涂片干燥后放入甲醇中固定 5～10 min。小鼠精子畸形实验挑选雄性昆明种小鼠 48 只，体重 25～35 g，将其随机分为 6 组，每组 8 只。分组及给药同小鼠骨髓微核实验，每天灌胃给药 1 次，连续 5 天，于第 35 天进行颈椎脱臼处死小鼠，解剖后取两侧附睾，放入盛有 1 ml 生理盐水的小烧杯中，用眼科剪将附睾纵向剪 2～3 刀，静止 1～2 min，轻轻摇动。用四层擦镜纸过滤，吸取滤液涂片。空气干燥后，用甲醇固定 5 min，干燥，用 1.5% 伊红染色 1 h，用水轻冲，干燥，镜检。每只鼠计数多个高倍视

野下 1000 条左右的精子，计数各组精子畸变数及畸变类型，计算精子畸变率（%）。结果发现，杜仲籽和杜仲皮均无致骨髓细胞突变作用，也没有生殖细胞毒性。

二、杜仲叶的遗传毒性

朱周靓等[22]研究杜仲叶遗传毒性时，用组氨酸营养缺陷型鼠伤寒沙门菌株 TA97、TA98、TA100、TA102 进行 Ames 试验；选择雌雄各半的 ICR 小鼠进行小鼠骨髓细胞微核试验；还用 ICR 雄性小鼠进行小鼠精子畸形试验。研究发现 Ames 试验、小鼠骨髓细胞微核试验、小鼠精子畸形试验结果均为阴性，表明在本次实验条件下，杜仲叶无致突变性。

姚家祥等[51]对中药杜仲叶做致突变试验，选择 NIH 小鼠，体重 25 ~ 30 g，除精子畸形试验外雌雄兼用。Ames 试验中，采用平板掺入法。杜仲叶用双蒸馏水稀释成 320 μg/ 皿、800 μg/ 皿、2000 μg/ 皿、5000 μg/ 皿 4 个剂量组，另设双蒸馏水、DMSO 两个溶剂对照组和敌克松、2- 氨基芴（2-AF）两个阳性对照组。敌克松和 2-AF 分别用双蒸馏水及 DMSO 溶解。小鼠微核试验将 NIH 小鼠按体重随机分 6 组，每组 10 只，雌雄各半。杜仲叶和阳性对照物环磷酰胺均用双蒸馏水稀释。6 组小鼠分设 4 个受试剂量组、1 个环磷酰胺阳性对照组和 1 个双蒸馏水阴性对照组。各组均用 30 h 两次灌胃法。小鼠精子畸形试验将 NIH 雄性小鼠按体重随机分 6 组，每组 5 只。杜仲叶用双蒸馏水按 4 个剂量组配成 4 种不同浓度的灌胃液，每天灌胃 1 次，连续 5 天。阴性对照（双蒸馏水）组处理相同，同时作阳性对照（甲基磺酸甲酯处理）。末次灌胃后 30 天处死，取材、制片、镜检，计算畸形精子率，并进行统计学处理。结果发现，其对标准测试菌 TA97a、TA98、TA100 和 TA102 无诱变作用，小鼠骨髓细胞微核试验、小鼠精子畸形试验均为阴性，表明杜仲叶是安全的。

Yen 等[52]采用碱性单细胞凝胶电泳（彗星试验）研究了杜仲烤皮层和叶片水浸液对 H_2O_2 诱导的淋巴细胞 DNA 损伤的影响。结果显示随着 H_2O_2 浓度的增加（0 mmol/L → 200 mmol/L），人淋巴细胞 DNA 损伤增加，但杜仲的水提取物仅略微影响 DNA 损伤；叶提取物对淋巴细胞 H_2O_2 诱导的 DNA 损伤的抑制作用比烤皮层更为显著，叶提取物的抑制作用有浓度依赖性，浓度为 2 g/L 时，叶提取物抑制人淋巴细胞中 37.9% 的 DNA 氧化损伤。为了阐明叶提取物抑制淋巴细胞中 H_2O_2 诱导的 DNA 损伤的机制，将实验分为 6 组（A ~ F 组）。A 组用于评估叶提取物对 DNA 损伤的修复能力；B 组用于测定 H_2O_2 的清除能力；C 组用于评估叶提取物增强防御的能力。D、F 组是阴性对照和空白组。结果表明，B 组抑制效果最好。此外，叶提取物在体外辣根过氧化物酶（HRP）- 酚红测试中具有显著的清除 H_2O_2 的能力。因此，H_2O_2 清除效力可能是叶提取物抑制 H_2O_2 诱导的氧化性 DNA 损伤的主要机制。该实验表明杜仲对淋巴细胞没有细胞毒性。

三、杜仲叶相关产品的遗传毒性

孙建琴等[33, 34]对由杜仲叶清膏制成的"杜仲晶"饮料进行小鼠精子畸形试验，选用性成熟 28 ~ 35 g 雄性昆明小鼠 75 只，将其随机分为高、中、低剂量 3 个实验组，分别给予杜仲叶清膏 1500 mg/（kg•bw）、1000 mg/（kg•bw）、500 mg/（kg•bw），一次经口灌胃。小鼠骨髓细胞微核试验选取 25 ~ 35 g 小鼠 10 只，雌雄各半，将其随机分 5 组，每组 20 只。3 个实验组分别给予杜仲叶清膏 7500 mg/（kg•bw）、3000 mg/（kg•bw）、1500 mg/（kg•bw），一次经口灌胃。Ames 试验则选用 TA97、TA98、TA100、TA102 菌株以平板掺入法进行。结果发现，杜仲叶清膏对精子畸形无明显影响，不引起小鼠骨髓微核增加，且对 4 个菌株无直接和间接的诱变作用。因此，"杜仲晶"对人体健康无毒无害，具有较好的营养价值和保健作用，安全可靠，可供饮用。

蔡铁全等[35]对杜仲茶进行遗传毒性试验时，选取组氨酸营养缺陷型鼠伤寒沙门菌 TA97、TA98、TA100、TA102 试验菌株进行 Ames 试验；选取体重 25 ~ 32 g 的 ICR 雌雄小鼠各 10 只进行小鼠骨髓细胞微核试验；选取体重 30 ~ 35 g 的 ICR 雄性小鼠进行小鼠精子畸形试验。结果发现，Ames 试验、小鼠骨髓细胞微核试验和小鼠精子畸形试验 3 项遗传毒性试验均为阴性，表明杜仲茶无致突变作用。

杨虎等[36] 研究芳香杜仲茶时，按平板掺入法进行 Ames 试验，使用 4 个标准菌株。杜仲茶剂量分别为 0.35 mg/皿、3.5 mg/皿、35 mg/皿和 105 mg/皿，阴性对照为重蒸水，DMSO 为溶剂对照，2,7-AF、甲基磺酸乙酯、叠氮化钠（NaN$_2$）、丝裂霉素 C（MMC）和 2-AF 为阳性对照，加与不加 S9 受试物回变菌落数均未超过自发回变菌落数的 2 倍，表明 Ames 试验为阴性反应。小鼠骨髓细胞微核试验选择昆明种小鼠 50 只，体重 18～21 g，将其随机分为 5 组，每组 10 只，雌雄各半。设 0 g/（mg·bw）（蒸馏水）和杜仲茶 2.5 g/（mg·bw）、5 g/（mg·bw）和 10 g/（mg·bw）剂量组，每天 1 次连续灌胃 5 天。阳性对照组环磷酰胺（CP）100 mg/（kg·bw）。经腹腔注射 2 次，间隔 24 h。各组动物于末次染毒后 6 h 处死，制片，镜检，计数含微核嗜多染红细胞千分率。小鼠精子畸形试验选择雄昆明种小鼠 40 只，体重 19～21 g，随机分为 5 组，每组 8 只。动物处理同微核试验，阳性对照组经腹腔注射 CP 80 mg/（kg·bw）。各实验动物，在给受试物 5 天至喂饲第 35 天时，取两侧附睾常规制片，每只动物镜检 1000 个精子，计算精子畸形率。结果表明，杜仲无论在基因水平，还是在染色体水平对精细胞均无诱变作用。

SOS/Umu 试验（又称 umu 试验）是基于 DNA 损伤物诱导 SOS 反应而表达 umuC 基因的基础上建立起来的方法，被广泛应用于遗传毒理学研究[9]。韩运双等[53] 在进行杜仲茶水提取物的 SOS/Umu 试验时以 100 mg/m、50 mg/m、25 mg/m、10 mg/ml 四个浓度对处于对数生长期的 Umu 菌株染毒 2 h；采用 TA100 菌株进行 Ames 试验；提取大鼠肺 II 型细胞 DNA 和 SD 大鼠肺 II 型细胞进行 DNA 交联试验；取体重 18～20 g 的昆明种小鼠进行彗星试验；采用体重 18～22 g 的 BALB/c 近交系小鼠，每组 4 只，雌雄各半，进行外周血网织红细胞微核试验。结果发现，杜仲茶水提取物的 Ames 试验、SOS/Umu 试验、DNA 交联试验、外周血网织红细胞微核试验等结果为阴性。彗星试验结果表明：杜仲茶水提取物浓度 0.01 mg/ml、0.05 mg/ml、0.25 mg/ml、0.5 mg/ml，于 37℃作用 16 h，试验组小鼠血淋巴细胞彗星尾长同对照组比

较差异有显著性，表明其具有致 DNA 断裂作用。虽然其他试验结果为阴性，但应对其遗传毒性做进一步探讨，以全面了解杜仲茶潜在的远期危害，为其安全使用提供科学依据。

石根勇等[54] 对以杜仲叶为原料的降压保健茶进行遗传毒性研究，观察其致突变作用。研究选择 TA97、TA98、TA100、TA102 四个菌株进行 Ames 试验；选择 NIH 小鼠（雌雄各 25 只，体重 25～30 g）进行小鼠骨髓嗜多染红细胞微核试验；还选择 25 只体重 25～30 g 的 NIH 雄性小鼠进行小鼠精子畸形检测试验。上述 3 种试验结果提示在检测条件下，杜仲叶对体细胞、生殖细胞未显示有致突变作用，表明杜仲叶在致突变方面是安全的。

Tochu 茶是一款流行的日本饮料，属于杜仲叶的水提取物。Takanori Nakamura 等[55] 研究了杜仲茶粗提物对中国仓鼠卵巢 CHO K1 细胞和小鼠染色体畸变的抑制作用。CHO K1 细胞用含 10% 胎牛血清和 100 mg/ml 硫酸链霉素的 Ham's F12 培养基在 5%CO$_2$、37℃下常规培养，将 CHO K1 细胞以 5.0×10^5 个细胞的浓度接种于 60 mm 培养皿中，并在对数期给药处理。细胞经 0.85 mg/ml 丝裂霉素 C 处理 1 h，用 Hanks 平衡盐溶液冲洗两次。再给予杜仲茶孵育 24 h 检测。结果发现，当 CHO 细胞用丝裂霉素 C 处理后再用杜仲茶粗提物处理，染色体畸变的频率降低。研究发现，ICR 小鼠灌胃 1.0 ml 4% 杜仲茶提取物 6 h 后，腹腔注射丝裂霉素 C，可观察到细胞微核率降低现象。

Keum-Yeon-Cho（NosmoQ）是一种由是杜仲叶制成的烟草替代品。Kim 等[38] 开展了 NosmoQ 的致突变试验。Ames 试验中选择鼠伤寒沙门菌菌株 TA98、TA100、TA102、TA1535 和 TA1537 进行反向突变试验。NosmoQ 提取物的浓度分别为 33 mg/板、16.5 mg/板和 8.25 mg/板。生理盐水作为阴性对照，叠氮化钠（SAZ）、2-AF 和 ICR191 作为阳性对照，在有无代谢活化的情况下进行 Ames 试验。结果发现，在有无代谢活化的两种情况下，回复物都没有增加。但是，与阴性对照相比，阳性对照显示菌落突变数量显著增加。研究表明，NosmoQ 未显示出对沙门菌菌株有任何诱变潜力。染色体畸变试验中选择 4～5 周龄 BALB/c 小鼠，将其分为 3 组，雌雄各 5 只。分别暴露于 0 支、

10 支和 20 支香烟中，每天暴露 6 h，每周暴露 5 天，整个过程共持续 4 周。4 周后通过注射过量戊巴比妥钠处死小鼠，取出脾脏，收集脾细胞置于磷酸盐缓冲溶液（PBS）中。开始以 $1×10^6$/ml 的细胞浓度在完全培养基中培养脾细胞。生长培养基由 RPMI-1640、15% 胎牛血清（FBS）和 2 mmol/L L-谷氨酰胺和抗生素组成。将其置于 37℃、5% CO_2、95% 湿度环境下培养。72 h 后，离心制片，染色体采用稀释的吉姆萨（1:20）染液染色，观察染色体数目的变化。研究分别对染色体和染色单体畸变进行评分，并对异常细胞的总百分比进行统计学分析。结果发现，实验组和对照组在所有测试浓度下均未观察到染色体畸变率在统计学上有显著增加，表明 NosmoQ 没有致染色体畸变作用。在体内微核研究中，将 4～5 周龄 BALB/c 小鼠分为 3 组，雌雄各 5 只。使其分别暴露于 0 支、10 支和 20 支香烟中，每天暴露 6 h，每周暴露 5 天，整个过程共持续 4 周。丝裂霉素 C 作为阳性对照，4 周后将动物处死，颈椎脱位 24 h 后进行预备筛选。解剖出每只动物的股骨，并用 FBS 冲洗骨髓。将该悬浮液离心，滴入几滴 FBS，彻底混合细胞沉淀。然后将股骨的骨髓涂在玻璃载玻片上，空气干燥，用无水甲醇固定，进行吉姆萨染色。每个动物制备 4 个载玻片，并检测每个载玻片 1000 个骨髓嗜多染红细胞（PCE）的微核出现数，表示为每 1000 个 PCE 细胞中微核出现数的平均值。结果表明，在雄性和雌性小鼠中，除阳性对照组外，每 2000 个 PCE 的微核率都无显著性差异。这表明 NosmoQ 在 PCE 发育过程中没有引起任何变异。

四、杜仲雄花茶的遗传毒性

高慧艳等[31] 研究杜仲雄花茶遗传毒性时，首先称取 100 g 茶叶加入 1000 ml 蒸馏水，80～90℃常压浸泡 30 min，取浸泡液，重复浸泡 1 次，合并 2 次浸泡液，于旋转蒸发仪 70℃减压蒸馏浓缩至 100 ml（1 ml 浓缩液相当于 1 g 杜仲雄花茶），浓缩液作为受试物。取试验菌株 TA97、TA98、TA100、TA102，S9 自制，采用平板掺入法进行污染物致突变性检测（Ames 试验）；小鼠骨髓细胞微核试验则选取昆明种小鼠，体重

25～30 g，雌雄各 25 只，将雌雄小鼠按体重分别随机分为 5 组，每组 5 只，分别为溶剂对照组、受试样品组 [2.5 g/（kg·bw）、5.0 g/（kg·bw）、10.0 g/（kg·bw）]，阳性对照组 [环磷酰胺，40 mg/(kg·bw)]。经口灌胃量为 20 ml/(kg·bw)。试验选用 30 h 给予受试物法，即 2 次给予受试物间隔 24 h，第 2 次给予受试物后 6 h 颈椎脱臼处死动物，取胸骨骨髓制片镜检。另选取体重 25～35 g 的 38 只昆明种雄性小鼠进行小鼠精子畸形试验。将小鼠按体重随机分组：阳性对照组 [环磷酰胺，40 mg/（kg·bw）] 10 只，溶剂对照组（蒸馏水）及 3 个受试样品组 [2.5 g/(kg·bw)、5.0 g/(kg·bw)、10.0 g/(kg·bw)] 每组 7 只。连续 5 天经口给予受试物 [灌胃量 20 ml/（kg·bw）]，于首次给予受试物的第 35 天处死动物，取双侧附睾制片镜检。结果发现 Ames 试验、骨髓细胞微核试验和精子畸形试验结果均为阴性，表明杜仲雄花茶无致突变作用。

杜红岩等[32] 研究杜仲雄花茶食品安全性时，采用常规平板掺入法，选择 TA97a、TA98、TA100a、TA102a 标准菌株进行 Ames 试验；选择昆明种小鼠（雌雄各 25 只，体重 25～30 g）进行骨髓细胞微核实验方法；选择雄性昆明种小鼠 25 只（体重 30～50 g）进行小鼠精子畸形实验。最终，遗传毒性实验（Ames 试验、骨髓细胞微核试验、小鼠精子畸形试验）的实验结果均为阴性，未见杜仲雄花茶有遗传毒性作用。

五、杜仲籽油的遗传毒性

郭美丽等[39] 对杜仲籽油进行遗传毒性试验时，选择 50 只昆明种小鼠（体重 25～30 g，雌雄各半）进行骨髓细胞微核试验，选择 25 只雄性昆明种小鼠进行精子畸形试验，选择标准菌株 TA97、TA98、TA100 和 TA102，在加与不加 S9 混合液的条件下，分别对受试物进行 Ames 试验，结果未发现潜在的遗传毒性作用。此外，还按 1:1 比例同笼培养清洁级雌、雄 SD 大鼠的方式进行传统致畸试验。结果表明杜仲籽油对试验大鼠胎鼠未显示有致畸作用。

辛欣等[40] 研究杜仲籽油遗传毒性时，Ames 试验选用 TA97a、TA98、TA100、TA102 标准菌株，

结果未见致突变作用；骨髓细胞微核试验选择昆明种小鼠，雌雄各半，在 1250 mg/（kg·bw）、2500 mg/（kg·bw）、5000 mg/（kg·bw）剂量下未见致突变作用。小鼠精子畸形试验中选用雄性昆明种小鼠，结果显示杜仲籽油对小鼠精子未显示有遗传毒性。以上表明，杜仲籽油无遗传毒性作用。

综上可知，杜仲籽、杜仲皮、杜仲雄花茶和杜仲籽油均没有遗传毒性。

第四节 其他毒性研究

一、生殖毒性和发育毒性

生殖毒性（reproductive toxicity）指对雄性和雌性生殖功能或能力的损害和对后代的有害影响。生殖毒性既可发生在妊娠期，也可发生于妊娠前期和哺乳期。发育毒性[11]（developmental toxicity）指在到达成体之前诱发的任何有害影响，包括在胚期（embryonic period）和胎期（fetal period）诱发或显示的影响，以及在出生后诱发和显示的影响[11]。生殖与发育毒性研究的目的是揭示化学品或药品对哺乳动物生殖发育的任何有害影响，并将研究的结果与所有可以得到的其他药理学和毒理学资料联系起来，以推测对人可能造成的生殖危险[11]。

杜仲（树皮）的生殖与发育毒性

周东升[50]选用雌性小鼠 32 只，23 日龄左右，体重 12 g±2 g，将其随机分为 4 组，分笼饲养，即分为杜仲高、中、低剂量组[分别为 0.69 g/（kg·bw）、0.046 g/（kg·bw）、0.023 g/（kg·bw）]和对照组（生理盐水）。另选用性成熟雄性小鼠 20 只，作交配用。观察其体重变化、交配率、妊娠率、存活率、仔鼠发育情况等。哺乳期结束后，各剂量组雌鼠（第一代）和仔鼠（雌雄各半）各取 4 只进行剖检，并对生殖脏器进行病理组织学检查。将取出器官用甲醛固定并做切片，经病理组织学检查各组均正常，高、中、低剂量组与对照组无明显差异。小鼠体重增长无明显差异。第一代日常情况及各项指标均正常，仔鼠活动情况与一般发育情况均正常，无明显差异。在张耳、长齿、长毛爬行及开眼等方面都符合正常值。可见杜仲提取物对第二代发育无不良影响。

童小萍[56]进行了杜仲的胚胎中脑细胞毒性试验。其在 96 孔培养板每孔接种胎鼠中脑细胞悬液 10 μl，将其置 CO_2 培养箱（5%CO_2，95% 空气，100% 相对湿度）中预孵 3 h，待细胞完全贴壁后，每孔分别加入浓度为 0 μg/ml、20 μg/ml、200 μg/ml、500 μg/ml 的杜仲的完全培养液 200 μl，连续培养 5 天。每个剂量组设 6 个平行样本。研究发现杜仲在给定的剂量时没有对细胞的增殖表现出抑制作用，与不加任何受试物的对照组相比，统计学上无显著性差异，结果提示杜仲无毒。

童小萍[56]还进行了杜仲的胚胎中脑细胞分化试验。其在 24 孔培养板每孔接种胎鼠中脑细胞悬液 20 μl，将其置 CO_2 培养箱中预孵 3 h，待细胞完全贴壁后，每孔分别加入浓度为 0 μg/ml、2 μg/ml、20 μg/ml、200 μg/ml、500 μg/ml 的杜仲的完全培养液 1.5 ml，连续培养 5 天。每个剂量组设 4 个平行样本。研究发现杜仲在给定的剂量时没有对细胞的分化表现出抑制作用。与不加任何受试物的对照组相比，统计学上无显著性差异，结果提示杜仲为非致畸物。

二、细胞毒性研究

Ahmed 等[57]在进行中草药孕激素和抗孕激素活性的分子筛选时，使用 MTT 法研究杜仲皮提取物对腹腔渗出细胞（PEC）的杀伤作用。在 $1×10^4$/孔的条件下，用 96 孔板培养。24 h 后，给药组给予杜仲乙醇提取物，对照组给予乙醇。孵育 24 h 后，分别加入 10 μl MTT 试剂（终浓度为 0.5 mg/ml），继续孵育 4 h。之后以溶液孵育过夜后，在 595 nm 波长下测定吸光度。效应的细胞毒性以细胞存活率表示如下：细胞存活率(%)=（给药组吸光度/空白对照组吸光度）×100。结果表明，在 40～100 μg/ml 浓度下未发现细胞毒性。

隋海霞等[14]采用中性红吸收法对杜仲进行细胞毒性试验，中国仓鼠卵巢细胞（CHO 细胞）和中国仓鼠肺成纤维细胞（CHL）用含 10% 小牛血清的 MEM 培养基在 5% CO_2、37℃饱和湿度培养箱内常规培养，培养结束后，倾去培养液，用 PBS 洗涤细胞，每孔中加入抽提液（1% 醋酸 -50%

乙醇水溶液）100 μl，室温放置 20 min，使细胞中的中性红全部溶出，充分振荡后使用酶标仪在波长 540 nm 下测定吸光度。结果发现，杜仲生药浓度大于 125 mg/ml 时，活细胞数目急剧下降，杜仲（生药浓度）对 CHL 细胞的 IC_{50} 为 109.38 mg/ml，对 CHO 细胞的 IC_{50} 为 109.38 mg/ml。

三、免疫毒性

有关杜仲的免疫毒性报道仅见于 2003 年，Kim 等[38]对 Keum-Yeon-Cho（NosmoQ）进行免疫毒性试验，NosmoQ 是一种由杜仲叶制成的烟草替代品。试验选择 4 ～ 5 周龄 BALB/c 小鼠，将其分为 3 组，雌雄各 5 只，分别暴露于 0 支、10 支和 20 支香烟中，每天暴露 6 h，每周暴露 5 天，整个过程共持续 4 周。4 周后将小鼠处死，分离小鼠脾细胞方法与染色体畸变试验中操作一致，通过体外淋巴细胞增殖试验评估细胞免疫力。将淋巴细胞接种于 96 孔培养板中，加入最适剂量的 ConA 和 LPS，每组设 3 个复孔，于 37℃、10%CO_2 培养箱内培养 3 天。为了确定 NosmoQ 的免疫毒性，掺入氚胸苷进入新合成的细胞 DNA，即加入 1 μCi ^{3}H-TdR 刺激细胞，使用液体闪烁计数器计数玻璃纤维过滤器，并且重复 3 次取平均值。淋巴细胞刺激指数（SI）为淋巴细胞刺激组和对照组计数的比率。Student's t 试验用于评估试验组和对照组之间 SI 的差异。结果发现，试验组和对照组之间的平均 SI 没有显著差异。

综上可知，关于杜仲在生育和发育毒性、细胞毒性和免疫毒性方面的研究比较少，且都表明杜仲安全无毒。

第五节　临床毒副反应

近年来，有关杜仲的临床毒副反应如下。

林惠红[58]通过对比福建中医药大学附属漳州市中医院制剂杜仲片联合椎体成形术与单纯椎体成形术治疗老年骨质疏松性胸腰段椎体骨折疗效的差异，探讨杜仲片治疗老年骨质疏松性胸腰椎骨折的临床疗效。按照纳入标准和排除标准选择漳州市中医院 2013 年 7 月至 2014 年 5 月间的老年骨质疏松性胸腰椎骨折患者 60 例（75 个压缩椎体），将其按随机数字表法分为实验组（杜仲片联合椎体成形术治疗组）、对照组（椎体成形术治疗组），各 30 例。实验组口服杜仲片，每次 4 片，每天 3 次，1 个月为 1 个疗程，配合行椎体成形术；对照组单纯行椎体成形术。杜仲片连续服用 6 个月后停药，记录治疗前后骨密度值、功能障碍指数、疼痛指数作为疗效评价指标，探讨杜仲片的治疗机制和临床疗效。结果发现杜仲片口服药物安全性相对较好，无明显不良反应。

刘均等[59]对 102 例原发性高血压患者进行临床观察，其中 47 例患者服用杜仲叶片，每次 2 片（每片含生药 2.0 g），每天口服 3 次；55 名患者服用杜仲皮片，每次 1 片（每片含生药 4.9 g），每天口服 3 次，连服 100 天。结果显示杜仲叶降血压有效率为 78.7%，杜仲皮有效率为 76.4%，表明杜仲皮、叶在治疗原发性高血压过程中，均未发现不良反应。

焦百乐[60]随机选取 1994 年 5 月 12 日至 2004 年 12 月 30 日间在陕西中医学院附属医院就诊的腰椎间盘脱出症患者 30 例，采用中药自拟方杜仲汤（杜仲、当归、赤芍、牛膝、桑寄生、木瓜等）内服。中药处方：杜仲 15 g，当归 8 g，赤芍 29 g，狗脊、木瓜、牛膝、桑寄生各 10 g，续断、丹参各 12 g，元胡 7 g，炙甘草 9 g，每日 1 剂，分次煎服，取 500 ml，早晚各 250 ml。结果均未见明显毒副作用。

葛继荣等[61]评价复方杜仲健骨颗粒治疗膝关节骨性关节炎的临床疗效和安全性时，对其进行Ⅱ期临床试验，采用多中心、双盲双模拟随机对照方法，将膝关节骨性关节炎患者 200 例分为复方杜仲健骨颗粒组（试验组）100 例，壮骨关节丸组（对照组）100 例，对比分析两组的临床疗效。研究发现复方杜仲健骨颗粒组在治疗过程中未见明显不良反应。该课题组在此基础上扩大样本，采用随机对照方法，对复方杜仲健骨颗粒试验组 300 例与壮骨关节丸对照组 100 例进行临床疗效和不良反应、毒副作用等观察。研究发现在治疗过程中，无明显不良反应，复方杜仲健骨颗粒对心、肝、肾、血象等均无不良影响。这表明复方杜仲健骨颗粒在目前的口服剂量、疗程范围内，用药安全，无毒副作用，安全有效。

以上有关杜仲的临床毒副反应报道均显示杜仲无毒副作用，进一步验证了杜仲的安全无毒。

第六节　展　　望

　　分析 1956～2017 年的国内外文献资料发现，杜仲皮、叶、籽油、雄花及杜仲复方等在急性毒性试验、亚急性毒性试验、亚慢性毒性试验、长期毒性试验、蓄积毒性试验、遗传毒性试验、生殖发育毒性试验等方面均有报道。研究结果表明，杜仲在药用和食品方面安全无毒，可以放心使用，这与《神农本草经》中的无毒记载相一致。当然，杜仲的功效和应用值得深入研究，以不断发现其新用途，使其资源利用得到最大化。

（管淑玉　余峰峰）

参 考 文 献

[1] 杨凌, 张碧, 付卓锐, 等. 中国杜仲资源的综合利用. 广州化工, 2011, 39(24): 9, 10, 26.

[2] (宋) 唐慎微撰. 重修政和经史证类备用本草·卷十二. 上海: 商务印书馆, 1919: 40, 41.

[3] (明) 李时珍撰. 尚志钧校注. 本草纲目（金陵初刻本校注）·卷三十五木部二. 合肥: 安徽科技技术出版社.

[4] 国家药典委员会. 中华人民共和国药典（2015 年版）. 一部. 北京: 中国医药科技出版社, 2015: 165, 166.

[5] 付卓锐. 杜仲雄花茶的制备工艺研究. 杨凌: 西北农林科技大学硕士学位论文, 2010.

[6] 赵文红, 范青生, 肖小年, 等. 杜仲籽油研究开发现状与利用展望. 中国油脂, 2006, 31(3): 66-68.

[7] 国家卫生与计划生育委员会. 有关新食品原料普通食品名单汇总. 饮料工业, 2014, 17(8): 58-62.

[8] 谭芳, 陈雅林, 彭勇. 药膳源流及药膳常用中药的归类分析. 湖南中医药大学学报, 2017, 37(9): 1021-1029.

[9] 张爱华, 蒋义国. 毒理学综合实验教程. 北京: 科学出版社, 2017: 25-58.

[10] Chien TH. Pharmacological action of *Eucommia ulmoides*, Oliv. Japanese Journal of Pharmacology, 1957, 6(2): 122-137.

[11] 周宗灿. 毒理学基础. 第 2 版. 北京: 北京大学出版社, 2000: 65, 82, 88, 129-130.

[12] 祝寿芬, 裴秋玲. 现代毒理学基础. 北京: 中国协和医科大学出版社, 2003: 71, 72, 74, 75.

[13] 张建清, 苏诚玉, 权玉玲, 等. 甘肃省五种补益中草药

的毒理学实验研究. 甘肃医药. 1997, (5): 244-246.

[14] 隋海霞, 高亢, 徐海滨, 等. 杜仲的快速毒性筛选试验. 癌变·畸变·突变, 2004, 16(6): 355-358.

[15] 曾吉祥, 王健, 张晓林, 等. 秦巴地区产杜仲皮急性毒性实验的研究. 川北医学院学报, 2016, 31(3): 342-344.

[16] 胡存华, 黄玉珊, 王霞, 等. 杜仲子与杜仲皮的毒性比较研究. 井冈山大学学报: 自然科学版, 2015, 36(1): 95-99.

[17] 秦振栋, 吴养曾, 于子清, 等. 杜仲皮与杜仲叶的比较研究 - Ⅰ 降压与毒性. 西北大学学报: 自然科学版, 1977, (2): 67-75.

[18] 朱丽青, 张黎明, 贡瑞生, 等. 杜仲叶和杜仲皮的药理实验. 中草药, 1986, 17(12): 15-17.

[19] 李杨. 桃叶珊瑚苷及其衍生物的分子结构与药理活性研究. 西安: 西北大学博士学位论文, 2011.

[20] 刘月凤. 张家界杜仲提取物的毒理学研究. 长沙: 湖南农业大学硕士学位论文, 2004.

[21] 刘月凤, 龚朋飞, 袁慧, 等. 杜仲提取物的急性毒性试验研究. 陕西农业科学, 2009, 44(3): 52, 60.

[22] 朱周靓, 严峻, 郑云燕, 等. 杜仲叶安全性的毒理学评价. 浙江预防医学, 2017, 29(5): 443-448.

[23] 陈有军, 严群超, 陈国留, 等. 水解酪蛋白粉增强中药复方降血压作用的研究. 新中医, 2016, 48(4): 266-269.

[24] 黄志新, 岳京丽, 赵凤生, 等. 槲寄生、钩藤、杜仲降压作用及急性毒性的实验研究. 中西医结合心脑血管病杂志, 2004, 2(8): 462-464.

[25] 赵继荣, 谈东辉, 李红专, 等. 杜仲腰痛丸的急性毒理学实验研究. 中国民族民间医药, 2011, 20(2): 38, 39.

[26] 刘丽春, 滕宝霞, 祁梅, 等. 复方杜仲片的毒理学研究. 中成药, 2005, 27(7): 827, 828.

[27] 梁晓炜. 杜仲籽油抗氧化研究及其复方制剂的研制. 郑州: 河南大学硕士学位论文, 2017.

[28] 王信. 天钩降压胶囊的研究. 济南: 山东中医药大学硕士学位论文, 2012.

[29] 陈颖, 李玉洁, 杨庆, 等. 天钩降压胶囊的毒理学研究. 中国中药杂志, 2011, 36(23): 3358-3363.

[30] 张国红, 郭鸣放, 杨智慧, 等. 杜仲康茶对性功能的影响及其急性毒性实验研究. 河北医科大学学报, 1999, 20(3): 15-17.

[31] 高慧艳, 于贺娟, 徐冰, 等. 杜仲雄花茶的毒理学安全性评价. 中国卫生检验杂志, 2015, 25(7): 959-962.

[32] 杜红岩, 李钦, 傅建敏, 等. 杜仲雄花茶的食品安全性

毒理学.中南林业科技大学学报,2008,28(2):91-94.

[33] 孙建琴,詹国瑛,周明瑛,等."杜仲晶"饮料的营养卫生学评价和安全性毒理学评价.贵阳医学院学报,1990,15(3):220-224.

[34] 孙建琴,詹国瑛.杜仲叶饮料的营养卫生学研究和毒理学评价.中国营养学会第二届营养资源学术会议论文汇编.中国营养学会营养资源专业组,1989:91,92.

[35] 蔡铁全,马伟,曾里,等.杜仲茶的安全毒理学评价.公共卫生与预防医学,2016,27(6):9-12.

[36] 杨虎,肖太菊,陈惠达,等.芳香杜仲茶毒性评价.卫生毒理学杂志,1995,9(2):140.

[37] 黄武光,曾庆卓,潘正兴,等.杜仲叶冲剂主要药效学及急性毒性研究.贵州医药,2000,24(6):325,326.

[38] Kim MY, Yoo GY, Yoo WH, et al. Four-week inhalation toxicity, mutagenicity and immunotoxicity studies of Keum-Yeon-Cho (NosmoQ), tobacco substitute composition, in mice. Environmental Toxicology and Pharmacology, 2003, 13(1): 37-46.

[39] 郭美丽,周燕平,何海健,等.杜仲籽油毒理学安全性评价.毒理学杂志,2008,22(3):248,249.

[40] 辛欣,范青生,罗眼科,等.杜仲籽油可食用性研究.中国油脂,2007,32(4):15-19.

[41] 王心如.毒理学基础.第6版.北京:人民卫生出版社,2012:141.

[42] 金国章,丁光生.治疗高血压药物的研究-Ⅱ中药杜仲的毒性和实验治疗.生理学报,1956,8(4):247-254.

[43] 刘月凤,陈建文,龚朋飞,等.杜仲提取物的亚慢性毒理学研究.时珍国医国药,2006,17(11):2185-2187.

[44] 杜红岩,李钦,杜兰英.杜仲雄花茶对大鼠毒副作用的实验研究.中南林业科技大学学报,2009,29(5):100-104.

[45] 谢人明,姚烁,张广江,等.杜仲养坤软胶囊Beagle狗长期毒性试验资料及文献资料.第四届第二次中国毒理学会食品毒理专业委员会学术会议论文集.中国毒理学会食品毒理学专业委员会,2006:201-218.

[46] 姚烁,谢人明.杜仲养坤软胶囊Beagle狗长期毒性试验研究.中华中医药学会中药实验药理分会第六届学术会议论文汇编.中华中医药学会,2006:58,59.

[47] 庞慧民,朱玉琢,高久春.杜仲对小鼠生殖细胞的遗传毒性.中国公共卫生,2006,22(9):1152.

[48] 胡燕平,王欣,宋捷,等.杜仲水煎剂的遗传毒性研究.华西药学杂志,2009,24(5):490-493.

[49] Yin XJ, Liu DX, Wang HC, et al. A study on the mutagenicity of 102 raw pharmaceuticals used in Chinese traditional medicine. Mutation Research, 1991, 260(1): 73-82.

[50] 周东升.张家界杜仲提取物繁殖毒性及对小鼠淋巴细胞DNA损伤的研究.长沙:湖南农业大学硕士学位论文,2005.

[51] 姚家祥,姚家春,石根勇.中药杜仲叶致突变试验研究.苏州医学院学报,1998,18(6):574,575.

[52] Yen GC, Hsieh CL. Inhibitory effect of *Eucommia ulmoides* Oliv. on o-xidative DNA damage in lymphocytes induced by H$_2$O$_2$. Teratogenesis Carcinogenesis and Mutagenesis, 2003, 1: 23, 34.

[53] 韩运双,浦跃朴.杜仲茶的遗传毒性作用研究.劳动医学,2001,18(1):38-40.

[54] 石根勇,吴金龙,王丽云.杜仲叶致突变作用研究.江苏预防医学,1996,7(1):28,29.

[55] Nakamura T, Nakazawa Y, Onizuka S, et al. Antimutagenicity of Tochu tea (an aqueous extract of *Eucommia ulmoides* leaves): 1. The clastogen-suppressing effects of Tochu tea in CHO cells and mice. Mutation Research-Genetic Toxicology and Environmental Mutagenesis, 1997, 388(1): 7-20.

[56] 童小萍.当归、杜仲对饮用水DBPs中潜在致畸物抗致畸作用的研究.合肥:安徽医科大学硕士学位论文,2004.

[57] Ahmed HMM, Yeh J, Tang Y. Molecular screening of Chinese medicinal plants for progestogenic and anti-progestogenic activity. Journal of Biosciences, 2014, 39(3): 453-461.

[58] 林惠红.杜仲片治疗老年骨质疏松性胸腰段椎体骨折临床研究.福州:福建中医药大学硕士学位论文,2015.

[59] 刘钧,李成纲.杜仲叶、皮片治疗高血压病疗效比较-102例临床观察.陕西中医,1980,1(4):27-30.

[60] 焦百乐,窦群立,杨锋.杜仲汤治疗腰椎间盘突出症30例.陕西中医,2005,26(10):1055,1056.

[61] 葛继荣,王和鸣,杨连梓,等.复方杜仲健骨颗粒治疗膝关节骨性关节炎Ⅱ期临床试验总结.中国中医骨伤科杂志,2002,10(5):21-25.

杜仲药代动力学研究

研究亮点：

1. 本章收录了杜仲（皮）、杜仲叶、杜仲籽的药代动力学研究，其中杜仲（皮）研究报道最多。

2. 杜仲药代动力学研究采用的主要分析方法是高效液相色谱（HPLC）、液相色谱－质谱联用（LC-MS）等方法，HPLC-MS/MS、UPLC-MS/MS、UPLC-ESI/MS/MS 等是常用技术。

3. 大鼠是杜仲药代动力学研究的常规实验动物，动物血浆、尿液、粪便等是所采用的分析样品。

4. 环烯醚萜类、苯丙素类化合物是杜仲的主要活性成分，也是杜仲药代动力学研究的目标成分，本章归纳整理了桃叶珊瑚苷、京尼平苷、京尼平苷酸、松脂醇 -4, 4′- 二葡萄糖苷、绿原酸等成分的药代动力学研究报道。

5. 杜仲药代动力学研究对杜仲的炮制、归经、配伍等临床应用有一定指导作用。

摘要： 杜仲是我国传统中药材，具有补肝肾、强筋骨、安胎等功效。杜仲（树皮）、杜仲叶、杜仲籽等药代动力学研究均有报道。杜仲药代动力学研究的主要分析方法有 HPLC-MS/MS、UPLC-MS/MS、UPLC-ESI/MS/MS 等。环烯醚萜类、苯丙素类化合物是杜仲主要活性成分。桃叶珊瑚苷、绿原酸、京尼平苷酸、松脂醇 -4, 4′- 二葡萄糖苷等成分的药代动力学研究文献较多，文献对各成分在血中的药物半衰期、药时曲线、清除率、分布容积等药代动力学参数进行了研究。杜仲的药代动力学研究对杜仲的炮制等临床应用有一定指导作用。

关键词： 杜仲，药代动力学，京尼平苷酸，松脂醇 -4, 4′- 二葡萄糖苷，HPLC-MS/MS

Chapter 11   Pharmacokinetic Study on *Eucommia ulmoides*

Highlights：

1. This chapter contains the pharmacokinetic studies of *Eucommia ulmoides* (bark), *E.ulmoides* leaves, and *E. ulmoides* seeds, of which *E. ulmoides* (bark) studies are the most reported.

2. The main analytical methods used in the pharmacokinetic research of *E. ulmoides* are high-performance liquid chromatography (HPLC) and liquid chromatography-mass spectrometry (LC-MS). Techniques, such as HPLC-MS/MS, UPLC-MS/MS, UPLC-ESI/MS/MS, etc. are commonly used.

3. The experimental animals used by the *E.ulmoides* pharmacokinetic studies are rats, etc., and the analyzed samples mainly include plasma, urine, feces, etc.

4. Iridoids and phenylpropanoid compounds are the main active ingredients of *E. ulmoides*.They are also the target components of *E. ulmoides* pharmacokinetic research. This chapter contains the pharmacokinetic research reports of aucubin, geniposide, geniposidic acid, （ + ）-pinoresinol-4, 4′-di-*O*-*β*-*D*-glucopyranoside, chlorogenic acid, etc.

5.Pharmacokinetic research has certain guiding role in the clinical application of *E. ulmoides*, such as preparation, recuperation and compatibility.

Abstract： *Eucommia ulmoides* Oliv. is a traditional Chinese medicine, which has the functions of nourishing the liver and kidney, strengthening the muscles and bones, and calming the fetus. Studies on the pharmacokinetics of *E. ulmoides* bark, *E. ulmoides* leaves and *E. ulmoides* seeds have been reported. The main analytical methods of *E. ulmoides* pharmacokinetics are HPLC-MS/MS, UPLC-MS/MS, UPLC-ESI/MS/MS, etc. Iridoids and phenylpropenes are the main active ingredients of *E. ulmoides*. There are many literatures on the pharmacokinetics of aucubin, chlorogenic acid, geniposidic acid, （＋）-pinoresinol-4, 4′-di-*O*-β-*D*-glucopyranoside and other components. The pharmacokinetic parameters such as half-life, time curve, clearance rate and distribution volume of each component in blood were studied in detail. The pharmacokinetic research on *E. ulmoides* has a guiding role in the treatment of *E. ulmoides* and other clinical applications.

Keywords：*Eucommia ulmoide* Oliv., Pharmacokinetics, Geniposidic acid, （＋）-Pinoresinol-4, 4′-di-*O*-β-*D*-Glucopyranoside, HPLC-MS/MS

杜仲为杜仲科植物杜仲（*Eucommia ulmoides* Oliv.）的干燥树皮，性温、味甘、归肝、肾经，具有补肝肾、强筋骨、安胎的功效，用于肝肾不足，腰膝酸痛，筋骨无力，头晕目眩，妊娠漏血，胎动不安[1]。《神农本草经》将其列为上品，谓其"主腰膝痛，补中，益精气，坚筋骨，强志，除阴下痒湿，小便余沥。久服轻身耐老"[2]。

杜仲有很高的经济价值、社会价值和生态价值，整株树均有利用价值，是名副其实的"植物黄金"[3]。目前杜仲的皮、叶、雄花、果实均已得到开发利用。2005 年，杜仲叶被《中国药典》作为杜仲的另一个用药部位收入，规定采用反相高效液相色谱法，以其中绿原酸的含量作为检测指标考察杜仲叶的质量。杜仲不同部位（皮、叶、花、果实）含有多种成分，如木脂素类、环烯醚萜类、黄酮类、苯丙素类、多糖类、甾萜类、杜仲胶、酚苷类、微量元素、氨基酸、脂肪酸及杜仲抗真菌蛋白[4]，有降压、抗肿瘤、抗氧化、抗菌、抗病毒、降血脂等药理作用[5]。其中杜仲皮中含量较高的是木脂素类化合物、环烯醚萜类化合物，如松脂醇 -4, 4′-二 葡 萄 糖 苷［（＋）-pinoresinol-4, 4′-di-*O*-β-*D*-glucopyranoside］、桃叶珊瑚苷（aucubin）、京尼平苷（geniposide）、京尼平苷酸（geniposidic acid）等。而杜仲叶中含量较高的是苯丙素类和黄酮类化合物，如绿原酸（chlorogenic acid）[6]。杜仲雄花茶中含有人体所需的 8 种必需氨基酸[7]，主要活性成分包括京尼平苷酸（1.91%）及绿原酸、京尼平苷、桃叶珊瑚苷（分别为 0.91%、0.57% 和 0.44%），不含松脂醇 -4, 4′- 二葡萄糖苷[8-10]。杜仲果实分为果壳和杜仲籽两部分，其中果壳和

籽的重量分别占果实的 64.72% 和 35.28%[11]。杜仲果壳由纤维素、木质素和杜仲胶组成，其中杜仲胶应用最广泛。杜仲胶化学组成和天然橡胶完全一致，但二者分子链的构型不同，天然橡胶是顺式－聚异戊二烯结构，杜仲胶是反式－聚异戊二烯结构[12]。杜仲籽含油量为 27% ～ 33%。生物活性物质属桃叶珊瑚苷含量最高，质量分数可达 8% ～ 11%[13,14]。

中药及其复方的药代动力学主要是研究药物在体内的吸收（absorption）、分布（distribution）、代谢（metabolism）和排泄（excretion），用数学方程和药代动力学参数来定量描述药物在体内的动态过程[15]。中药与化药有很多不同之处，故其研究方法也存在一定的差异[16]。我国中药药代动力学研究始于 20 世纪 40 年代，中药药代动力学研究方法包括药物浓度法、生物效应法、药代动力学 / 药效学结合模型（PK/PD 结合模型）等[17]。药物浓度法是中药药代动力学研究的经典方法，也是最主要的方法，主要用于研究有效成分较为明确的中药及其复方[18]。

本文对杜仲药代动力学相关研究所用的研究方法及杜仲（树皮）、杜仲叶、杜仲籽等药用部位的药代动力学研究结果等进行了汇总整理。

第一节 杜仲药代动力学研究的分析方法和常用参数

综合杜仲药代动力学研究的文献发现，目前最常用的实验动物主要是大鼠；常用给药方式有口服和静脉注射两种，且口服给药最为普遍；样本测定方法包括 HPLC、LC-MS。文献应用多种方

法对杜仲及其成分桃叶珊瑚苷、京尼平苷酸等的药代动力学进行了研究,现将常用研究方法分别叙述如下。

一、杜仲药代动力学研究的分析方法

(一)高效液相色谱法

高效液相色谱法(HPLC)是一种物理或物理化学的分离分析方法,能同时分离分析样品中结构相似的药物和代谢物。高效液相色谱法在杜仲药代动力学研究早期是该领域占主导地位的研究方法。HPLC具有良好的灵敏度、精密度、准确度、选择性、回收率和稳定性等,在杜仲药代动力学研究中有广泛的应用。

采用HPLC可对杜仲成分桃叶珊瑚苷在雄性SD大鼠组织中的分布进行研究[19]。应用反相Diamonsil C_{18} 色谱柱(250 mm×4.6 mm,5 μm),柱温30℃±1℃,以水-乙腈(97.2︰2.8)为流动相,流速1.0 ml/min,进行洗脱。日内和日间精度为0.56%～4.18%和0.73%～4.53%;桃叶珊瑚苷的平均分析回收率和提取回收率分别为94.7%和90.9%;RSD值低于5%(n=6);不同组织中不同桃叶珊瑚苷浓度范围产生的标准曲线均显示出可接受的线性,r > 0.9995,浓度范围为肝脏中1～200 μg/ml,肾脏中1～400 μg/ml和其他组织中0.5～100 μg/ml。桃叶珊瑚苷在环境温度下稳定长达48 h。此外,在-20℃下储存3天后组织没有显著差异,桃叶珊瑚苷的原料甲醇溶液在4℃下稳定长达10天。另一项研究[20]也应用HPLC在Diamonsil C_{18} 色谱柱(4.6 mm×250 mm,5 μm),柱温30℃±1℃,流速1 ml/min条件下进行梯度洗脱,测定雄性SD大鼠血浆和组织器官中的桃叶珊瑚苷。

(二)液相色谱-质谱联用法

液相色谱-质谱联用(LC-MS)技术自20世纪70年代问世以来,经过持续而快速的发展与使用,已经日趋成熟[21]。它将液相色谱的高分离能力与质谱的高灵敏度和高专属性结合为一体,其灵敏度比液相色谱(紫外检测)平均高1～2个数量级,可用于不挥发性化合物、极性化合物、热不稳定化合物和大分子量化合物(蛋白质、多肽、多糖和多聚物等)的分析。通常使用LC-MS/MS技术对复杂样品进行快速生物分析,可以达到高选择性和高灵敏度,典型的为串联三重四极杆(triple stage quadrupole,TSQ)质谱,其因对多种药物的通用性、检测的专属性和灵敏度方面的优势,已迅速成为药物代谢与药代动力学研究中一种有效的工具[22]。

应用UPLC-MS/MS法可建立SD大鼠血浆中原儿茶酸(protocatechuic acid,PCA)、松脂醇-4-葡萄糖苷〔(+)-pinoresinol-4-O-β-D-glucopyranoside,PG〕、京尼平苷酸、绿原酸、松脂醇-4, 4′-二葡萄糖苷的测定方法,并可进行5种成分在大鼠体内的药代动力学研究[23]。在大鼠尾静脉注射杜仲提取物后,用甲醇沉淀血浆蛋白,以葛根素为内标,采用Waters BEH C_{18} 色谱柱(2.1 mm×100 mm,1.7 μm),Waters Van Guard BEH C_{18} 的保护柱(2.1 mm×5 mm,1.7 μm),柱温45℃,流动相为0.1%甲酸乙腈-0.1%甲酸水溶液,流速0.30 ml/min进行梯度洗脱,并采用电喷雾电离(ESI),以多反应监测(MRM)方式进行检测。京尼平苷酸等5种成分的线性范围在0.014～121.212 μg/ml。5种成分日内和日间精密度相对标准偏差(RSD)均小于10%,准确度为95.47%～114.04%,提取回收率86.06%～104.39%;研究者又对5种成分在室温(约20℃)下放置6 h、4℃下冷藏8 h和冻融3次(24 h)的稳定性(n=3)进行了考察,结果表明血浆样品中5种成分在各条件下均很稳定(RSD < 15%)。方法学考察均符合要求,日内、日间精密度,准确度和稳定性良好,无基质效应。有研究也应用此方法对杜仲提取物在动物体内的药代动力学进行了研究[24-33],获得了可靠的研究结果。

(三)电喷雾质谱技术

电喷雾质谱(electrospray mass spectrometry,ESI/MS)技术是带有电喷雾离子化系统的质谱分析法。电喷雾质谱法具有很高的灵敏度,电离的分子可以带有多电荷,这种多电荷离子的产生大大扩展了普通质谱仪分析的质量范围,使质谱仪可以分析分子量为几十万的蛋白质分子。电喷雾质谱法能直接分析溶液样品,特别适合分析强极性、难挥发或热不稳定化合物,适用于大多数药物及其代谢物的定性和定量研究。

应用高效液相色谱-电喷雾质谱（UPLC-ESI/MS/MS）可建立快速、灵敏且专属性强的分析方法，测定大鼠及尿液中松脂醇-4, 4′-二葡萄糖苷的含量，研究松脂醇-4, 4′-二葡萄糖苷的药代动力学特征和排泄[34]。研究采用 ACQUITY UPLC BEH 色谱柱（2.1 mm×100 mm，1.7 μm），柱温40℃，流速0.45 ml/min，以甲醇-水为流动相进行梯度洗脱，并进行一系列方法学考察，结果发现线性范围均为 1～1000ng/ml，样品与内标峰面积比与浓度具有良好的线性关系（$r^2 > 0.99$）。低、中、高三个浓度的 PDG、松脂醇［（+）-pinoresinol］、肠内酯（enterolactone）、肠二醇（enterodiol）和氯霉素（chloramphenicol）在大鼠血浆中的基质效应在 1.76%～5.42%，对样品测定影响较小，不影响测定。且低、中、高 3 个浓度的松脂醇-4, 4′-二葡萄糖苷、松脂醇、肠内酯、肠二醇和氯霉素在大鼠血浆中提取回收率均大于 75%，内标氯霉素的平均提取回收率为 93.7%，并且样品在测定过程中稳定、精密且重现性好。同时松脂醇-4, 4′-二葡萄糖苷、松脂醇、肠内酯和肠二醇血浆样品中高、中、低 3 个浓度的质量控制（QC）样品日内精密度 RSD 在 1.19%～8.21%，日间精密度在 1.82%～7.23%；准确度的绝对值均小于 15%，表明该方法精密度和准确度高。高、中、低 3 个浓度的 QC 样品的测定值的 RSD 均小于 10.13%。QC 样品的测定值与加入量的相对误差的绝对值均小于 10.54%，说明血浆样品中药物在上述各种保存过程中均稳定。应用上述方法对杜仲药代动力学进行研究，均可获得稳定可靠的实验结果[35, 36]。

二、杜仲药代动力学研究的常用参数

1. 曲线下面积（area under the curve，AUC）给药后，以血浆药物浓度（简称血药浓度）为纵坐标、时间为横坐标，绘出的曲线为血药浓度-时间曲线（简称药时曲线），坐标轴和血药浓度-时间曲线之间所围成的面积称为血药浓度-时间曲线下面积，简称曲线下面积（AUC）。AUC 代表被吸收到体内的总药量，是获得药物生物利用度的基础。

2. 表观分布容积（apparent volume of distribution，

V_d）　药物进入机体后，实际上各组织中的药物浓度是不同的。在进行药代动力学计算时，可设想药物是均匀地分布于各种组织与体液，且其浓度与血液中相同，在这种假设条件下药物分布所需的容积称为表观分布容积（V_d）。

3. 半衰期（half-life time，$t_{1/2}$）　生物半衰期（biological half-time）是指药物效应下降一半的时间，血浆半衰期（plasma half-time）是指药物的血浆浓度下降一半所需的时间。药代动力学计算的半衰期一般是指血浆半衰期。消除半衰期是指血浆药物浓度降低一半所需的时间，可以表示药物在体内的消除速度。经过 5～6 个半衰期，体内的药物绝大部分已消除。半衰期可因用药剂量、年龄、蛋白结合、合并用药、疾病、pH 等因素而改变，因此药物的消除半衰期在调整用药剂量和调整用药间隔时间等中有重要作用。

4. 药物清除率（clearance，CL）　是指单位时间内机体清除药物的速率，其单位有 L/h、ml/min 等。总清除率是指单位时间内从机体清除的药物表观分布容积数，包含肾外清除率和肾清除率。总清除率等于个别清除率的总和。

5. 稳态血浆浓度（steady state plasma concentration，C_{SS}）　对于大多数疾病的治疗，在恒定给药间隔时间重复给药时，可产生一个"篱笆"型的血浆药物浓度曲线，如果给药间隔短于完全清除药物的时间，药物可在体内积累，随着给药次数的增加，药物在体内的积累越来越多，当一个给药间隔内的摄入药量等于排出量时，血药浓度达到稳态（steady state）。在每一次给药后都会出现最大的血药浓度［峰浓度（peak level）］和最小的血药浓度［谷浓度（trough concentration，$C_{SS\,min}$）］。峰浓度与谷浓度的大小与给药间隔时间（τ）和给药剂量（维持剂量，D_m）有关。

6. 负荷剂量（loading dose，D_L）　为了使药物尽快到达稳态从而尽早发挥疗效，常常先给予一个较维持剂量大的剂量使药物迅速达到稳态水平，然后在预定的给药间隔时间给予维持剂量维持稳态水平，这个在第一次使用的剂量称为负荷剂量。

7. 生物利用度（bioavailability）　指药物吸收进入全身血循环的速度和程度，是生物药剂学（biopharmaceutics）的一项重要参数，是评价药物制剂质量的重要指标，也是选择给药途径的依据之一。可用绝对生物利用度与相对生物利用度反映药物从某制剂吸收进入全身血循环的程度。绝对生物利用度指血管外给药后，吸收进入血循环的药物量占所给予的药物总量的比例。相对生物利用度指血管外途径给予的两种制剂等剂量使用后，二者吸收进入血循环的药物量之比。

绝对生物利用度（F）=AUC$_{血管外}$/AUC$_{静脉注射}$

受试制剂相对生物利用度（F_r）= 受试制剂的 AUC/ 参比制剂的 AUC

生物利用度评价指标，除 F 值外，尚需考虑血药峰浓度（C_{max}）与达峰时间（T_{max}）。血管外给药后，C_{max} 与 T_{max} 反映药物从某制剂吸收进入全身血循环的速度。C_{max} 与吸收速率常数、消除速率常数、剂量有关，而 T_{max} 仅取决于吸收速率常数、消除速率常数，与剂量无关。

8. 平均滞留时间（mean residence time，MRT）药物分子在体内停留时间的平均值，表示从体内消除 63.2% 药物所需要的时间。当药代动力学过程具有线性特征时才能计算该参数，其数值通过 AUMC（药物与时间乘积对时间 t 的积分）与 AUC$_{0\sim\infty}$ 的比值得到。

第二节　杜仲各类成分的药代动力学特征

一、杜仲药代动力学的样本处理方法

杜仲药代动力学研究的样本包括血浆样本、尿液样本、组织样本等。现将样本处理方法整理如下。

（一）血浆样本

1. 甲醇沉淀法　雄性 SD 大鼠口服杜仲提取物血浆样本，将 10 μl 华法林（内标）加入 100 μl 血浆样品中，涡流 1 min，静置 10 min。然后，向混合物中添加 290 μl 甲醇以沉淀蛋白质，涡流约 1 min，然后静置 30 min。经 14 000 r/min 离心 20 min 去除沉淀，收集上清液，进样 HPLC-MS/MS 系统进行分析[27, 29]。给大鼠口服杜仲茶提取物 2 g/kg，采集血浆，分析松脂醇 -4, 4'- 二葡萄

糖苷的药代动力学特征。将 100 μl 大鼠血浆样品转移至 1.5 ml 离心管中，并与 300 μl 含有芍药苷（50 ng/ml）（内标）的甲醇和乙腈（比例 1：1）混合。将试管涡流混合 0.5 min，并以 12 000 r/min 离心 10 min 以分离蛋白质。然后，将 150 μl 上清液层转移到标记的小瓶中，并将 5 μl 注入 HPLC-MS/MS 系统进行分析[33]。

给大鼠口服 3 ml/kg 杜仲提取物，采集血浆。将 20 μl 岩白菜素溶液（127.00ng/ml）（内标）和 10 μl 1% 甲酸水溶液添加到 100 μl 血浆样品的 1.5 ml Eppendorf 试管中。混合 20 s 后，加入 380 μl 乙腈沉淀蛋白质。将混合物混合 60 s，然后在 12 000 r/min 下于 4℃下离心 15 min。将上清液转移至另一管，并在 40℃下在氮气流下蒸发至干燥。残渣在 100 μl 的 UPLC 初始流动相中重组，然后涡旋 120 s，在 4℃下以 12 000 r/min 离心 10 min，收集上清液，在 UPLC-ESI-MS/MS 中进行分析[37]。

给奶山羊静脉注射绿原酸，取甲醇 1 ml 于离心管中，逐滴加入 0.3 ml 的血浆，边加入边涡旋 2 min，15 000 r/min 离心 15 min，取上清液，用 0.45 μm 微孔滤膜过滤，进样 5 μl[38]。将血浆和 HPLC 级甲醇按 1：2 的比例混合，并彻底涡旋 30 s。然后将该混合物在 4℃下以 3000 r/min 离心 10 min 以获得澄清的上清液。将 10 μl 收集的上清液注入 HPLC 系统中，以测定绿原酸浓度[38]。

2. 固相萃取柱法　给大鼠口服京尼平苷酸纯品 30 mg/kg，采集血浆，将 100 μl 血浆加入到 1.5 ml 离心管中，然后加入 10 μl 工作溶液和 200 μl 水。涡旋振荡 30 s 后，将样品在真空下加标到药筒中，然后用 300 μl 水洗涤。将 1.5 ml 离心管置于 SPE 柱下方，并用 1 ml 甲醇洗脱化合物。洗脱液在 37℃的氮气流下蒸发干燥。残留物在 100 μl 流动相中重构，并用 LC-MS/MS 进行分析[30]。

（二）尿液样本

给 Wistar 大鼠口服 100 mg/kg 京尼平苷纯品，收集尿液样本。将乙腈（5 ml）添加到 1 ml 尿液样品中，涡旋 1 min，然后在 5000 r/min 离心 15 min。上清液在室温下用氮气流干燥。残余物重新溶解于 500 ml 乙腈 / 水（20：80，v/v）中，并再次涡旋 1 min。然后将溶液在 20 000 r/min 下于 4℃离心 15 min，收集上清液[36]。

（三）组织样本

组织样本的处理过程相比血浆样本和尿液样本更加复杂。先要用生理盐水洗涤，再进行匀浆，之后进行蛋白沉淀。使用在冰冷浴中的 Dounce 组织研磨机，将大鼠脑组织在甲醇（1：3，w/v）中匀浆。随后在冷藏离心机中于 4℃在 5000 r/min 下离心全脑匀浆 - 甲醇混合物 20 min。将 10 μl 上清液用于 HPLC 分析[39]。

在组织分布研究中，将京尼平苷溶于生理盐水，单次剂量为 200 mg/kg。给药后 0.5 h、1 h、2 h 和 4 h 处死大鼠（n=5），每只大鼠取一份血样。对大鼠进行冷生理盐水全身灌流后，收集大鼠肝、肺、肾、心、脾、脑等组织，用生理盐水冲洗，滤纸吸干。每 0.2 g 组织中加入冰醋酸缓冲液（0.5 ml）。组织在匀浆机中匀浆。将 200 μl 组织匀浆添加到 100 μl 乙酸盐缓冲液（pH 5.0）、50 μl 抗坏血酸（200 mg/mL）中，然后与 1.0 ml 乙腈混合，以 10 000 r/min 离心 15 min 后，将乙腈在氮气下蒸发至干。用适当体积的流动相重构残留物，然后将 20 μl 进行 HPLC 分析[40]。

二、杜仲药代动力学研究及应用

杜仲化学成分超过 200 种，其活性成分桃叶珊瑚苷、京尼平苷、京尼平苷酸、松脂醇 -4, 4'- 二葡萄糖苷、绿原酸等是杜仲药代动力学研究的主要代表成分。现将各成分的吸收、分布、代谢、排泄等药代动力学特征归纳如下。

（一）京尼平苷与京尼平苷酸

京尼平苷和京尼平苷酸是环烯醚萜类化合物，存在于杜仲皮、叶、雄花[41]中。京尼平苷具有降血糖[42]、抗菌[43]、抗血栓[44]、保肝利胆[45]的作用，还有一定的抗炎[46]和保护酒精性肝损伤作用[47]。京尼平苷酸有抗氧化、抗衰老，抗肿瘤、抗高血压和神经保护等药理作用[48]。京尼平苷和京尼平苷酸的结构式见图 2-11-1 和图 2-11-2。

1. 吸收　给大鼠灌胃京尼平苷后，C_{max}=（3.23±0.37）μg/ml，$t_{1/2}$=（1.00±0.35）h，MRT=（2.39±0.18）h，AUC=（11.23±2.18）（μg·h）/ml，特征符合一室模型[49]。

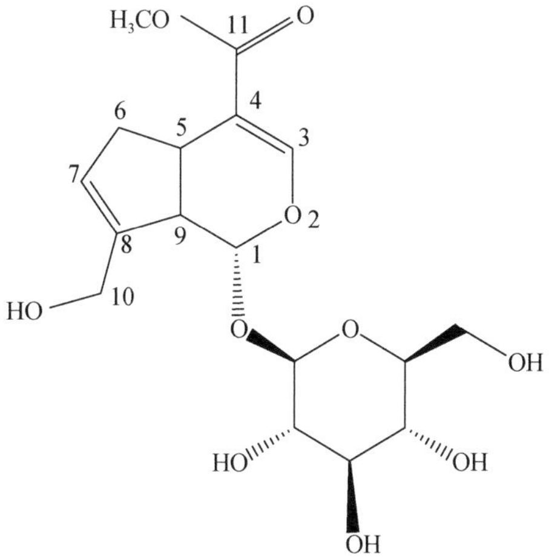

图 2-11-1　京尼平苷的结构式
Fig. 2-11-1　The molecular structure of geniposide

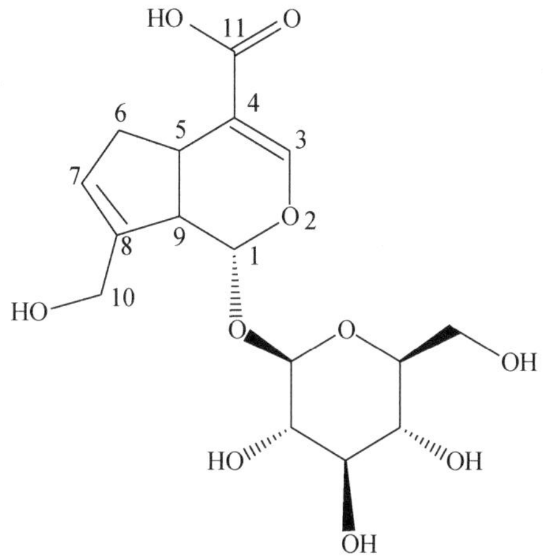

图 2-11-2　京尼平苷酸的结构式
Fig. 2-11-2　The molecular structure of geniposidic acid

给大鼠尾静脉注射杜仲提取物低（170 mg/kg）、中（340 mg/kg）、高（680 mg/kg）剂量，$t_{1/2}$ 分别为（18.69±11.85）min、（19.84±8.151）min、（25.69±8.08）min，$MRT_{(0\sim\infty)}$ 分别为（22.77±11.735）min、（25.98±5.82）min、（33.93±12.28）min，表明京尼平苷酸在体内吸收快、滞留时间短、消除快，符合二室药动学模型[23]。

不同给药途径，京尼平苷的生物利用度不同。研究人员将京尼平苷经 4 种不同途径（灌胃 50 mg/kg、滴鼻 8 mg/kg、肌内注射 8 mg/kg、尾静脉 8 mg/kg）给药，眼眶取血。结果发现灌胃和肌内注射给药符合一室模型，滴鼻给药符合二室模型，尾静脉给药符合三室模型。而绝对生物利用度 F（灌胃）=9.74%，F（滴鼻）=49.54%，F（肌内注射）=72.69%，可以发现灌胃的生物利用度极低[50]。也有研究人员给大鼠口服 100 mg/kg 京尼平苷，结果发现其口服生物利用度仅 9.67%[40]。

京尼平苷在小肠和大肠中的吸收情况考察：取 60 μg/ml 的京尼平苷供试液，分别在十二指肠、空肠、回肠和结肠 4 个肠段回流，考察各肠段的吸收情况。对京尼平苷在各肠段的吸收速率常数 K_a 进行方差分析比较（十二指肠、空肠、回肠和结肠的 K_a 值分别为 0.0240/h、0.0251/h、0.0234/h、0.0239/h），各肠段的 K_a 间差异无统计学意义（$P > 0.05$）。这表明京尼平苷在各肠段均有吸收，无特定吸收部位，具有广泛的吸收窗[51]。

给 SD 大鼠口服 30 mg/kg 京尼平苷酸，药代动力学参数 T_{max}=（1.00±0.00）h，C_{max}=（3542.27±267.27）ng/ml，$t_{1/2}$=（1.51±0.07）h，$AUC_{0 \sim t}$=（11 105.53±962.77）（ng·h）/ml，$AUC_{0 \sim \infty}$=（11 173.90±964.23）（ng·h）/ml，表明京尼平苷酸在大鼠体内吸收快[30]。

不同植物的组合与单个植物提取物给药有不同的药代动力学特征，单一给药后京尼平苷和京尼平苷酸的 T_{max} 分别为（0.96±0.60）h、（2.08±0.74）h，组合给药后京尼平苷和京尼平苷酸的 T_{max} 分别为（1.92±0.86）h 和（2.58±1.02）h，表明组合给药使京尼平苷和京尼平苷酸吸收变慢[25]。

性别影响京尼平苷酸和京尼平苷在大鼠体内的药代动力学参数。给雄性和雌性大鼠灌胃杜仲提取物，京尼平苷酸的药代动力学参数雄性组 $AUC_{0 \sim t}$=（106 451.50±7310.01）（μg·h）/L，$AUC_{0 \sim \infty}$=（106 955.07±7261.13）（μg·h）/L，CL=（2.26±0.04）L/kg，雌性组 $AUC_{0 \sim t}$=（58 242.82±14 021.06）（μg·h）/L，$AUC_{0 \sim \infty}$=（58 608.20±16 076.52）（μg·h）/L，CL=（4.06±0.25）L/kg。京尼平苷的药代动力学参数雄性组 $AUC_{0 \sim t}$=（5831.02±1055.39）（μg·h）/L，$AUC_{0 \sim \infty}$=（5876.12±1054.33）（μg·h）/L，CL=（8.89±0.34）L/kg，雌性组 $AUC_{0 \sim t}$=（2379.65±533.18）（μg·h）/L，$AUC_{0 \sim \infty}$=（2441.12±716.97）（μg·h）/L，CL=（21.73±0.99）L/kg，京尼平苷酸和京尼平苷在雄性大鼠体内没有雌性大鼠消除快，但吸收程度高于雌性组[26]。浓度-时间曲线见图 2-11-3（彩图 2-11-3）。

给正常雌性小鼠和卵巢切除小鼠口服杜仲提取物 50 g/kg 后，卵巢切除组的京尼平苷和京尼平

苷酸的 $AUC_{0 \sim t}$、$AUC_{0 \sim \infty}$、C_{max} 值与正常组相比显著升高（$P < 0.05$），京尼平苷和京尼平苷酸在卵巢切除小鼠体内的吸收更快[31]。浓度-时间曲线见图 2-11-4（彩图 2-11-4）。

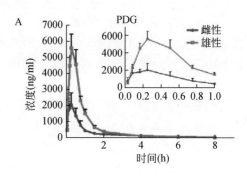

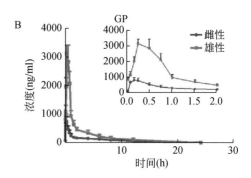

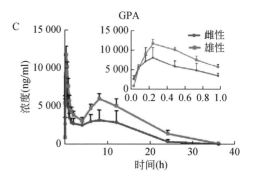

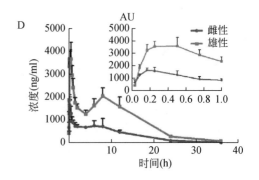

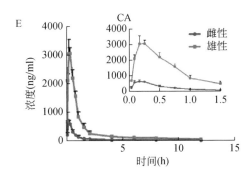

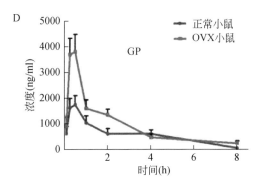

图 2-11-3　PDG、GP、GPA、AU 和 CA 的大鼠血浆浓度 - 时间曲线（n=6）[26]

GPA，京尼平苷酸；GP，京尼平苷；PDG，松脂醇 -4,4′- 二葡萄糖苷；AU，桃叶珊瑚苷；CA，绿原酸

Fig. 2-11-3　Plasma concentration-time curves for PDG, GP, GPA, AU and CA in rat [26]

GPA, geniposidic acid；GP, geniposide；PDG, (+)-pinoresinol-4, 4′-di-O-β-D-glucopyranoside; AU, aucubin; CA, chlorogenic acid

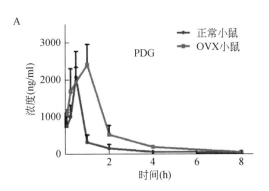

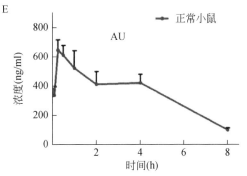

图 2-11-4　小鼠口服杜仲后各成分的平均血浆浓度 - 时间曲线（n=6）[31]

GPA，京尼平苷酸；GP，京尼平苷；CA，绿原酸；PDG，松脂醇 -4,4′- 二葡萄糖苷；AU，桃叶珊瑚苷；OVX，卵巢切除

Fig. 2-11-4　The mean plasma concentration-time curves of the analytes in mice plasma after oral administration of *E. ulmoides*（n=6）[31]

GPA, geniposidic acid; GP, geniposide; CA, chlorogenic acid; PDG, (+)-pinoresinol-4, 4′-di-O-β-D-glucopyranoside; AU, aucubin; OVX, ovariectomy

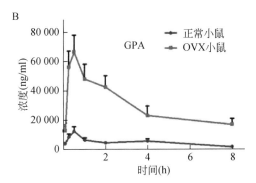

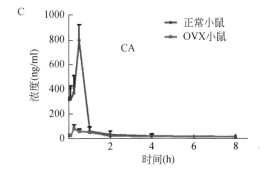

炮制后的杜仲饮片，京尼平苷和京尼平苷酸的药代动力学意义有了变化。给大鼠口服盐炙 2 h 的杜仲提取物，京尼平苷和京尼平苷酸的 C_{max} 最高，为口服盐炙 0 h 提取物 C_{max} 的 2 倍左右。生品的京尼平苷的曲线下面积（$AUC_{0\sim24h}$=64.89（μg·h）/L）小于盐炙 2 h（$AUC_{0\sim24h}$=132.69（μg·h）/L），盐炙 2 h 的曲线下面积大于炮制 4 h（$AUC_{0\sim24h}$= 98.30（μg·h）/L）。可见合理的炮制时间对于京尼平苷和京尼平苷酸在大鼠体内的吸收有一定的促进作用，可提高杜仲有效成分的生物利用度[24]。也有学者给大鼠灌胃盐炙后的杜仲提取物，发现盐炙品的京尼平苷酸的 $AUC_{0\sim t}$［（2120.694±664.532）（ng·h）/ml］大于生品 $AUC_{0\sim t}$［（1547.18±272.28）（ng·h）/ml］，再次说明盐炙能够促进京尼平苷酸的吸收[28]。浓度 - 时间曲线见图 2-11-5（彩图 2-11-5）。

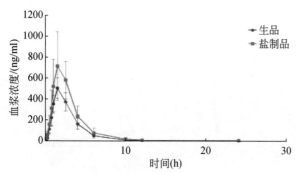

图 2-11-5 京尼平苷酸的血药浓度－时间曲线[28]

Fig. 2-11-5 Blood concentration-time curve of geniposidic acid in rats[28]

给大鼠口服杜仲茶提取物后，考察京尼平苷酸的药代动力学。药代动力学参数如下：C_{max}=（24.956±2.312）ng/ml，T_{max}=（0.359±0.170）h，$t_{1/2}$=（5.753±0.112）h，MRT=（4.623±0.143）h，$AUC_{0\sim t}$=（112.479±13.102）（ng·h）/ml，$AUC_{0\sim\infty}$=（125.244±19.980）（ng·h）/ml。结果表明浓度－时间曲线显示最大浓度发生在大约 1 h 和 10 h。研究者猜测可能的原因有三：到达小肠的药物因胃的排空，生物活性成分被两次吸收到血液中；药物在胃肠道的两个不同部位被吸收，吸收速度（快或慢）导致双峰出现；肝肠循环导致两个峰出现[33, 52]。

正常雌性小鼠和卵巢切除小鼠口服杜仲提取物 50 g/kg 的研究中也发现双峰现象，在正常小鼠的京尼平苷酸和京尼平苷浓度－时间曲线上发现双峰，第一个峰出现在用药后约 0.5 h，而第二个峰出现在用药后 4 h。卵巢切除小鼠则无双峰出现，表明正常小鼠和卵巢切除小鼠对药物的吸收方式存在差异[31]。

2. 分布 京尼平苷和京尼平苷酸在动物体内分布广泛，包括肝、肾、脾、心、肺、脑、子宫等脏器。口服 200 mg/kg 京尼平苷后，各组织的 $AUC_{0\sim4h}$ 大小为肾＞脾＞肝＞心＞肺＞脑。AUC 值分别为（3.86±1.47）（μg·h）/ml、（0.63±0.25）（μg·h）/ml、（0.58±0.21）（μg·h）/ml、（0.22±0.13）（μg·h）/ml、（0.16±0.07）（μg·h）/ml、（0.10±0.05）（μg·h）/ml[40]。

给正常雌性小鼠和卵巢切除小鼠口服杜仲提取物 50 g/kg 后，正常小鼠各组织中京尼平苷酸的分布为脾＞肾＞子宫＞肝，含量分别为（47.10±6.01）μg/g、（13.20±0.58）μg/g、

（11.37±3.16）μg/g、（6.59±2.82）μg/g。对于卵巢切除小鼠，各组织中京尼平苷酸的分布为脾＞肾＞子宫＞肝，含量分别为（160.34±24.63）μg/g、（124.05±17.78）μg/g、（32.52±5.25）μg/g、（30.55±6.07）μg/g[31]。对于正常小鼠，各组织中京尼平苷的分布为脾＞子宫＞肝＞肾，分布含量分别为（15.68±2.03）μg/g、（15.37±2.11）μg/g、（4.03±0.65）μg/g、（3.34±0.69）μg/g；对于卵巢切除小鼠，各组织中京尼平苷的分布为子宫＞脾＞肾＞肝，分布含量分别为（25.45±3.15）μg/g、（18.43±3.54）μg/g、（9.49±1.02）μg/g、（5.08±0.66）μg/g，表明京尼平苷酸在正常雌性小鼠和卵巢切除小鼠的组织分布趋势相同，但是含量有所不同，而京尼平苷主要分布在正常雌性小鼠的脾脏、卵巢切除小鼠的子宫中[31]。各脏器中的分布情况见图 2-11-6。

3. 代谢 京尼平苷的部分代谢研究已有报道，京尼平苷酸的代谢特征还未见报道。

戈宝莹等[53] 给大鼠单剂量口服京尼平苷 200 mg/kg 后，尿样中检测到 8 种代谢产物：京尼平、京尼平碱、京尼平丙酮醇部分开环氨化生成的席夫（Schiff）碱及其分子内醛基与氨基缩合产物、京尼平丙酮醇部分开环生成的双醛代谢产物，以及新发现的京尼平还原产物、京尼平丙酮醇部分开环生成的双醛还原产物和京尼平碱的氧化产物。

研究雄性 Wistar 大鼠口服京尼平苷 100 mg/kg 后其在尿液中的代谢特征，发现京尼平苷苷元的葡萄糖醛酸化和京尼平苷苷元的环裂衍生物是京尼平苷在尿液中的主要代谢产物[36]。

在正常雄性 SD 大鼠口服 350 mg/kg 京尼平苷研究中，发现并鉴定了 33 种代谢物。其中血浆、尿液、心、肝、脾、肺、肾、脑中分别检测到 17 种、31 种、6 种、12 种、3 种、6 种、12 种和 6 种代谢物，研究人员发现京尼平苷 C1 上羟基的水解是一条基本的代谢途径，而脱甲基、甲基化、半胱氨酸结合、糖基化和葡萄糖醛酸结合是另一条基本的代谢途径[54]。这些研究表明口服京尼平苷后，京尼平苷和京尼平苷的代谢物在各个组织和组织液中分布广泛。

有学者研究京尼平苷及其 4 个代谢物（G1～G4）在佐剂性关节炎雄性大鼠组织中的分布情况，G1 是京尼平的葡萄糖醛酸结合物，G2 是京尼平，

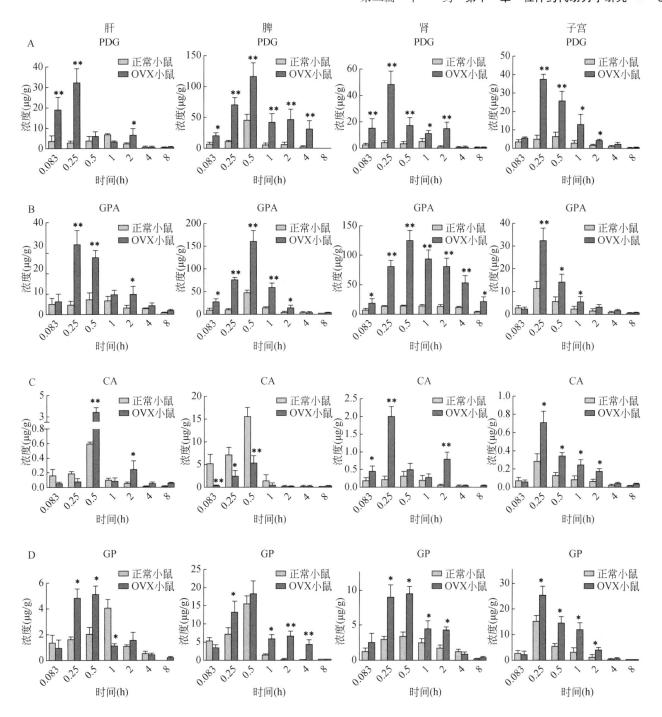

图 2-11-6　小鼠口服杜仲后各脏器中 PDG、GPA、CA 和 GP 的浓度（ *n*=6 ）[31]

GPA，京尼平苷酸；GP，京尼平苷；CA，绿原酸；PDG，松脂醇 -4, 4′- 二葡萄糖苷；OVX，卵巢切除。* *P* < 0.05，** *P* < 0.01

Fig. 2-11-6　Concentrations of PDG，GPA，CA and GP in mice organs[31]

GPA, geniposidic acid; GP, geniposide; CA, chlorogenic acid; PDG, (+) -pinoresinol-4, 4′-di-*O-β-D*-glucopyranoside; OVX, ovariectomy.

* *P* < 0.05, ** *P* < 0.01

G4 是半胱氨酸共轭环开裂的京尼平，G3 是 G4 的氧化物。结果发现血浆中有京尼平苷、G1、G2，尿液中有京尼平苷、G1、G2、G4，肝和滑膜中有京尼平苷，脾脏中有京尼平苷、G2、G3、G4，肠系膜淋巴结节有京尼平苷、G2[55]。

G1 ～ G4 结构式见图 2-11-7。

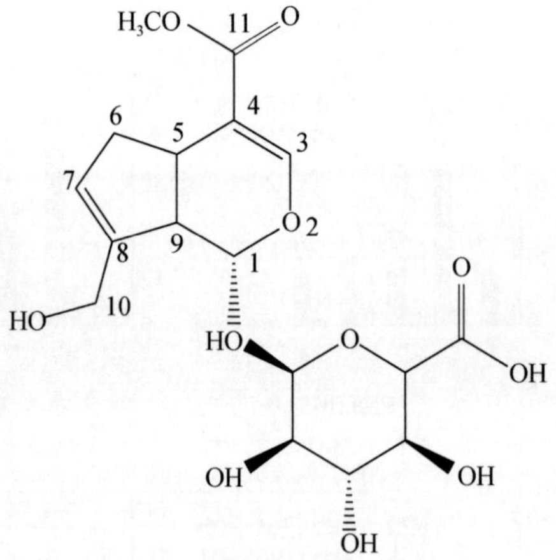

图 2-11-7 G1 ～ G4 的结构式

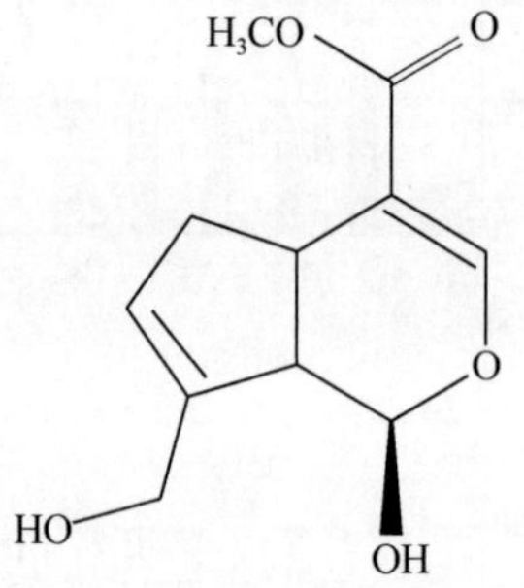

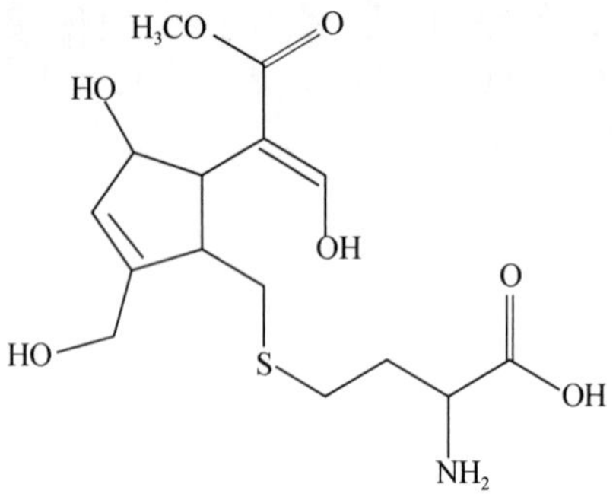

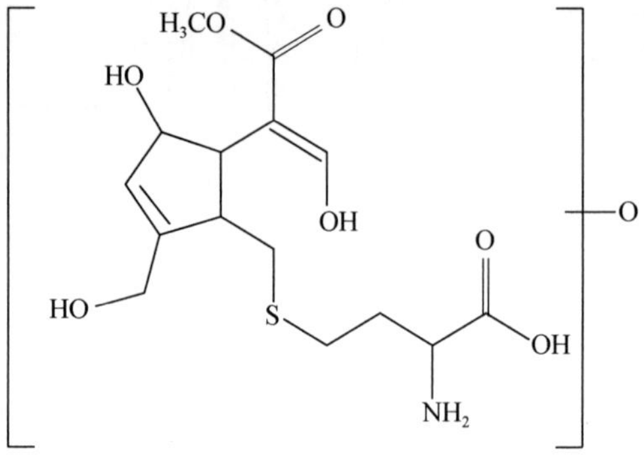

Fig. 2-11-7 The molecular structure of G1 ～ G4

4. 排泄 成龙等[56]研究京尼平苷及京尼平在大鼠体内的排泄动力学过程。灌胃给予 280 mg/kg 的京尼平苷酸，RP-HPLC 测定尿液和粪便中京尼平苷酸及其代谢物京尼平的浓度。经统计分析发现京尼平苷酸在肠道部分转化为京尼平，京尼平苷酸和京尼平经尿液累积排出量和排出百分率分别为（2.30±0.27）mg 和 3.28%、（0.57±0.45）mg 和 0.82%，经粪便累积排出量和排出百分率分别为（1.58±0.87）mg 和 2.25%、（17.04±3.54）mg 和 24.34%。研究表明，京尼平苷酸在大鼠体内大部分发生转化，仅有 4.10% 以原形排出体外，可能大部分转化为栀子蓝。

张丽茹[57]考察了大鼠经灌胃和尾静脉注射两种途径给药后京尼平苷的药代动力学特征，其特征均符合二室模型，以 50 mg/kg 剂量给药后 48 h，尿中原形药物累积排泄量为 12.1%，粪中未检测到原形药物；灌胃 24 h 后，尿中排泄原形药物约占血浆中原形药物总量的 100%。

陈浩等[58]将雄性 SD 大鼠随机分为正常组和 α-萘异硫氰酸酯（ANIT，剂量为 100 mg/kg）诱导胆汁淤积模型组，灌胃给予不同剂量京尼平苷酸（高、中、低剂量分别为 100 mg/kg、50 mg/kg、25 mg/kg），结果 ANIT 造胆汁淤积模型成功率＞95%。胆汁淤积模型可降低京尼平苷酸的消除和排泄。模型组与正常组相比，京尼平苷酸在体内的消除速率常数（K_e）降低，MRT 和 $t_{1/2}$ 延长，达峰浓度（C_{max}）和曲线下面积 $AUC_{0\sim t}$ 和 $AUC_{0\sim\infty}$ 提高。京尼平苷酸和京尼平苷的相关药代动力学参数见表 2-11-1 和表 2-11-2。

表 2-11-1　京尼平苷酸的相关药代动力学参数

Table 2-11-1　Pharmacokinetic parameters of geniposidic acid

药物	给药方式	实验动物	T_{max} (h)	$t_{1/2}$ (h)	$t_{1/2\alpha}$ (h)	$t_{1/2\beta}$ (h)	MRT (h)	C_{max} (μg/ml)	AUC$_{0\sim t}$ [(μg·h)/ml]	AUC$_{0\sim\infty}$ [(μg·h)/ml]	V_d (ml/kg)	CL [ml/(kg·h)]	参考文献
GPA	p.o. 30 mg/kg	SD大鼠 n=8	1.00±0.00	1.51±0.07				3.54±0.27	11.11±0.96	11.17±0.96			[30]
杜仲	p.o. 500 mg/kg	雌性 SD 大鼠 n=6	2.08±0.74	1.58±0.37				1.02±0.72	2.87±1.86	2.88±1.86			[25]
杜仲利续断	p.o. (二者分别 500 mg/kg 和 1140 mg/kg)	雌性 SD大鼠 n=6	2.58±1.02	2.73±1.77				0.40±0.43	1.76±1.87	1.77±1.88			[25]
杜仲	p.o. 50 g/kg	雄性 SD 大鼠 n=6	0.30±0	3.21±0.51			10.80±0.62	11.66±1.09	106.45±7.31	106.95±7.26	10 370±460		[26]
杜仲	p.o. 50 g/kg	雌性 SD 大鼠 n=6	0.27±0.05	3.80±1.45			9.47±2.03	8.36±2.36	58.24±14.02	58.61±16.08	22 520±9210		[26]
杜仲	p.o. 50 g/kg	雌性 KM 小鼠 n=48	0.50	2.47				12.49	40.26	47.06			[31]
杜仲	p.o. 50 g/kg	去卵巢小鼠 n=48	0.60	9.02				66.45	241.75	464.06			[31]
杜仲	p.o. 4.8 g/kg	雄性 SD 大鼠 n=6	8.00±1.67	4.12±0.77				6.84±3.19	72.13±37.05	73.34±37.78			[32]
杜仲茶	p.o. 2 g/kg	雄性 Wistar 大鼠 n=6	0.36±0.17	5.75±0.11			4.62±0.14	0.02±0.00	0.11±0.01	0.13±0.02			[33]
杜仲	p.o. 2 g/kg	雄性 SD大鼠 n=6	1.52±0.10	1.37±0.08			2.68±0.11	0.52±0.05	1.55±0.27	1.56±0.27			[28]
盐炙杜仲	p.o. 2 g/kg	雄性 SD 大鼠 n=6	1.51±0.10	1.43±0.17			2.55±0.08	0.73±0.26	2.12±0.66	2.15±0.66			[28]

注：p.o.，口服。

Note: p.o., peros.

表 2-11-2 京尼平苷的相关药代动力学参数

Table 2-11-2 Pharmacokinetic parameters of geniposide

药物	给药方式	实验动物	T_{max} (h)	$t_{1/2}$ (h)	$t_{1/2\alpha}$ (h)	$t_{1/2\beta}$ (h)	MRT (h)	C_{max} (μg/ml)	AUC$_{0\sim t}$ [(μg·h)/ml]	AUC$_{0\sim\infty}$ [(μg·h)/ml]	V_d (ml/kg)	CL [ml/(kg·h)]	参考文献
GP	p.o. 50 mg/kg	雄性 SD 大鼠 n=5	1.90±0.20	2.41±0.56			4.04±0.60	1.73±0.56		7.74±0.94			[50]
GP	n.s. 8 mg/kg	雄性 SD 大鼠 n=5	0.25±0.04	1.16±0.28			1.85±0.34	2.42±0.74		5.53±0.95			[50]
GP	i.m. 8 mg/kg	雄性 SD 大鼠 n=5	0.20±0.04	1.06±0.17			1.00±0.40	16.71±4.07		9.15±1.34			[50]
GP	i.v. 8 mg/kg	雄性 SD 大鼠 n=5	0.02	0.79±0.32			0.76±0.18	12.00±2.45		14.08±2.34			[50]
GP	p.o. 50 mg/kg	Wistar 大鼠 n=6	1.00±0.00		0.61±0.34	3.92±2.54		1.58±0.32	4.30±1.27				[57]
GP	i.v. 50 mg/kg	Wistar 大鼠 n=6			0.18±0.05	1.01±0.38			39.04±7.66				[57]
杜仲	p.o. 50 g/kg	雄性 SD 大鼠 n=6	0.34±0.09	3.29±0.98			4.22±0.74	3.14±0.35	5.83±1.06	5.88±1.05	42 160±4560		[26]
杜仲	p.o. 50 g/kg	雌性 SD 大鼠 n=6	0.18±0.07	4.25±1.62			6.67±9.56	0.80±0.12	2.38±0.53	2.44±0.72	130 630±36 240		[26]
杜仲	p.o. 50 g/kg	雌性 KM 小鼠 n=48	0.50	1.37				1.76	4.85	5.01			[31]
杜仲	p.o. 50 g/kg	去卵巢小鼠 n=48	0.50	4.47				3.81	7.57	9.27			[31]
杜仲	p.o. 500 mg/kg	雌性 SD 大鼠 n=6	0.96±0.60	2.13±0.79				0.11±0.06	0.15±0.07	0.15±0.07			[25]
杜仲和续断	p.o.（二者分别为 500 mg/kg 和 1140 mg/kg）	雌性 SD 大鼠 n=6	1.92±0.86	1.50±0.81				0.05±0.02	0.13±0.06	0.14±0.06			[25]

注：p.o., 口服；n.s., 滴鼻；i.m., 肌内注射；i.v., 静脉注射。

Note: p.o., peros; n.s. nose drop; i.m., intramuscular injection; i.v. intravenous injection.

（二）桃叶珊瑚苷

桃叶珊瑚苷是环烯醚萜类化合物，大量存在于杜仲的皮、叶、种子[59]、雄花中。杜仲种子中的桃叶珊瑚苷含量是杜仲皮或叶的 2 倍[60]。桃叶珊瑚苷具有保肝、抗肿瘤、抗炎、抗氧化、促进胶原蛋白合成、抗骨质疏松等活性[61]。多数苷类极性较大，脂溶性差，通常胃肠道吸收差，且不易透过细胞膜，故体内分布不广，表观分布容积较小，消除半衰期较短，其代谢反应主要为水解、还原和裂解反应[62]。结构式见图 2-11-8。

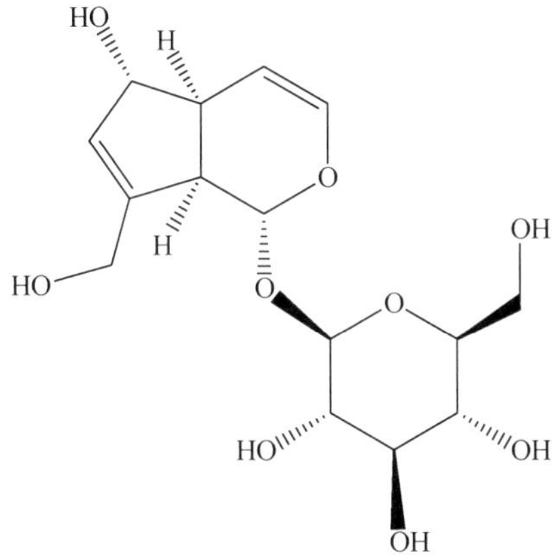

图 2-11-8　桃叶珊瑚苷的结构式

Fig. 2-11-8　The molecular structure of aucubin

1. 吸收　给家兔灌胃 500 mg/kg 和静脉注射 100 mg/kg 桃叶珊瑚苷，灌胃后的药代动力学参数 $t_{1/2\beta}$=（52.27±14.40）min，$AUC_{0\sim t}$=（8660.08±791.36）（min·mg）/L，$AUC_{0\sim\infty}$=（8830.36±868.26）（min·mg）/L。静脉注射给药的药代动力学参数，$t_{1/2\beta}$=（40.27±3.26）min，$AUC_{0\sim t}$=（15 388.36±1475.68）（min·mg）/L，$AUC_{0\sim\infty}$=（17 541.86±1520.42）（min·mg）/L，表明静脉给药的吸收程度高于灌胃给药，且两种给药方式在家兔体内的药代动力学模型均符合二室模型[63]。

给 SD 大鼠口服 50 mg/kg 桃叶珊瑚苷，T_{max}=（1.08±0.5）h，C_{max}=（4016±2394）ng/ml，表明桃叶珊瑚苷在大鼠体内吸收速度快[64]。

给 SD 大鼠口服杜仲和续断的单一（500 mg/kg）和配伍（500 mg/kg 和 1140 mg/kg）提取物。经过配伍，桃叶珊瑚苷的 T_{max} 从（0.88±0.31）h 升高到（2.50±1.10）h，表明配伍后桃叶珊瑚苷的吸

收速度变慢[25]。

合理的炮制会改变桃叶珊瑚苷在体内的吸收。给雄性 SD 大鼠口服 500 mg/kg 经过盐炙的杜仲，发现盐炙 2 h 的桃叶珊瑚苷的 AUC，高于未炮制、炮制 1 h 和炮制 4 h 的杜仲饮片。由此推测合理的炮制可促进桃叶珊瑚苷在大鼠体内的吸收，提高桃叶珊瑚苷的生物利用度[24]。

不仅炮制会影响桃叶珊瑚苷的吸收，不同给药途径也会影响桃叶珊瑚苷的吸收，有学者给雄性 Wistar 大鼠经肝门静脉、腹腔和灌胃三种途径给予桃叶珊瑚苷 100 mg/kg，生物利用度分别为 83.5%、76.8% 和 19.3%，表明口服桃叶珊瑚苷的生物利用度较低。此外，桃叶珊瑚苷在 37℃，pH 1.2、1.6、2.0 的溶液中降解半衰期分别为 5.1 h、5.8 h 和 14.8 h，故认为口服桃叶珊瑚苷的低生物利用度主要是由于其在胃酸条件下不稳定及亲脂性低而在胃肠道中吸收性差，同时可能存在肠肝首过消除作用[65]。

不同性别也会影响桃叶珊瑚苷在体内的吸收，给 SD 大鼠口服杜仲提取物 50 g/kg，药代动力学参数雄性组 $AUC_{0\sim t}$=（35 177.77±5689.34）（μg·h）/L，$AUC_{0\sim\infty}$=（36 172.73±5627.37）（μg·h）/L，CL=（0.42±0.00）L/kg，雌性组 $AUC_{0\sim t}$=（12 873.17±1669.39）（μg·h）/L，$AUC_{0\sim\infty}$=（13 030.28±1652.83）（μg·h）/L，CL=（1.07±0.01）L/kg，参数表明桃叶珊瑚苷在雄性大鼠体内有较快吸收率和较慢清除率。不管是雄性还是雌性，桃叶珊瑚苷的血浆浓度－时间曲线上均分别在 10～25 min 和 6～10 h 出现双峰，可能是由于多部位吸收或肝肠循环作用[26]。浓度－时间曲线见图 2-11-3。另有学者给雄性 Wistar 大鼠口服杜仲茶提取物 2 g/kg，桃叶珊瑚苷血浆浓度－时间曲线出现双峰现象，时间在 1 h 和 10 h。该学者认为这可能是由于胃的排空时间和吸收部位及肝肠循环[21]。也有学者认为桃叶珊瑚苷可能调节性别特异性活性及药物代谢酶和转运系统的表达，导致了桃叶珊瑚苷药代动力学上的性别差异[66]。

2. 分布　桃叶珊瑚苷广泛分布于各种组织中，除了五脏，其在睾丸及脑部也有检测到。给雄性 SD 大鼠静脉注射 100 mg/kg 桃叶珊瑚苷，发现桃叶珊瑚苷的分布部位包括血液丰富的组织（如肾、肝、心、肺、脾）和血液稀少的组织（如睾丸）[67]。

通过尾静脉给 SD 大鼠注射桃叶珊瑚苷，考察桃叶珊瑚苷的药代动力学和组织（心、肝、脾、肺、肾和脑）中的分布情况，结果清除半衰期 $t_{1/2}$=（1.073±0.241）h，表明桃叶珊瑚苷被迅速清除；且桃叶珊瑚苷在心、肝、脾、肺、肾组织中的分布情况与 Ye 等[67]研究相似。给药后，桃叶珊瑚苷在肾脏的浓度最高。不同的是，该研究在给药后的 5 min 内桃叶珊瑚苷以（587.42±212.31）ng/g 的峰值浓度迅速转移到脑中，然后迅速消除，表明桃叶珊瑚苷可以通过血脑屏障[39]。

3. 代谢 李杨[68]给新西兰大耳白兔灌胃 500 mg/kg 桃叶珊瑚苷，灌胃后 60～120 min，血浆中出现了微量的桃叶珊瑚苷元（aucubigenin，AUG），并在 90 min 的时间点检测到了最高峰值。这可能是桃叶珊瑚苷在胃液或肠道中被消化酶如纤维素酶等降解，生成的桃叶珊瑚苷元被迅速吸收至血液导致的，但桃叶珊瑚苷元含量过低，无法定量。而给新西兰大白兔耳缘静脉注射桃叶珊瑚苷 100 mg/kg，静脉注射后的时间段内，血浆中没有检测到桃叶珊瑚苷元，说明桃叶珊瑚苷不经胃肠液的作用不能转化成桃叶珊瑚苷元而进入血液，桃叶珊瑚苷进入血液后也不能转化成桃叶珊瑚苷元来发挥作用。

肠道微生物在药物代谢中也起重要作用。β- 葡萄糖苷酶广泛分布于微生物、植物、动物中，可将桃叶珊瑚苷的糖苷键降解为糖苷配基。有学者将桃叶珊瑚苷与粪便菌群和从人粪便分离出的细菌菌株进行厌氧孵育，结果发现桃叶珊瑚苷被转化为 aucubigenin、aucubinine A 和 aucubinine B[69]。在铵离子存在的情况下，桃叶珊瑚苷可显著促进 aucubinine A 和 aucubinine B 产生。

4. 排泄 桃叶珊瑚苷主要经肾脏排泄，目前在粪便中还未检测到桃叶珊瑚苷。给雄性 SD 大鼠静脉注射 100 mg/kg 桃叶珊瑚苷，结果在所有组织中，肾脏具有最高的桃叶珊瑚苷浓度，说明桃叶珊瑚苷主要通过肾脏进行排泄[67]。

给新西兰大耳白兔 500 mg/kg 灌胃和 100 mg/kg 静脉给药后，在测定的时间内收集到的尿液中均检测到高含量的桃叶珊瑚苷，说明尿液中桃叶珊瑚苷的药物排泄量最大，且在尿液中均以桃叶珊瑚苷原形检出，而粪便中未检出桃叶珊瑚苷[68]。

桃叶珊瑚苷的相关药代动力学参数见表 2-11-3。

（三）绿原酸

绿原酸属于苯丙素类化合物，广泛存在于杜仲树皮、茎皮、根皮、叶、雄花[41]中，是杜仲含量较高的活性成分。其中，杜仲叶的绿原酸含量远远高于杜仲皮。张康健等[70]将每克干杜仲叶和每克干杜仲皮进行比较，杜仲叶所含的绿原酸是杜仲皮的 18.75 倍。绿原酸有抗菌[71]、抗氧化[71]、抗病毒[72]、抗炎[73]、抗癌[74]、保护心血管、保肝[75]及降压作用。结构式见图 2-11-9。

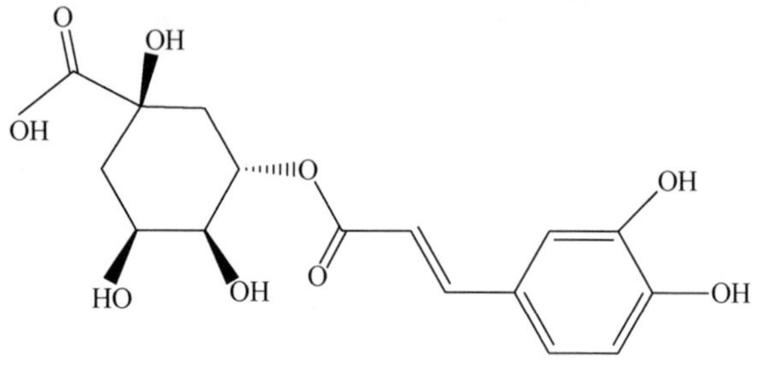

图 2-11-9　绿原酸的结构式

Fig. 2-11-9　The molecular structure of chlorogenic acid

1. 吸收 孙健等[38]以 9 mg/kg 的剂量给奶山羊静脉注射绿原酸后，$t_{1/2}$=0.12 h，发现绿原酸在奶山羊体内消除快，同时分布广泛，符合二室动力模型。何心等[76]给 Wistar 大鼠静脉注射绿原酸后，其药代动力学参数为 V_c=0.08 L，K_e=3.48/h，K_{12}=2.44/h，K_{21}=1.05 h，$t_{1/2}$=0.20 h，AUC=2.32（μg·h）/ml，绿原酸在体内代谢消除极快，生物半衰期只有 0.20 h，符合二室动力学模型。

给雄性 SD 大鼠口服低（57.414 mg/kg）、中（114.828 mg/kg）、高（229.656 mg/kg）剂量杜仲提取物后，绿原酸的 T_{max} 在 23.33 min 和 25.83 min 之间，表明绿原酸在动物体内吸收快[23]。

性别差异对绿原酸的药代动力学有一定影响，给大鼠灌胃杜仲提取物，药代动力学参数如下：雄性组 AUC$_{0\sim t}$=（3812.08±169.39）（μg·h）/L 和 AUC$_{0\sim\infty}$=（4296.76±149.29）（μg·h）/L，CL=（5.29±0.06）L/kg，雌性组 AUC$_{0\sim t}$=（699.76±65.66）（μg·h）/L 和 AUC$_{0\sim\infty}$=（674.16±22.69）（μg·h）/L，CL=（27.63±1.12）L/kg，表明绿原酸在雄性大鼠体内的吸收率高于雌性组，但消

表 2-11-3　桃叶珊瑚苷的药代动力学参数

Table 2-11-3　Pharmacokinetic parameters of aucubin

药物	给药方式	实验动物	T_{max} (h)	$t_{1/2}$ (h)	$t_{1/2\alpha}$ (h)	$t_{1/2\beta}$ (h)	MRT (h)	C_{max} (μg/ml)	$AUC_{0\sim t}$ [(μg·h)/ml]	$AUC_{0\sim\infty}$ [(μg·h)/ml]	V_d (ml/kg)	CL [ml/(kg·h)]	参考文献
AU	p.o. 50 mg/kg	SD大鼠 n=6	1.08±0.50	7.38±2.90			4.08±0.90	4.02±2.40	11.03±4.67	11.31±4.63			[62]
AU	p.o. 500 mg/kg	新西兰大耳白兔 n=5				0.87±0.24			144.33±13.19	147.17±14.47	1691±1158	3420±300	[68]
AU	i.v. 100 mg/kg	新西兰大耳白兔 n=5				0.67±0.05			256.47±24.59	292.36±25.34	215±16	360±60	[68]
AU	i.v. 2 mg/kg	SD大鼠, 雌雄各半 n=12		1.07±0.24			0.58±0.10		1951.41±242.80	1953.96±241.52	1621±528	1035±122	[37]
杜仲	p.o. 500 mg/kg	雌性SD大鼠 n=6	0.88±0.31	2.68±1.17				0.08±0.02	0.12±0.05	0.15±0.09			[25]
杜仲和续断	p.o. (二者分别 500 mg/kg 和 1140 mg/kg)	雌性SD大鼠 n=6	2.50±1.10	2.26±2.12				0.04±0.02	0.13±0.03	0.13±0.03			[25]
杜仲	p.o. 50 g/kg	雄性SD大鼠 n=6	0.41±0.11	2.92±1.09			8.80±0.26	3.90±0.63	35.18±5.69	36.17±5.63	1800±80		[26]
杜仲	p.o. 50 g/kg	雌性SD大鼠 n=6	0.25±0.05	5.76±1.28			9.42±0.55	1.77±0.16	12.87±1.67	13.03±1.65	8650±140		[26]
杜仲	p.o. 500 mg/kg	雄性SD大鼠 n=6	0.87	0.47				0.04					[24]
炮制杜仲	p.o. 500 mg/kg	雄性SD大鼠 n=6	1.10	0.45				0.04					[24]
杜仲	p.o. 50 g/kg	雌性KM小鼠 n=48	0.30	1.92				0.65	2.89	3.18			[31]
杜仲茶	p.o. 2 g/kg	雄性Wistar大鼠 n=6	0.46±0.19	6.59±0.28			7.88±0.26	0.03±0.00	0.23±0.02	0.23±0.01			[31]

注：i.v., 静脉注射；i.g., 灌胃；p.o., 口服。

Note: i.v., intravenous injection; i.g., intragastrical administration; p.o., peros.

除较慢[26]。浓度－时间曲线见图2-11-3。

绿原酸在有缺陷小鼠体内的吸收与正常小鼠相比变慢。研究人员给正常雌性小鼠和卵巢切除小鼠口服杜仲醇提物后，绿原酸的浓度－时间曲线表现出相对较快的单一吸收过程，而与正常小鼠（0.5 h）相比，绿原酸在卵巢切除小鼠的血浆浓度在0.3 h达到峰值。卵巢切除组绿原酸的$AUC_{0\sim t}$、$AUC_{0\sim \infty}$、C_{max}值较正常组明显降低（$P < 0.05$），说明绿原酸在卵巢切除小鼠体内的吸收变慢。与正常小鼠相比，绿原酸在卵巢切除小鼠体内的生物利用度降低了66.95%[31]。时间－浓度曲线见图2-11-4。研究发现绿原酸的主要吸收部位主要在小肠[77, 78]。

2. 分布 研究人员给大鼠静脉注射绿原酸后，绿原酸在各组织中的含量从大到小为肾脏＞心＞肺＞脾＞胃＞肌肉＞脂肪＞骨髓。肝、脑及肠中存在较少[79]。任霞[80]给Wistar大鼠静脉注射低（5 mg/kg）、中（20 mg/kg）、高（50 mg/kg）剂量的绿原酸后，三个剂量组绿原酸在大鼠体内均符合二室模型。同时发现绿原酸在大鼠组织中分布较为广泛，主要分布于肾、肝、肺、心、肌肉、肠、胃和脂肪等组织中。若高剂量给药，在脑中也可检测到绿原酸。

也有学者发现滴鼻给药可以增加绿原酸在脑中的暴露量[81]。该学者给雄性大鼠静脉注射和滴鼻给予10 mg/kg绿原酸，与滴鼻给药相比，静脉注射给药时C_{max}和$AUC_{0\sim 24h}$分别高出3.5倍和4.0倍，这表明滴鼻给药途径中绿原酸的全身暴露量明显减少，但滴鼻给药的绿原酸在脑中的浓度高出静脉注射给药的4～6倍，即滴鼻给药后脑内绿原酸的暴露量［AUC=（31 944.85±3808.71）（μg·min）/ml］与静脉注射给药后脑内绿原酸的暴露量［AUC=（7977.65±1288.06）（μg·min）/ml］相比要大得多，反映出脑组织通过滴鼻途径摄取了绿原酸。因此，滴鼻递送绿原酸可能是治疗脑卒中和神经退行性疾病的有前途的方法。

绿原酸在正常小鼠和有缺陷小鼠体内的分布趋势没有差别，但分布量有一定差别。研究人员给正常雌性小鼠和卵巢切除小鼠口服杜仲醇提物后，正常小鼠中绿原酸的分布为脾＞肝＞肾＞子宫，含量分别为（15.68±2.03）μg/g、（0.59±0.02）μg/g、（0.31±0.14）μg/g、（0.27±0.10）μg/g。

绿原酸在卵巢切除小鼠中的组织分布为脾＞肝＞肾＞子宫，含量分别为（5.28±1.76）μg/g、（3.44±0.47）μg/g、（1.96±0.27）μg/g、（0.73±0.12）μg/g，可见绿原酸主要分布在脾脏中，且卵巢切除小鼠的肝、肾、子宫中的绿原酸含量大于正常小鼠的绿原酸含量[31]。绿原酸在各脏器中的分布情况见图2-11-6。

3. 代谢 绿原酸的代谢主要发生在肠道，可被肠道菌群代谢[82]，同时也有少量被小肠黏膜中酯酶水解，绿原酸在肠中有广泛的代谢是绿原酸生物利用度低的主要原因之一。其代谢产物主要是咖啡酸、阿魏酸、异阿魏酸、苯甲酸和马尿酸等[83]。王素军等[84]建立了大鼠原位肠－肝灌流模型，经十二指肠给予药绿原酸，发现绿原酸的代谢部位在肠道，主要代谢产物是阿魏酸，终产物是马尿酸。

4. 排泄 有研究发现绿原酸的67%从尿液中排泄，仅少量从粪便排出[85]。通过给Beagle犬静脉注射绿原酸来研究绿原酸的排泄情况，分别给药5 mg/kg、20 mg/kg、50 mg/kg的剂量，发现0～48 h检测到绿原酸以原形方式从尿液和粪便中排出，低、中、高剂量绿原酸尿排泄分别占给药总量的13.1%、94.6%和81.5%以上，粪排泄分别占给药总量的2.85%、0.83%和1.39%以上。排泄速率1～4 min最大，尿排泄低、中、高剂量分别达到4.92 mg/h、221.5 mg/h、364.8 mg/h，粪排泄低、中、高剂量分别达到0.0572 mg/h、0.703 mg/h、1.018 mg/h[80]。绿原酸的相关药代动力学参数见表2-11-4。

（四）松脂醇 -4, 4′- 二葡萄糖苷

松脂醇 -4, 4′- 二葡萄糖苷是木脂素类化合物，存在于杜仲皮、叶中，但杜仲雄花中不含松脂醇 -4, 4′- 二葡萄糖苷[86]。其有抗氧化、抗菌、抗炎、降压等药理作用[27]。松脂醇 -4, 4′- 二葡萄糖苷的对称结构有两个葡萄糖，这导致其可能很容易水解或排泄[29]。盐炙后的杜仲中松脂醇 -4, 4′- 二葡萄糖苷的含量明显下降[87]。松脂醇 -4, 4′- 二葡萄糖苷和松脂醇 -4- 葡萄糖苷的结构式见图2-11-10。

表 2-11-4　绿原酸的相关药代动力学参数

Table 2-11-4　Pharmacokinetic parameters of chlorogenic acid

药物	给药方式	实验动物	T_{max} (h)	$t_{1/2}$ (h)	$t_{1/2\alpha}$ (h)	$t_{1/2\beta}$ (h)	MRT (h)	C_{max} (μg/ml)	$AUC_{0\sim t}$ [(μg·h)/ml]	$AUC_{0\sim\infty}$ [(μg·h)/ml]	V_d (ml/kg)	CL [ml/(h·kg)]	参考文献
CA	i.v. 1.2 mg/kg	Wistar 大鼠 n=4		0.20±0.03						2.32±0.49			[76]
CA	i.v. 9 mg/kg	奶山羊 n=5			0.03±0.01	0.12±0.02				1.37±0.25	1623.70±444.30		[39]
CA	i.v. 5 mg/kg	Wistar 大鼠 n=5			0.12	1.06			5.79		2208	780	[80]
CA	i.v. 20 mg/kg	Wistar 大鼠 n=5			0.23	0.67			19.17		1180	1020	[80]
CA	i.v. 50 mg/kg	Wistar 大鼠 n=5			0.06	0.51			68.88		1017	720	[80]
CA	i.v. 5 mg/kg	比格犬 n=6			0.19	0.84			14.59		634	300	[80]
CA	i.v. 20 mg/kg	比格犬 n=6			0.12	0.73			42.19		952	480	[80]
CA	i.v. 50 mg/kg	比格犬 n=6			0.05	0.63			150.12		912	300	[80]
杜仲	p.o. 50 g/kg	雄性 SD 大鼠 n=6	0.24±0.05	1.97±1.53			2.36±0.99	3.35±0.36	3.81±0.17	4.30±0.15	15 000±3470		[26]
杜仲	p.o. 50 g/kg	雌性 SD 大鼠 n=6	0.19±0.07	0.71±0.24			6.67±9.56	0.67±0.04	0.70±0.07	0.67±0.02	130 630±36 240		[26]
杜仲	p.o. 50 g/kg	雌性 KM 小鼠 n=48	0.50	15.12				0.80	0.61	0.98			[31]
杜仲	p.o. 50 g/kg	去卵巢小鼠 n=48	0.30	9.83				0.08	0.20	0.39			[31]
杜仲	p.o. 4.8 g/kg	雄性 SD 大鼠 n=6	0.83±0.63	12.30±11.88				0.30±0.28	0.72±0.37	1.28±0.74			[32]
杜仲	p.o. 57.414 mg/kg	雄性 SD 大鼠 n=6	0.43±0.12	6.01±0.96				0.02±0.00	0.06±0.01	0.08±0.01			[35]
杜仲	p.o. 114.828 mg/kg	雄性 SD 大鼠 n=6	0.41±0.11	3.90±0.51				0.04±0.00	0.11±0.02	0.12±0.02			[35]
杜仲	p.o. 229.656 mg/kg	雄性 SD 大鼠 n=6	0.39±0.07	3.24±0.81				0.06±0.00	0.13±0.03	0.15±0.03			[35]
杜仲	i.v. 170 mg/kg	SD 大鼠，雌雄兼用				0.17±0.04	0.23±0.04		0.18±0.05	0.19±0.05	232 190±90 100	967 200±247 800	[23]
杜仲	i.v. 340 mg/kg	SD 大鼠，雌雄兼用				0.22±0.06	0.31±0.07		0.44±0.13	0.45±0.14	244 170±45 980	828 000±293 400	[23]
杜仲	i.v. 680 mg/kg	SD 大鼠，雌雄兼用				0.64±0.32	0.68±0.44		1.30±0.53	1.66±0.91	435 280±298 930	544 200±316 800	[23]

注：p.o.，口服；i.v.，静脉注射。

Note: p.o., peros; i.v., intravenous injection.

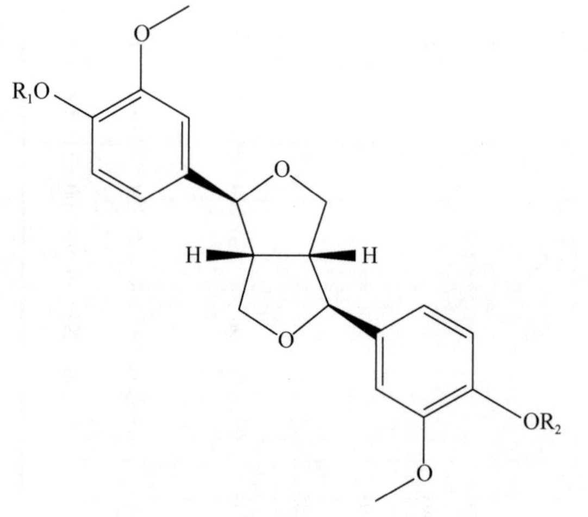

松脂醇-4,4'-二葡萄糖苷：$R_1=R_2=$葡萄糖
松脂醇-4-葡萄糖苷：$R_1=H$，$R_2=$葡萄糖

图 2-11-10　松脂醇 -4,4'- 二葡萄糖苷和松脂醇 -4- 葡萄糖苷的结构式

Fig. 2-11-10　The molecular structure of（+）-pinoresinol-4,4'-di-O-β-D-glucopyranoside and（+）-Pinoresinol-4-O-β-D-glucopyranoside

1. 吸收　给大鼠尾静脉注射杜仲提取物低（170 mg/kg）、中（340 mg/kg）、高（680 mg/kg）剂量，药代动力学参数 $MRT_{0\sim80min}$ 和 $MRT_{0\sim\infty}$ 提示杜仲在大鼠体内的滞留时间短、消除较快，且松脂醇-4,4'- 二葡萄糖苷、松脂醇 -4- 二葡萄糖苷在体内均符合二室药代动力学模型。但松脂醇 -4,4'- 二葡萄糖苷在大鼠体内表现出了非线性药代动力学的特征，而松脂醇 -4- 二葡萄糖苷则在大鼠体内表现出了线性药代动力学的特征[23]。

给 SD 大鼠（雌雄各半）灌胃松脂醇 -4,4'- 二葡萄糖苷 4 mg/ml，药代动力学参数为 $C_{max}=$（638.43±43.52）ng/ml，$T_{max}=$（0.089±0.02）h，$AUC_{0\sim t}=$（2352.08±833.81）（μg·h）/L，$AUC_{0\sim\infty}=$（2354.42±832.94）（μg·h）/L，$t_{1/2\alpha}=$（1.17±0.24）h，$t_{1/2\beta}=$（4.553±2.32）h，CL/F=（16.69±1.09）L/（h·kg），$K_a=$（405.89±125.72）/h。这表明松脂醇 -4,4'- 二葡萄糖苷经灌胃给药后在大鼠体内吸收迅速，且在体内消除快，在大鼠体内符合二室模型[34]。

给 SD 雄性大鼠口服杜仲提取物 5 g/kg 后，药代动力学参数分别为 $t_{1/2\alpha}=$（4.24±1.54）h，$AUC_{0\sim t}=$（64.75±17.75）ng/（ml·h），$AUC_{0\sim\infty}=$（68.31±19.97）（ng·h）/ml，$T_{max}=$（1.57±0.87）h，$C_{max}=$（18.57±8.09）ng/ml。这些参数显示松脂醇 -4,

4'- 二葡萄糖苷属于一室模型[29]。

Gong 等[35]发现大鼠口服低（57.414 mg/kg）、中（114.828 mg/kg）、高（229.656 mg/kg）剂量杜仲提取物后，松脂醇 -4,4'- 二葡萄糖苷的 T_{max} 在 40.00～41.14 min，说明松脂醇 -4,4'- 二葡萄糖苷在动物体内吸收快，且随着提取物剂量的增加，C_{max}、$AUC_{0\sim t}$ 和 $AUC_{0\sim\infty}$ 值增加，表明松脂醇 -4,4'- 二葡萄糖苷在大鼠体内的药代动力学行为具有剂量依赖性。

植物药物的组合可以导致配方中包含活性成分的药代动力学改变。给 SD 大鼠口服杜仲和续断的单一和组合提取物。经过配伍，松脂醇 -4,4'- 二葡萄糖苷的 T_{max} 从（1.75±0.35）h 降低到（0.75±0.88）h，相比单一给药，配伍后，松脂醇 -4,4'- 二葡萄糖苷的吸收速度变快[25]。

不同性别可能造成不同的药代动力学差异。给大鼠灌胃杜仲提取物 50 g/kg，雄性大鼠的药代动力学参数 $AUC_{0\sim t}=$（4850.24±663.15）（μg·h）/L，$AUC_{0\sim\infty}=$（4994.00±688.82）（μg·h）/L，CL=（66.49±0.64）L/kg，雌性大鼠的药代动力学参数 $AUC_{0\sim t}=$（2114.35±494.79）（μg·h）/L，$AUC_{0\sim\infty}=$（2181.93±585.67）（μg·h）/L，CL=（153.62±2.37）L/kg，表明雄性组的吸收率显著高于雌性组，且比雌性组有较慢的消除作用[26]。浓度－时间曲线见图 2-11-3。

给正常雌性小鼠和卵巢切除小鼠口服杜仲醇提物后，在卵巢切除小鼠中松脂醇 -4,4'- 二葡萄糖苷的血浆浓度达峰时间（1 h）比正常小鼠（0.5 h）要晚。卵巢切除组的松脂醇 -4,4'- 二葡萄糖苷的 $AUC_{0\sim t}$、$AUC_{0\sim\infty}$、C_{max} 值与正常组相比显著升高（$P<0.05$），表明卵巢切除小鼠体内松脂醇 -4,4'- 二葡萄糖苷的吸收程度高，且与正常小鼠相比，卵巢切除小鼠中松脂醇 -4,4'- 二葡萄糖苷的相对生物利用度提高了 157.88%[31]。

2. 分布　松脂醇 -4,4'- 二葡萄糖苷在组织中分布广泛，但目前仅有松脂醇 -4,4'- 二葡萄糖苷在雌性小鼠中的分布报道，却未见雄性动物体内的松脂醇 -4,4'- 二葡萄糖苷分布情况报道。An 等[31]给正常雌性小鼠和卵巢切除小鼠口服杜仲醇提物。松脂醇 -4,4'- 二葡萄糖苷在正常小鼠各组织中的分布为脾＞肝＞子宫＞肾，含量分别（44.75±10.07）μg/g、（6.53±0.58）μg/g、

（6.21±2.54）μg/g、（5.22±2.14）μg/g。卵巢切除小鼠中每个组织的分布为脾＞肾＞子宫＞肝，含量分别为（116.18±21.80）μg/g、（48.26±10.21）μg/g、（37.65±2.48）μg/g、（32.32±6.58）μg/g。可见松脂醇-4, 4′-二葡萄糖苷主要分布在脾脏中。松脂醇-4, 4′-二葡萄糖苷在各脏器中的分布情况见图2-11-6。

3. 代谢 关于松脂醇-4, 4′-二葡萄糖苷代谢的研究较少。有学者使用双插管技术，从颈总静脉和肝门静脉收集血液，发现松脂醇-4, 4′-二葡萄糖苷在颈总静脉的生物利用度为51.3%，而在肝门静脉的生物利用度为91.6%，说明肝脏是松脂醇-4, 4′-二葡萄糖苷与松脂醇-4-葡萄糖苷的主要转化位点，并且松脂醇-4, 4′-二葡萄糖苷在大鼠体内的主要代谢途径是失去一种葡萄糖并产生松脂醇-4-葡萄糖苷[27]。

4. 排泄 给SD大鼠（雌雄各半）灌胃松脂醇-4, 4′-二葡萄糖苷4 mg/ml，松脂醇-4, 4′-二葡萄糖苷在0～60 h有27.45%±2.51%以原形经尿液排出体外，分别有1.08%±0.29%、2.4%±0.39%和4.20%±0.49%的松脂醇［（+）-pinoresinol，PIN］、肠内酯（enterolactone，ENL）、肠二醇（enterodiol，END）这三种代谢物形式经尿液排出体外[34]。

给SD大鼠灌胃松脂醇-4, 4′-二葡萄糖苷，给药后松脂醇-4, 4′-二葡萄糖苷和松脂醇-4-葡萄糖苷的累积排泄量不断增长，到6 h后保持一个平稳状态；排泄速率在4 h时到达顶峰，之后迅速降低，6 h时保持一个较低的状态，之后大鼠排泄率有略微上升趋势[88]。松脂醇-4, 4′-二葡萄糖苷的相关药代动力学参数见表2-11-5。

第三节 结 语

近年来，关于杜仲的药代动力学研究报道很多，研究对象主要是传统药用部位杜仲树皮，杜仲叶[33]和杜仲籽的研究较少，到目前为止仅有李杨[63]对杜仲籽的药代动力学进行了研究报道，杜仲雄花的药代动力学研究目前还未见报道。从文献汇总分析可知，液质联用的方法是杜仲药代动力学研究的主要分析方法，实验动物多数采用大鼠，给药方式为口服和静脉注射。

一、杜仲药代动力学研究总结

杜仲药代动力学涉及的检测方法、实验动物、给药途径、目标成分及简称等信息在表2-11-6和表2-11-7中进行了总结。

杜仲药代动力学分析的目标成分有京尼平苷、京尼平苷酸、绿原酸、松脂醇-4, 4′-二葡萄糖苷、松脂醇-4-葡萄糖苷、桃叶珊瑚苷、原儿茶酸等，成分的代谢形式和排泄方式均有研究报道。

二、杜仲药代动力学应用研究汇总

研究发现桃叶珊瑚苷在大鼠肾脏和肝脏中分布量大，提示肾清除可能是桃叶珊瑚苷的主要清除途径[19, 20, 31]；桃叶珊瑚苷是分布快、分布广、消除快、不蓄积的药物。松脂醇-4, 4′-二葡萄糖苷在肝门静脉的生物利用率为91.6%[27]，松脂醇-4, 4′-二葡萄糖苷失去一种葡萄糖并产生松脂醇-4-葡萄糖苷是其体内主要的代谢途径，肝脏是松脂醇-4, 4′-二葡萄糖苷与松脂醇-4-葡萄糖苷的主要转化位点。Hu等[26]的实验发现，雄性和雌性大鼠分析物的药代动力学参数存在显著差异，雄性组中这些分析物的吸收率均显著高于雌性大鼠，为后续在药代动力学实验中大鼠的选择提供了依据。

炮制和未炮制的药物，成分上会有所差别，如有学者研究不同炮制时间对杜仲中4个指标成分在雄性SD大鼠体内的药代动力学行为的影响[24]。给药后发现，杜仲盐炙炮制2 h组的主要成分相对于其他炮制时间组在大鼠体内的吸收量有所提高，表明合理的炮制时间对于杜仲中主要成分在大鼠体内的吸收有一定的促进作用，可提高杜仲中药效成分的生物利用度。有研究考查了盐炙对吸收的影响，发现杜仲经盐炙后京尼平苷酸AUC增加，说明盐炙能够促进京尼平苷酸的吸收，一定程度上增加了其生物利用度[28]。

单一给药和复合给药，也呈现出不同效果，研究通过给大鼠口服杜仲和续断复合提取物，发现药用植物的相容性可能影响其成分的药代动力学性质，在给予组合提取物后，桃叶珊瑚苷和京尼平苷的T_{max}和C_{max}分别显著增加（$P < 0.05$）

表 2-11-5　松脂醇-4,4′-二葡萄糖苷的相关药代动力学参数

Table 2-11-5　Pharmacokinetic parameters of (+)-pinoresinol-4,4′-di-O-β-D-glucopyranoside

药物	给药途径	实验动物	T_{max} (h)	$t_{1/2}$ (h)	$t_{1/2\alpha}$ (h)	$t_{1/2\beta}$ (h)	MRT/h	C_{max} (μg/ml)	$AUC_{0\sim t}$ [(μg·h)/ml]	$AUC_{0\sim\infty}$ [(μg·h)/ml]	V_d (ml/kg)	CL [ml/(h·mg)]	参考文献
PDG	i.v. 10 mg/kg	雄性 SD 大鼠 n=5	0.17±0.00					0.03±0.01	23 540±6370	23 570±6370			[27]
PDG	i.g. 20 mg/kg	SD 大鼠，雌雄各半，n=6	0.09±0.02		1.17±0.24	4.55±2.32		0.64±0.04	2.35±0.83	2.35±0.83	31 010±2030	16 690±1090	[34]
杜仲	i.v. 170 mg/kg	SD 大鼠，雄兼用		0.42±0.15			0.50±0.11		2.47±0.83	2.72±0.97	40 220±17 700	68 400±21 000	[23]
杜仲	i.v. 340 mg/kg	SD 大鼠，雄兼用		0.39±0.12			0.50±0.15		6.89±1.78	7.59±2.20	25 610±4920	48 600±15 000	[23]
杜仲	i.v. 680 mg/kg	SD 大鼠，雄兼用		0.78±0.80			1.03±1.14		20.11±6.68	31.87±28.14	22 780±4550	31 200±15 000	[23]
杜仲	p.o. 57.414 mg/kg	雄性 SD 大鼠 n=6	0.67±0.02	2.31±2.54				0.01±0.00	0.02±0.00	0.02±0.00			[35]
杜仲	p.o. 114.828 mg/kg	雄性 SD 大鼠 n=6	0.67±0.00	2.61±0.27				0.03±0.01	0.06±0.01	0.06±0.01			[35]
杜仲	p.o. 229.656 mg/kg	雌性 SD 大鼠 n=6	0.69±0.00	4.35±2.37				0.06±0.01	0.15±0.03	0.20±0.06			[35]
杜仲	p.o. 5 g/kg	雄性 SD 大鼠 n=7	1.57±0.87		4.24±1.54			0.02±0.01	0.06±0.02	0.07±0.02			[29]
杜仲	p.o. 500 mg/kg	雌性 SD 大鼠 n=6	1.75±0.35					0.03±0.02	0.05±0.04	0.05±0.04			[25]
杜仲和续断	p.o.（二者分别 500 mg/kg 和 1140 mg/kg）	雌性 SD 大鼠 n=6	0.75±0.88					0.01±0.00	0.02±0.01	0.02±0.01			[25]
杜仲	p.o. 50 g/kg	雄性 SD 大鼠 n=6	0.29±0.04	3.29±0.79			1.35±0.18	5.64±0.77	4.85±0.66	4.99±0.69	314 810±5160		[26]
杜仲	p.o. 50 g/kg	雌性 SD 大鼠 n=6	0.22±0.10	1.25±1.06			1.73±0.48	2.28±0.63	2.11±0.49	2.18±0.59	376 900±15 110		[26]
杜仲	p.o. 50 g/kg	雌性 KM 小鼠 n=48	0.50	5.18				2.05	1.71	1.91			[31]
杜仲	p.o. 50 g/kg	去卵巢小鼠 n=48	1.00	1.98				2.39	4.41	4.54			[31]

注：i.v.，静脉注射；i.g.，灌胃；p.o.，口服。

Note: i.v., intravenous injection; i.g., intragastrical administration; p.o., peros.

表 2-11-6　杜仲的检测方法、实验动物、给药途径、
成分信息表

Table 2-11-6　Determination methods, experimental animals, route of administration, and composition information of *Eucommia ulmoides*

目录	分类	参考文献
用药部位	杜仲皮	[23-26][28][29][31-35]
	杜仲叶	[33]
	杜仲种仁	[63]
检测方法	HPLC	[19, 20]
	LC-MS	[23-34]
实验动物	大鼠	[19][20][23-29][32-36]
	小鼠	[31]
	兔	[63]
	Beagle 犬	[80]
给药途径	静脉	[23][27]
	口服	[24-29][31-36]
测定部位	血浆	[20][23][26-29][31][32][35]
	尿液	[34][36]
	组织	[19, 20][31]
有效成分	GP	[24-26][31][37]
	GPA	[23-26][28][31-33][41]
	CA	[23][26][31][32][35]
	PDG	[23-27][29][31][32][34][35]
	PG	[23][27][32]
	AU	[19][20][24-26][31][33][63]
	PCA	[32]

注: GPA, 京尼平苷酸; GP, 京尼平苷; CA, 绿原酸; PDG, 松脂醇 -4, 4'- 二葡萄糖苷; PG, 松脂醇 -4- 葡萄糖苷; AU, 桃叶珊瑚苷; PCA, 原儿茶酸

Note: GPA, geniposidic acid; GP, geniposide; CA, chlorogenic acid; PDG, (+) -pinoresinol-4, 4'-di-*O*-β-*D*-glucopyranoside; PG, (+) -pinoresinol-4-*O*-β-*D*-glucopyranoside; AU, aucubin; PCA, protocatechuic acid.

表 2-11-7　杜仲药代动力学相关术语及缩略词

中文术语	英文全称	缩略语
半衰期	half-life time	$t_{1/2}$
表观分布容积	apparent volume of distribution	V_d
代谢	metabolism	M
电喷雾质谱技术	electrospray mass spectrometry	ESI
分布	distribution	D

续表

中文术语	英文全称	缩略语
峰浓度	peak concentration	
负荷剂量	loading dose	D_L
谷浓度	trough concentration	$(C_{SS})_{min}$
排泄	elimination	E
平均滞留时间	mean residence time	MRT
曲线下面积	area under the curve	AUC
三重四极杆	triple stage quadrupole	TSQ
生物药剂学	biopharmaceutics	
稳态	steady state	
稳态血浆浓度	steady state plasma concentration	C_{SS}
吸收	absorption	A
清除率	clearance	CL

和显著降低（$P < 0.05$），表明植物药物的组合可以导致配方中包含活性成分的药代动力学改变[25]。

　　本章综述了近年来杜仲药代动力学方面的研究进展，重点总结了杜仲药代动力学研究的分析方法、主要活性成分药代动力学的相关研究进展、杜仲在不同动物模型中的药代动力学特征及杜仲单用和配伍使用时的药代动力学特性等应用，以期为杜仲的深入研究和开发利用提供参考。

（管淑玉　许田宁）

参 考 文 献

[1] 国家药典委员会. 中华人民共和国药典（2015 年版）. 一部. 北京：中国医药科技出版社, 2015: 165.

[2] 张登本. 神农本草经. 北京：新世界出版社, 2009.

[3] 刘影秋. 杜仲的化学成分及应用研究进展. 贵州农业科学, 1996, (6): 61-63.

[4] 刘聪, 郭非非, 肖军平, 等. 杜仲不同部位化学成分及药理作用研究进展. 中国中药杂志, 2020, 45(3): 497-512.

[5] 管淑玉, 苏薇薇. 杜仲化学成分与药理研究进展. 中药材, 2003, (2): 124-129.

[6] 严颖, 赵慧, 邹立思, 等. 基于 LC-Triple TOF MS/MS 技术分析杜仲不同药用部位化学成分差异. 质谱学报, 2018, 39(1): 101-111.

[7] 杜红岩, 李钦, 杜兰英, 等. 杜仲雄花茶营养成分的测定

分析.中南林业科技大学学报,2007, (6): 88-91.

[8] 王丙武,王雅清,莫华,等.杜仲雌雄株细胞学、顶芽及叶含胶量的比较.植物学报,1999, (1): 1-15.

[9] 赫锦锦,杜红岩,张保国,等.RP-HPLC测定杜仲雄花茶中桃叶珊瑚苷的含量.中成药,2010, 32(2): 318-320.

[10] 李钦,杜红岩,杜兰英,等.HPLC法测定杜仲雄花和杜仲雄花茶中京尼平苷酸、绿原酸和京尼平苷.中草药,2009, 40(1): 71, 72.

[11] 梁淑芳,马柏林,张康健,等.杜仲果实化学成分的研究.西北林学院学报,1997, (1): 44-48.

[12] 汤诗杰,李和平,贺善安.杜仲研究的现状与展望.林业科技开发,2007, (2): 8-12.

[13] 杜红岩,李钦,李福海,等.杜仲种仁桃叶珊瑚苷含量的测定及积累规律.林业科学研究,2009, 22(5): 744-746.

[14] 徐婧.杜仲籽粕中桃叶珊瑚苷的分离纯化及化学成分的研究.开封:河南大学硕士学位论文,2014.

[15] 孙浠哲,吴倩倩,马文保,等.中药药代动力学研究进展.河北中医药学报,2018, 33(5): 52-55.

[16] 张伟,李耀华,梁臣艳.中药药代动力学研究进展.亚太传统医药,2015, 11(14): 37, 38.

[17] 余健,辛艳飞,宣尧仙.中药药代动力学研究进展.中华中医药学刊,2014, 32(6): 1337-1340.

[18] 王敏智,王兴,王萍.色谱技术在中药药动学研究中的应用进展.时珍国医国药,2010, 21(11): 2971-2973.

[19] Zhao Y, Li Y, Wang X, et al. The experimental study of cortex Eucommiae on meridian tropsim: the distribution study of aucubin in rat tissues. Journal of Pharmaceutical and Biomedical Analysis, 2008, 46(2): 368-373.

[20] 赵晔.桃叶珊瑚苷和龙胆苦苷的热性能与生物代谢研究.西安:西北大学硕士学位论文,2008.

[21] Niessen WMA, Tinke AP. Liquid chromatography-mass spectrometry general principles and instrumentation. Journal of Chromatography A, 1995, 703(1): 37-57.

[22] 靳凤丹. LC/MS/MS技术在药代动力学研究中的应用.高师理科学刊,2009, 29(3): 57-59.

[23] 兰燕宇,向文英,杨武,等. UPLC-MS/MS同时测定大鼠血浆中杜仲的五个成分及其药代动力学研究.时珍国医国药,2016, 27(4): 827-830.

[24] 张影月,韩亚亚,郝佳,等.炮制时间对杜仲指标成分含量及药代动力学影响研究.天津中医药大学学报,2016, 35(5): 322-326.

[25] Huang Y, Liu E, Wang L, et al. LC/MS/MS determination and pharmacokinetic studies of six compounds in rat plasma following oral administration of the single and combined extracts of *Eucommia ulmoides* and *Dipsacus asperoides*. Chinese Journal of Natural Medicines, 2014, 12(6): 469-476.

[26] Hu F, An J, Li W, et al. UPLC-MS/MS determination and gender-related pharmacokinetic study of five active ingredients in rat plasma after oral administration of Eucommia cortex extract. Journal of Ethnopharmacology, 2015, 169: 145-155.

[27] Liu EW, Lin YP, Wang L, et al. Simultaneous determination of pinoresinol Di-gluco-pyranoside and pinoresinol glucoside in rat plasma by HPLC-tandem MS/MS for pharmacokinetic study. Chinese Herbal Medicines, 2016, (4): 337-343.

[28] 高倩倩,翁泽斌,赵根华,等.盐炙对杜仲中京尼平苷酸体内药代动力学的影响.南京中医药大学学报,2015, 31(5): 453-456.

[29] Wang JL, Liu EW, Zhang Y, et al. Validation of a HPLC-tandem MS/MS method for pharmacokinetics study of (+)-pinoresinol-di-β-D-glucopyranoside from *Eucommia ulmoides* Oliv extract in rats' plasma. Journal of Ethnopharmacology, 2012, 139(2): 337-342.

[30] Zheng X, Huang XT, Li N, et al. Determination of geniposidic acid in rat plasma by LC-MS/MS and its application to *in vivo* pharmacokinetic studies. Journal of Chromatography B, 2012, 887-888: 138-142.

[31] An J, Hu F, Wang C, et al. Pharmacokinetics and tissue distribution of five active ingredients of Eucommiae cortex in normal and ovariectomized mice by UHPLC-MS/MS. Xenobiotic, 2016, 46(9): 793-804.

[32] Li Y, Gong Z, Cao X, et al. A UPLC-MS method for simultaneous determination of geniposidic acid, two lignans and phenolics in rat plasma and its application to pharmacokinetic studies of *Eucommia ulmoides* extract in rats. European Journal of Drug Metabolism And Pharmacokinetics, 2016, 41(5): 595-603.

[33] Zhang L, Ma Y L, Liu Y, et al. Development and validation of high liquid performance chromatography-tandem mass spectrometry method for simultaneous determination

of geniposidic acid and aucubin in rat plasma for pharmacokinetic study after oral administration of Du-zhong tea extract. Journal of Chromatography B, 2014, 963: 62-69.

[34] 杨忠杰. 松脂素 -4, 4′- 二葡萄糖苷药代动力学和代谢产物研究. 开封：河南大学硕士学位论文, 2015.

[35] Gong X, Luan Q, Zhou X, et al. UHPLC-ESI-MS/MS determination and pharmacokinetics of pinoresinol glucoside and chlorogenic acid in rat plasma after oral administration of *Eucommia ulmoides* Oliv extract. Biomedical Chromatography, 2017, 31(11): e4008.

[36] Han H, Yang L, Xu Y, et al. Identification of metabolites of geniposide in rat urine using ultra-performance liquid chromatography combined with electrospray ionization quadrupole time-of-flight tandem mass spectrometry. Rapid Communications in Mass Spectrometry: RCM, 2011, 25(21): 3339-3350.

[37] Xue B, Ma B, Zhang Q, et al. Pharmacokinetics and tissue distribution of Aucubin, Ajugol and Catalpol in rats using a validated simultaneous LC-ESI-MS/MS assay. Journal of Chromatography B Analyt Technol Biomed Life Sci, 1002: 245-253.

[38] 孙健, 张中文, 沈红, 等. 单剂量静注绿原酸在奶山羊体内的药代动力学研究. 中国兽药杂志, 2007, (11): 24-27.

[39] Gaurav K, Pankaj P, Sumedha M, et al. Pharmacokinetics and brain penetration study of chlorogenic acid in rats. Xenobiotica, 2019, 49(3): 339-345.

[40] Wang F, Cao J, Hao J, et al. Pharmacokinetics, bioavailability and tissue distribution of geniposide following intravenous and peroral administration to rats. Biopharmaceutics & Drug Disposition, 2014, 35(2): 97-103.

[41] 文欢, 汪顾浩, 张大燕, 等. 不同类型杜仲雄花茶活性成分的含量测定. 保鲜与加工, 2019, 19(2): 143-146.

[42] 谢文利, 李宏捷, 晋玉章. 京尼平苷的降血糖作用研究. 武警医学院学报, 2008, (7): 580, 581.

[43] Lelono R A A, Tachibana S, Itoh K. Isolation of antifungal compounds from gardenia jasminoides. Pakistan Journal of Biological Sciences, 2009, 12(13): 946-956.

[44] Suzuki Y, Ikeda Y, Ikeda Y. Antithrombotic effect of geniposide and genipin in the mouse thrombosis model. Planta Medica, 2001, 67(9): 807-810.

[45] 杨轶舜, 张彤, 于筛成. 京尼平的研究进展及其药理价

值. 中成药, 2011, 33(1): 130-133.

[46] Lim H, Park K R, Lee D U, et al. Effects of the constituents of Gardenia fructus on prostaglandin and NO production. Biomolecules & Therapeutics, 2008, 16(2): 82-86.

[47] 付田, 蒲蔷, 谭健, 等. 栀子京尼平苷对小鼠急性酒精性肝损伤的保护作用. 中药药理与临床, 2007, 23(3): 25-27.

[48] Zhou Y, Liang M, Li W, et al. Protective effects of *Eucommia ulmoides* Oliv. bark and leaf on amyloid βinduced cytotoxicity. Environmental Toxicology & Pharmacology, 2009, 28(3): 342-349.

[49] 成龙, 杨洪军, 梁日欣, 等. 京尼平苷及其代谢物在大鼠体内的药代动力学研究 I. 中国中药杂志, 2007, (1): 61-63.

[50] 杨明, 陈晓燕, 张海燕, 等. 栀子苷 4 种不同给药途径的药动学研究. 中国新药杂志, 2010, 19(9): 746-749, 754.

[51] 杜先华, 牛欣, 冯前进, 等. 栀子苷大鼠在体肠吸收动力学的研究. 华西药学杂志, 2008, 23(5): 558-560.

[52] Deng Y, Liao Q, Li S, et al. Simultaneous determination of berberine, palmatine and jatrorrhizine by liquid chromatography-tandem mass spectrometry in rat plasma and its application in a pharmacokinetic study after oral administration of coptis-evodia herb couple. Journal of Chromatography B Analytical Technologies in the Biomedical & Life Sciences, 2008, 863(2): 195-205.

[53] 戈宝莹, 陈勇. 大豆黄素、京尼平苷和苦杏仁苷在大鼠体内的主要代谢产物分析. 武汉：湖北大学硕士学位论文, 2007.

[54] Li Y, Cai W, Cai Q, et al. Comprehensive characterization of the *in vitro* and *in vivo* metabolites of geniposide in rats using ultra-high-performance liquid chromatography coupled with linear ion trap-Orbitrap mass spectrometer. Xenobiotica, 2015, 46(4): 357-368.

[55] Chen J, Wu H, Dai M M, et al. Identification and distribution of four metabolites of geniposide in rats with adjuvant arthritis. Fitoterapia, 2014, 97: 111-121.

[56] 成龙, 杨洪军, 梁日欣, 等. 京尼平苷及京尼平的药代动力学研究 II - 排泄动力学 // 第六次全国中西医结合中青年学术研讨会论文集, 2008: 420-424.

[57] 张丽茹. 栀子及其复方制剂中京尼平苷的药物动力学行为比较研究. 沈阳：沈阳药科大学硕士学位论文,

2004.

[58] 陈浩, 闵剑斌, 黄小桃, 等. 京尼平苷酸在胆汁淤积型大鼠体内的药动学分析. 中国实验方剂学杂志, 2015, 21(17): 75-78.

[59] 朱媛, 王亚琴. 桃叶珊瑚苷的研究进展. 中草药, 2006, (6): 947-949.

[60] 刘建斌, 孙文基. HPLC-ELSD 法测定杜仲皮、叶和种子中桃叶珊瑚苷的含量. 药物分析杂志, 2005, 25(12): 1507-1509.

[61] 韩曼飞, 张刘强, 李医明. 天然桃叶珊瑚苷及其衍生物的化学结构和药理作用研究进展. 中草药, 2017, 48(19): 4105-4113.

[62] 郭涛. 新编药物动力学. 北京: 中国科学技术出版社, 2004: 350-351.

[63] 李杨. 杜仲籽中桃叶珊瑚苷的生物转化及药代动力学研究. 西安: 西北大学硕士学位论文, 2008.

[64] Xu W, Deng Z, Guo H, et al. A rapid and sensitive determination of aucubin in rat plasma by liquid chromatography-tandem mass spectrometry and its pharmacokinetic application. Biomed Chromatogr, 2012, 26(9): 1066-1070.

[65] Suh NJ, Shim CK, Lee MH, et al. Pharmacokinetic study of an iridoid glucoside: aucubin. Pharmaceutical Research, 1991, 8(8): 1059-1063.

[66] Zeng XC, Guo F, Ouyang DS. A review of the pharmacology and toxicology of aucubin. Fitoterapia, 2020, 140: 104443.

[67] Ye Z, Yang L, Xiang W, et al. The experimental study of cortex Eucommiae on meridian tropsim: the distribution study of aucubin in rat tissues. Journal of Pharmaceutical & Biomedical Analysis, 2008, 46(2): 368-373.

[68] 李杨. 桃叶珊瑚苷及其衍生物的分子结构与药理活性研究. 西安: 西北大学博士学位论文, 2011.

[69] Hattori M, Kawata Y, Inoue K, et al. Transformation of aucubin to new pyridine monoterpene alkaloids, aucubinines A and B, by human intestinal bacteria. Phytotherapy Research, 2006, 4(2): 66-70.

[70] 张康健, 王蓝, 张凤云, 等. 杜仲叶与皮有效成分含量的比较研究. 西北林学院学报, 1996(2): 44-48.

[71] 王宏军, 吴国娟, 李焕荣, 等. 金银花中 CA 提取方法的筛选及抑菌作用. 北京农学院学报, 2003, 18(4): 262-265.

[72] Bouayed J, Rammal H, Dicko A, et al. Chlorogenic acid, a polyphenol from *Prunus domestica* (Mirabelle), with coupled anxiolytic and antioxidant effects. Journal of the Neurological Sciences, 2007, 262(1/2): 77-84.

[73] Chiang LC, Chiang W, Chang MY, et al. Antiviral activity of Plantago major extracts and related compounds *in vitro*. Antiviral Research, 2002, 55(1): 53-62.

[74] Dos Santos MD, Almeida MC, Lopes NP, et al. Evaluation of the anti-inflammatory, analgesic and antipyretic activities of the natural polyphenol chlorogenic acid. Biological & Pharmaceutical Bulletin, 2006, 29(11): 2236-2240.

[75] Belkaid A, Currie JC, Desgagnes J, et al. The chemopreventive properties of chlorogenic acid reveal a potential new role for the microsomal glucose-6-phosphate translocase in brain tumor progression. Cancer Cell Internationalernational, 2006, 6: 7.

[76] 何心, 赵铁敏, 郡修德, 等. CA 的药代动力学研究. 中成药, 1999, (4): 3, 4.

[77] Chen PC, Hou JY, Hu J, et al. Intestinal absorption of four main components of cortex Eucommiae extract in rats. Chinese Journal of Pharmmaceuticals, 2015, 46(7): 730-735.

[78] Lafay S, Morand C, Manach C, et al. Absorption and metabolism of caffeic acid and chlorogenic acid in the small intestine of rats. The British Journal of Nutrition, 2006, 96(1): 39.

[79] 罗飞, 刘静, 任霞, 等. 绿原酸在大鼠体内的药代动力学、组织分布、代谢和排泄 // 四川省第十四届色谱技术交流会论文集. 2008: 167-181.

[80] 任霞. CA 静脉给药动物体内的分析方法的建立及其临床前药代动力学研究. 成都: 四川大学硕士学位论文, 2005.

[81] Kumar G, Paliwal P, Mukherjee S, et al. Pharmacokinetics and brain penetration study of chlorogenic acid. Xenobiotica, 2018, 49(3): 1-33.

[82] Gonthier MP, Verny MA, Besson C, et al. Chlorogenic acid bioavailability largely depends on its metabolism by the gut microflora in rats. Nutrient Metabolism, 2003, 133(6): 1853-1859.

[83] Lafay S, Morand C, Manach C, et al. Absorption and metabolism of caffeic acid and chlorogenic acid in the small intestine of rats. The British Journal of Nutrition, 2006, 96(1): 39-46.

[84] 王素军, 张志伟, 赵艳红, 等. 建立大鼠原位肠 - 肝灌流模型评价 CA 的代谢. 中国临床药理学与治疗学, 2006, (12): 1340-1344.

[85] Zhong S, Liu J, Ren X, et al. Pharmacokinetics and excretion of chlorogenic acid in beagle dogs. Pharmazie, 2008, 63(7): 520-524.

[86] 赫锦锦. 杜仲皮及雄花中次生代谢产物的变化规律研究. 开封: 河南大学硕士学位论文, 2010.

[87] 许晓嘉, 李向日. 杜仲生品和盐炙品质量控制探究 // 中华中医药学会中药炮制分会 2011 年学术年会论文集. 北京: 中华中医药学会, 2011.

[88] 韩亚亚, 王磊, 张文杰, 等. 松脂素 -4, 4'- 二葡萄糖苷大鼠胆汁内排泄研究. 天津中医药, 2017, 34(7): 491-494.

第十二章

杜仲质量标准研究

研究亮点：

1. 全面梳理了《中国药典》自 1963 年版首次收录"杜仲"专论后，历版《中国药典》"杜仲"项下质量要求的变化情况。

2. 对比分析了《中国药典》、中国台湾和香港地区标准及日本、欧洲等国外药典或标准中关于杜仲质量标准的异同。

3. 总结了近年来杜仲质量研究相关工作进展。

4. 总结了杜仲不同药用部位质量研究相关工作进展。

5. 总结了杜仲炮制质量研究工作进展。

摘要： 杜仲在我国有 2000 多年的药用历史，现代研究显示杜仲不同部位包含多种化学成分，因为其化学成分种类的多样性和复杂性，制定合适的质量标准成了亟待解决的问题。本章对杜仲在《中国药典》、中国台湾和香港地区标准及日本、欧洲等国外的质量标准收录情况进行了系统总结和综述，并对文献研究中杜仲质量标准研究、不同药用部位质量控制及炮制对药材质量影响等进行了分析，以期为杜仲质控技术的发展和质量标准的提高提供参考。

关键词： 杜仲，杜仲叶，杜仲花，炮制，质量标准，中成药

Chapter 12　Research on Quality Standard of *Eucommia ulmoides*

Highlights：

1. A comprehensive review of the changes of quality requirements under "*Eucommia ulmoides* Oliver" in each edition of *Pharmacopoeia of the People's Republic of China* since "*Eucommia ulmoides* Oliv." monograph was included in the 1963 edition for the first time.

2. A comparison of the quality standard articles of *Eucommia ulmoides* Oliver included in the pharmacopoeias or standards from different regions.

3. A review of recent progress of quality control research on *Eucommia ulmoides* Oliver.

4. A review of recent progress of quality control research on different medicinal parts of *Eucommia ulmoides* Oliver.

5. A review of recent progress of quality control research on the processing of *Eucommia ulmoides* Oliver.

Abstract: *Eucommia ulmoides* Oliver has been used for more than 2000 years in China. Modern researches show that different parts of *Eucommia ulmoides* contain many kinds of chemical components. It is an urgent problem to establish appropriate quality standards for *Eucommia ulmoides* considering the diversity and complexity of its chemical components. The monographs of quality standards of *Eucommia ulmoides* Oliver issued by various regions were systematically reviewed, and the quality control of *Eucommia ulmoides* Oliver, different medicinal parts of *Eucommia ulmoides* and the processing of *Eucommia ulmoides* Oliver were also reviewed here. We hope this review could be a reference to the development of quality control and improvement of quality standard of *Eucommia ulmoides* Oliver.

Keywords: *Eucommia ulmoides* Oliver, Eucommiae folium, *Eucommia ulmoides* flowers, Processing technology, Quality standard, Chinese patent medicines

第一节 官方颁布的杜仲质量标准情况

杜仲，为杜仲科（Eucommiaceae）植物杜仲（*Eucommia ulmoides* Oliv.）的干燥树皮。在中国，杜仲已有 2000 多年的栽培历史，世界现存最早的药学著作《神农本草经》，首次记载了杜仲树皮的药效，并将其列为上品。杜仲为多年生落叶乔木，广泛分布在我国亚热带到暖温带的陕西、河南、湖北、湖南、四川、云南、贵州、安徽、江西、广西及浙江等地区[1]，现各地广泛栽种。现代研究发现，杜仲中的化学成分主要包括木质素类、环烯醚萜类、苯丙素类、黄酮类、甾类和萜类等[2-4]，化学成分结构的多样性决定了其广泛的生物活性，如抗氧化、抗肿瘤、降血脂、降血糖、降血压等[5-12]。

本章着眼于杜仲药材及中成药制剂的质量标准及质量控制技术研究的进展，首先从官方标准入手，比较了自 1963 年以来历版《中华人民共和国药典》（以下简称《中国药典》）中收载的杜仲质量标准变化情况；并把《中国药典》及中国其他地区标准，如《香港中药材标准》（以下简称中国《港标》）、《台湾中药典》（第二版）（以下简称中国《台标》），以及 2016 年版《日本药局方》（第十七版）（JP 17）、《欧洲药典》（第九版）（EP 9.0）中收载的杜仲质量标准进行了比较。

杜仲质量标准的制定需要依赖全面深入的质量研究工作，本章后半部分进一步对近年来杜仲质量控制分析方法研究开发、杜仲不同药用部位质量控制、采收加工和炮制过程对杜仲化学成分的影响及含杜仲中药复方制剂（中成药）质量控制与评价等进行了系统的分析和总结。

一、《中国药典》（2020 版）杜仲质量标准[13]

本品为杜仲科植物杜仲 *Eucommia ulmoides* Oliv. 的干燥树皮。4～6 月剥取，刮去粗皮，堆置"发汗"至内皮呈紫褐色，晒干。

【性状】本品呈板片状或两边稍向内卷，大小不一，厚 3～7 mm。外表面淡棕色或灰褐色，有明显的皱纹或纵列槽纹，有的树皮较薄，未去粗皮，可见明显的皮孔。内表面暗紫色，光滑。质脆，易折断，断面有细密、银白色、富弹性的橡胶丝相连。气微，味微苦。

【鉴别】（1）本品粉末棕色。橡胶丝成条或扭曲成团，表面显颗粒状。石细胞甚多，大多成群，类长方形、类圆形、长条形或形状不规则，长约至 180 μm，直径 20～80 μm，壁厚，有的胞腔内含橡胶团块。木栓细胞表面观多角形，直径 15～40 μm，壁不均匀增厚，木化，有细小纹孔；侧面观长方形，壁三面增厚，一面薄，孔沟明显。

（2）取本品粉末 1 g，加三氯甲烷 10 ml，浸渍 2 h，滤过。滤液挥干，加乙醇 1 ml，产生具弹性的胶膜。

【浸出物】照醇溶性浸出物测定法（通则 2201）项下的热浸法测定，用 75% 乙醇作溶剂，不得少于 11.0%。

【含量测定】照高效液相色谱法（通则 0512）测定。

色谱条件与系统适用性试验 以十八烷基硅烷键合硅胶为填充剂；以甲醇 - 水（25∶75）为流动相；检测波长为 277 nm。理论塔板数按松脂醇二葡萄糖苷峰计算应不低于 1000。

对照品溶液的制备 取松脂醇二葡萄糖苷对照品适量，精密称定，加甲醇制成每 1 ml 含 0.5 mg 的溶液，即得。

供试品溶液的制备 取本品约 3 g，剪成碎片，揉成絮状，取约 2 g，精密称定，置索氏提取器中，加入三氯甲烷适量，加热回流 6 h，弃去三氯甲烷液，药渣挥去三氯甲烷，再置索氏提取器中，加入甲醇适量，加热回流 6 h，提取液回收甲醇至适量，转移至 10 ml 量瓶中，加甲醇至刻度，摇匀，滤过，取续滤液，即得。

测定法 分别精密吸取对照品溶液与供试品溶液各 10 μl，注入液相色谱仪测定，即得。

本品含松脂醇二葡萄糖苷（$C_{32}H_{42}O_{16}$）不得少于 0.10%。

饮片

【炮制】杜仲 刮去残留粗皮，洗净，切块或丝，干燥。

【性状】本品呈小方块或丝状。外表面淡棕色或灰褐色，有明显的皱纹。内表面暗紫色，光滑。断面有细密、银白色、富弹性的橡胶丝相连。气微，味微苦。

【鉴别】【浸出物】【含量测定】同药材。

盐杜仲 取杜仲块或丝，照盐炙法（通则 0213）炒至断丝、表面焦黑色。

【性状】本品形如杜仲块或丝，表面黑褐色，内表面褐色，折断时胶丝弹性较差。味微咸。

【检查】水分 不得过 13.0%。

总灰分 不得过 10.0%。

【浸出物】同药材，不得少于 12.0%。

【鉴别】【含量测定】同药材。

【性味与归经】甘，温。归肝、肾经。

【功能与主治】补肝肾，强筋骨，安胎。用于肝肾不足，腰膝酸痛，筋骨无力，头晕目眩，妊娠漏血，胎动不安。

【用法与用量】6 ～ 10 g。

【贮藏】置通风干燥处。

二、《中国药典》中关于杜仲质量标准的变化情况

《中国药典》是我国国家药品标准，是国家为保证药品质量，对药品的质量标准、检验方法和生产工艺等所做的技术规定，是药品研究、生产、经营、使用及监督管理等环节必须共同遵守的、具有强制性的技术准则和法定依据。《中国药典》作为我国药品法定标准，其收载内容反映了我国医药发展水平和我国医药产业的国际竞争力。《中国药典》由国家药典委员会组织编制，1953 年版《中国药典》是中华人民共和国成立后第一版药典，其后依次有 1963 年版、1977 年版、1985 年版、1990 年版、1995 年版、2000 年版、2005 年版、2010 年版、2015 年版及 2020 年版共十一版。各版药典之间是继承、发展、创新的关系。

杜仲药材和饮片的质量标准首次收载于 1963 年版《中国药典》，在【来源】项下规定了杜仲的基源、产地、采收季节和产地加工方法，并在【鉴别】项下规定了杜仲的药材性状；【炮炙】项下收载了"杜仲（块）"和"杜仲炭"两个炮炙品的炮制方法。在 1963 年版《中国药典》中仅通过"辨状论质"作为衡量杜仲药材质量的唯一标准。

1977 年版《中国药典》在杜仲【来源】项下增加了"堆置'发汗'至内皮呈紫褐色"的产地加工过程；将【性状】与【鉴别】分列，并增加了杜仲粉末鉴别分析方法；【炮制】项下收载了"杜仲（块）"和"盐杜仲"两个炮制品，从炮制方法和对炮制品性状的描述来看，本版药典中的"盐杜仲"应该与 1963 年版药典中收载的"杜仲炭"为同一炮制品；值得注意的是，自 1977 年版起，我国药典的度量衡发生变化，【性状】项下厚度描述单位由"分"换成了"毫米（mm）"，按照"1 钱等于 3 克"对杜仲的【用法与用量】进行换算。在【功能与主治】项下，增加了适应证的表述"用于肾虚腰痛，腰膝无力，胎动不安，先兆流产，高血压症。"

1985 年版《中国药典》在杜仲的【鉴别】项下增加了理化鉴别的分析方法："取本品粉末 1 g，加氯仿 10 ml，浸渍 2 小时，滤过。滤液蒸干，加乙醇 0.5 ml，产生白色具弹性的胶膜"；【炮制】项下"杜仲"可切块或丝，并可采用"盐水炙法"炮制加工为"盐杜仲"；【性味与归经】项下修改为"甘，温。归肝、肾经"。【功能与主治】项下关于适应证的表述略作调整。

1990 年版《中国药典》杜仲【来源】【性状】【鉴别】项下收载内容同上一版药典；增加了【浸出物】的质量评价指标："照醇溶性浸出物测定

法项下的热浸法（附录 47 页）测定，用 75% 乙醇作溶剂，不得少于 11.0%。"在【炮制】项下增加了对炮制品"盐杜仲"性状和醇溶性浸出物含量限度（不得少于 12%）的规定。

2000 年版《中国药典》杜仲【来源】【性状】【鉴别】【浸出物】项下收载内容同上一版药典；增加【含量测定】项，采用高效液相色谱法测定杜仲指标性成分"松脂醇二葡萄糖苷"，要求杜仲含松脂醇二葡萄糖苷（$C_{32}H_{42}O_{26}$）不得少于 0.1%。

2005 年版《中国药典》收载内容同上版药典。

2010 年版《中国药典》在"杜仲"专论中，将"药材"与"饮片"分列。相较于上一版药典收载内容，对"杜仲"饮片的性状特征的描述更为具体"本品呈小方块或丝状。外表面淡棕色或灰褐色，具有明显的皱纹。内表面暗紫色，光滑。断面有细密、银白色、富弹性的橡胶丝相连。气微，味稍苦"。规定"杜仲"饮片的【鉴别】【浸出物】【含量测定】标准同杜仲药材。在"盐杜仲"项下，增加了【检查】项，规定了水分（不得过 13.0%）和总灰分（不得过 10.0%）的限量。自 2010 年版《中国药典》起，增加了"杜仲叶"专论，通过对【性状】、【鉴别】（薄层鉴别法，以绿原酸为指标成分）、【检查】（水分不得过 15.0%）、【浸出物】（醇溶性浸出物不得少于 16.0%）和【含量测定】（以绿原酸为指标成分，不得少于 0.08%）等进行规定控制杜仲叶的质量。

2015 年版及 2020 年版《中国药典》杜仲和杜仲叶两个专论收载的内容同 2010 版药典。

纵观历版《中国药典》收载杜仲质量标准的情况，随着分析检测技术的发展，对杜仲药材质量控制技术从最初基于临床经验的"辨状论质"逐步发展到以化学成分为核心的"单指标成分含量测定"，对药材及饮片的质量控制指标愈加全面和科学，对杜仲的开发利用也扩展到其他药用部位（杜仲叶），为杜仲资源的安全、有效利用提供了法规保障。

三、杜仲质量标准的差异分析

随着中医药国际化进程加快，我国中药材出口贸易快速增长。由于质量控制标准和质量评价方法体系不完善造成的中药质量安全问题成为我国中药材进入国际市场的"绊脚石"，严重制约了我国中药产业的发展。

杜仲既是我国特有的名贵药材和木本油料树种，又是我国重要的战略储备资源，更是世界维护生态安全、木材储备、实现绿色养殖的重要树种。从出口地区来看，杜仲的出口市场 99.59% 都集中在亚洲地区，其中中国香港排列位首。通过对比《中国药典》，中国《港标》和《台标》，以及《日本药局方》和《欧洲药典》中杜仲药材质量标准，分析各标准中的异同，可为完善杜仲药材质量标准提供参考。

（一）基源和采收加工

无论是中国国家药典、中国地区标准，还是日本、欧洲药典，关于杜仲的官方标准收载的杜仲基源是一致的，均来源于杜仲科植物杜仲 *Eucommia ulmoides* Oliv. 的干燥树皮。在《中国药典》和中国《港标》中规定了杜仲的采收时间（4～6 月剥取树皮），并明确了杜仲的产地加工方法（树皮剥取后需堆置"发汗"至内皮成紫褐色），中国《港标》规定树皮剥取后堆置的时间为 5～7 天。

（二）性状

不同国家和地区官方标准对杜仲药材性状、颜色和质地等的描述基本一致：药材呈板片状或两边稍向内卷，大小不一，外表颜色为浅棕色至灰褐色，内表面暗紫褐色，光滑、质脆、易折断，断面有细密、银白色、富弹性的橡胶丝相连；《中国药典》和《欧洲药典》对杜仲药材厚度的要求是 3～7 mm，中国《台标》和《港标》是 2～7 mm，《日本药局方》是 2～6 mm；除《日本药局方》外，均描述药材有皱纹或纵列条纹，且粗皮可见明显皮孔；除《欧洲药典》外，均描述药材气微，味微苦。

（三）鉴别

显微鉴别方面，《中国药典》、《欧洲药典》和《日本药局方》仅收载了杜仲粉末"显微鉴别"特征，《日本药局方》中特有"无草酸钙结晶"的粉末显微鉴别特征。中国《台标》和《港标》收载了杜仲横切面"显微鉴别"的特征。

理化鉴别方面，除了中国《港标》外，其他

4 个标准中均规定了杜仲药材的"理化鉴别"特征。

薄层色谱鉴别方面,《欧洲药典》和中国《港标》收载了杜仲的薄层色谱鉴别方法,其余 3 部未做要求。

（四）检查

杜仲有关检查主要包括水分、总灰分、酸不溶性灰分、重金属及有害元素、农药残留等（表 2-12-1）。

表 2-12-1　各药典标准中杜仲有关检查项比较

Table 2-12-1　Comparison of related inspection items of *Eucommia ulmoides* Oliv. included in various Pharmacopoeias

检查项	《中国药典》	中国《台标》	中国《港标》	《欧洲药典》	《日本药局方》
水分	≤ 13.0%	≤ 11.0%	≤ 12.0%	≤ 12.0%	≤ 12.0%
总灰分	≤ 10.0%	≤ 9.0%	≤ 8.5%	≤ 10.0%	≤ 8.0%
酸不溶性灰分	×	≤ 5.0%	≤ 6.0%	×	≤ 5.0%
重金属	×	Cd ≤ 2.0 ppm Pb ≤ 30.0 ppm Hg ≤ 2.0 ppm	符合有关规定	×	×
农药残留	×	×	符合有关规定	×	×
霉菌毒素	×	×	符合有关规定	×	×
杂质	×	×	≤ 1.0%	×	×

注："×"表示无此项。

Note: "×" means no such item.

（五）浸出物

《中国药典》和《日本药局方》只对醇溶性浸出物的量做出了要求,限度分别为不少于 11.0% 和不少于 7.0%；中国《港标》要求醇溶性浸出物不少于 13.0%,水溶性浸出物不少于 10.0%；中国《台标》要求按照生药水抽提物测定法（通则 5006）测定和生药稀乙醇抽提物测定法（通则 5006）测定。《欧洲药典》未对浸出物含量做出要求。

（六）含量测定

《中国药典》、中国《港标》和《欧洲药典》【含量测定】项下均以松脂醇二葡萄糖苷为指标成分,要求松脂醇二葡萄糖苷含量不少于 0.10%,中国《台标》和《日本药局方》未做要求。

（七）贮藏

《中国药典》和中国《台标》规定杜仲应置通风干燥处,《日本药局方》要求密闭保存,中国《港标》和《欧洲药典》未做要求。

四、其他地方标准

《广西壮族自治区壮药质量标准》（第二卷）

中,在杜仲质量标准项下除检查项（水分和总灰分）未做要求外,其余与《中国药典》均一致。《贵州省中药材、民族药材质量标准》（2003 年版）仅采用了薄层鉴别法控制杜仲药材质量。

第二节　杜仲质量控制研究的新进展

一、杜仲质量控制的研究进展概述

目前,2020 年版《中国药典》"杜仲"专论,以松脂醇二葡萄糖苷为指标成分用于杜仲的质量控制。但杜仲中含有丰富的化合物,成分结构的多样性决定了其广泛的生物活性,所以单指标成分不足以全面反映杜仲药材质量。其中,环烯醚萜苷类代表成分京尼平苷酸和京尼平苷具有保肝利胆、降血压的活性；绿原酸属于酚酸类化合物,具有抗氧化、抑菌活性,也是形成木质素的前体；松脂醇二葡萄糖苷为杜仲中主要的木质素类化合物,具有较强的降压活性,它们常作为杜仲及相关制剂质量控制的指标成分[14-20]。

多指标成分测定是中药质量标准发展的趋势,杜仲质量研究中也不例外,但是中药标准品缺乏或价格高昂的问题使得多指标成分含量测定在实际应用时受到一定的限制。"一测多评法"（QAMS），采用一种标准品实现多成分同时含量测定，提供了可行的解决方案[21]。绿原酸价格较低，标准品易得，以绿原酸标准品为对照物，采用一测多评法对杜仲中其他活性成分的含量进行准确测定，可有效降低杜仲质量控制的成本。林芳等[22]采用该方法以绿原酸为内标，通过相对校正因子对松脂醇二葡萄糖苷、京尼平苷酸和绿原酸进行了测定，可更全面、合理、科学地评价杜仲药材质量。近红外光谱结合化学计量学建模定量分析的策略是近年来国内外发展较快的新型定量分析方法，具有快速便捷、无损、成本低、自动化程度高等特点，能弥补现有杜仲质量控制方法不能对药材市场流通中的药材实时快速检测或对栽培基地未采收药材品质进行在线分析的不足。李方飞等[23]利用近红外光谱技术结合化学计量学，建立了杜仲中松脂醇二葡萄糖苷和京尼平苷酸含量测定的模型，为杜仲质量"过程控制"提供了参考方法。

通过一个或几个中药指标成分进行含量测定仅能表征中药材某类组分的"局部特征"，无法反映中药多成分的"整体轮廓"，难以真实、客观、全面地反映中药材质量的优劣。为制定质量标准，可采用指纹图谱定性、指标成分定量的方法[24-27]。中药指纹图谱是中药现代化关键问题之一，其不仅是一种中药质量控制模式和技术，更是一种进行中药理论研究和新药开发的模式和方法。中药指纹图谱对已知和未知成分综合分析，充分客观地反映了中药复杂综合体系中各种化学成分的"整体轮廓"，具有整体性和模糊性的特点，是中药本身的"化学条码"[28, 29]。何艳等[30]采用该技术构建了杜仲叶提取物制剂——平压片的指纹图谱，旨在控制该制剂的整体质量。杜仲不同药用部位化学成分相似，但种类和含量具有一定差异[31]。其中木质素类成分主要集中在杜仲的皮部，环烯醚萜苷类、酚类和黄酮类成分主要存在于杜仲叶中，黄酮类成分在杜仲花中的含量较高。钟淑娟等[32]对杜仲皮、叶、雄花及籽中总黄酮含量与抗氧化活性进行了比较，结果显示：总黄酮含量叶＞雄花＞皮＞籽；对 ATBS[+]、DPPH 自由基清除作用，叶＞雄花＞籽＞皮；对 Cu^+ 还原能力，叶＞雄花＞皮＞籽。这说明需针对不同药用部位、不同用药目的建立专属性质量控制标准。

中药材指纹图谱着重体现中药整体特性，可用于中药材的真伪鉴别及相似性鉴别，从而达到评价和表征中药材质量的作用，但是值得注意的是，指纹图谱的相似性判别与药材中有效成分的绝对量无关，而药材中有效成分的绝对量直接反映出药材的质量，并对饮片、提取物及制剂的质量产生影响，因此指标成分的定量是中药质量标准体系的重要内容[33]。孙佳等[34]选取其中具有抗肿瘤、降血压、抗菌、抗血栓等药理活性作用的桃叶珊瑚苷、松脂醇二葡萄糖苷、松脂醇单葡萄糖苷、绿原酸、京尼平苷酸、京尼平苷等 6 个指标成分进行含量测定，覆盖了药材中所含的木质素类、环烯醚萜类及酚酸类成分，进一步完善了杜仲药材的质量控制方法[35, 36]。

二、杜仲其他药用部位的质量研究进展

作为药胶两用树种的杜仲，是中国特有的经济植物。杜仲植株需要经过 15 ～ 20 年的栽培过程，方能获得可入药的杜仲皮，我国土地资源有限，严重限制了杜仲皮的产量和质量，造成了杜仲资源日趋匮乏。同时，由于杜仲剥皮后，再生树皮发育不正常，局部被破坏的区域往往不能再生新皮。近年来，为解决杜仲资源供不应求的问题，学者们开始探索杜仲其他非药用部位的开发利用：张强等[37]对来自不同地区的杜仲叶水提物的抗氧化活性进行了研究；刘迪等[38]对杜仲叶提取物中类黄酮和绿原酸的抗氧化活性进行了研究；Zhang 等[39]对杜仲叶提取物中多酚含量及其抗氧化性进行了研究；张红霞等[40, 41]对杜仲叶乙醇提取物的降血糖作用机制进行了研究；赫锦锦等[42]采用高效液相色谱法（high performance liquid chromatography，HPLC）对杜仲雄花中具有抗菌作用的桃叶珊瑚苷进行定量研究。大量研究结果表明，杜仲叶、花具有类似于杜仲皮的药理活性，为开发传统入药部位杜仲皮替代品提供了科学依据[43, 44]。

（一）杜仲叶

杜仲作为我国沿用千年的名贵滋补药材，杜仲叶为其干燥叶，从2005年版《中国药典》起收载，具有补肝肾、强筋骨的功效。杜仲叶中含有酚类、黄酮类、环烯醚萜类、木质素等多种成分，截至《中国药典》（2020年版），仅对其中绿原酸含量做了要求，难以全面地反映药材整体质量。鉴于此，科研工作者针对杜仲叶质量控制，做出了大量的基础研究。田吉等[45]采用HPLC同时测定了杜仲叶中绿原酸和芦丁两种代表性有效成分含量。王学军等[46]建立了HPLC同时测定杜仲叶中绿原酸、芦丁、槲皮素和山奈酚4种活性成分含量的方法。张欣等[47]建立了同时测定绿原酸、槲皮素 -3-O-α-L-吡喃阿拉伯糖基-（1→2)-β-D-葡萄糖基苷(QAG)、芦丁、异槲皮苷、紫云英苷、槲皮素和山奈酚7种成分的定量分析方法，提高了杜仲叶质量控制标准。许兰波等[48]采用HPLC梯度洗脱法同时测定杜仲叶中6种黄酮的含量，并分析了3种不同品种杜仲叶的6个黄酮类成分槲皮素 -3-O- 葡萄糖（1→2）葡萄糖苷、槲皮素 -3-O- 阿拉伯糖（1→2）葡萄糖苷、槲皮素 -3-O- 葡萄糖苷、异鼠李素 -3-O-β-D- 葡萄糖苷、紫云英苷、槲皮素的含量。上述研究不仅提高了杜仲叶的质量控制标准，同时也为杜仲药材质量控制相关工作奠定了基础。

由于杜仲种植地理分布广，形体变化大，药材质量参差不齐。针对此情况，刘荣华等[49]利用HPLC同时测定桃叶珊瑚苷、京尼平苷酸、绿原酸、儿茶素和芦丁5种活性成分的含量，比较采自17个不同产地杜仲叶的质量。研究结果表明：不同产地杜仲叶中5种主要有效成分总量及各有效成分含量之间均存在显著性差异，其中采自陕西省黄陵县的杜仲叶中5种有效成分总质量分数高达14.15%，而采自四川省渠县的杜仲叶仅占1.37%，两者相差超过10倍，并且存在一定的地域性差异。阿来·赛坎等[50]采用HPLC以有效成分绿原酸、槲皮素、山奈酚和芦丁的含量变化为指标，分别研究了不同年份新鲜杜仲叶和不同产地的杜仲叶中4种有效成分的含量变化，结果表明，杜仲叶中4种有效成分的含量不仅与产地有一定的相关性，还与生长年份具有密切的关联。吴可心等[51]以四川和陕西8个不同产地移植的杜仲苗叶片为研究对象，分析不同产地杜仲叶片活性成分质量分数的差异，探索杜仲叶片活性成分质量分数与环境因子的复合关系，结果表明：不同地区杜仲药用价值均存在显著差异，桃叶珊瑚苷质量分数最高的产地为陕西杨凌、四川峨眉，在所有产地中分别具有较低和较高的年均气温，推测杜仲叶片中桃叶珊瑚苷积累的量受温度影响较大，且不具线性相关；在自然条件下，温度高低对黄酮类化合物质量分数无显著性影响；原产自陕西杨凌的杜仲绿原酸、桃叶珊瑚苷的质量分数最高，原产自四川蒲江杜仲总黄酮、茶多酚的质量分数最高，这两个产地为药用价值最优的产地。赵凯等[52]利用灰色关联分析与聚类相结合的方法，对不同产地杜仲叶所含的5种主要药效化合物的含量进行分类与评估，得到不同产地杜仲叶药用价值的高低排名及其分类，结果显示陕西省黄陵县所产杜仲叶药用价值最高，其所含各类药效成分含量最高，而且较为平均；河南省内乡县所产杜仲叶除了绿原酸外，其余化合物含量均较高，其药用价值也较大；江西省崇义县、江西省贵溪市、湖南省溆浦县、四川省渠县、重庆市开县所产杜仲叶中除芦丁外，其余药效成分含量都较低；此研究结果对今后杜仲叶药用价值开发的选材具有一定的参考意义。姜晓芳等[53]为了比较杜仲主产区杜仲叶和杜仲皮的质量，利用反相高效液相色谱法（reversed-phase high performance liquid chromatography，RP-HPLC），测定了不同产地杜仲叶和杜仲皮中京尼平苷酸、京尼平苷和绿原酸这3种活性成分的含量，并比较了含量差异，结果表明：同一产地的杜仲皮中京尼平苷酸和京尼平苷的含量高于杜仲叶，而绿原酸含量低于杜仲叶，京尼平苷酸、京尼平苷和绿原酸在杜仲皮和杜仲叶中的分布有较大差别；此外，该研究与之前的文献报道[54, 55]相比，发现所测3种活性成分的含量都偏低，研究者推测可能与采摘时间有关。兰济艳等[56]为了确定杜仲叶片的最佳采收期并筛选出叶片中有效成分含量高的杜仲，以不同产地2年生杜仲苗为研究对象，对其各生长特性指标进行了测量，并采用硝酸铝 - 亚硝酸钠比色法和反相高效液相色谱法分别测定了其叶中总黄酮、绿原酸及桃叶珊瑚苷3种主要有效成分的含量。结果表明：不同产地杜仲叶中桃叶珊瑚苷与总黄酮含量存在显著差异，绿原酸含量差异不显著，并且河北保定地区杜仲叶中 3 种主要有效成分总值高于河南三门峡地区；河北保定地区杜仲叶中绿原酸和桃叶珊瑚苷含量在 7 月中旬达到较高，总黄酮含量在 8 月中旬达到最高。综合 3 种主要有效成分含量的动态变化趋势可以确定采收期在 7 月中旬到 8 月中旬之间较为适宜。

此外，杜仲叶已被增补至新资源食品原料目录，以杜仲叶为原料，经传统茶叶加工及中药饮片加工方法制作而成的杜仲茶在中国、日本和韩国等国家广泛流通。施树云等[57]采用 DPPH-HPLC-QTOF-MS/MS 对杜仲黑茶中具有抗氧化活性的化合物进行了快速筛选、鉴定，并测定了抗氧化活性成分的含量。

（二）杜仲花

杜仲雌雄异株，其中雄株占 40% ~ 60%[58]，雄花簇生于当年生枝条基部，产量高，易于采集。杜仲雄蕊的萌发先于杜仲新枝新叶，避免了在营养供给上与枝叶生长的矛盾，因此杜仲雄花的营养物质丰富。国内外学者对杜仲雄花茶中的天然活性物质和功效作用已进行大量研究[59-66]，研究表明杜仲雄花中的黄酮类化合物含量高于皮和叶[67,68]，而且雄花中同样富含绿原酸、桃叶珊瑚苷、京尼平苷酸等活性物质，即富含与叶、皮相类似的有效成分[69-71]。杜仲雄花也已被列为新资源食品原料，以杜仲雄花为原料开发出的杜仲雄花茶、杜仲雄花酒、杜仲雄花功能饮料等产品具有良好的保健功能。作为具有明确药理活性和开发潜力的杜仲有效部位，杜仲花的质量控制和质量标准研究成为必要。Du 等[72]为有效利用杜仲雄花资源，采用主成分分析法和聚类分析法对 193 份杜仲种质的形态特征及活性成分进行了研究，筛选出京尼平苷酸、绿原酸、异槲皮苷、总黄酮、氨基酸含量及含水量可用于杜仲雄花品质综合评价。郭洋静等[73]采用 HPLC 测定不同产地杜仲雄花中桃叶珊瑚苷、绿原酸、车叶草苷、京尼平苷及京尼平苷酸 5 种活性成分含量。Ding 等[74]利用 HPLC 建立同时测定桃叶珊瑚苷、京尼平苷酸、绿原酸、京尼平苷、槲皮素、车叶草苷、槲皮素 -3-*O*-β-D-吡喃葡萄糖（1 → 2）β-D-吡喃葡萄糖、槲皮素 -3-*O*-α-L-阿拉伯吡喃糖（1 → 2）β-D-吡喃糖、槲皮

素 -3-*O*-β-D-吡喃糖、异鼠李素 -3-*O*-β-D-吡喃糖及黄芪苷 11 种具有生物活性的成分含量，进一步结合指纹图谱和层次聚类分析方法，对不同产地的杜仲雄花进行了质量的评价和分类。魏媛媛等[75]通过对杜仲雄花茶的感官评定，以及多糖、总黄酮、桃叶珊瑚苷、绿原酸、京尼平苷含量进行测定，评价不同产地杜仲花雄花茶品质，结果表明：就感官评价、多糖含量、总黄酮含量及 3 种活性成分含量而言，襄阳产地的杜仲雄花茶品质最佳；就多糖含量、总黄酮含量及 3 种活性成分含量而言，陕西产地的杜仲雄花茶品质最佳，湖南产地包括石门、江垭、洞溪产地杜仲雄花茶品质居中，南方产地杜仲雄花感官品质明显高于北方产地，北方产地杜仲雄花多糖含量明显高于南方；由此推测不同产地杜仲雄花茶品质差异除了南北地域、经纬度及海拔等的影响，导致其感官品质差异及功能成分损失的另一原因可能是其本身幼嫩且富含热敏性功能成分。绿原酸在加工过程中含量变化较大，杀青过程和绿原酸自身结构是影响绿原酸含量差异的主要原因，在杀青过程中，当酶还未完全钝化之前，绿原酸在多酚氧化酶的作用下被氧化分解，另外绿原酸中含有邻苯二酚结构，高温加热易氧化分解，而在杜仲雄花茶加工过程中最高温度达 200℃以上，杜仲雄花在干燥和杀青过程中若采用不适当的干燥方法将会大大降低杜仲雄花茶的商品价值。在杜仲雄花茶产品开发过程中，主要成分含量的高低直接决定着雄花相关产品的品质。所以，主要产地杜仲雄花茶不仅因产地降水量、温度等的不同产生差异，不同产地的不同加工方式对杜仲雄花茶品质也有很大影响。针对如何使有效成分更多地被释放出来，研究者针对杜仲雄花的破壁工艺做了进一步的考察。魏媛媛等[76]采用超微粉物理破壁技术对杜仲雄花进行破壁，以杜仲雄花破壁率为指标，研究了粉碎时间、雄花水分含量和投料量对杜仲雄花破壁率的影响，并应用响应面分析法对超微粉破壁杜仲雄花条件进行优化。结果表明最佳破壁条件为粉碎时间 8.00 min，投料量为 100.00 g 时，雄花水分含量为 6.51%，破壁率可达 100%，通过对超微粉破壁处理前后花粉液显微镜观察，发现其不仅具有很好的破壁效果，还能促进总黄酮、桃叶珊瑚苷、绿原酸及京尼平苷活性成分的释放。

三、杜仲炮制品的质量研究进展

杜仲炮制的历史沿革：南北朝时期有酥蜜炙（刘宋·雷敩所著《雷公炮炙论》）。唐代有去皮炙（《备急千金要方》，孙思邈撰著）。宋代有炙微黄（《太平圣惠方》，王怀隐等撰著）、涂酥炙［《史载之方》，史堪（载之）撰著］、姜汁炙（《类证活人书》，朱肱撰著）、姜酒制、蜜炙（《圣济总录》，徽宗敕撰）、"炒令黑"（《吴普本草》，吴普撰著）、姜炒断丝、麸炒黄（官修方书《太平惠民和剂局方》）、盐酒拌炒断丝（《伤寒百问歌》，钱闻礼撰著）和盐水炒（《扁鹊内经》，扁鹊撰著）等。元、明时代增加了油制（《普济方》，朱橚等撰著）及小茴香、盐、醋汤浸炒（《寿世保元》，龚廷贤撰著）和醋炙（《医宗必读》，李中梓撰著）。清代又增加了童便制和"面炒去丝"（《本草述》，刘若金撰著），并有"去皮用，治泻痢酥炙。除湿寒酒炙，润肝肾蜜炙，补腰肾盐水炒，治酸痛酱汁炒"（严洁、施雯、洪炜同纂的《得配本草》）的记述。现在主要的炮制方法有切丝或块、盐炙等。杜仲和盐杜仲在2020年版《中国药典》都有收载。

杜仲味甘，性温。归肝、肾经。具有补肝肾、强筋骨、安胎的功效。生杜仲较少应用，一般用于浸酒。临床以制用为主，以保证和增强疗效。盐杜仲引药入肾[77]，直达下焦，温而不燥，补肝肾、强筋骨、安胎的作用增强。张英等[78]采用高效毛细管电泳法对杜仲炮制前后绿原酸成分含量变化进行研究。许晓嘉等[79]比较了不同批次杜仲盐炙品和生品中松脂醇二葡萄糖苷的量、水分、总灰分和浸出物的量，还按文献方法对杜仲生品和盐炙品的指纹图谱进行了比较，得出杜仲生品和盐炙品水分、总灰分、浸出物量均符合药典规定，但盐炙杜仲中的水分较生杜仲降低，浸出物的量也有所减低，总灰分量比生杜仲有所增加，盐炙杜仲中松脂醇二葡萄糖苷的量明显下降，杜仲生品较盐炙品的HPLC图谱上的峰数多且量高，盐炙杜仲的部分成分（包括松脂醇二葡萄糖苷）的量有所下降，但绿原酸等的量有所升高，同时还出现了杜仲对照指纹图谱上不具备的指纹峰，此类峰可能是某种成分的降解物或是在盐制过程中产生的新物质。肖娟等[80]以松脂醇二葡萄糖苷、京尼平苷酸、绿原酸、京尼平苷、桃叶珊瑚苷、芦丁6种有效成分、醇溶性浸出物量损耗率为评价指标，采用权重系数综合评分比较不同辅料炮制对杜仲品质的影响；结果表明，炮制辅料对杜仲炮制品的质量有显著影响，生杜仲中桃叶珊瑚苷和京尼平苷酸量最高，盐炙杜仲中京尼平苷、松脂醇二葡萄糖苷的量最高，砂烫法的绿原酸量最高，糯米炙法的芦丁量最高，盐炙、酒炙、蜜炙和砂烫法的浸出物量较高，清炒、盐炙、酒炙、蜜炙法损耗率较低。不同的炮制方法各有优势，单一指标无法全面衡量各炮制方法的好坏。通过权重系数综合评分解决了多个指标同时比较不方便的问题，较全面地反映了各炮制品的品质，有助于各炮制品的综合比较。

上述炮制品在切制的过程中，标准以断丝为宜，程度难以掌控，往往"太过"或"不及"，且劳动强度大，后提出烘法炮制杜仲。陈睿[81]以炮制后杜仲中的有效成分松脂醇二葡萄糖苷浸出物、损耗率为评价指标进行综合评分，比较了不同炮制方法的损耗率和有效成分浸出含量，认为以烘制法对中药材杜仲进行炮制，操作较为简单，药材损耗率低，炮制后药材品质更加优良，是一种较为科学合理的炮制方法。随着质量标准和操作工艺的具体化、数字化，工艺参数的稳定性、重现性及精密性则成为炮制品质量保证的必要因素。罗跃龙等[82]利用正交试验策略，采用传统外观质量、松脂醇二葡萄糖苷含量和醇溶性浸出物量作为评价指标，以切制规格、温度、时间为考察因素，分别对盐炙和烘制的工艺进行优选；最终优选出的最佳盐炙工艺为杜仲切制成2 cm×2 cm的块，于180℃盐炙10 min；最佳烘制工艺条件为杜仲切制成0.5 cm的纵丝，于120℃烘制0.5 h；后又经过验证实验，结果表明优选出的炮制工艺合理可行，产品质量稳定。张小飞等[83]等以食盐浓度、炮制温度和炮制时间作为考察因素，以松脂醇二葡萄糖苷、绿原酸、含量作为评价指标，采用Box-Behnken响应面分析法优化了3个炮制工艺参数，得到最佳工艺参数为食盐浓度2.1%，炮制温度295℃，炮制时间15.0 min，并采用最佳炮制工艺参数炮制3批杜仲，结果表明应用Box-Behnken响应面分析法优化的杜仲炮制工艺参数预测结果良好。

四、其他质量控制研究进展

2020 年版《中国药典》中规定杜仲产地加工方法为 4～6 月剥取，刮去粗皮，堆置"发汗"至内皮呈紫褐色，晒干。"发汗"是一种传统而又独特的产地初加工技术，系指一些药材在加工过程中用微火烘至半干或微煮、蒸后，堆置起来发热，使其内部水分往外溢，变软、变色，增加香味或减少刺激性，既有利于药材干燥，同时又调节和促进着生物组织中的酶系统与微生物群落活力，启动或加速了初生 / 次生代谢产物的生物转化与化学转化过程，直接影响着药材的性状与品质。特别是杜仲作为几种加工需经过"发汗"的药材之一，其"发汗"的加工方法不明确，各产地"发汗"加工没有统一的标准，此外还有药材采收的产地加工方法不明确，这些问题都是亟待解决的源头问题。严颖[84] 采用 UFLC-QTRAP-MS/MS 测定杜仲中桃叶珊瑚苷、京尼平苷酸、紫丁香苷、绿原酸、松脂醇二葡萄糖苷、咖啡酸、黄芩素、新绿原酸、隐绿原酸、异绿原酸 A、梓醇、京尼平、原儿茶酸和松脂醇单葡萄糖苷 14 种成分的含量，灰色关联度分析表明产地"发汗"及"去粗皮直接堆置发汗"质量较优；并结合植物代谢组学的思路对不同加工方法及"发汗"条件杜仲进行整体评价，找出 10 个差异显著的化学成分及其变化规律，旨在为优选杜仲适宜产地加工方法和"发汗"条件提供基础资料，同时为内在质量的综合评价体系的建立提供借鉴。赵鸿宾等[85] 采用多糖作为评价指标，考察不同性状、干燥方法及是否"发汗"对多糖含量的影响来探讨杜仲的产地加工方法，实验结果表明，未发汗杜仲多糖含量与发汗杜仲具有显著性差异，未发汗者高于发汗者，此结果预示如采用药典记载杜仲发汗后晒干的加工方法，会导致杜仲多糖含量偏低。但这一研究结果与刘圣金等[86] 提出的发汗可提高水溶性成分含量的研究结果不一致，有待进一步研究考证。

由于杜仲野生资源濒于枯竭，因此市售杜仲药材主要为栽培品，且杜仲栽培广泛，产地较多，导致了杜仲原产地的混乱，而多数杜仲药材生长年限不定，致使市售杜仲药材良莠不齐。周程艳等[87] 则对杜仲叶和果实中的总黄酮和总多糖含量

进行了动态积累研究，采用紫外分光光度法，得出结论：不同季节的杜仲叶和果实中总黄酮和总多糖的含量有显著性差异，叶和果实中总黄酮含量以 4 月为最高；叶和果实中总多糖含量均以 3 月为最高，但是果实中总多糖的含量在 6 月会达到最低，7 月有显著回升，叶则在 5 月后总多糖含量一直缓慢下降。故从叶和果实中总黄酮和总多糖的含量考虑，4 月为杜仲叶和果实的最佳采收期。亦有学者对 4～9 月连续 6 个月杜仲不同部位的桃叶珊瑚苷含量进行考察[88]，对不同部位测定结果表明，内皮中的桃叶珊瑚苷含量明显高于其他部位；对不同采收时间，学者使用不同时期的内皮样品进行测定，发现样品中桃叶珊瑚苷含量以 4 月最高，以后逐渐降低。综合看来，杜仲皮的采收期基本符合传统采收期 4～6 月，而叶和果实则因考察因素不同而有所差异。

彭应枝[89] 从形态和量的角度对市售杜仲药材进行了评价，观察形态发现部分杜仲药材多为统货，含有枝皮、嫩皮，很多批次药材未去栓皮（粗皮），部分药材厚度达不到药典要求，这说明市售的杜仲药材并没有完全按加工规范处理，同时说明杜仲商品学意义上的等级分类在市场上的应用并不广泛，而来自不同产地的市售杜仲药材中松脂醇二葡萄糖苷的量有 41.7% 未达到药典标准。孔强等[90] 对 13 批不同产地杜仲药材进行了性状鉴定、醇溶性浸出物、松脂醇二葡糖糖苷含量及紫外谱线组鉴别。结果表明，供试杜仲药材性状低于传统等级分类要求，药材厚度均达不到《中国药典》中要求，反映了杜仲生长年限短、质量下降的现实，商品学意义上的杜仲等级分类已不复存在，国内药材市场流通的杜仲主为统货，并有枝皮、嫩皮进入市场，质量严重下降，应引起有关部门的关注；醇溶性浸出物符合要求，松脂醇二葡萄糖苷含量不符合要求者为 30.8%，紫外谱线组具有相同吸收值，可作为杜仲的一种专属性鉴定方法。

第三节　杜仲中成药质量标准及其质量控制研究进展

一、杜仲中成药质量标准的总体情况

目前，已开发出不少以杜仲为原料的成药，

既有单味杜仲入药制成的制剂，也有将杜仲跟其他一些中药材配伍制备得到的复方制剂。中成药注册时除要求建立原料药材的质量标准外，还必须建立中成药成品的质量标准。对于由多味药物组成的中成药制剂，其质量标准应考虑对组方中主要药味的鉴别、检查和代表性指标成分的控制，以保证药品的质量稳定均一、安全有效。把当前颁布的常见杜仲中成药质量标准的鉴别项、检查项、含量测定项分别总结比较于表 2-12-2 中。从表中可以看出，就现阶段而言，杜仲中成药质量标准的研究水平还参差不齐，不少品种存在检测项目缺失，特别是含量测定项缺失的品种较多，含量测定项采用多指标成分含量测定的品种还极少。

表 2-12-2　含杜仲中成药质量标准要求的有关情况
Table 2-12-2　Quality standards requirements for Chinese patent medicines containing Eucommia ulmoides

单味 / 复方	品名	鉴别	检查	含量测定
单味	杜仲平压片	供试品色谱与杜仲叶对照药材色谱及绿原酸对照品色谱相应的位置上，显相同颜色的荧光斑点	符合片剂项下的有关规定	绿原酸≥ 0.8 mg/ 片
单味	杜仲冲剂	加 0.5% 二甲氨基苯甲醛乙醇溶液 5 ml 及盐酸 1 ml，显棕红色或紫红色	符合颗粒剂项下有关的各项规定	×
单味	全杜仲胶囊	（1）有具弹性胶膜 （2）与杜仲对照药材色谱相应的位置上，显相同蓝色荧光斑点	符合胶囊剂项下的各项规定	（1）绿原酸≥ 0.24 mg/ 粒 （2）松脂醇二葡萄糖苷≥ 1.25 mg/ 粒
单味	杜仲平压胶囊	与杜仲叶对照药材和绿原酸对照品色谱相应的位置上，显相同颜色的斑点	符合胶囊剂项下有关的各项规定	绿原酸≥ 0.5 mg/ 粒
复方	杜仲药酒	×	（1）38% ≤乙醇量≤ 42% （2）符合酒剂项下规定	×
复方	杜仲降压片	（1）显微鉴别 （2）与香草醛硫酸溶液显紫红色 （3）与钼酸铵固体 + 硫酸显紫红色；与三氯化铁试液显灰褐色 （4）与镁粉 + 盐酸显樱红色	符合片剂项下有关的各项规定	×
复方	杜仲壮骨丸	（1）与 3, 5- 二硝基苯甲酸 + 氢氧化钾溶液，显紫红色 （2）与硅钨酸试液生成类白色沉淀；与碘化铋钾试液生成橙红色沉淀 （3）与人参对照药材色谱相应的位置上，在日光和紫外光灯下，分别显相同颜色的斑点或荧光斑点	符合丸剂项下有关的各项规定	×
复方	复方杜仲片	（1）显微鉴别 （2）与香草醛硫酸溶液显紫红色 （3）与钼酸铵固体 + 硫酸显紫红色；与三氯化铁试液显灰褐色 （4）与镁粉 + 盐酸呈樱红色	符合片剂项下有关的各项规定	×

续表

单味/复方	品名	鉴别	检查	含量测定
复方	参杞杜仲丸	（1）显微鉴别 （2）与人参皂苷 Rg$_1$、Re 及 Rb$_1$ 对照品色谱相应的位置上，在日光下显相同的三个紫红色斑点，紫外光下显相同的一个黄色和两个橙色荧光斑点 （3）与当归、石菖蒲及柏子仁对照药材色谱相应的位置上，显相同颜色的荧光斑点	符合丸剂项下有关的各项规定	（1）正丁醇提取物 ≥ 5.5% （2）人参皂苷 Rg$_1$+ 人参皂苷 Re ≥ 0.20 mg/g
复方	杜仲补腰合剂	与茚三酮试液显紫蓝色	（1）5.0 ≤ pH ≤ 6.5 （2）总氮量 ≥ 0.35% （3）符合合剂项下有关的各项规定	×
复方	杜仲补天素片	（1）显微鉴别 （2）与香草醛硫酸溶液显樱红色 （3）在 282 nm±1 nm 的波长处有最大吸收	符合片剂项下有关的各项规定	×
复方	杜仲补天素丸	（1）与香草醛硫酸溶液渐显紫红色 （2）滴加 α- 萘酚乙醇的试剂与沿管壁加入的硫酸在交界面处出现紫红色环	符合丸剂项下有关的各项规定	×
复方	杜仲壮骨胶囊	（1）与硅钨酸试液生成灰白色沉淀；与碘化铋钾试液生成橙红色沉淀 （2）滴加氢氧化钠试液显橙红色	符合胶囊剂项下有关的各项规定	×
复方	杜仲双降袋泡剂	（1）与溴甲酚绿乙醇液显黄绿色；与三氯化铝乙醇溶液显黄绿色荧光 （2）与杜仲叶对照药材和绿原酸对照品色谱相应的位置上，显相同颜色的荧光斑点	符合茶剂项下的有关各项规定	×
复方	强力天麻杜仲丸	（1）显微鉴别 （2）与天麻素对照品色谱相应的位置上显相同颜色的斑点	（1）乌头碱限量 （2）符合丸剂项下有关的各项规定	天麻素 ≥ 60 μg/g
复方	复方杜仲胶囊	（1）显微鉴别 （2）与钩藤和益母草对照药材色谱相应的位置上，显相同颜色的斑点 （3）与杜仲对照药材色谱相应的位置上，显相同颜色的荧光斑点	符合胶囊剂项下的有关的各项规定	黄芩苷含量 ≥ 9.5 mg/ 粒
复方	强力天麻杜仲胶囊	（1）显微鉴别 （2）与碘化铋钾试液生成橙色沉淀；与碘化钾碘试液生成棕色沉淀	符合胶囊剂项下有关的各项规定	×
复方	复方杜仲健骨颗粒	（1）与芍药苷、黄芪甲苷、人参皂苷 Re 对照品及续断对照药材色谱相应的位置上显相同颜色的斑点 （2）与盐酸小檗碱对照品色谱相应的位置上，显相同颜色的荧光斑点	符合颗粒剂项下有关的各项规定	芍药苷 ≥ 16.2 mg/ 袋

注：“×”表示无此项。

Note: "×" means no such item.

二、杜仲中成药质量控制的研究进展

杜仲作为传统名贵中药,被不少古方名方所采用,也已开发了多种中成药制剂。据不完全统计,目前全国有100多个厂家生产杜仲制剂,涵盖颗粒、胶囊、片剂、丸剂、酒剂等多种剂型[91]。

(一)杜仲单味药组成的中成药

1. 杜仲平压片、分散片 杜仲平压片为以杜仲叶为原料的制剂,临床上用于治疗高血压、头晕目眩等症,被《中华人民共和国卫生部药品标准》中药成方制剂第十一册收载。杜仲平压片的生产厂家较多,为保证该药物治疗效果的稳定,需对该制剂质量进行严格控制。何艳等[92]考虑到现行国家标准仅对杜仲平压片中绿原酸进行定性鉴别和定量测定[93],决定采用HPLC同时测定杜仲平压片中京尼平苷酸、新绿原酸、绿原酸、隐绿原酸、咖啡酸、芦丁、槲皮素的含量,为进一步完善该制剂质量控制提供了多指标含量测定方法。并且,进一步考虑到指纹图谱可以全面反映中药所含化学成分的种类和数量,从而实现对该制剂质量有效评价和控制,该实验室建立了杜仲平压片高效液相指纹图谱,并同时测定了新绿原酸、绿原酸和芦丁的含量[94]。

杜仲平压分散片由杜仲叶中的提取物制成,是由杜仲平压片改变剂型而得。陈泽彬等[95]以崩解时间、分散均匀性和可压性为指标优选辅料配比,利用研磨法制备杜仲平压分散片,采用HPLC测定制剂中绿原酸含量;优选出的辅料配比为甘露醇60 g、微晶纤维素40 g、低取代羟丙基纤维素30 g、微粉硅胶20 g、交联聚乙烯吡咯烷酮4 g、硬脂酸镁2 g、甜味剂2 g,聚乙烯吡咯烷酮适量,制备出的分散片为棕褐色,分散均匀度符合要求,绿原酸含量在1.882 ～ 18.820 μg与峰面积积分值呈良好线性关系;结果表明该辅料配比符合制备工艺要求,所建立的质量标准可用于杜仲平压分散片的质量控制。

2. 杜仲颗粒 收载于《中华人民共和国卫生部药品标准》中药成方制剂第十册(编号WS₃-B-1938-95),由杜仲和杜仲叶组成。原质量标准中,未对成品中任一成分进行含量控制。为了更好地控制药品质量,已有人研究建立了HPLC测定杜仲颗粒中绿原酸含量的方法[96,97];钱鑫等[98]建立了HPLC测定杜仲颗粒中松脂醇二葡糖苷含量的方法;王亚莉等[99]考虑到原标准中只有理化鉴别的情况,增加了杜仲叶的薄层色谱鉴别。马永青等[100]采用HPLC建立了杜仲颗粒的特征图谱,用来考察杜仲颗粒生产过程中杜仲颗粒水溶性成分的转移情况。

3. 全杜仲胶囊 收载于2015年版《中国药典》,其有效成分被认为是杜仲胶,其中含量测定以松脂醇二葡萄糖苷为指标性成分。中国林业科学研究院经济林研究开发中心研究比较了全国16个产地的杜仲含胶量,测得江西井冈山杜仲含杜仲胶含量最高[101]。全杜仲胶囊遵循传统炮制理论,杜仲盐制入肾,肾主骨,盐杜仲特别起到补肾强筋骨的作用,现代研究认为有两方面的作用,一是盐制高温,炒断杜仲的胶丝,有利于杜仲的粉碎和有效成分的溶出,而不影响杜仲胶的性质;二是杜仲含有钙、磷等微量元素,盐制有利于钠离子与植物细胞中的钙、磷交换,也就是有利于钙磷的溶出,从而起到强壮筋骨的作用,正合《神农本草经》中"坚筋骨"的功效[102]。全杜仲胶囊采用超微粉碎技术,解决了脂溶性杜仲胶和水溶性杜仲有效成分提取溶出的矛盾和难题,完整地保留了杜仲脂溶性和水溶性有效成分。全杜仲胶囊有效成分最全,既能补充钙磷促骨细胞增殖,又能促骨胶原蛋白的合成,更能高强度黏合骨骼钙。但是其质量标准还有待提高以更全面反映全杜仲的药效物质基础。

(二)杜仲复方制剂中成药

1. 杜仲药酒 药酒是我国传统中药制剂,已有几千年的历史,将强身健体的中药与酒相溶,不仅制备方便、药性稳定、安全有效,而且因乙醇是一种良好的半极性有机溶剂,中药的各种有效成分都易溶于其中,药借酒力、酒助药势而充分发挥其效力,有助于提高中药疗效。在制备一款药酒时,处方中常常会包含多味中药,不可控因素较多,为了保证得到的成品药酒符合国家要求,需要建立有效、可靠、准确的检测技术对其进行质量控制。已上市的杜仲药酒由17味中药制备而成,但目前未见该药酒质量标准研究的公开文献，尤其未见针对所含杜仲建立质量控制的标准。

2. 杜仲降压片　由杜仲、益母草、夏枯草、黄芩、钩藤 5 味中药组成，最早收载于《中国药典》（1977 年版）一部，为糖衣片，检测项目只有钩藤的显微鉴别和理化鉴别，无含量测定项。1992 年收载于《中华人民共和国卫生部药品标准》中药成方制剂第六册（编号：WS₃-B-1185-92）时，名称改为复方杜仲片（杜仲降压片），为糖衣片，处方与《中国药典》（1977 年版）相同，但对制法做了修改，检测项目只有钩藤的显微鉴别和理化鉴别，无含量测定项。2014 年广州市香雪制药股份有限公司修改了复方杜仲片（杜仲降压片）规格，国家药品标准 YBZ28882005（WS₃-B-1185-92-1）为薄膜衣片，检测项目只有钩藤的显微鉴别和理化鉴别，无含量测定项。2015 年康普药业股份有限公司对复方杜仲片的质量标准进行了提高，国家药品标准 YBZ07792004（WS₃-B1185-92-2）检验项目新增了盐酸水苏碱、熊果酸的薄层色谱鉴别和 HPLC 测定黄芩苷含量。杜仲降压片中杜仲为君药，加强对杜仲活性成分的质量控制尤为必要。张泽楷等[103]采用 HPLC 建立了同时测定杜仲降压片中绿原酸和芦丁两种有效成分含量的方法；曹坤等[104]用不同的处理方法对松脂醇二葡萄糖苷与其他成分进行分离，为杜仲降压片的质量控制提供了定量检测方法。何艳等[105]认为中药复方制剂由多味药材组成，以"君臣佐使"的规律相互制约和协调，仅检测单一成分难以反映其整体的内在质量，遂采用 HPLC 同时测定杜仲降压片处方中杜仲和钩藤中的绿原酸、夏枯草中的迷迭香酸、黄芩中的黄芩苷 3 种有效成分的含量，为杜仲降压片更全面的质量控制奠定基础。

3. 复方杜仲丸　收载于原国家食品药品监督管理局标准 YBZ03812009，处方由复方杜仲流浸膏（由杜仲、益母草、夏枯草、黄芩、钩藤提取制成）、钩藤两味组成。赵磊等[106]采用氧化铝-活性炭低压层析柱进行样品前处理，强阳离子交换色谱柱测定盐酸水苏碱，ODS 色谱柱测定黄芩苷的含量，可有效控制复方杜仲丸中益母草与黄芩的含量。

4. 杜仲补天素片、胶囊　杜仲补天素片收载于《中华人民共和国卫生部药品标准》中药成方

制剂第十二册，现行标准中只有显微鉴别、试管反应及紫外光谱检查，缺乏指标成分含量测定。为更有效地控制制剂的内在质量和临床疗效，李惠珍等[107]采用 HPLC 建立了杜仲补天素片中芍药苷含量的测定方法，李云静等[108]以梯度洗脱的方式同时测定杜仲补天素片中 6 种成分的含量。

此外，杜仲补天素胶囊是与其配方相同的另一剂型中成药，同为贵州汉方药业的独家产品。

5. 杜仲壮骨胶囊　是由杜仲、淫羊藿、人参等 23 味组成的中成药，收载于《中华人民共和国卫生部药品标准》中药成方制剂第十二册，原标准中仅有化学鉴别反应及制剂通则项下检测内容。为保证其质量稳定可靠，确保疗效，李玉兰等[109, 110]建立了杜仲壮骨胶囊薄层色谱鉴别方法及测定杜仲壮骨胶囊中有效成分淫羊藿苷含量的 HPLC 方法。袁步娟等[111]建立了 HPLC 测定杜仲壮骨胶囊中 3 种皂苷成分含量的方法。

6. 杜仲双降袋泡剂　收载于《中华人民共和国卫生部药品标准》中药成方制剂第十二册，由杜仲叶、苦丁茶两味中药材加工而成，具有降压、降血脂的功效，现行标准中未包含指标成分定量测定内容。李黎丽等[112]建立了 HPLC 波长切换法，同时测定杜仲双降袋泡剂中桃叶珊瑚苷、京尼平苷酸、绿原酸、京尼平苷、松脂醇二葡萄糖苷、芦丁及槲皮素 7 种成分含量。

7. 强力天麻杜仲胶囊、丸　强力天麻杜仲胶囊是《中华人民共和国卫生部药品标准》中药成方制剂第十六册收载品种，是由杜仲、天麻、草乌等 12 味中药经提取加工制成的纯中药复方制剂。部颁标准中强力天麻杜仲胶囊含量测定采用薄层扫描法，此法操作费时，样品前处理方法复杂而且重现性、精密度较差。张继东[113]采用 HPLC 建立了强力天麻杜仲胶囊中有效成分天麻素含量的测定方法，该方法简便快捷，准确性和重复性较好。该处方中除天麻素外，松脂醇二葡萄糖苷也是其主要有效成分，陈煦等[114]采用 HPLC 同时测定强力天麻杜仲胶囊中天麻素和松脂醇二葡萄糖苷的含量，该法简捷、稳定；周开胜[115]建立了蛇床子素的 HPLC 含量测定方法。郭丽等[116]通过对强力天麻杜仲胶囊中天麻素、对羟基苯甲酸、松脂醇二葡萄糖苷、阿魏酸、咖啡酸和绿原

酸的同时测定，为该药物质量控制的进一步提升奠定了基础。张锦等[117]对制剂中的6味药材的薄层鉴别方法进行了研究，可用于提高该制剂质量控制多要求的药材专属性鉴别水平。中药特征图谱能够较好地反映中药复杂的化学成分，是一种理想的色谱鉴别方法。张锦等[118]根据所收集的10批样品，研究建立了强力天麻杜仲胶囊的特征图谱。方中药味草乌、附子含有乌头碱、新乌头碱、次乌头碱等毒性很强的成分，为了保证用药安全，需对其毒性成分进行有效控制。张洪超等[119]建立了测定强力天麻杜仲胶囊中乌头碱类成分含量的反相高效液相色谱法。何迅等[120]运用分析速度快、灵敏度高的UPLC-Q-TOF/MS对制剂的化学成分进行分析，选择5个具有代表性的活性（毒性）成分（来源于天麻药材的天麻素，来源于杜仲药材的京尼平苷酸、松脂醇二葡萄糖苷，来源于制草乌、制附子药材的苯甲酰新乌头原碱，来源于独活药材的蛇床子素）作为指标成分进行含量测定，同时对毒性成分进行了限量规定，有利于保证制剂批次间质量的均一性和稳定性，更好地保障用药的安全性和有效性。

此外，强力天麻杜仲丸收载于国家中成药标准汇编内科肾系分册，药味组成与强力天麻杜仲胶囊一致，在鉴别项下，对玄参、杜仲、地黄、川牛膝、槲寄生5味药材进行了显微鉴别；对独活、当归、羌活、玄参、地黄药材进行了薄层色谱鉴别。因方中含有制草乌，所以对乌头碱限量也做出了"出现的斑点应小于乌头碱对照品的斑点或不出现斑点"的要求。含量测定项选取天麻素为指标性成分对天麻的质量进行控制。

8. 杜仲壮骨丸　收载于《中华人民共和国卫生部药品标准》中药成方制剂第十八册（保护品种分册二），由杜仲、白术、人参等24味中药组成[121]，临床主要用于治疗风湿痹病、筋骨无力等症。本品由于处方中含有豹骨和寻骨风2味药材，其中豹骨属于濒危保护动物药材，寻骨风由于含有马兜铃酸，长期大量应用可引起一定程度的肾损害。因此刘明等[122]对这2味药材进行减去或替代（即去掉豹骨，另用肿节风代替寻骨风，然后按照原制备工艺制备）研究的基础上，采用维A酸致小鼠骨质疏松，观察改进后的杜仲壮骨丸对小鼠骨质疏松的改善作用，以扩大其临床适

应证。此外，部颁标准中仅对人参进行了薄层鉴别的要求，葛秋平等[123]针对杜仲壮骨丸的质量检测方法增加了黄芪、淫羊藿、三七和肿节风的薄层鉴别检测和马兜铃酸Ⅰ、马兜铃内酰胺-Ⅰ及淫羊藿苷的含量测定项[123]。

9. 参杞杜仲丸　由盐杜仲、人参、川牛膝等组成，具有益气补肾的功效，用于怠倦乏力、腰膝酸软、健忘失眠等症。该品种起初收载于国家药品监督管理局标准（试行）WS-5097(B-0097)-2002，原标准采用HPLC同时采用薄层色谱法对其君药人参的有效部位人参皂苷进行了含量测定。王健等[124]采用HPLC建立了同时测定参杞杜仲丸中人参皂苷Rg_1和人参皂苷Re含量的方法，适用于控制参杞杜仲丸的质量。后续的部颁标准修订中，采纳了前期学者的研究成果，目前最新的部颁标准［WS-5097（B-0097）-2014Z-2018］中，增加了菟丝子、枸杞子、盐杜仲和当归的显微鉴别项；增加了以人参皂苷Rg_1和人参皂苷Re总量为指标的含量测定标准。

10. 杜仲补腰合剂　又名杜仲补腰精，系以民间验方杜仲炖猪腰治疗腰痛为基础研制而成，它是以鲜猪腰配杜仲、补骨脂、菟丝子、枸杞、牛膝、当归、熟地、党参和香菇等中药材，经提取精制而成并经密封热压灭菌的口服液体制剂，收载于《中华人民共和国卫生部药品标准》中药成方制剂第十五册，无指标成分含量测定项。

11. 复方杜仲胶囊　由杜仲、黄芩、益母草等6味中药组成，起初收载于《中华人民共和国卫生部药品标准》中药成方制剂第六册，原标准比较简单，无含量测定项。刘云庆[125]和倪晓霓[126]采用HPLC分别建立了复方杜仲胶囊中的黄芩苷和绿原酸的含量测定方法。目前复方杜仲胶囊收载于新药转正标准第80册，其中含量测定项选取黄芩苷为指标成分进行质量控制。

第四节　展　　望

杜仲药用历史悠久，除杜仲皮外，杜仲多个药用部位均有广泛的药理活性报道，杜仲中化学成分繁多，多种成分显示了多样的药理活性，使其在医药领域具有广阔的应用前景，但也对杜仲的质量控制提出了更高的要求。杜仲的资源紧缺，

枝皮和叶替代板皮作为药用是否对其质量和疗效有一定影响还需深入研究。杜仲基源不同，其形态和药效成分的含量具有一定差异，且受杜仲采收处理的影响，市售杜仲质量参差不齐，这将会严重影响杜仲单味药制剂和以杜仲配伍的中成药的质量和疗效，因此区分不同产地来源对于杜仲的质量评价具有重要意义。杜仲炮制对有效成分含量、浸出物等指标均会产生一定影响，可能还会产生新的化合物，因此不仅需要加大对市售杜仲质量控制的监管力度，还需全面提升杜仲质量标准，如建立指纹图谱或特征图谱的研究方法，完善杜仲商品规格等级。

迄今为止，我国含杜仲中成药的质量标准还主要停留在以定性鉴别为主，即使有含量测定项，一般也只是单一或少数化学成分的测定，特别对复方制剂中的有效成分、药效、质量控制及作用机制等方面还缺乏深入的研究，缺乏对多药材代表性专属性控制的理化指标。在杜仲质控技术和质量标准研究中，如何把宏观整体特征的指纹图谱与多指标成分的含量测定相结合，把化学成分的控制与药物效应的控制相结合，是应该重点考虑的方向。中药质量标志物作为一种新的重要质量控制技术目前尚未见诸杜仲研究报道，在进一步考虑杜仲质控技术发展和质量标准提升研究时值得关注。

（杨华杰　梁晓萍　谢媛媛　梁琼麟）

参 考 文 献

[1] 杨峻山，张聿梅，姜声虎．杜仲研究的现状与展望．自然资源学报，1997，12(1)：60-67.

[2] Zhang YP, Peng MJ, Liu LL, et al. Screening, identification, and potential interaction of active compounds from *Eucommia ulmodies* leaves binding with bovine serum albumin. Journal of Agricultural and Food Chemistry, 2012, 60(12): 3119-3125.

[3] Li Q, Feng Y, He W, et al. Post-screening characterisation and *in vivo* evaluation of an anti-inflammatory polysaccharide fraction from *Eucommia ulmoides*. Carbohydrate Polymers, 2017, 169: 304-314.

[4] He M, Jia J, Li J, et al. Application of characteristic ion filtering with ultra-high performance liquid chromatography quadrupole time of flight tandem mass spectrometry for rapid detection and identification of chemical profiling in *Eucommia ulmoides* Oliv. Journal of Chromatography A, 2018, 1554: 81-91.

[5] Cho S, Hong R, Yim P, et al. An herbal formula consisting of *Schisandra chinensis* (Turcz.) Baill, *Lycium chinense* Mill and *Eucommia ulmoides* Oliv alleviates disuse muscle atrophy in rats. Journal of Ethnopharmacology, 2018, 213: 328-339.

[6] Luo LF, Wu WH, Zhou YJ, et al. Antihypertensive effect of *Eucommia ulmoides* Oliv. extracts in spontaneously hypertensive rats. Journal of Ethnopharmacology, 2010, 129(2): 238-243.

[7] Li CP, Qiu GZ, Liu B, et al. Neuroprotective effect of lignans extracted from *Eucommia ulmoides* Oliv. on glaucoma-related neurodegeneration. Neurological Sciences, 2016, 37(5): 755-762.

[8] Zhou YQ, Liang M, Li WZ, et al. Protective effects of *Eucommia ulmoides* Oliv. bark and leaf on amyloid beta-induced cytotoxicity. Environmental Toxicology and Pharmacology, 2009, 28(3): 342-349.

[9] Lee GH, Lee HY, Choi MK, et al. *Eucommia ulmoides* leaf (EUL) extract enhances NO production in ox-LDL-treated human endothelial cells. Biomedicine & Pharmacotherapy, 2018, 97: 1164-1172.

[10] Fujiwara A, Nishi M, Yoshida S, et al. Eucommicin A, αβ-truxinate lignan from *Eucommia ulmoides*, is a selective inhibitor of cancer stem cells. Phytochemistry, 2016, 122: 139-145.

[11] Hussain T, Tan B, Rahu N, et al. P067-Protective mechanism of *Eucommia ulmoids* flavone (EUF) on enterocyte damage induced by LPS. Free Radical Biology and Medicine, 2017, 108(S1): S40.

[12] Liu HW, Li K, Zhao J, et al. Effects of polyphenolic extract from *Eucommia ulmoides* Oliver leaf on growth performance, digestibility, rumen fermentation and antioxidant status of fattening lambs. Animal Science Journal, 2018, 89(6): 888-894.

[13] 国家药典委员会．中华人民共和国药典(2020年版)．一部．北京：中国医药科技出版社，2020：170.

[14] 冯锁民．杜仲化学成分研究及两种新药制剂学研究．西安：西北大学硕士学位论文，2007.

[15] 彭密军. 杜仲中高纯活性成分的分离制备新工艺研究. 长沙: 中南大学硕士学位论文, 2004.

[16] 张凌风, 洪雅丹, 骆媱, 等. HPLC 法测定杜仲-淫羊藿药对中 8 个化学成分的含量. 药物分析杂志, 2019, 39(5): 772-779.

[17] 周云雷, 郭婕, 王志宏, 等. HPLC 法同时测定矮林杜仲叶中 6 种成分含量. 中药材, 2015, 38(3): 540-543.

[18] 魏媛媛, 李伟业, 温晓, 等. HPLC 法同时测定不同产地杜仲雄花茶中 3 种活性成分含量. 安徽农业科学, 2019, 47(8): 192-194.

[19] 张子东, 付冬梅, 张威鹏, 等. HPLC 法同时测定不同生长年限不同部位杜仲中 5 种苯丙素类成分. 食品科学, 2019, 40(8): 186-191.

[20] 王学军, 梁旭华, 徐恒. HPLC 法同时测定杜仲叶中 4 种成分的含量. 中医药信息, 2017, 34(1): 33-35.

[21] 王智民, 高慧敏, 付雪涛, 等. "一测多评" 法中药质量评价模式方法学研究. 中国中药杂志, 2006, 31(23): 1925-1928.

[22] 林芳, 王云红, 万丽, 等. 一测多评法结合指纹图谱对杜仲质量控制的研究. 中国实验方剂学杂志, 2012, 18(13): 78-82.

[23] 李方飞, 彭应枝, 许雄博, 等. 近红外光谱技术结合化学计量学快速测定杜仲中松脂素二葡萄糖苷和京尼平苷酸的含量. 光谱学与光谱分析, 2016, 36(12): 3945-3950.

[24] 罗国安, 王义明. 中药复方有效部分研究方法以及理论初探. 中成药, 1997, 19(8): 43, 44.

[25] 罗国安, 王义明, 曹进. 多维多息特征谱及其应用. 中成药, 2000, 22(6): 395-397.

[26] 罗国安, 王义明. 中药指纹图谱的分类和发展. 中国新药杂志, 2002, 11(1): 46-51.

[27] 罗国安, 王义明, 曹进, 等. 建立我国现代中药质量标准体系的研究. 世界科学技术-中医药现代化, 2002, 4(4): 5-11.

[28] 孙国祥, 胡玥珊, 智雪枝. 用复杂性科学原理揭示中药指纹图谱的本质特征. 中南药学, 2008, 6(5): 600-605.

[29] 谢培山. 刍议中药指纹图谱的现状、发展和问题. 中药材, 2007, 30 (3): 257-259.

[30] 何艳, 张辉. 杜仲平压片指纹图谱及 3 种成分含量测定. 中药新药与临床药理, 2019, 30(10): 1246-1250.

[31] Ying Y, Zhao H, Chen CH, et al. Comparison of multiple bioactive constituents in different parts of Eucommia ulmoides based on UFLC-QTRAP-MS/MS combined with PCA. Molecules, 2018, 23(3): 643-646.

[32] 钟淑娟, 杨欣, 李静, 等. 杜仲不同部位总黄酮含量及抗氧化活性研究. 中国药房, 2017, 28(13): 1787-1790.

[33] 罗国安, 梁琼麟, 王义明. 中药指纹图谱——质量评价、质量控制与新药研发. 北京: 化学工业出版社, 2009.

[34] 孙佳, 陆苑, 向文英, 等. UPLC 同时测定杜仲中 6 种有效成分的含量. 天然产物研究与开发, 2016, 28(6): 874-879.

[35] Deyama TN, Nishibe S, Nakazawa Y, et al. Constituents and pharmacological effects of Eucommia and Siberian ginseng. Acta Pharmacologica Sinica, 2002, 22(12): 1057-1070.

[36] Luo LF, Wu WH, Zhou YJ, et al. Antihypertensive effect of Eucommia ulmoides Oliv. extracts in spontaneously hypertensive rats. Journal of Ethnopharmacology, 2010, 129(2): 238-243.

[37] 张强, 苏印泉, 李秀红. 不同产地杜仲叶的水提取物体外抗氧化活性. 食品科学, 2011, 32(15): 126-129.

[38] 刘迪, 尚华, 宋晓宇. 杜仲叶多酚体内和体外抗氧化活性. 食品研究与开发, 2013, 34(9): 5-8.

[39] Zhang Q, Su YQ, Zhang JF. Seasonal difference in antioxidant capacity and active compounds contents of Eucommia ulmoides Oliver leaf. Molecules, 2013, 18(2): 1857-1868.

[40] 张红霞. 杜仲叶乙醇提取物对 Caco-2 细胞中二糖酶及葡萄糖吸收的抑制作用. 北京: 北京林业大学硕士学位论文, 2014.

[41] 张红霞, 杨丹丹, 王凤, 等. 杜仲叶乙醇提取物的降糖作用机理. 食品科学, 2014, 35(17): 197-203.

[42] 赫锦锦, 杜红岩, 张保国, 等. RP-HPLC 测定杜仲雄花茶中桃叶珊瑚苷的含量. 中成药, 2010, 32(2): 318-320.

[43] He XR, Wang JH, Li MX, et al. Eucommia ulmoides Oliv.: Ethnopharmacology, phytochemistry and pharmacology of an important traditional Chinese medicine. Journal of Ethnopharmacology, 2014, 151(1): 78-92.

[44] Dong JE, Ma XH, Wei Q, et al. Effects of growing location on the contents of secondary metabolites in the leaves of four selected superior clones of Eucommia ulmoides. Industrial Crops and Products, 2011, 34(3): 1607-1614.

[45] 田吉, 何兵, 李春红. HPLC 法同时测定杜仲叶中绿原酸和芦丁含量. 泸州医学院学报, 2010, 33(5): 490-493.

[46] 王学军，梁旭华，徐恒. HPLC 法同时测定杜仲叶中 4 种成分的含量. 中医药信息，2017, 34(1): 33-35.

[47] 张欣，张春凤，祁东利，等. HPLC 同时测定杜仲叶中 7 种成分的含量. 中国药科大学学报，2012, 43(5): 435-437.

[48] 许兰波，张峰，丁艳霞，等. HPLC 法同时测定杜仲叶中 6 个黄酮类成分的含量. 药物分析杂志，2014, 34(8): 1422-1425.

[49] 刘荣华，唐芳瑞，陈兰英，等. 不同产地杜仲叶中 5 种主要有效成分的含量比较. 中国实验方剂学杂志，2015, 21(18): 31-34.

[50] 阿来·赛坎，文娥，田树革. 高效液相色谱法同时测定杜仲叶中 4 种有效成分的含量. 国际药学研究杂志，2016, 43(3): 571-574.

[51] 吴可心，吴斌，彭晓曦，等. 不同产地杜仲叶片活性成分及杜仲胶质量分数差异. 东北林业大学学报，2019, 47(10): 40-43.

[52] 赵凯，周莲. 不同产地杜仲叶药效成分的分类与评估. 兰州文理学院学报 (自然科学版)，2018, 32(5): 64-67.

[53] 姜晓芳，张翠利，李钦，等. RP-HPLC 法测定不同产地杜仲叶和皮中 3 种活性成分的含量. 江苏农业科学，2013, 41(8): 314-316.

[54] 孙彦超，李钦，杜红岩，等. RP-HPLC 测定杜仲叶中京尼平苷酸、绿原酸、京尼平苷的含量. 中成药，2009, 31(10): 1608, 1609.

[55] 田士林，李莉. 杜仲叶·皮内绿原酸含量的测定与比较. 安徽农业科学，2006, 34(13): 3084-3086.

[56] 兰济艳，刘泽，张芹，等. 不同产地杜仲生长特性及叶中主要有效成分含量的差异与动态变化. 河北农业大学学报，2019, 42(1): 51-56.

[57] 施树云，郭柯柯，彭胜，等. DPPH-HPLC-QTOF-MS/MS 快速筛选和鉴定杜仲黑茶中抗氧化活性成分. 天然产物研究与开发，2018, 30(11): 1913-1917.

[58] 王丙武，王雅清，莫华，等. 杜仲雌雄株细胞学、顶芽及叶含胶量的比较. 植物学报，1999, 41(1): 11-15.

[59] Xing YF, He D, Wang Y, et al. Chemical constituents, biological functions and pharmacological effects for comprehensive utilization of *Eucommia ulmoides* Oliver. Food Science and Human Wellness, 2019, 8(2): 177-188.

[60] 娄丽杰，杨寰，陈百泉，等. 杜仲雄花茶对高钠饮食大鼠血压的影响. 河南大学学报 (医学版)，2011, 30(1): 20, 21.

[61] 陈百泉，娄丽杰，杜红岩，等. 杜仲雄花茶对小鼠镇静催眠作用的探讨. 河南大学学报 (医学版)，2011, 30(1): 22, 23.

[62] 李欣，刘严，朱文学，等. 杜仲雄花水溶性生物碱的镇静催眠作用. 食品科学，2011, 32(11): 296-299.

[63] 刘严. 杜仲雄花功能成分的提取、分离及活性研究. 洛阳：河南科技大学硕士学位论文，2012.

[64] Ding YX, Li Q, Zhang H, et al. Iridoid constituents from the male flower of *Eucommia ulmoides* and their promotion proliferation on ESF-1. Journal of Asian Natural Products Research, 2015, 17(9): 1-9.

[65] Li X, Yang L, Liu S, et al. Effect of quercetin-3-O-sambubioside isolated from *Eucommia ulmoides* male flowers on spontaneous activity and convulsion rate in mice. Planta Medica, 2014, 80(12): 974-977.

[66] Zhang Q, Zhu M, Zhang J, et al. Improved on-line high performance liquid chromatography method for detection of antioxidants in *Eucommia ulmoides* Oliver flower. Journal of Bioscience and Bioengineering, 2014, 118(1): 45-49.

[67] Takamura C, Hirata T, Yamaguchi Y, et al. Studies on the chemical constituents of green leaves of *Eucommia ulmoides* Oliv. Journal of Natural Medicines, 2007, 61(2): 220-221.

[68] Yan Y, Zhao H, Chen CH, et al. Comparison of multiple bioactive constituents in different parts of *Eucommia ulmoides* based on UFLC-QTRAP-MS/MS combined with PCA. Molecules, 2018, 23(3): 643-653.

[69] 董娟娥，梁宗锁，张康健，等. 杜仲雄花中次生代谢物合成积累的动态变化. 植物资源与环境学报，2005, 14(4): 9-12.

[70] 张康健，董娟娥，马柏林，等. 杜仲次生代谢物部位差异性的研究. 林业科学，2002, (6): 12-16.

[71] Dong J, Ma X, Fu Z, et al. Effects of microwave drying on the contents of functional constituents of *Eucommia ulmoides* flower tea. Industrial Crops and Products, 2011, 34(1): 1102-1110.

[72] Du QX, Liu PF, Wei YX, et al. Comprehensive evaluation of *Eucommia ulmoides* male flowers quality by principal component and cluster analysis. Bulletin of Botanical Research, 2016, 36(6): 846-852.

[73] 郭洋静，丁艳霞，许兰波，等. HPLC 法同时测定杜仲雄花中 5 种活性成分. 中成药，2014, 36(10): 2131-

2134.

[74] Ding Y, Dou D, Guo Y, et al. Simultaneous quantification of eleven bioactive components of male flowers of *Eucommia ulmoides* oliver by HPLC and their quality evaluation by chemical fingerprint analysis with hierarchical clustering analysis. Pharmacognosy Magazine, 2014, 10(40): 435-440.

[75] 魏媛媛, 温晓, 于华忠. 不同产地杜仲雄花茶品质评价. 绿色科技, 2018, (22): 200-202.

[76] 魏媛媛, 李伟业, 温晓, 等. 杜仲雄花超微粉碎破壁条件优化. 食品工业科技, 2019, 40(22): 207-212.

[77] 蔡宝昌. 中药炮制学. 北京: 人民卫生出版社, 2006.

[78] 张英, 王淑敏. 杜仲炮制前后绿原酸含量的毛细管区带电泳研究. 中国药业, 2014, 23(20): 21-23.

[79] 许晓嘉, 李向日. 杜仲生品和盐炙品质量控制探究. 中华中医药学会中药炮制分会 2011 年学术年会论文集. 北京: 中华中医药学会, 2011.

[80] 肖娟, 严瑞娟, 张水寒, 等. 不同炮制方式对杜仲品质的影响. 现代药物与临床, 2013, 28(6): 874-878.

[81] 陈睿. 不同炮制方法对杜仲指示性成分的影响研究. 现代中医药, 2019, 39 (1): 99-101.

[82] 罗跃龙, 严瑞娟, 张水寒, 等. 正交试验优选杜仲炮制工艺. 湖南中医药大学学报, 2013, 33(5): 67-70.

[83] 张小飞, 果秋婷. Box-Behnken 响应面法优化杜仲炮制工艺. 辽宁中医药大学学报, 2018, 20(4): 68-71.

[84] 严颖. 杜仲药材的品质评价研究. 南京: 南京中医药大学硕士学位论文, 2018.

[85] 赵鸿宾, 魏学军, 孙晓惠, 等. 不同产地加工方法对杜仲多糖含量的影响. 时珍国医国药, 2016, 27(5): 1113-1115.

[86] 刘圣金, 吴德康, 狄留庆, 等. 杜仲不同加工方法对其质量的影响. 中医药信息, 2007, 14(12): 39.

[87] 周程艳, 马红翠, 王美, 等. 不同采收期杜仲叶和果实中总黄酮和多糖含量比较. 中国实验方剂学杂志, 2011, 17(14): 111-114.

[88] 李伟, 谢婷婷, 覃洁萍, 等. 杜仲不同采收期及不同部位中桃叶珊瑚苷的含量测定. 天然产物研究与开发, 2011, 23(2): 283-285.

[89] 彭应枝. 杜仲质量控制研究. 长沙: 中南大学硕士学位论文, 2014.

[90] 孔强, 吕文海. 13 批不同产地杜仲药材质量检测分析. 中成药, 2010, 32(5): 803-805.

[91] 陈宁, 孙兴, 宋雪, 等. 贵州道地药材杜仲产业发展现状、存在问题与建议. 耕作与栽培, 2015, 1(1): 33, 34.

[92] 何艳, 胡小祥. HPLC 法同时测定杜仲平压片中 6 种成分. 中成药, 2020, 42(1): 41-44.

[93] 国家药品监督管理局. 杜仲平压片质量标准: WS-10224 (ZD-0244) -2002. 北京: 中国标准出版社.

[94] 何艳, 张辉. 杜仲平压片指纹图谱及 3 种成分含量测定. 中药新药与临床药理, 2019, 30(10): 1246-1250.

[95] 陈泽彬, 刘敏, 张尚斌. 杜仲平压分散片的制备及其质量标准研究. 中国药房, 2009, 20(18): 1395-1397.

[96] 万军, 周霞, 陈青竹, 等. 杜仲颗粒中绿原酸含量测定的研究. 中成药, 2006, 28 (4): 584, 585.

[97] 李莉, 孙夏荣. RP-HPLC 法测定杜仲颗粒中绿原酸的含量. 中国医药指南, 2013, 11(26): 341-344.

[98] 钱鑫, 罗干明, 徐飞. 高效液相色谱法测定杜仲配方颗粒中松脂醇二葡萄糖苷含量. 中国药业, 2012, 21(10): 36, 37.

[99] 王亚莉, 程龙. 杜仲颗粒质量标准研究. 中国民族民间医药, 2011, 20(5): 34, 35.

[100] 马永青, 王璐, 刘颖, 等. 基于全程质量控制理念的杜仲颗粒特征图谱研究. 河北工业科技, 2020, 37(1): 1-5.

[101] 杜红岩, 杜兰英, 李福海, 等. 不同产地杜仲树皮含胶特性的变异规律. 林业科学, 2004, (5): 186-190.

[102] 杨亚军, 周秋贵, 梁兆昌. 中药杜仲炮制的现代研究进展. 井冈山学院学报 (自然科学版), 2007, 28(5): 99-102.

[103] 张泽楷, 伍庆. 高效液相色谱法同时测定杜仲降压片中绿原酸和芦丁的含量. 山东医药, 2008, 48(35): 82, 83.

[104] 曹坤, 赵海珍. 杜仲降压片中松脂醇二葡萄糖苷含量测定. 生物技术世界, 2013, 1 (9): 61.

[105] 何艳, 胡小祥, 张霞, 等. HPLC 测定杜仲降压片中的绿原酸、迷迭香酸和黄芩苷. 华西药学杂志, 2019, 34(4): 410-412.

[106] 赵磊, 于丹, 赵宾. HPLC 法测定复方杜仲丸中盐酸水苏碱与黄芩苷的含量. 中国药物评价, 2017, 34(2): 86-88.

[107] 李惠珍, 罗君, 周兰, 等. RP-HPLC 法测定杜仲补天素片中芍药苷的含量. 中国民族民间医药, 2011, 20(7): 45, 46.

[108] 李云静, 何忠梅. HPLC 法同时测定杜仲补天素片中 6

种成分的含量.中国药房,2017,28(3): 401-404.

[109] 李玉兰,李春花,汪霞.杜仲壮骨胶囊的薄层色谱鉴别.中国药业,2010,19(8): 43,44.

[110] 李玉兰,李春花,汪霞.RP-HPLC法测定杜仲壮骨胶囊中淫羊藿苷的含量.中国药师,2009,12(11): 1560,1561.

[111] 袁步娟,仇其原.HPLC法同时测定杜仲壮骨胶囊中3种皂苷的含量.药学研究,2016,35(3): 148-150.

[112] 李黎丽,何胜利.HPLC波长切换法同时测定杜仲双降袋泡剂中7种成分的含量.实用药物与临床,2020,23(1): 69-73.

[113] 张继东.强力天麻杜仲胶囊含量测定方法的改进.中医学报,2011,26(11): 1332,1333.

[114] 陈煦,缪群.HPLC法测定强力天麻杜仲胶囊中天麻素和松脂醇二葡萄糖苷的含量.中国临床药学杂志,2010,19(6): 378-380.

[115] 周开胜.HPLC法测定强力天麻杜仲胶囊中的蛇床子素含量.海峡药学,2012,24(8): 74-76.

[116] 郭丽,贾金艳,李霞,等.RP-HPLC法同时测定强力天麻杜仲胶囊中6种成分.中成药,2016,38(8): 1744-1748.

[117] 张锦,杨传玉,胡珺,等.强力天麻杜仲胶囊中6味药材的薄层色谱鉴别.中国药业,2015,24(22): 122-124.

[118] 张锦,刘俊宏,赵珊,等.强力天麻杜仲胶囊的HPLC特征图谱.中成药,2016,38(9): 1990-1993.

[119] 张洪超,唐宇伟,钱佳华.强力天麻杜仲胶囊中乌头类生物碱成分的含量测定.中国药业,2008,17(22): 33,34.

[120] 何迅,杨馨,张锦,等.UPLC-Q-TOF/MS同时测定强力天麻杜仲胶囊中5种成分的含量.中国现代应用药学,2017,34(8): 1140-1144.

[121] 吴建滨.一种治疗风湿类疾病的杜仲壮骨丸: 1418651.2003-05-21.

[122] 刘明,宣振华,张永萍,等.杜仲壮骨丸对维甲酸致小鼠骨质疏松的改善作用.中国药房,2017,28(1): 35-38.

[123] 葛秋平,张仕林,刘莉,等.一种杜仲壮骨丸的质量检测方法: CN110320311A. 2019-10-11.

[124] 王健,李海燕.HPLC测定参杞杜仲丸中人参皂苷Rg$_1$、Re的含量.中国实验方剂学杂志,2007,(8): 6,7.

[125] 刘云庆.HPLC法测定复方杜仲胶囊中黄芩苷的含量.才智,2013,(3): 262.

[126] 倪晓霓.HPLC法测定复方杜仲胶囊中绿原酸的含量.山东化工,2015,44(5): 74-76.

杜仲药效物质基础及其作用机制研究

研究亮点：

1. 论述了有效部位、组分、物质群和单体化合物药效物质基础及作用机制。

2. 桃叶珊瑚苷、槲皮素、绿原酸、松脂醇二葡萄糖苷、京尼平苷酸和车叶草苷为杜仲的主要药效物质，在作用机制方面进行了较多的探讨与研究。

3. 槲皮素、松脂醇二葡萄糖苷、京尼平苷酸、咖啡酸和阿魏酸是降压药的物质群。

4. 桃叶珊瑚苷、槲皮素、松脂醇二葡萄糖苷、京尼平苷酸和京尼平苷是抗骨质疏松的物质群。

5. 绿原酸、槲皮素、桃叶珊瑚苷和车叶草苷是降血脂、降血糖及防治糖尿病并发症的物质群。

6. 从药代动力学、小肠的吸收动力学、血清药物化学、血清药理学和谱效学、代谢组学和网络药理学角度探索杜仲药效物质及其代谢物的作用靶点与机体生理、病理变化相关性，阐明了杜仲主要物质的作用及机制。

摘要： 本章既注重单一成分的药效作用，也注重多种成分的群体效应，将有效部位、组分、成分群及成分等不同层次与药效作用及其作用机制之间的关系展开讨论。从多个层次进行详尽论述，由宏观到微观来表征杜仲药效物质基础及其复杂性。采用药代动力学阐明杜仲归经、"盐炙入肾"、病理状态和配伍等药效物质的药代动力学特征、作用及机制；通过小肠的吸收动力学获得各杜仲药效成分在肠道的吸收动力学参数、有效吸收部位、吸收机制、影响吸收的因素等信息；血清药物化学、血清药理学和谱效学可分析鉴定杜仲口服后在血清中的移行成分，研究其药效相关性，确定杜仲药效物质基础并研究其体内过程；代谢组学和网络药理学探索杜仲药效物质及其代谢物的作用靶点和疾病与机体生理、病理变化的相关性，阐明了其与机体复杂体系的相互作用及其机制。本章从不同层次、多维度、广视角全方位展开论述，仔细讲解了杜仲多成分、多靶点、多途径、多向性、整体性和系统性整合调节作用及机制。

关键词： 杜仲，药效物质，作用及机制，多维关联分析

Chapter 13　Study on the Material Basis and Mechanism of *Eucommia ulmoides*

Highlights：

1. The material basis and mechanism of effective part, component, substance group and monomer compound were discussed.

2. Aucubin, quercetin, chlorogenic acid, pinoresinol-di-*O*-*β*-*D*-glucopyranoside, geniposidic acid and asperuloside are the main effective substances of *Eucommia ulmoides*. There have been many discussions and studies on the mechanism of action.

3. Quercetin, pinoresinol-di-*O*-*β*-*D*-glucopyranoside, geniposidic acid, caffeic acid and ferulic acid are the antihypertensive substance groups.

4. Aucubin, quercetin, pinoresinol-di-*O*-*β*-*D*-glucopyranoside, geniposidic acid and geniposide are anti-osteoporosis substance groups.

5. Chlorogenic acid, quercetin, aucubin and asperuloside are the substances that can reduce blood lipid, blood sugar and prevent the complications of diabetes.

6. From the perspective of pharmacokinetics, absorption kinetics of small intestine, serum pharmacochemistry, serum pharmacology and spectrum effect, metabonomics and network pharmacology, the relationship between the effective substances, metabolites of *Eucommia ulmoides* Oliv. and action targets and the physiological and pathological changes of the body were explored, and the functions and mechanisms of the main substances of *E. ulmoides* were elucidated.

Abstract: This chapter not only focuses on the pharmacodynamic effect of single component, but also on the group effect of multiple components. The relationship between the effective parts, components, groups and ingredients on different levels and the pharmacodynamic effect and its mechanism of action is discussed. Detailed discussion from multiple levels, from macro to micro to characterize the substance basis and complexity of *Eucommia ulmoides* Oliv. Using pharmacokinetics to clarify the Pharmacokinetic characteristics, action and mechanism of medicinal substances of the meridian tropism, "the stir-heated drug with Salt solution acts on kidney", pathological state and compatibility, etc.of *E.ulmoides*. The absorption kinetics of small intestine obtained the information of absorption kinetics parameters, effective absorption sites, absorption mechanism, factors affecting absorption of the active components of *E.ulmoides*.Serum pharmacochemistry, serum pharmacology and spectral effect analysis identify the migrating components in the serum after oral administration of *E.ulmoides*, study the correlation of its pharmacodynamics, determine the material basis of *Eucommia* pharmacodynamics and study its *in vivo* processes. Metabonomics and network pharmacology explore the relationship between the effective substances and metabolites of *E.ulmoides*, and the target of action and diseases, and the physiological and pathological changes of the body, and clarified the interaction and mechanism with the complex system of the body. This chapter from different levels, multi-dimensional, wide perspective of all-round discussion, fully embodies the *Eucommia* multi-component, multi-target, multi-path, multi-directional, holistic and systemic integration adjustment function and mechanism.

Keywords: *Eucommia ulmoides* Oliv., Effective substances, Action and mechanism, Multidimensional correlation analysis

杜仲（*Eucommia ulmoides* Oliv.），其干燥树皮为药材杜仲，具有补肝肾、强筋骨、安胎功能，用于肾虚腰痛，筋骨无力，妊娠漏血，胎动不安，高血压。杜仲叶也作药用，雄花及种子具有药理作用，近年来，研究者对其进行了大量研究。

中药药效物质基础是指中药中发挥作用的化学成分（群），即产生某种药效的全部活性物质的总和。随着对天然药物化学成分的深入研究，有效成分和无效成分的界限已变得越来越模糊。目前认为，存在于单味药和复方中，参与治疗疾病的化学成分可以统称为有效物质。也可解释为中药进入人体内作用于多个靶点并产生整体功效

的化学成分组（群），应是广义的化学成分，包括无机物、小分子有机物（苷类、生物碱、有机酸、黄酮、皂苷等）及生物大分子物质（多肽、蛋白质、多糖等）三大类，中药依赖这些化学成分起到有主次的多靶点、多层次、多向性有机的整体协同的治疗效果。

多成分共存条件下相互间的整合调节作用是中药产生疗效的物质基础，化学部位/组分及成分在不同层次上与功效之间有着复杂的关系。

本章内容既注重单一成分的药效作用，也注重多种成分的群体效应，将化学部位、组分、物质群及成分等不同层次与药效作用及其作用机制

之间的关系展开讨论，并试图通过中药血清药物化学和血清药理学、人肠上皮细胞系（Caco-2细胞）分析药物在肠道中吸收过程的改变、研究小肠可吸收成分（群）方法、与血浆蛋白结合成分（群）研究方法、与靶细胞结合成分（群）研究方法、系统生物学、中药体内药物代谢动力学，并利用生物信息学及计算机辅助的网络药理学预测等来阐述杜仲的物质基础，进一步分析杜仲的有效活性成分和作用靶点，分析其可能的作用机制，试图建立多成分、多途径、多靶点整合调节的生物学机制来研究杜仲药效物质，以便更好地诠释杜仲的科学内涵。

第一节　杜仲有效化学部位的研究

杜仲有效化学部位包括木脂素、环烯醚萜、总黄酮、酚酸类，富含绿原酸和多糖提取物，本章将其与药效作用及其机制关联起来一一进行分述。

（一）木脂素提取物

木脂素提取物的作用及其作用机制见表2-13-1。

表 2-13-1　木脂素提取物的作用及其作用机制

Table 2-13-1　Pharmacological action and mechanism of lignan extracts

药效	作用与机制
降压	使血管扩张，且与浓度呈正相关，降低自发性高血压大鼠（SHR）血压[1]
	明显的舒血管作用，其机制与内皮依赖性有关。同时腺苷三磷酸（ATP）敏感性钾通道也参与了杜仲木脂素部位的舒血管作用[2]
	抑制磷酸二酯酶的活性，使环腺苷酸（cAMP）增加，从而激活蛋白激酶 A，抑制钙离子的内流，舒张血管，降低血压[3, 4]
	其降压作用可能与调节一氧化氮和肾素 - 血管紧张素系统（RAS）及直接舒张动脉有关[5]
	能逆转高血压血管重构，醛糖还原酶在高血压血管重塑而不是血压升高的病理过程中起着至关重要的作用，而不是血压升高。这些数据表明，醛糖还原酶可能是治疗心血管疾病的新靶点[6]
	杜仲木脂素同时降低了肾醛糖还原酶蛋白和 mRNA 的表达水平；还降低了自发性高血压大鼠中Ⅲ型胶原蛋白的高表达，抑制由血管紧张素Ⅱ诱导的肾小球系膜细胞的增殖，木脂素对高血压肾损伤具有保护作用，其保护作用可能部分是由于醛糖还原酶的抑制[7]
	降低血压，抑制醛糖还原酶活性，与依帕司他相似，超声心动图检查和组织形态测定指标均有改善。因此，木脂素提取物可以预防高血压性心脏重塑，这可能与醛糖还原酶抑制有关[8]
	对血管紧张素Ⅱ诱导的细胞增殖有明显抑制作用。ColⅠ、ColⅢ、ColⅣ和纤维连接蛋白的 mRNA 表达和蛋白水平显著降低，而血管紧张素Ⅱ刺激的醛糖还原酶表达升高则被杜仲木脂素显著抑制[9]
	通过上调 p21、p27 和 Bax（而不是 Bcl-2）的表达，能够抑制血管紧张素Ⅱ诱导的大鼠肾小球系膜细胞的增殖，促进其凋亡，而醛糖还原酶可能在这一过程中起到关键作用[10]
	杜仲的木脂素含量为 71%，这些物质对 SD 大鼠和 SHR 大鼠具有剂量依赖性降压作用，杜仲环烯醚萜无降压作用，两者合用无协同作用，杜仲木脂素是杜仲的主要降压部位[11]
	抑制醛糖还原酶表达和活性；与高血压未给药组相比，杜仲木脂素组心肌细胞肥大减轻、心肌间胶原纤维减少、肠系膜第三级动脉管壁厚度（WT）与管腔直径（LD）的比值降低、主动脉壁厚度减小、主动脉平滑肌细胞平均面积减小；心肌电镜显示杜仲木脂素治疗组心肌细胞排列均较整齐、结构清晰；肠系膜上动脉电镜显示正常血压组（WKY)血管壁完整、内皮细胞结构形态正常，内皮细胞线粒体空泡变性程度较 SHR 组减轻；心脏 B 超分析表明，与高血压未给药组相比，收缩末期和舒张末期左心室后壁厚度和室间隔厚度均降低；与高血压未给药组相比，平均动脉压下降，对心率无明显影响；具有抗高血压心血管重塑作用[12]
保护高血压肾损害	降低醛糖还原酶的 mRNA 表达，但杜仲木脂素作用效果未呈明显的剂量依赖性抑制肾脏中 AR 的表达；抑制Ⅲ型胶原蛋白的表达和系膜细胞的增殖，保护高血压导致的肾损害。杜仲木脂素对高血压肾损害具有保护作用，该作用可能与抑制肾脏醛糖还原酶有关[13]

续表

药效	作用与机制
保护高血压肾损害	拮抗血管紧张素Ⅱ诱导的HBZY-1增殖和细胞外基质成分Ⅳ型胶原蛋白（ColⅣ）、纤连蛋白（FN）、ColⅠ、ColⅢ及醛糖还原酶的mRNA和蛋白表达水平[14]
	明显抑制AngⅡ诱导的大鼠肾小球系膜细胞增殖，其机制可能与其影响细胞周期调节基因p21和p27及细胞凋亡调节基因Bax的表达有关；醛糖还原酶可能在此过程中发挥了重要作用[15]
抗骨质疏松	改善骨小梁微体结构，促进成骨细胞的细胞增殖和分化，促进骨保护素（OPG），同时抑制RANKL的表达[16]
	杜仲总木脂素纯度58.5%，能剂量依赖性地促进大鼠原代培养成骨细胞的增殖、分化及成熟；提高大鼠原代成骨细胞OPG/RANKL mRNA表达水平的比值，通过调节OPG/RANKL表达对破骨细胞（OC）分化和成熟产生影响[17]
降三酰甘油	抑制HepG2细胞内三酰甘油的聚集，增加CPT1AmRNA的表达，并具有剂量依赖性；增加PPARα mRNA表达，促进CPT1A、FAS和PPARα的蛋白表达；杜仲木脂素可以抑制成骨细胞（OA）孵育的HepG2细胞的三酰甘油聚集。其机制可能与激活PPARα、上调CPT1A、促进脂肪酸氧化有关[18]
治疗糖尿病引起的微血管功能障碍	保护视网膜内皮细胞免受体外晚期糖基化终末产物（AGE）诱导的损伤和体内糖尿病引起的血管功能障碍；调节视网膜内皮细胞系、视网膜和肝脏的氧化应激反应。木脂素治疗通过调节Nrf2/HO-1信号通路，在体内和体外保护内皮功能[19]
治疗青光眼性神经病变	体外保护视网膜神经节细胞免受氧化应激诱导的损伤；此外，木脂素对大鼠青光眼相关视神经病变具有神经保护作用，改善青光眼大鼠视网膜和视网膜的氧化应激反应。木脂素通过激活AMPK信号发挥抗氧化应激作用[20]

木脂素提取物均来源于杜仲皮，降压作用比较明确，21世纪以来，中南大学在这方面做了大量的研究，其作用机制归纳如下。

（1）抑制磷酸二酯酶的活性，使环腺苷酸增加，从而激活蛋白激酶A，抑制钙离子的内流，舒张血管。

（2）与内皮依赖性有关，ATP敏感性钾通道也参与舒血管作用。

（3）调节一氧化氮和肾素－血管紧张素系统。

（4）降低醛糖还原酶蛋白和mRNA表达水平，降低Ⅲ型胶原蛋白的高表达。

（5）降低ColⅠ、ColⅢ、ColⅣ和纤连蛋白的mRNA表达和蛋白水平。

（6）上调p21、p27和Bax（而不是Bcl-2）的表达，抑制血管紧张素Ⅱ诱导的大鼠肾小球系膜细胞的增殖，促进其凋亡。

（二）环烯醚萜提取物

环烯醚萜提取物的作用及其作用机制见表2-13-2。

表2-13-2　环烯醚萜提取物作用及其作用机制
Table 2-13-2　Pharmacological action and mechanism of iridoid extract

来源	药效	作用与机制
环烯醚萜类化合物（京尼平、京尼平苷和京尼平苷酸，98%）	抗炎、氧化应激（多囊卵巢综合征，PCOS）	经环烯醚萜类化合物处理后，细胞从炎症状态中恢复，白细胞介素水平显著降低。环烯醚萜类化合物具有靶向NF-κB、抑制IκB磷酸化和降解、抑制NF-κB核进入、抑制炎症因子表达的作用。抑制LPS诱导的细胞氧化应激，表明环烯醚萜类通过NF-κB途径发挥抗氧化作用。慢性炎症可能是PCOS氧化应激和microRNA异常表达的重要诱因，环烯醚萜类化合物通过调节NF-κB途径保护患者免受炎症损伤。NF-κB被认为是环烯醚萜类的靶标，阻断NF-κB信号通路是抑制炎症的机制[21]
叶	抗肥胖和代谢综合征	杜仲叶环烯醚萜苷给药导致高脂饮食（HFD）喂养大鼠棕色脂肪组织解偶联蛋白1（UCP1）mRNA水平显著升高；长期给药可抵抗HFD大鼠多器官的肥胖和代谢综合征的作用[22]

续表

来源	药效	作用与机制
种子	抗骨质疏松	从种子中提取得到的环烯醚萜类化合物，其主要成分为桃叶珊瑚苷，含量约75%。促进成骨细胞的生长，提高维A酸致骨质疏松模型大鼠的骨密度（BMD）值、骨承载力、骨小梁面积[23]
		对抗糖皮质激素所致骨质疏松小鼠体重的降低，能非常显著地增加其股骨骨折应力和压碎力[24]
		增加骨密度，改变骨组织形态，提高股骨生物力学质量，治疗绝经后骨质疏松症[25]
		杜仲籽中桃叶珊瑚苷的提取率达到69.19%，可促进成骨细胞增殖、分化及矿化的作用。给予去卵巢（OVX）大鼠杜仲籽提取物治疗后，治疗组动物BMD、骨折力、骨压碎力、股骨骨小梁数目、骨小梁厚度、骨小梁分离度等参数指标均显著高于模型组动物，大鼠血清中E_2及碱性磷酸酶（ALP）、骨钙素、骨保护素、核因子κB受体活化因子配体等指标均有不同程度的改善，尿液中钙、磷、肌酐、钙/肌酐、磷/肌酐的水平均有所下降[26]
		杜仲籽粕中提取的总糖苷（95.8%为桃叶珊瑚苷）可以提高正常SD大鼠股骨骨密度和骨生物力学质量，改善骨微体结构，治疗绝经后骨质疏松症[27]
		可以显著升高大鼠脾脏指数，升高免疫球蛋白（IgG和IgM）、补体（C3和C4）水平、增加大鼠腹腔巨噬细胞活性，增加脾脏中$CD4^+$ $CD25^+$ $Foxp3^+$ Treg及$CD4^+$/$CD8^+$的表达，提高胰岛素样生长因子（IGF-1）含量，降低肿瘤坏死因子（TNF-α）及白细胞介素-6（IL-6）含量。不仅能够提高绝经后骨质疏松症（PMOP）模型大鼠免疫力，还可以提高其免疫监控能力，从而更好地维持免疫系统平衡，其作用机制与对免疫系统的调节作用有关[28]
		调节PMOP模型大鼠的雌激素受体表达，保护免疫功能，维持免疫系统平衡[29]
环烯醚萜苷主要集中在正丁醇部分中，其中包括十个环烯醚萜苷	抗氧化	清除DPPH和ABTS自由基[30]
籽总苷含桃叶珊瑚苷（AU）约70%	抗炎镇痛	减少大鼠角叉菜胶足肿胀率，提高热板和光电引起小鼠的痛阈值，减少乙酸引起的扭体次数[31]
雄花	抗皮肤光老化	采用长波紫外线（UVA，320～400 nm）和中波紫外线（UVB，290～320 nm）辐射的小鼠光老化模型，杜仲雄花环烯醚萜类化合物能够显著降低皮肤组织中MDA（丙二醛）含量，提高SOD（超氧化物歧化酶）活力、T-AOC（总抗氧化能力），具有抗氧化的活性；改善小鼠皮肤组织老化的现象，虽然皮肤组织仍有损伤，但损伤程度较低，结构比较完整，细胞分层比较清晰，接近正常组织，真皮层可见纤维组织，且分布较为均匀，增加组织中胶原纤维的含量，促进胶原蛋白的合成，进而表现出较好的抗皮肤光老化的作用[32]

近十几年来，西北大学持续进行杜仲籽环烯醚萜类提取物（主要含桃叶珊瑚苷）抗骨质疏松的作用与机制研究。

杜仲叶环烯醚萜苷主要用于抗肥胖和代谢综合征。

1. 杜仲种子抗氧化作用的环烯醚萜物质基础研究

（1）样品制备

1）乙醇提取物：杜仲种子粉末5 g用100 ml乙醇水溶液（95∶5，W/W）在超声水浴（超声功率：140 W）40℃下进行30 min的超声辅助提取。

2）乙酸乙酯和正丁醇提取物：悬浮于100 ml水中的乙醇提取物，用3×100 ml石油醚、乙酸乙酯和正丁醇进行液－液萃取。

（2）提取物的抗氧化活性：清除DPPH和ABTS根据其IC_{50}值（DPPH和ABTS自由基清除50%的有效浓度）进行评估。DPPH和ABTS试验表明，乙醇提取物及各萃取部位具有较强的抗氧化作用，其中乙酸乙酯和正丁醇萃取部分表现出更显著的抗氧化活性。DPPH法试验中，乙醇提取物［IC_{50}：（138.21±0.03）g/ml］、正丁醇部分［IC_{50}：（66.30±0.06）g/ml］和乙酸乙酯部分［IC_{50}：（87.14±0.08）g/ml］的结果显示自由基清除率环烯醚萜苷的结构比黄酮类糖苷活性高。为了验证 DPPH 试验所得的结果，采用 ABTS 法测定各提取物的抗氧化活性，根据 ABTS 试验结果，乙酸乙酯部分和正丁醇部分比乙醇提取物［IC$_{50}$：（527.5±0.10）g/ml］具有更高的抗氧化活性，与 DPPH 法所得结果一致。乙酸乙酯部分的 IC$_{50}$（139.61±0.05）g/ml 低于正丁醇部分［IC$_{50}$：（231.35±1.03）g/ml］，这可能是因为 ABTS 对另一类化合物多酚（主要是乙酸乙酯部分）非常敏感。

（3）高效液相色谱串联四级杆飞行时间质谱（HPLC/DAD-Q-TOF-MS/MS）成分分析：杜仲种子抗氧化提取物经 HPLC/DAD-Q-TOF-MS/MS 鉴定，19 个化合物初步确认，其中包括 10 个环烯醚萜苷、7 个黄酮苷和 2 个苯丙素类绿原酸及绿原酸的异构体，化合物的化学结构见图 2-13-1；杜仲种子提取物色谱图见图 2-13-2。

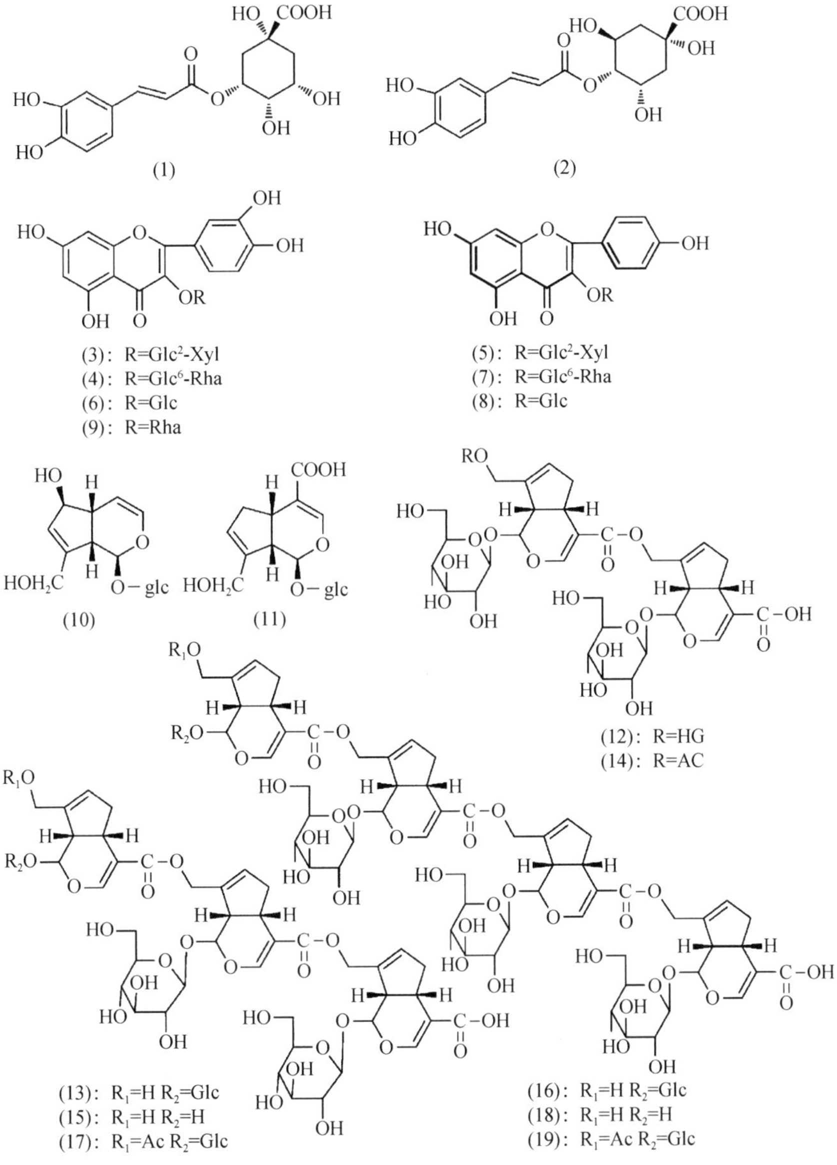

图 2-13-1　从杜仲种子中分离鉴定化合物的化学结构
（1）绿原酸；（2）隐绿原酸；（3）槲皮素 -3-O- 桑布双糖苷；（4）芦丁；（5）山柰酚 3-O-α-D- 吡喃葡萄糖基（1→2）β -D- 吡喃木糖苷；（6）异槲皮素；（7）山柰酚 -3-O- 芸香糖苷；（8）山柰酚 -3-O- 葡萄糖苷；（9）槲皮素；（10）桃叶珊瑚苷；（11）京尼平苷酸；（12）scyphiphin D；（13）ulmoidoside A；（14）新化合物；（15）新化合物；（16）ulmoidoside C；（17）ulmoidoside B；（18）新化合物；（19）ulmoidoside D

Fig. 2-13-1　Chemical structures of compounds isolated and identified from *E. ulmoides* seeds
（1）chlorogenic acid；（2）cryptochlorogenic acid；（3）quercetin-3-O-sambubioside；（4）rutin；（5）kaempferol 3-O-α-D-glucopyranosyl（1→2）β-D-xylopyranoside）；（6）isoquercitrin；（7）kaempferol-3-O-rutinoside；（8）kaempferol-3-O-glucoside；（9）quercitrin；（10）aucubin；（11）geniposidic acid；（12）scyphiphin D；（13）ulmoidoside A；（14）new compound；（15）new compound；（16）ulmoidoside C；（17）ulmoidoside B；（18）new compound；（19）ulmoidoside D

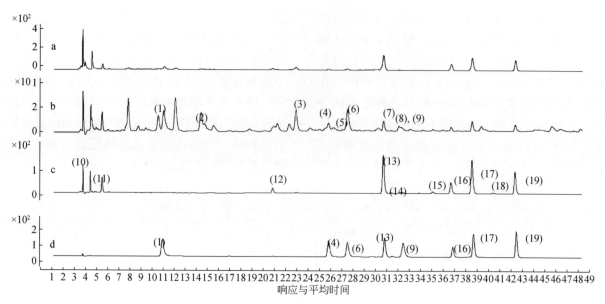

图 2-13-2　杜仲种子的总提取物紫外光谱（254 nm）（a）、乙酸乙酯部分（b）、正丁醇部分（c）和对照品化合物（d）
（1）绿原酸；（4）芦丁；（6）异槲皮苷；（13）ulmoidoside A；（9）槲皮苷；（16）ulmoidoside C；（17）ulmoidoside B；（19）ulmoidoside D
Fig. 2-13-2　UV spectra (254 nm) of total extract of seeds of *E.ulmoides* (a), ethyl acetate fraction (b), n-butanol fraction (c), and reference compounds (d)
（1）chlorogenic acid；（4）rutin；（6）isoquercitrin；（13）ulmoidoside A；（9）quercitrin；（16）ulmoidoside C；（17）ulmoidoside B；（19）ulmoidoside D

如图 2-13-2 所示，环烯醚萜苷主要集中在正丁醇部分中，黄酮类糖苷富集于乙酸乙酯部分中。

（4）四个主要环烯醚萜苷的抗氧化活性：从正丁醇萃取部分中分离出四种主要的三聚体或四聚体环烯醚萜糖苷，具有较强的抗氧化活性，见表 2-13-3。

表 2-13-3　用 DPPH 和 ABTS 自由基的清除方法评价环烯醚萜苷的抗氧化活性

Table 2-13-3　Antioxidant activities of iridoid glycosides evaluated by DPPH and ABTS free radical scavenging

化合物	DPPH IC$_{50}$（mol/ml）	ABTS IC$_{50}$（mol/ml）
ulmoidoside A（13）	22.648±0.18	7.475±0.04
ulmoidoside C（16）	25.455±1.32	27.120±0.13
ulmoidoside B（17）	1.052±0.12	4.508±0.03
ulmoidoside D（19）	0.668±0.15	3.209±0.27
trolox（阳性对照品）	0.020±0.003	0.029±0.008

化合物 13 和 16 的活性弱于化合物 17 或 19，这是因为化合物 13 和 16 的结构上没有乙酰氧基。

（5）小结：大多数黄酮类化合物和环烯醚萜糖苷均集中在乙酸乙酯和正丁醇部分中，因此表明黄酮类化合物和环烯醚萜糖苷对种子的抗氧化活性有很大贡献。

正丁醇萃取部分中分离出四种主要的三聚体或四聚环烯醚萜糖苷，具有较强的抗氧化活性，是杜仲种子抗氧化作用的物质基础[30]。

2. 杜仲的雄花促进皮肤成纤维细胞增殖的环烯醚萜药效物质研究[33]　从杜仲的雄花中分离的 13 个环烯醚萜化合物促进皮肤成纤维细胞（ESF-1）的增殖，并且化合物京尼平苷酸［图 2-13-3，（4）］和桃叶珊瑚苷［图 2-13-3，（7）］（5 μmol/L）能显著促进 ESF-1 细胞的增殖，是杜仲雄花的药效物质。13 个环烯醚萜化学结构见图 2-13-3。

（三）总黄酮提取物

杜仲总黄酮提取物作用及其机制见表 2-13-4～表 2-13-6。

1. 杜仲（树皮）总黄酮提取物作用及其机制见表 2-13-4。

对杜仲（树皮）总黄酮提取物的研究主要集中于抗骨质疏松作用及其作用机制，表明杜仲（树皮）是抗骨质疏松作用的有效部位。

2. 杜仲叶总黄酮提取物作用及其机制　见表 2-13-5。

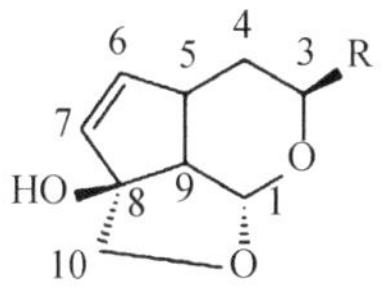

(1) R=OCH_3
(3) R=OH

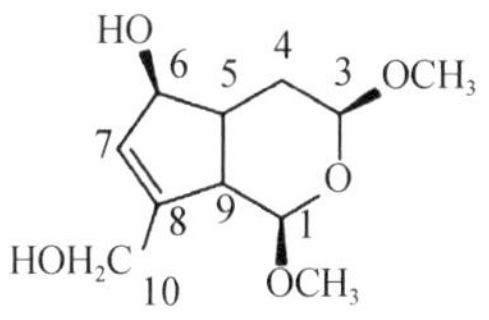

(2)

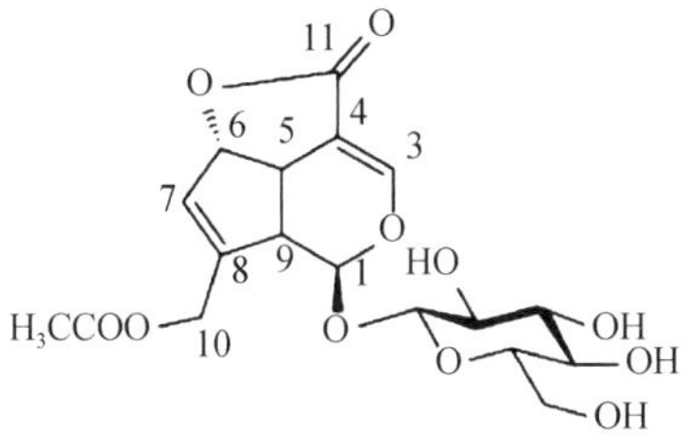

(6)

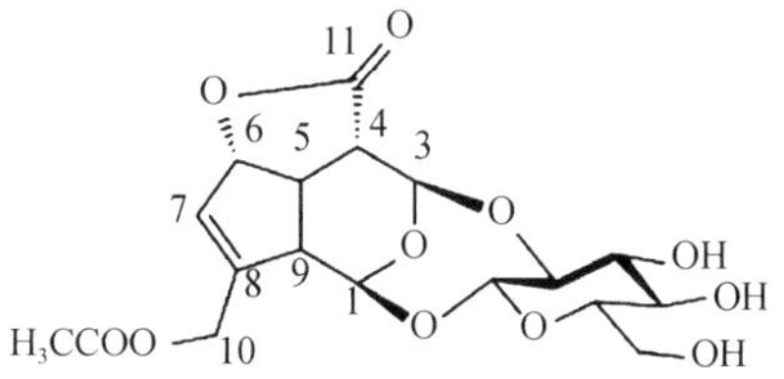

(11)

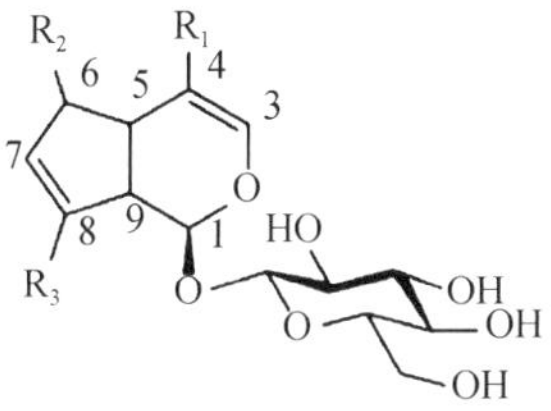

(4) R_1=COOH，R_2=H，R_2=CH_2OH
(5) R_1=$COOCH_3$，R_2=H，R_3=CH_2OH
(7) R_1=H，R_2=OH，R_3=CH_2OH
(8) R_1=$COOCH_3$，R_2=OH，R_3=CH_2OH
(9) R_1=$COOCH_2CH_3$，R_2=OH，R_3=CH_2OAc
(10) R_1=$COOCH_3$，R_2=OH，R_3=CH_2OAc

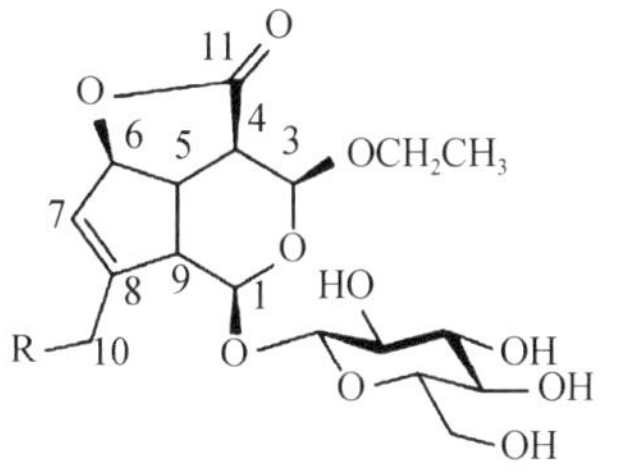

(12) R=OAc
(13) R=OH

图 2-13-3　环烯醚萜化合物 1 ～ 13 的结构

（1）3β-methoxyartselawnin C；（2）6β-hydroxyl-1β，3β-dimethoxyartsclaenin Ⅲ；（3）artselaenin C；（4）京尼平苷酸；（5）京尼平苷；（6）车叶草苷；（7）桃叶珊瑚苷；（8）去乙酰车叶草苷酸甲酯；（9）车叶草苷酸乙酯；（10）交让木苷；（11）eucomoside A；（12）3, 4-dihydro-3β-ethoxyasperuloside；（13）3, 4-dihydro-3β-ethoxydesacetylasperuloside

Fig. 2-13-3　Structure of iridoid compounds 1 ～ 13

（1）3β-methoxyartselawnin C;（2）6β-hydroxyl-1β,3β-dimethoxyartsclaenin Ⅲ;（3）artselaenin C;（4）geniposide acid;（5）geniposide;（6）asperuloside;（7）aucubin;（8）deacetyl asperulosidic acid methyl ester;（9）asperulosidic acid ethyl ester;（10）daphylloside;（11）eucomoside A;（12）3,4-dihydro-3β-ethoxyasperuloside;（13）3,4-dihydro-3β-ethoxydesacetylasperuloside

表 2-13-4　杜仲（树皮）总黄酮提取物作用及其作用机制

Table 2-13-4　Pharmacological effect and mechanism of total flavonoid extract from bark of *Eucommia ulmoides*

含量	药效	作用与机制
78%（以芦丁为对照品，分光光度法）	抗骨质疏松	促进成骨细胞的增殖，但并不能促进成骨细胞合成Ⅰ型胶原蛋白[34]
		直接促进体外成骨细胞中骨钙素 mRNA 的表达[35]
		促进成骨细胞护骨素的 mRNA 和蛋白质的表达[36]
		升高去卵巢 SD 大鼠血清中Ⅰ型前胶原氨基端前肽（PINP）的浓度，从而降低 β-Ⅰ型胶原交联羧基末端肽（β-CTX Ⅰ）的浓度；抑制骨密度降低，减少骨矿物质和骨胶原的丢失[37]
69%（以芦丁为对照品，分光光度法）		促进体外成骨细胞的增殖[38]
50.42%（以芦丁为对照品，分光光度法）		血清总碱性磷酸酶含量升高，而血清羟脯氨酸/肌酐值下降，增强骨形成活性，抑制骨吸收[39]
		使小鼠血清骨钙素（BGP）、血清游离钙（Ca^{2+}）、血清羟脯氨酸/肌酐的水平显著下降，同时可以使血清总 AKP 升高[40, 41]

续表

含量	药效	作用与机制
不详		提高 Runx2 蛋白、Ⅰ 型胶原蛋白、碱性磷酸酶相对 mRNA 水平、碱性磷酸酶相对活性及矿化钙离子相对浓度，促进缺氧条件下成骨细胞的增殖和分化，维持成骨细胞正常矿化功能和成骨作用，提高成骨细胞对缺氧条件的耐受能力[42]
不详	肠道疾病	对肠细胞损伤修复具有抗氧化作用，细胞活力下降，增殖减少；SOD 活性降低，腐胺、精胺浓度降低；对 PI3K 蛋白表达有抑制作用，降低 p-Akt、p-IKKα/β 和 p-NF-κB 蛋白表达[43]
50.93%	治疗围绝经期综合征	提高围绝经期模型大鼠的表征变化，活跃情况及饮食量基本正常；雌二醇（E₂）、睾酮（T）、骨钙素（BGP）、白细胞介素 -2（IL-2）的水平及子宫、胸腺、脾指数增高，并降低卵泡刺激素（FSH）、黄体生成素（LH）、促性腺激素释放激素（GnRH）水平；下丘脑、垂体中雄激素受体（AR），以及下丘脑、垂体、子宫中雌激素受体（ER）的阳性表达量均升高；卵巢经组蛋白 3 赖氨酸 4 三甲基化（H3K4me3）修饰后，PI3K-Akt 通路中的 Igf1r、Fgf11、Gnb2、Bcl-2、Fgf9、Ppp2r2a、Vegfc、Fgf10、Efna3、Foxo3、Cdk6、Prkaa2、Epha2、Sos1、Atf4、Pdgfd 基因的敏感性增强，表达量增加。改善围绝经合并抑郁模型小鼠的活动能力及记忆能力；提高血清中雌二醇、睾酮的水平及脑匀浆中 5- 羟色胺（5-HT）、多巴胺（DA）的含量；提高小鼠胸腺、脾、子宫指数，改善造模小鼠胸腺、脾、子宫的病理变化；延长避暗实验潜伏期，减少遭电击次数，并不同程度地降低小鼠强迫游泳和悬尾实验不动时间，明显改善造模小鼠的表征变化[44]
65%（以芦丁为对照品，分光光度法）	治疗小儿血管瘤	通过抑制 Bcl-2 蛋白表达、促进 Bax 和 caspase-9 蛋白表达，从而导致小儿血管瘤内皮细胞发生凋亡[45]
73%（以芦丁为对照品，分光光度法）	抗肺癌	抑制体外培养的人肺腺癌细胞 H1299 细胞增殖[46]
不详	抗氧化	对 DNA 合成、细胞活力、线粒体功能、SOD 活性和多胺能力均有明显的促进作用，这一作用被证实是通过激活脂多糖（LPS）诱导的炎症反应的 p-Akt 通路，杜仲黄酮激活转录因子和细胞存活信号通路，如 p-Akt 通路，恢复线粒体功能和抑制自由基的产生[47]
不详		对猪油具有明显的抗氧化活性[48]
＞95%	类风湿关节炎	胶原诱导型（CIA）类风湿关节炎小鼠足垫厚度、足踝宽度及足爪肿胀度的关节肿胀情况均可得到缓解，影像学好转，抑制小鼠血清中相关炎性因子 TNF-α、IL-1β、IL-2、GM-CSF 的表达[49, 50]
69.0%（以芦丁为对照品，分光光度法）	抗乙肝病毒	对 HBV-DNA 的复制和乙型肝炎 e 抗原（HBeAg）、乙型肝炎表面抗原（HBsAg）的分泌均有抑制作用[51, 52]
不详	治疗肌萎缩	通过调节肌肉生长抑制素（MSTN）蛋白和凋亡调控蛋白 Bcl-2 和 Bax 的表达，减少肌肉重量和肌细胞大小的损失，从而抑制神经损伤后导致的肌肉萎缩[53]
不详	抗疲劳	抗缺氧和抗疲劳的作用[54]

表 2-13-5　杜仲叶总黄酮提取物作用及其机制

Table 2-13-5　Pharmacological effect and mechanism of total flavonoids extract from *Eucommia ulmoides* leaves

含量	药效	作用与机制
83.61%（以芦丁为对照品，分光光度法）	肠道疾病	抑制了 H_2O_2 介导的氧化损伤，降低了脂质、蛋白质及 DNA 的损伤，以发挥抗氧化作用。使细胞存活率明显升高，细胞培养液中乳酸脱氢酶（LDH）的漏出量减少，细胞内 MDA 含量降低，SOD 活性明显升高。杜仲总黄酮对 H_2O_2 诱导的 IEC-6 细胞氧化损伤具有明显的保护作用[55]

续表

含量	药效	作用与机制
78.6%	抗氧化	具有很强的还原性和总抗氧化能力，对羟自由基、超氧自由基、大鼠红细胞溶血和大鼠器官组织 MDA 的产生有极好的抑制作用。同时，发现这些生物活性似乎与黄酮类化合物有剂量依赖关系[56]
83.61%（以芦丁为对照品，分光光度法）	抗氧化	提高脾脏和胸腺中总超氧化物歧化酶（T-SOD）及谷胱甘肽过氧化物酶（GSH-Px）活性，总抗氧化能力（T-AOC）、MDA 含量降低，增强铅中毒小鼠免疫器官的抗氧化能力[57]
83.61%（以芦丁为对照品，分光光度法）	抗氧化	减弱敌草快注射引起的仔猪的炎症和氧化应激[58]
不详	抗氧化	还原能力和清除超氧负离子自由基的能力明显较维生素 C 要高得多[59] 清除 ABTS+ 自由基[60] 比维生素 C 更强的清除 DPPH 自由基和羟基自由基能力[61]
46.16 mg/g（以芦丁为对照品，分光光度法）	抗氧化	清除 DPPH，清除率小于维生素 C 和芦丁；而对铁离子的还原能力小于维生素 C 而大于芦丁；抗氧化速度小于维生素 C 大于芦丁，是一个中速抗氧剂[62]
41.83%（以芦丁为对照品，分光光度法）	抗氧化	对羟自由基、超氧阴离子均有较强的清除作用，而且随着黄酮添加量的增大而增大[63]
不详		体外清除 $HO\cdot$、$O_2^-\cdot$ 及 $DPPH\cdot$ 自由基；体内降低丙二醛的含量，提高超氧化物歧化酶及谷胱甘肽过氧化物酶活性[64-66]
83.61%（以芦丁为对照品，分光光度法）	保肝	降低急性肝损伤小鼠血清中的谷丙转氨酶、谷草转氨酶的活性与肝脏中的丙二醛含量，并能提高肝脏中的超氧化物歧化酶的活性、谷胱甘肽活性，其作用机制可能与抗氧化作用有关[67]
83.61%（以芦丁为对照品，分光光度法）	抗肿瘤	具有很强的体内抗肿瘤作用，提高小鼠 SOD 值，其作用机制可能与清除自由基和下调 Bcl-2 蛋白的表达水平、上调 Bax 蛋白的表达水平有关[68]
83.61%（以芦丁为对照品，分光光度法）		降低移植瘤质量，明显升高荷瘤小鼠的脾脏指数，升高血清 IL-2、T-AOC 水平，降低 TNF-α、丙二醛水平。对 H22 移植瘤抑制作用机制可能与其调节 IL-2 和 TNF-α 等细胞因子的分泌、增强荷瘤小鼠免疫功能、提高机体抗氧化能力有关[69]
不详	脑瘤	抑制人 GBM 细胞增殖、迁移和侵袭；降低放疗后的丙二醛水平，这表明它可以抑制肿瘤细胞并保护正常的神经细胞；使用杜仲叶总黄酮时，放疗期间 HIF-α/MMP-2 显著降低。该结果提示放疗的增强可能是通过调节 HIF-α/MMP-2 通路中胶质母细胞瘤的葡萄糖代谢来介导的[70]
83.7%（比色法；主要由山柰酚、槲皮素、紫云英苷和芦丁组成）	降血脂	降低高血脂大鼠血清中总胆固醇、三酰甘油、脂蛋白、载脂蛋白 B 及低密度脂蛋白胆固醇的含量，显著升高高密度脂蛋白胆固醇及载脂蛋白 A 的含量[71]
63.3%（以芦丁为对照品，分光光度法；HPLC 法测得其中的芦丁含量为 20.18%）	降血脂及抗氧化	血浆总胆固醇、三酰甘油、低密度脂蛋白胆固醇、动脉粥样硬化指数降低，高密度脂蛋白胆固醇有所上升，血中过氧化氢酶、过氧化物酶活性增强，血浆中丙二醛的含量下降[72]
83.7%（比色法；主要由山柰酚、槲皮素、紫云英苷和芦丁组成）	降血压	降低实验性高血压大鼠的血压水平[73]
75.2%	降血糖	降低糖尿病大鼠胰腺组织中 MDA 水平、提高 SOD 和 GSH-Px 水平，并能降低大鼠的空腹血糖（FBG），改善糖耐量，提高游离胰岛素（FINS）水平，大鼠的胰岛面积增加、细胞数明显增多，降低氧化应激反应是其机制之一[74]

含量	药效	作用与机制
不详	抗疲劳	体外抗氧化试验表明，杜仲叶总黄酮提取物清除·OH、DPPH·自由基的能力，并且清除·OH 和 O$_2^-$· 的效果优于维生素 C。体内抗氧化试验表明，杜仲叶总黄酮提取物可降低丙二醛的含量，提高超氧化歧化酶的活性。杜仲叶总黄酮提取物可延长小鼠负重游泳时间，降低血乳酸和血清尿素氮含量，提高肝糖原的含量，降低 MDA 的含量，提高 T-SOD 的活性。杜仲叶黄酮苷的抗疲劳作用与增加能量储备、减少过度运动后不良代谢物的生成、提高组织的耐受力及清除运动中产生的大量自由基等作用有关[75, 76]
不详		清除·OH、O$_2^-$· 及 DPPH·的作用和改善常压耐缺氧能力表现为抗疲劳功效，表明了抗疲劳功效与抗氧化作用之间的关联性[77]
黄酮苷元含量 63.19%	调节免疫	对小鼠脾淋巴细胞的增殖及细胞因子 IL-2 与 IFN-γ 的分泌有协同作用，随细胞培养时间延长，作用效果逐渐显著，并有一定的浓度依赖性[78, 79]
83.61%（以芦丁为对照品，分光光度法）	改善学习记忆障碍	提高脑组织中 T-SOD、GSH-Px、T-AOC 的活力，降低 MDA 的含量。改善铅中毒小鼠学习记忆障碍的作用机制可能与杜仲总黄酮能提高机体的免疫能力和抗氧化能力有关[80]

杜仲叶总黄酮提取物降血脂、降血糖及抗氧化作用比较肯定。

杜仲叶黄酮醇糖苷抗糖尿病作用：杜仲叶在韩国已被用作治疗糖尿病，属于民间疗法，韩国科学家 Kim H.Y. 等从杜仲叶中分离出一种新的黄酮醇糖苷，槲皮素 -3-O-α-L- 吡喃阿拉伯糖 -（1→2）-β-D- 葡萄糖苷，以及已知的黄酮醇山奈酚 3-O-β-D- 吡喃葡萄糖苷（紫云英苷）和槲皮素 3-O-β-D- 吡喃葡萄糖苷（异槲皮苷）。这些化合物表现出抑制晚期糖基化终末产物形成，其糖基化抑制活性与已知的糖基化抑制剂氨基胍相当，结果提示杜仲叶的抗糖尿病作用可能归因于具有糖化抑制活性的黄酮醇苷[81]。

3. 杜仲雄花和种子总黄酮提取物作用及其机制　见表 2-13-6。

表 2-13-6　杜仲雄花和种子总黄酮提取物作用及其机制

Table 2-13-6　Pharmacological effect and mechanism of total flavonoid extracts from male flowers and seeds of *Eucommia ulmoides*

来源	药效	作用与机制
雄花（总黄酮得率 2.983%）	抗氧化	清除 DPPH 自由基[82]
雄花	抗氧化	清除羟基自由基、超氧阴离子自由基和亚硝酸盐，优于同浓度条件下抗氧化剂维生素 C[83]
雄花	抗皮肤光老化	采用长波紫外线（UVA，320～400 nm）和中波紫外线（UVB，290～320 nm）辐射的小鼠光老化模型，杜仲雄花黄酮提取物能够显著降低皮肤组织中 MDA 含量，提高 SOD 活力、T-AOC（总抗氧化能力），改善小鼠皮肤组织老化的现象，虽然皮肤组织仍有损伤，但损伤程度较低，结构比较完整，细胞分层比较清晰，接近正常组织，真皮层可见纤维组织，且分布较为均匀。具有抗氧化的活性和抗皮肤光老化的作用[32]
种子（黄酮类糖苷富集于乙酸乙酯部分中，主要由 7 个黄酮苷组成）	抗氧化	清除 DPPH 和 ABTS 自由基[30]

表 2-13-6 的结果表明杜仲雄花和种子总黄酮提取物具有抗氧化作用。

杜仲雄花中黄酮类化学成分及抗氧化活性研究：从杜仲雄花 95% 乙醇提取物中共分离得到 10

个黄酮类化合物,分别鉴定为柚皮素(1)、槲皮素(2)、槲皮素 -3-O-α-L- 阿拉伯糖基(1→2)-β-D-葡萄糖苷(3)、异槲皮苷(4)、江户樱花苷(5)、槲皮素 -3-O-β-D- 葡萄糖基(1→2)-β-D- 葡萄糖苷(6)、山奈酚 -3-O-β-D-(6″-O- 乙酰基)-β-D- 葡萄糖苷(7)、芦丁(8)、异鼠李素 -3-O-β-D- 葡萄糖苷(9)、紫云英苷(10)。活性测试结果表明化合物 2、3、4、6、8 具有较强的抗氧化活性,能明显抑制 H_2O_2 诱导 PC12 细胞凋亡。

化合物对 DPPH 自由基的清除作用表明化合物 2、3、4 抗氧化活性较强,超过人工抗氧化剂叔丁基对苯二酚;化合物 6、7、8、9、10 的活性比叔丁基对苯二酚略低,这可能是由黄酮 B 环上的羟基数目所致。通常 B 环上羟基越多,黄酮的抗氧化活性越强,所以山奈酚 -3-O-β-D-(6″-O- 乙酰基)-β-D- 葡萄糖苷、异鼠李素 -3-O-β-D- 葡萄糖苷和紫云英苷的活性比槲皮素及其苷类低。双键对活性影响较大,一旦 C-2,3 双键被氢化后,缩短了共轭体系,就改变了分子的平面结构,降低了羟基的作用,不利于黄酮类物质的抗氧化活性,因此二氢黄酮类化合物柚皮素和江户樱花苷活性极低。化合物 2、3、4、6、8 具有较强的抗氧化活性,能明显抑制 H_2O_2 诱导 PC12 细胞凋亡[84]。

4. 杜仲不同部位总黄酮含量及抗氧化活性比较研究

(1)杜仲不同部位总黄酮含量测定结果见表 2-13-7。

表 2-13-7 杜仲不同部位总黄酮含量比较($\bar{x} \pm s$,n=5)
Table 2-13-7 Comparison of total flavonoids content in differentparts of *E.ulmoides*($\bar{x} \pm s$,n=5)

部位	各部位总黄酮平均含量(%)
皮	1.45±0.03a
叶	9.02±0.85b
雄花	3.06±0.17c
籽	1.22±0.11a

注:同一指标不同组别间,若字母相同,则代表差异无统计学意义(P>0.05);若字母不同,则代表差异具有统计学意义(P<0.05)。

Note: if there are same letters in the same index among different groups, it indicates the difference is not statistically significant (P > 0.05); if the letters are different, then it indicates the difference is statistically significant (P < 0.05).

由表 2-13-7 可见,杜仲皮、叶、雄花、籽总黄酮平均含量分别为 1.45%、9.02%、3.06%、1.22%,排序为叶>雄花>皮>籽。杜仲皮与籽之间比较,P=0.575>0.05,差异无统计学意义;杜仲皮分别与叶、雄花比较,籽分别与叶、雄花比较,叶与雄花比较,P 均小于 0.05,差异有统计学意义。

(2)杜仲不同部位抗氧化活性的结果见表 2-13-8。

表 2-13-8 抗氧化活性试验结果($\bar{x} \pm s$,n=3)
Table 2-13-8 Results of antioxidant activity test($\bar{x} \pm s$,n=3)

部位	清除 ABTS+ 自由基 IC_{50}(mg/ml)	清除 DPPH 自由基 IC_{50}(mg/ml)	Cu^{2+} 还原能力 IC_{50}(mg/ml)
皮	0.98±0.00a	5.49±1.05a	6.67±0.10a
叶	0.54±0.01b	0.38±0.01b	1.04±0.05b
雄花	0.56±0.01b	0.56±0.03b	1.16±0.05b
籽	0.86±0.01c	3.74±0.41c	7.68±0.53a
维生素 C	0.12±0.00d	0.08±0.02d	0.06±0.29c

注:同一指标不同组别间,若字母相同,则代表差异无统计学意义(P>0.05);若字母不同,则代表差异有统计学意义(P<0.05)。

Note: if there are same letters in the same index among different groups, it indicates the difference is not statistically significant (P > 0.05); if the letters are different, then it indicates the difference is statistically significant (P < 0.05).

由表 2-13-8 可见,杜仲不同部位对 ABTS+ 自由基的清除作用大小排序为叶>雄花>籽>皮。杜仲叶与雄花的 IC_{50} 值比较,差异无统计学意义(P>0.05);其余两两比较,IC_{50} 值差异均有统计学意义(P<0.05)。试验结果可知,杜仲不同部位中,叶的总黄酮含量最高,雄花次之,而皮和籽中的总黄酮含量较低。在杜仲不同部位的体外抗氧化活性试验中,杜仲叶与雄花的抗氧化活性最强,且二者间比较差异无统计学意义;杜仲籽次之,而杜仲皮最弱。杜仲叶与雄花的总黄酮含量较高,且其抗氧化活性也较强,但二者并非呈正相关趋势,可见二者抗氧化活性的机制较复杂,故其抗氧活性作用的成分及其相关性有待进一步研究。杜仲皮的总黄酮含量较杜仲籽高,然而杜仲皮的抗氧化活性较杜仲籽弱,可能是杜仲不同部位中具有抗氧化活性的物质不完全相同

所致。而杜仲籽中 α- 亚麻酸和亚油酸等多不饱和脂肪酸的含量较高，具有一定的还原能力，故杜仲籽的抗氧化活性较杜仲皮强[85]。

5. 杜仲不同部位总黄酮含量比较 以芦丁作为对照品，用紫外-可见分光光度计测得杜仲老叶、嫩叶、细枝、粗枝、一年生枝、主杆、主杆皮、主根、主根皮和须根的总黄酮含量分别为 6.05%、4.65%、0.52%、0.33%、0.285%、0.23%、0.15%、0.15%、0.155% 和 0.165%。结果显示老叶中总黄酮的含量最高[86]。

（四）杜仲叶酚酸类提取物

杜仲叶酚酸类提取物作用及其机制见表 2-13-9。

表 2-13-9　杜仲叶酚酸类提取物作用及其机制

Table 2-13-9　Pharmacological effect and mechanism of phenolic acids extract from *Eucommia ulmoides* leaves

药效	作用与机制
抗氧化	清除自由基或活性氧（ROS）的作用[87]
	清除羟自由基（·OH）、超氧阴离子自由基（O_2^-·）及 1, 1- 二苯基 -2- 苦苯肼自由基（DPPH），降低小鼠 MDA 含量，提高 SOD 活性和 GSH-Px 的活性[88]
	提高血清总抗氧化能力、超氧化物歧化酶和谷胱甘肽过氧化物酶活性、肝组织中谷胱甘肽过氧化物酶活性，降低血清丙二醛含量[89]
	清除 DPPH·、2, 2- 联氮 - 二 -3- 乙基 - 苯并噻唑 -6- 磺酸自由基（ABTS·）和羟基自由基（·OH），抗氧化活性与 2, 6- 二 - 叔丁基 -4- 甲基苯酚（BHT）相当，低于维生素 C[90]
	体外清除 HO·、O_2^-· 及 DPPH· 自由基的活性；体内降低 MDA 的含量，提高 SOD 及 GSH-Px 活性[64, 65]
	清除 DPPH 自由基。叶片的抗氧化活性远高于生皮层，体外抗氧化活性与其酚类含量有关[91]
抗糖尿病	抑制 Caco-2 细胞中的二糖酶（蔗糖酶和麦芽糖酶）和葡萄糖转运蛋白[92]
抗疲劳	能延长小鼠负重游泳时间，降低血乳酸（LA）含量，降低血清尿素氮（SUN）含量，提高肝糖原和肌糖原含量，增强 LDH 活力[93]
改善猪肉品质	血清白蛋白、总蛋白和肌酸的水平显著升高，三酰甘油的含量显著降低。背最长肌的肉质得到改善，肌肉的亮度、黄度、肌内脂肪含量和肌纤维密度显著升高，而肌纤维的直径显著降低。肝脏 LPL 和 AMPKmRNA 的表达显著升高，降低 HSL、ACC、FAS 和 PPAR-y mRNA 的表达；提高背最长肌 AMPK mRNA 水平；降低 LPL、FABP-4、FATP-1 和 PPARγ mRNA 的表达；提高背部脂肪组织 AMP mRNA 的表达，降低 HSL、LPL、FAS 和 FABP-4 的 mRNA 表达。Ⅰ型纤维在杜仲多酚提取物背最长肌中 mRNA 的表达显著升高，Ⅱb 型纤维的表达显著降低。以上研究结果表明，杜仲叶多酚提取物能提高肥育猪饲料利用率，改善背最长肌的猪肉品质，其对肉质的改善作用与调节机体脂肪酸代谢和肌纤维类型有关[94]

杜仲酚酸类提取物主要作用为抗氧化，而且主要来源于杜仲叶。以下重点论述相关的一些酚类抗氧化作用的物质基础研究。

1. 杜仲叶酚类抗氧化作用的物质基础研究

（1）杜仲叶、生皮和炮制皮原儿茶酸含量及生物活性：研究了杜仲水提物（WEDZ）的生物活性成分和清除自由基或活性氧（ROS）的作用。WEDZ包括叶、生皮层和炮制皮层。杜仲叶热水提取物作为活性氧清除剂表现出明显的活性，其清除作用呈浓度依赖性。炮制皮提取物对ROS的清除作用不大，而生皮提取物对 ROS 的清除作用最弱。WEDZ 对 ROS 的清除活性与其原儿茶酸（PCA）含量有关。HPLC 法测定杜仲中 PCA 含量的顺序如下：叶（17.17 mg/g）＞炮制皮（2.99 mg/g）＞生皮（1.16 mg/g）。在 0.1 mg/ml 浓度下，杜仲叶提取物对亚油酸过氧化的抑制作用强于 PCA，提示杜仲叶提取物可预防自由基相关疾病[87]。

（2）杜仲酚类化合物的抗氧化活性研究

1）杜仲提取物制备：热水提取（HWE）固液比为 1 ∶ 20（g/ml），温度为 60℃，提取时间为 3 h；水超声辅助提取（UAE）固液比为 1 ∶ 20（g/ml），室温，提取时间为 60 min。将四种提取物过滤并在 50℃下真空蒸发至特定浓度，然后测定生物活性化合物的含量。制备的提取物 HWE-B（皮）、UAE-B（皮）、HWE-L（叶）和 UAE-L（叶）各代表用树皮和叶子分别用 HWE 和 UAE

方法的提取物。8 个主要活性化合物的化学结构见图 2-13-4。

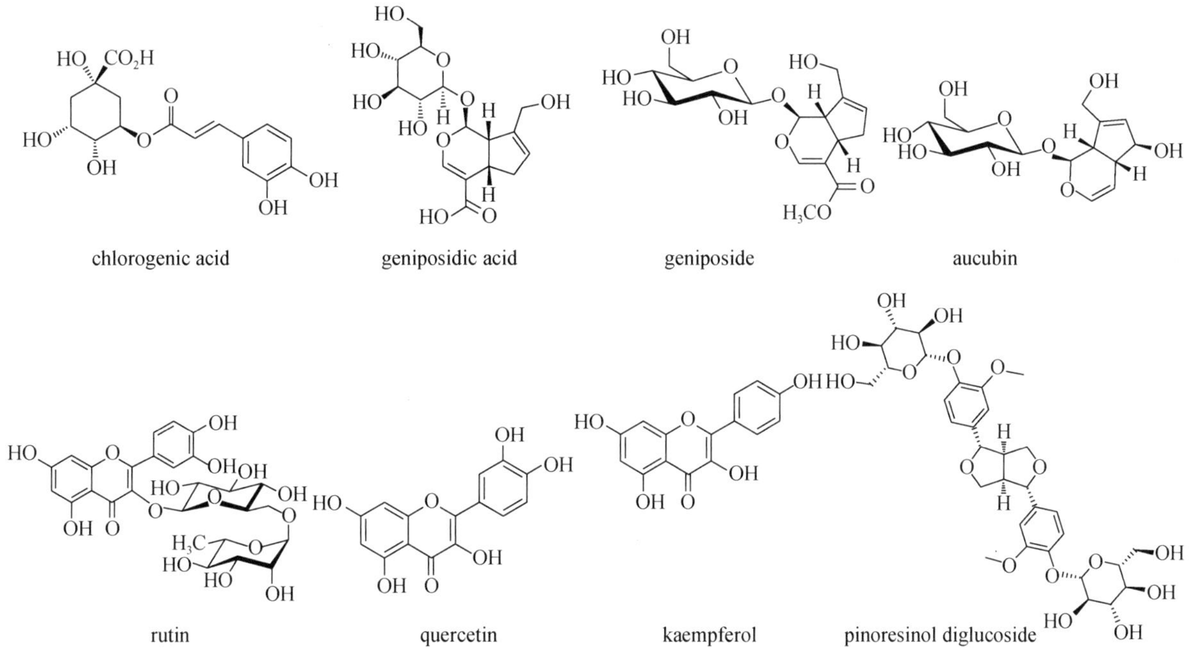

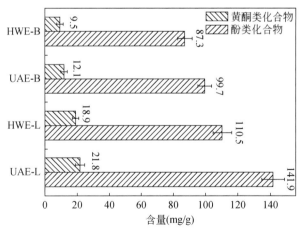

chlorogenic acid　　　geniposidic acid　　　geniposide　　　aucubin

rutin　　　quercetin　　　kaempferol　　　pinoresinol diglucoside

图 2-13-4　杜仲中 8 个主要抗氧化的化学结构

Fig. 2-13-4　Chemical structures of eight main antioxidants from *Eucommia ulmoides* Oliver

2）酚类和黄酮类化合物的含量测定：采用分光光度法以没食子酸标准曲线测定总酚类物质含量，以芦丁标准曲线测定总黄酮含量，结果见图 2-13-5。

3）杜仲中生物活性成分的含量测定：HPLC 测定杜仲中 8 个主要抗氧化活性成分，结果见图 2-13-6。

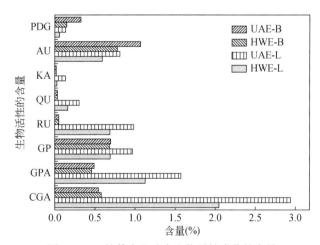

图 2-13-5　杜仲水提物中酚类化合物和黄酮类化合物的含量

单位为 mg/g 干植物样品（数据表示为三次测定的平均值 ± 标准差）

Fig. 2-13-5　The contents of phenolic compounds and flavonoids of water extracts from *Eucommia ulmoides*

milligrams per gram of dry plant sample（the data are presented as mean±standard error of three replications）

图 2-13-6　杜仲皮和叶中生物活性成分的含量

CGA，绿原酸；GPA，京尼平苷酸；GP，京尼平苷；AU，桃叶珊瑚苷；RU，芦丁；QU，槲皮素；KA，山柰酚；PDG，松脂醇二葡萄糖苷

Fig. 2-13-6　The contents of bioactive compounds in the bark and leaves of *Eucommia ulmoides* Oliver

CGA, chlorogenic acid; GPA, geniposidic acid; GP, geniposide; AU, aucubin; RU, rutin; QU, quercetin; KA, kaempferol; PDG, pinoresinol diglucoside

4）不同杜仲提取物对 DPPH 自由基的清除作用：四种杜仲提取物对 DPPH 自由基的清除作用见图 2-13-7。

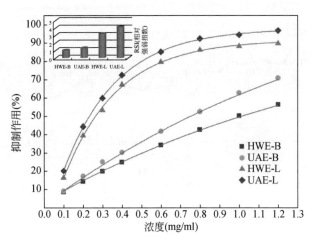

图 2-13-7　四种杜仲提取物对 DPPH 自由基的清除作用

Fig.2-13-7　Scavenging effect on DPPH radicals of the four *Eucommia ulmoides* extracts

结果表明，超声波可提高抗氧化剂的产率和选择性，超声波提取酚类、黄酮类生物活性化合物的含量增加，但不同组织部位之间的增量变化不同。杜仲皮层和叶片内生物活性化合物含量差异很大。绿原酸、京尼平苷酸、京尼平苷和桃叶珊瑚苷是杜仲中主要的酚类化合物，含量相对较高，且在超声波提取下，叶比皮含量高许多。同时，桃叶珊瑚苷和绿原酸分别为树皮和叶最主要的生物活性成分。叶的提取物表现出明显的抑制活性，自由基清除指数范围为 3.22 ～ 4.17，高于皮层（1.01 ～ 1.32）的提取物，杜仲的提取物对 DPPH 自由基的抑制活性为叶片（89.6% ～ 96.7%）＞皮层（56.3% ～ 70.9%），表明叶比皮层表现出更高的抗氧化活性。它显示了提取物中多酚含量与抗氧化活性之间的良好相关性，表明杜仲酚类化合物是主要抗氧化作用的物质基础[91]。

（3）杜仲叶提取物抗氧化能力与多酚含量：研究发现抗氧化活性与杜仲叶提取物中的总酚含量之间具有良好的相关性，随着 MeOH 溶剂浓度的增加，提取产率、总酚含量和自由基清除活性增加，植物油中的过氧化物形成减少，酚类化合物的产率范围为 2.45% ～ 11.35%，总酚含量从 34.51 mg/g 增加至 47.68 mg/g。随着 MeOH 浓度的增加，DPPH 清除活性从 56.32% 增加到 90.37%。

与对照（35.23 mmol/kg）相比，含有 47.68 mg/g 酚类化合物的 70% MeOH 组分在植物油系统中显示出更强的抗氧化能力（15.06 mmol/kg）[95]。

（4）不同采收时间杜仲叶抗氧化能力及活性成分含量的差异：在 5 月份至 10 月份每月收集（为期 3 年）杜仲叶，以 DPPH 自由基和羟自由基清除活性、亚铁螯合能力，以及对亚油酸乳液和菜籽油的氧化测定来评价杜仲叶季节差异抗氧化能力，并测定活性成分含量。结果表明，一些活性成分的含量和抗氧化活性与一年中的某个时间有关，8 月份收集的样品显示出高含量的酚类物质，5 月份收集的样品含有的黄酮类化合物含量高于其他样品。在 5 月份或 6 月份收集的叶子表现出高含量的芦丁、槲皮素、京尼平苷酸和桃叶珊瑚苷。8 月份收集的叶片表现出稳定和高 DPPH 自由基清除活性，以及铁螯合能力。5 月份收集的样品对菜籽油和亚油酸的氧化具有强烈的抑制作用。DPPH 自由基清除活性与总酚含量有关。黄酮类化合物对菜籽油和亚油酸氧化的抑制作用起重要作用。因此，8 月份和 5 月份被认为是杜仲叶采收的最佳月份[96]。

（5）杜仲叶多酚抗氧化作用研究：采用 XDA-8 树脂吸附纯化杜仲叶粗提物，得到 20% 乙醇洗脱液中的多酚较多，60% 乙醇洗脱液中的黄酮类化合物较多的抗氧剂。体外清除 HO·、O$_2^-$· 及 DPPH· 自由基的活性与黄酮和多酚有较好的相关性，多酚是主要的作用物质；体内降低 MDA 的含量，提高 SOD 及 GSH-Px 活性，多酚显示更强的活性，多酚是抗氧化作用物质基础。

综上所述，杜仲叶酚类是抗氧化作用物质，且叶比皮层表现出更高的抗氧化活性[65]。

2. 杜仲叶用于 2 型糖尿病的预防和治疗的药效物质研究

（1）样品制备：杜仲叶通过 40% 乙醇提取获得的杜仲木脂素（EUL）提取物，将其加载到 AB-8 大孔树脂柱上，并用 0、20%、40%、60% 和 80%（*V/V*）乙醇洗脱以进行纯化。

（2）对 α- 葡萄糖苷酶和葡萄糖转运的抑制作用：首先确定 EUL 的乙醇洗脱液在体外抑制 α- 葡萄糖苷酶，然后抑制最有效的洗脱液，即 EUL 的 20% 乙醇洗脱液（EEUL）被证实在 Caco-2 细胞中对碳水化合物降解酶和葡萄糖转运有抑制作用。

（3）与蔗糖酶位点的结合构象和相互作用：通过 GC-MS 分析在 EEUL 中进行计算建模，

与蔗糖酶活性位点的结合构象和关键相互作用见图 2-13-8（彩图 2-13-8）。

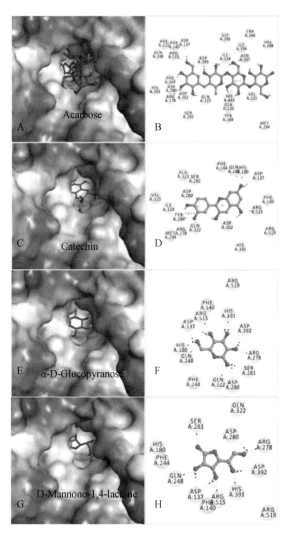

图 2-13-8　阿卡波糖（A，B）、儿茶素（C，D）、*α-D-* 吡喃葡萄糖（E，F）、*D-* 甘露聚糖 -1, 4- 内酯（G，H）与蔗糖酶活性位点的结合构象和关键相互作用

显示了蔗糖酶活性位点中阿卡波糖（A）、儿茶素（C）、*α-D-* 吡喃葡萄糖（E）和 *D-* 甘露聚 -1, 4- 内酯（G）的结合构象（表面视图：棕色、红色和灰色），这些化合物与活性位点的关键残基有密切相互作用。还指出了蔗糖酶活性位点中阿卡波糖（B）、儿茶素（D）、*α-D-* 吡喃葡萄糖（F）和 *D-* 甘露聚 -1, 4- 内酯（H）的关键相互作用，这些化合物与活性位点的关键残基有密切相互作用。黄线代表 π- 相互作用，具有粉色圆圈的残基表示氢键、离子或极性相互作用，具有绿色圆圈的残基表示范德瓦耳斯相互作用，箭头表示蓝色的侧链残基和绿色的骨架残基的氢键

Fig. 2-13-8　The binding conformations and key interactions of acarbose(A, B), catechin(C, D), *α-D*-glucopyranose(E, F), *D*-mannono-1, 4-lactone(G, H) with the sucrase active site

Binding conformations of acarbose(A), catechin(C), *α-D*-glucopyranose(E) and *D*-mannono-1, 4-lactone(G) in the sucrase active site are indicated(surface view：brown, red and gray)；these compounds interact closely with key residues of the active site. Key interactions of acarbose(B), catechin(D), *α-D*-glucopyranose(F) and *D*-mannono-1, 4-lactone(H) in the sucrase active site are also indicated；these compounds interact closely with key residues of the active site. The yellow line represents the π-interactions. Residues with pink circles indicate hydrogen bonds, ionic or polar interactions；residues with green circles indicate Van der Waals interactions. The arrows indicate hydrogen bonds to side chain residues in blue and backbone residues in green

EEUL 总提取物的 47.16% 富含单糖、多酚类和酯类。计算机模拟表明，儿茶素、α-D- 吡喃葡萄糖和 D- 甘露糖 -1, 4- 内酯与势能低的蔗糖酶的活性位点紧密对接。杜仲叶总提取物抑制了 Caco-2 细胞中的二糖酶（蔗糖酶和麦芽糖酶）和葡萄糖转运蛋白，杜仲叶总提取物的酚类和单糖是主要抗双糖酶的活性成分。因此，杜仲叶总提取物可用于 2 型糖尿病的预防和治疗[92]。

（五）富含绿原酸的杜仲叶提取物

富含绿原酸的杜仲叶提取物作用及其机制见表 2-13-10。

表 2-13-10 富含绿原酸的杜仲叶提取物（CGAE）作用及其机制
Table 2-13-10 Pharmacological effect and mechanism of chlorogenic acid-enriched extract（CGAE）from _Eucommia ulmoides_ leaves

药效	作用与机制
降血脂	小鼠血清总胆固醇（TC）含量降低，显著降低三酰甘油（TG）、低密度脂蛋白胆固醇（LDL-C）的含量，增高高密度脂蛋白胆固醇（HDL-C）的含量，抑制小鼠高脂血症[97]
	抑制离体胆固醇微胶粒形成作用强于绿原酸，抑制 HMG-CoA 还原酶效价强于辛伐他汀，抑制胰脂肪酶活性强于绿原酸但略低于奥利司他（IC_{50}=1.7 μg/ml）。杜仲叶绿原酸提取物降血脂机制可能与抑制脂质的吸收转化、抑制肠道胆固醇的吸收和减少肝脏胆固醇的合成有关[98, 99]
	杜仲叶绿原酸提取物（CAEF，42%）抑制肠道脂肪吸收并增加胆固醇与胆汁酸排泄；明显减少细胞内的中性脂滴；显著增加细胞 TC、TG 的外排，显著提高 ABCA1、CYP7A1、AMPK2a mRNA 表达，明显降低 SREBP2、HMGCR mRNA 的表达，下调 LXRa mRNA 的表达，抑制 HepG2 细胞中 HMGCR 蛋白的表达[100]
	增加 ABCA1、CYP7A1 和 AMPKα2 的 mRNA 表达，然而，它们对 LXRαmRNA 表达的影响是可变的，在 mRNA 和蛋白质水平上显著抑制 HMG-CoA 还原酶（HMGCR）的蛋白质表达。用于预防肥胖和血脂异常，其效果似乎至少部分是由于通过抑制 HepG2 细胞中的 HMGCR 的蛋白表达来调节胆固醇代谢，抑制肝脏脂质的积累[101]
降血压	对自发性高血压大鼠具有良好且稳定的降压效果[102]
减肥	升高粪便中总脂质、胆固醇和胆汁酸含量，且强于奥利司他。杜仲叶绿原酸提取物通过抑制胰脂肪酶活性抑制脂肪吸收，促进胆固醇和胆汁酸的排出，这可能是其减肥的作用机制[99, 103]
抗氧化	喂食 CGAE 与未 CGAE 饮食的羔羊比较，血糖和三碘甲状腺原氨酸（T_3）浓度更低，肌酸激酶（CK）活性、白细胞（WBC）计数更高，且中性粒细胞（NEU）：淋巴细胞（LYM）比率更高。饲喂 CGAE 饲料的羔羊具有较高的 SOD 活性及血清 T-AOC 和肝脏 T-AOC，以及较低的血清皮质醇浓度和 MDA 含量。膳食补充 CGAE 不影响生长性能，并改善运输压力羔羊的肉质和抗氧化状态，减轻了运输压力对羔羊健康的负面影响[104]
	减轻热应激对肉鸡生长性能和肉品质的不利影响，并改善热应激肉鸡鸡胸肉的氧化稳定性和脂肪酸组成[105]
	绿原酸含量为 42.43%，清除 DPPH·、O_2^-·、·OH 和烷基自由基的能力均强于绿原酸和维生素 C，但对红细胞氧化溶血的抑制效果不如绿原酸和维生素 C[106, 107]
	清除 DPPH· 的能力：维生素 C >杜仲叶绿原酸≈绿原酸标准品，铁离子还原/抗氧化能力（FRAP）为杜仲叶绿原酸>维生素 C-绿原酸标准品。结果表明杜仲叶绿原酸具有较强的抗氧化能力，其抗氧化能力与绿原酸浓度在一定范围内呈线性关系[108]
抑菌和抗氧化	绿原酸含量为 42.5%，对大肠杆菌和沙门氏菌液有明显的抑制作用，抑菌强弱顺序：杜仲叶绿原酸提取物>金银花绿原酸提取物>平卧菊三七绿原酸提取物；杜仲叶绿原酸提取物的抗脂质过氧化能力、还原能力和清除 DPPH· 能力均高于其他两种绿原酸提取物[109]

富含绿原酸的杜仲叶提取物可用于降血脂、减肥和抗氧化等。

1. 富含绿原酸的杜仲皮提取物的抗抑郁作用及其作用机制研究 富含绿原酸的杜仲皮提取物中的绿原酸能够穿过血脑屏障，能刺激轴突和树突的生长，通过增强突触蛋白 I 的表达来发挥其对神经元的保护、促进血清素和 5- 羟色胺的释放。小鼠悬尾试验表明富含绿原酸的杜仲皮提取物具有抗抑郁作用[110]。

2. 杜仲叶绿原酸粗提物分离组分中的抗氧化活性成分 杜仲叶绿原酸粗提物上硅胶柱，依次用100%、70%、50%、30%乙醇溶液洗脱，层析分离提纯杜仲叶绿原酸，洗脱液冷冻干燥，得到G100、G70、G50、G30样品，采用分光光度法对各分离部位中的绿原酸含量进行测定，测得G100样品含量为44.50%、G70样品含量为19.16%、G50样品含量为16.63%、G30样品含量为4.43%，并采用ABTS+方法测定了各洗脱物的抗氧化活性，各洗脱物的抗氧化活性顺序：G50 > G70 > G100 ≈绿原酸标准品≈维生素C。结果表明杜仲叶绿原酸粗提物中除了绿原酸具有抗氧化活性，尚有其他抗氧化活性成分[111]。

3. 杜仲叶绿原酸提取物调脂作用物质及机制研究 肖苑观察了杜仲叶绿原酸提取物（CAEF）对大鼠胰脂酶活性的影响，以及CAEF及其主要组分（绿原酸、槲皮素、京尼平苷）与西红花苷联合配比物（C+C+G+Q）对HepG2细胞胆固醇代谢环节中相关基因与蛋白表达的影响，探讨其调脂与减肥作用机制。CAEF（42%）表现出良好的抑制肠道脂肪吸收和增加胆固醇与胆汁酸排泄的作用；CAEF与C+C+G+Q作用48 h后，细胞内的中性脂滴明显减少，同时CAEF与C+C+G+Q的作用均强于辛伐他汀与相应单组分，且C+C+G+Q强于CAEF；显著增加细胞TC、TG的外排，且其外排作用均明显强于辛伐他汀与各单组分；CAEF和C+C+G+Q能显著提高ABCA1、CYP7A1、AMPK2a mRNA表达，并明显降低SREBP2、HMGCR mRNA的表达，且对

ABCA1与AMPKa2 mRNA表达的增强作用顺序为C+C+G+Q > CAEF >辛伐他汀。另外，C+C+G+Q还能下调LXRa mRNA的表达；CAEF与C+C+G+Q均能抑制HepG2细胞中HMGCR蛋白的表达，同时证明C+C+G+Q的抑制作用强于CAEF。结论：①CAEF对急性脂质负荷大鼠和人肝癌HepG2细胞模型均有较强的调脂作用，能够抑制大鼠肠道对外源性食物的脂质吸收，增加胆固醇、胆汁酸的排泄，抑制HepG2细胞内中性脂肪的积聚，增加HepG2细胞内TC和TG的外排；②上述作用机制与CAEF抑制胰脂酶活性，调节细胞内的胆固醇代谢途径的相关基因（上调ABCA1、CYP7A1、AMPKa2，下调SREBP2、HMGCR mRNA的表达），以及抑制细胞内HMGCR蛋白的表达有关；③研究CAEF的调脂活性成分，发现CAEF的主要成分与西红花苷联合（C+C+G+Q）也能够上调ABCA1、CYP7A1、AMPKa2，并下调SREBP2、HMGCR mRNA的表达，同时C+C+G+Q还能抑制LXRa mRNA的表达，抑制HMGCR蛋白的表达，从而参与细胞内胆固醇代谢的调控，改善脂质水平，且各项指标显示，C+C+G+Q的调脂作用优于CAEF。杜仲叶绿原酸提取物调脂与减肥作用的主要物质基础是绿原酸、槲皮素、京尼平苷[100]。

（六）杜仲多糖提取物

1. 杜仲（树皮）多糖提取物作用及其机制 见表2-13-11。

表 2-13-11 杜仲（树皮）多糖提取物作用及其机制

Table 2-13-11 Pharmacological effect and mechanism of polysaccharide extract from bark of *Eucommia ulmoides*

药效	作用与机制
降血糖	胸腺指数和脾指数明显增高，MDA和NO降低，SOD和NOS升高。作用机制与其提高糖尿病小鼠的免疫力与体内抗氧化能力有关[112]
	使链脲佐菌素（STZ）所致糖尿病小鼠血清TG、TC、LDL-C的含量降低，而使HDL-C含量升高，表明杜仲多糖可改善STZ所致糖尿病小鼠的血脂代谢紊乱状况。小鼠血清中TNF-α、IL-8、IL-6的含量下降，通过降低炎症因子的含量来缓解胰岛细胞受到炎症因子的攻击，从而改善胰岛素的分泌；通过降低胰腺组织中Toll样受体4（TLR4）、核转录因子-κB（NF-κB）的蛋白表达抑制炎症通路来介导胰岛细胞功能，改善胰岛素水平。杜仲多糖具有降血糖和降血脂作用，其作用机制可能与提高糖尿病小鼠机体抗氧化能力、降低炎症因子血清中的含量，以及降低胰腺中TLR4、NF-κB蛋白含量相关[113]
	升高糖尿病模型小鼠血清中SOD、GSH-Px水平，并降低MDA水平[114]
提高免疫	杜仲多糖可以提高免疫抑制小鼠模型的胸腺指数，增加腹腔巨噬细胞吞噬率和吞噬指数[115]
	减轻环磷酰胺致小鼠体重的下降，升高免疫低下小鼠的胸腺指数，明显增加小鼠腹腔巨噬细胞吞噬率、吞噬指数[116]

续表

药效	作用与机制
保肝	血清丙氨酸转氨酶（ALT）、天冬氨酸转氨酶（AST）和肝脏 MDA 降低，肝脏 SOD 升高，杜仲多糖可以保护氯丙嗪损伤的小鼠肝脏[117]
抗肝纤维化	明显对抗 CCl₄ 所致的肝纤维化大鼠肝脏、脾脏指数的升高（$P < 0.01$）；显著抑制血清中 ALT、AST 活性的升高，降低血清中透明质酸（HA）、层粘连蛋白（LN）、Ⅲ型前胶原、Ⅳ型胶原蛋白、球蛋白（GLOB）的量，升高血清中的总蛋白（TP）、白蛋白（ALB）的量和 ALB 与 GLOB 的比值（A/G）；降低肝组织中羟脯氨酸、丙二醛的量，也能升高肝组织中 SOD 的活性和 GSH-Px 的水平，明显降低肝组织中转化生长因子 β1（TGF-β1）的表达[118]
抗肿瘤	多糖纯度为 55.2%，可抑制 S-180 肉瘤的生长，并能够提高胸腺指数和脾指数，增加骨髓有核细胞计数及外周血白细胞计数，拮抗环磷酰胺引起的外周血白细胞和骨髓有核细胞减少[119]
	对环磷酰胺抗肿瘤作用具有增效减毒的作用[120, 121]
	通过激活 caspase3 途径来诱导肺癌细胞凋亡，抑制肺癌细胞生长[122]
心肌缺血损伤的保护	SOD 活性增高、MDA 的量降低，对兔心肌缺血再灌注损伤能够产生较好的保护作用[123]
耐缺氧	在急性脑缺血性缺氧实验和小鼠失血性休克实验中，杜仲总多糖可在一定程度上延长小鼠存活时间、呼吸维持时间及心脏搏动时间、增加全脑停止供血后张口呼吸次数[124]

杜仲（树皮）多糖具有降血糖和降血脂作用，其机制与提高免疫力与机体抗氧化能力、降低炎症因子血清中的含量，以及降低胰腺中 TLR4、NF-κB 蛋白含量相关。

2. 杜仲叶多糖提取物作用及其机制 见表 2-13-12。

表 2-13-12 杜仲叶多糖提取物作用及其机制

Table 2-13-12 Pharmacological effect and mechanism of polysaccharide extract from *Eucommia ulmoides* leaves

药效	作用与机制
抗疲劳	缩短肌肉达到最大收缩幅度的时间，并延缓肌肉疲劳的发生[125]
	蟾蜍肌肉最大收缩时间明显缩短，肌肉疲劳减轻，杜仲叶中的多糖可以改善蟾蜍的肌肉功能[126]
提高免疫	提高小鼠脾指数，提高血清中 IL-2、IL-4、IgG、IgM 的含量[127]
	提高小鼠腹腔巨噬细胞的廓清能力、吞噬速度及血清中溶血素的含量，提高胸腺指数和脾指数[128]
抗氧化	具有清除羟自由基和超氧阴离子自由基的能力，且清除羟自由基的能力显著大于清除超氧阴离子的能力，抗补体活性[129]
	在相同浓度下，杜仲多糖对 DPPH 自由基的清除能力高于维生素 C，然而，杜仲多糖的铁还原能力低于维生素 C 的铁还原能力，并且与浓度呈正相关[130, 131]
镇痛	显著延长辐射热致痛模型中小鼠的痛阈，而对热板致痛、乙酸致痛、痛经模型有一定的抑制作用[132]

杜仲叶多糖提取物具有抗疲劳、提高免疫功能和抗氧化的作用。

此外，杜仲叶总生物碱具有显著的镇静、催眠和抗惊厥活性。以水酸法提取的杜仲叶总生物碱可以提高睡眠率、显著延长睡眠时间、缩短小鼠的睡眠潜伏期。即使是低剂量的总生物碱（0.33 g/kg），与阴性对照组（生理盐水）的活性也存在显著差异，并具有戊巴比妥钠超临界剂量的协同作用，总生物碱也能有效抑制尼可刹米引起的惊厥[133]。

（七）小结

1. 杜仲有效部位提取物的主要药效作用 见表 2-13-13。

表 2-13-13　杜仲有效部位的主要药效作用

Table 2-13-13　Main Pharmacological effects of *Eucommia ulmoides* effective parts

部位	来源	药效	作用物质	附注
木脂素提取物	树皮	降压	—	—
环烯醚萜提取物	种子	抗骨质疏松	主要含桃叶珊瑚苷	—
环烯醚萜提取物	种子	抗氧化	三聚体或四聚体环烯醚萜糖苷，具有乙酰氧基的结构，活性更强	乙醇提取物正丁醇液 - 液萃取部分
环烯醚萜提取物	雄花	促进皮肤成纤维细胞的增殖	13 个环烯醚萜化合物，京尼平苷酸、桃叶珊瑚苷为主要活性物质	—
总黄酮提取物	树皮	抗骨质疏松		
总黄酮提取物	叶	降血脂、降血糖及抗氧化	—	—
总黄酮提取物	叶	降血糖	槲皮素 -3-*O*-α-*L*- 吡喃阿拉伯糖 -（1 → 2）-β-*D*- 葡萄糖苷、紫云英苷和异槲皮苷	糖基化抑制活性与氨基胍相当
总黄酮提取物	雄花 / 种子	抗氧化	黄酮 B 环上的羟基数目越多，活性越强，一旦 C-2,3 双键被氢化，就缩短了共轭体系，改变了分子的平面结构，不利于抗氧化活性	—
酚酸类提取物	叶	抗氧化	绿原酸、京尼平苷酸、京尼平苷、桃叶珊瑚苷、芦丁、槲皮素和山奈酚	—
富含绿原酸的提取物	叶	降血脂、减肥和抗氧化	绿原酸	—
绿原酸提取物	叶	调脂与减肥	绿原酸、槲皮素、京尼平苷	—
多糖提取物	树皮	降血糖和降血脂	—	—
多糖提取物	叶	抗疲劳、提高免疫和抗氧化	—	—

2. 不同部位总黄酮含量及抗氧化活性比较
杜仲皮、叶、雄花、籽总黄酮平均含量分别为1.33%、9.02%、3.02%、1.22%，排序为叶＞雄花＞皮＞籽。杜仲不同部位对 ABTS+ 自由基的清除作用大小排序为叶＞雄花＞籽＞皮。而杜仲籽中 α- 亚麻酸和亚油酸等多不饱和脂肪酸的含量较高，具有一定的还原能力，故杜仲籽的抗氧化活性较杜仲皮强。

杜仲老叶、嫩叶、细枝、粗枝、一年生枝、主杆、主杆皮、主根、主根皮、须根的总黄酮含量分别为6.05%、4.65%、0.52%、0.33%、0.285%、0.23%、0.15%、0.15%、0.155%、0.165%。结果显示老叶中总黄酮的含量最高。

3. 杜仲叶、生皮和炮制皮原儿茶酸（PCA）含量及抗氧化活性　叶水提物有清除自由基或活性氧（ROS）的作用。炮制皮提取物对 ROS 的清除作用不大，而生皮作用最弱。对 ROS 的清除活性与其PCA 含量有关，PCA 含量的顺序为叶（17.17 mg/g）＞炮制皮（2.99 mg/g）＞生皮（1.16 mg/g）。

4. 杜仲酚类化合物的抗氧化活性研究　超声波提取酚类、黄酮类生物活性化合物的含量增加，且叶明显高于皮；酚类含量是黄酮类的 4 倍以上；绿原酸、京尼平苷酸、京尼平苷和桃叶珊瑚苷是杜仲中主要的酚类化合物，含量相对较高，除桃叶珊瑚苷外，超声波提取含量叶比皮高许多；芦丁含量叶比皮高出 15 倍以上、槲皮素含量叶比皮高出近 10 倍、山奈酚含量叶比皮高出近 5 倍，但松脂醇二葡萄糖苷含量皮比叶高 1 倍。

对于 DPPH 自由基的抑制活性，叶比皮层表现出更高的抗氧化活性，这显示了提取物中多酚含量与抗氧化活性之间的良好相关性，表明杜仲叶中，酚类化合物绿原酸、京尼平苷酸、京尼平苷、桃叶珊瑚苷、芦丁、槲皮素和山奈酚是主要抗氧化作用的物质基础。

体外清除 HO·、O_2^-· 及 DPPH· 自由基的活性与黄酮和多酚有较好的相关性，多酚是主要的作用物质；可降低体内丙二醛的含量，提高超氧化物歧化酶及谷胱甘肽过氧化物酶活性。多酚显示更强的活性，是抗氧化作用的物质基础。

5. 杜仲叶用于 2 型糖尿病的预防和治疗的药效物质研究　儿茶素与蔗糖酶活性位点的结合、与活性位点的关键残基相互作用密切，是其主要抗双糖酶的活性成分。

第二节　杜仲药效组分的研究

一、杜仲（树皮）

（一）抗骨质疏松

1. 杜仲抗骨质疏松组分与作用　用 70% 的乙醇提取杜仲皮，上大孔树脂柱，分别用水、20% 乙醇或 40% 乙醇洗脱，得到 A 组分（水洗脱液）、B 组分（20% 乙醇洗脱液）和 C 组分（40% 乙醇洗脱液）。其中 C 组分（杜仲 40% 乙醇提取物）可以通过提高成骨细胞 OPG 分泌，上调 OPG 与 RANKL 比值，同时也能降低 RANKL 的表达，并能促进 MC3T3-E1 Subclone 14 成骨细胞的增殖，从而抑制破骨细胞的成熟分化，达到治疗和改善骨质疏松的作用。因此，杜仲皮 70% 乙醇提取物的大孔树脂柱吸附 40% 乙醇洗脱液是杜仲（皮）抗骨质疏松作用的组分[134]。

2. 杜仲有效组分与活性成分抗骨质疏松作用及机制研究　潘亚磊[135]采用响应面实验得到的最优提取工艺如下：将杜仲皮粉碎至 40 目，以液料比为 10∶1 的体积加入 62% 乙醇，在 72℃下提取 111 min，提取次数为 2 次。此时，杜仲提取物中总木脂素含量为 1.86%±0.012%，杜仲提取物得率为 12.35%±0.26%。得到的杜仲提取物和杜仲 40 组分治疗对尾悬吊引起的体重下降和脏器指数都无显著影响。尾悬吊大鼠血清中抗酒石酸酸性磷酸酶及尿中的脱氧吡啶啉、Ⅰ 型胶原蛋白 C 端交联肽和 Ⅰ 型胶原蛋白 N 端交联肽含量均明显升高，同时尿中的钙、磷含量也增加，提示骨吸收增强。骨形成指标碱性磷酸酶和骨钙素在尾悬吊后则下降。得到的杜仲提取物与杜仲 40 组分显著抑制骨吸收指标的上升，并增加骨形成指标，而阿仑膦酸钠治疗仅可抑制骨吸收指标上升。与尾悬吊相比，得到的杜仲提取物与杜仲 40 组分显著抑制尾悬吊造成的骨密度下降，保护股骨骨小梁的微结构，改善大鼠的股骨生物力学性能。得到的杜仲提取物经有机溶剂分段萃取后得到石油醚组分、二氯甲烷组分、乙酸乙酯组分和水相组分，其中水相部位对 MC3T3-E1 和原代成骨细胞的增殖、分化和矿化的能力最强。进一步用大孔树脂分离水相组分后得到 20 组分、40 组分、60 组分和 80 组分，其中 40 组分可以显著促进 MC3T3-E1 和原代成骨细胞的增殖、分化和矿化。HPLC 结果显示杜仲 40 组分中松脂醇二葡萄糖苷、桃叶珊瑚苷和京尼平苷含量分别为 28.63%±1.46%、17.24%±0.89% 和 14.87%±0.94%，三种单体化合物可不同程度显著促进类成骨细胞株 MC3T3-E1 和原代成骨细胞的增殖、分化和矿化。成骨细胞培养过程中加入杜仲 40 组分、松脂醇二葡萄糖苷、桃叶珊瑚苷和京尼平苷，24 h 后可以显著提高 BMP-2 信号通路中 p38、P-p38、ERK、P-ERK 和 Runx-2 蛋白的表达。同时，杜仲 40 组分和松脂醇二葡萄糖苷还可提高 OPG/RANKL/RANK 信号通路 OPG 的表达、降低 RANKL 表达。

结论：杜仲总提取物及其有效组分即杜仲 40 组分对大鼠尾悬吊所致骨质疏松具有明显的预防作用，能明显抑制尾悬吊引起的骨质减少，保护股骨骨小梁的微结构，改善大鼠的股骨生物力学性能。杜仲 40 组分是杜仲促成骨作用的有效组分，其中有效成分为松脂醇二葡萄糖苷、桃叶珊瑚苷和京尼平苷等化合物（图 2-13-9）。BMP-2 和 OPG/RANKL/RANK 信号通路可能是杜仲有效组分发挥其促进成骨作用的主要途径。

（二）降血压

1. 杜仲降压组分的研究　采用杜仲木脂素（EUL）和杜仲环烯醚萜（EUI）对 SD 大鼠和自发性高血压大鼠（spontaneously hypertensive rat，SHR）大鼠进行体内研究，测定其血压。采用比色法测定血浆一氧化氮（NO）水平，放射免疫法测定肾素活性（RA）和血管紧张素 Ⅱ（Ang Ⅱ）的血浆浓度。在体外研究中，用 EUL 处理大鼠肠

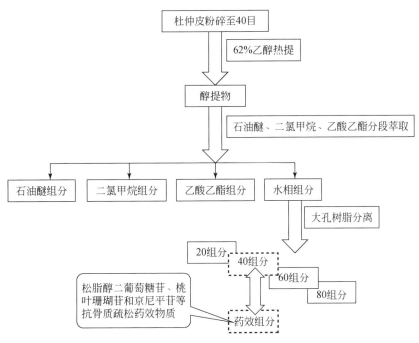

图 2-13-9 杜仲皮抗骨质疏松组分与药效物质提取分离流程图

Fig. 2-13-9 Flow chart of extraction and separation of anti-osteoporosis components and effective substances from *Eucommia ulmoides* bark

系膜动脉并测定血管松弛反应，EUL 可通过静脉内或胃内给药来降低 SD 大鼠和 SHR 的血压剂量依赖性，但 EUI 未能影响两种大鼠的血压。同时，在 EUL 和 EUI 的组合没有观察到协同效应。每天两次口服 EUL 300 mg/kg 治疗 SHR，其血浆一氧化氮水平明显升高。长期口服 150 mg/kg 和 300 mg/kg 每天两次后，血浆肾素活性和血管紧张素 II 水平均下降。在灌注实验中，EUL 对肠系膜动脉的舒张速度快、剂量依赖性强，对有内皮和无内皮动脉的作用相同，EUL 可能是降压的有效组分，其降压作用可能与调节一氧化氮和肾素 - 血管紧张素系统及直接舒张动脉有关[5]。

2. 杜仲血管舒张作用组分研究 杜仲药材水提醇沉，醇沉后的溶液分别以石油醚、乙酸乙酯萃取，乙酸乙酯萃取后的母液用大孔树脂吸附，依次以水、20% 乙醇溶液、70% 乙醇溶液、95% 乙醇溶液梯度洗脱，分离得到杜仲 11 个提取部位，采用大鼠胸主动脉环实验观察各提取部位的血管舒张作用。在 11 个组分中只有组分 6（乙酸乙酯萃取部分）和 11（95% 乙醇溶液梯度洗脱部分）可浓度依赖性舒张去甲肾上腺素收缩的离体血管，杜仲提取部位 6 和 11 富含杜仲中舒张血管的有效成分[136]。

3. 杜仲血管舒张作用组分与降血压成分的组合 从杜仲皮中提取降血压有效成分松脂醇二葡萄糖苷、绿原酸、京尼平苷、京尼平苷酸、槲皮素、芦丁和桃叶珊瑚苷，以大鼠胸主动脉环为标本，观察单组分及各组分两两组合后对 NE 预收缩的血管舒张作用。实验表明，组合后有效成分的舒血管作用较单个组分明显，松脂醇二葡萄糖苷和槲皮素在组合比例为 1：1 时，血管舒张作用最好[137]。

（三）改善肾阳虚

杜仲改善肾阳虚（"甘，温，入肝、肾经药"药性）组分研究 杜仲水提取物能提高肾阳虚小鼠肛温、游泳时间、自主活动、睾丸和精囊腺指数、Hb、WBC、LY（淋巴细胞数量）、MO（单核细胞数）、PLT，降低 UR（尿素）；正丁醇提取物能提高小鼠抓力、游泳时间、自主活动次数、睾丸和精囊腺指数、RBC、Hb、WBC、LY、MO、PLT，降低 UR；乙酸乙酯提取物能提高小鼠肛温、抓力、精囊腺指数、Hb、PLT，降低 Cr、UR。杜仲的药理作用可作为改善肾阳虚证之腰膝酸软、性欲减退、畏寒肢冷、精神萎靡、阳虚水泛，以及肾精亏虚、肝气虚弱所致血液亏虚的基础；并作为其"甘，温，入肝、肾经药"药性现代科学内涵的组成部分。杜仲水提取物和正丁醇提取物的作用较为接近且较强[138]。

（四）抗炎

杜仲抗炎组分与作用机制研究　在实验性胶原诱导性关节炎（collagen-induced arthritis，CIA）大鼠模型中，杜仲 70% 乙醇提取物有以下作用：①抑制滑膜细胞增殖；②减少 Th17 阳性细胞数，下调血清 IL-17 表达；③增加 IL-10 的抗炎作用；④抑制促炎性细胞因子；⑤减少软骨和骨的降解。

杜仲 70% 乙醇提取物、70% 乙醇提取物中的乙酸乙酯提取部分和 70% 乙醇提取物中的正丁醇提取部分的三种不同提取物在 CIA 大鼠模型中可以显著抑制骨质破坏、滑膜炎症和全身炎症。其中 70% 乙醇提取物中的乙酸乙酯部分与 70% 乙醇提取物或 70% 乙醇提取物中的正丁醇部分相比，在改善 RANKL/OPG 比例和降低 NF-κB 途径方面具有更好的效果。因此，70% 乙醇提取物中的乙酸乙酯部分是抗炎组分[139]。

（五）抗 HIV

杜仲抗 HIV 组分　将杜仲水提取液分别用石油醚、乙酸乙酯和正丁醇萃取，发现杜仲抗 HIV gp41 的活性部分存在于在乙酸乙酯萃取物中，经过醇沉后的上清液失去活性，而沉淀物具有较高的活性。结论：杜仲可抑制 HIV gp41 六股螺旋束的形成，从而起到抗 HIV 的作用，其活性部位主要在乙酸乙酯萃取物里，活性物质是能被乙醇沉淀的大分子物质[140]。

（六）保肝

杜仲保肝组分及作用　在小鼠中研究了杜仲针对硫代乙酰胺（TAA）诱导的肝损伤的保护作用，评价杜仲的乙醇（F0）、乙酸乙酯（F1）、正丁醇（F2）和水（F3）提取物的保肝作用。小鼠口服各提取物使 TAA 中的血清标志物酶水平恢复正常；生化标志物、总蛋白、白蛋白和总胆红素均恢复了正常小鼠肝脏蛋白质谱的正常表达模式；用十二烷基硫酸钠 - 聚丙烯酰胺凝胶电泳和二维凝胶电泳显示 TAA 中有 144 个斑点，各给药组杜仲提取物治疗组明显降低。在四种提取物中，乙酸乙酯（F1）

和正丁醇（F2）提取物显示出更显著的肝脏保护作用。TAA 引起的损伤与这些提取物中通过清除自由基调节肝脏蛋白质而起保肝作用的高酚含量有关[141]。

二、杜 仲 叶

（一）抗氧化

1. 抗氧化组分　以体外总抗氧化能力为活性跟踪指标，采用单因素试验研究了超声波提取杜仲叶中抗氧化物活性物质的提取条件。结果表明，用 20% 乙醇水溶液比直接水煎煮法的提取液具有更强的抗氧化物作用，杜仲叶中总抗氧化物的最佳提取条件如下：以 20% 乙醇水溶液为提取剂，料液比为 1 ∶ 18，提取 40 min，提取 2 次即可达到 93% 以上的提取效率。在超声波助溶，提高胞内物质传递的条件下，能够最大效率地加速杜仲叶植物纤维的润胀作用，提高抗氧化物质的溶出率。静态吸附动力学曲线筛选出对杜仲叶抗氧化活性物质吸附性能最好的大孔吸附树脂为 X-5，最佳解吸剂为 70% 乙醇溶液[142, 143]。

2. 抗氧化组分及活性成分　杜仲叶乙酸乙酯提取物表现出最高的抗氧化活性和黄嘌呤氧化酶抑制活性，对 DPPH 自由基清除的 IC_{50} 值为 0.045 mg/ml。最高氧自由基吸收能力（ORAC）值为 10.57 mol TE/mg。HPLC-DAD-ESIMS 分析表明，绿原酸、芦丁、金丝桃苷和紫云英苷（山奈酚 -3-O- 葡萄糖苷）是杜仲叶乙酸乙酯提取物的主要抗氧化成分[144]。

3. 抗氧化活性和总酚相关性　采用铁还原抗氧化能力法和 Folin-Ciocalteu 法分别评价了红景天、何首乌、杜仲等 30 种中药材的抗氧化活性和总酚含量。发现抗氧化活性和总酚含量之间存在显著的线性关系，因此，酚类化合物是抗氧化活性的主要贡献者。比较水与 80% 甲醇提取两种方法的提取效率，水法可更有效地提取酚类化合物，提取物的抗氧化活性更高[145]。

4. 抗氧化组分物质研究　杜仲叶溶剂 50℃ 恒温浸提 3 次，上 XDA-8 型大孔吸附树脂吸附，然后依次用 20%、40%、60% 和 80% 乙醇溶液梯度洗脱。测定了 4 种产物对·OH、O_2· 及 DPPH 自由基的清除能力，这 4 种产物均具有良好的清除自由基的能力。其中，20% 乙醇洗脱液、40% 乙醇洗脱液和 60% 乙醇洗脱液表现出了明显的优于上柱液的清除自由基能力。不同的乙醇洗脱液中总黄酮和多酚含量有所差异，20% 乙醇洗脱液中富含多酚类物质，60% 乙醇洗脱液中富含黄酮类物质。产物抗氧化活性与总黄酮和多酚成分有关，且多酚类物质起主导作用[146]。

（二）降血糖

1. 杜仲叶降血糖组分及作用物质　在体外 Caco-2 细胞中研究了杜仲叶 40% 乙醇提取物对 α- 葡萄糖苷酶和葡萄糖转运的抑制作用。动力学研究表明，上述乙醇提取物中大孔树脂 AB-8 的 20% 乙醇洗脱级分（EEB）可竞争性抑制 α- 葡萄糖苷酶，K_i 值为 32.90 mg/ml，表明提取物与 α- 葡萄糖苷酶具有较强的亲和力。通过在 Caco-2 细胞中以浓度依赖性方式使用麦芽糖（28 mmol/L）作为底物，各种浓度的 EEB 显示出对 α- 葡萄糖苷酶均可有效抑制，IC_{50} 为 0.57 mg/ml。此外，EEB 还可以减弱 Caco-2 细胞中的葡萄糖转运，这些结果表明 EEB 通过抑制二糖酶和葡萄糖转运蛋白发挥强烈的抗高血糖作用。GC-MS 分析杜仲叶的乙醇提取物 EEB，主要由酸、单糖、多酚、酯、氨基酸组成。进一步分析显示富含 dl- 异柠檬酸内酯、百里酚、儿茶素、2,6- 二羟基苯甲酸和 3,4- 二羟基肉桂酸，这些化合物可能在提取物的降血糖作用中起重要作用[147]。

2. 杜仲叶降血糖组分、药效物质及作用位点[92]

（1）材料和方法：将 40% 乙醇杜仲叶提取物上样到 AB-8 大孔树脂柱上，并用 0、20%、40%、60% 和 80%（V/V）乙醇洗脱以进行纯化，选取在体外抑制 α- 葡萄糖苷酶最有效的洗脱液，即 20% 乙醇洗脱液（EEUL）。

（2）结果：EEUL 在体外竞争性地显著抑制 α- 葡萄糖苷酶（43.08%±0.55%），并且在 Caco-2 细胞中浓度依赖性地抑制蔗糖酶（IC_{50}，0.07 mg/ml）和麦芽糖酶（IC_{50}，0.53 mg/ml）。EEUL（0.02 mg/ml）对蔗糖酶和麦芽糖酶的抑制活性与阿卡波糖（0.02 mg/ml）相同。此外，1.0 mg/ml EEUL 使细胞中的葡萄糖转运减少 26.25%±0.86%。GC-MS 显示 EEUL 富含单糖、多酚和酯，占总提取物的

47.16%。计算模型显示，儿茶素、α-D- 吡喃葡萄糖和 D- 甘露聚糖 -1, 4- 内酯与低结合能的蔗糖酶的活性位点紧密对接。

这些结果表明，EEUL 通过抑制二糖酶和葡萄糖转运蛋白发挥显著的降血糖作用（图 2-13-10）。

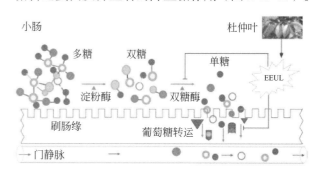

图 2-13-10　杜仲叶有效组分 EEUL 的降血糖作用示意图
Fig. 2-13-10　Schematic diagram of hypoglycemic effect of active component EEUL of *Eucommia ulmoides* leaves

（三）抗疲劳

杜仲叶抗疲劳组分、作用物质与机制研究

（1）杜仲叶粗提物及药效作用：抗疲劳功效评价结果显示，杜仲叶水提物（EUH）和醇提物（EUE）均能显著延长小鼠负重游泳时间、降低血乳酸（LA）和血清尿素氮（SUN）含量、提高肝糖原含量，但 EUE 对各抗疲劳功效评价指标的影响比 EUH 显著，表明 EUE 的抗疲劳功效强于 EUH。体外抗氧化试验结果显示，EUH 和 EUE 均具有不同程度清除羟自由基（·OH）、超氧阴离子（O_2^-·）及 DPPH· 的作用，但是 EUE 对各自由基的清除效果均优于 EUH，这与 EUE 的抗疲劳功效强于 EUH 的结论相一致，证明杜仲叶粗提物体外抗氧化作用与抗疲劳功效呈正相关。试验结果还表明，杜仲叶粗提物中的总黄酮与总多酚可能为杜仲叶粗提物抗疲劳功效和体外抗氧化作用的功效成分。

（2）杜仲叶一次分离纯化产物及药效作用：抗疲劳功效评价结果显示，20% 乙醇洗脱液（EU1 Ⅰ）和 60% 乙醇洗脱液（EU1 Ⅱ）均能延长小鼠负重游泳时间、降低血 LA 和 SUN 含量、提高肝糖原含量，但 EU1 Ⅰ 对各抗疲劳功效评价指标的影响比 EU1 Ⅱ 显著，表明 EU1 Ⅰ 具有强于 EU1 Ⅱ 的抗疲劳功效。同时，EU1 Ⅰ 可以显著提高乳酸脱氢酶（LDH）的活性，表明 EU1 Ⅰ

可以通过提高机体 LDH 活性降低血 LA 含量。体内抗氧化作用试验结果显示，只有 EU1 Ⅰ 可以降低 MDA 含量、提高 SOD 和 GSH-Px 活性，表明 EU1 Ⅰ 具有比 EU1 Ⅱ 更显著的体内抗氧化作用，这与 EU1 Ⅰ 的抗疲劳功效强于 EU1 Ⅱ 的结论一致，证明杜仲叶一次分离纯化产物体内抗氧化作用与抗疲劳功效呈正相关。体外抗氧化试验结果显示，EU1 Ⅰ 和 EU1 Ⅱ 均具有不同程度的清除·OH、O_2^-·及 DPPH·的作用，但是 EU1 Ⅰ 对各自由基的清除效果均优于 EU1 Ⅱ，表明 EU1 Ⅰ 具有比 EU1 Ⅱ 更显著的体外抗氧化作用，这与 EU1 Ⅰ 的抗疲劳功效强于 EU1 Ⅱ 的结论一致，证明杜仲叶一次分离纯化产物的体外抗氧化作用与抗疲劳功效呈正相关。量效关系试验结果表明，EU1 Ⅰ 和 EU1 Ⅱ 的体外抗氧化作用具有很好的量效关系。试验结果还表明，多酚类物质可能为杜仲叶一次分离纯化产物抗疲劳功效和抗氧化作用的主要功效成分。

（3）杜仲叶二次分离纯化产物及药效作用：抗疲劳功效评价结果显示，乙酸乙酯萃取物（EU2 Ⅰ）和正丁醇萃取物（EU2 Ⅱ）对小鼠体重有一定的影响。EU2 Ⅰ 和 EU2 Ⅱ 均能延长小鼠负重游泳时间、降低血 LA 含量、提高肝糖原含量，但只有 EU2 Ⅱ 可以显著降低 SUN 含量，EU2 Ⅱ 对各抗疲劳功效评价指标的影响比 EU Ⅰ 显著，表明 EU2 Ⅱ 具有强于 EU2 Ⅰ 的抗疲劳功效。同时，只有 EU2 Ⅱ 可以显著提高 LDH 活性，表明 EU2 Ⅱ 可以通过提高机体 LDH 活性降低血 LA 含量。体内抗氧化作用试验结果显示，EU2 Ⅰ 和 EU2 Ⅱ 均可以降低 MDA 含量，但是，只有 EU2 Ⅱ 可以显著提高 SOD 和 GSH-Px 的活性，表明 EU2 Ⅱ 具有比 EU2 Ⅰ 更显著的体内抗氧化作用，这与 EU2 Ⅱ 的抗疲劳功效强于 EU Ⅰ 的结论一致，证明杜仲叶二次分离纯化产物体内抗氧化作用与抗疲劳功效呈正相关。体外抗氧化试验结果显示，EU2 Ⅰ 和 EU2 Ⅱ 均具有不同程度的清除·OH、O_2^-·及 DPPH·的作用，但是 EU2 Ⅱ 对各自由基的清除效果尤其显著，表明 EU2 Ⅱ 具有更为显著的体外抗氧化作用，这与 EU2 Ⅱ 具有更明显的抗疲劳功效的结论一致，证明杜仲叶二次分离纯化产物体外抗氧化作用与抗疲劳功效也呈正相关。量效关系试验表明，EU2 Ⅰ 和 EU2 Ⅱ 的体外抗氧作用也具

有很好的量效关系。试验结果还表明，多酚类物质可能为杜仲叶二次分离纯化产物抗疲劳功效和抗氧化作用的主要功效成分。

（4）杜仲叶三次分离纯化产物及药效作用：杜仲叶三次分离纯化产物试验抗疲劳功效评价结果显示，黄酮纯化产物（EU3 Ⅰ）和绿原酸纯化产物（EU3 Ⅱ）均能延长小鼠负重游泳时间，但是只有 EU3 Ⅰ 可以显著降低血 LA 和 SUN 含量、提高肝糖原含量，EU3 Ⅰ 对各抗疲劳功效评价指标的影响比 EU3 Ⅱ 显著，表明 EU3 Ⅰ 具有明显的抗疲劳功效。同时，只有 EU3 Ⅰ 可以显著提高 LDH 活性，表明 EU3 Ⅰ 可以通过提高机体 LDH 活性而降低血 LA 含量。体内抗氧化作用实验结果显示，EU3 Ⅰ 和 EU3 Ⅱ 均可以降低 MDA 含量，但是，只有 EU3 Ⅱ 可以显著提高 SOD 和 GSH-Px 活性，证明 EU3 Ⅱ 具有更为明显的体内抗氧化作用。常压耐缺氧试验结果显示，EU3 Ⅰ 可以提高小鼠常压耐缺氧能力，而 EU3 Ⅱ 不能明显地提高小鼠常压耐缺氧能力。因此，EU3 Ⅰ 可能是通过提高小鼠常压耐缺氧能力发挥抗疲劳功效，而 EU3 Ⅱ 不能通过改善常压耐缺氧能力发挥抗疲劳功效。体外抗氧化试验结果显示，EU2 Ⅰ 和 EU2 Ⅱ 均具有不同程度的清除·OH、O_2^-·及 DPPH·的作用，但是 EU3 Ⅱ 对各自由基的清除效果尤其显著，表明 EU3 Ⅱ 具有更强的体外抗氧化能力。量效关系实验表明，EU3 Ⅰ 和 EU3 Ⅱ 的体外抗氧能力同样具有很好的量效关系。试验结果表明，EU3 Ⅰ（黄酮类物质）可能是通过改善机体能量代谢提高机体抗疲劳能力，而 EU3 Ⅱ（绿原酸）可能是通过对中枢神经系统的影响或者是与杜仲叶中多种成分协同作用的方式提高机体运动耐受力。

（5）药效物质：从杜仲叶正丁醇萃取分离纯化得到 6 种单体化合物，其中 4 种可能为槲皮素、表儿茶素、绿原酸和芦丁，另外 2 种初步推测为黄酮苷和黄酮类化合物。杜仲叶正丁醇萃取物中的化合物多为黄酮、多酚及黄酮苷类物质，这些成分具有显著的抗氧化活性。

杜仲叶中抗氧化功效成分可以清除体内产生的自由基，使机体免受自由基引起的损伤，由此延缓疲劳的产生，提高机体抗疲劳能力，这就是杜仲叶抗疲劳的作用机制。该机制符合抗疲劳产

生机制中的自由基学说，本研究为该理论学说提供了支持，也进一步表明了杜仲叶抗疲劳功效与抗氧化作用之间的关联性。

（6）结论：药效组分：杜仲叶醇提物（EUE）→杜仲叶一次分离纯化产物20%乙醇洗脱液（EU1 Ⅰ）→杜仲叶二次分离纯化产物正丁醇萃取物（EU2 Ⅱ）→杜仲叶三次分离纯化产物黄酮纯化产物（EU3 Ⅰ），可抗疲劳；杜仲叶三次分离纯化产物绿原酸纯化产物（EU3 Ⅱ），可抗氧化，通过对中枢神经系统影响或者是与杜仲叶中多种成分协同作用的方式提高机体运动耐受力。

槲皮素、表儿茶素、绿原酸和芦丁，以及另外2种黄酮类化合物为主要的药效物质。抗氧化

清除自由基是抗疲劳的作用机制[77]。

三、小　结

（1）对杜仲（皮）主要进行了抗骨质疏松、降血压和杜仲改善肾阳虚（"甘，温，入肝、肾经药"药性）作用的组分研究，结果与杜仲的功效与作用（补肝肾、强筋骨）一致。

（2）对杜仲叶进行了抗氧化、降血糖和抗疲劳作用组分的研究，抗氧化功效成分可以清除体内产生的自由基。

（3）杜仲药效组分及其主要作用：见表2-13-14，表2-13-15。

表 2-13-14　杜仲（树皮）药效组分及其主要作用
Table 2-13-14　Effective components and their main functions from *Eucommia ulmoides*（bark）

药效	组分	作用物质	机制	附注
抗骨质疏松	70%乙醇提取物大孔树脂柱分离，40%乙醇洗脱液	—	—	—
抗骨质疏松	62%乙醇提取物依次用石油醚、二氯甲烷、乙酸乙酯分段萃取后水相用大孔树脂分离，得到40组分	松脂醇二葡萄糖苷、桃叶珊瑚苷和京尼平苷	BMP-2 和 OPG/RANKL/RANK 信号通路可能是杜仲有效组分发挥其促进成骨作用的主要作用途径	—
降血压	木脂素	—	与调节一氧化氮和肾素-血管紧张素系统及直接舒张动脉有关	环烯醚萜无效
血管舒张	水提醇沉，醇沉后的溶液分别以石油醚、乙酸乙酯萃取，乙酸乙酯萃取后的母液用大孔树脂吸附，乙醇溶液梯度洗脱。组分6（乙酸乙酯萃取部分）和11（95%乙醇溶液梯度洗脱部分）	—	—	—
血管舒张	—	松脂醇二葡萄糖苷与槲皮素1∶1组合	—	—
改善肾阳虚	水提取物和正丁醇提取物	—	—	—
抗炎	70%乙醇提取物中的乙酸乙酯部分	—	—	—
抗 HIV	水提乙酸乙酯萃取乙醇沉淀的大分子物质	大分子	—	—
保肝	乙酸乙酯和正丁醇提取物	—	—	—

表 2-13-15　杜仲（叶）药效组分及其主要作用
Table 2-13-15　Effective components and their main functions from *Eucommia ulmoides*（leaves）

药效	组分	作用物质	机制	附注
抗氧化	20%乙醇的提取液用X-5大孔吸附树脂分离，用70%乙醇溶液洗脱部分	—	—	—

续表

药效	组分	作用物质	机制	附注
抗氧化	乙酸乙酯提取物	绿原酸、芦丁、金丝桃苷和紫云英苷	抗氧化和黄嘌呤氧化酶抑制活性	—
抗氧化	20% 乙醇洗脱液，60% 乙醇洗脱液	前者富含多酚类，后者富含黄酮类	—	抗氧化活性与总黄酮和多酚成分有关，且多酚类物质起主导作用
降血糖	40% 乙醇提取物上大孔树脂 AB-8 分离，20% 乙醇洗脱液	dl-异柠檬酸内酯，百里酚，儿茶素，2, 6-二羟基苯甲酸和 3, 4-二羟基肉桂酸	抑制二糖酶和葡萄糖转运蛋白	—
抗疲劳	醇提物分离纯化产物，20% 乙醇洗脱液，正丁醇萃取物分离纯化产物、黄酮纯化产物和绿原酸纯化产物	槲皮素、表儿茶素、绿原酸和芦丁，以及另外 2 种黄酮类化合物	抗氧化清除自由基	—

第三节 单体化合物药效物质及其机制

本节将药效单体成分与药效作用及其机制关联起来进行论述。

一、单体化合物药效作用物质

药效作用的单体成分见表 2-13-16。

表 2-13-16 单体化合物药效作用物质
Table 2-13-16 Effective substances of monomer compounds

作用	化合物	类型
降压	松脂醇二葡萄糖苷[137, 148-150]	木脂素
	脱氢二松柏醇二葡萄糖苷[151]	木脂素
	松脂醇单葡萄糖苷[151]	木脂素
	丁香脂素二葡萄糖苷[152]	木脂素
	槲皮素[153, 166]	黄酮
	芦丁[153, 155, 156]	黄酮
	山柰酚[155]	黄酮
	汉黄芩素[167, 168]	黄酮
	柑橘素 B[149]	黄酮
	木蝴蝶素 A[168]	黄酮
	咖啡酸[169-171]	苯丙素
	阿魏酸[169-171]	苯丙素
	绿原酸[172]	苯丙素
	京尼平[149, 173]	环烯醚萜
	京尼平苷[149, 174, 175]	环烯醚萜
	京尼平苷酸[149, 173, 175-179]	环烯醚萜
	桃叶珊瑚苷[102, 180]	环烯醚萜

作用	化合物	类型
降压	车叶草苷[22]	环烯醚萜
	（+）-（6R）-eucomegastigmane A[181]	四甲基环己烯型单萜
	（-）-（6S）-eucomegastigmane A[181]	四甲基环己烯型单萜
	（6S，9S）-9-epi-blumenol B[181]	四甲基环己烯型单萜
	（6R，9R）-6-epi-blumenol B[181]	四甲基环己烯型单萜
	（6S，9S）-vomifoliol[181]	四甲基环己烯型单萜
	（6R，9R）-vomifoliol[181]	四甲基环己烯型单萜
	（6S，9R）-vomifoliol[181]	四甲基环己烯型单萜
	（6R，9S）-vomifoliol[181]	四甲基环己烯型单萜
	（+）-（3S，4S）-eucomegastigmane B[181]	四甲基环己烯型单萜
	（-）-（3R，4R）-eucomegastigmane B[181]	四甲基环己烯型单萜
	（6R，9R）-3-oxo-a-ionol[181]	四甲基环己烯型单萜
	（6S，9S）-3-oxoa-ionol[181]	四甲基环己烯型单萜
	（6R，9S）-blumenol C[181]	四甲基环己烯型单萜
	（6S，9R）-blumenol C[181]	四甲基环己烯型单萜
	（6R，9R）-blumenol C[181]	四甲基环己烯型单萜
	（6S，9S）-blumenol C[181]	四甲基环己烯型单萜
	（6R，9S）-3-oxo-a-ionol[181]	四甲基环己烯型单萜
	（6S，9R）-3-oxo-a-ionol[181]	四甲基环己烯型单萜
	eucomegastigside A[182]	四甲基环己烯型单萜苷
	eucomegastigside B[182]	四甲基环己烯型单萜苷
	eucomegastigside C[182]	四甲基环己烯型单萜苷
	eucomegastigside D[182]	四甲基环己烯型单萜苷
	foliasalacioside B₁[182]	四甲基环己烯型单萜苷
抗骨质疏松	脱氢二松柏醇二糖苷[149]	木脂素
	松脂醇 - 二葡萄糖苷[135, 183, 184]	木脂素
	松脂醇 -4′- 葡萄糖苷[183]	木脂素
	丁香脂素[26, 185]	木脂素
	咖啡酸[186]	苯丙素
	绿原酸[187, 188]	苯丙素
	槲皮素[185, 189-197]	黄酮
	山柰酚[17]	黄酮
	芦丁[198]	黄酮
	紫云英苷[34, 186, 199, 200]	黄酮
	黄芩素[183, 186, 199]	黄酮
	黄芩苷[183]	黄酮
	汉黄芩素[183]	黄酮
	金丝桃苷[198]	黄酮

作用	化合物	类型
抗骨质疏松	α-O-β-D- 吡喃葡萄糖基 -4, 2′, 4′- 三羟基二氢查耳酮 [183]	黄酮
	京尼平苷 [135, 184, 186, 191, 201]	环烯醚萜
	京尼平苷酸 [135, 184, 186, 201]	环烯醚萜
	桃叶珊瑚苷 [29, 135, 183, 184, 191, 201-207]	环烯醚萜
	京尼平 [208]	环烯醚萜
	β- 谷甾醇 [209]	甾体
	5- 羟甲基 – 呋喃甲醛 [186, 210]	呋喃
抗氧化	原儿茶酸 [87, 211]	酚酸
	丁香酸 [212]	酚酸
	绿原酸 [66, 91, 106, 213-220]	苯丙素
	咖啡酸 [213, 214, 217]	苯丙素
	阿魏酸 [217]	苯丙素
	芦丁 [84, 91, 144, 217, 218]	黄酮
	槲皮素 [84]	黄酮
	槲皮素 -3-O- 桑布双糖苷 [217]	黄酮
	槲皮素 -3-O-α-L- 阿拉伯糖基（1 → 2）-β-D- 葡萄糖苷 [84]	黄酮
	异槲皮苷 [84, 217]	黄酮
	槲皮素 -3-O-β-D- 葡萄糖基（1 → 2）-β-D- 葡萄糖苷 [84]	黄酮
	山柰酚 [91]	黄酮
	金丝桃苷 [144]	黄酮
	紫云英苷 [144]	黄酮
	桃叶珊瑚苷 [91, 221]	环烯醚萜
	京尼平苷酸 [91]	环烯醚萜
	京尼平苷 [91]	环烯醚萜
	京尼平 [21]	环烯醚萜
	ulmoidoside A [30]	环烯醚萜
	ulmoidoside B [30]	环烯醚萜
	ulmoidoside C [30]	环烯醚萜
	ulmoidoside D [30]	环烯醚萜
	ulmoside C [222]	环烯醚萜
	ulmoside D [222]	环烯醚萜
	松脂醇二葡萄糖苷 [91,137]	木脂素
	（＋）- 松脂醇 -O-β-D 葡萄糖苷 [212]	木脂素
抗炎	桃叶珊瑚苷 [221, 223-225]	环烯醚萜
	京尼平 [21]	环烯醚萜
	京尼平苷 [21]	环烯醚萜
	京尼平苷酸 [21]	环烯醚萜
	eucommioside- Ⅰ [226]	环烯醚萜

作用	化合物	类型
抗炎	车叶草苷酸[226]	环烯醚萜
	槲皮素[226, 313]	黄酮
	山奈酚[226]	黄酮
	儿茶素-（5,6-bc）-4α，β-（3,4-二羟基苯基）-二氢-2（3H）-吡喃酮[226]	黄酮
	绿原酸[227]	苯丙素
	blumenol C 和 9-epiblumenol C 的混合物[226]	四甲基环己烯型单萜苷
	淫羊藿次苷 F2[226]	芳香族苷
	EUP1[228]	多糖（从杜仲中）
抗细胞毒/抗肿瘤	京尼平苷[229]	环烯醚萜
	桃叶珊瑚苷[229, 230]	环烯醚萜
	丁香脂素二葡萄糖苷[229]	木脂素
	松脂醇[231]	木脂素
	松脂醇-4-葡萄糖苷[231]	木脂素
	eucommicin A[232]	木脂素
	筋骨草苷[229]	木脂素
	绿原酸[233-238]	苯丙素
	咖啡酸[233, 235]	苯丙素
	没食子酸[235]	酚酸
	槲皮素[239]	黄酮
	汉黄芩素[240]	黄酮
	山奈酚[241]	黄酮
	油酸[242, 243]	脂肪酸
	亚油酸[242, 243]	脂肪酸
	α-亚麻酸[242, 243]	脂肪酸
抗菌	绿原酸[244, 245]	苯丙素
	桃叶珊瑚苷[246, 247]	环烯醚萜
抗病毒	绿原酸[216, 248, 249]	苯丙素
	咖啡酸[249, 250]	苯丙素
	桃叶珊瑚苷[251]	环烯醚萜
	儿茶素[250]	黄酮类
	（+）-松脂醇-O-β-D-吡喃葡萄糖苷[252]	木脂素
抗真菌	EAFP2 蛋白[253]	蛋白质
降血脂	绿原酸[98, 101, 103, 254]	苯丙素
	京尼平苷[255]	环烯醚萜
	桃叶珊瑚苷[255]	环烯醚萜
	槲皮素[256, 257]	黄酮
降血糖	芦丁[147]	黄酮
	槲皮素[258]	黄酮

续表

作用	化合物	类型
维持血糖平衡	绿原酸[259, 260]	苯丙素
抗糖基化	槲皮素 -3-O-α-L- 吡喃阿拉伯糖 -（1 → 2）-β-D- 葡萄糖苷[81]	黄酮
	黄芪苷（紫云英苷）[81]	黄酮
	异槲皮苷[81]	黄酮
糖尿病脑病	桃叶珊瑚苷[261]	环烯醚萜
糖尿病肾病	槲皮素[262]	黄酮
糖尿病视网膜病变	槲皮素[263]	黄酮
增强 / 调节免疫	α- 亚麻酸[264]	脂肪酸
	均一多糖 EUPS（≥ 97%）[265]	多糖
	杜仲 A（eucomman A）均一酸性多糖[266]	多糖
	京尼平[267]	环烯醚萜
	松脂醇 -4-O- 吡喃葡萄糖苷[267]	木脂素
	槲皮素[79]	黄酮
	catechin-（5, 6-bc）-4α, β-（3, 4-dihydroxyphenyl）-dihydro-2（3H）-pyranone[226]	黄酮
	eucommioside- I [226]	环烯醚萜
	车叶草苷酸[226]	环烯醚萜
	blumenol C 和 9-epiblumenol C 的混合物[226]	四甲基环己烯型单萜苷
	icariside F2[226]	芳香族苷
抗紫外线诱导的光免疫抑制	绿原酸[268]	苯丙素
	京尼平苷酸[268]	环烯醚萜
抗肥胖	车叶草苷[178, 179, 269]	环烯醚萜
	京尼平苷酸[179]	环烯醚萜
	绿原酸[101]	苯丙素
	槲皮素[270]	黄酮
抗衰老	京尼平苷酸[271]	环烯醚萜
	桃叶珊瑚苷[271]	环烯醚萜
抗光衰老	桃叶珊瑚[272]	环烯醚萜
	京尼平苷[273]	环烯醚萜
抗皮肤衰老	京尼平苷酸[33]	环烯醚萜
	桃叶珊瑚苷[33, 274]	环烯醚萜
抗肺纤维化	桃叶珊瑚苷[275]	环烯醚萜
保肝	桃叶珊瑚苷[271, 276]	环烯醚萜
	绿原酸[277, 278]	苯丙素
	原儿茶酸[279]	苯丙素
	槲皮素[280]	黄酮
保肝利胆	京尼平苷酸[281]	环烯醚萜

作用	化合物	类型
抗肝纤维化	桃叶珊瑚苷[282]	环烯醚萜
	桃叶珊瑚苷元[282]	环烯醚萜
	绿原酸[283, 284]	苯丙素
	槲皮素[285]	黄酮
缓解肝肠损伤	绿原酸[94, 286-291]	苯丙素
保护胃黏膜	桃叶珊瑚苷[224]	环烯醚萜
	槲皮素-3-O-桑布双糖苷[292]	黄酮
镇痛	桃叶珊瑚苷[293]	环烯醚萜
	槲皮素[294]	黄酮
镇静催眠	紫云英苷[295]	黄酮
神经保护	桃叶珊瑚苷[296]	环烯醚萜
	槲皮素[297]	黄酮
治疗阿尔茨海默病	京尼平苷酸[298]	环烯醚萜
	绿原酸[298]	苯丙素
	阿魏酸[299]	苯丙素
	槲皮素[300]	黄酮
改善认知功能	绿原酸[301]	苯丙素
抗帕金森病	白桦脂醇[302]	三萜
	汉黄芩素[302]	黄酮
	千层纸素A[302]	黄酮
	京尼平苷酸[302]	环烯醚萜
	桃叶珊瑚苷[302]	环烯醚萜
抗神经退行性疾病	京尼平[303]	环烯醚萜
	4-（1, 2-二甲氧基乙基）苯-1, 2-二醇[303]	酚
抗抑郁	绿原酸[110, 304, 305]	苯丙素
	阿魏酸[306]	苯丙素
抗癫痫	桃叶珊瑚苷[307]	环烯醚萜
抗心力衰竭	桃叶珊瑚苷[308]	环烯醚萜
保护心脑血管	槲皮素[309, 310]	黄酮
抗心肌纤维化	桃叶珊瑚苷[311]	环烯醚萜
抗纤维化	桃叶珊瑚苷[275]	环烯醚萜
保护急性肺损伤	槲皮素[312]	黄酮
抗致畸	京尼平苷酸[237]	环烯醚萜
	京尼平苷[237]	环烯醚萜
	车叶草苷酸[237]	环烯醚萜
	去乙酰基车叶草苷酸[237]	环烯醚萜
	车叶草苷[237]	环烯醚萜
	连苯三酚[237]	酚
	原儿茶酸[237]	苯丙素
	对反式香豆酸[237]	酚

单体化合物药效作用物质在降压和抗骨质疏松等多个方面呈现出突出药效,现总结于下。

1. 补肝肾、强筋骨、降血压作用

(1)降血压作用:黄酮类槲皮素等、环烯醚萜类京尼平苷酸等和木脂素类松脂醇二葡萄糖苷等。

(2)抗骨质疏松作用:环烯醚萜类桃叶珊瑚苷等、木脂素类松脂醇二葡萄糖苷等和黄酮类槲皮素等。

(3)保护心脑血管作用:黄酮类槲皮素等。

2. 防治代谢性疾病

(1)降血脂作用:苯丙素类绿原酸。

(2)降血糖作用:黄酮类槲皮素等。

(3)抗肥胖作用:环烯醚萜类车叶草苷等。

3. 保健、美容功效

(1)抗衰老作用:环烯醚萜类京尼平苷酸和桃叶珊瑚苷。

(2)抗光衰老作用:环烯醚萜类桃叶珊瑚苷。

(3)抗皮肤衰老作用:环烯醚萜类桃叶珊瑚苷。

4. 抗纤维化作用 环烯醚萜类桃叶珊瑚苷,主要是抗肝纤维化等。

5. 抗神经退行性疾病作用 苯丙素类绿原酸和烯醚萜类桃叶珊瑚苷等,主要治疗阿尔茨海默病、帕金森病等。

6. 抗细胞毒 / 抗肿瘤作用 黄酮类槲皮素等和苯丙素类绿原酸。

7. 保肝利胆和缓解肝肠损伤作用 苯丙素类绿原酸和烯醚萜类桃叶珊瑚苷等。

结论:桃叶珊瑚苷、槲皮素、绿原酸、松脂醇二葡萄糖苷、京尼平苷酸和车叶草苷为杜仲的主要药效物质。

二、药效物质及其作用机制

(一)杜仲降压药效物质及其作用机制

杜仲降压药效物质及其作用机制见表 2-13-17。

表 2-13-17 杜仲降压药效物质及其作用机制

Table 2-13-17 Anti-hypertensive substances and mechanism of *Eucommia ulmoides*

类型	化合物	作用机制
木脂素	松脂醇二葡萄糖苷	具有双向调节血压的特殊功能[137]
		抑制 cAMP 磷酸二酯酶,使得血管平滑肌中 cAMP 的浓度升高,从而激活蛋白激酶 A,抑制钙离子内流,舒张血管,降低血压[3, 314]
		维持 NO 系统平衡,保护内皮细胞功能。拮抗同型半胱氨酸诱导的血管内皮细胞 ECV-304 损伤,减少 caveolin-1 的表达,这可能是其降血压的作用机制之一[150, 314-316]
		通过调控肾素 - 血管紧张素 - 醛固酮系统(renin-angiotensin-aldosterone system,RAAS)中肾素活性(renin activity,RA)的合成和分泌,减少 Ang II 的含量,缓解血管收缩,增加 NO 含量,促进血管舒张,特异性降低 SHR 收缩压和舒张压,并且松脂醇二葡萄糖苷可能具有对抗心肌缺血、维持心脏功能的潜力[317]
木脂素	丁香脂素二葡萄糖苷	对血压具有双向调节作用[316]
黄酮	槲皮素	降低 / 抑制 SHR 大鼠的血压升高、心脏和肾脏肥大,以及功能性血管改变,而对正常的 Wistar-Kyoto 大鼠没有影响。这些效应与药物的抗氧化性能降低的氧化剂状态有关[318]
		抑制血管紧张素转换酶(ACE),干扰 RAAS,抑制 Ang II 合成[319, 320]

续表

类型	化合物	作用机制
黄酮	槲皮素	增强乙酰胆碱对 SHR 离体主动脉环的舒张效应，并降低去氧肾上腺素对其的收缩效应，与促进内皮源型 NO 生物合成并提高其利用度有关[154]
		保护血管内皮细胞、提高 NO 水平和外周血总抗氧化力，降低由于氧化应激反应而升高的血压[161]
		激活血管平滑肌的钙激活性钾通道，诱导细胞超极化，抑制 Ca^{2+} 内流及胞内 Ca^{2+} 的释放[321, 322]
		可诱导 iNOS mRNA 表达，增强 NOS 的活性，促进 NO 的合成增加，从而使血管舒张。对抗活性氧分子（ROS），降低氧化应激反应对血管的损害，改善血管内皮功能，提高 NO 活性。同时 NO 活性的提高也有利于改善氧化应激反应，保护内皮细胞[171, 323]
		槲皮素的舒血管作用强于芦丁，通过鸟苷酸环化酶和环氧合酶途径产生非内皮依赖性的血管舒张作用[324]
		具有 Ca^{2+} 拮抗作用[156]
		对血管平滑肌细胞电压依赖性钙通道和受体操纵性钙通道有双重抑制作用，降低细胞内 Ca^{2+} 水平[157]
		增强内皮型一氧化氮合酶（eNOS）活性，减少还原型烟酰胺腺嘌呤二核苷酸磷酸（NADPH）氧化酶介导的超氧阴离子（O_2^-）生成，减少 p47^{phox} 表达相关改善内皮功能似乎是抗慢性高血压作用的重要机制[324]
		与酶活性位点的 Zn^{2+} 结合，减少 Ang Ⅰ 向 Ang Ⅱ 的转化。同时，使肾脏血管紧张素 Ⅱ 1 型受体（AT1R）下调，导致尿量增加，尿钠排泄增多[158]
		对血管平滑肌细胞增殖、DNA 合成，尤其是对去甲肾上腺素刺激的血管平滑肌细胞增殖、DNA 合成有较强的抑制作用[159]
		其血管扩张作用的机制可能与抑制参与钙敏化平滑肌收缩的蛋白激酶有关[160]
		降低盐诱导高血压的 ENaC mRNA 的表达[161, 162]
		抑制磷酸二酯酶舒张血管[163, 164]
		下调 NADPH 氧化酶活性，从而降低血压，延缓高血压靶器官的损害[165, 166]
黄酮	芦丁	舒血管作用与血管内皮细胞释放 NO 有关[153]
		通过 NO- 鸟苷酸环化酶途径产生内皮依赖性的血管舒张作用[156]
黄酮	汉黄芩素	血管舒张作用主要是由于细胞内 Ca^{2+} 释放和细胞外 Ca^{2+} 内流的抑制[167]
		诱导内皮离体大鼠内皮依赖性超极化因子（EDHF）介导的心脏冠状动脉血管舒张，并涉及激活钾通道。降低 Nox-4、TNF-α 和 COX-2 基因表达水平，并上调过氧化氢 EA.hy926 细胞诱导的氧化应激中过氧化氢酶（CAT）、SOD-1 和 GSR 的 mRNA 表达。抑制过氧化氢对人脐静脉细胞融合细胞的损伤，并抑制其引起的细胞凋亡，其机制与抗炎、抗氧化和促进 NO 释放有关[168]
黄酮	千层纸素 A	诱导内皮离体大鼠依赖性 EDHF 介导的心脏冠状动脉血管舒张，并涉及激活钾通道。改善 Langendorff 装置的心功能[168]

类型	化合物	作用机制
环烯醚萜	京尼平苷酸	影响细胞内 cAMP 水平，从而降低心率及心肌收缩力，进而降低血压[176]
		抑制磷酸酯酶活性[149]
		可能与影响 cAMP 有关[149, 173]
		具有舒张血管的效果[175]
		显著降低大鼠的体重，内脏和肾周围脂肪减少，血压降低及主动脉介质变薄；血浆脂联素/瘦素比值也得到了改善。预防高血压早期肥胖者的主动脉肥大，长期服用可能会抑制动脉硬化的发展[178]
		介导激活心房心肌细胞上的胰高血糖素样肽-1（GLP-1）受体，增强心肌细胞分泌心房钠尿肽（ANP）[177]
环烯醚萜	桃叶珊瑚苷	导致磷酸化 eNOS Thr495 表达的恢复，对 eNOS 解偶联的调节作用，预防/调节血管内皮功能障碍的作用[180]
环烯醚萜	京尼平	可能与影响 cAMP 有关[149, 173]
		抑制磷酸酯酶活性[149]
环烯醚萜	京尼平苷	舒张血管的效果[175]
		明显提高内皮细胞的存活率，增强内皮细胞 NOS 活性，促进 NO 的释放，保护内皮细胞，从而减轻血管内皮细胞的氧化损伤[174]
环烯醚萜	车叶草苷	显著降低大鼠的体重，内脏和肾周围脂肪减少，血压降低，主动脉介质变薄；血浆脂联素/瘦素比值也得到了改善。预防高血压早期肥胖者的主动脉肥大，长期服用可能会抑制动脉硬化的发展[178]
苯丙素	咖啡酸	增加 NO 浓度舒张血管；降低血浆中内皮素-1 的浓度，并拮抗缩血管作用[171]
		抑制对盐敏感性高血压大鼠 HSP70 基因的表达，抑制内皮素（ET）的生成，拮抗其生物效应[169, 170, 325, 326]
		舒张血管均呈内皮依赖性，自发高血压大鼠肠系膜动脉产生超氧阴离子增加，与 NO 反应，从而使 NO 含量减少，通过诱导一氧化氮合酶，促进 NO 的合成，增加降低血压的功效[171, 327]
苯丙素	阿魏酸	增加 NO 浓度，舒张血管，降低血浆中内皮素-1 浓度，并拮抗缩血管作用[171]
		抑制对盐敏感性高血压大鼠 HSP70 基因的表达[169, 170, 325, 326]
		舒张血管均呈内皮依赖性，自发高血压大鼠肠系膜动脉产生超氧阴离子增加，与 NO 反应，从而使 NO 含量减少，清除超氧阴离子，提高 NO 生物利用度，从而发挥 NO 舒血管生物活性[171, 327]
苯丙素	绿原酸	通过抑制脉管系统中活性氧的过量产生来减少氧化应激，并提高 NO 的生物利用度，减轻自发性高血压大鼠的内皮功能障碍、血管肥大和高血压[328]
四甲基环己烯型单萜/苷类（叶中分离）	(+)-(6R)-eucomegastigmane A	与血管紧张素转换酶（angiotensin converting enzyme，ACE）和 AT1R 的结合位点残基具有分子间相互作用[181]
四甲基环己烯型单萜/苷类（叶中分离）	(-)-(6S)-eucomegastigmane A	与 ACE 和 AT1R 的结合位点残基具有分子间相互作用[181]
四甲基环己烯型单萜/苷类（叶中分离）	(6S，9S)-9-epi-blumenol B	与 ACE 和 AT1R 的结合位点残基具有分子间相互作用[181]

类型	化合物	作用机制
四甲基环己烯型单萜/苷类（叶中分离）	（6R，9R）-6-epi-blumenol B	与 ACE 和 AT1R 的结合位点残基具有分子间相互作用[181]
四甲基环己烯型单萜/苷类（叶中分离）	（6S，9S）-vomifoliol	与 ACE 和 AT1R 的结合位点残基具有分子间相互作用[181]
四甲基环己烯型单萜/苷类（叶中分离）	（6R，9R）-vomifoliol	与 ACE 和 AT1R 的结合位点残基具有分子间相互作用[181]
四甲基环己烯型单萜/苷类（叶中分离）	（6S，9R）-vomifoliol	与 ACE 和 AT1R 的结合位点残基具有分子间相互作用[181]
四甲基环己烯型单萜/苷类（叶中分离）	（6R，9S）-vomifoliol	与 ACE 和 AT1R 的结合位点残基具有分子间相互作用[181]
四甲基环己烯型单萜/苷类（叶中分离）	（+）-（3S，4S）-eucomegastigmane B	与 ACE 和 AT1R 的结合位点残基具有分子间相互作用[181]
四甲基环己烯型单萜/苷类（叶中分离）	（−）-（3R，4R）-eucomegastigmane B	与 ACE 和 AT1R 的结合位点残基具有分子间相互作用[181]
四甲基环己烯型单萜/苷类（叶中分离）	（6R，9R）-3-oxo-a-ionol	与 ACE 和 AT1R 的结合位点残基具有分子间相互作用[181]
四甲基环己烯型单萜/苷类（叶中分离）	（6S，9S）-3-oxoa-ionol	与 ACE 和 AT1R 的结合位点残基具有分子间相互作用[181]
四甲基环己烯型单萜/苷类（叶中分离）	（6R，9S）-blumenol C	与 ACE 和 AT1R 的结合位点残基具有分子间相互作用[181]
四甲基环己烯型单萜/苷类（叶中分离）	（6S，9R）-blumenol C	与 ACE 和 AT1R 的结合位点残基具有分子间相互作用[181]
四甲基环己烯型单萜/苷类（叶中分离）	（6R，9R）-blumenol C	与 ACE 和 AT1R 的结合位点残基具有分子间相互作用[181]
四甲基环己烯型单萜/苷类（叶中分离）	（6S，9S）-blumenol C	与 ACE 和 AT1R 的结合位点残基具有分子间相互作用[181]
四甲基环己烯型单萜/苷类（叶中分离）	（6R，9S）-3-oxo-a-ionol	与 ACE 和 AT1R 的结合位点残基具有分子间相互作用[181]
四甲基环己烯型单萜/苷类（叶中分离）	（6S，9R）-3-oxo-a-ionol	与 ACE 和 AT1R 的结合位点残基具有分子间相互作用[181]
四甲基环己烯型单萜/苷类（叶中分离）	eucomegastigside A	抑制 ACE[182]
四甲基环己烯型单萜/苷类（叶中分离）	eucomegastigside B	抑制 ACE[182]
四甲基环己烯型单萜/苷类（叶中分离）	eucomegastigside C	抑制 ACE[182]
四甲基环己烯型单萜/苷类（叶中分离）	eucomegastigside D	抑制 ACE[182]
四甲基环己烯型单萜/苷类（叶中分离）	foliasalacioside B₁	抑制 ACE[182]

1.主要降压药效物质的作用机制　从表2-13-17中可见，降压药效物质槲皮素、松脂醇二葡萄糖苷、京尼平苷酸、咖啡酸和阿魏酸作用机制研究比较多，总结分述如下。

（1）槲皮素：研究者对槲皮素做了较为深入的作用机制研究。

1）抑制血管紧张素转换酶，干扰肾素－血管紧张素－醛固酮系统，抑制 Ang Ⅱ合成。

2）增强乙酰胆碱的舒张效应，降低去氧肾上腺素对其的收缩效应，诱导 iNOS mRNA 的表达，增强 NOS 的活性。

3）促进内皮源型 NO 生物合成并提高其利用度。

4）激活血管平滑肌的钙激活性钾通道，诱导细胞超极化，抑制 Ca^{2+} 内流及胞内 Ca^{2+} 的释放。

5）通过鸟苷酸环化酶和环氧合酶途径产生非内皮依赖性的血管舒张作用。

6）增强内皮型一氧化氮合酶活性，减少 NADPH 氧化酶介导的超氧阴离子（O_2^-）生成，减少 $p47^{phox}$ 表达，保护内皮细胞、降低氧化应激。

7）与酶活性位点的 Zn^{2+} 结合，减少 Ang Ⅰ向 Ang Ⅱ的转化，使肾脏 AT1 受体下调，增加排钠。

8）抑制参与钙敏化平滑肌收缩的蛋白激酶。

9）降低盐诱导高血压的 EnaC mRNA 的表达。

10）抑制磷酸二酯酶。

（2）松脂醇二葡萄糖苷：抑制 cAMP，抑制钙离子内流，维持 NO 系统平衡，保护内皮细胞功能，减少 caveolin-1 的表达，通过调控 RAAS 系统中 RA 的合成和分泌，减少 Ang Ⅱ的含量，缓解血管收缩。

（3）京尼平苷酸：影响细胞内 cAMP 水平，抑制磷酸酯酶活性，介导激活心房心肌细胞上的胰高血糖素样肽 -1 受体，增强心肌细胞分泌心房钠尿肽。

（4）咖啡酸：通过诱导一氧化氮合酶，促进 NO 的合成增加，降低血浆中内皮素 -1 浓度，抑制对盐敏感性高血压大鼠 HSP70 基因的表达，抑制内皮素的生成。

（5）阿魏酸：清除超氧阴离子，提高 NO 生物利用度，降低血浆中内皮素 -1 的浓度，抑制对盐敏感性高血压大鼠 HSP70 基因的表达，抑制内皮素的生成。

2. 京尼平苷酸的降压作用优于松脂醇二葡萄糖苷　日本学者 Deyama 的研究报告显示，其降压作用效果上京尼平苷酸优于松脂醇二葡萄糖苷，目前已被日本健康卫生部作为一种常用的保健品添加剂广泛应用[149]。

3.芦丁的舒血管作用弱于槲皮素及其机制　芦丁是黄酮类的另一种降压成分，是槲皮素的重要衍生物，与槲皮素具有共同的分子结构骨架，以糖基取代槲皮素 A 酚环 C-3 的羟基后成为芦丁。芦丁的舒血管作用弱于槲皮素，可能与激活内皮 NOS 的程度较低有关。同时槲皮素还具有 Ca^{2+} 拮抗作用，而芦丁对于平滑肌钙通道没有影响，这也是其舒血管效应低于槲皮素的重要原因[156]。

（二）杜仲抗骨质疏松药效物质及其作用机制

杜仲抗骨质疏松药效物质及其作用机制见表 2-13-18。

表 2-13-18　杜仲抗骨质疏松药效物质及其作用机制

Table 2-13-18　Anti-osteoporosis active substance and its mechanism from *Eucommia ulmoides*

类型	化合物	作用机制
环烯醚萜	桃叶珊瑚苷	促进胶原的合成，调节骨质代谢[202]
		促进成骨细胞增殖、分化和矿化；提高 BMP-2 信号通路中 BMP-2、p38、P-p38、ERK、P-ERK 和 Runx-2 蛋白的表达[135]
		促进 MC3T3-E1 增殖，增加 MC3T3-E1 的 ALP 活性[191]
		促进人成骨细胞的增殖和分化[329]
		通过 OPG/RANKL/RANK 通路促进成骨细胞增殖和抑制骨吸收[29]
		增加成骨细胞的增殖，抑制破骨细胞的活性以抑制骨溶解[201]

续表

类型	化合物	作用机制
环烯醚萜	桃叶珊瑚苷	提高骨质疏松模型大鼠 ALP 活性，促进骨形成，同时抑制破骨细胞的活性，抑制骨吸收[184] 激活雌激素靶基因 ER 依赖性转录，通过 ER 亚型 ERα 的基因组作用介导雌激素作用[183] 清除活性氧，降低过氧化氢诱导的 caspase-3 活性，减少细胞凋亡。维持 ACAN 和 COL2A1 基因的表达，并能防止过氧化氢和压缩刺激诱导的 IL-6 和 MMP-13 基因上调。保护软骨细胞免受压缩应力，但不保护 H_2O_2 氧化应激。桃叶珊瑚苷对 H_2O_2 诱导的骨关节炎软骨细胞模型有保护作用[330] 增强了丝裂原活化蛋白激酶（MAPK）家族 Erk、JNK、P38 和 Akt/p70s6k 的 Smad1、Smad5 和 Smad8 的表达和磷酸化水平[206]
环烯醚萜	京尼平苷	促进成骨细胞增殖、分化和矿化；提高 BMP-2 信号通路中 BMP-2、p38、P-p38、ERK、P-ERK 和 Runx-2 蛋白的表达[135] 促进 MC3T3-E1 增殖，增加 MC3T3-E1ALP 活性[191] 增加成骨细胞的增殖，抑制破骨细胞的活性，从而抑制骨溶解[201] 显著促进 MC3T3-E1 Subclone14 细胞增殖及 ALP 和骨钙蛋白的分泌，并能够显著上调 OPG/RANKL 系统的比值，具有促进成骨细胞成熟分化的能力[331] 提高骨质疏松模型大鼠 ALP 活性，促进骨形成，同时抑制破骨细胞的活性，抑制骨吸收[184]，促进人成骨细胞的增殖和分化[329]
环烯醚萜	京尼平苷酸	提高 Ca^{2+}、ALP、巨噬细胞集落刺激因子（M-CSF）及骨钙蛋白 OTC 因子的表达，具有促进成骨细胞成熟分化的能力。抑制 M-CSF 因子，减少成骨细胞的转换，上调 OPG/核因子 κB 受体活化因子配体 OPG/RANKL 系统的表达，改善骨重建[186] 增加成骨细胞的增殖[201] 显著促进 MC3T3-E1 Subclone14 细胞增殖及 ALP 和骨钙蛋白的分泌，并能够显著上调 OPG/RANKL 系统的比值，具有促进成骨细胞成熟分化的能力[331] 提高骨质疏松模型大鼠 ALP 活性，促进骨形成，同时抑制破骨细胞的活性，抑制骨吸收[184]，促进胶原的合成，调节骨质代谢[202] 促进人成骨细胞的增殖和分化[329]
环烯醚萜	京尼平	以卵巢颗粒细胞的肿瘤细胞系 KGN 作为激素的转化系统，孕烯醇酮为转化底物，京尼平显著提升 3β-HSD、CYP17A1 及 17β-HSD 的表达水平，从而显著促进睾酮和雌二醇的合成[208] 促进人成骨细胞的增殖和分化[329]
木脂素	松脂醇二葡萄糖苷	显著促进类成骨细胞株 MC3T3-E1 和原代成骨细胞的增殖、分化和矿化；显著提高 BMP-2 信号通路中 BMP-2、p38、P-p38、ERK、P-ERK 和 Runx-2 蛋白的表达；提高 OPG/RANKL/RANK 信号通路 OPG 的表达、降低 RANKL 表达[135] 促进成骨细胞表达 OPG，并抑制 RANKL 表达，进而抑制破骨细胞的分化与成熟；同时随着药物浓度的增加，OPG mRNA 的表达逐渐增加，而 RANKL mRNA 的表达逐渐减少[332] 激活雌激素靶基因 ER 依赖性转录，通过 ER 亚型 ERα 的基因组作用介导雌激素作用[183] 提高骨质疏松模型大鼠 ALP 活性，促进骨形成，同时抑制破骨细胞的活性，抑制骨吸收[184]
木脂素	（+）- 丁香脂素	抑制大鼠骨髓间充质干细胞（BMSC）的成脂分化，其机制与 PPARγ2 及 C/EBPαmRNA 表达水平的下调有关[185]
木脂素	松脂醇 -4'-O-β-D- 吡喃葡萄糖苷	激活雌激素靶基因 ER 依赖性转录，通过 ER 亚型 ERα 的基因组作用介导雌激素作用[183]

续表

类型	化合物	作用机制
黄酮	槲皮素	促进成骨细胞的增殖、分化和矿化[333]
		增加 ALP 活性涉及细胞外调节激酶（ERK）通路的快速激活，但也涉及雌激素受体（ER）的结合，并且槲皮素激活 ERK 最有可能发生在 ER 激活的下游，槲皮素可以刺激成骨细胞的活性[258, 334, 335]
		激活 ERK 通路，显示雌激素样作用[334, 336]
		抑制大鼠 BMSC 的成脂分化，其机制与 PPARγ2 及 C/EBPαmRNA 表达水平的下调有关[185]
		促进 MC3T3-E1 的成骨细胞增殖[189]
		增强 SD 大鼠 BMSC 成骨分化[198]
		促进 MC3T3-E1 增殖，增加 MC3T3-E1 ALP 活性[191]
		降低尿液中钙、磷的丢失，同时增强 ALP 的活性，改善绝经后骨质疏松的骨微结构，增加骨密度[192]
		抑制酸性磷酸酶（ACP）活性，提高大鼠股骨骨密度，对其生物力学性能无明显影响，其作用与尼尔雌醇相似[193]
		对去卵巢大鼠能上调股骨 OPG、下调核因子 κB 受体活化因子配体（RANKL）表达，抑制骨吸收，部分改善股骨、腰椎生物力学性能[194]
		具有类雌激素样作用，可有效降低去卵巢大鼠的血清骨钙素水平、提高股骨 I 型胶原蛋白水平[195]
		促进成骨分化，并通过上调 BMP2 和 Smad4 的表达改善骨质疏松症[196]
黄酮	紫云英苷	促进 MC3T3-E1 的成骨细胞增殖[200]
		提高 Ca²⁺、ALP、M-CSF 及 OTC 因子的表达，具有促进成骨细胞成熟分化的能力。促进 Ca²⁺ 及 OTC 的分泌，上调 OPG/RANKL 系统，改善骨重建，提高 RUNX-2 蛋白的阈值，同时提高 Osterix 蛋白水平；加强钙离子与骨组织的结合能力[186, 199]
黄酮	黄芩素	促进 MC3T3-E1Subclone 14 成骨细胞增殖，加强钙离子与骨组织的结合能力，辅助改善骨重建，并上调 Osterix 和 OPG/RANKL[186, 199]
		激活雌激素靶基因 ER 依赖性转录，通过 ER 亚型 ERβ 的基因组作用介导雌激素作用[183]
黄酮	α-O-β-D-吡喃葡萄糖基-4, 2′, 4′-三羟基二氢查耳酮	激活雌激素靶基因 ER 依赖性转录，通过 ER 亚型 ERα 的基因组作用介导的雌激素作用应与桃叶珊瑚苷相等，但活化的 ER β 亚型比 α 亚型多一点，具有雌激素样作用[183]
黄酮	山柰酚	增加 ALP 活性涉及 ERK 通路的快速激活，也涉及 ER 的结合，激活 ERK 最可能发生在 ER 激活剂的下游[334]
		降低尿液中钙、磷的丢失，同时增强碱性磷酸酶的活性，改善绝经后骨质疏松的骨微结构，增加骨密度[192]
黄酮	汉黄芩素	激活雌激素靶基因的 ER 依赖性转录，通过 ER 亚型 ERβ 的基因作用介导雌激素作用[183]
黄酮	芦丁	增强 SD 大鼠 BMSC 成骨分化[198]
		降低尿液中钙、磷的丢失，同时增强 ALP 的活性，改善绝经后骨质疏松的骨微结构，增加骨密度[192]
黄酮	金丝桃苷	增强 SD 大鼠 BMSC 成骨分化[198]
黄酮	黄芩苷	提高 Ca²⁺、ALP、M-CSF 及 OTC 因子的表达，具有促进成骨细胞成熟分化的能力。促进 Ca²⁺ 及 OTC 的分泌，上调 OPG/RANKL 系统，改善骨重建，提高 RUNX-2 蛋白的阈值，同时提高 Osterix 蛋白水平；加强钙离子与骨组织的结合能力[186]

续表

类型	化合物	作用机制
苯丙素	绿原酸	促进大鼠成骨细胞增殖，诱导 Shp2 和 Erk 磷酸化水平升高[187]
		通过 Shp2/PI3K/Akt/ 细胞周期蛋白 D1 信号通路促进成骨细胞前体细胞的增殖和 BMSC 的成骨细胞分化[337]
		对高强度跳跃运动引发的膝关节软骨损伤具有一定的保护作用，抑制炎症因子介导的基质金属蛋白酶 -3（MMP-3）活化可能是其发挥上述保护作用的主要机制之一[338]
		促进体外培养的 BMSC 增殖及向成骨细胞分化，但其效果与其浓度呈一定的正相关，可能不具有向成软骨细胞分化的效果[339]
苯丙素	咖啡酸	提高 Ca^{2+}、ALP、M-CSF 及 OTC 因子的表达，具有促进成骨细胞成熟分化的能力。上调 OPG/RANKL 系统，改善骨重建[186]
甾醇	β- 谷甾醇	促进卵巢颗粒细胞分泌雌二醇，有效提高成骨细胞 OPG/RANKL 比值，从而促进成骨作用[209]
呋喃	5- 羟甲基 – 呋喃甲醛	促进骨髓间充质干细胞的成骨分化，同时抑制其成脂分化[210]

1. 主要抗骨质疏松药效物质作用机制 从表 2-13-18 中可见，抗骨质疏松药效物质桃叶珊瑚苷、槲皮素、松脂醇二葡萄糖苷、京尼平苷酸和京尼平苷的相关作用机制研究比较多，大多数关注到黄酮化合物。总结分述如下。

（1）桃叶珊瑚苷

1）促进胶原的合成，提高 BMP-2 信号通路中 BMP-2、p38、P-p38、ERK、P-ERK 和 Runx-2 蛋白的表达，促进 MC3T3-E1 增殖，增加 MC3T3-E1 碱性磷酸酶活性。

2）通过 OPG/RANKL/RANK 通路促进成骨细胞增殖和抑制骨吸收，激活雌激素靶基因 ER 依赖性转录，通过 ER 亚型 ERα 的基因组作用介导雌激素作用。

3）清除活性氧，降低过氧化氢诱导的 caspase-3 活性，减少细胞凋亡。

4）维持 ACAN 和 COL2A1 基因的表达，压缩刺激诱导的 IL-6 和 MMP-13 基因上调。

5）增强了丝裂原活化蛋白激酶家族 Erk、JNK、P38，以及 Akt/p70s6k 的 Smad1、Smad5 和 Smad8 的表达和磷酸化水平。

（2）槲皮素

1）增加碱性磷酸酶活性涉及细胞外调节激酶通路的快速激活，也涉及雌激素受体的结合，并且激活 ERK 最有可能发生在 ER 激活的下游。

2）增强骨髓间充质干细胞成骨分化。

3）抑制酸性磷酸酶活性，上调股骨骨保护素，下调核因子 κB 受体活化因子配体 RANKL 表达，提高股骨 I 型胶原蛋白水平。

4）上调 BMP2 和 Smad4 的表达。

（3）松脂醇二葡萄糖苷

1）提高 BMP-2 信号通路中 BMP-2、p38、P-p38、ERK、P-ERK 和 Runx-2 蛋白的表达。提高 OPG/RANKL/RANK 信号通路 OPG 的表达、降低 RANKL 的表达。

2）促进成骨细胞 OPG mRNA 的表达，抑制 RANKL mRNA 的表达。

3）激活雌激素靶基因 ER 依赖性转录，通过 ER 亚型 ERα 的基因组作用介导雌激素作用。

4）提高碱性磷酸酶的活性。

（4）京尼平苷酸

1）提高 Ca^{2+}、碱性磷酸酶、巨噬细胞集落刺激因子及骨钙蛋白 OTC 因子的表达；抑制 M-CSF 因子减少成骨细胞的转换，上调 OPG/NF-κB 受体活化因子配体 OPG/RANKL 系统，改善骨重建。

2）显著促进 MC3T3-E1 Subclone14 细胞增殖。

3）促进胶原的合成。

（5）京尼平苷

1）提高 BMP-2 信号通路中 BMP-2、p38、P-p38、ERK、P-ERK 和 Runx-2 蛋白的表达，增加碱性磷酸酶活性。

2）促进骨钙蛋白的分泌，调 OPG/RANKL。

2. 抗骨质疏松的药效物质筛选、比较与研究

（1）从杜仲中筛选出桃叶珊瑚苷、松脂醇二葡萄糖苷、京尼平苷和京尼平苷酸为药效物质：采用维A酸致骨质疏松大鼠模型和氢化可的松致阳虚小鼠模型，对杜仲治疗骨质疏松症的有效部位进行筛选。实验结果表明，杜仲正丁醇提取部位能提高维A酸致骨质疏松模型大鼠的骨密度，降低骨质疏松模型大鼠碱性磷酸酶活性；提高阳虚模型小鼠肾上腺指数、胸腺指数、负重游泳时间，为杜仲治疗骨质疏松的有效部位。采用柱层析等方法对杜仲正丁醇提取部位进行了化学成分的研究，得到六个单体化合物，分别为京尼平苷酸、桃叶珊瑚苷、绿原酸、京尼平苷、葡萄糖和蔗糖。采用体外成骨细胞和破骨细胞实验对正丁醇部位的五个单体化合物（桃叶珊瑚苷、京尼平苷、京尼平苷酸、绿原酸和松脂醇二葡萄糖苷）进行活性检测。实验结果显示桃叶珊瑚苷、松脂醇二葡萄糖苷、京尼平苷和京尼平苷酸为杜仲治疗骨质疏松的有效成分[184]。

（2）京尼平苷酸、京尼平苷和桃叶珊瑚苷的抗骨质疏松作用：京尼平苷酸、京尼平苷和桃叶珊瑚苷均能促进成骨细胞增殖，桃叶珊瑚苷和京尼平苷对破骨细胞增殖有明显抑制作用。京尼平苷酸、京尼平苷和桃叶珊瑚苷在杜仲皮层中的含量高于在杜仲叶中的含量。杜仲皮甲醇、正己烷、氯仿和乙酸乙酯提取物对生长激素（GH）释放有较强的诱导作用。杜仲皮氯仿提取物具有较强的成骨细胞增殖能力。综上所述，杜仲皮层的一部分成分参与了激活成骨细胞促进成骨、抑制破骨细胞活性、抑制骨溶解机制的每一步[201]。

（3）紫云英苷、黄芩苷、京尼平苷酸和咖啡酸是杜仲抗骨质疏松的药效物质：兰波发现杜仲水煎煮提取法明显优于乙醇回流提取法，水煎煮提取物上D101大孔树脂柱，依次用水、20%乙醇、40%乙醇及60%乙醇进行洗脱，分段后各组分的40%乙醇组分对成骨细胞具有促进增殖、促分化成熟及促进OPG分泌水平的作用。利用超高液相色谱-电喷雾-串联质谱（UPLC-ESI-MS/MS）联用技术对40%乙醇组分进行质谱分析比对，共指认10个化合物：京尼平苷酸、原儿茶酸、绿原酸、咖啡酸、京尼平苷、松脂醇二葡萄糖苷、刺五加苷E、松脂醇单葡萄糖苷、紫云英苷和黄芩苷。分子生物学实验结果表明，京尼平苷酸、咖啡酸、

紫云英苷和黄芩苷具有促成骨细胞增殖的作用，并且能显著提高Ca^{2+}、ALP、M-CSF及OTC因子的表达，具有促进成骨细胞成熟分化的能力。紫云英苷、黄芩苷能促进Ca^{2+}及OTC的分泌。4个化合物中只有京尼平苷酸能明显抑制M-CSF因子，减少成骨细胞的转化。Western blot实验结果表明，紫云英苷、黄芩苷、咖啡酸和京尼平苷酸能显著上调OPG/RANKL系统的表达。黄芩苷、紫云英苷还能提高RUNX-2蛋白的阈值，同时Osterix蛋白水平也随着黄芩苷浓度升高而显著上升。利用RT-PCR方法对成骨细胞TRAP因子进行考察发现，京尼平苷酸能浓度依赖性地抑制TRAP因子的活性。综上，杜仲40%乙醇组分是促成骨细胞增殖及分化成熟的活性组分，该组分中的化合物紫云英苷、黄芩苷、京尼平苷酸和咖啡酸是杜仲抗骨质疏松的活性成分。本研究初步阐明了杜仲药材抗骨质疏松的药效物质基础[186]。

（4）山奈酚、芦丁和槲皮素抗骨质疏松作用的比较：山奈酚、芦丁、槲皮素3种成分均可降低尿液中钙、磷的丢失，同时增强碱性磷酸酶的活性，其中山奈酚的作用优于芦丁和槲皮素。山奈酚、芦丁和槲皮素均可改善绝经后骨质疏松的骨微结构，增加骨密度，尤其是山奈酚，但均不能使骨小梁结构完全恢复。杜仲黄酮类的3种成分中，山奈酚治疗大鼠骨质疏松的疗效最佳，芦丁次之，槲皮素最弱[192]。

（5）药效物质京尼平对性激素转化的调控作用及其机制：以卵巢颗粒细胞的肿瘤细胞系KGN作为激素的转化系统，孕烯醇酮为转化底物，研究了杜仲中3种主要的环烯醚萜类物质（京尼平、京尼平苷和京尼平苷酸）对性激素的转化作用。

1）对孕酮、睾酮及雌二醇转化的影响：京尼平能够促进睾酮等性激素的合成。然而，京尼平苷和京尼平苷酸对这3种性激素的转化并没有特别显著的影响。

2）对芳香化酶家族的调控：京尼平配合干预组的芳香化酶水平，特别是CYP17A1和17β-HSD，相对底物组有显著的升高，提示京尼平通过提高芳香化酶的表达水平而促进了睾酮和雌二醇的合成。相对京尼平，京尼平苷和京尼平苷酸对芳香化酶表达水平的影响则要小得多。提示京

尼平是杜仲中具有补骨功效的重要组分之一，其机制可能是差异性促进各性激素合成水平，使其调控朝有利于增强骨质密度的方向发展。然而，和京尼平有着相同骨架结构的京尼平苷和京尼平苷酸则没有相同的效用[208]。

（三）杜仲治疗代谢性疾病药效物质及其作用机制

杜仲治疗代谢性疾病药效物质及其作用机制见表 2-13-19。

表 2-13-19　杜仲治疗代谢性疾病药效物质及其作用机制
Table 2-13-19　Effective substances and mechanism of *Eucommia ulmoides* in the treatment of metabolic diseases

作用	类型	化合物	机制
降血脂	苯丙素	绿原酸	显著升高肝过氧化物酶体增殖物激活受体 α（PPARα）中 mRNA 和蛋白的表达水平。绿原酸能改善脂质代谢和糖代谢，这可能与 PPAR-α 促进肝脏脂质清除和胰岛素敏感性的提高有关[340]
			显著降低小鼠血清 TC、TG、LDL-C 水平、动脉硬化指数和冠心指数，肝脏 TC、TG 含量显著降低，血清和肝脏中 MDA 下调，抗氧化酶活性增加[254]
			抑制胰脂肪酶活性，抑制脂质的吸收转化，促进胆固醇和胆汁酸的排出[98]
			通过抑制 HepG2 细胞中的 HMG-CoA 还原酶（HMGCR）的蛋白表达来调节胆固醇代谢[101]
	环烯醚萜	桃叶珊瑚苷	通过增强溶酶体活性，抑制棕榈酸诱导的内质网（ER）应激，通过在人 HepG2 肝细胞中分泌载脂蛋白 B 和相关 TG 及胆固醇来减少肝脂肪积累[255]
			通过增强溶酶体活性，抑制棕榈酸酯诱导的细胞死亡的作用[341]
	环烯醚萜	京尼平苷	通过增强溶酶体活性，抑制棕榈酸诱导的内质网应激，通过在人 HepG2 肝细胞中分泌载脂蛋白 B 和相关 TG 及胆固醇来减少肝脂肪积累[255]
			通过增强溶酶体活性，抑制棕榈酸酯诱导的细胞死亡的作用[341]
	黄酮	槲皮素	显著降低糖尿病大鼠总胆固醇、脂蛋白（α）和载脂蛋白 B[342]
			抑制 Cu^{2+} 诱导的低密度脂蛋白的氧化修饰，且槲皮素的抗氧化作用比芦丁及葛根素强[343]
			槲皮素诱导的脂肪酸从头生成和 TAG 合成的减少，以及由此导致的极低密度脂蛋白（VLDL）-TG 形成的减少，可能是槲皮素引起低三酰甘油效应的潜在机制[344]
			在基因水平上，通过上调细胞色素 P450（CYP）4A10、CYP4A14、CYP4A31 和酰基 CoA 硫酯酶 3（Acot3），上调细胞色素 P450 氧化还原酶（POR）和转录因子组成型雄甾烷受体（CAR）。槲皮素的摄入增加了肝脂质 ω- 氧化并降低了相应的循环脂质水平[256]
			减轻氧化低密度脂蛋白（OX-LDL）所诱导的小鼠巨噬细胞脂质蓄积和过氧化，其机制可能部分是通过下调 CD36 表达实现的[345]
			通过上调 PON1 活性、清除自由基活性、保护低密度脂蛋白氧化和脂质过氧化，显著减轻 $HgCl_2$ 的不良反应[257]
	黄酮	芦丁	抑制 Cu^{2+} 诱导的低密度脂蛋白的氧化修饰[343]
	黄酮	儿茶素	通过上调 PON1 活性、清除自由基活性、保护低密度脂蛋白氧化和脂质过氧化，显著减轻 $HgCl_2$ 的不良反应[257]
降血糖	黄酮	芦丁	抑制 α- 葡萄糖苷酶[147]

作用	类型	化合物	机制
降血糖	黄酮	槲皮素	对大鼠晶体醛糖还原酶的抑制作用，IC_{50} 为 $3.44 \times 10^{-7}\,mol/L$ [346]
			对 α- 葡萄糖苷酶有抑制作用（Kj: $8.5 \times 10^{-6}\,m$）被认为是主要促进杜仲叶活性的物质。对于动物 α- 葡萄糖苷酶，大鼠肠道蔗糖酶活性也受到槲皮素的抑制 [347]
			对糖尿病大鼠的治疗只能逆转糖尿病对脑氧化型谷胱甘肽浓度和肝谷胱甘肽过氧化物酶的活性 [348]
			能引起胰岛的再生，并可能增加链脲佐菌素诱导的糖尿病大鼠的胰岛素释放，从而发挥其有益的抗糖尿病作用 [349]
			通过消除 IKK/NF-κB 信号转导通路，可能会阻止涉及早期糖尿病组织损伤发展和晚期并发症发生的有害介质的产生 [350]
			增强葡萄糖和格列本脲诱导的胰岛素分泌，保护 β 细胞免受氧化损伤，细胞外信号调节激酶（ERK）1/2 信号通路在这些效应中起主要作用 [351]
			降低血糖并增加血浆胰岛素、钙和镁的水平。在体内外对 α- 葡萄糖苷酶的活性均有明显的抑制作用，可能是其降血糖机制之一 [147, 258, 352]
			对胰岛 B 细胞氧化损伤具有保护及抗凋亡作用 [353]
			减弱 TNF-α 诱导的炎症基因如 IL-6、IL-1β、IL-8 和单核细胞趋化蛋白 -1（MCP-1）的表达，以及 IL-6、IL-8 和 MCP-1 的分泌；降低 TNF-α 诱导的 NF-κB 转录活性，对 TNF-α 介导的过氧化物酶体增殖物激活受体 γ（PPARγ）、PPARγ 靶基因及 PPARγ 蛋白浓度和转录活性的抑制作用减弱。槲皮素阻止了 TNF-α 介导的胰岛素受体底物 1 丝氨酸磷酸化和蛋白酪氨酸磷酸酶 1B 基因的表达，并抑制了胰岛素刺激的葡萄糖摄取 [354]
			抑制活性氧过量产生，并有效地恢复了线粒体膜电位，通过抗氧化作用证明其线粒体功能的化学保护作用；此外，通过抑制 IL-6 和 TNF-α 的产生及抑制 IKKβ/NF-κB 磷酸化来抑制 ROS 相关炎症；槲皮素通过正调控胰岛素受体底物 -1 的丝氨酸 / 酪氨酸磷酸化和下游 Akt/eNOS 活化，促进 PI3K 信号转导，导致胰岛素介导的 NO 水平升高 [355]
	黄酮	槲皮素 -3-O-α-L- 吡喃阿拉伯糖 -（1 → 2）-β-D- 葡萄糖苷	叶分离得到的槲皮素 -3-O-α-L- 吡喃阿拉伯糖 -（1 → 2）-β-D- 葡萄糖苷与已知的糖基化抑制剂氨基胍有类似的糖基化抑制活性 [81]
	黄酮	异槲皮苷	叶分离得到的异槲皮苷与已知的糖基化抑制剂氨基胍有类似的糖基化抑制活性 [81]
	黄酮	紫云英苷	叶分离得到的紫云英苷与已知的糖基化抑制剂氨基胍有类似的糖基化抑制活性 [81]
	环烯醚萜	桃叶珊瑚苷	降低糖尿病大鼠的血糖值，改善线粒体的抗氧化水平 [356]
	环烯醚萜	京尼平苷	对棕榈酸诱导的 INS-1 细胞（一种胰腺 B 细胞系）损伤的保护作用与其激活内源性激素胰高血糖素样肽 1 受体（GLP-1R）有重要联系 [357]
	苯丙素	绿原酸	高剂量（90 mg/kg）绿原酸能显著减缓高脂饲喂 SD 大鼠体质量增加，并通过调节 PI3K/Akt 途径、AMPK 途径和胰岛素敏感性，改善骨骼肌中的糖代谢 [358]

作用	类型	化合物	机制
降血糖	三萜	corosolic acid（从叶中分离得到）	体外抑制蛋白酪氨酸磷酸酶 1B（PTP1B）活性，IC_{50} 值为 0.69 μmol/L[359]
	三萜	2α, 3α-dihydroxy-24-nor-4（23），12-oleanedien-28-oic acid（从叶中分离得到）	体外抑制蛋白酪氨酸磷酸酶 1B 活性，IC_{50} 值为 3.98 μmol/L[359]
维持血糖平衡	苯丙素	绿原酸	对糖异生和糖原溶解具有剂量依赖性抑制作用，表明葡萄糖 -6- 磷酸酶（G-6-pase）是该化合物在离体器官模型中抑制肝葡萄糖生成的干扰位点。绿原酸的水解产物——奎宁酸和咖啡酸是无活性的[259, 260]
抗糖基化	黄酮	槲皮素 -3-O-α-L- 吡喃阿拉伯糖 -（1 → 2）-β-D-葡萄糖苷	抑制晚期糖基化终末产物形成，糖基化抑制活性与已知的糖基化抑制剂氨基胍相当[81]
	黄酮	紫云英苷	抑制晚期糖基化终末产物形成，糖基化抑制活性与已知的糖基化抑制剂氨基胍相当[81]
	黄酮	异槲皮苷	抑制晚期糖基化终末产物形成，糖基化抑制活性与已知的糖基化抑制剂氨基胍相当[81]
			抑制晚期糖基化终末产物 N^{ε}-（羧甲基）赖氨酸（CML）和 N^{ω}-（羧甲基）精氨酸（CMA）的形成[360]
糖尿病血管病变	黄酮	槲皮素	可能通过调节 NO 和内皮素 -1（ET-1）的平衡，进而改善高糖诱导的内皮依赖性血管舒缩功能受损，这可能是槲皮素对糖尿病大血管保护作用的机制之一[361]
			提高脐静脉内皮细胞（HUVEC）的活性，抑制高糖环境下金属基质蛋白酶 -2（MMP-2）及金属基质蛋白酶 -9（MMP-9）的表达，从而发挥保护内皮细胞的作用，进而抑制糖尿病大血管病变的发生与发展[362]
			抑制高糖损伤的血管内皮细胞（VEC）释放 LDH，减少 MDA 生成量，促进其释放，槲皮素对高糖损伤 VEC 有保护作用[363]
糖尿病肾病	黄酮	槲皮素	延缓或减轻肾小球肥大等肾损害，这可能与晚期糖基化终末产物被抑制、延缓了系膜细胞和基质增生、使肾小球硬化减轻有关。其抑制晚期糖基化终末产物的机制可能与其阻断了氧化 - 糖基化之间的某些环节或直接清除自由基有关[364]
			通过抑制糖尿病大鼠肾脏组织非酶糖化及氧化，对糖尿病肾病有控制作用[365]
			对糖尿病肾脏醛糖还原酶有较强的抑制作用[366]
			使尿蛋白减少并不是通过降低肾组织转化生长因子 -β（TGF-β）来实现的，而是使肾组织糖基化终末产物含量下降，这可能与其作用机制有关[367]
			通过抑制糖尿病大鼠肾脏蛋白激酶 C 活力，可以纠正糖尿病早期肾脏高滤过、高灌注，并与抑制肾脏皮质转化生长因子 -β1（TGF-β1）基因过度表达有关，抑制蛋白激酶 C 活性对防治糖尿病肾病尤为重要[368, 369]
			显著减轻糖尿病大鼠的肾功能不全和氧化应激，抗氧化可能是槲皮素肾保护作用的机制[370]

作用	类型	化合物	机制
糖尿病肾病	黄酮	槲皮素	通过调控相关蛋白包括肾脏有机阴离子转运子 1（rOAT1）、有机阴离子转运子 2（rOAT2）、rOAT3、尿酸转运子（rUAT）、葡萄糖转运子 9（rGLUT9）及肾脏特异性转运子（rRST）的表达，以增强肾脏尿酸排泄，改善高尿酸血症。同时，还可调控模型动物肾脏组织中过氧化物酶体增殖物激活型受体 α（PPAR-α）、有机阳离子/肉毒碱转运子 2（OCTN2）、肉毒碱棕榈酰转移酶 1（CPT1），以及乙酰辅酶 A 羧化酶 2（ACC2）及其磷酸化等脂代谢相关基因的表达，以改善糖尿病大鼠肾脏脂代谢紊乱。可抑制链脲佐菌素诱导动物肾脏 NLRP3 炎症小体的激活，减轻 NLRP3 炎症小体所介导的炎症反应，具有良好的肾保护功能，延缓糖尿病肾病的发展[371]
			对实验性糖尿病肾病大鼠肾功能具有一定的保护作用，其机制可能是通过减少尿蛋白排泄，降低血清尿素氮、肌酐水平，降低肾肥大指数，改善肾功能及调节肾组织中 P27 的表达，从而抑制系膜细胞增生和基底膜增厚[197]
			通过增加氧自由基的清除，抑制 NOS 的活性及 NO 的含量，保护糖尿病肾脏[372]
			抑制 2 型糖尿病大鼠肾脏肥大，其机制可能与降低血糖、血脂、总胆固醇和肾脏 TOLL 样受体 4（TLR4）蛋白表达，升高胰岛素敏感指数（ISI）及稳定 Na^+，K^+-ATPase 活性有关[373]
			改善糖尿病早期肾功能，其机制可能与改善氧化应激和抗炎的作用有关[262]
	苯丙素	绿原酸	肾皮质 SOD、GSH-Px 活性明显上升，MDA 含量及尿微量白蛋白排泄率（UAER）则明显减少。改善糖尿病大鼠的一般状况，提高抗氧化能力，抑制氧化应激，减少尿蛋白的作用[374, 375]
糖尿病雄性生殖功能的作用	黄酮	槲皮素	对糖尿病大鼠精子发生、活力和血清总睾酮有明显的促进作用，对维持正常精子参数和雄性生殖功能有一定的作用[376]
糖尿病脑病	环烯醚萜	桃叶珊瑚苷	抑制了海马 CA1 区神经元细胞凋亡，并能降低血糖浓度、增加体重、改善糖尿病大鼠的学习状况，最终使 Bcl-2 和 Bax 两种凋亡蛋白的表达比例得到了平衡，结果暗示桃叶珊瑚苷抑制神经元细胞的凋亡可能是通过调控 Bcl-2 和 Bax 两种凋亡蛋白的表达来完成的[377]
			抑制过氧化氢诱导 PC12 细胞凋亡，其作用机制体现在保护细胞膜的功能，抑制 Bcl-2 蛋白表达的下降和 Bax 蛋白表达的升高，拮抗 caspase-3 的激活[378]
			显著降低了脂质过氧化物的含量，调节了抗氧化酶的活性，降低了 NOS 的活性。所有这些效应表明桃叶珊瑚苷是一种潜在的神经保护剂，其神经保护作用至少部分通过促进内源性抗氧化酶活性来实现[261]
			有效地控制血糖水平，预防并发症，提高糖尿病大鼠的生活质量。在糖尿病脑病中，桃叶珊瑚苷显著地拯救了海马 CA1 区的神经元，具有显著的神经保护作用[379]

作用	类型	化合物	机制
糖尿病视网膜病变	黄酮	槲皮素	抑制糖尿病引起的神经胶质细胞原纤维酸性蛋白（GFAP）和水通道蛋白4（AQP4）表达增加，对糖尿病所致视网膜神经退行性病变及氧化应激具有保护作用[263]
			对体外培养的人视网膜微血管内皮细胞（HRCEC）的抑制作用机制可能是通过下调 HRCEC 中血管内皮生长因子（VEGF）、细胞间黏附分子-1（ICAM-1）的表达而实现的[380]
减肥	环烯醚萜	车叶草苷	长期给药抑制了模型小鼠体重、白脂肪组织重量、血浆三酰甘油水平和游离脂肪酸水平的增加。这些结果表明杜仲叶中的车叶草苷具有重要的减肥作用[269]
			在大鼠喂食 35% 高脂饮食（HFD）中，抑制了体重、内脏脂肪重量、食物摄入量和葡萄糖、胰岛素和脂质的循环水平，并增加了血浆脂联素水平[22]
			显著降低大鼠的体重，内脏和肾周围脂肪减少，血压降低、主动脉介质变薄；血浆脂联素/瘦素比值也得到了改善。预防高血压早期肥胖者的主动脉肥大，长期服用可能会抑制动脉硬化的发展[178]
			可增强多种器官的代谢功能，包括白脂肪组织中 5'-三磷酸腺苷产生的减少、肝脏中 β 氧化的加速及骨骼肌中酮体/葡萄糖使用的增加，在 HFD 条件下可发挥抗肥胖作用。减少了异柠檬酸脱氢酶 3（NAD$^+$）α 和 NADH 脱氢酶黄素蛋白 1 mRNA 水平（白脂肪组织）；增加肉毒碱棕榈酰转移酶 1α 和酰基辅酶 A 脱氢酶 mRNA 水平（肝脏）；在 HFD 条件下增加了溶质载体家族 2 成员 4、琥珀酰辅酶 A 合成酶、过氧化物酶体 3-酮脂酰辅酶 A 硫解酶、二氢硫辛酰胺琥珀酰转移酶和琥珀酸脱氢酶复合物、亚单位 A、黄素蛋白（琥珀酸脱氢酶）mRNA 水平（骨骼肌）。在 HFD 喂养的大鼠的棕色脂肪组织中，导致解偶联蛋白 1（UCP1）的 mRNA 水平显著增加，使小肠内胆酸和脱氧胆酸的分泌明显增加。显示出抗肥胖和抗代谢综合征作用[179]
			减小肾周和附睾白脂肪组织中的脂肪细胞肥大[381]
	环烯醚萜	京尼平苷酸	使小肠内胆酸和脱氧胆酸的分泌明显增加[179]
	苯丙素	绿原酸	在 mRNA 和蛋白质水平上显著抑制 HMGCR 的蛋白质表达，抑制 HepG2 细胞中的 HMGCR，以调节胆固醇代谢[101]
	黄酮	槲皮素	通过激活 3T3-L1 前脂肪细胞的磷酸化单磷酸腺苷活化蛋白激酶（AMPK）信号通路发挥抗脂肪生成活性，而槲皮素诱导成熟脂肪细胞凋亡是通过调节 ERK 和 JNK 通路介导的，在凋亡过程中起着关键作用[382]
			改变了 Fnta、Pon1、Pparg、Aldh1b1、Apoa4、Abcg5、Gpam、Acaca、Cd36、Fdft1 和 Fasn 脂代谢相关基因的表达谱，这些基因与 HFD 对照小鼠的表达谱相关。槲皮素可以预防 C57B1/6 小鼠 HFD 诱导的肥胖，其抗肥胖作用可能与转录水平上的脂肪生成调控有关[270]
缓解代谢综合征	黄酮	槲皮素	降低促分裂原活化蛋白激酶（MAPK）JNK 和 p38 的活性；减弱了脂肪促炎信号的级联反应，并调节了改善脂联素或损害（TNF-α，MCP-1，抵抗素）胰岛素敏感性的分子平衡。缓解代谢综合征相关的脂肪炎症、氧化应激和胰岛素抵抗[383]

杜仲治疗代谢性疾病药效物质及其作用机制的研究主要集中在黄酮类化合物。

1. 降血脂作用主要物质的机制

（1）绿原酸

1）升高肝过氧化物酶体增殖物激活受体α中mRNA和蛋白的表达水平。

2）下调肝脏中MDA，抗氧化酶活性增加。

3）抑制胰脂肪酶活性，抑制脂质的吸收转化。

4）抑制HMG-CoA还原酶的蛋白表达。

5）增强溶酶体活性，抑制内质网应激。

（2）槲皮素

1）降低总胆固醇、脂蛋白（α）和载脂蛋白B。

2）抑制低密度脂蛋白的氧化修饰。

3）减少从头脂肪酸和三酰甘油的合成。

4）上调细胞色素P450（CYP）4A10、CYP4A14、CYP4A31和酰基CoA硫酯酶3；上调细胞色素P450氧化还原酶和转录因子组成型雄甾烷受体（CAR）。

5）下调CD36表达，上调PON1活性、清除自由基活性。

2. 降血糖作用主要物质的机制

槲皮素

1）抑制晶体醛糖还原酶、α-葡萄糖苷酶的活性。

2）逆转脑氧化型谷胱甘肽浓度和肝谷胱甘肽过氧化物酶活性。

3）促进胰岛的再生，增加胰岛素的释放。

4）消除IKK/NF-κB信号转导通路。

5）激活细胞外信号调节激酶1/2信号转导通路。

6）减弱IL-6、IL-1β、IL-8和单核细胞趋化蛋白-1的表达，以及IL-6、IL-8和MCP-1的分泌；降低了NF-κB转录活性，对过氧化物酶体增殖激活受体γ（PPARγ）、PPARγ靶基因、PPARγ蛋白浓度和转录活性的抑制作用减弱。阻止胰岛素受体底物1丝氨酸磷酸化和蛋白酪氨酸磷酸酶1B基因表达。

7）抑制活性氧过量产生，恢复了线粒体膜电位；通过抑制IL-6和TNF-α的产生和抑制IKKβ/NF-κB磷酸化来抑制ROS相关炎症；正调控胰岛素受体底物-1的丝氨酸/酪氨酸磷酸化和下游Akt/eNOS活化，促进PI3K信号转导。

3. 防治糖尿病并发症主要药效物质的作用机制

（1）槲皮素对糖尿病血管病变的作用机制

1）调节一氧化氮和内皮素-1的平衡。

2）抑制高糖环境下金属基质蛋白酶-2及金属基质蛋白酶-9的表达。

3）抑制血管内皮细胞释放LDH，减少MDA生成量，促进其释放。

（2）槲皮素作用于糖尿病肾病

1）阻断了氧化-糖基化之间的某些环节或直接清除自由基。与改善氧化应激和抗炎的作用有关。

2）抑制肾脏醛糖还原酶。

3）降低肾组织转化生长因子-β，使肾组织糖基化终末产物含量下降。

4）抑制肾脏蛋白激酶C活力，抑制肾脏皮质转化生长因子-β1基因过度表达。

5）调控肾脏有机阴离子转运子1、有机阴离子转运子2、有机阴离子转运子3、尿酸转运子、葡萄糖转运子9及肾脏特异性转运子的表达，还可调控肾脏组织中过氧化物酶体增殖激活型受体α、有机阳离子/肉毒碱转运子2、肉毒碱棕榈酰转移酶1、乙酰辅酶A羧化酶2及其磷酸化等脂代谢相关基因的表达，抑制肾脏NLRP3炎症小体的激活，减轻NLRP3炎症小体所介导的炎症反应。

6）调节肾组织中P27的表达，从而抑制系膜细胞增生和基底膜增厚。

7）抑制肾脏TOLL样受体4蛋白表达，升高胰岛素敏感指数并稳定Na⁺，K⁺-ATPase活性。

（3）槲皮素作用于糖尿病视网膜病变。

1）抑制神经胶质细胞原纤维酸性蛋白和水通道蛋白4表达的增加。

2）下调人视网膜微血管内皮细胞中血管内皮生长因子、细胞间黏附分子-1的表达。

（4）桃叶珊瑚苷作用于糖尿病脑病

1）抑制Bcl-2蛋白表达的下降和Bax蛋白表达的升高，拮抗caspase-3的激活。

2）调节抗氧化酶的活性，降低了NOS的活性。

3）拯救了海马CA1区的神经元。

4. 减肥主要药效物质的作用机制

车叶草苷

1）抑制体重、白脂肪组织重量、血浆三酰甘油水平和游离脂肪酸水平的增加。

2）增加血浆脂联素水平。

3）减少内脏和肾周围脂肪、降低血压及主动脉介质变薄；改善血浆脂联素/瘦素比值。

4）减少了异柠檬酸脱氢酶3α和NADH脱氢酶黄素蛋白1 mRNA水平（白脂肪组织）；增加肉毒碱棕榈酰转移酶1α和酰基辅酶A脱氢酶mRNA水平（肝脏）；增加了溶质载体家族2成员4、琥珀酰辅酶A合成酶、过氧化物酶体3-酮脂酰辅酶A硫解酶、二氢硫辛酰胺琥珀酰转移酶和琥珀酸脱氢酶复合物、亚单位A、黄素蛋白mRNA水平（骨骼肌）。解偶联蛋白1的mRNA水平显著增加，使小肠内胆酸和脱氧胆酸的分泌明显增加。

5. 异槲皮苷等6个黄酮类化合物及皮、根、叶提取物对晚期糖基化终产物形成的抑制作用研究　蛋白质与还原糖非酶反应形成晚期糖基化终产物（advanced glycation end-product，AGE），导致蛋白质变性的诱导。AGE水平随着年龄的增长而增加，并且在与糖尿病和动脉粥样硬化等年龄相关的疾病中升高，因此每日膳食中抑制AGE形成的化合物的摄入可能是预防与年龄相关的疾病的潜在策略。基于这一思路，在这项研究中，日本学者Hikari Sugawa等进行了几种杜仲提取物及其分离纯化的单体化合物对AGE，Nᵉ-（羧甲基）赖氨酸（CML）和Nᵂ-（羧甲基）精氨酸（CMA）形成的抑制作用的研究。

（1）杜仲树皮、根、叶提取物对AGE形成的抑制作用比较：杜仲树皮、根、叶提取物对CMA和CML形成的抑制作用见图2-13-11。

由图2-13-11A可知，叶提取物（ELE）完全抑制了CMA的形成，而皮提取物（EBE）或根提取物（ERE）部分抑制CMA的形成。此外，由图2-13-11B可见，ELE部分抑制CML形成，而EBE或ERE对CML的形成没有任何抑制作用。结果表明杜仲叶提取物更有效地抑制CML和CMA形成。

（2）从叶提取物中纯化的7种黄酮类化合物对AGE形成的抑制作用：从ELE中纯化的化合物对CMA和CML形成的抑制作用见图2-13-12。

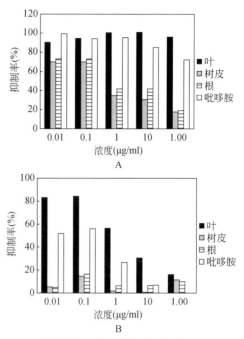

图2-13-11　杜仲树皮、根、叶提取物对CMA和CML形成的抑制作用

通过非竞争性酶联免疫吸附测定CMA（A）和CML（B）；与对照组（无样本）比较，数据表示为抑制率（%）；pX，吡哆胺；X轴显示包膜抗原浓度

Fig. 2-13-11　Inhibitory effects of *E. ulmoides* extracts from bark, root, and leaves(ELE) on CMA and CML formation
CMA(A) and CML(B) were determined by a noncompetitive ELISA, data were expressed as inhibition(%) compared with control(without samples). pX, pyridoxamine. X axis shows the coated antigen concentration

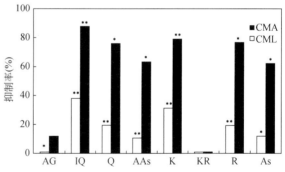

图2-13-12　从ELE中纯化的化合物对CMA和CML形成的抑制作用

通过非竞争性ELISA测定CMA和CML；数据与对照组（无样品）比较，表示为抑制率（%）。IQ，异槲皮素；AAs，6″-O-乙酰基-紫云英苷；K，山柰酚；Q，槲皮素；R，芦丁；KR，山柰酚3-O-芸香糖苷；As，紫云英苷；AG，氨基胍。数据显示为均值±SD（n=3）。与对照组比较，** P < 0.01，* P < 0.05

Fig. 2-13-12　Inhibitory effects of compounds purified from ELE on CMA and CML formation
CMA and CML were determined by a noncompetitive ELISA. Data were expressed as inhibition(%) compared with control(without samples). IQ, isoquercetin; AAs, 6″-O-acetyl-astragalin; K, kaempferol; Q, quercetin; R, rutin; KR, kaempferol3-O-rutinoside; As, astragalin; AG, aminoguanidine. The data are presented as means±SD(n = 3). ** P < 0.01, * P < 0.05 *vs.* control

ELE 分离的化合物对 CMA 的形成抑制比对 CML 更有效。异槲皮苷在所有被测 ELE 分离得到化合物中的抑制作用最强。异槲皮苷和紫云英苷的酸水解产物槲皮素与山柰酚对 CMA 和 CML 形成也显示出比氨基胍更强的抑制作用。这些结果表明，ELE 及其异槲皮苷等 6 个黄酮类化合物可以抑制晚期糖基化终末产物的形成，这些黄酮类化合物是药效物质[360]。

（四）杜仲抗衰老药效物质及其作用机制

杜仲抗衰老药效物质及其作用机制见表 2-13-20。

表 2-13-20 杜仲抗衰老药效物质及其作用机制
Table 2-13-20 Antiaging substances and mechanism of *Eucommia ulmoides*

作用	类型	化合物	机制
抗衰老	环烯醚萜	京尼平苷酸	改善假衰老模型大鼠角质层的低周转率[384]
			促进假老龄模型大鼠胶原合成及表皮细胞增殖的活性物质，激活蛋白代谢，阻止衰老进程[271]
			延缓秀丽隐杆线虫的衰老，其抗衰老作用机制与其抗氧化作用和提高肌肉活动能力等机制有着密切的关系[385]
	环烯醚萜	桃叶珊瑚苷	促进假老龄模型大鼠胶原合成，激活表皮细胞增殖的活性物质，激活蛋白代谢，阻止衰老进程[271]
抗光衰老	环烯醚萜	桃叶珊瑚苷	显著抑制对紫外线照射的人成纤维细胞中 MMP-1 的产生（近 57%），它还降低了 MMP-1 的 mRNA 表达[272]
			调节光老化 ESF-1 细胞 MMP-1 和 I 型基质金属蛋白酶抑制因子（TIMP-I）的表达，减轻 UVA 对 ESF-1 细胞的损伤[386]
			通过减少炎症细胞因子 IL-6、TNF-α 分泌来拮抗 UV 对角质形成细胞的损伤，又可通过抑制旁分泌机制保护成纤维细胞，抑制 MMP-1、MMP-3 的过表达，预防光老化[387]
			通过清除 ROS 减轻细胞的氧化损伤，通过下调 p-P38、caspase-9、caspase-3 表达，抑制细胞凋亡，保护光损伤的 HSF 细胞[388]
			通过清除 ROS，下调 Bax、caspase-3 表达，上调 Bcl-2 表达，抑制细胞凋亡，保护受损的人角质形成细胞（HaCaT），拮抗光老化[389]
			提高 SOD、GSH-Px、CAT 活性，降低 MDA 含量，对光老化有很好的治疗作用，其作用机制可能与花生四烯酸代谢机制相关[390]
	环烯醚萜	京尼平苷酸	保护 UVB 诱导的细胞毒性损伤并减少 HaCaT 中由 UVB 引起的凋亡性细胞死亡。此外，该研究发现，京尼平苷酸减少了裂解的半胱天冬酶-3 的形成，并减少了由 UVB 增加的尾 DNA 和环丁烷嘧啶二聚体（CPD），被称为抗氧化基因的超氧化物歧化酶 1 和 2（SOD1 和 SOD2）的基因表达依赖于京尼平苷酸的浓度而增加。此外，京尼平苷酸降低脂质过氧化作用以引发抗氧化作用，作为 DNA 修复基因的 XPC（XPC 复合物亚基，DNA 损伤识别和修复因子）和 PCNA（增殖细胞核抗原）的基因表达依赖于京尼平苷酸的浓度而增加。验证了京尼平苷酸对受 UVB 损伤的人类 HaCaT 的抗氧化和 DNA 修复有作用，可有效地延缓由 UVB 诱导的皮肤细胞衰老[273]
	木脂素	松脂醇二葡萄糖苷（PDG）	PDG 能增加人真皮成纤维细胞（HDF）细胞信号转化生长因子（TGF-β1）、转导分子（Smad3）、I 型胶原（COL1A1）对应 mRNA 和蛋白的表达，对光老化 HDF 细胞胶原合成有促进作用；但这种作用能被 TGF-β1、Smad3 和 ER 阻断剂所抑制，PDG 促进胶原合成的作用机制可能与 ER/TGF-β1/Smads 信号通路有关[391]

续表

作用	类型	化合物	机制
抗皮肤衰老	环烯醚萜	京尼平苷酸	促进皮肤成纤维细胞（ESF-1）的增殖[33] 促进胶原蛋白的合成[392]
	环烯醚萜	京尼平苷	促进胶原蛋白的合成[392]
	环烯醚萜	桃叶珊瑚苷	促进胶原蛋白的合成[392] 改善 UVB 波对皮肤角质形成细胞的光损伤，其机制可能与抑制氧化损伤，调控 P38 信号通路，调节肿瘤坏死因子 -α 和白细胞介素 -6 的表达有关[393] 对 H_2O_2 及 UV 损伤的 ESF-1 都有显著保护作用，对 H_2O_2 损伤的 ESF-1 的保护比对 UV 损伤的作用更明显[394] 促进皮肤成纤维细胞（ESF-1）的增殖[33] 具有抗皮肤光老化的作用，其作用机制与促进胶原蛋白的合成有关[395] 对 UVB 辐射皮肤成纤维细胞造成的损伤具有保护作用，其机制为降低 IL-1、IL-6、TNF-α 水平，下调 Bax mRNA 表达，上调 Bcl-2 mRNA 表达，从而抑制 UVB 辐射造成的细胞凋亡，发挥保护成纤维细胞、延缓光老化的作用[274]
	环烯醚萜	车叶草苷	对 H_2O_2 和 UV 损伤造成的 ESF-1 细胞衰老具有良好的保护作用，其作用机制可能为拮抗损伤引起的细胞超氧化物歧化酶活性的改变，减少脂质过氧化产物 MDA 的产生，从而保护 ESF-1 免受氧化损伤；通过抑制细胞 I 型基质金属蛋白酶（MMP-I）分泌，同时提高其 I 型基质金属蛋白抑制因子（TIMP-I）分泌，能够减少 I 型胶原蛋白（COL-I）的降解，从而保护皮肤，延缓衰老[394]
	不详	eucommia A	对 H_2O_2 和 UV 损伤造成的 ESF-1 细胞衰老具有良好的保护作用，其作用机制可能为拮抗损伤引起的细胞超氧化物歧化酶活性的改变，减少脂质过氧化产物 MDA 的产生，从而保护人胚皮肤成纤维细胞（ESF-1）免受氧化损伤；通过抑制细胞 MMP-I 分泌，同时提高 TIMP-I 分泌，能够减少 I 型胶原蛋白的降解，从而保护皮肤，延缓衰老[394]
	黄酮	异槲皮苷	对 H_2O_2 和 UV 损伤造成的 ESF-1 细胞衰老具有良好的保护作用，其作用机制可能为拮抗损伤引起的细胞超氧化物歧化酶活性的改变，减少脂质过氧化产物 MDA 的产生，从而保护 ESF-1 免受氧化损伤；通过抑制细胞 MMP-I 分泌，同时提高其 TIMP-I 分泌，能够减少 I 型胶原蛋白的降解，从而保护皮肤，延缓衰老[394]
	黄酮	槲皮素 -3-O-α-L- 阿拉伯糖基（1→2）-β-D- 葡萄糖苷	对 H_2O_2 和 UV 损伤造成的 ESF-1 细胞衰老具有良好的保护作用，其作用机制可能为拮抗损伤引起的细胞超氧化物歧化酶活性的改变，减少脂质过氧化产物 MDA 的产生，从而保护 ESF-1 免受氧化损伤；通过抑制细胞 MMP-I 分泌，同时提高 TIMP-I 分泌，能够减少 I 型胶原蛋白的降解，从而保护皮肤，延缓衰老[394]
	黄酮	槲皮素	对 H_2O_2 和 UV 损伤造成的 ESF-1 细胞衰老具有良好的保护作用，其作用机制可能为拮抗损伤引起的细胞超氧化物歧化酶活性的改变，减少脂质过氧化产物 MDA 的产生，从而保护 ESF-1 免受氧化损伤；通过抑制细胞 MMP-I 分泌，同时提高 TIMP-I 分泌，能够减少 I 型胶原蛋白的降解，从而保护皮肤，延缓衰老[394]

续表

作用	类型	化合物	机制
抗皮肤衰老	黄酮	槲皮素-3-O-β-D-葡萄糖基（1→2）-β-D-葡萄糖苷	对 H_2O_2 和 UV 损伤造成的 ESF-1 细胞衰老具有良好的保护作用，其作用机制可能为拮抗损伤引起的细胞超氧化物歧化酶活性的改变，减少脂质过氧化产物 MDA 的产生，从而保护 ESF-1 免受氧化损伤；通过抑制细胞 MMP-Ⅰ分泌，同时提高 TIMP-Ⅰ分泌，能够减少Ⅰ型胶原蛋白的降解，从而保护皮肤，延缓衰老[394]
	木脂素	松脂醇二葡萄糖苷	能促进人真皮成纤维细胞（HDF）增殖，其机制可能是通过 ER-p38MAPK 信号通路实现对 MMP-1 的抑制，进而促进胶原合成达到预防和治疗光老化的目的[396]
抗疲劳	木脂素	丁香脂素二葡萄糖苷	延长慢性游泳应激大鼠的运动时间[397]
	黄酮	槲皮素	对运动训练大鼠肝组织产生的自由基具有清除效果和保护作用，可减少运动后因脂质过氧化产生的内源性自由基对机体的损伤，保护细胞膜的完整性，从而增强抗氧化酶活力，提高大鼠运动能力[398]
			增加了过氧化物酶体增殖物激活受体γ共激活因子-1α（PGC-1α）和 sirtuin 1（SIRT1）的 mRNA 表达，增加了线粒体 DNA（mtDNA）和细胞色素 c 的浓度；线粒体生物发生标志物的这些变化与最大耐力能力和自主轮转活动的增加有关。槲皮素增加脑和肌肉线粒体的生物合成和运动耐力[399]
抗氧化	酚酸	原儿茶酸	清除活性氧自由基[87]
			对 Cu^{2+} 诱导的 LDL 氧化修饰的抑制作用强于杜仲提取物或维生素 C 在相同浓度下的抑制作用[211]
	酚酸	丁香酸	清除自由基 DPPH[212]
	苯丙素	绿原酸	在 10 μmol/L 下，绿原酸对 DPPH 的清除活性高于 dl-α-生育酚或维生素 C，且呈剂量依赖性；抑制亚油酸形成共轭二烯；关于过氧化氢对小鼠红细胞溶血和过氧化，显示出较强的抑制活性[213]
			清除自由基，抑制黄嘌呤氧化酶活性[91, 144, 218]
			清除 DPPH·、O_2^-·、·OH 和烷基自由基，抑制红细胞氧化溶血[106]
			抑制血色素和血红蛋白催化的维 A 酸 5,6 环氧化反应，化学结构中的邻对苯二酚部分对于环氧化的抑制是必不可少的[214]
			以浓度依赖的方式有效地抑制了铁诱导的牛肝微粒体脂质过氧化。绿原酸通过与铁形成螯合物阻止羟基自由基的形成，铁的络合物不能催化 Fenton 型反应[215]
			通过激活 PI3K-Akt 信号途径抑制细胞内活性氧的产生、上调抗凋亡 Bcl-2 蛋白水平的表达来保护髓核细胞免受氧化应激引起的损伤[400]
			抑制过氧化氢诱导的髓核细胞凋亡，其作用机制可能与促进凋亡抑制基因 Bcl-2 的表达及抑制 caspase-3 表达有关[401]
			降低 MDA 含量，显著提高 SOD 和 GSH-Px 活性，在体内具有较强的抗氧化活性，在体外具有清除羟自由基（HO·）、超氧阴离子自由基（O_2^-·）和自由基 DPPH·的能力[66]
			降低 MDA 的含量，提高 T-SOD、GSH-Px 及复合物Ⅰ酶的活力，绿原酸通过提高线粒体呼吸链复合物酶和抗氧化酶的活力来缓解线粒体 H_2O_2 的损伤[219]
			在体外，绿原酸对线粒体复合物Ⅰ、Ⅳ和Ⅴ具有保护作用；在大鼠体内，对损伤的肠道组织，绿原酸可提高肠道抗氧化能力，对肠道线粒体抗氧化及线粒体复合物Ⅰ、Ⅳ和Ⅴ均具有保护作用[220]

作用	类型	化合物	机制
抗氧化	苯丙素	咖啡酸	在 10 μmol/L 下，咖啡酸对 DPPH 的清除活性高于 dl-α-生育酚或维生素 C，且呈剂量依赖性增加。咖啡酸抑制亚油酸形成共轭二烯；关于过氧化氢对小鼠红细胞溶血和过氧化，咖啡酸显示出较强的抑制活性[213]
			咖啡酸不抑制视黄酸自由基的形成，但抑制视黄酸自由基转化为 5, 6- 环氧基的过程[214]
			叶中咖啡酸可清除 DPPH 自由基[217]
	苯丙素	阿魏酸	叶中阿魏酸可清除 DPPH 自由基[217]
	黄酮	芦丁	雄花中芦丁抑制 H_2O_2 诱导 PC12 细胞凋亡，通过抗氧化作用达到对 PC12 细胞的保护作用[84]
			清除自由基，抑制黄嘌呤氧化酶活性[91, 144, 218]
			叶中芦丁可清除 DPPH 自由基[217]
	黄酮	金丝桃苷	清除自由基，抑制黄嘌呤氧化酶活性[144]
	黄酮	紫云英苷	清除自由基，抑制黄嘌呤氧化酶活性[144]
	黄酮	槲皮素	槲皮素抑制所有三种主要的 p38 MAP 激酶；抑制 c-Jun N 端激酶（JNK）-c-Jun/AP-1 途径和细胞外信号调节激酶（ERKs）-c-Fos/AP-1 途径，抑制过氧化氢诱导的细胞凋亡[402]
			抑制 Cu^{2+} 诱导的 LDL 的氧化修饰[343]
			清除 DPPH 自由基、清除 ABTS 自由基和抑制脂质过氧化活性[403]
	黄酮	槲皮素 -3-O- 桑布双糖苷	叶中槲皮素 -3-O- 桑布双糖苷清除 DPPH 自由基[217]
	黄酮	异槲皮苷	清除自由基，抗氧化活性[404]
			叶中异槲皮苷清除 DPPH 自由基[217]
	黄酮	槲皮素 -3-O-α-L- 阿拉伯糖基（1 → 2）-β-D- 葡萄糖苷	雄花中槲皮素 -3-O-α-L- 阿拉伯糖基（1 → 2）-β-D- 葡萄糖苷清除 DPPH 自由基超过人工抗氧化剂叔丁基对苯二酚，抑制 H_2O_2 诱导 PC12 细胞凋亡，通过抗氧化作用达到对 PC12 细胞的保护作用[84]
	黄酮	异槲皮苷	雄花中异槲皮苷清除 DPPH 自由基超过人工抗氧化剂叔丁基对苯二酚，抑制 H_2O_2 诱导 PC12 细胞凋亡，通过抗氧化作用达到对 PC12 细胞的保护作用[84]
	黄酮	槲皮素 -3-O-β-D- 葡萄糖基（1 → 2）-β-D- 葡萄糖苷	雄花中槲皮素 -3-O-β-D- 葡萄糖基（1 → 2）-β-D- 葡萄糖苷抑制 H_2O_2 诱导 PC12 细胞凋亡，通过抗氧化作用达到对 PC12 细胞的保护作用[84]
	黄酮	山柰酚	抑制 DPPH 自由基[91]
	黄酮	芦丁	清除自由基，抗氧化活性[404]
	环烯醚萜	桃叶珊瑚苷	清除自由基[91]
			减少了 ROS 的产生，提高了醌氧化还原酶 -1（NQO-1）和血红素加氧酶 -1（HO-1）的表达[221]
			清除自由基，对组织细胞及亚细胞膜性结构的氧化损伤有较好的保护作用[405]
			对过氧化氢自由基、羟自由基和超氧阴离子自由基都具有一定的清除效果，过氧化氢自由基清除效果优于维生素 C，清除羟自由基和超氧阴离子自由基的能力弱于维生素 C。桃叶珊瑚苷及其苷元对超氧阴离子自由基具有良好的清除效果，而对羟基自由基，桃叶珊瑚苷苷元比桃叶珊瑚苷具有更好的清除效果[406]

作用	类型	化合物	机制
抗氧化	环烯醚萜	桃叶珊瑚苷	对 6-羟基多巴胺（6-OHDA）诱导的大鼠肾上腺嗜铬细胞瘤 PC12 细胞氧化损伤具有保护作用，能降低大鼠组织上清液中 LDH 的释放率和 MDA 的量，能提高受损细胞中 SOD 的活性[407]
			可通过增加 Bcl-2 蛋白表达、抑制 Bax 蛋白表达来激活蛋白酶 caspase-3，裂解核糖聚合酶，最终保护 PC12 细胞免于 H_2O_2 诱导的细胞凋亡[408]
			能减少氧化损伤细胞中 LDH 的泄露，使受损细胞中 SOD、CAT 和 GSH-Px 活性增加，从而减少细胞中 ROS，抑制 H_2O_2 诱导的 PC12 细胞氧化损伤[409]
	环烯醚萜	京尼平苷酸	抑制 DPPH 自由基[91]
	环烯醚萜	京尼平苷	抑制 DPPH 自由基[91]
	环烯醚萜	京尼平	清除 O_2^-，干扰氧化应激[21]
	环烯醚萜（种子）	ulmoidoside A	种子中 ulmoidoside A 清除 DPPH 和 ABTS 自由基[30]
	环烯醚萜	ulmoidoside B	种子中 ulmoidoside B 清除 DPPH 和 ABTS 自由基[30]
	环烯醚萜	ulmoidoside C	种子中 ulmoidoside C 清除 DPPH 和 ABTS 自由基[30]
	环烯醚萜	ulmoidoside D	种子中 ulmoidoside D 清除 DPPH 和 ABTS 自由基[30]
	环烯醚萜	ulmoside C	叶中 ulmoside C 清除自由基[222]
	环烯醚萜	ulmoside D	叶中 ulmoside D 清除自由基[222]
	木脂素	松脂醇二葡萄糖苷	抑制 DPPH 自由基[91]
			可通过提高自由基清除率及抗脂质过氧化作用来减轻大鼠脑缺血再灌注损伤[410]
	木脂素	（+）-松脂醇-O-β-D 葡萄糖苷	清除 DPPH 自由基[212]

值得关注的是抗光衰老和皮肤衰老的药效物质桃叶珊瑚苷，其效果较为肯定，通过对其机制进行的全面研究，发现环烯醚萜类京尼平苷酸具有显著的抗衰老作用，苯丙素类绿原酸具有明显的抗氧化作用。

1. 环烯醚萜类桃叶珊瑚苷抗光衰老作用机制 对改善紫外线 UVA、UVB 造成的成纤维细胞光老化损伤进行研究，发现 UVA、UVB 辐射可使细胞内 ROS 增多，从而诱导基质金属蛋白酶表达升高，同时 UVB 也可刺激角质形成细胞产生 IL-6、TNF-α 等炎症因子，造成皮肤光老化。研究发现桃叶珊瑚苷处理组经 UVA、UVB 照射后的成纤维细胞活性明显提高且 MMP-1 的表达显著降低，还降低了 MMP-1、MMP-3 的 mRNA 表达。同时明显提高 SOD、GSH-Px 及 CAT 活性，降低 MDA

含量，通过清除 ROS 减轻细胞的氧化损伤，通过下调 p-P38、Bax、caspase-9、caspase-3 表达，上调 Bcl-2 表达，抑制细胞凋亡。此外，桃叶珊瑚苷可减少 IL-6、TNF-α、抑制旁分泌机制等炎症因子的释放，可能与花生四烯酸代谢机制相关，对 UVB 引起的角质形成细胞损伤起到很好的保护作用。

2. 环烯醚萜类桃叶珊瑚苷抗皮肤衰老作用机制

（1）促进胶原蛋白的合成。

（2）抑制氧化损伤，调控 P38 信号通路、TNF-α 和 IL-6 的表达。

3. 环烯醚萜类京尼平苷酸抗衰老作用机制

（1）改善角质层的低周转率。

（2）促进胶原合成及表皮细胞增殖的活性物

质，激活蛋白代谢。

（3）抗氧化作用和提高肌肉活动能力。

4. 苯丙素类绿原酸抗氧化作用机制

（1）清除自由基，抑制黄嘌呤氧化酶活性，抑制红细胞氧化溶血。

（2）抗氧化、微粒体脂质过氧化。

（3）激活 PI3K-Akt 信号途径，抑制细胞内活性氧的产生、上调抗凋亡 Bcl-2 蛋白水平的表达。

（4）促进凋亡抑制基因 Bcl-2 的表达并抑制 caspase-3 表达。

（5）提高线粒体呼吸链复合物酶和抗氧化酶的活力。

（6）对线粒体复合物Ⅰ、Ⅳ和Ⅴ具有保护作用。

5. 环烯醚萜类桃叶珊瑚苷抗氧化作用机制

（1）清除自由基。

（2）降低乳酸脱氢酶的释放率和丙二醛的量，提高超氧化物歧化酶的活性。

（3）减少了活性氧的产生，提高了 NQO-1 和 HO-1 的表达。

（4）增加 Bcl-2 蛋白表达，抑制 Bax 蛋白表达，以激活蛋白酶 caspase-3。

6. 杜仲叶黄酮和绿原酸抗氧化活性的比较

杜仲叶黄酮和绿原酸能显著降低丙二醛含量（$P < 0.05$），但只有杜仲叶绿原酸能显著提高超氧化物歧化酶活性（$P < 0.05$）和谷胱甘肽过氧化物酶 GSH-Px（$P < 0.05$），表明杜仲叶绿原酸在体内具有较强的抗氧化活性，杜仲叶黄酮和绿原酸均

具有清除羟自由基（HO·）、超氧阴离子自由基（O_2^-·）和自由基（DPPH·）的能力；杜仲叶绿原酸对各自由基的清除率最高，说明杜仲叶绿原酸在体外具有较强的抗氧化活性[66]。

7. 杜仲花的主要抗氧化药效成分活性绿原酸及黄酮类的研究 采用一种改进的以自由基阳离子 2, 2′-azinobis-（3-ethylbenzothiazoline-6-sulfonate（ABTS·+）为模型自由基的在线高效液相色谱检测自由基清除能力的方法，探讨了杜仲花的抗氧化活性，试验装置如图 2-13-13 所示。

通过 HPLC 一次注射样品溶液，每一个峰连接到质谱、紫外，获取质谱、光谱和自由基清除活性数据，得到杜仲花的 HPLC 谱（280nm）和 ABTS 自由基清除谱（414nm），见图 2-13-14。

基于保留时间、紫外与标准化合物的质谱数据及文献资料的比较，阐明杜仲花主要的抗氧化剂为绿原酸（峰值9）。峰号 10、11、13、15、18、20、23、24 和 30 也显示出一定的活动，峰 23 和 24 分别鉴定为芦丁和槲皮素。

研究发现 19 种抗氧化剂存在于杜仲花提取物中，主要活性成分为绿原酸。黄酮类化合物被认为是杜仲花主要的药效化合物。

（五）杜仲抗炎、抗菌和抗病毒药效物质及其作用机制

杜仲抗炎、抗菌和抗病毒药效物质及其作用机制见表 2-13-21。

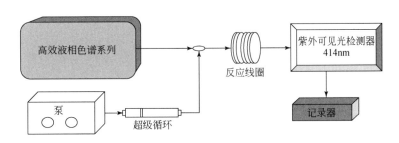

图 2-13-13 在线系统的仪器设置

Fig. 2-13-13 Instrument set-up of on-line system

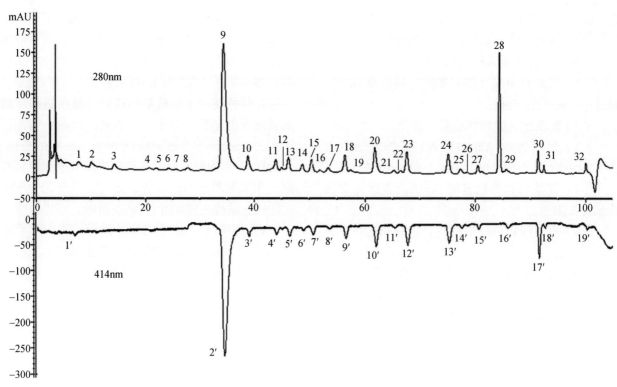

图 2-13-14　杜仲花的 HPLC 谱（280 nm）和 ABTS 自由基清除谱（414 nm）[218]

Fig. 2-13-14　The HPLC profiles（280 nm）and the ABTS radical scavenging profiles（414 nm）of the *Eucommia ulmoides* Oliv. flower

表 2-13-21　抗炎、抗菌和抗病毒药效物质及其作用机制

Table 2-13-21　Antiinflammatory，antibacterial and antiviral substances of *Eucommia ulmoides* and their mechanism

作用	类型	化合物	机制
抗炎	环烯醚萜	桃叶珊瑚苷	以剂量依赖性的方式抑制银诱导的 TNF-α 和 IL-6 的产生和表达，还抑制 Ag 诱导的 NF-κB p65 亚基的核易位和 IκB-α 的降解，对 NF-κB 激活的抑制作用可能是特异性的，因为激活蛋白 1 的结合活性没有受到影响。其是肥大细胞中 NF-κB 活化的特异性抑制剂[223]
			在脂多糖（LPS）诱导的巨噬细胞中减少了活性氧的产生，提高了 HO-1 和 NQO-1 的表达，逆转 LPS 刺激的促炎细胞因子和 p-NF-κB。通过调节核转录因子红系 2 相关因子 2（Nrf2）和 AMP 激活蛋白激酶（AMPK）通路对脂多糖诱导的急性肺损伤起保护作用[221]
			显著降低髓过氧化物酶（MPO）活性及 MDA、TNF-α 和 IL-6 的水平[224]
			β- 葡萄糖苷酶处理的桃叶珊瑚苷（AU）的水解产物（H-AU）抑制了对 RAW 264.7 细胞培养物中 TNF-α 和随后的 TNF-α 蛋白的 mRNA 的产生，但是 AU 没有上述水解产物（H-AL）的作用。然而，用 H-AU 处理不影响人单核细胞 U937 培养物中腺苷酸环化酶激活剂 forskolin 处理形成的 cAMP 的细胞内水平，这意味着其他细胞系统中对 cAMP 水平没有影响[225]
			降低了呼吸频率并增加了博来霉素（BLM）刺激小鼠的肺动态顺应性，缓解了 BLM 诱导的肺实质纤维化改变；降低 BLM 诱导的肺内胶原蛋白沉积和炎症损伤。此外，降低了由 BLM 诱导的肺纤维化小鼠的促纤维化蛋白转化生长因子（TGF）-β1 和 α- 平滑肌肌动蛋白（α-SMA）的表达。在体外抑制 TGF-β1 诱导的 Ki67 和增殖细胞核抗原（PCNA）的 mRNA 和蛋白表达，并减少小鼠成纤维细胞 NIH3T3 中的细胞增殖，还降低成纤维细胞中 TGF-β1 诱导的胶原合成和 α-SMA 的表达。结果表明，桃叶珊瑚苷可抑制炎症，以及成纤维细胞的增殖和分化，在小鼠模型中对 BLM 诱导的肺纤维化发挥保护作用[275]
			减少急性肺损伤小鼠肺内 TNF-α mRNA 和蛋白的表达，增加 IL-10 mRNA 和蛋白的表达[411]

作用	类型	化合物	机制
抗炎	环烯醚萜	京尼平	具有抗炎作用，对前列腺素和 NO 产生的抑制作用至少是京尼平抗炎机制的一部分[412]
			阻断 NF-κB 信号通路，抑制 IκB 磷酸化和降解，抑制 NF-κB 核进入，抑制炎症因子的表达[21]
			通过抑制 iNOS 和大多数 IL 成员的表达，显示出有效的抗炎作用[413]
	环烯醚萜	京尼平苷	阻断 NF-κB 信号通路，抑制 IκB 磷酸化和降解，抑制 NF-κB 核进入，抑制炎症因子的表达[21]
			通过抑制 iNOS 和大多数 IL 成员的表达，显示出有效的抗炎作用[413]
	环烯醚萜	京尼平苷酸	抑制巨噬细胞培养上清液刺激下的 RSC-364 滑膜细胞增殖及炎症细胞因子 TNF-α 和 IL-1β 分泌[414]
			阻断 NF-κB 信号通路，抑制 IκB 磷酸化和降解，抑制 NF-κB 核进入、抑制炎症因子的表达[21]
			通过抑制 iNOS 和大多数 IL 成员的表达，显示出有效的抗炎作用[413]
			抑制佐剂性关节炎大鼠继发性炎症，降低血清 TNF-α、IL-1β 水平，体外可抑制佐剂性关节炎大鼠滑膜细胞增殖及诱导细胞凋亡，作用机制与其下调 Bcl-2 和上调 Bax 基因 mRNA 表达有关[415]
			抑制佐剂性关节炎模型大鼠滑膜细胞的增殖，阻滞细胞周期于 G_1 期，抑制滑膜细胞分泌 TNF-α 和 IL-1β，促进 IL-10 分泌[416]
	环烯醚萜	eucommioside-I（从叶中分离得到）	抑制可溶性环氧化物水解酶（sEH）活性和 NF-κB[226]
	环烯醚萜	车叶草苷酸（从叶中分离得到）	抑制 sEH 活性和 NF-κB[226]
	黄酮	槲皮素	抑制了 LPS 依赖性诱导型一氧化氮合酶（iNOS）mRNA 的产生，并减少了 NO 的释放，对 LPS 诱导的 TNF-α mRNA 无影响，但降低了 LPS 刺激的 TNF-α 释放[417]
			通过抑制细胞间黏附分子 -1（ICAM-1）、血管细胞黏附分子 -1（VCAM-1）及 E- 选择素（E-selectin）的表达而降低 TNFα 诱导的内皮细胞与中性粒细胞的黏附[418]
			通过抑制 ERK 和 p38 MAP 激酶，以及 NF-κB/IκB 信号转导通路的激活，在促炎细胞因子和 NO/iNOS 等效应分子中发挥其抗炎和免疫调节作用[419]
			对细菌 LPS 延迟中性粒细胞自发性凋亡的效应产生了抑制作用，减轻了因预激因子活化中性粒细胞而加重的炎症反应，部分揭示了槲皮素的抗炎作用机制[420]
			抑制抗 LPS 对中性粒细胞表面黏附分子 CD62L 的表达和促进 CD11b/CD18 的表达，抑制 LPS 诱导的中性粒细胞活化效应，从而阻止中性粒细胞对血管内皮细胞的黏附，减少炎症细胞向炎症局灶的浸润，这可能是槲皮素发挥抗炎作用的一个重要机制[421, 422]
			槲皮素通过抑制 NF-κB 信号通路抑制细胞因子和 iNOS 的表达发挥抗炎作用[423]
			显著抑制 iNOS、环氧合酶 -2（COX-2）和 C 反应蛋白（CRP）的 mRNA 水平。对 NF-κB 激活和抑制剂 IκB 和 IKK（IκB 激酶）α 的磷酸化蛋白浓度也有抑制作用。槲皮素对 iNOS、COX-2 和 CRP 的调节可能与抗炎作用有关，其机制可能包括阻断 NF-κB 的激活，从而上调促炎症基因[424]

续表

作用	类型	化合物	机制
抗炎	黄酮	槲皮素	抑制 TNF-αTNF 诱导的 γ 干扰素诱导蛋白 10（IP-10）和巨噬细胞炎性蛋白 2（MIP-2）基因表达；抑制 Akt 磷酸化，但不抑制 TNF 诱导的 RelA/IκB 磷酸化和 IκB 降解或 TNF-α 诱导的 NF-κB 转录活性；关于 IP-10 和 MIP-2 基因启动子磷酸相关募集的抑制作用对了解其作用机制具有重要意义。此外，槲皮素抑制组蛋白乙酰转移酶活性，这与启动子结合位点缺乏 cAMP 应答元件结合蛋白（CBP）/p300 募集和组蛋白 3 磷酸化 / 乙酰化一致。槲皮素通过抑制促炎基因染色质辅因子募集的机制在上皮细胞中发挥抗炎作用[425]
			显著抑制痛风性关节炎大鼠踝关节肿胀度，抑制炎症因子 IL-1β、TNF-α、PGE2 含量，降低机体脂质过氧化终产物 MDA 水平，提高机体抗氧化酶 SOD、GSH-Px、CAT 活性。结论：槲皮素通过抗炎和抗氧化作用发挥治疗痛风性关节炎的功效[426]
			抑制了治疗大鼠的白细胞募集，降低了趋化因子水平，降低了脂质过氧化终产物丙二醛的水平，并增加了抗氧化酶的活性，槲皮素具有很强的抗炎作用，可能对急性痛风性关节炎的治疗有用[427]
			通过抑制 TLR-MyD88-NF-κB 转导通路的活化，减少巨噬细胞炎症因子的分泌[428]
			减轻尿酸钠结晶诱导的炎症因子 IL-1β、肿瘤坏死因子 α、环氧化酶 2、NO 的水平，作用与吲哚美辛相当。槲皮素可通过减轻炎症反应治疗急性痛风性关节炎[429]
			降低丙二醛和 NO 的生成，并恢复足爪中谷胱甘肽的含量，此外，增加 HO-1 mRNA 表达，降低 TNF-α 水平[430]
			抑制 sEH 活性和 NF-κB[226]
			显著抑制 RAW264.7 细胞分泌促炎介质、PGE2 和 NO；抑制 LPS 诱导的 RAW264.7 细胞中促炎介质 INF-α、iNOS 和 COX-2 的 mRNA 表达量，表明槲皮素能够通过抑制促炎因子基因的表达来发挥抗炎作用；抑制 LPS 诱导的 RAW264.7 细胞中的转录因子 NF-κB p-p65、c-Jun 和 c-Fos 的蛋白水平，表明槲皮素能够通过抑制转录因子的蛋白表达来发挥抗炎作用；提高 LPS 诱导的 RAW264.7 细胞内腺苷酸活化蛋白激酶（AMPK）蛋白的磷酸化水平，由此推测槲皮素的抗炎作用与激活 AMPK 通路有关，通过激活 AMPK 蛋白的磷酸化水平来发挥抗炎作用[431]
			通过抑制 Src- 和 Syk 介导的磷脂酰肌醇 -3 激酶（PI3K）-（p85）酪氨酸磷酸化和随后的 Toll 样受体 4（TLR4）/ 髓样分化初级反应蛋白 88（MyD88）/PI3K 复合物形成，限制了下游信号通路的激活，从而限制 LPS 诱导的炎症反应[432]
			槲皮素的保护性镇痛和抗炎机制包括抑制二氧化钛（TiO₂）诱导的中性粒细胞和巨噬细胞募集、蛋白聚糖降解、氧化应激、细胞因子产生（TNF-α、IL-1β、IL-6 和 IL-10）、COX-2 mRNA 表达，以及抑制 Nrf2/HO-1 信号通路的激活[433]
			抑制奈瑟球菌感染脑膜炎大鼠机体 NF-κB 炎症通路，降低血清炎性因子含量，提高大鼠存活率[434]
			槲皮素暴露于 LPS 刺激的树突状细胞后，miR-369-3p 功能的丧失导致 CCAAT/ 增强子结合蛋白 β（C/EBP-β）mRNA 和蛋白表达增加，其下游靶点 TNF-α 和 IL-6 表达增加；在体内，口服槲皮素诱导葡聚糖硫酸钠，进而诱导结肠炎 miR-369-3p 的表达。这些发现表明槲皮素诱导的 miR-369-3p 在慢性炎症反应中可调节炎症级联反应[435]
	黄酮	山奈酚（从叶中分离得到）	显著抑制 iNOS、COX-2 和 CRP 的 mRNA 水平。对 NF-κB 激活和抑制剂 IκBα 和 IKK（IκB 激酶）α 的磷酸化蛋白浓度也有抑制作用。山奈酚对 iNOS、COX-2 和 CRP 的调节可能与抗炎作用有关，其机制可能包括阻断 NF-IκB 的激活，从而上调促炎症基因[424]
			抑制 sEH 活性和 NF-κB[226]

续表

作用	类型	化合物	机制
抗炎	黄酮	catechin-（5, 6-bc）-4α, β-（3, 4-dihydroxyphenyl）-dihydro-2（3H）-pyranone（从叶中分离得到）	抑制 sEH 活性和 NF-κB[226]
	苯丙素	绿原酸	通过抑制 LPS 诱导的小鼠巨噬细胞 RAW264.7 中 NF-κB 和 JNK/AP-1 的转录活性，下调 COX-2 的表达及 PGE2 的释放，从而发挥其抗炎作用[436]
			通过抗炎、抗氧化作用对大鼠肝缺血再灌注损伤（HIRI）起到保护作用，高剂量杜仲绿原酸组的保护效应优于乌司他丁组；绿原酸对大鼠 HIRI 的保护作用机制可能与 HMGB1 的释放与表达有关[227]
			通过降低 TNF-α、IL-2、CIC 和 MDA 含量及提高抗氧化能力发挥抗佐剂性关节炎的作用[437]
	四甲基环己烯型单萜苷类	blumenol C 和 9-epiblumenol C 的混合物（从叶中分离得到）	抑制 sEH 活性和 NF-κB[226]
	芳香族苷	icariside F2（从叶中分离得到）	抑制 sEH 活性和 NF-κB[226]
	多糖	EUP1	皮中 EUP1 刺激 raw 264.7 细胞 CD206 和关键的抗炎细胞因子 IL-10 的表达。在脂多糖诱导的败血症小鼠模型中，有效地抑制了主要炎性细胞因子 IL-10 的表达，减轻了肺损伤并提高了动物的存活率[228]
抗菌	环烯醚萜	桃叶珊瑚苷	对大肠杆菌和金黄色葡萄球菌的抑菌作用较强[246]
			桃叶珊瑚苷及其酶水解产物桃叶珊瑚苷元（aucubigenin）具有抗金黄色葡萄球菌活性[247]
			蛋白酶解物桃叶珊瑚苷元对酵母菌、细菌和霉菌有抗菌活性[438]
			对大肠杆菌、金黄色葡萄球菌、乳房链球菌、停乳链球菌、蜡样芽孢杆菌和白色葡萄球菌均有抑制作用[439]
			对水产养殖中嗜水气单胞菌具有良好的抑菌效果[440]
	黄酮	槲皮素	具有广谱抗菌性，并且对革兰氏阴性菌的抗菌作用强于革兰氏阳性菌[441]
			槲皮素与美罗培南具有协同作用，抑制 bla 和 AdeB 的表达。槲皮素 - 美罗培南半 MIC 组合通过破坏细胞壁 / 细胞膜完整性和改变细胞形态发挥杀菌作用。槲皮素与美罗培南对耐碳青霉烯类抗生素铜绿假单胞菌和鲍曼不动杆菌具有协同杀菌作用[442]
抗真菌	肽	EAFP1	皮中 EAFP1 对棉花、小麦、马铃薯、番茄和烟草等八种病原真菌具有抗真菌活性，IC$_{50}$ 值范围为 35 ～ 155 mg/ml，它们的抗真菌作用被钙离子强烈拮抗[443]
	肽	EAFP2	皮中 EAFP2 对棉花、小麦、马铃薯、番茄和烟草等八种病原真菌具有抗真菌活性，IC$_{50}$ 值范围为 18 ～ 109 mg/ml，它们的抗真菌作用被钙离子强烈拮抗[443]
抗病毒	木脂素	（+）- 松脂醇 -O-β-D- 吡喃葡萄糖苷	对流感 H1N1 病毒诱导的促炎介质 TNF-a、IL-6、IL-8 和单核细胞趋化蛋白 1 的表达具有明显的抑制作用[252]
	环烯醚萜	桃叶珊瑚苷	体外抑制乙型肝炎病毒 DNA 的复制[251]
	苯丙素	绿原酸	抑制 HBV-DNA 的复制和 HBsAg 的产生，降低 DHBV 感染雏鸭模型血 DHBV 水平[249]
	苯丙素	咖啡酸	抑制 HBV-DNA 的复制和 HBsAg 的产生，降低 DHBV 感染雏鸭模型血 DHBV 水平[249]
	黄酮	槲皮素	抗人巨细胞病毒（HCMV）效果远高于更昔洛韦和连翘，细胞毒性与连翘相同、比更昔洛韦低[444]

1. 槲皮素的抗炎作用机制 相关研究颇为深入，归纳如下。

（1）抑制细胞间黏附分子 -1、血管细胞黏附分子 -1 及 E- 选择素的表达，从而降低 TNF-α 诱导的内皮细胞与中性粒细胞的黏附。抑制中性粒细胞表面黏附分子 CD62L 的表达并促进 CD11b/CD18 的表达，抑制中性粒细胞活化效应，从而阻止中性粒细胞对血管内皮细胞的黏附，减少炎症细胞向炎症局灶的浸润。

（2）抑制 ERK 和 p38 MAP 激酶，以及 NF-κB/IκB、TLR-MyD88-NF-κB 信号转导通路的激活，在促炎细胞因子和 NO/iNOS 等效应分子中发挥抗炎和免疫调节作用。

（3）抑制 iNOS、COX-2 和 CRP 的 mRNA 水平，抑制炎症因子 IL-1β、IL-6、IL-10、TNF-α、PGE2，通过抑制促炎因子基因的表达及 Nrf2/HO-1 信号通路的激活来发挥抗炎作用。

（4）抑制转录因子 NF-κB p-p65、c-Jun 和 c-Fos 的蛋白水平，表明槲皮素能够通过抑制转录因子的蛋白表达来发挥抗炎作用；提高腺苷酸活化蛋白激酶（AMPK）蛋白的磷酸化水平，抗炎作用与激活 AMPK 通路有关，通过激活 AMPK 蛋白的磷酸化水平来发挥抗炎作用。

（5）抑制 Src- 和 Syk 介导的磷脂酰肌醇 -3 激酶（PI3K）-（p85）酪氨酸磷酸化和随后的 TLR4/MyD88/PI3K 复合物形成，限制了下游信号通路的激活，从而限制炎症反应。

（6）增加 CCAAT/ 增强子结合蛋白 β 的 mRNA 和蛋白表达，表明槲皮素诱导的 miR-369-3p 可在慢性炎症反应中调节炎症级联反应。

（7）抑制 γ 干扰素诱导蛋白 10 和巨噬细胞炎性蛋白 2 的基因表达；抑制 Akt 磷酸化，对 IP-10 和 MIP-2 基因启动子磷酸相关募集有抑制作用，抑制组蛋白乙酰转移酶活性。

（8）降低脂质过氧化终产物 MDA 水平，提高机体抗氧化酶 SOD、GSH-Px 和 CAT 活性。抑制可溶性环氧化物水解酶活性，抑制中性粒细胞和巨噬细胞募集，抑制蛋白聚糖降解、氧化应激、细胞因子产生（TNF-α、IL-1β、IL-6 和 IL-10）、COX-2 mRNA 的表达，以及 Nrf2/HO-1 信号通路的激活。

2. 槲皮苷的抗炎作用机制 槲皮苷在葡聚糖硫酸钠诱导的大鼠结肠炎实验模型中显示出体内作用，其机制可能是通过肠道微生物群分解糖苷后产生的槲皮素的释放来介导的，槲皮素（而非槲皮苷）在体外能够下调骨髓源性巨噬细胞的炎症反应，这一事实支持了这一点。此外，槲皮素通过抑制 NF-κB 信号通路抑制细胞因子和诱导型一氧化氮合酶的表达，而不改变 c-Jun N 端激酶活性（无论在体外还是在体内）。槲皮苷分解为槲皮素，通过抑制 NF-κB 信号通路发挥抗炎作用[423]。

3. 由京尼平修饰的化学成分京尼平苷和京尼平苷酸的抗炎作用及机制 研究观察了京尼平苷、京尼平苷酸和京尼平对前列腺素和 NO 生成的影响，在测试的成分中，只有京尼平能显著抑制脂多糖处理的 RAW 264.7 细胞在 10 ～ 100 μmol/L 时 COX-2 介导的 PGE（2）和一氧化氮合酶介导的 NO 的产生。此外，京尼平对小鼠角叉菜胶诱导的小鼠足肿胀具有体内抗炎作用（20 ～ 100 mg/kg 时抑制率为 10.4% ～ 29.9%）。对前列腺素和 NO 的抑制作用至少是京尼平抗炎机制的一部分[412]。京尼平已被证明可以诱导多种细胞凋亡，诱导的细胞凋亡被认为与线粒体途径有关，Bcl-2 家族和 P53 的表达改变，caspase 3 和 caspase 9 的活性升高及丝裂原激活的蛋白激酶成员被激活。发现京尼平功能性基团被修饰后，KGN 细胞的凋亡作用明显减弱，此外，发现了由京尼平修饰的化学成分京尼平苷和京尼平苷酸保留了京尼平的抗炎作用，京尼平、京尼平苷和京尼平苷酸均通过抑制 iNOS 和大多数 IL 成员的表达而显示出有效的抗炎作用；与京尼平不同，京尼平苷和京尼平苷酸不抑制超氧化物歧化酶活性，显示出比京尼平更好的抗氧化作用。京尼平结构修饰后使用，在不引起细胞凋亡或氧化应激的情况下保持抗炎能力[413]。

4. 环烯醚萜苷的抗炎作用中，糖苷键水解是产生各种生物活性的先决条件 为验证环烯醚萜类化合物的抗炎作用，采用 COX-1/COX-2 酶抑制的体外模型系统，研究了七种环烯醚萜苷（桃叶珊瑚苷、梓醇、龙胆苦苷、獐牙菜苦苷、京尼平苷、京尼平苷酸和马钱苷）和一种环烯醚萜苷元（京尼平）的抗炎作用、TNF-α 的形成和 NO 的产生。经 β- 葡萄糖苷酶处理的水解环烯醚萜类化合物（H- 环烯醚萜）仅表现出抑制活性，未经 β- 葡萄糖苷酶处理的环烯醚萜苷单体均无活性，苷元形式的京尼平也没有显示抑制活性。用 β- 葡萄糖苷酶处理的水解桃叶珊瑚苷产物（H-aucubin）对 COX-2 的抑制作用中等，IC_{50} 为 8.83 μmol/L，而对 COX-1 的抑制作用（IC_{50}，68.9 μmol/L）较小，H- 环烯醚萜类化合物中，H- 马钱苷和 H- 京尼平苷对 COX-1 有较高的抑制作用，其 IC_{50} 值分别为 3.55 μmol/L 和 5.37 μmol/L；在 TNF-α 测定中，H- 桃叶珊瑚苷、H- 梓醇、H- 京尼平苷和 H- 马钱苷四种 H- 环烯醚萜类化合物抑制 TNF-α 的形成，其 IC_{50} 值分别为 11.2 μmol/L、33.3 μmol/L、58.2 μmol/L 和 154.6 μmol/L，但其他 H- 环烯醚萜类化合物无明显活性，另外还进行了 NO 的产生试验。研究观察到只有 H- 桃叶珊瑚苷表现出显著的抑制作用，IC_{50} 值为 14.1 μmol/L。京尼平是苷元的一种形式，对所有的实验模型都没有抑制作用，这意味着环烯醚萜苷的糖苷键水解是产生各种生物活性的先决条件[445]。

5. 槲皮素与儿茶素的协同抗炎作用　采用 LPS 刺激巨噬细胞 RAW 264.7 细胞，研究槲皮素与儿茶素的协同抗炎作用。结果表明，槲皮素与儿茶素联用协同抑制 LPS 刺激的某些促炎分子的增加，包括 NO、TNF-α、IL-1β、一氧化氮合酶和 COX-2；此外，与单独的槲皮素或儿茶素相比，两者联用通过抑制 NF-κB p65 和 p50 的磷酸化，以及抑制 ETS 结构域蛋白和 c-Jun N 端激酶的磷酸化，对 NF-κB 的核移位具有显著的抑制作用（$P < 0.05$）。此外，槲皮素与儿茶素共处理显著（$P < 0.05$）恢复了 Toll 样受体 4、髓样分化原发反应基因 88 和一些下游效应因子（IRAK1、TRAF6 和 TAK1）的表达。这些结果表明槲皮素和儿茶素具有协同抗炎作用，这可能是由于它们在抑制 TLR4-MyD88 介导的 NF-κB 和丝裂原活化蛋白激酶信号通路中发挥的作用[446]。

（六）杜仲抗肿瘤药效物质及其作用机制

杜仲抗肿瘤药效物质及其作用机制见表2-13-22。

表 2-13-22　杜仲抗肿瘤药效物质及其作用机制
Table 2-13-22　Antitumor substances of *Eucommia ulmoides* and mechanism

类型	化合物	机制
环烯醚萜	京尼平苷	通过活化酶来抑制致癌物黄曲霉毒素 B1 和苯并［a］芘的变异原性[271]
环烯醚萜	桃叶珊瑚苷	通过阻断 G_0/G_1 相中的细胞周期进程并诱导凋亡来抑制人非小细胞肺癌 A549 细胞。Fas 及其两种配体（膜结合和可溶性 Fas 配体）的增强可能是桃叶珊瑚苷诱导细胞凋亡的机制之一[230]
		通过活化酶来抑制致癌物黄曲霉毒素 B1 和苯并［a］芘的变异原性[271]
		激活雌激素靶基因 ER 依赖性转录，由 ERα 的基因组作用介导对乳腺癌细胞的增殖作用[183]
木脂素	丁香脂素二葡萄糖苷	通过活化酶来抑制致癌物黄曲霉毒素 B1 和苯并［a］芘的变异原性[271]
木脂素	松脂醇 -4- 葡萄糖苷	激活雌激素靶基因 ER 依赖性转录，由 ERα 的基因组作用介导对乳腺癌细胞的增殖作用[183]
		阻断 MMP-9 表达，抑制了 HepG2 细胞的黏附和迁移[231]
木脂素	松脂醇 - 二葡萄糖苷	激活雌激素靶基因 ER 依赖性转录，由 ERα 的基因组作用介导对乳腺癌细胞的增殖作用[183]
木脂素	松脂醇	阻断 MMP-9 表达，抑制了 HepG2 细胞的黏附和迁移[231]
木脂素	eucommicin A	选择性抗癌症干细胞（CSC）活性并通过诱导的 CSC 样（iCSCL）模型细胞抑制肿瘤球形成[232]
苯丙素	绿原酸	抑制鼠伤寒沙门菌 TA98 菌株中黄曲霉毒素 B1 诱变，其作用可能是由于激活酶的抑制[235]
		通过活化酶来抑制致癌物黄曲霉毒素 B1 和苯并［a］芘的变异原性；降低致癌物的利用率及其在肝脏中的运输，以达到防癌、抗癌的效果[233]
		抑制 U-87 细胞迁移和基质金属蛋白酶(MMP)-2 分泌，这是肿瘤细胞侵袭的两个先决条件。此外，绿原酸还抑制了 1- 磷酸神经鞘氨醇（S1P）诱导的细胞迁移，S1P 是胶质母细胞瘤多种细胞中的一种有效的有丝分裂原，同时也抑制了 S1P 诱导的细胞外信号调节蛋白激酶磷酸化，这种磷酸化可能通过细胞内钙的动员介导，提示微粒体葡萄糖 -6- 磷酸转位酶（G6PT）也可能在调节细胞内信号转导方面发挥重要作用。重组 G6PT 蛋白的过度表达诱导 U-87 胶质瘤细胞迁移，继而被绿原酸拮抗[447]
		抑制结肠癌细胞侵袭和迁移[448]
		绿原酸抑制结肠癌细胞增殖、促进其凋亡，而京尼平苷酸抑制效果不显著[449]

类型	化合物	机制
苯丙素	咖啡酸	抑制鼠伤寒沙门菌 TA98 菌株中黄曲霉毒素 B1 诱变，其作用机制可能是由于激活酶的抑制[235]，通过活化酶来抑制致癌物黄曲霉毒素 B1 和苯并 [a] 芘的变异原性[271]
酚酸	没食子酸	抑制鼠伤寒沙门菌 TA98 菌株中黄曲霉毒素 B1 诱变，其作用机制可能是由于激活酶的抑制[235]
黄酮	槲皮素	显著地诱导了结肠癌 CT 26、前列腺癌 LNCaP、急性淋巴细胞白血病 MOLT-4 和人淋巴结 Raji 细胞的凋亡，与对照组相比，$P < 0.001$；体内实验中，槲皮素治疗组人乳腺癌 MCF 7 和 CT-26 肿瘤小鼠的肿瘤体积较对照组明显减少（$P < 0.001$）[239]

槲皮素诱导 ARE 活性的途径包括通过调节转录和转录后位点上调 Nrf2，通过影响转录后位点抑制 Keap1[450]

对氧自由基的清除，对脂质过氧化的抑制作用，以及对 8- 羟基 -2′- 脱氧鸟苷（8-OHdG）形成的猝灭作用可能至少部分是其抗癌作用的原因[451]

保护小鼠胸腺细胞免受氧化应激介导的细胞凋亡，并通过其抗氧化活性调节细胞内的氧化还原状态[452]

能够防止化学诱导的人类淋巴细胞 DNA 损伤，这可能是其抗癌特性的基础[453]

通过诱导细胞凋亡而具有抗肿瘤活性，热休克蛋白 70（HSP70）可能影响槲皮素诱导的细胞凋亡[454]

通过抑制热休克因子（HSE）-DNA 结合活性降低 P 糖蛋白（P-gp）的表达，槲皮素显著提高 MDR 细胞对长春新碱或长春碱的敏感性[455]

抑制血管内皮细胞生长因子（VEGF）和碱性成纤维细胞生长因子（bFGF）诱导的血管生成，且对内皮细胞增殖具有抑制作用，从而发挥抗肿瘤血管生成作用[456]

低剂量的槲皮素对癌细胞的增殖具有抑制作用，这种抑制作用是由细胞周期停滞在 G_1 期所致。槲皮素诱导的 p21 CDK 抑制剂伴随 pRb 磷酸化的降低，通过捕获 E2F1 抑制 G_1/S 细胞周期进程。低剂量的槲皮素引起轻度 DNA 损伤和 Chk2 激活，Chk2 是槲皮素对 p21 表达的主要调节因子。此外，槲皮素下调细胞周期蛋白 B1 和 CDK1，这是 G_2/M 细胞周期进展的重要组成部分。槲皮素抑制关键转录因子 NF-Y 向细胞周期蛋白 B1 基因启动子的募集，从而导致转录被抑制。这项研究证明，生理相关剂量的槲皮素可以通过抑制细胞周期的进展来达到化学预防的效果[457]

乳腺癌

增加人乳腺癌 MCF-7 细胞中 CYP1A1 mRNA 和 CYP1A1 酶活性，激活了 AhR 与含有 CYP1A1 启动子的外源反应元件（XRE）的寡核苷酸结合的能力，槲皮素的作用是由 AhR 介导的[458]

降低二甲基苯丙蒽（DMBA）诱导的 SD 大鼠乳腺癌发生率及抑制肿瘤生长的作用，其机制可能与抑制 ras 基因活性、阻抑细胞增殖有关[459]

降低 DMBA 诱导的 SD 大鼠乳腺癌发生率及抑制其生长的作用，其机制可能与以下作用有关：抑制 ras 基因活性，从而抑制肿瘤细胞的增殖及血管生成，并抑制 VEGF、bFGF 等血管生长因子的活性，肿瘤血管生成过程受阻，致乳腺癌组织内微血管密度计数（MVD）降低[460]

显著提高了 Cdk 抑制剂 p21CIP1/WAF1 蛋白的水平，p21CIP1/WAF1 的诱导增加了其与 Cdc2-Cyclin B1 复合物的缔合，但是，槲皮素对 p53 的上调没有观察到。除细胞周期停滞外，槲皮素还诱导 MCF-7 细胞显著凋亡，并且反义 p21CIP1/WAF1 表达显著阻断了凋亡的诱导。因此，目前的数据证明槲皮素通过至少两种不同的机制诱导人乳腺癌细胞系 MCF-7 的生长抑制。通过短暂的 M 期积累和随后的 G_2 阻滞抑制细胞周期进程，并诱导细胞凋亡[461]

对人乳腺癌细胞 MCF-7 裸鼠移植瘤有抑制生长的作用，其机制可能与下列因素有关：抑制肿瘤细胞的增殖，诱导肿瘤细胞凋亡，与下调肿瘤细胞 Bcl-2 表达有关；主要通过抑制血管内皮生长因子 VEGF 表达，阻抑肿瘤血管生成，从而促进肿瘤发生退缩[462]

续表

类型	化合物	机制
黄酮	槲皮素	抑制乳腺癌细胞株 MCF-7 裸鼠移植瘤生长的作用，其作用机制可能与下列因素有关：①抑制肿瘤细胞增殖；②作用于 G_1/S 节点，使细胞周期停滞在 G_1 期；③下调 Cyclin D1 蛋白水平，抑制细胞周期进程；④上调抑癌基因 p21WAF1/CIP1 基因及蛋白水平，阻滞细胞周期。此外，可一定程度地保护骨髓免受抑制[463]

可抑制人乳腺癌细胞 MCF-7 移植瘤生长[464]

显著抑制 MCF-7 乳腺癌细胞在裸鼠体内的生长，作用机制与其特异性抑制 VEGF 的表达及抑制肿瘤血管生成有关[465]

抑制人乳腺癌细胞株 MCF-7 裸鼠移植瘤生长及增殖，并可与多柔比星协同抑制移植瘤的增殖作用[466]

槲皮素可通过降低增殖细胞核抗原（PCNA）蛋白质表达抑制癌细胞 DNA 生长，从而抑制细胞增殖；槲皮素可引起 MCF-7 乳腺癌细胞 G_0/G_1 期阻滞，凋亡在一定的条件下可转化为坏死[467]

促进乳腺癌细胞 T47D 和 MCF-7 细胞的增殖，而对雌激素受体阴性 MDA-MB231 细胞未见增殖作用，并将 MCF-7 周期由 G 期向 S 期推进，促进 DNA 合成，提高细胞分裂增殖指数，且促进 MCF-7 细胞增殖的作用被雌激素受体拮抗剂所拮抗。槲皮素具有雌激素活性，此作用可能是通过雌激素受体（ER）介导的[468]

上调 MCF-7细胞 ERd 蛋白水平，是通过 ER 介导、增加 ER α 表达实现的[469]

宫颈癌

阻止或逆转宫颈肿瘤的发展，微核频率降低，抗癌作用归因于其抗氧化特性，这反映在脂质过氧化物及其在宿主解毒系统中的作用，如肝脏谷胱甘肽水平，谷胱甘肽 S- 转移酶、谷胱甘肽过氧化物酶、过氧化氢酶和超氧化物歧化酶活性，槲皮素保护上皮免受致癌化学物质的破坏[470]

抑制人宫颈癌 HeLa 细胞增殖，可能通过使 HeLa 细胞停滞在 G_1 期而诱导其凋亡[471]

显著抑制 HeLa 细胞增殖并诱导其凋亡，其机制可能通过下调 MK 蛋白表达、上调胱天蛋白酶（caspases）-3 的表达水平而发挥抗宫颈癌作用[472, 473]

对宫颈癌细胞产生抑制增殖、诱导凋亡、降低侵袭和转移等作用，可能与其下调细胞内 Bcl-2 蛋白表达有关[474]

对体外培养宫颈癌细胞产生抑制增殖、诱导凋亡、降低侵袭和转移等作用[475]

通过下调 Cyclin D1 蛋白的表达来抑制宫颈癌细胞 C33A 的活力和增殖，通过上调 caspase-3 和 caspase-9 蛋白的表达来诱导 C33A 细胞的凋亡[476]

抑制宫颈癌 SiHa 细胞增殖，其可能是通过激发 TGF-β1/Smads 信号转导通路，下调宫颈癌 SiHa 细胞中 TGF-β1 和上调 Smad4 表达而抑制宫颈癌细胞的增殖和转移[477]

明显抑制 SiHa 细胞生长、增殖、迁移和侵袭，其机制可能与其下调长链非编码 RNA HOTAIR，并通过其靶向调控 miR-23b/MAPK1 轴有关[478]

通过抑制 Wnt/β-catenin 信号通路活化抑制宫颈癌细胞的增殖和迁移[479]

通过下调 SiHa 细胞中 Cyclin D1 蛋白的表达，抑制 SiHa 细胞的活力和增殖[480]

卵巢癌

对人卵巢癌细胞系 3AO 细胞的增殖有明显抑制作用，且具有明显的剂量及时间依赖性[481]

抑制卵巢癌细胞的增殖，其机制可能与以下内容有关：槲皮素通过提高细胞内 Fas 蛋白的表达，降低热休克蛋白 70（HSP70）的表达，诱导半胱氨酸天冬氨酸特异性蛋白酶 caspase-3、caspase-8 的活化及诱导卵巢癌细胞凋亡[482]

在体外能够抑制卵巢癌 SKOV-3 细胞的增殖，阻止细胞由 S 期向 G_2 期移行，促进其凋亡[483]

抑制人卵巢癌细胞株 OVCAR-3 细胞增殖，促进人卵巢癌细胞株 OVCAR-3 细胞凋亡，其作用机制可能是通过激活 JAK2/STAT3 信号传导通路实现的[484]

类型	化合物	机制
黄酮	槲皮素	**肺癌** survivin 反义寡聚脱氧核苷酸的转染增强了槲皮素诱导的人肺癌细胞生长抑制和细胞毒性。随后，槲皮素增加了总 p53（DO-1）、磷酸化 p53（丝氨酸 15）和 p21 蛋白的水平，这些蛋白已转移到 A549 细胞的细胞核中[485] 抑制肺腺癌细胞的生长，呈时间、剂量依赖性，能诱导 A549 细胞凋亡，其抑制增生与诱导凋亡的机制可能与下调 hTERT 基因表达、抑制端粒酶活性、破坏端粒稳定性有关[486] 槲皮素诱导肺腺癌细胞系 A549 细胞凋亡的机制可能是诱导 caspase-3 的表达[487] 与某些受体相互作用，特别是与某些化学物质诱发的癌症发生有关的芳香烃受体，还被证明可以调节涉及 MEK/ERK 和 Nrf2/Keap1 的多种信号转导通路，这些通路与炎症和癌变过程有关。啮齿动物研究表明，饮食中给予这种黄酮醇可以预防化学致癌，尤其是在结肠中，而流行病学研究表明，摄入槲皮素可能与预防肺癌有关[488] **喉癌** 对 Hep2 和 K-3 喉癌细胞株细胞生长具有剂量依赖性抑制作用，其效应与细胞周期 G_2/M 检查点的细胞阻滞和 DNA 断裂有关；槲皮素通过原位缺口末端标记（TUNEL）反应诱导细胞凋亡。槲皮素对 II 型雌激素结合位点的亲和力与其生长抑制电位相关，至少部分是通过与 II 型雌激素结合位点的相互作用介导的[489] **食管癌** 通过上调 wtp53 及下调 Bcl-2、c-myc 基因的扩增和表达来下调 VEGF 的表达，从而诱导人食管癌 Eca-109 细胞凋亡[490] 能够明显抑制人食管癌 Eca-109 细胞的增殖，诱导人食管癌 Eca-109 细胞的凋亡，呈时间和剂量依赖效应。其抑制凋亡的机制可能与 Bcl-2 蛋白表达下调、Bax 蛋白表达上调相关[491] **胃癌** 槲皮素可抑制人胃癌 MGC-803 细胞增殖，并能诱导其凋亡，其作用机制可能是降低 C-myc 蛋白表达、促进 P16 蛋白表达，从而下调 C-myc mRNA 的表达，同时上调 P16mRNA 的表达[492, 493] 显著下调人胃癌 MGC-803 细胞中 P53 蛋白、Bcl-2 蛋白的表达和 P53 mRNA、Bcl-2 mRNA 的表达，这可能是槲皮素能抑制人胃癌 MGC-803 细胞增殖和诱导其凋亡的机制之一[494] 可下调胃癌 MGC-803 细胞 VEGF-C、VEGFR-3 的表达[495] 通过激活线粒体通路而导致明显的促凋亡作用，同时，槲皮素诱导胃癌细胞自噬空泡的出现、酸性囊泡细胞器（AVO）的形成、LC3-I 向 LC3-II 的转化、LC3-II 募集到自噬体及自噬基因的激活，提示槲皮素启动了胃癌细胞自噬的进程，自噬对槲皮素诱导的细胞凋亡具有保护作用。此外，通过调节 Akt mTOR 信号和缺氧诱导因子 1α（HIF-1α）信号激活自噬[496] **肝癌** 对肝癌细胞 SMMC7721 具有较强的抑制生长及增殖作用[497] 通过增强 2 种肝肿瘤细胞株的 P21WAF1 的表达及减弱 PCNA 的表达，诱导 G_0/G_1 期阻滞及细胞凋亡[498] 直接激活 caspase-3 和 caspase-9（而不是 caspase-8）级联（线粒体途径）。此外，降低了 Bcl-xL 与 Bcl-xS 的比例，并增加了 Bax 向线粒体膜的转运，并通过抑制人肝癌细胞株（HepG2）中的主要存活信号 Akt 和细胞外调节激酶（ERK）来诱导凋亡。提示槲皮素可能通过直接激活 caspase 级联（线粒体途径）和抑制 HepG2 的存活信号来诱导细胞凋亡[499] 槲皮素可防止 DNA 损伤，并在人肝癌细胞株 HepG2 细胞中具有抗增殖特性，对叔丁基过氧化氢（t-BHP）诱导的 DNA 损伤的保护作用似乎是由于对 t-BHP 毒性的直接影响和反映细胞抗氧化防御增强作用的细胞介导的间接效应，还显示出增加了 DNA 修复率[500] 通过激活 Nrf2 通路调节赭曲霉毒素 A（OTA）诱导的抗氧化防御改变，阻止了 OTA 诱导的细胞凋亡，还抑制了导致 DNA 片段化的 caspase 级联反应的激活；通过减弱 OTA 诱导的 DNA 损伤和微核（MN）形成而显示出抗原毒性潜力，槲皮素可以防止 OTA 诱导的 Vero 细胞系氧化应激和细胞凋亡[501]

续表

类型	化合物	机制
黄酮	槲皮素	调节 OTA 诱导人肝癌细胞株 HepG2 细胞氧化应激和氧化还原信号[502]

胰腺癌

对表皮生长因子受体（EGFR）活性信号通路的阻断明显抑制了 MIAPaCa-2 细胞（人胰腺癌细胞）的生长并诱导其凋亡。EGFR 酪氨酸激酶的调节似乎是槲皮素诱导的生长抑制的一个非常重要的内在组成部分，尽管其他机制也可能导致净效应[503]

结直肠癌

在减少偶氮甲醇（AOM）诱导的结肠上皮细胞过度增殖和 AOM 诱导的发育异常（FAD）发生率方面显示出显著的活性[504]

抑制表皮生长因子（EGF）受体激酶是槲皮素诱导的结肠癌细胞生长抑制的一个组成部分，但其他机制也有助于整体效应[505]

降低了结肠癌细胞系和原发性结直肠癌中 p21 ras 蛋白的稳态水平，抑制 K-ras、H-ras 和 N-ras 蛋白的表达。此外，槲皮素对 ras 癌基因表达的影响并不取决于结肠癌细胞的细胞周期位置，并且似乎是特异性的，而不仅仅是蛋白质合成总体抑制的结果[506]

Wnt/β- 连环蛋白途径的失调在结肠癌发生的早期疾病中起着核心作用，槲皮素抑制了 Tcf 复合物与其特定 DNA 结合位点的结合，也破坏了 β- 连环蛋白与 Tcf-4 的结合。槲皮素是 SW480 细胞 β- 连环蛋白 /Tcf 信号转导的良好抑制剂，β- 连环蛋白 /Tcf 转录活性的降低是由于核 β- 连环蛋白和 Tcf-4 蛋白的减少[507]

抑制结肠癌细胞生长并诱导凋亡，这可能是通过下调 ErbB2/ErbB3 信号和 Akt 通路介导的[508]

能促进结肠癌 HT-29 细胞增殖，也能诱导细胞凋亡，其机制可能是通过上调 caspase-3 和 bax 表达、降低 Bcl-2 表达来实现的[509]

槲皮素与肿瘤坏死因子相关凋亡诱导配体（TRAIL）结合，触发了线粒体依赖性死亡途径，表现为 Bid 裂解和细胞色素 c 释放到胞质中。槲皮素通过其在细胞表面重新分配死亡受体的能力，促进死亡诱导信号复合物的形成和响应死亡受体刺激激活 caspases[510]

膀胱癌

抑制人膀胱癌 BIU-87 细胞增殖，阻滞细胞于 G_2/M 期，并诱导细胞凋亡[511]

对膀胱癌细胞具有明显的抑制作用[512]

前列腺癌

可抑制前列腺癌细胞株 TRAMP-C2 小鼠移植瘤的生长，其机制可能与抑制肿瘤组织血管生成有关[513]

抑制前列腺特异性雄激素调节肿瘤标志物 PSA 和 hK2 的分泌，从而证明其对雄激素受体（AR）的表达而减弱 AR 的功能；下调雄激素调控基因 PSA、NKX3.1 和鸟氨酸脱羧酶（ODC）的 mRNA 水平，槲皮素在转录水平上抑制 AR 介导的 PSA 表达[514]

降低前列腺癌细胞的存活率和诱导凋亡，这与下调 AKT、mTOR 和 P70S6K 的表达有关。槲皮素通过靶向 VEGF-R2 调控的 AKT/mTOR/P70S6K 信号通路抑制肿瘤生长和血管生成[515]

脑胶质瘤

可特异性抑制体外培养的胶质瘤细胞热激蛋白 70（HSP70）的表达并诱导凋亡[516]

抑制热激蛋白 70（HSP70）表达并诱导神经胶质瘤细胞凋亡[517]

明显降低胶质瘤细胞的侵袭迁移能力，并可通过阻滞 C6 细胞的细胞周期进程来抑制其增殖[518]

抑制大鼠颅内 C6 胶质瘤细胞的生长，其作用机制可能与诱导胶质瘤细胞发生凋亡、增殖细胞核抗原表达阳性细胞密度下降、核 PCNA 阳性强度减弱及抑制肿瘤细胞增殖有关[519, 520]

对大鼠脑胶质瘤 C6 细胞增殖抑制作用具有浓度、时间依赖性，通过 P53 蛋白表达增加和 Bcl-2 蛋白表达减少诱导细胞凋亡来实现[521]

对 U251 细胞有显著的体外细胞毒性作用，可诱导人脑胶质瘤细胞 U251 细胞凋亡，引起 G_2/M 期阻滞，并减弱细胞的迁移及侵袭能力，这些作用可能与 Bcl-2/Bax 比值的降低，以及 MMP-9 和 MMP-2 蛋白的表达下调有关[522]

类型	化合物	机制
黄酮	槲皮素	降低脑胶质瘤大鼠 Bcl-2 的表达，上调 Bax 的表达[523]
		降低 C6 胶质细胞凋亡率，进一步激活细胞自噬而发挥保护作用[524]
		对胶质瘤 C6 细胞增殖抑制作用具有浓度、时间依赖性，上调细胞死亡因子受体 5（DR5）的蛋白表达可能是其作用机制之一[525]
		抑制人脑胶质瘤干细胞（BGSC）增殖，促进人脑 BGSC 凋亡，并促进人脑 BGSC 中 miR-29s 家族的表达[526]

鼻咽癌

通过抑制细胞周期发展至 S 期来抑制鼻咽癌细胞株 HK1 和 CNE2 的细胞生长，对 HK1 和 CNE2 的杀伤作用是通过上调促凋亡蛋白 BAD、caspase-3 和 caspase-7，引起细胞凋亡，从而导致细胞死亡[527]

通过 caspase-3 途径抑制人鼻咽癌 HEN1 细胞增殖，诱导细胞凋亡，并具有细胞周期特异性地阻滞在 G_2/M 期，出现凋亡峰[528]

黑色素瘤

抑制黑色素瘤的生长，抑制黑色素瘤的侵袭和转移[529]

可抑制黑色素瘤细胞的增殖，诱导细胞凋亡，抑制其迁移和侵袭性，其机制通过干扰信号转导及转录激活因子 3（STAT3）磷酸化，降低 STAT3 核定位，抑制 STAT3 信号的激活；抑制了 STAT3 的转录活性，下调了 STAT3 的靶向基因 Mcl-1、MMP-2、MMP-9 和 VEGF 的表达，它们参与了细胞的生长、迁移和侵袭[530]

白血病

阻断人白血病 T 细胞生长相关基因组蛋白 H4、细胞周期蛋白 A、细胞周期蛋白 B 和 p34cdc2 的表达，其在 G_1 期晚调控的研究中是有用的[531]

槲皮素能剂量依赖性地触发 DNA 降解，诱导人白血病 HL-60 细胞凋亡[532]

对早幼粒细胞白血病细胞株 HL-60 细胞生长的抑制作用可能与其体外抑制膜蛋白激酶 C（PKC）和（或）酪氨酸蛋白激酶（TPK）和（或）抑制磷脂酰肌醇的生成有关[533]

对急性早幼粒细胞白血病 NB4 细胞株中突变型 p53 基因无影响，而对突变型 p53 蛋白的表达有抑制作用[534]

槲皮素抑制 p53、Bcl-2 的表达可能是其抑制人早幼粒白血病细胞株（HL-60）细胞增殖和生长的重要机制之一[535]

槲皮素诱导人白血病 HL-60 细胞凋亡的作用可能与它改变细胞氧化还原状态的平衡有关[536]

抑制人早幼粒白血病细胞株 HL-60 细胞中 c-myc 和 Cyclin D1 基因表达，以抑制 HL-60 细胞增殖[537]

$20 \sim 40$ μmol/L 终浓度槲皮素在体外能明显提高柔红霉素对白血病细胞株 K562/ADM 耐药株的敏感性，并能下调 Mdr1 基因及其膜蛋白产物 P-gp 的表达，恢复柔红霉素在亚细胞水平的异常分布，回归其作用靶点——细胞核，从而逆转多药耐药，且有效浓度范围的药物对细胞本身无毒性作用[538]

升高 caspase-3 酶活性、诱导白血病细胞凋亡是其作用机制之一[539]

通过抑制细胞间黏附分子 -1 蛋白表达而降低细胞间的黏附性，并将 Nalm-6 细胞阻滞在 S 期和 $G_2 \sim M$ 期，对急性淋巴细胞白血病有明显的抑制作用[540]

通过诱导 HL-60 细胞凋亡与自噬发挥抗白血病作用，腺苷酸活化蛋白激酶（AMPK）可能是槲皮素诱导细胞凋亡与自噬的重要信号分子[541]

增加 TRAIL 诱导 KG-1 细胞的毒性作用，是通过增加死亡受体基因的信使 RNA 表达水平、减少抗凋亡蛋白的表达，以及降低 NF-κB 亚单位的表达来实现的。槲皮素能使急性髓系 KG-1 细胞对 TRAIL 敏感可用于治疗急性髓细胞白血病[542]

续表

类型	化合物	机制
黄酮	芦丁	在减少 AOM 诱导的结肠上皮细胞过度增殖和 AOM 诱导的发育异常发生率方面显示出显著的活性[504]
黄酮	汉黄芩素	抑制 TYR、TRP-1、TRP-2、ERK1、ERK2 和 JNK2 的蛋白及 mRNA 表达水平，从而抑制 A375 细胞中黑色素的合成[240]
黄酮	山奈酚	通过破坏细胞周期来抑制细胞增殖，这与诱导 G_2/M 期停滞密切相关，并可能通过 p53 磷酸化诱导人乳腺癌 MDA-MB-453 细胞凋亡[241]
黄酮	α-O-β-D- 吡喃糖基 -4, 2′, 4′- 三羟基二氢查尔酮	激活雌激素靶基因 ER 依赖性转录，由 ERα 的基因组作用介导对乳腺癌细胞的增殖作用[183]
脂肪酸	油酸	抑制肿瘤细胞甲胎蛋白 AFP 分泌[242]
脂肪酸	亚油酸	抑制肿瘤细胞甲胎蛋白 AFP 分泌[242]
脂肪酸	α- 亚麻酸	抑制肿瘤细胞甲胎蛋白 AFP 分泌[242]

1. 杜仲中槲皮素抗肿瘤的作用机制　槲皮素具有广谱抗癌作用，研究者在乳腺癌、宫颈癌、结直肠癌、脑胶质瘤和白血病的作用机制方面进行了较多的探讨，现概述如下。清除氧自由基，抑制脂质过氧化的作用及对 8- 羟基 -2′- 脱氧鸟（8-OHdG）形成的猝灭作用；抑制热休克因子 -DNA 结合活性，降低 P-gp 的表达；抑制关键转录因子 NF-Y 向细胞周期蛋白 B1 基因启动子的募集，导致转录抑制。

（1）乳腺癌

1）增加 CYP1A1 mRNA 和 CYP1A1 酶活性，激活了 AhR 与含有 CYP1A1 启动子的外源反应元件的寡核苷酸结合的能力，其作用是由 AhR 介导的。

2）抑制 ras 基因活性，从而抑制血管内皮生长因子、抗碱性成纤维细胞生长因子等血管生长因子的活性。下调肿瘤细胞 Bcl-2 表达，抑制血管内皮生长因子表达，从而阻抑肿瘤血管生成。

3）提高 p21CIP1/WAF1 蛋白的水平，p21CIP1/WAF1 的诱导增加了其与 Cdc2-Cyclin B1 复合物的缔合。

4）下调 Cyclin D1 蛋白水平，抑制细胞周期进程；上调抑癌基因 *p21WAF1/CIP1* 基因及蛋白水平，阻滞细胞周期。

5）降低增殖细胞核抗原蛋白质表达，抑制癌细胞 DNA 生长。

6）上调 MCF-7 细胞 ERd 蛋白水平，是通过雌激素受体介导的，通过增加 ERα 表达实现的。

（2）宫颈癌

1）抗氧化。

2）下调细胞内 Bcl-2 蛋白表达，下调长链非编码 RNA HOTAIR 并通过其靶向调控 miR-23b/MAPK1 轴。

3）下调 MK 蛋白、Cyclin D1 蛋白的表达，上调 caspase-3 和 caspase-9 蛋白的表达。

4）激发 TGF-β1/Smads 信号转导通路，下调 TGF-β1 并上调 Smad4 表达。

5）抑制 Wnt/β-catenin 信号通路活化。

（3）卵巢癌

1）提高细胞内 Fas 蛋白的表达，降低热休克蛋白 70 的表达及诱导半胱氨酸天冬氨酸特异性蛋白酶 caspase-3、caspase-8 的活化。

2）激活 JAK2/STAT3 信号转导通路。

（4）肺癌

1）增加总 p53（DO-1）、磷酸化 p53（丝氨酸 15）和 p21 蛋白水平。

2）下调 hTERT 基因表达，抑制端粒酶活性，破坏端粒稳定性。

3）诱导 caspase-3 的表达。

4）调节涉及 MEK/ERK 和 Nrf2/Keap1 的几种信号转导通路。

（5）喉癌：通过原位缺口末端标记反应诱导细胞凋亡，是通过与 II 型雌激素结合位点的相互作用介导的。

（6）食管癌：上调 wtp53，下调 Bcl-2、c-myc 基因的扩增和表达，下调 VEGF 的表达，上调

Bax 蛋白的表达。

（7）胃癌

1）降低 C-myc 蛋白的表达和促进 P16 蛋白的表达，在下调 C-mycmRNA 表达的同时上调 P16mRNA 的表达。

2）下调 P53 蛋白、Bcl-2 蛋白的表达和 P53 mRNA、Bcl-2 mRNA 的表达；下调 VEGF-C、VEGFR-3 的表达。

3）启动胃癌细胞自噬的进程，此外，通过调节 Akt mTOR 信号和缺氧诱导因子 1α（HIF-1α）信号激活自噬。

（8）肝癌

1）增强 P21WAF1 的表达并减弱增殖细胞核抗原（PCNA）的表达。

2）激活 caspase-3 和 caspase-9 级联，此外，降低了 Bcl-xL 与 Bcl-xS 的比例，并增加了 Bax 向线粒体膜的转运，通过抑制存活信号 Akt 和细胞外调节激酶（ERK）来诱导凋亡。

3）减弱 DNA 损伤和微核形成。

（9）胰腺癌：阻断表皮生长因子受体活性信号通路，调节 EGFR 酪氨酸激酶。

（10）结直肠癌

1）抑制表皮生长因子受体激酶。

2）降低 p21 ras 蛋白的稳态水平，抑制 K-ras、H-ras 和 N-ras 蛋白的表达。

3）降低 β- 连环蛋白 /Tcf 转录活性是由于核 β-连环蛋白和 Tcf-4 蛋白的减少。

4）下调 ErbB2/ErbB3 信号和 Akt 通路。

5）上调 caspase-3 和 bax 表达，降低 Bcl-2 表达。

6）通过其在细胞表面重新分配死亡受体的能力，促进死亡诱导信号复合物的形成和响应死亡受体刺激激活胱天蛋白酶。

（11）前列腺癌

1）抑制前列腺特异性雄激素调节肿瘤标志物 PSA 和 hK2 的分泌，抑制雄激素受体（AR）的表达而减弱 AR 的功能；下调雄激素调控基因 PSA、NKX3.1 和鸟氨酸脱羧酶的 mRNA 水平。

2）下调 AKT、mTOR 和 P70S6K 的表达，通过靶向 VEGF-R2 调控的 AKT/mTOR/P70S6K 信号通路抑制肿瘤生长和血管生成。

（12）脑胶质瘤

1）特异性抑制胶质瘤细胞热激蛋白 70 的表达并诱导凋亡。

2）下降增殖细胞核抗原表达。

3）通过增加 P53 蛋白表达和减少 Bcl-2 蛋白表达诱导细胞凋亡。

4）下调 Bcl-2/Bax 比值，以及 MMP-9 和 MMP-2 蛋白的表达。

5）激活细胞自噬而发挥保护损伤的 C6 胶质细胞作用。

6）上调细胞死亡因子受体 5 的蛋白表达。

7）促进人脑胶质瘤干细胞中 miR-29s 家族的表达。

（13）鼻咽癌：通过促凋亡蛋白 BAD、caspase-3 和 caspase-7 的上调，引起细胞凋亡，导致细胞死亡。

（14）黑色素瘤：激活因子 3 磷酸化，降低 STAT3 核定位，抑制 STAT3 信号的激活；抑制 STAT3 的转录活性，下调 STAT3 的靶向基因 *Mcl-1*、*MMP-2*、*MMP-9* 和 *VEGF*。

（15）白血病

1）阻断人白血病 T 细胞生长相关基因组蛋白 H4、细胞周期蛋白 A、细胞周期蛋白 B 和 p34cdc2 的表达。

2）触发 DNA 降解，诱导细胞凋亡。

3）抑制膜蛋白激酶 C 和（或）酪氨酸蛋白激酶和（或）抑制磷脂酰肌醇。

4）抑制 p53、Bcl-2 的表达，抑制突变型 p53 蛋白的表达。

5）抑制 *c-myc* 和 *Cyclin D1* 基因表达。

6）升高 caspase-3 酶活性。

7）抑制细胞间黏附分子 -1 蛋白表达而降低细胞间的黏附性。

8）调控腺苷酸活化蛋白激酶活性，诱导细胞自噬与凋亡。

9）增加死亡受体基因的信使 RNA 表达水平，减少抗凋亡蛋白的表达，以及降低 NF-［PHI］B 亚单位的表达。

2. 槲皮素通过抑制 P 糖蛋白的作用提高脑肿瘤模型大鼠血脑屏障的通透性，以促进化疗药物通过血脑屏障 C6 胶质瘤细胞在大鼠脑内的生长可诱导 P 糖蛋白的表达增多，而槲皮素可以明显抑制 P 糖蛋白的表达，同时可以促进化疗药物有效通过血脑屏障，提高脑肿瘤模型大鼠血脑屏障的通透性。证明了在脑肿瘤的病理机制下，血脑屏障及血肿瘤屏障的通透性与 P 糖蛋白有关，而槲皮素可通过抑制 P 糖蛋白的作用来促进化疗药物通过血脑屏障[543]。

3. 槲皮素血浆代谢物抗大鼠 C6 胶质瘤细胞的作用　将槲皮素血浆代谢产物槲皮素、槲皮苷和异鼠李素分别与 C6 胶质瘤细胞共培养 24 h 后，用 LDH 活性法检测代谢产物对 C6 胶质瘤细胞的毒性作用，流式细胞仪检测 C6 胶质瘤细胞凋亡与线粒体膜电位变化。结果槲皮素和异鼠李素对大鼠 C6 胶质瘤细胞有显著的细胞毒性作用，均能显著诱导 C6 胶质瘤凋亡（$P < 0.05$），槲皮素显著降低线粒体膜电位（$P < 0.05$）；槲皮素血浆中的槲皮素甲基化代谢产物是主要的抗肿瘤活性成分，而槲皮素苷类代谢产物抗肿瘤活性较弱[544]。

（七）杜仲对神经系统疾病药效物质及其作用机制

杜仲对神经系统疾病药效物质及其作用机制见表 2-13-23。

表 2-13-23　杜仲对神经系统疾病药效物质及其作用机制
Table 2-13-23　Effective substances and mechanism of Eucommia ulmoides on nervous system diseases

作用	类型	化合物	机制
兴奋中枢神经	黄酮	槲皮素 -3-O- 桑布双糖苷（雄花）	类似于尼可刹米的显著效果，增加自发活动并刺激神经中枢，以增强兴奋[292]
	苯丙素	咖啡酸	通过作用于中枢神经系统增加小鼠自发活动[545]
镇痛	环烯醚萜	桃叶珊瑚苷	抑制脊髓背角神经元的自发性和机械性刺激诱发的放电，但是，其代谢物梓醇没有显示出这些作用。此外，抑制紫杉醇诱导坐骨神经和施万细胞系（LY-PPB6 细胞）中 CCAAT/ 增强子结合蛋白同源蛋白［内质网（ER）应激的标志物］的表达。桃叶珊瑚苷通过抑制周围施万细胞的内质网应激来抑制紫杉醇诱导的机械性异常性疼痛[293]
	环烯醚萜	京尼平苷	通过激活脊柱胰高血糖素样肽 -1 受体（GLP-1R），在持续性疼痛时产生抗伤害作用，京尼平苷是 GLP-1R 的邻位激动剂，可能与 exendin（9-39）在同一结合位点起作用[546]
	黄酮	槲皮素	槲皮素的镇痛作用是中枢性的[547] 明显提高动物的痛阈，且具有剂量 - 效应关系。200 mg/kg 槲皮素与 100 mg/kg 的阿司匹林或 2 mg/kg 吗啡镇痛作用相当[548] 显著提高机械刺激缩足反应阈值（PWMT），作用类似于吗啡；对热痛敏和机械痛敏均有显著的抑制作用，但镇痛作用的作用机制不完全相同；镇痛作用可能与对促炎性因子的阻断相关。对于神经病理性痛具有一定的抑制作用，阿片受体可能不参与槲皮素对蜜蜂毒模型和坐骨神经分支损伤模型的镇痛机制[294] 通过抑制 Wnt/β-catenin 通路及其下游靶分子 COX-2 和 iNOS 的表达减轻坐骨神经慢性缩窄性损伤大鼠的神经病理性疼痛[549]
镇静催眠	黄酮	紫云英苷（叶中分离）	自发活性降低，睡眠比率提高，睡眠延迟缩短，睡眠时间延长；降低痉挛率并延长痉挛潜伏期[295]
	环戊烯醇衍生物	eucommiol（雄花中分离得到）	分别使用亚阈值或超阈值剂量的戊巴比妥钠显著降低自发活动，增加睡眠率或延长睡眠时间。此外，能有效缩短睡眠潜伏期，降低惊厥率，延长惊厥潜伏期[550]
神经保护	环烯醚萜	桃叶珊瑚苷	对脑出血后神经元损伤具有保护作用，其机制可能与抑制 IL-1β 及 NF-κB 的表达有关[551] 保护糖尿病脑病大鼠的神经，抑制神经元细胞的凋亡可能是通过调控 Bcl-2 和 Bax 两种凋亡蛋白的表达来完成的[377] 在糖尿病脑病中，桃叶珊瑚苷显著地拯救了海马 CA1 区的神经元，具有显著的神经保护作用[379] 促进大鼠胚胎海马培养的神经干细胞中的神经元分化和神经轴突生长，促进受损外周神经系统的轴突延长、增厚和髓鞘再生。在坐骨神经损伤的大鼠模型中，改善了神经再生[296] 对脑出血大鼠具有神经保护作用，其作用机制可能与抑制血肿周围脑组织 TNF-α 的表达有关[552]

作用	类型	化合物	机制
神经保护	环烯醚萜	京尼平苷酸	改善大鼠缺血性脑损伤，能减少缺血性脑损伤大鼠大脑皮质和海马神经元的缺血性坏死[553]
			显著促进神经元轴突生长，并呈剂量依赖性，同时，轴突生长相关蛋白（GAP43、MAP2）的基因和蛋白质水平都显著上升。京尼平苷酸通过稳定微管而促进轴突再生，最终促进脊髓损伤后运动功能的恢复[554]
	黄酮	槲皮素	明显减少星形胶质细胞损伤反应，包括 c-fos 蛋白、热休克蛋白（HSP70）和神经胶质纤维酸性蛋白（GFAP）升高，具有抗神经胶质化作用[555]
			降低氧化应激诱导的神经细胞膜损伤[556]
			抑制脂多糖(LPS)和γ干扰素(IFN-γ)诱导的NO生成和诱导型一氧化氮合酶(iNOS)基因转录，可降低 LPS 诱导的 IκB 激酶（IKK）、NF-κB 和活化蛋白 -1（AP-1）的活化，降低 IFN-γ 诱导的 NF-κB、信号转导及转录激活因子 -1（STAT1）和干扰素调节因子 -1（IRF-1）的活化；槲皮素诱导血红素加氧酶 -1 基因表达的信号通路与酪氨酸激酶和丝裂原激活蛋白激酶的激活有关。提示槲皮素对抑制神经退行性疾病炎症相关神经元损伤具有治疗作用[557]
			显著提高 D-半乳糖（D-gal）处理小鼠脑内 GAP43 mRNA 的表达，以恢复神经元对 D-gal 所致细胞损伤的正常功能[558]
			槲皮素对高胆固醇喂养的老年小鼠的行为学有显著的改善作用，这至少部分是由于降低 ROS 和蛋白质羰基水平及恢复 Cu-Zn 超氧化物歧化酶（Cu-Zn SOD）活性；槲皮素还通过下调蛋白磷酸酶 2C（PP2C）来显著激活 AMP 激活蛋白激酶（AMPK），从而降低活化小胶质细胞的积分光密度（IOD）和 CD11b 的表达，下调 iNOS 和环氧合酶 -2 的表达，降低 IL-1β 和 IL-6 的表达，并通过抑制 NF-κB-p65 核移位在高胆固醇喂养的老年小鼠脑中表达 TNF-α。此外，AMPK 激活显著增加高胆固醇喂养的老年小鼠脑内 3-羟基-3-甲基戊二酰辅酶 A（HMG-CoA）还原酶和乙酰辅酶 A 羧化酶（ACC）磷酸化及脂肪酸合成酶（FAS）表达，降低胆固醇水平，下调胆固醇 24 羟化酶（CYP46A1）和 β 淀粉样转化酶 1（BACE1）的表达，降低真核翻译起始因子 2α（eIF2α）磷酸化，降低 β 淀粉样蛋白（Aβ）沉积。提示槲皮素激活的 AMPK 可能是增强神经元对年龄相关疾病抵抗的潜在靶点[559]
			选择性地靶向神经保护 J 蛋白半胱氨酸链蛋白[560]
			通过抑制星形胶质细胞的增殖来抑制划痕的愈合，并通过降低细胞周期相关蛋白 cdc25A 的表达将其阻断在 G_1 期[561]
			除了可能的直接抗氧化作用外，槲皮素还可以通过刺激细胞防御氧化应激来发挥作用。神经保护机制包括两个途径：Nrf2-ARE 的诱导和抗氧化/抗炎酶对氧磷酶 2（PON2）的诱导。此外，显示激活沉默调节蛋白 1（SIRT1），以诱导自噬，并充当植物雌激素的作用[562]
			抑制半乳糖处理小鼠海马神经元形态和凋亡的改变，增加 Nrf2、HO-1 和 SOD 的表达，槲皮素通过激活 Nrf2 信号通路保护小鼠免受半乳糖诱导的认知功能损伤和神经细胞凋亡[297]
			显著减少创伤性脑损伤（TBI）诱导的神经元凋亡，改善线粒体损伤，显著加速 PGC-1α 蛋白从细胞质向细胞核的转移，还可恢复线粒体中细胞色素 c、丙二醛和超氧化物歧化酶的水平，因此，在 TBI 模型中，槲皮素通过 PGC-1α 通路的介导增加线粒体生物的活性，可能减轻脑损伤[563]
治疗神经炎症	黄酮	槲皮素	对细菌脂多糖刺激的小胶质细胞炎症因子有一定的下调作用，其抗炎机制可能与下调 NO、TNF-α 及 IL-1β 的产生有关[564]

作用	类型	化合物	机制
治疗阿尔茨海默病（AD）	环烯醚萜	京尼平苷酸	保护 PC-12 细胞免受 Aβ 25-35 诱导的细胞毒作用[298]
			显著降低脑组织中 MDA 含量，升高 AD 小鼠大脑皮质中 GSH-Px 活性，降低大脑皮质 IL-6、TNF-α 的表达水平。京尼平苷酸对 D- 半乳糖和亚硝酸钠诱导的 AD 小鼠的学习记忆能力的改善作用与降低脑组织中氧化应激反应及炎症水平有关[565]
	苯丙素	绿原酸	保护 PC12 细胞免受过氧化氢诱导的凋亡，机制是阻止细胞内活性氧的积累，以及对 c-Jun N 端蛋白激酶（JNK）和 p38 丝裂原活化蛋白激酶（MAPK）的激活[566]
			保护 PC-12 细胞免受 β 淀粉样蛋白（Aβ）的细胞毒作用[298]
			通过抑制 Aβ25-35 诱导巨噬细胞释放炎症因子激活的 p38MAPK 信号转导通路，从而起到保护神经细胞的作用[567]
			以剂量依赖性方式抑制乙酰胆碱酯酶（AChE）和丁酰胆碱酯酶（BChE）活性，发挥其神经保护特性的一种可能机制是抑制 AChE 和 BChE 活性，以及防止氧化应激诱导的神经变性[299]
	苯丙素	阿魏酸	侧脑室注射 Aβ1-42 致使小鼠脑产生氧化应激及炎症，小鼠在被动回避试验、Y 迷宫试验和水迷宫试验中的表现受损，相比之下，在 Aβ1-42 给药之前用阿魏酸治疗的小鼠受到了保护，不受这些变化的影响；阿魏酸减少 Aβ1-42 导致大脑皮质乙酰胆碱水平下降。此外，抑制 Aβ1-42 导致海马星形胶质细胞标志物胶质纤维酸性蛋白（GFAP）和 IL-1β 的免疫反应性增强。结果表明，阿魏酸长期给药可对脑内的 Aβ1-42 毒性产生抗性[568]
			减轻丁硫氨酸亚砜胺（BSO）引起的小鼠记忆障碍，提高巯基蛋白水平[569]
			发挥其神经保护特性的一种可能机制是抑制 AChE 和 BChE 活性，以及防止氧化应激诱导的神经变性[299]
	黄酮	槲皮素	对 AD 大鼠的脑保护作用与清除自由基、钙拮抗有关[570]
			用槲皮素预处理海马原代培养物可显著减弱 Aβ 1-42 诱导的细胞毒性、蛋白质氧化、脂质过氧化和细胞凋亡。在较低剂量下通过调节氧化应激表现出对 Aβ 1-42 毒性的保护作用[571]
			通过特异性激活大自噬和蛋白酶体降解通路，防止 Aβ1-42 聚集和麻痹[300]
			通过 DNA 损伤诱导基因（GADD）34 诱导脑内真核翻译起始因子 2α（eIF2α）磷酸化和转录激活因子 4（ATF4）表达降低，从而改善老年小鼠的记忆，延缓 AD 模型小鼠早期记忆衰退[572]
改善认知功能	苯丙素	绿原酸	可能是通过自身的抗氧化作用降低 MDA 水平，提高脑源性神经营养因子（BDNF）表达，从而改善大鼠的认知功能[301]
			对痴呆大鼠学习记忆障碍有明显的改善作用，其作用机制与在脑组织和血清中提高超氧化物歧化酶活力和降低乙酰胆碱酯酶活力有关[573]
			通过抑制海马和额叶皮质乙酰胆碱酯酶和丙二醛发挥抗遗忘作用[574]
	环烯醚萜	京尼平	对慢性"悬吊应激"所致小鼠舔舐次数减少、记忆力衰退加速、记忆力恢复障碍增加、肾上腺增大有保护作用，但对直肠温度下降有促进作用[575]
	环烯醚萜	京尼平苷	对慢性"悬吊应激"所致小鼠引起的性行为下降、记忆消失加速、记忆恢复失败增加、直肠温度下降和肾上腺增大有保护作用[575]
	环烯醚萜	京尼平苷酸	对慢性"悬吊应激"所致小鼠引起的性行为下降、记忆消失加速、记忆恢复失败增加、直肠温度下降和肾上腺增大有保护作用[575]
抗帕金森病（PD）	三萜类	白桦脂醇	减弱 1- 甲基 -4- 苯基吡啶离子诱导的蛋白酶活性功能障碍，并降低蛋白酶体抑制剂 MG132 诱导的细胞毒性。可以作为 PD 治疗的潜在候选药，其机制涉及泛素 - 蛋白酶体系统的改善[302]

续表

作用	类型	化合物	机制
抗帕金森病（PD）	黄酮	汉黄芩素	减弱 1- 甲基 -4- 苯基吡啶离子诱导的蛋白酶活性功能障碍，并降低蛋白酶体抑制剂 MG132 诱导的细胞毒性。可以作为 PD 治疗的潜在候选药，其机制涉及泛素 - 蛋白酶体系统的改善[302]
	黄酮	槲皮素	槲皮素与 α- 突触核蛋白（α-synuclein）1∶1 共价结合，以及共价修饰的 α 突触核蛋白低聚体或单体的亲水性增强取代了抗氧化活性，可抑制 α 突触核蛋白纤颤抗 PD[576]
	黄酮	千层纸素 A	减弱 1- 甲基 -4- 苯基吡啶离子诱导的蛋白酶活性功能障碍，并降低蛋白酶体抑制剂 MG132 诱导的细胞毒性。可以作为 PD 治疗的潜在候选药，其机制涉及泛素 - 蛋白酶体系统的改善[302]
	环烯醚萜	京尼平苷酸	减弱 1- 甲基 -4- 苯基吡啶离子诱导的蛋白酶活性功能障碍，并降低蛋白酶体抑制剂 MG132 诱导的细胞毒性。可以作为 PD 治疗的潜在候选药，其机制涉及泛素 - 蛋白酶体系统的改善[302]
	环烯醚萜	桃叶珊瑚苷	对 6- 羟基多巴胺（6-OHDA）诱导的 PCI2 细胞起到了保护作用，这种保护作用可能是通过调控氧化应激来实现的[407]
			减弱 1- 甲基 -4- 苯基吡啶离子诱导的蛋白酶活性功能障碍，并降低蛋白酶体抑制剂 MG132 诱导的细胞毒性。可以作为 PD 治疗的潜在候选药，其机制涉及泛素 - 蛋白酶体系统的改善[302]
			可改善 1- 甲基 -4- 苯基 -1, 2, 3, 6- 四氢吡啶（MPTP）诱导的帕金森病小鼠的极降试验和牵引试验的活动性，并减少多巴胺能神经元的丢失。挽救了帕金森病小鼠纹状体多巴胺和酪氨酸羟化酶水平的下降。此外，降低帕金森病小鼠黑质中的小胶质细胞和星形胶质细胞活化。桃叶珊瑚苷在一定程度上通过减少炎症和保护多巴胺能神经元发挥神经保护作用[577]
			在一定程度上提高 MPTP 诱导的 PD 小鼠的运动协调能力，并且呈剂量依赖；可抑制中脑的炎性细胞，以及增加酪氨酸羟化酶（tyrosine hydroxylase, TH）阳性细胞，从而起到神经保护作用，并且提高 PD 小鼠脑黑质（substantia nigra, SN）及纹状体中 TH 的表达。对 PD 小鼠神经保护作用的机制：以特异性抑制 NF-κB 通路相关蛋白的活化，并且确定桃叶珊瑚苷与 NF-κB 的作用位点为 P65 的 Ser276[578]
	苯丙素	绿原酸	氧化的多巴胺与 α 突触核蛋白的相互作用可能是帕金森病的一个新治疗方向，绿原酸抑制多巴胺的氧化、氧化的多巴胺与 α 突触核蛋白的相互作用及在多巴胺存在的条件下 α 突触核蛋白的寡聚化作用[579]
抗神经退行性疾病	环烯醚萜	京尼平	通过 PI3K/Akt 信号通路抑制脂多糖刺激的 NO 和 TNF-α 的产生[303]
	苯丙素	绿原酸	抑制了 LPS 刺激的原发性小胶质细胞的 NO 生成和 TNF-α 释放。此外，减少了 LPS 刺激的磷酸化并抑制 κB-α（IκBα）的降解，并防止了 NF-κB 的移位。预防了由小胶质细胞活化引起的神经毒性，最终提高了多巴胺能神经元的存活率，体内减弱了黑质中 LPS 诱导的 IL-1β 和 TNF-α 的释放[580]
	酚	4-（1, 2- 二甲氧基乙基）苯 -1, 2- 二醇	抑制 p38 丝裂原活化蛋白激酶（MAPK）的磷酸化，抑制 LPS 刺激的 NO 和 TNF-α 的产生[303]

作用	类型	化合物	机制
抗神经退行性疾病	苯丙素	macranthoin G（从杜仲中分离出的绿原酸甲酯和咖啡酸的衍生物）	在 H_2O_2 暴露前用 macranthoin G（MCG）处理 PC12 细胞有效地提高了细胞活力，并稳定了线粒体膜电位（MMP），此外，它增强了 SOD、过氧化氢酶（CAT）和 GSH-Px 的抗氧化酶活性，升高了细胞内谷胱甘肽（GSH）的水平；它还降低了 MDA 含量，减少细胞内 ROS、caspase-3 活化及细胞凋亡。此外，MCG 处理通过下调 NF-κB 途径及激活 IκBα、p38 和细胞外信号调节激酶（ERK）的磷酸化来最小化 H_2O_2 对细胞的损伤。这些结果表明，MCG 有望成为氧化损伤诱导的神经退行性疾病的潜在治疗药物[581]
	黄酮	槲皮素	通过抑制 NF-κB 通路并诱导 Nrf2 介导的 HO-1 表达来降低亚硝化应激[582]
促进轴突生长	黄酮	槲皮素	通过激活 PC12 细胞中的 $Na^+/K^+/2Cl^-$ 共转运亚型 1（NKCC1），增加氯离子渗入到细胞内的数量，以刺激神经生长因子，诱导轴突生长[583]
抗抑郁和（或）抗焦虑	苯丙素	绿原酸	通过悬尾实验、强迫游泳实验等测定小鼠的行为，观察到小鼠的游泳及悬尾不动时间与对照组相比是减少的，并通过测定血浆中 β-内啡肽或 POMC mRNA 水平，发现与对照组相比是升高的，表明绿原酸具有抗抑郁的生物活性[584,585]
			采用明暗箱、高架十字迷宫及自由探索实验等，发现诱导小鼠的焦虑行为减少，并表明绿原酸是通过作用于苯二氮䓬受体发挥作用的。在体外，绿原酸保护粒细胞免受氧化应激[586]
			逆转促肾上腺皮质激素（ACTH）治疗的大鼠中改变的血清 5-HT、ACTH、促肾上腺皮质激素释放激素（CRH）和多巴胺（DA）水平。采用代谢组学方法，19 种差异代谢物鉴别了其中 12 种通过绿原酸干预逆转。结合模式识别和生物信息学，基于这些代谢产物识别出 9 条受干扰的代谢途径，包括能量代谢、神经递质代谢和氨基酸代谢[304]
			通过调节炎症细胞因子、激素水平和代谢相关途径发挥抗抑郁作用。经代谢组学分析，其作用机制可能与调节烟酸和烟酰胺代谢的异常途径，乙醛酸和二羧酸代谢，甘氨酸、丝氨酸和苏氨酸代谢，以及精氨酸和脯氨酸代谢有关[305]
			具有一定的抗睡眠剥夺应激和抗抑郁作用，抗睡眠剥夺应激和抗抑郁作用的机制主要是能量代谢、氨基酸代谢[587]
			能够穿过血脑屏障，刺激轴突和树突生长，通过增强突触蛋白 I 表达来发挥其对神经元的保护、促进血清素和 5-羟色胺的释放[110]
	苯丙素	咖啡酸	通过强迫游泳及条件性恐惧应激实验发现咖啡酸具有抗抑郁及焦虑作用，可上调肽类或单胺氧化酶活性，从而作用于肽类的吸收或单胺氧化酶活性，通过调节 α1 肾上腺素受体介导的信号转导而产生抗抑郁和（或）抗焦虑样作用，并且还减弱了暴露于强迫游泳应激引起的脑源性神经营养因子（BDNF）转录的下调[588]
	苯丙素	阿魏酸	通过调节 5-羟色胺能系统对小鼠强迫游泳试验和悬尾试验发挥抗抑郁样作用[589]
			通过激活与神经可塑性、神经发生和细胞存活有关的 PKA、CaMKII、PKC、MAPK/ERK 和 PI3K 神经营养信号通路，在小鼠的悬尾试验中发挥抗抑郁样作用[306]
	黄酮	槲皮素-3-O-β-D-葡萄糖基(1→2)β-D-木糖苷	抑制大鼠脑线粒体单胺氧化酶 B[590]
	黄酮	槲皮素	防止氧化应激参数的改变，抑制乙酰胆碱酯酶和 Na^+、K^+-ATP 酶活性，从而防止镉（Cd）暴露诱导的记忆损伤和焦虑样行为[591]

作用	类型	化合物	机制
抗癫痫	环烯醚萜	桃叶珊瑚苷	通过提高海马体中的自噬蛋白（Beclin-1 和 LC3B Ⅱ /LC3B Ⅰ）和抑制坏死性凋亡来改善氯化锂 - 匹罗卡品诱导的大鼠海马癫痫持续状态（SE）损伤，减少凋亡神经元的数量，增加存活神经元的数量[307]
			减少了氯化锂 - 毛果芸香碱（PILO）诱导的癫痫发作强度并延长了癫痫发作的潜伏期。显著减弱星形胶质细胞和小胶质细胞的活化，并降低 IL-1β、高迁移率族蛋白 1（HMGB1）、TNF-α 的水平。此外，桃叶珊瑚苷处理后海马中 γ- 氨基丁酸（GABA）含量增加，谷氨酸含量降低。桃叶珊瑚苷治疗组 γ- 氨基丁酸 A 型受体亚单位 α1（GABAARα1）和谷氨酸转运蛋白 -1（GLT-1）蛋白的表达上调。然而，对癫痫持续状态中的 N- 甲基 -D- 天冬氨酸受体亚单位 2B（NR2B）表达没有显著影响。桃叶珊瑚苷可以通过减弱神经胶质增生和调节神经传递来发挥抗癫痫作用[592]
	黄酮	槲皮素	调节海藻酸（KA）诱发的癫痫模型中 γ- 氨基丁酸 A 型（GABAA）受体 β1 和 β3 亚基的表达，最有可能阻止代偿反应的发生[593]

1. 黄酮类槲皮素神经保护作用机制

（1）升高 c-fos 蛋白、热休克蛋白和神经胶质纤维酸性蛋白。

（2）降低氧化应激。

（3）抑制 NO 生成和诱导型一氧化氮合酶基因转录，降低 IκB 激酶、NF-κB 和活化蛋白 -1 的活化，降低 NF-κB 信号转导、转录激活因子 -1 及提高脑内 GAP43 mRNA 的表达干扰素调节因子 -1 的活化。

（4）下调蛋白磷酸酶 2C 以显著激活 AMP 激活蛋白激酶，从而降低 CD11b 的表达，下调 iNOS 和环氧合酶 -2 的表达，降低 IL-1β 和 IL-6 的表达，并通过抑制 NF-κB-p65 核移位在脑中表达 TNF-α。此外，AMPK 激活脑内 3- 羟基 -3- 甲基戊二酰辅酶 A 还原酶和乙酰辅酶 A 羧化酶的磷酸化，以及脂肪酸合成酶（FAS）的表达，降低胆固醇水平，下调胆固醇 24 羟化酶（CYP46A1）和 β 淀粉样转化酶 1 的表达，降低真核翻译起始因子 2α 磷酸化，降低 β 淀粉样蛋白沉积。

（5）Nrf2-ARE 的诱导和抗氧化 / 抗炎酶对氧磷酶 2 的诱导。此外，激活沉默调节蛋白 1，以诱导自噬。

（6）通过 PGC-1α 通路的介导增加线粒体生物的活性。

（7）增加 Nrf2、HO-1 和 SOD 的表达。

（8）降低细胞周期相关蛋白 cdc25A 的表达。

（9）保护 J 蛋白半胱氨酸链蛋白。

2. 环烯醚萜类桃叶珊瑚苷神经保护作用机制

（1）抑制 IL-1β 及 NF-κB 的表达。

（2）调控 Bcl-2 和 Bax 两种凋亡蛋白的表达。

（3）拯救海马 CA1 区的神经元。

（4）促进神经元分化和神经轴突生长。

（5）抑制 TNF-α 的表达。

3. 苯丙素类绿原酸治疗阿尔茨海默病作用机制

（1）阻止细胞内活性氧的积累，阻止激活 c-Jun N 端蛋白激酶和 p38 丝裂原活化蛋白激酶。

（2）免受 β 淀粉样蛋白的细胞毒作用。

（3）抑制 Aβ25-35 诱导巨噬细胞释放炎症因子激活的 p38MAPK 信号转导通路。

（4）抑制 AChE 和 BChE 活性，防止氧化应激诱导的神经变性。

（5）提高脑源性神经营养因子表达。

（6）提高超氧化物歧化酶活力，降低乙酰胆碱酯酶活力。

（7）抑制乙酰胆碱酯酶和丙二醛。

（8）抑制 κB-α 的降解，并防止了 NF-κB 的移位。提高了多巴胺能神经元的存活率，减少 IL-1β 和 TNF-α 的释放。

4. 环烯醚萜类桃叶珊瑚苷治疗帕金森病作用机制

（1）调控氧化应激。

（2）泛素 - 蛋白酶体系统的改善。

（3）减少炎症，保护多巴胺能神经元。

（4）抑制 NF-κB 通路相关蛋白的活化，与 NF-κB 的作用位点为 P65 的 Ser276。

5. 苯丙素类绿原酸抗抑郁和（或）抗焦虑作用机制

（1）升高 β- 内啡肽或 POMC mRNA 水平。

（2）作用于苯二氮䓬受体，保护粒细胞免受氧化应激。

（3）干扰代谢途径，包括能量代谢、神经递质代谢和氨基酸代谢。

（4）调节炎症细胞因子、激素水平和代谢相关途径。调节烟酸和烟酰胺代谢，乙醛酸和二羧酸代谢，甘氨酸、丝氨酸和苏氨酸代谢，以及精氨酸和脯氨酸代谢。

（5）刺激轴突和树突生长，增强突触蛋白 I 表达、促进血清素和 5- 羟色胺的释放。

6. 环烯醚萜类桃叶珊瑚苷抗癫痫作用机制

（1）提高自噬蛋白（Beclin-1 和 LC3BII/LC3BI）。

（2）降低 IL-1β、高迁移率族蛋白 1、TNF-α 的水平。增加 γ- 氨基丁酸含量，降低谷氨酸含量。上调 γ- 氨基丁酸 A 型受体亚单位 α1 和谷氨酸转运蛋白 -1 蛋白的表达。

7. 黄酮醇山柰酚、槲皮素和杨梅素的抗焦虑活性　给药途径决定了黄酮醇山柰酚、槲皮素和杨梅素的抗焦虑活性——它们是前药吗？ Vissiennon 等回答了这个命题。他们对 0.1 ～ 2 mg/kg 剂量口服和腹腔给药黄酮醇类山柰酚、槲皮素和杨梅素后，在高架十字迷宫实验中进行了这类黄酮醇化合物的抗焦虑活性比较。结果仅在口服后才检测到山柰酚和槲皮素的抗焦虑活性，山柰酚和槲皮素经腹腔给药途径无抗焦虑作用，而相应的代谢产物对羟基苯乙酸（p-HPAA）和 3, 4- 二羟基苯乙酸（DOPAC）显示腹腔内给药后的抗焦虑作用。为了进一步验证这类黄酮醇可能是需要肠道细菌激活的前药的假设，使用抗生素恩诺沙星（7.5 mg/d，口服，4 天）进行肠道消毒，经抗生素治疗后，山柰酚和槲皮素的抗焦虑作用消失，而抗焦虑阳性对照药地西泮仍然存在药效。研究结果支持了黄酮醇类化合物作为前体药物的假设，该类药物通过肠道菌群转化为它们的活性羟苯基乙酸代谢产物而产生药效[594]。

（八）杜仲治疗消化道疾病药效物质及其作用机制

杜仲治疗消化道疾病药效物质及其作用机制见表 2-13-24。

表 2-13-24　杜仲治疗消化道疾病药效物质及其作用机制
Table 2-13-24　Effective substances and mechanism of *Eucommia ulmoides* in the treatment of gastrointestinal diseases

作用	类型	化合物	机制
保肝	环烯醚萜	桃叶珊瑚苷	对小鼠四氯化碳诱导和 α- 鹅膏蕈碱诱导的肝损伤有显著保护活性，并且其抑制是由 α- 鹅膏蕈碱施用引起的 RNA 生物合成；在体外抑制乙型肝炎病毒 DNA 复制。将桃叶珊瑚苷转化为其糖苷配基形式似乎是肝损伤的保护活性的先决条件[276]
			具有保肝利胆的作用，能抑制乙肝型肝炎病毒 DNA 的复制[271]
			降低 α-SMA mRNA 水平，降低 α- 平滑肌肌动蛋白（α-SMA）蛋白水平及 I 型胶原蛋白（Col I）、Ⅲ型胶原蛋白（Col Ⅲ）蛋白水平。桃叶珊瑚苷能拮抗 TGF-β1 诱导的人肝星状细胞（LX-2）活化和细胞外基质成分的表达。桃叶珊瑚苷元可能比桃叶珊瑚苷具有更强的抑制作用[595]
	环烯醚萜	京尼平苷酸	增强血清 IL-6 水平，血红素加氧酶 1 和 NF-E2 相关因子 2 蛋白的表达增加。降低了裂解的 caspase-8 和 caspase-3 蛋白表达，并显示出明显更少的凋亡细胞。增加 Bcl-xL 蛋白表达，降低 Bax 蛋白表达。此外，增强了信号转导子和转录激活子 3 的磷酸化。京尼平苷酸通过增强抗氧化防御系统和减少凋亡信号通路减轻 D- 半乳糖胺（GalN）/ 脂多糖（LPS）诱导的肝损伤[596]

作用	类型	化合物	机制
保肝	苯丙素	绿原酸	改善慢性肝损伤大鼠的肝组织结构，绿原酸对长期脂多糖应激引起的大鼠慢性肝损伤有一定的保护作用[597]
			降低 Fas、FasL 和 caspase-8 基因表达量，对肝细胞具有保护作用[598]
			甘氨酸和谷胱甘肽可能是绿原酸在机体内具有生物学活性的潜在生物标志物。绿原酸能够通过促进能量代谢、氨基酸代谢和谷胱甘肽代谢等途径，明显改善脂多糖诱导的大鼠机体脂质代谢紊乱、肝功能损伤、肝脏氧化损伤、肝脏线粒体损伤及能量代谢障碍[277]
			肝脏胆汁酸及胆红素的相关转运体及代谢酶的表达变化程度加大，去乙酰化的 FXR 和 PGC-1α 水平上调，SIRT1 表达水平上调。下调肝脏摄取型转运体，上调外排型转运体，抑制胆汁酸合成酶，上调胆红素代谢酶，促进胆汁酸和胆红素从肝细胞中排出，减少胆汁酸和胆红素对肝细胞的毒性[278]
	酚酸	原儿茶酸	降低血清 ALT、AST、LDH 和 ALP 水平，提高肝脏 GPx、GRd 和 GST 活性；降低 CCl_4 诱导的大鼠肝细胞混浊肿胀、淋巴细胞浸润、细胞质空泡化、肝坏死和纤维结缔组织增生等肝脏病变的发生率。原儿茶酸显著降低 CCl_4 诱导的大鼠肝损伤的强度[279]
	黄酮	槲皮素	一氧化氮合酶和肿瘤坏死因子 α 分泌的细胞水平受到显著抑制，说明这些蛋白质的转录后过程可能主要受槲皮素的影响。通过调节肝星状细胞和肝巨噬细胞（Kupffer 细胞）的功能而具有抗肝损伤的作用[599]
			对肝缺血再灌注损伤有保护作用，其机制可能与改善肝脏抗氧化能力有关[600]
			通过减少谷胱甘肽（GSH）耗竭，提高抗氧化酶活性，抑制脂质过氧化来保护大鼠原代肝细胞抗酒精性氧化损伤[601]
			上调 HO-1 基因表达，保护人类肝细胞免受乙醇引起的氧化应激。在 MAPK 信号通路中，p38 和 ERK 介导的槲皮素衍生的 Nrf2 转位到核，随后诱导 HO-1 活性，后者表现出更强的介导作用[602]
			通过其抗氧化活性来保护大鼠肝脏免受氟化钠诱导的氧化应激的影响[603]
			槲皮素作用的潜在机制之一是减少氧化应激，这与降低小鼠肝脏脂质过氧化水平和增加抗氧化酶活性一致，显著抑制了 Toll 样受体 2（TLR2）和 Toll 样受体 4（TLR4）的活化和丝裂原活化蛋白激酶（MAPK）的磷酸化，进而使 CCl_4 处理小鼠肝脏 NF-κB 和炎性细胞因子失活。这些结果表明，QE 抑制 CCl_4 引起的炎症与其抗氧化活性及其调节 TLR2/TLR4 和 MAPK/NF-κB 信号通路的能力有关[604]
			通过诱导 p62 表达，抑制 Keap1 与 Nrf2 的结合，从而导致依赖于 Nrf2 的抗氧化基因的表达增加，以防止肝毒性。同时，JNK 在这一过程中起着一定的调节作用[605]
			降低了镍处理小鼠肝脏中总 DNA 甲基转移酶（DNMT）活性和核因子 E2 相关因子 2（Nrf2）DNA 甲基化水平，还诱导 Nrf2 核移位和 HO-1 活性，此外，槲皮素还降低了包括 TNF-α、IL-1β 和 iNOS 在内的促炎症标记物的产生；槲皮素显著抑制 p38、信号转导及转录激活因子 1（STAT1）的激活，进而使镍处理小鼠肝脏 NF-κB 和炎性细胞因子失活。这些结果提示槲皮素抑制镍诱导的炎症反应与其调节 Nrf2/HO-1 和 p38/STAT1/NF-κB 信号通路的能力有关[280]
			明显降低小鼠血清 ALT、AST 表达水平，下调肝组织 MDA 表达水平，并提高 GSH、SOD 含量，明显改善肝组织病理损伤情况，且可显著诱导 Nrf2 转位入核，其下游相关基因 HO-1、NQO1、GCLC 的表达量也显著上升。保护雷公藤甲素引起的免疫性肝损伤，并且该保护作用与激活抗氧化应激核因子 E2 相关因子 / 抗氧化应答元件（Nrf2/ARE）信号通路有关[606]

续表

作用	类型	化合物	机制
保肝利胆	环烯醚萜	京尼平苷酸	对α-萘异硫氰酸酯（α-naphthyl isothiocyanate，ANIT）诱导的胆汁淤积模型大鼠具有保肝利胆药效，提高法尼酯衍生物X受体（FXR）、多药耐药相关蛋白2（MRP2）及胆盐输出泵（BSEP）基因和蛋白水平，其机制可能是其通过核受体FXR调节胆汁酸转运体MRP2和BSEP功能改变调节胆汁转运体功能实现的[607,608]
			对ANIT诱导的大鼠急性肝内胆汁淤积性肝损伤具有剂量依赖性的肝保护作用，这可能与法尼醇X受体介导的胆盐输出泵、多药耐药相关蛋白2等胆汁转运蛋白的调节有关[609]
			ANIT诱导的胆汁淤积大鼠酮洛芬葡萄糖醛酸复合物（KPG）胆排泄降低，可引起酮洛芬（ketoprofen，KP）药动学参数的变化。京尼平苷酸可改善胆汁淤积大鼠对酮洛芬肝代谢和胆汁排泄的影响，有可能是通过调节组成型雄甾烷受体（CAR）和孕烷X受体（PXR）对尿苷二磷酸葡萄糖醛酸转移酶1A1（UGT1A1）基因转录和蛋白表达来实现的[281]
			可以改善ANIT诱导的胆汁淤积大鼠的生物化学水平和肝脏病理，其机制可能与以下内容有关：激活大鼠原代肝细胞（rat primary hepatocytes，RPH）中小分子异源二聚体伴侣受体（small heterodimer partner，SHP）造成肝受体同源物1（liver receptor homologue1，LRH-1）的消耗来降低CYP7a1的表达[610]
	环烯醚萜	京尼平苷	京尼平苷和西红花酸均可对抗CCl_4和对乙酰氨基酚肝损伤引起的MDA升高，还原型GSH含量下降和GSH-Px活力降低；肝组织的病理变化也明显减轻，但京尼平苷的作用明显强于西红花酸[611]
缓解肝肠损伤	苯丙素	绿原酸	通过抑制肝脏脂肪酸合成，促进脂肪酸的氧化，调节脂肪酸的组成，缓解慢性内毒素应激大鼠造成的肝脏脂肪代谢紊乱；通过降低肠线粒体在脂质过氧化的程度，提高NADH脱氢酶的活力，降低肠通透性，缓解慢性内毒素应激造成的肠损伤。绿原酸能缓解慢性内毒素应激造成的肝肠损伤，其缓解作用与促进线粒体氧化供能有关[94]
			调节肠总体抗氧化水平、调节肠谷氨酰胺（Gln）酶活性和氨基酸池中氨基酸的快速转化利用，以减轻和修复肠损伤[286]
			缓解肠结构和功能损伤，降低肠通透性，增加肠紧密连接蛋白occludin、claudin-1和ZO-1的表达[288]
			增强镉暴露大鼠肠抗氧化功能，减轻肠炎症反应，降低肠通透性，通过减少金属转运蛋白表达量和改善肠屏障损伤两个途径来限制镉的吸收，减轻镉对机体的伤害[288,289]
			抑制肠黏膜微血管内皮细胞分泌的ET-1和NO比值的升高，对内毒素作用下的肠黏膜微血管内皮细胞的功能有保护作用[290]
			促进断乳大鼠的生长发育，缓解断乳大鼠造成的免疫力降低、肠形态结构和屏障功能的损伤，降低肠通透性，调节肠炎症反应，提高机体的免疫功能及肠屏障功能[291]
	环烯醚萜	京尼平苷酸	改善ANIT诱导的胆汁淤积大鼠的胆汁酸肝肠循环，发挥保肝利胆作用，其可能机制是京尼平苷酸通过激活改善氧化应激损伤的关键调控基因去乙酰化酶1（SIRT1），以激活核受体法尼醇X受体（FXR），激活的FXR再调控胆汁酸肝肠循环的相关蛋白[612]
抑制胆固醇结石	环烯醚萜	京尼平苷	对地鼠胆固醇结石的形成具有抑制作用[613]
抗肝纤维化	环烯醚萜	桃叶珊瑚苷	降低人肝星状细胞（LX-2）中α-SMA、Col Ⅰ、Col Ⅲ和MMP-2的蛋白表达，也抑制ROS的产生并下调NOX4 mRNA的表达。抑制转化生长因子-β1（TGF-β1）诱导的肝星状细胞活化和细胞外基质（ECM）沉积[282]
	环烯醚萜	aucubigenin	降低LX-2细胞中α-SMA、Col Ⅰ、Col Ⅲ和MMP-2的蛋白表达，也抑制ROS的产生并下调NOX4 mRNA的表达。抑制转化生长因子-β1（TGF-β1）诱导的肝星状细胞活化和细胞外基质沉积[282]

作用	类型	化合物	机制
抗肝纤维化	苯丙素	绿原酸	对抗 CCl_4 所致的肝纤维化大鼠肝脾指数的升高，对抗血清中 ALT、AST 活性的升高，降低血清中透明质酸（HA）、层粘连蛋白（LN）、Ⅲ型前胶原蛋白（PC Ⅲ）、Ⅳ型胶原蛋白的含量，升高血清中的总蛋白（TP）、白蛋白（ALB）含量和 ALB 与球蛋白（GLOB）的比值（A/G），降低肝组织中 MDA 和羟脯氨酸（HYP）的含量，升高肝组织中 MDA 和 GSH-Px 的活性，并呈现明显的剂量依赖性；病理结果亦显示绿原酸具有良好的抗肝纤维化的作用[614]
			具有很明显的保护肝细胞、抗肝纤维化的作用，其机制可能与抗脂质过氧化有关[615]
			在大鼠阻塞性黄疸早、中期有促进 HSC 凋亡作用，减轻了阻塞性黄疸时肝的纤维化，减轻了阻塞性黄疸时肝的损伤[283]
			通过抑制转化生长因子 -β1（TGF-β1）、血管内皮生长因子（VEGF）和平滑肌肌动蛋白（α-SMA）的表达而降低胆总管结扎诱导的肝纤维化病变的风险[284]
	黄酮	槲皮素	抑制 HSC-T6 细胞增殖和胶原合成，对 Ⅰ 型胶原蛋白 mRNA 的表达也有抑制作用，槲皮素抑制肝星状细胞增殖和胶原合成可能对肝纤维化有保护作用[616]
			抑制血小板衍生因子（PDGF）和转化生长因子 -β1（TGF-β1）对星状细胞的作用，可能对肝纤维化有保护作用[617]
			明显抑制肝星状细胞增殖，可使 G_0/G_1 期细胞增多，S 期细胞减少[618]
			减少胶原蛋白含量、iNOS 表达和脂质过氧化作用，这些作用与肝脏总过氧自由基捕获抗氧化能力的增加有关。槲皮素对四氯化碳诱导的纤维化大鼠具有保护作用[619]
			在体内和体外抑制 HSC 的活化，此外，减少的纤维化与减少的高迁移率族蛋白框 1（HMGB1）、Toll 样受体（TLR）2 和 TLR4 基因及蛋白质表达有关；抑制纤维化肝细胞 HMGB1 的细胞质移位；明显减弱 CCl_4 诱导的 NF-κB p65 的核移位，并抑制 IκBα（NF-κB 抑制剂）在肝中表达的降解。槲皮素在肝纤维化动物模型中具有肝保护和抗纤维化作用，其机制可能与调节 HMGB1-TLR2/4-NF-κB 信号通路有关[285]
保护胃黏膜	环烯醚萜	桃叶珊瑚苷（种子）	降低髓过氧化物酶（MPO）活性和 MDA、TNF-α 和 IL-6 的水平。通过上调热休克蛋白 -70（HSP-70）的水平及使表皮生长因子（EGF）、血管内皮生长因子（VEGF）和环氧合酶 -1（COX-1）水平正常化来增强胃黏膜保护[224]
	黄酮	槲皮素	抗胃溃疡活性可以部分通过抑制脂质过氧化和减少活性氧代谢物实现[620]
舒张胃肠平滑肌	黄酮	槲皮素	可加强阿托品对小肠推进的抑制作用，但对阿托品抑制胃排空的作用没有影响；能够拮抗新斯的明引起的胃排空及推进小肠亢进；槲皮素具有舒张胃肠平滑肌的作用，舒张作用与 NO 途径及蛋白激酶 C（PKC）途径无关[621]
止泻	黄酮	槲皮素	通过抑制肠的蠕动、抑制肠毛细血管的通透性来发挥其止泻作用[622]

关于绿原酸对保肝、抗肝纤维化、减轻与缓解肝肠损伤等，以及槲皮素对保肝、抗肝纤维化，研究者进行了诸多作用机制的研究，京尼平苷酸显示出良好的保肝利胆作用。研究表明，将桃叶珊瑚苷转化为其糖苷配基形式似乎是肝损伤保护活性的先决条件。

1. 黄酮类槲皮素保肝作用机制

（1）抑制一氧化氮合酶和 TNF-α 的分泌。

（2）减少谷胱甘肽耗竭，提高抗氧化酶活性，抑制脂质过氧化。

（3）通过 MAPK/Nrf2 信号通路诱导 HO-1 活性。

（4）抗氧化活性及其调节 TLR2/TLR4 和 MAPK/NF-κB 信号通路的作用。

（5）诱导 p62 表达，抑制 Keap1 与 Nrf2 的结合，JNK 在这一过程中起着一定的调节作用。

（6）调节 Nrf2/HO-1 和 p38/STAT1/NF-κB 信号通路。

2. 环烯醚萜类京尼平苷酸保肝利胆作用机制

（1）通过核受体 FXR 调节胆汁转运蛋白

MRP2 和 BSEP 等，继而调节胆汁转运。

（2）调节组成型雄甾烷受体和孕烷 X 受体对尿苷二磷酸葡萄糖醛酸转移酶 1A1 基因转录和蛋白表达。

（3）激活异源二聚体伴侣受体，造成肝受体同源物 1 的消耗，从而降低 CYP7A1 的表达。

3. 苯丙素类绿原酸缓解肝肠损伤的作用机制

（1）抑制肝脏脂肪酸合成，促进脂肪酸的氧化，调节脂肪酸的组成；降低肠道线粒体脂质过氧化程度，提高 NADH 脱氢酶的活力。

（2）调节肠道总体抗氧化水平，调节肠道谷氨酰胺酶活性和氨基酸池中氨基酸的快速转化利用。

（3）增加肠道紧密连接蛋白 occludin、claudin-1 和 ZO-1 的表达。

（4）提高机体的免疫功能，抗氧化，减轻肠道炎症反应，降低肠道通透性，减少金属转运蛋白的表达。

4. 黄酮类槲皮素抗肝纤维化的作用机制

（1）抑制 HSC-T6 细胞增殖和胶原合成，抑制 I 型胶原蛋白 mRNA 的表达。

（2）抑制血小板衍生因子和转化生长因子 -β1。

（3）使 G_0/G_1 期细胞增多，S 期细胞减少。

（4）减少胶原蛋白含量、iNOS 表达和脂质过氧化作用。

（5）调节 HMGB1-TLR2/4-NF-κB 信号通路。

5. 苯丙素类绿原酸抗肝纤维化的作用机制

（1）对抗肝纤维化大鼠肝脾指数的升高，对抗丙氨酸转氨酶、天冬氨酸转氨酶活性的升高，降低透明质酸、层粘连蛋白、Ⅲ 型胶原蛋白、Ⅳ 型胶原蛋白的含量，升高总蛋白、白蛋白含量和 ALB 与球蛋白的比值；降低 MDA 和 HYP 的含量，升高丙二醛和谷胱甘肽过氧化物酶的活性。

（2）抗脂质过氧化。

（3）抑制转化生长因子 -β1、血管内皮生长因子和平滑肌肌动蛋白的表达。

（九）杜仲治疗心血管疾病药效物质及其作用机制

杜仲治疗心血管疾病药效物质及其作用机制见表 2-13-25。

表 2-13-25 杜仲治疗心血管疾病药效物质及其作用机制

Table 2-13-25 Effective substances and mechanism of *Eucommia ulmoides* in the treatment of cardiovascular diseases

作用	类型	化合物	机制
抗心力衰竭	木脂素	丁香脂素二葡萄糖苷	抑制 cAMP 磷酸二酯酶[623]
	环烯醚萜	桃叶珊瑚苷	通过激活 β3- 肾上腺素能受体 / 腺苷酸环化酶（AC）/ 环腺苷酸（cAMP）通路，增加神经型一氧化氮合酶（nNOS）的表达，抑制心脏重塑过程中的氧化应激[308]
保护心脑血管	环烯醚萜	桃叶珊瑚苷	抑制由 TNF-α 诱导的心脏祖细胞（CPC）凋亡，降低 caspase-3 蛋白质表达，上调 Bcl-2/Bax 水平，其部分作用机制为 ERβ 通路的激活[624]
	黄酮	槲皮素	低密度脂蛋白（LDL）氧化、内皮依赖性血管舒张作用、减少黏附分子和其他炎症标志物、在氧化应激条件下对 NO 和内皮功能的保护作用，预防神经元氧化、炎症损伤及抗血小板聚集作用[625]
			促进过氧化氢诱导血管内皮细胞的增殖，而且主要是 S 期和 G_2/M 期细胞比例增加；可减少过氧化氢诱导的血管内皮细胞释放乳酸脱氢酶及促进过氧化氢诱导血管内皮细胞内 NO 水平的增加。槲皮素可保护过氧化氢诱导血管内皮细胞的损伤及修复，其作用可能与 NO 的水平有关[626]
			人脐静脉内皮细胞（ECV）缺氧缺糖可以使培养液中前列环素（PGI2）含量降低，而槲皮素可逆转上述过程，这可能也与其抗过氧化作用有关。因此，槲皮素增加 PGI2 合成对 ECV 损伤的功能修复具有重要作用[627]
			其机制可能与其减少 NO 释放和抗氧化作用有关，而抗氧化作用主要是通过调节 NF-κB 的表达实现[628]

作用	类型	化合物	机制
保护心脑血管	黄酮	槲皮素	具有明显的内皮细胞保护作用，其保护作用可能与清除氧自由基、抗脂质过氧化、修复和保护细胞膜的完整性有关。能下调 H_2O_2 处理的内皮细胞 PAI-l mRNA 的表达，可能通过抗凝纤溶功能发挥抗血栓作用。对 H_2O_2 诱导的内皮细胞损伤的保护作用与其抑制细胞内钙离子浓度的升高和降低 caspase-3 的活性有关[629]
			槲皮素能明显保护过氧化氢对内皮细胞的损伤，其保护作用与抗脂质过氧化、保护细胞的完整性有关[630]
			槲皮素对志贺样毒素 II 型（SLT- II）诱导的大鼠肠黏膜微血管内皮细胞分泌 PGI2、血栓素 A2（TXA2）及血小板活化因子（PAF）具有不同程度的下调作用。槲皮素保护大鼠肠黏膜微血管内皮细胞损伤[631]
			槲皮素可缓解非对称性二甲基精氨酸（ADMA）诱导的人脑血管内皮细胞（HBMEC）损伤，其机制可能与抑制 c-Jun 氨基末端激酶（JNK）/ 丝裂原活化蛋白激酶（p38 MAPK）信号通路有关[632]
			抑制 H_2O_2 诱导的内皮细胞凋亡，该作用可能与下调 GRP78、XBP1、caspase-3 等表达有关[633]
			显著下调下游的 5 种转录因子 snail1、twist1、twist2、ZEB1、ZEB2。槲皮素抑制 TGF-β1 诱导的人脐静脉内皮细胞（HUVEC）-12 发生内皮－间质转化而发挥抗纤维化的作用[634]
			通过抑制细胞色素 P450 2E1（CYP2E1）减轻高糖诱导的小鼠心脏微血管内皮细胞（CMEC）损伤[310]
			对蛋白质非酶糖基化反应的形成及微血管内皮细胞的活性有显著的抑制作用[635]
			升高血管内皮细胞活力、降低 LDH 活性、升高 SOD 及 GSH-Px 活性、下降 MDA 的生成水平、降低细胞内活性氧水平、降低高糖导致的细胞 SOD mRNA 水平、CAT mRNA 的水平比高糖组高、降低高糖导致的细胞 NOX4mRNA 水平。槲皮素通过调节细胞内氧化－抗氧化系统的平衡起到保护高糖所致内皮细胞损伤的作用[636]
			细胞色素 P450 2E1（CYP2E1）mRNA 和蛋白的表达水平均显著减少，细胞内活性氧簇（ROS）生成减少，细胞损伤减轻。槲皮素通过抑制 CYP2E1 减轻高糖诱导的心脏 CMEC 损伤[310]
			抑制胶原蛋白诱导的血小板聚集和血小板与胶原蛋白的黏附，通过抑制过氧化氢的产生及磷脂酶 C 的活化来抑制血小板功能[637]
			通过影响二磷酸腺苷（ADP）和 TXA2 途径抑制血小板活化[638]
			槲皮素具有扩张血管降血压、防治冠心病、减轻心肌肥厚、抑制血管平滑肌细胞增生肥大、抗血栓形成等多种心血管保护作用[639]
			抗心肌肥厚作用与清除氧自由基和钙拮抗有关[640]
			浓度依赖性舒张大鼠冠状动脉，其舒张作用是非内皮依赖性的，且与增强电压依赖性钾通道（Kv）和抑制 L- 型电压依赖性钙通道（LVGC）有关；增加离体大鼠心脏冠脉流量，这一结论与肌源性实验所得槲皮素舒张大鼠冠脉一致，且槲皮素对离体大鼠心脏有一定的正性肌力作用[641]
			舒张大鼠离体肾动脉，该作用具有浓度依赖性且不受内皮影响，可能与抑制 L- 型电压依赖性钙通道（LVGC）和激活蛋白激酶 C（PKC）有关[642]
			对脑缺血损伤有保护作用，其机制可能与脑中 NO、MDA 降低有关[643]
			减少局灶性脑缺血大鼠脑细胞凋亡，其机制可能与脑源性神经营养因子（BDNF）- 原肌球蛋白受体激酶 B（TrkB）-PI3K/Akt 信号通路的激活有关[644]
			调控葡萄糖氧剥夺损伤的星形胶质细胞和细胞周期相关基因的表达[645]
			对离体星形胶质细胞（AS）缺氧缺糖（OGD）损伤的保护作用与其能诱导 AS 高表达 HO-1 蛋白有关[646]
			槲皮素对糖氧剥夺 / 复供损伤 SD 大鼠星形胶质细胞有保护作用，其作用机制可能与提高星形胶质细胞内谷氨酸转运体蛋白的表达、降低线粒体膜损伤、减轻氧自由基聚集程度，以及抑制细胞凋亡等因素有关[647]

作用	类型	化合物	机制
治疗动脉粥样硬化	黄酮	槲皮素	可减少过氧化氢损伤的血管内皮细胞释放乳酸脱氢酶、内皮素，促进过氧化氢损伤的血管内皮细胞释放前列环素，具有保护血管内皮细胞损伤的作用，其机制可能与其抗脂质过氧化作用有关[648, 649]
			槲皮素可保护过氧化氢诱导血管内皮细胞的损伤及修复，其作用可能与 NO 的水平有关[626]
			保护过氧化氢损伤的血管内皮细胞，其保护作用与促进血管内皮细胞释放 NO、抑制脂质过氧化及抗氧化有关[650]
			MDA、ET 水平降低，而 NO 和 SOD 水平升高，对 ACh 的内皮依赖性舒张反应趋于正常，槲皮素对高同型半胱氨酸损伤家兔的血管内皮细胞有保护作用[651]
			分别提高和降低血管内皮细胞在缺氧时内皮素 -1（ET-1）和 NO 的水平，可能因此而产生保护作用[652]
			降低血管间黏附分子（VCAM-1）、ET-1 含量，减少内质网应激相关蛋白的表达，促进细胞生长，槲皮素可能通过抑制内质网应激（ERS）相关通路来减轻炎症应激及凋亡，最终改善内皮细胞损伤[653]
			显著降低 oxLDL 诱导的 HUVEC VCAM-1 和 ICAM-1 表达，此外，显著下调 oxLDL 诱导的 HUVEC 中 MCP-1 的 mRNA 表达，减轻 NF-κB p65 亚基的核移位；显著抑制 TLR2 和 TLR4 蛋白及 mRNA 的表达；显著降低高胆固醇饮食（HCD）致动脉粥样硬化大鼠的炎症介质 COX、5-LOX、MPO、NOS、CRP 及细胞因子 mRNA 的表达。槲皮素通过降低内皮细胞 TLR-NF-κB 信号通路，抑制 oxLDL 诱导的内皮白细胞黏附，抑制 HCD 诱导的大鼠动脉粥样硬化炎症过程[309]
			在体外培养的人内皮细胞中有保护 HO 诱导的脂质过氧化作用，降低了细胞因子诱导的 VCAM-1 和 E- 选择素的细胞表面表达，降低了人肝细胞 NF-κB 的转录活性。在人 CRP 转基因小鼠中，抑制 IL-1β 诱导的 CRP 表达；在 ApoE*3Leiden 小鼠中，显著减轻动脉粥样硬化。显著降低循环炎症危险因子 SAA 和纤维蛋白原，影响血管细胞增殖，从而减少动脉粥样硬化病变的生长。槲皮素还降低了局部血管炎症相关因子的基因表达，包括 IL-1R、CCL8、IKK 和 STAT3。槲皮素降低人 CRP 和心血管危险因素（SAA，纤维蛋白原）在小鼠体内的表达。这些全身效应加上主动脉的局部抗增殖和抗炎作用可能有助于减轻动脉粥样硬化[654]
			降低 LPS 引起的 TLR4、MyD88、NF-κB（p65）的 mRNA 表达和细胞上清液中 IL-α、TNF-α 的分泌水平，槲皮素可能通过抑制 TLR-Myd88-NF-κB 传导通路的活化，减少巨噬细胞炎症因子的分泌[428]
			对人主动脉血管平滑肌细胞的胶原蛋白合成，尤其是对去甲肾上腺素刺激的血管平滑肌细胞胶原蛋白合成有很强的抑制作用[655]
			对血管平滑肌细胞增殖、DNA 合成，尤其是对去甲肾上腺素刺激的血管平滑肌细胞增殖、DNA 合成有较强的抑制作用[159]
			可以抑制毒胡萝卜素诱导的 RAW264.7 细胞内质网应激凋亡途径，该作用可能与其抑制磷脂酰肌醇 3- 激酶（PI3K）信号通路从而降低 C/EBP 同源蛋白（CHOP）的表达有关[656]
	黄酮	异鼠李素	对人主动脉血管平滑肌细胞的胶原蛋白合成，尤其是对去甲肾上腺素刺激的血管平滑肌细胞胶原蛋白合成有很强的抑制作用[655]
	环烯醚萜	京尼平苷酸	具有减轻原代培养的内皮细胞（EC）脱落和改善主动脉形态学障碍的作用，对平滑肌细胞增殖有明显抑制作用，对上腔平滑肌细胞迁移有明显的抑制作用，在动脉粥样硬化模型中，京尼平苷酸具有保护血管内皮和逆转斑块形成的作用[657]

作用	类型	化合物	机制
心肌保护	黄酮	槲皮素	通过显著影响心肌细胞微丝、微管的分布，对心肌细胞骨架分布的调节发挥其心肌保护作用[658]
			对缺血再灌注心肌具有保护作用，其机制可能与抗脂质过氧化反应及增强心肌的能量代谢、减轻钙超载有关[659]
			减轻氧化应激损伤、降低炎症反应和减轻细胞内钙超载对心肌缺血再灌注损伤有明显的保护作用[660]
			可保护心肌缺血再灌注（MIR）所致心肌损伤，其机制与抑制中性粒细胞浸润、下调 NF-κB 和 ICAM-1 的表达等有关[661]
			保护缺氧心肌细胞，减轻损伤程度，减轻细胞脂质过氧化损伤的作用[662]
			对缺血再灌注损伤心肌的保护作用机制可能与清除体内自由基、增强 SOD 活性、减轻脂质过氧化反应、抑制心肌细胞凋亡有关[663]
			降低多柔比星诱导的心脏毒性，在体外和体内通过减少氧化应激上调 Bmi-1 表达[664]
			对多柔比星致培养心肌细胞凋亡具有保护作用，其机制与降低 caspase-3 mRNA 和蛋白的表达，增加 Bcl-2 的表达和减少 Bax 的表达有关[665]
			通过降低心肌组织 iNOS 的表达及活力，抑制脓毒症时心肌组织中过量的 NO 产生，减轻脓毒症的心肌损伤[666]
			iNOS 蛋白表达量明显降低，eNOS 表达水平增高；Bax 降至对照组水平，Bax/Bcl-2 比值降低；NO 含量明显降低，槲皮素可减轻 LPS 所致的小鼠心功能不全，改善生存率[667]
			乙醇摄入导致心脏出现严重的铁沉积，进而加剧心脏的氧化损伤。而槲皮素除了直接的抗氧化作用外，还能螯合心肌中多余的铁，发挥保护效应。此外，槲皮素还被证实能够通过调节心脏组织及血清中血管紧张素Ⅱ（AngⅡ）的含量，进而下调铁过载状态下心脏中主要的铁转运体 L- 型钙通道的表达水平，抑制心肌铁过载的发生，最终起到保护心脏免受乙醇损伤的作用[668]
抗心肌纤维化	环烯醚萜	桃叶珊瑚苷	明显升高心脏组织中 CD31 和 CD34 的表达，间质细胞标志物 α-SMAA 和 vimentin 的表达明显下降，桃叶珊瑚苷通过抑制内皮间质转化发挥抗心肌纤维化的作用[669]
			通过 ROS-MAPK 通路途径抑制 AngⅡ诱导的心肌成纤维细胞（CF）增殖和 ROS，以及Ⅰ型胶原蛋白和Ⅲ型胶原蛋白的生成[311]
阻止肺动脉高压	黄酮	槲皮素	通过肺动脉平滑肌细胞（PASMC）的 FOXO1（自噬调节的主要介质）-SSEN3-MTER 信号通路增强缺氧诱导的自噬，治疗缺氧相关肺动脉高压[670]
			上调 IRE1α 和 XBP1s，激发缺氧 PASMC 中过度的内质网应激和 IRE1α 通路并促进细胞凋亡。干预 IRE1α-XBP1 通路可能对缺氧诱导的肺动脉高压治疗有用[671]

槲皮素在作用于心脑血管疾病方面的机制探讨颇为深入，总结如下。

1. 治疗心脑血管疾病的作用机制

（1）保护血管内皮细胞的损伤及修复，与减少 NO 释放和抗氧化作用有关，而抗氧化作用主要是通过调节 NF-κB 的表达完成；与清除氧自由基、抗脂质过氧化、修复和保护细胞膜的完整性有关；下调 H_2O_2 处理的内皮细胞 PAI-1 mRNA 的表达，通过抗凝纤溶功能发挥抗血栓作用；与其抑制细胞内钙离子浓度的升高和降低 caspase-3 的活性有关；对分泌前列环素、TX A2 及血小板活化因子具有不同程度的下调作用；抑制 JNK/p38 MAPK 信号通路；下调 GRP78、XBP1、caspase-3 等表达；下调下游的 5 种转录因子 snail1、twist1、twist2、ZEB1、ZEB2；抑制内皮 - 间质转化而发挥抗纤维化的作用，抑制细胞色素 P450 2E1；调节细胞内氧化 - 抗氧化系统的平衡，起到保护高糖所致内皮细胞损伤的作用；细胞色素 P450 2E1 mRNA 和蛋白的表达水平均显著减少，细胞内活性氧簇生成减少，血管内皮细胞损伤减轻。

（2）通过抑制磷脂酶 C 的活化来抑制血小板功能；影响二磷酸腺苷和 TXA2 途径抑制血小板活化。

（3）抗心肌肥厚作用，与清除氧自由基和钙拮抗有关。

（4）增强电压依赖性钾通道和抑制 L- 型电压依赖性钙通道舒张大鼠冠状动脉；抑制 L- 型电压依赖性钙通道和激活蛋白激酶 C 舒张大鼠离体肾动脉。

（5）对脑缺血损伤有保护作用，与脑中 NO、MDA 降低有关；与 BDNF-TrkB-PI3K/Akt 信号通路的激活有关。

（6）调控葡萄糖氧剥夺损伤的星形胶质细胞（AS）细胞周期相关基因的表达；诱导 AS 高表达血红素氧合酶 -1 蛋白，提高 AS 内谷氨酸转运体蛋白的表达，降低线粒体膜损伤，减轻氧自由基聚集程度，并抑制细胞凋亡。

2. 治疗动脉粥样硬化的作用机制

（1）促进释放前列环素，保护血管内皮细胞损伤的作用与其抗脂质过氧化作用有关；促进血管内皮细胞释放 NO、抑制脂质过氧化及抗氧化；MDA、ET 水平降低，而 NO 和 SOD 水平升高，对 ACh 的内皮依赖性舒张反应趋近正常；降低血管间黏附分子、内皮素 -1 含量，减少内质网应激相关蛋白的表达，促进细胞生长，槲皮素可能通过抑制内质网应激相关通路来减轻炎症应激及凋亡，最终改善内皮细胞损伤；降低 oxLDL 诱导的人脐静脉内皮细胞 VCAM-1 和 ICAM-1 表达，下调 oxLDL 诱导的 MCP-1 的 mRNA 表达，减轻 NF-κB p65 亚基的核移位；显著抑制 TLR2 和 TLR4 蛋白及 mRNA 的表达，以及炎症介质 COX、5-LOX、MPO、NOS、CRP 及细胞因子 mRNA 的表达。槲皮素通过降低内皮细胞 TLR-NF-κB 信号通路，抑制 oxLDL 诱导的内皮白细胞黏附，抑制动脉粥样硬化炎症过程。

（2）保护 HO 诱导的脂质过氧化作用，降低了细胞因子诱导的 VCAM-1 和 E- 选择素的细胞表面表达，降低了人肝细胞 NF-κB 的转录活性。抑制 IL-1β 诱导的 CRP 表达，降低循环炎症危险因子 SAA 和纤维蛋白原含量，影响血管细胞增殖，从而减少动脉粥样硬化病变的进程。槲皮素还降低了局部血管炎症相关因子的基因表达，包括 IL-1R、CCL8、IKK 和 STAT3。槲皮素降低人 CRP 和心血管危险因素（SAA，纤维蛋白原）在小鼠体内的表达。

（3）抑制 TLR-Myd88-NF-κB 传导通路的活化，减少巨噬细胞炎症因子的分泌。

（4）抑制血管平滑肌细胞胶原蛋白合成；抑制血管平滑肌细胞增殖、DNA 合成。

（5）抑制磷脂酰肌醇 3- 激酶信号通路，从而降低 C/EBP 同源蛋白（CHOP）蛋白的表达。

3. 保护心肌的作用机制

（1）影响心肌细胞微丝、微管的分布，对心肌细胞骨架分布的调节发挥其心肌保护作用。

（2）抗脂质过氧化反应及增强心肌的能量代谢、减轻钙超载，减轻氧化应激损伤，降低炎症反应，减轻细胞内钙超载。

（3）清除体内自由基，增强 SOD 活性，减轻脂质过氧化反应，抑制心肌细胞凋亡。

（4）减少氧化应激，上调 Bmi-1 表达。

（5）抑制中性粒细胞浸润、下调 NF-κB 和 ICAM-1 的表达。

（6）降低 caspase-3 mRNA 和蛋白的表达，增加 Bcl-2 的表达，减少 Bax 的表达。

（7）降低心肌组织 iNOS 的表达及活力，抑制脓毒症时心肌组织中过量的 NO 产生。

（8）降低 iNOS 蛋白表达，增高 eNOS 表达水平，降低 Bax/Bcl-2 比值，降低 NO 含量。

（9）除了直接的抗氧化作用外，还能螯合心肌中多余的铁，发挥保护效应。调节心脏组织及血清中血管紧张素 II 的含量，进而下调铁过载状态下心脏中主要的铁转运体 L- 型钙通道的表达水平，抑制心肌铁过载的发生。

（十）杜仲中的免疫调节药效物质及其作用机制

杜仲中的免疫调节药效物质及其作用机制见表 2-13-26。

表 2-13-26　杜仲中的免疫调节药效物质及其作用机制

Table 2-13-26　Immunomodulatory substances of *Eucommia ulmoides* and its mechanism

作用	类型	化合物	机制
增强/调节免疫力	脂肪酸	α-亚麻酸	提高小鼠的血清溶血素水平和抗体生成细胞数，促进小鼠腹腔巨噬细胞的吞噬能力和单核巨噬细胞的碳廓清，促进小鼠的迟发型变态反应，提高小鼠 NK 细胞的活性[264]
	环烯醚萜	桃叶珊瑚苷	促进 LPS 诱导后人脂肪间充质干细胞（hAMSC）增殖，并且可抑制 hAMSC 分泌 IL-6、TNF-α、IFN-γ 等促炎因子[672]
	多糖	单一多糖 EUPS（≥97%）（茎皮中分离得到）平均分子量（Mw）为 $11.4632×10^5$ Da。EUPS 的单糖组分为葡萄糖、果糖、甘露糖、岩藻糖、半乳糖和阿拉伯糖，相对质量分别为 36.6%、16.6%、14.2%、15.7%、9.5% 和 7.4%	增加了树突细胞（DC）的 MHC Ⅰ/Ⅱ、CD80、CD40 和 CD86 的表面表达，并诱导 DC 成熟。此外，还显著增强淋巴细胞增殖并显著增强细胞因子（IL-4 和 IFN-γ）的产生。在体内实验中，可显著增强 FMDV 特异性 IgG、IgG1、IgG2a 和 IgG2b 抗体滴度和 T 细胞增殖，是一种强烈的免疫刺激剂[265]
	多糖	杜仲 A（eucomman A，从干皮中分离得到）为均一酸性多糖，由 L-阿拉伯糖、D-半乳糖、D-葡萄糖、L-鼠李糖、D-半乳糖醛酸组成，摩尔比为 8:6:4:5:8，此处还有少量的肽组分。分子量估计为 $6.0×10^4$	增强网状内皮系统活性[266]
	环烯醚萜	京尼平	抗补体活性[267]
	木脂素	松脂醇-4-O-吡喃葡萄糖苷	抗补体活性[267]
	多糖	EWDS-1（从茎皮中分离得到）为均一的支链蛋白多糖，平均分子量约 2 000 000，由半乳糖、葡萄糖和阿拉伯糖组成，比例为 2.1:1.0:0.9，还有微量的鼠李糖、木糖、甘露糖，以及 3.95% 的蛋白	通过与 C1q、C1r、C1s、C2、C3、C4、C5 和 C9 相互作用，抑制补体系统的激活[673]
	多糖	EWDS-2（从茎皮中分离得到）为均一多糖，平均分子质量为 1000～2000 kDa，是高度分化的蛋白质结合多糖，组成成分为葡萄糖、半乳糖、阿拉伯糖、鼠李糖，比例为 2.2:1.0:0.4:0.2，以及微量的甘露糖和 6.55% 蛋白质	通过与 C1q、C1r、C1s、C2、C3、C4、C5 和 C9 相互作用，抑制补体系统的激活[674]
	黄酮	槲皮素（从叶中分离得到）	显著增强 NK 细胞杀伤效应、脾淋巴细胞增殖及红细胞 C3b 受体活性。此外，槲皮素能提高 IL-2 活性，并能明显对抗泼尼松龙所致的免疫抑制作用[675] 抑制 NF-κB[226] 脾淋巴细胞的增殖和细胞因子 IL-2 与 IFN-γ 的分泌有协同作用[79]
	黄酮	山奈酚（从叶中分离得到）	抑制 NF-κB[226] 随浓度的升高，对淋巴细胞的增殖呈抑制趋势，同时对细胞因子 IL-2 与 IFN-γ 的诱生起下调作用[79]

作用	类型	化合物	机制
增强/调节免疫力	黄酮	catechin-（5,6-bc）-4α,-（3,4-dihydroxyphenyl）-dihydro-2（3H）-pyranone（从叶中分离得到）	抑制 NF-κB[226]
	环烯醚萜	eucommioside-Ⅰ（从叶中分离得到）	抑制 NF-κB[226]
		车叶草苷酸（从叶中分离得到）	抑制 NF-κB[226]
	四甲基环己烯型单萜苷类	blumenol C 和 9-epiblumenol C 的混合物（从叶中分离得到）	抑制 NF-κB[226]
	芳香族苷	icariside F2（从叶中分离得到）	抑制 NF-κB[226]
抗紫外线诱导的光免疫抑制	苯丙素	绿原酸	降低紫外线诱导，抑制接触性超敏反应，降低紫外线照射后致敏小鼠血清 IL-10 水平。下调小鼠血浆活性氧水平和皮肤肥大细胞的表达[268]
	环烯醚萜	京尼平苷酸	降低紫外线诱导抑制接触性超敏反应，降低紫外线照射后致敏小鼠血清 IL-10 水平。降低调节性 T 细胞在皮肤中的表达[268]
治疗自身免疫性疾病	黄酮	槲皮素	通过阻断 IL-12 信号和 Th1 分化改善变态反应性脑脊髓炎[676] 降低 NF-κB p65 和 IKKβ 的表达，增加 IκBα 的表达，抑制 PTX3 的表达。槲皮素通过抑制 NF-κB 信号通路的激活，降低 PTX3 的表达，抑制系膜细胞的过度增殖，治疗狼疮性肾炎[677]

从杜仲中分离纯化得到的多个均一多糖具有提高免疫的作用。

槲皮素对经 ConA 或 LPS 刺激下的小鼠脾淋巴细胞的增殖和细胞因子 IL-2 与 IFN-γ 的分泌有协同作用，并呈一定的浓度依赖性；而山柰酚则随浓度的升高对淋巴细胞的增殖呈抑制趋势，同时对细胞因子的诱生起下调作用。槲皮素和山柰酚同属于黄酮醇类，只是存在于 B 环 3′ 位上的一个 OH 位置的差别[79]。

（十一）杜仲治疗其他疾病药效物质及其作用机制

杜仲治疗其他疾病药效物质及其作用机制见表 2-13-27。

表 2-13-27　杜仲治疗其他疾病药效物质及其作用机制

Table 2-13-27　Effective substances and mechanism of *Eucommia ulmoides* in the treatment of other diseases

作用	类型	化合物	机制
抗纤维化	环烯醚萜	桃叶珊瑚苷	提高了博来霉素（BLM）刺激小鼠的肺动态顺应性，减轻了 BLM 诱导的肺实质纤维化改变。还可减轻 BLM 引起的肺内胶原沉积和炎症损伤。此外，还降低了 BLM 诱导的肺纤维化小鼠促纤维化蛋白转化生长因子（TGF）-β1 和 α-平滑肌肌动蛋白（α-SMA）的表达。桃叶珊瑚苷抑制转化生长因子-β1（TGF-β1）的 mRNA 和 Ki67 蛋白表达并增殖细胞核抗原（PCNA）；还可降低 TGF-β1 诱导的成纤维细胞胶原合成和 α-SMA 表达，并减少鼠成纤维细胞 NIH3T3 的细胞增殖。抑制炎症、成纤维细胞增殖和分化，在小鼠模型中对 BLM 诱导的肺纤维化发挥保护作用[275]

作用	类型	化合物	机制
抗纤维化	黄酮	槲皮素	显著降低 BLM 致肺纤维化程度[678]
			抑制成纤维细胞增殖、抑制胶原合成、阻止氧化损伤、抑制血管生成及引起细胞凋亡，能够有效抑制肝硬化，抑制肾脏、心肌等器官和组织纤维化的病理过程[679]
治疗重症急性胰腺炎相关的肺损伤	黄酮	槲皮素	减轻重症急性胰腺炎（SAP）引起的肺损伤可能与其抑制肺泡中性粒细胞（PMN）TLR4/NF-κB 信号通路活化有关[680]
保护急性肺损伤	黄酮	槲皮素	改善内毒素急性肺损伤（ALI）大鼠的气体交换功能，降低髓过氧化物酶（MPO）活性、P- 选择素的表达，抑制炎性介质 TNF-α、IL-8 的释放，对内毒素诱导的 ALI 有保护作用[312]
			明显减轻肺组织病理改变，降低二氧化碳分压（$PaCO_2$）并增加氧分压（PaO_2）和肺组织 D/W（干湿比）；减少 iNOS 蛋白水平，下调 TNF-α 及 IL-1β 的水平，且上调 IL-4 及 IL-10 的 mRNA 水平。槲皮素可通过抑制 M1 型巨噬细胞极化及其介导的免疫反应显著改善急性肺损伤后气体交换功能、减轻肺组织病变[681]
治疗尿毒症	黄酮	槲皮素	明显降低内质网应激蛋白 P-PERK、ATF4 及 CHOP 的表达水平，槲皮素可以抑制非对称性二甲基精氨酸（ADMA）引起的内质网应激[682]
保护肾损伤	黄酮	槲皮素	显著减弱肾组织中调节活化的正常 T 细胞表达和分泌的因子（RANTES），减少单核细胞趋化蛋白 -1（MCP-1）和同种异体移植炎症因子（AIF）的表达，减轻缺血再灌注损伤及其炎症后遗症[683]
			通过抑制 TLR4/NF-κB 信号通路保护脂多糖诱导的小鼠急性肾损伤[684]
治疗尿酸性肾病	黄酮	槲皮素	肾脏 NOD 样受体蛋白 3（NLRP3）炎症体和 Toll 样受体（TLR）信号通路的激活参与尿酸性肾病的发病过程，槲皮素可通过对其的调控缓解尿酸性肾病[685]
慢性前列腺炎 / 慢性盆腔疼痛综合征的保护作用	黄酮	槲皮素	降低促炎细胞因子 IL-1β、IL-2、IL-6、IL-17A、MCP1 和 TNF-α 的表达，提高抗氧化能力并抑制 NF-κB 和 MAPKs 的磷酸化。槲皮素对慢性前列腺炎 / 慢性盆腔疼痛综合征（CP/CPPS）有特异性保护作用，其通过抗炎、抗氧化、NF-κB 和 MAPK 信号通路介导[686]
抑制睾丸间质细胞增殖	木脂素	松脂醇二葡萄糖苷	对小鼠 TM3 睾丸间质细胞有增殖抑制作用[687]
治疗血管生成相关疾病	黄酮	槲皮素	抑制人脐静脉血管内皮细胞（HUVEC）增殖及体外血管形成能力，抑制 HUVEC 中血管内皮细胞因子（VEGF）、碱性成纤维细胞生长因子（bFGF）mRNA 的表达，其机制部分通过 AKT 相关信号通路介导[688]
细胞保护	苯丙素	松柏醛葡萄糖苷	诱导热休克因子 1（HSF1）、热休克蛋白（HSP）27 和 HSP70 的连续表达，且呈剂量依赖性[689]
	环烯醚萜	巴尔蒂苷	诱导 HSF1 表达增加[689]
	环烯醚萜	6β- 羟基 - 京尼平苷	诱导 HSF1 表达增加[689]
	环烯醚萜	京尼平苷	诱导 HSF1 表达增加[689]
	环烯醚萜	京尼平苷酸	诱导 HSF1 表达增加[689]
	木脂素	松脂醇二葡萄糖苷	诱导 HSF1 表达增加[689]
	木脂素	丁香脂素二葡萄糖苷	诱导 HSF1 表达增加[689]

作用	类型	化合物	机制
修复烫伤皮肤	木脂素	松脂醇二葡萄糖苷	通过提高 ESF-1 细胞的增殖活性，促进 I 型胶原蛋白和Ⅲ型胶原蛋白基因的表达，从而增加胶原蛋白的合成，促进基质金属蛋白酶抑制剂 1（TIMP-1）、基质金属蛋白酶抑制剂 2（TIMP-2）基因的表达和抑制 *MMP-1* 基因的表达，从而通过减少胶原的降解等途径来达到修复烫伤皮肤的作用[690]
			可提高 ESF-1 细胞的增殖活性，促进相关胶原蛋白和组织金属蛋白酶（TIMP）的表达，抑制 MMP 的表达，减少胶原的降解，从而发挥修复烧伤皮肤的作用[691]
抗过敏	黄酮	槲皮素	明显抑制 IgE 介导的信号转导中 LTs、PGD2 和 GM-CSF mRNA 的表达，释放前激活的细胞外信号调节激酶（ERK）和 c-Jun-NH$_2$ 末端激酶（JNK）的活性，抑制 Ca^{2+} 内流和 PKC 活化，是一种有效的人肥大细胞活化抑制剂[692]
			槲皮素是有效的嗜酸性炎症抑制因子[313]
			槲皮素降低了 PMACI 刺激的 HMC-1 细胞中 TNF-α、IL-1β、IL-6 和 IL-8 的基因表达和产生；抑制了 PMACI 诱导的 NF-κB 和 p38 丝裂原激活的蛋白激酶的激活。为槲皮素治疗肥大细胞源性过敏性炎症提供了依据[693]
抗辐射损伤	黄酮	槲皮素	提高人外周血淋巴细胞的辐射抗性，增加受照小鼠骨髓 DNA 含量，降低脾过氧化脂质（LPO）量，具有一定的辐射防护作用[694]
抗致畸	环烯醚萜	京尼平苷酸	降低小鼠染色体畸变率[237]
	环烯醚萜	京尼平苷	降低小鼠染色体畸变率[237]
	环烯醚萜	车叶草苷酸	降低小鼠染色体畸变率[237]
	环烯醚萜	去乙酰基车叶草苷酸	降低小鼠染色体畸变率[237]
	环烯醚萜	车叶草苷	降低小鼠染色体畸变率[237]
	酚	连苯三酚	降低小鼠染色体畸变率[237]
	苯丙素	反式对香豆酸	降低小鼠染色体畸变率[237]
	苯丙素	原儿茶酸	降低小鼠染色体畸变率[237]

1. 杜仲细胞保护药效物质研究 Nam J.W. 等从杜仲皮中分离得到 7 个化合物：松柏醛葡萄糖苷（1）、巴尔蒂苷（2）、6β- 羟基－京尼平苷（3）、京尼平苷（4）、京尼平苷酸（5）、松脂醇二葡萄糖苷（6）和丁香脂素二葡萄糖苷（7）。评估了 1～3 个化合物对热休克因子 1（HSF1）、热休克蛋白（HSP）27 和 HSP70 的诱导活性，化合物 1～7 分别使 HSF1 的表达增加 1.214 倍、1.144倍、1.153 倍、1.114 倍、1.159 倍、1.041 倍和 1.167倍。松柏醛葡萄糖苷显示 HSF1 最有效地增加，并以剂量依赖性方式诱导 HSP27 和 HSP70 的连续表达而无细胞毒性，提示其作为 HSP 诱导物细胞保护剂的应用是可能的[689]。

2. 杜仲抗致畸作用物质研究 Nakamura Takanori 等使用杜仲茶（杜仲叶的水提取物）的粗提取物对中国仓鼠卵巢细胞（Chinese hamster ovary cell，CHO）和小鼠染色体畸变的诱导进行研究，结果表明，17 个杜仲茶成分中的 5 个环烯醚萜类（京尼平苷酸、京尼平苷、车叶草苷酸、去乙酰基车叶草苷酸和车叶草苷）、3 个酚类（连苯三酚、原儿茶酸和反式对香豆酸）被发现有抗致畸活性。由于抗致畸环烯醚萜有一个 α- 不饱和羰基，该结构被认为起抗致畸的重要作用[237]。

第四节 基于药代动力学研究的药效物质

研究者采用药代动力学研究了杜仲活性成分、组分、体内吸收、分布、代谢、排泄的动态变化规律及其体内时－量、时－效关系，试图阐明和揭示杜仲的药效物质基础和作用机制。

（一）单一药效成分药代动力学和代谢产物研究

1. 桃叶珊瑚苷口服灌胃和静脉给药药代动力学 桃叶珊瑚苷口服灌胃和静脉给药后吸收迅速，药代动力学模型均符合二室开放模型[695]。

2. 松脂醇二葡萄糖苷的药代动力学和代谢产物研究

（1）采用 UPLC-ESI/MS/MS 法测定了大鼠血浆中松脂醇二葡萄糖苷及其三种代谢产物的浓度，在大鼠体内进行松脂醇二葡萄糖苷灌胃给药后的药代动力学研究（图 2-13-15）。结果显示，C_{max} 为（638.43±43.52）ng/ml，T_{max} 为（0.089±0.02）h，$AUC_{(0\sim\infty)}$ 为（2354.42±832.94）ng/（ml·h），$t_{1/2\alpha}$ 为（1.17±0.24）h，V/F 为（31.01±2.03）L/kg，CL/F 为（16.69±1.09）L/（h·kg），表明松脂醇二葡萄糖苷灌胃给药的体内代谢过程符合二室模型，其他三种代谢产物只在 12～48 h 检测到微量。灌胃给药后松脂醇二葡萄糖苷在 0～60 h 有 27.45%±2.51% 以原型形式经尿液排出体外，有 1.08%±0.29%、2.4%±0.39% 和 4.20%±0.49% 的松脂醇、肠内酯和肠二醇以代谢物形式经尿液排出体外，在尿液中共检测出 13 种代谢产物[696]。

（2）口服杜仲提取物的药代动力学参数显示（+）-松脂醇二-β-D-葡萄糖苷（PG）属于一室模型，95% 的 PG 在 12 h 内被消除。

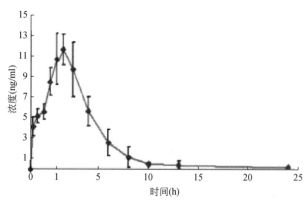

图 2-13-15 杜仲提取物灌胃给药后大鼠血浆中松脂醇二-β-D-葡萄糖苷的浓度–时间曲线[697]

Fig. 2-13-15 The concentration-time profiles of the （+）-pinoresinol-di-β-D-glucopyranoside compound following oral administration of *Eucommia ulmoides* extract in rat plasma[697]

（3）大鼠单剂量给药后，松脂醇二葡萄糖苷（PDG）在颈总静脉的生物利用度为 51.3%，而肝门静脉的生物利用度为 91.6%。肝脏是 PDG 向松脂醇葡萄糖苷转化的主要部位[698]。

3. 槲皮素口服不同剂量对抗氧化、炎症和药代动力学的影响 Eger 等研究三种不同剂量的槲皮素口服补充剂对槲皮素血浆浓度、抗氧化、炎症和代谢的影响。将 35 名健康志愿者随机分配至每周 2 次服用 50 mg/d、100 mg/d 或 150 mg/d（Q50 组～Q150 组）槲皮素组。与基线相比，补充槲皮素可显著提高血浆槲皮素浓度 178%（Q50 组）、359%（Q100 组）和 570%（Q150 组；$P < 0.01$）；并研究了槲皮素在 15 名志愿者中的药代动力学，血浆浓度–时间曲线下的面积为 76.1～305.8（μmol·min）/L（分别为 50 mg 和 150 mg 剂量）。槲皮素的最大血浆中位数（431 nmol/L）在摄入 150 mg 槲皮素后 360 min 观察到。总而言之，每天向健康人补充槲皮素（2 周），可剂量依赖性地增加血浆槲皮素浓度，但不会影响抗氧化、氧化低密度脂蛋白及炎症和代谢[699]。

（二）多个药效成分药代动力学

1. 口服杜仲提取物中松脂醇葡萄糖苷和绿原酸的药代动力学研究 在大鼠中口服 3 ml/kg 杜仲提取物后，松脂醇葡萄糖苷、绿原酸的最大血浆浓度（C_{max}）分别为 57.44 ng/ml 和 61.04 ng/ml。对于松脂醇葡萄糖苷和绿原酸，达到最大血浆浓度（T_{max}）的时间分别为 40.00 min 和 23.33 min[700]。

2. 口服槲皮素和芦丁的药代动力学研究 对 16 名健康志愿者分别口服 3 种不同剂量的槲皮素和芦丁。剂量分别为 8 mg、20 mg 和 50 mg 槲皮素苷元。给药后 0～32 h 取血样。结果：槲皮素苷元或芦丁摄入后，槲皮素的整体动力学行为有显著差异。两种处理的血浆浓度–时间曲线在 0～32 h[$AUC_{(0\sim32)}$]和最大血浆浓度（C_{max}）值上的平均面积是相似的。然而，槲皮素苷元治疗后达到 C_{max}（t_{max}）的时间明显短于芦丁治疗后。槲皮素苷元对槲皮素的吸收是可预测的，个体间变异较小，相比之下，摄入芦丁后，$AUC_{(0\sim32)}$ 和 C_{max} 值的个体间差异很大，似乎与性别和口服避孕药的使用有关。槲皮素和芦丁在血浆中以葡萄糖醛酸盐和（或）槲皮素硫酸盐和未结合槲皮素苷元的形式存在，但未检测到芦丁[701]。

3. 口服杜仲提取物中京尼平苷酸、原儿茶酸、绿原酸、松脂醇二葡萄糖苷和松脂醇单葡萄糖苷的药代动力学研究　杜仲皮提取物的制备：将杜仲皮压碎并用水（w/v 为 1：10）煎煮 3 次（每次 2 h）。浓缩至 1 g/ml 的浓度后将 95% 乙醇缓慢加入浓缩物中，直至达到 60% 的最终乙醇浓度，过滤浓缩物，滤液浓缩至无乙醇气味。用正丁醇（体积比为 1：3）连续萃取浓缩溶液 3 次，蒸发正丁醇萃取物，将提取物用 D101 大孔树脂吸附，用 45% 乙醇溶液洗脱，浓缩洗脱液并真空干燥，得杜仲皮提取物。HPLC 法测定京尼平苷酸（GA）、原儿茶酸（PCA）、绿原酸（CA）、松脂醇二葡萄糖苷（PDG）和松脂醇单葡萄糖苷（PG）的含量，分别为 35.2 mg/g、1.7 mg/g、1.8 mg/g、20.0 mg/g 和 10.4 mg/g。

大鼠口服给药杜仲皮提取物后 GA、PCA、CA、PDG 和 PG 组织中的最大浓度（$C_{\max}$）分别出现在（8.00 ± 1.67）h、（0.46 ± 0.33）h、（0.83 ± 0.63）h、（0.54 ± 0.25）h 和（0.54 ± 0.10）h，GA、PCA、CA、PDG 和 PG 的半衰期（$t_{1/2}$）分别为（4.12 ± 0.77）h、（9.20 ± 4.69）h、（12.30 ± 11.88）h、（7.05 ± 9.73）h 和（2.75 ± 0.76）h；CLz/F（清除率）和 Vz/F（表现分布容积）值相比表明 GA 的内脏分布与其他化合物不同；浓度－时间曲线显示，除 GA 峰值浓度出现在 8 h，其他所有分析物的峰值浓度均出现在 0.46～0.83 h，PCA、CA、PDG 和 PG 的吸收速度比 GA 要快得多；这些化合物的吸收几乎不受胃排空时间的影响，并且没有肝肠循环的影响[702]。

4. 静脉注射杜仲提取物中京尼平苷酸、原儿茶酸、绿原酸、松脂醇二葡萄糖苷和松脂醇单葡萄糖苷的药代动力学研究　用 UPLC-MS/MS 方法测定大鼠血浆中的京尼平苷酸、原儿茶酸、绿原酸、松脂醇二葡萄糖苷和松脂醇单葡萄糖苷，并进行五种成分在大鼠体内的药代动力学研究。在大鼠静脉注射杜仲提取物后，京尼平苷酸、原儿茶酸、绿原酸、松脂醇二葡萄糖苷和松脂醇单葡萄糖苷五种成分在体内符合二室药代动力学模型，药代动力学参数提示杜仲在体内的滞留时间短、消除较快，而五种成分的清除率（CLz）、分布容积（Vz）参数差异较大，表明静脉注射给予杜仲提取物后，五种成分在体内的吸收过程不一致。京尼平苷酸、原儿茶酸和松脂醇二葡萄糖苷 3 种成分在大鼠体内表现出了非线性药代动力学的特征，而绿原酸和松脂醇单葡萄糖苷则在大鼠体内表现出了线性药代动力学的特征[703]。

5. 杜仲提取物的成分及其入血成分和松脂醇二葡萄糖苷、京尼平苷、京尼平苷酸、桃叶珊瑚苷、绿原酸的药代动力学研究

（1）提取物制备：干燥的杜仲皮粉末（500 g）用 4000 ml 乙醇－水（体积比为 75：25）回流提取 3 次，每次 3 h，然后过滤，合并滤液蒸发干燥，残留物溶于 250 ml 5% 乙醇水溶液中，得到浓度相当于杜仲皮 2 g/ml 的提取物溶液。

（2）提取物的成分及其入血成分：通过 UPLC-MS/MS 检测，将杜仲皮提取物中的 18 种成分及入血成分列于表 2-13-28。

表 2-13-28　杜仲皮提取物的 18 种成分中被吸收到大鼠血浆中的成分、保留时间和成分类型

Table 2-13-28　The ingredients absorbed into rat plasma, retentiontime and classification of 18 constituents of *Eucommiae cortex* extract

提取物中的成分	血浆中检测出的成分	保留时间（min）	类型
松脂醇二-β-D-吡喃葡萄糖苷（pinoresinol-di-O-β-D-glucopyranoside，PDG）	PDG	1.80	木脂素
松脂醇-4-β-D-吡喃葡萄糖苷（pinoresinol-4-O-β-D-glucopyranoside，PG）	PG	2.25	木脂素
丁香脂素（syringaresinol，SL）	SL	2.89	木脂素
（lirioresinol-A，LA）		3.00	木脂素
松脂醇（pinoresinol，PL）	/	3.14	木脂素
表松脂醇（epipinoresinol，EPL）	EPL	3.02	木脂素
5′-甲氧基松脂醇（medioresinol，ML）	/	2.95	木脂素
京尼平苷（geniposide，GE）	GE	1.88	环烯醚萜

提取物中的成分	血浆中检测出的成分	保留时间（min）	类型
京尼平苷酸（geniposidic acid，GA）	GA	1.41	环烯醚萜
桃叶珊瑚苷（aucubin，AU）	AU	3.79	环烯醚萜
绿原酸（chlorogenic acid，CA）	CA	1.77	苯丙素
芥子醛（sinspslfrhyde，SE）	/	2.70	苯丙素
松柏醛（coniferl aldehyde，CE）	/	2.75	苯丙素
芦丁（rutin，RN）	/	2.04	黄酮
槲皮素（quercetin，QN）	/	2.88	黄酮
紫云英苷（astragalin，ASN）	/	2.28	黄酮
山奈酚（kaempferol，KL）	/	3.19	黄酮
5-羟甲基糠醛（5-hydroxymethylfurfural，5-HF）	5-HF	1.61	其他

注："/"表示未检出.

Note："/" means not detected.

（3）结果：杜仲皮提取物中18种成分口服给药0.083 h后，在大鼠血浆中可以检测出9种成分：AU、EPL、SL、GE、5-HF、CA、PG、PDG和GA，但在给药后0.5 h，EPL和PG的含量均低于大鼠血浆中的定量限，经口给药后4 h，SL含量下降到定量限，给药后8 h大鼠血浆中一直能检测到的成分为AU、GE、5-HF、CA、PDG和GA。5种成分的药物浓度-时间曲线呈显著相关，分别为PDG、GE、GA、AU和CA[704]。

（三）杜仲归经的物质基础

1.桃叶珊瑚苷 是杜仲皮的有效成分，观察了大鼠组织中的分布，桃叶珊瑚苷浓度在肾脏最高，且远高于其他组织，肺、心、脾和睾丸中也检测到含桃叶珊瑚苷。结果与经络结果密切相符，并清楚地表明，桃叶珊瑚苷是杜仲归经的物质基础之一[705]。

2.桃叶珊瑚苷和梓醇 通过研究两者在大鼠体内的药代动力学和组织分布，发现肾组织中两者的水平更高。桃叶珊瑚苷和梓醇可通过血脑屏障[706]。

3.京尼平苷酸、绿原酸和松脂醇二葡萄糖苷 在420～1680 mg/kg的剂量范围内，GPA、CA和PDG在大鼠体内呈现非线性药代动力学特征。大鼠口服杜仲提取液后，GPA、CA和PDG均以原型入血；单次大鼠灌胃杜仲提取物后，GPA、CA和PDG在肝、心、脾、肺、肾和脑组织中均有分布（在仪器检测限内，只有GPA未能在脑中检测出，表明其不能透过血脑屏障），GPA主要分布在肾脏组织，CA主要分布在脑组织，PDG主要分布在肝组织，说明GPA、CA和PDG对这几个组织具有靶向性，同时，3个化合物均在肾中水平较高，分布较为广泛。灌胃杜仲提取物后，420 mg/kg、840 mg/kg、1680 mg/kg三个剂量组GPA在48 h内粪便中的排泄率分别为6.28%、4.99%和7.54%；CA在48 h内粪便中的排泄率分别为6.83%、5.54%和9.94%；PDG在48 h内粪便的排泄率分别为6.86%、5.54%和6.14%，说明GPA、CA和PDG在代谢后，排泄率较低。

结论：京尼平苷酸、绿原酸和松脂醇二葡萄糖苷主要分别分布于肾脏、脑和肝组织，具有靶向性，同时，3个化合物均在肾中分布较高[707]。

（四）炮制对杜仲药代动力学的影响——盐炙提高药效物质的生物利用度

1.京尼平苷酸 其在生品和盐炙品组大鼠体内的药代动力学参数分别如下：$AUC_{(0～t)}$（1547.18±272.28）（ng·h）/ml、（2120.694±664.532）（ng·h）/ml；$AUC_{(0～∞)}$（1564.42±273.97）（ng·h）/ml、（2145.61±659.983）（ng·h）/ml；C_{max}（517.59±51.24）ng/ml、（733.292±261.34）ng/ml；MRT（平均驻留时间）（2.68±0.11）h、（2.551±0.08）h；$t_{1/2}$（1.37±0.08）h、（1.43±0.17）h；T_{max}（1.52±0.1）h、（1.51±0.1）h。

结果表明杜仲盐炙后有助于促进京尼平苷酸的吸收，在一定程度上增加了其生物利用度[708]。

2. 京尼平苷、京尼平苷酸、桃叶珊瑚苷和松脂醇二糖苷　应用 LC-MS/MS 建立的方法测定不同炮制时间杜仲中 4 个主要成分京尼平苷、京尼平苷酸、桃叶珊瑚苷和松脂醇二葡萄糖苷含量及药代动力学入血成分含量。口服不同炮制时间的杜仲提取物后，药时曲线可见口服炮制 2 h 的杜仲提取物，京尼平苷和京尼平苷酸的最高血药浓度 C_{max} 为最高，为口服炮制 0 h 提取物 C_{max} 的 2 倍左右。$AUC_{0\sim24h}$ 和 $AUC_{0\sim\infty}$ 均为最高，可见炮制时间的不同可以影响京尼平苷和京尼平苷酸在体内的暴露水平，炮制 2 h 口服给药提高了它们在大鼠体内的血药浓度。口服炮制 1 h 的杜仲提取物，桃叶珊瑚苷和松脂醇二糖苷的最高血药浓度 C_{max} 为最高，为口服炮制 4 h 提取物的 2 倍左右，从 AUC 值分析，2 h 炮制时间大部分成分体内暴露最高。$AUC_{0\sim24h}$ 和 $AUC_{0\sim\infty}$ 无明显变化趋势，可见炮制时间对桃叶珊瑚苷和松脂醇二葡萄糖苷的体内暴露水平无明显影响，说明提取物中指标成分含量和体内暴露情况并不完全一致，但体外和体内结果均表明杜仲炮制 4 h 时指标成分均显著下降，提示杜仲炮制炒制时间不宜超过 4 h。由此可见，炮制 2 h 杜仲中的主要成分相对于其他炮制时间杜仲在大鼠体内的吸收量有所提高。研究结果表明，合理的炮制时间对于杜仲中主要成分在大鼠体内的吸收有一定的促进作用，可提高杜仲中药效成分的生物利用度。

综上，杜仲盐炙有助于促进药效物质的吸收，提高了其生物利用度[709]。

（五）杜仲药效物质"盐炙入肾"炮制机制研究

杜仲入血成分为京尼平苷酸和松脂醇二葡萄糖苷，炮制后两种成分含量略有减少，与体外成分分析变化规律基本一致；肝脏的分布，京尼平苷酸含量变化不显著，而松脂醇二葡萄糖苷的含量盐炙后明显大于生品；肾脏的分布，杜仲生品和制品中京尼平苷酸吸收都较高，且差异不明显，松脂醇二葡萄糖苷的吸收也是制品大于生品，吸收较高且差异显著。

研究结果阐明杜仲药效物质"盐炙入肾"的炮制机制[710]。

（六）药效物质在病理状态的药代动力学特征

1. 松脂醇二葡萄糖苷和京尼平苷酸　灌胃杜仲提取物后，与正常大鼠相比，松脂醇二葡萄糖苷和京尼平苷酸在自发性高血压（SHR）模型体内的 $t_{1/2}$、C_{max} 和 $AUC_{0\sim t}$ 显著增加，V_d/F 和 Cl/F 显著降低。结果显示，SHR 的病理状态能够显著改变杜仲降压活性成分（松脂醇二葡萄糖苷和京尼平苷酸）的药代动力学特征[711]。

2. 京尼平苷酸　胆汁淤积模型降低了京尼平苷酸在体内的消除速率常数（K_e），延长了其在体内的平均驻留时间（$MRT_{0\sim t}$）和半衰期（$t_{1/2}$），提高了 $AUC_{0\sim t}$ 和 $AUC_{0\sim\infty}$，胆汁淤积模型可降低京尼平苷酸的消除和排泄[712]。

3. 松脂醇二葡萄糖苷、京尼平苷、京尼平苷酸、桃叶珊瑚苷和绿原酸　采用 UHPLC-MS/MS 测定了杜仲皮层（EC）中具有代表性的雌激素活性成分松脂醇二葡萄糖苷（PDG）、京尼平苷（GE）、京尼平苷酸（GA）、桃叶珊瑚苷（AU）和绿原酸（CA），在小鼠血浆和组织样品（肝、脾、肾和子宫）中具有良好的线性、低定量限和高提取回收率，以及可接受的精密度、准确度和稳定性。应用于正常和去卵巢（OVX）小鼠 PDG、GE、GA、AU 和 CA 的药代动力学和组织分布的比较研究。结果表明，除 CA 外，OVX 小鼠血浆和组织中 PDG、GE、GA 的浓度均高于正常小鼠。AU 只在正常小鼠血浆和肝匀浆中检测到，OVX 小鼠血浆和肝匀浆对 AU 的吸收较差，而在其他被测组织中含量低。$AUC_{0\sim\infty}$ 和 C_{max} 显著升高，证明 PDG、GE 和 GA 在 OVX 小鼠体内的吸收优于正常小鼠，有利于 PDG、GE、GA 在病理状态下的血浆吸收和组织分布。

结果显示，病理状态能够显著改变药效物质的药代动力学特征[713]。

（七）药效物质代谢产物的作用和机制

1. 槲皮素葡萄糖醛酸苷和（或）硫酸盐结合物抗氧化作用　研究了大鼠灌胃槲皮素后血浆的氧化敏感性，了解槲皮素在体内代谢转化后是否起到抗氧化作用。槲皮素基本上以葡萄糖醛酸苷和（或）硫酸盐结合物的形式在大鼠血浆中产生，槲皮素灌胃大鼠血浆对硫酸铜诱导的脂质过氧化的抵抗力强于对照血浆，主要表现在胆固醇酯氢过氧化物的积累和 α- 生育酚的消耗。槲皮素的某些结合代谢产物在金属离子诱导的血浆脂质过氧化中起到了有效的抗氧化作用[714]。

2. 槲皮素代谢物抑制肺癌及其机制 Chuang C.H. 等以前的研究表明，富含槲皮素 - 代谢物的血浆（QP）而非槲皮素本身会上调过氧化物酶体增殖物激活受体 γ（PPARγ）的表达，从而诱导 A549 细胞中 G_2/M 阻滞。他们将槲皮素的两种主要代谢物槲皮素 -3- 葡萄糖醛酸（Q3G）和槲皮素 3'- 硫酸盐（Q3'S），以及 QP 与 Q549 细胞一起孵育，以研究槲皮素代谢物对细胞侵袭和迁移的影响，并探讨 PPARγ 的作用及其可能的作用机制，比较了 QP 与槲皮素和曲格列酮（TGZ）（一种 PPARγ 配体）的作用，结果表明，QP 以剂量依赖性方式显著抑制细胞侵袭和迁移，以及基质金属蛋白酶（MMP）-2 的活性和表达；10% QP 对那些参数的影响与 10 μmol/L 槲皮素和 20 μmol/L TGZ 的影响相似，然而，QP 和 TGZ 而不是槲皮素本身增加了 nm23-H1 和金属蛋白酶组织抑制物（TIMP-2）的表达，此外，证明了 Q3G 和 Q3'S 也抑制 MMP-2 的蛋白质表达，PPARγ 拮抗剂 GW9662 大大降低了 Q3G 和 Q3'S 的这种作用，在 A549 细胞中的沉默 PPARγ 表达也显著降低了 Q3G 和 Q3'S 对 MMP-2 表达的抑制作用。研究表明，QP 通过 nm23-H1/TIMP-2/MMP-2 相关机制抑制细胞侵袭和迁移，槲皮素代谢物如 Q3G 和 Q3'S 对 PPARγ 的上调可能在 QP 的作用中起重要作用[715]。

3. 绿原酸代谢产物对中枢神经系统疾病的作用和机制 绿原酸进入体内后，原型在小肠仅约 30% 吸收入血，而 70% 是通过肠道菌群代谢后吸收[716]。在肠道菌群的作用下水解为咖啡酸、阿魏酸，大部分进入结肠后透过肠道屏障的绿原酸、咖啡酸和奎尼酸在肝脏中经甲基化、氧化、还原及结合反应 4 个途径进一步代谢为芳香酸类物质（如苯甲酸），可与谷氨酸及甘氨酸等中枢性氨基酸类神经递质结合，然后对中枢神经系统发挥药效。肠道代谢产物咖啡酸、阿魏酸及 m- 香豆酸对于绿原酸发挥其中枢神经疾病的治疗作用具有重要意义。而其他代谢产物如奎尼酸、二氢咖啡酸及二氢阿魏酸等的活性尚未见报道，可能是由

于不能通过血脑屏障而不能发挥作用[717, 718]。

由炎症、氧化应激、谷氨酸引起的神经毒性等是抑郁、脑损伤和神经退行性疾病等脑和中枢神经疾病的重要机制之一，绿原酸及其肠道代谢产物的抗炎、抗氧化应激和清除谷氨酸等神经毒性物质的作用可能是其预防和治疗这些疾病的物质基础[719]。

（八）代谢组学

代谢组学主要是探索代谢物与机体生理、病理变化相关性，阐明机体复杂体系相互作用及对外界的响应。应用代谢组学技术阐明中医药有效性相关效应机制、物质基础等科学问题，可充分理解中医理论的科学价值[720]。

1. 绿原酸对睡眠剥夺应激及作用机制 邢丽娜基于尿液 GC-MS 代谢组学，采用皮下注射 ACTH 建立大鼠抑郁模型。通过敞箱实验、糖水偏好实验、强迫游泳及悬尾实验，根据肾上腺、胸腺和脾脏等脏器指数，血清中 IL-6 和 TNF-α 细胞因子水平，血清中 INS（胰岛素）、TSH（促甲状腺激素）、CRH 和 ACTH 激素水平及单胺类神经递质（5-HT、DA 及 NE）水平，考察睡眠剥夺对机体的行为表现、免疫功能、激素及单胺类递质水平等方面的影响，从结果中可以看出绿原酸具有抗抑郁症的作用。采用尿液 GC-MS 代谢组学方法，PLS-DA 多维及 K-W 单维统计结果说明，系统地评价抑郁症对大鼠代谢网络的影响，绿原酸干预对抑郁大鼠代谢模式具有较好的回归效果，其主要是通过能量代谢及氨基酸代谢发挥作用[587]。

2. 在慢性睡眠剥夺（SD）大鼠模型中绿原酸（CGA）的作用与机制研究 Ma Wei-ni 等开展了基于 GC-MS 的尿代谢组学研究，探索睡眠剥夺大鼠模型中绿原酸可能具有的抗抑郁机制。

（1）生化指数测定：SD 治疗后生化指数测定的结果表明，血清 IL-6（$P < 0.001$）、TNF-α（$P < 0.01$）、CORT 水平（$P < 0.001$）和 NE（$P < 0.001$）高于大平台组（正常组，BP）。但是，经过 CGA 干预 1 周后，除了 TNF-α 的水平外，这些指标都显著降低（$P < 0.05$）。

（2）尿液代谢组学研究：尿液代谢物的多元统计分析建立 PCA 和 OPLS-DA 模式，以观察群体之间的总体集群和趋势。根据模式认知分析，BP、

SD 和模型 +CGA 之间存在明显的分离，并且 CGA 组显示出向 BP 组恢复的趋势，因此更接近 BP 组。

（3）SD 和 CGA 的干预作用的差异代谢物：与 BP 组相比，SD 组有肌酐、壬二酸、原儿茶酸等 23 种代谢产物发生显著变化，如热图所示（图 2-13-16A，彩图 2-13-16A）。用 CGA 对 SD 大鼠进行干预，减轻了一些代谢变化，并伴随着新的代谢变化，如热图所示（图 2-13-16B，彩图 2-13-16B）。CGA 调节上述代谢物以显示抗抑郁作用。这些变化表明，CGA 不仅通过调节 SD 大鼠的代谢变化发挥抗抑郁作用，而且还可能上调某些相关化合物的协同作用。

（4）结论：CGA 干预逆转抑郁样行为和 SD 引起的生化改变。抑郁症不仅可能由 SD 引起，而且在一定程度上可以被 CGA 减轻或逆转。

在 SD 大鼠模型中具有抗抑郁作用，提示 CGA 的作用机制可能与以下机制有关：调节烟酸和烟酰胺代谢的途径异常；乙醛酸和二羧酸的代谢；甘氨酸、丝氨酸和苏氨酸的代谢；精氨酸和脯氨酸的代谢[305]。

3. 促肾上腺皮质激素治疗的大鼠中绿原酸的抗抑郁样作用 将 32 只雄性 Wistar 大鼠随机分为四组：正常饮食组（N），ACTH 治疗模型组（M），美金刚阳性对照组（M+Mem）和 CGA 干预组（M+CGA）。进行了蔗糖偏爱测试（SPT）和开放视野测试（OFT），以评估类似抑郁的行为。行为测试的结果可能暗示了类似抗抑郁药的作用。此外，美金刚和 CGA 可逆转 ACTH 治疗大鼠血清 5-HT、ACTH、CRH 和 DA 的水平。基于 GC-MS 代谢组学方法，与对照组相比，ACTH 治疗组大鼠的代谢谱具有显著差异；与 ACTH 治疗组相比，M+CGA 组和 M+Mem 组也具有明显差异。总共鉴定出 19 种代谢物以区分正常大鼠和 ACTH 处理的大鼠，CGA 处理 ACTH 诱发的抑郁大鼠尿液后，内源性代谢物丙氨酸、丙二酸、苏氨酸、丝氨酸、肌醇、乙酸、肌酐、马尿酸盐、阿魏酸和强尿酸的浓度发生了显著变化，逆转了 19 种差异代谢物中的 12 种，这些代谢物可能是与 CGA 功效相关的生物标志物。基于代谢生物标记之间的关系，将这些路径归纳为一个简短的图（图 2-13-17，彩图 2-13-17），其中包含了大多数改变的代谢产物。

结合模式识别和生物信息学，基于这些代谢物鉴定了 9 种干扰的代谢途径，包括能量代谢、

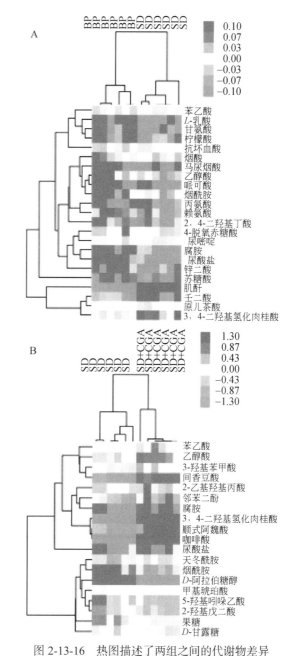

图 2-13-16 热图描述了两组之间的代谢物差异

Fig. 2-13-16 Heat maps described metabolite difference between pairwise groups

神经递质代谢和氨基酸代谢。

总之，CGA 通过调节 9 种干扰的代谢途径及其相关代谢产物，在慢性 ACTH 治疗的大鼠中产生抗抑郁样作用[304]。

4. 桃叶珊瑚苷对 UVA 致 ESF-1 细胞光老化保护作用及其机制 李雪等采用高通量细胞代谢组学技术分析桃叶珊瑚苷干预光老化 ESF-1 细胞的效应机制。UVA 照射及不同剂量桃叶珊瑚苷对 ESF-1 细胞中 SOD、GSH-Px、CAT 活性和 MDA 含量的影响见表 2-13-29。

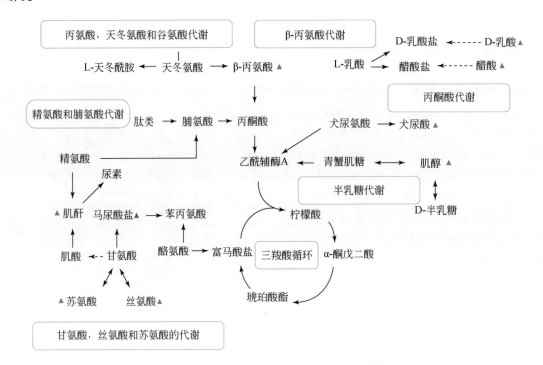

图 2-13-17　CGA 治疗 ACTH 诱导的抑郁相关的尿液代谢途径概述

与正常大鼠相比，红色标记的代谢物表示在接受 ACTH 处理的大鼠中表达上调，而蓝色标记的代谢物表示在正常大鼠中表达下调。与 M 组相比，红色三角形代表 M+CGA 组中水平升高的代谢物，蓝色三角形代表 M+CGA 组中水平降低的代谢物

Fig. 2-13-17　The overview of metabolic pathways related to the CGA treatment on ACTH-induced depression in urine

Red-labelled metabolites indicate up-regulation in ACTH-treated rats, while blue-labeled metabolites represent the down-regulation compared with the normal rats. The red triangles represent metabolites with increased levels in the M+CGA group, blue triangles represent metabolites with decreased levels in the M+CGA group when compared with the M group

表 2-13-29　桃叶珊瑚苷对 ESF-1 细胞各项指标的影响（ $\bar{x} \pm s$, $n=6$ ）

Table 2-13-29　The effect of aucubin on various indexes of ESF-1 cells（ $\bar{x} \pm s$, $n=6$ ）

组别	SOD [U/（mg·prot）]	GSH-Px [U/（mg·prot）]	CAT [U/（mg·prot）]	MDA [nmol/（mg·prot）]
空白组	41.654±6.554	38.058±4.033	6.585±1.528	1.525±0.545
模型组	19.194±1.548**	20.258±6.858**	3.585±1.585**	6.584±1.585**
低剂量组	20.585±5.588	21.255±5.553	3.517±1.528	6.478±1.128
中剂量组	30.585±1.585##	21.525±6.515#	4.541±3.585#	6.484±1.048#
高剂量组	35.535±3.585##	21.254±5.528##	6.528±0.585##	3.484±1.258##

注：与空白组比较，** $P < 0.01$；与模型组比较，# $P < 0.05$，## $P < 0.01$。

SOD，超氧化物歧化酶；GSH-Px，谷胱甘肽过氧化酶；CAT，过氧化氢酶；MDA，丙二醛。

Note：compared with the blank group，** $P < 0.01$；compared with the model group，# $P < 0.05$，## $P < 0.01$.

SOD，superoxide dismutase；GSH-Px，glutathione peroxidase；CAT，hydrogen peroxide Enzyme；MDA，malondialdehyde.

主成分分析得分图（图 2-13-18）显示，空白组、模型组和高、中、低剂量给药组的组内聚类良好，组间分离明显。空白组和模型组组间分离明显，证明两组细胞内的代谢产物具有极大差异，可能由光老化因素诱导产生。发生扰乱的代谢主要集中在花生四烯酸代谢、谷胱甘肽代谢。不同剂量给药组处于空白组和模型组之间，证明药物的干预对光老化细胞有很好的回调作用。

根据细胞代谢所涉及的生物学信息构建光老化 ESF-1 细胞的代谢网络（图 2-13-19）。

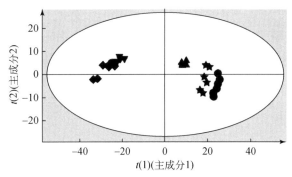

图 2-13-18　光老化 ESF-1 细胞主成分分析得分图

●空白组；◆模型组；★高剂量给药组；▲中剂量给药组；▼低剂量给药组

Fig. 2-13-18　Principal component analysis score of photoaging ESF-1 cells

● blank group；◆ model group；★ high-dose administration group；▲ mid-dose administration group；▼ low-dose administration group

通过聚焦分析发现了 6 个核心的生物标志物，且这些小分子代谢产物在给予桃叶珊瑚苷干预后都发生了有效的回调。研究结果揭示桃叶珊瑚苷对光老化有很好的治疗作用，其作用机制可能与花生四烯酸代谢机制相关[390]。

5. 小结　详见表 2-13-30。

杜仲代谢组学探索了药效物质及其代谢物与机体生理、病理变化相关性，阐明了与机体复杂体系的相互作用及其机制。

（九）配伍对药效物质药代动力学的影响

1. 杜仲与川续断配伍　杜仲提取物制备：杜仲皮 10 倍量的 70% 乙醇水溶液提取两次，每次

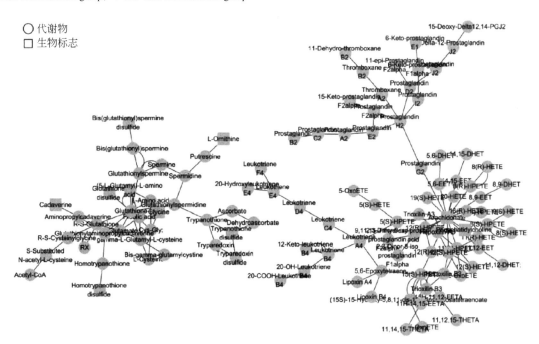

图 2-13-19　光老化 ESF-1 细胞代谢通路

Fig. 2-13-19　Metabolic pathway of photoaging ESF-1 cells

表 2-13-30　基于代谢组学的杜仲药效物质及其作用机制

Table 2-13-30　Effective substances and their mechanism of *Eucommia ulmoides* based on metabonomics

药效物质	作用	机制	干预效果
绿原酸	睡眠剥夺	与以下机制有关：调节烟酸和烟酰胺代谢途径异常；乙醛酸和二羧酸的代谢，甘氨酸、丝氨酸和苏氨酸代谢，精氨酸和脯氨酸的代谢	逆转抑郁样行为和引起的生化改变
绿原酸	抗抑郁	9 种干扰的代谢途径，包括能量、神经递质和氨基酸代谢	逆转了 19 种差异内源性代谢物中的 12 种
桃叶珊瑚苷	抗光老化	与花生四烯酸代谢机制相关	6 个核心的生物标志物都发生了有效的回调

2 h。提取物用 HPLC 测定，桃叶珊瑚苷（AU）、京尼平苷（GP）、京尼平苷酸（GPA）和松脂醇二葡萄糖苷（PDG）含量分别为 19.45 ng/mg、2786.68 ng/mg、7535.55 ng/mg 和 9025.44 ng/mg。大鼠口服杜仲提取物后血浆中 4 种化合物的主要药代动力学参数见表 2-13-31。

应用 LC-MS/MS 法同时测定杜仲和川续断单用、联用提取物中 AU、GP、GPA、PDG、断马钱子苷（SLG）和马钱苷（LG）6 种成分的含量。用于大鼠灌胃给药后血浆中 6 种化合物的定量，使用两种药用植物后，AU 和 GP 的 t_{max} 值明显升高，C_{max} 值明显降低。因此发现药用植物的配伍可能会影响其成分的药代动力学性质[721]。

表 2-13-31　大鼠口服杜仲提取物后血浆中 4 种化合物的主要药代动力学参数
Table 2-13-31　Main pharmacokinetic parameters of the four compounds in rat plasma following oral administration of *Eucommia ulmoides* extract

化合物	$AUC_{0\sim24}$ [(ng·h)/ml]	$AUC_{0\sim\infty}$ [(ng·h)/ml]	t_{max}（h）	C_{max}（ng/ml）	$t_{1/2}$（h）
AU	116.18±49.39	149.37±93.21	0.88±0.31	80.09±23.96	2.68±1.17
GP	147.13±74.24	147.41±74.50	0.96±0.60	113.44±63.67	2.13±0.79
GPA	2874.66±1861.48	2875.16±1861.80	2.08±0.74	1020.4±720.75	1.58±037
PDG	48.73±36.57	48.74±36.58	1.75±0.35	25.90±20.90	双峰

2. 杜仲与补骨脂配伍　杜仲作为补肾中药，与补骨脂有着悠久的配伍历史。GP 和 GPA 是杜仲皮的两种主要化学成分。研究补骨脂提取物（FPE）对大鼠胃肠道 GP 和 GPA 吸收动力学的影响。分别给予大鼠 GP、GPA、GP+FPE 和 GPA+FPE，灌胃，结果表明，FPE 对大鼠 GP 和 GPA 的肠吸收有不同的影响：FPE 增加了 GP 的肠吸收（$P<0.05$），而对 GPA 的吸收无明显影响[722]。

（十）总结

详见表 2-13-32。

表 2-13-32　基于药代动力学的药效物质研究概况
Table 2-13-32　Overview of pharmacodynamic substances research based on pharmacokinetics

方式	药效物质	药代动力学特征 / 血清药效	其他
单一成分	①桃叶珊瑚苷；②松脂醇二葡萄糖苷；③槲皮素	略	
多个成分	①松脂醇葡萄糖苷和绿原酸；②槲皮素和芦丁；③杜仲提取物中京尼平苷酸、原儿茶酸、绿原酸、松脂醇二葡萄糖苷和松脂醇单葡萄糖苷；④杜仲提取物入血成分松脂醇二-β-D-吡喃葡萄糖苷、松脂醇-4-β-D-吡喃葡萄糖苷、丁香脂素、表松脂醇、京尼平苷、京尼平苷酸、桃叶珊瑚苷、绿原酸和 5-羟甲基糠醛	略	
归经的物质	①桃叶珊瑚苷和梓醇；②京尼平苷酸、绿原酸和松脂醇二葡萄糖苷	在肾脏组织中的分布具有靶向性	
盐炙	京尼平苷、京尼平苷酸、桃叶珊瑚苷和松脂醇二葡萄糖苷	提高药效物质的生物利用度	宜炮制 2 h
"盐炙入肾"	松脂醇二葡萄糖苷	盐炙后含量明显大于生品；在肾脏的分布、吸收也是制品大于生品，吸收较高且差异显著	
病理状态	松脂醇二葡萄糖苷和京尼平苷酸	显著改变杜仲降压活性成分的药代动力学特征	

续表

方式	药效物质	药代动力学特征 / 血清药效	其他
病理状态	京尼平苷酸	胆汁淤积模型可降低消除和排泄	
病理状态	杜仲皮中松脂醇二葡萄糖苷、京尼平苷、京尼平苷酸	有利于在 OVX 病理状态下的血浆吸收和组织分布	
药效物质代谢产物	槲皮素灌胃后以葡萄糖醛酸苷和（或）硫酸盐结合物的形式存在于大鼠血浆中	具有抗氧化作用及抑制肺癌的作用	是其药效物质基础
药效物质代谢产物	绿原酸肠道代谢产物咖啡酸、阿魏酸及 m- 香豆酸	具有治疗中枢神经系统疾病的作用	是其药效物质基础
杜仲与川续断配伍	杜仲皮提取物中桃叶珊瑚苷、京尼平苷、京尼平苷酸和松脂醇二葡萄糖苷	t_{max} 值明显升高，C_{max} 值明显降低	影响成分的药代动力学性质
杜仲与补骨脂配伍	京尼平苷	增加了肠吸收	影响成分的药代动力学性质

第五节　药效物质吸收动力学特性

　　杜仲的给药方式以经口腔为主，口服给予杜仲中的成分首先必须通过消化道（胃、小肠、结肠和大肠等）吸收进入血液循环才能运送到（靶）器官或（靶）组织发挥药效。因此，评价杜仲药效的一个重要步骤是研究杜仲药效物质在消化道的生物转化和（或）代谢及其转运吸收，此为基于体内过程的杜仲有效或毒性成分发现策略的一个重要组成部分。

　　本节分在体、体外小肠的吸收动力学及胃肠动力学研究几个部分进行论述。

（一）小肠的吸收动力学

1. 在体肠灌流法（intestinal perfusion）　陈鹏程等采用大鼠在体肠循环灌流模型进行研究，发现杜仲提取物中京尼平苷酸（1）、新绿原酸（2）、绿原酸（3）和隐绿原酸（4）在大鼠整个肠段均有吸收，主要吸收部位在小肠；P 糖蛋白（P-gp）抑制剂不影响杜仲提取物的肠吸收，提示（1）～（4）可能不是 P-gp 的底物[723]。

　　侯靖宇等探讨了杜仲中几种成分的摄取机制，其结果如下：原儿茶酸、松脂醇单葡萄糖苷、松脂醇二葡萄糖苷在小肠均有吸收，胆汁对 3 种成分的吸收存在抑制作用，原儿茶酸可能是 P-gp 的底物。3 种成分的吸收速率与药物的浓度有一定的关系，3 种成分的吸收为一级吸收动力学，提示其

吸收机制可能是被动转运过程[724]。

2. Caco-2 细胞模型法（Caco-2 cell line）[725, 726]其可以判断药物吸收的方式，求出药物吸收的动力学参数。Caco-2 细胞模型可作为研究小肠表皮细胞药物肠吸收转运和代谢的体外模型，已被作为药物摄取、外排和跨细胞转运等机制研究的有效工具，成为研究药物吸收最适合的模型。

　　（1）槲皮素和芦丁在小肠的吸收运转机制：利用 Caco-2 细胞模型对槲皮素、芦丁体外吸收率进行研究，以了解分子结构对小肠吸收的影响，预测药物分子在体内的运转机制，结果如下：槲皮素的表观渗透系数（Papp）=（5.15±0.65）×10^{-6}cm/s，芦丁 Papp=（0.05±0.01）×10^{-6}cm/s；由基底面（B面）到细胞绒毛面（A 面）槲皮素及芦丁的 Papp分别为（10.54±1.35）×10^{-6}cm/s 和（0.07±0.01）×10^{-6}cm/s。研究显示，槲皮素、芦丁可以通过小肠上皮细胞吸收进入体内，而且槲皮素较芦丁更易于吸收[727]。

　　（2）黄酮类化合物的吸收特性及与结构的关系：陈丙銮等研究黄酮类化合物槲皮素、木樨草素、芹菜素、大豆苷元、染料木素、木樨草苷、忍冬苷、黄芩苷及芦丁在 Caco-2 细胞模型中的吸收特性，探讨其吸收与结构的关系。结果如下：Caco-2细胞对 9 种黄酮类化合物吸收量均随着浓度的增加而呈线性增加；当 pH=5.5 时，5 种黄酮苷元的吸收量顺序为槲皮素＞木樨草素＞染料木素＞芹菜素＞大豆苷元；4 种黄酮苷的吸收量顺序为木樨草苷＞忍冬苷＞黄芩苷＞芦丁。酸性介质有利于 9种黄酮类化合物在 Caco-2 细胞模型中的吸收，介

质的改变对槲皮素在 Caco-2 细胞模型上吸收的影响最大，而对芹菜素、染料木素和大豆苷元的影响较小，9 种黄酮类化合物在 Caco-2 细胞模型上的吸收均为被动扩散；黄酮苷元母核上的—OH 数目及 B 环的连接位置均对黄酮苷元的吸收有影响，而苷元糖苷化后，其连接糖的数目、种类及连接位置在黄酮苷的吸收中起主导作用，本实验中黄酮苷元的吸收均高于黄酮苷[728]。

（3）杜仲提取物中 4 种主要成分的摄取规律：以 Caco-2 细胞单层模型研究杜仲提取物的细胞摄取规律，杜仲提取物中京尼平苷酸、原儿茶酸、松脂醇二葡萄糖苷和松脂醇单葡萄糖苷 4 种成分在 Caco-2 细胞中的摄取具有一定的时间、浓度依赖性，其细胞摄取机制主要是被动转运；P-gp 参与其原儿茶酸的摄取过程[729]。

3. 外翻肠囊法（everted gut sacs）采用大鼠外翻肠囊模型，研究杜仲提取物在正常大鼠和自发性高血压大鼠的肠吸收特性差异。通过 UPLC-MS/MS 检测肠吸收液样品中京尼平苷酸、原儿茶酸、新绿原酸、绿原酸、隐绿原酸、松脂醇二葡萄糖苷和松脂醇单葡萄糖苷 7 种成分的含量。杜仲提取物中 7 种成分的肠吸收均为线性吸收，主要吸收部位在小肠，正常状态下以十二指肠的吸收最好。原儿茶酸和松脂醇二葡萄糖苷在高血压状态下的空肠有更好的吸收，提示病理状态可能会改变药物吸收的特定部位。7 种指标成分在 SHR 模型的肠吸收与正常大鼠相比，均表现出了不同程度的差异。京尼平苷酸在自发性高血压大鼠各

肠段的吸收弱于正常大鼠，但以松脂醇二葡萄糖苷为代表的其他成分都没有表现出一致的吸收趋势。结论：自发性高血压会影响杜仲提取物的肠吸收，从肠黏膜通透性降低和吸收部位后移的角度无法完全解释这些差异，可能还与肠道中存在的酶和转运蛋白等相关[730]。

（二）胃肠动力学研究

现代医药学研究证明，口服后药物无论产生药效或药理作用或表现出药代动力学行为都必须先经过胃肠道吸收，口服中药制剂也不例外，而只有吸收良好的中药制剂才能充分体现传统中药的治疗价值。

京尼平苷首先被肠道细菌中的 β-D- 葡萄糖苷酶水解为京尼平，随后被酯酶水解为京尼平苷酸苷元。因此，当京尼平苷口服给药时，似乎可以在肠内有效生成京尼平，然后被吸收，起到真正的胆汁作用[731]。

不同药物质量浓度对绿原酸大鼠小肠吸收无显著影响，药物吸收属于一级动力学过程，吸收机制为被动扩散；十二指肠与回肠的吸收优于空肠和结肠段，大鼠胆汁排泄不干扰绿原酸的肠吸收过程[732]。

（三）总结

杜仲药效物质小肠吸收动力学特性总结详见表 2-13-33。

表 2-13-33　杜仲药效物质小肠吸收动力学特性

Table 2-13-33　Kinetic characteristics of effective substances from *Eucommia ulmoides* in mall intestine absorption

模型	药效物质	吸收动力学特性
在体肠灌流法	京尼平苷酸、新绿原酸、绿原酸和隐绿原酸	整个肠段均有吸收，主要吸收部位在小肠，不是 P 糖蛋白的底物
在体肠灌流法	原儿茶酸、松脂醇单葡萄糖苷、松脂醇二葡萄糖苷	小肠均有吸收，原儿茶酸是 P 糖蛋白的底物。属被动转运过程
Caco-2 细胞模型	槲皮素和芦丁	小肠有吸收，而且槲皮素较芦丁更易于吸收
Caco-2 细胞模型	槲皮素、木樨草素、芹菜素、大豆苷元、染料木素、木樨草苷、忍冬苷、黄芩苷及芦丁	吸收均为被动扩散；黄酮苷元母核上的—OH 数目及 B 环的连接位置均对黄酮苷元的吸收有影响，而苷元糖苷化后，其连接糖的数目、种类及连接位置在黄酮苷的吸收中起主导作用；黄酮苷元的吸收均高于黄酮苷
Caco-2 细胞模型	京尼平苷酸、原儿茶酸、松脂醇二葡萄糖苷和松脂醇单葡萄糖苷	被动转运；P 糖蛋白参与其原儿茶酸的摄取过程

续表

模型	药效物质	吸收动力学特性
外翻肠囊法	京尼平苷酸、原儿茶酸、新绿原酸、绿原酸、隐绿原酸、松脂醇二葡萄糖苷、松脂醇单葡萄糖苷	主要吸收部位在小肠，正常状态下以十二指肠的吸收最好。提示病理状态可能会改变药物吸收的特定部位

当京尼平苷口服给药时，首先被肠道细菌中的 β-D- 葡萄糖苷酶水解为京尼平，随后被酯酶水解为京尼平苷酸苷元，然后才真正起到胆汁的作用。

第六节　基于入血成分的药效物质

中药血清药物化学（serum pharmacochemistry of traditional Chinese medicine，TCM）定义为以药物化学的研究手段和方法为基础，综合运用多种现代技术，分析鉴定中药口服后在血清中的移行成分，研究其药效（血清药理）相关性，确定中药药效物质基础并研究其体内过程的应用学科[733]。

1. 杜仲的入血成分　口服杜仲提取物后大鼠血清中出现 7 个移行成分，原型吸收入血成分依次为京尼平苷酸、原儿茶酸、京尼平苷、松脂醇二葡萄糖苷和松脂醇单葡萄糖苷。回顾文献，推断 2 个色谱峰所表征的化学成分可能为 1- 羟基松脂醇二葡萄糖苷、杜仲醇。血中移行成分可能为杜仲的体内直接作用物质，为明确杜仲药效物质基础提供了科学依据[734]。

杜仲皮提取物中有 18 种成分，口服给药 0.083 h 后，其中在大鼠血浆中可以检测出 9 种成分：松脂醇二 -β-D- 吡喃葡萄糖苷、松脂醇 -4-β-D- 吡喃葡萄糖苷、丁香脂素、表松脂醇、京尼平苷、京尼平苷酸、桃叶珊瑚苷、绿原酸和 5- 羟甲基糠醛[704]。

大鼠口服杜仲提取液后，京尼平苷酸、绿原酸和松脂醇二葡萄糖苷均以原型入血[735]。

2. 杜仲抗骨质疏松药效物质基础研究[331]　曹旭采用含药血清药理和药物化学方法及谱效关系分析进行杜仲抗骨质疏松药效物质基础的研究。杜仲含药血清能够有效显著促进 MC3T3-E1 Subclone14 细胞增殖及碱性磷酸酶和骨钙蛋白的分泌，并能够显著上调 OPG/RANKL 系统的比值，

具有促进成骨细胞成熟分化的能力。从杜仲含药血清中检测到 26 个入血成分，明确了 7 个原型入血成分，分别为京尼平苷酸、原儿茶酸、京尼平苷、松脂醇二葡萄糖苷、松脂醇单葡萄糖苷、1- 羟基松脂醇单葡萄糖苷及杜仲醇，谱效关系分析显示，其中有 6 个特征峰京尼平酸（1）、京尼平苷（6）、m5、m8、m9、m11 号色谱峰与药效有显著关联，是杜仲产生活性的贡献成分，京尼平苷酸、京尼平苷对抗骨质疏松活性的贡献较大。其余原型成分在体内均未发现吸收，推测可能是由于它们所代表的成分在体内发挥药效的形式为代谢物形式而不能被直接吸收入血。在含药血清中还发现了 m1 ～ m16 等 16 个代谢峰，它们可能是原型成分在体内的代谢产物，或机体口服吸收杜仲提取物后产生的应急成分。对于在含药血清中找到的大量移行入血成分，推测它们可能是杜仲在体内发挥药效的组分群。

第七节　基于与血浆蛋白结合的药效物质

药物自给药部位吸收入血，部分药物呈游离的分子状态，另一部分则与血浆蛋白（主要是白蛋白、α 酸性糖蛋白和脂蛋白）呈可逆的结合状态。游离型药物可以自由通过毛细血管壁进入靶器官产生药效，而结合型药物由于分子量较大很难跨膜转运到达作用部位，故不发挥药效，也不被代谢和消除。随着游离药物被代谢、排泄消除，结合型不断从结合部位解离，转化成游离型。药物的这种与血浆蛋白可逆性结合的强弱与药物分布、代谢和消除，以及药物的药效和毒性大小密切相关。特别是中药，其成分复杂，结构相似的成分进入体内后，与血浆蛋白竞争结合是影响其发挥作用的一个重要因素。因此，研究中药药效物质与血浆蛋白的结合具有重要的意义[736]。

（一）杜仲提取物中五个成分血浆蛋白结合率的测定

京尼平苷酸、原儿茶酸、绿原酸、松脂醇二葡萄糖苷和松脂醇单葡萄糖苷的平均蛋白结合率分别为 25.77%±2.68%、57.54%±3.79%、53.91%±3.00%、24.15%±4.92% 和 49.78%± 3.61%。结论：京尼平苷酸和松脂醇二葡萄糖苷的蛋白结合率较低，原儿茶酸、绿原酸和松脂醇单葡萄糖苷则与大鼠血浆蛋白有中等强度的结合[737]。

（二）杜仲（树皮）中人血清白蛋白结合物的 SPR-HPLC-MS/MS 分析

采用在线表面等离子体共振－高效液相色谱－串联质谱（surface plasmon resonance-high performance liquid chromatography-tandem mass spectrometry，SPR-HPLC-MS/MS），捕获和鉴定来自杜仲树皮的人血清白蛋白（human serum albumin，HSA）结合物。共鉴定出 22 种 HSA 结合物，包括 4 种环烯醚萜：桃叶珊瑚苷（aucubin）、京尼平苷酸（geniposidic acid）、京尼平苷（geniposide）、京尼平（genipin）；11 种木脂素：（+）-橄榄树脂素 -4, 4'-二 -O-β-D- 葡萄糖苷［（+）-olivil-4, 4'-di-O-β-D-glucopyranoside］、去氢二松柏醇 -4, γ- 双 -O-β-D-葡萄糖苷（dehydrodiconiferyl alcohol-4, γ-di-O-β-D-glucopyranoside）、（+）-1- 羟基松脂醇 -4, 4'-二 -O-β-D- 葡萄糖苷［（+）-1-hydroxy-pinoresinol-4, 4'-di-O-β-D-glucopyranoside］、（+）- 松脂醇 -4, 4'-二 -O-β-D- 葡萄糖苷［（+）-pinoresinol-4, 4'-di-O-β-D-glucopyranoside］、（+）-5'- 甲氧基松脂醇 -4, 4'-二 -O-β-D- 葡萄糖苷［（+）-medioresinol-4, 4'-di-O-β-D-glucopyranoside］、（+）- 丁香树脂酚 -4, 4'-二 -O-β-D- 葡萄糖苷［（+）-syringaresinol-4, 4'-di-O-β-D-glucopyranoside］、（+）-1-羟基松脂醇 -4-O-β-D- 葡萄糖苷［（+）-1-hydroxy-pinoresinol-4-O-β-D-glucopyranoside］、（−）- 橄榄树脂素 -4'-O-β-D- 葡萄糖苷［（−）-olivil-4'-O-β-D-glucopyranoside］、（−）- 橄榄树脂素 -4-O-β-D- 葡萄糖苷［（−）-olivil-4-O-β-D-glucopyranoside］、（+）- 松脂醇 -4-O-β-D-葡萄糖苷［（+）-pinoresinol-4-O-β-D-glucopyranoside］、（+）-5'- 甲氧基松脂醇 -4-O-β-D- 葡萄糖苷［（+）-medioresinol-4-O-β-D- glucopyranoside］；3 种黄酮：槲皮素 -3-O-桑布双糖苷（quercetin-3-O-sambubioside）、芦丁（rutin）、异槲皮素（isoquercitin）；4 种酚酸：3-（3, 4- 二羟苯基）丙酸［3-（3,4-dihydroxyphenyl）propionic acid］、原儿茶酸（protocatechuic acid）、绿原酸（chlorogenic acid）、香草酸（vanillic acid）。其中，京尼平苷酸、京尼平苷和绿原酸是主要的 HSA 结合物[738]。

第八节　基于网络药理学的杜仲药效物质及作用机制的研究

网络药理学是融合系统生物学、网络生物学、计算生物学、多向药理学、分子药理学、分子动力学等多学科技术和内容，构建和整合"疾病－表型－基因－药物"多层次网络，分析药物在网络中与特定节点的相互作用关系，从系统、整体角度探索药物与机体相互作用的一门新学科，其构建中药药效成分、成分靶标、靶标病证等网络，研究具体机制。该学科为中药多靶点、多成分、整体性、系统性作用机制研究提供了强力的技术支撑，有助于揭示中药科学内涵[739, 740]。

基于网络药理学的杜仲研究已呈现出良好的应用前景，论述如下。

（一）杜仲抗高血压作用机制研究

叶小彤等进行了基于"中药作用机制辅助解析系统"的杜仲抗高血压作用机制研究。

1. 杜仲作用于高血压疾病相关蛋白的生物网络　基于实体语法系统（entity grammar systems，EGS）构建杜仲作用于高血压疾病相关蛋白的生物网络。

网络中共有 602 个节点、2354 条边。杜仲中的 20 种化学成分，包括槲皮素、芦丁、山奈酚、咖啡酸、染料木黄酮、香豆酸、熊果酸等；疾病靶点，分别为 C3 基因、BDKRB2 基因、CA1 基因；其中连通度最高的节点为 GTP（guanosine triphosphate）和 Calcium，表明高血压的病理生理环境与能量的高低及钙通道影响有很大程度的关系。

通过网络分析得到杜仲治疗高血压的 3 条作用途径：①通过抑制血管重塑改善高血压恶化病情；②降低与原发性高血压发病有关的多态性遗

传基因的活性；③通过抑制碳酸酐酶维持机体渗透压的途径实现抗高血压的作用。

2. 杜仲的主要成分作用于防治高血压的靶点分析 针对杜仲的主要成分及防治高血压的靶点进行分析，杜仲中的化学成分通过蛋白、小分子等的间接传递效应实现了对高血压的控制作用，其与各化学成分的连接信息见表 2-13-34～表 2-13-36。

表 2-13-34 疾病靶点缓激肽 β2 受体（BDKRB2）与杜仲化学成分的关联结果
Table 2-13-34 The associated result of disease target bradykinin β2（BDKRB2）and chemical constituents of *Eucommiae* Cortex

作用成分	化合物类型
芦丁	黄酮
山柰酚	黄酮
槲皮素	黄酮
熊果酸	三萜
亚油酸	长链不饱和脂肪酸
京尼平	环烯醚萜
马来酸	有机酸
绿原酸	苯丙素
咖啡酸	苯丙素
环杷明	生物碱
陆地棉苷	黄酮
丁子香萜	倍半萜
染料木黄酮	黄酮
堆心菊内酯	倍半萜
焦性没食子酸	鞣质

表 2-13-35 疾病靶点碳酸酐酶（CA1）与杜仲化学成分的关联结果
Table 2-13-35 The associated result of disease target carbonic anhydrase（CA1）and chemical constituents of *Eucommiae* Cortex

作用成分	化合物类型
槲皮素	黄酮
亚油酸	长链不饱和脂肪酸
马来酸	有机酸

续表

作用成分	化合物类型
环杷明	生物碱
丁子香萜	倍半萜
染料木黄酮	黄酮
堆心菊内酯	倍半萜
7-羟基香豆素	香豆素
焦性没食子酸	鞣质
京尼平	环烯醚萜
山柰酚	黄酮
绿原酸	苯丙素
咖啡酸	苯丙素
熊果酸	三萜

表 2-13-36 疾病靶点补体 C3 与杜仲化学成分的关联结果
Table 2-13-36 The associated result of disease target complement C3（C3）and chemical constituents of *Eucommiae* Cortex

作用成分	化合物类型
芦丁	黄酮
槲皮素	黄酮
亚油酸	长链不饱和脂肪酸
京尼平	环烯醚萜
马来酸	有机酸
绿原酸	苯丙素
咖啡酸	苯丙素
山柰酚	黄酮
熊果酸	三萜
环杷明	生物碱
陆地棉苷	黄酮
京尼平苷	环烯醚萜
对香豆酸	香豆素
丁子香萜	倍半萜
染料木黄酮	黄酮
堆心菊内酯	倍半萜
7-羟基香豆素	香豆素
右旋丁香脂素	木脂素

续表

作用成分	化合物类型
顺式对香豆酸	香豆素
焦性没食子酸	鞣质

3. 槲皮素调节血压的机制 由于整体网络的复杂性，整体分析工作较难实现，现以分子网络的一条子网络为例进行杜仲治疗高血压的作用机制解析。其子网络见图 2-13-20。

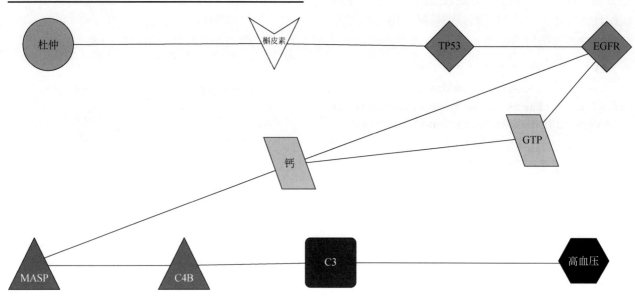

图 2-13-20　杜仲治疗高血压的子网络

Fig. 2-13-20　The sub network of *Eucommiae* cortex in treatment of hypertension

图 2-13-20 中子网络包括代表杜仲的节点，化学成分槲皮素；蛋白 TP53（肿瘤蛋白 p53，tumor protein p53），EGFR（表皮生长因子受体，epidermal growth factor receptor），MASP1（甘露糖结合凝集素丝氨酸蛋白酶 1，mannan-binding lectin serine protease 1），C4B（补体成分 4B，complement component 4B），C3（补体 3）；小分子 Calcium、GTP 和代表高血压疾病的节点。这条子网络解释了槲皮素通过影响血管重塑的病理过程来实现改善高血压恶化情况调节血压的机制，而能量代谢分子 GTP 的参与说明药物在体内的作用与能量代谢过程密切相关。

4. 小结 从整体网络上来看，杜仲中存在着化学成分与疾病靶点一对多和多对一的关系，按照中药—中药化学成分—化学成分作用靶点—蛋白或小分子—疾病相关蛋白—疾病这条完整的生物学网络过程，在分子水平上解析了杜仲治疗心血管疾病的分子作用机制。

研究表明，杜仲通过槲皮素、芦丁、山奈酚等化学成分作用于 C3、BDKRB2、CA1 疾病靶点，从而实现对高血压的治疗、调节、预防作用。杜仲在高血压疾病上的治疗作用是多靶点多途径的[155]。

（二）杜仲抗骨质疏松的物质与分子机制研究

李嘉程等通过网络药理学预测杜仲可能入血的有效活性成分，配合化合物相似性分析和蛋白质-蛋白质相互作用网络分析的手段，预测杜仲治疗骨质疏松症（osteoporosis，OP）的作用靶点，探讨其可能的作用机制。流程图见图 2-13-21[757]。

1. OB ≥ 30% 和 DL ≥ 0.18 的杜仲中入血活性成分 通过对中药系统药理学数据库与分析平台（traditional Chinese medicine systems pharmacology database and analysis platform，TCMSP）的数据库中所有已报道的杜仲成分及其成分药物动力学（absorption，distribution，metabolism and excretion，ADME）参数的相关检索，共搜集到成分 94 个。根据口服生物利用度（oral bioavailability，OB）≥ 30% 和药物相似性（drug-likeness，DL）≥ 0.18 对杜仲中入血的活性成分进行筛选，共搜集到入血活性成分 25 个。利用相关靶点预测技术对上述活性成分进行作用靶点预测，排除重复靶点，共获得预测靶点 101 个。

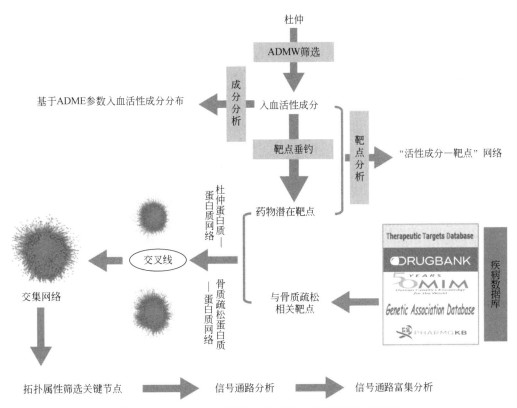

图 2-13-21　杜仲治疗骨质疏松症的分子机制分析流程图

Fig. 2-13-21　Flow chart of molecular mechanism analysis of *Eucommia ulmoides* in the treatment of osteoporosis

2. 杜仲的活性成分与作用靶点　杜仲的活性成分－靶点网络见图 2-13-22。

靶点对应成分越多，说明该靶点相对重要性越高。如图 2-13-22 所示，通过 Cytoscape 网络构建共获得 123 个节点和 270 个关系。

3. 杜仲作用于 OP 关键节点涉及的信号通路　利用蛋白质相互作用网络，进一步深入分析杜仲影响 OP 发生、发展中的靶点，绘制蛋白质相互作用靶点网络，交集网络图见图 2-13-23。

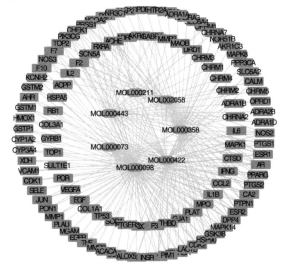

图 2-13-22　杜仲活性成分－靶点网络图

蓝色代表靶点基因名；红色代表杜仲 25 个成分中最终入血的 *β*-谷甾醇、槲皮素、山奈酚、刺桐灵碱、无梗五加苷 B 和丁子香萜 6 个化学成分

Fig. 2-13-22　Active component-target network of *Eucommia ulmoides* Oliv.

In the picture, blue represents the name of the target gene.The red color represents the 6 chemical components of β-sitosterol, quercetin, kaempferol, erythraline, acanthoside B and mairin which are finally into the blood among the 25 components of *Eucommia ulmoides*.

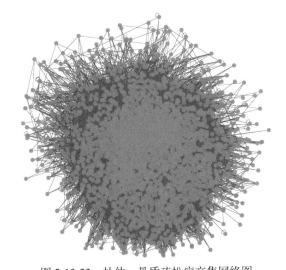

图 2-13-23　杜仲－骨质疏松症交集网络图

Fig. 2-13-23　*Eucommia ulmoides*-OP intersection network diagram

杜仲除与直接作用于 OP 关键节点涉及的信号通路，如 Wnt 信号通路、NF-κB 信号通路、FoxO 信号通路等有关，还同时对 P13K-Akt 信号通路、GnRH 信号通路、甲状腺素信号通路、雌激素信号通路等进行调控（图 2-13-24）。

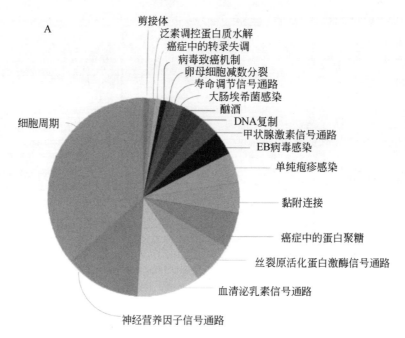

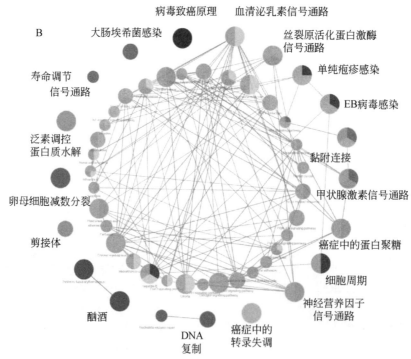

图 2-13-24　杜仲治疗骨质疏松症信号通路富集分析图

A. 富集分析饼状图；B. ClueGO 信号通路显著富集网络图

Fig. 2-13-24　Enrichment analysis of signal pathway in *Eucommia ulmoides* treating osteoporosis

A. pie chart of enrichment analysis；B. network chart of significant enrichment of ClueGO signal pathway

4. 小结与讨论 基于上述结果可知,杜仲的有效成分之间存在协同作用,而协同调控的靶点也在 OP 的发生、发展中发挥不同作用,具有治疗 OP 的潜力。从富集结果分析可知,杜仲主要从直接影响骨代谢和间接调节骨代谢两方面发挥抗骨质疏松的作用。

(1)直接影响骨代谢:骨吸收和骨形成过程中的动态平衡异常是导致 OP 发生、发展过程中重要的发病机制,而影响骨代谢的相关信号通路也是调控过程中主要的信号通路。上述结果显示,其主要富集在雌激素信号通路、Wnt 信号通路、HIF-1 低氧诱导因子 -1(hypoxia-inducible factor-1,HIF-1)信号通路、MAPK 信号通路等。研究表明,雌激素可以通过雌激素受体 α 或者激活 Wnt/β-Catenin 信号通路改善人骨髓间充质干细胞成骨分化的能力[741-743],Wnt 信号通路具有调节成骨细胞和破骨细胞分化的双重作用[744]。Notch 在成骨细胞分化过程的早期阶段表达时,通过诱导成骨细胞中骨保护素的表达,抑制成骨细胞向成熟成骨细胞表型和成骨细胞功能发展,从而抑制破骨细胞形成和骨吸收[745]。HIF-1 信号通路对骨形成和骨吸收都有重要作用,该信号通路上调一方面可通过成血管成骨偶联促进骨形成和血管形成[746],而另一方面又可增加破骨细胞的数量及破骨活性[747]。

MAPK 对细胞的增殖、分化进行调控,在维持骨代谢平衡方面具有重要作用[748]。

上述结果提示,杜仲抗 OP 的重要机制是调节 OP 发生、发展过程中骨代谢平衡异常的相关信号通路。

(2)间接调节骨代谢:在明显富集的信号通路中仍存在部分调控其他系统的信号通路,如 P13K-Akt 信号通路、FoxO 信号通路、NF-KB 信号通路、神经营养因子 3 信号通路、泌乳素信号通路和甲状腺素信号通路等。PI3K/Akt 通路能促进骨髓间充质干细胞(marrow mesenchymal stemcell,MSC)迁移。PI3K 通过激活 Akt 增加 Ras 同源基因家族 A 的表达量,从而改变细胞骨架[749]。研究证实 FoxO 因子可通过提高细胞的抗氧化能力减缓癌症、心血管疾病、骨质疏松等年龄相关疾病的发展[750-753]。NF-κB 信号通路是联系细胞因子、炎症反应的桥梁,多种炎症相关疾病与 NF-κB 信号通路的过度激活有关,NF-κB 信号通路不仅在骨形成和骨吸收中起着重要作用,而且通过与其他信号通路相互联系、彼此作用,影响骨质疏松的发生[754]。神经营养因子 -3(neurotrophin-3)可以促进骨髓间充质干细胞体内的骨形态发生蛋白信号通路的表达,从而促进骨髓间充质干细胞向神经细胞分化[755]。泌乳素可通过对骨转化的直接作用削弱骨的形成和矿化及负反馈机制,使促性腺激素释放激素的分泌失调而参与骨代谢的调节[756]。

故杜仲治疗 OP 应在针对局部关键通路的基础上,同时针对疾病病因、所处机体环境,进行多靶点、多系统干预,这与中医多靶点、多方面的综合干预理念相吻合。

结论:杜仲治疗骨质疏松症与靶点基因对应为 β- 谷甾醇、槲皮素、山奈酚、刺桐灵碱、无梗五加苷 B 和丁子香萜 6 个化学成分。杜仲抗骨质疏松的机制是调节骨质疏松发生、发展过程中骨代谢平衡异常的相关信号通路[757]。

(三)杜仲延缓软骨退变的药效物质基础及作用机制

郑春松等[758]探讨了杜仲延缓软骨退变的药效物质基础及作用机制。

1. 作用靶点 确定 IL-1β、TNF-α、MMP-1、MMP-3、TGF-β1 及聚蛋白多糖酶(一种具有血栓反应蛋白基序的去整合素和金属蛋白酶)-4 为杜仲延缓软骨退变的研究靶点。

2. 杜仲化合物 – 软骨退变靶点作用 从杜仲化合物分子数据集中共筛选出 70 个化合物,它们为杜仲延缓软骨退变的药效物质基础,分别属于环烯醚萜类、黄酮类和苯丙素类化合物。建立的杜仲化合物 – 软骨退变靶点作用网络中共有 76 个节点(包含 70 个杜仲化合物节点和 6 个靶点节点)和 200 条边。IL-1β、MMP-1、TNF-α、MMP-3、聚蛋白多糖酶 -4、TGF-β1、UNPD197620(环烯醚萜类化合物)、UNPD20544(环烯醚萜类化合物)、UNPD197619(环烯醚萜类化合物)、UNPD156594(环烯醚萜类化合物)、UNPD67874(黄酮类化合物)、UNPD117238(黄酮类化合物)和 UNPD182417(环烯醚萜类化合物)具有较高的度和介数值。

3. 主要药效物质基础与作用机制　杜仲延缓软骨退变的主要药效物质基础为环烯醚萜类和黄酮类化合物，其作用机制可能是通过抑制软骨中 IL-1β、TNF-α 的表达来减少软骨中 MMP 和聚蛋白多糖酶的表达，同时促进 TGF-β1 的表达，从而减少软骨破坏、促进软骨修复，最终延缓软骨退变[758]。

（四）杜仲植物雌激素类成分治疗阿尔茨海默病的作用机制研究

近年来有研究表明杜仲中所含植物雌激素类成分具有促进代谢、延缓衰老的功效，同时对阿尔茨海默病（Alzheimer disease，AD）具有干预效果[759-762]。

1. 杜仲植物雌激素类成分主要靶标　从网络药理学角度入手探究杜仲植物雌激素类成分治疗 AD 的作用靶标和作用机制。筛选获取白桦脂醇、黄芩素、染料木黄酮 3 个植物雌激素类成分，作用于 50 个体内靶标，其中与 AD 密切相关的靶蛋白有 7 个。通过相互作用分析发现 3 个成分中存在一个化合物相关多个靶蛋白和一个靶蛋白同时对接多个成分的现象，这表明杜仲植物雌激素类成分多成分、多靶点协同效应的作用机制。对上述 7 个核心预测靶标的生理机制进行研究，发现它们都与炎症反应、氧化应激反应及细胞神经元代谢相关，且绝大多数直接与 KEGG 数据库中收录的 AD 代谢通路直接相关，具体见表 2-13-37。

表 2-13-37　杜仲植物雌激素类成分主要靶标信息

Table 2-13-37　Main target information of estrogen in *Eucommia ulmoides*

编号	中文名	疾病	通路
1	细胞周期蛋白依赖性激酶 5 激活子 1	阿尔茨海默病	阿尔茨海默病通路
2	前列腺素 G/H 合酶 2	阿尔茨海默病	花生四烯酸代谢、NF-κB 信号通路、血管内皮生长因子信号通路、C 型凝集素受体信号通路、IL-17 信号通路、肿瘤坏死因子信号通路、逆行内源性大麻素信号转导、5- 羟色胺突触、卵巢类固醇生成、催产素信号通路、脂肪细胞脂解作用的调节、利什曼病
3	髓过氧化物酶	阿尔茨海默病	吞噬体、癌症的转录失调、急性髓细胞白血病
4	腺苷 A2A 受体	阿尔茨海默病	Rap1 信号通路、钙信号途径、cAMP 信号通路、神经活性配体 - 受体交互作用、血管平滑肌收缩、帕金森病、酒精中毒
5	丝裂原活化蛋白激酶 14	阿尔茨海默病	MAPK 信号通路
6	丝裂原活化蛋白激酶 1	阿尔茨海默病	表皮生长因子受体酪氨酸激酶抑制剂抗性、内分泌抵抗力、MAPK 信号通路、EB 信号通路、MAPK 信号通路、RAS 信号通路、RAP1 信号通路、cGMP-PKG 信号通路、cAMP 信号通路、趋化因子信号通路、HIF-1 信号通路、FXO 信号通路、鞘脂信号通路、磷脂酶 D 信号通路、卵母细胞减数分裂、自噬 - 动物、mTOR 信号通路、PI3K-Akt 信号通路、细胞凋亡、细胞衰老、血管平滑肌收缩、背腹轴形成、血管内皮生长因子信号通路、Apelin 信号通路、破骨细胞分化、黏着斑、缝隙连接、调节干细胞多能性的信号通路、Toll 样受体信号通路、植物病原菌互作、自然杀伤细胞介导的细胞毒性、T 细胞受体信号通路、B 细胞受体信号通路、EpsiRon RI 信号通路、γ-γ 介导的吞噬作用、肿瘤坏死因子信号通路、长时程增强、神经营养素信号通路、胆碱能突触、5- 羟色胺突触、长期抑郁症、肌动蛋白细胞骨架的调控、胰岛素信号通路、促性腺激素释放激素信号通路、孕酮介导卵母细胞成熟、雌激素信号通路、黑色素生成、催乳素信号通路、甲状腺激素信号通路、催产素信号通路、松弛素信号通路、甲状旁腺激素的合成、分泌与作用、库欣综合征、朊粒病、酗酒、乙型肝炎、甲型流感、人乳头瘤病毒感染、卡波西（Kaposi）肉瘤相关疱疹病毒感染、癌症的途径、癌症中的蛋白聚糖、微小 RNA 在癌症中的应用、胶质瘤、前列腺癌、甲状腺癌、黑色素瘤、膀胱癌、慢性粒细胞白血病、急性髓细胞白血病、非小细胞肺癌、乳腺癌、肝细胞癌、胃癌、癌症的中心碳代谢、癌症中的胆碱代谢
7	低密度脂蛋白受体	帕金森病	阿尔茨海默病通路、胆固醇代谢、疟疾

2. 杜仲植物雌激素类成分－靶标－代谢通路　利用 Cytoscape 软件构建杜仲植物雌激素类

成分的"化合物－作用靶标－疾病"网络相互作用图（图 2-13-25）。

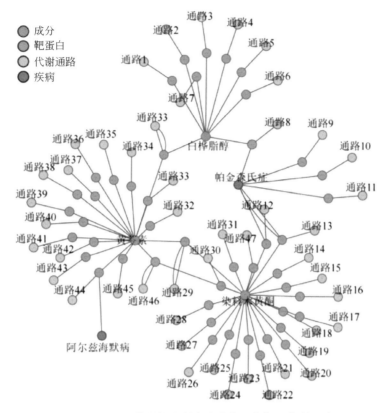

图 2-13-25　杜仲植物雌激素类成分－靶标－代谢通路
Fig. 2-13-25　Estrogenic components of *Eucommia ulmoides*-target-metabolic pathway

通过对所涉及的关键靶标生物信息分析可知，脂蛋白及氧化应激性损伤对其影响较大，且杜仲植物雌激素成分对其有很好的干预和回调作用，其中所发现的核心标靶点可能与阿尔茨海默病的发病直接相关。

3. 结论　白桦脂醇、黄芩素、染料木黄酮 3 个植物雌激素类成分作用于 7 个靶蛋白，其治疗阿尔茨海默病机制与炎症反应、氧化应激反应及细胞神经元代谢相关[763]。

（五）杜仲主要活性成分及药理作用机制的探讨

陈启洪等通过 TCMSP 数据库提取活性成分作用靶点，以 CTD 在线分析平台挖掘靶点相关疾病，最后采用 DAVID 分析靶点关联的主要生物通路，获取杜仲的多维药理机制。筛选获得绿原酸甲酯、原儿茶酸、桃叶珊瑚苷、槲皮素、羟基亚甲基丹参酮、表奎尼丁、β- 谷甾醇、松脂醇二葡萄糖苷等 22 个主要活性成分；这些成分可作用于 219 个靶点，其中核心靶点有 ESR1、CA2、DDP4 等；这些成分可治疗乳腺肿瘤、高血压、炎症等相关疾病 454 种，涵盖恶性肿瘤、心血管疾病、神经系统疾病等 11 大类疾病；这些成分可作用于 Pathways in cancer、Calcium signaling、Hepatitis B 等 30 条通路。进一步发现杜仲中主要活性成分可通过"多成分－多靶点－多通路"来发挥治疗恶性肿瘤、心血管疾病、免疫系统疾病的作用[764]。

第九节　结　　语

本章素材源于原始文献，经挖掘、精选、甄别、提炼、加工、编辑和推演，试图阐明杜仲药效物质及其作用机制。

（一）有效化学部位、组分 / 群和单体药效物质

本部分有效化学部位、药效组分、药效物质群和单体化合物药效物质多个层次进行详尽论述，由宏观到微观来表征杜仲药效物质基础及其复杂性。

1. 有效化学部位

（1）木脂素提取物（树皮）：降压作用。

（2）环烯醚萜提取物

1）籽提取物（主要含桃叶珊瑚苷）：抗骨质疏松。

2）雄花环烯醚萜化合物：促进皮肤成纤维细胞的增殖，京尼平苷酸和桃叶珊瑚苷为主要物质基础。

3）叶环烯醚萜苷主要用于抗肥胖和代谢综合征。

（3）总黄酮提取物

1）树皮提取物：抗骨质疏松作用。

2）叶提取物：抗氧化作用，用于降血脂、降血糖及抗肥胖和代谢综合征。

3）雄花 / 种子提取物：抗氧化作用。

总黄酮平均含量排序为叶＞雄花＞皮＞籽，抗氧化活性大小排序为叶＞雄花＞籽＞皮。

（4）酚酸类提取物（叶）：抗氧化作用，用于 2 型糖尿病。

（5）富含绿原酸的叶提取物：降血脂、减肥和抗氧化。

（6）多糖提取物

1）提取物（树皮）：降血糖和降血脂作用。

2）提取物（叶）：抗疲劳、提高免疫功能和抗氧化的作用。

2. 药效组分

（1）杜仲（树皮）：① 70% 乙醇提取物大孔树脂吸附 40% 乙醇洗脱液为抗骨质疏松组分，松脂醇二葡萄糖苷、桃叶珊瑚苷和京尼平苷为物质基础。②水提醇沉，醇沉后的溶液分别以石油醚、乙酸乙酯萃取，乙酸乙酯萃取后的母液用大孔树脂吸附，乙醇溶液梯度洗脱。组分 6（乙酸乙酯萃取部分）和组分 11（95% 乙醇溶液梯度洗脱部分）为舒张血管组分。③水提和正丁醇提取部分：为改善肾阳虚组分。④ 70% 乙醇提取物中的乙酸乙酯提取部分为抗炎组分。⑤水提乙酸乙酯萃取乙醇沉淀的大分子物质为抗 HIV 组分。⑥乙酸乙酯和正丁醇提取部分：为保肝组分。

（2）杜仲（叶）：① 20% 乙醇提取液用 X-5 大孔树脂吸附，70% 乙醇溶液洗脱部分为抗氧化组分。②乙酸乙酯提取部分为抗氧化组分，绿原酸、芦丁、金丝桃苷和紫云英苷是主要物质基础。③ 40% 乙醇提取物用大孔树脂 AB-8 吸附，20% 乙醇洗脱组分为抗高血糖作用组分，DL- 异柠檬酸内酯、百里酚、儿茶素、2, 6- 二羟基苯甲酸和 3, 4- 二羟基肉桂酸是主要物质基础。④醇提物分离，20% 乙醇洗脱液，正丁醇萃取物分离纯化得到的黄酮和绿原酸部分为抗疲劳组分，槲皮素、表儿茶素、绿原酸、芦丁及另外 2 种黄酮类化合物为主要的物质基础。

3. 药效物质群

（1）槲皮素、松脂醇二葡萄糖苷、京尼平苷酸、咖啡酸和阿魏酸为降压药物质群。

（2）桃叶珊瑚苷、槲皮素、松脂醇二葡萄糖苷、京尼平苷酸和京尼平苷为抗骨质疏松物质群。

（3）绿原酸、槲皮素、桃叶珊瑚苷和车叶草苷为降血脂、降血糖及防治糖尿病并发症物质群。

（4）车叶草苷、绿原酸、槲皮素和京尼平苷为调脂与减肥作用物质群。

（5）黄酮醇糖苷，槲皮素 -3-O-α-L- 吡喃阿拉伯糖 -（1 → 2）-β-D- 葡萄糖苷、紫云英苷和异槲皮苷为抑制晚期糖基化终产物的形成物质群。

（6）槲皮素、绿原酸和桃叶珊瑚苷为治疗神经系统疾病物质群。

（7）杜仲叶酚类化合物绿原酸、京尼平苷酸、京尼平苷、桃叶珊瑚苷、芦丁、槲皮素和山柰酚为抗氧化物质群。

4. 单体化合物作用物质

（1）补肝肾、强筋骨、降血压作用

1）降压作用：槲皮素、京尼平苷酸和松脂醇二葡萄糖苷等。

2）抗骨质疏松作用：桃叶珊瑚苷、松脂醇二葡萄糖苷和槲皮素等。

3）保护心脑血管作用：槲皮素等。

（2）代谢性疾病的防治

1）降血脂作用：绿原酸。

2）降血糖作用：槲皮素。

3）抗肥胖作用：车叶草苷。

（3）保健、美容的功效

1）抗衰老作用：京尼平苷酸和桃叶珊瑚苷。

2）抗光衰老作用：桃叶珊瑚苷。

3）抗皮肤衰老作用：桃叶珊瑚苷。

（4）抗纤维化作用：桃叶珊瑚苷。

（5）抗神经退行性疾病作用：绿原酸和桃叶珊瑚苷。

（6）抗肿瘤作用：槲皮素和绿原酸。

（7）保肝利胆和缓解肝肠作用：绿原酸和桃叶珊瑚苷。

桃叶珊瑚苷、槲皮素、绿原酸、松脂醇二葡萄糖苷、京尼平苷酸和车叶草苷为杜仲的主要药效物质，研究者对它们在作用机制方面进行了较多的探讨与研究。

环烯醚萜苷的糖苷键水解是产生各种生物活性的先决条件。

（二）多维关联分析

药代动力学阐明杜仲归经、"盐炙入肾"、病理状态和配伍等的药效物质药代动力学特征、作用及机制；小肠的吸收动力学获得各杜仲药效成分在肠道的吸收动力学参数、有效吸收部位、吸收机制、影响吸收的因素等信息；血清药物化学、血清药理学和谱效学分析鉴定杜仲口服后血清中移行成分，研究其药效相关性，确定杜仲药效物质基础并研究其体内过程；系统生物学、代谢组学探索杜仲药效物质及其代谢物与机体生理、病理变化相关性，阐明了与机体复杂体系的相互作用及机制。

生物信息学及计算机辅助方法的网络药理学为阐释杜仲药效物质、作用机制、作用靶点和疾病，以及与机体相互作用提供了强力的技术支撑。杜仲主要药效物质的多维关联分析信息见表2-13-38。

表 2-13-38　杜仲药效物质的多维关联分析信息
Table 2-13-38　Multidimensional correlation analysis information of effective substances of *Eucommia ulmoides*

药效物质	入血成分	"盐炙入肾"	小肠吸收	血清白蛋白结合物	代谢组学	网络药理
桃叶珊瑚苷	√	√	/	√	√（抗光老化）	√
槲皮素	√	/	√	/	/	√
绿原酸	√	√	√	√	√（抗抑郁）	√
松脂醇二葡萄糖苷	√	√	√	√	/	√
京尼平苷酸	√	√	√	√	/	/

注：√表示检出或已报道；/ 表示未检出或未见报道。
Note："√" means detected or reported，"/" means not detected or reported.

这些药效物质体现在吸收入血成分、与血浆蛋白结合、归经与"盐炙入肾"的药效物质、肠内菌群生物转化及体内代谢产生的具有生物效应的修饰物和代谢产物，并对药效作用及其作用机制之间的关系展开深入讨论，由此推演和导出杜仲真正起药效作用的物质及其作用机制。

（三）展望

本章就杜仲药效物质及其作用机制的研究，从不同层次、多维度、广视角全方位展开论述，充分体现了杜仲多成分、多靶点、多途径、多向性、整体性和系统性整合调节作用及其机制。

近年来杜仲物质基础及作用机制的研究开始从传统的思路和方法中走出来，不断引入新的理论、思路、方法和技术，经诸多探索努力，已取得了长足进步，但至今尚未在作用物质与多效相互作用方面最终阐释杜仲"补益肝肾、强筋壮骨、调理冲任、固经安胎"的功效，也没有取得重大突破性进展。随着现代科学技术手段的不断进步，研究水平的不断提高，多学科的交叉融汇，未来的研究必将会更好地诠释杜仲治疗疾病的科学内涵。

（杨义芳　杨　扬）

参 考 文 献

[1] 宋研，许激扬．杜仲木脂素化合物降压药效学研究与机制初探．中医药学刊，2006, 24(10): 1934-1936.

[2] 许激扬，宋妍，季晖．杜仲木脂素化合物舒张血管作用机制．中国中药杂志，2006, 31(23): 1976-1978.

[3] 罗丽芳，吴卫华，欧阳冬生，等．杜仲的降压成分及降压机制．中草药，2006, 37(1): 150-152.

[4] Deyama T, Nishibe S, Kitagawa S, et al. Inhibition of adenosine 3', 5'-cyclic monophosphate phosphodiesterase by lignan glucosides of *Eucommia* bark . Chemical & Pharmaceutical Bulletin(Tokyo), 1988, 36(1): 435-439.

[5] Luo LF, Wu WH, Zhou YJ, et al. Antihypertensive effect of *Eucommia ulmoides* Oliv. extracts in spontaneously hypertensive rats. Journal of ethnopharmacology, 2010, 129(2): 238-243.

[6] Gu J, Wang JJ, Yan J, et al. Effects of lignans extracted from *Eucommia ulmoides* and aldose reductase inhibitor epalrestat on hypertensive vascular remodeling. Journal of Ethnopharmacology, 2011, 133(1): 6-13.

[7] Li L, Yan J, Hu K, et al. Protective effects of *Eucommia* lignans against hypertensive renal injury by inhibiting expression of aldose reductase. Journal of Ethnopharmacology, 2012, 139(2): 454-461.

[8] Li ZY, Gu J, Yan J, et al. Hypertensive cardiac remodeling effects of lignan extracts from *Eucommia ulmoides* Oliv. Bark — a famous traditional chinese medicine. American Journal of Chinese Medicine, 2013, 41(4): 801-815.

[9] Li ZY, Deng XL, Huang WH, et al. Lignans from the bark of *Eucommia ulmoides* inhibited Ang Ⅱ-stimulated extracellular matrix biosynthesis in mesangial cells. Chinese Medicine, 2014, 9(1): 8.

[10] Xian J, Huang WH, Tang YJ, et al . *Eucommia ulmoides* Oliv.(Du-Zhong) lignans inhibit angiotensin Ⅱ-stimulated proliferation by affecting P21, P27, and bax expression in rat mesangial cells. Evidence-based Complementary and Alternative Medicine, 2015(3): 1-8.

[11] 吴卫华．杜仲抗高血压有效部位的制备及降压效应研究．长沙：中南大学临床药理研究所硕士学位论文，2007.

[12] 谷娟．醛糖还原酶抑制剂和杜仲木脂素对自发性高血压大鼠心血管重塑的影响．长沙：中南大学硕士学位论文，2010.

[13] 李玲．杜仲木脂素对高血压肾损害的保护作用及机制研究．长沙：中南大学硕士学位论文，2011.

[14] 邓晓兰．杜仲木脂素对 Ang Ⅱ诱导大鼠肾小球系膜细胞增殖和细胞外基质合成的影响．长沙：中南大学硕士学位论文，2012.

[15] 景贤．杜仲木脂素对血管紧张素Ⅱ诱导的大鼠肾小球系膜细胞增殖的影响及其机制．长沙：中南大学硕士学位论文，2013.

[16] Zhang R, Pan YL, Hu SJ, et al. Effects of total lignans from *Eucommia ulmoides* barks prevent bone loss in vivo and in vitro. Journal of Ethnopharmacology, 2014, 155(1): 104-112.

[17] 张蓉．杜仲防治绝经后骨质疏松及其机理研究．西安：第四军医大学博士学位论文，2008.

[18] 李慧．杜仲木脂素对 HepG2 细胞甘油三酯聚集的影响．长沙：中南大学硕士学位论文，2013.

[19] Li CP, Wang WQ, Song SG, et al. Lignans extracted from *Eucommia ulmoides* Oliv. Protects against AGEs-induced retinal endothelial cell injury. Cellular Physiology & Biochemistry, 2016, 39(5): 2044-2054.

[20] Li CP, Qiu GZ, Liu B, et al. Neuroprotective effect of lignans extracted from *Eucommia ulmoides* Oliv. on glaucoma-related neurodegeneration. Neurological Sciences, 2016, 37(5): 755-762.

[21] Zuo T, Zhu M, Xu W, et al. Iridoids with genipin stem nucleus inhibit lipopolysaccharide-induced inflammation and oxidative stress by blocking the NF-κB Pathway in polycystic ovary syndrome. Cell Physiol Biochem, 2017, 43(5): 1855-1865.

[22] Fujikawa T, Hirata T, Hosoo S, et al. Asperuloside stimulates metabolic function in rats across several organs under high-fat diet conditions, acting like the major ingredient of *Eucommia* leaves with anti-obesity activity. Journal of Nutritional Science, 2012, 1:(e10): 1-11.

[23] 侯洁文．两种环烯醚萜类化合物的药效学研究．西安：西北大学硕士学位论文，2008.

[24] 李森，谢人明，孙文基．杜仲籽总苷抗糖皮质激素所致小鼠骨质疏松的实验研究．中成药，2010, 32(2): 205-208.

[25] 李森．杜仲子总苷抗骨质疏松的实验研究．西安：西北大学硕士学位论文，2010.

[26] 李振志. 杜仲籽提取物对去势大鼠骨质疏松的作用机制研究. 西安: 西北大学硕士学位论文, 2014.

[27] Li Y, Wang M, Li S, et al. Effect of total glycosides from *Eucommia ulmoides* seed on bone microarchitecture in rats. Phytotherapy Research, 2011, 25(12): 1895-1897.

[28] 苗静静. 杜仲籽粕提取物对骨质疏松大鼠的免疫调节作用研究. 西安: 西北大学硕士学位论文, 2015.

[29] 李鹏. 杜仲籽粕提取物抗骨质疏松的作用机制研究. 西安: 西北大学硕士学位论文, 2016.

[30] Niu XL, Xu D, Luo J, et al. Main iridoid glycosides and HPLC/DAD-Q-TOF-MS/MS profile of glycosides from the antioxidant extract of *Eucommia ulmoides* Oliver seeds. Industrial Crops and Products, 2016, 79: 160-169.

[31] 宋林奇, 杜先婕, 林飞, 等. 杜仲籽总苷抗炎镇痛作用研究. 第二军医大学学报, 2009, 30(4): 413-415.

[32] 郭洋静. 杜仲雄花中抗皮肤光老化活性成分的研究. 郑州: 河南大学硕士学位论文, 2014.

[33] Ding YX, Li Q, Zhang H, et al. Iridoid constituents from the male flower of *Eucommia ulmoides* and their promotion proliferation on ESF-1. Journal of Asian Natural Products Research, 2015, 17(9): 867-875.

[34] 李三华, 何志全, 陈全利, 等. 杜仲总黄酮对成骨细胞增殖及Ⅰ型胶原蛋白表达的影响. 西北药学杂志, 2011, 26(4): 272-274.

[35] 李三华, 刘坤祥, 莫宁萍, 等. RT-PC R法检测杜仲总黄酮对大鼠成骨细胞骨钙素表达的影响. 遵义医学院学报, 2011, 34(3): 223-225.

[36] 李三华, 陈全利, 何志全, 等. 杜仲总黄酮对大鼠成骨细胞护骨素表达的影响. 安徽农业科学, 2011, 39(25): 15279-15280, 15282.

[37] 李三华, 陈全利, 杨加强. 杜仲总黄酮对去卵巢大鼠骨组织代谢的影响. 中国老年学杂志, 2018, 38(13): 3198-3200.

[38] 肖静, 李三华, 莫宁萍, 等. 杜仲总黄酮对体外培养大鼠成骨细胞增殖的影响. 遵义医学院学报, 2008,(3): 238-240.

[39] 杜鹏, 肖润梅, 陈勇. 淫羊藿总黄酮、杜仲总黄酮对维甲酸所致小鼠骨质疏松的实验研究. 湖北大学学报(自然科学版), 2005, 27(4): 392-394.

[40] 肖润梅, 陈勇. 淫羊藿总黄酮联合杜仲总黄酮对维甲酸鼠骨代谢的影响. 实用老年学, 2008, 22(3): 199-201.

[41] 肖润梅. 三种总黄酮配方对维甲酸所致小鼠骨质疏松的实验探究. 武汉: 湖北大学硕士学位论文, 2006.

[42] 张文博, 张贤. 缺氧培养下M2型巨噬细胞上清液及杜仲总黄酮对成骨细胞生物行为学的影响. 中国组织工程研究, 2017,(12): 1819-1825.

[43] Hussain T, Tan B, Liu G, et al. P-313-the regulatory mechanism of *Eucommia ulmoides* flavone effects on damage repair in enterocytes. Free Radical Biology & Medicine, 2018, 120(S1): 39, 40.

[44] 辛卫云. 杜仲总黄酮对大、小鼠PMS模型的影响. 郑州: 河南中医药大学硕士学位论文, 2017.

[45] 李扬, 刘国良, 姚远, 等. 杜仲总黄酮对小儿血管内皮细胞凋亡的影响. 中国医药导报, 2017, 14(24): 22-24.

[46] 邓宏宇. 杜仲总黄酮对人肺腺癌细胞H1299细胞增殖的影响. 遵义医学院学报, 2010,(3): 218, 219.

[47] Hussain T, Tan B, Rahu N, et al. Protective mechanism of *Eucommia ulmoids* flavone(EUF) on enterocyte damage induced by LPS. Free Radical Biology and Medicine, 2017, 108(Supplement 1): 40.

[48] 吴春, 胡小妹, 陈林林, 等. 杜仲黄酮的提取及抗氧化活性研究. 哈尔滨商业大学学报: 自然科学版, 2004, 20(5): 509-511.

[49] 杨亚旭, 孔桂美, 朱琦, 等. 蜂毒素联合杜仲黄酮外用治疗类风湿关节炎的实验研究. 时珍国医国药, 2016, 27(8): 1833-1836.

[50] 杨亚旭. 蜂毒素联合杜仲黄酮治疗类风湿关节炎的实验研究. 扬州: 扬州大学硕士学位论文, 2017.

[51] 余晓, 罗果. 杜仲总黄酮体外抗乙肝病毒实验研究. 现代医药卫生, 2015,(2): 187-188, 191.

[52] 周建辉. 杜仲总黄酮体外抗乙肝病毒实验研究. 中医临床研究, 2015, 7(27): 77-78.

[53] 陈全利, 胡莉, 魏玮, 等. 杜仲总黄酮对大鼠神经源性肌萎缩的影响. 遵义医学院学报, 2016, 39(6): 563-567.

[54] Lin JY, Zhang ZY. In vivo anti-hypoxia and anti-fatigue activities of flavonoids from bark of *Eucommia ulmoides*. Applied Mechanics and Materials, 2014, 675-677: 1608-1611.

[55] 张才超, 袁带秀, 李玲, 等. 杜仲总黄酮对H_2O_2诱导的IEC-6细胞氧化损伤的保护作用. 中国临床药理学与治疗学, 2015, 20(10): 1106-1109.

[56] Wen H, Xue A, Niu H, et al. Optimised ultrasonic-assisted extraction of flavonoids from Folium *Eucommiae* and

evaluation of antioxidant activity in multi-test systems in vitro. Food Chemistry, 2009, 114: 1147-1154.

[57] 袁带秀, 刘梦姣, 聂红, 等. 杜仲总黄酮对铅中毒小鼠免疫器官抗氧化能力的影响. 卫生研究, 2016, 45(4): 643-647.

[58] Yuan DX, Hussain T, Tan B, et al. The evaluation of antioxidant and anti-inflammatory effects of *Eucommia ulmoides* flavones using diquat-challenged piglet models. Oxidative Medicine and Cellular Longevity, 2017,(9): 1-9.

[59] 罗飞华, 杨莉, 张萍, 等. 杜仲叶中总黄酮抗氧化性能研究. Applied Chemical Industry, 2016, 45(5): 858-859, 865.

[60] 王文君, 向灿辉, 罗建飞, 等. 杜仲叶总黄酮的提取和活性分析. 食品科技, 2012, 37(12): 194-197.

[61] 李旭, 刘停. 杜仲叶总黄酮微波辅助提取工艺的优化及其抗氧化活性研究. 食品工业科技, 2013, 34(4): 243-248.

[62] 向灿辉, 邓镇涛, 王文君, 等. 杜仲叶提取物抗氧化作用与总黄酮含量的相关性研究. 食品工业, 2012, 33(8): 1-5.

[63] 贾征, 黄文, 薛安. 杜仲叶黄酮的超声提取及其抗氧化性研究. 安徽农业学, 2008, 36(4): 1286-1288.

[64] Dong WB, Liu D, Yang J, et al. Preparation of *Eucommia ulmoides* leaves antioxidant and its antioxidation activity in vitro. Advanced Materials Research, 2010, 152-153: 1537-1542.

[65] Dong WB, Liu D, Yang J, et al. Preparation of *Eucommia ulmoides* leaves antioxidant and its antioxidation activity in vitro and in vivo. Open Materials Science Journal, 2011, 5: 15 -20.

[66] Shang H, Liu D, Ji HJ. The antioxidation activity in vivo andin vitro of flavonoids and chlorogenic acid isolated from *Eucommia ulmoides* leaves. Advanced Materials Research, 2012, 550-553: 1270-1273.

[67] 蒋真真, 袁带秀, 胡倩, 等. 杜仲总黄酮对小鼠急性肝损伤的保护作用. 广州化工, 2016, 44(2): 69, 70.

[68] 袁带秀, 舒丽霞, 黄荣. 杜仲总黄酮对荷瘤小鼠的抗肿瘤作用. 中国临床药理学与治疗学, 2014, 19(12): 1332-1336.

[69] 袁带秀, 舒丽霞, 黄蓉. 杜仲黄酮对 H22 小鼠的抑瘤作用及其机制. 中国老年学杂志, 2016,(2): 291-293.

[70] Wang YS, Tan XR, Yang SL, et al. The total flavonoid of *Eucommia ulmoides* sensitizes human glioblastoma cells to radiotherapy via HIF-α/MMP-2 pathway and activates intrinsic apoptosis pathway. OncoTargets and Therapy, 2019, 12: 5515-5524.

[71] 雷燕妮, 张小斌. 杜仲叶总黄酮降血脂作用研究. 西北大学学报(自然科学版), 2015, 45(5): 777-780, 786.

[72] 刘静, 濮智颖, 李爱玲, 等. 杜仲叶黄酮降血脂及抗氧化作用的研究. 安徽农业科学, 2010, 38(11): 5631, 5632.

[73] 雷燕妮, 张小斌. 杜仲叶总黄酮降血压作用的研究. 陕西农业科学, 2016, 62(5): 6-8.

[74] 邢冬杰, 孙永显, 陈桂玉, 等. 杜仲叶黄酮对糖尿病大鼠的血糖控制及对胰岛细胞的保护作用. 中国实验方剂学杂志, 2015, 21(13): 148-151.

[75] 杨津. 杜仲叶抗疲劳活性成分的筛选及抗氧化性研究. 西安: 陕西科技大学硕士学位论文, 2010.

[76] 杨津, 董文宾, 许先猛, 等. 杜仲叶黄酮苷抗疲劳和抗氧化活性的研究. 陕西科技大学学报, 2010, 28(3): 60-63.

[77] 刘迪. 杜仲叶抗疲劳功效分子机制与抗氧化作用关联性研究. 西安: 陕西科技大学博士论文, 2011.

[78] 王志宏. 杜仲叶黄酮苷元制备与蛋白相互作用及免疫活性研究. 吉首: 吉首大学硕士学位论文, 2015.

[79] 王志宏, 雷明盛, 彭胜, 等. 杜仲黄酮对小鼠淋巴细胞增殖及 IL-2 和 IFN-γ 诱生的影响. 天然产物研究与开发, 2016, 28: 514-518, 489.

[80] 刘梦姣, 袁带秀, 聂红, 等. 杜仲总黄酮对铅中毒小鼠学习记忆能力的影响. 广州化工, 2016, 44(1): 75-77.

[81] Kim HY, Moon BH, Lee HJ, et al. Flavonol glycosides from the leaves of *Eucommia ulmoides* O. with glycation inhibitory activity. Journal of Ethnopharmacology, 2004, 93(2/3): 227-30.

[82] 史娟, 李江, 葛红光. 秦巴杜仲雄花总黄酮的提取及抗氧化稳定性研究. 食品工业科技, 2015, 36(16): 252-256.

[83] 杨海涛, 曹小燕. 不同方式处理杜仲雄花总黄酮的提取及抗氧化性研究. 应用化工, 2016, 45(6): 1053-1057.

[84] 丁艳霞, 郭洋静, 任莹璐, 等. 杜仲雄花中黄酮类化学成分及其抗氧化活性研究. 中草药, 2014, 45(3): 323-329.

[85] 钟淑娟, 杨欣, 李静, 等. 杜仲不同部位总黄酮含量及抗氧化活性研究. 中国药房, 2017, 28(13): 1787-1790.

[86] 邓素兰，余继宏，管林．杜仲不同部位总黄酮含量的测定．生物质化学工程，2007，43(3): 37-38.

[87] Yen GC, Hsieh CL. Reactive oxygen species scavenging activity of Du-zhong(*Eucommia ulmoides* Oliv.) and its active compounds. Journal of agricultural and Food Chemistry, 2000, 48(8): 3431-3436.

[88] 刘迪，尚华，宋晓宇．杜仲叶多酚体内和体外抗氧化活性．食品研究与开发，2013，34(9): 5-8.

[89] Liu H, Li K, Zhao J, et al. Effects of polyphenolic extract from *Eucommia ulmoides* Oliver leaf on growth performance, digestibility, rumen fermentation and antioxidant status of fattening lambs. Animal Science Journal, 2018, 89(6): 888-894.

[90] 王翔，彭胜，彭密军．杜仲叶总多酚超声波 - 微波辅助提取及其抗氧化活性研究．林产化学与工业，2018，38(5): 85-92.

[91] Xu JK, Li MF, Sun RC. Identifying the impact of ultrasound-assisted extraction on polysaccharides and natural antioxidants from *Eucommia ulmoides* Oliver. Process Biochemistry, 2015, 50(3): 473-481.

[92] Zhang YY, Zhang HX, Wang F, et al. The ethanol extract of *Eucommia ulmoides* Oliver. Leaves inhibits disaccharidase and glucose transport in Caco-2 cells. Journal of Ethnopharmacology, 2015, 163: 99-105.

[93] 刘迪，尚华，宋晓宇．杜仲叶树脂分离纯化产物的抗疲劳功效．食品科学，2013，34(5): 251-254.

[94] 周艳．杜仲叶多酚提取物对猪肉品质及绿原酸缓解肝—肠损伤研究．南昌：南昌大学博士学位论文，2015.

[95] Wang JH, Liu DM, Liu YL, et al. Antioxidant capacity and polyphenolic content of *Eucommia ulmoides* Oliv. leaf extract. Advanced Materials Research, 2012, 396-398: 1349-1352.

[96] Zhang Q, Su YQ, Zhang JF. Seasonal difference in antioxidant capacity and active compounds contents of *Eucommia ulmoides* Oliver leaf. Molecules, 2013, 18(2): 1857-1868.

[97] 左航，黄文，李天宏，等．杜仲叶中绿原酸的提取条件优化及其提取物的降血脂作用．林业科学，2009，45(1): 158-160.

[98] 李文娜，韩宇东，刘银花，等．杜仲叶绿原酸提取物对脂代谢关键酶活性的影响．中药新药与临床药理，2012，23(1): 30-33.

[99] 谢敏．杜仲叶绿原酸提取物对胰脂肪酶活性抑制的研究．广州化工，2015，43(6): 121, 122, 134.

[100] 肖苑．杜仲叶绿原酸提取物及其主要组分联合西红花苷调脂作用机制研究．遵义：遵义医学院硕士学位论文，2013.

[101] Hao S, Xiao Y, Lin Y, et al. Chlorogenic acid-enriched extract from *Eucommia ulmoides* leaves inhibits hepatic lipid accumulation through regulation of cholesterol metabolism in HepG2 cells. Pharmaceutical Biology, 2016, 54(2): 251-259.

[102] 李旭，刘停，陈时建，等．杜仲叶绿原酸提取工艺优化及对自发性高血压大鼠的降压作用．食品科学，2013,(14): 30-34.

[103] 李文娜，肖苑，黄燮南，等．杜仲叶绿原酸提取物对大鼠的减肥作用机制．中国临床药理学杂志，2012，28(7): 534-536.

[104] Liu HW, Zhao JS, Li K, et al. Effects of chlorogenic acids-enriched extract from *Eucommia ulmoides* leaves on growth performance, stress response, antioxidant status and meat quality of lambs subjected or not to transport stress. Animal Feed Science and Technology, 2018, 238: 47-56.

[105] Zhao JS, Deng W, Liu HW. Effects of chlorogenic acid-enriched extract from *Eucommia ulmoides* leaf on performance, meat quality, oxidative stability, and fatty acid profile of meat inheat-stressed broilers. Poultry Science, 2019, 98(7): 3040-3049.

[106] 李文娜，肖苑，陈阳，等．杜仲叶绿原酸提取物与绿原酸、维生素 C 体外抗氧化比较．食品工业科技，2012，33(11): 137-140.

[107] 李文娜，肖苑，陈阳．杜仲叶绿原酸分离纯化工艺比较及其抗氧化性研究．中医药导报，2011，17(12): 65-67.

[108] 向灿辉，靳洪莲，陈阳，等．杜仲叶绿原酸含量与抗氧化活性的相关性研究．食品工业，2013,(12): 149-152.

[109] 胡居吾，韩晓丹，付建平，等．三种绿原酸提取物的抑菌和抗氧化效果比较．天然产物研究与开发，2017,(11): 1928-1933.

[110] Wu JM, Chen HX, Li H, et al. Antidepressant potential of chlorogenic acid-enriched extract from *Eucommia ulmoides* Oliver bark with neuron protection and promotion of serotonin release through enhancing

synapsin I expression. Molecules, 2016, 21(3): 260.

[111] 向灿辉, 王文君, 张洛, 等. 杜仲叶绿原酸的纯化及 ABTS + 自由基清除活性研究. 广东化工, 2013, 40(22): 31, 32.

[112] 刘国荣, 邱立朋, 周延萌, 等. 杜仲多糖对糖尿病小鼠降血糖作用及其机制研究. 泰山医学院学报, 2010, 31(9): 659-661.

[113] 苏卓, 郭诚, 梁韬. 杜仲多糖对链脲佐菌素致糖尿病小鼠的作用. 中国实验方剂学杂志, 2016, 22(14): 159-162.

[114] 王乾宇, 何光志, 黄高. 杜仲多糖对糖尿病模型小鼠血清 SOD、GSH-Px 和 MDA 的影响. 江西中医药, 2016, 47(4): 34, 35.

[115] Xin XM, Feng L, Wang H, et al. Study advancement about chemical composition and pharmacological actions of Eucommiae ulmoides Oliv. Medicine Recapitulate, 2007,(13): 1507-1509.

[116] 辛晓明, 王浩, 冯蕾, 等. 杜仲多糖对环磷酰胺致免疫低下小鼠的调节作用. 中国中医药信息杂志, 2007, 14(10): 28, 29.

[117] Xin XR, Zhang QZ, Wang H. The extraction of Eucommia ulmoides oliv polysaecharides and its protective effect on liver of Cyclophosphamidecy injurecl mice. Chinese Archives of Traditional Chinese Medicine, 2007, 25(9): 1898, 1899.

[118] 周程艳, 艾凌艳, 王美, 等. 杜仲多糖抗肝纤维化作用的实验研究. 中草药, 2011,(2): 324-329.

[119] 辛晓明, 王大伟, 赵娟, 等. 杜仲多糖的抗肿瘤作用的实验研究. 医药导报, 2009, 28(6): 719-721.

[120] 辛晓明, 郭桂丽, 王浩, 等. 杜仲多糖对环磷酰胺致小鼠毒性的影响. 时珍国医国药, 2009, 20(7): 1664, 1665.

[121] 辛晓明. 杜仲多糖对环磷酰胺抗肿瘤增效减毒作用及其机制的研究. 济南: 山东大学硕士学位论文, 2009.

[122] 李晖, 骆志国. 杜仲总多糖 EOP 高调肺癌 LLC 细胞中 caspase3 表达来抑制肿瘤细胞增殖的机制研究. 实用癌症杂志, 2018, 33(7): 1045-1048, 1060.

[123] 邬晓臣, 欧阳辉, 张近宝, 等. 杜仲多糖对兔心肌缺血再灌注损伤的保护作用. 药物评价研究, 2014, 37(1): 34-36.

[124] 辛晓明, 王远丽, 王浩, 等. 杜仲多糖的提取及其对小鼠耐缺氧能力的影响. 医药导报, 2009, 28(2): 160-162.

[125] 夏树林, 朴晶. 杜仲叶中多糖的提取及其抗疲劳作用的研究. 安徽农业科学, 2010,(33): 18747, 18748.

[126] Xia SL, Piao J. Study on extracting polysaccharide from Eucommia ulmoides Oliver leaves and its anti-fatigue effect. Medicinal Plant, 2010, 1(9): 63, 64, 67.

[127] 徐贤柱, 饶华, 蔡险峰, 等. 杜仲叶多糖提取及对小鼠免疫功能影响研究. 时珍国医国药, 2013, 24(3): 541, 542.

[128] 叶颖霞, 林岚, 赵菊香, 等. 杜仲叶多糖对免疫抑制小鼠免疫功能的影响. 中药材, 2015,(7): 1496-1498.

[129] 宫本红. 杜仲叶多糖的提取分离及生物活性研究. 贵阳: 贵州大学硕士学位论文, 2008.

[130] 孙曦晓, 刘再枝, 杜新琦, 等. 超声辅助提取杜仲多糖及其抗氧化活性. 植物研究, 2014, 34(3): 428-432.

[131] Xu J, Hou H, Hu J, et al. Optimized microwave extraction, characterization and antioxidant capacity of biological polysaccharides from Eucommia ulmoides Oliver leaf. Scientific Reports, 2018, 8(1): 6561.

[132] 辛晓明, 王大伟, 王远丽, 等. 杜仲多糖镇痛作用研究. 现代中西医结合杂志, 2009, 18(5): 487, 488.

[133] Li X, Yang LP, Li XL, et al. Research on hypnotic and anticonvulsant activities of total alkaloids in leaves of Eucommia ulmoides. Chinese Herbal Medicines, 2014, 6(2): 131-135.

[134] 阳之韵, 兰波, 刘亭, 等. 杜仲提取组分对 MC3T3-E1 Subclone 14 成骨细胞的影响. 贵州医科大学学报, 2017, 42(5): 553-556.

[135] 潘亚磊. 杜仲有效组分预防废用性骨质疏松作用及机制研究. 西安: 西北工业大学博士学位论文, 2014.

[136] 王虹, 瞿晶田, 赵鑫, 等. 杜仲不同提取部位对离体血管舒张作用的研究. 天津中医药, 2012, 29(4): 381-383.

[137] 江春艳, 许激扬, 卞筱泓, 等. 杜仲降血压成分的组合及血管舒张作用. 中国实验方剂学杂志, 2010, 16(6): 218-220.

[138] 范景, 吕圭源, 李恒辉, 等. 杜仲提取物对雌二醇致肾阳虚小鼠的影响. 浙江中西医结合杂志, 2009, 19(1): 1-4.

[139] Wang JY, Chen XJ, Zhang L, et al. Comparative studies of different extracts from Eucommia ulmoides Oliv. against rheumatoid arthritis in CIA rats. Evid Based

Complement Alternat Med, 2018,(11): 1-11.

[140] 吕琳, 徐伟, 刘叔文, 等. 杜仲提取物抗 HIV 活性成分的分离鉴定. 中药材, 2008, 31(6): 847-850.

[141] Zheng J, Yan QP, Zhang K, et al. Protective effects of different extracts of *Eucommia ulmoides* Oliv. Against thioacetamide-induced hepatotoxicity in mice. Indian J Exp Biol, 2012, 50(12): 875-882.

[142] 董大鹏, 张学俊, 王庆辉, 等. 杜仲叶中抗氧化活性成分的提取. 贵州工业大学学报 (自然科学版), 2006, 35(4): 1-3, 16.

[143] 董大鹏. 杜仲叶中抗氧化活性成分的分离和提取. 贵阳: 贵州大学硕士学位论文, 2006.

[144] Fu GM, Tong HY, Zeng HL, et al. Antioxidant and xanthine oxidase inhibitory activity of *Eucommia ulmoides* Oliver leaf extracts. Pakistan Journal of Pharmaceutical Science, 2018, 31(4): 1333-1339.

[145] Wong C, Li H, Cheng K, et al. A systematic survey of antioxidant activity of 30 Chinese medicinal plants using the ferric reducing antioxidant power assay. Food Chemistry, 2006, 97(4): 705-711.

[146] 董文宾, 刘迪, 杨津, 等. 杜仲叶树脂分离纯化产物体外抗氧化活性研究. 食品科学, 2011,(1): 27-30.

[147] 张红霞, 杨丹丹, 王凤, 等. 杜仲叶乙醇提取物的降糖作用机理. 食品科学, 2014, 35(17): 197-203.

[148] Sih CJ, Ravikumar PR, Huang F, et al. Isolation and synthesis of pinoresinol diglucoside, a major antihypertensive principle of Tu-Chung. Journal of the American Chemical Society, 1976, 98(17): 5412, 5413.

[149] Deyama T, Nishibe S, Nakezawa Y. Constituents and Pharmacological effects of Eucommia and Siberian ginseng. Aeta Pharmacol Sic, 2001, 22(12): 1057-1070.

[150] 吴东儿, 卞筱泓, 许激扬, 等. 松脂醇二葡萄糖苷对 ECV-304 细胞损伤的保护作用和 CAV-1 表达的影响. 药物生物技术, 2014, 21(3): 218-221.

[151] 王欣桐, 曾祥昌, 罗伟, 等. 杜仲降压和靶器官保护作用及其机制. 中国临床药理学与治疗学, 2016, 21(12): 1429 -1433.

[152] 唐建军, 张禄源, 何鸣筱. 杜仲的研究与应用进展. 植物学通报, 1998, 15(6): 47.

[153] Nishida S, Satoh H. Comparative vasodilating actions among terpenoids and flavonoids contained in Ginkgo biloba extract. Clinica Chimica Acta, 2004, 339(1/2):

129-133.

[154] Ajay M, Achike FI, Mustafa AM, et al. Direct effects of quercetin on impaired reactivity of spontaneously hypertensive rat aortae: comparative study with ascorbic acid. Clinical & Experimental Pharmacology & Physiology, 2006, 33(4): 345-350.

[155] 叶小彤, 张百霞, 王慧慧, 等. 基于 "中药作用机理辅助解析系统" 的杜仲抗高血压作用机制研究. 中国中药杂志, 2015, 40(19): 3718-3722.

[156] 周新妹, 姚慧, 夏满莉, 等. 槲皮素与芦丁对离体大鼠主动脉环的舒张作用及机制. 浙江大学学报 (医学版), 2006, 35(1): 29-33.

[157] 李家富, 章茂顺, 王家良, 等. 槲皮素对家兔主动脉血管平滑肌细胞内游离钙浓度的影响. 高血压杂志, 2000, 8(1): 55-57.

[158] Loizzo MR, Said A, Tundis R, et al. Inhibition of angiotensin converting enzyme(ACE)by flavonoids isolated from Ailanthusexcelsa(Roxb)(Simaroubaceae). Phytotherapy Research, 2007, 21(1): 32-36.

[159] 陈维, 章茂顺, 王家良, 等. 槲皮素及异鼠李素对去甲肾上腺素促人血管平滑肌细胞增殖的抑制作用. 中国动脉硬化杂志, 2005, 13(6): 749-752.

[160] 程瑾, 胡顺安. 槲皮素的降压作用及其机制研究. 实用药物与临床, 2015, 18(3): 334-337.

[161] 王浩, 冯冰. 槲皮素降压作用研究进展. 中西医结合心脑血管病杂志, 2009, 7(10): 1206, 1207.

[162] Aoi W, Niisato N, Miyazaki H, et al. Flavonoid-induced reduction of ENaC expression in the kidney of Dahl salt-sensitive hypertensive rat. Biochemical & Biophysical Research Communications, 2004, 315(4): 892-896.

[163] Kuppusamy UR, Das NP. Effects of flavonoids on cyclic AMP phosphodiesterase and lipid mobilization in rat adipocytes. Biochemical Pharmacology, 1992, 44(7): 1307-1315.

[164] Betetz A, Anton R, Stoclet J C. Flavonoid compounds are potent inhibitors of cyclic AMP phosphodiesterase. Experientia, 1978, 34(8): 1054, 1055.

[165] 伍小霞. 原发性高血压患者 NADPH 氧化酶与亚临床靶器官损害的研究. 衡阳: 南华大学硕士学位论文, 2012.

[166] Mackraj L, Govender TR. The antihypertensive effects of quercetin in a salt-sensitive model of hypertension.

Journal of Cardiovascular Pharmacology, 2008, 51(3): 239-245.

[167] Qu JT, Zhang DX, Liu F, et al. Vasodilatory effect of wogonin on the rat aorta and its mechanism study. Biological & Pharmaceutical Bulletin, 2015, 38(12): 1873-1878.

[168] Akinyi M, Gao XM, Li YH, et al. Vascular relaxation induced by *Eucommiae ulmoides* Oliv. and its compounds oroxylin A and wogonin: implications on their cytoprotection action. International Journal of Clinical and Experimental Medicine, 2014, 7(10): 3164-3180.

[169] 王峰, 王京媛, 蔡庆, 等. 咖啡酸、阿魏酸对醋酸去氧皮质酮-盐高血压大鼠内皮素1作用的研究. 空军总医院学报, 1999, 15(1): 4-8.

[170] 王峰, 刘敏, 杨连春, 等. 咖啡酸、阿魏酸对高血压大鼠的降压作用. 解放军药学学报, 1999, 15(5): 1-4.

[171] Tauber D, Berkels R, Klaus W, et al. Nitric oxide formation and corresponding relaxation of porcine coronary arteries induced by plant phenols: essential structural features. Journal of Cardiovascular Pharmacology, 2002, 40(5): 701-713.

[172] 张鞍灵, 马琼, 高锦明, 等. 绿原酸及其类似物生物活性. 中草药, 2001, 32(2): 173-176.

[173] Pennacchio M, Syah YM, Ghisalberti EL, et al. Cardioactive compounds from Eremophila species. Journal of Ethnopharmacology, 1996, 53(1): 21-27.

[174] 郑礼胜, 倪娜, 刘向前, 等. 京尼平苷和京尼平研究及应用现状. 药物评价究, 2012, 35(4): 289-298.

[175] 许激扬, 赵芳, 卞筱泓, 等. 杜仲降压组分对大鼠胸主动脉的舒张作用. 药物生物技术, 2009, 16(4): 338-341.

[176] 史卉妍, 何鑫, 欧阳冬生, 等. 京尼平苷及其衍生物的药效学研究进展. 中国药学杂志, 2006, 41(1): 4-6.

[177] Nakamura K, Hosoo S, Yamaguchi S, et al. Geniposidic acid upregulates atrial natriuretic peptide secretion and lowers blood pressure in spontaneously hypertensive rats. Journal of Functional Foods, 2018, 40: 634-638.

[178] Hosoo S, Koyama M, Watanabe A, et al. Preventive effect of *Eucommia* leaf extract on aortic media hypertrophy in Wistar-Kyoto rats fed a high-fat die. Hypertension Research, 2017, 40(6): 546-551.

[179] Hirata T, Ikeda T, Fujikawa T, et al. Chapter 8-the chemistry and bioactivity of *Eucommia ulmoides* Oliver leaves. Studies in Natural Products Chemistry, 2014, 41: 225-260.

[180] Lee GH, Lee HY, Choi AH, et al. *Eucommia ulmoides* leaf(EUL) extract enhances NO production in ox-LDL-treated human endothelial cells. Biomedicine & Pharmacotherapy, 2018, 97: 1164-1172.

[181] Yan JK, Shi XL, Donkor PO, et al. Nine pairs of megastigmane enantiomers from the leaves of *Eucommia ulmoides* Oliver. Journal of Natural Medicines, 2017, 71(4): 780-790.

[182] Yan JK, Ding LQ, Shi XL, et al. Megastigmane glycosides from leaves of *Eucommia ulmoides* Oliver with ACE inhibitory activity. Fitoterapia, 2017, 116: 121-125.

[183] Wang H, Li M, Yang J, et al. Estrogenic properties of six compounds derived from *Eucommia ulmoides* Oliv and their differing biological activity through estrogen receptors α and β. Food Chemistry, 2011, 129(2): 408-416.

[184] 林芳. 杜仲治疗骨质疏松的有效成分筛选及质量控制的研究. 成都: 成都中医药大学硕士学位论文, 2012.

[185] 方宁. 杜仲叶提取物及其单体槲皮素、(+)-丁香脂素抑制 BMSCs 成脂分化研究. 南昌: 南昌大学硕士学位论文, 2014.

[186] 兰波. 杜仲抗骨质疏松药效物质基础及机制研究. 贵阳: 贵阳医学院硕士学位论文, 2015.

[187] 张立超, 李士春, 云才, 等. 绿原酸通过 Shp2 激活 Erk1/2 促进大鼠成骨细胞增殖的实验研究. 中成药, 2014, 36(4): 693-697.

[188] Lin SJ, Wan WB, Zuo HL, et al. Chlorogenic acid prevents osteoporosis by Shp2/PI3K/Akt pathway in ovariectomized rats. PLoS One, 2016, 11(12): e0166751.

[189] 杜俊, 戴伟, 向大雄. 槲皮素对大鼠成骨细胞 MC3T3-E1 增殖的影响. 昆明: 中华中医药学会制剂分会、世界中联中药药剂专业委员会 2011 学术年会暨 "龙津杯" 中药制剂创新与发展论坛, 2011: 599-602.

[190] 冯建军. 槲皮素在去卵巢大鼠骨质疏松防治中的保护作用. 医学信息, 2015, 28(50): 22.

[191] 牟丽秋, 杜俊, 胡䶮耘, 等. 杜仲中槲皮素、京尼平苷

及桃叶珊瑚苷对小鼠成骨样细胞系 MC3T3-E1 增殖和分化的影响. 药物评价研究, 2015, 38(2): 165-169.

[192] 袁真, 闵珺, 王恺, 等. 杜仲黄酮类 3 种药物成分治疗大鼠骨质疏松的比较研究. 中国骨质疏松杂志, 2018, 24(2): 244-248.

[193] 朱显军, 魏松全. 槲皮素对去卵巢大鼠骨量丢失的保护作用. 中国骨质疏松杂志, 2005,(4): 504-508.

[194] 王艳. 槲皮素对去卵巢大鼠股骨 OPG 与 RANKL 表达的影响. 医药导报, 2009, 28(8): 999-1002.

[195] 冯建军, 邹浩, 朱海燕, 等. 槲皮素对去卵巢大鼠血清骨钙素和股骨 I 型胶原蛋白水平的影响. 中医正骨, 2016, 28(7): 10-13.

[196] 郑红, 唐薇, 角建林, 等. 槲皮素通过促进成骨分化治疗去势骨质疏松症大鼠的分子机制. 中药药理与临床, 2017, 33(5): 16-20.

[197] 周方敏, 来芳, 黄振步. 槲皮素对糖尿病大鼠肾脏组织的保护作用及其调控机制的研究. 中国乡村医药, 2012, 19(10): 38-40.

[198] 杜川. 杜仲黄酮类单体槲皮素、芦丁及金丝桃苷促 SD 大鼠骨髓间充质干细胞成骨分化的实验研究. 南昌: 南昌大学硕士学位论文, 2014.

[199] 兰波, 刘亭, 谢玉敏, 等. 两种杜仲黄酮类化合物对成骨细胞 OPG/ R ANKL 及成骨相关转录因子的影响. 中国实验方剂学杂志, 2014, 20(22): 180-184.

[200] 杨豪伟, 朱盼盼, 张春凤, 等. 紫云英苷对小鼠成骨细胞 MC3T3-E1 增殖与分化的影响. 中医药学报, 2013, 41(4): 17-19.

[201] Ha H, Ho J, Shin S, et al. Effects of Eucammiae cortex on Osteoblast-like cell proliferation and osteoclast inhibition. Archives of Pharmacal Research, 2003, 26(11): 929-9365.

[202] Li Y, Sato T, Metori K, et al. The promoting effects of geniposidic acid and aucubin in *Eucommia ulmoides* Oliver leaves on collagen synthesis. Biological & Pharmaceutical Bulletin, 1998, 21(12): 1306-1310.

[203] Liu J, Liang JY, Xie T. Development of iridoids in recentyears. Strait Pharmaceutical Journal, 2004, 16(1): 14-19.

[204] Chen Y, Zhai F, Dong J, et al. Study of health protection function and action mechanism of *Eucommia ulmoides*. Yunnan Forestry Science and Technology, 2002,(3): 76-79.

[205] 陈永强, 翟芳, 董娟娥, 等. 杜仲的医疗保健功能及其机理研究. 云南林业科技, 2002,(3): 76-79.

[206] Li Y, Hu W, Han G, et al. Involvement of bone morphogenetic protein-related pathways in the effect of aucubin on the promotion of osteoblast differentiation in MG63 cells. Chemico-Biological Interactions, 2018, 283: 51-58.

[207] Chuang ST, Hsu CH, Sun YJ, et al. Protective effects of aucubin on osteoarthritic chondrocyte model induced by hydrogen peroxide and mechanical stimulus. BMC Complementary & Alternative Medicine, 2017, 17: 91.

[208] 左涛, 宋航. 环烯醚萜类物质对性激素转化的调控作用. 化工进展, 2016, 35(增刊 2): 319-323.

[209] 曾莉萍, 徐贤柱, 饶华, 等. 杜仲叶 β- 谷甾醇对成骨细胞和卵巢颗粒细胞的影响. 时珍国医国药, 2012, 23(5): 1051-1053.

[210] Tan XL, Zhang YH, Cai JP, et al. 5-(Hydroxymethyl)-2-furaldehyde inhibits adipogenic and enhances osteogenic differentiation of rat bone mesenchymal stem Cells. Natural Product Communications, 2014, 9(4): 529-532.

[211] Yen GC, Hsieh CL. Inhibitory effects of Du-zhong(*Eucommia ulmoides* Oliv.) against low-density lipoprotein oxidative modification. Food Chemistry, 2002, 77(4): 449-456.

[212] Chen Y, Zhu NQ, Ho CT. Identification of antioxidants from Du-Zhong(*Eucommia ulmoides* Oliver) directed by DPPH free radical-scavenging activity. Oriental Foods and Herbs, Chapter 16, ACS Symposium Series, 2003, 859: 224-231.

[213] Ohnishi M, Morishita H, Iwahashi H, et al. Inhibitory effects of chlorogenic acids on linoleic acid peroxidation and haemolysis . Phytochemistry, 1994, 36(3): 579-583.

[214] Iwahashi H, Negoro Y, Ikeda A, et al. Inhibition by chlorogenic acid of haematin-catalysed retinoic acid 5, 6-epoxidatin. The Biochemical Journal, 1986, 239: 641-646.

[215] Kono Y, Kashine S, Yoneyama T, et al. Iron chelation by chlorogenic acid as a natural antioxidant. Bioscience Biotechnology & Biochemistry, 1998, 62(1): 22-27.

[216] 马柏林, 梁淑芳. 杜仲中绿原酸的提取分离研究进展. 陕西林业科技, 2003, 17(4): 74-79.

[217] Dai XP, Huang Q, Zhou BT, et al. Preparative

isolation and purification of seven main antioxidants from Eucommia ulmoides Oliv.(Du-zhong) leaves using HSCCC guided by DPPH-HPLC experiment. Food Chemistry, 2013, 139(1/4): 563-570.

[218] Zhang Q, Zhu MQ, Zhang JF, et al. Improved on-line high performance liquid chromatography method for detection of antioxidants in *Eucommia ulmoides* Oliver flower. Journal of Bioscience and Bioengineering, 2014, 118(1): 45-49.

[219] 周丽丽, 阮征, 周艳, 等. 绿原酸缓解肠道线粒体损伤研究. 食品科学, 2013, 34(21): 349-353.

[220] 周丽丽. 绿原酸缓解大鼠肠道线粒体氧化损伤. 南昌: 南昌大学硕士学位论文, 2014.

[221] Qiu YL, Cheng XN, Bai F, et al: AUcubin protects against lipopolysaccharide-induced acute pulmonary injury through regulating Nrf2 and AMPK pathways. Biomedicine & Pharmacotherapy, 2018, 106: 192-199.

[222] Zhang X, Shafiullah K, Zhang JC, et al. Two New Antioxidative geniposides(ulmoside C, ulmoside D) and 10-O-acetylgeniposidic acid from *Eucommia ulmoides*. Pharmaceutical Chemistry Journal, 2018, 52(4): 334-338.

[223] Jeong HJ, Koo HN, Na HJ, et al. Inhibition of TNF-α and IL-6 production by aucubin through blockade of NF-κB activation in RBL-2H3 mast cells. Cytokine, 2002, 18(5): 252-259.

[224] Yang Y, Yin B, Lv L, et al. Gastroprotective effect of aucubin against ethanol-induced gastric mucosal injury in mice. Life Science, 2017, 189: 44-51.

[225] Park KS, Chang IM. Anti-inflammatory activity of aucubin by inhibition of tumor necrosis factor-α production in RAW 264. 7 cells. Planta Medicine, 2004, 70(8): 778-779.

[226] Bai MM, Shi W, Tian JM, et al. Soluble epoxide hydrolase inhibitory and anti-inflammatory components from the leaves of *Eucommia ulmoides* Oliver(Duzhong). Journal of agricultural and Food Chemistry, 2015, 63(8): 2198-2205.

[227] 熊坤. 杜仲绿原酸对大鼠肝缺血再灌注损伤的保护作用及其机制初探. 遵义: 遵义医学院硕士学位论文, 2018.

[228] Li Q, Feng YX, He W, et al. Post-screening characterisation and in vivo evaluation of an anti-inflammatory polysaccharide fraction from *Eucommia ulmoides*. Carbohydrate Polymers, 2017, 169: 304-314.

[229] Yang J, Kato K, Noguchi K, et al. Tochu(Eucommia ulmoides)leaf extract prevents ammonia and vitamin C deficiency induced gastric mucosal injury. Life Science, 2003, 73(25): 245-256.

[230] Hung JY, Yang CJ, Tsai YM, et al. Antiproliferativeactivity of aucubin is through cell arrest and apoptosisi in human non-small cell lung cancer A549 cells. Clinical & Experimental Pharmacology & Physiology, 2008, 35(9): 995-1001.

[231] Li Q, Zhang Y, Shi J, et al. Mechanism and Anticancer activity of the metabolites of an endophytic fungi from *Eucommia ulmoides* Oliv. Anti-cancer Agents In Medicinal Chemistry, 2017, 17(7): 982-989.

[232] Fujiwara A, Nishi M, Yoshida S, et al. Eucommicin A, a β-truxinate lignan from *Eucommia ulmoides*, is a selective inhibitor of cancer stem cells. Phytochemistry, 2015, 122(9): 139-145.

[233] 兰小艳, 张学俊, 龚桂珍. 报杜仲叶中绿原酸的研究进展. 中国农学通报, 2009, 25(21): 86-89.

[234] Sasaki YF, Chiba A, Murakami M, et al. Antimutagenicity of tochu tea(anaqueous extract of Eulmoides leaves): suppressing effect of Tochu tea on the urine mutageuleity after ingestion of raw fish and cooked beef Mutation Research. Food Science, 1996, 371: 203-214.

[235] San RH, Chan RI. Inhibitory effect of phenolic compounds on aflatoxin B1 metabolism and induced mutagenesis. Mutation Research, 1987, 177(2): 229-239.

[236] Abraham SK, Sarma L, Kesavan PC. Prot ective effects of chlorogenic acid, curcumin and β-carotene against γ-radiation-induced in vivo chromosome damage. Mutation Research Letters, 1993, 303(3): 109-112.

[237] Nakamura T, Nakazawa Y, Onizuka S, et al. Antimutagenicity of Tochu tea(an aqueous extract of *Eucommia ulmoides* leaves): 1. The clastogen-suppressing effects of Tochu tea in CHO cells and mice. Mutation Research, 1997, 388(1): 7-20.

[238] Sasaki YF, Chiba A, Murakami M, et al. Antimutagenicity of Tochu tea(an aqueous extract of *Eucommia ulmoides* leaves): 2. Suppressing effect of Tochu tea on the urine

mutagenicity after ingestion of raw fish and cooked beef. Mutation Research, 1996, 371: 203-214.

[239] Hashemzaei M, Delarami Far A, Yari A, et al. Anticancer and apoptosis inducing effects of quercetin in vitro and in vivo. Oncology Reports, 2017, 38(2): 819-828.

[240] Chen X, Gu T, Wang JH, et al. Effects of wogonin on the mechanism of melanin synthesis in A375 cells. Experimental & Therapeutic Medicine, 2017, 14(5): 4547-4553.

[241] Choi EJ, Ahn WS. Kaempferol induced the apoptosis via cell cycle arrest in human breast cancer MDA-MB-453 cells. Nutrition Research & Practice, 2008, 2(4): 322-325.

[242] 谢丽涛, 黄济群. 不饱和脂肪酸及其硒化物对 BEL-7402 人肝癌细胞的杀伤作用及 DNA 合成的影响. 中国肿瘤临床, 1998, 25(7): 501.

[243] 谢丽涛, 黄济群, 陈家坤. 三种脂肪酸对人肝癌细胞 DNA 合成和甲胎蛋白分泌的影响. 癌变•畸变•突变, 1998, 21(5): 33-35.

[244] 张吉波, 孔丽, 于海辉. 杜仲叶中绿原酸水提工艺的优化及其防腐效果研究. 食品科技, 2013, 38(4): 232-236.

[245] 曹国文. 中药杜仲叶饲料添加剂的开发与应用. 畜禽业, 2004, (7): 26-27.

[246] 郑杰, 刘端, 赵肃清, 等. 杜仲叶桃叶珊瑚苷的酶法提取及其抑菌活性. 中药材, 2012, 35(2): 304-306.

[247] Ishiguro K, Yamaki M, Takagi S. Studies on the iridoid related compounds. I. On the antimicrobial activity of aucubigenin and certain iridoid aglycones. Yakugaku Zasshi, 1982, 102(8): 755-759.

[248] 高锦明, 张鞍灵, 张康健, 等. 绿原酸分布、提取与生物活性研究. 西北林学院学报, 1999, 14(2): 73-82.

[249] Wang GF, Shi LP, Ren YD, et al. Anti-hepatitis B virus activity of chlorogenic acid, quinic acid and caffeic acid in vivo and in vitro. Antiviral Research, 2009, 83(2): 186-190.

[250] 董俊兴, 吴曙光. 中药杜仲抗 HIV 作用的实验研究. 解放军预防医学杂志, 2004, 22(2): 101-103.

[251] Chang IM. Antiviral activity of acubin against hepatits B virus infection. Phytotherapy Research, 1997, 11(3): 189-192.

[252] Li J, Liang XL, Zhou BX, et al. (+) pinoresinol-*O-β-D*-glucopyranoside from *Eucommia ulmoides* Oliver and its anti inflammatory and antiviral effects against influenza A(H1N1) virus infection. Molecular Medicine Reports, 2019, 19(1): 563-572.

[253] Xiang Y, Huang RH, Liu XZ, et al. Crystal structure of a novel antifungal protein distinct with five disulfide bridges from *Eucommia ulmoides* Oliver at an atomic resolution. Journal of Structural Biology, 2004, 148: 86-97.

[254] 王建辉, 刘永乐, 李赤翎, 等. 杜仲绿原酸对高脂模型小鼠降血脂作用研究. 食品工业科技, 2012, 33(15): 360-362, 375.

[255] Lee HY, Lee GH, Lee MR, et al. *Eucommia ulmoides* Oliver extract, aucubin, and geniposide enhance lysosomal activity to regulate ER stress and hepatic lipid accumulation. PLoS One, 2013, 8(12): e81349.

[256] Hoek-van den Hil EF, Keijer J, Bunschoten A, et al. Quercetin induces hepatic lipid omega-oxidation and lowers serum lipid levels in mice. Plos One, 2013, 8(1): e51588.

[257] Jaiswal N, Rizvi SI. Onion extract(Allium cepa L.), quercetin and catechin up - regulate paraoxonase 1 activity with concomitant protection against low - density lipoprotein oxidation in male Wistar rats subjected to oxidative stress. Journal of the ence of Food and Agriculture, 2014, 94(13): 2752-2757.

[258] Kanter M, Alatan MF, Donmez S, et al. The effects of quercetin on bone minerals, biomechanical behavior, and structure in streptozotocin-induced diabetic rats. Cell Biochemistry & Function, 2007, 25: 747-752.

[259] Hemmerle H, Burger HJ, Below P, et al. Chlorogenic acid and synthetic chlorogenic acid derivatives: novel inhibitors of hepatic glucose-6-phosphate translocase. Journal of Medicinal Chemistry, 1997, 40(2): 137-145.

[260] Schindler PW, Below P, Hemmerle H, et al. Identification of two new inhibitors of hepatic glucose-6-phosph ate translocase system. Drug Development Research, 44(1): 34-40.

[261] Xue HY, Jin L, Jin LJ, et al. Aucubin prevents loos of hippoc-ampal neurons and regulates antioxidative activity in diabetic encephal-opathy rats. Phytotherapy Research, 2009, 23(7): 980-986.

[262] 常陆林，刘春杰，王兴红，等 . 槲皮素对糖尿病大鼠肾脏保护机制的研究 . 中国中医基础医学杂志，2015, 21(7): 816-818, 828.

[263] Kumar B, Gupta SK, Nag TC, et al. Retinal neuroprotective effects of quercetin in streptozotocin-induced diabetic rats. Experimental Eye Research, 2014, 125: 193-202.

[264] 姚思宇，赵鹏，李彬，等 . α — 亚麻酸对小鼠免疫功能影响的实验研究 . 中国热带医学，2007, 7(3): 334-336.

[265] Feng H, Fan J, Song Z, et al. Characterization and immunoenhancement activities of *Eucommia ulmoides* polysaccharides. Carbohydrate Polymers, 2016, 136(20): 803-811.

[266] Gonda R, Tomodo M, Shimizu N, et al. An acidic polysaccharide having activity on the reticufoen dothelial system from the bark of *Eucommia ulmoides*. Chemical & Pharmaceutical Bulletin, 1990, 38(7): 1966-1969.

[267] Jia J, Liu M, Quan W, et al. Screening of anti-complement active ingredients from *Eucommia ulmoides* Oliv. branches and their metabolism in vivo based on UHPLC-Q-TOF/MS/MS. Journal of Chromatography B, 2019, 1124: 26-36.

[268] Hiramoto K, Yamate Y, Hirata T, et al. Preventive effects of *Eucommia ulmoides* leaf extract and its components on UVB-induced immunosuppression in mice. Journal of Functional Foods, 2018, 48: 351-356.

[269] Hirata T, Kobayashi T, Wada A, et al. Anti-obesity compounds in green leaves of *Eucommia ulmoides*. Bioorganic & Medicinal Chemistry Letters, 2011, 21(6): 1786-1791.

[270] Jung CH, Cho I, Ahn J, et al. Quercetin reduces high - fat diet - induced fat accumulation in the liver by regulating lipid metabolism genes. Phytotherapy Research, 2013, 27(1): 139 - 143.

[271] 刘慧，刘仲华，张盛 . 杜仲中活性成分的研究进展 . 农产品加工•学刊，2011,(8): 12-18.

[272] Ho JN, Lee YH, Lee YD, et al. Inhibitory effect of aucubin isolated from *Eucommia ulmoides* against UVB-induced matrix metalloproteinase-1 production in human skin fibroblastes. Bioscience Biotechnology & Biochemistry, 2005, 66(11): 2227-2231.

[273] Lee NK. Preservation effects of geniposidic acid on human keratinocytes(HaCaT) against UVB. Biomedical Dermatology, 2018, 2: 5.

[274] 刘国良，姚远，张宁，等 . 桃叶珊瑚苷对中波紫外线诱导皮肤光老化的影响 . 国际中医中药杂志，2019, 41(7): 740-744.

[275] Zhou Y, Li P, Duan JX, et al. Aucubin alleviates bleomycin-induced pulmonary fibrosis in a mouse model. Inflammation, 2017, 40(6): 2062-2073.

[276] Chang IM. Liver-protective activities of aucubin derived from traditional oriental medicine. Research Communications in Molecular Pathology & Pharmacology, 1998, 102(2): 189-204.

[277] 杨玉辉 . 基于代谢组学方法研究绿原酸对大鼠慢性肝脏损伤的保护作用 . 南昌：南昌大学硕士学位论文，2014.

[278] 朱丽丽 . 绿原酸对梗阻性黄疸大鼠肝胆转运系统的影响及其机制研究 . 大连：大连医科大学博士学位论文，2016.

[279] Hung MY, Fu TY, Shih PH, et al. Du-Zhong(Eucommia ulmoides Oliv.) leaves inhibits CCl4-induced hepatic damage in rats. Food Chemistry Toxicology, 2006, 44(8): 1424-1431.

[280] Liu CM, Ma JQ, Xie WR, et al. Quercetin protects mouse liver against nickel-induced DNA methylation and inflammation associated with the Nrf2/HO-1 and p38/STAT1/NF-κB pathway. Food Chemistry Toxicology, 2015, 82: 19-26.

[281] 陈浩，赵威，俞浩，等 . 京尼平苷酸对 ANIT 诱导胆汁淤积大鼠的酮洛芬肝代谢和胆汁排泄的影响及机制探究 . 中药新药与临床药理，2019, 30(2): 147-155.

[282] Lv PY, Feng H, Huang WH, et al. Aucubin and its hydrolytic derivative attenuate activation of hepatic stellate cells via modulation of TGF-β stimulation. Environmental Toxicology & Pharmacology, 2017, 50 : 234-239.

[283] 黄伟炜，陈一明，宫晓光，等 . 绿原酸对阻塞性黄疸大鼠肝纤维化的治疗作用及其机制 . 环球中医药，2012, 5(8): 561-565.

[284] 吴多虎，鲍传裕，李龙鹤，等 . 绿原酸对大鼠阻塞性黄疸导致的肝纤维化的治疗作用 . 山西医科大学学报，2016,(11): 963-967.

[285] Li X, Jin Q, Yao Q, et al. Quercetin attenuates the

activation of hepatic stellate cells and liver fibrosis in mice through modulation of HMGB1-TLR2/4-NF-κB signaling pathways. Toxicology Letters, 2016, 261: 1-12.

[286] 周佳. 绿原酸对氧化损伤大鼠肠道抗氧化系统及氨基酸代谢的影响. 南昌：南昌大学硕士学位论文, 2013.

[287] 米书梅. 绿原酸缓解溃疡性结肠炎大鼠肠道屏障损伤. 南昌：南昌大学硕士学位论文, 2014.

[288] 黄芳. 绿原酸对镉暴露大鼠肠道屏障的保护作用及机制. 南昌：南昌大学硕士学位论文, 2018.

[289] 黄芳, 刘文惠, 吴轶, 等. 绿原酸缓解镉暴露致大鼠肠道损伤. 食品科学, 2018,(17): 187-191.

[290] 叶星沈, 王自力, 穆祥, 等. 绿原酸对肠黏膜微血管内皮细胞分泌 NO 和 ET-1 的影响. 中华解剖与临床杂志, 2005, 10(2): 101-103.

[291] 刘世强. 绿原酸对断奶应激大鼠免疫功能和肠道屏障功能的影响. 南昌：南昌大学硕士学位论文, 2013.

[292] Li X, Yang LP, Liu SY, et al. Effect of quercetin-3-O-sambubioside isolated from *Eucommia ulmoides* male flowers on spontaneous activity and convulsion rate in mice. Planta Medica, 2014, 80(12): 974 - 977.

[293] Andoh T, Uta D, Kato M, et al. Prophylactic administration of aucubin inhibits paclitaxel-induced mechanical allodynia via the inhibition of endoplasmic reticulum stress in peripheral schwann cells. Biological & Pharmaceutical Bulletin, 2017, 40(4): 473-478.

[294] 刘丹娜. 槲皮素镇痛作用及机制研究. 西安：第四军医大学硕士学位论文, 2008.

[295] Li X, Tang Z, Fei D, et al. Evaluation of the sedative and hypnotic effects of astragalin isolated from *Eucommia ulmoides* leaves in mice. Natural Product Research, 2017, 31(17): 2072 - 2076.

[296] Kim YM, Sim UC, Shin Y, et al: AUcubin promotes neurite outgrowth in neural stem cells and axonal regeneration in sciatic nerves. Experimental Neurobiology, 2014, 23(3): 238-245.

[297] Dong FX, Wang YW, Wang S, et al. Quercetin ameliorates learning and memory via the Nrf2-ARE signaling pathway in d-galactose-induced neurotoxicity in mice. Biochemical and Biophysical Research Communications, 2017, 491(3): 636 - 641.

[298] Zhou YQ, Liang M, Li WZ, et al. Protective effects of *Eucommia ulmoides* Oliv. bark and leaf on amyloid

β-induced cytotoxicity. Environmental Toxicology and Pharmacology, 2009, 28(3): 342-349.

[299] Oboh G, Agunloye OM, Akinyemi AJ, et al. Comparative study on the inhibitory effect of caffeic and chlorogenic acids on key enzymes linked to Alzheimer's disease and some pro-oxidant induced oxidative stress in rats' brain-in vitro. Neurochemical Research, 2013, 38(2): 413-419.

[300] Regitz C, Dußling LM, Wenzel U. Amyloid-beta(Aβ₁-42)-induced paralysis in Caenorhabditis elegans is inhibited by the polyphenol quercetin through activation of protein degradation pathways. Molecular Nutrition Food Research, 2014, 58(10): 1931-1940.

[301] 朱振丹, 茆翔, 刘佰运, 等. 绿原酸对颅脑损伤大鼠认知功能的保护作用. 江苏医药, 2014,(14): 1619-1621.

[302] Guo H, Shi F, Li M, et al. Neuroprotective effects of *Eucommia ulmoides* Oliv. and its bioactive constituent work via ameliorating the ubiquitin-proteasome system. BMC Complementary and Alternative Medicine, 2015, 15(1) : 151-158.

[303] Luo D, Or TC, Yang CL, et al. Anti-inflammatory activity of iridoid and catechol derivatives from *Eucommia ulmoides* Oliver. ACS chemical neuroscience, 2014, 5(9): 855-866.

[304] Zhao L, Zhang Z, Zhou M, et al. A urinary metabolomics(GC-MS) strategy to evaluate the antidepressant-like effect of chlorogenic acid in adrenocorticotropic hormone-treated rats. RSC Advances, 2018, 8: 9141-9151.

[305] Ma WN, Zhou MM, Gou XJ, et al. Urinary metabolomic study of chlorogenic acid in a rat model of chronic sleep deprivation using gas chromatography-mass spectrometry. International Journal of Genomics, 2018,(1): 1-11.

[306] Zeni Ana Lúcia B, Zomkowski Andréa Dias E, Maraschin M, , et al. Involvement of PKA, CaMKII, PKC, MAPK/ERK and PI3K in the acute antidepressant-like effect of ferulic acid in the tail suspension test. Pharmacology Biochemistry & Behavior, 2012, 103(2): 181-186.

[307] Wang J, Li Y, Huang WH, et al. The Protective effect of aucubin from *Eucommia ulmoides* against status epilepticus by inducing autophagy and inhibiting necroptosis. The American Journal of Chinese Medicine,

2017, 45(3): 557-573.

[308] Wu QQ, Xiao Y, Duan MX, et al: AUcubin protects against pressure overload-induced cardiac remodelling via the β3 -adrenoceptor-neuronal NOS cascades. British Journal of Pharmacology, 2018, 175(9): 1548-1566.

[309] Bhaskar S, Sudhakaran PR, Helen A. Quercetin attenuates atherosclerotic inflammation and adhesion molecule expression by modulating TLR-NF-κB signaling pathway. Cellular Immunology, 2016, 310: 131-140.

[310] 陈莎, 冯健, 邱琛茗, 等. 槲皮素通过抑制 CYP2E1 减轻高糖诱导的小鼠心脏微血管内皮细胞损伤的研究. 临床心血管病杂志, 2018, 34(7): 722-726.

[311] 罗丽芳, 李青, 蔡立婧. 基于 ROS-MAPK 信号通路探讨桃叶珊瑚苷抗心肌纤维化作用. 中国医药导报, 2019,(11): 14-17.

[312] 黄亮, 季宪飞, 曹春水, 等. 槲皮素对内毒素急性肺损伤的保护作用. 中华急诊医学杂志, 2004, 13(2): 85-87.

[313] Rogerio AP, Kanashiro A, Fontanari C, et al. Anti-inflammatory activity of quercetin and isoquercitrin in experimental murine allergicasthma . Inflammation Research, 2007, 56(10): 402-408.

[314] 彭红梅, 李小姝. 杜仲的药理研究现状及应用展望. 中医学报, 2013, 28(1): 72, 73.

[315] 栾庆祥. 杜仲化学成分和药理作用研究进展. 安徽农业科学, 2016, 44(9): 153-156.

[316] 冯晗, 周宏灏, 欧阳冬生. 杜仲的化学成分及药理作用研究进展. 中国临床药理学与治疗学, 2015, 50(6): 713-720.

[317] 韩莉娟. 松脂醇二葡萄糖苷降压作用及机制研究. 西安: 西北大学硕士学位论文, 2017.

[318] Duarte J, PeÂrez-Palencia R, Vargas F, et al. Antihypertensive effects of the flavonoid quercetin in spontaneously hypertensive rats. British Journal of Pharmacology, 2001, 133(1): 117-124.

[319] Cohn JN. Role of the renin-angiotensin system in cardiovascular disease. Cardiovascular Drugs and Therapy, 2010, 24(4): 341-344.

[320] Moon YJ. Recent update of renin-angiotensin-aldosterone system in the pathogenesis of hpertension. Electrolytes Blood Pressure, 2013, 11(2): 41.

[321] 陈辉, 赵文强, 刘应才, 等. 对原发性高血压患者肠系膜动脉平滑肌细胞钙激活钾通道活性的影响. 中华高血压杂志, 2008, 16(8): 707-711.

[322] Kuhlmann CR, Schaefer CA, Kosok C, et al. Quercetin-induced induction of the NO/cGMP pathway depends on Ca2 + -activated K+ channel-induced hyperpolarization-mediated Ca2 + -entry into cultured human endothelial cells. Planta Medica, 2005, 71(6): 520-524.

[323] Pérez-Vizcaíno F, Ibarra M, Cogolludo AL, et al. Endotheliumindependent vasodilator effects of the flavonoid quercetin and its methylated metabolites in rat conductance and resistance arteries. Journal of Pharmacology & Experimental Therapeutics, 2002, 302(1): 66-72.

[324] Sánchez M, Galisteo M, Vera R, et al. Quercetin downregulates NADPH oxidase, increases eNOS activity and prevents endothelial dysfunction in spontaneously hypertensive rats. Journal of Hypertension, 2006, 24(1): 75-84.

[325] 王峰, 王京媛, 李菲, 等. 咖啡酸、阿魏酸和 CA-1201 拮抗 ET-1 的生物效应. 中国病理生理杂志, 1999, 15(8): 688-691.

[326] 王峰, 刘敏, 杨连春, 等. 新的非肽类内皮素拮抗剂: 咖啡酸、阿魏酸. 药学学报, 1999, 34(12): 898-901.

[327] Bhullar KS, Lassalle-Claux G, Touaibia M, et al. Antihypertensive effect of caffeic acid and its analogs through dual reninangiotensin-aldosterone system inhibition. European Journal of Pharmacology, 2014, 730: 125-132.

[328] Suzuki A, Yamamoto N, Jokura H, et al. Chlorogenic acid attenuates hypertension and improves endothelial function in spontaneously hypertensive rats. Journal of Hypertension, 2006, 24(6): 1065-1073.

[329] 翁泽斌, 颜翠萍, 高倩倩, 等. 不同炮制品的杜仲含药血清及其环烯醚萜类成分对绝经后妇女成骨细胞增殖与分化的影响. 时珍国医国药, 2015, 26(11): 2636-2638.

[330] Young IC, Chuang ST, Hsu CH, et al. Protective effects of aucubin on osteoarthritic chondrocyte model induced by hydrogen peroxide and mechanical stimulus. BMC Complementary & Alternative Medicine, 2017, 17(1): 91.

[331] 曹旭. 基于 MC3T3-E1 细胞的杜仲抗骨质疏松药效物

质基础及其质量控制研究.贵州：贵州医科大学硕士学位论文,2016.

[332] 刘钊.松脂素二葡萄糖苷对 MC3T3-E1 成骨细胞 OPG以及 R ANKL 表达的影响.天津：天津医科大学硕士学位论文,2014.

[333] Yang YJ, Yang ZL, Wang DC. Comparative study on effects of rutin and quercetin on metabolism in osteoblast cells. Zhong Yao Cai, 2006, 29(5): 467-470.

[334] Prouillet C, Maziere JC, Maziere C, et al. Stimulatory effect of naturally occurring flavonols quercetin and kaempferol on alkaline phosphatase activity in MG-63 human osteoblasts through ERK and estrogen receptor pathway. Biochemical Pharmacology, 2004, 67(7): 1307-1313.

[335] Liang W, Luo ZH, Ge SH, et al. Oral administration of quercetin inhibits bone loss in rat model of diabetic osteopenia. European Journal of Pharmacology, 2011, 670(1): 317-324.

[336] Kuiper GG, Lemmen JG, Carlsson B, et al. Interaction of estrogenic chemicals and phytoestrogens with estrogen receptor beta. Endocrinology, 1998, 139: 4252-4263.

[337] Zhou RP, Lin SJ, Wan WB, et al. Chlorogenic acid prevents osteoporosis by Shp2/PI3K/Akt pathway in ovariectomized rats. PLoS One, 2016, 11(12): e0166751.

[338] 张彦秋,王春生,张永涛,等.绿原酸对高强度运动引起的膝关节软骨损伤的保护作用.西安交通大学学报(医学版),2016,(1): 139-143.

[339] 邓晖.绿原酸对大鼠骨髓间充质干细胞体外培养及诱导分化的影响.南昌：南昌大学硕士学位论文,2011.

[340] Li SY, Chang CQ, Ma FY, et al. Modulating effects of chlorogenic acid on lipids and glucose metabolism and expression of hepatic peroxisome proliferator-activated receptor-α in golden hamsters fed on high fat diet. Biomedical & Environmental Science, 2009, 22: 122-129.

[341] Lee GH, Lee MR, Lee HY, et al. Eucommia ulmoides cortex, geniposide and aucubin regulate lipotoxicity through the inhibition of lysosomal BAX. PloS One, 2014, 9(2): e88017.

[342] 李红辉,朱建华,李家富,等.槲皮素对实验性糖尿病大鼠脂质异常的作用.中国糖尿病杂志,2001, 9(2): 75.

[343] 刘瑞,孟芳,白怀,等.槲皮素、芦丁及葛根素抑制LDL 氧化修饰作用的研究.中国中药杂志,2007,(19): 2058-2062.

[344] Gnoni GV, Paglialonga G, Siculella L. Quercetin inhibits fatty acid and triacylglycerol synthesis in rat - liver cells. European Journal of Clinical Investigation, 2009, 39(9): 761-768.

[345] 苗成,李金国,苗芳,等.槲皮素对 ox-LDL 所致的小鼠巨噬细胞脂质蓄积和过氧化的影响.中国病理生理杂志,2013, 29(8): 1370-1374.

[346] 毛晓明,张家庆.槲皮素等中药提取物对醛糖还原酶的抑制作用.中国中药杂志,1993, 18(10): 623, 624.

[347] Watanabe J, Kawabata J, Kurihara H, et al. Isolation and identification of alpha-glucosidase inhibitors from tochu-cha(Eucommia ulmoides). Bioscience, Biotechnology, and Biochemistry, 1997, 61(1): 177, 178.

[348] Sanders RA, Rauscher FM, Watkins JB. Effects of quercetin on antioxidant defense in streptozotocin-induced diabetic rats. Journal of Biochemical & Molecular Toxicology, 2001, 15(3): 143-149.

[349] Mahmood V, Mina H, Mohammad V. Antidiabetic effects of quercetin in streptozocin-induced diabetic rats. Comparative Biochemistry and Physiology, Part C, 2003, 135(3): 357- 364.

[350] Dias AS, Porawski M, Alonso M, et al. Quercetin decreases oxidative stress, NF-kappaB activation, and iNOS overexpression in liver of streptozotocin-induced diabetic rats. Journal of Nutrition, 2005, 135(10): 2299-2304.

[351] Youl E, Bardy G, Magous R, et al. Quercetin potentiates insulin secretion and protects INS-1 pancreatic β-cells against oxidative damage via the ERK1/2 pathway. British Journal of Pharmacology, 2010, 161(4): 799-814.

[352] 朱丽艳,郭兰,王瑞雪,等.荞麦花总黄酮和槲皮素对 α- 葡萄糖苷酶活性的影响.时珍国医国药,2010, 21(5): 1135-1136.

[353] 金永亮,叶春玲,任省华,等.槲皮素对 H_2O_2 诱导的胰岛 RIN-mβ 细胞凋亡的影响.中成药,2008, 30(5): 767-769.

[354] Chuang CC, Martinez K, Xie G, et al. Quercetin is equally or more effective than resveratrol in attenuating tumor necrosis factor-{alpha}-mediated inflammation

and insulin resistance in primary human adipocytes. American Journal of Clinical Nutrition, 2010, 92(6): 1511-1521.

[355] Guo XD, Zhang DY, Gao XJ, et al. Quercetin and quercetin-3-O-glucuronide are equally effective in ameliorating endothelial insulin resistance through inhibition of reactive oxygen species-associated inflammation. Molecular Nutrition & Food Research, 2013, 57(6): 1037-1045.

[356] 金雷, 薛宏宇, 金礼吉, 等. 桃叶珊瑚苷对糖尿病大鼠线粒体的抗氧化作用. 山东医药, 2008,(4): 16-18.

[357] 肖何. 京尼平苷对棕榈酸诱导 INS-1 细胞凋亡的保护及机制研究. 重庆: 重庆大学硕士学位论文, 2011.

[358] 彭冰洁, 肖丽娟, 伍翔, 等. 绿原酸对高脂饲喂大鼠骨骼肌糖代谢的影响. 中草药, 2015, 46(17): 2580-2585.

[359] Li CJ, Li L, Wang C, et al. A New ursane-type nor-triterpenoid from the leaves of *Eucommia ulmoides* Oliv. Molecules, 2012, 17(12): 13960-13968.

[360] Sugawa H, Ohno RI, Shirakawa JI, et al. *Eucommia ulmoides* extracts prevent the formation of advanced glycation end products. Food Funct, 2016, 7(6): 2566-2573.

[361] 宋茜茜. 槲皮素对高糖诱导人脐静脉内皮细胞舒缩功能损伤的保护作用. 石家庄: 河北医科大学硕士学位论文, 2014.

[362] 李晓龙. 槲皮素对高糖环境下人脐静脉内皮细胞活性以及 MMP-2 与 MMP-9 表达的影响. 石家庄: 河北医科大学硕士学位论文, 2014.

[363] 李国, 张红锋, 李义良, 等. 槲皮素对高糖损伤血管内皮细胞的保护作用. 中药材, 2002, 25(4): 268-270.

[364] 王新嘉, 何国芬, 刘桂卿, 等. 槲皮素对糖尿病大鼠肾脏并发症的保护作用及其机理研究. 中华肾脏病杂志, 1997, 13(2): 108-109.

[365] 徐向进, 张家庆, 黄庆玲. 槲皮素对糖尿病大鼠肾脏非酶糖化及氧化的抑制作用. 中华内分泌代谢杂志, 1998, 14(1): 34-37.

[366] 毛晓明. 槲皮素对糖尿病大鼠肾脏的保护作用. 江苏医药, 1999, 25(9): 670-671.

[367] 傅静奕, 田浩明, 梁荩忠. 槲皮素对糖尿病大鼠肾脏的保护作用及机制. 中华内分泌代谢杂志, 2000, 16(1): 47, 48.

[368] 徐向进, 张荔群, 王庆彪, 等. 槲皮素对糖尿病大鼠

肾脏的保护作用. 中华内分泌代谢杂志, 2001, 17(5): 316-319.

[369] 徐向进, 吴玉水, 冯修高, 等. 槲皮素对糖尿病大鼠肾脏转化生长因子-β1(TGF-β1) 表达的影响. 中国糖尿病杂志, 2001, 9(1): 44-48.

[370] Anjaneyulu M, Chopra K. Quercetin an anti-oxidant bioflavonoid, attenuates diabetic nephropathy in rats. Clinical & Experimental Pharmacology & Physiology, 2004, 31(4): 244-248.

[371] 王闯. 槲皮素对链脲佐菌素诱导糖尿病大鼠肾损伤的保护作用及其分子机制研究. 南京: 南京大学博士学位论文, 2011.

[372] 王兴红, 郑亚萍, 魏芳. 槲皮素对链脲佐菌素诱导糖尿病大鼠氧自由基和一氧化氮的影响. 中国实验方剂学杂志, 2013, 19(5): 244-247.

[373] 王兴红, 常陆林, 王桂叶, 等. 槲皮素对 2 型糖尿病大鼠肾脏肥大的影响机制. 中国中医基础医学杂志, 2015, 2(10): 1248-1250.

[374] 雷龙涛. 绿原酸对糖尿病大鼠肾脏氧化应激作用的实验研究. 郑州: 郑州大学硕士学位论文, 2007.

[375] 雷龙涛, 孙良阁, 李天艺. 绿原酸对糖尿病大鼠肾脏氧化应激作用的实验研究. 中国综合临床, 2008,(10): 963-965.

[376] Arash K, Fatemeh F, Mohammad N, et al. Beneficial effects of quercetin on sperm parameters in streptozotocin - induced diabetic malerats. Phytotherapy Research, 2010, 24(9): 1285 -1291.

[377] 薛宏宇, 金礼吉, 金雷, 等. 桃叶珊瑚苷在初级糖尿病脑病中的神经保护作用. 中国科学: 生命科学, 2008, 38(7): 599-605.

[378] 薛宏宇. 桃叶珊瑚苷在大鼠糖尿病脑病模型中的作用及机制研究. 大连: 大连理工大学博士学位论文, 2008.

[379] Xue HY, Lu YN, Fang XM, et al. Neuroprotective properties of aucubin in diabetic rats and diabetic encephalopathy rats. Molecular Biology Reports, 2012, 39(10): 9311-9318.

[380] 朱琦鸿. 槲皮素对高糖环境下 HRCECs 的增殖和 VEGF、ICAM-1 表达的影响. 衡阳: 南华大学硕士学位论文, 2017.

[381] Miyazaki S, Oikawa H, Hirata T, et al. Chronic administration of Eucommia leaf extract(ELE)and

asperuloside(ASP), the major component of ELE, prevents adipocyte hypertrophy in white adipose tissues. Global Drugs and Therapeutics, 2018, 3(2): 1-3.

[382] Ahn J, Lee H, Kim S, et al. The anti-obesity effect of quercetin is mediated by the AMPK and MAPK signaling pathways. Biochemical and Biophysical Research Communications, 2008, 373(4): 545-549.

[383] Vazquez Prieto MA, Bettaieb A, Rodriguez Lanzi C, et al. Catechin and quercetin attenuate adipose inflammation in fructose-fed rats and 3T3-L1 adipocytes. Molecular Nutrition & Food Research, 2015, 59(4): 622-633.

[384] Li Y, Metori K, Koike K, et al. Improvement in the turnover rate of the stratum corneum in false aged model rats by the administration of geniposidic acid in Eucommia ulmoides Oliver leaf. Biological & Pharmaceutical Bulletin, 1999, 22(6): 582-585.

[385] 徐燕茹. 杜仲有效成分对秀丽隐杆线虫寿命的影响. 郑州：河南大学硕士学位论文, 2016.

[386] 陈巧云, 王业秋, 陈景华, 等. 桃叶珊瑚苷对光老化皮肤成纤维细胞 MMP-1 和 TIMP-1 表达的影响. 中成药, 2014, 36(8): 1602-1606.

[387] 陈巧云, 王业秋, 祁永华, 等. UVB 诱导 HaCaT 分泌细胞因子对 HSF 的影响及桃叶珊瑚苷的保护作用. 中国现代中药, 2016, 18(8): 974-976.

[388] 陈巧云, 王业秋, 陈丽娟, 等. 桃叶珊瑚苷通过 ROS/P38 通路抑制 UVA 诱导的 HSF 细胞凋亡机制研究. 中药材, 2016, 39(11): 2620-2623.

[389] 陈巧云, 王业秋, 曲岩, 等. 桃叶珊瑚苷对光损伤 HaCaT 细胞 Bax, Bcl-2, Caspase-3 表达的影响. 现代生物医学进展, 2017, 17(1): 24-27.

[390] 李雪, 雷雪雪, 徐红丹, 等. 桃叶珊瑚苷对 UVA 致 ESF-1 细胞光老化保护作用的代谢组学研究. 中国医药导报, 2017, 14(22): 25-29.

[391] 高海娜, 蔡周权, 林莺, 等. 松脂醇二葡萄糖苷对光老化 HDF 细胞 ER/TGF-β1/Smads 信号通路的调控机制. 中国医药生物技术, 2018, 13(5): 426-431.

[392] Li Y, Kamo S, Metori K, et al. The promoting effect of eucommiol from Eucommiae cortex on collagen synthesis. Biological & Pharmaceutical Bulletin, 2000, 23(1): 54-59.

[393] 陈巧云, 王业秋, 张宁. 桃叶珊瑚苷对紫外线 B 波损伤皮肤角质形成细胞的保护作用. 中国药学杂志,

2014, 49(7): 554-558.

[394] 张缓. 杜仲抗皮肤衰老活性成分的筛选及其作用机制研究. 郑州：河南大学硕士学位论文, 2016.

[395] 胡倩影, 丁艳霞, 田己鑫, 等. 桃叶珊瑚苷抗皮肤光老化作用机制研究. 河南大学学报：医学版, 2016, 35(4): 244-248.

[396] 刘俊岑, 董蕊, 朴成玉, 等. 松脂醇二葡萄糖苷对 UVB 诱导 HDF 细胞损伤的保护作用及机制研究. 中药材, 2017, 40(6): 1410-1414.

[397] Nishibe S, Kinoshita H, Takeda H, et al. Phenolic compounds from stem bark of Acathopanax senticosus and their pharmacological efect in chronic swimming stressed rats. Chemical & Pharmaceutical Bulletin, 1990, 38(6): 1 763-1 765.

[398] 董改宁, 熊正英. 槲皮素对运动训练大鼠肝组织自由基代谢及运动能力影响实验研究. 陕西师范大学学报：自然科学版, 2005, 33(1): 102-104.

[399] Davis JM, Murphy EA, Carmichael MD, et al. Quercetin increases brain and muscle mitochondrial biogenesis and exercise tolerance. American Journal of Physiology Regulatory Integrative & Comparative Physiology, 2009, 296(4): 1071-1077.

[400] 谢荣辉, 殷明, 殷嫦嫦, 等. 绿原酸保护大鼠髓核细胞对抗氧化应激的作用机制研究. 中药材, 2014, 37(3): 465-469.

[401] 罗元一, 殷明, 邬亚华, 等. 绿原酸对过氧化氢诱导大鼠髓核细胞凋亡保护作用的研究. 中成药, 2013, 35(4): 656-660.

[402] Ishikawa Y, Kitamura M. Anti-apoptotic effect of quercetin: intervention in the JNK- and ERK-mediated apoptotic pathways. Kidney International, 2000, 58(3): 1078-1087.

[403] 刘敏, 肖颖, 左爱仁, 等. 槲皮素、根皮素、水飞蓟宾清除自由基和抑制脂质过氧化活性研究. 中成药, 2012, 34(4): 753-756.

[404] 金越, 吕勇, 韩国柱, 等. 槲皮素及异槲皮素、芦丁抗自由基活性的比较研究. 中草药, 2007,(3): 408-412.

[405] 李发荣, 杨建雄, 沈小婷, 等. 桃叶珊瑚甙的体外抗氧化研究陕西师范大学学报：自然科学版, 2004, 32(3): 98-101.

[406] 阮德功, 马龙, 许晖, 等. 杜仲翅果桃叶珊瑚甙抗氧化活性的研究. 食品工业科技, 2011, 32(8): 120-122.

[407] 薛宏宇，李文飞，董欢欢，等．桃叶珊瑚苷对 6-OHDA 诱导 PC12 细胞的保护作用．宿州学院学报，2012，27(11): 22-25.

[408] Xue HY, Niu DY, Gao GZ, et al. AUcubin modulates Bcl-2 family proteins expression and inhibits caspases cascade in H_2O_2-induced PC12 cells. Molecular Biology Reports, 2011, 38(5): 3561-3567.

[409] Xue HY, Gao GZ, Lin QY, et al. Protective effects of aucubin on H2O2-induced apoptosis in PC12 cells . Phytotherapy Research, 2012, 26(3): 369-374.

[410] 王强，赵冬梅．松酯醇二葡萄糖苷对大鼠脑缺血再灌注损伤保护作用机制的研究．中国社区医师，2016，23(13): 9-10.

[411] 潘冰冰，周勇，孔高茵，等．桃叶珊瑚苷减轻脂多糖诱导的小鼠急性肺损伤．中南大学学报：医学版，2019,(2): 128-133.

[412] Lim H, Park KR, Lee DU, et al. Effects of the constituents of gardenia fructus on prostaglandin and NO production. Biomolecules and Therapeutics, 2008, 16(2): 82-86.

[413] Zuo T, Xu WM, Li HL, et al. Geniposide and geniposidic acid, modified forms of genipin, attenuate genipin-induced mitochondrial apoptosis without altering the anti-inflammatory ability in KGN cell line. Medicinal Chemistry Research, 2017, 26(2): 499-508.

[414] 黄威，金鑫，杨丽颖，等．京尼平苷酸对巨噬细胞上清液刺激 RSC-364 细胞增殖及分泌致炎因子的影响．武警后勤学院学报：医学版，2015,(1): 15-17.

[415] 金鑫，孙静，谢文利，等．京尼平苷酸对佐剂性关节炎大鼠抗炎作用及滑膜细胞凋亡机制研究．中国中药杂志，2009, 34(23): 3082-3086.

[416] 金鑫，朱江，张煜伟，等．京尼平苷酸对佐剂性关节炎模型大鼠滑膜细胞体外培养增殖及分泌细胞因子的影响．中国药房，2010, 21(37): 3472-3474.

[417] Wadsworth TL, Koop DR. Effects of the wine polyphenolics quercetin and resveratrol on pro-inflammatory cytokine expression in RAW 264. 7 macrophages. Biochemical Pharmacology, 1999, 57(8): 941-949.

[418] 林勇，高存记，黎健，等．槲皮素对 TNFα 诱导的内皮细胞与中性粒细胞粘附的抑制作用．药学学报，1999, 34(7): 491-494.

[419] Cho SY, Park SJ, Kwon MJ, et al. Quercetin suppresses proinflammatory cytokines production through MAP kinases and NF-κB pathway in lipopolysaccharide-stimulated macrophage. Molecular and Cellular Biochemistry, 2003, 243(1/2): 153.

[420] 宋传旺，刘佳佳，段承刚，等．槲皮素对 LPS 延迟中性粒细胞自发性凋亡效应的抑制作用．中国免疫学杂志，2005, 21(1): 13-16.

[421] 岳扬，刘佳佳，宋传旺，等．槲皮素对 LPS 诱导中性粒细胞活性化效应的抑制作用．免疫学杂志，2005, 21(4): 296-299.

[422] 岳扬．槲皮素对 LPS 诱导中性粒细胞活性化效应的抑制作用．泸州：西南医科大学硕士学位论文，2004.

[423] Comalada M, Camuesco D, Sierra S, et al. In vivo quercitrin anti-inflammatory effect involves release of quercetin, which inhibitsinflammation through down-regulation of the NF-κB pathway. European Journal of Immunology, 2005, 35(2): 584-592.

[424] García-Mediavilla V, Crespo I, Collado PS, et al. The anti-inflammatory flavones quercetin and kaempferol cause inhibition of inducible nitric oxide synthase, cyclooxygenase-2 and reactive C-protein, and down-regulation of the nuclear factor kappaB pathway in Chang Liver cells. European Journal of Pharmacology, 2007, 557(2/3): 221-229.

[425] Ruiz PA, Braune A, Hölzlwimmer G, et al. Quercetin inhibits TNF-induced NF-κB transcription factor recruitment to proinflammatory gene promoters in murine intestinal epithelial cells. The Journal of Nutrition, 2007, 137(5): 1208-1215.

[426] 黄敬群，孙文娟，王四旺，等．槲皮素对大鼠痛风性关节炎抗炎抗氧化活性研究．中国实验方剂学杂志，2012, 18(2): 169-173.

[427] Huang JQ, Zhu MZ, Tao Y, et al. Therapeutic properties of quercetin on monosodium urate crystal - induced inflammation in rat. Journal of Pharmacy and Pharmacology, 2012, 64(8): 1119-1127.

[428] 李森，于新辉．槲皮素对脂多糖刺激巨噬细胞炎症因子释放的影响．国际中医中药杂志，2012, 34(9): 797-800.

[429] 黄敬群，孙文娟，王四旺，等．尿酸钠致急性痛风性关节炎模型大鼠与槲皮素的抗炎作用．中国组织工程研

究, 2012, 16(15): 2815-2819.

[430] Heeba GH, Mahmoud ME, El Hanafy AA. Anti-inflammatory potential of curcumin and quercetin in rats: role of oxidative stress, heme oxygenase-1 and TNF-α. Toxicology & Industrial Health, 2014, 30(6): 551-560.

[431] 刘明月. 槲皮素抑制脂多糖诱导的 RAW264. 7 细胞炎症反应机制及其与 AMPK 的关系. 大连：辽宁师范大学硕士学位论文, 2018.

[432] Endale M, Park SC, Kim S, et al. Quercetin disrupts tyrosine-phosphorylated phosphatidylinositol 3-kinase and myeloid differentiation factor-88 association, and inhibits MAPK/AP-1 and IKK/NF-κB-induced inflammatory mediators production in RAW 264. 7 cells. Immunobiology, 2013, 218(12): 1452-1467.

[433] Borghi SM, Mizokami SS, Pinho-Ribeiro FA, et al. The flavonoid quercetin inhibits titanium dioxide(TiO2)-induced chronic arthritis in mice. Journal of Nutrition Biochemistry, 2018, 53: 81-95.

[434] 郦铮铮, 陈瑾, 潘珍珍, 等. 槲皮素对奈瑟球菌感染脑膜炎大鼠继发内毒素血症的抑制作用及机制研究. 中国临床药理学与治疗学, 2019, 24(6): 658-664.

[435] Galleggiante V, De Santis S, Liso M, et al. Quercetin - induced miR - 369 - 3p suppresses chronic inflammatory response targetingC/EBP - β. Molecular Nutrition & Food Research, 2019, 63(19): e1801390.

[436] 单建华. 绿原酸对 LPS 诱导的 RAW264. 7 细胞中 COX-2 蛋白表达的影响及其机理研究. 南京：南京师范大学硕士学位论文, 2009.

[437] 徐英辉, 申茹, 刘彦彦. 绿原酸对佐剂性关节炎模型大鼠抗炎作用及机制研究. 药学研究, 2014, 33(9): 505-507.

[438] Enrico D, Carlo A, Corrado T, et al. The quantitative isolation and antimicrobial activity of the aglycone of aucubin. Phytochemistry, 1986, 25(10): 2420-2422.

[439] 伊文君. 杜仲叶提取物中绿原酸的纯化及其体外抑菌效果的研究. 大庆：黑龙江八一农垦大学硕士学位论文, 2014.

[440] 王红连, 张凌裳, 张东升, 等. 杜仲叶提取物对鲫鱼出血性病原菌抑菌试验的研究. 饲料工业, 2009, 30(12): 28-30.

[441] 秦晓蓉, 张铭金, 高绪娜, 等. 槲皮素抗菌活性的研究. 化学与生物工程, 2009, 26(4): 55-57.

[442] Pal A, Tripathi A. Quercetin potentiates meropenem activity among pathogenic carbapenem - resistant Pseudomonas aeruginosa and Acinetobacter baumannii. Journal of Applied Microbiology, 2019, 127(4): 1038-1047.

[443] Huang RH, Xiang Y, Liub XZ, et al. Two novel antifungal peptides distinct with a five-disulfide motif from the bark of Eucommia ulmoides Oliv. FEBS Letters, 2002, 521(1/3): 87-90.

[444] 张丹丹, 方建国, 陈娟娟, 等. 连翘及其主要有效成分槲皮素体外抗人巨细胞病毒的实验研究. 中国中药杂志, 2010, 35(8): 1055-1059.

[445] Park KS, Kim BH, Chang IM. Inhibitory potencies of several iridoids on cyclooxygenase-1, cyclooxygnase-2 enzymes activities, tumor necrosis factor-α and nitric oxide production in vitro. Evidence-based Complementary and Alternative Medicine, 2010, 7(1): 41-45.

[446] Li T, Li F, Liu XY, et al. Synergistic anti - inflammatory effects of quercetin and catechin via inhibiting activation of TLR4-MyD88-mediated NF-κB and MAPK signaling pathways. Phytotherapy Research, 2019, 33(3): 756 - 767.

[447] Belkaid A, Currie JC, Desgagnés J, et al. The chemopreventive properties of chlorogenic acid reveal a potential new role for the microsomal glucose-6-phosphate translocase in brain tumor progression. Cancer Cell International, 2006, 6(1): 7.

[448] 李湘洲, 张胜, 刘子雷, 等. 杜仲叶提取物对结肠癌细胞侵袭与迁移的影响. 辽宁中医杂志, 2018, 45(5): 1019-1022, I0002.

[449] 张胜, 李湘洲, 刘子雷, 等. 杜仲叶活性成分对结肠癌细胞增殖与凋亡的影响. 中华中医药学刊, 2018, 36(2): 284-287.

[450] Tanigawa S, Fujii M, Hou DX. Action of Nrf2 and Keap1 in ARE-mediated NQO1 expression by quercetin. Free Radical Biology & Medicine, 2007, 42(11): 1690-1703.

[451] Cai Q, Rahn RO, Zhang R. Dietary flavonoids, quercetin, luteolin and genistein, reduce oxidative DNA damage and lipid peroxidation and quench free radicals. Cancer Letter, 1997, 119(1): 99-107.

[452] Lee JC, Kim J, Park JK, et al. The antioxidant, rather

than prooxidant, activities of quercetin on normal cells: quercetin protects mouse thymocytes from glucose oxidase-mediated apoptosis. Experimental Cell Research, 2003, 291(2): 386-397.

[453] Wilms Lonneke C, Hollman Peter CH, Boots Agnes W, et al. Protection by quercetin and quercetin-rich fruit juice against induction of oxidative DNAdamage and formation of BPDE-DNA adducts in human lymphocytes. Mutation Research/Genetic Toxicology and Environmental Mutagenesis, 2005, 582(1): 155-162.

[454] Wei YQ, Zhao X, Kariya Y, et al. Induction of apoptosis by quercetin: involvement of heat shock protein. Cancer Research, 1994, 54(18): 4952-4957.

[455] Kim SH, Yeo GS, Lim YS, et al. Suppression of multidrug resistance via inhibition of heat shock factor by quercetin in MDR cells. Experimental & Molecular Medicine, 1998, 30(2): 87-92.

[456] 王晓庆, 梁中琴, 顾振纶, 等. 槲皮素抑制血管生成作用的实验研究. 中国药理学通报, 2004, 20(10): 1161-1164.

[457] Jeong JH, An JY, Kwon YT, et al. Effects of low dose quercetin: cancer cell-specific inhibition of cell cycle progression. Journal of Cellular Biochemistry, 2009, 106(1): 73-82.

[458] Ciolino HP, Daschner PJ, Yeh GC. Dietary flavonols quercetin and kaempferol are ligands of the aryl hydrocarbon receptor that affect CYP1A1 transcription differentially. The Biochemical Journal, 1999, 340(Pt3): 715-722.

[459] 林辉, 吴凯南, 孔令泉. 槲皮素抑制乳腺癌发生及增殖的实验研究. 中国普外基础与临床杂志, 2001, 8(5): 288-291.

[460] 孔令泉, 吴凯南, 林辉. 槲皮素对实验性乳腺癌中血管生成抑制作用的研究. 中国肿瘤临床, 2001, 28(4): 295-299.

[461] Choi JA, Kim JY, Lee JY, et al. Induction of cell cycle arrest and apoptosis in human breast cancer cells by quercetin. International Journal of Oncology, 2001, 19(4): 837-844.

[462] 钟晓刚. 槲皮素对乳腺癌血管生成、增殖和凋亡的影响. 重庆: 重庆医科大学硕士学位论文, 2002.

[463] 马双慰. 槲皮素对人乳腺癌细胞株 MCF-7 裸鼠移植瘤的抑制作用及其对细胞周期影响的研究. 重庆: 重庆医科大学硕士学位论文, 2002.

[464] 钟晓刚, 吴凯南, 何生, 等. 槲皮素对人乳腺癌裸鼠移植瘤细胞增殖和凋亡的影响. 四川大学学报 (医学版), 2003, 34(3): 439-442.

[465] 吴凯南, 钟晓刚, 马双慰, 等. 槲皮素对人乳腺癌裸鼠移植瘤的抑制作用及其对血管生成的影响. 中国肿瘤临床, 2003, 30(6): 434-438.

[466] 马双慰, 吴凯南, 钟晓刚, 等. 槲皮素对人乳腺癌裸鼠移植瘤抑制作用的研究. 肿瘤防治杂志, 2004, 11(3): 248-251.

[467] 罗玲, 吴凯南, 吴晓健. 槲皮素对乳腺癌细胞 MCF-7 增殖及凋亡的影响. 中草药, 2004, 35(1): 71-73.

[468] 沈丽霞, 赵丕文, 牛建昭, 等. 金雀异黄素和槲皮素对人类乳腺癌细胞增殖和细胞周期的影响. 中国药理学通报, 2008, 24(1): 59-62, 67.

[469] 沈丽霞, 董晓华, 李炜, 等. 槲皮素、补骨脂素对乳腺癌细胞株 MCF-7 增殖的影响. 中国药理学通报, 2009, 25(5): 601-605, 114.

[470] De S, Chakraborty J, Chakraborty RN, et al. Chemopreventive activity of quercetin during carcinogenesis in cervix uteri in mice. Phytotherapy Research, 2000, 14(5): 347-351.

[471] 张杰, 吕蔡, 张平安, 等. 槲皮素抑制人宫颈癌 HeLa 细胞增殖的实验研究. 中国肿瘤临床, 2006, 33(8): 436-438.

[472] 张荣荣. 槲皮素对人宫颈癌 HeLa 细胞增殖与凋亡的影响及机制研究. 徐州: 徐州医学院硕士学位论文, 2011.

[473] 朱锦明, 张荣荣, 陆晓媛, 等. 槲皮素对宫颈癌 HeLa 细胞增殖影响机制探讨. 中华肿瘤防治杂志, 2014, 21(14): 1073-1077.

[474] 佐志刚, 邓守恒, 王贤和, 等. 槲皮素对体外培养宫颈癌细胞生物学行为的影响. 现代肿瘤医学, 2014, 22(5): 1027-1030.

[475] 朱勤勤, 唐文勋, 储俊, 等. 槲皮素对宫颈癌细胞增殖、凋亡及侵袭影响的实验研究. 健康导报: 医学版, 2015, 20(3): 190.

[476] 张欣, 董春力, 付丽丽, 等. 槲皮素对宫颈癌细胞 C33A 增殖和凋亡的影响. 安徽医学, 2018, 39(4): 400-403.

[477] 冯艳红, 李凤丽, 姜虹, 等. 槲皮素抑制人宫颈癌

SiHa 细胞增殖的实验研究. 现代中西医结合杂志, 2019,(29): 3207-3210.

[478] 种楠, 李勤, 冯艳红, 等. 槲皮素抑制宫颈癌 Siha 细胞增殖和侵袭实验研究. 中华实用诊断与治疗杂志, 2019, 33(2): 113-116.

[479] 王香青, 马振军, 包洪云, 等. 槲皮素通过抑制 β-catenin 入核抑制人宫颈癌细胞增殖、迁移的实验研究. 天津中医药, 2019, 36(2): 195-199.

[480] 张欣, 董春力, 付丽丽. 槲皮素对宫颈癌细胞 SiHa 增殖的影响. 国际妇产科学杂志, 2017, 44(3): 304-306, 311.

[481] 张琼, 徐明娟, 宋亮年, 等. 槲皮素对人卵巢癌细胞系增殖的影响. 第二军医大学学报, 1999, 20(6): 380-382.

[482] 王旭, 张爽. 槲皮素对卵巢癌细胞 HO-8910 增殖的抑制作用及机制. 山东医药, 2010, 50(6): 12-14.

[483] 邓晓慧, 宋海岩, 孙春莉. 槲皮素对人卵巢癌 SKOV-3 细胞增殖的影响. 中国病理生理杂志, 2013, 29(1): 99-102.

[484] 周学敏. 槲皮素对人卵巢癌细胞 -3 增殖和凋亡的影响. 中医学报, 2016, 31(7): 931- 936.

[485] Kuo PC, Liu HF, Chao JI. Survivin and p53 modulate quercetin-induced cell growth inhibition and apoptosis in human lung carcinoma cells. Journal of Biological Chemistry, 2004, 279(53): 55875-55885.

[486] 王箭, 张鹏辉, 涂植光. 槲皮素对肺腺癌 A549 细胞生长的影响. 第三军医大学学报, 2007, 29(19): 1852-1854.

[487] 闻春生, 应斌武, 张永刚, 等. 槲皮素对肺腺癌细胞株 A549 细胞中凋亡相关因子 caspase-3 表达的影响. 中国肺癌杂志, 2008, 11(2): 194-197.

[488] Murakami A, Ashida H, Terao J. Multitargeted cancer prevention by quercetin. Cancer Letter, 2008, 269(2): 315-325.

[489] Ferrandina G, Almadori G, Maggiano N, et al. Growth - inhibitory effect of tamoxifen and quercetin and presence of type Ⅱ estrogen bindingsites in human laryngeal cancer cell lines and primary laryngeal tumors. International Journal of Cancer, 1988, 77(5): 747-754.

[490] 任伟宏, 宫璀璀, 吴景兰, 等. 8-Br-cAMP 和槲皮素对 Eca-109 细胞相关基因的 DNA 拷贝和基因表达的影响. 郑州大学学报: 医学版, 2003, 38(5): 675-678.

[491] 廖应英. 槲皮素对人食管癌 Eca109 细胞增殖与凋亡的影响及其机制探讨. 武汉: 湖北中医药大学硕士学位论文, 2015.

[492] 王海燕. 槲皮素诱导人胃癌细胞凋亡的实验研究. 武汉: 武汉科技大学硕士学位论文, 2006.

[493] 王海燕, 郭良淼, 陈勇, 等. 槲皮素抑制人胃癌 MGC-803 细胞增殖并诱导其凋亡的研究. 细胞与分子免疫学杂志, 2006,(5): 585-587.

[494] 郭良淼. 槲皮素对人胃癌 MGC-803 细胞 P53、Bcl-2 基因表达的影响. 武汉: 武汉科技大学硕士学位论文, 2007.

[495] 于志君, 何丽娅, 陈勇, 等. 槲皮素对胃癌 MGC-803 细胞 VEGF-C 及 VEGFR-3 表达水平的影响. 细胞与分子免疫学杂志, 2009, 25(8): 678-680.

[496] Wang K, Liu R, Li J, et al. Quercetin induces protective autophagy in gastric cancer cells: involvement of Akt- mTOR- and hypoxia-induced factor 1α-mediated signaling. Autophagy, 2011, 7(9): 966-978.

[497] 白艳婷, 张丽娜, 潘素琼, 等. 槲皮素对人肝癌细胞 SMMC7721 增殖的影响. 解放军药学学报, 2001, 17(2): 64-66.

[498] 王朝杰, 管小琴, 杨炼, 等. 槲皮素对肝肿瘤细胞生长周期的影响. 中国新药与临床杂志, 2004, 23(10): 695-698.

[499] Granado-Serrano AB, Martín MA, Bravo L, et al. Quercetin induces apoptosis via caspase activation, regulation of Bcl-2, and inhibition of PI-3-kinase/ Akt and ERK pathways in a human hepatoma cell line(HepG2). Journal of Nutrition, 2006, 136(11): 2715-2721.

[500] Ramos AA, Lima CF, Pereira ML, et al. Antigenotoxic effects of quercetin, rutin and ursolic acid on HepG2 cells: evaluation by the comet assay. Toxicology Letters, 2008, 177(1): 66-73.

[501] Ramyaa P, Padma VV. Ochratoxin-induced toxicity, oxidative stress and apoptosis ameliorated by quercetin- -modulation by Nrf2. Food Chemistry Toxicology, 2013, 62: 205-216.

[502] Ramyaa P, Krishnaswamy R, Padma VV. Quercetin modulates OTA-induced oxidative stress and redox signalling in HepG2 cells - up regulation of Nrf2 expression and down regulation of NF-κB and COX-2.

Biochimica Et Biophysica Acta, 2014, 1840(1): 681-692.

[503] Lee LT, Huang YT, Hwang JJ, et al. Blockade of the epidermal growth factor receptor tyrosine kinase activity by quercetin and luteolin leads to growth inhibition and apoptosis of pancreatic tumor cells. Anticancer Research, 2002, 22(3): 1615-1627.

[504] Deschner EE, Ruperto J, Wong G, et al. Quercetin and rutin as inhibitors of azoxymethanol-induced colonic neoplasia. Carcinogenesis, 1991, 12(7): 1193-1196.

[505] Richter M, Ebermann R, Marian B. Quercetin-induced apoptosis in colorectal tumor cells: possible role of EGF receptor signaling. Nutrition & Cancer, 1999, 34(1): 88-99.

[506] Ranelletti FO, Maggiano N, Serra FG, et al. Quercetin inhibits p21-RAS expression in human colon cancer cell lines and in primary colorectal tumors. International Journal of Cancer, 2000, 85(3): 438-445.

[507] Park CH, Chang JY, Hahm ER, et al. Quercetin, a potent inhibitor against beta-catenin/Tcf signaling in SW480 colon cancer cells. Biochemical & Biophysical Research Communications, 2005, 328(1): 227-234.

[508] Kim WK, Bang MH, Kim ES, et al. Quercetin decreases the expression of ErbB2 and ErbB3 proteins in HT-29 human colon cancer cells. Journal of Nutrition Biochemical2005, 16(3): 155-162.

[509] 严兴耘，彭俊华，张华欣，等．槲皮素对结肠癌 HT-29 细胞增殖及周期的影响．世界华人消化杂志，2006，14(11): 1071-1076.

[510] Psahoulia FH, Drosopoulos KG, Doubravska L, et al. Quercetin enhances TRAIL-mediated apoptosis in colon cancer cells by inducing the accumulation of death receptors in lipid rafts. Molecular Cancer Therapeutics, 2007, 6(9): 2591-2599.

[511] 柯尊金，丁心喜，董文奎，等．槲皮素对人膀胱癌 BIU-87 细胞增殖和凋亡的影响．实用癌症杂志，2008, 23(2): 116-118.

[512] 梅志强，刘晓燕，李娟，等．槲皮素诱导膀胱癌细胞凋亡的机制研究．科技资讯，2012,(17): 242.

[513] 张军晖，邢念增，康宁，等．槲皮素对 TRAMP-C2 前列腺癌细胞的抑制作用．中华实验外科杂志，2006，23(10): 1240, 1241.

[514] Xing N, Chen Y, Mitchell SH, et al. Quercetin inhibits the expression and function of the androgen receptor in LNCaP prostate cancer cells. Carcinogenesis, 2001, 22(3): 409-414.

[515] Pratheeshkumar P, Budhraja A, Son YO, et al. Quercetin inhibits angiogenesis mediated human prostate tumor growth by targeting VEGFR- 2 regulated AKT/mTOR/ P70S6K signaling pathways. PLoS One, 2012, 7(10): e47516.

[516] 李洪福，罗其中．抑制热休克蛋白 70 表达对人脑胶质瘤细胞生长的影响．南京医科大学学报：自然科学版，2000, 20(5): 353-355.

[517] 张晓琳，张明洁，许静，等．槲皮素对热应激后神经胶质瘤细胞凋亡及热激蛋白表达的影响．中国药理学与毒理学杂志，2011, 25(3): 264-268.

[518] 苑召虎，张彦，王惠丽，等．槲皮素对胶质瘤 C6 细胞侵袭、迁移、增殖及其细胞周期的影响．医学研究杂志，2013, 42(7): 29-33.

[519] 郝亮．槲皮素抑制大鼠脑胶质瘤增殖作用的体内实验研究．石家庄：河北医科大学硕士学位论文，2008.

[520] 郭二坤，郝亮，梁朝辉，等．槲皮素对大鼠脑胶质瘤抑瘤作用的体内实验研究．中国神经精神疾病杂志，2012, 38(2): 83-86.

[521] 周立祥，罗毅男，付双林，等．槲皮素对大鼠脑胶质瘤 C6 细胞增殖调控的作用．吉林大学学报：医学版，2006, 32(2): 251-253.

[522] 刘岳，李彩丽，曲新国，等．槲皮素对人脑胶质瘤细胞 U251 生物学特性的影响．中华神经外科杂志，2016, 32(10): 1043-1047.

[523] 夏春义，陈荣举，梁鑫，等．槲皮素对脑胶质瘤大鼠 Bcl-2 和 Bax 表达的影响．解剖科学进展，2016, 22(1): 20-22.

[524] 吕传峰，朱亚亚．槲皮素对氧糖剥夺损伤的 C6 胶质细胞凋亡与自噬调节作用．临床医药文献电子杂志，2019, 6(13): 84.

[525] 唐志鹏，夏春义，李沿东，等．槲皮素对脑胶质瘤 C6 细胞增殖的调控作用．解剖科学进展，2019, 25(1): 63-65, 69.

[526] 王冬芮，张永慈，王增光．槲皮素对人脑胶质瘤干细胞生物学行为及 miR-29s 家族的影响分析．中华细胞与干细胞杂志（电子版），2018, 8(3): 129-133.

[527] Ong CS, Tran E, Nguyen TT, et al. Quercetin-induced growth inhibition and cell death in nasopharyngeal

carcinoma cells are associated with increase in Bad and hypophosphorylated retinoblastoma expressions. Oncology Reports, 2004, 11(3): 727-733.

[528] 张峰, 崔永华, 曹平. 槲皮素对人鼻咽癌 HEN1 细胞系增殖抑制和诱导凋亡作用的研究. 临床耳鼻咽喉头颈外科杂志, 2007, 21(24): 1136-1139.

[529] Caltagirone S, Rossi C, Poggi A, et al. Flavonoids apigenin and quercetin inhibit melanoma growth and metastatic potential. International Journal of Cancer, 2000, 87(4): 595-600.

[530] Cao HH, Tse AK, Kwan HY, et al. Quercetin exerts anti-melanoma activities and inhibits STAT3 signaling. Biochemical Pharmacology, 2014, 87(3): 424-434.

[531] Yoshida M, Yamamoto M, Nikaido T. Quercetin arrests human leukemic T-cells in late G1 phase of the cell cycle. Cancer Research, 1992, 52(23): 6676-6681.

[532] 肖东, 朱寿彭, 顾振纶. 槲皮素诱导人白血病 HL-60 细胞凋亡. 中国药理学报, 1997, 18(3): 280-283.

[533] Kang TB, Liang NC. Studies on the inhibitory effects of quercetin on the growth of HL-60 leukemia cells. Biochemical Pharmacology, 1997, 54(9): 1013-1018.

[534] 谢庆文, 赵劲秋, 方智雯. 槲皮素对 NB4 细胞株 p53 及蛋白的影响. 上海第二医科大学学报, 2001, 21(1): 8-10.

[535] 李岩松, 康铁帮, 梁念慈, 等. 槲皮素对 HL-60 细胞中 p53, bcl-2 基因表达的影响. 中国药理学通报, 1999, 15(3): 255-257.

[536] 李忌, 陈俊杰, 高小平, 等. 抗氧化剂槲皮素诱导人白血病 HL-60 细胞凋亡作用. 中华血液学杂志, 2000, 21(6): 319-320.

[537] 黄应桂, 李岩松, 康铁帮. 槲皮素对 HL-60 细胞中 c-myc 和 cyclinD1 基因表达的影响. 癌症, 2000, 19(8): 832.

[538] 蔡讯, 陈芳源, 韩洁英, 等. 槲皮素逆转白血病细胞株 K562/ADM 多药耐药的研究. 肿瘤, 2004, 24(4): 354-357.

[539] 于利人, 张东昌, 王瑞珉, 等. 槲皮素诱导 K562 细胞凋亡机制探讨. 中国肿瘤临床, 2005, 32(9): 505-507.

[540] 王黎, 戴红卫, 郑君, 等. 槲皮素对人急性 B 淋巴细胞白血病 NOD/SCID 小鼠细胞周期及黏附分子表达的影响. 中国实验血液学杂志, 2018, 26(6): 1616-1620.

[541] 肖洁, 尹松梅, 谢双锋, 等. 槲皮素调控 AMPK 活性

诱导 HL-60 细胞自噬与凋亡. 中山大学学报 (医学科学版), 2018, 39(4): 501-509.

[542] Naimi A, Entezari A, Hagh MF, et al. Quercetin sensitizes human myeloid leukemia KG-1 cells against TRAIL-induced apoptosis. Journal of Cellular Physiology, 2019, 234(8): 13233-13241.

[543] 穆志杰. 槲皮素对胶质瘤大鼠血脑屏障通透性的影响. 太原: 山西医科大学硕士学位论文, 2009.

[544] 王刚, 杜士明, 杨光义, 等. 槲皮素血浆代谢物抗大鼠 C6 脑胶质瘤细胞的作用. 中国医院药学杂志, 2012, 32(16): 1248-1252.

[545] Ohnishi R, Ito H, Iguchi A, et al. Effects of chlorogenic acid and its metabolites on spontaneous locomotor activity in mice. Bioscience, Biotechnology, and Biochemistry, 2006, 70(10): 2560-2563.

[546] Gong N, Fan H, Ma AN, et al. Geniposide and its iridoid analogs exhibit antinociception by acting at the spinal GLP-1receptors. Neuropharmacology, 2014, 84: 31-45.

[547] 宋必卫, 田薇, 刘颖雪, 等. 槲皮素镇痛作用研究. 安徽医科大学学报, 1994, 29(3): 168-170.

[548] 龚珊, 顾振纶. 槲皮素镇痛作用的观察. 中草药, 1996, 27(10): 612, 613.

[549] 司海超, 司小萌, 刘展. 槲皮素减轻坐骨神经慢性缩窄性损伤大鼠的神经病理性疼痛及其相关机制. 第三军医大学学报, 2017, 39(1): 54-59.

[550] Li X, Zhu W, Yang L, et al. Evaluation of the sedative and hypnotic effects of Eucommiol in Eucommia. Natural Product Research, 2013, 27(18): 1657-1659.

[551] 刘秋庭, 姚靓, 涂鄂文, 等. 桃叶珊瑚苷对急性脑出血大鼠脑组织 IL-1β 及 NF-κB 的影响. 中国中医急症, 2015, 24(8): 1327-1329.

[552] 刘秋庭, 姚靓, 涂鄂文, 等. 桃叶珊瑚苷对脑出血大鼠的神经保护作用及对肿瘤坏死因子 α 的影响研究. 实用心脑肺血管病杂志, 2015, 23(3): 34-37.

[553] 黄嘉驹, 严莉, 欧阳昌汉. 京尼平苷酸对大鼠缺血性脑损伤神经保护作用. 湖北科技学院学报: 医学版, 2017, 31(2): 93-96.

[554] 胡振鑫, 刘娅妮, 叶蓁, 等. 京尼平苷酸通过稳定微管促进脊髓损伤后轴突生长. 中国生物化学与分子生物学报, 2019, 35(5): 551-558.

[555] Wu BY, Yu AC. Quercetin inhibits c-fos, heat shock protein, and glial fibrillary acidic protein expression in

injured astrocytes. Journal of Neuroence Research, 2000, 62(5): 730-736.

[556] Heo HJ, Lee CY. Protective effects of quercetin and Vitamin C against oxidative stress-induced neurodegeneration. Journal of Agricultural and Food Chemistry, 2004, 52(25): 7514-7517.

[557] Chen CP, Chen JC, Ho FM, et al. Inhibition of iNOS gene expression by quercetin is mediated by the inhibition of IkappaB kinase, nuclear factor-kappa B and STAT1, and depends on heme oxygenase-1 induction in mouse BV-2 microglia. European Journal of Pharmacology, 2005, 521(1/3): 9-20.

[558] Lu J, Zheng YL, Luo L, et al. Quercetin reverses D-galactose induced neurotoxicity in mouse brain. Behavioural Brain Research, 2006, 171(2): 251-260.

[559] Lu J, Wu DM, Zheng YL, et al. Quercetin activates AMP-activated protein kinase by reducing PP2C expression protecting old mouse brain against high cholesterol-induced neurotoxicity. Journal of Pathology, 2010, 222(2): 199-212.

[560] Xu F, Proft J, Gibbs S, et al. Quercetin targets cysteine string protein(CSPalpha) and impairs synaptic transmission. PLoS One, 2010, 5(6): e11045.

[561] 苑召虎, 胡子有, 姚芳, 等. 槲皮素对星形胶质细胞增殖及细胞周期相关蛋白 cdc25A 的影响. 中国神经精神疾病杂志, 2013, 39(1): 6-10.

[562] Costa LG, Garrick JM, Roquè PJ, et al. Mechanisms of neuroprotection by quercetin: counteracting oxidative stress and more. Oxidative Medicine and Cellular Longevity, 2016,(7): 1-10.

[563] Li X, Wang HD, Wen GD, et al. Neuroprotection by quercetin via mitochondrial function adaptation in traumatic brain injury: PGC - 1α pathway as a potential mechanism. Journal of Cellular and Molecular Medicine, 2018, 22(2): 883-891.

[564] 许银凤, 叶云, 孙琴, 等. 槲皮素对 LPS 刺激的小胶质细胞炎症因子的下调作用. 基因组学与应用生物学, 2017, 36(3): 1173-1179.

[565] 周张玖智, 丁杨芳, 胡艳丽. 京尼平苷酸对 D- 半乳糖/亚硝酸钠诱导的阿尔茨海默病小鼠学习记忆的影响. 中国老年学杂志, 2019, 39(5): 1188-1191.

[566] Cho ES, Jang YJ, Hwang MK, , et al. Attenuation of oxidative neuronal cell death by coffee phenolic phytochemicals. Mutation Research/fundamental & Molecular Mechanisms of Mutagenesis, 2009, 661(1/2): 18-24.

[567] 周静, 赵宏, 秦书俭, 等. 绿原酸对 Aβ25-35 诱导的大脑皮层细胞损伤的保护作用机制. 中国临床解剖学杂志, 2014, 32(3): 316-320.

[568] Yan JJ, ChoJY, Kim HS, et al. Protection against beta-amyloid peptide toxicity in vivo with long-term administration of ferulic acid. British Journal of Pharmacology, 2001, 133(1): 89-96.

[569] Mamiya T, Kise M, Morikawa K, et al. Ferulic acid attenuated cognitive deficits and increase in carbonyl proteins induced by buthionine-sulfoximine in mice. Neuroscience Letters, 2008, 430(2): 115-118.

[570] 李永金, 顾振纶, 周文轩, 等. 槲皮素对 Alzheimer 病大鼠的脑保护作用及其机理研究. 中成药, 2002, 24(11): 859-862.

[571] Ansari MA, Abdul HM, Joshi G, et al. Protective effect of quercetin in primary neurons against Abeta(1-42): relevance to Alzheimer's disease. Journal of Nutrition Biochemical 2009, 20(4): 269-275.

[572] Hayakawa M, Itoh M, Ohta K, et al. Quercetin reduces eIF2α phosphorylation by GADD34 induction. Neurobiology of Aging, 2015, 36(9): 2509-2518.

[573] 马海兰, 孙艳, 丁海亮, 等. 绿原酸对痴呆大鼠学习记忆的影响. 药学研究, 2017, 36(12): 696-699.

[574] Kwon SH, Lee HK, Kim JA, et al. Neuroprotective effects of chlorogenic acid on scopolamine-induced amnesia via anti-acetylcholinesterase and anti-oxidative activities in mice. European Journal of Pharmacology, 2010, 649(1/3): 210-217.

[575] Imai T, Kishi T, Inoue H, et al. Effects of iridoids on sex- and learning-behaviours in chronic stressed mice. Yakugaku zasshi : Journal of the Pharmaceutical Society of Japan, 1988, 108(6): 572-585.

[576] Zhu M, Han S, Fink AL. Oxidized quercetin inhibits α-synuclein fibrillization. Biochimica Et Biophysica Acta, 2013, 1830(4): 2872-2881.

[577] Zhu YL, Sun MF, Jia XB, et al. Aucubin alleviates glial cell activation and preserves dopaminergic neurons in 1-methyl-4-phenyl-1, 2, 3, 6-tetrahydropyridine-induced

parkinsonian mice. Neuroreport, 2018, 29(13): 1075-1083.

[578] 汪俊博. 桃叶珊瑚苷对帕金森小鼠的神经保护作用研究. 大连：大连理工大学硕士学位论文, 2017.

[579] Teraoka M, Nakaso K, Kusumoto C, et al. Cytoprotective effect of chlorogenic acid against α-synuclein-related toxicity in catecholaminergic PC12 cells. Journal of Clinical Biochemistry and Nutrition, 2012, 51(2): 122-127.

[580] Shen WJ, Qi R, Zhang J, et al. Chlorogenic acid inhibits LPS-induced microglial activation and improves survival of dopaminergic neurons. Brain Research Bulletin, 2012, 88(5): 487-494.

[581] Hu WC, Wang GC, Li PX, et al. Neuroprotective effects of macranthoin G from Eucommia ulmoides against hydrogen peroxide-induced apoptosis in PC12 cells via inhibiting NF-κB activation. Chemico-Biological Interactions, 2014, 224: 108-116.

[582] Kang CH, Choi YH, Moon SK, et al. Quercetin inhibits lipopolysaccharide-induced nitric oxide production in BV2 microglial cells by suppressing the NF-κB pathway and activating the Nrf2-dependent HO-1 pathway. International Immunopharmacol, 2013, 17(3): 808-813.

[583] Nakajima K, Niisato N, Marunaka Y. Quercetin stimulates NGF-induced neurite outgrowth in PC12 cells via activation of Na$^+$/K$^+$/2Cl$^-$cotransporter. Cellular Physiology and Biochemistry, 2011, 28(1): 147-156.

[584] Pathak L, Agrawal Y, Dhir A. Natural polyphenols in the man- agement of major depression. Expert Opinion on Investigational Drugs, 2013, 22(7): 863.

[585] Parka SH, Sima YB, Hanb PL, et al. Antidepressant like efect of chlorogenic acid isolated from Artemisia capillaris Thunb . Animal Cells & Systems, 2012, 14(4): 253.

[586] Bouayed J, Rammal H, Dicko A, et al. Chlorogenicacid, a polyphenol from Prunusdomestica(Mirabelle), with coupled anxiolytic and antioxidant efects. Journal of the Neurological Science, 2007, 262: 77.

[587] 邢丽娜. 中药多酚绿原酸对睡眠剥夺应激及 ACTH 造抑郁样模型大鼠的干预作用及尿液 GC/MS 代谢组学分析. 上海：上海中医药大学硕士学位论文, 2015.

[588] Tsuji M, Miyagawa K, Takeuchi T, et al. Pharmacological characterization and mechanisms of the novel antidepressive- and/or Anxiolytic-1ike substances identified from Perillae Herba. Nihon Shinkei Seishin Yakufigaku Zasshi, 2008, 28(4): 159.

[589] Zeni Ana Lúcia B, Zomkowski Andréa Dias E, Maraschin M, et al. Ferulic acid exerts antidepressant-like effect in the tail suspension test in mice: Evidence for the involvement of the serotonergic system. European Journal of Pharmacology, 2012, 679(1/3): 68-74.

[590] Ahn EM, Hahn JT, Lee DW, et al. Isolation of monoamine oxidase B inhibitory compound from the leaves of Eucommia ulmoides Oliv. Applied Biological Chemistry, 1999, 42(2): 166-169.

[591] Abdalla FH, Schmatz R, Cardoso AM, et al. Quercetin protects the impairment of memory and anxiogenic-like behavior in rats exposed to cadmium: possible involvement of the acetylcholinesterase and Na(+), K(+)-ATPase activities. Physiology & Behavior, 2014, 135: 152-167.

[592] Chen SY, Zeng XC, Zong WJ, et al. Aucubin alleviates seizures activity in Li-pilocarpine-induced epileptic mice: involvement of inhibition of neuroinflammation and regulation of neurotransmission. Neurochemical Research, 2019, 44(2): 472-484.

[593] Moghbelinejad S, Rashvand Z, Khodabandehloo F, et al. Modulation of the expression of the GABAa receptor β1 and β3 subunits by pretreatmentwith quercetin in the ka model of epilepsy in mice—the effect of quercetin on GABAAreceptor beta subunits. Journal of Pharmacopuncture, 2016, 19(2): 163 - 166.

[594] Vissiennon C, Nieber K, Kelber O, et al. Route of administration determines the anxiolytic activity of the flavonols kaempferol, quercetin and myricetin—are they prodrugs? Journal of Nutrition Biochemical, 2012, 23(7): 733-740.

[595] 吕佩瑜. 桃叶珊瑚苷对 TGFβ1 诱导人肝星状细胞活化及细胞外基质沉积的影响. 长沙：中南大学硕士学位论文, 2014.

[596] Kim SJ, Kim KM, Park J, et al. Geniposidic acid protects against d-galactosamine and lipopolysaccharide-induced hepatic failure in mice. Journal of Ethnopharmacology, 2013, 146(1): 271-277.

[597] 杨玉辉, 周艳, 阮征, 等. 绿原酸保护由脂多糖诱导引起的大鼠慢性肝脏损伤. 现代食品科技, 2014, 30(7): 23-26.

[598] 刘云龙, 宋卓, 彭冰洁, 等. 绿原酸对 Fas/FasL 途径介导的非酒精性脂肪肝细胞凋亡的影响. 中国食物与营养, 2015, 21(7): 67-70.

[599] Kawada N, Seki S, Inoue M, et al. Effect of antioxidants, resveratrol, quercetin, and N-acetylcysteine, on the functions of cultured rat hepatic stellate cells and Kupffer cells. Hepatology, 1998, 27(5): 1265-1274.

[600] Su JF, Guo CJ, Wei JY, et al. Protection against hepatic ischemia-reperfusion injury in rats by oral pretreatment with quercetin. Biomedical & Environmental Science, 2003, 16(1): 1-8.

[601] 刘爽, 姚平, 李珂, 等. 槲皮素对大鼠原代肝细胞酒精性氧化损伤的防护作用. 营养报, 2007, 29(3): 288-291.

[602] Yao P, Nussler A, Liu L, et al. Quercetin protects human hepatocytes from ethanol-derived oxidative stress by inducing heme oxygenase-1 via the MAPK/Nrf2 pathways. Journal of Hepatology, 2007, 47(2): 253-261.

[603] Nabavi SF, Nabavi SM, Eslami S, et al. In vivo protective effects of quercetin against sodium fluoride-induced oxidative stress in the hepatic tissue. Food Chemistry, 2012, 132(2): 931-935.

[604] Ma JQ, Li Z, Xie WR, et al. Quercetin protects mouse liver against CCl$_4$-induced inflammation by the TLR2/4 and MAPK/NF-κB pathway. International Immunopharmacology, 2015, 28(1): 531-593.

[605] Ji LL, Sheng YC, Zheng ZY, et al. The involvement of p62-Keap1-Nrf2 antioxidative signaling pathway and JNK in the protection of natural flavonoid quercetin against hepatotoxicity. Free Radical Biology and Medicine, 2015, 85: 12 - 23.

[606] 魏彩冰, 周莲娣, 张育珍, 等. 槲皮素通过核因子 E2 相关因子 / 抗氧化应答元件 (Nrf2/ARE) 信号通路发挥对免疫性肝损伤的保护作用. 细胞与分子免疫学杂志, 2017, 33(3): 300-304.

[607] 陈浩. 京尼平苷酸基于 FXR 抗 ANIT 诱导胆汁淤积大鼠保肝利胆机制研究. 广州: 广州中医药大学博士学位论文, 2016.

[608] 陈浩, 石思, 闵剑斌, 等. 京尼平苷酸对 siRNA 介导

BRL-3A 细胞中 FXR 基因沉默后 MRP2 和 BSEP 表达的影响. 中华中医药杂志, 2016, 31(5): 1590-1594.

[609] Chen H, Huang X, Min J, et al. Geniposidic acid protected against ANIT-induced hepatotoxity and acute intrahepatic cholestasis, due to Fxr-mediated regulation of Bsep and Mrp2. Journal of Ethnopharmacology, 2016, 179: 197-207.

[610] 陈浩, 高璇, 赵威, 等. 栀子酸调节胆汁淤积大鼠 SHP-LRH-1 信号通路的实验研究. 中南大学学报: 医学版, 2019, 44(6): 605-613.

[611] 彭婕, 钱之玉, 刘同征, 等. 京尼平苷和西红花酸保肝利胆作用的比较. 中国新药杂志, 2003,(2): 105-108.

[612] 陈浩, 李甲, 胡蕾, 等. 基于 Sirt1-FXR 通路探究京尼平苷酸对胆汁淤积大鼠胆汁酸肝肠循环的影响. 中国中药杂志, 2019, 44(4): 787-795.

[613] 朱振家, 钱之玉, 包晨颖. 京尼平苷对地鼠胆固醇结石形成的影响. 中草药, 2001, 32(6): 530-532.

[614] 戚晓渊, 史秀灵, 高银辉, 等. 绿原酸抗肝纤维化作用的研究. 中国实验方剂学杂志, 2011, 17(15): 139-143.

[615] 杨宏昕, 白音夫. 绿原酸对肝纤维化大鼠脂质过氧化作用的影响. 中国药业, 2013, 22(23): 3-4.

[616] 康鲁平, 齐荔红, 张俊平, 等. 金雀异黄素和槲皮素对大鼠肝星状细胞增殖、胶原合成及 I 型原胶原 mRNA 水平的影响. 中国药理学报: 英文版, 2001, 22(9): 792-796.

[617] 齐荔红, 康鲁平, 张俊平, 等. 染料木素和槲皮素体外抗肝纤维化作用. 药学学报, 2001, 10(4): 212-215.

[618] 卢春凤, 陈廷玉, 王淑秋, 等. 槲皮素抑制离体大鼠肝星状细胞增殖. 中国病理生理杂志, 2005, 21(6): 1154, 1166.

[619] Pavanato A, Tuñón MJ, Sánchez-Campos S, et al. Effects of Quercetin on liver damage in rats with carbon tetrachloride-induced cirrhosis. Digestive Diseases and Sciences, 2003, 48(4): 824-829.

[620] Martín MJ, La-Casa C, Alarcón-de-la-Lastra C, et al. Anti-oxidant mechanisms involved in gastroprotective effects of quercetin. Ztschrift Fur Naturforschung C A Journal of Bioences, 1998, 53(1/2): 82-88.

[621] 黄伟锋, 欧阳守, 林燕飞, 等. 槲皮素对胃肠运动的影响及其机制. 世界华人消化杂志, 2009, 17(18): 1815-1820.

[622] 张文举, 陈宝田, 王彩云, 等. 槲皮素止泻机制研究.

第一军医大学学报, 2003, 23(10): 1029-1031.

[623] 王娟娟, 秦雪梅, 高晓霞, 等. 杜仲化学成分、药理活性和质量控制现状研究进展. 中草药, 2017, 48(15): 3228-3237.

[624] 李春晓, 李慧影, 王虹, 等. 桃叶珊瑚苷通过 ERp 途径抑制 TNF-α 诱导的心脏祖细胞凋亡. 中国药理学通报, 2016, (8): 1068-1074.

[625] Patel Rahul V, Mistry Bhupendra M, Shinde Surendra K, et al. Therapeutic potential of quercetin as a cardiovascular agent. European Journal of Medicinal Chemistry, 2018, 155: 889-904.

[626] 林蓉, 刘俊田, 李旭, 等. 槲皮素对过氧化氢诱导的血管内皮细胞周期及 NO 水平的影响. 中国药理学通报, 2001, 17(2): 211-213.

[627] 林蓉, 刘俊田. 槲皮素对缺氧缺糖诱导血管内皮细胞损伤的保护作用. 中国药理学通报, 2003, 19(4): 475, 476.

[628] 林蓉, 刘俊田, 甘伟杰. 槲皮素对 TNF-α 损伤的血管内皮细胞的保护作用. 中药材, 2004, 27(8): 597-599.

[629] 孙静. 槲皮素对 H_2O_2 所致内皮细胞损伤的保护. 沈阳: 辽宁中医药大学硕士学位论文, 2010.

[630] 孙静, 程嘉艺, 滕丹, 等. 槲皮素对 H_2O_2 致内皮细胞损伤的保护作用. 中国实验方剂学杂志, 2012, 18(5): 174-176.

[631] 周宏超, 索占伟, 胡格, 等. 槲皮素对 SLT-Ⅱe 诱导的大鼠肠黏膜微血管内皮细胞分泌 PGI2、TXA2 及 PAF 的影响. 西北农业学报, 2008, 17(2): 1-4.

[632] 任锟, 李彦杰, 邢若星, 等. 槲皮素对非对称性二甲基精氨酸诱导损伤的脑血管内皮细胞的保护作用及其机制研究. 中国脑血管病杂志, 2019, 16(2): 82-88.

[633] 郝利珍, 高兴州, 常宏, 等. 槲皮素调控内质网应激抑制 H_2O_2 诱导脐静脉内皮细胞凋亡的研究. 吉林中医药, 2016, 36(4): 390-393.

[634] 吴微, 杨柳, 徐翊, 等. 槲皮素对转化生长因子诱导人脐静脉内皮细胞内皮 - 间质转化的影响. 中国中医药信息杂志, 2017, 24(2): 65-69.

[635] 李淑媛, 郝敏, 林原, 等. 槲皮素对蛋白质非酶糖基化及微血管内皮细胞的作用. 中国药理通讯, 2009, 26(4): 14, 15.

[636] 江玉辉. 槲皮素及 1-5-O- 槲皮素糖苷对高糖引起内皮细胞损伤保护作用的对比研究. 南昌: 南昌大学硕士学位论文, 2015.

[637] Pignatelli P, Pulcinelli FM, Celestini A, et al. The flavonoids quercetin and catechin synergistically inhibit platelet function byantagonizing the intracellular production of hydrogen peroxide. American Journal of Clinical Nutrition, 2000, 72(5): 1150-1155.

[638] 顾振纶, 王兆钺, 肖东. 槲皮素对血小板的抑制作用及其机理分析. 苏州医学院学报, 1991, 11(4): 262-265.

[639] 陈辉. 槲皮素的心血管保护作用. 国际心血管病杂志, 2007, 4(1): 57-60.

[640] 秦泰春, 顾振纶, 刘世增. 槲皮素对压力超负荷所致大鼠心肌肥厚的影响. 中草药, 1999, 30(4): 275-277.

[641] 侯晓敏. 槲皮素通过增强电压依赖性钾电流和抑制 L- 型电压依赖性钙电流舒张大鼠冠状动脉. 晋中: 山西医科大学博士学位论文, 2014.

[642] 侯晓敏, 张明升, 秦小江. 槲皮素舒张大鼠离体肾动脉及其与 L- 型电压依赖性钙通道和蛋白激酶 C 的关系. 生理学报, 2017, 69(6): 775-780.

[643] 陈志武, 马伟庚. 金丝桃甙、槲皮素对小鼠脑缺血损伤的保护作用. 天然产物研究与开发, 1997, 9(2): 21-23.

[644] Yao RQ, Qi DS, Yu HL, et al. Quercetin attenuates cell apoptosis in focal cerebral ischemia rat brain via activation of BDNF-TrkB-PI3K/Akt signaling pathway. Neurochemical Research, 2012, 37(12): 2777-2786.

[645] 姚芳, 张兰兰, 苑召虎, 等. 槲皮素调节葡萄糖氧剥夺损伤的星形胶质细胞细胞周期基因的表达. 细胞与分子免疫学杂志, 2013, 29(9): 910-913.

[646] 陈其元, 崔桂云, 沈霞. 槲皮素诱导的 HO-1 对离体星形胶质细胞缺氧缺糖损伤保护作用的研究. 中国实用神经疾病杂志, 2014, 17(9): 3-6.

[647] 王琳. 槲皮素对 SD 大鼠星形胶质细胞糖氧剥夺 / 复供损伤的保护机制研究. 郑州: 河南大学硕士学位论文, 2016.

[648] 林蓉. 槲皮素对血管内皮细胞损伤的保护作用. 西安: 西安交通大学硕士学位论文, 1999.

[649] 林蓉, 刘俊田, 李旭, 等. 槲皮素对血管内皮细胞损伤的保护作用. 中国循环杂志, 2000, 15(5): 304, 305.

[650] 王志新, 马钊, 邓同兴, 等. 槲皮素对过氧化氢诱导的血管内皮细胞的保护作用. 河南大学学报 (医学版), 2013, 32(2): 125-128.

[651] 甘伟杰, 刘俊田, 林蓉. 槲皮素对高同型半胱氨酸血

症家兔血管内皮细胞的保护作用. 中国药理学通报, 2004, 20(6): 647-651.

[652] 朱益, 梁中琴, 顾振纶. 槲皮素对培养人脐静脉内皮细胞在缺氧条件下 ET-1 和 NO 水平的影响. 苏州大学学报 (医学版), 2004, 24(3): 280-282.

[653] 蔡夏夏, 鲍雷, 丁叶, 等. 槲皮素对葡萄糖胺条件下血管内皮细胞损伤的影响. 食品科学, 2013, 34(13): 224-228.

[654] Kleemann R, Verschuren L, Morrison M, et al. Anti-inflammatory, anti-proliferative and anti-atherosclerotic effects of quercetin in human *in vitro* and *in vivo* models. Atherosclerosis, 2011, 218(1): 44-52.

[655] 陈维, 章茂顺, 胡春玲, 等. 槲皮素及异鼠李素对人血管平滑肌细胞胶原合成的影响. 中国动脉硬化杂志, 2005, 13(3): 320-324.

[656] 岳雯, 姚树桐, 鲍颖, 等. 槲皮素对毒胡萝卜素诱导的巨噬细胞内质网应激凋亡途径的抑制作用及机制. 中国病理生理杂志, 2012, 28(3): 518-523.

[657] Gao Y, Chen ZY, Xue L, et al. Anti-atherosclerotic effect of geniposidic acid in a rabbit model and related cellular mechanisms. Pharmaceutical Biology, 2015, 53(2): 280-285.

[658] 熊江辉, 李莹辉, 聂捷琳, 等. 槲皮素对模拟微重力条件下体外培养大鼠心肌细胞骨架的影响. 动物学报, 2003, 49(1): 98-103.

[659] 曹文军, 陈瑞芬, 刘国贞. 槲皮素对缺血再灌注大鼠心肌损伤的保护作用. 首都医科大学学报, 2004, 25(3): 311-313.

[660] 王兴红, 郑亚萍, 李海霞. 槲皮素对大鼠心肌缺血再灌注损伤的影响. 中国实验方剂学杂志, 2013, 19(4): 266-270.

[661] 李冬梅, 张元媛, 徐丽, 等. 槲皮素对心肌缺血再灌注损伤的保护作用及机制研究. 实用药物与临床, 2016, 19(4): 410-413.

[662] 胡炯宇, 黄跃生, 宋华培, 等. 槲皮素和黄芪甲苷对大鼠缺氧心肌细胞的保护作用. 中华烧伤杂志, 2007, 23(3): 175-178.

[663] 王英敏. 再灌注期间应用槲皮素对离体大鼠心肌缺血再灌注损伤的作用及机制研究. 石家庄: 河北医科大学硕士学位论文, 2011.

[664] Dong Q, Chen L, Lu Q, et al. Quercetin attenuates doxorubicin cardiotoxicity by modulating Bmi-1 expression. British Journal of Pharmacology, 2014, 171(19): 4440-4454.

[665] 裴天仙, 徐长庆, 于靖, 等. 槲皮素抗阿霉素诱导的培养心肌细胞的凋亡. 中国药理学通报, 2008, 24(4): 534-538.

[666] 张弛, 黄靓, 屈顺林, 等. 槲皮素抑制诱导型一氧化氮合酶减轻脓毒症大鼠的心肌损伤. 中国药理学通报, 2011, 27(11): 1586-1589.

[667] 李坚, 张剑, 董欣敏, 等. 槲皮素对内毒素性心肌损伤的保护作用及机制. 南方医科大学学报, 2015, 35(7): 1068-1072.

[668] 陈嫚. 槲皮素对酒精性心肌损伤的保护效应及机制研究. 武汉: 华中科技大学硕士学位论文, 2015.

[669] 蔡珠兰, 吴青青, 唐其柱. 桃叶珊瑚苷对压力负荷诱导的小鼠心肌纤维化的影响及机制研究. 中国药师, 2019, 22(6): 1025-1029.

[670] He Y, Cao X, Guo P, et al. Quercetin induces autophagy via FOXO1-dependent pathways and autophagy suppression enhances quercetin-induced apoptosis in PASMCs in hypoxia. Free Radical Biology & Medicine, 2017, 103: 165-176.

[671] Cao XP, He YZ, Li XC, et al. The IRE1α-XBP1 pathway function in hypoxia-induced pulmonary vascular remodeling, is upregulated by quercetin, inhibits apoptosis and partially reverses the effect of quercetin in PASMCs. American Journal of Translational Research, 2019, 11(2): 641-654.

[672] 张乃月, 朱榕嘉, 尹秀平, 等. 射干苷和桃叶珊瑚苷抑制 LPS 诱导的人脂肪间充质干细胞炎性反应. 基础医学与临床, 2019, 39(7): 961-966.

[673] Zhu HW, Zhang YY, Zhang JW, et al. Isolation and characterization of an anti-complementary protein-bound polysaccharide from the stem barks of *Eucommia ulmoides*. International Immunopharmacology, 2008, 8(9): 1222-1230.

[674] Zhu HW, Di HY, Zhang YY, et al. A protein-bound polysaccharide from the stem bark of *Eucommia ulmoides* and its anti-complementary effect. Carbohydrate Research, 2009, 344(11): 1319-1324.

[675] 王亚平, 丁献义, 彭慧敏. 槲皮素对细胞免疫功能的调节. 河北医科大学学报, 1998, 19(3): 143-145.

[676] Muthian G, Bright JJ. Quercetin, a flavonoid phytoestrogen,

ameliorates experimental allergic encephalomyelitis by blocking IL-12 signaling through JAK-STAT pathway in T lymphocyte. Journal of Clinical Immunology, 2004, 24(5): 542-552.

[677] Liu Y, Yu C, Ji K, et al. Quercetin reduces TNF-α-induced mesangial cell proliferation and inhibits PTX3production: involvement of NF-κB signaling pathway. Phytotherapy Research, 2019, 33(9): 2401-2408.

[678] 王昌明, 黄慧, 张珍祥, 等. 槲皮素对博莱霉素致鼠肺纤维化的防治作用. 中国药理学通报, 2000, 16(1): 94-96.

[679] 罗莉莎. 槲皮素抗纤维化作用机制研究进展. 国外医学: 中医中药分册, 2005, 27(6): 330-332.

[680] 徐晓武, 杨小敏, 王飞海, 等. 槲皮素对重症急性胰腺炎相关性肺损伤肺泡中性粒细胞 TLR4/NF-κB 通路的影响. 肝胆胰外科杂志, 2015, 27(1): 30-33.

[681] 王保健, 毛旭. 槲皮素通过抑制肺巨噬细胞的 M1 极化减轻海水吸入诱导的小鼠急性肺损伤. 细胞与分子免疫学杂志, 2017, 33(6): 751-755.

[682] 郭维康, 张东亮, 王丽妍, 等. ADMA 引起肾小球内皮细胞内质网应激及槲皮素的抑制作用. 临床和实验医学杂志, 2012, 11(2): 81-82.

[683] Shoskes DA. Effect of bioflavonoids quercetin and curcumin on ischemic renal injury: a new class of renoprotective agents. Transplantation, 1998, 66(2): 147-152.

[684] 谭继翔, 何进, 秦文熠, 等. 槲皮素通过抑制 TLR4/NF-κB 通路缓解脂多糖诱导的急性肾损伤. 南方医科大学学报, 2019, 39(5): 598-602.

[685] 胡庆华, 缪明星, 卢国, 等. 槲皮素对尿酸性肾病大鼠肾脏 NLRP3 和 TLRs 表达的影响. 中草药, 2013, 44(24): 3496-3502.

[686] Meng LQ, Yang FY, Wang MS, et al. Quercetin protects against chronic prostatitis in rat model through NF-κB and MAPKsignaling pathways. Prostate, 2018, 78(11): 790-800.

[687] 梁龙龙, 潘志强, 王晓敏, 等. 不同温补肾阳中药有效成分对 TM3 小鼠睾丸间质细胞生长抑制作用比较研究. 时珍国医国药, 2016, 27(12): 2879-2881.

[688] 桂志鹏, 周宇宁, 胡月, 等. 槲皮素对血管内皮细胞的作用及其机制研究. 中国口腔颌面外科杂志, 2018, 16(5): 385-390.

[689] Nam JW, Kim SY, Yoon T, et al. Heat shock factor 1 inducers from the bark of Eucommia ulmoides as cytoprotective agents. Chemistry & Biodiversity, 2013, 10(7): 1322-1327.

[690] 徐红丹, 祁永华, 高晓波, 等. 松脂醇二葡萄糖苷对 ESF-1 细胞胶原蛋白分泌的基因调控机制研究. 中华高血压杂志, 2015, 23(3): 53-56.

[691] 高晓波, 徐红丹, 祁永华, 等. 松脂醇二葡萄糖苷对人皮肤成纤维细胞胶原蛋白分泌机制的研究. 国际中医中药杂志, 2017, 39(2): 131-135.

[692] Kimata M, Shichijo M, Miura T, et al. Effects of luteolin, quercetin and baicalein on immunoglobulin E-mediated mediator releasefrom human cultured mast cells. Clinical & Experimental Allergy, 2000, 30(4): 501-508.

[693] Min YD, Choi CH, Bark H, et al. Quercetin inhibits expression of inflammatory cytokines through attenuation of NF-kappaB and p38 MAPK in HMC-1 human mast cell line. Inflammation Research, 2007, 56(5): 210-215.

[694] 赵雪英, 顾振纶, 苏燎原. 槲皮素抗辐射损伤作用的初步研究. 苏州医学院学报, 1998, 18(12): 1233, 1234.

[695] 李杨. 杜仲籽中桃叶珊瑚苷的生物转化及药代动力学研究. 西安: 西北大学硕士研究生学位论文, 2008.

[696] 杨忠杰. 松脂醇二葡萄糖苷药代动力学和代谢产物研究. 郑州: 河南大学硕士学位论文, 2015.

[697] Wang JL, Liu EW, Zhang Y, et al. alidation of a HPLC-tandem MS/MS method for pharmacokinetics study of(+)-pinoresinol-di-β-D-glucopyranoside from Eucommia ulmoides Oliv. extract in rats' plasma. Journal of Ethnopharmacology, 2012, 139(2): 337-342.

[698] Liu EW, Lin YP, Wang L, et al. Simultaneous determination of pinoresinol di-glucopyranoside and pinoresinol glucoside in rat plasma by HPLC-tandem MS/MS for pharmacokinetic study. Chinese Herbal Medicines, 2016, 8(4): 337-343.

[699] Egert S, Wolfram S, Bosy-Westphal A, et al. Daily quercetin supplementation dose-dependently increases plasma quercetin concentrations in healthy humans. Journal of Nutrition, 2008, 138(9): 1615-1621.

[700] Gong XJ, Luan QX, Zhou X, et al. UHPLC-ESI-MS/

MS determination and pharmacokinetics of pinoresinol glucoside and chlorogenic acid in rat plasma after oral administration of *Eucommia ulmoides* Oliv. extract. Biomedical Chromatography, 2017, 31(11).

[701] Erlund I, Kosonen T, Alfthan G, et al. Pharmacokinetics of quercetin from quercetin aglycone and rutin in healthy volunteers. European Journal of Clinical Pharmacology, 2000, 56(8): 545 - 553.

[702] Li YJ, Gong ZP, Cao X, et al. A UPLC-MS method for simultaneous determination of geniposidic acid, two lignans and phenolics in rat plasma and its application to pharmacokinetic studies of *Eucommia ulmoides* extract in rats. European Journal of Drug Metabolism and Pharmacokinetics, 2016, 41(5): 595-603.

[703] 兰燕宇, 向文英, 杨武, 等. UPLC-MS/MS 同时测定大鼠血浆中杜仲的五个成分及其药代动力学研究. 时珍国医国药, 2016, 27(4): 827-830.

[704] Hu FD, An J, Li W, et al. UPLC-MS/MS determination and gender-related pharmacokinetic study of five active ingredients in rat plasma after oral administration of Eucommia cortex extract. Journal of Ethnopharmacology, 2015, 169: 145-155.

[705] Zhao Y, Li Y, Wang X, et al. The experimental study of cortex Eucommiae on meridian tropsim: the distribution study of aucubin in rat tissues. Journal of Pharmaceutical and Biomedical Analysis, 2008, 46: 386-373.

[706] Xue BY, Ma B, Zhang Q, et al. Pharmacokinetics and tissue distribution of Aucubin, Ajugol and Catalpol in rats using a validated simultaneous LC-ESI-MS/MS assay. Journal of chromatography B, 2015, 1002: 245-253.

[707] 刘星. 杜仲药材质量控制及体内代谢过程的研究. 贵阳: 贵阳中医学院学硕士学位论文, 2015.

[708] 高倩倩, 翁泽斌, 赵根华, 等. 盐炙对杜仲中京尼平苷酸体内药代动力学的影响. 南京中医药大学学报, 2015, 31(5): 453-445.

[709] 张影月, 韩亚亚, 郝佳, 等. 炮制时间对杜仲指标成分含量及药代动力学影响研究. 天津中医药大学学报, 2016, 35(5): 322-326.

[710] 韩磊. 杜仲"盐炙入肾"炮制机理研究. 西安: 陕西中医学院硕士学位论文, 2014.

[711] 巩仔鹏, 吴林霖, 陆苑, 等. 杜仲降血压活性成分在正常大鼠和自发性高血压大鼠体内的药代动力学差异研究. 中国药理学与毒理学杂志, 2016, 30(10): 1043.

[712] 陈浩, 闵剑斌, 黄小桃, 等. 京尼平苷酸在胆汁淤积型大鼠体内的药动学分析. 中国实验方剂学杂志, 2015, 21(17): 75-78.

[713] An J, Hu FD, Wang CH, et al. Pharmacokinetics and tissue distribution of five active ingredients of *Eucommiae* cortex in normal and ovariectomized mice by UHPLC-MS/MS. Xenobiotica, 2016, 46(9): 793-804.

[714] Da Silva EL, Piskula MK, Yamamoto N, et al. Quercetin metabolites inhibit copper ion-induced lipid peroxidation in rat plasma. FEBS Letter, 1998, 430(3): 405-408.

[715] Chuang CH, Yeh CL, Yeh SL, et al. Quercetin metabolites inhibit MMP-2 expression in A549 lung cancer cells by PPAR-γ associated mechanisms. Journal of Nutrition Biochemical, 2016, 33: 45-53.

[716] Stalmach A, Steiling H, Williamson G, et al. Bioavailabilityof chlorogenic acidsfollowing acute ingestion ofcoffee by humans withanileostomy. Archives of Biochemistry & Biophysics, 2010, 501: 98.

[717] Lardeau A, Poquet L. Phenolic acid metabolites derived from coffee consumption are unlikely to cross the blood-brain barrier. Journal of Pharmaceutical & Biomedical Analysis, 2013, 76: 134.

[718] Badenhorst CP, Erasmus E, vander Sluis R, et al. A new perspective on the importance of glycine conjugation in the metabolism of aromatic acids. Drug Metabolism Reviews, 2014, 46(3): 343.

[719] 邢丽娜, 周明眉, 李云, 等. 绿原酸及其肠道代谢产物对中枢神经系统疾病的作用和机制研究进展. 中国中药杂志, 2015, 40(6): 1044-1047.

[720] 杨波, 杨强, 张爱华, 等. 基于代谢组学技术的中医药研究进展. 中国医药导报, 2019, 16(24): 24-28.

[721] Huang YX, Liu EW, Wang L, et al. LC/MS/MS determination and pharmacokinetic studies of six compounds in rat plasma following oral administration of the single and combined extracts of *Eucommia ulmoides* and Dipsacus asperoides. Chinese Journal of Natural Medicines, 2014, 12(6): 469-476.

[722] Huo Y, Huang YX, Hou XM, et al. Effects of fructus psoraleae extract acid in rat. Molecules, 2014, 19(6): 7557-7567.

[723] 陈鹏程，侯靖宇，胡杰，等．杜仲提取物中 4 个主要成分的大鼠在体肠吸收．中国医药工业杂志，2015，46(7)：730-735．

[724] 侯靖宇，潘洁，谢玉敏，等．大鼠在体肠吸收杜仲中几种成分的特征研究．中国药理学通报，2015，31(6)：885-886，887．

[725] 孙进．口服药物吸收与转运．北京：人民卫生出版社 2006：305-319．

[726] 杨义芳，杨扬震，萧伟．中药药效物质．上海：上海科学技术出版社：2012：188-193．

[727] 王海玲，刘宁，刘志强，等．利用 Caco-2 细胞模型模拟槲皮素和芦丁在小肠的吸收．吉林大学学报：医学版，2007，33(1)：33-36．

[728] 陈丙銮，李松林，李萍，等．黄酮类化合物在 Caco-2 细胞模型中的吸收规律．中国天然药物，2006，4(4)：299-302．

[729] 兰燕宇，刘跃，曹旭，等．杜仲提取物中 4 种主要成分在 Caco-2 细胞的摄取特性研究．中国药理学通报，2014，30(9)：1306-1311．

[730] 吴林霖，李梅，巩仔鹏，等．基于大鼠离体外翻肠囊模型考察杜仲提取物在正常和自发性高血压状态下的肠吸收特性差异．中国实验方剂学杂志，2018，24(9)：15-21．

[731] Akao T, Kobashi K, Aburada M. Enzymic studies on the animal and intestinal bacterial metabolism of geniposide. Biological & Pharmaceutical Bulletin, 1994, 17(12): 1573-1576.

[732] 任静，邓盛齐，陶静，等．绿原酸大鼠胃肠吸收动力学研究．中国药学杂志，2013，48(15)：1299-1302．

[733] 杨义芳，杨扬震，萧伟．中药药效物质．上海：上海科学技术出版社，2012：147．

[734] 王永林，向文英，陆苑，等．杜仲的血清药物化学研究．中草药，2016，47(7)：1101-1105．

[735] 刘星，龚小见，陈华国，等．基于入血成分的杜仲药材的含量测定．中国中药杂志，2015，40(9)：1771-1775．

[736] 杨义芳，杨扬震，萧伟．中药药效物质．上海：上海科学技术出版社：2012：198-203．

[737] 曹旭，谢玉敏，朱迪，等．杜仲提取物中五个成分血浆蛋白结合率的测定．中国药理学通报，2015，31(1)：131-135．

[738] Peng MJ, Zhang YP, Shi SY, et al. Simultaneous ligand fishing and identification of human serum albumin binders from *Eucommia ulmoides* bark using surface plasmon resonance-high performance liquid chromatography-tandem mass spectrometry. Journal of Chromatography B, 2013, 940: 86-93.

[739] 程海波，吴勉华．网络药理学——中药复方作用机制研究新视角．中华中医药杂志，2019，(7)：2873-2876．

[740] 陶嘉磊，汪受传，陈彦臻，等．中药复方网络药理学研究述评．中华中医药杂志，2019，(9)：3903-3907．

[741] Hong L, Colpan A, Peptan IA. Modulations of 17-beta estradiol on osteogenic and adipogenic differentiations of human mesenchymal stem cells. Tissue Engineering Part A, 2006, 12: 2747-2753.

[742] Bhukhai K, Suksen K, Bhummaphan N, et al. A phytoestrogen diarylheptanoid mediates estrogen receptor /Akt /glycogen synthase kinase 3beta protein-dependent activation of the Wnt /beta-catenin signaling pathway. Journal of Biological Chemistry, 2012, 287: 36168-36178.

[743] 范金柱，杨柳，罗卓荆，等．雌激素对绝经后骨质疏松患者骨髓间充质干细胞 Notch 信号通路的影响．中华骨质疏松和骨矿盐疾病杂志，2013，6(3)：232-239．

[744] 孙明宏，卢丽霞，赵刚．Notch 信号通路在骨与骨病中的研究进展．中国煤炭工业医学杂志，2014，17(6)：1029-1032．

[745] Monroe DG, McGee-Lawrence ME, Oursler MJ, et al. Update on Wnt signaling in bone cell biology and bone disease. Gene, 2012, 492(1): 1-18.

[746] Takahashi N, Maeda K, Ishihara A, et al. Regulatory mechanism of osteoclastogenesis by RANKL and Wnt signals. Frontiers in Bioence, 2011, 16: 21-30.

[747] Wang Y, Wan C, Deng L, et al. The hypoxia-inducible factor alpha pathway couples angiogenesis to orthogenesis during skeletal development. The Journal of Clinical Investigation, 2007, 117(6): 1616-1626.

[748] Knowles HJ, Cleton-Jansen AM, Korsching E, et al. Hypoxia- inducible factor regulates osteoclast-mediated bone resorption: role of angiopoietin-like 4. The FASEB Journal: Official Publication of the Federation of American Societies for Experimental Biology, 2010, 24(12): 4648-4659.

[749] McCubrey JA, Steelman LS, Chappell WH, et al. Ras /Raf /MEK/ERKandPI3K/PTEN/Akt /mTOR cascade

inhibitors: how mutations can result in therapy resistance and how to overcome resistance. Oncotarget, 2012, 3(10): 1068-1111.

[750] 吴志方, 罗辉. 骨髓间充质干细胞迁移的信号通路的研究进展. 医学综述, 2016, 22(22): 4377-4380.

[751] Kim J, Ishihara N, Lee TR. A DAF-16 /FoxO3a-dependent longevity signal is initiated by antioxidants. Biofactors, 2014, 40(2): 247-257.

[752] Hou YQ, Yao Y, Bao YL, et al. Juglanthraquinone C induces intracellular ROS increase and apoptosis by activating the Akt /Foxo signal pathway in HCC cells. Oxidative Medicine and Cellular Longevity, 2016: 4941623.

[753] Hou L, Chen J, Zheng Y, et al. Critical role of miR-155 /FoxO1/ROS axis in the regulation of non-small cell lung carcinomas. Tumor Biology, 2016, 37(4): 5185-5192.

[754] 许建国. 基于 Wnt 及 NF-κB 信号通路探讨补肾健脾活血汤对糖尿病骨质疏松大鼠作用机制的研究. 济南: 山东中医药大学博士学位论文, 2015.

[755] 姜红堃, 李云鹏, 李雷. 神经营养因子 3 促进骨髓间充质干细胞向类神经元分化的信号通路. 中国组织工程研究, 2015, 19(53): 8640.

[756] Mazziotti G, Chiavistelli S, Giustina A. Pituitary diseases and bone. Endocrinology & Metabolism Clinics of North America, 2015, 44(1): 171-180.

[757] 李嘉程, 许波, 李刚, 等. 基于网络药理学研究杜仲抗骨质疏松的分子机制. 中国现代药, 2018, 20(8): 936-942.

[758] 郑春松, 付长龙, 林洁, 等. 应用化合物 - 靶点网络预测杜仲延缓软骨退变的药效物质基础及作用机制. 中医正骨, 2017,(12): 6-10.

[759] Kwon SH, Lee HK, Kim JA, et al. Neuroprotective effects of *Eucommia ulmoides* Oliv. bark on amyloid beta(25-35)-induced learning and memory impairments in mice. Neuroscience Letters, 2011, 487(1): 123-127.

[760] Seung-Hwan K, Ma SX, Hyun-Joong J, et al. Inhibitory effects of *Eucommia ulmoides* Oliv. bark on scopolamine-induced learning and memory deficits in mice. Biomolecules & Therapeutics, 2013, 21(6): 4629.

[761] 邹海曼. 杜仲和补骨脂中活性植物雌激素成分对 ESF-1 细胞抗衰老基因调控机制的研究. 哈尔滨: 黑龙江中医药大学硕士学位论文, 2013.

[762] 尹昭晔. 杜仲的植物雌激素活性成分研究. 天津: 天津大学硕士学位论文, 2010.

[763] 王晶, 刘斌, 薛慧, 等. 基于整合药理学平台的杜仲植物雌激素类成分治疗 AD 的作用机制研究. 现代中药研究与实践, 2019, 33(1): 30-34.

[764] 陈启洪, 李晓飞, 段灿灿, 等. 网络药理学探讨杜仲主要活性成分及药理作用机制. 中药材, 2018, 41(2): 41.

第十四章

杜仲制剂学研究

研究亮点：

1. 杜仲皮和杜仲叶均可制作单味药制剂，更常常与其他药物配伍后制成复方制剂。

2. 含杜仲的制剂类型多样，包括内服剂型胶囊剂、片剂、丸剂、滴丸剂、颗粒剂、丹剂、口服液、合剂、膏剂、酒剂和外用巴布膏剂。

3. 杜仲的主要成分槲皮素已被制成多种制剂，尤其是各类新型纳米制剂。

摘要： 杜仲皮和杜仲叶均可制作单味药制剂，更常常与其他药物配伍后制成复方制剂。含杜仲的制剂类型多样，包括内服剂型胶囊剂、片剂、丸剂、滴丸剂、颗粒剂、丹剂、口服液、合剂、膏剂、酒剂和外用巴布膏剂。杜仲的主要成分槲皮素因为其丰富的药理活性，已被制成多种制剂，尤其是各类新型纳米制剂，此外绿原酸和桃叶珊瑚苷的制剂研究已有报道。

关键词： 杜仲皮制剂，杜仲叶制剂，槲皮素制剂，纳米制剂，全杜仲胶囊

Chapter 14　Pharmaceutical Research of *Eucommia ulmoides*

Highlight：

1. Both bark and leaves of *Eucommia ulmoides* Oliv. can be used to make single herb preparations, and more often, they are combined with other drugs to make compound preparations.

2. There are various types of preparations containing *Eucommia ulmoides* Oliv., including capsule, tablet, pill, drop pill, granule, oral liquid, mixture, plaster, liquor and external cataplasm.

3. Quercetin, the main component of *Eucommia ulmoides*, has been made into a variety of preparations, especially all kinds of new nano preparations.

Abstract： Both bark and leaves of *Eucommia ulmoides* Oliv. can be used to make single herb preparations, and more often, they are combined with other drugs to make compound recipe preparations.There are various types of preparations containing *Eucommia ulmoides* Oliv. bark or leaves or oil or flower, including capsule, tablet, pill, drop pill, granule, oral liquid, mixture, plaster, liquor and cataplasm. Quercetin, the main component of Eucommia ulmoides, has been made into a variety of preparations, especially new nanometer preparations. In addition, the preparation of chlorogenic acid and aucubin has been reported.

Keywords： Preparation of *Eucommia ulmoides* Oliv. bark, Preparation of *Eucommia ulmoides* Oliv. leaves, Quercetin preparation, Nanometer preparation, Quan Duzhong capsule.

第一节　含杜仲药材的中药制剂研究

杜仲皮和杜仲叶均可单味入药，如杜仲皮单方制剂——全杜仲胶囊，以杜仲叶为主要原料的杜仲平压片、杜仲叶健骨片和杜仲降压滴丸，也有将杜仲不同药用部位组合制备的制剂——杜仲纳豆软胶囊，其中含有杜仲籽油和杜仲雄花粉。

杜仲多以盐杜仲入药，常常和其他药味组方制成不同剂型，包括内服剂型胶囊剂、片剂、丸剂、滴丸剂、颗粒剂、丹剂、口服液、合剂、膏剂、酒剂和外用巴布膏剂，2015版《中华人民共和国药典》（简称《中国药典》）收载了含有杜仲药材的40余种制剂，有胶囊剂、片剂、丸剂、合剂、膏剂、酒剂等，如全杜仲胶囊、腰痛片、二十七味定坤丸、三宝胶囊、千金止带丸（水丸、大蜜丸）、天麻丸、恒古骨伤愈合剂、添精补肾膏、寄生追风酒等。

一、胶　囊　剂

（一）硬胶囊剂

全杜仲胶囊是杜仲单方制剂，内容物为棕褐色的粉末，气微，味微咸，具有补肝肾、强筋骨、降血压的功效。制法：杜仲除去栓皮后切断，粉碎成细粉（2500 g），取250 g备用，剩余2250 g杜仲粉碎后加85%乙醇加热回流提取2 h滤过，滤液回收乙醇后，药液备用，药渣加水煎煮两次，每次1 h，合并煎液滤过，滤液与上述回收乙醇后的溶液合并浓缩成相对密度为1.30（80℃）的清膏，加入上述杜仲细粉及淀粉适量拌匀，干燥、粉碎过筛，装入胶囊制成1000粒即得。该制剂以绿原酸和松脂醇二葡萄糖苷为含量测定指标，采用高效液相色谱法（HPLC）分别测定含量，规定每粒硬胶囊中含绿原酸不得少于0.24 mg，含松脂醇二葡萄糖苷不得少于1.25 mg[1]。

复方杜仲胶囊以杜仲叶提取物为主要原料，辅以虫草菌丝体粉等制成。杜仲叶于8月份采收，经自然晒干净化处理后，用醇液回流提取，提取液经浓缩、干燥成浸膏状。浸膏粉碎后，过180目筛，将杜仲叶浸膏粉与虫草菌丝体粉等按一定的比例置于无菌罐中混合均匀，在洁净区（10万级）灌成胶囊，即得复方杜仲胶囊。采用紫外可见分光光度法测定复方杜仲胶囊中总黄酮含量为8.637%，该制剂能够对抗高脂饲料喂养大鼠血清中的三酰甘油和胆固醇的升高，这种作用可能是杜仲中所含黄酮类化合物和绿原酸，以及虫草菌丝体中所含腺苷等成分的协同作用[2]。

肾炎灵胶囊是由炙黄芪、白茯苓、石莲子、桑螵蛸、墨旱莲、女贞子、杜仲炭、炙甘草、南五加皮等制成的中药制剂，具有健脾益肾、固精止血之功效。制备工艺为取白茯苓120 g、炙甘草45 g、桑螵蛸90 g、石莲子60 g，捣碎，置于3000 ml圆底烧瓶中，加12倍量水浸泡1 h，加热回流提取3次，每次1 h，合并提取液浓缩。取炙黄芪120 g、墨旱莲60 g、女贞子60 g、南五加皮90 g，捣碎，加5倍量80%乙醇浸泡1 h，加热回流提取2次，每次2 h，合并提取液浓缩至相对密度为1.30～1.35（80℃）后，将上述2种浸膏混合，加入杜仲炭细粉，搅匀真空干燥，粉碎，过80目筛。将过筛后所得细粉装入一号胶囊即得（0.35 g装量）[3]。在该制剂中，没有对杜仲进行任何提取处理，将杜仲炭打粉后直接入药，可减少部分赋形剂的使用。

（二）软胶囊剂

杜仲籽油是优良的保健食品，可采用超临界二氧化碳萃取杜仲种仁得到。杜仲纳豆软胶囊由杜仲籽油、亚麻籽油、纳豆冻干粉、杜仲雄花超微粉、蜂蜡和天然维生素E组成，主要用于高脂血症。制备工艺如下：首先将杜仲籽油、亚麻籽油和蜂蜡在60～70℃熔化并搅拌均匀，当温度下降至35℃左右时，加入维生素E搅拌均匀，备用。杜仲雄花超微粉、纳豆冻干粉混匀，过100目筛，加入到上述混合油相中，混匀、过滤、灌封，制成软胶囊。助悬剂蜂蜡用量为内容物总量的2%，囊壳主要组分比例为明胶∶甘油∶水=1∶0.4∶1，二氧化钛为囊壳总量的0.7%，尼泊金甲酯的比例为0.02%。采用气相色谱法测定软胶囊中α-亚麻酸的平均含量为0.15 g/粒。3个月的常温稳定性考察软胶囊无明显变化，表明其初步稳定性良好。将软胶囊内容物分别以人体推荐剂量5倍0.167 g/（kg·bw）、10倍0.333 g/（kg·bw）和30倍1.0 g/（kg·bw）给予高脂饲料造模的小鼠连续灌胃28天，发现软胶囊内容物可以显著降低小鼠血浆中TG、TC和LDL-C的含量（$P < 0.05$），显著增高HDL-C的含量（$P < 0.01$），能够控制高脂模型小鼠体重的增长（$P < 0.01$），改善因脂质代谢紊乱造成的小鼠肝脏系数的变化（$P < 0.05$）。灌胃给予

溴代苯损伤成年雄性小鼠杜仲籽油，剂量分别为 0.2 g/（kg·bw）、0.4 g/（kg·bw）、1.2 g/（kg·bw），连续灌胃 30 天，与模型组相比，杜仲籽油能明显升高总抗氧化活力（ $P < 0.05$ ），增强谷胱甘肽过氧化物酶、超氧化物歧化酶活力，明显下调丙二醛含量（ $P < 0.01$ ），表明杜仲籽油软胶囊制剂具有预防血脂和抗氧化作用[4]。

二、片　剂

（一）普通片

复方杜仲叶健骨片由杜仲叶、硫酸软骨素、氨基葡萄糖盐酸盐、碳酸钙、微晶纤维素、桂花精油制成。填充剂为微晶纤维素，黏合剂为 2% 羟丙甲基纤维素，润滑剂为硬脂酸镁，矫味剂为桂花精油。制备工艺为将干燥杜仲叶加 8 倍量水浸泡 1 h，煎煮两次（时间分别为 1.0 h，时间分别为 0.5 h），合并滤液、减压浓缩后真空干燥至恒重。将处方中的原辅料分别过 80 目筛后，以等量递加法边加边匀速搅拌，加 2% 羟丙甲基纤维素制软材，过 16 目筛进行制粒。湿颗粒在电热鼓风干燥机箱中进行干燥，干颗粒称重后，用等量递加法加入硬脂酸镁和崩解剂，过 14 目筛进行整粒，混匀即为成品颗粒，最后上机压片。复方杜仲叶健骨片的质量标准中主要测定了桃叶珊瑚苷、京尼平苷酸、硫酸软骨素、氨基葡萄糖盐酸盐、钙的含量[5]。

复方天麻杜仲片的处方组成为白芷、黄精、山茱萸、党参、黄芪、天麻、阿胶、杜仲等十六味药，具有祛风除湿、舒筋活络、缓急止痛之功效。制法：黄芪、杜仲等十三味药材加水煎煮两次，第一次 1.5 h，第二次 1 h，合并煎出液后过滤，滤液浓缩至相对密度约为 1.30（80℃）的稠膏，干燥，粉碎成细粉，加入天麻、阿胶、白芷细粉混匀制粒，干燥压片包衣即得每片重 0.25 g，质量可控。研究中采用显微图像法与薄层色谱法对方中六味主药进行鉴别，包括白芷、天麻、黄精、山茱萸、党参、黄芪，方法专属性强，操作简便，能够控制制剂的质量[6]。

（二）分散片

杜仲平压分散片在临床上主要用于治疗高血压、头晕目眩等症。处方组成为杜仲叶提取物 150

g、甘露醇 60 g、微晶纤维素 40 g、L-HPC（低取代羟丙基纤维素）30 g、 SiO_2 20 g、CPVP（交联聚乙烯吡咯烷酮）4 g、硬脂酸镁 2 g、阿斯巴甜 2 g、聚乙烯吡咯烷酮适量。按处方量取主药和辅料，混合均匀，研细，过 60 目筛，将聚乙烯吡咯烷酮溶于适量 30% 乙醇中作为黏合剂，制成软材，湿法制粒，60℃鼓风烘干，过筛后加硬脂酸镁，整粒，混匀，压片，即得。采用 HPLC 法测定制剂中的绿原酸含量，各项指标均符合《中国药典》对分散片的要求[7]。

（三）咀嚼片

复方降血脂咀嚼片中含有杜仲雄花和杜仲籽油等，具有降血脂和保肝的作用。因为咀嚼片是直接放于口腔中咀嚼的片剂，对口感的要求比较高。具体制备工艺为将杜仲籽油 -β- 环糊精包合物、杜仲雄花与矫味剂奶粉按等量递增法均匀混合，分别过 80 目筛混匀，加入黏合剂 80% 糖浆，充分混合均匀，同时注意控制搅拌速度，随后进行湿法制粒，50℃干燥，干燥后过筛，称重后加入 1% 硬脂酸镁、混匀，经旋转压片机制成片剂。报道中采用高效液相法对该制剂中京尼平苷、绿原酸、桃叶珊瑚苷、京尼平苷酸、车叶草苷的含量进行测定；使用气相色谱法测定复方降血脂咀嚼片中 α- 亚麻酸含量，确定每片含总环烯醚萜（以桃叶珊瑚苷、京尼平苷、京尼平苷酸、车叶草苷之和计）不得少于 2.0 mg，每片含绿原酸不得少于 0.16 mg，每片含杜仲籽油以 α- 亚麻酸计不得少于 28.0 mg[8]。

三、丸　剂

天麻丸由天麻、羌活、独活、盐杜仲、牛膝、粉萆薢、附子（制）、当归、地黄、玄参十味药制成，为黑褐色的水蜜丸或黑色的小蜜丸或大蜜丸；气微香，味微甜、略苦麻。主治风湿瘀阻、肝肾不足所致的痹病，症见肢体拘挛、手足麻木、腰腿酸痛。制法：十味药粉碎成细粉，过筛，混匀。每 100 g 粉末用炼蜜 40～50 g 加适量的水泛丸，干燥，制成水蜜丸；或加炼蜜 90～110 g 制成小蜜丸或大蜜丸，即得[1]。此制剂中所有药味均以原粉入药，未经任何提取操作。

四、滴　丸

滴丸剂是采用滴制的方法制备的丸剂,即将固体或液体药物溶解混悬或乳化在基质中,然后滴入到与药物基质不相混溶的液体冷却剂中,经收缩冷凝成球形或扁球形的丸剂。王柏强等研究了杜仲降压滴丸的制备工艺,该制剂以杜仲叶为主要原料,经制剂处方及成型工艺考察确定工艺及参数如下:杜仲叶加60%乙醇于50℃超声提取3次,1 h/次,滤过,合并滤液,回收乙醇至无醇味,60℃减压浓缩至1:1(药材量与药液的体积)的清膏,低速搅拌下加入0.16%壳聚糖澄清剂,继续搅拌4 min,自然放冷后于4℃避光放置12 h,过滤。滤液浓缩至适量,于70℃真空干燥,研细。取适量过200目筛的杜仲叶提取物细粉,与基质(PEG 4000)按1:1.5的比例加入到80℃预先熔化的基质中,搅拌均匀后于80℃保温5 min,滴距6 cm,冷凝温度14℃,冷凝液为二甲基硅油,冷凝液温度为14℃,冷凝液高度不低于20 cm,滴头口径为2.50 mm/3.62 mm,以20粒/分的速度滴制。所得滴丸成品得率高,符合滴丸剂的质量标准。采用HPLC法建立杜仲降压滴丸中绿原酸质量的控制方法,绿原酸浓度在1.3~130 μg/ml线性关系良好,精密度、重复性好,制剂平均加样回收率为99.80%,RSD为1.3%,每丸含杜仲叶以绿原酸计,初步确定不得少于0.15 mg[9]。

五、颗　粒　剂

复方杜仲颗粒采用《现代本草纲目》(黄泰康,2001年)推荐处方,方中主要药味为杜仲、钩藤、黄芩、益母草等,主要用于高血压的治疗。提取制备工艺:杜仲以6倍量70%乙醇于90℃浸提3次,每次30 min;钩藤加8倍量70%乙醇回流提取2次(2 h,1 h),杜仲、钩藤单独提取后常压浓缩,药渣与方中余药加12倍量水提取3次,每次提取1.5 h,水提液减压浓缩,烘干干燥法制备干浸膏粉,干浸膏中加淀粉和阿司帕坦,用乙醇调整混合物的湿度制成软材,然后挤压过一号筛(12~14目)进行整粒,再通过四号筛(60目)除去细小颗粒或细粉,筛下的细小颗粒或细粉重新制粒。采用

薄层色谱法鉴别制剂中的盐酸水苏碱,斑点清晰,无阴性干扰;以分光光度法测定了制剂中绿原酸的含量,绿原酸在1~2.5 ml取样量范围内,吸收度与其浓度呈良好的线性关系,相关回归系数为0.9998;回收率为98.19%;重现性RSD为1.12%[10]。

张晓冬研究杜仲壮骨颗粒的制备工艺,该组方药味为杜仲、牛膝、龟板、熟地黄、煅牡蛎、黄芪、白术、当归、丹参、葛根和地龙,为临床应用的经验方。制剂方法为取药材加8倍量水,煎煮3次,每次2 h,水煎液滤过,浓缩至相对密度1.18~1.23(60℃)的清膏,加乙醇使含醇量达50%,静置18 h,取上清液,并浓缩至相对密度1.25~1.30(60℃)的稠膏,辅料选用糊精和蔗糖,稠膏和糊精、蔗糖的配比为1:1.5:1.5,混合、制粒、干燥、整粒、包装。采用色谱法测定制剂中葛根素的含量,进行方法学考察,建立了制剂的质量标准,经检测,符合《中国药典》(2015版)对颗粒剂的要求。药效学研究结果显示该制剂可以上调骨质疏松雌鼠的骨密度,血清钙、血清磷浓度,抑制骨钙素(BGP),改变骨组织结构,从而促进骨形成,对减缓去卵巢雌鼠骨质疏松的发生发展有一定的作用[11]。

六、丹　剂

正骨丹为某医院院内制剂,制备工艺:将乳香、没药用95%乙醇(生药与乙醇的比例为1 g:1.5 ml),浸泡5天,滤取浸泡液备用。将药渣与苏木、杜仲、怀牛膝加水煎煮2次,滤液备用。余药混合粉碎,过100目筛,以药汁泛丸至稍大时用乙醇浸泡液和药汁交替泛丸至梧桐子大,低温干燥,即得[12]。

七、巴布膏剂

强腰壮骨膏中含有杜仲、续断、葫芦巴、木瓜、牛膝、三七、桂枝、松节八味药材,方中除了杜仲具有补肝肾、强筋骨的功效外,续断也有补肝肾、强筋骨的功效,主治腰膝酸软、跌扑损伤,三七用于散瘀止血,消肿定痛。强腰壮骨膏能够有效地治疗肾虚腰疼、腰肌劳损及陈旧性软组织损伤。

但作为橡胶膏剂，它存在黏性过大、皮肤相容性差、不透水透气等缺点。王璐莹等研究了强腰壮骨巴布膏制备工艺，清洗干净 8 味药材，于 50℃下烘干后粉碎成粗粉，过 20 目筛，加入 12 倍量的 70% 乙醇，加热回流提取两次，1 h/次，合并滤液，减压浓缩到无乙醇蒸出时，溶液转至烧杯中，水浴加热，继续浓缩至相对密度为 1.25 ～ 1.30（80℃）。其他辅料比例如下：聚丙烯酸钠为 5.0%；交联剂为 0.3%；填充剂为 2.0%；增黏剂 -1 为 2.0%；增黏剂 -2 为 4.0%；增黏剂 -3 为 0.5%；pH 调节剂为 0.1%；交联调节剂为 0.02%；赋型剂为 2.0%；保湿剂为 30%。以上述比例制备基质时在 70℃下，固化 2 h 左右。然后将制备好的基质置于涂布机上涂布，涂布厚度为 0.15 cm，控制滚轴速度，将膏体缓慢、匀速地从一端拉出，即得。采用 HPLC 测定了制剂中人参皂苷 Rg1 的含量，其含量平均值为 0.8426 mg，标准偏差为 0.03 mg。样品药物含量均匀性好，其余各项指标均符合要求[13]。

八、口 服 液

仙灵强骨口服液是由淫羊藿、骨碎补、杜仲（炒）、制何首乌、怀牛膝、土鳖虫六味药材按 10：5：5：5：4：3 配伍而成，是由名老中医根据古方仙灵脾煎丸加减而成，仙灵脾煎丸载于《医方类聚》，由淫羊藿、威灵仙、牛膝、黑豆、桑白皮组成，具有补肾祛风湿，强筋健骨的功效，主治风邪入侵所致的脚膝痠软无力，步履艰难。制备工艺如下：取淫羊藿、骨碎补、杜仲（炒）、制何首乌、怀牛膝五味药材，用 15 倍量的 50% 乙醇回流提取 3 次，每次 2 h，滤过，滤液合并，药渣与土鳖虫合并加 8 倍量水煎煮 2 次，每次 1.5 h，滤液合并浓缩至相对密度 1.05 ～ 1.20（50 ～ 60℃），加 95% 乙醇调节至含醇量达 50%，静置冷藏 24 h，滤过，滤液与上述醇提液合并后回收乙醇至无醇味，加水至生药量的 6 倍，冷藏 48 h 后，离心，滤过，滤液浓缩至近全量，冷藏 48 h，滤过，滤液加入适当的矫味剂，混合均匀，加水至全量，滤过，灌封，灭菌，即得[20]。作者采用 HPLC 和薄层层析色谱法对产品的稳定性进行了考察，建立了质量标准，检测后各项指标均符合要求；同时通过细胞筛选试验证实，该制剂对体外培养成

骨细胞的增殖有明显的促进作用，且呈剂量依赖性；对体外培养成骨细胞分泌的碱性磷酸酶活性有显著性增强作用，说明该制剂对体外培养成骨细胞的分化有明显的促进作用[14]。

第二节 杜仲主要成分的制剂研究

杜仲中主要的化学成分有槲皮素、绿原酸、桃叶珊瑚苷等，有研究采用单一成分制成不同制剂。

一、以槲皮素为主要原料的制剂

（一）纳米制剂

槲皮素水溶性极低，易溶于甲醇、乙醇、氯仿、丙酮等有机溶剂，为克服槲皮素的低水溶性和易降解的缺点，提高溶解度和生物利用度，人们对槲皮素的纳米制剂进行了广泛的研究[15]。

1. 纳米结晶 Hatahet 等采用球磨和高压匀质结合技术制备了槲皮素纳米结晶，发现以吐温 -80 和 TPGS 为稳定剂时纳米结晶制备时间短（球磨时间仅 5 min），粒径在 200 ～ 300 nm，稳定剂用量仅需 0.5%，溶解度和溶出度是游离槲皮素的 6 ～ 7 倍。体外细胞实验研究发现 TPGS 稳定的纳米结晶具有较高的抗氧化能力（半数有效浓度为 3.41 μg/ml，吐温 -80 为稳定剂的半数有效浓度为 3.72 μg/ml，游离槲皮素的半数有效浓度为 3.98 μg/ml）；且在较高浓度（50 μg/ml）时对上皮细胞 Vero 无毒性，而吐温 -80 为稳定剂的纳米结晶在同浓度下使 Vero 活力降为 83%，具有一定的细胞毒性。经稳定性研究表明，TPGS 为稳定剂的纳米结晶用泊洛沙姆 407 制备成凝胶后物理稳定性较高（粒径和 Zeta 电位绝对值变化较小），用 TPGS 制作槲皮素纳米结晶有良好的应用前景[16]。

2. 纳米脂质体 Caddeo 等先用磷脂和胆固醇制备成载槲皮素的脂质体，再加入壳聚糖和三聚磷酸钠制备成载槲皮素三聚磷酸钠 - 壳聚糖脂质体。结果发现随着壳聚糖和三聚磷酸钠的加入，粒径明显增大，包封率也从 55% 增加到 91%。形态和结构分析显示三聚磷酸钠与壳聚糖离子交联

排列在脂质体的外表面，该脂质体中槲皮素释放呈 pH 依赖性，在 pH 7.0 中 2 h 释放量即可达到约 400 μg，而在 pH 1.2 中 10 min 释放量小于 200 μg，这种释放形式不仅可以使槲皮素免受胃酸的破坏，还能提高其在碱性肠道中的释放，有利于治疗氧化应激和炎症引起的肠道紊乱[17]。Hu 等将二硬脂酰基磷脂酰乙醇胺和聚乙二醇 2000 采用低温乳化蒸发法制备了载槲皮素和化疗药物替莫唑胺的纳米脂质体，粒径在 100 ～ 300 nm[18]。

3. 聚合物胶束　Pang 等制备了透明质酸 – 槲皮素（hyaluronic acid-quercetin，HA-Q）结合物胶束，粒径 172.1 nm，在 pH 5.5（肿瘤环境）和 pH 7.4（生理环境）中体外释放可缓释长达 96 h。该胶束在大鼠体内的半衰期和药时曲线下面积分别比游离槲皮素组增加了 17 倍和 3.9 倍，有效提高了槲皮素的生物利用度。对 H22 荷瘤小鼠抑瘤率为 62.9%，比游离槲皮素组提高了 37.8%，该结果表明胶束制剂显著提高了槲皮素的抗肿瘤效果[19]。Singla 等将槲皮素分别包载于普朗尼克（Pluronic）F108 及其与 3 种表面活性离子液体按不同比例（α_{F108} 分别为 0.9、0.5、0.1）混合的胶束中，这 3 种表面活性离子液体分别为 1- 十二烷基 -3- 甲基咪唑溴化铵（ammonium methylimidazole bro-mide，Mim）、N- 十二烷基 -N- 甲基哌啶溴化铵（N-dodecyl-N-methyl piperidine ammonium bromde，Pip）、N- 十二烷基 -N- 甲基吡咯烷酮溴化铵（N-dodecyl-N-methylpyrrolidine ammonium bromide，Pyr）。研究发现，混合胶束中槲皮素的溶解度和载药量均明显高于单一 F108 和 SAILS 胶束，而 F108-Mim（α_{F108}=0.5）由于槲皮素的 π- 电子体系与 Mim 的咪唑环之间的 π-π 相互作用，使槲皮素溶解度明显提高，比水中溶解度高约 200 倍[20]。

4. 纳米囊　Elgogary 等用聚乳酸 – 羟基乙酸共聚物（poly lactic-co-glycolic acid，PLGA）、聚乙二醇和叶酸制备了靶向纳米囊，粒径约 155 nm，槲皮素的包封率约 98%，该纳米囊能主动靶向叶酸受体高表达的癌细胞，从而提高抗肿瘤效果[21]。Ghosh 等用亲脂阳离子三苯基膦（triphenylphos-phine，TPP）为线粒体靶向配体制备了包载槲皮素的 Q-PLGA 纳米囊（N1QC）。与不含 TPP 包载槲皮素的 Q-PLGA 纳米囊相比较，其 Zeta 电位增加了 22 mV，TPP 的修饰提高了纳米囊对脑部线粒体的靶向性[22]。

5. 纳米乳　Ahmad 等采用水滴法，用油酸、吐温 -80 和 PEG400 制备了槲皮素纳米乳（quercetin nanoemulsion，QNE），再与壳聚糖通过离子凝胶化制备成经鼻腔给药黏膜黏附纳米乳（QMNE），QMNE 最优处方为油相：S_{mix}（表面活性剂吐温 -80 与助表面活性剂 PEG400 的质量比）：水的比例为 18：38：44，当 S_{mix} 比例为 2：1 时，粒径为 90.32 nm，Zeta 电位为 -17.26 mV，QMNE 对鼻黏膜黏附性更强，鼻腔给药后脑内相对生物利用度为游离槲皮素的 2.2 倍[23]。

6. 纳米粒

（1）聚合物纳米粒：闫鑫等用 PLGA 和聚乙烯醇采用乳化溶剂挥发法制备了载槲皮素纳米粒（Q-PLGA NPs），粒径约 160 nm，包封率大于 80%，体外释放实验中游离槲皮素在 2 h 内释放约 100%，而 Q-PLGA NPs 前 2 h 突释约 11.23%，后缓释达 48 h，Q-PLGA NPs 组槲皮素在大鼠体内的清除半衰期为槲皮素乳剂的 1.52 倍，纳米粒组的生物利用度是乳剂组的 172.92%，提高了槲皮素的抗癌效果[24, 25]。徐红等采用超声乳化 – 溶剂挥发法分别以 PLGA-TPGS 和 PLGA 为载体制备了槲皮素 – 乳酸羟基乙酸共聚物 – 维生素 E 聚乙二醇 1000 琥珀酸酯纳米粒（Q-PLGA-TPGS NPs）和 Q-PLGA NPs，Q-PLGA-TPGS NPs 粒径为 155.4 nm，包封率 93.7%，Zeta 电位为 -23.3 mV，均优于 Q-PLGA NPs（粒径为 363 nm，包封率 64.6%，Zeta 电位为 -14.7 mV）。Q-PLGA-TPGS NPs 槲皮素在荷腹水型肝癌细胞 HCa-F 的小鼠肝脏中的 AUC 高于其他组织，是游离槲皮素的 50.8 倍，有明显的肝靶向性，抑瘤率为 59.07%，比 Q-PLGA NPs 提高了 12.93%，比游离槲皮素提高了 35.13%[26-28]。

（2）固体脂质体纳米粒：Abd El-Fattah 等将槲皮素、磷脂酰胆碱和胆固醇以摩尔比为 1：2：0.2 的机制采用薄膜水化法制备成载槲皮素磷脂复合物脂质纳米粒（Q-NPs），粒径 70 nm，Zeta 电位 44.6 mV，包封率 98.4%。低剂量 Q-NPs（10 mg/kg）对切除卵巢的大鼠的炎症、氧化应激、骨骼、血脂、血糖和体重增加等指标的改善作用等同甚至稍优于高剂量的游离槲皮素（50 mg/kg）[29]。

（3）纳米结构脂质载体：Liu 等用卡必醇采用高温乳化低温固化方法制备的载槲皮素阳离子

纳米结构脂质载体,粒径为12.6 nm,Zeta电位40.5 mV。24 h时游离槲皮素释放大于80%,脂质载体释放约50%,有一定的缓释作用,脂质载体在小鼠不同部位的分布量和浓度比游离槲皮素高1.5倍,提高了槲皮素的生物利用度[30]。

(4)银纳米粒:Sun等先将AgNO₃用NaBH₄化学还原制备成载槲皮素的银纳米粒(AgNPs-Q),再用小干扰RNA(si RNA)对其进行修饰制备了siRNA/AgNPs-Q。最优处方为AgNPs/si RNA的质量比为7:1,粒径约40 nm,Zeta电位为23.9 mV。体外耐药枯草芽孢杆菌细胞实验结果表明siRNA/AgNPs-Q在较低浓度(10 μmol/L)下的摄取量和siRNA转染率高于高浓度(30 μmol/L)的AgNPs和Q-NPs,靶向性提高[31]。

(5)金纳米粒:Zhang等制备了一种基于近红外响应给药的金纳米粒,即将温敏相变材料正十四醇、多柔比星和槲皮素共载于金纳米笼中,再用生物素-聚乙二醇-巯基进行表面修饰的给药系统BP-QD-AuNCs(Biotin-Polyethylene Glycol-Quercetin-Doxoru-bicin-AuNCs),槲皮素的载药量为1.3%,体外释放结果表明BP-QD-AuNCs在808 nm,2.5 W/cm²近红外光下照射20 min后,正十四醇由固体融化为液体,促进药物释放,释放曲线与40℃时一致,120 min时槲皮素释放为37℃下释放的6~8倍。MCF-7/ADR细胞体外实验结果表明,BP-QD-AUCs对肿瘤细胞杀伤力明显增强,槲皮素还能抑制多柔比星外排[32]。

目前研究的槲皮素纳米制剂在控释、靶向性和提高生物利用度方面有了很大进步,也存在一些亟待解决的问题,如增加疗效、减少对正常细胞的毒副作用等。

(二)缓释片

喻樊报道了一种槲皮素缓释片,主要是由槲皮素、缓释材料及其他辅料组成的,制剂工艺如下:槲皮素过60~80目筛后与除崩解剂、润滑剂以外的组分混合均匀制软材,软材过12~30目制成湿颗粒,50~80℃烘干,12~30目筛整粒,加入处方量的崩解剂和润滑剂,混合均匀,压片,即得槲皮素缓释片,如有需要,还可以进行薄膜包衣。该缓释片克服了普通槲皮素制剂给药剂量大、给药次数多、血药浓度波动大的缺陷,成功

地制备了释放达12 h的槲皮素长效缓释制剂,在整个释放过程中均保持合适的释放速度,且技术简单,工艺要求不高[33]。

(三)微乳制剂

自微乳化给药体系是由药物、油相、乳化剂和助乳化剂组成的均一透明溶液,在胃肠道的蠕动和乳化剂作用下自发形成微乳。有报道利用自微乳制剂技术提高改善槲皮素的生物利用度,通过溶解度考察、相稳定性评价、伪三元相图绘制筛选槲皮素自微乳制剂的处方组成。以乳化剂与助乳化剂的比值和油相百分含量为考察因素,以溶解度、微乳粒径为评价指标进行处方优化。制剂处方为油酸聚乙二醇甘油酯-聚氧乙烯(35)蓖麻油-二乙二醇单乙基醚,三者比例为27.0:55.6:17.4(w:w:w),溶解度为67.87 mg/g,用水稀释50倍后平均粒径为25.26 nm,粒径小,易吸收,Zeta电位为-6.73 mV[34]。

二、以绿原酸为主要原料的制剂

注射用绿原酸属于抗肿瘤免疫小分子天然药物。采用含量95%~105%的绿原酸制成含1 mg~3 g的各种注射液、无菌粉针、片剂、胶囊、口服液、滴眼液、软膏、缓控释制剂,用绿原酸1 mg~3 g制成0.5~1000 ml的含0.9%氯化钠的静脉注射用注射液,有报道研究绿原酸原料和制剂的质量标准和稳定性,采用四大谱技术结合元素分析、热重分析、差热分析、X射线衍射等技术对绿原酸化学结构进行确证,并测定了制剂中的有关物质和有机溶剂残留[35]。

另有专利采用从金银花中提取纯化绿原酸和注射用药用辅料组成绿原酸粉针剂的方法,绿原酸的纯度为90%~100%,制备工艺如下:金银花打成粗粉,用8~12倍量去离子水提取2次,提取液合并过滤后浓缩至每毫升含3 g生药,加入适量的石灰乳,充分研磨,静置24 h;用金银花石灰乳液进行固液分离,固体用少量水冲洗后加入85%乙醇,加入硫酸调节pH至2~4,充分搅拌,静置过夜后过滤,续滤液减压回收乙醇后继续浓缩至每毫升含4 g生药,加入6倍量去离子水充分搅拌,至冷库中冷藏过夜;冷藏液离心去除不溶物,

清液上预处理好的大孔吸附树脂，洗脱液回收乙醇后继续浓缩至尽，低温干燥得高纯度绿原酸；绿原酸溶解于注射用水中，按粉针剂工艺经喷雾干燥或冷冻干燥，即得[36]。

肖文辉等从辽宁堇菜中提取了高纯度绿原酸，或通过合成制得高纯度绿原酸，加适量辅料制成口服制剂如片剂、胶囊、颗粒剂、口服液等，用于治疗心脑血管、感染、乙肝、肿瘤等疾病[37]。还有研究将绿原酸辅以助性成分制备成鼻腔给药制剂（鼻粉剂）。

三、以桃叶珊瑚苷为主要原料的制剂

谭建宁发明了以桃叶珊瑚苷或苷元为原料制备的药物制剂，用于治疗急慢性乙型肝炎、病毒性肝炎、化学性肝损伤、脂肪肝和肝硬化。胶囊剂的制备是在杜仲等天然植物中提取得到的桃叶珊瑚苷或苷元中加入辅料适量，混匀，分装在空心胶囊中即得[38]。

（赵　晔　郑晓晖　王　美）

参 考 文 献

[1] 国家药典委员会. 中华人民共和国药典(2020年版). 北京：中国医药科技出版社，2020.

[2] 陆长根，盛宁，李维林. 复方杜仲胶囊的研制. 时珍国医药，2008，19(5): 1203-1205.

[3] 顾媛媛. 肾炎灵胶囊剂的工艺学研究. 哈尔滨：黑龙江中医药大学硕士学位论文，2008.

[4] 梁晓炜. 杜仲籽油抗氧化研究及其复方制剂的研制. 郑州：河南大学硕士学位论文，2017.

[5] 张振威. 复方杜仲叶健骨片的研制. 郑州：河南大学硕士学位论文，2017.

[6] 袁清照，赵启，田其学，等. 复方天麻杜仲片的制备及质量控制研究. 北方药学，2014，11(12): 1, 2.

[7] 陈泽彬，刘敏，张尚斌. 杜仲平压分散片的制备及其质量标准研究. 中国药房，2009，20(18): 1395-1397.

[8] 张冰. 复方降血脂咀嚼片的制备工艺及质量标准研究. 郑州：河南大学硕士学位论文，2017.

[9] 王柏强. 杜仲降压滴丸的研制. 太原：山西医科大学硕士学位论文，2006.

[10] 孙世林. 复方杜仲颗粒制备工艺与质量标准研究. 成都：成都理工大学硕士学位论文，2004.

[11] 张晓冬. 杜仲壮骨颗粒制剂学及药效学研究. 哈尔滨：黑龙江中医药大学硕士学位论文，2018.

[12] 明戈. 正骨丹制备工艺的改进. 江苏药学与临床研究，1997,(4): 43.

[13] 王璐莹. 强腰壮骨巴布膏的制备与质量研究. 武汉：华中科技大学硕士学位论文，2009.

[14] 唐海英. 仙灵强骨口服液的药学研究. 南京：南京中医药大学硕士学位论文，2007.

[15] 卢双彦，张雅楠，翟光喜. 槲皮素纳米制剂研究进展. 药物生物技术，2019，26(6): 552-557.

[16] Hatahet T, Morille M, Hommoss A, et al. Dermal quercetin smart crystals: formulation development, antioxidant activity and cellular safety. European Journal of Pharmaceutics & Biopharmaceutics, 2016, 102: 51-63.

[17] Caddeo C, Díez-Sales O, Pons R, et al. Cross-linked chitosan/liposome hybrid system for the intestinal delivery of quercetin. Journal of Colloid & Interface Science, 2016, 461: 69-78.

[18] Hu J, Wang J, Wang G, et al. Pharmacokinetics and antitumor efficacy of DSPE-PEG 2000 polymeric liposomes loaded with quercetin and temozolomide: analysis of their effectiveness in enhancing the chemosensitization of drug-resistant glioma cells. International Journal of Molecular Medicine, 2016, 37(3): 690-702.

[19] Pang X, Lu Z, Du H, et al. Hyaluronic acid-quercetin conjugate micelles: synthesis, characterization, in vitro and in vivo evaluation. Colloids Surf B Biointerfaces, 2014, 123: 778-786.

[20] Singla P, Singh O, Chabba S, et al. Pluronic-SAILs(surface active ionic liquids) mixed micelles as efficient hydrophobic quercetin drug carriers. Journal of Molecular Liquids, 2017, 249: 294-303.

[21] Elgogary RI, Rubio N, Wang JT, et al. Polyethylene glycol conju-gated polymeric nanocapsules for targeted delivery of quercetin to folate-expressing cancer cells in vitro and in vivo. Acs Nano, 2014, 8(2): 1384-1401.

[22] Ghosh S, Sarkar S, Choudhury ST, et al. Triphenyl phosphonium coated nano-quercetin for oral delivery: neuroprotective effects in attenuating age related global moderate cerebral ischemia reper-fusion injury in rats.

Nanomed, 2017, 13(8): 2439-2450.

[23] Ahmad N, Ahmad R, Naqvi A A, et al. Intranasal delivery of quercetin-loaded mucoadhesive nanoemulsion for treatment of cerebral ischaemia, Artif Cells Nanomed Biotechnol, 2018, 46(4): 1-13.

[24] 闫鑫, 吕邵娃, 郭玉岩, 等. 槲皮素-PLGA嵌段共聚物纳米粒冻干粉的制备及体外释放性能考察. 中国实验方剂学杂志, 2016, 22(14): 10-13.

[25] 孙爽, 吕邵娃, 李艳秋, 等. 槲皮素PLGA嵌段共聚物纳米粒冻干粉针剂在大鼠体内的药动学分析. 中国实验方剂学杂志, 2015, 21(4): 84-88.

[26] 徐红, 张成鸿, 关欣, 等. 槲皮素PLGA-TPGS纳米粒的质量考察. 医药导报, 2017, 36(10): 1182-1186.

[27] 徐红, 张成鸿, 关欣, 等. 槲皮素PLGA-TPGS纳米粒对小鼠肝癌异位实体瘤治疗效果的研究. 中国医科大学学报, 2017, 46(9): 791-795.

[28] 徐红, 张成鸿, 关欣, 等. 槲皮素PLGA-TPGS纳米粒在荷HCa-F细胞小鼠体内肝靶向性的研究. 中国医科大学学报, 2017, 46(7): 613-618.

[29] Abd El-Fattah A I, Fathy M M, Ali Z Y, et al. Enhanced therapeutic benefit of quercetin-loaded phytosome nanoparticles in ovariecto-mized rats. Chemico-Biological Interactions, 2017, 271: 30-38.

[30] Liu L, Tang Y, Gao C, et al. Characterization and biodistribution in vivo of quercetin-loaded cationic nanostructured lipid carriers. Colloids and Surfaces B: Biointerfaces, 2014, 115(3): 125-131.

[31] Sun D, Zhang W, Li N, et al. Silver nanoparticles-quercetin conjugation to siRNA against drug-resistant Bacillus subtilis, for effective gene silencing: in vitro and in vivo. Materials Science & Engineering C Materials for Biological Applications, 2016, 63: 522-534.

[32] Zhang Z, Xu S, Wang Y, et al. Near-infrared triggered co-delivery of doxorubicin and quercetin by using gold nanocages with tetradecanol to maximize anti-tumor effects on MCF-7/ADR cells. Journal of Colloid & Interface Science, 2018, 509: 47-57.

[33] 喻樊. 槲皮素缓释片及其制备方法: 102824325A. 2012-12-19.

[34] 张伟玲, 刘晓娟. 槲皮素自微乳制剂的制备. 山东大学学报: 医学版, 2016, 54(3): 41-45, 49.

[35] 廖丽云. 绿原酸及冻干制剂质量标准、稳定性的研究和绿原酸精制品结构确证. 成都: 四川大学硕士学位论文, 2005.

[36] 王伟, 刘二伟. 一种注射用绿原酸粉针剂及其制备方法及其用: 1813705. 2006-08-09.

[37] 肖文辉, 熊祥珍, 曹艳, 等. 高纯度绿原酸制剂的制备及临床应用: 102391119A. 2012-03-28.

[38] 谭建宁. 一种抗肝炎的药物制剂: 102872067A. 2013-01-16.

第三篇

Part 3　Traditional Chinese medicine

中医

第一章

杜仲的各家论述

研究亮点：

1. 杜仲是中国特有传统名贵药材，已有 2000 多年的药用历史。

2. 本章介绍了汉、魏晋南北朝、唐、宋、金、元、明、清时期，各医家对于杜仲的论述。

3. 随着时代发展，医家对杜仲的认识逐渐趋于完善。

摘要： 杜仲是中国特有的传统名贵药材，已有 2000 多年的药用历史。从汉朝开始，至魏晋南北朝、唐、宋、金、元、明、清时期，各医家都有关于杜仲的论述，并且随着时间的推移，不同时代的医家对于杜仲的认识逐渐趋于完善，为当今人们认识杜仲奠定了重要基础。

关键词： 杜仲，各家论述，历史

Chapter 1　Reviews of *Eucommia ulmoides* from Various Doctors

Highlights：

1. *E. ulmoides* is a rare traditional Chinese medicinal material unique to China with a history of more than 2,000 years.

2. This chapter outlines the masterpieces of *E.ulmoides* written by various medical experts during the Han, Wei, Jin, Southern-Northern, Tang, Song, Jin, Yuan, Ming and Qing Dynasties.

3. As time goes by, the experts' understanding of *E.ulmoides* have gradually improved.

Abstract： *Eucommia ulmoides* Oliv. is a rare traditional Chinese medicinal material unique to China with a history of more than 2,000 years. From the Han Dynasty to the Wei, Jin, Northern-Southern, Tang, Song, Jin, Yuan, Ming, and Qing dynasties, various medical experts had discussions about *E.ulmoides*. And as time goes by, the experts' understanding of *E.ulmoides* have gradually improved, being an important foundation of people now knowing it.

Keywords： *Eucommia ulmoides* Oliv., Reviews from various doctors, History

杜仲树属落叶乔木，可高达 15 ～ 20 m，杜仲是其干燥树皮，主产于陕西、四川、云南、湖北。4 ～ 6 月剥取，糙皮刮净，堆置"发汗"至内皮呈紫黑褐色，晒干，为强筋骨的要药，具有补肝肾、强筋骨、安胎等功效，用于治疗腰膝疼痛、痿痹、胎动不安等症。杜仲作为第三纪冰川期留下来的古生树种，誉有"植物活化石"美称。从古至今，杜仲曾多次出现在各医家著作中，如"叶如辛夷""皮类厚朴""折之多白丝为佳""其皮中有银丝如棉""树皮中有白丝如胶芽"等。杜仲的炮制历史悠久，其对于杜仲药用价值的体现至关重要，这在我国历代本草中均有记述，《华氏中藏经》中记载，"杜仲三两去皮剉碎慢火炒令丝断"；《雷公炮炙论》云，"先须削去粗皮，用酥、蜜和作一处，炙之"；《本草备要》中记载，"去粗皮锉，或酥炙、酒炙、蜜炙，盐酒炒、姜汁炒，断丝用"。

第一节 汉 代

杜仲，古代又名思仙、木绵、思仲、瞦、石思仙、丝连皮、扯丝皮、丝棉皮、玉丝皮等。有关杜仲的最早记录见于汉代，一是汉墓出图的医药木简，二是传统药物学典籍《神农本草经》，其利用至少已有 2000 多年历史[1]，在众多古籍中都对其用法和具体功效进行了记载。《神农本草经》一书共载药 365 种，将药物根据功效、性味不同分为上、中、下三品。上品多是可久服多服之药，杜仲便是上品 120 种之一。书中记载，"杜仲，味辛平。主治腰膝痛，补中，益精气，坚筋骨，强志，除阴下痒湿，小便余沥。久服轻身耐老。一名思仙。生山谷"，这不仅对杜仲的特性有明确的记载，而且对其主治也进行了详细的描述，这些被后世医家继承，充分肯定了当时医家对杜仲的深刻认识。

第二节 魏晋南北朝时期

魏晋南北朝时期我国新药品种不断被发现，药物学不断进步。陶弘景《名医别录》曰，"杜仲，味甘，温，无毒。主治脚中酸疼痛，不欲践地。一名思仲，一名木绵。生上虞及上党汉中。二月、五月、六月、九月采皮，阴干"，陶老在《神农本草经》的基础上，对杜仲的性味有了新的认识，并且添加了具体产地与采收时月等，第一次明确记载杜仲以皮入药。陶老还在进一步考证了产地具体所在地后，对杜仲的鉴别、加工进行了发挥，"今用建平、宜都者，状如浓朴，折之多白丝为佳，用之薄削去上皮，横理，切令丝断也"，非常准确地指出了杜仲的特征，确立了"折之多白丝为佳"的鉴别标准[2]。

第三节 唐 代

唐代甄权所著《药性论》，由于此书以讨论药物性能为主，所以对君、臣、佐、使，禁忌等论述详细。另外，此书"取本草药名上一字，以平、上、去、入四声相从，以便讨阅"。《药性论》认为杜仲"治肾冷臀腰痛，腰病人虚而身强直，风也。腰不利加而用之"。

第四节 宋、金、元时期

公元 960～1368 年，宋、金、元时期注重调查研究，对药物的记载求实，重视药物的药性理论。《本草图经》附有九百多幅药图，是我国现存最早的版刻本草图谱，其言，"初生叶嫩时，采食，主风毒脚气，及久积风冷、肠痔、下血，亦宜干末作汤。谓之樗芽。花、实苦涩，亦堪入药。木作屐，亦主益脚"，该书广征前代文献，对药用植物的描述方面有承前启后的作用，因此深受后世医家的重视。《本草图经》中描述杜仲的宋代产地为"今出商州、成州、峡州，近处大山中亦有之"，刻画杜仲的形态为"木高数丈，叶如辛夷，亦类柘；其皮类浓朴，折之内有白丝相连"，认为杜仲的叶、花、果实、材都有用处。除了该书之外，金元著名医家张元素、李昊、王好古等对杜仲的药性、药理也提出自己的新见解，如王好古认为杜仲是"肝经气分药，润肝燥，补肝经，风虚"，这对后代医家李时珍对于杜仲的认识产生了重要影响。

第五节 明 代

明代时，中医药传承达到空前高峰，代表作为《本草纲目》，该书被誉为药学史上的里程碑，关于杜仲千余年的知识和经验也在这部书中得到了一次全面系统的总结。受到王好古的影响，李时珍认为，"杜仲，古方只知滋肾，惟好古言是肝经气分药，润肝燥，补肝虚，发昔人所未发也。盖肝主筋，肾主骨，肾充则骨强，肝充则筋健，屈伸利用，皆属于筋。杜仲色紫而润，味甘微辛，其气温平，甘温能补，微辛能润，故能入肝而补肾，子能令母实也。昔有杜仲服此得道，因以名之"。对于古方常常把杜仲与酒并用的特点，他指出，"杜仲能治腰膝痛，以酒行之，则为效容易矣"。明代缪希雍的药学著作《神农本草经疏》，将《神农本草经》和《证类本草》中的 490 种药物分别用注疏的形式加以发挥。缪老认为，"杜仲，按《本经》所主腰脊痛，益精气，坚筋骨，脚中酸痛，不欲践地者，盖腰为肾之府，经曰，动摇不能，肾将惫矣。又肾藏精而主骨，肝藏血而主筋，二经虚，则腰脊痛而精气乏，筋骨软而脚不能践地也。《冯氏锦囊秘录》中的五脏苦欲补泻论云，"肾苦燥，盖肾藏精与志，而主五液，乃属真阴水脏，其性本润，而恶涸燥，故宜急食辛以润之"。"诸腰痛甚者，不可用补气及寒凉药，初必加温散，和血快气，后必加补肾药。如续断、菟丝子、肉桂、枸杞、杜仲、牛膝之类，各加制附子少许，为引下响导最妙"。明代倪朱谟编撰的《本草汇言》，刊于 1624 年，收载药物 670 余种，该书对杜仲的描述为"方氏《直指》云：凡下焦之虚，非杜仲不补；下焦之湿，非杜仲不利；足胫之酸，非杜仲不去；腰膝之痛，非杜仲不除。然色紫而燥，质绵而韧，气温而补，补肝益肾，诚为要剂。如肝肾阳虚而有风湿病者，以盐酒浸炙，为效甚捷；如肝肾阴虚，而无风湿病，乃因精乏髓枯，血燥液干而成痿痹，成伛偻，以致俯仰屈伸不用者，又忌用之"。《药品化义》，由贾所学原撰于明末，本书以药母八法（体、色、气、味、形、性、能、力）统领药性理论，辨别药性，有很大的创新，对清代本草有较大的影响。该书对于杜仲的描述是"杜仲，沉下入肾，盖肾欲坚，以苦坚之，用此坚肾气，强壮筋骨，主治腰脊酸疼，脚膝行痛，阴下湿痒，小便余沥。东垣云功效如神应，良不爽也。牛膝主下部分，杜仲主下部气分，相须而用"。明末清初的李中梓认为："杜仲，虽温而不助火"，其《雷公炮制药性解》中对杜仲的认识为"杜仲味辛甘，性温无毒，入肾经。主阴下湿痒，小便余沥，强志，壮筋骨，滋肾止腰痛。去粗皮，酥蜜炙去丝用"。

第六节　清　代

清代黄元御撰写的《玉楸药解》收录了张仲景医书未载药 282 种，以草、木、金石、果谷菜、禽兽、鳞介虫鱼、人、杂类八部分记述，各药分列性味、归经、功效主治，间附炮制方法等，记载了丰富的药学知识。书中关于杜仲的记载有："益肝肾，养筋骨，去关节湿淫，治腰膝酸痛，腿足拘挛"。黄元御认为"杜仲味辛，气平，入足厥阴肝经。能够荣筋壮骨，健膝强腰。能够去关节湿淫，治疗腰膝酸痛，腿足拘挛"。《本草求真》

由清代黄宫绣撰写，刊于乾隆三十四年（1769 年）。该书认为："杜仲，入肝而补肾，子能令母实也，且性辛温，能除阴痒，去囊湿，痿痹痛软必需，脚气疼痛必用，胎滑梦遗切要。若使遗精有痛，用此益见精脱不已，以其气味辛温，能助肝肾旺气也。胎因气虚而血不固，用此益见血脱不止，以其气不上升反引下降也。功与牛膝、地黄、续断相佐而成，但杜仲性补肝肾，直达下部筋骨气血，不似牛膝达下，走于经络血分之中，熟地滋补肝肾，竟入筋骨精髓之内，续断调补筋骨，在于曲节气血之间为异耳。独怪今世安胎，不审气有虚实，辄以杜仲、牛膝、续断等药引血下行。在肾经虚寒者，固可用此温补以固胎元。若气陷不升，血随气脱而胎不固者，用此则气益陷不升，其血必致愈脱不已"。叶天士在《本草经解》中也对杜仲进行论述，认为"杜仲气平。禀天秋降之金气。味辛无毒。得地润泽之金味，专入手太阴肺经。气味升多于降，阴也。腰者肾之腑，膝者肾所主也，杜仲辛平益肺，肺金生肾水，所以腰膝痛自止也。中者阴之守也。辛平益肺，肺乃津液之化源，所以阴足而补中也。初生之水谓之精，天一之水也，杜仲入肺，肺主气而生水，所以益精气。精气益则肝有血以养筋，肾有髓以填骨，所以筋骨坚也。杜仲可除阴下痒湿，小便余沥。久服辛平益气，气充则身轻；辛润滋血，血旺则耐老也；盐水炒则入肾，醋炒则入肝，以类从也。"

除了以上各家论述外，还有著作年代、作者不详的《日华子诸家本草》，也是研究中药的重要文献，其中对杜仲的描述为"治肾劳，腰脊挛。入药炙用"。这些历代医家对杜仲的论述，让后人对其进展有了清晰的了解，对杜仲的中医药理论知识有了全方位的把握。

（刘奕清　雷　燕）

参 考 文 献

[1] 冯凤, 梁志荣. 我国历史上对杜仲的认识和利用. 西北林学院报, 1996, (2): 86-91,102.

[2] 刘永福. 陕西道地药材杜仲本草考证及资源. 陕西中医, 1995, (11): 518, 519.

含有杜仲的相关方剂

研究亮点：

1. 杜仲作为补虚要药，以补肝肾、强筋骨见长，在骨伤科中占有重要地位，常作为腰部疾病的引经药。

2. 本章介绍了 41 个含有杜仲的相关方剂，涉及骨伤科、妇科、男科、内科。

摘要：杜仲，甘温，入肝肾经，以补肝肾、强筋骨见长，作为补虚要药，在骨伤科中占有重要地位，常用于治疗肝肾不足、腰膝酸痛、筋骨无力等症。本章的 41 个含有杜仲的相关方剂，在骨伤科、妇科、男科、内科中均有使用。

关键词：杜仲，相关方剂

Chapter 2　Related Prescriptions of *Eucommia ulmoides*

Highlights：

1. As an essential medicine for tonicity, *E.ulmoides* plays an important role in orthopedics.

2. This chapter lists 41 related prescriptions about *E.ulmoides*, which involves orthopedics, gynecology, andrology, and internal medicine.

Abstract： *Eucommia ulmoides* Oliv. has sweet taste, warm nature, liver and kidney meridians, can replenish liver and kidney, strengthen muscles and bones. As an essential medicine for tonicity, *E.ulmoides* plays an important role in orthopedics and is often used as a guide drug for lumbar diseases. The 41 prescriptions containing *E.ulmoides* in this chapter are used in orthopedics, gynecology, andrology, and internal medicine.

Keywords： *Eucommia ulmoides* Oliv., Related prescriptions

杜仲自古以来就是家喻户晓的补虚要药，在骨伤科中占有重要地位，常作为腰部疾病的引经药。杜仲甘温，入肝肾经，以补肝肾、强筋骨见长，治肾虚腰痛有标本兼治之功，可应用于肝肾不足、腰膝酸痛、筋骨无力、头晕目眩等症，常与胡桃肉、补骨脂等配伍，如青蛾丸（《和剂局方》）；治风湿腰痛冷重，与独活、桑寄生、细辛等同用，如独活寄生汤（《千金要方》）；治外伤腰痛，可与川芎、桂心、丹参等同用；治疗妇女经期腰痛，可与当归、川芎、芍药等配伍；治疗肾虚阳痿、精冷不固、小便频数，可与鹿茸、山茱萸、菟丝子等配伍；治疗肝肾不足、头晕目眩，可与牛膝、枸杞、女贞子等药同用。杜仲补肝肾，固冲任而安胎，

治疗肝肾亏虚、胎动不安、胎漏下血或滑胎，治疗肝肾亏虚、妊娠漏血、胎动不安等症，单用或与续断、桑寄生、山药等配伍。侯士良在《中药八百种详解》中对杜仲的描述为"甘温补肝肾，壮筋骨，为治腰痛必用之品"。杜仲在骨关节疼痛中也能发挥重要作用，黄元御认为杜仲能够去关节湿淫，徐彦纯认为杜仲是"通关节之剂"。

第一节　补　益　剂

一、胎元饮（明·张景岳《景岳全书》）

人参（随宜），当归，杜仲（盐水炒断丝），白芍（各二钱），熟地黄（二三钱），白术（蜜

炙，一钱五分），炙甘草（一钱），陈皮（七分，无滞不用）。

胎元饮用于补肾固胎，治疗妇人冲任不足，胎元不固。

二、大补元煎（明·张景岳《景岳全书》）

人参（补气补阳，以此为主。少则用一二钱，多则用一二两），山药（炒，二钱），熟地黄（补精补阴，以此为主。少则二三钱，多则二三两），杜仲（二钱），当归（二三钱，若泄泻者去之），山茱萸（一钱，如畏酸吐酸者去之），枸杞（二三钱），炙甘草（一二钱）。

大补元煎为回天赞化、救本培元第一要方，治男妇气血大坏、精神失守、危剧等症。

三、归肾丸（明·张景岳《景岳全书》）

熟地黄（八两），山药（四两），山茱萸肉（四两），茯苓（四两），当归（三两），枸杞（四两），杜仲（盐水炒，四两），菟丝子（制，四两）。

归肾丸具有补阴益阳、养血填精之功效。主治肾水真阴不足，精衰血少，腰酸腿软，形容憔悴，遗泄阳衰。

四、右归丸（明·张景岳《景岳全书》）

大怀熟地黄 250 g，山药 120 g（炒），山茱萸 90 g（微炒），枸杞 120 g（微炒），鹿角胶 120 g（炒珠），菟丝子 120 g（制），杜仲 120 g（姜汤炒），当归 90 g（便溏勿用），肉桂 60 g（可渐加至 120 g），制附子 60 g（可渐加至 150～160 g）。

右归丸具有温补肾阳，填精止遗的功效。用于肾阳不足，命门火衰，腰膝酸冷，精神不振，怯寒畏冷，阳痿遗精，大便溏薄，尿频而清。

五、温胞饮（《傅青主女科》）

白术一两（土炒），巴戟一两（盐水浸），人参二钱，杜仲三钱（炒黑），菟丝子三钱（酒浸炒），山药三钱（炒），芡实三钱（炒），肉桂三钱（去粗皮，研），附子三分（制），补骨脂二钱（盐水炒）

用于治疗妇人下部冰冷不孕，益精气，暖子宫，治疗肝肾不足，冲任不调，下元虚寒之不孕。

六、天麻钩藤饮（《杂病证治新义》）

天麻 9 g，川牛膝、钩藤各 12 g，石决明 18 g，山栀、杜仲、黄芩、益母草、桑寄生、夜交藤、朱茯神各 9 g，水煎，分 2～3 次服用。

治疗因肝肾不足导致的肝阳偏亢，肝风上扰，肝阳有余，化热扰心，临床上表现为头痛、眩晕、失眠多梦等症。杜仲与寄生一起合用，在此方中补益肝肾以治本，平肝之逆。

七、杜仲汤（《圣济总录》卷三十一）

杜仲（去粗皮，炙，锉）2 两，牡蛎（烧）1 两半，麻黄根 1 两半，黄芪（锉）1 两，白术（锉）1 两，肉苁蓉（切，焙）1 两，白茯苓（去黑皮，锉）1 两，芍药 1 两，甘草（炙，锉）半两，人参 3 分。上为粗末，每服 5 钱匕，水 1 盏半，煎至 8 分，去滓温服，不拘时候。

主治伤寒后虚羸，夜多盗汗。

八、杜仲汤（《圣济总录》卷八十六）

杜仲（去粗皮，涂酥炙）、白术各一两一分，草薢、肉桂（去粗皮）各一分，甘草（炙）、附子（炮裂，去皮脐）各三分。上锉，如麻豆大。每服五钱匕，用水一盏半，大枣三枚（擘破），生姜一分（拍碎），煎至一盏，去滓温服，一日二次。

具有温中下气之功效。主治肺劳虚寒，腰背苦痛，难以俯仰，短气，唾如脓胶。

九、杜仲汤（《圣济总录》卷一五五）

杜仲（去粗皮，锉，炒）2 两，人参 1 两，阿胶（炙令燥）1 两，芎䓖 1 两，当归（微炙）2 两，艾叶 1 把（焙）。上为粗末，每服 3 钱匕，酒 1 盏，加大枣 3 枚（擘），同煎至 7 分，去滓温服，相次 3 服，腹中当暖即血止。

主治妊娠卒然下血不定，令胎不安，小腹疼痛。

十、杜仲汤（《不知医必要》）

川杜仲（盐水炒去丝）1 两。

川杜仲具补肾之力，再用盐水炒，更能发挥补肾之功。可以治疗肾虚腰痛，脚软。

十一、杜仲丸（《校注妇人良方》）

杜仲（炒），续断（酒浸），各等分。上药为末，煮枣肉为丸，如梧桐子大，每服 70 丸，用酒或米饮送下。

功效为补肾安胎。治疗妊娠期胎动不安，腰背疼痛。

十二、杜仲丸（《普济方》卷三四二引《肘后方》）

杜仲不计多少，去粗皮，细锉，瓦上煿干，捣罗为末，煮枣肉为丸，如弹子大。每服 1 丸，烂嚼，以糯米汤送下。

功能主治妇人胞胎不安，产后诸疾。《济阴纲目》认为胎系于肾，故用杜仲补肾。

十三、杜仲丸（《普济方》卷三四三）

杜仲（去粗皮，炙，锉）3 钱，防风（去叉）3 钱，附子（炮裂，去皮脐）3 钱，石菖蒲 3 钱，桔梗（炒）3 钱，秦艽（去苗土）3 钱，细辛 3 钱，肉桂（去粗皮）3 钱，厚朴（去粗皮，生姜汁炒）3 钱，半夏（汤浸 2～7 次，焙）3 钱，沙参半两，熟地黄（焙）半两，蜀椒（去目并闭口者，炒出汗）半两，干姜（炮）半两。上为末，炼蜜为丸，如梧桐子大。每服 15 丸，渐加至 20 丸，空心温酒送下，1 个月见效。

能够治疗子宫久冷，堕胎多次有伤正气。

十四、杜仲丸（《济生方》）

杜仲（去皮，锉，姜汁浸，炒去丝）1 两，川

续断（酒浸）1 两。上为细末，枣肉煮烂为丸，如梧桐子大。

用于养胎。治疗妊娠 2～3 月，胎动不安，以及妊娠导致的腰背疼痛。

十五、杜仲丸（《圣济总录》卷九十二）

杜仲（去粗皮，炙，锉）1 两，肉苁蓉（酒浸去皱皮，切，焙）1 两，巴戟天（去心）1 两，楮实 1 两，五味子 1 两，茴香（炒）1 两，远志（去心）1 两，山茱萸 1 两，白茯苓（去黑皮）1 两，山芋 3 分，牛膝（酒浸，切，焙）3 分。上为末，炼蜜为丸，如梧桐子大，每服 15 丸，加至 30 丸，空心温酒送下。

治疗虚劳，下焦伤惫，目昏耳聋，腰膝冷痛，小便滑数，日渐瘦悴。

十六、杜仲丸（《圣济总录》卷一五七）

杜仲（去粗皮，炙，锉）3 分，防风（去叉）3 分，附子（炮裂，去皮脐）3 分，石菖蒲 3 分，桔梗（炒）3 分，秦艽（去苗土）3 分，细辛（去苗叶）3 分，厚朴（去粗皮，生姜汁炙）3 分，桂（去粗皮）3 分，半夏（汤洗 2～7 遍，焙）3 分，熟干地黄（焙）半两，沙参半两，蜀椒（去目并闭口者，炒出汗）半两，干姜（炮）半两。上为末，炼蜜为丸，如梧桐子大，每服 15 丸，渐加至 20 丸，空心温酒送下。

可以治疗子宫久冷，妊娠数次堕胎。

十七、杜仲丸（《圣济总录》卷一八六）

杜仲（去粗皮，炙，为末）1 两，补骨脂（炒香熟，为末）1 两，胡桃仁（汤浸去皮，研）1 两。上为末，炼蜜为丸，如梧桐子大。

能够补下元，乌髭鬓，壮脚膝，进饮食，悦颜色。益精助阳，治疗肾虚衰，不能上荣肝木，而肝乏生生之源，精血无以内荣二海，腰痛牵引于胁，脉虚者。

十八、杜仲丸（《瑞竹堂方》）

莲肉（去心）4 两，龙骨 7 钱半（新瓦上煅，另研细），益智仁 1 两，补骨脂（炒香）1 两，茴香 1 两（微炒），牛膝（去苗）1 两（酒浸），白茯神（去皮木）1 两，杜仲（去皮，锉碎，酒浸，炒断丝）1 两，菟丝子 4 两，桃仁（汤泡，去皮尖净，炒）1 两。上为细末，用山药 4 两炙为末，酒糊为丸，如梧桐子大，每服 50 丸，枣汤送下，空心食前服。如欲暖水脏，减去莲肉、龙骨、白茯神，加好醋、酒，兼糟 4 两，连须葱白 4 两，苍术 4 两（米泔水浸 1 夕，切片），合连须葱白、酒糟捣，淹 1 宿成饼，晒干，炒令熟，入前药同研。

能够补心肾，益气血，暖元脏，缩小便，壮力。

十九、杜仲丸（《杨氏家藏方》）

五加皮 3 两，萆薢 3 两，山茱萸 3 两，杜仲 4 两（炒去丝），阿胶（蛤粉炒成珠子）2 两，金毛狗脊（炙去毛）2 两，防风（去芦头）2 两，川芎 2 两，细辛 2 两，鹿角屑 2 两，当归（洗，焙）1 两，生干地黄 1 两。上为细末，蜜糊为丸，如梧桐子大，每服 30 丸，空心、食前温酒送下，或煎艾汤送下。

治疗冲任脉虚，血海虚弱，寒湿邪气客搏胞络，妊娠腰痛，小腹牵连，行步力弱，难于俯仰，小便白浊，昼夜频行。

二十、家传安胎保肺膏（《陈素庵妇科补解》）

当归、白芍、生地黄、熟地黄、天冬、麦冬、百合、贝母、茯苓、山药、白术、黄芩、杜仲、续断、阿胶、龟胶、款冬花、梨汁。早晚调服。

可以治疗妊娠体虚感邪，失于表散，邪客肺分，干嗽声嘶，气急不能伏枕，精神困敝。

二十一、加减安肾丸

枣仁、山药、杜仲（盐水炒）、续断、当归、阿胶各二钱，熟地黄（瓦炙干）四钱，石斛一钱，白术、补骨脂（盐水炒）、白芍（酒炒）各一钱。

用于滋阴安胎。治疗妊娠胎动不安，服养血安胎药皆不应者。

第二节 肢体经络剂

一、健脚煎（《产科发蒙》）

鹿茸（酒洗，炒）、续断、当归（酒洗）、川芎、芍药、熟地黄、牛膝（酒洗）、杜仲（炒去丝）各等分，水煎服。

可治疗妇人产后痿躄。

二、壮筋养血汤（《伤科补要》）

白芍 9 g，当归 9 g，川芎 6 g，续断 12 g，红花 5 g，生地黄 12 g，牛膝 9 g，牡丹皮 9 g，杜仲 6 g。

壮筋养血汤具有舒筋活血之功效。主治伤筋络。临床上常用于治疗软组织损伤与骨折，筋络损伤后期，断骨愈合迟缓，筋肉软弱无力，功能尚未恢复之疾。

三、舒筋活血汤（《伤科补要》）

羌活 6 g，防风 9 g，荆芥 6 g，独活 9 g，当归 12 g，续断 12 g，青皮 5 g，牛膝 9 g，五加皮 9 g，杜仲 9 g，红花 6 g，枳壳 6 g。

主治筋络、筋膜、筋腱损伤。并用于伤筋中期和脱臼复位后的调理。上肢损伤者，加桂枝，去独活、牛膝；下肢损伤者，去羌活；疼痛甚者，加乳香、没药；湿盛者，加薏苡仁、防己、白术。

四、杜仲汤（《伤科补要》）

肉桂 1 钱，乌药 1 钱，杜仲 1 钱，生地黄 1 钱，赤芍 1 钱，牡丹皮 1 钱，归尾 1 钱，延胡索 1 钱，桃仁 1 钱，续断 1 钱。加童便、酒，煎服。

能够治疗腰脊伤痛。

五、健步虎潜丸（《伤科补要》）

龟胶（蛤粉炒成珠）、鹿角胶（制同上）、虎胫骨（酥油炙，药典已删除，用相近功效药物代替)、何首乌(黑豆拌,蒸、晒各九次)、川牛膝(酒洗、晒干)、杜仲(姜汁炒断丝)、锁阳、威灵仙(酒洗)、当归(酒洗、晒干)各二两,黄柏(酒洗、晒干,盐水少许,酒炒)、人参(去芦)、羌活、白芍(微炒)、云白术(土炒)各二两,熟地黄二两,大川附子(童便、盐水各一碗,生姜一两切片,同煮一日,令极熟,水干再添盐水,煮毕取出剥皮,切片,又换净水,入川黄连五钱,甘草五钱,同煮长香三炷,取出晒干,如琥珀色明亮可用)一两五钱。上为细末,炼蜜为丸,如梧桐子大。每服三钱,空心淡盐汤送下;冬日,淡黄酒送下。

健步虎潜丸具有舒筋止痛,活血补气,健旺精神之功效。主治跌打损伤,血虚气弱,下部腰胯膝腿疼痛,筋骨痿软无力,步履艰难。

六、青娥丸(《太平惠民和剂局方》)

胡桃(去皮、膜,二十个),蒜(熬膏,四两),补骨脂(酒浸,炒,八两),杜仲(去皮)上为细末,蒜膏为丸。每服三十丸,空心温酒下,妇人淡醋汤下。常服壮筋骨,活血脉,乌髭须,益颜色。

腰为肾之府,杜仲能够补肾而强腰脊,与胡桃仁、补骨脂同用以增补肝肾、强腰脊之效,即用此方治疗肾虚腰痛如折,起坐艰难,俯仰不利等症。

七、独活寄生汤(《千金要方》)

川续断、杜仲(去皮,切,姜汁炒)、防风、桂心、细辛、人参、白茯苓、当归、白芍药、甘草各30 g,秦艽、生地黄、川芎、川独活各15 g,黄芪、川牛膝各30 g。上为末,每服15 g,水二盏,加姜三片,大枣一枚,煎至一盏,去滓热服,不拘时候,但腹稍空服之。

主治痹症日久耗伤气血症。肝主筋,肾主骨。肝肾不足则导致筋脉失养而肢体痹痛,杜仲可配合其他各药共奏补肝肾、强筋骨,以达到治本的目的。

八、蠲痹秦艽汤(《何氏济生论》)

秦艽,防风,独活,白芍,五加皮,川续断,

防己,牛膝,杜仲,黄柏,羌活,生地黄,当归身,薏苡仁,苍术,肉桂。

主治痹症,具有清热祛湿,活血通络,强筋壮骨之功效。本方所治适宜于肝肾虚弱,筋骨空疏,风湿热邪乘虚客搏筋脉者。

九、杜仲汤(《圣济总录》卷八十一)

杜仲(去粗皮,微炙,为细末)3两,生地黄汁3合。上药先将杜仲末以水2盏煎至1盏,去滓,入地黄汁3合,酒2合,再煎3～5沸,温服,空腹、近晚各1服。

主治脚气肿疼。

十、杜仲汤(《圣济总录》卷八十五)

杜仲(去粗皮,酒浸,锉,炒)1两,肉桂(去粗皮)1两,羌活(去芦头)1两,川椒(去目并闭口者,炒出汗)1两,秦艽(去苗土)1两,石斛(去根)1两,栝楼根1两,续断1两,五加皮(锉,焙)1两,牡丹皮1两,芍药1两,当归(锉,焙)1两。上为粗末。每服三钱匕,水一盏,酒少许,同煎七分,去滓温服,不拘时候。

治疗劳动伤腰导致的卒痛。

十一、杜仲丸(《太平圣惠方》卷七)

杜仲(去粗皮,炙微黄,锉)二两,续断一两,丹参(去芦头)半两,萆薢(锉)三两,川芎半两,虎胫骨(涂酥炙令黄,药典已删除,用相近功效药物代替)一两,桂心半两,附子(炮裂,去皮脐)一两,牛膝(去苗)三分,赤芍药三分,海桐皮三分,干蝎(微炒)三分。上为末,炼蜜为丸,如梧桐子大。每服三十丸,每日空心及晚食前以温酒送下。

主治肾脏风毒流注,腰脚疼痛。

十二、杜仲丸(《太平圣惠方》卷三十)

杜仲(去粗皮,炙微黄,锉)一两半,远志

（去心）三分，熟干地黄一两，桂心一两，白茯苓一两，枳壳（麸炒微黄，去瓤）一两，牛膝（去苗）一两半，菟丝子（酒浸三日，晒干，别捣为末）二两，羌活一两。上为末，炼蜜为丸，如梧桐子大。每服三十丸，食前以温酒送下。

可治疗虚劳损伤，腰脚疼痛，少力。

十三、杜仲丸（《太平圣惠方》卷四十四）

杜仲1两（去粗皮，炙微黄，锉），干姜半两（炮裂，锉），萆薢1两（锉），羌活3分，天雄3分（炮裂，去皮脐），川椒3分（去目及闭口者，微炒去汗），桂心3分，川芎半两，防风半两（去芦头），秦艽半两（去苗），川乌头3分（炮裂，去皮脐），细辛3分，五加皮3分，石斛3分（去根，锉），续断2两，当归3分（锉，微炒），五味子3合，槟榔3分。上为末，炼蜜为丸，如梧桐子大，每服30丸，空心以温酒送下，晚食前再服。

治疗腰痛，用于肾经虚损，风冷承之之证。

十四、杜仲丸（《千金要方》）

杜仲2两，石斛2分，干地黄3分，干姜3分。上为末，炼蜜为丸，如梧桐子大。每服20丸，酒送下，日2次。

用于补肾，主治肾虚腰痛。《千金方衍义》中认为，干姜行地黄之滞，则补而不壅；石斛助杜仲之强，则健而益壮。

十五、杜仲丸（《圣济总录》卷五）

杜仲（去粗皮，锉，炒）3分，牛膝（去苗，酒浸，切，焙）1两，萆薢（微炒）1两半，酸枣仁（炒）1两，当归（切，焙）3分，防风（去叉）1两，丹参（微炙）3分，赤芍药3分，肉桂（去粗皮）半两，肉苁蓉（酒浸，切，焙）1两1分，石斛（去根，锉）3分，附子（炮裂，去皮脐）半两，郁李仁（汤浸去皮尖，炒）3分，槟榔（煨）1两。上为末，炼蜜为丸，如梧桐子大，每服30丸，空腹用温酒送下。

治疗肾中风，腰脚不随，骨节酸痛，筋脉拘急，行履艰难，两胁牵痛。

十六、杜仲丸（《圣济总录》卷三十三）

杜仲（去粗皮，炙，锉）1两，干漆（炒令烟出）1两半，牛膝（去苗，酒浸，切，焙）1两，巴戟天（去心）1两半，肉桂（去粗皮）1两，五加皮（锉）1两，狗脊（去毛）1两，山茱萸1两，防风（去叉）半两，附子（炮裂，去皮脐）1两，独活（去芦头）1两，山芋1两。上为末，炼蜜为丸，如梧桐子大，每服20丸，空心温酒送下。

主治伤寒后，风伤腰胯冷疼。

十七、杜仲丸（《医学入门》）

杜仲1两，龟板1两，黄柏1两，知母1两，枸杞1两，五味子1两，当归1两，芍药1两，黄芪1两，补骨脂1两。上为末，炼蜜同猪脊髓为丸，如梧桐子大，每服80丸，空心盐汤送下。

能治疗肾虚腰痛，动止软弱，脉大虚，疼不已。

十八、思仙续断丸（《普济本事方》）

思仙木（即杜仲，去皮，锉，炒令黑）150 g，五加皮90 g，防风（去叉股）90 g，薏苡仁90 g，羌活（洗，去土）90 g，川续断（洗，锉，焙干）90 g，牛膝（洗，锉，焙，酒浸一宿，再焙）、萆薢120 g，生干地黄150 g，上为细末，用好酒2升，化青盐90 g，用木瓜250 g，以盐酒煮成膏，和杵为丸，如梧桐子大，每服50丸，空腹时用温酒或盐汤送下。

治疗肝肾风虚气弱，脚膝不可践地，腰脊疼痛，风毒流注下经，行止艰难，小便余沥。

十九、桂附杜仲汤（《罗氏会约医镜》）

肉桂三钱，附子（急则用生附子）三四钱，杜仲二钱。如膝冷而痛，加川牛膝二三钱；如兼湿者，加苍术二钱。

功能是补肾温阳。主治真寒腰痛，六脉弦紧，口舌青，阴囊缩，身战栗。

二十、青盐丸（《世医得效方》）

黑牵牛（炒，别研，取头末）60 g，山药（去皮）、炒杜仲、川乌（炮，去皮脐）、川楝子（去核）、炒茴香、红椒皮、青盐（别入）、炒补骨脂、陈皮、炒苍术、附子（炮，去皮脐）各等分。

功用是补虚益肾，温阳燥湿。主治房劳腰痛，精滑尿多，肢体困乏。

（刘奕清　雷　燕）

第三章

杜仲的民族用药

研究亮点：

1. 本章介绍了中国 16 个不同少数民族关于杜仲的特殊用法，有名称、用药方法、用药理论等方面的不同。

2. 杜仲对于腰部疼痛、风湿骨病、补肾益肾、接骨续筋等的作用体现在 16 个民族的疾病治疗中。

摘要： 杜仲在我国很多民族中均有使用，有名称、用药方法、用药理论的区别。杜仲对于腰部治疗、风湿疾病、补肾益肾、接骨续筋等的作用体现在不同的 16 个民族的疾病治疗中。

关键词： 杜仲，各民族用药

Chapter 3   Medication for Ethic Groups of *Eucommia ulmoides*

Highlights：

1. This chapter introduces the use of *E.ulmoides* in 16 Chinese ethnic groups, and there are differences in name, method and theory of use.

2. *E.ulmoides*' effects on waist pain, rheumatic bone diseases, kidney tonifying, and fracture are reflected in the disease treatment in 16 ethnic groups.

Abstract： *Eucommia ulmoides* Oliv. is used in many ethnic groups in China, and there are differences in name, method and theory of use. However, the effects of *E.ulmoides* on waist treatment, rheumatic diseases, kidney tonifying, and fracture are reflected in the treatment of diseases in different 16 ethnic groups.

Keywords： *Eucommia ulmoides* Oliv., Medication for ethic groups

杜仲在我国不同的民族中均有使用：有的被更换了名称，如在蒙古族中，杜仲被称作浩日图宝日；有的被赋予了新的使用方法，如在苗族中，苗医往往将杜仲单方或复方鲜品内服或者捣成药泥，包敷于患处。

第一节　瑶　族

瑶族是我国最古老的民族之一，是中国华南地区分布最广的少数民族，是中国最长寿的民族之一。贵州瑶族人民在长期与疾病的斗争过程中积累了独具特色的抗风湿民间验方[1]。

（1）伸筋草 30 g，杜仲 30 g，威灵仙 15 g，泡酒服。主治：风湿腰痛。

（2）八月瓜根 30 g，杜仲 30 g，泡酒服。主治：风湿腰痛。

（3）野豌豆 15 g，续断根 15 g，杜仲 15 g，水煎服，每日一剂。主治：风湿腰痛。

（4）续断 30 g，杜仲 30 g，土牛膝 30 g，泡酒服。主治：风湿痛。

（5）续断 30 g，杜仲 30 g，大血藤 30 g，泡酒服。主治：风湿腰痛。

（6）黄脚鸡 30 g，杜仲 30 g，仙茅 15 g，泡酒服。主治：风湿腰痛。

第二节 佤 族

佤族属南亚语系孟高棉语族德语支，佤族主要居住在中国云南省西南部的沧源、西盟、孟连、耿马、澜沧、双江、镇康、永德等县。杜仲在佤族被称为萝考洋依（音译），佤族医师尚有如下运用[2]。

（1）杜仲炖猪腰。配方：杜仲20 g，猪腰一对。

先微炒杜仲后研粉，剖猪腰为两半，除去筋膜，洗净，再将杜仲粉纳入猪腰两半内复合，装入小碗中，加适量糖、小茴面；隔水文火炖1 h。即可食用猪腰喝碗内汤。1日1次，7天为1疗程。

功效：益肾、降压、利尿。为慢性肾病的辅助食疗方。

（2）杜仲加黑故子、小茴、微炒研粉，放入剖净的猪腰（牛腰、羊腰也可）内两半复合；用芭蕉叶包严，再以湿草纸包裹数层后，投入热火灰中煲熟，吃猪腰。对慢性肾炎有效。

（3）杜仲与四块瓦（金粟兰科金粟兰属）泡酒内服。对腰肌劳损有效。

第三节 回 族

回族是中国分布最广的少数民族。回族的族源可以追溯到唐代，明代是回族最终形成的时期。关于回族分布的特点，总体上看，主要表现为"大分散，小聚居"的格局。"大分散"主要表现为全国2000多个县（市）几乎都有回族分布。"小聚居"体现在回族以连片聚居为特点，主要体现在回族自治区、自治州、自治县都在北方或西部地区。回族人民在生活与生产实践中总结了大量食疗养生经验。

清蒸羊肾[3]：羊肾一对、杜仲30 g。主治肾虚腰痛。将羊肾剖开，把杜仲片夹于剖开的羊肾内放好，然后用线绳将羊肾缠紧，放碗内，加少许食盐，置笼内慢火蒸2 h取出，根据个人食量分次服用，可连续服用。

第四节 壮 族

壮族是我国人口最多的少数民族，主要分布在广西壮族自治区、云南、广东和贵州等省。壮族医药学是祖国传统医学的重要组成部分，是几千年来壮族人民从生活实践和医疗实践中积累的经验总结，在壮族人民防病治病的过程中发挥着不可忽视的作用。壮族人民居住地因地处低纬，属亚热带季风湿润气候，气温高，夏长而炎热，冬短或无冬而温暖，热量和雨量都很充沛，非常适宜各种动植物的生长发育，因此壮药药物资源丰富。壮医用药理论虽与中医有着很深的渊源，但也有自己的内容和特色：常以寒凉为主、以通为补、以食为补，民间壮医爱用植物寄生药。在用药途径方面，药物的大量外用是壮医最具特色的用药方法之一[4]。

《中国壮药学》共载药510种，其中补阳药10种，杜仲被载入其中。腰椎间盘突出症在壮族中被称为核尹，是临床常见、多发且极易反复发作的疾病之一。医生在结合使用壮医针刺和壮药熏蒸疗法后发现临床效果满意。其中壮药熏蒸的基本方药组成如下：杜仲20 g、当归15 g、川芎20 g、桃仁15 g、红花15 g、牛膝20 g、香附15 g、延胡索20 g、赤芍15 g、透骨草30 g、千斤拔30 g、龙船花20 g等。可随症加减，上述方药水煎后熏蒸腰部及患肢，每次40 min，每日2次，10天1个疗程[5]。

第五节 蒙 古 族

众所周知，蒙古族长期生活在广袤的蒙古高原，被称为马背上的民族，高强度的游牧生活方式使蒙古族人民容易发生骨折、脱臼等事故。如何治疗骨伤、保证族人的身体健康是蒙古族人民生存发展的关键。蒙古族在长期生活实践中总结出蒙医整骨方法，并将之完善，成为蒙医整骨事业的基础，在发展和成熟的过程中打上了草原文化的烙印。蒙医骨伤学中的骨折治疗方面以蒙医基础理论为指导，以手法复位和夹板固定为主，辅之以喷酒按摩、药物、饮食、功能疗法等。其中用药主要针对镇痛和术后愈合的治疗。蒙医用药物疗法治疗骨伤患者时从整体观念出发，以辨证施治为基础，以调理赫依血为主，重点治血和希日乌素，以达到增加抗病能力和治愈骨折的目的[6]。

杜仲在蒙古族被称为浩日图宝日，蒙药药理学里杜仲有接骨、促进骨痂形成、清热解毒作用。《观者之喜》载："杜仲为接骨，疗伤，清热，亦能治疗腰部酸痛"；《蒙药学》载："杜仲，味甘，微辛，性平、燥、钝、重、柔、软，有清热，接骨之功效，用于骨伤，筋断，骨热"。以浩日图宝日为主药的蒙药方剂有很多，其中浩日图宝日汤在蒙医临床上广泛应用，是骨折愈合期主要用药之一[6]。

第六节 苗 族

我国苗族主要分布于东部（以湘西为中心）、西部（以黔东南为中心）及中部（以黔、滇、川为中心）等三大区域。作为苗药和中药的共同药物，杜仲中药的使用几乎家喻户晓，但其苗族常用药却遁世无闻。不同区域对杜仲的称呼有差别。杜仲苗药名东部为 Ndut xinb sod（都信梭）[7]、西部为 Ndut zhoux ndut sod（都仇都索）[8]、中部为 Det dens（都顿，豆顿）。

苗药药性理论主要为药物三性：冷、热、和，杜仲在苗医理论中属热性，表示在苗药中属于能够减轻或消除冷病的药物；质征是苗药药性学的重要理论，即药物的素质特征，分为气味素质和结构素质，与中药的五味有关联性，杜仲的质征为甜、涩、黏，故常作为补益剂来使用；苗医将人体分为九架（脑架、身架、窟架、肾架、心架、肺架、肝架、性架和肚架），入架是指药物进入人体后，对各个架组的选择性。根据杜仲发挥作用的部位，总结出入肾、性、身三架的药物走向；走关是指药物进入人体后发挥作用的不同层次，为浅、中、深三个关口，杜仲为树干的皮层且质重，故走中、里两关；属经是苗医特有的对药性的认识，热病冷治、冷病热治，形成了"热药属冷经，冷药属热经"的属经规律，杜仲在苗医理论中属冷经[9]。

苗医认为杜仲具有补骨髓、续骨接筋之功，主要用于治疗骨折。杜仲常以鲜药使用，在使用时，苗医往往将其单方或复方鲜品内服或者捣成药泥，包敷于患处；治疗骨折时还直接用作夹板，起到固定、保湿及发挥药效的作用，以体现苗医"药

用生鲜"的特色[9]。

第七节 彝 族

彝族是中国第六大少数民族，民族语言为彝语，主要分布在滇、川、黔、桂四省（区）的高原与沿海丘陵之间，主要聚集在楚雄、红河、凉山、毕节、六盘水和安顺等地，凉山彝族自治州是全国最大的彝族聚居区。

彝族和其他民族一样，在同大自然和疾病斗争的过程中积累了具有彝族医药特色的传统医药学。从明朝开始就能够收集到最早的彝族医药文献，《名医别录》《本草纲目拾遗》《滇南本草》等都记载了彝族药物，证明了彝族医药应用的广泛性。彝族认为万事万物的根本是清浊二气，天、地、人和各种事物都是由清浊二气产生的，因此清浊二气是彝医认识自然、了解疾病和治疗疾病的总纲。彝医在治疗上有内治法和外治法。内治法主要靠口服，剂型有汤剂、丸剂、散剂、酊剂。外治法包括外包、外敷、烧火、熏蒸、洗浴、割治、放血、针刺、拔罐、推拿按摩等。杜仲在彝族中也被广泛使用，《哀牢传》中记载杜仲为"茎皮治肾虚腰痛，筋骨无力，风湿骨痛，浑身酸痛，胎动不安，房事不举"。

第八节 傈 僳 族

傈僳族与彝族有渊源，其属于蒙古人种南亚类型。主要分布在怒江、恩梅开江流域地区，其余散在中国云南其他地区、印度东北地区、泰国与缅甸交界地区。傈僳医师采用植物的根、茎、叶、花、果或全草入药，加工方法有捣烂、咀嚼、外敷、内服、与食材加工作为药膳服用等。有关傈僳族的文献《怒江流域民族医药》中认为杜仲"树皮治腰痛，风湿，头晕目眩，高血压，胎动不安，跌打"。

第九节 水 族

水族，自称"睢"，水族主聚居在黔桂交界的龙江、都柳江上游等地带。据《水族医药调查研究》调查结果及其他资料，以三都为中心的水

族聚居地药物品种约占贵州省药物资源的 1/4（全省约 4024 种），约占全国的 1/5（全国约 4656 种）。长期以来，水族人民为了生存繁衍，形成了自己的水医理论，对于骨折的治疗，水族医师积累了很多经验，他们将杜仲与其他药物如大血藤、小血藤一起捣烂包裹于骨折患处，或者将杜仲与花椒根、大五加等药物一起泡酒供骨折患者服用。《水族医药调查研究》中言，"必梅杜仲：茎皮用于降压，肾炎水肿"。

第十节　毛　南　族

毛南族是中国人口较少的山地民族之一，民族语言为毛南语，主要聚居在广西环江县的上南、中南、下南山区，贵州平塘县、独山县交界的卡蒲河、六硐河河谷地带等地，其余散居在环江县内的水源、木论、川山、洛阳、思恩等乡镇，以及周围的河池、南丹、宜山、都安和贵州的惠水等县（市）。毛南族经过长期的实践，形成了自己特色的用药经验，认为导致人患病的主要原因是环境和自然灾害，同时毛南医认为人是一个有机的整体，人体内部的任何病变均可以从外观表现出来。有关毛南族的文献《桂药编》认为杜仲皮能够治疗肾虚腰痛，杜仲在毛南族中有广泛使用，可以做成药膳用来治疗肾炎。

第十一节　哈　尼　族

哈尼族民族语言为哈尼语，主要分布于中国云南元江和澜沧江之间，聚居于红河、江城、墨江及新平、镇沅等县，以及泰国、缅甸、老挝、越南的北部山区。哈尼族对于骨折有着自己的理解，一般哈尼族医师将骨折的治疗过程分为四个阶段，分别为消肿、消炎、接骨和补肾，前三个阶段属于外敷疗法，以患者可以从事轻体力劳动为好转标志，遂进入补肾阶段。补肾方如下：巴戟天、杜仲、骨碎补、鸡儿根、鸡血藤、过江龙、金毛狗脊、枸杞、热药，以上诸药，适量用水煎服或泡酒内服，服药期间忌洗冷水澡，一般补肾的阶段可以持续两个月[10]。在《滇药录》中哈尼族认为杜仲的茎皮、叶可以用于骨折，《滇省志》

则认为树皮配方可以外用于伤口。

第十二节　德　昂　族

德昂族，也称崩龙族，是云南的古老民族之一，分布于中缅边界地区的山地，是一个典型的大分散小聚居的民族，分布范围非常广。德昂族由于社会历史、自然环境等多因素的影响，并没有形成自己的医药体系，临床医疗的手段较为简单和原始，对疾病的诊断是采用简单的观察和诊脉，药物的使用方法主要是煎煮敷涂，以消灾为主，对于德昂草医来说，行医与消灾往往合并应用。文献中有记载杜仲在德昂族中的使用情况，如在《滇省志》中，德昂族认为杜仲树皮可以治疗刀伤、腰膝酸痛、胎动不安、原发性高血压。

第十三节　景　颇　族

景颇族是中国人口较少的少数民族之一，有自己的语言和文字，语言属汉藏语系藏缅语族，主要分布在我国云南省德宏州。景颇族人民在长期与疾病斗争的过程中，利用居住的环境优势，创造了属于自己的景颇族民间疗法，并且以口口相传的形式流传至今。杜仲主要生长分布在德宏州的东南部和西北部，该地区平均温度为19.5℃，适宜杜仲的生长。景颇族医师认为杜仲皮可以治疗冷风湿、能够续筋接骨，可以用水煎服或者泡酒服用。在《德宏药录》中，景颇族认为杜仲可以治疗原发性高血压、头晕目眩、肾虚尿频、胎动不安。

第十四节　傣　　族

傣族人民喜欢依水而居，爱干净、常沐浴、妇女爱洗发，故有"水的民族"的美称，傣族主要聚居在云南省西双版纳傣族自治州、德宏傣族景颇族自治州，以及耿马和孟连两个自治县。傣族药是我国古老的传统医药之一，远在 2500 年前的《贝叶经》中便有记载。作为傣族传统医学的综合性巨著，《档哈雅》记载了许多傣医长期实践的智慧结晶，傣医药理论认为杜仲 20g 煎汤外洗，可以治疗皮肤脓肿。《滇省志》记载，傣族认为杜仲的树皮配方可以外用治疗伤口。

第十五节 侗 族

侗族是中国的一个少数民族，民族语言为侗语，主要分布在贵州省的黔东南苗族侗族自治州、铜仁地区。侗医药是中国医学宝库中一颗璀璨的明珠。世世代代生活在山区的侗族人民在与自然和各种疾病进行斗争的过程中，积累了治疗各种疾病的经验，形成了独具特色的侗医药学体系。侗医根据六性六味理论之间的关系，使用问病、望诊、摸审和切脉的诊断手段，采用退热、除寒、发汗、排水、补、刮、拽七处等法，以及骨折复位术、膀胱取石术等手术手法，观察临床表现后对症用药。骨折在侗族被称作"挡喇"，侗医采用打赶、散毒、补虚疗法，以新鲜的植物外敷，结合内服，辅以锻炼，治疗"挡喇"。杜仲也参与"挡喇"的治疗，比如铜钱敷剂，就是将铜钱草 200 g 和杜仲叶 150 g 等药物一起锤烂，敷于用夹板固定好的骨折复位处，具有散瘀止痛、续筋接骨的功效，能够治疗骨折、局部瘀肿疼痛[11]。

第十六节 藏 族

藏族是青藏高原的一个古老民族，在中国境内主要分布在西藏自治区、青海省和四川省西部，以及云南迪庆、甘肃甘南等地区。藏药是在广泛吸收融合了中医药学、印度医药学和大食医药学等理论的基础上，通过长期实践所形成的独特的医药体系，迄今已有上千年的历史，是我国较为完整、较有影响的民族药之一。杜仲主要生长分布在甘肃甘南区，藏族人民使用杜仲的方法通常是将其在火炉上的锅里略微焙干，泡酒后用来治疗腰痛[12]。在《藏本草》中记载杜仲，"树皮治胃热，眼疾，目赤肿痛；调酥油后治骨病，骨伤，骨折，疮疡"。

第十七节 结 语

我国幅员辽阔、地广物博，杜仲在各个民族中均有使用，虽有名称、用药方法、用药理论的改变，但是杜仲对于腰部治疗、风湿疾病、补肾益肾、接骨续筋等的作用体现在不同民族的疾病治疗中。对于不同民族的医学理论，我们敬其异，爱其同，让每个民族的优秀医学理论都能够得以流传发展，为我国医疗卫生的进步贡献力量。

（刘奕清 雷 燕）

参 考 文 献

[1] 张继华, 张朝卿, 余跃生, 等. 贵州荔波瑶族民间抗风湿经验方. 黔南民族医专学报, 2015, 28(1): 50, 51.

[2] 李永明. 佤族食疗（三）. 中国民族民间医药杂志, 1998, (6): 5, 6.

[3] 冶英. 回民药膳简介. 中国民族医药杂志, 1998, (1): 42.

[4] 宁在兰, 容小翔. 壮医用药特点窥探. 新疆中医药, 1994, (4): 39-43.

[5] 黄正干, 许建文. 壮医针刺配合中药熏蒸治疗核尹（腰椎间盘突出症）96 例. 广西中医药, 2012, 35(5): 31, 32.

[6] 布和巴雅尔, 孟和额尔敦. 浅谈蒙药浩日图宝日汤治疗骨不连研究进展. 中国民族医药杂志, 2017, 23(8): 54, 55.

[7] 奇玲, 罗达尚. 中国少数民族传统医药大系. 赤峰: 内蒙古科技出版社, 2000: 546, 547.

[8] 杜江. 中华本草苗药卷. 贵阳: 贵州科技出版社, 2005: 295-296.

[9] 李婷, 杜江. 浅析杜仲在苗药与中药中的差异. 中国民族医药杂志, 2018, 24(5): 52, 53.

[10] 李文科. 云南金平哈尼族民间特色医药方简介. 中国民族民间医药杂志, 1999, (1): 27, 28.

[11] 全珊珊. 侗族医药现状与传承研究. 吉首: 吉首大学硕士学位论文, 2017.

[12] 刘志扬. "神药两解"：白马藏族的民俗医疗观念与实践. 西南民族大学学报（人文社科）, 2008, 29(10): 14-21.

杜仲的临床应用研究

研究亮点：

1. 杜仲是中国特有传统名贵药材，在我国已有 2000 多年的药用历史，在韩国和日本也都有较为广泛的应用。

2. 杜仲作为主要成分被研制成多种中成药，并广泛应用于心脑血管疾病、代谢性疾病、妇产科疾病、风湿痹症、骨科疾病和肾脏疾病的预防与治疗。

3. 杜仲具有很好的保健功效及营养价值，适用于肾虚、失眠多梦、体虚乏力、腰膝酸软、免疫力低下人群，还可以减肥、调节胃肠功能、治疗便秘、抗衰老、美容养颜。

4. 临床常用的杜仲方剂有杜仲丸、青蛾丸、独活寄生汤、天麻钩藤饮、温胞饮、右归丸等。

5. 名老中医及现代医家经常运用杜仲配伍其他中药治疗相应疾病，经验丰富，疗效颇佳。

6. 虽然古书记载和以往临床应用均显示杜仲并无明显毒性作用，但仍应警惕其长期服用的不良反应和潜在遗传毒性。

摘要： 杜仲是中国特有的名贵中药材，在我国药用历史悠久，现已传播至韩国、日本等地，具有很高的药用价值和保健功效。古籍记载，杜仲味甘，性温，归肝、肾经，可以补肝肾、强筋骨、安胎，古代医家常用杜仲配伍其他中药治疗痹症、眩晕、腰脊伤痛和各种妇科疾病等。现代研究表明，杜仲的药理作用主要有降压、调节血脂、预防骨质疏松、抗炎、抗肿瘤、保护肝等，除此之外，杜仲还有促心血管重塑、神经保护、镇静催眠、增加胃液和胆汁的分泌及改善勃起等功能。临床上常用的以杜仲为主要成分的复方中成药制剂主要有强力天麻杜仲胶囊、杜仲降压片、复方杜仲片、杜仲颗粒、全杜仲胶囊、复方杜仲健骨颗粒等，广泛应用于心脑血管疾病、代谢性疾病、妇产科疾病、骨科疾病、风湿痹症、肾脏疾病等多种疾病的预防与治疗，临床效果良好。常用的杜仲方剂有杜仲丸、青蛾丸、独活寄生汤、天麻钩藤饮、温胞饮、右归丸等，名老中医及现代医家常用杜仲配伍黄芪、牛膝、柴胡、淫羊藿或巴戟天、白芍等中药治疗原发性高血压、中风、胸痹、肾脏疾病、骨科疾病、妇科疾病及其他多种疾病，经验丰富，疗效颇佳。另外，杜仲具有很好的保健功效，杜仲叶含有丰富的营养物质，适用于肾虚、失眠多梦、体虚乏力、腰膝酸软、免疫力低下人群，还可以减肥、调节胃肠功能、治疗便秘；杜仲雄花可以抗衰老，延缓胶原蛋白衰老，防止或推迟皮肤老化，美容养颜。虽然古书记载和以往临床应用均显示杜仲并无明显毒性作用，但仍应警惕其长期服用的不良反应和潜在遗传毒性。

关键词： 杜仲，临床应用，中成药，配伍应用，保健功效

Chapter 4　Clinical Application of *Eucommia ulmoides*

Highlights:

1. *E.ulmoides* is a rare traditional Chinese medicinal material unique to China with a history of more than 2,000 years. It is also widely used in South Korea and Japan.

2. *E.ulmoides* has been developed into a variety of proprietary Chinese medicines as the main component and

is widely used in the prevention and treatment of cardiovascular and cerebrovascular diseases, metabolic diseases, gynecological diseases, rheumatism poliomyelitis, orthopedic diseases and kidney diseases.

3. *E.ulmoides* has a good health care effect and nutritional value, suitable for people with kidney deficiency, insomnia and dream, body weakness, waist and knee tenderness, low immunity, can also lose weight, regulate gastrointestinal function, treat constipation, anti-aging, beauty to raise colour.

4. *E.ulmoides* medical prescriptions commonly used in clinical practice include Duzhong Pill, Qinge Pill, Duhuo Jisheng Decoction, Tianma Gouteng Decoction, Wenbao Decoction, Yougui Pill, etc.

5. The famous old TCM practitioners and modern TCM experts often use *E.ulmoides* in combination with other traditional Chinese medicine to treat corresponding diseases, with rich experience and good efficacy.

6. Although both ancient books and previous clinical applications show that *E.ulmoides* has no obvious toxic effect, long-term use and potential genotoxicity should be guarded against.

Abstract： *Eucommia ulmoides* Oliv. is a rare and valuable Chinese medicinal material unique to China. It has a long history of medicinal use in China and has spread to South Korea, Japan and other countries. It has high medicinal value and health care effects. Ancient books record *E.ulmoides* has sweet taste, warm nature, liver and kidney meridians, can replenish liver and kidney, strengthen muscles and bones, and stabilize the fetus and ancient physicians often used it in combination with other traditional Chinese medicines to treat arthralgia syndrome, dizziness, lumbar spine pain and various gynecological diseases. Modern research shows that the pharmacological effects of *E.ulmoides* mainly include antihypertensive, regulate blood lipids, prevent osteoporosis, anti-inflammation, anti-tumor, liver protection, etc. In addition, *E.ulmoides* can also prevent cardiovascular remodeling, neuroprotection, sedation and hypnosis, increase gastric fluid and bile secretion, and improve erectile function. The compound traditional Chinese medicine preparations commonly used in clinical practice with *E.ulmoides* as the main medicine are： Qiangli Tianma Duzhong Capsule, Duzhong Jiangya Tablet, Fufang Duzhong Tablet, Duzhong Granule, Quan Duzhong Capsule, Fufang Duzhong Jiangu Granule, etc. Those can be widely used in the prevention and treatment of cardiovascular and cerebrovascular diseases, metabolic diseases, obstetrics and gynecological diseases, orthopedic diseases, rheumatism poliomyelitis, kidney diseases and other diseases, with good clinical effect. *E.ulmoides* medical prescriptions commonly used in clinical practice include Duzhong Pill, Qinge Pill, Duhuo Jisheng Decoction, Tianma Gouteng Decoction, Wenbao Decoction, Yougui Decoction, etc. The famous old TCM practitioners and modern TCM experts often use *E.ulmoides* with Astragalus membranaceus, Achyranthes bidentata, Bupleurum, Epimedium, Morinda officinalis, Paeonia lactiflora Pall and other Chinese herbal medicine treat hypertension, stroke, chest paralysis, kidney diseases, orthopedic diseases, gynecological diseases and other diseases, with rich experience and good efficacy. Moreover, *E.ulmoides* has a good health care effect. *E.ulmoides* leaves are rich in nutrients, suitable for kidney deficiency, insomnia and dream, body weakness, waist and knee pain and weakness, low immunity, but also can lose weight, regulate gastrointestinal function, and treat constipation； *E.ulmoides* male flowers can resist aging, delay collagen aging, prevent or delay skin aging, beauty to raise colour. Although both ancient books and previous clinical applications show that *E.ulmoides* has no obvious toxic effect, long-term use and potential genotoxicity should be guarded against.

Keywords： *Eucommia ulmoides* Oliv., clinical application, Chinese patent medicine, compatible application, health care effects

杜仲，又名胶木，为杜仲科植物，药用杜仲为杜仲科植物杜仲的干燥树皮，是中国特有的传统名贵药材。古籍记载杜仲味甘，性温，归肝、肾经，可以补肝肾、强筋骨、安胎，古代医家常用杜仲配伍其他中药治疗痹症、眩晕、腰脊伤痛和各种妇科疾病等。杜仲在中国、韩国和日本都有较为广泛的应用，而且历史悠久，其在我国已有 2000 多年的用药历史。杜仲为多年生落叶乔木，主要分布于陕西、甘肃、河南等地，现各地广泛栽种。张家界为杜仲之乡，是世界最大的野生杜仲产地。现江苏国家级林业基地大量人工培育杜仲，以满足供不应求的中药材市场。杜仲一直以来以杜仲皮入药，如今通过对杜仲叶的药理研究，发现杜仲叶、雄花及种子与杜仲皮的药用功能和药用有效成分基本相同[1]，为杜仲的开发和利用拓宽了道路，节约了中药资源。

第一节 以杜仲为主要成分的中成药及其应用研究

杜仲在我国药用历史悠久，历代医家运用杜仲配伍其他中药治疗多种疾病，药理学研究发现杜仲有多种药理作用，故现代杜仲被广泛研究开发，并应用于临床疾病的治疗。

一、临床上以杜仲为主要成分的中成药

经检索国家药品监督管理局国产药品，发现《中华人民共和国卫生部药品标准》中以杜仲为主要成分的中成药制剂有 60 条记录，共计 24 个上市药品，主要品种详细介绍如下。

（一）强力天麻杜仲胶囊（丸）

强力天麻杜仲胶囊，其他剂型如强力天麻杜仲丸，被多家药品公司生产。强力天麻杜仲胶囊主要成分如下：天麻、杜仲（盐制）、制草乌、附子（制）、独活、藁本、玄参、当归、地黄、川牛膝、槲寄生、羌活。适用证：散风活血，舒筋止痛。用于中风引起的筋脉掣痛，肢体麻木，行走不便，腰腿酸痛，头昏头痛。研究发现，该药品具有调节心脑血管张力、扩张血管、降低外

周阻力、减慢心率、延长射血时间、增加血流量、降低心肌耗氧量、增加脑血流量的作用，可以产生中枢抑制效应，有镇痛作用，可调节环核苷酸代谢，使脑电图 α 波指数降低并出现睡眠波，具有镇静安眠作用，对多种炎症的渗出和肿胀均有抑制作用，并可促进免疫功能和细胞膜的稳定，具有抗炎作用。

（二）杜仲平压片（分散片/胶囊）

杜仲平压片，其他剂型有杜仲平压分散片和杜仲平压胶囊，被多家生产厂家生产。杜仲平压片的主要成分为杜仲叶，主要功效为降血压、强筋健骨。另外，杜仲平压片还具有多种药理功效，如具有中枢镇静、补肾利尿、促进免疫功能及促进蛋白质分解合成、抗菌、抗癌、抗病毒、降低血脂及调节心功能、防止老年人骨质疏松等作用，还具有抗衰老、减肥、美容美发等保健功效。适用于各型原发性高血压及头晕目眩、腰膝酸痛、筋骨痿软等症，对高脂血症也有助于治疗和预防。

（三）杜仲降压片、复方杜仲片（丸/胶囊）

杜仲降压片；复方杜仲片，又称为杜仲降压片，其他剂型有复方杜仲丸和复方杜仲胶囊，分别由不同厂家生产。杜仲降压片的主要成分为杜仲（炒）、黄芩、钩藤、夏枯草、益母草；复方杜仲片的主要成分为复方杜仲流浸膏、钩藤。两者均具有补肾、平肝、清热的功效，用于治疗肾虚肝旺的原发性高血压。

（四）杜仲颗粒

杜仲颗粒，临床较常用，生产厂家较多。杜仲颗粒的主要成分为杜仲和杜仲叶，主要功效为补肝肾、强筋骨、安胎、降血压，可用于治疗肾虚腰痛、腰膝无力、胎动不安、先兆流产和原发性高血压等。

（五）全杜仲胶囊

全杜仲胶囊的主要成分为杜仲，其主要功效为降血压、补肝肾、强筋骨，用于治疗原发性高血压、肾虚腰痛、腰膝无力。其适用证有肾虚、高血压肾病、妊娠高血压、骨质疏松、心血管病等，适用人群为中老年人，尤其是患有高血压、高血糖、

高血脂的"三高"人群，全杜仲胶囊能降低"三高"药物对肝肾的损伤，保护靶器官。

（六）复方杜仲健骨颗粒

复方杜仲健骨颗粒的主要组成成分为杜仲、白芍、续断、黄芪、枸杞子、牛膝、三七、鸡血藤、人参、当归、黄柏、威灵仙，主要功效为滋补肝肾、养血荣筋、通络止痛，用于膝关节骨性关节炎所致的肿胀、疼痛、功能障碍等。临床前动物试验结果提示：本品能抑制巴豆油所致小鼠耳肿胀、角叉菜胶或甲醛致大鼠足肿胀、棉球致大鼠肉芽肿；抑制小鼠皮肤毛细血管通透性的增加；抑制物理性或化学性刺激引起小鼠的疼痛反应；促进失血小鼠红细胞的恢复，提高血红蛋白的含量；延长对小鼠激光致栓的时间。该药品偶见服药后消化道反应，但是一般不影响继续治疗，孕妇忌服。

（七）杜仲壮骨丸（胶囊）

杜仲壮骨丸，其他剂型如杜仲壮骨胶囊由不同厂家生产。杜仲壮骨丸在《金匮要略》《伤寒论》中都出现过，其组成为杜仲、白术、乌梢蛇、人参、桑枝、金铁锁、三七、木瓜、狗骨胶、细辛、续断、石楠藤、川芎、附片、淫羊藿、当归、黄芪、大血藤、秦艽、防风、威灵仙、独活、豹骨、寻骨风；其主治功效为益气健脾、养肝壮腰、活血通络、强筋健骨、祛风除湿，用于治疗风湿痹痛、筋骨无力、屈伸不利、步履艰难、腰膝疼痛、畏寒喜温等症。服药期间忌食酸、冷食物，孕妇忌服。

（八）杜仲补腰合剂、复方杜仲壮腰胶囊、复方杜仲强腰酒、杜仲药酒

杜仲补腰合剂主要功效为补肝肾、益气血、强腰膝，用于腰腿疼痛、疲劳无力、精神不振、小便频数。

复方杜仲壮腰胶囊的组成为鹿角、羊胫骨、狗脊、菟丝子、牛膝、山茱萸、韭菜子、白芍、枸杞子、杜仲、熟地黄、麻黄、细辛、艾叶、延胡索、党参；主治功效为补肾壮腰、通络定痛，用于肾虚所致的腰痛膝软、劳累加重、活动欠利、手足欠温等症。服用后偶有口干、便秘，停药后症状消失，湿热、阴虚者不宜服用。

复方杜仲强腰酒的组成成分有杜仲、桑寄生、续断、牛膝、补骨脂、鹿角、鳖甲（醋制）、当归、延胡索（醋制）、木香、黄柏，辅料为白酒、红糖、蜂蜜；主治功效为滋补肝肾、通经活血，用于肾阳虚所致的腰痛、转侧不利、腰膝酸软、倦怠乏力的辅助治疗。儿童、孕妇、肝肾功能不全者、慢性胃炎和消化性溃疡患者禁用，对乙醇过敏者禁用，要在医师或药师指导下服用。

杜仲药酒的主要功效为温补肝肾、补益气血、强壮筋骨、祛风除湿，用于肝肾不足、筋骨痿弱、风寒湿痹。

（九）参杞杜仲丸、复方杜仲扶正合剂、杜仲补天素胶囊（片/丸）

参杞杜仲丸由人参、川牛膝、巴戟天、杜仲、菟丝子、地黄、枸杞子、地骨皮、熟地黄、当归、柏子仁、石菖蒲等组成；其主要功效为益气补肾，用于治疗倦怠乏力、腰膝酸软、健忘失眠等症。

复方杜仲扶正合剂的主要功效为益肾健脾，用于脾肾两虚，见有腰膝酸软、倦怠乏力、食欲不振、气短神疲。

杜仲补天素胶囊，其他剂型有杜仲补天素片、杜仲补天素丸，其组成为杜仲（盐水炒）、远志（制）、泽泻、淫羊藿、山药、陈皮、金樱子、柏子仁、甘草、菟丝子（制）、当归（酒制）、牡丹皮、黄芪、茯苓、砂仁、山茱萸、党参、肉苁蓉、莲子、白芍、熟地黄、白术、女贞子、巴戟天、枸杞子；主要功效为温肾养心、壮腰安神，用于腰膝酸软、夜尿频多、神经衰弱等症。

（十）杜仲双降袋泡剂

杜仲双降袋泡剂是茶剂，主要成分为杜仲叶和苦丁茶，开水泡服，其主要功效为降血压、降血脂，适用于原发性高血压及高脂血症等患者服用。

二、主要杜仲中成药的临床应用与研究

在国家药品监督管理局批准的24个以杜仲为主要成分的上市中成药中，强力天麻杜仲胶囊、杜仲降压片、复方杜仲片、杜仲颗粒、全杜仲胶囊、复方杜仲健骨颗粒等几个中成药的临床应用较为

广泛，并且临床相关研究较多，具体内容如下。

（一）强力天麻杜仲胶囊

强力天麻杜仲胶囊具有散风活血、舒筋止痛之功效，现代临床主要用于治疗心脑血管疾病及骨科疾病，如原发性高血压、慢性脑供血不足、脑缺血、脑梗死、缺血性中风、颈椎病、腰椎间盘突出症等，具有较好的临床疗效。

袁海通观察 78 例心脑血管患者，将其随机分为两组，对照组包括 19 例原发性高血压患者、10 例高脂血症患者和 10 例心肌梗死患者；观察组包括 18 例高血压患者、9 例高脂血症患者和 12 例心肌梗死患者。对照组采用口服尼莫地平进行治疗，2 粒 / 次，一日 3 次；观察组采用口服强力天麻杜仲胶囊治疗，3 粒 / 次，一日 3 次。治疗 1 个月，将两组患者的临床疗效进行对比分析。结果：观察组患者的临床治疗显效率明显优于对照组患者，且观察组总有效率为 94.9%，明显高于对照组的 69.4%，比较差异均具有统计学意义（$P < 0.05$），说明强力天麻杜仲胶囊在治疗心脑血管疾病方面具有明显的临床效果，值得大力推广使用[2]。

研究表明，强力天麻杜仲胶囊具有抗凝、降低血黏稠度和血脂、扩张血管、改善血液循环、降低血压的作用，所以被广泛用于原发性高血压的治疗。贺蓉观察强力天麻杜仲胶囊联合缬沙坦治疗轻中度原发性高血压的临床疗效，将 57 例患者随机分为两组，对照组患者口服缬沙坦，80 mg，一天 1 次；治疗组患者在此基础上，加用强力天麻杜仲胶囊，3 粒 / 次，一天 3 次。2 组患者均 20 天为 1 个疗程，观察其临床疗效。结果：治疗组治疗后收缩压与舒张压较治疗前降低；治疗后治疗组较对照组血压降低；治疗组总有效率为 96.4%，较对照组（81.5%）高，以上比较差异均有统计学意义（$P < 0.05$），表明强力天麻杜仲胶囊联合缬沙坦治疗轻中度原发性高血压具有较好的临床疗效[3]。

董丽华等对 80 例轻中度原发性高血压患者进行临床疗效观察，对照组清晨空腹顿服缬沙坦 80 mg，一天 1 次；治疗组在此基础上，加服强力天麻杜仲胶囊 3 粒 / 次，早晚各一次，总疗程 8 周。结果：治疗后，两组间血压差异无统计学意义（$P > 0.05$）；两组间治疗前后血压下降幅度，差异有统计学意义（$P < 0.01$）；血压晨峰控制达标率比较：对照组 60.6%，治疗组 94.1%，差异显著（$P < 0.01$）。试验表明，强力天麻杜仲胶囊联合缬沙坦治疗轻中度原发性高血压疗效确切，不良反应少，安全可靠，且血压晨峰控制达标率高[4]。

王夏叶观察 66 例高血压病肝阳上亢证患者，对照组患者口服洛汀新片（盐酸贝那普利），10 mg，每日 1 次；对照组患者在此基础上，加服强力天麻杜仲胶囊，2 粒 / 次，每日 3 次。3 周后观察，血压、眩晕等症状的改善情况。结果：治疗后两组收缩压和舒张压均显著下降（$P < 0.01$，$P < 0.001$）；治疗后治疗组舒张压下降较对照组明显（$P < 0.05$），收缩压无明显差异；两组对于眩晕、头痛、胸闷、腰酸乏力、失眠多梦等症状均有所缓解，但治疗组改善明显优于对照组[5]。

老年原发性高血压患者血管弹性下降、顺应性降低，而且患者常合并心、脑、肾等重要器官的功能损伤，更容易导致心绞痛、心肌梗死、脑出血及脑梗死等重要并发症，所以老年原发性高血压治疗的关键是选择安全、有效的抗高血压药物，强力天麻杜仲胶囊在临床上经常与常规降压药物联合应用治疗老年高血压，疗效显著。裴颜荣等观察年龄在 60 岁以上的老年原发性高血压患者 100 例，治疗组口服强力天麻杜仲胶囊 5 粒 / 次，一日 3 次，卡托普利 12.5 mg，一日 3 次；对照组口服卡托普利 25 mg，一日 3 次。共治疗 4 周，分别观察两组降压疗效、临床症状改善情况及血液流变学的改变，并进行对照分析。结果：治疗组降压显效率 44%，总有效率 84%，对照组降压显效率 36%，总有效率 66%，两组对比差异有统计学意义（$P < 0.05$）。临床症状改善率治疗组为 80%，对照组为 76%，两组对比差异有统计学意义（$P < 0.05$）。血液流变学对比两组治疗后差异有显著性（$P < 0.05$）。不良反应发生率治疗组为 6%，对照组为 16%，并有 3 例因不能耐受而停药治疗。试验表明，强力天麻杜仲胶囊加小剂量的卡托普利联合应用治疗老年性原发性高血压具有较为显著的疗效，并且降低了治疗中的不良反应发生率[6]。

华志民等观察强力天麻杜仲胶囊联合小剂量卡托普利治疗老年原发性高血压的临床疗效，将 120 例年龄在 60 岁以上的原发性高血压患者随机分为两组，对照组口服卡托普利 25 mg，每日 3 次；治疗组口服强力天麻杜仲胶囊，5 粒 / 次，每日 3 次，卡托普利 12.5 mg，每日 3 次，共治疗 4 周。结果证明，强力天麻杜仲胶囊联合小剂量卡托普利治疗老年原发性高血压，不仅降压疗效确切持久、临床症状改善更显著，而且也可以降低治疗的不良反应发生率[7]。

严萍观察 78 例老年原发性高血压患者，随机分为两组，对照组患者给予常规针灸治疗，选取双侧风池、行间、太溪穴，留针 35 min，隔日 1 次，同时配合肝、肾、交感及降压沟等耳穴进行治疗；治疗组在针灸治疗的基础上加用口服强力天麻杜仲胶囊，3 粒 / 次，一日 3 次。两组均以 20 天为 1 个疗程，治疗 2 个疗程后观察疗效。结果：治疗组总有效率为 95%，对照组总有效率为 68.5%，差异具有统计学意义（P < 0.01），说明强力天麻杜仲胶囊联合针灸治疗老年原发性高血压临床疗效显著[8]。

王轶宇等对 68 例老年原发性高血压患者进行观察，对照组患者口服雅施达（培哚普利）每日 4 mg，双克（氢氯噻嗪）每日 12.5 mg；治疗组患者在此基础上加服强力天麻杜仲胶囊，3 粒 / 次，一日 3 次，共治疗 8 周。治疗前后进行动态血压监测，检测尿微量白蛋白、转铁蛋白（TF）及原发性高血压相关症状评分。结果：治疗组能显著降低患者收缩压、平均动脉压和脉压（P < 0.05），能减少患者尿微量白蛋白、TF 的排泄（P < 0.01），并能显著改善眩晕、头痛、肢麻、腰酸等相关症状的评分，与对照组相比有显著差异（P < 0.05）。说明强力天麻杜仲胶囊联合常规降压治疗有良好的降压疗效，能减轻肾小球病变，改善临床症状[9]。

在临床上，强力天麻杜仲胶囊除治疗原发性高血压外，还较常用于治疗脑血管疾病。例如，陈玉娟等观察强力天麻杜仲胶囊对椎 - 基底动脉血流速度和血浆内皮素（ET）、血栓素 B2（TXB2）、6- 酮 - 前列腺素（6-keto-PGF1α）、血管紧张素 Ⅱ（Ang Ⅱ）的影响，将 110 例椎 - 基底动脉供血不足患者随机分为 3 组，治疗组口服强力天麻杜仲胶囊，5 粒 / 次，一日 3 次；对照组口服通心络胶囊，2 粒 / 次，一日 3 次，两组疗程均为 1 个月，在最初 2 周均输注金络通 20 ml（加入 500 ml 生理盐水中），一日 1 次；基础组仅给予金络通，用法如上。结果显示，治疗组的治疗总有效率为

92.5%，对照组的总有效率为 92.1%，基础组的总有效率为 68.97%，强力天麻杜仲胶囊的治疗效果与通心络相比，差异无统计学意义（P > 0.05），但两组与基础组相比均疗效显著（P < 0.05）；强力天麻杜仲胶囊可以有效加快椎 - 基底动脉的血流速度，同时能显著升高血浆中 6-keto-PGF1α 的含量，降低 ET、TXB2、Ang Ⅱ 水平，有效治疗椎 - 基底动脉供血不足[10]。

卢丹等观察强力天麻杜仲丸对脑梗死患者血液黏度及凝血系统的影响，观察组为 53 例脑梗死患者，口服强力天麻杜仲丸，12 丸 / 次，一日 3 次，治疗 30 天；对照组为 56 名健康人员。本试验资料表明，脑梗死患者治疗前全血高切黏度、低切黏度、血浆黏度和纤维蛋白原均高于正常组，PT、APTT 比正常组低，差异显著（P < 0.01），说明在发病时，血液流变性和凝血系统均有异常改变，处于高黏、高凝、低纤溶状态。经强力天麻杜仲丸治疗 30 天后，全血高切、低切黏度、血浆黏度和纤维蛋白原降低，PT、APTT 时间延长，与治疗前比较差异显著（P < 0.05 或 P < 0.01）；治疗后结果与正常组比较，无统计学意义。并未发现明显毒副作用，同时临床症状和体征明显改善，患者神经功能缺损逐步恢复。结果证明，强力天麻杜仲丸是治疗脑梗死的有效药物之一，它可以降低血液黏度、血浆黏度、纤维蛋白原，促进血栓溶解，使阻塞的血管得以疏通，有利于脑细胞供血及脑功能恢复[11]。

支惠萍等观察强力天麻杜仲胶囊治疗 40 例风痰瘀血型缺血性中风患者的临床疗效，患者均于确诊后 14 ～ 60 天内服药，每天口服强力天麻杜仲胶囊，5 粒 / 次，一日 3 次，治疗 30 天，观察治疗前后自身临床症状、血液流变学变化和有无不良反应。结果：基本痊愈 2 例，显效 9 例，有效 24 例，无效 5 例，总有效率 87.5%。结果提示，该药对缺血性中风恢复期的临床神经功能改善有效，并能改善血细胞比容，降低血黏度，而且没有不良反应[12]。陈丽英等也对强力天麻杜仲胶囊治疗缺血性中风的治疗效果进行了观察，将 135 例患者随机分为两组，治疗组 100 例，口服强力天麻杜仲胶囊，5 粒 / 次，每日 3 次；对照组 35 例，口服脑血栓片，4 片 / 次，一日 4 次，治疗 30 天，对两组治疗前后疗效进行评判。结果：治疗组总

有效率为 85%，优于对照组 74%，但两组间无显著性差异（$P > 0.05$）；治疗组治疗后神志、语言、运动功能等临床症状改善优于对照组，有明显差异（$P < 0.05$），而且无不良反应，说明该药是治疗缺血性中风安全和有效的药物[13]。

颅脑损伤患者经治疗后常有头痛、头晕、记忆性减退、注意力不集中、烦躁、易怒或抑郁等表现，但临床检查又无明显阳性体征，称为颅脑损伤后综合征。采用中西医结合治疗的方法可以提高其治愈率，观察 86 例该病患者，将其分为中西医结合组（CW 组，39 例）和对照组（47 例），CW 组口服强力天麻杜仲胶囊，2 ~ 3 粒 / 次，一日 3 次，加服相关西药治疗；对照组只服用相关西药。治疗 4 周以上无症状者为治愈，部分症状消失为好转，症状无明显好转为无效。CW 组无效 3 例，好转 17 例，治愈 19 例，总有效率为 92.3%；对照组无效 8 例，好转 16 例，治愈 17 例，总有效率为 70.2%，两组疗效比较，差异显著（$P < 0.01$）。结果说明在西药治疗的基础上加用强力天麻杜仲胶囊可以提高治疗颅脑损伤后综合征的总有效率[14]。

强力天麻杜仲胶囊可以散风活血、舒筋止痛，故常用于治疗各种骨科疾病，如神经根型颈椎病、腰椎间盘突出症等，缓解其病变部位压迫神经所产生的肢体麻木、疼痛、酸软无力等症状，在骨科临床上取得了较好的疗效。强力天麻杜仲胶囊也可以用于治疗颈源性头痛。陈宗福等观察 180 例颈源性头痛患者，对照组患者口服卡马西平 0.1 g，一天 3 次，以及 B 族维生素；治疗组在对照组基础上加服强力天麻杜仲胶囊，2 粒 / 次，一天 3 次。用自评量表和医评量表进行疗效评价，并观察不良反应。结果：治疗组自评值和医评值的下降幅度明显大于对照组（自评值 $P < 0.01$，医评值 $P < 0.05$），且不良反应无显著差异[15]。

根据报道可以看出，多数患者服用强力天麻杜仲胶囊后未见不良反应和毒副作用发生，少数患者偶见轻度皮疹，但是也有极少数报道称强力天麻杜仲胶囊可致重症，如中毒性表皮坏死松解性药疹、急性肾衰竭等[16, 17]。由于强力天麻杜仲胶囊中含有草乌（制）和附子（制），所以其属于乌头碱类中药，具有一定的毒性作用。目前已有先进的技术测定强力天麻杜仲胶囊中新乌头碱和次乌头碱的含量，方法简单、精确、专属性强，

可作为该药乌头碱类成分的质量控制方法，将其控制在安全、有效的范围内，既保证疗效，又降低不良反应发生率[18]。

（二）杜仲降压片、复方杜仲片

杜仲降压片与复方杜仲片均具有补肾、平肝、清热的功效，均可用于原发性高血压的治疗，除此之外，复方杜仲片还经常被用于治疗骨科疾病，如腰椎间盘突出症、骨质疏松症等，临床疗效颇佳。

张树江观察 132 例原发性高血压患者，对照组患者口服氯沙坦钾氢氯噻嗪片，1 片 / 次，1 天 1 次；治疗组患者在对照组基础上口服杜仲降压片，5 片 / 次，一天 3 次。连续治疗 6 周，观察两组临床疗效，比较治疗前后两组患者血压水平和生化指标水平。结果：治疗后，对照组临床有效率为 83.3%，治疗组有效率为 95.45%，差异显著；治疗后，两组收缩压和舒张压均显著下降，且治疗组血压水平明显优于对照组；两组患者尿微量白蛋白和胱抑素 C 均显著降低，肾小球滤过率明显增加，治疗组优于对照组；治疗组药物不良反应发生率为 6.06%，优于对照组的 9.09%，以上各项比较均有统计学意义（$P < 0.05$）。本研究说明杜仲降压片联合氯沙坦钾氢氯噻嗪治疗原发性高血压效果显著、安全性好[19]。

周艳芳等也观察了杜仲降压片对高血压患者血压及微量白蛋白尿的影响，将 64 例原发性高血压患者分为氢氯噻嗪组和杜仲降压片组，前者给予氢氯噻嗪片，25 mg/ 次，一天 2 次；后者给予杜仲降压片，1.5 g/ 次，一天 3 次。治疗 3 个月后测血压及尿微量白蛋白。结果：治疗后，两组血压较治疗前均明显降低（$P < 0.05$），但两组间血压无明显差异（$P > 0.05$）；杜仲降压片组尿微量白蛋白比氢氯噻嗪组降低（$P < 0.05$），比治疗前显著下降（$P < 0.01$）。结果表明杜仲降压片具有降低血压、改善肾功能的作用，可以用于原发性高血压的治疗[20]。

复方杜仲片治疗原发性高血压有很好的疗效，杨瑞龙等观察 150 例原发性高血压患者，口服复方杜仲片，5 粒 / 次，一日 3 次，3 级原发性高血压患者加服硝苯吡啶 5 mg，一日 3 次，疗程 2 ~ 3 周。结果：显效 61 例，有效 69 例，无效 20 例，总有效率为 88.96%；并可改善患者眩晕头痛、腰膝酸软、

耳鸣健忘、五心烦热、心悸失眠等症状和体征。研究表明复方杜仲片可以治疗原发性高血压，疗效满意[21]。刘晶煜等对复方杜仲片治疗原发性高血压进行临床观察，治疗组 50 例患者，口服复方杜仲片，5 片/次，一日 3 次；对照组 30 例患者，口服脉君安片，5 片/次，一日 3 次。结果：治疗后，两组总有效率均为 100%，治疗组显效率为 52%，对照组显效率为 43%，无明显差异（$P > 0.05$）；治疗前后未发现毒副作用。本试验说明复方杜仲片是安全、有效的，且与脉君安片具有同等的生物效应[22]。

复方杜仲片可以治疗腰椎间盘突出症，谢飞观察 120 例腰椎间盘突出症患者，分为对照组和治疗组，前者给予双氯芬酸钠缓释胶囊，后者给予复方杜仲片，停药 3 周统计治疗效果。结果：治疗组治疗总有效率为 90%，对照组治疗总有效率为 85%，差异无统计学意义（$P > 0.05$）。复方杜仲片能明显改善腰腿部疼痛、麻木等症状，增加腰部活动范围，提高生活质量，疗效稳定，并且应用于临床后至今未发现不良反应[23]。陈天顺等在观察复方杜仲片治疗腰椎间盘突出症时，发现经复方杜仲片治疗后，患者病变椎间盘磁共振（MRI）T_2WI 信号值基本不变，这间接反映复方杜仲片可减缓病变椎间盘髓核含水量的下降，从而减缓椎间盘的退变，减轻患者腰腿疼痛的症状，提高患者生活质量[24]。还有研究发现，复方杜仲片能显著降低腰椎间盘突出症患者血清中 IL-1 浓度及其 1β mRNA 表达水平，也可以降低 IL-6 浓度及其 mRNA 表达水平，抑制炎症渗出，通过改善微循环、扩张毛细血管、抗炎镇痛来减轻或者消除神经根的局部充血、水肿等炎症反应并消除致痛物质，因此促进了神经根结构及功能的恢复，使疼痛得以缓解[25, 26]。

林忠凯观察 40 例肾虚血瘀型绝经后骨质疏松症患者，对照组口服仙灵骨葆胶囊，3 粒/次，每日 2 次；治疗组口服复方杜仲片，4 片/次，每日 3 次。两组皆连续服用 6 个月后停药，观察其临床疗效。结果：治疗组总有效率为 87.5%，对照组为 90%，两组比较无明显差异（$P > 0.05$）。复方杜仲片能提高肾虚血瘀型绝经后骨质疏松症患者的骨密度、雌二醇、血碱性磷酸酶，抑制破骨细胞活性，减少骨吸收，促使成骨细胞成骨，从而改善骨质疏

松症状，减轻临床疼痛[27]。复方杜仲片治疗骨质疏松性脊柱压缩性骨折椎体成形术后残余疼痛有很好的临床疗效，该药能降低此类患者血清中 IL-6 的浓度，从而明显减轻其疼痛，提高患者生活质量[28]。

另外，动物实验证明复方杜仲片具有很好的镇静催眠作用，并且副作用小，不产生药物依赖性。虽然复方杜仲片镇静催眠的机制尚未完全阐明，仍在探索中，但是已经知道有很多物质参与睡眠的调节，如神经递质，复方杜仲片中很多有效成分可以促进 5-HT 的分泌[29]。

从临床试验可以看出，杜仲降压片和复方杜仲片无明显不良作用，均为安全、有效的临床用药。

（三）杜仲颗粒

杜仲颗粒具有补肝肾、强筋骨、安胎的功效。现代药理学研究表明，该制剂能够增强机体免疫力，对细胞免疫功能具有双向调节作用；有利尿、镇静及抑制肠道对胆固醇吸收的作用；还可以调节子宫收缩，对先兆流产有很好的疗效；具有缓和而持久的降压作用，并能与自由基结合抑制脂质过氧化反应，起到抗衰老的作用[30]。杜仲颗粒的临床应用与研究显示，其对骨质疏松症、腰背痛、先兆流产、妊娠高血压等具有很好的疗效。

王小华观察 116 例原发性骨质疏松症（POP）肝肾不足证患者，对照组患者口服碳酸钙 D3 片，1 片/次，每天 1 次，阿仑膦酸钠片 70 mg，每周 1 次；治疗组在对照组基础上给予杜仲颗粒，1 袋/次，每天 2 次，开水冲服，鲑降钙素注射液 10 ～ 20 μg，每天一次，皮下或肌内注射。两组疗程均为 6 个月。结果：治疗组总有效率为 96.55%，对照组为 82.76%，差异显著（$P < 0.05$）；2 组腰脊疼痛、步履艰难、目眩、酸软少力评分较治疗前均下降，治疗组各项评分均低于对照组，以上比较均有统计学意义（$P < 0.01$）；2 组腰椎正位和右股骨颈的骨密度较治疗前均上升，血清中骨硬化蛋白和 Dickkopf-1 水平较治疗前均下降，治疗组 4 项指标均优于对照组，以上比较均差异显著（$P < 0.01$）。本研究证明，在常规西医疗法基础上给予杜仲颗粒联合鲑降钙素注射液治疗 POP 肝肾不足证疗效确切，可有效改善患者的临床症状，提高生活质量[31]。杜仲颗粒剂在防治原发性骨质疏松性腰背疼痛方面也有明显作用，另外，杜仲颗粒联合活

血止痛软胶囊辅以运动康复疗法治疗护士职业性腰背痛具有很好的临床疗效，且在观察中未见明显副作用[32]。

杜仲颗粒在临床上经常用于治疗妊娠高血压，路慧娟观察中西医结合治疗妊娠高血压对血压及母婴结局的影响，将87例妊娠高血压患者分为两组，两组均给予乌拉地尔50 mg，溶于500 ml葡萄糖溶液，静脉滴注，每日1次，直至分娩；观察组加用杜仲颗粒，1袋/次，每日2次，开水冲服，直至分娩。比较两组治疗前后血压水平变化情况及血清内皮型一氧化氮合酶、内皮素-1水平变化情况，统计两组母婴结局及不良反应发生情况。结果：治疗后观察组舒张压、收缩压均低于对照组，血清内皮型一氧化氮合酶水平高于对照组，血清内皮素-1水平低于对照组，不良母婴结局发生率观察组为6.82%，低于对照组的23.26%，以上比较均具有统计学意义（$P < 0.05$）。研究表明，乌拉地尔联合杜仲颗粒可有效治疗妊娠高血压，控制血压水平，改善血清学指标及妊娠结局，而且两组不良反应发生率均较低，用药安全性好[33]。

刘敏等观察258例黄体不足引起的先兆流产病例，对照组患者128例，口服黄体酮胶囊，100 mg/次，一天2次；治疗组患者130例，在对照组基础上给予杜仲颗粒，1袋/次，一天2次。两组均连续治疗2周。结果：治疗组总有效率为97.69%，明显高于对照组的90.63%（$P < 0.05$）；治疗组不良反应发生率为16.92%，明显低于对照组的29.69%（$P < 0.05$）。本研究显示，黄体酮联合杜仲颗粒治疗可促进止血，缓解患者腰酸、腹痛等症状，且可以更好地升高血清孕酮水平，减少先兆流产等妊娠不良结局的发生率。黄体酮联合杜仲颗粒治疗妊娠期黄体不足引起的先兆流产可起到增效减毒之效果[34]。

杜仲颗粒具有安胎及防治先兆流产的作用，能使子宫肌肉明显松弛、放松。陈青文观察500例胎位不正患者，试验组口服硫酸舒瑞灵2.4 mg及杜仲颗粒5 g，0.5 h后胸膝卧位转胎；对照组单纯胸膝卧位转胎。结果：试验组转胎成功率为96.18%，对照组转胎成功率为80.25%，两组具有显著性差异（$P < 0.01$）。硫酸舒瑞灵联合杜仲颗粒用于胸膝卧位臀位转胎，不易引起子宫收缩、胎膜早破等早产症状，无副作用，且效果明显优

于单纯胸膝卧位转胎[35]。

研究分析杜仲颗粒的临床应用报道，杜仲颗粒的临床用药安全性好，未见不良反应和毒副作用，有时尚可起到增效减毒的功效。

（四）全杜仲胶囊

全杜仲胶囊具有补肝肾、强筋骨、降血压的功效。通过与国内科研院校及研究单位等机构合作，对全杜仲胶囊的临床疗效进行了研究。初步研究显示，全杜仲胶囊治疗高血压肾病、高血糖、高血脂及骨质疏松、筋骨痛等疾病具有很好的疗效。

周业超等观察60例骨质疏松患者，对照组口服维D钙咀嚼片（迪巧），2片/次，一日1次；研究组在对照组的基础上口服全杜仲胶囊（每粒装0.3 g），4～6粒/次，一日2次。3个月为1个疗程。观察两组患者治疗前后的疗效，测定患者治疗前后第2～4腰椎骨密度（BMD）。结果：研究组总的有效率为93.33%，对照组总的有效率为70.00%，研究组患者总有效率明显高于对照组，组间差异有统计学意义（$P < 0.05$），表明全杜仲胶囊可通过补充钙磷来促进骨细胞增殖，又可促进骨胶原蛋白的合成，最终提高骨骼钙的黏合。正因为全杜仲胶囊这一特性，使其对骨质疏松、骨质增生等老年骨病都有明显疗效，可明显缓解腰酸背疼、关节疼痛等症状[36]。

唐宝平等[37]将80例骨质疏松患者随机分为两组，对照组给予钙尔奇0.6 g，口服，每日2次；观察组在对照组用药的基础上给予全杜仲胶囊，口服，1次4～6粒，每日2次。3个月为1个疗程。治疗前后观察记录患者的症状体征，检测患者第2～4腰椎及股骨颈的BMD。结果：3个月后患者的腰背痛等症状显著改善，效果优于口服钙剂（$P < 0.05$）；2组患者治疗后腰椎BMD和股骨颈BMD均有显著改善，观察组与对照组相比差异显著（$P < 0.05$）。

王娟等在临床试验中使用全杜仲胶囊联合红花逍遥片治疗绝经后骨质疏松，观察组口服全杜仲胶囊，4粒/次，3次/日；红花逍遥片，4片/次，3次/日。对照组口服钙尔奇D片，0.6 g/d。两组均连续治疗6个月。观察指标为两组治疗前后第2～4腰椎BMD测定、治疗前后血清雌二醇（E2）及可控性强的相关骨代谢指标［血（Ca）、骨钙素、

尿脱氧吡啶啉（DPD）/肌酐（Cr）比值〕的测定。结果表明，观察组临床疗效及对骨痛症状改善有效率均明显优于对照组（$P < 0.01$）；观察组治疗后血 E2 明显上升、尿 DPD/Cr 和血骨钙素明显下降（$P < 0.01$）；观察组治疗后 BMD 较治疗前明显升高（$P < 0.01$），对照组治疗后 BMD 较治疗前有所提高[38]。

刘东等使用全杜仲胶囊联合针灸治疗膝骨关节炎患者 126 例。对照组采用杜仲壮骨胶囊（3 粒，一日 3 次）联合针灸治疗，观察组采取全杜仲胶囊（5 粒，一日 2 次）联合针灸治疗，4 周为 1 个疗程。比较两组临床疗效及治疗前后病情程度、疼痛程度、关节活动功能、生活质量的变化情况。结果显示观察组临床疗效的整体水平优于对照组，差异有统计学意义（$P < 0.05$）；治疗后两组骨关节炎指数评分（WOMAC）、视觉模拟评分（VAS）、Lysholm 膝关节评分量表（LKSS）、SF-36 生活质量量表各维度评分均较治疗前改善，且观察组均优于对照组，差异有统计学意义（$P < 0.05$）。表明全杜仲胶囊联合针灸治疗膝骨关节炎临床疗效确切，可有效改善膝关节功能，抑制疼痛，从而全面提升患者的生活质量[39]。

袁尚红等观察 110 例原发性高血压患者，1 级患者全部使用全杜仲胶囊：2 粒/次，2 次/日；2 级患者以全杜仲胶囊（4 粒/次，2 次/日）联合钙通道阻滞剂或 ARB 或 ACEI 类药物中的一种；3 级患者以降血压药物为主，辅以全杜仲胶囊（6 粒/次，2 次/日）。结果：血压控制在（120～139）/（80～89）mmHg 的有 95 例，血压控制在（140～150）/（90～95）mmHg 的有 10 例，血压控制在（140～159）/（90～99）mmHg 的有 5 例，血压控制不满意的有 1 例[40]。

朱伟珍等[41]将 218 例住院患者按随机数字表法随机分为两组，均低盐低脂优质蛋白饮食，适当控制水分摄入，纠正贫血、血液透析等。对照组 106 例服用左旋氨氯地平片，5 mg/次，2 次/日。治疗组 112 例左旋氨氯地平用法同对照组，加用全杜仲胶囊口服，4～6 粒/次，2 次/日。观测临床症状、血压、心电图。4 周为 1 个疗程，连续治疗 1 个疗程，随访 2 个月，判定疗效。结果：两组症状、血压及心电图均有不同改善，治疗组改善均优于对照组（$P < 0.05$）；收缩压、舒张压

两组均有改善（$P < 0.05$），治疗组改善优于对照组（$P < 0.01$）；心电图两组均有改善（$P < 0.05$），治疗组改善优于对照组（$P < 0.05$）。

通过对国家不良反应监测中心系统中报道的 2012～2019 年的不良反应病例数据进行分析，结果表明，全杜仲胶囊临床用药安全性较好，偶发一些一般不良反应，未见有严重不良反应的报道，主要不良反应病例情况为腹痛、头晕、口干、皮疹、发痒等。

（五）复方杜仲健骨颗粒

复方杜仲健骨颗粒具有滋补肝肾、养血荣筋、通络止痛的功效，临床上对于复方杜仲健骨颗粒治疗膝关节骨性关节炎的研究较多，临床疗效较好。另外，其也可用于治疗髋股关节炎和骨折等。

王和鸣等对复方杜仲健骨颗粒治疗膝关节骨性关节炎（肝肾不足证、筋脉瘀滞证）的 II 期临床试验、III 期临床试验进行了总结。II 期临床试验纳入 200 例膝骨关节炎患者，采用多中心、双盲双模拟随机对照方法，试验组患者给予复方杜仲健骨颗粒，1 包/次，每日 3 次，餐后开水冲服，同时给予壮骨关节丸模拟剂；对照组患者给予壮骨关节丸，1 包/次，每日 2 次，餐后温开水冲服，同时给予复方杜仲健骨颗粒模拟剂，疗程 1 个月。结果：试验组总有效率为 92%，优于对照组的 82%，差异具有统计学意义（$P < 0.01$）；两组治疗单项症状（夜间卧床休息时疼痛或不适、晨僵或起床时疼痛加重、行走时疼痛或不适、从坐位站立、最大行走距离、日常活动评分等）均有效；试验组治疗中医证候有效，且优于对照组；试验组在治疗过程中未见明显不良反应。III 期临床试验在 II 期临床试验基础上扩大样本，对 400 例患者（试验组 300 例、对照组 100 例）进行临床疗效和不良反应、毒副作用等观察，试验结果与 II 期临床试验一致，说明复方杜仲健骨颗粒在目前的口服剂量、疗程范围内，用药安全，无毒副作用，是一种治疗膝骨关节炎安全有效的药物[42,43]。

谢亚龙等观察 90 例膝骨关节炎患者，对照组采用常规骨性关节炎治疗，对患者进行健康教育，必要时口服消炎镇痛药缓解疼痛；观察组在对照组基础上口服复方杜仲健骨颗粒，1 袋/次，一天 3 次，服药后进行股四头肌功能锻炼。12 天为一

个疗程，两组均进行两个疗程。结果：观察组治疗总有效率为 97.8%，对照组总有效率为 73.3%，两组比较差异显著（$P < 0.05$）。试验证明复方杜仲健骨颗粒联合股四头肌功能锻炼治疗膝骨关节炎可以有效缓解患者临床症状，减轻患者痛苦[44]。

肖磊等观察复方杜仲健骨颗粒对髌股关节炎关节镜清理术预后的影响，观察组 60 例患者接受复方杜仲健骨颗粒治疗，10 g/ 次，一天 3 次，餐后温水冲服，4 周为 1 个疗程，共服用 3 个疗程。参照 Lysholm 评分（一种较为全面的评价髌股关节状态的国际评分）标准判定临床疗效。结果显示，术后 3 个月、12 个月观察组评分均明显优于对照组（$P < 0.05$），在术后 4 周及 3 个月时观察组评分较对照组改善最为显著，在疼痛、关节不稳定及关节肿胀症状的细节评分差异有统计学意义（$P < 0.05$），说明复方杜仲健骨颗粒可改善髌股关节炎关节镜术后功能及症状，疗效显著[45]。

方渤灏等用复方杜仲健骨颗粒治疗骨质疏松性桡骨远端骨折，取得较好的临床疗效。观察 60 例患者，治疗组患者在手法复位石膏固定保守治疗基础上联合口服复方杜仲健骨颗粒，1 袋 / 次，一日 3 次；对照组患者在手法复位石膏固定保守治疗基础上联合口服钙尔奇 D，1 片 / 次，一日 2 次。两组均连续服用 6 个月。结果证明，在抗骨质疏松方面，复方杜仲健骨颗粒优于钙尔奇 D，可以缓解骨质疏松性桡骨远端骨折后疼痛，可以促进骨折愈合，改善腕关节功能，减少患者痛苦，促进患者早日康复，提高患者生活质量[46]。

还有研究观察了复方杜仲健骨颗粒改善骨质疏松对保守治疗老年无神经根损伤腰椎骨折的影响，将 60 例患者随机分为两组，对照组患者进行常规手法复位、妥善固定、功能锻炼及相应的护理疗法；观察组患者在对照组治疗基础上，口服复方杜仲健骨颗粒，2 粒 / 次，一天 2 次，连续服用 1 个月。研究证明，复方杜仲健骨颗粒改善了患者骨质疏松的临床表现，提高了机体对钙剂的吸收，减少了钙剂的丢失，促进患者早日下床，从而降低相应并发症（肺部感染、泌尿系统感染、压力性溃疡及下肢静脉血栓等）的发生率[47]。

复方杜仲健骨颗粒在临床应用时未发现明显不良反应，偶见轻度胃部不适、恶心等感觉，但可耐受，继续服药几天后症状消失；无明显毒副作用，对心、肝、肾、血常规等均无不良影响，临床用药安全性好。

第二节　临床常用的杜仲方剂

杜仲，古代又称思仙、木绵、思仲、檰、石思仙等，古人对杜仲的用途颇有研究，在众多古籍中都有对其用法和具体功效的记载。我国最早的一部药书《神农本草经》记载：杜仲，上品，味辛，平，主治腰膝痛，补中，益精气，坚筋骨，强志，除阴下痒湿，小便余沥。久服轻身耐老。古代医家常用杜仲配伍不同中药组成方剂，用于痹症、眩晕、腰痛、女科等疾病的治疗，屡试不爽，经久不衰。在现代临床应用中，杜仲主要在杜仲丸、青蛾丸、独活寄生汤、天麻钩藤饮、温胞饮、右归丸等复方中应用。

一、杜　仲　丸

杜仲丸始载于宋代陈自明著《校注妇人良方》，该方由杜仲（炒）、续断（酒浸）各等分组成，功效为补肾安胎，主妊娠胎动不安、腰背痛者。服用时用酒或米饮送下。现代临床用杜仲丸主治肾虚腰痛，同时，具有一定的抗抑郁、抗骨质疏松作用。段卫华等[48]观察杜仲、续断不同配比组成的杜仲丸对去卵巢大鼠骨质疏松的影响，选用 3 月龄 SD 雌性大鼠，切除双侧卵巢建立绝经后骨质疏松症大鼠模型，给予杜仲、续断比例分别为 2 : 1、1 : 1、1 : 2、1 : 0、0 : 1 的杜仲丸，治疗干预 12 周后，发现杜仲、续断不同配比组成的杜仲丸对于绝经后骨质疏松症均有治疗作用，可以提高骨密度，改善骨微结构，但是总体以杜仲、续断比例为 2 : 1 和 1 : 1 的配伍比例更具优势。段卫华等[49]采用 3 月龄快速老化 SAMP6 小鼠及其同源正常对照 SAMR1 为研究对象，应用杜仲丸、杜仲和续断进行治疗 12 周。结果表明，杜仲丸能有效降低 SAMP6 小鼠强迫游泳和小鼠悬尾试验不动时间，证明杜仲丸具有一定的抗抑郁作用。

二、青　蛾　丸

青蛾丸出自《太平惠民和剂局方》，以"肾

主骨生髓，肝主筋通络"为理论指导，方由杜仲、补骨脂、核桃仁、大蒜组成，有补肾强腰、乌须黑发的功效，用于肾虚腰痛、起坐不利、膝软乏力等症。有记载"常服之，壮筋骨，活血脉，乌鬓发，养颜色"。黄海卫等[50]对青蛾丸治疗30例绝经后肾虚血瘀型骨质疏松症患者进行临床观察，发现青蛾丸可显著改善患者腰背疼痛和腰膝酸软症状，增加患者骨密度，疗效确切且副作用少。戴燊等[51]观察含有不同剂量青蛾丸的血清对去势大鼠成骨细胞体外培养情况的影响，结果发现，中、高剂量青蛾丸含药血清可以促进成骨细胞增殖和骨重建。通过对MMP-3/OPN信号通路进行研究，证实了青蛾丸血清可以降低成骨细胞中MMP-3含量，提高MAPK和OPN蛋白表达水平，从而激活成骨细胞重建。

三、独活寄生汤

独活寄生汤出自唐代名医孙思邈所著的《备急千金要方》，药物组成为独活、桑寄生、杜仲、牛膝、细辛、秦艽、茯苓、肉桂心、防风、川芎、人参、当归、芍药、干地黄、甘草等，其功效为祛风湿、止痹痛、益肝肾、补气血，主治痹症日久、肝肾两虚、气血不足证，可用于腰膝疼痛、痿软、肢节屈伸不利或麻木不仁、畏寒喜温、心悸气短、舌淡苔白、脉细弱等症，方中杜仲起到补益肝肾、强壮筋骨的作用。孙凯等[52]对独活寄生汤加减联合手法治疗腰椎间盘突出症的有效性和安全性进行系统评价和Meta分析，系统共检索了国内外8个数据库，获得427篇文献，最终纳入12项研究的1153例患者。Meta分析结果显示，独活寄生汤加减联合手法治疗更加有效，能有效缓解腰椎间盘突出症患者的临床症状，且报告发生的不良事件较少。

四、天麻钩藤饮

天麻钩藤饮出自《中医内科杂病证治新义》，方由天麻、钩藤、石决明、杜仲、黄芩、桑寄生、怀牛膝、夜交藤、益母草、山栀、茯神等组成，具有平肝熄风、清热活血、补益肝肾之功效，主治肝阳偏亢，肝风上扰证，可用于治疗头痛、眩

晕、失眠多梦，或口苦面红、舌红苔黄、脉弦或数等病症，杜仲在此方中为佐药，补益肝肾以治本，佐助天麻、钩藤平肝熄风。天麻钩藤饮在临床上常用于治疗高血压、眩晕、头痛等病症，且具有良好的疗效。例如，任洪丽等对天麻钩藤饮联合奥美沙坦治疗肝阳上亢型原发性高血压的疗效进行观察，研究纳入150例肝阳上亢型原发性高血压患者，将其随机分为2组，对照组患者仅口服奥美沙坦酯片，治疗组患者在对照组基础上口服天麻钩藤饮，结果发现，治疗组总有效率为94.67%，显著高于对照组84.00%（$P < 0.05$），说明天麻钩藤饮联合奥美沙坦治疗肝阳上亢型原发性高血压患者更具优势。[53]

五、温 胞 饮

温胞饮出自清代著名女科医家傅山所撰的《傅青主女科》上卷种子篇，是治疗不孕症的名方。温胞饮由炒杜仲、炒白术、人参、巴戟天、补骨脂、菟丝子、芡实、山药、肉桂、附子等药物组成，具有温肾助阳、暖宫种子的功效，为"下腹冰冷不受孕"而设，主治妇人胞宫寒冷不孕，方中杜仲助阳散寒，正谓"五脏之阳气，非此不能发"。临床上，温胞饮加减可用于治疗多种妇科疾病，如带下过少、月经病、不孕症、卵巢早衰、慢性盆腔炎等。李维芬教授灵活应用温胞饮，对于辨证要点表现为阳虚宫寒征象者，随症加减，临床治疗多种妇科疾病，取得较好疗效[54]。武权生教授灵活运用此方治疗月经诸病，如痛经、月经过少、月经先期等，屡获良效[55]。

六、右 归 丸

右归丸出自《景岳全书》，方由附子、肉桂、鹿角胶、熟地黄、枸杞、山茱萸、山药、菟丝子、杜仲、当归等10味药组成，其中杜仲为佐药，起到补益肝肾、强筋壮骨的作用，诸药配合，共奏温补肾阳、填精止遗之效，用于治疗肾阳虚衰病症。现代药理学发现，右归丸及其制剂可以调节肾功能、下丘脑－垂体－性腺轴、中枢神经系统，改善骨代谢，治疗遗传性共济失调，保护肝脏，调节脂代谢等，表现出很好的药用价值[56]。临床

研究还发现，右归丸加减对 2 型糖尿病视网膜病变患者具有较好疗效，能有效改善患者眼底病变情况，减少眼底出血点、微血管瘤、棉絮状软性渗出和硬性渗出等的个数，并能降低血清血管内皮细胞生长因子水平[57]。

第三节　杜仲在临床上主要治疗的疾病范围

杜仲作为一种名贵中药材，广泛应用于中医临床复方及多种中成药中，可以治疗心脑血管疾病、代谢性疾病、妇产科疾病和骨科疾病等多种疾病，效果较好。很多名老中医及现代医家都较常用杜仲配伍相应中药，治疗原发性高血压、高脂血症、糖尿病、肾病、骨科疾病、风湿及类风湿疾病、妇科疾病等，有一定疗效。

一、心血管疾病

现代药理学研究证实，杜仲有较好的心血管保护作用，以杜仲和天麻为主的复方中成药制剂强力天麻杜仲胶囊可以调节心血管张力，使总外周阻力下降，心率减慢，射血时间延长，血流量增加，心肌耗氧量减少[58]；杜仲叶醇提取物可保护血管内皮细胞结构和功能，改善动脉粥样硬化病变程度及心肌损伤程度[1]。

高血压是造成心血管疾病的主要危险因素，近年来，原发性高血压发病率呈逐年增加的趋势，对原发性高血压进行积极有效的干预具有重要的临床意义。在降压方面，与西医药相比，中医药虽不能实现快速达标和抢救高血压急危重症，但中医药具有降压平和、血压稳定、对靶器官损伤较小等优点，临床上能有效改善患者的生存质量，因此受到青睐。杜仲对血压具有双向良性调节作用，降压效果尤为明显，而且持久，被称为"天然降血压药"[59]。

康存战等[60]对杜仲口服液（由杜仲、山楂、怀菊花、怀牛膝、葛根、天麻等组成）治疗原发性高血压的疗效进行观察，60 例原发性高血压受试者被随机分为对照组和受试组，每组 30 例，对照组仍服用原来的降压药，受试组加服杜仲口服液，4 周为 1 个疗程，观察 4 周后血压的变化。结果显示，收缩压变化情况：受试组，加服杜仲口服液前平均血压值为（150.67±18.70）mmHg，加服后平均血压值为（135.33±13.58）mmHg，差值为（15.33±14.02）mmHg；对照组，受试前平均血压值为（151.43±11.42）mmHg，受试后平均血压值为（146.87±15.95）mmHg，差值为（4.57±14.85）mmHg；舒张压变化情况：受试组，加服杜仲口服液前平均血压值为（99.43±10.48）mmHg，加服后平均血压值为（88.43±10.13）mmHg，差值为（10.90±10.66）mmHg；对照组，受试前平均血压值为（99.33±10.06）mmHg，受试后平均血压值为（94.00±8.75）mmHg，差值为（5.33±8.085）mmHg。功效评定：受试组显效 9 例，有效 14 例，无效 7 例，总有效率为 76.67%；对照组显效 2 例，有效 15 例，无效 13 例，总有效率为 56.67%。心悸症状的改善情况：受试组显效 2 例，有效 11 例，无效 6 例，总有效率为 68.42%；对照组显效 1 例，有效 3 例，无效 12 例，总有效率为 25%。可以得出，加服杜仲口服液能使原发性高血压患者收缩压和舒张压的下降幅度加大，且可以更加有效地改善心悸症状。

李武明等[61]对复方杜仲降压片治疗原发性高血压的临床疗效进行观察。选择符合纳入条件的原发性高血压患者 90 例，随机分为治疗组和对照组，每组各 45 例，两组年龄、性别、病程、病情，经统计学处理无显著性差异。治疗组：口服复方杜仲降压片，经湖南中医药大学第一附属医院制剂科将其制成复方杜仲降压片，每片含生药 10 g。每次 4 片，每日 3 次，饭前 1 h 温开水送服。对照组：口服巯甲丙脯酸片（卡托普利，湖北华中药业股份有限公司生产），每次 25 mg，每日 3 次，饭前 1 h 温开水送服。两组降压效果显示，治疗组显效率 62.2%，总有效率 84.4%，对照组显效率 68.9%，总有效率 95.6%，两组比较无统计学意义。中医证候疗效显示，治疗组显效率为 71.1%，总有效率 93.3%，对照组显效率 53.3%，总有效率 71.1%，两组间总有效率比较差异显著（$P < 0.01$）。可见，虽然服用复方杜仲降压片和服用西药巯甲丙脯酸片的两组患者临床疗效并没有明显差别，都有较好的降压效果，但是在改善症状方面，前者明显优于后者，而且复方杜仲降压片可以降低血脂，并且服用复方杜仲降压片的患者均未见明显不良反应，服用西药巯甲丙脯酸片的部分患者

却出现干咳、头痛、头晕、心慌等不良反应。

张可等[62]基于中医传承辅助系统（V2.5）对刘莉教授治疗 H 型原发性高血压的用药经验进行分析，首先采集刘莉教授 2018 年 1 月至 2018 年 12 月门诊收治的 H 型原发性高血压患者 261 例，并详细记录患者基本信息、主诉、现病史、既往史、家族史、辅助检查、理化指标、中医四诊摘要、中西医诊断、治则、治法、方药等内容，然后对 H 型原发性高血压患者的治疗方剂中每味中药出现频次、关联规则进行分析，结果显示，杜仲出现 244 次，频次最高，主要与半夏、白术、天麻、牛膝、葛根、白芍等配伍使用。

二、脑血管疾病

脑血管疾病是直接导致死亡的危险因素之一，它具有突发、复发的特点，长期以来对中老年人的健康造成极大的威胁，正确认识、积极治疗是阻止脑血管疾病发生和发展的关键。脑血管病主要分为两大类：缺血性脑血管病和出血性脑血管病，前者包括短暂性脑缺血发作、脑血栓、脑栓塞等，后者包括脑出血、蛛网膜下腔出血和各种外伤出血等。中医药在脑血管疾病防治和调护方面有很多研究，其中杜仲可以扩张动脉血管，降低血压，缓解脑血管痉挛，改善脑血管张力，增加脑血流量，帮助清除脑内氧自由基[63]，临床常用于治疗脑梗死、脑栓塞、脑供血不足及蛛网膜下腔出血后脑血管痉挛等脑血管疾病。

罗文舒等[64]应用 Logistic 回归分析研究中风常用中成药适宜人群的临床特征时，查询电子处方集系统，筛选出了应用量最大的前 3 种中成药，分别为灯盏生脉胶囊、银杏叶滴丸和强力天麻杜仲胶囊。这 3 种中成药分别适用于不同类型的患者，灯盏生脉胶囊由灯盏细辛、人参、五味子、麦冬组成，具有益气养阴、活血健脑的功效，用于气阴两虚、瘀阻脑络证；银杏叶滴丸为理血剂，具有活血化瘀通络的功效，用于瘀血阻络证；强力天麻杜仲胶囊具有熄风化痰、活血通络、补益肝肾的功效，用于肝肾亏虚、风痰瘀阻证。

杜仲可以抑制血小板聚集、黏附，防止脑血栓形成，降低血脂及动脉粥样硬化程度，加速血液循环，对于改善脑梗死患者肢体偏瘫、口角歪斜、言语不畅的症状有较好的治疗效果。沈翔等[58]对强力天麻杜仲胶囊治疗脑梗死的疗效进行观察。将 72 例脑梗死患者随机分为治疗组和对照组，治疗组 42 例，在常规治疗基础上给予强力天麻杜仲胶囊，每次 4～6 粒，每天 3 次，口服；对照组 30 例，在常规治疗基础上给予复方丹参注射液，滴注，观察疗程为 28 天。疗效评定参照国家药品监督管理局 2002 年制定的《中药新药临床研究指导原则》关于中风病的疗效评价标准执行。结果显示，治疗组临床疗效显效率为 66.67%，有效率为 90.00%，对照组显效率为 40.00%，有效率为 83.33%；两组神经功能缺损程度评分如下：治疗前，治疗组为（13.21±4.85）分，对照组为（13.18±4.72）分；治疗后，治疗组为（6.02±4.81）分，对照组为（7.88±4.85）分，治疗组治疗后较治疗前及较对照组治疗后评分均显著下降（$P < 0.05$），说明强力天麻杜仲胶囊可以帮助促进脑梗死患者神经功能康复。

唐红敏等[65]观察强力天麻杜仲胶囊治疗慢性脑供血不足的临床疗效，发现强力天麻杜仲胶囊能有效改善慢性脑供血不足患者头晕、头重等自觉临床症状，还可以增加脑血流量。临床研究将 80 例慢性脑供血不足患者随机分为强力天麻杜仲胶囊和尼莫地平两组，每组 40 例，强力天麻杜仲胶囊组，4 粒/次，一日 3 次，口服，尼莫地平组，每次口服 20 mg/次，一日 3 次，连续治疗 8 周，观察治疗前后头晕评分及脑血流速度变化，结果治疗后强力天麻杜仲胶囊组较尼莫地平组头晕量表评分明显降低（$P < 0.05$），脑血流速度也有很大提高。薛燕文等[66]也对强力天麻杜仲胶囊治疗慢性脑供血不足的临床疗效进行了观察，将 70 例脑供血不足就诊患者随机分为对照组和治疗组，每组 35 例，对照组口服甲磺酸倍他司汀，1～2 片/次，一日 3 次，饭后服用；治疗组口服强力天麻杜仲胶囊，3 粒/次，一日 2 次，饭后服用。12 周后观察发现治疗组有 18 例患者头晕症状明显改善，正常生活不受影响，12 例头晕有改善，但正常生活工作受影响，5 例无改善，相较于对照组的 14 例、10 例、11 例，有效率明显提升（$P < 0.01$）。治疗组同型半胱氨酸由（17.34±6.51）降到（12.62±3.57），较对照组治疗后的（16.28±4.38）明显降低，差异有统计学意义（$P < 0.05$）。由此

可见，强力天麻杜仲胶囊治疗慢性脑供血不足患者头晕症状的临床疗效显著，并可以改善同型半胱氨酸水平。多项研究证明强力天麻杜仲胶囊是治疗慢性脑供血不足的有效药物。

马银玲[67]用天麻熄风汤与尼莫地平联合防治蛛网膜下腔出血迟发性脑血管痉挛，临床观察20例患者，其中2例发生脑梗死，18例未发生，脑梗死发生率为10%，治疗脑血管痉挛显效18例，有效1例，无效1例，总有效率为95%，可见天麻熄风汤与尼莫地平联合防治蛛网膜下腔出血后迟发性脑血管痉挛的效果显著。天麻熄风汤组成为天麻、杜仲、栀子、黄芩各8g，钩藤、石菖蒲、石决明各10g，桑寄生、牛膝、地龙各6g，甘草5g，其中杜仲具有扩张动脉血管、降低血压、缓解脑血管痉挛、改善脑血管张力、防止脑血栓形成、降低血脂及动脉粥样硬化的功效。朱小明等[63]通过实验证明杜仲可有效缓解蛛网膜下腔出血后的脑血管痉挛，并且是通过降低基底动脉中ET-1的含量来实现的，ET-1是由内皮细胞合成和释放的一种生物活性多肽，对脑血管具有持续收缩的作用。

三、代谢性疾病

杜仲有降糖作用，其可通过抑制 α- 葡萄糖苷酶活性来减少葡萄糖的吸收，抑制糖基化，阻碍终末期糖基化产物的生成，减少糖尿病并发症的发生。杜仲还有很强的降脂作用，能够降低血浆三酰甘油、胆固醇、游离脂肪酸和低密度脂蛋白[68]。有学者发现杜仲-山茱萸配伍治疗糖尿病存在多成分和多重药理作用机制，其中有效成分山奈酚、表儿茶素和 β- 谷甾醇等有影响糖分的摄取、降糖降脂等诸多生理活性[69]。

强力天麻杜仲胶囊联合甲钴胺（强力天麻杜仲胶囊每日3次，每次4粒，甲钴胺注射液0.5mg/d，肌内注射）可有效改善糖尿病周围神经病变患者四肢疼痛、麻木及感觉异常等临床症状；可以令腓肠神经传导速度加快、波幅增加，胫神经H反射潜伏期缩短，且与糖调节正常者比较无显著差异，这可能与杜仲具有促神经生长因子作用、可缓解有髓神经损伤、促进神经组织修复有关；除此之外，研究还发现强力天麻杜仲胶囊可显著改善肢体远端血流、降低血液黏稠度、降低血炎症

因子指标 TNF-α 和 IL-6 水平，提示强力天麻杜仲胶囊可改善微循环、减轻糖尿病患者亚临床炎症反应，除有效治疗糖尿病周围病变外，还可能有助于缓解糖尿病患者多种代谢紊乱，减少糖尿病及其并发症风险[70]。

杜仲是经典壮阳药，有学者为开发治疗勃起功能障碍（ED）的新型药物，研究了杜仲对于改善糖尿病（DM）大鼠阴茎组织氧化损伤的作用。实验结果显示杜仲可以显著提高DM大鼠体内SOD活性，与正常大鼠相比无显著性差异，灌胃服用杜仲4周后的DM大鼠阴茎组织有髓神经纤维髓鞘排布有序，内皮细胞、平滑肌细胞和细胞器未见明显异常。提示杜仲可以通过提高SOD活性改善DM大鼠阴茎组织氧化损伤、减轻其实质性损伤，对于预防和减少DM合并的ED发生具有积极意义[71]。

吕明惠[72]治疗晚期糖尿病患者出现的肌肉萎缩时，在服用降糖药物或其他辅助药物治疗的基础上，给予强力天麻杜仲丸，有效缓解了肌肉萎缩症状，使四肢肌肉增加，舌体皲裂减少，体重增加。另外，杜仲在临床还被用于糖尿病肾病合并周围神经病变、糖尿病肾病合并肾病综合征及糖尿病合并泌尿系感染等疾病的治疗。

康存战等[60]对杜仲口服液治疗高脂血症进行疗效观察，30例受试者服用4周杜仲口服液后观察其血脂变化，结果显示血清总胆固醇水平由服用前的（5.07±0.96）mmol/L下降到服用后的（4.76±0.91）mmol/L，下降显著。薛燕文等[66]监测与分析强力天麻杜仲胶囊对慢性脑供血不足患者血脂的治疗作用，发现35例患者服用12周强力天麻杜仲胶囊后，血清总胆固醇水平（TC）由（3.84±2.01）mmol/L下降到（1.27±0.54）mmol/L，低密度脂蛋白（LDL-C）由（4.56±1.49）mmol/L下降到（2.25±0.64）mmol/L，TC与LDL-C治疗后较治疗前下降显著，具有统计学意义（$P < 0.05$）。

四、妇产科疾病

自古就有记载，杜仲具有除阴下湿痒、安胎的功效。现代药理学实验表明，杜仲可以对抗垂体后叶激素或乙酰胆碱所引起的子宫兴奋作用，松弛子宫平滑肌，促使子宫平滑肌活动能力减弱、

收缩幅度降低、收缩节律减慢，最终使收缩状态的子宫恢复正常。现代临床常用杜仲治疗胎漏、胎动不安、滑胎等妇科疾病。

林娜等[73]对既往不孕症经白术杜仲合剂治疗后妊娠容易出现先兆流产、习惯性流产、胎死腹中患者的临床疗效进行研究，采用随机方法采集病例，单用中药组 23 例，给予白术杜仲合剂治疗，单用西药组 26 例，给予地屈孕酮、黄体酮、绒毛膜促性腺激素治疗，中西药并用组 89 例，疗效判断参照乐杰主编的《妇产科学》第 7 版制定的判定标准。结果显示：治疗前后三组安胎总有效率分别为 86.9%、84.6% 和 94.4%，分别治愈 18 例、22 例、78 例，分别好转 2 例、0 例、6 例，中西药并用组总有效率和治愈率显著高于其他两组，差异具有统计学意义（$P < 0.05$）。白术杜仲合剂联合孕酮，既可以补充孕激素，还可以益气健脾、补肾固中，标本兼治，能更好地治疗先兆流产，起到了更好的安胎功效。

彭红梅[74]探讨了杜仲颗粒结合常规疗法治疗妊娠高血压的临床疗效，将 90 例妊娠期小于 34 周的妊娠高血压患者随机分为两组，杜仲颗粒结合常规疗法组（A 组）60 例，在常规治疗基础上加服杜仲颗粒，5 g/次，一天 2 次，开水冲服，直至分娩；常规治疗组（B 组）30 例，给予口服硝苯地平片 10 mg，一天 3 次。2 周后，比较两组治疗前后 24 h 动态血压变化情况，结果显示 A 组白天及夜间收缩压和舒张压值均低于 B 组，差异有统计学意义（$P < 0.05$），杜仲颗粒有助于妊娠高血压的临床治疗。彭红梅等[75]还对杜仲颗粒治疗妊娠合并慢性原发性高血压患者胎儿生长受限做了临床研究，发现杜仲颗粒可以促进胎儿双顶径、股骨长、头围和腹围长度增长，效果明显优于常规治疗，新生儿 1 min Apgar 评分、体质量、胎龄较常规治疗均有明显增加，随访试验对象 1～5 岁，均未出现畸形和智力低下情况，杜仲颗粒可有效改善患者胎盘血液供应，促进胎儿生长发育，明显改善围生儿结局。

五、骨科疾病

杜仲具有补肝肾、强筋骨的功效，近年来大量研究表明，杜仲对骨组织、骨代谢、骨吸收有良好的调节作用，对骨骼肌有保护作用，临床上广泛用于治疗骨质疏松、骨关节炎、腰肌劳损、强直性脊柱炎、腰椎间盘突出和颈椎病等骨科疾病。

张贤等[76]观察杜仲颗粒剂对防治原发性骨质疏松性腰背疼痛的临床疗效，以及患者生化指标和骨密度的变化，36 例原发性骨质疏松性腰背疼痛患者经过 6 个月的治疗后，血清骨钙素、血清碱性磷酸酶、骨碱性磷酸酶均明显增高，分别为（9.82±2.30）μg/L、（74.20±17.13）U/L、（46.23±2.62）μg/L；尿钙/肌酐、尿羟脯氨酸/肌酐显著下降，分别为 0.081±0.021、0.060±0.032；骨密度增高，腰椎（$L_{2\sim4}$）为（0.651±0.135）g/cm^2，非优势侧股骨近端为（0.674±0.148）g/cm^2。这些指标相比于治疗前数值，差异均有统计学意义；相比于对照组给予阿法骨化醇治疗后数值，差异无统计学意义；患者腰背部疼痛得到很大缓解，疗效与利用阿法骨化醇治疗无差异，杜仲颗粒剂可以纠正骨代谢失衡，抑制骨吸收，促进骨形成，对治疗原发性骨质疏松性腰背疼痛有明显疗效。

刘文斌[77]对强力天麻杜仲胶囊治疗多种骨科疾病如腰椎间盘突出症、颈椎病、腰椎管狭窄症、肘尺神经沟炎、臂上神经炎等压迫神经产生的肢体疼痛、麻木、酸软无力等症状进行临床观察，收集患者 642 例，15 天为一个疗程，若症状未缓解，进行下一疗程，以症状是否缓解作为疗效评判的依据。结果显示，显效（症状完全消失）152 例，好转（主要症状之一消失，其余部分缓解）304 例，有效（症状减轻或部分缓解）175 例，无效 11 例，可见强力天麻杜仲胶囊对于治疗此类患者疗效较佳，患者疼痛、麻木、酸软无力的症状可不同程度地得到缓解。如果延长用药时间，部分无效患者症状也会有所改善。

还有学者[78]观察了复方杜仲健骨颗粒联合硫酸氨基葡萄糖胶囊治疗膝骨关节炎的临床疗效，选取了 98 例膝骨关节炎患者，按照挂号的奇偶性分为对照组和治疗组，每组各 49 例。两组间年龄、病程比较无统计学意义，对照组口服硫酸氨基葡萄糖胶囊，0.628 g/次，3 次/日；治疗组加服复方杜仲健骨颗粒，0.628 g/次，3 次/日。4 周后观察两组患者临床疗效，同时比较治疗前后两组患者 WOMAC、VAS、LKSS 和 ISOA 评分，以及血清超敏 C 反应蛋白（hs-CRP）、软骨寡聚基质蛋白（CMOP）、白细胞介素 -17（IL-17）、基质金属蛋白酶 -3（MMP-3）、环氧化酶 -2（COX-2）水平，发现无论是临床疗效还是各项指标的改善，治疗组都优于对照组，且有统计学意义（$P < 0.05$）。说明复方杜仲健骨颗粒联合硫酸氨基葡萄糖胶囊可有效改善膝骨关节炎患者膝关节功能，降低机体 hs-CRP、COMP、IL-17、MMP-3、COX-2 水平。

六、其他疾病

临床上，杜仲除较常用于治疗心脑血管疾病、原发性高血压、高脂血症、糖尿病、妇科疾病和骨科疾病外，还用于治疗风湿病、类风湿疾病、肾脏疾病等。例如，贵阳医科大学附属医院治疗当地常见病风湿性关节炎及类风湿关节炎，根据《中药新药临床研究指导原则》对杜仲壮骨丸治疗风湿痹症进行临床疗效研究，治疗组收集 300 例患者，其中风湿性关节炎 200 例，类风湿关节炎 100 例，观察肌肉、关节疼痛、肿胀程度、关节压痛、屈伸不利、腰膝酸痛等症状，检测抗"O"、类风湿因子、红细胞沉降率、C 反应蛋白等。结果显示，治疗组总有效率为 87%，风湿性关节炎有效率为 89%，类风湿关节炎有效率为 75%，说明杜仲壮骨丸对风湿性关节炎及类风湿关节炎有较好的治疗效果[79]。某医院对其中医肾病专科防治慢性肾衰竭氮质血症的中药饮片处方用药情况、用药结构等进行分析，发现处方中共用到 251 味中药，其中使用频率最高的中药就是盐杜仲，占处方总数的 83.55%，可见杜仲在防治慢性肾衰竭氮质血症中具有重要作用[80]。

另外，2002 年卫生部发出《关于进一步规范保健食品原料管理的通知》，杜仲叶被列入"可用于保健食品的物品名单"中，杜仲叶具有丰富的营养物质，包括维生素 B_1、维生素 E、β 胡萝卜素、17 种游离氨基酸，以及锗、硒等 15 种微量元素。在杜仲产区，杜仲叶被用来泡茶、泡酒、煮粥等，适用于肾虚、失眠多梦、体虚乏力、腰膝酸软、免疫力低下人群[81]。还有研究报道，杜仲叶可以减肥，可能与其抑制胰脂肪酶活性、减少脂肪吸收、促进胆固醇和胆汁酸排出机制有关[82]。杜仲雄花中含有的天然活性成分可以抗氧化应激、

抗衰老[83]，延缓胶原蛋白衰老，加速其新陈代谢，提高其合成能力，防止或推迟皮肤老化，增加皮肤光泽，起到美容养颜的功效。杜仲叶还能够保护肠壁，剥离肠壁沉积的废物，保持正常新陈代谢，抑菌抗炎，促进肠道中乳酸杆菌和双歧杆菌增殖，对治疗便秘、调节胃肠功能有很好的功效[84]。

第四节　名老中医运用杜仲的经验

孙光荣常用川杜仲、延胡索、田三七组成三联药组，重在补益肝肾、活血散瘀、止痛，适宜于腰膝酸痛、月经不调等为主的疾病[85]。孙老临床善用"对药"及"角药"，使升降相因、出入相衡、动静相和、阴阳相扣，体现其"中和"的学术思想。其中对药或相互辅佐，或相互制约，或互为佐制，川杜仲、川牛膝相互辅佐，用于治疗老年性中风、胸痹、原发性高血压、肝肾阴虚型月经不调、气血两虚型宫颈癌及早期糖尿病肾病等疾病；角药三味一组，相须相使、相畏相杀、三足鼎立、互为犄角，川杜仲、北枸杞、山茱萸相须相使，有机配伍，共奏补益肝肾、壮腰益精之效[86]。孙老在使用孙氏加减归脾汤治疗崩漏时，若出现肾虚腰酸症状，则加川杜仲[87]。另外，孙老还用川杜仲配伍相应中药治疗子宫肌瘤、痞格、腰痛、闭经并不寐、耳鸣耳聋等[88,89]。

王玉林教授善用苗药、草药治疗内、外、妇、儿疾病，临床疗效颇佳。他在治疗 IgA 肾病时，选用自拟王氏肾炎汤加减，方由黄芪、山药、山茱萸、芡实、杜仲、菟丝子、巴戟天、金樱子、六月雪、乌韭、白茅根、旱莲草、仙鹤草、甘草等药物组成。王老认为 IgA 肾病是由于机体禀赋不足或后天失养或劳倦内伤，外邪侵袭，邪伏正虚而发病，其中脾肾亏虚为本，湿邪、瘀血为关键因素，治当健脾益肾、固摄精微、兼顾其标。方中主要药物为黄芪、山药、山茱萸、芡实，王老善用此四药治疗肾性蛋白尿，以达补益脾肾、收敛固摄之效，杜仲可以壮肾阳、暖下元，以达"益火之源，以消阴翳"之功。王老遵循辨证论治规律，合理有效地组方遣药，标本兼治，运用王氏肾炎汤治疗 IgA 肾病取得了较好的临床疗效[90]。

国医大师夏桂成教授在妇科疾病诊治方面具有独特的理论体系，他提出"心-肾-子宫轴"的学术观点，认为心-肾-子宫轴在女性内分泌调节、月经来潮及其周期性演变中具有重要作用。夏老运用调周法之夏氏经后三期理论治疗月经后期，其中经后末期须滋阴助阳、阴阳并调，临床药物选用丹参、赤芍、怀牛膝、菟丝子、续断、鹿角霜、五灵脂、杜仲、合欢皮，滋阴的同时辅以调和气血的药物，方中杜仲起到补肾助阳的作用[91]。他还运用杜仲配伍其他相应中药治疗多种妇科疾病，如崩漏、子宫肌瘤、不孕症、子宫内膜异位症、痛经、多囊卵巢综合征、卵巢早衰或功能不全，以及妊娠期小便不通、皮肤瘙痒等[92,93]，临床效果较好，值得推荐使用。

还有许多名老中医具有杜仲临床用药经验，且临床疗效颇佳，他们的经验用方值得在临床治疗中推广应用。李金生名老中医运用独活寄生汤治疗腰椎间盘突出症，可有效改善患者腰椎功能，减少患者疼痛，提高治疗效果。此方具有补益气血、祛湿止痛的功效，其中杜仲起到补益肝肾、强壮筋骨的作用，而且杜仲能促进血管弹性恢复，促进血液循环，改善患者临床症状[94]。名老中医王新志教授常用杜仲-桑寄生、川芎-杜仲药物组合治疗中风病恢复期脾肾气虚、肝肾阴虚等证，杜仲主要起到补肝肾、强筋骨的功效[95]。刘茂才名老中医在治疗眩晕时主张本虚为主、兼以标实，常用药物有天麻、黄芪、党参、川芎、杜仲、牛膝、钩藤等，常用药对有赤芍-牡丹皮、杜仲-牛膝、钩藤-益母草、合欢皮-首乌藤、黄芪-党参、天麻-山茱萸、茯苓-白术七组，常用类方中补益肝脾肾类的为天麻、山茱萸、黄芪、党参、杜仲、法半夏、牛膝、桑寄生、女贞子，其中杜仲仍是起补肝肾、强筋骨的作用[96]。

有学者基于中医传承辅助平台探究名老中医治疗先兆流产的用药规律，研究共整理了173个医案、191首方剂，共使用药物154种。结果表明，杜仲是名老中医治疗先兆流产的常用药物；杜仲-桑寄生为常用药对。名老中医治疗先兆流产仍遵循古人的治疗原则，以寿胎丸（桑寄生、续断、阿胶、菟丝子）为核心基础，加以补益药白芍、杜仲、白术、党参等药物，再配伍止血药苎麻根

及清热药黄芩、生地黄，补肾健脾为主，清热凉血为辅，随证辨证论治，再予以加减[97]。还有学者基于中医传承辅助平台分析了14位中国中医科学院著名老中医治疗原发性高血压的医案处方，结果显示，处方中主要证候要素为阳亢、阴虚、血瘀、痰浊，核心处方为钩藤-牛膝-菊花-天麻-杜仲，其降压机制主要涉及 Toll 样受体信号通路、雌激素信号转导通路、甲状腺激素信号通路等[98]。

第五节　现代中医对杜仲的配伍应用

一、配伍黄芪

杜仲配伍黄芪常被用来治疗脾肾不足型糖尿病肾病合并肾病综合征、产后身痛、产后汗证兼关节酸痛、更年期综合征、肝肾亏虚型腰椎间盘突出症、前列腺癌骨转移、尿石症等[99]。

二、配伍牛膝

全小林用怀牛膝、炒杜仲、桑寄生组方治疗"肾虚态"原发性高血压，此类原发性高血压多见于老年或久病体虚之人，常见脉压大、伴有脑转耳鸣、腰部酸痛、空虚、足跟疼痛或心烦失眠、手足颤动、肌肉瞤动、脉弦细硬、舌体瘦小而色暗红、伸舌多颤、舌底络脉迂曲等症状[100]。杜仲配伍牛膝，常被现代医家用来治疗膝关节骨性关节炎、类风湿关节炎、腰椎间盘突出症、颈椎病、风湿性关节炎等[101]。

三、配伍柴胡

杜仲配伍柴胡主要用来治疗妇科疾病，如月经不调、崩漏、乳腺癌、卵巢癌术后化疗等，还可以治疗气郁腰痛、肝肾阳虚型胆囊息肉、原发性高血压等[102,103]。

四、配伍淫羊藿或巴戟天

杜仲配伍淫羊藿用来治疗阴阳两虚型原发性

高血压、慢性肾脏病、强直性脊柱炎、多囊卵巢综合征和排卵障碍性不孕等[104]。

五、配伍白芍

现代医家运用杜仲配伍白芍治疗原发性高血压、高血压蛋白尿、颈椎病、腰椎间盘突出症及多种妇科疾病。

第六节 其他相关研究

一、毒性研究

《本草新编》中记载"杜仲，味辛、甘，气平温，降也，阳也，无毒。入肾经，补中强志，益肾添精，尤治腰痛不能屈伸者神效，亦能治足、阴囊湿痒，止小水梦遗。"有学者[105]对杜仲提取物的急性毒性进行试验研究，小鼠灌胃最大耐受量试验和腹腔注射的急性毒性试验均表明小鼠对杜仲提取物的最大耐受量应大于18.52 g/kg，具有很大的安全性。黄武光等[106]对杜仲叶冲剂进行了急性毒性试验，结果表明其毒性低，服用较为安全。还有学者[107]探讨了杜仲茶的遗传毒性作用，其中彗星试验结果表明杜仲茶提取物可引起小鼠血淋巴细胞DNA的单链断裂，但其他遗传毒性试验并未发现异常，所以杜仲茶的遗传毒性还有待进一步研究。曾吉祥等[108]对秦巴地区产杜仲皮急性毒性做了实验研究，发现醇提组分的急性毒性较大，水提组分较为安全，水提组分主要为多糖类、蛋白质类、氨基酸类等物质，而醇提组分则以木脂素类、环烯醚萜类和苯丙素类物质为主。杜仲水提组小鼠给药30 min后开始出现躁动、活动较少、精神萎靡等表现，但是给药后第2天小鼠活动恢复正常，说明杜仲水提组分毒性较小，小鼠灌胃最大耐受量为24 g/kg（相当于生药量240 g/kg）；杜仲醇提组小鼠给药5 min时开始出现躁动、俯卧不动、闭眼等异常行为，30 min后开始出现死亡，死亡均发生在8 h内。有学者依照药物遗传毒性研究技术指导原则对杜仲提取物的遗传毒性进行研究，细菌回复突变试验结果显示，在培养皿中加入杜仲生药量0.0325～22 mg的剂量范围内对组氨酸缺陷型鼠伤寒沙门氏菌无明显致突变作用；

小鼠骨髓细胞微核试验结果显示，昆明小鼠在给予杜仲生药5.5～22.0 g/kg体重的剂量范围内未见有遗传毒性；体外哺乳动物细胞染色体畸变试验结果显示，在给予杜仲生药2～20 mg/ml的剂量范围内未见明显的遗传毒性[109]。虽然以往的临床应用和目前上市的药品说明书并没有发现杜仲有明确的不良反应，但是杜仲的安全性评价数据有待更好地完善，还应警惕其长期服用和潜在遗传毒性。

二、药理学研究

现代药理学发现杜仲有多种药理作用，如降血压、抗菌、抗病毒、抗衰老、抗氧化、抗肿瘤、抗疲劳和调节免疫功能，并具有补益肝肾、强筋壮骨及安胎等药理作用。除此之外，杜仲还有抗心血管重塑、神经保护、镇静催眠、增加胃液和胆汁的分泌及改善勃起的功能[69, 110]。应用网络药理学发现杜仲活性成分共47个，进一步通过网络分析筛选得到22个主要活性成分，作用靶点219个，关联通路30条，治疗疾病454种，由此可见杜仲治疗疾病的广泛性，具有多成分-多靶标-多通路的特点[111]。杜仲含有80多种天然活性物质，将其皮、叶、籽、花等不同部位的天然活性物质进行有机组合，可以起到复方增效作用[59]。

三、炮制方法研究

临床上，杜仲药用功效发挥的好坏与炮制密切相关，因为生杜仲中含有大量的杜仲胶，水煎煮或醇溶剂都不能使有些成分充分溶解，药用价值无法完全体现。杜仲通过炮制后，杜仲胶被破坏，有效成分易于煎出[112]，所以，临床大多需炮制后使用。不同炮制方法对杜仲品质的影响不尽相同，其中盐制法、清炒法、烘制法的药材损耗率低，药材品质更加优良，质量较优，是临床较常选用的杜仲类型[113, 114]。

目前的临床试验表明，杜仲被广泛用于或辅助用于多种常见病的治疗，作用确切，患者易耐受。尽管尚有许多问题需要大样本、长时间的临床对照研究加以解决，且有些药理作用尚未得到很好的开发利用，但展望未来，杜仲在临床上的应用会有很好的前景。

（王佳丽　雷　燕）

参考文献

[1] 袁天翊，方莲花，吕扬，等. 杜仲叶的药理作用研究进展. 中国中药杂志，2013，38(6)：781-785.

[2] 袁海通. 强力天麻杜仲胶囊治疗心脑血管疾病的临床疗效. 海峡药学，2015，27(2)：143，144.

[3] 贺蓉. 强力天麻杜仲胶囊联合缬沙坦治疗轻中度原发性高血压疗效观察. 当代医学，2014，20(33)：150，151.

[4] 董丽华，韩光军. 强力天麻杜仲胶囊联合缬沙坦治疗轻中度原发性高血压疗效观察. 中成药，2009，31(8)：1164-1166.

[5] 王夏叶. 强力天麻杜仲胶囊治疗高血压病肝阳上亢症疗效观察. 黑龙江中医药，2004，(4)：5.

[6] 裴颜荣，姜浩芝. 中西医联合治疗老年高血压病疗效观察. 中西医结合心血管病电子杂志，2016，4(22)：177-179.

[7] 华志民，马忠琴，王瑞芳，等. 强力天麻杜仲胶囊联合小剂量卡托普利治疗老年高血压的短期疗效观察. 中成药，2006，(12)：1762-1765.

[8] 严萍. 强力天麻杜仲胶囊联合针灸治疗老年高血压效果分析. 中国医药指南，2011，9(30)：151，152.

[9] 傅晓东，王轶宇，陈瑜，等. 强力天麻杜仲胶囊联合治疗老年高血压疗效观察. 中成药，2006，(10)：1455-1457.

[10] 陈玉娟，刘学源，边伟红，等. 强力天麻杜仲胶囊治疗椎－基底动脉供血不足的疗效观察. 中西医结合心脑血管病杂志，2006，(11)：966-968.

[11] 卢丹，梁华. 强力天麻杜仲丸治疗脑梗死血液粘度的变化. 中国血液流变学杂志，2009，(1)：101，102.

[12] 刘云，支惠萍，姚洁明. 强力天麻杜仲胶囊治疗风痰瘀血型缺血性中风. 上海中医药杂志，2000，(2)：14，15.

[13] 陈丽英，支惠萍，梁珑，等. 强力天麻杜仲胶囊治疗缺血性中风的疗效观察. 辽宁中医杂志，2000，(12)：546，547.

[14] 楼林. 天麻杜仲对颅脑损伤后综合征疗效观察. 浙江中西医结合杂志，2001，(4)：23-26.

[15] 陈宗福，刘庆洪，任乃勇. 强力天麻杜仲胶囊治疗颈源性头痛的随机对照试验. 现代中西医结合杂志，2007，(29)：4287，4288.

[16] 冯健清，陆燕洪，庄丽华. 含乌头碱类中药致重症药疹2例报告. 吉林中医药，2012，32(4)：414，415.

[17] 潘瑞蓉. 强力天麻杜仲胶囊致急性肾衰竭1例报告. 江苏大学学报（医学版），2014，24(4)：350-354.

[18] 张洪超，唐宇伟，钱佳华. 强力天麻杜仲胶囊中乌头类生物碱成分的含量测定. 中国药业，2008，17(22)：33，34.

[19] 张树江. 杜仲降压片联合氯沙坦钾氢氯噻嗪治疗高血压的临床研究. 现代药物与临床，2018，33(12)：3167-3170.

[20] 周艳芳，方会龙，贾蕾，等. 杜仲降压片对高血压病患者血压及微量白蛋白尿的影响. 时珍国医国药，2011，22(11)：2713，2714.

[21] 杨瑞龙，李妍怡. 复方杜仲片治疗高血压病疗效观察. 中国中医药信息杂志，2003，(5)：52，53.

[22] 刘晶煜，王凤英. 复方杜仲片治疗高血压临床观察. 甘肃科技，2004，(7)：134，135.

[23] 谢飞. 复方杜仲片治疗腰椎间盘突出症临床疗效的探讨. 福州：福建中医学院硕士学位论文，2009.

[24] 陈天顺，陈鲁峰，张来顺，等. 复方杜仲片治疗腰椎间盘突出症80例. 福建中医药，2017，48(5)：48，49.

[25] 陈鲁峰，王庆敏，高建平，等. 复方杜仲片对腰椎间盘突出症患者外周血中IL-1及其1βmRNA表达的影响. 中国中医骨伤科杂志，2011，19(2)：13-15.

[26] 陈鲁峰，王庆敏，高建平，等. 复方杜仲片对腰椎间盘突出症患者外周血中IL-6及其mRNA表达的影响. 中国中医骨伤科杂志，2009，17(12)：21-23.

[27] 林忠凯. 复方杜仲片治疗肾虚血瘀型绝经后骨质疏松症的临床研究. 福州：福建中医药大学硕士学位论文，2014.

[28] 郑平南. 复方杜仲片在骨质疏松性脊柱压缩性骨折椎体成形术后的应用. 福州：福建中医药大学硕士学位论文，2010.

[29] 孙宇章，许建阳，刘文，等. 复方杜仲片镇静催眠的实验研究. 药学实践杂志，2004，(4)：212-214.

[30] 彭密军，张敏，刘建兰，等. 高效液相色谱法测定杜仲颗粒中京尼平苷酸和绿原酸的含量. 中国医院药学杂志，2005，(4)：300-302.

[31] 王小华. 杜仲颗粒与鲑降钙素注射液联合常规疗法治疗原发性骨质疏松症临床观察. 新中医，2018，50(4)：113-116.

[32] 石美莲. 活血止痛软胶囊联合杜仲颗粒在护士职业性腰背痛中的临床应用. 中国民间疗法，2017，25(7)：60-62.

[33] 路慧娟. 中西医结合治疗妊娠期高血压对血压及母婴

结局的影响. 实用中医药杂志, 2018, 34(5): 569, 570.

[34] 刘敏, 何叶. 黄体酮联合杜仲颗粒治疗妊娠期黄体不足致先兆流产的疗效研究. 陕西中医, 2017, 38(2): 226, 227.

[35] 陈青文. 硫酸舒喘灵配伍杜仲颗粒用于转胎疗效分析. 中国妇幼保健, 2007, (26): 3760.

[36] 周业超. 全杜仲胶囊在治疗老年骨病中的临床应用探讨. 世界最新医学信息文摘, 2017, 17(13): 155.

[37] 唐宝平. 全杜仲胶囊治疗骨质疏松 40 例临床观察. 中国卫生产业, 2012, 9(6): 64.

[38] 王娟, 褚小刚. 全杜仲胶囊联合红花逍遥片治疗绝经后骨质疏松 38 例. 中国老年学杂志, 2014, 34(4): 1086, 1087.

[39] 刘东. 全杜仲胶囊联合针灸治疗膝骨关节炎的临床观察. 中国合理用药探索, 2018, 15(12): 5-13.

[40] 袁尚红, 张学俊, 任雅芳, 等. 全杜仲胶囊治疗高血压的临床疗效. 中国社区医师, 2012, 35: 138.

[41] 朱伟珍, 梁立锋. 全杜仲胶囊联合左旋氨氯地平治疗肝肾阴虚型肾性高血压随机平行对照研究. 实用中医内科杂志, 2012, 26(8): 44-46.

[42] 葛继荣, 王和鸣, 杨连梓, 等. 复方杜仲健骨颗粒治疗膝关节骨性关节炎 II 期临床试验总结. 中国中医骨伤科杂志, 2002, (5): 21-25.

[43] 王和鸣, 葛继荣, 殷海波, 等. 复方杜仲健骨颗粒治疗膝关节骨性关节炎 III 期临床试验总结. 中国中医骨伤科杂志, 2004, (3): 8-12.

[44] 谢亚龙, 尹纪光. 复方杜仲健骨颗粒联合股四头肌功能锻炼治疗膝骨性关节炎临床观察. 世界最新医学信息文摘, 2018, 18(59): 95-98.

[45] 肖磊, 周至游, 李全, 等. 关节镜清理术联合复方杜仲健骨颗粒治疗髋股关节炎的临床对照研究. 中国骨与关节损伤杂志, 2017, 32(6): 565-568.

[46] 方渤灏, 许超, 庞卫祥, 等. 复方杜仲健骨颗粒治疗骨质疏松性桡骨远端骨折 30 例. 陕西中医药大学学报, 2018, 41(3): 41-49.

[47] 谢文龙. 改善骨质疏松对保守治疗老年无神经根损伤腰椎骨折的价值 // 浙江省医学会骨质疏松与骨矿盐疾病分会. 浙江省医学会骨质疏松与骨矿盐疾病分会, 浙江省科学技术协会. 2015 年浙江省骨质疏松与骨矿盐疾病学术年会暨骨质疏松症和骨质疏松性骨折诊治进展专题研讨会论文汇编. 2015: 209.

[48] 段卫华, 牛彦兵, 崔茗婉, 等. 杜仲丸不同配比对去卵巢大鼠骨质疏松症的影响. 中国实验方剂学杂志, 2016, 22(7): 130-133.

[49] 段卫华, 于佳慧, 高秀梅. 不同配比杜仲丸对 SAMP6 小鼠抗抑郁作用的研究. 天津中医药大学学报, 2015, 34(1): 34-36.

[50] 黄海卫, 王宇. 青蛾丸治疗绝经后肾虚血瘀型骨质疏松症临床观察. 辽宁中医药大学学报, 2018, 20(12): 138-140.

[51] 戴燚, 范彦博, 甘宁. 青蛾丸含药血清对体外诱导成骨细胞 MMP3/OPN 通路蛋白水平以及骨重建的作用. 中成药, 2016, 38(7): 1621-1625.

[52] 孙凯, 朱立国, 魏戌, 等. 独活寄生汤加减联合手法治疗腰椎间盘突出症的系统评价与 Meta 分析. 海南医学院学报, 2020, 26(1): 34-41, 46.

[53] 任洪丽, 孙秀娟, 马丹军等. 天麻钩藤饮联合奥美沙坦治疗肝阳上亢型原发性高血压的疗效观察. 现代药物与临床. 2020, 35(10): 1973-1976.

[54] 冉雪梦, 徐慧军. 李维芬用温胞饮治疗妇科病的临床经验. 光明中医, 2016, 31(16): 2333-2335.

[55] 刘双萍, 安蓉芳, 张小花, 等. 武权生教授运用温胞饮治疗月经病验案 3 则. 新中医, 2015, 47(11): 253, 254.

[56] 李凤霞, 张玉国, 李岩, 等. 右归丸药理学现代研究进展. 中医药学报, 2017, 45(3): 108-112.

[57] 暴鹏, 李雪, 何晓丽. 右归丸加减治疗 2 型糖尿病视网膜病变临床观察. 光明中医, 2019, 34(21): 3282-3284.

[58] 沈翔, 王国栋, 赵永波. 强力天麻杜仲胶囊治疗脑梗死 42 例疗效观察. 中成药, 2006, (11): 1602-1605.

[59] 马希汉, 张康健. 中国杜仲近代认识史上的四次飞跃. 中成药, 2011, 33(8): 1393-1396.

[60] 康存战, 高社干, 陈虹, 等. 杜仲口服液治疗高血压病高血脂症疗效观察. 中医药学刊, 2004, (5): 837-839.

[61] 李武明, 何玉香, 谭元生. 复方杜仲降压片治疗高血压病 45 例分析. 中医药学刊, 2004, (2): 331, 332.

[62] 张可, 王晓雪, 王海燕, 等. 基于中医传承辅助系统分析刘莉教授治疗 H 型高血压用药规律. 辽宁中医药大学学报, 2019, 21(12): 87-92.

[63] 朱小明, 张昭, 柏鲁宁, 等. 杜仲缓解蛛网膜下腔出血后脑血管痉挛的实验研究. 中国中医药现代远程教育, 2017, 15(3): 130-132.

[64] 罗文舒, 胡湘, 于海波, 等. 基于 Logistic 回归分析的中风常用中成药适宜人群识别的示范性研究. 亚太传统医药, 2019, 15(1): 134-136.

[65] 唐红敏，杨云柯，顾喜喜，等．强力天麻杜仲胶囊治疗慢性脑供血不足研究．中成药，2006, (6): 827-830.

[66] 薛燕文，张蓉，杨斌，等．强力天麻杜仲胶囊治疗慢性脑供血不足的临床疗效分析．系统医学，2019, 4(7): 132-134.

[67] 马银玲．天麻熄风汤与尼莫地平联合防治蛛网膜下腔出血后迟发性脑血管痉挛的临床疗效．中国疗养医学，2019, 28(5): 549, 550.

[68] 冯晗，周宏灏，欧阳冬生．杜仲的化学成分及药理作用研究进展．中国临床药理学与治疗学，2015, 20(6): 713-720.

[69] 韩立柱，胡坤霞，巨红叶，等．基于网络药理学的杜仲-山茱萸配伍治疗糖尿病的作用机制．天然产物研究与开发，2019, 31(7): 1130-1137.

[70] 陈琳，喻明，曹玉莉．强力天麻杜仲胶囊联合甲钴胺治疗糖尿病周围神经病变观察．中成药，2012, 34(8): 1451-1455.

[71] 张万宏，李刚，刘子龙，等．杜仲对糖尿病大鼠阴茎组织超微结构和超氧化物歧化酶活性的影响．中国医院药学杂志，2006, (6): 674-677.

[72] 吕明惠．强力天麻杜仲丸治疗晚期糖尿病肌肉萎缩．中成药研究，1988, (3): 46.

[73] 林娜，吕绍光．白术杜仲合剂安胎疗效的临床观察．光明中医，2015, 30(5): 975-977.

[74] 彭红梅．杜仲颗粒治疗妊娠期高血压疾病的临床研究．郑州：郑州大学硕士学位论文，2012.

[75] 彭红梅，李小妹．杜仲颗粒治疗妊娠合并慢性高血压患者胎儿生长受限临床研究．中医学报，2012, 27(10): 1373, 1374.

[76] 张贤，蔡建平，汤建华，等．杜仲颗粒剂治疗原发性骨质疏松性腰背痛临床观察．中国中医药信息杂志，2009, 16(10): 8, 9.

[77] 刘文斌．强力天麻杜仲胶囊在骨科临床的应用．四川中医，1999, (2): 38, 39.

[78] 刘磊，张舒，周悦悦．复方杜仲健骨颗粒联合硫酸氨基葡萄糖治疗膝骨关节炎的临床研究．现代药物与临床，2019, 34(11): 3343-3346.

[79] 凌湘力．杜仲壮骨丸治疗风湿痹病临床研究 // 中华中医药学会，中华中医药学会糖尿病分会．中医药学术发展大会论文集，2005: 315-316.

[80] 周雯静，刘灵力，金周慧．我院中医肾病科防治慢性肾功能衰竭中药处方用药情况分析．光明中医，2017,

32(21): 3200-3204.

[81] 王一飞，刘亚芳，王书辉，等．杜仲叶药食同源研究进展．河南大学学报 (医学版)，2018, 37(1): 65-68.

[82] 李文娜，肖苑，黄燮南，等．杜仲叶绿原酸提取物对大鼠的减肥作用机制．中国临床药理学杂志，2012, 28(7): 534-535.

[83] 刘聪，郭非非，肖军平，等．杜仲不同部位化学成分及药理作用研究进展．中国中药杂志，2020, 45(03): 497-512.

[84] 赵东亮，李湘洲，张胜．杜仲茶对便秘模型小鼠的通便功能研究．食品工业科技，2017, 38(23): 280-283.

[85] 王兴．孙光荣学术思想和临床经验总结及孙氏胸痹汤治疗稳定性心绞痛气虚痰瘀证的临床研究．北京：北京中医药大学博士学位论文，2017.

[86] 翁俊雄，杨建宇，李彦知，等．孙光荣教授运用中和理论诊疗妇科病学术经验点滴．中国中医药现代远程教育，2011, 9(21): 8-14.

[87] 王兴．国医大师孙光荣教授治疗妇科病的临床经验．中国中医药现代远程教育，2014, 12(19): 19-21.

[88] 杨建宇，李彦知，孙文政，等．孙光荣教授调气活血抑邪汤临证验案 3 则．中国中医药现代远程教育，2011, 9(4): 13, 14.

[89] 王兴．孙光荣教授治疗痞格证的经验．中国中医药现代远程教育，2011, 9(24): 12.

[90] 刘晨珂，徐杰，刘厚颖，等．王玉林名老中医运用王氏肾炎汤治疗 IgA 肾病经验．中西医结合心血管病电子杂志，2019, 7(17): 52, 53.

[91] 方晓红，章勤，丁宇星，等．基于国医大师夏桂成教授调周法之经后三期理论治疗月经后期的疗效研究．中华中医药学刊，2019, 37(10): 2428-2430.

[92] 胡荣魁，谈勇．夏桂成国医大师调治妊娠诸疾经验探赜．江苏中医药，2015, 47(12): 1-4.

[93] 胡荣魁．国医大师夏桂成教授"心 - 肾 - 子宫轴"理论及临床应用研究．南京：南京中医药大学博士学位论文，2015.

[94] 郭苗苗，郭义然．李金生名老中医治疗腰椎间盘突出症经验．中国中医药现代远程教育，2016, 14(15): 77-79.

[95] 杨海燕．名老中医王新志教授学术思想及治疗中风病学术经验整理与研究．济南：山东中医药大学博士学位论文，2015.

[96] 李国铭，华荣，曾茜，等．基于数据挖掘刘茂才名老中医治疗眩晕的临证经验初探．时珍国医国药，2016,

27(7): 1752-1755.

[97] 李珊珊.基于中医传承辅助平台探究名老中医治疗先兆流产的用药规律.北京：北京中医药大学硕士学位论文, 2019.

[98] 董蓉蓉.高血压病证治规律及名老中医经验的挖掘研究.北京：中国中医科学院硕士学位论文, 2018.

[99] 邸莎, 杨映映, 王翼天, 等.杜仲临床应用及其用量.吉林中医药, 2019, 39(1): 24-27.

[100] 张翠青, 姚灿坤.牛膝、杜仲、桑寄生治疗"肾虚态"高血压病——仝小林三味小方撷萃.吉林中医药, 2019, 39(12): 1576-1578.

[101] 曹方, 张永康.原明忠治疗类风湿关节炎经验.世界中西医结合杂志, 2015, 10(4): 467-469.

[102] 韩松雪, 王丽伟, 孙语男, 等.王玉英应用膈下逐瘀汤验案5则.世界中西医结合杂志, 2016, 11(3): 309-312.

[103] 谭永强, 程丑夫, 金朝晖.程丑夫教授从肝论治气郁腰痛.湖南中医药大学学报, 2015, 35(3): 46-63.

[104] 吴晨, 赵珂.运用补肾调轴法治疗排卵障碍性不孕症经验.湖南中医杂志, 2018, 34(4): 39-41.

[105] 刘月凤, 龚朋飞, 袁慧, 等.杜仲提取物的急性毒性试验研究.陕西农业科学, 2009, 55(3): 52-60.

[106] 黄武光, 曾庆卓, 潘正兴, 等.杜仲叶冲剂主要药效学及急性毒性研究.贵州医药, 2000, (6): 325-326.

[107] 韩运双, 浦跃朴.杜仲茶的遗传毒性作用研究.劳动医学, 2001, (1): 38-40.

[108] 曾吉祥, 王健, 张晓林, 等.秦巴地区产杜仲皮急性毒性实验的研究.川北医学院学报, 2016, 31(3): 342-344.

[109] 雒晓梅.杜仲的定性定量分析及安全性评价研究.北京：北京协和医学院硕士学位论文, 2019.

[110] 李振华.杜仲的现代药理学研究及临床应用文献综述.甘肃科技纵横, 2018, 47(3): 93-96.

[111] 陈启洪, 李晓飞, 段灿灿, 等.网络药理学探讨杜仲主要活性成分及药理作用机制.中药材, 2018(2): 432-439.

[112] 冯振邦.浅谈杜仲炮制方法.甘肃中医, 2008, 21(12): 44, 45.

[113] 向清武.不同炮制方式对杜仲品质的影响研究.亚太传统医药, 2015, 11(5): 31, 32.

[114] 陈睿.不同炮制方法对杜仲指示性成分的影响研究.现代中医药, 2019, 39(1): 99-101.

研究亮点：

1. 杜仲制剂的不良反应监测显示口服杜仲制剂安全，无不良反应。

2. 杜仲中含有京尼平苷和桃叶珊瑚苷等活性成分，桃叶珊瑚苷无毒副作用，大剂量京尼平苷对肝脏有微影响。

摘要： 杜仲为《神农本草经》收载的上品药材，无毒。现代杜仲制剂的不良反应监测显示口服杜仲制剂安全，无不良反应。杜仲中含有京尼平苷和桃叶珊瑚苷等活性成分，桃叶珊瑚苷无毒副作用，大剂量京尼平苷对肝脏有微影响。

关键词： 安全，不良反应，毒副作用

Chapter 5　Research on Adverse Drug Reaction

Highlights：

1. The adverse reaction monitoring of *Eucommia ulmoides* Oliv. preparation showed that oral preparation was safe without adverse reactions.

2. *Eucommia ulmoides* Oliv. contains geniposide, aucubin and other active components. Aucubin has no toxic side effects. Large dose geniposide has little effect on liver.

Abstract： *Eucommia ulmoides* Oliv. is the first-class medicinal material collected in *Shen Nong's Herbal Classic*, and was recorded non-toxic. The adverse reaction monitoring of *Eucommia ulmoides* Oliv. preparation showed that oral preparation was safe without adverse reactions. *Eucommia ulmoides* Oliv. contains geniposide, aucubin and other active components. Aucubin has no toxic side effects. Large dose geniposide has little effect on liver.

Keywords： Safty, Adverse reaction, Toxicity and side effects

杜仲为《神农本草经》收载的上品药材，《神农本草经》上品药材共120种，主要是一些无毒药，以滋补营养为主，既能祛病又可长服强身延年。《神农本草经·序录》中即言，"上药一百二十种为君，主养命以应天，无毒。多服、久服不伤人"。汉末的《名医别录》中记载，"杜仲味甘，温，无毒，主治脚中酸疼痛，不欲践地。一名思仲，一名木绵"。古人对杜仲最初的认识里即表明该药材无毒。

第一节　杜仲制剂的不良反应监测

19世纪70年代，杜仲皮药源不能满足需要，因此人们开展了杜仲叶替代杜仲皮的研究和开发。有报道采用杜仲叶三倍于杜仲皮的投料制备杜仲叶降压片，与杜仲皮降压片的临床疗效进行了对比研究，共观察高血压病例251例，两种降压片服药方法均为每日3次，每次5片，连续服药30天。结果表明两种降压片对高血压均有较好的降压效果，在服药过程中均未发现明显的不良反应，有少数病例有尿频，可能是药物具有利尿作用所致。个别病例有恶心感，改为饭后服用即不再发生[1]。

杜仲颗粒由杜仲和杜仲叶制成，给予32例妊娠合并慢性高血压且胎儿生长受限的患者杜仲颗

粒 5 g，每天 2 次，结果试验组胎儿平均每周双顶径、股骨长、头围、腹围长度均明显增长，优于对照组；新生儿 1 min Apgar 评分、体质量、胎龄均明显增加。所有病例均未出现头痛、恶心、心悸、过敏等不良反应及胎儿畸形，所有的实验对象均被随访，随访年龄 1～5 岁，均未发现畸形及智力低下[2]。

杜仲常与其他药味配伍组成复方治疗高血压，以杜仲为君药，配伍三七、桑寄生、白芍、丹参、地龙、天麻、香附、甘草等制成的复方杜仲降压片，每次 4 片，每日 3 次，饭前 1 h 温开水送服，对 45 例患者连续服药 4 周的观察未发现明显不良反应[3, 4]。

复方杜仲片为漳州市中医院的院内制剂，由杜仲、续断、当归、赤芍、红花、桃仁、制没药、元胡、制乳香等药材制成，方中以补肾益髓、强筋壮骨的杜仲、续断为君药；当归、赤芍养血活血；红花、桃仁活血化瘀通滞，制没药、元胡、制乳香行气，共用行气止痛、疏肝解郁。在治疗肾虚血瘀型绝经后骨质疏松症的临床研究中，每次 4 片，每日 3 次，服药 6 个月期间受试患者未出现恶心、呕吐、皮疹或腹泻等不良反应，血常规、尿常规、粪常规、心电图、肝功能、肾功能等未查及明显异常[5]。给予老年骨质疏松性胸腰椎骨折患者连续 6 个月服用杜仲片，联合椎体成形术，发现杜仲片治疗后能够提高老年椎体骨折患者的骨密度、改善临床疼痛症状及功能障碍指数，有较好的临床疗效，患者未出现明显肝肾功能及心电图、血常规、尿常规、粪常规明显变化或者恶心、呕吐、腹痛、腹泻、皮疹等不良反应，杜仲片口服药物安全性较好[6]。

强力天麻杜仲胶囊由天麻、杜仲（盐制）、制草乌等中药组成，用于治疗中风引起的筋脉挛痛，肢体麻木，行走不便，腰腿酸痛，头痛头昏等症。有研究表明有患者服用后腰部疼痛明显，肝、脾增大，左肾萎缩，右肾囊肿伴钙化，动脉粥样硬化，并伴有恶心、呕吐等症状[7]。

天麻丸以中药天麻为主药，配伍杜仲等其他九味药材，用以治疗风湿瘀阻、肝肾不足所致的痹病。临床治疗发现有 1 例患者服用该药 48 h 后全身皮肤瘙痒，出现全身大片皮疹，抓后局部微痛并有灼热感，伴有头晕、恶心等症状，临床诊断为天麻丸所致过敏性荨麻疹。其致敏机制可能是由于患者对其中某种药物较为敏感，当 12 h 后再次服用时激活血浆和组织内的蛋白酶和酯酶，引起蛋白质分解，体细胞内与蛋白质结合的组织胺、5- 羟色胺等释放，使胆碱能神经兴奋性增高，产生大量的乙酰胆碱，这些活性物质在体内的作用使得患者发生过敏性皮疹[8]。

第二节　杜仲中主要成分的毒副作用研究

一、京尼平苷的毒副作用

有文献报道灌胃给予 300 mg/kg 京尼平苷的雄性 SD 大鼠，连续给药 3 天后，肝脏显示了病理变化，血清中丙氨酸转氨酶、天冬氨酸转氨酶、碱性磷酸酶和 γ- 谷氨酰转移酶增加，肝脏总胆汁酸增加了 75%，主要是牛磺酸结合胆汁酸的增加，京尼平苷同时下调了法尼醇 X 受体、小异二聚体配体和胆盐输出泵的表达。这个结果提示 300 mg/kg 京尼平苷可诱导雄性大鼠肝损伤，伴随胆汁酸调节基因的相关变化，导致牛磺酸络合物在大鼠肝脏中积累[9]。京尼平苷经口灌胃给药雄性和雌性 SD 大鼠，给药剂量分别为 25 mg/kg、50 mg/kg 或 100 mg/kg，每天 1 次，持续 26 周，京尼平苷对动物死亡率、体重或食物消耗无影响。给药 4 周后，未观察到明显毒性，在第 13 周时，50 mg/kg 和 100 mg/kg 组雄性大鼠器官重量显著增加，100 mg/kg 组的雄性和雌性大鼠的网织红细胞百分比显著增加，100 mg/kg 雌性大鼠组内，有两只大鼠肝和肾表现出轻微的病理变化，26 周后，100 mg/kg 雌性大鼠组的网状内皮细胞百分比、肝脏、胸腺和肾脏显示出明显的变化，尿液分析也显示出明显的变化，组织病理学检查发现高剂量组肝、肾组织结构出现严重异常及色素沉积。

然而，此结果并不能说明含有此成分的药材也会产生相同的损伤。杜仲中京尼平苷的含量通常在千分之一左右，灌胃给予 300 mg/kg 的京尼平苷相当于给予 300 g/kg 的杜仲药材，在临床应用中是不可能使用如此大的剂量。

二、桃叶珊瑚苷的毒副作用

有报道给小鼠腹腔注射 100～900 mg/kg 桃叶珊瑚苷后 24 h 内无小鼠死亡，高于 300 mg/kg 给药组小鼠血清天冬氨酸转氨酶活性和碱性磷酸酶活性略有下降，三酰甘油含量有增加趋势[11]。一篇早期的研究报道中，给小鼠腹腔注射桃叶珊瑚苷，分别于第 1 天、第 3 天、第 5 天、第 7 天腹腔注射 20 mg/kg、40 mg/kg、80 mg/kg，各给药组小鼠丙氨酸转氨酶、天冬氨酸转氨酶活性和碱性磷酸酶活性均无明显变化[12]。单次给 Wistar 大鼠腹腔注射 100 mg/kg 桃叶珊瑚苷，大鼠无死亡，个别大鼠出现瘫痪症状[13]。另外一个急性毒性实验是灌胃给予小鼠 10 mg/kg、20 mg/kg 和 40 mg/kg 桃叶珊瑚苷，大剂量组的小鼠自由活动和摄食量略有下降，出现脂肪粪便或软大便，在第 2～3 天逐渐恢复正常，给药 14 天内，动物没有出现中毒或死亡症状，心、肝、脾、肾、胃、肠等主要脏器未见异常病理改变。大鼠灌胃给予 200～800 mg/kg 桃叶珊瑚苷，连续给药 6 个月，结果显示桃叶珊瑚苷对大鼠的体重、毛发、运动活动、饮食和一般情况没有显著影响，血液学和血液生化指标均在正常生理范围内，没有观察到动物死亡或主要器官的异常组织病理学，恢复期大鼠无慢性毒性和迟发性毒性[14]。因此，桃叶珊瑚苷是一种低毒化合物，腹腔给药时小鼠的最小致死量可能大于 900 mg/kg。大鼠长期灌胃给药在 200～800 mg/kg 剂量范围内是安全的。

三、绿原酸的毒副作用

采用主动全身过敏试验研究发现，与 BN 大鼠血清外孵法进行增敏后，过敏反应的发生率高于绿原酸溶液组，上升为 62.50%，过敏反应的发生程度多为阳性反应和强阳性反应，并伴有呼吸困难等症状，血浆中 IgE、β- 氨基己糖苷酶的含量均升高，指标的变化率高于未经孵育增敏的绿原酸溶液组，其原因可能是绿原酸在体外与血清孵育后产生了较强的免疫原性和抗原性，从而引起过敏反应[15]。罗飞等进行了豚鼠全身主动过敏试验和大鼠被动皮肤过敏试验，采用平衡透析法分离提取物中的大小分子化合物，结果发现透析前提取物中，绿原酸纯度小于 92% 时，出现不同程度的过敏反应，绿原酸纯度大于 92% 的提取物及其注射剂均未发生过敏性反应；透析后提取物中绿原酸纯度为 33.17% 的透析内液表现出较强的过敏反应，外液及纯度 99% 以上的绿原酸原料药及其注射剂的透析内、外液均未发生过敏反应，因此过敏反应可能与提取物所含的其他大分子物质有关，小分子绿原酸及其类似物无致敏性[16]。文献统计了含绿原酸的中药复方注射剂的不良反应[17]，中药注射剂发生不良反应的原因很复杂，除去不同生产厂家的工艺差异导致成分差异的原因，更因为复方制剂所含成分多样，难以确定是有效成分还是痕量杂质变成了抗原或半抗原而致敏，已有研究表明高纯度的绿原酸无致敏性，所以含绿原酸的中药注射剂的不良反应原因尚需深入研究。

杜仲中含有的化学成分复杂多样，在单独考察活性成分的毒副作用时，需考虑该成分在药材中的含量是否达到了产生毒副作用的剂量，从而客观评价药材可能产生的毒副作用。根据杜仲药材和制剂的临床观察事例，并未发现该药材的不良反应，这也与古医书内记载的"杜仲……无毒"是一致的。

（郑晓晖 杜亚朋）

参 考 文 献

[1] 贵州省"降压片"临床协作组. 杜仲叶代杜仲皮的临床研究. 新医药学杂质，1978，10：30-32.

[2] 彭红梅，李小姝. 杜仲颗粒治疗妊娠合并慢性高血压患者胎儿生长受限临床研究. 中医学报，2012，27(173)：1373，1374.

[3] 李武明. 复方杜仲降压片治疗高血压病的临床研究. 长沙：湖南中医学院硕士学位论文，2002.

[4] 李武明，何玉香. 复方杜仲降压片治疗高血压病 45 例分析. 中医药学刊，2004，2(22)：331，332.

[5] 林忠凯. 复方杜仲片治疗肾虚血瘀型绝经后骨质疏松症的临床研究. 福州：福建中医药大学硕士学位论文，2014.

[6] 林惠红. 杜仲片治疗老年骨质疏松性胸腰段椎体骨折临

床研究 . 福州：福建中医药大学硕士学位论文 , 2015.

[7] 潘瑞蓉 . 强力天麻杜仲胶囊致急性肾衰竭 1 例报告 . 江苏大学学报 : 医学版 , 2014, 24(4): 350, 354.

[8] 刘天寿 . 天麻丸致过敏性荨麻疹 1 例报告 . 甘肃中医 , 2003, (4): 29.

[9] Tian J Z, Zhu J J, Yi Y, et al. Dose-related liver injury of geniposide associated with the alteration in bile acid synthesis and transportation. Scientific Reports, 2017, 7(1): 8938-8949.

[10] Jingzhuo Tian, Yan Yi, Yong Zhao, et al. Oral chronic toxicity study of geniposide in rats. Journal of Ethnopharmacology, 2018, 213: 166-175.

[11] Chang IM, Yun-Choi HS, Yang KY. Pharmacology and toxicology of aucubin.Yakhak Hoeji, 1984, 28(1): 35-48.

[12] Chang IM, Chang KS, Yun-Choi HS. Toxicological studies on Aucubin (I): acute toxicities anf effects on blood serum enzymes. Korean Journal of Pharmacognosy, 1983, 14(3): 95-101.

[13] Xue HY, Lu YN, Fang XM, et al.Neuroprotective properties of aucubin in diabetic rats and diabetic encephalopathy rats. Molecular Biology Reports, 2012, 39(10) : 9311-9318.

[14] 李杨 . 桃叶珊瑚苷及其衍生物的分子结构与药理活性研究 . 西安：西北大学博士论文 , 2011.

[15] 帅维维 , 朱丹凤 , 蒋宝平 , 等 . 绿原酸对 BN 大鼠的致敏性研究 . 时珍国医国药 , 2019, 30(7): 1566-1568.

[16] 罗飞 , 包旭 , 林大胜 , 等 . 绿原酸对动物的致敏性研究 . 华西药学杂志 , 2009, 24(2): 181-183.

[17] 李坤艳 . 含绿原酸的清热解毒类中药注射剂不良反应及其机理探讨 . 中国卫生产业 , 2014, 11(8): 87, 88.

第四篇

Part 4   Overseas

国　外

　　早在公元 797 年的唐代，日本即从我国引进了杜仲资源，但直到 20 世纪 80 年代左右才开始进行杜仲的研究、开发与应用，现开始走向产业化。日本杜仲研究会这十几年来聚焦于杜仲叶及杜仲叶提取物对代谢综合征、心脑血管、神经系统和骨质疏松症的作用与机制的研究，尤其是在降脂减肥方面，其中主要包括杜仲茶，以及在杜仲胶技术与应用方面的研究，以反式异戊二烯类生物聚合物资源为原料，从战略高度开发各类产品，精确地瞄准功效物质进行深度研发，取得了可喜的成绩。

　　韩国素来对汉药十分重视，从 20 世纪 80 年代就开始致力于对杜仲的开发研究，不断从中国进口杜仲种籽和种苗，把杜仲皮作为药用。关于杜仲的黄酮类及环烯醚萜苷类成分的研究在韩国较多；韩国学者对杜仲的药理作用研究较为深入广泛，主要集中在抗糖尿病、减肥、治疗骨质疏松、抗阿尔茨海默病等；杜仲在韩国的应用比较广泛，主要集中于橡胶产业、美容及保健产业。

杜仲于1896年首先被引种到法国植物园，几年后被引种到英国著名的Kew Garden植物园，1906年被引种到俄国。20世纪50年代以后，有关杜仲的研究日益增多。欧美学者对杜仲的化学成分、提取分离、结构鉴定、合成途径、药理作用及综合开发与应用的研究均有较大进展，化学方面主要集中于木脂素的提取分离、结构鉴定及降压成分的合成，并对杜仲叶绿体基因和糖酵解基因进行组学分析；药理方面主要集中在降压、抗氧化活性，调节骨代谢和补体系统活性，均有报道；在欧美国家的工业领域和保健品领域，杜仲均有广泛应用，欧美学者确定了杜仲胶的晶型并广泛应用于欧美牙科领域。以杜仲为主要原料的保健品畅销于欧美市场。

综上所述，本著作单独设置"国外"篇，将日本、韩国和欧美分章进行论述，以便全方位深入地了解国外杜仲的研究、开发与应用现状，学习和借鉴他们取得的成功经验和成果，以利于我国杜仲科技开发快速高质量走向产业化，并有助于杜仲研究的国际交流。

本篇将重点介绍近百年来日韩、欧美地区关于杜仲化学成分、药理作用的研究，以及杜仲的综合开发与应用进展，以便为杜仲药材资源的生产、研制和创新开发等提供一定的参考，从而提高杜仲的临床应用和国际市场竞争力。

（杨义芳　杨　扬）

日本的杜仲研究、开发与应用

研究亮点：

1. 从杜仲不同部位分离鉴定了 46 个化合物，树皮中的木脂素类成分种类与数量最多，叶中主要以环烯醚萜类及黄酮类成分为主。

2. 通过组织化学与傅里叶变换红外显微光谱第一次成功地展示了杜仲植物组织中的反式聚异戊二烯分布；构建杜仲反式聚异戊二烯 EST 库和聚异戊二烯生物合成的基因共表达网络，有助于阐明反式聚异戊二烯生物合成的代谢途径及其生物合成的机制。

3. 对杜仲皮、叶等多部位提取物及其车叶草苷等多种有效成分进行了较为深入的药理学研究。

4. 日本对杜仲及其有效成分的药理学研究较为广泛。研究表明，杜仲对内分泌系统、心血管系统、骨骼、神经系统、消化系统有作用，此外还有免疫调节、抗肿瘤、抗氧化、抗过敏及镇痛等作用。

5. 日本杜仲研究会近十五年来的大会主题聚焦于杜仲叶、杜仲叶提取物及杜仲茶对代谢综合征的作用与机制的研究。

6. 日本杜仲 PCT 国际专利几乎占日本杜仲专利总数的 1/10，在一定程度上反映了日本在杜仲研究开发方面的科技含金量。专利主要涉及代谢综合征相关的保健功能。

摘要： 日本早在 20 世纪 80 年代左右就开始进行杜仲的研究、开发与应用。从杜仲皮、杜仲绿叶、干燥叶及茎中分离鉴定共 46 个化合物，杜仲不同部位里所含的化学成分有明显的差异，树皮中的木脂素类成分种类与数量最多，叶中主要以环烯醚萜类及黄酮类成分为主。超临界流体色谱法（SFC）与 C_{18} 反相色谱苯基型柱结合，基线分离 30 种聚戊二烯成分；通过组织化学与傅里叶变换红外显微光谱第一次成功地展示了杜仲植物组织中的反式聚异戊二烯分布；构建杜仲反式聚异戊二烯 EST 库和聚异戊二烯生物合成的基因共表达网络，有助于阐明反式聚异戊二烯生物合成的代谢途径及其生物合成的机制。日本学者对杜仲皮、杜仲叶提取物和车叶草苷、绿原酸、京尼平苷酸、槲皮素、阿魏酸、黑麦草内酯、杜仲多糖等多种有效成分进行了较为深入的药理学研究。研究表明，杜仲皮和杜仲叶提取物对人体心血管系统、骨骼、神经系统、消化系统能发挥较好的药理学效应，此外还有较好的抗代谢、免疫调节、抗肿瘤、抗氧化、抗过敏及镇痛等作用。日本杜仲研究会近十五年来的大会主题聚焦于杜仲叶、杜仲叶提取物及杜仲茶对代谢综合征和心脑血管的作用与机制的研究，突出降脂减肥效果的研究。与本书内容相关的专利共 231 项，日本杜仲 PCT 国际专利几乎占日本杜仲专利总数的 1/10，在一定程度上反映了日本在杜仲研究开发方面的科技含金量，国际专利主要涉及代谢综合征相关的保健功能。杜仲茶及车叶草苷可提高基础代谢、减少内脏脂肪和增加胆汁酸的分泌，具有明显的抗肥胖作用，杜仲茶已风靡日本，波及南亚地区。

关键词： 杜仲，化学成分，聚异戊二烯，药理学，日本杜仲研究会，专利，应用

Chapter 1　Study on the Research, Development and Application of *Eucommia ulmoides* in Japan

Highlights:

1. Forty-six compounds were isolated and identified from different parts of *Eucommia ulmoides* Oliv. The most lignans were lignans in bark, while iridoids and flavonoids were the main components in leaves.

2. For the first time, histochemical staining and FT-IR microspectroscopicsuccessfully demonstrated the distribution of trans polyisoprene in *Eucommia ulmoides* plant tissues. Constructing *Eucommia* trans polyisoprene EST library and polyisoprene biosynthesis gene coexpression network is helpful for trans polyisoprene biosynthesis metabolic pathway and biosynthesis mechanism.

3. Pharmacological effects of the extracts of *Eucommia* bark, leaves and other multi-site extracts and various active ingredients such as asperuloside had been deeply studied.

4. Research in Japan suggested that the pharmacological effects of *Eucommia ulmoides* are widely as follow, endocrine system, cardiovascular system, bone, nervous system, digestive system, as well as immune regulation, anti-tumor, anti-oxidation, anti-allergy and anti-pain effects.

5. The conference theme of Japanese Society of *Eucommia* over the past 15 years has focused on the research of the effects and mechanisms of *Eucommia ulmoides* leaves, *Eucommia ulmoides* leaves extract, and *Eucommia ulmoides* tea on metabolic syndrome.

6. *Eucommia* PCT international patents in Japan account for almost one tenth of the total number of Japanese *Eucommia* patents, reflecting to a certain extent Japan's scientific and technological gold content in research and development of *Eucommia*. The patent is mainly related to the health care function such as metabolic syndrome.

Abstract: The research, development and application of *Eucommia ulmoides* Oliv. were carried out in Japan as early as the 1980s. A total of 46 compounds were isolated and identified from the bark, green leaves, dry leaves and stems of *E. ulmoides*. The chemical constituents in different parts of *E. ulmoides* were obviously different. The lignans in bark were the most abundant, and iridoids and flavonoids were the main components in leaves. SFC is combined with C18 reversed-phase chromatography phenyl column to separate 30 polypentadiene components at baseline. For the first time, histochemical and FT-IR microspectroscopic successfully demonstrated the distribution of trans polyisoprene in *E. ulmoides* plant tissues. Constructing *Eucommia* trans polyisoprene EST library and polyisoprene biosynthesis gene coexpression network is helpful for trans polyisoprene biosynthesis metabolic pathway and biosynthesis mechanism. Japanese scholars extracted many effective components from bark and leaves of *E. ulmoides*, such as plantain, chlorogenic acid, geniposide, aspergilloside, quercetin, ferulic acid and *Eucommia* polysaccharide. In addition, many pharmacological studies on the extracts of *E. ulmoides* bark and leaves and the above monomer components were carried out. Studies proved that extract of the bark and leaves of *E. ulmoides* could play a good pharmacological effect on human cardiovascular system, bone, nervous system, digestive system, in addition to better anti metabolism, immune regulation, anti-tumor, anti-oxidation, anti-allergy and anti-pain effects. In the past 15 years, the theme of the meeting of Japanese Society of *Eucommia* focused on the research on the effects and mechanisms of *E. ulmoides* leaves, *E. ulmoides* leaves extract and *E. ulmoides* tea on metabolic syndrome and cardiovascular and cerebrovascular diseases, highlighting the research on lipid-lowering and weight-loss effect. There are 231 patents related to the content of this book. The PCT international patent of *E. ulmoides* in Japan accounts for nearly one tenth of the total patents of *E. ulmoides* in Japan. To a certain extent, it reflects the scientific and technological gold content in the research and development of *E. ulmoides*. The international patents mainly involve the health functions related to metabolic syndrome. *E. ulmoides* tea and asperuloside have a significant anti-obesity effect by increasing basal metabolism, reducing visceral fat and increasing the secretion of bile acids. *E. ulmoides* tea has become popular in Japan and spread to South Asia.

Keywords：*Eucommia ulmoides* Oliver, Chemical composition, Polyisoprene, Pharmacology, Japanese Society of *Eucommia*, Patent, Application

日本从 20 世纪 80 年代左右就开始了杜仲的化学成分、药理学等方面的研究，以及开发与应用，并取得了可喜的成绩。从杜仲皮、杜仲绿叶、干燥叶及茎中分离鉴定共 46 个化合物，进行了聚异戊二烯及其杜仲胶和药理学研究。21 世纪以来，日本杜仲研究会聚焦于杜仲叶、杜仲叶提取物及杜仲茶对代谢综合征和心脑血管的作用与机制的研究，尤其是降脂杜仲茶及其中的活性成分车叶草苷在提高基础代谢、减少内脏脂肪和增加胆汁酸的分泌方面具有明显抗肥胖作用的研究。现分以下各节进行详细叙述。

第一节　日本的杜仲化学成分研究

日本是最早开始研究杜仲，也是研究杜仲最为全面的国家，早在 20 世纪 90 年代前就已经对杜仲中所含的化学成分进行了较为透彻的研究，且对杜仲的不同部位进行了研究，分别对杜仲皮、杜仲叶、杜仲绿叶和杜仲茎进行了较为完全的化学成分分析。经研究表明，杜仲中主要含有木脂素类、苯丙素类、环烯醚萜类、黄酮类、杜仲胶等。其中木脂素类成分是研究最为完全的一类化合物，尤其是杜仲皮中所含的化学成分研究，其次为环烯醚萜类成分，Tetsuya Hirata 等于 2014 年发表的论文中，首次从杜仲绿叶中新分离出的三个化合物 eucomoside A、eucomoside B 和 eucomoside C 均属于环烯醚萜类化合物。杜仲在日本运用广泛，不仅其干燥叶被制成商品茶 "Tochu-Cha"，还在保健食品、食品添加剂和畜牧业等方面得到充分利用。

一、杜　仲　皮

日本学者经研究，共在杜仲皮中分离出 39 个不同类型的化合物，分别为木脂素类、苯丙素类、环烯醚萜类化合物等，其中木脂素类化合物占绝大部分，见表 4-1-1，各化合物结构见图 4-1-1，各化合物结构母核取代基见表 4-1-2。木脂素类化合物是杜仲化学成分中研究最多、结构最清晰、成分最明确的一类化合物。木脂素类化合物的结构母核有 5 种，分别是双环氧木脂素、单环氧木脂素、新木脂素、倍半木脂素和环橄榄脂素。木脂素是一类由两分子苯丙素衍生物（即 C6-C3 单体）聚合而成的天然化合物。杜仲皮中的木脂素类成分主要为苷类化合物，其糖基均为 β-D-葡萄糖。

双环氧木脂素：母核结构如图 4-1-1 中 A 所示，是由两分子苯丙素侧链相互连接形成两个环氧结构的一类木脂素，天然存在的双环氧木脂素结构中都具有顺式连接的双骈四氢呋喃环，且根据杜仲化学成分研究的相关报道，呋喃环上少有取代，两侧苯环上多在 3，4 位上有取代基，4，4′ 位上多为羟基，在该位上成单糖苷或双糖苷，在 3，3′，5 和 5′ 位多为甲氧基取代，在 8′ 位通常为 H，偶有羟基取代，如松脂醇、表松脂醇和中松脂醇，三个化合物均在 4，4′ 位上羟基取代，在 3，3′，5 和 5′ 位有 2 个及以上甲氧基取代，8′ 位均为 H。

单环氧木脂素类：母核结构如图 4-1-1 中 B 所示，由两分子 8，9- 二羟基苯丙素聚合而成，苯丙素单元的侧链连接，并在侧链聚合成一个呋喃环，呋喃环上少有取代。两侧的苯环上多有甲氧基和羟基取代，且在羟基取代位易与葡萄糖结合成苷，如橄榄素 -4- 葡萄糖苷、橄榄素 -4′- 葡萄糖苷、橄榄素二葡萄糖苷，三者在 3′ 位均为甲氧基取代，4 位与 4′ 位为羟基取代或与葡萄糖结合成苷。

新木脂素：母核结构如图 4-1-1 中 C-1、C-2 所示，由两分子苯丙素聚合而成，是一分子苯丙素的侧链与另一个苯丙素的苯环相连，当 8 位并 3′、7 位并 4′ 聚合成一个吡喃环，形成图 4-1-1 中的 C-1 骨架；当 9 位与 4′-O 连接，形成图 4-1-1 中的 C-2

骨架。由于新木脂素类成分取代基多样，故该类化合物规律性不高。如脱氢二松柏醇和柑橘素这两个化合物的母核分别为 C-1 骨架和 C-2 骨架。

倍半木脂素：母核结构如图 4-1-1 中 D 所示，是由三个苯丙素聚合而成，其中两个聚合为双环氧类木脂素，如（-）丁香丙三醇 -β- 丁香脂素醚二糖苷和耳草素二吡喃葡萄糖苷，这两个化合物是目前在杜仲中发现的为数不多的倍半木脂素类。

环橄榄脂素：母核结构如下图 4-1-1 中 E 所示，由两分子苯丙素的侧链连接，并聚合成六元环，在杜仲中只发现环橄榄脂素。

表 4-1-1 杜仲皮中的化学成分
Table 4-1-1 Chemical composition of *Eucommia ulmoides* bark

编号	化合物中文名称	化合物英文名称	分子式	化合物归类	参考文献
1	1- 羟基松脂醇二葡萄糖苷	（+）-1-hydroxypinowsinol 4, 4′-di-O-β-D-glucopyranoside	$C_{32}H_{42}O_{17}$	木脂素类	[1]
2	松脂醇二葡萄糖苷	（+）-pinoresinol-4, 4′-di-O-β-D-glucopyranoside	$C_{32}H_{42}O_{16}$	木脂素类	[2]
3	中脂素 4, 4′-di-O-β-D- 葡萄糖苷	（+）-medioresinol 4, 4′-di-O-β-D-glucopyranoside	$C_{33}H_{44}O_{17}$	木脂素类	[2]
4	1- 羟基松脂醇 -4′-O-β-D- 葡萄糖苷	（+）-1-hydroxypinoresinol 4′-O-β-D-glucopyranoside	$C_{26}H_{33}O_{12}$	木脂素类	[1]
5	1- 羟基松脂醇 -4-O-β-D- 葡萄糖苷	（+）-1-Hydroxypinoresinol 4-O-β-D-glucopyranoside	$C_{26}H_{33}O_{12}$	木脂素类	[1]
6	松脂醇 -4-O-β-D- 葡萄糖苷	（+）-pinoresinol-4-O-β-D-glucopyranoside	$C_{26}H_{32}O_{11}$	木脂素类	[2]
7	杜仲素 A	eucommin A	$C_{27}H_{34}O_{12}$	木脂素类	[3]
8	丁香树脂酚 4-O-β-D- 葡萄糖苷	（+）-syringaresinol 4-O-β-D-glucopyranoside	$C_{28}H_{36}O_{13}$	木脂素类	[3]
9	松脂醇	（+）-pinoresinol	$C_{20}H_{22}O_6$	木脂素类	[2]
10	表松脂醇	（+）-epipinoresinol	$C_{20}H_{22}O_6$	木脂素类	[4]
11	中松脂醇	（+）-medioresinol	$C_{21}H_{24}O_7$	木脂素类	[4]
12	丁香脂醇	（+）-syringaresinol	$C_{22}H_{26}O_8$	木脂素类	[4]
13	丁香脂素二葡萄糖苷	（+）-syringaresinol 4, 4′-di-O-β-D-glucopyranoside	$C_{34}H_{46}O_{18}$	木脂素类	[5]
14	1- 羟基松脂醇	（+）-1-hydroxypinoresinol	$C_{20}H_{22}O_7$	木脂素类	[4]
15	橄榄脂素二葡萄糖苷	（-）-olivil 4, 4′-di-O-β-D-glucopyranoside	$C_{32}H_{44}O_{17}$	木脂素类	[3]
16	橄榄脂素 -4′-O-β-D- 葡萄糖苷	（-）-olivil 4′-O-β-D-glucopyranoside	$C_{26}H_{34}O_{12}$	木脂素类	[6]
17	橄榄脂素 -4-O-β-D- 葡萄糖苷	（-）-olivil 4-O-β-D-glucopyranoside	$C_{26}H_{34}O_{12}$	木脂素类	[6]
18	橄榄脂素	（-）-olivil	$C_{20}H_{24}O_7$	木脂素类	[1]
19	脱氢二松柏醇二葡萄糖苷	dehydrodiconiferyl alcohol 4, γ-di-O-β-D-glucopyranoside	$C_{26}H_{32}O_{11}$	木脂素类	[7]
20	柑橘素 B	citrusin B	$C_{27}H_{36}O_{13}$	木脂素类	[7]
21	赤式二羟基脱氢二松柏醇	erythro-dihydroxydehydrodiconiferyl	$C_{20}H_{24}O_8$	木脂素类	[4]

编号	化合物中文名称	化合物英文名称	分子式	化合物归类	参考文献
22	苏式二羟基脱氢二松柏醇	threo-dihydroxydehydrodiconiferyl alcohol	$C_{20}H_{24}O_8$	木脂素类	[4]
23	赤式甘油-β-松柏醇醛醚	(+)-erythro-guaiacylglycerol-β-conifery aldehyde ether	$C_{20}H_{26}O_6$	木脂素类	[4]
24	苏式甘油-β-松柏醛醚	(+)-threo-guaiacylglycerol-β-conifery aldehyde ether	$C_{20}H_{26}O_6$	木脂素类	[4]
25	二氢脱氢二松柏醇	dihydroxydehydrodiconiferyl alcohol	$C_{20}H_{22}O_6$	木脂素类	[7]
26	耳草素二吡喃葡萄糖苷	(−) hedyotol-C-4′, 4″-di-O-β-D-glucopyranoside	$C_{43}H_{56}O_{21}$	木脂素类	[6]
27	(−)丁香丙三醇-β-丁香脂素醚二糖苷	(−)-syringylglycerol-β-syringaresinol ether 4′, 4″-di-O-β-D-glucopyranoside	$C_{42}H_{54}O_{21}$	木脂素类	[7]
28	环橄榄脂素	(+) cyclo-olivil	$C_{20}H_{24}O_7$	木脂素类	[1]
29	(+)-松脂醇香草酸醚二吡喃葡萄糖苷	(+)-pinoresinol vanillic acid ether diglucopyranoside	$C_{39}H_{46}O_{20}$	木脂素类	[8]
30	(+)-丁香脂素香草酸醚二吡喃葡萄糖苷	(+)-syringaresinol vanillic acid ether-diglucopyranoside	$C_{37}H_{42}O_{18}$	木脂素类	[8]
31	咖啡酸	caffeic acid	$C_9H_8O_4$	苯丙素类	[5]
32	绿原酸甲酯	methyl chlorogenate	$C_{17}H_{20}O_9$	苯丙素类	[5]
33	杜仲醇苷Ⅰ	eucommioside Ⅰ	$C_{15}H_{26}O_9$	环烯醚萜类	[6]
34	杜仲醇	eucommiol	$C_9H_{16}O_4$	环烯醚萜类	[9]
35	京尼平苷酸	geniposidic acid	$C_{16}H_{22}O_{10}$	环烯醚萜类	[6]
36	桃叶珊瑚苷	aucubin	$C_{15}H_{22}O_9$	环烯醚萜类	[10]
37	京尼平苷	geniposide	$C_{17}H_{24}O_{10}$	环烯醚萜类	[6]
38	京尼平	genipin	$C_{11}H_{14}O_5$	环烯醚萜类	[6]
39	β-谷甾醇-3-O-β-D-葡萄糖苷	β-sitosterol-O-β-D-glucopyranoside	$C_{36}H_{62}O_6$	三萜类	[5]

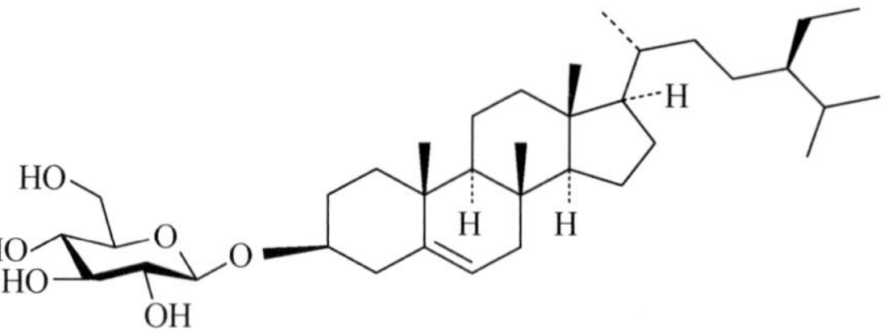

图 4-1-1　杜仲皮中成分的化学结构母核

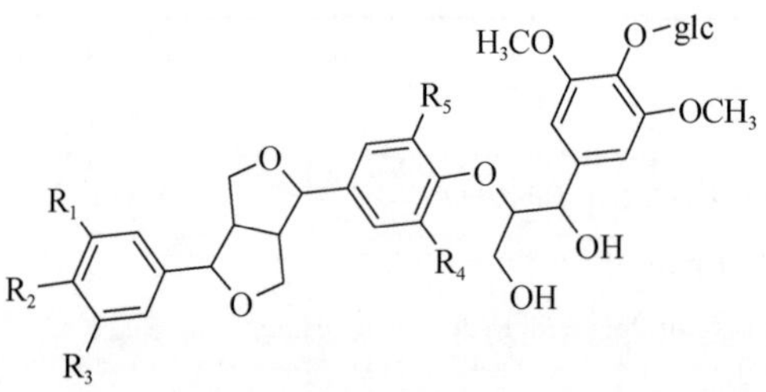

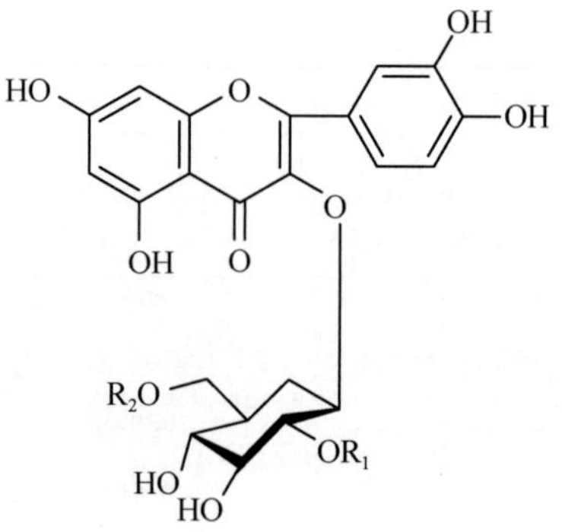

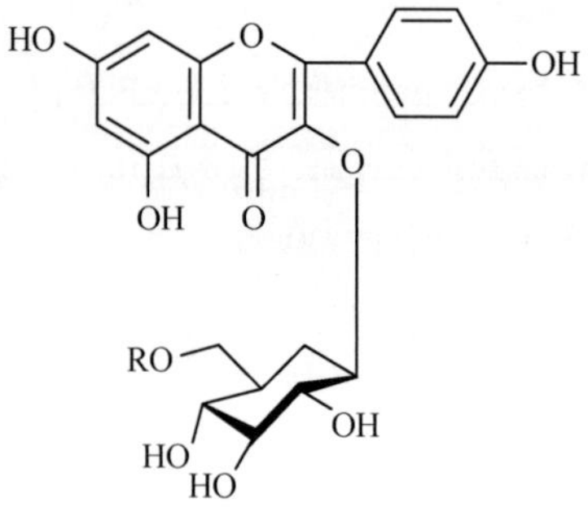

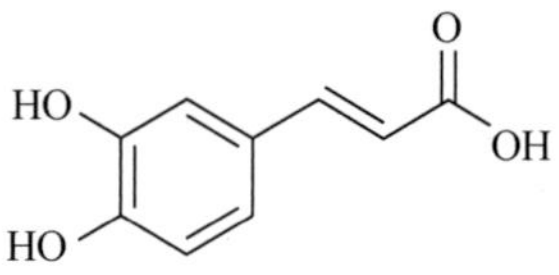

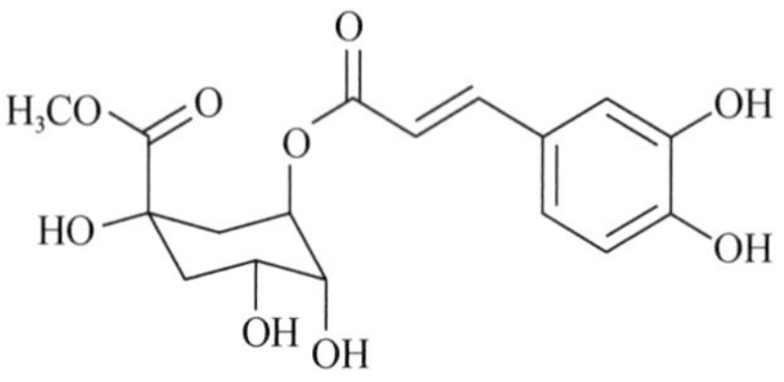

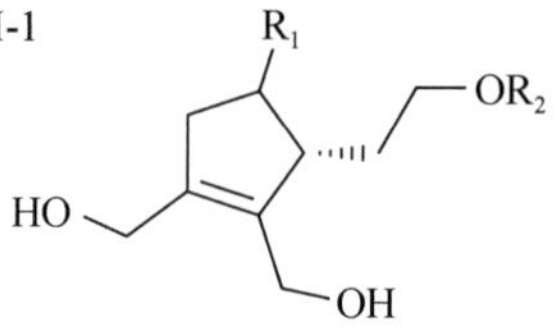

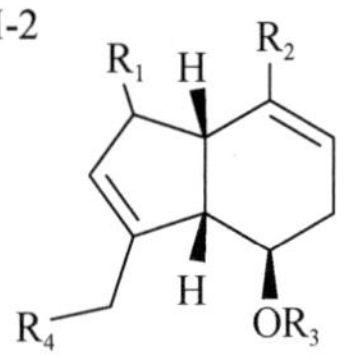

Fig. 4-1-1　Chemical structure of the core in *Eucommia ulmoides*

表 4-1-2　杜仲皮中 39 个化合物结构母核取代基

Table 4-1-2　39 compound structure nucleus substituents in *Eucommia ulmoides* bark

化合物编号	母核（对应图 4-1-1 中的编号）	取代基
1	A	$R_1=R_6=OCH_3$，$R_7=OH$
		$R_2=R_5=O\text{-glc}$，$R_3=R_4=H$
2	A	$R_1=R_6=OCH_3$，$R_2=R_5=O\text{-glc}$，$R_3=R_4=R_7=H$
3	A	$R_3=R_6=R_4=OCH_3$，$R_2=R_5=O\text{-glc}$，$R_1=R_7=H$
4	A	$R_1=R_6=OCH_3$，$R_5=R_7=OH$，$R_2=O\text{-glc}$，$R_3=R_4=H$
5	A	$R_1=R_6=OCH_3$，$R_2=R_7=OH$，$R_5=O\text{-glc}$，$R_3=R_4=H$
6	A	$R_1=R_6=OCH_3$，$R_2=O\text{-glc}$，$R_5=OH$，$R_3=R_4=R_7=H$
7	A	$R_1=R_4=R_6=OCH_3$，$R_2=OH$ $R_3=R_7=H$，$R_5=O\text{-glc}$
8	A	$R_1=R_6=R_3=R_4=OCH_3$，$R_2=O\text{-glc}$，$R_5=OH$，$R_7=H$
9	A	$R_1=R_6=OCH_3$，$R_2=R_5=OH$，$R_3=R_4=R_7=H$

续表

化合物编号	母核（对应图 4-1-1 中的编号）	取代基
10	A	$R_3=R_4=OCH_3$，$R_2=R_5=OH$，$R_1=R_6=R_7=H$
11	A	$R_3=R_6=R_4=OCH_3$，$R_2=R_5=OH$，$R_1=R_7=H$
12	A	$R_1=R_6=R_3=R_4=OCH_3$，$R_2=R_5=OH$，$R_7=H$
13	A	$R_1=R_6=R_3=R_4=OCH_3$，$R_2=R_5=O\text{-}glc$，$R_7=H$
14	A	$R_1=R_6=OCH_3$，$R_2=R_5=R_7=OH$，$R_3=R_4=H$
15	B	$R_1=R_3=OCH_3$，$R_2=R_4=O\text{-}glc$
16	B	$R_1=R_3=OCH_3$，$R_4=O\text{-}glc$，$R_2=OH$
17	B	$R_1=R_3=OCH_3$，$R_2=O\text{-}glc$，$R_4=OH$
18	B	$R_1=R_3=OCH_3$，$R_2=R_4=OH$
19	C-1	$R_1=glc$，$R_2=CHCHCH_2\text{-}O\text{-}glc$
20	C-2	$R_1=O\text{-}glc$，$R_2=CH_2OH$，$R_3=OCH_3$
21	C-1	$R_1=H$，$R_2=CH(OH)CH(OH)CH_2OH(erythro)$
22	C-1	$R_1=H$，$R_2=CH(OH)CH(OH)CH_2OH(threo)$
23	C-2	$R_1=R_3=H$，$R_2=CHO$
24	C-2	$R_1=R_3=H$，$R_2=CHO$
25	C-1	$R_1=H$，$R_2=CH_2CH_2CH_2OH$
26	D	$R_2=O\text{-}glc$，$R_1=H$，$R_3=R_4=R_5=OCH_3$
27	D	$R_1=R_3=R_4=R_5=OCH_3$，$R_2=O\text{-}glc$
28	E	—
29	F	$R=OCH_3$
30	F	$R=H$
31	G	—
32	H	—
33	I-1	$R_1=OH$，$R_2=H$
34	I-1	$R_1=OH$，$R_2=glc$
35	I-2	$R_1=H$，$R_2=COOCH_3$，$R_3=glc$，$R_4=OH$
36	I-2	$R_1=R_4=OH$，$R_2=H$，$R_3=glc$
37	I-2	$R_1=H$，$R_2=COOCH_3$，$R_3=glc$，$R_4=OH$
38	I-2	$R_1=R_3=H$，$R_2=COOCH_3$，$R_4=OH$
39	J	—

二、杜 仲 叶

杜仲叶为杜仲科植物杜仲的干燥叶，别名丝棉树、丝棉皮、玉丝皮，与杜仲皮有部分相同的有效成分和药理作用。夏、秋二季枝叶茂盛时采收，晒干或低温烘干，杜仲叶面呈椭圆形或卵形，长 7 ~ 15 cm，宽 3.5 ~ 7 cm。表面黄绿色或黄褐色，稍有光泽。尖端钝尖，基部圆形成广楔形，边缘有锯齿，具短叶柄。质脆，搓之易碎，折断面有少量银白色橡胶丝相连。气微，味微苦。分为绿叶与干燥叶，二者形态特征具有显著差异，见图 4-1-2（彩图 4-1-2）和图 4-1-3（彩图 4-1-3）所示，且含有不同的化学成分。杜仲叶在日本常用来作为茶饮，具有降血脂、减肥和降血压的功效，除此之外还用于保健食品等。

　　Takamura C 以杜仲的绿叶（577.8 g）用热水（5.1 L）回流 10 h，得杜仲绿叶提取物。提取物连续经过高多孔聚苯乙烯凝胶、反相硅胶、正相硅胶柱色谱，并在 ODS（十八烷基硅烷键合硅胶填料）上进行 HPLC 分析，最终分离得到 12 种化合物。Hirata T 以经过蒸气瞬时处理

并在低温下干燥得出 12 种已知化合物，且从中鉴定出另外 3 种新的化合物，并经过磁共振判断出这 3 个化合物的结构。杜仲绿叶中化学成分如表 4-1-3 所示，化学结构母核见图 4-1-4，15 个化合物结构母核取代基见表 4-1-4。杜仲叶中的化学成分主要分为两大类，即环烯醚萜类与黄酮类化合物。

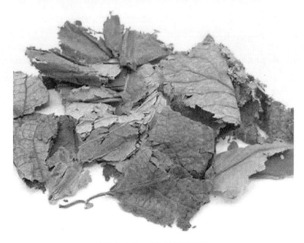

图 4-1-2　杜仲干燥叶

Fig. 4-1-2　*Eucommia* dry leaf color map

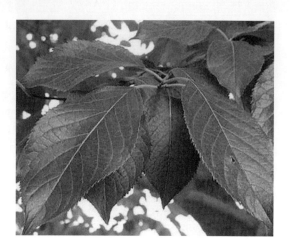

图 4-1-3　杜仲绿叶

Fig. 4-1-3　*Eucommia* green leaf color map

表 4-1-3　杜仲绿叶中的 15 个化学成分

Table 4-1-3　15 chemical components in the green leaves of *Eucommia ulmoides*

编号	化合物中文名称	化合物英文名称	分子式	化合物归类	参考文献
1	车叶草苷	asperuloside	$C_{18}H_{22}O_{11}$	环烯醚萜类	[10]
2	车叶草苷酸	asperuloside acid	$C_{18}H_{22}O_{11}$	环烯醚萜类	[11]
3	鸡屎藤苷 -10-*O*- 乙酸酯	scandoside 10-*O*-acetate	$C_{27}H_{30}O_{14}$	环烯醚萜类	[11]
4	去乙酰车叶草苷酸	deacetyl asperulosidic acid	$C_{16}H_{22}O_{11}$	环烯醚萜类	[11]
5	京尼平苷酸	geniposidic acid	$C_{16}H_{22}O_{10}$	环烯醚萜类	[6]
6	桃叶珊瑚苷	aucubin	$C_{15}H_{22}O_{9}$	环烯醚萜类	[10]
7	异槲皮苷	isoquercitrin	$C_{21}H_{20}O_{12}$	黄酮类	[10]
8	槲皮素 3-*O*- 槐糖苷	quercetin 3-*O*-sophoroside	$C_{27}H_{30}O_{17}$	黄酮类	[11]
9	芦丁	rutin	$C_{21}H_{20}O_{12}$	黄酮类	[11]
10	黄芪苷	astragalin	$C_{21}H_{20}O_{11}$	黄酮类	[10]
11	山奈酚 -3-*O*- 芸香糖苷	kaempferol-3-*O*-rutinoside	$C_{27}H_{30}O_{15}$	黄酮类	[10]
12	绿原酸	chlorogenic acid	$C_{16}H_{18}O_{9}$	苯丙素类	[11]
13	–	eucomoside A	$C_{18}H_{22}O_{11}$	环烯醚萜类	[11]
14	–	eucomoside B	$C_{25}H_{31}O_{12}N$	环烯醚萜类	[11]
15	–	eucomoside C	$C_{26}H_{32}O_{12}N_{2}$	环烯醚萜类	[11]

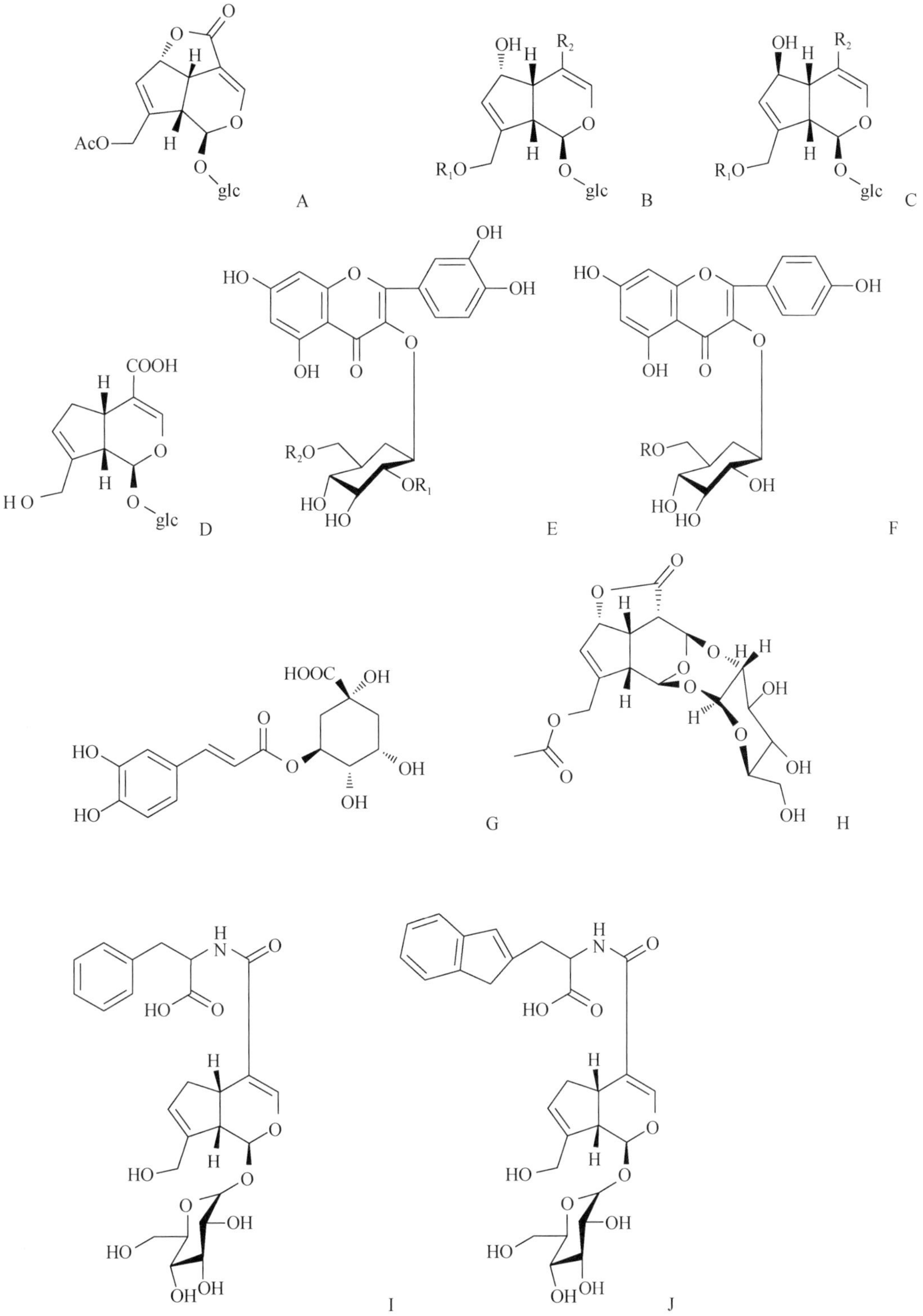

图 4-1-4 杜仲绿叶中化学结构母核

Fig. 4-1-4 The chemical core structure in green leaves of *Eucommia ulmoides*

表 4-1-4　杜仲绿叶中 15 个化合物结构母核取代基
Table 4-1-4　15 compound structure nucleus substituents in the green leaves of *Eucommia ulmoides*

化合物编号	母核	取代基
1	A	–
2	B	R$_1$=CH$_3$CO, R$_2$=COOH
3	C	R$_1$=CH$_3$CO, R$_2$=COOH
4	B	R$_1$=H, R$_2$=H
5	D	–
6	C	R$_1$=H, R$_2$=H
7	E	R$_1$=H, R$_2$=H
8	E	R$_1$=Xyl, R$_2$=H
9	E	R$_1$=H, R$_2$=Rha
10	F	R=H

续表

化合物编号	母核	取代基
11	F	R=Rha
12	G	–
13	H	–
14	I	–
15	J	–

　　目前的研究表明杜仲干燥叶中含有的化学成分明显多于绿叶中的成分，据日本学者研究分析，从杜仲干燥叶中共分离鉴定出 28 个化合物，主要为环烯醚萜类、黄酮类、苯丙素类及酚类化合物，见表 4-1-5，化学成分的结构母核见图 4-1-5，化合物结构母核取代基见表 4-1-6。

表 4-1-5　杜仲干燥叶中的 28 个化学成分
Table 4-1-5　28 chemical components in dry leaves of *Eucommia ulmoides*

编号	化合物中文名称	化合物英文名称	分子式	化合物归类	参考文献
1	杜仲醇	eucommiol	C$_9$H$_{16}$O$_4$	环烯醚萜类	[12]
2	表杜仲醇	epieucommiol	C$_9$H$_{16}$O$_4$	环烯醚萜类	[12]
3	脱氧杜仲醇	1-deoxyeucommiol	C$_9$H$_{16}$O$_3$	环烯醚萜类	[13]
4	车叶草苷	asperuloside	C$_{18}$H$_{22}$O$_{11}$	环烯醚萜类	[10]
5	桃叶珊瑚苷	aucubin	C$_{15}$H$_{22}$O$_9$	环烯醚萜类	[10]
6	车叶草苷酸	asperuloside acid	C$_{18}$H$_{22}$O$_{11}$	环烯醚萜类	[11]
7	去乙酰车叶草苷酸	deacetyl asperulosidic acid	C$_{16}$H$_{22}$O$_{11}$	环烯醚萜类	[11]
8	鸡屎藤苷 -10-*O*- 乙酸酯	scandoside 10-*O*-acetate	C$_{27}$H$_{30}$O$_{14}$	环烯醚萜类	[11]
9	京尼平苷酸	geniposidic acid	C$_{16}$H$_{22}$O$_{10}$	环烯醚萜类	[6]
10	山奈酚	kaempferol	C$_{15}$H$_{10}$O$_6$	黄酮类	[11]
11	黄芪苷	astragalin	C$_{21}$H$_{20}$O$_{11}$	黄酮类	[11]
12	山奈酚 -3-*O*-6″- 乙酰葡萄糖苷	kaempferol-3-*O*-6″-acetyl-glucopyranoside	C$_{23}$H$_{22}$O$_{12}$	黄酮类	[11]
13	山奈酚 -3-*O*- 芸香糖苷	kaempferol-3-*O*-rutinoside	C$_{27}$H$_{30}$O$_{15}$	黄酮类	[11]
14	槲皮素	quercetin	C$_{15}$H$_{10}$O$_7$	黄酮类	[11]
15	异槲皮苷	isoquercitrin	C$_{21}$H$_{20}$O$_{12}$	黄酮类	[11]
16	槲皮素 -3-*O*- 桑布双糖苷	quercetin 3-*O*-sambubioside	C$_{26}$H$_{28}$O$_{16}$	黄酮类	[11]
17	绿原酸	chlorogenic acid	C$_{16}$H$_{18}$O$_9$	黄酮类	[11]
18	3-*O*- 阿魏酰奎尼酸	3-*O*-feruloylquinic acid	C$_{17}$H$_{20}$O$_9$	苯丙素类	[14]
19	邻苯三酚	pyrogallol	C$_6$H$_6$O$_3$	酚类	[14]
20	原儿茶酸	protocatechuic acid	C$_7$H$_6$O$_4$	酚类	[15]
21	对香豆酸	*p*-coumaric acid	C$_6$H$_4$O$_4$	苯丙素类	[14]

续表

编号	化合物中文名称	化合物英文名称	分子式	化合物归类	参考文献
22	儿茶酚	catechol	$C_6H_6O_2$	酚类	[15]
23	二氢咖啡酸	3-（3, 4-dihydroxyphenyl）-propanoic acid	$C_9H_{10}O_4$	酚类	[14]
24	–	3-（4-hydroxy-3-methoxyphenyl）-propan-1, 2, 3 triol	$C_{10}H_{14}O_4$	酚类	[14]
25	–	3-（3-hydroxyphenyl）-propanoic acid	$C_9H_{10}O_3$	酚类	[14]
26	熊果酸	ursolic acid	$C_{30}H_{48}O_3$	三萜类	[14]
27	–	ulmoidol	$C_{29}H_{42}O_5$	三萜类	[14]
28	反式 -4- 羟基环己烷酸	trans-4-hydoroxycyclohexane-1-carboxylic acid	$C_8H_{14}O_3$	环烷衍生物类	[14]

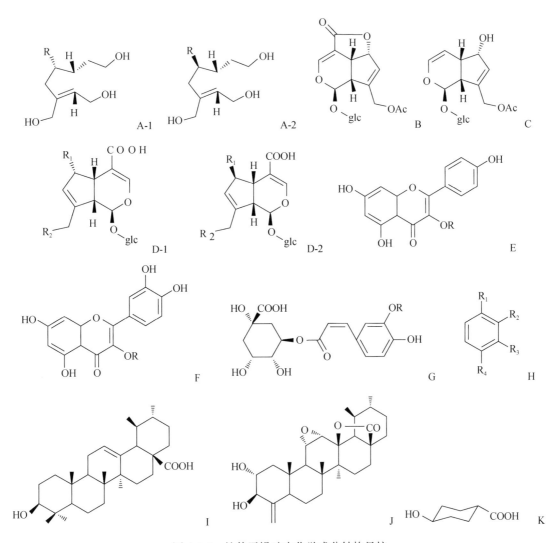

图 4-1-5　杜仲干燥叶中化学成分结构母核

Fig. 4-1-5　The chemical core structure in the dry leaves of *Eucommia ulmoides*

表 4-1-6 杜仲干燥叶中 28 个化合物结构母核取代基
Table 4-1-6 28 compound core nucleus substituents in dry leaves of *Eucommia ulmoides*

化合物编号	母核	取代基
1	A-1	R=OH
2	A-2	R=OH
3	A-2	R=H
4	B	–
5	C	–
6	D-1	R₁=OH, R₂=CH₃COO
7	D-1	R₁=OH, R₂=OH
8	D-2	R₁=OH, R₂=CH₃COOH
9	D-2	R₁=H, R₂=OH
10	E	R=H
11	E	R=glc
12	E	R=glc—CH₃CO
13	E	R=glc-rha
14	F	R=H
15	F	R=glc
16	F	R=glc-xyl
17	G	R=H
18	G	R=CH₃

化合物编号	母核	取代基
19	H	R_1=OH, R_2=OH, R_3=OH, R_4=H
20	H	R_1=OH, R_2=OH, R_3=H, R_4=COOH
21	H	R_1=OH, R_2=H, R_3=H, R_4=CHCHCOOH
22	H	R_1=OH, R_2=OH, R_3=H, R_4=H
23	H	R_1=OH, R_2=OH, R_3=H, R_4=CH₂CH₂COOH
24	H	R_1=OH, R_2=OCH₃, R_3=H, R_4=CH（OH）CH（OH）CH₂OH
25	H	R_1=H, R_2=OH, R_3=H, R_4=CH₂CH₂COOH
26	I	–
27	J	–
28	K	–

三、杜 仲 茎

据文献报道，Gewali M.B. 从杜仲植物的茎中分离出 8 个化合物，有环烯醚萜类、苯丙素类、酚类及糖类化合物等[5]，见表 4-1-7，杜仲茎中化学成分结构母核见图 4-1-6，化合物结构母核取代基见表 4-1-8。

表 4-1-7 杜仲茎中的 8 个化合物
Table 4-1-7 8 compounds in the stem of *Eucommia ulmoides*

编号	化合物中文名称	化合物英文名称	分子式	化合物归类
1	5-羟基糠醛	5-hydroxy-2-furaldehyde	$C_5H_4O_3$	糖类
2	京尼平苷酸	geniposidic acid	$C_{16}H_{22}O_{10}$	环烯醚萜类
3	桃叶珊瑚苷	aucubin	$C_{15}H_{22}O_9$	环烯醚萜类
4	–	koaburaside（1, 4-dihydroxy-2, 6-dimethoxybenzene-4-O-β-D-gluco pyranoside）	$C_{14}H_{20}O_9$	酚类
5	紫丁香苷	syringin	$C_{17}H_{24}O_9$	苯丙素类
6	松柏苷	coniferin	$C_{16}H_{22}O_8$	苯丙素类
7	葡萄糖	glucose	$C_6H_{12}O_6$	糖类
8	蔗糖	sucrose	$C_{12}H_{22}O_{11}$	糖类

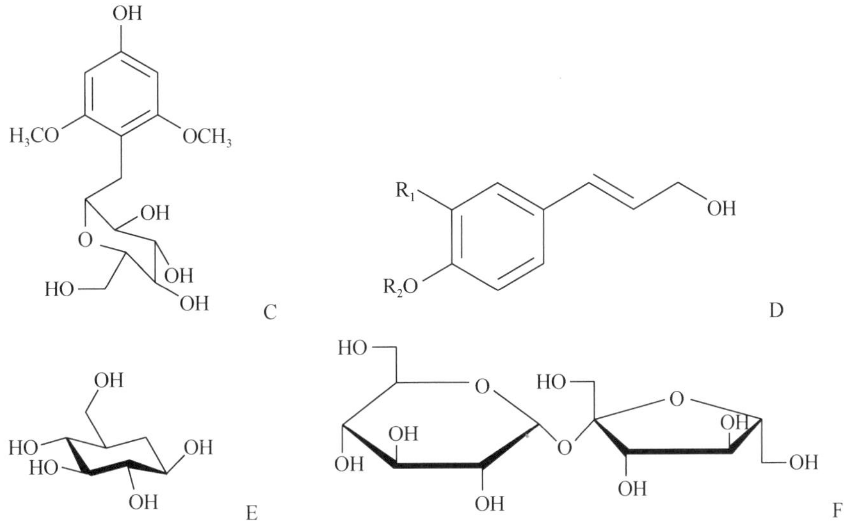

图 4-1-6　杜仲茎中化学成分结构母核

Fig.4-1-6　The chemical core structure in the stem of *Eucommia ulmoides*

表 4-1-8　杜仲茎中 8 个化合物结构母核取代基

Table 4-1-8　8 compound nucleus substituents in the stem of *Eucommia ulmoides*

化合物编号	母核	取代基
1	A	—
2	B	R_1=H, R_2=COOH, R_3=glc, R_4=OH
3	B	R_1=R_4=OH, R_2=H, R_3=glc
4	C	—
5	D	R_1=OCH$_3$, R_2=glc
6	D	R_1=H, R_2=glc
7	E	—
8	F	—

四、小　　结

杜仲中所含的化学成分众多，归结为木脂素类、环烯醚萜类、黄酮类、酚类及三萜类等。日本学者自杜仲引入日本开始就对杜仲很关注，早在 20 世纪 80 年代就对杜仲中不同部位的化学成分做了研究，其中对杜仲皮中的化学成分研究最多，尤其对木脂素类成分的研究最为透彻，同时杜仲皮也是运用最广泛的杜仲部位。杜仲叶中含有较多环烯醚萜类及黄酮类化合物，其中京尼平苷具有良好的抗菌作用[16]。另外，其中的苯丙素类化合物绿原酸具有较好的抗氧化作用[17]，且其

他化学成分的共同作用使其具有降血糖、降血脂的功能，对减肥也具有一定的帮助作用，故杜仲叶在日本被开发为茶饮，深受民众喜爱。日本学者对杜仲化学成分的研究做出了不可磨灭的贡献，另外，日本杜仲研究会的成立及其负责人小林昭雄对杜仲的相关研究使杜仲应用于各个行业，如开发为保健食品、食品添加剂和饲料等，也让世界更多地认识到杜仲的价值。

第二节　日本的杜仲中聚异戊二烯、聚戊烯醇、多萜醇及其杜仲胶研究

大阪大学的学者对杜仲中聚异戊二烯、聚戊烯醇、多萜醇及其杜仲胶进行了较为系统的研究，取得了一定的成果。

一、成分分析

（一）整体硅胶毛细管柱色谱法

用整体硅胶毛细管柱色谱法分离聚戊烯醇和异戊烯基的多萜醇（dolichol），单片 ODS 硅胶毛细管柱（MonoCap）〔（A）250×0.2 mm I.D. 和（B）500×0.2 mm I.D.〕，流动相 A 泵，80% 甲醇：2-丙醇：水的混合物（60 : 40 : 5；v/v/v）；流动

相 B 泵，已烷：2- 丙醇（70：30；v/v）。带有毛细管的紫外线可见(UV-VIS)检测器光纤流动池。用毛细管柱色谱法将杜仲叶中聚戊烯醇和异戊烯基的多萜醇分离（图 4-1-7）[18]。

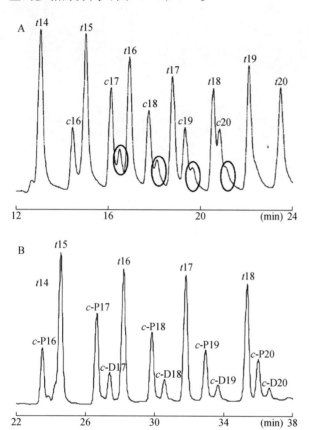

图 4-1-7　杜仲叶的聚戊烯醇部分的色谱图

使用（A）250 mm 和（B）500 mm 整体毛细管柱。流动相，通过（A）将泵 A 泵至 A-B（20：80；v/v）40 min 或（B）80 min，然后在 A-B（20：80；v/v）下保持 10 min；流速 4.0 μl/min；于 210 nm 处的紫外线检测。数字代表聚戊二烯和异戊烯基的多萜醇同系物的聚合度。c. 顺式异构体；t. 反式异构体；P. 聚戊烯醇；D. 异戊烯基的多萜醇。圈出假定为异戊烯基的多萜醇的峰。这些高峰在较早的实验中被发现[19]

Fig. 4-1-7　Chromatogram of polyprenol fraction from *Eucommia ulmoides* leaves separated

Using（A）250 mm and（B）500 mm monolith capillary column. Mobile phase，pump A to A-B（20：80；v/v）over（A）40 min or（B）80 min and then held at A-B（20：80；v/v）for 10 min；flow rate，4.0 l/min；UV detection at 210 nm. The numbers represent degrees of polymerization for polyprenol and dolichol homologs. c. *cis* isomers；t. *trans* isomers；P. polyprenol；D. dolichol. The peaks presumed to be dolichol are circled

与使用传统 microparticulate ODS-bonded 硅胶柱相比，分离天然聚戊烯醇的高效液相色谱法使用 Chromolith 性能 octadecylsilyl（ODS）单片硅列（默克公司）由两个连接的整体柱组成的系统，在常规方法的一半分析时间内提供了等效分离。此外，10 个连接的整体柱组成的系统取得了极大的高分辨率分离，具有几何异构体的一系列复杂的同系物聚戊烯醇被完全分离。Bamba 等[20] 尝试使用整体二氧化硅毛细管柱为高效液相色谱分析天然产生的聚戊烯醇和多萜醇。首先使用 250×0.2 mm I.D.ODS- 硅胶毛细管柱单独分离聚戊烯醇混合物，在相同的洗脱条件下，十八碳烯醇(prenol 18)和壬二烯醇(prenol 19)的分离度(Rs)是常规 ODS- 硅胶颗粒填充柱（250×4.6 mm I.D.）的两倍或更高；使用该毛细管高效液相色谱系统对 prenol 型聚戊烯醇（polyprenol）和 dolichol 型多萜醇（dolichol）的混合物进行分析，并成功分离出每个同系物，在分析杜仲叶中的聚戊烯醇组分时，除了先前鉴定的全反式聚戊烯醇和顺式聚戊烯醇外，还观察到多萜醇为单峰。这种高分辨率和高灵敏度的系统对于分析结构类似于聚戊烯醇和多萜醇且含有少量这些醇的化合物非常有用。

（二）超临界流体色谱分析

通过超临界流体色谱法（SFC）实现了对聚戊二烯混合物的高分辨率分析。在十八烷基硅烷填充的色谱柱上以液体二氧化碳为流动相，以乙醇为改性剂进行聚戊二烯的分离。使用此色谱系统，十八碳烯醇（prenol 18）和壬二烯醇（prenol 19）的分离度较常规反相高效液相色谱法高两倍。SFC 技术具有基线分离的优势，该基线可对含有不利于良好分离的疏水性成分（如萜烯或脂肪酸）的聚戊二烯样品进行分离。该方法对于分析橡胶植物代谢产物的结构紧密的聚戊二烯类似物非常有用[21, 22]。

使用超临界流体色谱分析了杜仲的链长和几何异构聚戊烯醇，建立几何异构体的分离条件，发现苯基键合硅胶填充柱顺利分离的聚反式和顺式聚戊烯醇。首次确认了长链聚反式聚戊烯醇（>9 聚体）在杜仲植物中存在。在叶、种皮和根中发现反式异构体，但不存在于树皮和种子中。植物中聚反式聚戊烯醇可以作为反式聚异戊二烯生物合成的中间体[19]。

SFC 与 C_{18} 反相色谱柱结合提供了出色的基线分离，使能够分离尽可能多的杜仲叶样品中含有 30 种聚戊二烯成分（图 4-1-8B）。但是，在 Rt 15min 和 25 min 部分重叠且分离效果不理想，为了改善分离效果，他们又研究了几种色谱柱和溶剂系统。反相色谱柱 Inertsil Ph-3，结合超临界含有乙醇作为流动相的二氧化碳，表现出优异的分离效果（图 4-1-9B），通过使用苯基型改善分离曲线超临界流体色谱（SFC）使得研究能够获得每种成分的单一化合物。

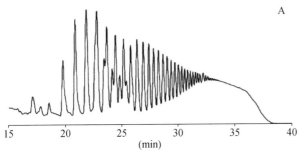

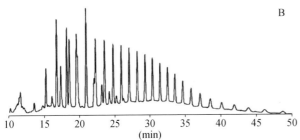

图 4-1-8　杜仲聚戊烯醇混合物的分析

杜仲叶片的反相高效液相色谱分析（A）和超临界流体色谱（B）

Fig. 4-1-8　Analysis of polyprenol mixtures from *Eucommia ulmoides*

leaves by reversed-phase high-performance liquid chromatography（A）and supercritical fluid chromatography（B）

（三）组织化学染色和傅里叶变换红外光谱法

通过组织化学染色和傅里叶变换红外光谱法（fourier transform infrared microspectroscopy，FT-IR）研究了杜仲在幼茎组织中的聚异戊二烯定位。使用油红 O（Oil Red O）对纤维结构进行染色。FT-IR 显微光谱分析证明，纤维结构确实是反式聚异戊二烯。在 FT-IR 分析中，颗粒结构的存在明显被染料染色并在 2960 cm^{-1} 处具有特征吸收，这表明反式聚异戊二烯在形成层附近积累。Bamba 等[23]成功地首次证明了反式聚异戊二烯在植物组织中的定位，并且采用组织学研究能够推断出生物合成和橡胶积累的主要部位。

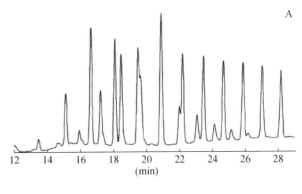

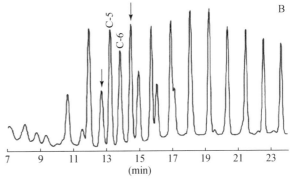

图 4-1-9　使用 ODS-3 色谱柱（A）、Ph-3 色谱柱（B）通过 SFC 从杜仲叶中分离聚戊烯醇

条件：流动相（CO$_2$）流量，3.0 ml/min；改性剂（乙醇）流量，在 30 min 内为 0.8～2.0 ml/min；最高压力 19.6 MPa；检测，紫外线，210 nm

用箭头标记的一对峰具有相同的分子量。C-5，化合物 5；C-6，化合物 6

Fig. 4-1-9　Separation of polyprenols from *Eucommia ulmoides* leaves by SFC with（A）ODS-3 column，（B）Ph-3 column

Conditions: mobile phase（CO$_2$）flow, 3.0 ml/min; modifier（ethanol）flow, 0.8 ～ 2.0 ml/min within 30 min; top presssure, 19.6 MPa; detection, ultraviolet, 210 nm

The pair of peaks labeled with arrows were the same molecular weight. C-5, compound 5; C-6, compound 6

聚异戊二烯在杜仲幼茎组织中的定位研究包括组织化学染色与 FT-IR，以及 2960 cm^{-1} 和 1430 cm^{-1} 处的 FT-IR 特征吸收，结果表明反式聚异戊二烯积累在形成层附近。第一次成功地展示了杜仲植物组织中的反式聚异戊二烯分布（图 4-1-10-～图 4-1-12，彩图 4-1-10，彩图 4-1-11），使我们可以推测反式橡胶的生物合成与积累[24]。

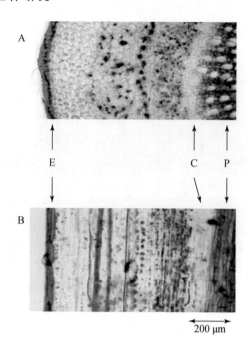

图 4-1-10　杜仲茎横切面油红 O 染色（A）及纵截面（B）

E，表皮；C，形成层；P，髓

Fig. 4-1-10　Oil Red O staining of an *Eucommia ulmoides* stem cross-section（A）and a longitudinal section（B）

E, epidermis; C, cambium; P, pith

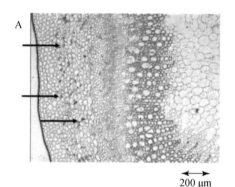

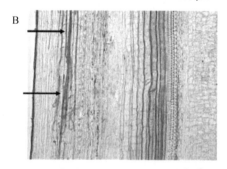

图 4-1-11　杜仲茎横切面（A）和去除脂质后的纵切面（B）

箭头表示红色纤维结构

Fig. 4-1-11　An *Eucommia ulmoides* stem cross-section（A）and a longitudinal section（B）after removal of lipids

Arrows indicate red-stained fibrous structures

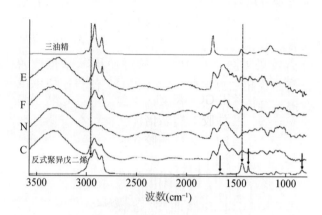

图 4-1-12　杜仲茎纵切面上的各个部位 FT-IR 显微光谱分析

E，表皮；F，纤维结构；N，非纤维结构；C，形成层附近

三油精是脂肪酸甘油三酸酯的模型化合物。真实样品光谱中的箭头表示反式聚异戊二烯的特异吸收

Fig. 4-1-12　FT-IR microspectroscopy analyses at various sites on a longitudinal section of an *Eucommia ulmoides* stem

E, epidermis; F, fibrous structures; N, nonfibrous structures; C, vicinity of cambium

Triolein is a model compound of fatty acid triglyceride. Arrows in the spectrum of an authentic sample indicate the absorptions specific to trans-polyisoprene

（四）傅里叶变换近红外光谱

Takeno 等[25] 描述傅里叶变换近红外光谱（fourier transform near infrared spectroscopy，FT-NIR）技术结合偏最小二乘法（partial least square，PLS）回归模型定量测定杜仲叶中的天然聚异戊二烯。

最好的 PLS 回归模型是在 4000 ～ 6000 cm^{-1} 区域使用二阶 NIR 光谱获得的。这是第一份将 FT-NIR 分析用于叶片中天然聚异戊二烯的高通量和无溶剂定量方法。

（五）傅里叶变换红外光谱和裂解气相色谱 / 质谱

建立了一种高灵敏度的傅里叶变换红外光谱定量分析方法（FT-IR）和裂解气相色谱 - 质谱（pyrolysis-gas chromatography/mass spectrometry，PyGC-MS），成功地将提取 / 量化方法应用于研究杜仲胶的季节变化、反式 -1, 4- 聚异戊二烯含量和分子量分布[26]。

通过使用 PyGC-MS 直接分析 1 mg 的叶片，开发了叶片中聚异戊二烯的相对定量方法。这种新颖的定量方法省去了提取步骤，可用于测量杜仲树中聚异戊二烯的含量[27]。

有研究者用 GC-MS 研究了在杜仲中产生多聚异戊二烯（杜仲胶）的多倍体的诱导，并将其亲水性低分子代谢物和杜仲胶含量与二倍体进行了比较。

将种子浸入 0.05% 秋水仙碱溶液中 72 h。通过流式细胞仪测量和吉姆萨染色研究倍性水平。结果，从 144 株幼苗中选择了 15 个四倍体和 3 个嵌合体。通过气相色谱－质谱（GC-MS）分析二倍体和四倍体杜仲叶片中的亲水性低分子代谢产物。在 GC-MS 数据的主成分分析（PCA）中，叶片被分为两组，得出结论，由于染色体加倍，一些代谢物发生了变化。然而，在杜仲胶的含量和分子量分布方面没有显著差异[28]。

二、反式聚异戊二烯积累的组织化学研究

Nakazawa 等[29]将光谱共聚焦激光扫描显微镜与亲油性荧光染料耐尔红（Nile red）结合，对橡胶生产植物杜仲反式聚异戊二烯积累的组织化学进行了研究，成功地获得了杜仲中原位合成反式聚异戊二烯的非混合图像。图像显示反式聚异戊二烯最初是在未连接的乳管中合成的颗粒，在乳管成熟过程中变成纤维。因此，这些观察结果表明，反式聚异戊二烯的生物合成首先以颗粒形式在乳管细胞中开始，然后随着时间的推移，颗粒在乳管的内部空间积聚和融合。最后，用合成的反式聚异戊二烯填充乳管，形成符合乳管形状的纤维结构（图 4-1-13，彩图 4-1-13）。反式和顺式聚异戊二烯都是植物天然合成的重要聚合物，这种显微技术与组织学研究相结合，将为植物组织学、生物工业和植物化学等领域提供有用的信息。

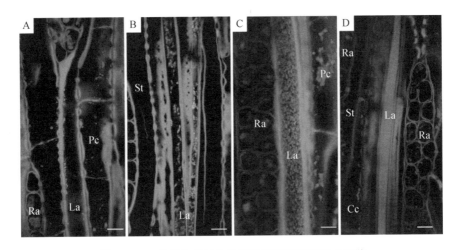

图 4-1-13 幼龄和老龄次生韧皮部纵截面未混合图像
来自当年生长的茎，从小到大的树龄排序（A ～ D）

先合成反式聚异戊二烯，以颗粒形式堆积（A ～ C），然后形成纤维结构（D）。La，乳管；Ra，射线；Cc，伴胞；St，筛管；Pc，薄壁组织。比例尺为 10 μm。显示反式聚异戊二烯呈黄色，脂溶性物质呈品红色，细胞壁呈青色

Fig. 4-1-13 Unmixed images of young and old secondary phloem in longitudinal sections from grown current-year stems A ～ D order from youngest to oldest phloem

The synthesized trans-polyisoprene first accumulated as granules（A ～ C）and then formed a fibrous structure（D）. La, laticifer; Ra, ray; Cc, companion cell; St, sieve tube; Pc, paren-chyma cell. Scale bars are 10 μm. Trans-polyisoprene is displayed in yellow, lipid-soluble substances in magenta， and cell walls in cyan

三、聚异戊二烯的生物合成

1.调节 IPI 基因表达是有效生产反式聚异戊二烯的关键[30] 人们在开发适用于大型工厂的产业化系统生产反式聚异戊二烯的过程中，选择了反式聚异戊二烯生产植物杜仲（*Eucommia ulmoides* Oliver）作为遗传转化的目标。全长 cDNA（命名为 EuIPI，登录号：AB041629）编码异戊烯基二磷酸异构酶（IPI）是从杜仲中分离得到的。EuIPI 包括 1028 bp，675 bp 可译框架，编码含有 224 个氨基酸残基的蛋白质。EuIPI 与其他植物 IPI 具有高度同源性，并且在杜仲中表达的重组蛋白在体外具有 IPI 酶促活性。通过农杆菌介导的转化，将 EuIPI 引入到杜仲中，过量表达 EuIPI 的杜仲转基因品系显示 EuIPI 表达增加（高达野生型的 19 倍），见图 4-1-14；与野生型（非转基因根系）对照相比，反式聚异戊二烯的总含量增加了 3～4 倍，见图 4-1-15。IPI 催化异戊烯基二磷酸酯向其高度亲电异构体二磷酸二甲基烯丙酯转化，这是包括聚异戊二烯在内的所有类异戊二烯生物合成的第一步。结果表明，调节 IPI 表达是有效生产反式聚异戊二烯的关键。

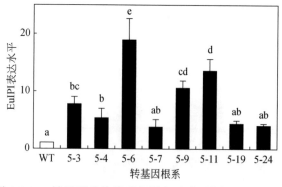

图 4-1-14 转基因杜仲根系和野生型对照之间 EuIPI 表达水平的比较

通过农杆菌介导的转化，将 EuIPI 引入杜仲，与野生型对照相比，过度表达 EuIPI 的转基因品系显示 EuIPI 基因的表达增加（在 pOEB5-6 系中的表达高 19 倍）。数据代表平均值 ± 标准误差，*n*=3；不同的字母表示在 $P < 0.01$ 时有显著差异（方差分析，统计，美国，圣塔尔萨）

Fig. 4-1-14 Comparison of EuIPI expression levels between transgenic *Eucommia ulmoides* root lines and wild-type control EuIPI was transformed into *E.ulmoides* via Agrobacterium-mediated transformation.Transgenic lines overexpressing EuIPI showed increased expression of EuIPI gene（19-fold higher expression in the pOEB5-6 line）compared with that in the wild-type control. Data represent means±standard error, *n*=3; different letters indicate significant differences at $P < 0.01$ (ANOVA, Statistica, St. Tulsa, OK, USA)

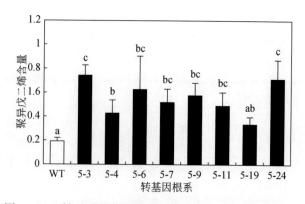

图 4-1-15 转基因杜仲根系和野生型对照之间总反式聚异戊二烯含量的比较

通过农杆菌介导的转化，将 EuIPI 引入到杜仲中，与野生型对照相比，过度表达 EuIPI 的转基因品系的反式聚异戊二烯含量增加了 3～4 倍。数据代表平均值 ± 标准误差，*n*=3；不同的字母表示在 $P < 0.05$ 时有显著差异

Fig. 4-1-15 Comparison of total trans-polyisoprenes contents between transgenic *Eucommia ulmoides* root lines and wild-typecontrol EuIPI was transformed into *Eucommia ulmoides* via Agrobacterium-mediated transformation. Transgenic lines overexpressing EuIPI showed 3-to 4-fold increases in contents of trans-polyisoprenes compared with that in the wild-type control. Data represent means±standard error, *n*=3; different letters indicate significant differences at $P < 0.05$

杜仲聚异戊二烯生物合成相关基因的鉴定与表达参见相关文献[31]。

2.杜仲根系培养聚异戊二烯的生物合成及其品质评价 研究者建立了一个快速的试管苗杜仲根系培养系统，并在不同培养条件下测定了培养根中杜仲胶的含量。根培养系统可用于评价转基因植物在不同条件下聚异戊二烯的生物合成及其品质[32]。

3.反式聚异戊二烯 EST 库的构建和分析[33] 杜仲是少数能在其叶片、树皮和种皮中产生大量反式聚异戊二烯橡胶的木本植物之一。对其外部茎组织和内部茎组织分别构建一个 cDNA 文库。它们总共包含 27 752 个表达序列标签（EST），代表 10 520 个单基因，由 4302 个重叠群和 6218 个单例组成。分离了参与胶乳中高分子聚异戊二烯合成的橡胶颗粒膜蛋白编码基因的同系物，以及那些编码已知主要胶乳蛋白（MLP）的基因。MLP 广泛共享 EST，表明其在反式聚异戊二烯橡胶生物合成过程中大量表达。分离了 6 个与聚异戊二烯生物合成起始物质异戊烯基二磷酸（IPP）合成有关的甲羟戊酸途径基因，并通过合适酵母突变体的功能互补证实了它们在 IPP 生物合成中的作用。还分离到编码 5 个全长反式异戊二磷酸合成酶的基因，其中 2 个是从 IPP 合成的法尼基二磷酸，另外 2 个是二甲基烯丙基二磷酸，还有一种假定的橡胶生物合成中间体。本研究为进一步研究杜仲合成橡胶提供了有价值的资源。

4. 聚异戊二烯生物合成的基因共表达网络[34]

杜仲是一种落叶的雌雄异株植物，在其果皮和叶片等组织中积累反式 1, 4- 聚异戊二烯（TPI）。通过该物种的表达序列标签鉴定了可能的 TPI 合酶［反式异戊二烯基二磷酸合酶（TIDS）］基因。但是，TPI 生物合成的代谢途径（包括 TIDS 的作用）

尚不清楚。为了在转录水平上了解 TPI 生物合成的机制，生成了来自各个器官的全面基因表达数据，并通过主成分分析（PCA）提取了 TPI 生物合成相关的基因。通过比较 TPI 基因的共表达网络与模型植物的类异戊二烯基因共表达网络来评估代谢途径。通过 PCA，我们解剖了 27 个假定参与聚异戊二烯生物合成的基因，包括 TIDS 基因、甲羟戊酸（MVA）途径和 2-C- 甲基 -D- 赤藓糖醇 4- 磷酸（MEP）途径编码酶的基因，以及与橡胶合成有关基因。共表达网络（图 4-1-16，彩图 4-1-16）

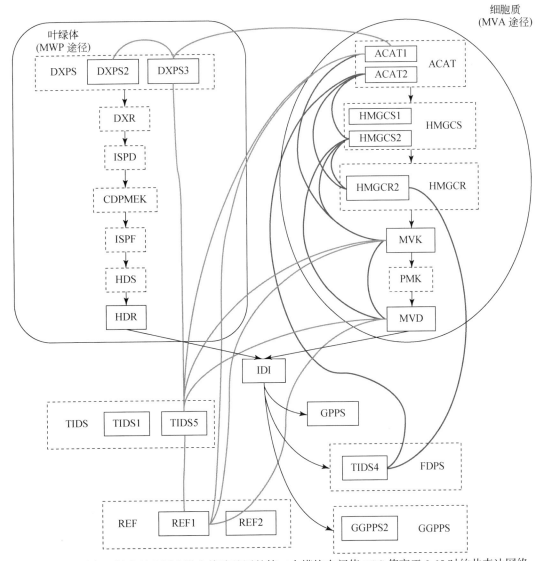

图 4-1-16　异戊二烯途径基因和潜在橡胶基因的第二个模块在阈值 PCC 值高于 0.65 时的共表达网络
已识别和未识别的单基因分别用实线和虚线包围。代谢流用箭头表示，共表达的基因用彩色实线连接；绿色代表在模型植物网络中发现的不同连接，紫色代表相同的连接。图中省略了与任何基因无关联的基因

Fig. 4-1-16　Coexpression network of the second module of isoprenoid pathway genes and potential rubber genes above the threshold PCC value of 0.65
Identified and unidentified unigenes are enclosed by solid and dotted lines, respectively. Metabolic flow is shown by arrows and coexpressed genes are connected by colored solid lines; green represents different and purple the same connections found in the networks of model plants. Genes with no connections to any genes have been omitted from the figure

揭示了 27 个 TPI 生物合成基因中的 22 个是协同表达的。该网络被分为两个模块，并且在模型植物中也可以观察到。第一个模块主要由 MEP 途径基因和 TIDS1 基因组成，第二个模块由 MVA 途径基因和 TIDS5 基因组成。这些结果表明，TPI 可能是通过 MEP 和 MVA 途径共同生物合成的，而 TIDS 基因的表达受到这些途径的差异控制。

有关用于共表达网络分析的基因（27 个假定参与聚异戊二烯生物合成的基因）信息：4- 羟基 -3- 甲基 -2- 丁烯基二磷酸还原酶（4-hydroxy-3-methyl-2-butenyl diphosphate reductase，HDR*），异戊烯基二磷酸异构酶（isopentenyl diphosphate isomerase，IDI），橡胶延伸系数 2（rubber elongation factor 2，REF2），反式异戊二烯基二磷酸合酶 1（trans-isoprenyl diphosphate synthase 1，TIDS1），反式异戊二烯基二磷酸合酶 5（trans-isoprenyl diphosphate synthase 5，TIDS5），乙酰辅酶 A 乙酰转移酶 1（acetyl-CoA acetyltransferase 1，ACAT1），3- 羟基 -3- 甲基戊二酰辅酶 A 合酶 1（3-hydroxy-3-methylglutaryl CoA synthase 1，HMGCS1），橡胶延伸系数 1（rubber elongation factor 1，REF1），3- 羟基 -3- 甲基戊二酰辅酶 A 合成酶 2（3-hydroxy-3-methylglutaryl CoA synthase 2，HMGCS2），香叶基香叶基焦磷酸合酶 2（geranylgeranyl pyrophosphate synthase 2，GGPPS2），乙酰辅酶 A 乙酰转移酶 2（acetyl-CoA acetyltransferase 2，ACAT2），1- 脱氧 -D- 木酮糖 5- 磷酸合酶 3（1-deoxy-D-xylulose 5-phosphate synthase 3，DXPS3），3- 羟基 -3- 甲基戊二酰辅酶 A 还原酶 2（3-hydroxy-3-methylglutaryl CoA reductase 2，HMGCR2），二磷酸甲羟戊酸脱羧酶（diphosphomevalonate decarboxylase，MVD），香叶基香叶基焦磷酸合酶 1（geranylgeranyl pyrophosphate synthase 1，GGPPS1），甲羟戊酸激酶（mevalonate kinase，MVK），法尼基二磷酸合酶 4（farnesyl diphosphate synthase 4，TIDS4），法尼基二磷酸合酶 2（farnesyl diphosphate synthase 2，TIDS2），3- 羟基 -3- 甲基戊二酰辅酶 A 还原酶（3-hydroxy-3-methylglutaryl CoA reductase 1，HMGCR1），反式异戊二烯基二磷酸合酶（trans-isoprenyl diphosphate synthase，TIDS3），1- 脱氧 -D- 木酮糖 5- 磷酸合酶 1（1-deoxy-D-xylulose 5-phosphate synthase 1，DXPS1），香叶基香叶基二磷酸合成酶（geranylgeranyl diphospahte synthase，GPPS），1- 脱氧 -D- 木酮糖 5- 磷酸合酶 2（1-deoxy-D-xylulose 5-phosphate synthase 2，DXPS2），1- 脱氧 -D- 木酮糖 5- 磷酸合酶 4（1-deoxy-D-xylulose 5-phosphate synthase 4，DXPS4），主要乳胶蛋白（major latex protein，MLP），主要乳胶蛋白样（major latex protein-like，MLP-like*），橡胶伸长因子家族蛋白（rubber elongation factor-family protein，REF3*，* 代表本研究中新发现的基因）。

四、反式 -1, 4- 聚异戊二烯生物基智能材料

以杜仲的反式 -1, 4- 聚异戊二烯（TPI）为原料[35]，开发了具有动态交联网络结构的生物基形状记忆聚合物。将 TPI 和马来酸酐的混合物在 1, 2- 二氯苯中加热，成功地将马来酸部分引入 TPI。马来酸酐接枝到 TPI 上作为骨架聚合物（MATPI），然后水解得到马来酸化的反式 1, 4- 聚异戊二烯（MTPI）（图 4-1-17）。随着接枝反应中马来酸酐浓度的增加，观察到接枝的马来酸部分有增加趋势；随着马来酸含量的增加，所得聚合物的玻璃化转变温度（T_g）增加，而结晶度降低；含羧酸盐的 MTPI 的最大应力大于质子化的 MTPI。在熔融温度以上，由于动态交联的网络结构，含羧酸盐的 MTPI 的杨氏模量高于纯 TPI 和质子化 MTPI。此外，利用物理交联和晶体熔融的结合，具有 1% 羧酸盐含量的 MTPI 表现出优异的形状记忆恢复特性。预期所得材料将有助于生物基智能材料的开发。

MTPI 的形状记忆恢复行为形状记忆聚合物对外部刺激（如温度、光、化学和电）具有敏感的响应。马来酸含量为 1% 的 MTPI 的形状记忆恢复行为如图 4-1-18 所示。样品的主要形状（无应力）设置为线性矩形条，原始形状很容易在 70℃ 下变形为螺旋形（临时形状），这是使用特氟龙棒制备的。通过随后在室温下冷却，固定了临时形状。在重新加热到高于 T_m 时，变形的形状恢复到其原始形状。这些变形和恢复过程是反复可行的。

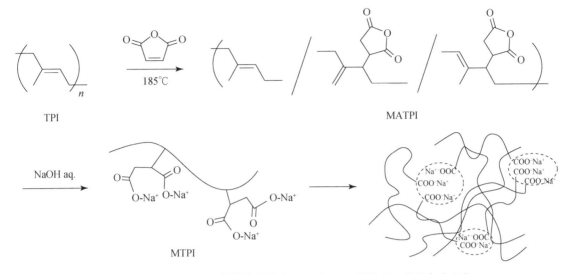

TPI
185℃
MATPI

NaOH aq.
MTPI

图 4-1-17　具有动态网络结构的马来酸反式 -1,4- 聚异戊二烯的合成方案

Fig. 4-1-17　Synthesis scheme of maleated trans-1, 4-polyisoprene with dynamic network structure

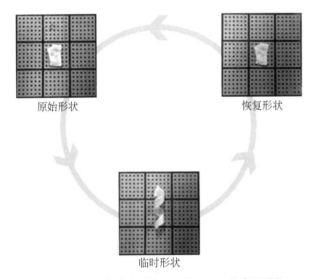

原始形状　　　恢复形状

临时形状

图 4-1-18　马来酸含量为 1% 的 MTPI 的典型形状
记忆恢复行为

Fig. 4-1-18　Typical shape memory-recovery behaviors of
MTPI with 1% maleic content

五、小　　结

（1）SFC 与 C_{18} 反相色谱苯基型柱结合改善分离曲线，提供了出色的基线分离，使我们能够分离尽可能多的杜仲叶样品中所含有的 30 种聚戊二烯成分，并能够获得每种成分的单一化合物。

傅里叶变换近红外光谱技术结合偏最小二乘法用于叶片中聚异戊二烯的高通量和无溶剂定量

方法。

使用 PyGC-MS 直接分析叶片中聚异戊二烯的相对定量，这种新颖的定量方法省去了提取步骤。

（2）通过组织化学染色与傅里叶变换红外显微光谱研究第一次成功地展示了杜仲植物组织中的反式聚异戊二烯分布，使我们可以推测反式橡胶的生物合成与积累。

用光谱共聚焦激光扫描显微镜和一种显示荧光变色的特殊染料对杜仲反式聚异戊二烯积累的组织化学进行研究，为植物组织学、生物工业和植物化学等领域提供有用的信息。

（3）通过农杆菌介导的转化，将全长 cDNA（EuIPI）引入到杜仲中，过量表达 EuIPI 的杜仲转基因品系显示 EuIPI 表达增加（高达野生型的 19 倍），与野生型（非转基因根系）对照相比，反式聚异戊二烯的总含量增加了 3 ～ 4 倍。调节异戊烯基二磷酸异构酶表达是有效生产反式聚异戊二烯目标的关键。

（4）构建杜仲反式聚异戊二烯 EST 库和聚异戊二烯生物合成的基因共表达网络，有助于反式聚异戊二烯生物合成的代谢途径及其生物合成机制的阐明。

（5）以杜仲的反式 -1,4- 聚异戊二烯为原料，开发了具有动态交联网络结构的生物基形状记忆聚合物。

第三节 日本的杜仲药理作用研究概况

日本学者研究表明，杜仲提取物具有多种药理效应。目前从杜仲皮、杜仲叶中分别分离到 40 个和 28 个化合物，并对其结构进行了鉴定，其药理活性物质主要为木脂素和环烯醚萜。

杜仲在日本具有较为广泛的应用，包括减肥、降血脂、降血压、抗肿瘤、抗骨质疏松、镇静、镇痛、抗氧化、抗过敏及免疫调节等诸多用途[5]。

一、抗代谢的作用

肥胖会导致代谢综合征，也是显著增加动脉硬化性疾病风险的因素。根据日本的诊断标准，肥胖会导致高血糖、高血脂、高血压的发生风险，因此肥胖是需要预防和治疗的。

目前关于杜仲的抗肥胖药理活性的研究在陆续开展。T. Hirata 等[36]利用高效多孔聚苯乙烯凝胶分离了杜仲叶提取物中的五种主要活性成分，其中包括京尼平苷酸、车叶草苷和绿原酸。通过给小鼠喂食 40% 高脂肪的饲料建立一个类似代谢综合征的临床模型，用以检测杜仲叶提取物的药理作用。研究发现，用 30% 甲醇提取物（车叶草苷含量远高于其他组分）喂养 4 周后，模型小鼠体重、白色脂肪组织 WAT 重量、血浆三酰甘油水平和总胆固醇水平显著下降，其作用与杜仲叶提取物类似。这些结果表明杜仲叶中的车叶草苷是抑制肥胖的主要活性成分。

研究评估了在类代谢综合征的临床试验条件下，京尼平苷酸［从杜仲绿叶提取物（EGLE）中分离，纯度 98.9%］，车叶草苷（从 EGLE 中分离，纯度 99.5%）和绿原酸（试剂）的抗肥胖作用。根据杜仲绿叶粉（EGLP）中的重量比，通过添加 10% EGLE（京尼平苷酸含量为 0.63%，车叶草苷含量为 0.45%，绿原酸含量为 0.44%）来制备样品。4 周后，模型小鼠的体重、WAT 重量、血浆三酰甘油水平和总胆固醇水平被抑制，这些作用与 EGLE 相似。当比较 HFD（高脂膳食）组和 EGLE 组时，发现以 EGLE 喂养 4 周的小鼠的体重和 WAT 重量的增加被显著抑制（$P < 0.05$）。与

HFD 组相比，补充了车叶草苷的 HFD 小鼠的体重显著降低（$P < 0.05$），且饲喂补充了车叶草苷的 HFD 小鼠体重增加被抑制到与 EGLE 相当的水平，而京尼平苷酸和绿原酸两组无明显差异。这一结果说明，长期施用杜仲叶中分离的车叶草苷可抑制模型小鼠体重、WAT 重量、血浆三酰甘油水平和游离脂肪酸水平的增加。杜仲叶中的车叶草苷具有重要的抗肥胖作用。

Takahiko Fujikawa 等[37]利用通过饲喂 35% HFD 而形成的代谢综合征样大鼠模型对杜仲叶提取物（ELE）或 ELGP 的抗肥胖和抗代谢综合征作用进行了研究。在该研究中，实验大鼠被分为 10 组，分别为正常膳食（ND）- 对照（Cont.）组、ND-3%-ELE 组、ND-9%-ELE 组、ND-3%-ELGP 组、ND-9%-ELGP 组、HFD-Cont. 组、HFD-3%-ELE 组、HFD-9%-ELE 组、HFD-3%-ELGP 组及 HFD-9%-ELGP 组，其中供试食物分别添加 3% 和 9%ELE 或 EGLP，或添加 9% 酪蛋白作为对照，持续给药 3 个月，测量大鼠体重，检测血液成分，并通过实时 PCR 检查几个器官的潜在代谢效应，包括肾周 WAT、肝脏、比目鱼肌和褐色脂肪组织（BAT）。实验结果表明，与对照组相比，杜仲叶的两种形式（ELE 和 ELGP）都以剂量依赖的方式使体重和内脏脂肪的增加最小化，均可降低血浆三酰甘油和游离脂肪酸的升高，以及继发于 HFD 的胰岛素抵抗，并且可增强多个器官的代谢功能，包括减少 ATP 的产生（WAT），加速 β 氧化（肝脏）和增加酮体 / 葡萄糖（骨骼肌）的使用，所有这些都可在 HFD 情况下发挥抗肥胖作用。

Takahiko Fujikawa 等[38]的另一个研究利用同样的代谢综合征样大鼠模型对杜仲叶的主要成分之一——车叶草苷（ASP）的抗肥胖和抗代谢综合征作用进行探讨。该研究利用 ELE 作为阳性对照药物，实验大鼠被分为 5 组，分别为 HFD-Cont. 组、HFD-5% ELE 组、HFD-0.03% ASP 组、HFD-0.1% ASP 组及 HFD-0.3% ASP 组，持续给药 3 个月。研究结果表明 ASP 能够抑制 HFD 大鼠体重、内脏脂肪重量、摄食量，以及循环葡萄糖、胰岛素和脂质水平，升高血浆脂联素水平，这些均与 ELE 的作用相似。RT-PCR 研究表明，在 HFD 情况下，ASP 可减少异柠檬酸脱氢酶 3α、NADH 脱氢酶黄素蛋白 1（Comp 1）mRNA 和脂肪酸合酶

水平（WAT），可增加肉碱棕榈酰转移酶 1α 和脂酰 CoA 脱氢酶、超长链 mRNA 水平（肝脏），并增加了 GLUT4（葡萄糖转运蛋白）、柠檬酸合成酶、异柠檬酸脱氢酶 3α、琥珀酰辅酶合酶、过氧化物酶体 3- 酮脂酰辅酶 A 硫解酶、二氢脂酰胺琥珀酰转移酶和琥珀酸脱氢酶 mRNA 水平（骨骼肌）。这些研究结果表明，与 ELE 的作用相似，长期服用 ASP 可刺激 HFD 大鼠的抗肥胖和抗代谢综合征活性。

Yukihiro Kobayashi 等[39] 研究了杜仲对高三酰甘油血症大鼠脂肪酸氧化的促进作用及其机制。研究将大鼠分为 4 组，分别做以下处理：一组为对照组，其他三组给予高脂 / 高果糖饮食，并给予 0 g/L、4 g/L、20 g/L 的杜仲叶提取物。结果显示，与未治疗组相比，使用杜仲叶的治疗组血浆中三酰甘油浓度呈剂量依赖性降低。为了阐明降三酰甘油的机制，研究对大鼠的基因表达进行分析。DNA 微阵列分析显示，在治疗组中，与肝脏过氧化物酶体增殖物激活的受体 α 和 δ 信号通路主要相关的肝 α 氧化、β 氧化和 ω 氧化基因被上调。治疗组的杜仲给药上调了大鼠体内编码 β 氧化的限速酶的 Cpt1a、Cpt1b 和 Cpt2 基因的表达，加速了脂肪酸从细胞质到线粒体的转运。另外，还有编码饱和脂肪酸及不饱和脂肪酸 ACOX1 和 ACADVL 的 β 氧化反应中的限速酶的 ACOX1 和 Acadvl 基因，以及参与脂肪酸 β 氧化的第二步、第三步和（或）第四步催化作用的酶的 Hadha、EHHADH 和 Cry1l 基因等。说明杜仲叶中的活性成分促进饱和脂肪酸及不饱和脂肪酸的 β 氧化作用。研究分析涉及脂肪酸氧化的酶的表达情况时发现，饲喂高脂 / 高果糖饮食会显著降低 CPT1A、ACOX1 和 ACADVL 蛋白质的表达水平。但是，接受杜仲叶提取物治疗的大鼠体内，这些酶正常表达或稍有降低，说明杜仲叶中的活性物质可以增强脂肪酸的 β 氧化作用。高效液相色谱分析结果显示，杜仲叶中含有三种植物化学成分，其中含量占 60 mg/g 的绿原酸很可能是活性成分。绿原酸可降低血浆和肝脏中的三酰甘油，诱导脂肪酸 β 氧化，改善脂质代谢异常。这项研究表明，杜仲叶中化学物质对脂肪酸氧化的促进作用改善了高三酰甘油血症。

研究发现，杜仲叶具有降三酰甘油的作用[40, 41]，杜仲叶可抑制肠道三酰甘油的吸收，并防止内脏脂肪蓄积[42]。此外，杜仲叶对高三酰甘油血症和肝三酰甘油蓄积的改善作用归因于其对脂肪酸合酶的抑制作用[43, 44]。

Kobayashi 等[40] 开展了杜仲叶对高三酰甘油血症大鼠降三酰甘油药理作用的研究。取 24 只大鼠分为 4 组，分别为正常饮食组（未治疗组）、高脂 / 高果糖饮食组（未治疗组）、高脂 / 高果糖饮食杜仲组（4 g/L 杜仲茶）、高脂 / 高果糖饮食杜仲组（20 g/L 杜仲茶）。33 天后，将禁食 16 h 的大鼠麻醉并处死，取出肝脏，称重并冷冻。部分肝脏立即浸入在 RNAlater 溶液中进行 DNA 微列阵分析。实验结果显示，与未治疗组相比，治疗组大鼠血浆三酰甘油浓度呈剂量依赖的方式显著降低。DNA 微阵列分析表明，治疗组大鼠中与肝脏过氧化物酶体增殖物激活的受体 α 和 δ 信号通路主要相关的肝 α 氧化、β 氧化和 ω 氧化相关基因被上调。高效液相色谱分析表明，杜仲叶含有三种植物化学物质，含量为 60 mg/g，而这三种物质可能是其发挥降三酰甘油药理作用的主要活性成分。

除了降三酰甘油的药理作用，杜仲叶可能对降低血清胆固醇及低密度脂蛋白也有一定的作用。Metori 等[41] 评估了杜仲叶提取物对高脂饮食大鼠血清和肝脂质的影响。实验大鼠分为 5 组，实验组 I ～ IV 组采取高脂饮食喂养，不限制饮水。干杜仲叶提取物和氯贝丁酯溶解于 0.25% 羧甲基纤维素溶液中，调整至 10 ml/(kg·d)。实验组 II ～ IV 自开始高脂饮食后第 35 天开始口服杜仲叶提取物或氯贝丁酯。实验组 I（对照组）仅经口给予 0.25% 羧甲基纤维素溶液；实验组 II 给予干杜仲叶 3 g/(kg·d)（3 g/d 杜仲组）；实验组 III 给予干杜仲叶 6 g/(kg·d)（6 g/d 杜仲组）；实验组 IV 给予 50 mg/(kg·d) 氯贝丁酯，实验组 V 为常规喂养并经口给予 0.25% 羧甲基纤维素溶液（正常组）。结果显示，与对照组相比，杜仲叶提取物显著抑制了由高脂饮食诱导的血清总胆固醇、血清三酰甘油和肝三酰甘油的增加（表 4-1-9），但未抑制肝总胆固醇。杜仲叶提取物同时也抑制了由高脂饮食诱导的极低密度脂蛋白和低密度脂蛋白的增加（表 4-1-10），但不影响高密度脂蛋白胆固醇（表 4-1-11）。这些结果表明，杜仲叶提取物可能对高脂血症具有一定的调节作用。

表 4-1-9　杜仲叶提取物对大鼠血清总脂质、总胆固醇、三酰甘油、磷脂水平的影响

Table 4-1-9　Effect of leaf extract from *Eucommia ulmoides* on serum TL，T-ch，TG and PL in rats

组别	总脂质（mg/dl）	总胆固醇（mg/dl）	TG（mg/dl）	磷脂（mg/dl）
对照组	469.9±118.8	112.7±16.7	180.1±82.4	178.9±56.3
3 g/d 杜仲组	323.8±33.6*	87.9±9.5#	60.6±27.7*	138.4±15.1
6 g/d 杜仲组	338.9±50.2*	90.2±22.8	50.8±16.8*	137.7±19.5
氯贝丁酯组（50 mg/kg）	398.5±100.1	110.9±26.6	81.2±53.8	155.0±35.5
正常组	266.1±33.6#	60.7±5.6#	66.3±19.5*	121.4±10.7

注：与对照组相比，* $P < 0.05$，# $P < 0.01$。

Note：compared with control, *$P < 0.05$, # $P < 0.01$.

表 4-1-10　杜仲叶提取物对大鼠血清脂蛋白水平的影响

Table 4-1-10　Effect of leaf extract from *Eucommia ulmoides* on serum lipoprotein in rats

组别	极低密度脂蛋白（mg/dl）	低密度脂蛋白（mg/dl）
对照组	72.0±10.2	206.2±47.8
3 g/d 杜仲组	16.6±5.2**	104.0±21.1#
6 g/d 杜仲组	16.8±4.1**	121.2±26.8*
氯贝丁酯组（50 mg/kg）	53.3±23.2	143.8±20.4*
正常组	12.5±4.4**	64.5±13.7**

注：与对照组相比，*$P < 0.05$，#$P < 0.01$，**$P < 0.001$。

Note：compared with control, *$P < 0.05$, #$P < 0.01$, **$P < 0.01$.

表 4-1-11　杜仲叶提取物对大鼠血清高密度脂蛋白的影响

Table 4-1-11　Effect of leaf extract from *Eucommia ulmoides* on serum HDL-ch in rats

组别	高密度脂蛋白胆固醇（mg/dl）	高密度脂蛋白胆固醇 / 总胆固醇
对照组	41.8±7.3	0.42±0.05
3 g/d 杜仲组	42.1±5.5	0.48±0.05*
6 g/d 杜仲组	39.6±7.1	0.47±0.06
氯贝丁酯组（50 mg/kg）	37.9±4.9	0.35±0.05*
正常组	44.5±3.9	0.73±0.04*

注：与对照组相比，*$P < 0.05$。

Note：compared with control, *$P < 0.05$.

　　Nakasa 等[43]探讨了杜仲叶提取物对高脂联合高胆固醇饮食大鼠血脂的影响。雄性大鼠随机分为 2 组，分别为高胆固醇高脂组（HC 组）和正常组。HC 组给予 1% 胆固醇和 12% 猪油喂养 2 周。随后将 HC 组的饮食改为正常饮食，并将该组大鼠分为 HCN 组和 HCND 两组，HCN 组随意饮水，HCND 组口服杜仲叶提取物。结果显示，喂养两周后，HCND 组的血浆和肝胆固醇水平显著下降，肝三酰甘油水平也低于 HCN 组。另外，HCND 组的极低密度脂蛋白和低密度脂蛋白水平明显低于 HCN 组。虽然在 HCN、HCND 和正常组之间未观察到肝中乙酰辅酶 A 羧化酶活性的差异，但 HCND 组中的脂肪酸合成酶活性低于 HCN 组，并且几乎与正常组相同。这些结果表明，杜仲叶提取物可能对高胆固醇血症和脂肪肝具有调节作用。

　　Hirata 等[45]为探索杜仲绿叶中的抗肥胖化合物，采用高孔聚苯乙烯凝胶将杜仲绿叶提取物（eucommia green leaf extract，EGLE）分为 5 个组分，并对分离得到的化合物京尼平苷酸、车叶草苷和绿原酸分别进行了抗肥胖作用的研究。通过给小鼠喂食 40% 高脂肪的饲料产生一个类似代谢综合征的小鼠临床模型来评估其长期给药的抗肥胖作用。采用高效液相色谱法测定了 EGLE 及 5

个组分中京尼平苷酸、车叶草苷和绿原酸的浓度。根据 EGLP 中的重量比，加入 10% EGLE 和馏分（H₂O 馏分，30% MeOH 馏分，50% MeOH 馏分，80% MeOH 馏分，100% MeOH 馏分）制备试验材料。4 周后，30% MeOH 组分（粗车叶草苷含量远高于其他组分）显著抑制模型小鼠体重、WAT 重量、血浆三酰甘油水平和总胆固醇水平，其作用与 EGLE 相似。这些结果表明杜仲叶中的车叶草苷具有重要的抗肥胖作用。

Horii 等[46] 推测杜仲叶提取物（eucommia leaf extract，ELE）可能通过改变自主神经活动影响脂质代谢，引起产热和体重的变化。为了验证这个假设，研究者们将 10 只雄性 Wistar 大鼠按体重分为 2 组，对照组给予高脂饮食（high-fat diet，HFD），而实验组给予含 10% ELE 的 HFD，在整个实验过程中，每周测定一次食物摄入量和体重，处死后测定组织重量。立即采集被处死大鼠的血液测定血糖、三酰甘油、高密度脂蛋白胆固醇、总胆固醇。给予 ELE 或水前后每 5 min 测量白色脂肪组织交感神经活动（white adipose tissue sympathetic nerve activity，WAT-SNA）、褐色脂肪组织交感神经活动（brown adipose tissue sympathetic nerve activity，BAT-SNA）、胃迷走神经活动（gastric vagal nerve activity，GVNA）和体温（body temperature，BT）平均值。十二指肠内（intraduodenal，ID）注水对 BAT-SNA 的影响不大，而注射 1 mg ELE 会增加 BAT-SNA，注水组和注 ELE 组的 BAT-SNA 值差异显著（P < 0.0005）。ID 注水后 BT 略有升高，随后又有所下降；注射 1 mg ELE 后 30 min 内 BT 值也略有升高，此后 BT 值逐渐降低，两组 BT 变化差异无统计学意义。与之相比，ID 注射 5 mg ELE 引起了显著的（P < 0.0005）BT 增加。ID 注 1 ml 水 WAT-SNA 先微下降后微上升，与此相反，1 mg ELE 注射组 WAT-SNA 升高，在 50 min 时达到最大值。注水组和注 ELE 组 WAT-SNA 值差异显著（P < 0.0005）。注射 1 mg 或 5 mg ELE 后，血浆游离脂肪酸水平升高，在 60 min 时分别达到最大值。30 mg、120 min 时，水组与 1 mg、5 mg ELE 组血浆游离脂肪酸值差异显著（水组与 1 mg ELE 组：P < 0.01；水组与 5 mg ELE 组：P < 0.05）。ID 注射 1 ml 水对 GVNA 无影响，注射 1 mg ELE

对 GVNA 有明显抑制作用，5 ~ 60 min 时水组 GVNA 与 ELE 组间差异显著（P < 0.0005）。当给大鼠喂食含有 3% ELE 的 HFD 时，与只喂食 HFD 的大鼠相比，食物摄取量和体重没有受到影响。喂食含 10% ELE 的 HFD 的大鼠与喂食不含 ELE 的 HFD 的大鼠相比，食量和体重均降低。这意味着，采用含 10% ELE 的 HFD 的老鼠每天摄入不到 20 g（100.46 kcal/d），而不采用 ELE 的 HFD 的老鼠每天摄入超过 20 g（102.18 kcal/d），分析第 1 ~ 6 周两组的食物摄取量差异，有统计学意义（P < 0.0005）。两组小鼠体重均逐渐增加，而对照组的大鼠的体重增长高于实验组的大鼠（P < 0.0005），我们测定了喂食 6 周后被处死大鼠的湿组织重量和血浆代谢物浓度，心脏、肝脏、脾脏、肾脏和胰腺的重量在两组间无显著差异，喂食含 10% ELE 的 HFD 的大鼠腹部两种脂肪组织的重量比对照组低（P < 0.05）。两组间血糖、总胆固醇和高密度脂蛋白胆固醇的血浆浓度无显著差异。研究结果表明，ELE 通过交感神经促进脂肪分解，并利用脂肪分解产生的游离脂肪酸作为燃料，增加白脂肪的脂肪分解和产热，通过副交感神经抑制胃肠道功能，降低食欲，从而降低脂肪组织和体重。

Hosoo 等[47] 为探讨长期给药 ELE 对高脂饮食大鼠体重、血压和主动脉中膜厚度的影响，将 7 周龄雄性正常血压大鼠（Wistar-Kyoto，WKY）分别喂服正常饲料（normal diet，ND）（n=8）、含 30% HFD（n=8）的饲料、含 5% ELE 的 HFD（n=8）饲料 10 周。在饲喂期间，测定其摄食量、摄水量、体重和收缩压。在 10 周的治疗期间，HFD- 对照组和 HFD-ELE 组的平均每日食量均显著低于 ND 组（各 P < 0.01），而 HFD- 对照组和 HFD-ELE 组之间无显著差异。三组的平均每日水摄入量的差异与食物摄入量的差异具有同样的显著性。ND 组的日平均热量摄取量显著低于 HFD 对照组（P < 0.05），而 HFD 对照组与 HFD-ELE 组之间无显著差异。ND，HFD- 对照组和 HFD-ELE 组初平均体重 [（196.4±2.3）g、（202.4±3.2）g、（204.6±3.0）g] 差异无统计学意义。HFD 对照组最终体重和增重值均显著高于 ND 组和 HFD-ELE 组（P < 0.01）。与 ND 组相比，HFD 对照组肠系膜血管床和肾周 WAT 重量显著增加（各 P < 0.01），

而这些变化在 HFD-ELE 组明显改善。长期给药还可降低 WKY 大鼠的血压和主动脉中膜厚度的 HFD，且能提高这些动物的血浆脂联素水平和瘦素 / 脂联素比率，从而降低体重、内脏和外周脂肪。

Hosoo 等[47] 进一步探讨了杜仲叶提取物对高脂饮食大鼠的体重、血压和主动脉膜厚度的影响。该研究证实了口服 5% 杜仲叶提取物能够显著降低高脂饮食肥胖大鼠的体重、内脏重量和肾周脂肪厚度，与既往研究结果一致，血压和胸主动脉内侧厚度也有明显的抑制。此外，血浆脂肪细胞因子检测发现，所有高脂饮食组大鼠中的血浆瘦素水平都有所升高，而脂联素水平仅在杜仲叶提取物组大鼠中升高，据此，血浆脂联素 / 瘦素比率在杜仲叶提取物组改善显著。瘦素具有刺激交感神经系统、增加血压、促进血管平滑肌增殖、血管重塑和肥厚的作用，而这些作用可能是导致高脂饮食大鼠胸主动脉内侧厚度增加的主要原因。而脂联素是一种由脂肪组织分泌的循环蛋白，可促进脂肪酸的生成并诱导一氧化氮依赖型血管舒张并抑制平滑肌细胞增殖。这一结果提示杜仲叶提取物中脂联素水平的升高可改善收缩压的升高及主动脉内侧厚度。因此，长期服用杜仲叶提取物可抑制动脉硬化的发生。

Hirotaka Oikawa 等[48] 研究了 ELE 对中枢神经系统的潜在影响及杜仲提取物特有的味道对食欲的影响。因每日耗水量与刺激体力活动有关，故将每日耗水量作为杜仲提取物对中枢神经系统影响的指标。以 9 周龄的 Sprague-Dawley（SD）雄性大鼠作为研究对象，用高脂（35% 脂肪）饲料（HFD）初步饲养 1 周后分成两组，实验组（HFD-ELE-5% 组）饲喂添加 5%ELE 的高脂饲料，对照组（HFD-Cont 组）仅饲喂 HFD。分析两种饲喂方法饲喂 1 周后大鼠的耗水量。结果发现，在大鼠活动期（夜间 19：00 ～ 07：00），HFD-ELE-5% 组的耗水量增加，而在大鼠非活动期（白天 07：00 ～ 11：00 及 13：00 ～ 19：00），HFD-ELE-5% 饲喂组大鼠的耗水量减少（如图 4-1-19，图 4-1-20 所示）。而在 ELE 的特有味道（口味）对食欲的影响实验中，将 9 周龄 SD 雄性大鼠禁食 48 h 后分为 5 个饲养组各自饲养 1 h。① ND-DB-0.001% 组：在正常饮食添加 0.001% 苯甲酸变性钠（DB）；② ND-DB-0.1% 组：在正常饮食中添加 0.1% 苯甲酸变性钠（DB）；③ ND-ELE-5% 组：在正常饮食中添加 5%ELE；④ ND-EGLP-5% 组：在正常饮食中添加 5% 杜仲绿叶粉；⑤ HFD-Cont 组：仅给予正常饮食（作为对照）。比较了各组大鼠的食物摄取量、粪便产生量及粪便 / 食物摄取比例的变化。与对照组（HFD-Cont 组）相比，各组食物消耗量均增加（如图 4-1-21 所示）。但 ND-ELE-5% 组和 ND-EGLP-5% 组的粪便产量增加（如图 4-1-22，图 4-1-23 所示）。这些结果表明，ELE 的口感不太可能影响食物或水的消耗。ELE 通过直接刺激中枢神经系统（如下丘脑）和间接抑制（如因运动活动减少而控制非活动时间）来调节食物和水的消耗，并且摄入 ELE 会增加粪便的产生量，故作者认为摄入 ELE 可改善排便，可用于预防或缓解便秘，且其有助于预防肥胖（通过控制食欲），可作为整体健康管理策略的一个组成部分。

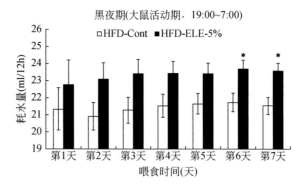

图 4-1-19 摄入杜仲提取物（ELE）对大鼠活动期耗水量的影响

在代谢笼中用水瓶秤测定大鼠夜间（大鼠活动期）19：00 ～ 7：00 的耗水量。图中显示了高脂饲料对照组（HFD-Cont 组）和添加 5% ELE 的高脂饲料组（HFD-ELE-5% 组）大鼠在夜间（大鼠活动期）的耗水量。与对照组相比，HFD-ELE-5% 组第 1 天至第 5 天的耗水量略有增加。第 6 天至第 7 天，HFD-ELE-5% 组大鼠耗水量明显增加。数值以 3 ～ 8 只独立大鼠的均值 ± 标准误表示。* 与 HFD 对照组实验相比，$P < 0.05$

Fig. 4-1-19　Effect of ELE ingestion on water consumption of rat's active phases

The water consumptions of the dark phases (active period for rat) from 19:00 to 7:00 were measured by water bottle scale in metabolic cage. And the graph shows the dark phases (active period for rat) water consumption in the HFD-control group and the HFDELE-5% group. The water consumption of the 5% ELE ingestion group modestly increased compared to the control group from day 1 to day 5. In addition, the water consumption significantly increased from day 6 to day 7. Values are expressed in mean±SEM from 3 to 8 independent rats. * $P < 0.05$ vs. HFD-control experiment

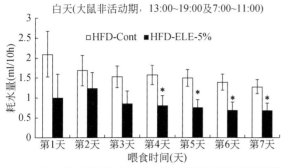

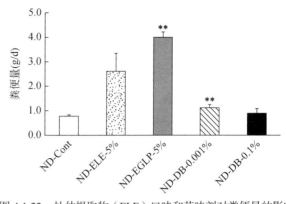

图 4-1-20　摄入杜仲提取物（ELE）对大鼠非活动期耗水量的影响

在代谢笼中用水瓶秤测定了大鼠白天（大鼠非活动期）13:00～19:00 和 7:00～11:00 的耗水量。图中显示了高脂饲料对照组（HFD-Cont 组）和添加 5% ELE 的高脂饲料组（HFD-ELE-5% 组）大鼠在白天（大鼠非活动期）的耗水量。与对照组相比，HFD-ELE-5% 组前 3 天的耗水量略有下降。而第 4 天至第 7 天，HFD-ELE-5% 组大鼠耗水量明显减少。数值以 3～8 只独立大鼠的均值 ± 标准误表示。* 与 HFD 对照组实验相比，$P < 0.05$

Fig. 4-1-20　Effect of ELE ingestion on water consumption of rat's inactive phases

The water consumptions of the light phases (inactive period for rat) from 13:00 to 19:00 and from 7:00 to 11:00 were measured by water bottle scale in metabolic cage. And the graph shows the light phases (inactive period for rat) water consumption in the HFD-control group and the HFDELE-5% group. The water consumption of the 5% ELE ingestion group modestly decreased compared to the control group until day 3. In addition, the water consumption significantly decreased from day 4 to day 7. Values are expressed in mean±SEM from 3 to 8 independent rats. * $P < 0.05$ vs. HFD-control experiment

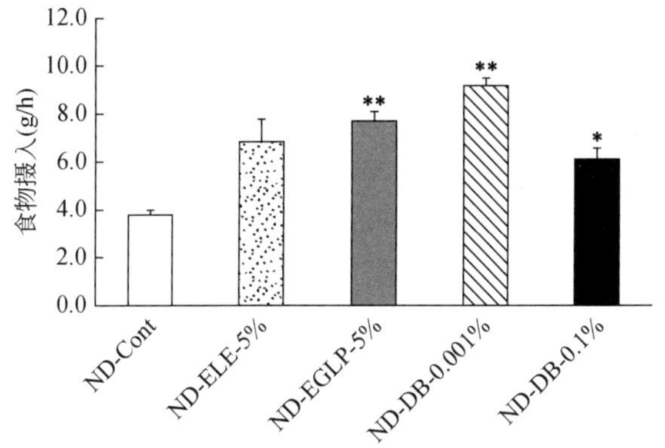

图 4-1-22　杜仲提取物（ELE）口味和苦味剂对粪便量的影响

禁食 48 小时后，对各组相应饮食喂养 1 小时的大鼠进行每天粪便量的测定。与 ND-Cont 组相比，ND-EGLP-5% 和 ND-DB-0.001% 组大鼠每天的粪便量明显增加。数值以 8 只独立大鼠的均值 ± 标准误表示。* 与 ND-Cont 组相比，$P < 0.05$；** 与 ND-Cont 组实验相比，$P < 0.01$

Fig. 4-1-22　Effect of ELE taste and bitterant on feces amount

After 48 hours of fasting, the rats fed each subject diet for 1 hour were examined for the amount of feces per day. The amount of feces per day significantly increased in the ND-EGLP-5% and the NDDB-0.001% group compared to the ND-Cont group. Values are expressed in mean±SEM 8 independent rats. * $P < 0.05$ vs. ND-Cont, ** $P < 0.01$ vs. ND-Cont experiment

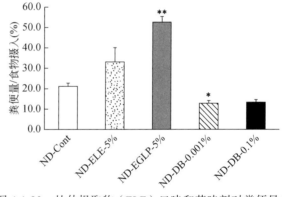

图 4-1-21　杜仲提取物（ELE）口味和苦味剂对食物摄入的影响

9 周龄大鼠经 1 周初步饲养后禁食 48 小时以进行喂养试验。将大鼠分为 5 个实验组：ND-Cont、ND-ELE-5%、ND-EGLP-5%、ND-DB-0.001%、ND-DB-0.1%。这些大鼠被喂食 1 小时。采用 MK-5000RQ 代谢测定系统电子秤测定食物消耗量。与 ND-Cont 组大鼠相比，ND-ELE-5%、ND-EGLP-5% 和 ND-DB-0.001% 组的大鼠食物摄入量明显增加。数值以 8 只独立大鼠的均值 ± 标准误表示。* 与 ND-Cont 组相比，$P < 0.05$；** 与 ND-Cont 组实验相比，$P < 0.01$

Fig. 4-1-21　Effect of ELE taste and bitterant on food intake

Nine-week-old rats were fasted for 48 hours for a feeding test after one week of preliminary rearing. Then, rats were divided into five experimental groups as follows, ND-Cont, ND-ELE-5%, ND-EGLP-5%, NDDB-0.001%, and ND-DB-0.1%. These rats were fed for 1 hour. And the food consumption was measured by electronic scale of MK-5000RQ metabolic measurement system. The food intakes significantly increased in the ND-ELE-5%, ND-EGLP-5% and ND-DB-0.001% groups compared to the ND-Cont group. Values are expressed in mean±SEM 8 independent rats. * $P < 0.05$ vs. ND-Cont, ** $P < 0.01$ vs. ND-Cont experiment

图 4-1-23　杜仲提取物（ELE）口味和苦味剂对粪便量与摄食比的影响

粪便量与摄食量比是根据各组相应饮食饲养 1 小时的饮食消耗量和每天的粪便量来计算的。与 ND-Cont 组相比，ND-EGLP-5% 组的粪便量与摄食量比明显增加，而 ND-DB-0.001% 组的粪便量与摄食量比明显降低。数值以 8 只独立大鼠的均值 ± 标准误表示。* 与 ND-Cont 组相比，$P < 0.05$；** 与 ND-Cont 组实验相比，$P < 0.01$

Fig. 4-1-23　Effect of ELE taste and bitterant on ratio of feces amount/food intake

The ratio of feces amount/food intake was calculated by the consumption of each subject diet for 1 hour and the amount of feces per day. The ratio of feces amount/food intake significantly increased in the ND-EGLP-5% compared to the ND-Cont group, while the ratio of feces amount/food intake significantly decreased in the ND-DB-0.001% group. Values are expressed in mean±SEM 8 independent rats. * $P < 0.05$ vs. ND-Cont, ** $P < 0.01$ vs. NDCont experiment

杜仲叶含有绿原酸（chlorogenic acid，CHA）、京尼平苷酸（geniposidic acid，GEA）和车叶草苷（asperuloside，ASP）等。Takahiko 等[38] 通过代谢综合征大鼠模型，深入研究了 ASP 的抗肥胖和

抗代谢综合征的作用和机制。研究将大鼠分为5组，分别是35%高脂饮食对照组（HFD）、HFD+5%ELE组、HFD+0.03% ASP组、HDF+0.1% ASP组及HDF+0.3% ASP组，每组各6只。喂养3个月后，通过检测体重、WAT重量百分比、骨骼肌/体重比、血液中细胞因子、肝脂代谢酶活性等指标，评价ELE和ASP的抗肥胖作用。研究结果显示，ASP可抑制HFD大鼠体重、内脏脂肪重、摄食量，降低循环血糖、胰岛素和血脂水平，提高血浆脂联素水平。这些作用与ELE相似。RT-PCR研究表明，ASP（与已知具有抗肥胖作用的ELE一样）降低了异柠檬酸脱氢酶3α、NADH脱氢酶黄素蛋白1（Comp I）mRNA和脂肪酸合成酶（WAT）水平，增加了肉碱棕榈酰转移酶1α和酰基辅酶A脱氢酶、非常长链mRNA（肝脏组织）水平，在HFD条件下，Glut4、柠檬酸合成酶、异柠檬酸脱氢酶3α、琥珀酰辅酶α合成酶、过氧化物酶体3-酮酰-辅酶A硫解酶、二氢脂酰胺琥珀酰转移酶和琥珀酸脱氢酶mRNA水平（骨骼肌组织）升高。有趣的是，ASP给药导致HFD喂养大鼠棕色脂肪组织解偶联蛋白1（UCP1）mRNA水平显著升高；ELE不影响UCP1的表达。在ELE中，除ASP外，UCP1的表达增加可能被许多其他成分逆转。这些结果表明，长期给予ASP可刺激HFD大鼠多个器官的抗肥胖和抗代谢综合征活性，类似于给药ELE；因此，研究推论ASP可能是ELE发挥抗肥胖作用的重要成分。

Shouhei等[49]在上一个研究的基础上进一步研究发现，ASP和ELE通过防止WAT中脂肪细胞肥大的方式发挥抗肥胖作用。将上个研究中5组大鼠进行无应激处死后，立即取肾周和附睾WAT。与对照组相比，5%ELE+HFD组肾周WAT在3个月内明显下降。与对照组相比，ASP（0.1%，0.3%）+HFD组也出现了这种下降（图4-1-24）。然而，在ASP（0.1%，0.3%）+HFD组中没有观察到WAT剂量依赖性下降。另外，与对照组相比，5%ELE+HFD组附睾WAT脂肪细胞的大小在3个月内略有下降（图4-1-25）。ASP（0.1%，0.3%）+HFD组附睾WAT脂肪细胞明显减少，ASP（0.1%，0.3%）+HFD组呈剂量依赖性减少（图4-1-24）。当肥胖导致WAT膨胀时，脂肪细胞的大小和（或）数量都会增加。内脏脂肪细胞的肥大增加了基础脂肪酸的释放、促炎细胞因子的释放、免疫细胞的募

集、缺氧、纤维化、脂联素的降低和胰岛素敏感性的降低[50]。本研究提示ELE和ASP可以防止内脏WAT中脂肪细胞肥大，因此有助于抑制代谢紊乱。

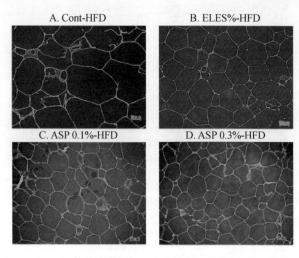

图4-1-24　杜仲提取物（ELE）和ASP可预防HFD诱导的肾周脂肪细胞肥大

Fig. 4-1-24　ELE and ASP can prevent HFD induced perirenal adipocyte hypertrophy

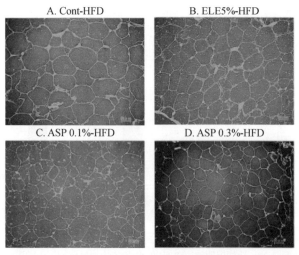

图4-1-25　杜仲提取物（ELE）和ASP可预防HFD诱导的附睾WAT脂肪细胞肥大

Fig. 4-1-25　ELE and ASP can prevent HFD induced hypertrophy of WAT adipocytes in epididymis

杜仲提取物中化合物成分丰富，除了ASP外，其他成分也可能参与抑制脂肪形成的机制中。杜仲茶是一种应用广泛的保健茶，具有降压、降低肝脏胆固醇和降血脂的作用。Eriko Matsuda[51]等用HPLC鉴定了杜仲茶提取物的化合物成分，并研究提取物对3T3-L1前脂肪细胞向脂肪细胞分化的影响。实验采用开水、沸水及乙醇三种方法对

杜仲茶进行成分提取。初步实验表明沸水提取物对 3T3-L1 脂肪细胞脂质积累的抑制作用最大，因此用乙酸乙酯进行进一步提取。提取物的 HPLC 分析确定提取物中含有儿茶素、原儿茶酸、邻苯三酚和绿原酸等成分。儿茶素对 3T3-L1 分化后的脂质积累有微弱的抑制作用，而原儿茶酸和绿原酸几乎没有抑制作用。该研究首次从杜仲茶中分离出 5- 羟甲基 -2- 呋喃甲醛（HMF），并首次观察其对 3T3-L1 分化的影响。HMF 在 100μmol/L 浓度下抑制 3T3-L1 的脂质积累，细胞内的脂质含量甚至低于未分化细胞，且没有细胞毒性。HMF 是一种常见的食品成分，是醛糖（如葡萄糖和果糖）热处理后的产物，说明杜仲茶中的 HMF 是在生产过程中通过烘焙产生的。为了证实这一点，研究同时对干燥但未烘烤的杜仲叶进行沸水（10 g 叶使用 100 ml 水）提取，通过 HPLC 进行分析，并检查 3T3-L1 脂质的积累情况。结果显示 HMF 含量从 15 μg/g 茶叶增加到 340 μg/g 茶叶，脂肪积累从 45% 下降到 24%。该研究显示杜仲茶的降血脂功效可能来自 HMF 的药理作用。

二、对心血管系统的影响

Kozo Nakamura 等[52] 研究了关于杜仲提取物中另一活性物质京尼平苷酸（GEA）对于自发性高血压大鼠（SHR）心房钠尿肽（ANP）分泌的影响及降压作用，主要探讨了口服 GEA 对 SHR 收缩压（SBP）和心率（HR）的影响，评估雄性 SHR 单次口服 100 mg/kg GEA 降压的潜在机制。研究证实单次口服 GEA 可以降低 SHR 中的 SBP，并增加血浆 ANP 水平。给药后 6 h，与对照组〔（183.6±7.2）mmHg〕相比，用 50 mg/kg 和 100 mg/kg GEA 治疗的大鼠的 SBP 明显降低〔分别为（166.6±2.6）mmHg 和（153.0±2.7）mmHg〕，GEA 治疗组的 SBP 和 HR 也明显降低。同时，研究发现血浆 ANP 水平被 GEA 上调，表明其抗高血压活性与心肌细胞 ANP 分泌的增加有关，认为可能是由于 GEA 介导了心房心肌细胞上的胰高血糖素样肽 1（GLP-1）受体的激活，而血浆 GLP-1 水平没有被 GEA 显著改变。

Shingo Hosoo 等[53] 研究了杜仲提取物对 SHR 的血管内皮功能（包括抑制动脉中膜增厚）的修复作用，检查了 SHR 长期服用 ELE 对动脉功能和形态的影响。ELE 随正常饮食口服随机给予 6 周龄的雄性 SHR，浓度为 5%，共持续 7 周，之后评估乙酰胆碱（ACh）诱导的内皮依赖性舒张、硝普钠（SNP）诱导的内皮依赖性舒张、血浆一氧化氮（NO）水平和主动脉厚度。与接受正常饮食的动物相比，ELE 显著改善了 ACh 诱导的主动脉内皮依赖性舒张，但并未影响 SHR 引起的由 SNP 诱导的内皮依赖性舒张。另外，研究结果显示，在使用 ELE 治疗 SHR 时，血浆 NO 水平明显增加，主动脉厚度显著减少，而 ELE 对血管肥大的抑制作用可能与 NO 水平升高有关。SHR 中主动脉血管平滑肌细胞（VSMC）中 NADPH 氧化酶表达的增加会减少 NO 的产生和生物利用度，而 NO 在抑制 VSMC 异常增殖方面起着关键作用，防止主动脉血管增厚。研究认为 ELE 治疗可能会增加主动脉生成和 NO 的生物利用度，并抑制 VSMC 的增殖，从而降低主动脉厚度。因此，长期使用 ELE 可以通过增加血浆 NO 水平和生物利用度，并通过预防 SHR 主动脉中的血管肥大来有效改善血管功能。

杜仲含有绿原酸和阿魏酸等主要成分，Atsushi SUZUKI 等[54] 以 SHR 为实验对象，研究了水溶性咖啡豆提取物和绿原酸（水溶性咖啡豆提取物的主要成分）的主要成分 5- 咖啡酰奎宁酸对血压的影响。单次摄入（180 ～ 720 mg/kg，p.o.）或长期摄入（含 0.25% ～ 1% 水溶性咖啡豆提取物饮食 6 周）水溶性咖啡豆提取物后血压呈剂量依赖性降低，如图 4-1-26A 和表 4-1-12 所示。单次口服水溶性咖啡豆提取物的主要成分 5- 咖啡酰奎宁酸（50 ～ 200 mg/kg）可剂量依赖性降低血压（图 4-1-27），提示 5- 咖啡酰奎宁酸与水溶性咖啡豆提取物对 SHR 的降压作用有关。由于 SHR 口服 5- 咖啡酰奎宁酸后血浆中咖啡酸和阿魏酸含量显著增加（图 4-1-28），故在麻醉下将这些酸（2.5 μmol/kg、5 μmol/kg、10 μmol/kg）静脉注射到 SHR 中，并测量颈动脉压。两组分中，阿魏酸的降压作用强于咖啡酸（图 4-1-29）。同时注射硫酸阿托品（5 mg/kg，s.c.）可减弱阿魏酸（50 mg/kg，p.o.）的降压作用，提示阿魏酸对 SHR 的降压作用可能是通过毒蕈碱样乙酰胆碱受体介导的。这些发现表明口服水溶性咖啡豆提取物或 5- 咖啡酰奎宁酸可降低 SHR 的血压，而 5- 咖啡酰奎宁酸的代谢物阿魏酸也是一个候选的降压成分。

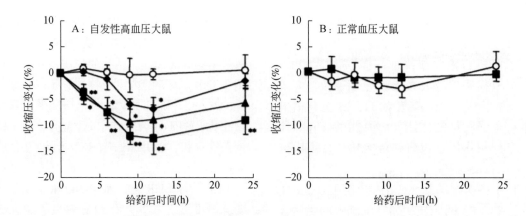

图 4-1-26　单次口服绿原酸对清醒 SHR 和 WKY 大鼠的影响（SBP 的变化表现为给药前后 SBP 的差异）

Fig. 4-1-26　Effects of a single oral administration of GCE in conscious SHR and WKY rats（Change in SBP is expressed as the difference in SBP before and after administration）

表 4-1-12　6 周实验中 SHR 和 WKY 大鼠体重、尿量、心率和收缩压情况

Table 4-1-12　Body weights，urinary volume，heart rate，and systolic blood pressure during the 6-week experimental period in SHR or WKY rats

组别	体重（g）	尿量 [ml/(100 g·d)]	心率（次 / 分）	收缩压（mmHg）
高血压对照组	307±6	5.3±0.8	406±7	211±3
高血压 + 绿原酸（0.25%）组	302±5	4.9±0.8	403±13	199±2*
高血压 + 绿原酸（0.5%）组	294±8	5.6±1.0	395±5	186±3**
高血压 + 绿原酸（1%）组	311±6	4.7±0.8	387±14	179±4**
正常血压对照组	335±5	4.4±0.8	302±11	126±4
正常血压 + 绿原酸（1%）组	335±13	4.4±0.4	306±10	123±2

注：与高血压对照组比较，$*P < 0.01$；$**P < 0.001$。

Note：compared with hypertension control group，$*P < 0.01$；$** P < 0.001$.

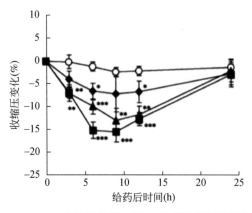

图 4-1-27　SHR 大鼠单剂量口服 5- 咖啡酰奎宁酸后收缩压变化（收缩压变化是以给药前后收缩压值表示）

Fig. 4-1-27　Effects of a single oral administration of 5-CQA in SHR. Change in SBP is expressed as the difference in SBP before and after administration

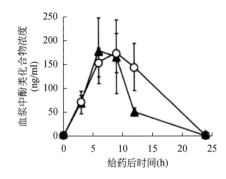

图 4-1-28　SHR 大鼠口服 5- 咖啡酰奎宁酸后血浆酚类化合物的变化

Fig. 4-1-28　Phenolic compounds in plasma after oral ingestion of 5-CQA in SHR

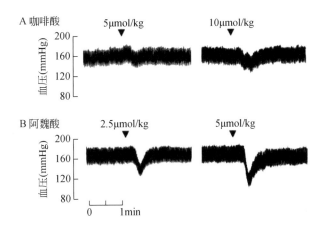

图 4-1-29 麻醉 SHR 大鼠后静脉注射咖啡酸（A）或
阿魏酸（B）的颈动脉压

Fig. 4-1-29 Carotid arterial pressure in anesthetized SHR. Carotid arterial pressure after intravenous injection of caffeic acid（A）or ferulic acid（B）

杜仲中的槲皮素具有降血压的作用，其机制可能与肾小管上皮的钠通道（epithelial Na⁺ channel，ENaC）有关。该通道参与肾小管 Na⁺ 的再吸收，在调节血压中起关键作用。Wataru Aoi 等[55]研究了槲皮素对高血压性 Dahl 盐敏感大鼠肾脏 ENaC mRNA 表达水平的影响。8 周龄 Dahl 盐敏感大鼠在代谢笼中驯化 1 周，然后在 4 种不同条件下饲养 4 周：①正常食盐（0.3% NaCl）；②正常食盐［10 mg/（kg·d）］+ 槲皮素［10 mg/（kg·d）］；③高盐饮食（8% NaCl）；④高盐饮食（8% NaCl）+ 槲皮素［10 mg/（kg·d）］。清醒状态下用套尾法测量血压，并收集 24 小时尿，检测电解质。肾脏和远端结肠组织被用于检测 αENaC mRNA 水平（ENaC 由 α、β 和 γ 三个亚单位组成）。研究结果表明，高盐饮食组大鼠肾脏中 αENaC mRNA 水平比对照组高出 2.5 倍，槲皮素降低高盐饮食引起的 αENaC mRNA 表达升高，而对正常盐饮食组 αENaC mRNA 表达无影响。高盐摄入大鼠的收缩压从第 6 天开始逐渐升高，第 28 天达到 170 mmHg 以上。实验开始后 2 周左右，槲皮素显著降低高盐饮食引起的收缩压升高。而正常饮食喂养的大鼠，不论是否补充槲皮素，其收缩压在 4 周内都是稳定的（图 4-1-30）。高盐饮食组尿量显著增加，补充槲皮素后尿量有进一步增加的趋势，尽管差异没有得到统计学意义。尿渗透压不受高盐饮食和槲皮素的影响。高盐饮食显著增加了尿中 Na⁺ 和 Cl⁻ 的排泄量，槲皮素补充增加了这个趋势，

尽管差异没有统计学意义。高盐饮食和槲皮素对 K⁺ 排泄没有影响。总的来说，研究表明补充槲皮素可以降低 Dahl 盐敏感大鼠因高盐摄入而升高的血压。此外，槲皮素减少肾脏中 αENaC 的表达。这些观察表明，黄酮类化合物降压作用的机制之一可能是通过下调肾内 αENaC 的表达来实现的。

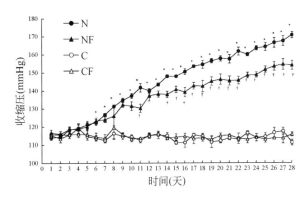

图 4-1-30 各组小鼠收缩压随时间的变化

收缩压用 x̄ ± SE（n=4），* 高盐饮食组（N）和普通饮食组（C）在同样时间点，大鼠的收缩压有显著差异（P < 0.05）。# 高盐饮食组（N）与高盐饮食 + 槲皮素组（NF）在同样时间点，大鼠的收缩压有显著差异（P < 0.05）。普通饮食组（C）与普通饮食 + 槲皮素组（CF）收缩压无差异

Fig. 4-1-30 Changes of systolic blood pressure（SBR）of mice in each group with time

Systolic blood pressure（SBP）was measured by mean ± SD（n = 4），* there was significant difference in SBP between high salt diet group (N) and normal diet group (C) at the same time point, (P < 0.05). #There was significant difference in SBP between high salt diet group (N) and quercetin group (NF) at the same time point, (P < 0.05). There was no difference in SBP between normal diet group (C) and normal diet + quercetin group (CF)

杜仲叶中所含的绿原酸具有降血压的药理作用。Atsushi 等[56]研究了绿原酸代表成分 5- 咖啡酰奎宁酸（caffeoylquinic acid，CQA）对正常血压 Wistar-Kyoto 大鼠（WKY）和自发性高血压大鼠（SHR）血压和血管功能的影响。研究显示单次摄入 CQA（30 ～ 600 mg/kg）可降低 SHR 大鼠的血压，这种作用可被一氧化氮合酶抑制剂 N（G）- 硝基 -L 精氨酸甲酯阻断。用含 0.5%CQA 的饲料喂养 SHR 大鼠 8 周（每天约 300 mg/kg），与正常饮食对照组相比，高血压的发展受到抑制。摄入 CQA 可增加尿中一氧化氮代谢产物的排泄，减少尿中过氧化氢的排泄，降低主动脉中还原型烟酰胺腺嘌呤二核苷酸磷酸（reduced nicotinamide adenine dinucleotide phosphate，NADPH）依赖性超氧阴离子的产生。这表明饮食中摄入 CQA 可抑制血管 NADPH 氧化酶活性，显著改善主动脉中

乙酰胆碱酯酶诱导的内皮依赖性血管舒张，并显著降低主动脉切片中硝基酪氨酸和介质肥大的免疫组化染色程度。相反，CQA 对 WKY 大鼠没有影响。该实验结果表明，CQA 通过抑制 SHR 大鼠血管内活性氧的过度生成来降低内皮细胞氧化应激，提高一氧化氮的生物利用度，达到减轻内皮功能障碍、血管肥大和降低血压的作用。

Deyama 等[35]的研究表明，杜仲树皮甲醇提取物的两个主要成分——（+）-松脂醇和（+）-表皮质醇对去甲肾上腺素诱导的大鼠主动脉心房收缩有舒张作用。

Shingo Hosoo 等[47]研究了 ELE 对 HFD Wistar-Kyoto 大鼠主动脉介质肥大的预防作用。目前 ELE 已被证明对 HFD 喂养的大鼠具有抗高血压和抗肥胖作用。为了探讨长期服用 ELE 对体重、血压和主动脉介质厚度的影响，对 7 周大的 WKY 雄性大鼠给予口服常规饮食、30%HFD 或 5%ELE+HFD，持续 10 周。与仅接受 HFD 的对照组相比，HFD 会引起血压正常的大鼠产生轻度肥胖和高血压，而接受 HFD 的研究结果发现，ELE+HFD 的大鼠的体重明显降低，内脏和肾周围脂肪减少，血压降低，主动脉介质变薄。此外，在接受 ELE 治疗的大鼠中，血浆脂联素/瘦素比例也得到了改善。尽管所有 HFD 大鼠的血浆瘦素水平均有所升高，但仅有接受 ELE 治疗的大鼠体内脂联素水平增加。研究认为，杜仲抗高血压和抗肥胖症的作用可能是由 ELE 中存在的京尼平苷酸和（或）车叶草苷引起的。以上这些发现表明，长期服用 ELE 可以预防早期肥胖合并高血压的主动脉介质肥大，抑制动脉硬化的发展。

三、对骨骼生长的影响

Zhang W 和 Fujikawa T[57]等研究表明，杜仲皮和杜仲叶均具有抗骨质疏松的药理作用，有报道从杜仲皮中提取的木脂素成分和 ELE 可以用于预防绝经后骨质疏松模型大鼠的骨质疏松性病变[58]。成骨细胞是体内介导骨重建的主要细胞。成骨细胞数量减少或其功能活性降低都可能影响骨质代谢。Hirotaka Oikawa 等[58]研究了杜仲叶提取物对原代成骨细胞的增殖和成熟的影响，实验分为对照组和 ELE 给药组，在体外连续 28 天给药 10 μg/ml 的 ELE，每 3 天换一次培养基，7 天后

RANKL 和 Col1a2 mRNA 表达显著增加，14 天后细胞内 Ca^{2+} 浓度显著增加，28 天后，碱性磷酸酶活性和 Ca^{2+} 积累显著增加。结果表明 ELE 可以显著增加细胞内 Ca^{2+} 的浓度，促进钙的积累和成骨细胞肉芽肿 I 型胶原蛋白的合成。

Zhang W 和 Fujikawa T[57]的研究表明，杜仲皮是治疗肾虚的常用中药。有报道称，杜仲叶在代谢综合征大鼠模型中具有抗肥胖特性。由于雌激素含量急剧下降，肥胖和骨质疏松是绝经后妇女的常见问题。采用卵巢切除后的雌性 Wistar 大鼠模型测定 ELE 在预防卵巢切除术（OVX）引起的骨质疏松和肥胖方面的潜在作用。46 只雌性 Wistar 大鼠被分为 6 组，假手术对照组、OVX 对照组和 4 个 OVX 组，分别给予雌二醇和不同浓度的 ELE（1.25%、2.5% 和 5%）。在大鼠 6 周龄时，切除卵巢后进行治疗，并持续 12 周。OVX 导致腰椎、股骨和胫骨的骨密度（BMD）显著下降，体重指数（BMI）显著增加。与 OVX 对照组大鼠相比，5% 的 ELE 显著增加了胫骨和股骨的骨密度，也显著提高了骨强度参数。在 5% ELE 处理的大鼠组，杜仲可以抑制脱氧吡啶诺林的形成，增加骨钙素的浓度，研究者认为不同比例的骨形成和骨吸收促进了股骨和胫骨骨密度的提高。此外，5% ELE 组大鼠的体重、BMI 和脂肪组织均有明显下降。研究提示 ELE 可能对 OVX 大鼠的骨密度和 BMI 有疗效，并可为预防绝经后骨质疏松和肥胖提供替代治疗。

四、对神经系统的影响

Miyazaki 等[59]研究认为杜仲叶具有镇静、催眠的作用。基于大鼠自主活动和脑电图研究了口服杜仲叶和杜仲叶芳香疗法对大鼠睡眠行为及睡眠质量的影响。结果显示，口服杜仲叶或其芳香疗法具有催眠作用，而这些作用取决于自主活动能力的降低，作用贯穿全天，特别是在白天。此外，口服杜仲叶引起的白天自主活动能力的降低主要是基于诱导快速眼动睡眠和非快速眼动睡眠。而使用杜仲叶芳香疗法引起的白天自主活动能力的降低主要是由于诱导了非快速眼动睡眠。换言之，杜仲叶芳香疗法与杜仲叶口服给药治疗失眠的作用机制可能是相似的。在治疗失眠方面，临床常使用影响睡眠结构并可能产生依赖的苯二氮

草类药物，相比于这种具有副作用的抗失眠药物，杜仲叶给药可能是治疗失眠的最佳选择之一。杜仲叶作为一种食物，不管口服还是吸入，可改善睡眠模式，防治失眠症。

杜仲中所含的阿魏酸（ferulic acid，FA）具有改善阿尔茨海默病（AD）的作用。Takayoshi Mamiya 等[60]研究了阿魏酸对小鼠记忆障碍和羰基蛋白水平的影响。阿尔茨海默病是老年人进行性认知障碍的最常见原因，其主要病理生理特征之一是细胞外的 β 淀粉样蛋白（Aβ）沉积。氧化应激在 Aβ 引起的神经毒性中发挥作用。谷胱甘肽是一种内源性抗氧化剂，大脑中谷胱甘肽的耗竭可能导致自由基诱导的神经元损伤。丁硫氨酸亚砜胺（buthionine sulfoximine，BSO）选择性地抑制谷胱甘肽生物合成中的关键酶——γ- 谷氨酰半胱氨酸合成酶，从而降低谷胱甘肽浓度，使神经元易受氧化应激的损伤。FA 是一种抗氧化剂，该研究探索了重复给予足够剂量的 FA 是否能减轻小鼠体内 BSO 诱导的认知功能障碍。每天给小鼠皮下注射 FA（0.5 mg/kg、1 mg/kg 或 5 mg/kg）或维生素 E（300 mg/kg），在新物体识别实验的训练实验开始前 24 h，给每只小鼠侧脑室注射 BSO（3 μmol/3 μl）。训练实验结束后立即进行保留实验。行为学实验结束后，各组小鼠取前脑进行羟基蛋白测定，评价蛋白氧化程度。如图 4-1-31 所示，在训练试验中，各组在探索偏好上没有差异，在保留试验中，（Sal+Sal）（Sal：生理盐水）处理组小鼠对新物体的偏好大于熟悉物体。BSO 减少了小鼠对新事物的探索时间。FA 以剂量依赖的方式使 BSO 引起的探索性偏好降低恢复至与维生素 E 相当的水平。表 4-1-13 显示了各组处理方式及 Y 迷宫测试的结果。给小鼠注射 BSO 后，小鼠的自发交替行为明显受损，FA（5 mg/kg）或维生素 E 可减轻自发交替行为的损害。另外，6 组小鼠的迷宫入路次数无显著性差异。通过测量羰基蛋白水平来评估前脑蛋白质氧化的程度，发现与（Sal+Sal）组相比，BSO 治疗组的羰基蛋白水平明显升高。FA（0.5 ～ 5 mg/kg）显著降低了羰基蛋白水平（Tukey 试验；$P < 0.05$），且低于维生素 E 给药组。这些发现表明 FA 抑制氧化应激，可能是减少 Aβ 诱导小鼠学习和记忆障碍的关键化合物，对治疗 AD 有一定疗效。

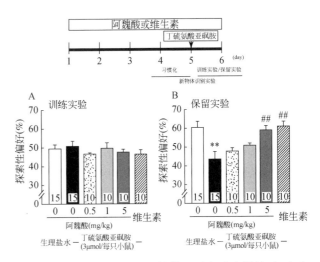

图 4-1-31　阿魏酸对小鼠新物体识别实验中训练（A）和保留（B）实验探索偏好的影响

柱状图表示平均值 ± 标准差。每列中显示了每组小鼠的数量。** 与生理盐水治疗组相比，$P < 0.01$；## 与 BSO 治疗组相比，$P < 0.01$

Fig. 4-1-31　Effects of ferulic acid on the preference of training（A）and retention（B）in new object recognition experiment in mice

The histogram shows the mean ± SD. The number of mice per group is shown in each column. ** compared with normal saline(NS) group, $P < 0.01$; ## compared with BSO group, $P < 0.01$

表 4-1-13　阿魏酸对小鼠 Y 迷宫实验中自发交替行为的影响

Table 4-1-13　Effect of ferulic acid on spontaneous alternation in Y-maze test in mice

处理方式 （mg/kg）	小鼠数量	交替行为 （%）	进入迷宫的次数
Sal+FA（0）	15	71.7±1.7	27.6±2.3
BSO+FA（0）	13	61.8±2.1*	32.5±2.5
BSO+FA（0.5）	10	61.6±2.6	33.7±2.1
BSO+FA（1）	10	60.8±2.4	30.7±2.3
BSO+FA（5）	10	71.7±3.1#	32.0±2.3
BSO+VE（300）	8	68.7±3.2#	36.4±3.1

* 与 Sal+FA（0）组相比，$P < 0.05$。
# 与 BSO+FA（0）组（Tukey 试验）比较，$P < 0.05$。
Sal，生理盐水；FA，阿魏酸；VE，维生素 E；BSO，丁硫氨酸亚砜胺。
* compared with Sal +FA (0) group, $P < 0.05$.
# compared with BSO + FA (0) group (Tukey test), $P < 0.05$.
Sal, normal saline; FA, ferulic acid; VE, vitamin E; BSO, buthionine sulfoxide amine

绿原酸还具有弱咖啡因样精神刺激性，可以明显延长睡眠延迟。

Ryoko Ohnishi 等[61]研究了绿原酸对小鼠自发性运动活动的影响，并进一步探索绿原酸代谢物的作用。给大鼠和小鼠口服绿原酸后，收集实验大鼠和小鼠的粪便，处理后孵育并检测代谢物。大鼠和小鼠微生物代谢谱非常相似，第一个被观察到的代谢产物是咖啡酸，由绿原酸酯裂而来。然后咖啡酸还原得到二氢咖啡酸，最后少量的 3- 羟基苯丙酸被检测到，可能是孵育 24 h 最后的代谢物。在小鼠的小便中检测到的绿原酸代谢产物包括苯甲酸、阿魏酸、m- 香豆酸、马尿酸、香兰酸、咖啡酸、二氢咖啡酸和 3- 羟基苯丙酸。1.4 mmol/kg 和 2.0 mmol/kg 的绿原酸给药后没有表示出对小鼠行为活动的影响，2.8 mmol/kg 剂量给药后明显增加小鼠的自主活动（10 ～ 60 min）。咖啡酸和 m- 香豆酸在 3.0 mmol/L 剂量下也可明显增加小鼠的自主活动，而 3- 羟基苯丙酸和阿魏酸在 2.6 mmol/kg 剂量下没有明显改变小鼠的自主活动。咖啡因作为对照组，在 10 ～ 50 μmol/kg 范围内表现出剂量相关的促进小鼠自主活动的药理作用。研究表明咖啡酸和 m- 香豆酸比绿原酸本身或其他代谢物更能促进小鼠自主活动，这可能是绿原酸具有精神刺激性的原因。

动物实验表明[47]，杜仲水提物可引起脑电图改变。在大鼠身上使用这种提取物两周后，大脑中的去甲肾上腺素和血清素水平会上升。口服 500 mg/kg 水提取物 7 周后，大鼠的学习和记忆能力得到改善。

五、对消化系统的影响

Norifumi 等[62] 探索了槲皮素治疗肝损伤的药理学机制。因为星状细胞被认为在病毒感染、乙醇和各种药物损伤的肝纤维化的发展中起着关键作用，研究比较了白藜芦醇和槲皮素对培养的肝星状细胞增殖和 α- 平滑肌肌动蛋白表达的影响，对照组使用 N- 乙酰半胱氨酸（N-acetylcysteine，NAC），其是一种已知的具有保肝作用的抗氧化剂。研究还探索了这些药物对培养的肝巨噬细胞产生 NO 和 TNF-α 的影响。研究观察到白藜芦醇、槲皮素和 NAC 剂量依赖性地抑制［3H］胸腺嘧啶核苷在细胞中的掺入，三者的中位抑制浓度分别是 37 μmol/L、13 μmol/L 和 320 μmol/L。100 μmol/L 白藜芦醇、50 μmol/L 槲皮素和 5 mmol/L NAC 显著减少了受血清刺激的星状细胞中 BrdU 阳性核的数量。这表明本研究中测试的所有化合物都是星状细胞增殖的有效抑制剂。光镜观察表明，白藜

芦醇和槲皮素在开始培养后至少 3 天内保持了星状细胞的原始结构，而未经处理的对照细胞已经转化为细胞面积扩大、细胞核增大的肌成纤维细胞样细胞。与未经处理的对照细胞相比，经过实验药物处理的星状细胞构型转变明显延迟。但是，NAC（0.5 ～ 5 mmol/L）对细胞转化率没有明显影响。因此，白藜芦醇和槲皮素在原代培养早期抑制了培养的星状细胞的结构变化，而不影响其蛋白质合成。光滑的 α- 平滑肌肌动蛋白已被公认为一种星状细胞被激活的指标，研究显示 100 μmol/L 白藜芦醇可在培养早期抑制 α- 平滑肌肌动蛋白的表达，槲皮素在第 3 天、第 5 天剂量依赖性地抑制该蛋白的表达，并且抑制作用持续到培养第 7 天，而 NAC 在任何时间点都不能影响 α- 平滑肌肌动蛋白的表达。NO 和 TNF-α 是肝巨噬细胞受刺激后的主要产物，它们参与肝脏的炎症反应。研究中用脂多糖（lipopolysaccharide，LPS）刺激肝巨噬细胞产生大量 NO 和 TNF-α，实验观察到尽管白藜芦醇、槲皮素和 NAC 对未刺激肝巨噬细胞产生 NO 和 TNF-α 没有明显影响，但白藜芦醇和槲皮素以剂量依赖的方式抑制肝巨噬细胞中 NO 合酶的 LPS 依赖性诱导。相反，NAC 对此没有明显的影响。研究还表明，白藜芦醇和槲皮素可调节受体酪氨酸激酶的活性和细胞周期蛋白 cyclin D1 的表达，从而调节星状细胞的功能。该研究证实，白藜芦醇和槲皮素对星状细胞的抑制作用可能不仅是抗氧化作用，还有其他的药理学机制。

杜仲皮和叶中还含有环烯醚萜类化合物，其中京尼平苷是杜仲中标志性的环烯醚萜类化合物，其转化为京尼平后，在大鼠上发挥消炎利胆的药理学作用。京尼平苷的利胆作用只在口服或十二指肠内给药时出现，在门静脉内注射时消失，但是京尼平在门静脉或十二指肠内给药时都显现出消炎利胆的作用。Teruaki Akao 等[16] 就京尼平苷对肠道细菌代谢的酶学影响进行了研究。研究药物为京尼平苷、京尼平及京尼平苷酸。从杏仁中提取的 β-D- 葡萄糖苷酶被广泛用于提取苷元，本研究从大鼠肝脏和肠道细菌中提取 β-D- 葡萄糖苷酶及酯酶，探索其对研究药物的水解作用。研究结果显示京尼平苷不被肝脏中的 β-D- 葡萄糖苷酶及酯酶水解，而肠道细菌中的 β-D- 葡萄糖苷酶是京尼平苷发挥利胆作用所必需的。人肠道厌氧菌——真杆菌 sp.A-44 的

粗提取物可以水解京尼平苷，而另一种人肠道厌氧菌——瘤胃球菌 sp.PO1-3 则没有水解作用，尽管两种提取物都有 β-D- 葡萄糖苷酶活性。真杆菌 sp.A-44 产出的三种 β-D- 葡萄糖苷酶中的一种可水解京尼平苷，而瘤胃球菌 sp.PO1-3 产生的两种 β-D- 葡萄糖苷酶都没有水解作用。然而，真杆菌 sp.A-44 和猪肝中的羧酸酯酶不能将京尼平苷水解为京尼平苷酸，而将京尼平水解为京尼平苷酸苷元，表明京尼平苷首先被 β-D- 葡萄糖苷酶水解为京尼平，然后被酯酶水解为京尼平苷酸苷元。因此，当京尼平苷口服给药时，可以在肠道内有效地水解成为京尼平，发挥真正的利胆作用。

Hosoo 等[47]研究表明，京尼平苷酸是杜仲叶的主要成分，显示出抗胃溃疡的作用。此外，在慢性悬吊应激性小鼠中，服用杜仲树皮提取物和京尼平苷酸可以减少性行为和学习习惯的退化。在慢性悬吊应激小鼠模型中，松脂醇二葡萄糖苷能预防学习习惯的退化，京尼平苷酸、京尼平苷和京尼平可以预防性行为和学习行为的退化，并增大慢性悬吊应激小鼠的肾上腺。

六、免疫调节及对补体的影响

Keiichi Hiramoto 等[63]研究了杜仲叶提取物及其成分对紫外线辐射（UVB）诱导的小鼠免疫抑制的预防作用。为了确定杜仲叶提取物（ELE）成分（绿原酸、京尼平苷酸和车叶草苷）对 UVB 诱导的免疫抑制的作用，研究建立了超敏接触的小鼠模型：C57BL/6J 小鼠的全身性免疫抑制作用是通过一次暴露于 UVB 的皮肤再经 0.5% 噁唑酮致敏产生的。结果显示连续口服 ELE、绿原酸或京尼平苷酸可显著降低 UVB 诱导的接触性超敏反应（CHS），降低 UVB 照射后致敏小鼠的血清 IL-10 水平。另外，在绿原酸处理的小鼠中，血浆活性氧水平和皮肤肥大细胞表达降低，被认为是降低了活性氧的水平，从而抑制肥大细胞分泌 IL-10。研究发现，绿原酸可能不仅抑制 MC/IL-10 途径，而且抑制角质形成细胞 /IL-10 途径。相反，经异碘酸处理的小鼠皮肤中调节性 T 细胞的表达下降。以上这些结果表明，绿原酸和京尼平苷酸对 CHS 反应的光免疫抑制作用有拮抗作用。

杜仲叶具有较好的免疫调节作用。Naomasa

Okada 等[64]发现杜仲叶提取物黑麦草内酯（loliolide）具有免疫抑制活性，其可以剂量依赖性地抑制刀豆球蛋白 A（Con A）刺激的 T 淋巴细胞的增殖，且对 LPS 诱导的 B 淋巴细胞的增殖抑制作用弱于 T 淋巴细胞。MTT 结果表明加入 20 μg/ml 的黑麦草内酯对淋巴细胞无细胞毒性作用，因此黑麦草内酯可以作为一种免疫抑制物质应用。

Masashi Tomoda 等[65]从杜仲树皮提取物中分离得到杜仲糖 B，通过体内碳粒廓清实验观察杜仲糖 B 对网状内皮系统的作用。按照 40 mg/kg 腹腔注射给予小鼠杜仲糖 B、酵母聚糖（阳性对照），同时设立生理盐水空白对照，每日给药 1 次，连续给药 5 天。结果显示，杜仲糖 B 和酵母聚糖组的小鼠碳粒廓清指数（K）显著高于空白对照组，分别为 0.1434 ± 0.0257（$P < 0.01$）、0.1490 ± 0.0185（$P < 0.001$），表明杜仲糖 B 具有增强单核巨噬细胞吞噬功能的作用，可增强小鼠的非特异性免疫功能。

Hikari Sugawa 等[66]通过研究 ELE 对 N-（羧甲基）赖氨酸［N^ε-（carboxymethyl）lysine，CML］和 N-（羧甲基）精氨酸［N-（carboxymethyl）arginine，CMA］形成的影响，发现 ELE 中的异槲皮素（isoquercetin）具有改善老年相关性疾病的药理作用。CML 是一种晚期糖基化终末产物（advanced glycation end product，AGE）的抗原决定簇，以年龄依赖的方式积聚在晶体蛋白中。AGE 是氧化作用所必需的，CML 是体内氧化应激的重要生物学标志。而 CMA 是胶原糖基化的标志物。实验将干燥的杜仲叶（577.6 g）用热水在 60℃ 下提取 10 h，制备 ELE，同时收集了杜仲的市售干树皮和根，并以与 ELE 相同的方式提取，获得杜仲树皮提取物（EBE）和杜仲树根提取物（ERE）。将 EBE、ERE 与 ELE 进行活性比较。33 mmol/L 核糖与 2 mg/ml 可溶性明胶加入待测化合物孵育 7 天后，采用酶联免疫吸附试验（enzyme-linked immunosorbent assay，ELISA）和液相色谱 - 质谱（liquid chromatography-tandem mass spectrometry，LC-MS）方法测量 CMA 和 CML 水平。研究结果显示，ELE 可完全抑制 CMA 的形成，而 EBE 或 ERE 部分抑制 CMA 的形成。此外，ELE 部分抑制 CML 的形成，而 EBE 或 EBR 对 CML 的形成没有任何抑制作用。这一结果有力地证明了含有 ELE 的化合物能够抑制 CMA 和 CML

的形成。研究还分离了 ELE 中的化合物，包括异槲皮素、6″-O- 乙酰黄芪苷、山奈酚、槲皮素、芦丁、山奈酚 3-O- 芸香糖苷，黄芪苷，氨基胍，并通过同样方法检测其对 CML 和 CMA 形成的影响。结果显示异槲皮素、6″-O- 乙酰黄芪苷、芦丁和黄芪苷对 CMA 和 CML 的抑制作用强于氨基胍，山奈酚 3-O- 芸香糖苷对 CMA 和 CML 的形成没有抑制作用。此外，ELE 类化合物对 CMA 的抑制作用比 CML 强。异槲皮素、黄芪胶、槲皮素和山奈酚的酸水解产物对 CMA 和 CML 的抑制作用也强于氨基胍。总的来说，由于 ELE 对年龄或生活方式相关性疾病，如糖尿病、高血压、高血脂、动脉粥样硬化、糖尿病肾病和肥胖等都具有改善作用，该研究认为每天摄入 ELE 有望成为预防年龄或生活方式相关性疾病的有效手段。

补体系统是人体免疫防御系统的重要组成之一，但其过度激活可引发多种自身免疫性疾病。

Yoshiteru Oshima 等[8] 分离了杜仲皮中的木脂素和环烯醚萜成分，研究其抗补体活性。研究测定了 19 个木脂素类衍生物，其中（+）- 丁香酚单葡萄糖苷、（+）- 皮树脂醇单葡萄糖苷和（+）- 大黄素在 1.5 mg/ml 浓度下具有中度抗补体活性。在环烯醚萜类化合物中，京尼平的抗补体活性最强，其水解产物京尼平苷酸、桃叶珊瑚苷、梓醇等与京尼平活性相似，且其半缩醛部分在环烯醚萜的抗补体活性中发挥重要作用。

Takashi[35] 等的研究显示杜仲树皮的抗补体活性。如表 4-1-14 所示，木脂素、eucommin A，表松脂醇 [（+）-epipinoresinol] 在浓度为 1.5 g/ml 时显示了中度的抗补体活性（24% ～ 27%）。木脂葡萄糖苷类比其他木脂类的苷元有更好的活性。其中抑制补体最强的是京尼平，抑制补体活性较弱的是京尼平苷（表 4-1-14）。

表 4-1-14　杜仲成分的抗补体活性*
Table 4-1-14　Anti complement activity of *Eucommia ulmoides* components

成分	抑制率 (%)	成分	抑制率（%）
（-）橄榄脂素 4′, 4″- 二吡喃葡萄糖苷	18±1.5	京尼平苷	23.0±8.8
杜仲苷 I	17.3±6.9	赤式甘油，苏式甘油	19.3±6.6
京尼平苷酸	14.3±3.0	（+）松脂醇葡萄糖苷	9.0±1.5
（+）1- 羟基松脂醇 4′, 4″- 二吡喃葡萄糖苷	18.3±2.7	杜仲素 A	27.7±1.2
桃叶珊瑚苷	21.7±8.1	（+）丁香脂素 - 葡萄糖苷	27.7±4.8
（+）松脂醇 - 二吡喃葡萄糖苷	12.0±0.6	(-)橄榄脂素	4.3±1.9
耳草醇 C 4′, 4″- 二吡喃葡萄糖苷	15.0±3.0	二氢脱氢二松柏醇	11.7±1.2
（+）表松脂醇 - 二吡喃葡萄糖苷	13.7±0.7	甘油 -β- 松柏醇醛醚	8.3±1.2
（-）橄榄脂素 4′- 吡喃葡萄糖苷	18.0±5.0	京尼平	75.3±1.8
杜仲醇	20.7±8.1	（+）松脂醇	3.3±0.9
（+）丁香脂素 - 葡萄糖苷	18.3±2.7	（+）表松脂醇	24.7±6.2
柑属苷 B	1.7±1.2	（+）丁香脂素	2.7±0.9

＊数据用均数 ± 标准差表示。
* all data displayed with mean ± SD.

七、抗肿瘤作用

关于杜仲抗癌作用，Murakami A 等[67] 研究认为其可能与槲皮素糖苷配基与某些受体相互作用，尤其是芳烃受体（AhR）有关。芳烃受体是一种 DNA 结合转录因子，以黄酮类为代表的天然产物（如槲皮素）是 AhR 的有效拮抗剂，因此可能对 AhR 依赖性致癌性具有预防作用。一项研究证明[68]，黄酮醇（如槲皮素）可利用大鼠肝细胞溶质拮抗 2, 3, 7, 8- 四氯二苯并二噁英（TCDD）诱导的无细胞系统 AhR 转化。槲皮素、槲皮素 3-O-鼠李糖苷和芦丁的 IC_{50} 值分别为 1.5 μmol/L、3.7 μmol/L 和 13 μmol/L。代谢物 Q3GA 和 Q40GA 的 IC_{50} 值为 42.6 μmol/L 和 181 μmol/L。这些结果表明，糖苷配基的拮抗活性强于葡萄糖苷酸，用糖基团掩盖 3- 位可降低其拮抗活性。尽管经过体内代谢转化后其生物学作用减弱，但在炎症过程中增强的 β- 葡萄糖醛酸苷酶活性可能会从葡萄糖醛酸苷缀合物中生成活性糖苷配基。

此外，研究显示[67]，槲皮素糖苷配基已被证明可以调节涉及 MEK/ERK 和 Nrf2/keap1 的几种信号转导途径，这些途径与炎症和致癌过程有关。啮齿动物研究表明，这种黄酮醇的饮食管理可以预防化学诱导的癌变，特别是在结肠中。而流行病学研究表明，摄入槲皮素可能与预防肺癌有关。

杜仲具有抗肿瘤的药理作用。Takanori Nakamura 等[69]研究了杜仲叶水提物和日本流行饮料 Tochu 茶粗提物对 CHO 细胞和小鼠染色体畸变的抑制作用。发现用 Tochu 茶粗提物处理 CHO 细胞后，染色体畸变率降低。在 17 种 Tochu 茶成分中，发现 5 种环烯醚萜类化合物（京尼平苷酸、京尼平苷、车叶草苷酸、去乙酰基车叶草苷酸、车叶草苷）和 3 种酚类化合物（邻苯三酚、原儿茶酸和对反式香豆酸）具有抗诱变活性。用微核试验法检测了 Tochu 茶提取物的抗诱变作用，发现小鼠口服 1.0 ml 4% Tochu 茶提取物 6 h 后，腹腔注射丝裂霉素 C（mitomycin C，MMC），观察到微核的频率下降。

Nishida 等[70]筛选了 22 种中药进行 HL-60 细胞凋亡诱导活性的研究，并进一步探讨了其诱导凋亡的机制。结果发现，甘草、锁阳、杜仲、黄柏、肉桂、白芍六种中药均可诱导 HL-60 细胞凋亡，并且观察到甘草、锁阳、黄柏、白芍给药后 12 h 内，杜仲、肉桂给药后 24 h 内线粒体跨膜电位降低，且六种中药均在给药后 12 ～ 36 h 内增加 caspase-3 活性。结果表明，甘草、锁阳、杜仲、黄柏、肉桂、白芍六种中药主要通过线粒体途径诱导细胞凋亡，其凋亡机制是通过 caspase-3 级联作用实现的。

癌症干细胞（cancer stem cell，CSC）构成了肿瘤内一小部分未分化的细胞，具有自我更新和驱动肿瘤形成的能力，因此表现为癌症引发的癌细胞。消除 CSC 的治疗性干预措施是完全治愈患者所必需的，因为 CSC 是肿瘤复发和转移的关键来源。最近使用诱导多能干细胞（induced pluripotent stem cell，iPSC）建立了诱导 CSC 样（induced CSC-like，iCSCL）模型。Fujiwara 等[71]通过使用 iCSCL 模型筛选抗 CSC 活性，从杜仲叶中分离鉴定了 eucommicin A。eucommicin A 显示出选择性的抗 CSC 活性，并抑制了 iCSCL 细胞形成的肿瘤球。这项研究的结果表明，eucommicin A 可以作为药物开发中的先导化合物，以消除 CSC 的干性和自我更新能力。

Nakamura 等[69]就关于杜仲叶水提取物的抗致突变性研究了杜仲叶对诱导 CHO 细胞和小鼠染色体畸变的抑制作用。研究发现，在 MMC 处理后，用杜仲叶粗提物处理 CHO 细胞时，染色体畸变的频率降低了。在 17 种杜仲叶的成分中，发现 5 种具有 α- 不饱和羰基的类环化合物（京尼平苷酸、京尼平苷、车叶草苷酸、乙酰基车叶草苷酸和车叶草苷）和 3 种酚（邻苯三酚、原儿茶酸和 p- 反式香豆酸）具有抗染色体畸变的活性。这些类环烷烃具有 α- 不饱和羰基，因此认为该结构在抑制染色体畸变中起重要作用。研究还用微核法检测了杜仲叶提取物的抗肿瘤作用：当小鼠在腹膜内注射 MMC 前 6 h 通过口管饲喂 1.0 ml 4% 杜仲叶提取物时，观察到微核频率降低，可能是由于某些杜仲茶的成分降低了 MMC 在骨髓中分布的剂量，从而影响了丝裂霉素的致癌性。

Nakamura 等[69]研究了杜仲茶粗提物，杜仲叶的水提物和日本流行的饮料可诱导 CHO 细胞和小鼠染色体畸变的抑制作用。在丝裂霉素 C 处理后，用杜仲茶粗提物处理 CHO 细胞时，染色体畸变的频率降低了。在 17 种杜仲茶成分中，有 5 种环烯醚萜类（京尼平苷酸、京尼平苷、车叶草苷酸、去乙酰车叶草苷酸和车叶草苷）及 3 种酚（邻苯三酚、原儿茶酸和 p- 反式香豆酸）。这些成分被发现具有抗成软骨活性。抗成虫的类环烷烃具有一个 α- 不饱和羰基，因此该结构被认为在抗成胶性中起重要作用。使用微核试验在小鼠中检查了 Tochu 茶提取物的抗肿瘤作用。当小鼠在腹膜内注射丝裂霉素 C 前 6 h 通过口管饲喂 1.0 ml 4% 杜仲茶提取物时，观察到微核频率降低。这种下降不是由于微核网织细胞成熟的延迟。

榭皮素是杜仲有效成分黄酮类化合物中的一种。Formica 的研究[72]发现榭皮素等黄酮类化合物具有抗癌、抗病毒、抑制细胞增殖、保护低密度脂蛋白免受氧化、防止血小板聚集、稳定免疫细胞、促进心血管平滑肌松弛等药理学活性。Yoshihisa 等[73]探索了榭皮素的抗凋亡机制。将培养的系膜细胞置于过氧化氢中，在榭皮素存在或不存在的情况下评估 c-Jun N 端激酶（Jun N-terminal kinase，JNK）、胞外信号调节激酶（extracellular signal-regulated kinase，ERK）和 p38 丝裂原活化蛋白（mitogen-activated protein，MAP）激酶的激活。利用药理学和基因抑制剂，研究了 MAP 激酶在过氧化氢诱导细胞凋亡中的作用。利用 Northern 杂交分析和报告分析研究了 ERK 在活化蛋白 -1（activator protein 1，AP-1）诱导和活化中的作用。研究结果显示，暴露于过氧化氢的系膜细胞表现出 JNK、ERK 和 p38 MAP 激酶的快速磷酸化。榭皮素抑制了所有三种 MAP 激酶对过氧化氢的反应。MAP 激酶抑制剂 PD098059 或 JNK-c-Jun/AP-1 抑制剂姜黄素预处理均能抑制过氧化氢诱导的细胞凋亡。与之相反，p38 MAP 激酶抑制剂 SB203580 不能提高细胞存活率。与之相符，转染 ERK1 和 ERK2 或 JNK 显性阴性突变体均能抑制 H_2O_2 诱导的细胞凋亡。转染显性阴性 p38 MAP 激酶并不能减少凋亡过程。PD098059 对 ERK 的抑制作用抑制了 c-fos 诱导，但不影响 c-jun 的早期诱导，导致 AP-1 对 H_2O_2 的激活反应减弱。研究得出结论：JNK 和 ERK 是 H_2O_2 诱导细胞凋亡的关键因素，榭皮素可能通过抑制 JNK-c-Jun/AP-1 途径和 ERK-c-Fos/AP-1 途径发挥抗细胞凋亡作用。

八、抗氧化作用

Motoyo Ohnishi 等[74]研究了绿原酸对亚油酸过氧化和溶血的抑制作用，其通过 1, 1- 二苯基 -2- 吡啶并肼基（DPPH）自由基清除系统和超氧阴离子介导的亚油酸过氧化系统研究绿原酸和相关邻苯二酚的抗氧化活性。研究结果显示，在 10 μmol/L 浓度下，绿原酸、3, 5- 二咖啡酰奎宁酸、咖啡酸和原儿茶酸对 DPPH 的清除活性比 dl-α- 生育酚或维生素 C 高。这些化合物的 DPPH 自由基清除活性在 1 ~ 50 μmol/L 的浓度范围内呈剂量依赖性增加。研究同时发现，1 mol 绿原酸可与约 4 mol 的自由基发生反应，1 mol 3, 5- 二咖啡酰奎宁酸可与约 6 mol 的自由基发生反应。3, 5- 二咖啡酰奎宁酸和咖啡酸可抑制亚油酸形成共轭二烯，且 3, 5- 二咖啡酰奎尼酸的抑制活性强于绿原酸或咖啡酸。在其他纳入研究的儿茶酚中，dl-α- 生育酚的抑制作用最强。另外，研究还关注了绿原酸等对过氧化氢介导的小鼠红细胞溶血和过氧化的影响。结果显示咖啡酸、绿原酸、3, 5- 二咖啡酰奎尼酸和 dl-α- 生育酚具有很强的抑制活性，而肉桂酸 p- 香豆酸、阿魏酸、原儿茶酸和香草酸无效。25 μmol/L 的咖啡酸可以抑制红细胞的破裂和溶血。

Hsieh 等[75]研究了杜仲水提取物对芬顿（Fenton）反应诱导的脱氧核糖、DNA 和 2′- 脱氧鸟苷（2′-dG）等生物分子氧化损伤的抗氧化作用。使用的杜仲水提取物（water extracts of Du-zhong，WEDZ）包括叶子、生皮质和烤皮质。WEDZ 对 Fe_3-EDTA/H_2O_2/ 维生素 C 诱导的脱氧核糖的氧化作用均呈浓度依赖性。在 1.14 mg/ml 浓度下，叶、烤皮和生皮提取物的抑制作用分别为 85.2%、68.0% 和 49.3%。叶片提取物在浓度为 5 μg/μl 和 10 μg/μl 时抑制 Fenton 反应诱导的 DNA 链断裂。这种抑制作用与甘露醇相似，而生皮和烤皮的提取物没有抑制作用。WEDZ 还能抑制 Fe_3-EDTA/H_2O_2/ 抗坏血酸诱导 2′-dG 氧化为 8-OH-2′-dG。没食子酸具有促氧化作用，而羧酸和甘露醇具有抗氧化作用。杜仲叶提取物对 Fenton 反应诱导的生物分子氧化损伤有明显的抑制作用。烤皮提取物对生物分子氧化损伤的抑制作用较弱，生皮提取物对生物分子氧化损伤的抑制作用最小。该研究表明，杜仲叶提取物对生物分子氧化损伤有抑制作用，长期饮用杜仲茶（叶提取物）可能具有抗癌的潜力。

Hideo Iwahashi 等[76]研究了绿原酸（3-O- 咖啡酰奎宁酸）对血红素催化的视黄酸 5, 6- 环氧化的抑制作用。另外，其他一些酚类化合物（咖啡酸和 4- 羟基 -3- 甲氧基苯甲酸）也显示出对血红素和血红蛋白催化的环氧化的抑制作用。在上述化合物中，与其他两种相比，咖啡酸和绿原酸是有效的抑制剂，这表明绿原酸和咖啡酸的邻氢醌部分对于抑制环氧化是必不可少的。尽管咖啡酸抑制了维 A 酸 5,6- 环氧化，过程需要耗氧，但是在向培养混合物中添加咖啡酸时，维 A 酸自由基的形成并没有受到抑制，说明绿原酸对视黄酸的氧化作用优于咖啡酸。

Hsieh 等[75] 研究了 WEDZ 对 Fenton 反应诱导的脱氧核糖、DNA 和 2′- 脱氧鸟苷（2′-dG）等生物分子氧化损伤的抗氧化作用。使用的 WEDZ 包括杜仲叶子、生皮质和烤皮质。WEDZ 对 Fe_3-EDTA/H_2O_2/ 抗坏血酸诱导的脱氧核糖的氧化作用均呈浓度依赖性。在 1.14 mg/ml 浓度下，叶、烤皮和生皮提取物的抑制作用分别为 85.2%、68.0% 和 49.3%。叶片提取物在浓度为 5 μg/μl 和 10 μg/μl 时抑制 Fenton 反应诱导的 DNA 链断裂。这种抑制作用与甘露醇相似，而生皮和烤皮的提取物没有抑制作用。WEDZ 还能抑制 Fe_3-EDTA/H_2O_2/ 维生素 C 诱导 2′-dG 氧化为 8-OH-2′-dG。没食子酸具有促氧化作用，而羧酸和甘露醇具有抗氧化作用。杜仲叶提取物对 Fenton 反应诱导的生物分子氧化损伤有明显的抑制作用。烤皮提取物对生物分子氧化损伤的抑制作用较弱，生皮提取物对生物分子氧化损伤的抑制作用最小。该研究表明，杜仲叶提取物对生物分子氧化损伤有抑制作用，长期饮用杜仲茶可能具有抗癌的潜力。

Ken-ichi Nakajima 等[77] 研究了槲皮素对 PC12 细胞（PC12D 细胞的亲本株）中神经生长因子（NGF）诱导的神经突增生的影响。研究发现，槲皮素是通过激活 Na^+-K^+-2Cl$^-$ 共转运蛋白来刺激 PC12 细胞中 NGF 诱导的神经突增生，并且是以剂量依赖性方式刺激 NGF 诱导的神经突增生的。结果显示，RNAi（RNA 干扰）方法抑制 Na^+-K^+-2Cl$^-$ 协同转运蛋白亚型 1（NKCC1）消除了类黄酮的刺激作用。槲皮素可刺激 NKCC1 活性（以对布美他尼敏感的 ^{86}Rb 流入量来衡量），而 NKCC1 蛋白的表达水平没有任何增加，槲皮素对神经突增生的刺激作用取决于细胞外 Cl$^-$ 浓度。因此，槲皮素通过激活 PC12 细胞中的 NKCC1 来增加 Cl$^-$ 转运进入细胞内空间，从而刺激 NGF 诱导的神经突生长。

槲皮素是一种广泛存在于植物界的抗氧化黄酮类，具有抗突变、抗增殖作用、抗氧化能力，以及调节细胞信号转导、细胞周期和细胞凋亡的作用，是一种天然预防癌症的化合物。其 B 环和 3 位的酚羟基表现出自由基清除活性。槲皮素通常以糖苷形式存在，并在肠吸收过程中转化为葡萄糖醛酸 / 硫酸盐结合物，在循环中仅以结合形式存在。

九、镇痛及抗过敏作用

1. 对疼痛的影响　先前已有研究发现作为预防剂多次使用杜仲成分桃叶珊瑚苷可抑制紫杉醇引起的机械性异常性疼痛，但其作用机制尚不明确。Tsugunobu Andoh 等[78] 对此进行了研究。研究结果表明，预防性施用桃叶珊瑚苷可通过抑制周围施万细胞的内质网应激抑制紫杉醇诱导的机械性异常性疼痛。具体机制如下：紫杉醇诱导坐骨神经和施万细胞系（LY-PPB6 细胞）中 CCAAT/增强子结合蛋白同源蛋白（内质网应激的标志物）表达的作用可以被桃叶珊瑚苷抑制。而且，除机械性异常性疼痛外，桃叶珊瑚苷还抑制了脊髓背角神经元的自发性和机械性刺激诱发的放电。但是，桃叶珊瑚苷的代谢产物梓醇并没有显示出这些药理作用。

2. 抗过敏作用　槲皮素作为一种黄酮类化合物，还具有抗过敏的药理活性。Kimata 等[79] 研究了木犀草素、槲皮素、黄芩素三种黄酮类化合物对人肥大细胞（human cultured mast cell，HCMC）免疫球蛋白（Ig）E 介导的变态反应介质释放的影响。HCMC 用 IgE 致敏，然后在用抗人 IgE 激发前用类黄酮处理。测定释放介质的量，测定细胞内 Ca^{2+} 浓度的动员、抗 IgE 刺激后细胞内蛋白激酶 C（PKC）的易位和磷酸化。实验结果显示，木犀草素、黄芩素和槲皮素对 HCMC 释放组胺、白三烯（LT）、前列腺素 D2（PGD2）和粒细胞－巨噬细胞集落刺激因子（GM-CSF）具有浓度依赖性抑制作用。此外，这三种黄酮类化合物还可抑制 A23187 诱导的组胺释放。木犀草素和槲皮素具有强烈抑制钙信号转导的作用，而黄芩素抑制作用则较弱。木犀草素和槲皮素对PKC易位和PKC活性有较强的抑制作用，而黄芩素对PKC易位和PKC活性的抑制作用较小。抑制钙离子和PKC信号通路可能有助于抑制过敏性介质释放。胞外信号调节激酶（extracellular signal-regulated kinase，ERK）和c-Jun-NH₂末端激酶（Jun NH$_2$-terminal kinase，JNK）在LT和PGD2释放后迅速激活，木犀草素和槲皮素可明显抑制这一激活过程。同时IgE介导的信号转导事件中GM-CSF mRNA表达也可被木犀草素和槲皮素抑制。但是，这三个黄酮类化合物不影响p38丝裂原活化蛋白激酶（mitogen-activated protein kinase，MAPK）途径的激活。该研究结果表明木犀草素和槲皮素是有效的人肥大细胞活化抑制药物，通过抑制Ca^{2+}内流和PKC活化而发挥作用。

十、小　结

日本学者从杜仲皮、杜仲叶中提取到包括车叶草苷、绿原酸、京尼平苷酸、槲皮素、阿魏酸、杜仲多糖等多种有效成分，并对杜仲皮、杜仲叶提取物和上述单体成分进行了较为深入的药理学研究。研究表明杜仲皮和杜仲叶提取物对人体心血管系统、骨骼、神经系统和消化系统能发挥较好的药理学效应，此外还有较好的抗代谢、免疫调节、抗肿瘤、抗氧化、抗过敏及镇痛等作用。

杜仲皮、杜仲叶提取物对脂肪生成的调节，以及其降低血清总脂质、总胆固醇、三酰甘油、磷脂等的作用，显示了较好的抗高脂血症作用，研究者对绿原酸、京尼平苷酸、车叶草苷等的抗代谢综合征及抗肥胖作用和机制进行了较为深入的研究；杜仲提取物及京尼平苷酸显示了良好的降血压作用，可能与增加血浆NO水平有关，槲皮素也具有较好的降血压作用，可能与肾小管上皮的钠通道有关；研究表明杜仲皮提取物木质素可预防绝经后骨质疏松性病变；杜仲所含阿魏酸具有较好的改善阿尔茨海默病的作用，水提物能较好地改善大鼠的学习和记忆能力；杜仲中的槲皮素还具有抗肝损伤作用；杜仲叶提取物可以对

抗紫外线所致的小鼠免疫抑制的预防作用，杜仲糖B具有增强单核巨噬细胞吞噬功能的作用，可增强小鼠非特异性免疫功能；杜仲的抗肿瘤作用具有选择性的抗癌症干细胞活性，主要成分为eucommycin A；杜仲中的绿原酸还具有对亚油酸过氧化和溶血的抑制作用；此外，日本学者还研究了槲皮素对人肥大细胞免疫球蛋白E介导的变态反应介质释放的影响，显示了一定的抗过敏作用。

第四节　日本杜仲研究会

日本杜仲研究会（Japanese Society of *Eucommia*）是日本研究杜仲的主要社团，该会为会员提供关于杜仲的基础研究、研究与开发及其相关研究报告，同时提供学术交流及会员之间与国内外相关学术团体联络的场所。该会以促进健康发展和为业界人士做出贡献为宗旨。

现以历届大会主题与演讲报告为切入点展开叙述，以求从一个侧面来了解杜仲在日本的研究、开发与应用的现状。

一、日本杜仲研究会历届会议主要报告

（一）日本杜仲研究会成立纪念讲演

日本杜仲研究会成立纪念讲演于2005年4月23日在大阪全日空皇冠假日酒店举行。北海道医疗大学药学部名誉教授西部三省做了题为"木脂素成分和预防癌症"的演讲；西北农林科技大学林学院马希汉教授做了题为"中国杜仲资源及利用概况"的演讲；大阪大学大学院工学研究科应用生物工学专业教授小林昭雄做了题为"杜仲研究会的展望——亿年的活证人，杜仲的奥秘"的演讲。

（二）第二届国际杜仲研讨会

第二届国际杜仲研讨会（日本杜仲研究会协办）于2005年8月6日至7日在西北农林科技大学（中国陕西省西安市杨凌）举行。

（三）日本杜仲研究会第一届会议

日本杜仲研究会第一届会议于 2006 年 8 月 5 日在京都丽嘉皇家酒店举行。中国西北农林科技大学林学院苏印泉教授做了题为"杜仲资源的开发利用现状与展望"的特别演讲，广岛铁道医院心内科主任高田孝博士做了题为"代谢综合征"的主题演讲，小林制药株式会社中央研究所平田哲也先生发布了杜仲叶食品可减少人内脏脂肪的消息。

（四）日本杜仲研究会第二届会议

日本杜仲研究会第二届会议于 2007 年 8 月 4 日在大阪国际会议厅举行，弘前大学副校长加藤弘治先生做了题为"植物细胞壁多糖的结构和生物活性"的特别演讲。

（五）日本杜仲研究会第三届会议

日本杜仲研究会第三届会议于 2008 年 8 月 2 日在东京花园皇宫举行，九州大学大学院农学研究院玉泉幸一郎副教授发表了特别演讲——"探索杜仲林的碳固定能力"；大阪府县立健康科学中心健康测定科冈田武夫博士做了题为"抗代谢综合征软件包及其背景"的演讲。

（六）日本杜仲研究会第四届会议

日本杜仲研究会第四届会议于 2009 年 8 月 1 日在大阪全日空皇冠假日酒店举行。国立长寿研究所口腔疾患研究部松下健二部长发表了特别演讲——"通过控制细胞的胞吐作用治疗血管疾病的策略"；株式会社 INTAGE 市场解决方案部时田悟部长做了题为"代谢综合征对策市场的扩展和未来趋势"的演讲。

（七）日本杜仲研究会第五届会议

日本杜仲研究会第五届会议于 2010 年 7 月 31 日在东京举行。庆应义塾大学医学院渡边光博副教授做了题为"通过调节胆汁酸代谢来解决代谢综合征"的特别演讲；TAKARA 产业株式会社内田光教会长做了公开研讨会演讲——"使用杜仲茶开发低脂土地的努力"。

（八）日本杜仲研究会第六届会议

日本杜仲研究会第六届会议于 2011 年 7 月 30 日在东京国际论坛举行。德岛大学大学院健康生物科学研究部寺尾纯二教授做了题为"黄酮类化合物的生理功能研究的现状与展望"的特别演讲，综述了"杜仲茶及其有效成分的抗肥胖作用"；小林制药株式会社中央研究所平田哲也先生在世界上首次发现了杜仲茶中车叶草苷（asperuloside）成分的内脏脂肪减少作用。

（九）日本杜仲研究会第七届会议

日本杜仲研究会第七届会议于 2012 年 8 月 4 日在东京国际论坛举行。帝京科学大学医疗科学部小岛尚教授在午餐研讨会做了"关于杜仲茶中性脂肪代谢的有效性"，冈山大学大学院医牙药学综合研究科川崎博己教授做了主题演讲——"血管的返老还童和杜仲叶"，城西大学大学院药学研究科和田政裕教授做了特别讲演——"从功能性食品科学研究的角度看特定健康的食物系统"。

（十）日本杜仲研究会第八届会议

日本杜仲研究会第八届会议于 2013 年 7 月 27 日在东京国际论坛举行。庆应义塾大学大学院政策媒体研究科兼环境信息学部兼医学部渡边光博教授做了主旨演讲——"从最近的胆汁酸研究来看，适应生活习惯病——胆汁酸分泌和脂质代谢，杜仲茶的可能性"，新潟县立大学人类生活学部村山伸子教授做了特别演讲——"关于健康日本 21（2013 年修订）的概要及营养和饮食生活"，共立女子大学家政学部上原誉志夫教授做了特别演讲——"预防代谢多米诺和循环器官疾病的发病和重病化"。

（十一）日本杜仲研究会第九届会议

日本杜仲研究会第九届会议于 2014 年 7 月 26 日在大阪丽嘉皇家酒店举行。环球营养集团有限公司武田猛先生发表了公开讲座——"食品功能标签的最新信息和展望"，北海道大学齐藤昌之名誉教授发表了主旨演讲——"人类棕色脂肪、能量代谢和肥胖"。

（十二）日本杜仲研究会十周年纪念媒体研讨会

日本杜仲研究会十周年纪念媒体研讨会于2015年7月24日在东京国际论坛举行。日本杜仲研究会会长西部三省先生请各位医生对杜仲的"血管柔软效果"和"抗肥胖效果"进行概述，以便再次了解杜仲的魅力。

（十三）日本杜仲研究会第十届会议

日本杜仲研究会第十届会议于2015年7月25日在东京国际论坛举行。北海道大学野村靖幸名誉教授发表了题为"大脑的作用和痴呆症药物的作用"的主旨演讲，松山大学川崎博己教授发表了题为"杜仲叶提取物的血管返老还童效果"的研讨会演讲，大阪大学名誉教授小林昭雄发表了题为"Tochu（杜仲）开拓的新产业"的研讨会演讲，中国四川广都医药保健品有限责任公司程健总经理发表了题为"关于杜仲茶的产地情况"的演讲，四川大学曾凡骏教授发表了题为"关于中国保健食品的现状"的演讲。

（十四）日本杜仲研究会第十一届会议

日本杜仲研究会第十一届会议于2016年7月30日在大阪国际会议中心举行。宇都宫大学山村正明客座教授发表了题为"功能性食品的专利战略"的演讲，大阪大学名誉教授小林昭雄发表了题为"旨在以杜仲研究的新发展为目标"的演讲，广岛大学原爆射线医科学研究所兼广岛大学医院未来医疗中心东幸仁教授发表了题为"血管内皮功能与心血管疾病：氧化应激的作用"的演讲。

（十五）日本杜仲研究会第十二届会议

日本杜仲研究会第十二届会议于2017年7月29日在东京国际论坛举行。新潟大学医学与牙科科学研究生院心血管内科教授南野彻教授发表了题为"血管和老化"的演讲，庆应义塾大学大学医学部环境与信息研究学院、媒体与治理学研究生院、健康科学实验室渡边光博教授发表了题为"健康长寿的老龄化研究计划"的演讲，中国西北农林科技大学林学院苏印泉教授发表了题

为"中国杜仲研究与产业利用2017"的演讲，庆应义塾大学环境信息学部兼医学部渡边贤治教授发表了题为"健康寿命与未病"的演讲。

（十六）日本杜仲研究会第十三届会议

杜仲研究会第十三届会议于2018年7月28日在东京国际论坛举行。国家心血管疾病研究中心生物化学系生物化学实验室主任日野纯博士发表了题为"C型利尿钠肽（CNP）对肥胖症和糖尿病的新影响"的演讲，北海道大学名誉教授齐藤昌之发表了题为"棕色脂肪和能量代谢与肥胖：人类的最新发现"的演讲。

（十七）日本杜仲研究会第十四届会议特别报道

日本杜仲研究会第十四届会议于2019年7月27日在大阪国际会议中心举行。中国西北农林科技大学的教授们分别报告了"杜仲叶杀青方法的比较""纳米晶纤维素/杜仲胶膜的制备与表征""杜仲通过肠道微生物促进小鼠海马神经和学习记忆"和"杜仲叶饲喂Orthosia songi的排泄物中杜仲胶的分离：细菌组成及其在幼虫中的初步作用"，中国医学科学院药用植物研究所胡克平教授做了题为"杜仲叶提取物改善勃起功能障碍"的演讲，引起日本学者和中国杜仲产业界的关注。庆应义塾大学大学、日本铃鹿医疗科学大学药学系、日本信州大学农学院、三重大学医学系和德岛大学医院临床试验管理中心的日本学者分别做了"车叶草苷预防代谢综合征作用及机制分析""通过给药杜仲叶提取物对视觉信息传输系统BDNF信号通路表达变化的研究""京尼平苷酸在低血压状态下对心钠肽分泌的影响""杜仲提取物对小鼠衰老的影响"及"杜仲叶提取物对戊四氮诱发的小鼠癫痫发作的抗惊厥作用"的精彩报告。

2019年7月29日下午，中国访问团和日本杜仲研究中心理事会成员举行了"中日杜仲研究开发现状与发展研讨会"。中国学者苏印泉、朱铭强、肖军平分别做了关于中国杜仲产业发展和研究现状方面的报告。日本村冈修教授和赖萍特任研究员介绍了日本杜仲研究概况。中日双方学

者和产业界人士一致认为，杜仲在老龄化社会和人类大健康问题日益凸显的今天可以发挥更加积极的作用，各国研究人员应加强交流与合作，深入挖掘杜仲功效，阐明作用机制，与产业界合作研发功效明确的杜仲相关产品。

二、日本杜仲研究会征集的项目 2018 年度资助情况

使用罕见杜仲叶提取物的保健研究公开征集主题名称获取资助名单见表 4-1-15。

表 4-1-15 第十四届日本杜仲研究会研究资助通过名单一览表

Table 4-1-15 14ᵗʰ Japan *Eucommia* research association research grants list

姓名	新井 敏
单位	早稻田大学 理工学术院 综合研究所
题目	杜仲叶提取物对能量代谢的成像
姓名	大久保 信孝
单位	爱媛大学大学院医学系循环生理学系
题目	杜仲叶提取物对血管生成的影响

续表

姓名	后藤 孔郎
单位	大分大学医学院内分泌代谢、胶原病和肾脏内科
题目	杜仲茶在预防少肌症、肥胖症中的有用性
姓名	中川 惠辅
单位	大阪药科大学病理分子药理学研究室
题目	杜仲叶提取物对糖尿病肾病的影响
姓名	三坂 真元
单位	福岛县立医科大学医学院
题目	杜仲叶提取物的神经动力学和药食相互作用的临床药理研究
姓名	宫胁 敦史
单位	理化学研究所脑神经科学研究中心细胞机能探索研究小组
题目	利用阿尔茨海默病模型小鼠和脑透明技术定量及全面评估杜仲叶提取物对淀粉样斑块的影响

三、小 结

（1）杜仲叶提取物作用研究见表 4-1-16～表 4-1-19。

（2）杜仲及其他有关研究见表 4-1-20。

表 4-1-16 杜仲叶提取物对代谢综合征的作用

Table 4-1-16 Effect of *Eucommia ulmoides* leaves extract on metabolic syndrome

症候群	作用
血糖	对大鼠胰岛素抵抗和血管周围异常的影响，胰岛素抵抗性及血管周围神经分布、功能异常的改善，对胰岛素抵抗模型中的脂肪细胞的影响
血脂	减少内脏脂肪，对人褐色脂肪组织的影响，抑制体脂肪积累，非酒精性脂肪性肝炎，对餐后血液中脂质动态的影响，对肉鸡生长、脂质代谢和鸡肉脂质稳定性的影响
血压	降压作用，自发性高血压大鼠的血管功能改善
肥胖	抗肥胖，对肥胖者有能量消耗作用，对大鼠骨髓中波动蛋白质的影响

表 4-1-17 杜仲叶提取物对心脑血管的作用

Table 4-1-17 Effects of *Eucommia ulmoides* leaves extract on cardiovascular and cerebrovascular diseases

疾病种类		作用
动脉硬化	抗动脉硬化	

疾病种类	作用
心血管	对心脏和血管的作用，抑制血管老化，改善人血管功能，改善心血管线粒体功能
血管内皮	改善血管内皮功能、对内皮素相关基因 mRNA 表达水平的影响，对血管活性肽内皮素基因表达的影响，对大鼠肠系膜动脉血管内皮功能随年龄下降的改善作用
脑缺血	对大鼠脑缺血再灌注损伤的影响

表 4-1-18　杜仲叶提取物对神经系统的作用

Table 4-1-18　Effects of *Eucommia ulmoides* leaves extract on nervous system

疾病种类	作用
阿尔茨海默病	对淀粉 β 蛋白的神经毒性的保护，对脑源性神经营养因子（BDNF）- 受体（TrkB）表达的调控，对视觉信息传输系统 BDNF 信号通路表达的调控
睡眠	UVB 诱导免疫抑制对预防睡眠的影响，对轻度睡眠行为的影响
癫痫	抗癫痫、抗惊厥

表 4-1-19　杜仲叶提取物对骨质疏松症和勃起功能的作用

Table 4-1-19　Effects of *Eucommia ulmoides* leaves extract on osteoporosis and erectile function

疾病种类	作用
骨质疏松症	抗骨质疏松，对骨相关组织的作用，影响骨相关细胞
性功能疾病	改善勃起功能障碍

表 4-1-20　杜仲及其他有关研究

Table 4-1-20　*Eucommia* and other related research

品类	研究情况
杜仲提取物	抑制小鼠老化，抗晚期糖基化终末产物
杜仲叶	抗代谢综合征，血管功能改善、抗肥胖、抗胆汁酸分泌作用、能量消耗作用、对土鸡体脂肪量的影响，对海马·脑源性神经营养因子（BDNF）- 受体（TrkB）的发作控制；利用生化转化法生产杜仲叶抗肥胖成分，不同种植方式对光合特性及土壤微生物群落的影响，杀青提取方法的比较
杜仲	血压调节，促进小鼠海马神经和学习记忆，大鼠胃糜烂杜仲预防束缚应激的实验研究；通过杜仲基因分析开发雌雄判别技术，不同类型杜仲代谢产物的研究，多倍体的产生及代谢产物分析，多倍体诱导及其与二倍体的代谢产物比较，不同类型成分 LC-MS 和近红外光谱鉴定，聚异戊二烯分析，杜仲不同栽培模式的化学成分分析，光合特性和化学性质的动态变化，反式聚异戊二烯的组织定位分析，活性炭的吸附和催化性能，杜仲林的碳固定能力，下胚轴外植体对杜仲植物的有效再生
杜仲茶	女性代谢综合征，抗氧化作用及抑制肥胖；成分解吸特性
杜仲雄花	生物活性成分分析方法学研究
杜仲雄花茶	不同干燥方法对功能成分含量的影响

续表

品类	研究情况
杜仲胶	胆汁酸排泄作用，提高鸡的免疫活性；饲喂 Orthosia songi 的排泄物中杜仲胶的分离；细菌组成及其在幼虫中的作用，杜仲胶合酶形成橡胶的机制，开发杜仲橡胶生产技术，分离与分析，纳米晶纤维素 / 杜仲胶膜的制备与表征
京尼平苷酸	对自发性高血压大鼠心房钠尿肽分泌的影响，代谢物质的结构推定
eucommicin A	抑制癌干细胞增殖
车叶草苷	促进代谢功能

（3）日本杜仲研究会这十五年来的大会主题聚焦于杜仲叶及其杜仲叶提取物对代谢综合征、心脑血管、神经系统和骨质疏松症的作用与机制的研究，尤其在降脂减肥方面（其中主要包括杜仲茶，以及杜仲胶技术与应用的研究）取得了可喜的成绩。

（4）西北农林科技大学出席了每一届会议，并在大会上作报告，筑起了中日杜仲研究的友谊桥梁。

第五节 日本杜仲专利的解读及分析

日本杜仲专利及日本杜仲 PCT 国际专利均来源于 CAplus 数据库，数据截止于 2020 年 5 月。检索到与本书内容相关的专利 231 项，其中杜仲树皮 114 项、杜仲叶 115 项，杜仲籽 2 项，其中尚包括 PCT 国际专利 20 项。

一、日本杜仲专利及其分析

（一）日本杜仲专利分布趋势分析

将杜仲皮 114 项和杜仲叶 115 项日本专利分别进行了相关信息的数据统计处理，结果见表 4-1-21 ～表 4-1-24。

1. 杜仲树皮 分布趋势见表 4-1-21 和表 4-1-22。

2. 杜仲叶 分布趋势见表 4-1-23 和表 4-1-24。

表 4-1-21 杜仲皮日本专利分布状态趋势

Table 4-1-21 Trends in the distribution of *Eucommia* bark patented in Japan

	降血压	降血糖	抗疲劳药物	改善脑神经活动或预防 / 改善脑功能障碍	抗抑郁药	改善睡眠成分	治疗白皮病和脊髓灰质炎
数量	4	2	1	1	1	1	1
百分比（%）	3.5	1.7	0.9	0.9	0.9	0.9	0.9

	治疗骨质疏松症	抑制黑色素形成和色素沉着	美颜护肤	保健食品	制剂	组合物	保健饮料
数量	3	1	6	6	15	12	7
百分比（%）	2.6	0.9	5.2	5.2	13.0	10.4	6.1

	保健茶	软胶囊	口服液	提取物	化合物	生物聚合物	杜仲橡胶
数量	27	1	1	3	2	5	1
百分比（%）	23.5	0.9	0.9	2.6	1.7	4.3	0.9

续表

	植物源性胶原蛋白	耐久性的树脂成分和减震模压制品	杜仲愈伤组织培养方法	杜仲面	动物饲料	改善鱼类颜色	化妆品
数量	1	1	4	2	2	1	2
百分比（%）	0.9	0.9	3.5	1.7	1.7	0.9	1.7

表 4-1-22　杜仲树皮日本专利年份分布情况

Table 4-1-22　Annual distribution of *Eucommia* bark patent in Japan

年份	1989	1990	1991	1992	1993	1994	1995	1996	1997	1998
数量（个）	2	2	5	9	1	3	2	9	13	4
年份	1999	2000	2002	2003	2006	2007	2008	2009	2010	2011
数量（个）	2	9	2	1	1	4	4	6	3	3
年份	2012	2013	2014	2015	2016	2017	2018	2019	2020	
数量（个）	2	4	4	4	2	4	4	3	2	

表 4-1-23　杜仲叶日本专利分布状态趋势

Table 4-1-23　Trends in the distribution of *Eucommia* leaf patented in Japan

	降血压	降高血压和高脂血症	降血糖	叶粉减肥	软化血管	改善线粒体功能	抗衰老	治疗骨质疏松症
数量	3	2	1	5	1	1	1	1
百分比（%）	2.6	1.7	0.9	4.3	0.9	0.9	0.9	0.9
	护肤美白	保健食品	剂型	组合物	保健饮料	茶	胶囊	颗粒
数量	5	13	14	7	12	22	2	1
百分比（%）	4.3	11.3	12.2	6.1	10.4	19.1	1.7	0.9
	片剂	口服液	液体	酒	提取物	化合物	杜仲精粉	叶粉
数量	1	1	1	1	2	2	1	3
百分比（%）	0.9	0.9	0.9	0.9	1.7	1.7	0.9	2.6
	半发酵方法	杜仲精华制备方法	绿色产品	杜仲面	动物饲料	化妆品		
数量	1	1	2	2	4	2		
百分比（%）	0.9	0.9	1.7	1.7	3.5	1.7		

表 4-1-24　杜仲叶日本专利年份分布情况

Table 4-1-24　Annual distribution of *Eucommia* leaf patent in Japan

年份	1987	1988	1989	1990	1991	1992	1994	1995	1996	1997	1998
数量（个）	3	2	3	1	8	3	1	1	13	2	3
年份	1999	2000	2001	2002	2003	2004	2005	2006	2007	2008	2009
数量（个）	6	1	3	2	9	2	5	12	8	5	2
年份	2010	2011	2012	2013	2014	2015	2016	2017	2018		
数量（个）	5	4	3	1	1	1	1	1	3		

（二）杜仲皮与杜仲叶之间的比较分析

在治疗疾病谱中，杜仲皮除降血压和降血脂外，更多是治疗神经系统疾病，而杜仲叶最主要的是治疗代谢综合征。在某些方面更为细微的差别详见图 4-1-32～图 4-1-34。

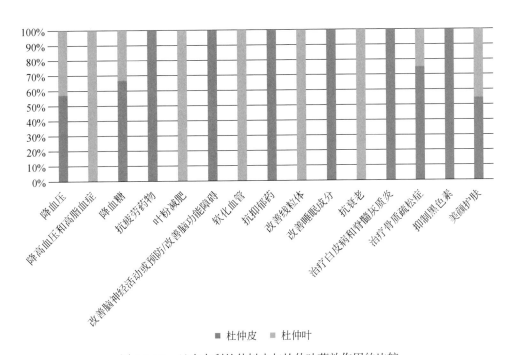

■ 杜仲皮 ■ 杜仲叶

图 4-1-32　日本专利杜仲树皮与杜仲叶药效作用的比较

Fig. 4-1-32　Comparison of pharmacological effect between *Eucommia* bark and leaf in Japanese patent

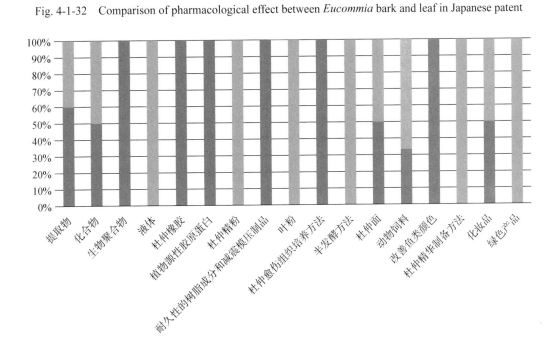

■ 杜仲皮 ■ 杜仲叶

图 4-1-33　日本专利杜仲树皮与杜仲叶材料、方法等方面的比较

Fig. 4-1-33　Comparison of materials and methods between *Eucommia* bark and leaf in Japanese patent

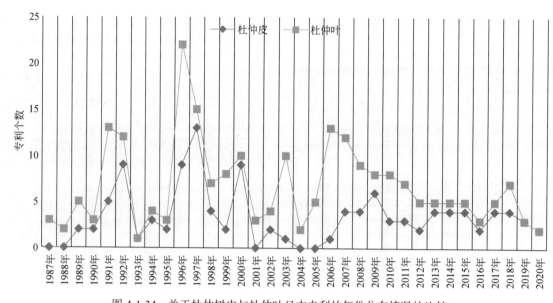

图 4-1-34　关于杜仲树皮与杜仲叶日本专利的年份分布情况的比较
Fig. 4-1-34　Year distribution comparison of *Eucommia* bark and leaf in Japanese patent

二、日本杜仲 PCT 国际专利与分析

日本杜仲 PCT 国际专利几乎占日本杜仲专利总数的 1/10，在一定程度上反映了日本在杜仲研究开发方面的科技含金量。

1. PCT 国际专利概述　表 4-1-25 列举了日本所有杜仲 PCT 国际专利的相关信息。

表 4-1-25　杜仲 PCT 国际专利信息
Table 4-1-25　International patent information of *Eucommia* PCT

题目	摘要	参考文献
1. 具有食欲抑制效果的杜仲组合物	由杜仲叶制成，具有抑制食欲作用的组合物的制备方法。方法如下：蒸煮杜仲叶 100 ~ 110℃，20 ~ 120 s，捻，干燥 4 ~ 5 天，然后烘烤或利用远红外辐射照射得到干品。具有抑制食欲的作用	［80］
2. 水性液体饮料	液体饮料，其中 LM 果胶的难闻气味和不愉快的味道会随着时间的推移而增加。水液体饮料含有 0.01% 或更多的 LM 果胶，以及①一种特定的多酚或香料 / 草药提取物；②从嘧啶衍生物、镁、类胡萝卜素、姜黄素、胭脂红色素、红花黄色素、栀子蓝色素组成的组分中选择一种或多种成分，栀子红色素、栀子黄色素、红曲色素、阿洛酮糖、赤藓糖醇、阿拉伯糖和副肌苷；③一种或多种选自多糖的未饱和成分，脂肪酸，具有异戊二烯结构的杜仲成分和具有吡啶结构的成分	［81］
3. 杜仲腐烂制备反式异戊二烯类生物聚合物	①生物醇获得的源自杜仲的生物聚合物。腐烂的杜仲产生降解，得到杜仲的降解产物。②洗涤杜仲的降解产物。因此，通过加工获得的生物高聚物中的反式异戊二烯为主要成分（80%），并且具有相对较高的摩尔重量（M_n=6.6×10⁴，M_w=1.25×10⁵，以及 M_w/M_n=1.9）。因此，它具有固体弹性体的特性，可作为工业材料使用	［82］
4. 抗菌组合物，从杜仲中制备抗菌组合物的方法，以及使用该组合物的抗菌聚合物成型品	本发明公开了一种抗菌组合物及其生产方法。根据本发明，抗菌组合物包含作为活性成分来自杜仲中的生物聚合物。这种来自杜仲中的生物聚合物可以通过如杜仲生物分解产物，然后洗涤分解产物得到。因此，将杜仲油压榨残渣（包括种子和果皮）埋在阔叶林的腐殖质层中 2 个月，并用水洗涤以获得粗制橡胶。将橡胶用水在 0.2 ~ 0.9 MPa 的出口压力下洗涤以获得被鉴定为具有 M_n=6.6×10⁴ 和 M_w=1.25×10⁵ 的反式聚异戊二烯的自杜仲衍生的聚合物。将粉碎聚合物热压到一个测试板，抑制大肠杆菌、金黄色葡萄球菌和枝孢菌生长	［83］

续表

题目	摘要	参考文献
5. 含有抗坏血酸衍生物的皮肤表面抗衰老组合物及其生产方法	本发明的目的是提供一种皮肤表面抗衰老化合物。防止或改善因皮肤老化而引起的皮肤问题，如皱纹、细纹、斑点和下垂。因此，提供了一种皮肤表面抗衰老成分，其中一个为水介质作用基质，从 L- 抗坏血酸中选择一种或多种。以及 L- 抗坏血酸盐和衍生物，其作为活性成分包括在内。还提出了 2-O-α-D- 葡萄糖基 -L- 抗坏血酸钠盐的粉末 X 射线衍射参数。可能还含有皮肤更新改善剂和（或）糖基化抑制剂杜仲植物提取物	[84]
6. 含植物提取物的葡萄糖摄取促进剂	本发明的目的是提供用于细胞，特别是肌细胞（骨骼肌细胞和心肌细胞）的葡萄糖摄取促进剂；包含其高血糖改善剂，用于糖尿病或糖尿病并发症的预防或治疗；其包含高血糖改善剂，用于食品和饮料的组合物，所述组合物包括葡萄糖摄取促进剂，或包含所述化合物的食品或饮料。本发明提供了葡萄糖摄取促进剂，其包含一个或多个作为活性成分的选自甜菜、木瓜、枸杞、山茱萸、山参、山楂、天竺茶、杜仲茶、猕猴桃、松果、紫米等的提取物	[85]
7. 干杜仲叶，杜仲叶提取物加工食品，包括杜仲叶提取物	公开了适合用作制备起始材料的杜仲叶提取物。由于杜仲叶提取物具有苦味、涩味和酸味，有清爽的味道，没有刺激性或具有"真正的茶味"。具体公开了干燥杜仲叶，其特征如下，在 90℃的水中浸泡 10 min，由此获得的这种提取物中车叶草苷的含量大于其中的桃叶珊瑚苷含量	[86]
8. 从干燥的杜仲叶制备的提取物，包含提取物和干燥的杜仲叶的加工食品	公开了一种由于杜仲的苦味、涩味和酸味，具有清爽的味道而没有刺激性或"真茶味"的提取物。具体公开的是从干燥杜仲叶的提取物制备，其特征在于，在白糖度为 0.15% 的情况下，天冬氨酸浓度是 0.3 ～ 1.8 mg/L，谷氨酸浓度是 0.3 ～ 1.3 mg/L，蔗糖浓度为 150 ～ 500 mg/L	[87]
9. 杜仲叶水提取物的组分产物，以及包含该组分产物的供口服的组合物	提供了一种用于提取一种成分的方法。一种成分，尤指药物。有效成分，如从杜仲叶中提取的环烯醚萜类化合物；其中所述的杜仲叶组分产物，内含有特定成分和化合物。用于口服药品或食品，其包含作为原料的天然材料，产生很少的副作用，即使长时间摄入也是安全的。组分产物可由包括用反相合成吸附剂吸附杜仲水提取物和用水洗脱的步骤过程，干燥水洗脱杜仲叶提取物。固体组分产物中的车叶草苷含量 ≤ 1%，还公开了包含所述组分产物的药物或食品	[88]
10. 改善脂肪细胞因子生产的药剂	提供一种能够改善脂肪细胞因子产物的物质。解决问题的方法：公开了一种用于改善脂肪细胞因子产品的试剂，其特征在于包含杜仲叶的加工产物作为活性成分。在一个实施方案中，该试剂为饮料或食品的形式	[89]
11. 杜仲叶水提取物的组分产物及含有该组分产物的减肥剂	公开了一种组分产物。杜仲叶水提取物，组分产物可通过以下方式产生：吸附杜仲叶水提取物在反相合成吸附剂上，用水洗涤吸附剂，用体积分数为 5% ～ 80% 的甲醇水溶液洗脱即得。甲醇溶液洗脱组分还公开了一种具有减肥活性的药物或食品，其包括分离产物。组分产物中含有一种特殊成分，如环烯醚萜类化合物	[90]
12. 代谢综合征改善剂	提供代谢综合征的改善剂或动脉硬化的预防剂，副作用小，即使长时间服用也是安全的，对内脏脂肪积聚和其他危险因素有改善作用；也提供含有改善的药物或食品药剂或预防剂。解决方法：本发明的代谢综合征改善剂或动脉硬化预防剂，包括杜仲叶的任何治疗方法生产的产品或制剂。对具有降血糖活性的植物的任何处理。所述药物或食品包括改良剂或预防剂	[91]
13. 用于预防和控制更年期疾病的含杜仲木脂素的功能性饮料/食品	将杜仲木脂素与嗜酸乳杆菌（Lactobacillus acidophilus）共孵育，制备雌激素样活性中间体 secoisoliciresinol（Ⅰ）。Ⅰ对于制作预防和控制更年期紊乱的保健食品 / 饮料很有用。木脂素选自松脂醇和杜仲树脂醇	[92]

续表

题目	摘要	参考文献
14. 一种含有双歧杆菌的发酵食品及其制备方法	一种含有双歧杆菌的发酵食品。将姜黄、苏木鱼腥草、杜仲皮、禾本科米种皮（米糠）、牛蒡叶中的一种或两种材料去皮，唇形科紫苏、桃金娘科丁香、樟科桂皮、蔷薇科悬钩子属酸梅属植物，在适当温度下，用水或有机物为溶剂（pH 为 4）提取，此外，还有海螺得到的提取物，与双歧杆菌混合，发酵得到发酵食品。该食品风味好，细菌活力高	[93]
15. 乳酸菌发酵物及含乳酸菌发酵乳制品	一种乳酸菌发酵物质，其特征在于通过在含有选自米糠、柿叶、紫苏、鱼腥草、杜仲、姜黄、丁香中的至少一种食品原料的提取物的培养基中培养乳酸菌而获得。由于用于生产所述乳酸菌发酵物的提取物不会引起风味问题，并且只需简单地添加到所述培养基中并混合，即可容易地增加活乳酸菌的数量。所述乳酸菌发酵物含有许多活乳酸菌，保持了其中的活性，并可获得使用该活性的食物或饮料	[94]
16. 含聚异戊二烯的除臭剂	除臭剂聚异戊二烯安全高效，聚异戊二烯优选为反式聚异戊二烯，聚异戊二烯可以从天然材料中获得，在这种情况下，更可取的是使用反式聚异戊二烯、杜仲和杜仲胶树	[95]
17. 反式聚异戊二烯及其增稠组合物用于化妆品和皮肤外用剂	本发明涉及一种增稠剂。含反式聚异戊二烯的一种胶体溶液，平均分子量 40 万～300 万。增稠剂化合物所述方法如下：获得反式聚异戊二烯和疏水介质混合具有在高于室温下溶解反式聚异戊二烯的特性，加热混合物溶解反式聚异戊二烯，然后淬火加热的混合物	[96]
18. 树脂成型用组合物及使用该组合物获得的树脂成型品	粉末包含杜仲粉的粉末颗粒，用于本发明的树脂成型的复合物由杜仲粉末颗粒组成。这个复合物可以通过如将杜仲干粉粉碎来生产，获得具有平均粒子直径为 10～5000 μm 的粉末，本发明的复合物是一种可持续的材料，减少了对基于石油的树脂的依赖，并减轻了环境负担	[97]
19. 含有京尼平苷酸、车叶草苷和绿原酸，具有改善血管内皮功能的同时易于摄入的口服组合物	本发明的目的是提供一种口服制剂，很容易被摄入，同时可改善血管内皮功能。这个口服组合物由①京尼平苷酸、②车叶草苷、③绿原酸组成；口服组合物，每日用量含组分①50～450 mg，组分②10～300 mg，以及每 1 份数包含①组分 0.4～2 份、②组分 0.2～2 份和③组分 1 份（按重量计）	[98]
20. 聚乳酸树脂组合物	本发明公开了一种聚乳酸树脂组合物。这是安全的，对人体和环境有着特殊的影响，在利用聚乳酸的同时抵抗生物材料。这种聚乳酸树脂复合物包含具有立体规整性的聚乳酸和反式聚异戊二烯 90% 或以上，平均分子量 500 000～5 000 000	[99]

2. 日本杜仲 PCT 国际专利的分析 对日本杜仲 PCT 国际专利的解读及分析见表 4-1-26～表 4-1-30（表中阿拉伯数字表示杜仲在 PCT 国际专利中出现的频度）。

表 4-1-26 杜仲 PCT 国际专利保健功能分布状态

Table 4-1-26 Health function distribution status of *Eucommia* PCT in international patent

代谢综合征	减肥	糖尿病	改善脂肪细胞因子	改善血管内皮功能	更年期疾病	抗皮肤衰老	抗菌	除臭剂
1	2	1	1	1	1	1	1	1

表 4-1-27 杜仲 PCT 国际专利其他形态分布趋势

Table 4-1-27 Other forms distribution trend of *Eucommia* PCT in international patent

形态	组合物	饮料	茶	化妆品	工业材料	发酵
数量（个）	7	4	3	1	2	2

表 4-1-28　杜仲 PCT 国际专利使用的部位 / 成分比较　　　　　续表
Table 4-1-28　Parts/compositions comparison of *Eucommia* PCT in international patent

部位 / 成分	树皮	叶	异戊二烯类
数量（个）	7	7	7

表 4-1-29　杜仲 PCT 国际专利中的有效部位与有效成分
Table 4-1-29　Pharmacological parts and active ingredients of *Eucommia* PCT in international patent

环烯醚萜类	木脂素类	车叶草苷	绿原酸	桃叶珊瑚苷	京尼平苷酸	松脂醇	杜仲树脂醇
2	1	3	2	1	1	1	1

表 4-1-30　杜仲 PCT 国际专利年份分布情况
Table 4-1-30　Annual distribution of *Eucommia* PCT in international patent

2006	2007	2009	2011	2013	2014	2016	2019	2020
3	6	1	2	1	2	3	1	1

表 4-1-26 表明杜仲相关 PCT 国际专利主要涉及代谢综合征（包括肥胖、糖尿病、脂肪细胞因子、血管内皮损伤和更年期疾病）相关的保健功能。

表 4-1-27 表明杜仲 PCT 国际专利的其他形态主要在组合物、饮料和茶几个方面。

大量使用杜仲中反式异戊二烯类生物聚合物资源为原料，从战略高度开发各类产品，是杜仲 PCT 国际专利的鲜明特点。

精准地瞄准功效物质进行深度研发，这反映出日本杜仲 PCT 国际专利的高度。

日本于 20 世纪 80 年代开始对杜仲进行深入研究，经过近 30 年的潜心研究和努力之后，才开始申请国际专利，日本在杜仲研究开发方面十分注重国际化并高度重视知识产权的保护。

第六节　日本的杜仲综合开发及其应用

早在公元 797 年的唐代，日本即从我国引进了杜仲资源。从我国引进的种籽种苗发展较快，日本研究者除了把杜仲作为解决全球变暖问题最有价值的木本植物进行生态考虑[100]并将其作为绿化环境珍贵树种外，还利用杜仲叶开发出各种茶类、方便饮料和保健食品。自 1980 年以来，日本在杜仲叶开发利用方面的进展较快，从种植、科研、教育、加工、管理到销售已形成系列开发体制，并开始走向产业化。1980 年以来，日本研究者发表了不少论文和专著，从多方面论述了杜仲叶（茶）对人畜的医疗保健作用。1994 年依托科研、教育部门成立了日本杜仲叶茶检定协会，对杜仲叶产品质量进行监督和检测，以保证产品质量。日本 80% 的杜仲叶是从中国进口的，加工的产品种类非常广泛，大体分为五类：①茶叶类，有冲剂型、煎剂型和方便型（冷饮）等多种；②保健类，如降压丸、减肥丸、美容丸、保健洗澡液、保健洗发液及复方配伍的保健品（如田七杜仲片、人参杜仲片等）；③食品类，如砂粒咖啡、各种果香型的糖果、杜仲增味大酱、杜仲挂面、烹饪调料等；④饲料添加剂，广泛应用于畜牧、水产及宠物等；⑤化妆品。

一、杜　仲　茶

杜仲茶是由杜仲叶加工而成的，受到日本民众的青睐，目前日本市场上销售的杜仲茶已超过百余种，如袋泡茶、速溶茶、罐装茶、软包装饮料等，品种繁多，包装各异。日本不仅利用茶叶的生理活性成分开发出众多的保健茶，同时还开发出许多具有保健功能的天然原料，研制成功多种茶。

杜仲茶的抗肥胖作用[101-104]

（1）提高基础代谢：最近的研究表明，杜仲茶有提高肝脏、肌肉、褐色脂肪细胞的基础代谢的效果（图 4-1-35）。

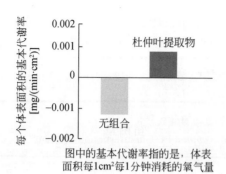

图 4-1-35　杜仲叶提取物提高基础代谢的作用

Fig. 4-1-35　Effect of *Eucommia ulmoides* leaves extract in improving basic metabolism

提高基础代谢所带来的体重减少效果与每天步行 1 h 消耗的能量相同（消耗能量按体重减少量约 2 kg 计算）。

（2）杜仲茶减少内脏脂肪：研究者发现杜仲茶有减少内脏脂肪的作用。将内脏脂肪 100 cm² 以上的人分为杜仲叶茶提取物配合食品组（15 名）和无配合食品组（12 名），分别在两个月内摄取各自的食品，之后测定体重和内脏脂肪截面的变化。结果见图 4-1-36 和图 4-1-37。含杜仲叶茶提取物的食物组与非混合食物组相比，体重和内脏脂肪减少。

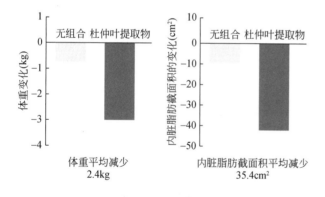

图 4-1-36　杜仲叶提取物降低体重和内脏脂肪的作用

Fig. 4-1-36　The effect of *Eucommia ulmoides* leaves extract on reducing body weight and visceral fat

（3）杜仲茶及其有效成分的抗肥胖作用：小林制药株式会社中央研究室平田哲也博士首次发现了世界上杜仲茶中车叶草苷有减少内脏脂肪的功效。

将 4 周龄 SD 系雄性大鼠预饲养 1 周后，让其自由摄取添加实验样品的 35% 高脂肪食物 90 天，结果见图 4-1-38。杜仲叶提取物和车叶草苷组，与

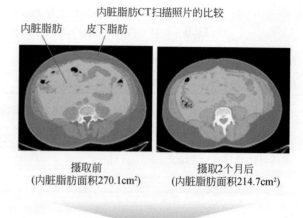

图 4-1-37　杜仲叶提取物降低内脏脂肪的作用

Fig. 4-1-37　The effect of *Eucommia ulmoides* leaves extract on reducing visceral fat

只吃高脂肪食物的小组相比，内脏脂肪明显减少，内脏脂肪有小型化的倾向。结果证明杜仲茶及车叶草苷具有防止肥胖的作用。

（4）杜仲茶及车叶草苷增加胆汁酸的分泌作用：渡边光博博士对杜仲茶抗肥胖效果的研究报告指出，杜仲茶可增强胆汁酸的分泌，杜仲茶中所含的车叶草苷作用于小肠，以增加胆汁酸的分泌。胆汁酸被分泌到小肠中，并有助于脂质的消化和吸收。

胆汁酸增加可促进新陈代谢，分泌的胆汁酸

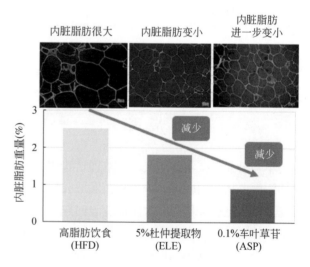

图 4-1-38　杜仲叶提取物和车叶草苷降低内脏脂肪的作用

Fig. 4-1-38　The effect of *Eucommia ulmoides* leaves extract and asperuloside on reducing visceral fat

可促进肝脏、肌肉和褐色脂肪细胞中脂肪的代谢，从而增强基础代谢。缺乏能量时其可从存储在白脂肪中的脂肪中被提取出来，从而产生较小的脂肪细胞（图 4-1-39）。

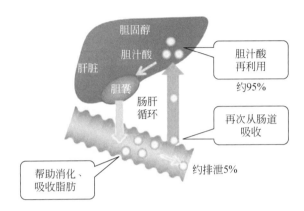

图 4-1-39　胆汁酸代谢途径
Fig. 4-1-39　Bile acid metabolism pathway

车叶草苷在小肠中会增加胆汁酸的分泌量，分泌出来的胆汁酸会推动肝脏、肌肉和褐色脂肪细胞等易燃烧脂肪的细胞，开启促进脂肪代谢的开关。结果使基础代谢提高，内脏脂肪减少。杜仲茶及其车叶草苷的降脂减肥作用见图 4-1-40。

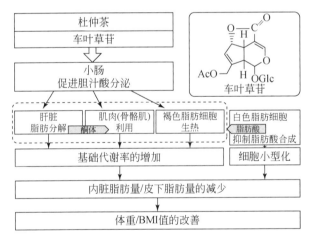

图 4-1-40　杜仲茶及其车叶草苷降脂减肥作用
Fig. 4-1-40　Effects of *Eucommia ulmoides* tea and its asperuloside on reducing lipid and reducing weight

此外，杜仲茶显示出逆转突变作用[105]。

二、杜仲在养殖业中的应用

30 年前，日本就开展了杜仲叶饲喂畜禽的研究工作，饲喂的畜禽有猪、鸡、牛、鹿、鱼，以及猫和犬，并开发出杜仲颗粒膨化饲料。日本大学高桥周七教授等做了一个杜仲叶饲养的鳗鱼试验。连续喂养 1 个月后，高桥周七将 10 条鳗鱼拿到鱼庄酒店，请厨师做菜。并请了 6 位对鳗鱼味道特别懂行的味觉鉴定专家来品尝，6 位专家品尝后，一致认为，鱼肉相当柔软，其香味比起天然鳗鱼毫不逊色。对"杜仲鳗鱼"进行解剖，发现"杜仲鳗鱼"体内的中性脂肪（皮下脂肪）减少了 20% 以上，胶原蛋白质比非杜仲饲料饲养的鳗鱼多 1.3 倍，肌肉细胞成分多 1.6 倍，新陈代谢更加良好，肥胖现象得以消除；其组织相当细密，而非"杜仲鳗鱼"则组织相当粗糙且有裂痕。Tanimoto 等研究表明[106]，杜仲饲料饲喂的鳗鱼与对照组之间在主要由胶原蛋白组成的肌肉蛋白基质含量方面存在很大差异。显微观察表明，与对照组相比，杜仲叶粉喂养鳗鱼，肌肉基质部分主要组成肌束膜和肌内膜，较结实、较厚。这些发现表明摄入杜仲叶粉可以使肌肉硬化。推测杜仲叶粉喂养鳗鱼肌肉，特别是可溶性胶原蛋白成分，可保护肌肉不受热变性的影响，并保持了柔软光滑的质地，而对照组鳗鱼使不溶性胶原蛋白肌肉变性[107]。日本高桥周七教授于 1992 年做了杜仲叶饲养肉鸡试验，60 天后，取得了和鳗鱼试验一样的效果：鸡肉结实，口感柔软细嫩。Shioya 等[108]研究了杜仲叶粉对肉仔鸡肌原纤维和肉质的影响。喂饲杜仲叶粉的肌原纤维蛋白的质量和数量与对照组相同，肉质的改善应该是由于之前报道的胶原蛋白，而不是肌原纤维蛋白。美作大学桑守等[109]给予鸡实验性杜仲叶饲料后降低了作为应激指标的全血中的 H/L 异嗜白细胞/淋巴细胞比，这表明给予干燥的杜仲叶具有减轻压力的效果；用杜仲叶样品处理的组和用杜仲叶非水溶性组分样品处理的组的外周血巨噬细胞的吞噬能力和趋化性均显著高于对照组；另外，与对照组相比，用杜仲叶样品处理的组和用杜仲叶非水溶性组分样品处理的组中，CD8α+ 细胞的表达也显著增加，这些结果表明干杜仲叶的施用可能对免疫激活有影响。

日本推广用杜仲喂养鸡鱼，日本大学药学系的教授富桥指出，鸡和鱼吃了拌有杜仲的饲料，可以减少体内不必要的脂肪和胆固醇，促进鸡肉、鱼肉的弹性和紧度，比通常人工饲料的鸡、鱼味道更鲜美可口。Gao Zhenchuan 论述了杜仲饲料添加剂的研究与利用现状，综述了杜仲叶和种子中营养成分和药用成分的研究，研究了杜仲叶及其提取物作为辅助饲料添加剂对蛋鸡和肉鸡健康和生产性能的影响，还讨论了杜仲叶提取物对动物饲料中真菌生长的抑制作用[110]。谷本信也等和目鸟幸一等日本专家都做了杜仲饲养动物试验，均证明杜仲叶无毒副作用。

三、生物反式聚异戊二烯材料

日立造船株式会社（Hitachi Zosen Corporation，Hitz）及大阪大学等产学协作团体在日本新能源及产业技术综合开发机构（NEDO）的项目中，研究了非可食性生物质——木本植物杜仲制造的生物反式聚异戊二烯疏水性软聚合物与植物油气材料。前者杜仲弹性体（Eucommia elastomer）是白色粉末，分子量 100 万，窄分子，线性立体规整结构，抗冲击、拉伸性能高，低温热塑性。杜仲弹性体不可生物降解，在光、氧、微生物等的参与下逐渐降解，自然降解要花费近 1 年的时间，不会引起微塑性问题。人体斑贴试验阴性，无细胞毒性，无皮肤致敏过敏原。大多数生物聚合物都是硬的，杜仲弹性体的软特性很好。杜仲弹性体是一种植物源性的聚异戊二烯，可替代石油烃作为疏水性化妆品基材。在皮肤护理领域，可以将杜仲添加到化妆品、护肤品、指甲护理、护发、洁面乳、保湿乳、牛奶液 - 美容液、防晒霜 - 乳液、肥皂和油脂化合物等中。图 4-1-41 为在日本京都的量产工厂。

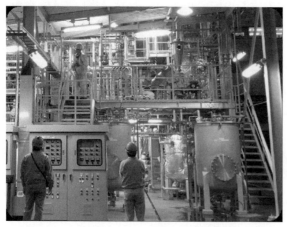

图 4-1-41 量产工厂（京都市 Maizuru 工厂）
Fig. 4-1-41 Mass production plant（Maizuru factory，Kyoto）

图 4-1-42 为日本在西安杨凌大学创新工业园区建立的公司。

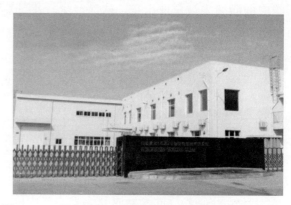

图 4-1-42 日立造船生物资源开发有限公司（中国杨凌）
Fig. 4-1-42 Hitachi shipbuilding Biological Resources Development Co., Ltd. (Yangling, China)

日本造船及大阪大学开发了耐冲击性生物聚合物，与代表性生物材料——聚乳酸（标准品）相比，此次开发的生物聚合物作为单体具备约 26 倍的耐冲击性，有望应用于汽车、福祉（看护）用具及体育行业等。

日本住江织物公司利用电纺织技术在镀银的导电性纤维上卷覆，开发出一种"杜仲弹性体"超细纤维，成为适用于能感知生理信息的织物电极。因为导电性纤维与弹性超细纤维结合，其拥有更佳的透气性和弹性，提高了与肌肤接触的紧密度，得以更精确地感测到微弱电流。

此外，对于杜仲橡胶的开发研究也在稳步推进。日本经济产业省新能源产业部已瞄准了我国杜仲橡胶资源，并在河南灵宝和陕西杨凌等地建立了杜仲橡胶生产基地。

四、小　结

日本在杜仲的开发与应用方面的研究层次多，范围广，成果转化快。从种质资源培植、成分分析、药理试验到产品研制、市场开发等方面，以科研为动力，利用市场调节作用，形成了一个全方位、立体式的开发态势，其研究成果的转化率及转化速度是前所未有的。在杜仲叶的开发应用上也有一定的深度和广度，发展是惊人的。这种使自然资源通过科技开发走向产业之路的方法是可行的，值得我们这个杜仲大国学习和借鉴。

第七节　结　　语

日本早在公元797年的唐代即从我国引进了杜仲资源，20世纪80年代左右开始进行杜仲的研究、开发与应用，现已开始走向产业化。

1. 化学成分研究　日本在杜仲的化学成分研究方面，早在20世纪80年代左右就已进行了较为透彻的研究，从杜仲皮、杜仲绿叶、干燥叶及茎中分离鉴定了共46个化合物，杜仲不同部位中所含的化学成分有明显的差异，皮中的木脂素类成分种类与数量最多，也研究得最为透彻，叶中主要以环烯醚萜类及黄酮类成分为主，茎中则含有种类复杂一些的化合物。

2. 聚异戊二烯、聚戊烯醇、多萜醇及其杜仲胶研究　大阪大学的学者近十几年来对杜仲中聚异戊二烯、聚戊烯醇、多萜醇及其杜仲胶进行了较为系统的研究，取得了一定的成果。通过SFC与C_{18}反相色谱苯基型柱结合，基线分离30种聚戊二烯成分；通过组织化学与傅里叶变换红外显微光谱，第一次成功地展示了杜仲植物组织中的反式聚异戊二烯分布，使我们可以推测反式橡胶的生物合成与积累；构建杜仲反式聚异戊二烯EST库和聚异戊二烯生物合成的基因共表达网络，有助于反式聚异戊二烯生物合成的代谢途径及其生物合成机制的阐明。

3. 药理学研究　日本学者对杜仲皮、杜仲叶提取物中车叶草苷、绿原酸、京尼平苷酸、槲皮素、阿魏酸、黑麦草内酯和杜仲多糖等多种有效成分进行了较为深入的药理学研究。研究表明，杜仲皮和杜仲叶提取物对人体心血管系统、骨骼、神经系统、消化系统能发挥较好的药理学效应，此外还有较好的抗代谢、免疫调节、抗肿瘤、抗氧化、抗过敏及镇痛等作用。药理学研究从20世纪90年代左右开始，近十年来研究出现活跃态势。

4. 日本杜仲研究会　日本杜仲研究会这十五年来的大会主题聚焦于杜仲叶及其提取物对代谢综合征、心脑血管、神经系统和骨质疏松症的作用与机制的研究，尤其在降脂减肥方面，主要包括杜仲茶，以及杜仲胶技术与应用的研究，并取得了可喜的成绩。

5. 日本杜仲专利　截至2020年5月，从CAplus数据库检索到与本书内容相关的专利231项，其中杜仲树皮114项、杜仲叶115项，杜仲籽2项，其中尚包括PCT国际专利20项。日本杜仲PCT国际专利几乎占日本杜仲专利总数的1/10，在一定程度上反映了日本在杜仲研究开发方面的科技含金量。PCT国际专利主要涉及代谢综合征（包括肥胖、糖尿病、脂肪细胞因子、血管内皮损伤和更年期疾病）相关的保健功能。其中大量使用反式异戊二烯类生物聚合物资源为原料，从战略高度开发各类产品，精准地瞄准功效物质进行深度研发，这反映出日本杜仲PCT国际专利的高度。

6. 开发与应用　杜仲茶及车叶草苷可提高基础代谢、减少内脏脂肪并增加胆汁酸的分泌，具有明显的抗肥胖作用。目前日本市场上销售的杜仲茶已超过百余种，袋泡茶等品种繁多，包装各异。杜仲茶已风靡日本，波及南亚地区。杜仲在养殖业中得到广泛应用。杜仲弹性体、耐冲击性生物聚合物和用于能感知生理信息的织物电极的生物反式聚异戊二烯新型材料开始走向产业化。

日本在杜仲的研究、开发与应用中取得不少成果并积累了丰富的经验，这种通过科技开发走向产业之路的方法值得我们这个杜仲大国学习和借鉴。

（杨义芳　李晓宇　李亚梅　吴晓闻）

参 考 文 献

[1] Deyama T, Ikawa T, Kitagaw S, et al. The constituents of *Eucommia ulmoides* Oliv. Ⅲ. Isolation and structures of a new lignin glycoside. Chemical & Pharmaceutical Bulletin, 1986, 34(2): 523-527.

[2] Deyama T. The constituents of *Eucommia ulmoides* Oliv. Ⅰ. Isolation of (+)-medioresino di-O-β-D-glucopyranoside. Chemical & Pharmaceutical Bulletin, 1983, 31(9): 2993-2997.

[3] Deyama T, Ikawa T, Kitagaw S, et al. The constituents of *Eucommia ulmoides* Oliv. Ⅱ. Isolation and structures ofthree new lignan glycosides. Chemical & Pharmaceutical Bulletin, 1985, 33(9): 3651-3657.

[4] Eyama T, Ikawa T, Kitagaw S, et al. The constituents of *Eucommia ulmoides* Oliv. Ⅴ. Isolation of dihydroxy dehydrodiconiferyl alcohol isomers and phenolic compounds. Chemical & Pharmaceutical Bulletin, 1987,

35(5): 1785-1789.

[5] Deyama T, Nishibe S, Nakazawa Y. Constituents and pharmacological effects of *Eucommia* and Siberian ginseng. Acta Pharmacol Sinica. 2001, 22 (12): 1057-1070.

[6] Deyama T, Kitagaw S, Ikawa T, et al. The constituents of *Eucommia ulmoides* Oliv. Ⅳ. Isolation of a new sesquilignan glycoside and iridoids. Chemical & Pharmaceutical Bulletin, 1986, 34(12): 4933-4938.

[7] Deyama T, Ikawa T, Kitagaw S, et al. The constituents of *Eucommia ulmoides* Oliv. Ⅵ. Isolation of a new sesquilignan and neolignan glycosides. Chemical & Pharmaceutical Bulletin, 1987, 35(5): 1803-1807.

[8] Yoshitebu O, Shotabo T, Hiroshi HYoshitebu, et al. Anticomplementary activity of the constituents of *Eucommia ulmoides* bark. Journal of ethnopharmacology, 1988, 23(2): 159-164.

[9] Gewali T, Hattori M, Kitagawa S. Constituents of the stems of *Eucommia ulmiodes* Oliv. ShoyakugakuZasshi, 1988, 42 (3) : 247-250.

[10] Takamura C, Hirata T, Yamaguchi Y, et al. Studies on the chemical constituents of green leaves of *Eucommia ulmoides* Oliv. Journal of Natural Medicines, 2007, 61(2): 220, 221.

[11] Takamura C, Hirata T, Ueda T, et al. Iridoids fromthegreen leaves of *Eucommia ulmoides*. Journal of Natural Products, 2007, 70(8): 1312-1316.

[12] Bianco A, Bonini C, Iavarone C. Structureelucidation of eucommioside (2-O-β-d-glucopyranosyleucommiol) from *Eucommia ulmoides*. Phytochemistry, 1982, 21(1): 201-203.

[13] Mura Y. Studies on Duzhong leaves (Ⅲ), Constituents of the leaves of *Eucommia ulmiodes* oliver. Shoyakugaku Zasshi, 1988, 42 (1): 76-80.

[14] Hirata T, Ikeda T, Fujikawa T, et al. the chemistry and bioactivity of *Eucommia ulmoides* Oliver leaves. Studies in Natural Products Chemistry, 2014, 41: 225-260.

[15] Nam JW, Kim SY, Yoon T, et al. Heat shock factor 1 inducers from the bark of *Eucommia ulmoides* as cytoprotective agents. Chemistry & Biodiversity, 2013, 10(7): 1322-1327.

[16] Akao T, Kobashi K, Aburada M. Enzymic studies on the animal and intestinal bacterial metabolism of geniposide.

Biological & Pharmaceutical Bulletin, 1994, 17(12): 1573-1576.

[17] Kono Y, Kashine S, Yoneyama T, et al. Iron chelation by chlorogenic acid as a natural antioxidant. Bioscience, Biotechnology, and Biochemistry, 1998, 62(1): 22-27.

[18] Bamba T, Fukusaki E, Minakuchi H, et al. Separation of polyprenol and dolichol by monolithic silica capillary column chromatography. Journal of Lipid Research, 2005, 46: 2295-2298.

[19] Bamba T, Fukusaki E, Kajiyama S, et al. The occurrence of geometric polyprenol isomers in the rubber-producing plant, *Eucommia ulmoides* Oliver. Lipids, 2001, 367: 727-732.

[20] Bamba T, Fukusaki E, Minakuchi H, et al. Separation of polyprenols using a monolithic silica Column in high-performance liquid chromatography. International Symposium on *Eucommia ulmoides*, 2007, 1(1): 97-102.

[21] Bamba T, Fukasaki W, Kajiyama S, et al. High-resolution analysis of polyprenols by supercritical fluid chromatography. Journal of Chromatography A, 2001, 911(1): 113-117.

[22] Bamba T, Fukusaki E, Nakazawa Y, et al. Analysis of polyprenols by supercritical fluid chromatography. Kobunshi Ronbunshu, 2001, 58(12): 642-649.

[23] Bamba T, Fukusaki E, Nakazawa Y, et al. In situ localization of polyisoprene in *Eucommia ulmoides*. International Symposium on *Eucommia ulmoides*, 2007, 1(1): 109-111.

[24] Bamba T, Fukusaki E, Nakazawa Y, et al. In-situ chemical analyses of trans-polyisoprene by histochemical staining and Fourier transform infrared microspectroscopy in a rubber-producing plant, *Eucommia ulmoides* Oliver. Planta, 2002, 215(6): 934 - 939.

[25] Takeno S, Bamba T, Nakazawa Y, et al. High-throughput and solvent-free method for measurement of natural polyisoprene content in leaves by fourier transform near infrared spectroscopy. Journal of Bioence & Bioengineering, 2008, 106(6): 537-540.

[26] Takeno S, Bamba T, Nakazawa Y, et al. Quantification of trans-1, 4-polyisoprene in *Eucommia ulmoides* by fourier transform infrared spectroscopy and pyrolysis-gas chromatography/mass spectrometry. Journal of Bioence &

Bioengineering, 2008, 105(4): 355-359.

[27] Takeno S, Bamba T, Nakazawa Y, et al. High-throughput and highly sensitive analysis method for polyisoprene in plants by pyrolysis-gas chromatography/mass spectrometry. Bioscience, Biotechnology, and Biochemistry, 2010, 74(1): 13-17.

[28] Nakadozono Y, Bamba T, Chen R, et al. Induction and analysis of polyploid in *Eucommia ulmoides* Oliver. International Symposium on *Eucommia ulmoides*, 2007, 1(1): 112-115.

[29] Nakazawa Y, Takeda T, Suzuki N, et al. Histochemical study of trans-polyisoprene accumulation by spectral confocal laser scanning microscopy and a specific dye showing fluorescence solvatochromism in the rubber-producing plant, *Eucommia ulmoides* Oliver. Planta, 2013, 238(3): 549-560.

[30] Chen R, Harada Y, Bamba T, et al. Overexpression of an isopentenyl diphosphate isomerase gene to enhance trans-polyisoprene production in *Eucommia ulmoides* Oliver. BMC Biotechnology, 2012, 12: 78.

[31] Chen R, Harada Y, Inoue S, et al. Characterization and expression of the frans-polyisoprene biosynthesis related genes in *Eucommia ulmoides*. 日本生物工学会大会講演要旨集平成 21 年度 , 67, 2009-08-25.

[32] Namimatsu S, Bamba T, Chen R, et al. Development of a root culture system of *Eucommia ulmoides* Oliver for the evaluation of polyisoprene biosynthesis. International Symposium on *Eucommia ulmoides*, 2007, 1(1): 94-96.

[33] Suzuki N, Uefuji H, Nishikawa T, et al. Construction and analysis of EST libraries of the trans-polyisoprene producing plant, *Eucommia ulmoides* Oliver. Planta, 2012, 236(5): 1405-1417.

[34] Tokumoto Y, Uefuji H, Yamamoto N, et al. Gene coexpression network for trans-1, 4-polyisoprene biosynthesis involving mevalonate and methylerythritol phosphate pathways in *Eucommia ulmoides* Oliver. Plant Biotechnol (Tokyo), 2017, 34(3): 165-172.

[35] Takashi T, Kenichi T, Hiroshi U, et al. Maleated trans-1, 4-polyisoprene from *Eucommia ulmoides* Oliver with dynamic network structure and its shape memory property. Polymer, 2014, 55(25): 648-649.

[36] Hirata T, Kobayashi T, Wada A, et al. Anti-obesity compounds in green leaves of *Eucommia ulmoides*. Bioorganic & Medicinal Chemistry Letters, 2011, 21(6): 1786-1791.

[37] Fujikawa T, Hirata T, Wada A, et al. Chronic administration of ucommia leaf stimulates metabolic function of rats across several organs. British Journal of Nutrition, 2010, 104: 1868-1877.

[38] Fujikawa T, Hirata T, Hosoo S, et al. Asperuloside stimulates metabolic function in rats across several organs under high-fat diet conditions, acting like the major ingredient of *Eucommia* leaves with anti-obesity activity. Journal of Nutrition Science, 2012, 1: e10.

[39] Kobayashi Y, Hiroi T, Araki M, et al. Facilitative effects of *Eucommia ulmoides* on fatty acid oxidation in hypertriglyceridaemic rats. Journal of the ence of Food and Agriculture, 2012, 92(2): 358-365.

[40] Kobayashi Y, Hiroi T, Araki M, et al. Facilitative effects of *Eucommia ulmoides* on fatty acid oxidation in hypertriglyceridaemic rats. Journal of the Ence of Food & Agriculture, 2012, 92(2): 358.

[41] Metori K, Ohashi S, Takahashi S, et al. Effects of du-zhong leaf extract on serum and hepatic lipids in rats fed a high-fat diet. Biological & Pharmaceutical Bulletin, 1994, 17(7): 917.

[42] Ando C, Kobayashi T, Tsukamoto S, et al. Anti-obesity effects of *Eucommia ulmoides* leaves. International Symptoms on *Eucommia ulmoides*, 2007, 1(1): 63.

[43] Nakasa T, Yamagchi M, Okinaka O, et al. Effects of Du-zhong leaf extract on plasma and hepatic lipids in rats fed on a high fat plus high cholesterol diet. Nippon Nogeikagaku Kaishi, 1995, 692(11): 1491.

[44] ParksS A, Choim S, Kimm J, et al. Hypoglycemic and hypolipidemic action of Du-zhong (*Eucommia ulmoides* Oliver) leaves water extract in C57BL/KsJ-db/db mice. Journal of Ethnopharmacology, 2006, 107(3): 412.

[45] Hirata T, Kobayashi A, Wada T, et al. Anti-obesity compounds in green leaves of *Eucommia ulmoides*. Bioorganic & Medicinal Chemistry Letters, 2011, 21: 1786-1791.

[46] Horii Y, Tanida M, Shen J, et al. Effects of *Eucommia* leaf extract son autonomic nerves, body temperature, lipolysis, food intake, and body weight. Neuroscience Letterter, 2010, 479: 181-186.

[47] Hosoo S, Koyama A, Watanabe R, et al. Preventive effect of *Eucommia* leaf extract on aortic media hypertrophy in Wistar-Kyoto rats fed a high-fat diet. Hypertens Research, 2017, 40: 546-551.

[48] Oikawa H, Miyazaki S, Zhang W, et al. The characteristic taste of *Eucommia* leaf extract as the additive of a weight-loss and the constipation improvement is not associated with suppression of the feeding behavior of the fast rats with the extract. Global Drug Therapeutic, 2017, 3(2): 1-5.

[49] Shouhei M, Hirotaka O, Tetsuya H, et al. Chronic administration of *Eucommia* leaf extract (ELE) and asperuloside(ASP), the major component of ELE, prevents adipocyte hypertrophy in white adipose tissues. Global Drugs and Therapeutics, 2018, 3(2): 1-3.

[50] Choe S, Huh J, Hwang I, et al. Adipose tissue remodeling, its role in energy metabolism and metabolic disorders. Front Endocrinol (Lausanne), 2016, 7: 30.

[51] Matsuda E, YoshizawaY, Yokosawa Y, et al. Effects of *Eucommia ulmoides* Oliver leaf extract on 3T3-L1 differentiation into adipocytes. Journal of Natural Medicines, 2006, 60: 126-129.

[52] Nakamura K, Hosoo S, Yamaguchi S, et al. Geniposidic acid upregulates atrial natriuretic peptide secretion and lowers blood pressure in spontaneously hypertensive rats. Journal of Functional Foods, 2018, 40: 634-638.

[53] Hosoo S, Koyama M, Kato M, et al. The restorative effects of *Eucommia ulmoides* Oliver leaf extract on vascularfunction in spontaneously hypertensive rats. Molecul, 2015, 20(12): 21971-21981.

[54] Suzuki A, Kagawa R, Ochiai I, et al. Green coffee bean extract and its metabolites have a hypotensive effect in spontaneously hypertensive rats. Hypertension Research, 2002, 25: 99-107.

[55] Wataru A, Naomi N, Hiroaki M, et al. Flavonoid-induced reduction of ENaC expression in the kidney of Dahl salt-sensitive hypertensive rat. Biochemical & Biophysical Research Communications, 2004, 315(4): 892-896.

[56] Atsushi S, Naoki Y, Hiroko J, et al. Chlorogenic acid attenuates hypertension and improves endothelial function in spontaneously hypertensive rats. Journal of Hypertension, 2006, 24: 1065-1073.

[57] Zhang W, Fujikawa T, Mizuno K, et al. *Eucommia* leaf extract (ELE) prevents OVX-induced osteoporosis and obesity in rats. American Journal of Chinese Medicine, 2012, 40: 735-752.

[58] Oikawa H, Miyazaki S, Nishida K, et al. Promotion of osteoblastic Ca^{2+} accumulation by *Eucommia* leaf extract. Global Drug Therapeutic, 2017, 3(2): 1-6.

[59] Miyazaki S, Oikawa H, Nakamichi S, et al. Aroma of *Eucommia* leaf extract (ELE) causes reduced locomotor activity and increased NREM sleep, acting like the partially related factors of oral ELE's effects with locomotor-activity- dependent-increase in NREM- and REM-sleep. Global Drug Therapeutic, 2017, 3(2): 1-4.

[60] Takayoshi M, Mitsuo K, Keiko M. Ferulic acid attenuated cognitive deficits and increase in carbonyl proteins induced by buthionine-sulfoximine in mice. Neuroscience Letters, 2008, 430(2): 115-118.

[61] Ryoko O, Hideyuki I, Ayumu I, et al. Effects of Chlorogenic acid and its metabolites on spontaneous locomotor activity in mice. Bioscience, Biotechnology, and Biochemistry, 2006, 70(10): 2560-2563.

[62] Norifumi K, Shuichi S, Masayasu I, et al. Effect of antioxidants, resveratrol, quercetin, and n-acetylcysteine, on the functions of cultured rat hepatic stellate cells and kupffer cells. Hepatology, 1998, 27(5): 1265-1274.

[63] Hiramoto K, Yamate Y, Hirata T, et al. Preventive effects of *Eucommia ulmoides* leaf extract and its components on UVB-induced immunosuppression in mice. Journal of Functional Foods, 2018, 48: 351-356.

[64] Okada N, Shirata K, Niwano M, et al. Immunosuppressive activity of a monoterpene from *Eucommia ulmoides*. Phytochemistry, 1994, 37: 281, 282.

[65] Tomoda M, Gonda N, Shimizu, et al. A reticuloendothelial system-activating glycan from the barks of *Eucommia ulmoides*. Phytochemistry, 1990, 29: 3091-3094.

[66] Hikari S, Ohno R, Shirakawa J, et al. *Eucommia ulmoides* extracts prevent the formation of advanced glycation end products. Food & Function, 2016, 7(6): 2566-2573.

[67] Murakami A, Ashida H, Terao J. Multitargeted cancer prevention by quercetin. Cancer Letter, 2008, 269(2): 315-325.

[68] Ashida H, Fukuda I, Yamashita T, et al. Flavones and flavonols at dietary levels inhibit a transformation of aryl

hydrocarbon receptor induced by dioxin. FEBS Letters, 2000, 476(3): 213-217.

[69] Nakamura T, Nakazawa Y, Onizuka S, et al. Antimutagenicity of Tochu tea (an aqueous extract of *Eucommia ulmoides* leaves), 1. The clastogen-suppressing effects of Tochu tea in CHO cells and mice. Mutation Research, 1997, 388(1): 7-20.

[70] Nishida S, Kikuichi S, Yoshioka S, et al. Induction of apoptosis in HL-60 cells treated with medicinal herbs. American Journal of Chinese Medicine, 2003, 1: 551-562.

[71] Fujiwara A, Nishi M, Yoshida S, et al. a β-truxinate lignan from *Eucommia ulmoides*, is a selective inhibitor of cancer stem cells. Phytochemistry, 2016, 122: 139-145.

[72] Formica J, Regelson W. Review of the biology of quercetin and related bioflavonoids. Food Chemistry Toxicology, 1995, 33: 1061-1080.

[73] Yoshihisa I, Masanori K. Anti-apoptotic effect of quercetin intervention in the JNK- and ERK-mediated apoptotic pathways. Kidney International, 2000, 58: 1078-1087.

[74] Ohnishi M, Morishita H, Iwahashi H, et al. Inhibitory effects of chlorogenic acids on linoleic acid peroxidation and haemolysis. Phytochemistry, 1994, 36(3): 579-583.

[75] Hsieh C, Yen G. Antioxidant actions of Du-zhong (*Eucommia ulmoides* Oliv.) toward oxidative damage in biomolecules. Life Science, 2000, 66: 1387-1400.

[76] Iwahashi H, Negoro Y, Ikeda A, et al. Inhibition by chlorogenic acid of haematin-catalysed retinoic acid 5, 6-epoxidation. The Biochemical Journal, 1986, 239(3): 641-646.

[77] Nakajima K, Niisato N, Marunaka Y. Quercetin stimulates NGF-induced neurite outgrowth in PC12 cells via activation of Na(+)/K(+)/2Cl(-) cotransporter. Cellular Physiology & Biochemistry, 2011, 28(1): 147-156.

[78] Andoh T, Uta D, Kato M, et al. Prophylactic administration of aucubin inhibits paclitaxel-induced mechanical allodynia via the inhibition of endoplasmic reticulum stress in peripheral Schwann cells. Biological & Pharmaceutical Bulletin, 2017, 40(4): 473-478.

[79] Kimata M, Shichijo M, Miura T, et al. Effects of luteolin, quercetin and baicalein on immunoglobulin E-mediated mediator release from human cultured mast cells. Clinic Experiment Allergy, 2000, 30: 501-508.

[80] Fujikawa T, Kawamura N. A composition made of Folium *Eucommia*e with appetite suppressing effect. PCT Int Appl, WO 2007100104 A1. 20070907.

[81] Domoto T, Igarashi T, Sakata A. Aqueousliquid beverage. PCT Int Appl, WO 2016084887 A1. 20160602.

[82] Nakazawa Y, Nakadozono Y, Kobayashi A, et al. trans-Isoprenoids-containing biopolymer obtained by decaying *Eucommia ulmoides*. PCT Int Appl, WO 2009113425 A1. 20090917.

[83] Takeno S, Nakazawa Y, Kamei M. Antimicrobial composition, method for producing same from *Eucommia ulmoides*, and antimicrobial polymer molding using the composition. PCT Int Appl, WO 2014192388 A1. 20141204.

[84] Shibuya T, Miyake A, Ishihara T, et al. Skin-exterior anti-ageing composition containing ascorbic acid derivs. and production method therefor. PCT Int Appl, WO 2014104171 A1. 20140703.

[85] Inagaki Y, Fujita H, Oi Y, et al. Glucose uptake promoter containing plant extracts. PCT Int Appl, WO 2013133217 A1. 20130912.

[86] Kobayashi T. Dried Du-Zhong leaves, Du-Zhong leaf extract obtained from the dried Du-Zhong leaves and processed food comprising the Du-Zhong leaf extract. PCT Int Appl, WO 2011042978 A1. 20110414.

[87] Kobayashi T. Extract prepared from dried Du-Zhong leaves, processed food comprising the extract and dried du-zhong leaves. PCT Int Appl, WO 2011042979 A1. 20110414.

[88] Hirata T. Fractionation product of aqueous extract of *Eucommia ulmoides* oliver leaf, and composition for oral ingestion comprising the fractionation product. PCT Int Appl, WO 2007102439 A1. 20070913.

[89] Fujikawa T, Kawamura N. Agent for improvement in adipocytokine production. PCT Int Appl, WO 2007102440 A1. 20070913.

[90] Hirata T, Ando C, Kobayashi T, et al. Fractionation product of aqueous extract of *Eucommia ulmoides* oliver leaf, and anti-obesity agent comprising the fractionation product. PCT Int Appl, WO 2007102438 A1. 20070913.

[91] Hirata T, Ando C. Ameliorating agent for metabolic

syndrome. PCT Int Appl, WO 2007100103 A1. 20070907.

[92] Hattori M, Nakamura N, Yoshimura C, et al. *Eucommia* lignan for making functional beverage/food for prevention and control of menopausal disorder. PCT Int Appl, WO 2007013547 A1. 20070201.

[93] Hoshi R, Ogasawara N, Yoshikawa M, et al. A fermented food comprising Bifidobacterium bacteria and its preparation method. PCT Int Appl, WO 2006129508 A1. 20061207.

[94] Ogasawara N, Ishii M, Yoshikawa M, et al. Lactic acid bacteria fermented substance and fermented milk food product containing the same. PCT Int Appl, WO 2006126476 A1. 20061130.

[95] Okuno Y. Deodorants containing polyisoprene. PCT Int Appl, WO 2006022037 A1. 20060302.

[96] Suzuki N, Yuuki I, Nakazawa Y. Thickening composition containing trans-polyisoprene for cosmetics and external skin preparations, and its production method. PCT Int Appl, WO 2020115949 A1. 20200611.

[97] Suzuki N, Fujioka S, Zhuang J, et al. Composition for resin molding and molded resin object obtained using same. PCT Int Appl, WO 2019208028 A1. 20191031

[98] Hosoo S, HirataT. Oral composition that can be easily ingested while having the effect of improving vascular endothelial function containing geniposidic acid, asperuloside, and chlorogenic acid. PCT Int Appl, WO 2016136833 A1. 20160901.

[99] Yamaguchi S, Takeno S. Polylactic acid resin composition. PCT Int Appl, WO 2016103788 A1. 20160630.

[100] Kobayashi A. *Eucommia ulmoides* is one of the most valuable wood plants for the solution of global warming. International Symposium on *Eucommia ulmoides*, 2007, 1(1): 32, 33.

[101] 平田 哲也，山口 能宏，田 篤敬 ，など. 杜仲葉エキス配合食品の長期摂取時の体脂肪蓄積抑制効果. 日本杜仲研究会第 4 回定期大会，大阪：平成 21 年 8 月 1 日.

[102] 平田 哲也. 杜仲茶 " アスペルロシド " の内臓脂肪減少作用. 日本杜仲研究会第 6 回定期大会，東京：平成 23 年 7 月 30 日.

[103] 藤川 隆彦. アスペルロシドで悪玉ホルモンを減らす. 日本杜仲研究会第 7 回定期大会，東京：平成 24 年 8 月 4 日.

[104] 小島 尚. 杜仲茶の中性脂肪代謝に関する有効性. 日本杜仲研究会第 7 回定期大会，東京：平成 24 年 8 月 4 日.

[105] Yamada S, Tadaki S, Nozaka T, et al. Mutagenicity of *Eucommia*e cortex and *Eucommia ulmoides* leaf tea. Saitama Institute of Public Health, 639-1, Kamiokubo, Urawa, Saitama 338, Japan.

[106] Tanimoto SY, Ikuma K, Takahashi S. Improvement in raw meat texture of cultured eel by feeding of Tochu leaf powder. Bioscience, Biotechnology, and Biochemistry, 1993, 57(2): 205-208.

[107] Tanimoto SY, Koike K, Takahashi S. Improvement in broiled meat texture of cultured eel by feeding of Tochu leaf powder. Bioscience, Biotechnology, and Biochemistry, 1993, 57(2): 325-327.

[108] Shioya M, Maruyama K, Takahashi S, et al. Myofibrils and meat texture of broilers fed on a diet of Tochu leaf powder. Bioscience, Biotechnology, and Biochemistry, 1996, 60(2): 364-365.

[109] 桑守，正範，内田，など. 乾燥杜仲葉投与による鶏免疫活性向上効果の検討. 美作大学・美作大学短期大学部地域生活科学研究所所報，冈山県津山市：2009.

[110] Gao Z C. *Eucommia ulmoides* as feed additives for animals. International Symposium on *Eucommia ulmoides*, 2007, 1(1): 15-20.

第二章

韩国的杜仲研究、开发与应用

研究亮点：

1. 杜仲的木脂素类及环烯醚萜类成分在韩国研究较多。

2. 韩国学者对杜仲的药理作用研究较为深入且广泛，主要集中在抗糖尿病、减肥、治疗骨质疏松、抗阿尔茨海默病等方面。

3. 杜仲在韩国应用比较广泛，主要集中于橡胶产业、美容及保健产业。

摘要： 杜仲被引种到日韩等国家以来，应用比较广泛。韩国学者对杜仲的化学成分、药理作用及综合开发与应用的研究都有较大进展，研究主要集中在其降糖、降脂和降血压活性等领域，提示杜仲对于防治糖尿病、肥胖和高血压等代谢性疾病具有广阔的应用前景；同时在免疫抑制、抗炎、抗癌和调节骨代谢方面也有较多报道。另外，在韩国，杜仲在橡胶资源、复合材料开发及美容业、保健业、养殖业均有广泛应用。上述研究为杜仲药材的资源利用和创新开发、进一步提高杜仲的临床应用水平和国际市场竞争力等提供了一定的参考和借鉴。

关键词： 杜仲，化学成分，药理活性，韩国应用

Chapter 2   Study on the Research，Development and Application of *Eucommia ulmoides* in South Korea

Highlights：

1. The chemical components including mainly lignans and iridoids of *Eucommia ulmoides* Oliver were widely studied in South Korea.

2. The pharmacological activities including anti-diabetes, weight loss, treatment of osteoporosis, anti-Alzheimer's disease activities of *Eucommia ulmoides* were widely studied in South Korea.

3. *Eucommia ulmoides* is widely used in rubber, beauty industry, hair-dressing industry and health care industry in South Korea.

Abstract： *Eucommia ulmoides* Oliver has been widely used since it was introduced to Japan and South Korea. South Korean scholars have made great progress in its chemical composition, pharmacological activities and comprehensive development and application of *E.ulmoides*. They mainly focus on its hypoglycemic, lipid-lowering and hypotensive activities, indicating that it has a broad application prospect for the prevention and treatment of metabolic diseases such as diabetes, obesity and hypertension. At the same time, there are also some reports in its immune suppression, anti-inflammation, anti-cancer and regulation of bone metabolism etc. In addition, *E.ulmoides* is widely used in rubber resources, composite material development, beauty industry, health industry and breeding industry in South Korea. These findings would provide some references for the resource utilization and innovation of *E.ulmoides*, and further clinical application and international market competitiveness of *E.ulmoides*.

Keywords：*Eucommia ulmoides* Oliver., chemical constituents, pharmacological activities, application in South Korea

杜仲是一种传统名贵中药，别名思仙（《本经》），木绵、思仲（《别录》），檽（《本草图经》），石思仙（《本草衍义补遗》），丝连皮、丝楝树皮（《中药志》），扯丝皮（《湖南药物志》），丝棉皮（苏医《中草药手册》）。它是一种杜仲科药用植物，落叶乔木，树皮灰褐色，粗糙，连同枝、叶、根都含杜仲胶，尤其树皮，折断拉开后有许多银白色细丝。中国古代《神农本草经》、明代李时珍著《本草纲目》均将杜仲列为上品。杜仲味甘、性温，功能为补肝肾，强筋骨，安胎。即甘温化阳，补肝肾，强筋骨，强腰膝，可治疗肾虚腰痛及妇女经期腰痛，为治疗腰痛之要药；又能补肝肾，固冲任，可治疗肝肾不足，冲任不固之胎动不安[1]。杜仲的幼叶可与茶煮沸，与药草一起食用或用水煎煮。传统上可用于治疗糖尿病、脚气病、重病后身体虚弱、流汗、肝硬化、肠炎、气喘、全身麻痹、脊髓炎、毒物中毒、头痛和高血压等疾病。韩国素来对中药十分重视，从 20 世纪 80 年代就开始致力于对杜仲的开发研究，不断从中国进口杜仲种子和种苗，把杜仲皮作为药用[1]。现代药理学研究表明，杜仲具有抗肥胖、抗糖尿病、抗阿尔茨海默病、抗脾淋巴细胞增殖、抗骨质疏松症、抗炎、抗氧化应激、血管舒张及降血脂等药理作用。据报道，杜仲中主要含有木脂素、环烯醚萜及其苷类、苯丙素、黄酮、多糖、挥发油等多种化学成分。

第一节　韩国的杜仲化学研究

杜仲的化学成分主要有木脂素类（松脂醇二葡萄糖苷）、环烯醚萜类（京尼平苷酸、京尼平苷、桃叶珊瑚苷）、苯丙素类（绿原酸、咖啡酸、阿魏酸）、黄酮类（槲皮素、芦丁）、多糖类及杜仲扩真菌蛋白，此外富含多种氨基酸、脂肪酸、维生素、微量元素等[3]。其中木脂素及环烯醚萜类所占比例最大，其次是黄酮及其他类化合物。木脂素类和环烯醚萜类对增强人的记忆力和防止性功能低下都有很好的效果。杜仲还含有大量的矿物质、谷氨酸、亚麻酸、维生素类等，这些都对人体有很好的保健作用，长期服用有益于人体健康。另外，杜仲叶中还含有异戊烯化合物中的倍半萜烯、二萜、三萜等杀虫类物质和芳香族化合物中的黄酮类及均二苯乙烯等抗菌类物质，具有很好的抗菌作用，并可抑制人体内各类炎症[3]。

一、木脂素类化合物

木脂素是一类由苯丙素氧化聚合而成的天然产物，多以二聚体的形式存在，少数为三聚体和四聚体，是杜仲化学成分中研究最多、结构最清晰、成分最明确的一类化合物，有关杜仲中木脂素类化合物的报道已有上百篇。迄今分离得到的木脂素类化合物达 32 种（表 4-2-1），多为苷类化合物[2]，多分布于茎皮。木脂素类化合物的结构母核有 5 种，分别是双环氧木脂素类、单环氧木脂素类、环木脂素类、新木脂素类和倍半木脂素类[3, 4]。主要代表性木脂素包括松脂醇、丁香脂素 4′, 4″- 二吡喃葡萄糖苷、杜仲脂素 A、橄榄脂素、柑橘素 B、1- 羟基松脂醇 4′- 吡喃葡萄糖苷和 1- 羟基松脂醇 4′, 4″- 二吡喃葡萄糖苷等[5-7]。

表 4-2-1　杜仲中的木脂素类化合物

Table 4-2-1　Lignans in *Eucommia ulmoides*

类型	化合物名称	编号
双环氧木脂素类	表松脂醇 [（+）-epipinoresinol]	1
	中松脂醇 [（+）-medioresinol]	2
	松脂醇 [（+）-pinoresinol]	3
	丁香脂素 [（+）-syringaresinol]	4
	杜仲脂素 A [eucommin A，（+）-medioresinol monoglucoside]	5

续表

类型	化合物名称	编号
双环氧木脂素类	中松脂醇 4′, 4″- 二吡喃葡萄糖苷 [（+）-medioresinol 4′, 4″-di-O-β-D-glucopyranoside]	6
	松脂醇葡萄糖苷 [（+）-pinoresinol-O-β-D-glucopyranoside]	7
	松脂醇 4′, 4″- 二吡喃葡萄糖苷 [（+）-pinoresinol 4′, 4″-di-O-β-D-glucopyranoside]	8
	丁香脂素 4′- 葡萄糖苷 [（+）-syringaresinol 4′-O-β-D-glucopyranoside]	9
	丁香脂素 4′, 4″- 二吡喃葡萄糖苷 [（+）-syringaresinol 4′, 4″-di-O-β-D-glucopyranoside]	10
	1- 羟基松脂醇 [（+）-1-hydroxypinoresinol]	11
	1- 羟基松脂醇 4′- 吡喃葡萄糖苷 [（+）-1-hydroxypinoresinol 4′-O-β-D-glucopyranoside]	12
	1- 羟基松脂醇 4″- 吡喃葡萄糖苷 [（+）-1-hydroxypinoresinol 4″-O-β-D-glucopyranoside]	13
	1- 羟基松脂醇 4′, 4″- 二吡喃葡萄糖苷 [（+）-1-hydroxypinoresinol 4′, 4″-di-O-β-D-glucopyranoside]	14
单环氧木脂素类	橄榄脂素 [（-）-olivil]	15
	橄榄脂素 4′- 吡喃葡萄糖苷 [（-）-olivil 4′-O-β-D-glucopyranoside]	16
	橄榄脂素 4″- 吡喃葡萄糖苷 [（-）-olivil 4″-O-β-D-glucopyranoside]	17
	橄榄脂素 4′, 4″- 二吡喃葡萄糖苷 [（-）-olivil 4′, 4″-di-O-β-D-glucopyranoside]	18
新木脂素类	环橄榄脂素（cyclo-olivil）	19
	柑橘素 B（erythro and threo-guaiacyl glycerol-β-conifery aldehyde ether）	20
	赤式 - 二羟基脱氢二松柏醇（erythro-dihydroxydehydrodiconiferyl）	21
	苏式 - 二羟基脱氢二松柏醇（threo-dihydroxydehydrodiconiferyl）	22
环木脂素类	脱氢二松柏醇二葡萄糖苷 [（-）-dehydrodiconiferyl 4, γ′-di-O-β-D-glucopyranoside]	23
	二氢脱氢二松柏醇 [（+）-dihydrodehydrodiconiferyl alcohol]	24
倍半木脂素类	赤式甘油 -β- 松柏醇醛醚 [（+）-erythro-guaiacylglycerol-β-conifery aldehyde ether]	25
	苏式甘油 -β- 松柏醇醛醚 [（+）-threo-guaiacylglycerol-β-conifery aldehyde ether]	26
	耳草醇 -C-4′, 4″- 二吡喃葡萄糖苷（hedyotol-C-4′, 4″-di-O-β-D-glucopyranoside）	27
	耳草醇 -C-4″, 4‴- 二吡喃葡萄糖苷（hedyotol-C-4″, 4‴-di-O-β-D-glucopyranoside）	28
	甘油 -β- 丁香脂素乙醚 -4″, 4‴ 二吡喃葡萄糖苷（guaiacylglycerol-β-syringaresinol ether-4″, 4‴-di-O-β-D-glucopyranoside）	29
	（+）- 松脂醇香草酸醚二吡喃葡萄糖苷 [（+）-pinoresinol vanillic acid ether diglucopyranoside]	30
	（+）- 丁香脂素香草酸醚二吡喃葡萄糖苷 [（+）-syringaresinol vanillic acid ether-diglucopyranoside]	31
	（-）- 丁香丙三醇 -β- 丁香脂素醚二糖苷 [（-）-syringyglycerol-β-syringaresinol ether-4″, 4‴-di-O-β-D-glucopyranoside]	32

二、环烯醚萜类

环烯醚萜类是臭蚁二醛的缩醛衍生物，在新鲜的杜仲植物组织中含量较高，主要分布于杜仲皮及叶中。现已从杜仲中分离得到 28 种环烯醚萜类化合物（表 4-2-2），从杜仲的皮和叶中分离出许多环烯醚萜类成分，它们在皮和叶中的含量有较大的区别，在干品和鲜品中的含量也有较大的差别，这可能是由于烯醚萜中双键性质比较活泼，羟基吡喃环不稳定，苷易被酶和酸水解。大多数

环烯醚萜类化合物是以 β 苷键与苷元相接，只有杜仲苷糖部分为异麦芽糖，即 6- 葡萄糖 -α- 葡萄糖苷。主要包括京尼平苷酸、京尼平苷、桃叶珊瑚苷、筋骨草苷、杜仲苷类和杜仲醇类[8-10]。杜仲叶中环烯醚萜类化合物提取方法较多，常见乙醇回流提取、超声提取、水热浸提、微波法及双水相气浮溶剂浮选技术等。韩国学者 Lee 等[11] 从杜仲皮中提取了一种环烯醚萜苷类化合物——京尼平苷，并建立了高效液相色谱法测定中药材中栀子苷含量的方法，为中药材杜仲皮的规范化提

供了依据。

表 4-2-2 杜仲中的环烯醚萜类化合物
Table 4-2-2 Iridoids in *Eucommia ulmoides*

化合物名称	编号
筋骨草苷（ajugoside）	33
桃叶珊瑚苷（aucubin）	34
车叶草苷（asperuloside）	35
车叶草酸（asperuloside acid）	36
梓醇（catalpol）	37
1-去氧杜仲醇（1-deoxyeucommiol）	38
去乙酰车叶草酸（deacetyl asperuloside acid）	39
二氢查耳酮（dihydrochalcone）	40
表杜仲醇（epieucommiol）	41
杜仲醇苷（eucommioside）	42
杜仲醇苷Ⅰ（eucommioside Ⅰ）	43
杜仲醇（eucommiol）	44
杜仲醇Ⅰ（eucommiol Ⅰ）	45
杜仲醇Ⅱ（eucommiol Ⅱ）	46
杜仲醇苷A（eucomosides A）	47
杜仲醇苷B（eucomosides B）	48
京尼平（genipin）	49
京尼平苷（geniposide）	50
京尼平苷酸（geniposidic acid）	51
哈帕苷乙酸酯（harpagidc acetate）	52
地支普内酯（loliolide）	53
雷朴妥苷（reptoside）	54
鸡屎藤苷-10-O-乙酸酯（scandoside 10-O-acetate）	55
杜仲苷（ulmoside）	56
京尼平苷酸三聚体（ulmoidoside A）	57
京尼平苷酸四聚体（ulmoidoside B）	58
京尼平苷酸三聚体乙酸酯（ulmoidoside C）	59
京尼平苷酸四聚体乙酸酯（ulmoidoside D）	60

三、苯丙素类

苯丙素类是形成木脂素的前体，普遍存在于杜仲根皮、茎皮、绿叶和落叶中。截至目前，在杜仲中发现15种苯丙素类化合物（表4-2-3），包括咖啡酸、二氢咖啡酸、松柏酸、绿原酸、愈创木基丙三醇、绿原酸甲酯、紫丁香苷及间羟基苯丙酸等[12-15]。此类化合物的报道较少且主要集中在绿原酸的研究上。杜仲全植株均含有绿原酸，杜仲叶中绿原酸的质量分数可达5.28%，是杜仲皮中的18.57倍，因此杜仲叶中绿原酸的量常被作为评价杜仲叶品质的重要依据。微波辅助响应面优化提取杜仲叶中绿原酸工艺研究表明，杜仲叶粉碎至80目，以30%乙醇为提取溶剂，料液比为1∶26（g∶ml），微波功率为722 W时，提取2.5 min，绿原酸提取量可达29.74 mg/g。与醇提相比，水提则相对方法简单，经济节约。

表 4-2-3 杜仲中的苯丙素类化合物
Table 4-2-3 Phenylpropanoids in *Eucommia ulmoides*

化合物名称	编号
抗坏血酸（ascorbic acid）	61
咖啡酸（caffeic acid）	62
咖啡酸乙酯（caffeic acid ethyl ester）	63
绿原酸（chlorogenic acid）	64
对香豆酸（p-coumaric acid）	65
松柏苷（coniferin）	66
松柏醇（coniferol）	67
二氢咖啡酸（dihydrocaffeic acid）	68
愈创木基丙三醇（guaiacyl-glycerol）	69
异绿原酸A（isochlorogenic acid A）	70
异绿原酸C（isochlorogenic acid C）	71
绿原酸甲酯（methyl chlorogenate）	72
间羟基苯丙酸［3-（3-hydroxyphenyl）propionic acid］	73
紫丁香苷（syringin）	74
阿魏酸（ferulic acid）	75

四、黄酮类

黄酮类化合物是杜仲的主要有效成分之一，其含量的高低是评价杜仲生药材及其产品质量的重要指标。现已从杜仲中分离鉴定出18种黄酮类化合物[16-21]（表4-2-4），包括山奈酚、黄芪苷、陆地锦苷、金丝桃苷等。黄酮类化合物富含于杜仲叶和雄花中，皮和果实中较少。杜仲叶中总黄酮的提取工艺研究结果表明，超声法是提取杜仲叶中黄酮类化合物的较好方法，采用浓度为80%的乙醇溶液，在料液比为1∶15（g∶ml）时提取 30 min，总黄酮提取率可达到 2.42%。该方法较传统浸泡提取法的提取效率明显更高。

表 4-2-4　杜仲中的黄酮类化合物
Table 4-2-4　Flavonoids in *Eucommia ulmoides*

化合物名称	编号
黄芪苷（astragalin）	76
黄芩素（baicalein）	77
陆地锦苷（hirsutin）	78
金丝桃苷（hyperoside）	79
异槲皮素（isoquercitrin）	80
山奈酚（kaempferol）	81
山奈酚 -3-*O*- 芸香糖苷（kaempferol-3-*O*-rutinoside）	82
山奈酚 -3-*O*-6″- 乙酰葡萄糖苷（kaempferol-3-*O*-6″-acetyl-glucopyranoside）	83
木犀草素（luteolin）	84
烟花苷（nicotiflorin）	85
木蝴蝶素（oroxylin A）	86
槲皮素（quercetin）	87
槲皮素 -3-*O*- 桑布双糖苷（quercetin 3-*O*-sambubioside）	88
槲皮素 -3-*O*- 木糖 -（1→2）- 葡萄糖苷［quercetin 3-*O*-xylopy-ranosyl-（1→2）-glucopyranoside］	89
槲皮素 -3-*O*-α-*L*- 吡喃阿拉伯糖 -（1→2）-β-*D*- 葡萄糖苷［quercetin 3-*O*-α-*L*-arabinopyranosyl-（1→2）-β-*D*-glucopyranoside	90
汉黄芩素（wogonin）	91
汉黄芩苷（wogonside）	92
芦丁（rutin）	93

五、其 他 成 分

除此以外，研究人员还从杜仲中分离出甾体类化合物和三萜类化合物。这些成分在不同采药时期、药用部位、炮制过程、提取过程下具有含量差异[23, 24]。杜仲的各个部位都含有相同的化合物，因此可以作为药物使用，但化合物的丰度因植物组织不同而不同。简单地说，叶中绿原酸的含量最高，而树皮，尤其是韧皮中环烯醚萜的含量最高[25]。韩国学者对杜仲叶和皮的挥发性成分用 GC-MS 进行了鉴定，从杜仲皮中检出 49 种成分[28]，从杜仲叶中检出 35 种成分[26]。

第二节　韩国的杜仲药理作用研究

一、杜仲抗肥胖作用的研究

在代谢综合征样大鼠模型（通过喂食 35% 高脂肪食物产生）中，杜仲叶以剂量依赖的方式最小化体重增加和内脏脂肪堆积，并抑制肿瘤相关糖蛋白（tumor associated glycoprotein，TAG）和非酯化脂肪酸的血浆水平升高。同时，杜仲叶增加了脂连蛋白水平，同时抑制了血浆中的抵抗素和肿瘤坏死因子 -α（tumor necrosis factor-α，TNF-α）水平。杜仲叶还可增强几个器官的代谢功能，包括减少白色脂肪组织中三磷酸腺苷（myocardial adenosine triphosphate，ATP）的产生，加速肝脏中的 β- 氧化，以及增加骨骼肌中酮体 / 葡萄糖的使用[27]。同时，杜仲叶中 30% 的甲醇馏分含有丰富的车叶草苷，可显著抑制体重和白色脂肪组织重量的增长，以及血浆三酰甘油水平和总胆固醇水平，表明杜仲叶在体内具有显著的抗肥胖特性[28]。

韩国学者 Lee 等[29]研究杜仲对人骨髓间充质干细胞分化为脂肪细胞的作用。使用油红 O 染色测定对脂肪转化的抑制作用的程度，以及其染色脂肪细胞的细胞质中积聚的脂滴。脂肪细胞分化受到来自杜仲的提取物的抑制，浓度范围为 0.01 ~ 50.0 g/L。经 2D PAGE 后，分析杜仲提取物处理的干细胞的蛋白质。在杜仲提取物处理的细胞中，几个蛋白质点被大幅度上调。这些结果表明，杜仲对脂肪转化具有抑制活性。

二、杜仲抗糖尿病作用的研究

糖尿病是一种由遗传因素、自由基、免疫功能紊乱、微生物感染、毒素及精神因素等多种致病因子作用于机体，导致胰岛功能减退，胰岛素抵抗，从而引发的糖、蛋白质、脂肪、水和电解质等一系列代谢紊乱的综合征，是一种以高血糖为特征的代谢性疾病。糖尿病大致可分为两种：胰岛素依赖型（1 型）、非胰岛素依赖型（2 型），后者是最常见的糖尿病类型，占所有糖尿病疾病的 90%～95%，会导致严重的健康及经济问题。世界成人糖尿病患者数为 3.47 亿，预计至 2030 年，这一数字可能会增加一倍以上。在 2012 年，糖尿病是造成 150 万人死亡的直接原因。迄今为止，仍无根治糖尿病的方法，然而可以通过控制饮食，辅以运动或药物等控制血糖升高，防治并发症。目前，临床治疗糖尿病常用合成口服降糖药物，长期服用均有一定的不良反应及毒副作用，如低血糖、脏器损伤。近年来很多研究学者致力于从植物资源中寻求治疗糖尿病的药物。

韩国民间常用杜仲叶治疗糖尿病，后研究出其中的黄酮醇糖苷可抑制糖化作用，其作用可以与氨基胍相媲美[30]。一项研究将雄性大鼠分为非糖尿病组、糖尿病组、给予杜仲叶粉的糖尿病组和给予杜仲水提取物的糖尿病组，通过注射 70 mg/kg 链脲佐菌素（streptozotocin，STZ）诱导糖尿病。两种给予杜仲叶组的大鼠体重显著高于糖尿病组，血糖水平 [（20.05±0.88）mmol/L 和（18.96±1.23）mmol/L] 显著低于糖尿病组 [（24.42±1.07）mmol/L，$P < 0.05$]。血浆胰岛素和细胞肽水平显著高于糖尿病组，给予杜仲叶水提取物的糖尿病组的血浆胰岛素水平分别为（7.45±0.27）μIU/ml 和（7.62±0.69）μIU/ml，细胞肽的水平分别为（239.76±15.52）pmol/L 和（166.5±10.4）pmol/L（$P < 0.05$）。因此，杜仲叶粉末及其水提取物可显著降低血浆葡萄糖[31]。Park 等[32]研究了杜仲叶水提取物在 2 型糖尿病动物中的抗糖尿病功效。将杜仲叶水提取物作为膳食补充剂给予 C57BL/KsJ-db/db 小鼠，以 1% 干燥的杜仲叶（0.187 g 杜仲叶水提取物 /100 g 标准饮食）为基础的饮食补充，为期 6 周。在小鼠腹腔内葡萄糖耐量试验中，杜仲叶水提取物补充剂可显著降低血糖水平并增强葡萄糖处理能力。杜仲叶水提取物组的血浆胰岛素和 C 肽水平显著高于对照组，而胰高血糖素水平则较低。杜仲叶水提取物组的肝葡萄糖激酶活性明显较高，而葡萄糖-6-磷酸酶和磷酸烯醇丙酮酸羧激酶活性则明显较低。与对照组相比，补充杜仲叶水提取物还显著降低了肝脂肪酸合酶、羟甲基戊二酰辅酶（3-hydroxy-3-methylglutaryl-CoA，HMG-CoA）和酰基转移酶（A-cholesterol acyltransferase，ACAT）的活性，同时

增加了骨骼肌中脂蛋白脂肪酶的活性。杜仲叶水提取物还通过降低胆固醇和三酰甘油浓度改变了血浆和肝脂质水平，同时提高了血浆高密度脂蛋白（high density lipoprotein，HDL）- 胆固醇水平。因此，这些结果表明，杜仲叶水提取物可以通过增加糖酵解，抑制糖异生及肝脏中脂肪酸和胆固醇的生物合成来部分缓解 2 型糖尿病的高血糖和高脂血症。

尽管有证据表明，杜仲对糖尿病有保护作用，但其对晚期糖基化终产物（advanced glycation end product，AGE）的确切作用和作用机制尚不清楚。在对杜仲治疗糖尿病的机制研究中，利用 STZ 诱导的糖尿病小鼠评估了杜仲对 AGE 诱导的肾脏疾病的影响，并探讨其可能的潜在机制[33]。STZ 诱导的糖尿病小鼠口服杜仲提取物（200 mg/kg）6 周。杜仲提取物给药组虽然没有改变糖尿病小鼠的血糖和糖化血红蛋白（glycosylated hemoglobin，HbA1c）水平，但给药组的乙二醛酶 1（glyoxalase 1，Glo1）蛋白表达量和活性显著增加，该酶可解毒 AGE 前体和甲基乙二醛（methylglyoxal，MGO）。给药组显著上调核因子红细胞 2 型相关因子 2（nuclear factor-erythroid 2-related factor 2，Nrf2）表达，而下调 AGE 受体（advanced glycation end products receptors，RAGE）的表达。此外，肾脏组织的组织学和免疫组织化学分析显示，杜仲给药组显著降低了糖尿病小鼠中 AGE 的积累，并且通过高磺酸 - 希夫（PAS）阳性染色显示肾脏组织得到了明显的改善。上述发现提示杜仲可通过 Glo1 和 Nrf2 途径抑制 AGE 的形成和 RAGE 的表达，降低氧化应激，从而改善糖尿病小鼠的肾脏损害。

三、杜仲治疗阿尔茨海默病的研究

阿尔茨海默病（Alzheimer disease，AD）是一种起病隐匿的进行性发展的神经系统退行性疾病。临床上以记忆障碍、失语、失用、失认、视空间技能损害、执行功能障碍，以及人格和行为改变等全面性痴呆表现为特征，病因迄今未明。益智药或改善认知功能的药目的在于改善认知功能，延缓疾病进展。这类药物的研制和开发方兴未艾，

新药层出不穷，对认知功能和行为都有一定改善，认知功能评分也有所提高。按益智药的药理作用可分为作用于神经递质的药物、脑血管扩张剂和促脑代谢药等类，各类之间的作用又互有交叉。作用于神经递质的药物能够引起胆碱能系统阻滞导致记忆、学习能力的减退，与正常老年的健忘症相似。如果加强中枢胆碱能活动，则可以改善老年人的学习记忆能力。因此，胆碱能系统改变与 AD 的认知功能损害程度密切相关，即所谓的胆碱能假说。拟胆碱治疗的目的是促进和维持残存的胆碱能神经元的功能。这类药主要用于 AD 的治疗。脑代谢赋活药物的作用较多而复杂，主要是扩张脑血管，增加脑皮质细胞对氧、葡萄糖、氨基酸和磷脂的利用，促进脑细胞的恢复，改善脑细胞功能，从而达到提高记忆力的目的。

Seung-Hwan Kwon 研究了杜仲树皮对 c-Jun N 端激酶（c-Jun N-terminal kinase，JNK）、p38 基因激活蛋白激酶（p38 mitogen-activated protein kinase，MAPK）、细胞外信号调节激酶 1/2（extracellular-regulated kinase1/2，ERK1/2）和磷酸肌醇 3- 激酶 / Akt 的磷酸化（phosphatidylinositol kinase/Akt，PI3K/Akt）等的作用。杜仲树皮预处理可以增加细胞活力，抑制细胞毒性和 DNA 缩合。因此，杜仲树皮可以抑制细胞色素 C 从线粒体细胞中释放出来，并显著减弱 H_2O_2 诱导的 JNK、p38MAPK、ERK1/2 和 PI3K/Akt 的磷酸化水平[34]。此外，在 Y 迷宫试验中，杜仲树皮显著改善了东莨菪碱诱导的短期或工作记忆的损害，在被动回避和 Morris 水迷宫试验中显著逆转了小鼠的学习和记忆缺陷。杜仲树皮以剂量依赖的方式抑制海马和额叶皮质中的乙酰胆碱酯酶和硫代巴比妥酸反应物质活性，还增加了脑源性神经营养因子和东莨菪碱诱导的小鼠海马中 3′，5′- 环磷酸腺苷（cyclic adenosine 3′，5′-monophosphate，cAMP）元件结合蛋白的磷酸化[35]。

被动回避和 Morris 水迷宫测试中，杜仲树皮提取物显著改善了东莨菪碱在迷宫中诱导的短期或工作记忆的损害，并逆转了小鼠的学习和记忆缺陷。在 Morris 水迷宫测试的最后一次试验（探针试验期）的后一天，杜仲树皮提取物以剂量依赖的方式显著增加了目标象限的潜伏期。此外，杜仲树皮提取物以剂量依赖的方式显著抑制了海马和额叶皮质中的乙酰胆碱酯酶和硫代巴比妥酸反应物质的活性。杜仲树皮提取物可显著增加脑源性神经营养因子和东莨菪碱诱导的小鼠海马中 cAMP 元件结合蛋白的磷酸化。基于这些发现，推测杜仲树皮提取物可能对治疗认知缺陷有积极作用，并且杜仲树皮的有益作用部分是通过胆碱能信号增强和（或）保护介导的[36]。因此，杜仲树皮的保护能力可能在 AD 的预防性治疗中起到一定作用。

Kwon 等进一步研究考察了杜仲树皮水提物分级的剂量是否对淀粉样蛋白 $A\beta_{25-35}$（Amyloid β-protein$_{25-35}$，$A\beta_{25-35}$）诱导的学习和记忆障碍的小鼠具有神经保护作用。小鼠单侧脑室注射 6 nmol $A\beta_{25-35}$ 作为诱发老年痴呆症的关键因素，认知能力的评估采用 Y 型迷宫、被动回避和 Morris 水迷宫测试。杜仲树皮水提物在 Y 迷宫测试中显著改善了 $A\beta_{25-35}$ 引起的记忆缺陷。同样，在被动回避测试中，杜仲树皮水提物增加了 $A\beta_{25-35}$ 引起的学习和记忆缺陷的逐步潜伏时间。此外，在 Morris 水迷宫测试中，杜仲树皮水提物降低了 $A\beta_{25-35}$ 引起的认知障碍的逃逸潜伏期。在探针试验阶段，杜仲树皮水提物增加了在目标象限中花费的时间。在体外研究中，发现杜仲树皮水提物以剂量依赖的方式抑制乙酰胆碱酯酶（acetylcholinesterase，AChE）活性，IC_{50} 值为 172 μg/ml。体外研究显示，杜仲树皮水提物可显著抑制海马和额叶皮层中的 AChE 活性。这些结果表明，杜仲树皮水提物可以通过减轻胆碱能突触功能来改善短期和工作记忆，并且对 $A\beta_{25-35}$ 给药组引起的长期记忆损害具有神经保护作用。$A\beta_{25-35}$ 给药组的乙酰胆碱系统缺陷有所改善，说明杜仲树皮水提物对长期记忆障碍具有一定改善作用。杜仲树皮水提物还可以通过阻断 AChE 活性改善 $A\beta_{25-35}$ 给药组诱导的小鼠模型的学习和记忆障碍。综上所述，杜仲树皮水提物具有有效的神经保护作用，其有益作用部分是由 AChE 抑制介导的，因此可能是作为治疗神经退行性疾病（如 AD）的潜在候选药物[37]。

四、杜仲抑制脾淋巴细胞增殖及促进角质分化的研究

Yang 等[38] 研究了杜仲提取物及其成分京尼

平对先天性和适应性免疫细胞活化的调节作用。作为先天免疫指标，巨噬细胞的吞噬活性是通过测定吞噬的荧光标记的大肠杆菌来确定的。作为相应激活细胞和体液适应性免疫的替代标志物，在体外和离体系统中测定了伴刀豆球蛋白 A 和脂多糖对原代脾细胞增殖的诱导作用。结果发现，杜仲提取物和京尼平可以抑制由伴刀豆球蛋白 A 和脂多糖诱导的脾淋巴细胞的增殖，但不能抑制巨噬细胞的吞噬作用。因此伴刀豆球蛋白 A 和脂多糖可以抑制细胞和体液适应性免疫，杜仲提取物及京尼平是潜在的免疫抑制药物。

表皮最重要的生理功能就是形成一层保护性外皮，即角质层，以抵御外界的各种刺激。表皮细胞会按照基底细胞→棘层细胞→颗粒层细胞→角质层细胞的顺序转变形态，并向表层逐渐移动，最后变成角质细胞。这种表皮细胞的分化过程称为"角质化"。有学者研究了杜仲提取物对 RBL-2H3 细胞 β- 己糖胺酶释放的抑制作用，以及对与角化细胞皮肤屏障的恢复有关的聚丝蛋白、谷氨酰胺转氨酶 -1（transglutaminase catalyzes-1，TGas-1）和角化细胞包膜蛋白表达量的影响。结果表明，杜仲提取物可降低 RBL-2H3 细胞中 β- 己糖胺酶的释放，并增强 HaCaT 角化细胞中聚丝蛋白、TGase-1 和角化细胞膜表达。综上所述，杜仲提取物可以促进角质形成细胞的分化[38]。

五、杜仲治疗骨质疏松症及对骨生长影响的研究

骨代谢以破骨细胞骨吸收和成骨细胞骨形成为特征。破骨细胞和成骨细胞的不平衡导致骨病发生，如骨质疏松症。据统计，全球骨质疏松患者的总数已突破 2 亿，已成为中老年人的好发病。骨质疏松在中医称为"骨痹""骨痿"，利用中药治疗骨质疏松具有丰富的临床经验，从中药探索防治骨质疏松的潜力巨大，其疗效被诸多研究者和临床专家接受。近年来，随着骨质疏松发生机制逐渐明晰，研究者发现，杜仲在防治骨质疏松症方面疗效显著，可作为补肾健骨的常用药。杜仲是传统医学中最重要的补益性中草药之一，用于治疗骨折和其他骨病。韩国现代药理学和分子生物学研究支持了上述传统用途，并表明杜仲

粗提取物和总苷可能产生安全、温和的抗骨质疏松效果。

骨质疏松症的特征是骨量低和结构无力，有导致骨折的高风险。草药配方 Osteo-F（一种新开发的配方）含有五味子、枸杞和杜仲。将雌性 ICR 小鼠随机分配到假手术组和 5 个卵巢切除组：卵巢切除与载体，卵巢切除与钙及卵巢切除与 Osteo-F（1 mg/kg，10 mg/kg 和 100 mg/kg）。在卵巢切除后 7 周开始口服钙或 Osteo-F 并持续 13 周。收集股骨以分析骨矿物质含量和骨矿物质密度和骨组织学。收集血液以检查血清钙浓度。此外，分析 Runx2 和 Osterix 在 SaOS-2 成骨细胞中的表达，以证实成骨细胞分化的机制。在本研究中，Osteo-F 治疗在股骨中的低骨矿物质含量和骨矿物质密度的恢复中的效果显著。组织学分析表明，Osteo-F 处理后，骨骺板中生长板的增生显著恢复。此外，Osteo-F 治疗可提高血清钙浓度。在体外研究中，Osxo-F 处理的 SaOS-2 成骨细胞中 Runx2 和 Osterix 的表达显著增加。这些结果表明，口服 Osteo-F 通过增加成骨细胞相关标志物如 Runx2 和 Osterix 对骨质疏松症起到改善作用，这可能与杜仲有关[39]。

杜仲是治疗腰痛和骨折的常用滋补药物之一，在韩国用于增强肌肉和骨骼生长。Kim 等探讨了杜仲提取物对青少年纵向骨生长速率、生长板高度、骨形态发生蛋白 2（bone morphogenetic protein-2，BMP-2）和胰岛素样生长因子 1（Insulin-like growth factor-1，IGF-1）表达的影响。雌性大鼠分为两组，分别给予杜仲提取物（30 mg/kg 和 100 mg/kg），每日 2 次，并且对照组中在相同条件下给予安慰剂。使用四环素标记观察新合成骨中的纵向骨生长速率。使用甲酚紫染料观察生长板中的软骨细胞增殖。此外，使用免疫组织化学分析了 BMP-2 和 IGF-1 的表达。杜仲提取物可显著增加青年期雌性大鼠的纵向骨生长速率和生长板高度。免疫组织化学研究结果显示，杜仲提取物显著增加增殖和肥大区域中的 BMP-2 和 IGF-1 表达。总之，杜仲提取物通过促进生长板中的软骨形成和提高 BMP-2 和 IGF-1 的水平来增加纵向骨生长速率[40]。因此，杜仲可能有助于增快生长迟缓儿童的骨骼生长。

Joo 等[41] 将 40 只 10 周龄的雄性 Sprague

Dawley 大鼠采用糖皮质激素（glucocorticoid，GC）诱导，引起其骨质疏松症，并将其分为四组，每组 10 只，给予杜仲提取物或在跑步机上运动。Ⅰ组在 GC 诱导后不给药；Ⅱ组是 GC 诱导后加以跑步机运动。Ⅲ组是在 GC 诱导后给予杜仲提取物。Ⅳ组是 GC 诱导后给予杜仲提取物加上跑步机运动。在骨矿物质密度和骨强度测试中，Ⅰ、Ⅱ、Ⅲ组与Ⅳ组相比有统计学差异（$P < 0.05$）。在作为骨形成指标之一的骨钙素水平上，与Ⅳ组相比，Ⅰ、Ⅱ、Ⅲ组之间存在统计学差异（$P < 0.05$）。Ⅰ、Ⅱ、Ⅲ组与Ⅳ组相比，钙含量有统计学差异（$P < 0.05$）。在组织学检查方面，第Ⅳ组显示轻度股骨破裂和股骨切片的溶解改变。上述结果表明，杜仲加药组和跑步机锻炼对预防和治疗骨质疏松症有效。

杜仲作为补肝肾、强筋骨的要药，其药用历史已有 2000 多年，《神农本草经》将其归为上品，曰：杜仲主腰脊痛，补中，益精气，坚筋骨，强志……久服轻身耐老。《本草纲目》记载杜仲："色紫而润，味甘微辛……故能入肝而补肾，子能令母实也。"《景岳全书》更是详述其功效："补中强志，壮肾添精，腰痛殊功……"现代研究也证实，从杜仲中提取分离的木脂素、京尼平苷、桃叶珊瑚苷等具有加强人体细胞代谢能力、防止肌肉骨骼老化的作用，其各种提取物的抗骨质疏松作用已经得到广泛证实，但目前对杜仲的研究多以细胞、动物实验为主，缺少多中心、大样本的临床对照研究，临床上含有杜仲的复方可明显改善骨质疏松患者的症状，同时对于杜仲治疗的机制目前尚不能完全阐明。因此深入探究防治骨质疏松的作用机制，明确杜仲防治骨质疏松的机制，紧密结合临床，有助于抗骨质疏松新型中药的研发。

六、杜仲抗炎作用及抗氧化应激作用的研究

Kang 发现杜仲叶的乙醇提取物（0.1 μg/ml，1 μg/ml，5 μg/ml 和 10 μg/ml）可显著抑制内毒素刺激的一氧化氮（nitric oxide，NO），降低了一氧化氮合酶的产生和环氧合酶 -2 蛋白的表达。目前的结果表明，杜仲叶提取物对 RAW264.7 巨噬细胞具有抗炎作用，其抗炎作用可能与抑制内毒素刺激 NO 产生有关[42]。另外，Kim 发现在不显示细胞毒性的浓度范围内，杜仲均具有显著的抗炎作用，且对脂多糖诱导 RAW264.7 巨噬细胞 NO 的产生具有剂量依赖性的抑制作用。杜仲与小分子药物吲哚美辛相比，能更加显著和特异地抑制前列腺素 E_2（prostaglandin E_2，PGE_2）、白细胞介素 6（interleukin-6，IL-6）和 TNF-α 的产生[43]。在体内模型中，Shon 研究了杜仲叶、杜仲皮和杜仲茎对重复诱导的雌性 BALB/c 小鼠过敏性接触性皮炎的抑制作用。杜仲提取物组小鼠的淋巴结、脾和胸腺重量低于二硝基氯苯（dinitrochlorobenzene，DNCB）诱导的皮炎组。杜仲提取物处理的小鼠耳重随样品浓度的增加而降低，并在 1000 mg/kg 时降至对照水平。本研究结果提示，杜仲提取物可抑制 DNCB 诱导的炎症反应和氧化损伤[44]。杜仲皮中的水提取物表现出抗炎作用可能与这些水提取物中含有多种环烯醚萜苷类有关，如梓醇和栀子苷。杜仲提取物通过抑制 COX-2（$IC_{50}=$9.92 μg/ml）而不是 COX-1 来发挥抗炎作用[45]。

将相当于 1% 干燥杜仲叶的杜仲提取物（0.187 g 提取物 /100 g 饮食）加入小鼠饮食中，持续 6 周。与对照组相比，杜仲提取物组血糖浓度显著降低，血浆对氧磷酶活性升高，且红细胞超氧化物歧化酶、过氧化氢酶和谷胱甘肽过氧化物酶的活性显著高于对照组，而谷胱甘肽还原酶活性无显著差异。杜仲提取物不影响肝肾中超氧化物歧化酶、谷胱甘肽过氧化物酶和谷胱甘肽还原酶的活性。杜仲提取物降低了红细胞、肝肾中过氧化氢和脂质过氧化物水平。这些结果表明，杜仲提取物的抗氧化活性可能有助于预防和控制 2 型糖尿病并发症[46]。

紫外线 -B 照射在细胞和皮肤上可产生活性氧，其诱导基质金属蛋白酶（matrix metalloproteinase，MMP）的合成，引起皮肤光老化。在 30 种中草药的筛查中[47]，杜仲、巴戟天和多花胸膜蕨的甲醇提取物对紫外线 -B 照射的人成纤维细胞产生的 MMP-1 均有明显的抑制作用，抑制率分别为 52%、45%、41%。结果表明，与对照组相比，来自杜仲的桃叶珊瑚苷可显著抑制 MMP-1 的产生，抑制率达 57%。也降低了 MMP-1 诱导的 mRNA 的表达。这些结果表明，桃叶珊瑚苷是一种具有

光保护作用的植物化学物质，可以作为一种潜在的抗老化剂。在进一步的研究中，使用人皮肤成纤维细胞 HS68 细胞系，研究了来自杜仲的桃叶珊瑚苷的光保护作用。与紫外线 -B 照射的细胞相比，用桃叶珊瑚苷预处理显著抑制了 MMP-1 的产生（57%）。另外，在存在桃叶珊瑚苷的情况下，衰老相关的 β- 半乳糖苷酶活性显著降低，这表明它是抗光诱导的老化化合物。由于针对活性氧测定了桃叶珊瑚苷的作用，在紫外线 -B 照射下，桃叶珊瑚苷抑制了活性氧的形成和丙二醛的水平，且增加了细胞活力和谷胱甘肽水平[48]。基于这些结果，有人提出，桃叶珊瑚苷可能在抗紫外线辐射诱导的光老化的细胞防御机制中起重要作用。进一步了解桃叶珊瑚苷的抗氧化特性可以部分阐明其对人体皮肤光老化的保护机制。

Lee 等探讨了杜仲皮质水提取物对铅（Pb）诱导的氧化应激大鼠的血红素生物合成和红细胞抗氧化酶活性的改善作用。将雄性大鼠分为三组：正常对照组，Pb 对照组（Pb）和给予杜仲皮质水提取物的 Pb 组（Pb+ 杜仲皮质水提取物）。每周一次口服给药 Pb（25 mg/kg），持续 4 周，而以 0.139 g/（kg·d）的剂量口服给予杜仲皮质水提取物。与 Pb 组相比，杜仲皮质水提取物给药组的血浆 Pb 浓度显著降低。此外，Pb 组中血液血细胞比容和血红蛋白水平也显著升高。尽管与正常对照组相比，Pb 组的血液和肝脏 β- 氨基乙酰丙酸脱水酶的活性显著降低，但是通过给予杜仲皮质水提取物可以使其活性标准化。Pb 组红细胞超氧化物歧化酶和过氧化氢酶活性显著高于正常对照组，而 Pb 给药后谷胱甘肽过氧化物酶活性和谷胱甘肽水平低于正常组。然而，与 Pb 组相比，杜仲皮质水提取物的给予增强了抗氧化防御系统并显著降低了红细胞中的脂质过氧化水平。这些结果表明，杜仲皮质水提取物给药通过提高血液和肝脏氨基酮戊酸脱水酶（ALAD）活性和增强抗氧化酶活性减轻了红细胞中 Pb 诱导的氧化应激[49]。

七、杜仲舒张血管作用及降血脂作用的研究

在较早的药理评估中，韩国学者 Hong 发现，杜仲树皮、枝和叶的水提物对家兔的耳缘血管都具有舒张血管作用。在离体小鼠回肠模型中，仅杜仲枝即可抑制由乙酰胆碱、$BaCl_2$ 和组胺引起的自发性运动和收缩。另外，其镇痛和抗炎作用主要表现在皮质和叶区。降压作用体现在叶区，皮质和叶均具有利尿、促进胆汁分泌和抗疲劳作用。杜仲的药理作用已引起广泛关注。口服杜仲历来用于治疗阳痿、高血压、高脂血症、糖尿病、肥胖、骨质疏松、阿尔茨海默病、衰老和狼疮样综合征。在临床中，杜仲叶的降压作用已得到充分的证实。现代药理学评价与植物化学技术相结合，发现了杜仲中越来越多的活性成分[50]。

杜仲叶中的绿原酸等活性酶提取物能够起到分解脂肪的作用，杜仲叶主要通过调节肝脏脂肪酶的活性促进脂肪的转化分解，来达到降低脂肪、减肥的作用。Myung-Sook 评估了杜仲叶提取物（0.175 g/100 g）对补充高脂饮食（10% 椰子油，0.2% 胆固醇，wt/wt）的高脂血症仓鼠的影响。用杜仲叶提取物喂养 10 周的仓鼠与对照组相比显示出较小的附睾脂肪细胞大小。杜仲叶提取物的添加显著降低了血浆三酰甘油、总胆固醇、低密度脂蛋白 - 胆固醇（含非 HDL- 胆固醇）和游离脂肪酸的血浆水平，但提高了 HDL- 胆固醇 / 总胆固醇值和载脂蛋白 A-1 的水平。杜仲组的肝胆固醇浓度低于对照组。血浆总胆固醇浓度与肝 HMG-CoA 还原酶活性（$r=0.547$，$P < 0.05$）和肝胆固醇浓度（$r=0.769$，$P < 0.001$）呈正相关。杜仲叶提取物补充剂在高脂喂养的仓鼠中显著降低了肝脂肪酸合酶和 HMG-CoA 还原酶的活性。肝中脂肪酸合酶活性与血浆中脂肪酸浓度呈正相关（$r=0.513$，$P < 0.05$），而在杜仲组中较低。这些结果表明，杜仲叶提取物通过抑制肝脏脂肪酸和胆固醇的生物合成，同时降低高脂仓鼠的血浆和肝中的脂质浓度，具有抗高血脂的特性[51]。

十二指肠内注射杜仲叶提取物可以提高大鼠的附睾白色脂肪组织交感神经活性和肩胛间棕色脂肪组织交感神经活性，并升高大鼠血浆中游离脂肪酸（脂肪分解的标志物）的浓度和体温（产热的标志）。此外，观察到给予大鼠杜仲叶提取物可以降低大鼠的胃迷走神经活性，减少大鼠的食物摄入，并降低大鼠体重和腹部脂肪组织重量及血浆三酰甘油水平。这些研究结果表明，杜仲叶提取物通过升高附睾白色脂肪组织交感神经活性和肩胛间

棕色脂肪组织交感神经活性而刺激脂肪分解和产热，通过抑制胃肠道的副交感神经的活性来抑制食欲，并减少腹部脂肪量和减轻体重[52]。

可溶性环氧化物水解酶（soluble epoxide hydrolase，sEH）是哺乳动物体内的一种重要酶，在血管和肾脏系统中具有重要的生物学活性。它可以水解环氧二十碳三烯酸（epoxyeicosatrienoic acid，EET），这是细胞色素氧化酶 P450 产生的花生四烯酸的代谢物。内皮细胞来源的超极化因子（endothelium-derived hyperpolarizing factor，EDHF）是血管功能的调节因子。EET 的心血管作用包括扩张血管、对血管平滑肌细胞的抗氧化作用和抗炎作用。然而，sEH 可以将 EET 转化为相应的二醇（二羟基二十碳三烯酸）。因此，抑制 sEH 成为治疗心血管疾病的有效途径。Bai 等[22]研究的目的是确定具有 sEH 抑制活性和抗炎特性的生物活性成分。从杜仲叶中分离出 27 种已知化合物，它们分别是槲皮素（1）、异槲皮苷（2）、芦丁（3）、槲皮素 3-桑布双糖苷（4）、山奈酚（5）、紫云英苷（6）、山奈酚 3-芸香糖苷（7）、catechin-（7, 8-bc）-4α-（3, 4-dihydroxyphenyl）-dihydro-2（3H）-pyranone（8）、catechin-（5, 6-bc）-4α, β-（3, 4-dihydroxyphenyl）-dihydro-2（3H）-pyranone（9）、紫丁香苷（10）、2, 5-dimethoxy-3-glucopyranosyl cinnamic alcohol（11）、methyl caffeate（12）、erythroguaiacylglycerol（13）、绿原酸甲酯（14）、sinenoside I（15）、鹅掌楸苷（16）、syringaresinol 4'-O-glucopyranoside（17）、环橄榄脂素（18）、杜仲醇（19）、杜仲醇苷Ⅰ（20）、accubin（21）、车叶草苷（22）、车叶草苷酸（23）、混合物 blumenol C 和 9-epi-blumenol C（24）、foliasalacioside B1（25）、foliasalacioside E2（26）、icariside F2（27），这些化合物的结构类型包括黄酮类化合物（1～9）、苯丙类化合物（10～14）、木脂素类化合物（15～18）、环烯醚萜化合物（19～23）和 megastigmanes 类化合物（24～26）。作者通过 NMR 技术和 ESI-MS 等方法分析鉴定了其结构，其中首次从该植物中获得 2, 5-dimethoxy-3-glucopyranosyl cinnamic alcohol（11）、foliasalacioside E2（26）和 icariside F2（27）。化合物 1～7 在 100 μmol/L 浓度下表现出可溶性环氧化物水解酶（sEH）抑制活性，其中槲皮素和

山奈酚表现出潜在的活性，IC_{50} 值分别为（22.5±0.9）μmol/L 和（31.3±2.6）μmol/L，并且具有非竞争性抑制特点。分离的化合物的核因子-κB（NF-κB）抑制活性是通过在 HepG2 细胞中进行 NF-κB 荧光素酶测定分析来评估的。化合物（1、9、20 和 27）表现出有效的 NF-κB 抑制作用，IC_{50} 值分别为（15.14±2.29）μmol/L、（15.23±2.34）μmol/L、（16.88±2.17）μmol/L 和（16.25±2.19）μmol/L，而其他化合物对 NF-κB 的抑制作用较弱，NF-κB 转录活性范围为 17.54～92.6 μmol/L。该研究还讨论了黄酮类化合物 1～9 的构效关系。这项工作获得的结果可能有助于了解杜仲叶的药理活性，并进一步研究其在食品和药品中的潜在应用价值。

八、杜仲对周围神经损伤和细胞的保护作用的研究

GCSB-5 是由 6 种草药组成的一种经典处方，其中包含杜仲，其已在亚洲广泛用于治疗神经性和炎性疾病。有一项研究调查了 GCSB-5 在体外和体内对周围神经损伤的保护作用。将大鼠的左侧坐骨神经横断后，分别口服 GCSB-5（30 mg/kg、100 mg/kg、300 mg/kg 和 600 mg/kg）或生理盐水（对照），每日一次，共 8 周。通过测量坐骨神经功能指数、感觉再生距离和腓肠肌质量比来评估运动功能恢复和轴突神经再生。在体外研究中，通过测量细胞活力、活性氧的产生、脂质过氧化及乳酸脱氢酶的释放，研究 GCSB-5 对 H_2O_2 诱导的 SH-SY5Y 细胞氧化损伤的影响。神经横断 8 周后，GCSB-5 可使坐骨神经功能指数、再生距离和腓肠肌质量比、有髓轴突数显著减少。GCSB-5 可显著抑制 H_2O_2 诱导的细胞死亡和氧化应激，可通过活性氧、脂质过氧化和乳酸脱氢酶释放的减少，以及总谷胱甘肽含量的增加来证明。因此，GCSB-5 提供的神经保护作用部分是由于氧化应激减少，这可能与杜仲有关[53]。

杜仲皮在韩国被作为传统药物用于治疗高血压，促进肌肉和骨骼的恢复，恢复受损的肝肾功能。为了探究损伤器官的修复效果，Nam 等进行了植物化学研究，在杜仲皮中首次分离出 3 个已知的酚类化合物，分别为松柏醛葡萄糖苷（1）、巴尔

蒂苷（2）和鸡屎藤次苷甲酯（3）。评价了化合物 1 ～ 3，以及 4 个已知的化合物——栀子苷（3）、栀子苷酸（5）、松脂醇二糖苷（6）和鹅掌楸碱（7）——对热休克因子 1（heat shock factor 1，HSF1）、热休克蛋白（heat shock protein，HSP）27 和 70 的诱导活性。化合物 1 ～ 7 在 3 μmol/L 的浓度下分别使 HSF1 的表达增加了 1.214 倍、1.144 倍、1.153 倍、1.114 倍、1.159 倍、1.041 倍和 1.167 倍。松柏醛葡萄糖苷（1）以剂量依赖性的方式展现了诱导 HSF1 和 HSP27、HSP70 连续表达的能力，且无明显的细胞毒性，提示该化合物有可能作为热休克蛋白的诱导剂来保护细胞[54]。

在探讨韩国传统茶料对 Pb 给药大鼠体内矿物质含量及组织学变化的影响的研究中，雄性大鼠分为 6 组，分别为正常组、Pb 组和 Pb- 水提取液的韩国传统茶原料（绿茶、柿叶、红花籽、杜仲）组。6 组大鼠均灌胃 Pb，剂量为 25 mg/kg，每日 1 次，连续 4 周。以 1.26 g/（kg·d）传统新鲜的茶原料为基础，对绿茶、柿叶、红花籽、杜仲分别进行水提取，并连续给药 4 周。发现 Pb 组血清和肝脏铅含量明显高于正常组，而绿茶、柿叶、红花籽和杜仲水提液降低了 Pb 处理大鼠血清和肝脏中 Pb 的含量。表明了杜仲具有降低重金属蓄积的能力，而对肝脏器官等也有一定的保护作用[55]。

九、杜仲的其他药理作用研究

一项研究评估了杜仲叶补充食用对处于生长期的肥育猪的生长性能、血液和肉质参数的影响。将 90 只小母猪分成 3 个剂量组，再把每个剂量组又分为 3 个平行实验组，每组 10 只，饲养在前开式建筑物中，在饮食中补充 0%（C），3%（T1）和 5%（T2）的杜仲叶。从生长阶段（20 ～ 30 kg）开始实验处理。当其生长到（105±3）kg 时通过电击宰杀。通过在生长性能中添加杜仲叶，平均每日饲料摄入量（kg/d）降低（P < 0.05），T1 组和 T2 组的平均每日增重（kg/d）低于 C（P < 0.05）。在血液学方面，T1 组和 T2 组中的白细胞（10^3/mm³）比 C 组少（P < 0.05）。红细胞（10^6/mm³）、血红蛋白（g/dl）和血细胞比容（%）增加，T1 组和 T2 组中的血小板（P < 0.05）低于 C 组。T2 组中的血小板（10^3/mm³）低于 C

组和 T1 组。在血清的生化成分中，T1 和 T2 的总蛋白（g/dl）、r-GTP（m/L）、总胆固醇（mg/dl）和三酰甘油（mg/dl）低于 C（P < 0.05）。在背最长肌上，T1 中的粗蛋白比 C 中高（P < 0.05），T1 和 T2 中的粗灰分高于 C（P < 0.05）。在鲜肉的感官评价分数中，杜仲叶不会改变肉色和脂肪颜色。在熟肉中，T1 和 T2 的咀嚼度值高于 C（P < 0.05）。结果表明，杜仲叶可改善处于生长期的肥育猪的生长性能、血液参数和肉质参数[56]。

非酒精性脂肪肝（nonalcoholic fatty liver，NAFLD）是最常见的慢性肝病之一。NAFLD 与包括肥胖、2 型糖尿病、高血压和血脂异常在内的代谢综合征相关。肝脂肪变性被认为是 NAFLD 的第一阶段，通常会导致更严重的并发症，包括脂肪性肝炎、肝硬化和肝细胞癌。因此，越来越多的关于肝脂肪变性机制的研究集中在内质网（endoplasmic reticulum，ER）应激的致病作用上。ER 接收到细胞外应激信号时，未折叠的蛋白质缓解了 ER 中蛋白质错误折叠带来的压力。具体而言，在慢性 ER 应激期间，蛋白激酶样内质网激酶的表达和真核起始因子 2α 的磷酸化增加，从而减弱了新蛋白的合成。未折叠蛋白转运到 ER，并通过 ER 相关降解途径（ERAD）降解这些不能正确折叠的蛋白质。ERAD I 是蛋白酶体/泛素化途径，而 ERAD II 途径是溶酶体活性途径。ERAD 机制通过降低蛋白质折叠负荷来增加蛋白质折叠能力，这表明 ERAD 是可以调节 ER 应激反应的生理途径。干扰 ER 蛋白折叠并诱导蛋白质反应的过程包括氧化还原状态改变、钙平衡和蛋白降解。同样，脂肪酸或三酰甘油的积累与分泌性载脂蛋白的改变有关，后者也可诱导蛋白质反应并引起肝脂肪变性。Hwa-Young Lee 等通过体外和体内研究评估了杜仲提取物及其两种活性成分（珊瑚木苷和京尼平苷）对肝血脂异常的潜在调控作用及其相关机制：抑制棕榈酸酯诱导的 ER 应激，通过载脂蛋白 B 和相关的三酰甘油和胆固醇在 HepG2 肝细胞中的分泌减少了肝脂质的积累。为了确定杜仲提取物减少 ER 应激反应的机制，分析了溶酶体和蛋白酶体的蛋白质降解活性。尽管蛋白酶体的活性不受影响，但在 HepG2 细胞中，杜仲提取物、珊瑚木苷和京尼平苷诱导的溶酶体酶活性（包括 V-ATPase）均显著增加。用 V-ATPase 抑制剂巴氟霉素治疗可以逆转 ER 应激的抑制、载脂蛋白 B 的分泌，以及杜仲提取物或其成分珊瑚木苷和京尼平苷诱导的肝脂质蓄积。此外，已确定杜仲提取物可通过增强溶酶体活性来调节肝血脂异常，并调节高脂饮食大鼠的 ER 应激。总之，这些结果表明，杜仲提取物及其活性成分增强了溶酶体活性，从而导致 ER 应激和肝血脂异常降低[57]。

第三节 韩国的杜仲综合开发及其应用

一、杜仲保健用品

由于杜仲叶具有保健功能，在保健食品方面应用广泛，可制作茶、酒、饮料、烟及各类保健品。韩国对杜仲的保健功效研究较多，许多科研成果已被应用于生产，大量杜仲保健新产品不断投入市场，杜仲的神奇功效在韩国已是家喻户晓。韩国杜仲保健品的开发生产已形成产业化及规模化，并创造了巨大的经济效益。

韩国近年来大量从我国购进杜仲原料进行加工，生产出杜仲烟，是一种以杜仲树叶为主要原料制成的香烟替代品。此外，韩国还生产出多种杜仲饮料作为高血脂、高血压患者的保健饮品。将杜仲叶、茶叶、山楂等风干研磨，杜仲叶、茶叶、山楂按重量比为 10：3：5 的比例制成饮料，可以提升机体抗疲劳、抗氧化的能力。将杜仲叶和黄姜片一起，武火烧沸，文火慢煮 15 min，然后放入适量的白糖，冷却后可以当作凉茶饮用，每天适量饮用，具有延缓衰老、健身、减肥和降血压等功效。杜仲叶可制成杜仲茶，叶的采摘时间最好为 6 月上旬至 10 月中旬。若霜降后采摘，叶就过老，有效成分大大减少，几乎失去了药理作用。过早采摘会影响幼树的生长。最合理的采摘方法是留顶叶，不摘老叶，采摘中间部分。此外，杜仲茶具有软化血管和细胞间质、畅通血液通路的作用。血液若是畅通，即可充分给细胞输送氧气与营养物质。另外，血液还能迅速地将有害的废物与二氧化碳运送到体外。杜仲茶的药方可以改良细胞环境，而加上高丽人参则可以促进细胞本身的新陈代谢。高丽人参杜仲茶的药效比任一方

的单品都更为卓越，这在许多实验中均得以证明。如果我们把畅通血管通路的杜仲比作"老虎"的话，那么赋予细胞生命活力的高丽人参则是"翅膀"，而"翅膀"与"老虎"的联手作战具有提高二者的倍数效果。它们互相合作所产生出来的就是杜仲、人参的混合体，即杜仲人参茶。可以预见，利用杜仲皮或杜仲叶提取物作为保健食品添加剂有着极为诱人的前景。

杜仲叶还可以做粥：取杜仲叶 10 g 左右，洗干净后放进盛水的锅里，煮几分钟后，将煮杜仲叶的水保留，将杜仲叶取出，然后加入大米 100 g 左右，开始熬制杜仲叶大米粥，粥煮好后加入适量的白糖。每天食用杜仲叶做的粥可以降低血压、补肝养肾。另外，杜仲叶在孕妇安胎和治疗骨质疏松方面也有很好的作用。用盐直接炒杜仲叶，每天早晚各服用一次，可以有效地预防流产，也可以强腰脊，减轻因为乏力等原因引起的胎动不安。杜仲叶还可以增强体质、补气养肾，治疗骨质疏松。对于一些降低血脂、血压，提高免疫能力、补肝肾等的保健品，可以选择将杜仲叶作为其原材料，利用杜仲叶、蜂蜜和山楂等材料做成的口服液，口感比较清甜，经常服用对保持健康有一定的帮助作用。杜仲叶富含绿原酸、京尼平苷酸等活性成分，因此，应与杜仲胶生产紧密配合进行杜仲药及其功能产品的开发，包括杜仲 α- 亚麻酸油、杜仲主要活性成分单体、标准提取物等产品的开发。由于杜仲绿原酸等活性成分单体的市场容量相对有限，杜仲 α- 亚麻酸油与标准提取物具有巨大的市场潜力。

二、杜仲饲料

杜仲是营养丰富的饲料添加剂，杜仲叶粉掺入畜、禽及鱼类饲料内，不仅可以提高畜禽及鱼类的免疫力，减少疾病的发生，还可以提高畜、禽及鱼类产品的品质，使其味道更浓、更香，使之具有野味的口感，深受消费者欢迎。在韩国已广泛采用杜仲叶粉作为饲料添加剂，并借此生产大量绿色及天然食品，取得了显著的经济效益。杜仲叶经过处理后，可制成功能鸡饲料，鸡蛋的胆固醇含量可降低 15%～25%，并促进牲畜的生长，增加家禽的产蛋率。在 Lee 等[58]的研究中，

将杜仲叶添加到生长育肥猪的饲料中，能显著提高生长育肥猪的生长性能，以及各项血液指标和肉质指标，此外，还可提高动物的免疫功能，减少或避免抗生素等对人体的危害和副作用。杜仲叶作为鱼饲料的添加剂可以明显提高鲤鱼的免疫应答水平，增强抗细菌感染能力，促进鲤鱼的生长。

杜仲叶及其提取物具有增强免疫和抗病力、抗应激、促进生长、改善肉质等独特功效，且安全无毒、无公害、无残留，饲喂效果良好，经济效益明显，是一种天然的中药饲料添加剂。若改进与完善产品的提取精制工艺，制定科学的质量控制标准，便能做到用量微量化、质量标准化、产品系列化、剂型多样化。以杜仲叶为代表的中药饲料添加剂必将成为今后替代饲用抗生素类和化工类营养添加剂的新产品，从而推动我国饲料工业的进步，促进我国绿色动物养殖业的发展。

三、杜 仲 胶

杜仲是一种具有发展优势的温带木本胶源植物，杜仲胶主要产生和储藏于杜仲树的含胶细胞中。这种含胶细胞在杜仲树的根、茎、叶、皮、果实与种子中均有分布，但各个部位的含胶量并不一致。研究表明，杜仲皮中含胶细胞主要分布于韧皮部；杜仲叶中含胶细胞主要分布于主脉韧皮部和各级叶脉韧皮部的上下薄壁组织中，海绵组织中也有分布；果实和种子中含胶细胞主要分布于皮的薄壁组织中。杜仲树幼苗含杜仲胶，但含量很少，随着树龄的增加，产胶量逐渐上升而后趋于稳定。一般来讲，杜仲树在 6 ~ 12 cm 径阶时产胶量增加最快，12 cm 径阶后产胶量增加速度放缓。故从树皮中收集杜仲胶时，应选干径阶在 12 cm 以上的树种。完全成熟后的杜仲叶含胶量最高，如果要收集杜仲胶，一般安排在每年的 10 月 ~ 11 月中旬的落叶期。随着树龄的增加，杜仲树产果量和单果产胶量有所提升，进入盛果期后，单株产果量和产胶量会大幅度上升。此外，研究表明，可以通过合适的培育技术来提高含胶量。因为杜仲树含胶细胞中胶的含量比较低、黏度比较大，故其不能像天然橡胶一样通过

割胶直接收集，因此杜仲胶的提取工艺比较特殊。总体来讲，杜仲胶的提取分为三大步骤：细胞壁的破除、杜仲胶的提取、杜仲胶的分离与纯化。根据各种工艺的特点，杜仲胶的提取方法大致可分为机械法、碱浸法、溶剂法、发酵法和综合法。

杜仲胶的化学组成与天然橡胶相同，但化学结构不同，属于反式 - 聚异戊二烯，没有弹性，且质硬、熔点低、易于加工，是良好的绝缘材料，而且它耐酸、耐碱、耐海水腐蚀，长期以来被用作塑料代用品。目前已开发出无须制模的医用代石膏功能材料，并推广用于义肢套、运动安全护具及支具，还可以用杜仲胶生产高强度海底电缆、制造飞机、汽车、摩托车上的高质量轮胎，代替钢材来生产高档飞机、汽车及摩托车的支架和部件，以及制作高强度黏合剂，用于牙科临床，其无毒、无味及耐磨的性能是目前任何其他材料都无法比拟的。近年来，随着对杜仲胶研究的深入，发现杜仲胶的结晶性与交联度间存在着反映硫化过程不同阶段性能突变的依赖关系，开拓了杜仲胶新的用途。可做成热刺激型形状记忆材料，如异形导管接头、多蕊电缆接头、汽车缓冲器、温控开关和儿童玩具等，也可将其与顺丁胶共混，做成 3.25-16 型外胎，既发挥顺丁胶的耐磨性，又改善了体系的生胶强度及硫化胶的动态疲劳性能。也可与塑料共混，既降低了体系加工的温度和脆性，且硬度又明显高于杜仲胶本身。杜仲胶具有优良的成膜性，膜的强度及气密性均很出色，根据这一特点，已研制出气密性透雷达波薄膜密封材料。

杜仲树耐寒、抗干旱，适应性极强，发展潜力巨大。因此，需要进一步完善杜仲叶综合开发利用这一系统工程。从长远角度来看，杜仲的利用是一个很有应用价值的科研项目，既可以保护资源，保护物种的多样性，又可以发展多种经营，增加经济效益。根据韩国对杜仲的研究状况，可以对杜仲叶进行多层次的利用。首先，药用有效成分的利用，主要是医疗用品、天然保健品、化妆品、食用添加物和饲料添加物；其次，杜仲胶的利用，因为药用成分是水溶性或醇溶性的，而杜仲胶却不溶于这两种溶剂，所以可以利用提取药用成分的废渣提取杜仲胶，用作生产医用

材料、运动员保护用品、橡胶用品等。由于杜仲胶提取后的废渣中仍含有一定的杜仲胶，可作为建筑材料（如装饰板）。杜仲叶和皮综合利用的系统工程的建立既有利于生态效益又有利于社会和经济效益，应该进一步完善且能实施。

四、杜仲功能型食用菌

杜仲功能型食用菌是以杜仲叶、杜仲枝桠材等为主要原料生产的杜仲新型食用菌，包括杜仲香菇、杜仲木耳、杜仲猴头菌等品种。据测定，杜仲香菇等功能型食用菌中含有绿原酸等杜仲活性成分。杜仲功能型食用菌不仅能够有效利用杜仲叶及枝桠材等剩余物资源，更重要的是给人们提供了一种新型健康食品，其应用前景十分广阔。

杜仲叶提取有效成分后，产生大量的杜仲叶渣，主要成分为纤维素和半纤维素等。杜仲叶渣作为废料被直接倾倒，或用于烧火。在给环境和土壤造成二次污染的同时，浪费了这一资源。利用杜仲叶渣添加棉籽壳、麸皮等，栽培平菇，在延长生物资源利用链的基础上，又使之产生效益，适应环保经济、发展循环经济的要求，是生物资源的综合利用发展方向。为了充分利用杜仲叶渣资源，为中药厂解决废物排放问题，使用杜仲叶渣为主要原料，添加棉籽壳、麸皮、石灰粉、石膏粉、白糖等栽培平菇，获得了较好的效果。其中，采用杜仲叶渣栽培平菇，配方中的杜仲叶渣添加量为34%～50%，菌丝生长旺盛，子实体品质、产量与纯棉籽壳生产的平菇品质、产量接近，完全可以作为平菇生产原料。近年来，市场上棉籽壳价格逐年上涨，寻求一种能替代棉籽壳的新原料是解决平菇生产中原料成本的重要环节。而杜仲叶渣来自中药生产中的固体废弃物，价格相对低廉，正好解决平菇生产中用杜仲叶替代棉籽壳的原料问题。

五、杜仲化妆品

Kim 等以杜仲、黄柏为药材提取物探讨药材在化妆品及皮肤相关药物方面的应用前景。植物提取物的抗氧化效果与2,2-二苯基-1-吡啶酰肼(2,2-diphenyl-1-picrylhydrazyl，DPPH）自由基清除活性有关，虽然在低浓度自由基清除作用不明显，但在 1000 μg/ml 的浓度下其与阳性组维生素 C 的效果一样好，表现出了优秀的抗氧化性能。另外采用纸片扩散法检测抗菌效果，两种植物提取物对正常皮肤菌群、表皮葡萄球菌的抗菌作用较弱，对痤疮丙酸杆菌的抗菌作用较强。因此，它作为抗痤疮材料具有很强的选择性。用无毛小鼠及杜仲植物提取物治疗 14 天，使受损皮肤恢复至正常状态，观察其抗特应性皮炎作用。治疗组小鼠 IgE 浓度较对照组降低 16%。研究表明，杜仲提取物具有较强的抗痤疮和抗特应性皮炎作用，具有较强的化妆品和皮肤相关药物开发潜力[59]。

Gu 等以杜仲提取物为载体，制备了具有抗炎、抗衰老作用的皮肤醇质体。测定了醇质体的粒径、物理性质和包封效率，以确定其 4 周内的稳定性。含有 0.01%～0.05% 杜仲提取物的醇质体既没有沉淀也没有分离。这些醇质体的平均粒径为 136.4 nm，为单分散。结果表明，含 0.05% 杜仲提取物的醇质体粒径为 151.15 nm，包封率为 81.79%。因此，在含有 0.05% 杜仲提取物的醇质体中进行体外皮肤渗透实验，结果表明，在 4 周内具有较高的加载效率和稳定性。杜仲提取物的皮肤透过顺序为醇质体（77.16%）>脂质体（62.80%）>乙醇溶酶原（41.59%）。这些结果表明，含有 0.05% 杜仲提取物的醇质体对皮肤渗透有效，可作为含有植物提取物的化妆品配方[60]。

此外，杜仲长期被用作药物或者饮料等食品的加工，但对其毒性及安全性缺乏评价，目前仅在细胞及部分啮齿类动物中进行了毒性研究，但尚未对犬、猴子和人类进行体内评价。临床研究显示，使用杜仲会引起头痛、头晕、水肿等轻微副作用。杜仲煎剂 15～25 g/kg 给兔灌胃，仅有轻度抑制，并无中毒症状。小鼠连服同样剂量共 5 天，亦未见死亡。给小鼠静脉注射原药材的 LD_{50} 为（574.1±1.0）g/kg。小鼠腹腔注射 600 g/kg 原生药 1 次，动物出现伏卧、安静，2 h 后恢复正常活动，有时出现歪扭反应，观察 7 天未出现死亡。小鼠腹腔注射 500 g/kg 原生药，每天1次，连续6次，动物未出现死亡。对于豚鼠，腹腔注射10～15 g/kg后，3～5天内半数动物死亡。亚急性试验中，杜仲煎剂可致大鼠、豚鼠、兔及犬的肾组织轻度的水肿变性，心、肝及脾的组织无病变。

第四节 结　语

杜仲集经济林和用材林的特点于一身，近年来韩国学者对杜仲的研究日趋深入，其应用研究涵盖医药、保健食品、特种工业、木材加工、环境保护等方面。杜仲以皮入药，临床上应用广泛，叶、茎、种子等也具有较高的经济开发价值，应用前景广阔。随着杜仲相关产品开发的不断深入，其在医药、保健领域的潜力日益凸显，在工业、环境保护等方面的价值也得到认同。不过在杜仲的开发应用中仍有许多问题亟须解决。杜仲化学成分种类繁多，具有广泛的药理活性，在医药领域有广阔的应用前景。目前，杜仲化学成分与药理活性研究较深入，但杜仲的资源紧缺，枝皮和叶替代板皮作为药用是否对其质量和疗效有一定影响还需深入研究。杜仲基源不同，其形态和药效成分的量均有一定差异，且受杜仲采收处理的影响，市售杜仲质量参差不齐，严重影响杜仲单味药制剂和以杜仲配伍的中成药的质量和疗效，因此区分不同产地来源对于杜仲的质量评价具有重要意义；杜仲炮制对有效成分量、浸出物等指标均会产生一定的影响，可能还会产生新物质，因此不仅需要加大对市售杜仲质量控制的监管力度，还需全面提升杜仲质量标准的研究，建立指纹图谱与代谢组学的方法，完善杜仲商品规格等级。对于杜仲的炮制意义还需结合药理作用进行探讨：通过杜仲炮制品和生品对相应动物模型的药理作用进行比较，确认杜仲炮制品的药理作用较杜仲生品是否增强，以及是否产生新的药理作用，进一步明确二者在药理作用方面的变化是否与炮制过程中生成某些有益的新成分或是除去某些对机体有副作用的成分有关。

此外，杜仲树生长周期长，剥皮后易死亡，资源减少使供求矛盾突出，历来是紧缺药材。因此如何开发利用杜仲，创造更加显著的经济效益和社会效益是摆在科学工作者面前的重要任务。

一方面要加强对杜仲的研究，包括其资源学的调查和栽培学的研究，完善对杜仲资源的管理，防止乱砍伐，践行"退耕还林"政策，加大种植面积，完善杜仲采皮环剥技术的研究，开展杜仲愈伤组织培养的研究及用试管苗快速繁殖技术的研究，加强对杜仲种质资源的保护，以保障杜仲资源的永续利用。另一方面，要加强对杜仲的综合利用研究，包括化学、药理学等方面的研究，对杜仲进行深加工，开发杜仲的系列产品，如药物、保健饮料、保健食品和工业用胶等，以便更加有效地利用资源，使之成为系统的产业。

（张　杰　祝婉芳　程嘉新）

参 考 文 献

[1] 李立权，冀献民，牛爱华. 杜仲资源在日本、韩国开发利用简况. 中国食物与营养，1997, 1: 20.

[2] Hu SYA. Contribution to our knowledge of Tu-Chung-Eucommia ulmoides. American Journal of Chinese Medicine, 1978, 7(1): 35-37.

[3] Kim JH, Ko YD. Effects of dietary Eucommia ulmoides leaves on nutrient digestibility and ruminal fermentation characteristics in sheep. Journal of Animal Science and Technology, 2005, 47(6): 955-962.

[4] Fenner H, Elliot JM. Quantitative method for determining the steam volatile fatty acid in the rumen fluid by gas chromatography. Journal of Animal Science, 1963, 22(3): 624-627.

[5] Si CL, Liu SC, Xu GH, et al. Chemical constituents of the root barks of Eucommia ulmoides. Chemistry of Natural Compounds, 2013, 49(5): 974-976.

[6] Han SY, Jong CP, Hee JP, et al. Phenolic compounds of the leaves of Eucommia ulmoides. Archives of Pharmacal Research, 1991, 14(2): 114-117.

[7] Kim BH, Park KS, Chang IM. Elucidation of anti-inflammatory potencies of Eucommia ulmoides bark and plantago asiatica seeds. Journal of Medicinal Food, 2009, 12(4): 764-769.

[8] Yen GC, Hsieh CL. Reactive oxygen species scavenging activity of Du-Zhong (Eucommia ulmoides Oliv.) and its active compounds. Journal of Agricultural and Food Chemistry, 2000, 48: 3431-3436.

[9] Shon MY, Nam SH. Inhibitory effects of *Eucommia ulmoides* extract on angiotensin converting enzyme. Journal of the Korean Society of Food Science & Nutrition, 2007, 36(12): 1511-1516.

[10] Lee SY. Development of mixed *Eucommia ulmoides* beverage and analysis of volatile flavor compounds. MS Thesis. Duksung Women's University, Seoul, Korea. 2003, 3-7.

[11] Lee JM, Chang SY, Lee KS, et al. Isolation and quantitative determination of geniposide from the cortex of *Eucommia ulmoides* oliver. Korean Journal of Internal Medicine, 2001, 32(2): 89-92.

[12] Kumaran A, Karunakaran RJ. Activity-guided isolation and identification of free radical-scavenging components from an aqueous extract of Coleus aromaticus. Food Chemistry, 2007, 100: 356-361.

[13] Cheminat A, Zawatzky R, Becker H, et al. Caffeoyl conjugates from Echinacea species: structures and biological activity. Phytochemistry, 1988, 27: 2787-2794.

[14] Si CL, Deng XJ, Wang D. Study on chemical compositions of *Eucommia ulmoides* Oilv. Inner bark and its extractives. Chemistry and Industry of Forest Products, 2008, 28(5): 7-10.

[15] Park SJ, Kim MB. Effects of dietary supplementation of *Eucommia ulmoides* Oliver leaves on performance and meat quality in broiler chicks. Korean Journal of Poultryence Science, 1996, 23: 71-76.

[16] Xin C, Wang YF, Su YF. A rapid ultra performance liquid chromatography-tandem mass spectrometric method for the qualitative and quantitative analysis of ten compounds in *Eucommia* ulmodies Oliv. Journal of Pharmaceutical and Biomedical Analysis, 2012, 57(5): 52-61.

[17] Ternai B, Markham KR. Carbon-13 NMR studies of flavonoids-I: flavones and flavonols. Tetrahedron, 1976, 32: 565-569.

[18] Kim HY, Moon RH, Lee HJ, et al. Flavonol glycosides from the leaves of *Eucommia ulmoides* O. with glycation inhibitory activity. Journal of Ethnopharmacology, 2004, 93: 227-230.

[19] Tang SH, Wang ZG, Ma CM. Simultaneous determination of ten bioactive constituents in *Eucommia ulmoides* leaves and tochu tea products by high-performance liquid chromatography-diode array detector-mass spectrometry (HPLC-DAD-MS). Journal of Traditional Chinese Medicine , 2008, 25(4): 112-118.

[20] Cheung HY, Lai W, Cheung MS, et al. Rapid and simultaneous analysis of some bioactive components in *Eucommia ulmoides* by capillary electrophoresis. Journal of Chromatography A, 2003, 989(2): 303-310.

[21] Kim YO, Lee SW, Sohn SH, et al. Anti-inflammatory effects of water extract of *Eucommia ulmoides* Oliver on the LPS-induced RAW 264. 7 cells. Korean Journal Medicine Crop Science, 2012, 20: 381.

[22] Bai MM, Shi W, Tian JM, et al. Soluble epoxide hydrolase inhibitory and anti-inflammatory components from the leaves of *Eucommia ulmoides* Oliver (Duzhong). Journal of Agricultural & Food Chemistry, 2015, 63(8): 2198-2205.

[23] He X, Wang J, Li M, et al. *Eucommia ulmoides* Oliv. : Ethnopharmacology, phytochemistry and pharmacology of an important traditional Chinese medicine. Journal of Ethnopharmacology, 2014, 151(1): 78-92.

[24] Zhang Q, Su Y, Zhang J. Seasonal difference in antioxidant capacity and active compounds contents of *Eucommia ulmoides* oliver leaf. Molecules, 2013, 18(2): 1857-1868.

[25] Jang HJ, Ra DY, Kim, OC, et al. Volatile components of Du-Chung barks. Hanguk Nongkwahak Hoechi, 1990, 33: 116.

[26] Jang HJ, Kim OC. Studies on the volatile compounds of Du-Chung leaves. Hanguk Sikpum Kwahakhoechi, 1990, 22: 261.

[27] Fujikawa T, Hirata T. Wada A, et al. Chronic administration of *Eucommia* leafstimulates metabolic function of rats across several organs. British Journal of Nutrition, 2010, 104: 1868-1877.

[28] Hirata T, Kobayashi T, Wada A, et al. Anti-obesity compounds in green leaves of *Eucommia ulmoides* Oliv. Bioorganic & Medicinal Chemistry Letters, 2011, 21: 1786-1791.

[29] Lee GW, Yoon HC, Byun SY. Inhibitory effect of *Eucommia ulmoides* Oliver on adipogenic differentiation through proteome analysis. Enzyme and Microbial Technology, 2004, 35(6): 632-638.

[30] Kim HY, Moon BH, Lee HJ. Flavonol glycosides from

the leaves of *Eucommia ulmoides* Oliv. with glycation inhibitory activity. Journal of Ethnopharmacology, 2004, 93(2/3): 227-230.

[31] Lee MK, Kim MJ, Cho SY. Hypoglycemic effect of Du-zhong (*Eucommia ulmoides* Oliv.) leaves in streptozotocin-induced diabetic rats. Diabetes Research & Clinical Practice, 2005, 67(1): 22-28.

[32] Park SA, Choi MS, Kim MJ. Hypoglycemic and hypolipidemic action of Du-zhong (*Eucommia ulmoides* Oliver) leaves water extract in C57BL/KsJ-db/db mice. Journal of Ethnopharmacology, 2006, 107(3): 412-417.

[33] Do MH, Hur J, Choi J, et al. *Eucommia ulmoides* ameliorates glucotoxicity by suppressing advanced glycation end-products in diabetic mice kidney. Nutrients, 2018, 10(3): 265.

[34] Kwon SH, Kim MJ, Ma SX. *Eucommia ulmoides* Oliv. Bark. protects against hydrogen peroxide-induced neuronal cell death in SH-SY5Y cells. Journal of Ethnopharmacology, 2012, 142(2): 337-345.

[35] Kwon SH, Ma SX, Joo HJ. Inhibitory effects of *Eucommia ulmoides* Oliv. Bark on scopolamine-induced learning and memory deficits in mice. Biomolecules & Therapeutics, 2013, 21(6): 462-469.

[36] Kwon SH, Lee HK, Kim JA, et al. Neuroprotective effects of *Eucommia ulmoides* Oliv. Bark on amyloid beta 25-35-induced learning and memory impairments in mice. Neuroscience Letterter, 2011, 487(1): 123-127.

[37] Yang G, Eun E, Lee JH. Suppression of splenic lymphocyte proliferation by *Eucommia ulmoides* and genipin. Chemistry & Biodiversity, 2015, 12(4): 538-546.

[38] Hong IK, Kim EJ, Seok JH, et al. Effects of *Eucommia ulmoides* Oliver extract on inhibition of β-hexosaminidase and keratinocyte differentiation. Journal of the Electrochemical Society, 2014, 40(1): 21-28.

[39] Lee JE, Kim MH, Hong JK. Effects of Osteo-F, a new herbal formula, on osteoporosis via up-regulation of Runx2 and Osterix. RSC Advances, 2017, 7(2): 1032-1037.

[40] Kim JY, Lee JI, Song MK, et al. Effects of *Eucommia ulmoides* extract on longitudinal bone growth rate in adolescent female rats. Phytotherapy Research, 2014, 29(1): 148-153.

[41] Yoon SJ, Kim KY, Kim GY, et al. Effects of *Eucommia ulmoides* Oliver and treadmill exercise on the osteoporosis of rats caused by glucocorticoid induction. Journal of Pathology Korean Medicine, 2008, 22(4): 884-890.

[42] Kang HW . Anti-inflammatory effects of extract from *Eucommia ulmoides* Oliv. Leaves on macrophage cells. Journal of Food and Nutrition Research, 2017, 5(5): 309-312.

[43] Kim YO, Lee SW, Sohn H, et al. Anti-inflammatory effects of water extract of *Eucommia ulmoides* oliver on the LPS-induced RAW 264. 7 cells. Korean Journal Medicine Crop Science, 2012, 20(5): 381-386.

[44] Shon MY, Nam SH. Effect of *Eucommia ulmoides* extracts on allergic contact dermatitis and oxidative damage induced by repeat elicitation of DNCB. Journal of the Korean Society of Food Science & Nutrition, 2007, 36(12): 1517-1522.

[45] Kim BH, Park KS, Chang IM. Elucidation of anti-inflammatory potencies of *Eucommia ulmoides* bark and Plantago asiatica seeds. Journal of Medicinal Food, 2009, 12(4): 764-769.

[46] Sun AP, MyungSook C, Un JJ. *Eucommia ulmoides* Oliver leaf extract increases endogenous antioxidant activity in type 2 diabetic mice. Journal of Medicinal Food, 2006, 9(4): 474-479.

[47] Ho JN, Lee YH, Lee Y, et al. Inhibitory effect of Aucubin isolated from *Eucommia ulmoides* against UVB-induced matrix metalloproteinase-1 production in human skin fibroblasts. Bioence Biotechnology & Biochemistry 2005, 69(11): 2227-2231.

[48] Ho JN, Lee YH, Park JS, et al. Protective effects of aucubin isolated from *Eucommia ulmoides* against UVB-induced oxidative stress in human skin fibroblasts. Biological & Pharmaceutical Bulletin, 2005, 28(7): 1244-1248.

[49] Lee MK, Cho SY, Kim DJ, et al. Du-zhong (*Eucommia ulmoides* oliv.) cortex water extract alters heme biosynthesis and erythrocyte antioxidant defense system in lead-administered rats. Journal of Medicinal Food, 2005, 8(1): 86-92.

[50] Hong ND, Rho YS, Kim JW, et al. Studies on the general pharmacological activities of *Eucommia ulmoides* Oliver.

Korean Journal Pharmacogn, 1988, 19(2): 102-110.

[51] Choi MS, Jung UJ, Kim HJ, et al. Du-zhong (*Eucommia ulmoides* Oliver) leaf extract mediates hypolipidemic action in hamsters fed a high-fat diet. American Journal of Chinese Medicine, 2008, 36(01): 81-93.

[52] Horii Y, Tanida M, Shen J, et al. Effects of *Eucommia* leaf extracts on autonomic nerves, body temperature, lipolysis, food intake, and body weight. Neuroscience Letter, 2010, 479(3): 181-186.

[53] Kim TH, Yoon SJ, Lee WC, et al. Protective effect of GCSB-5, an herbal preparation, against peripheral nerve injury in rats. Journal of Ethnopharmacology, 2011, 136(2): 297-304.

[54] Nam JW, Kim SY, Yoon T, et al. Heat shock factor 1 inducers from the bark of *Eucommia ulmoides* as cytoprotective agents. Chemistry & Biodiversity, 2013, 10(7): 1322-1327.

[55] Cho SY, Jang JY, Kim MJ, et al. Effect of Korean traditional tea materials on minerals content and histological changes in Pb-administered rats. Journal of the Korean Society of Food Science & Nutrition, 2004, 33(2): 311-317.

[56] Lee SD, Kim HY, Song YM, et al. The effect of *Eucommia ulmoides* leaf supplementation on the growth performance, blood and meat quality parameters in growing and finishing pigs. Animal Science Journal, 2009, 80(1): 41-45.

[57] Lee HY, Lee GH, Lee MR, et al. *Eucommia ulmoides* Oliver extract, aucubin, and geniposide enhance lysosomal activity to regulate ER stress and hepatic lipid accumulation. PloS One, 2013, 8(12): E81349.

[58] Lee SD, Kim HY, Song YM, et al. The effect of *Eucommia ulmoides* leaf supplementation on the growth performance, blood and meat quality parameters in growing and finishing pigs. Animal Science Journal, 2009, 80(1): 41-45.

[59] Kim GE, Kim JH, Hong SK, et al. Anti-acne and anti-atopic dermatitis effect of plant extracts including *Eucommia ulmoides* Oliv and Phellodendron amurense. Korean Chemical Engineering Research, 2010, 48(6): 700-703.

[60] Gu HA, Kim HS, Kim MJ, et al. Characterization and transdermal delivery of ethosomes loaded with *Eucommia ulmoides* extract. Applied Chemical Engineering, 2013, 24(6): 639-644.

欧美的杜仲研究、开发与应用

研究亮点：

1. 杜仲化学成分的提取分离和结构鉴定在欧美研究广泛。

2. 欧美学者对杜仲的降压成分松脂醇二葡萄糖苷的合成途径进行了重点研究。

3. 欧美学者对杜仲的叶绿体基因组学进行了分析。

4. 欧美学者对杜仲的降血压和抗氧化活性及杜仲的复方药理研究较多。

5. 杜仲胶在欧美牙科领域应用广泛。

6. 杜仲保健品在欧美市场前景广阔。

7. 杜仲相关专利在欧美国家申请与应用广泛。

摘要： 杜仲被引种到欧美国家以来，应用较为广泛。欧美学者对杜仲的化学成分、提取分离、结构鉴定、合成途径、药理作用及综合开发与应用的研究均有较大进展，化学方面主要集中于木脂素的提取分离和结构鉴定，以及降压成分的合成，并对杜仲叶绿体基因和糖酵解基因进行组学分析；药理方面主要集中在降压、抗氧化活性，调节骨代谢和补体系统活性；含杜仲的中药复方具有降糖和抗肝纤维化活性。另外，欧美国家对杜仲在工业领域和保健品领域均有广泛应用，欧美学者确定了杜仲胶的晶型并将其广泛应用于欧美牙科领域。以杜仲为主要原料的保健品畅销于欧美市场。杜仲相关专利在欧美国家申请频繁且应用广泛。上述对杜仲药材的深入研究及其在新药、保健品方面的研发，为进一步扩大杜仲的临床应用，提高其国际市场竞争力等提供了一定的参考和借鉴。

关键词： 杜仲，松脂醇二葡萄糖苷，合成途径，药理活性，杜仲胶，欧美应用

Chapter 3　Study on the Research，Development and Application of *Eucommia ulmoides* in Europe and the United States

Highlights：

1. The extraction and structure identification of chemical components including main lignans *of Eucommia ulmoides* are widely studied in Europe and the United States.

2. European and American scholars focus on the synthesis of rosin diglucoside.

3. European and American scholars pay more attention to hypotensive activities and antioxidative activities of *Eucommia ulmoides* and its formula.

4. European and American scholars analyze the genomics of chloroplast from *Eucommia ulmoides*.

5. *E. ulmoides* rubber is widely used in dental fields in Europe and the United States.

6. *Eucommia ulmoides* is widely used in health care markets in European and the United States.

7. Patents of *Eucommia ulmoides* are widely applied in European and the United States.

Abstract： *Eucommia ulmoides* Oliver has been widely used since it was introduced to Europe and the United States. European and American scholars have made great progress in its chemical constituents, extraction and separation, structural identification, synthesis pathway, pharmacological activities, and comprehensive development and application of *E. ulmoides*. The extraction and separation of lignans and structural identification as well as the synthesis of rosin diglucoside were mostly reported. Meanwhile, the genomics of chloroplast from *E. ulmoides* were also analyzed. Pharmacological researches mainly focus on its antihypertensive and antioxidant activities, and the activity of regulating bone metabolism and complement system. Some formulas including *E. ulmoides* have hypoglycemic and anti-fibrosis activities. In addition, *E. ulmoides* is widely used in the dental industry and the field of health care products in Europe and the United States. Scholars in Europe and the United States determined the crystal type of Gutta-percha, which is widely used in the field of dentistry in Europe and the United States. *E. ulmoides* as the main raw materials of health products sold in Europe and the United States. Patents of *E. ulmoides* are widely applied in European and the United States. The above studies provide some references for the in-depth study of *E. ulmoides* and the research and development of new drugs and health care products, the further expansion of the clinical application of *E. ulmoides*, and the improvement of international market competitiveness.

Keywords: *Eucommia ulmoides*, Rosin diglu-coside, Synthetic route, Pharmacological activities, Gutta-percha, Application in European and American

杜仲于近代向国外传播，1896 年首先被引种到法国植物园，几年后被引种到英国著名的 Kew Garden 植物园，1906 年引种到俄国[1]。1931 年，苏联为了解决天然橡胶缺乏的问题，把杜仲作为温带橡胶资源，开始在黑海附近和北高加索等地大量栽植，生长良好。所栽植的 15 年生杜仲树高达 6 m，胸径 15～30 cm，每年单株结实量 10～20 kg，并经受住了 1940 年冬季 -40～-38℃的严寒考验。从 1952 年起，美国先后在俄亥俄州、犹他州、印第安纳州、伊利诺伊州和加利福尼亚州等地栽植杜仲。俄亥俄州 22 年生杜仲行道树，树高 6.9～9.1 m，胸径达 40 cm 以上，且无病虫害、断枝及交通危害等[2]。另外，在杜克植物园及剑桥校园也有杜仲引种繁殖，目前杜仲已广泛存在于欧洲、美洲、亚洲等十多个国家和地区[3]。

本章将重点介绍近百年来欧美地区研究者关于杜仲化学成分、药理作用的研究，以及杜仲的综合开发与应用进展，以便全面深入地了解杜仲，为杜仲药材的生产、研制和创新开发等提供参考，从而拓宽杜仲的临床应用并提高其国际市场竞争力。

第一节 欧美的杜仲化学成分研究

近年来，世界各地的学者对杜仲化学成分的研究不断深入，从中分离出的化学成分已有一百多种，为进一步开发与利用杜仲奠定了基础。现代研究表明，杜仲其他部位的药用有效成分与其皮相似，主要包括木脂素类、环烯醚萜类、苯丙素类、酚类、甾体和萜类、黄酮类、多糖类等[4]，此外还含有杜仲胶、微量元素及氨基酸等成分[5]，具有降血压、降血脂、降血糖、抗肿瘤等多方面的药理作用[6]，因而受到国内外学者的广泛关注。对于杜仲的化学成分分析及质量控制涵盖广阔的天然药物化学分析方法，如薄层色谱法、分光光度法、液相色谱法、气相色谱 - 质谱联用法、高效液相色谱 - 质谱联用法、原子吸收光谱法、毛细管电泳法、指纹图谱法等[7]。在对杜仲化学成分的提取分离、结构鉴定及合成研究的发展进程中，欧美科学家也做出了一定贡献。现就欧美科学家对于杜仲活性成分的研究进行概述。

一、杜仲化学成分的提取分离及结构鉴定研究

苯丙素类化合物是木脂素形成的前体，广泛存在于杜仲根皮、茎皮、绿叶和落叶中。杜仲中发现的苯丙素类化合物包括咖啡酸、二氢咖啡酸、松柏酸、绿原酸、愈创木丙三醇、绿原酸甲酯、丁香苷、香草酸、间羟基苯丙酸等。目前，欧美国家对杜仲中苯丙素类的报道相对较少，主要集中在绿原酸的研究上。杜仲全树均含有绿原酸，其抗菌、抗炎的活性与杜仲的降血压功效联系密切。酚苷类化合物是苷元分子中的酚羟基与糖的端基碳原子缩合而成的苷，对人白血病细胞有一

定的抑制作用。酚类化合物也能抑制食品的氧化降解，因此被食品工业广泛运用。酚类化合物还可以抑制炎症介质的生成。杜仲中分离得到的酚苷类化合物有 Pervoside A、丁香酸葡萄糖苷、香草酸葡萄糖苷等。黄酮类化合物也是杜仲的有效成分之一，从杜仲中分离得到的黄酮类化合物包括山柰酚、紫云英苷、陆地锦苷、莰菲醇、金丝桃苷等。黄酮类化合物最初是在黄色、橙色和红色的花色素中发现的，在水果、绿茶、红酒、绿色蔬菜、种子、鲜花和浆果中同样含量丰富。在植物中，黄酮类化合物是次生代谢产物，具有重要的药理、生理和生态学功能，作为一种抗氧化剂，它们能抑制脂肪氧化，保护组织免受自由基的伤害，具有抗过敏、抗炎、抗病毒（槲皮素、芦丁）和抗癌等多种作用。因此，在制药、食品、聚合物和橡胶工业中经常将黄酮类化合物用作添加剂。杜仲中绿原酸和黄酮含量的高低是评价杜仲生药材及其产品质量的重要指标[6-8]。

（一）杜仲化学成分的提取分离研究

1997 年，芬兰赫尔辛基大学的分析化学家 Kulomaa 等采用优化的毛细管区带电泳技术，以 30 mmol/L 的磷酸二氢钠和（或）磷酸氢二钠的混合溶液为电解缓冲液，在 pH 为 7.00 的条件下对参考化合物检测条件进行了优化，并在 220 nm 处紫外吸收柱上检测分析物，以获得杜仲叶中较好的黄酮类化合物和酚类化合物的拆分率[9]。毛细管电泳具有选择性高、分析时间短、样品体积小、有机试剂使用量小、可实时观测等优点，是一种极有前景的分析方法。通常，分析物的迁移顺序取决于它们的分子质量和电荷比例。然而，分离效率在很大程度上取决于单个分析物的浓度和样品中所有化合物的总浓度。因此，对真实样品的分析需要一个内部参照标准或标记化合物进行识别。首先，杜仲干叶碎片经由四步不同的预处理，即先用传统提取方法，用沸水－甲醇混合物（30：70，v/v）和沸水分别提取 30 min，再分别室温浸泡 12 h，然后利用索氏提取法用丙酮－二氯甲烷混合物提取 20h，继而将经甲醇－水（2：1，v/v）改性后的杜仲粉末在 40.5 MPa 和 120℃的条件下进行 CO_2 超临界流体萃取，流速为 1 ml/min，静态模式下提取 15 min，动

态模式下提取 25 min。最后将提取物收集至丙酮中，分离出黄酮和酚酸类化合物。过滤后在滤液中加入标准化合物，作为最终样品，采用美国 Beckman 2050 P/ACE System 2000 毛细管电泳仪进行分析。为确定分离检测黄酮、芦丁、槲皮苷、绿原酸、阿魏酸、咖啡酸、原儿茶酸、d- 儿茶素、表儿茶素、槲皮素和杨梅素的最佳电解缓冲液，该团队对几种无机和有机缓冲液进行比较测试，最终采用的电解质溶液是 pH 为 7.00 的 30 mmol/L 磷酸二氢钠和 30 mmol/L 磷酸氢二钠的磷酸盐溶液。为进一步提高毛细管电泳法的可靠性，采用三苯基乙酸和苯甲酸作为标记化合物，用标记化合物的迁移指数代替其电泳淌度，在分析具有高浓度的有机、亲水和疏水化合物的复杂多组分基质时，标记指数法更为可靠。一般情况下，pH 为 7.00 时的迁移时间随分析物的极性、分子质量和解离度的增加而增加，迁移顺序为黄酮＞芦丁＞槲皮苷＞绿原酸＞阿魏酸＞咖啡酸＞原儿茶酸。在水和水－甲醇提取物中发现的分析物为芦丁、绿原酸、阿魏酸和咖啡酸；在超临界流体萃取物中有芦丁、绿原酸、咖啡酸和原儿茶酸；在索氏提取物中有芦丁、绿原酸和咖啡酸。以苯甲酸、扁桃酸和 2,3- 二苯基琥珀酸为内标物，计算分析物的相对迁移时间。超临界流体萃取液中也含有叶绿素。结果显示，槲皮苷向原儿茶酸的迁移指数的标准偏差小于 1%，仅黄酮和芦丁的迁移指数高于 1%。分析物均在标记化合物之间或附近迁移，且标记化合物到达了酚类化合物的检测区域，具有良好的重复性。结果还表明，标记化合物越接近分析物，分离的重复性越好。当使用绝对迁移时间对标准混合物进行分析物筛选时，相对标准偏差（relative standard deviation，RSD）为 1.5%～2.6%，RSD 随着实际样品的离子强度（样品中所有化合物的总浓度）的增加而增加。对于未完全解离的类黄酮，RSD 值在 pH 为 7.00 时为 5%～7%；对于 d- 儿茶素和表儿茶素，其部分解离或分析物与缓冲液不混溶，RSD 值更高。黄酮类化合物的 pK 值与电解质溶液的 pH 相差不到两个单位，说明该方法是基线分离和使用标记技术的理想条件。综上，该研究通过优化的毛细管电泳技术实现了杜仲中黄酮和酚酸类化合物的良好分离，并且通过添加标记化合物增加了分离和鉴定的准确性，当分析

物在标记物之间迁移时，其可靠性提高。

木脂素是杜仲化学成分中研究最多、结构最清晰、成分最明确的一类化合物，迄今为止，分离得到的木脂素类化合物多达 46 种[6]。主要有松脂醇二葡萄糖苷、丁香脂素二葡萄糖苷、松脂醇葡萄糖苷、杜仲素 A 等，均具有显著的降压和抗氧化活性。有研究比较了杜仲叶片、炙杜仲树皮和生杜仲树皮对生物分子和脂质过氧化模型造成系统氧化损伤的抗氧化活性，发现杜仲叶片表现出最强的抗氧化能力，其次是炙杜仲树皮和生杜仲树皮。另有研究显示，叶片对活性氧自由基（reactive oxygen species，ROS）的清除活性较强，炙杜仲树皮和生杜仲树皮对 ROS 的清除活性较弱，而杜仲提取物对 ROS 的清除活性较弱，表明杜仲提取物对 ROS 的清除能力与其原儿茶酸含量有关。2003 年，美国新泽西州立大学的科学家 Chen 等利用杜仲可清除自由基的药理作用，采用 2，2- 二苯基 -1- 吡啶酰肼（DPPH）自由基导向的分馏纯化工艺，对杜仲抗氧化成分进行了鉴定[10]。将杜仲的干树皮切碎后，用 95% 乙醇室温浸泡 4 周。然后将过滤后蒸干的样品用硅胶柱层析和 Sephadex LH-20 层析分馏成正己烷、乙酸乙酯、丁醇和水相。DPPH 自由基是一种稳定的有机自由基，其乙醇溶液呈紫色，在波长 517 nm 处有强吸收。在有自由基清除剂存时，DPPH 的孤对电子被配对，从而使其褪色，褪色程度与其接受电子呈定量关系，因而可用比色法进行定量分析。在该研究中，将待测物加入 $1.0×10^{-4}$ mol/L 的 DPPH 乙醇溶液中，使其终浓度为 30 μmol/L。充分混合后，溶液避光放置 30 min。然后，使用分光光度计在 517 nm 处测定样品对乙醇的吸光度，以不含 DPPH 的样本溶液作为空白对照。对各馏分 DPPH 的含量进行检测，结果表明丁醇馏分对 DPPH 的清除活性最高，其他馏分清除活性较弱，因此，丁醇馏分的分离与鉴定成为研究的重点。将干燥的丁醇馏分用硅胶柱进行柱层析，然后用氯仿 - 甲醇混合溶剂梯度洗脱，增加甲醇含量，收集成 16 个馏分，再次进行 DPPH 检测，并使用不同的溶剂体系进行分离，得到两种化合物 A 和 B，经磁共振氢谱、碳谱和质谱等光谱方法鉴定，其为木脂素类化合物（+）- 松脂醇 -O-β-D- 葡萄糖苷和酚酸类化合物丁香酸。后续实验对其清除 DPPH 自由基的几

种常见抗氧化剂（水杨酸、二叔丁基对甲酚、维生素 E、奎诺二甲基丙烯酸酯）及来源于何首乌的三种抗氧化剂（没食子酸、儿茶素、2，3，5，4′- 四羟基二苯乙烯 -2-O-β-D 葡萄糖苷）进行对比，结果显示丁香酸的自由基清除能力与二叔丁基对甲酚相当，而（+）- 松脂醇 -O-β-D- 葡萄糖苷的自由基清除能力在 9 种化合物中最弱，这与炙杜仲树皮和生杜仲树皮对自由基的清除活性较弱有关。总之，这项以 DPPH 清除活性为导向的分馏和鉴定研究明确了从杜仲干树皮中可鉴定两种具有清除自由基活性的化合物。

（二）杜仲化学成分的结构鉴定研究

杜仲醇（EU）是环烯醚萜类化合物开环之后的产物，为杜仲中极具特异性的裂环环烯醚萜类化合物。1974 年，罗马有机化学研究所的 Bianc 等首次从杜仲中分离出了杜仲醇[11]，并证明了其结构和绝对立体化学构型。首先，对杜仲的乙醇提取物进行薄层色谱检查，流动相采用经典的 BAW 流动相（正丁醇：乙酸：水 =63：10：27），发现至少存在 6 种可能具有多酚结构的化合物（香草醛试剂呈阳性反应）。纯化分离各组分，其中可确定的 4 种成分包括桃叶珊瑚苷、玄参苷乙酸酯、筋骨草苷、雷扑妥苷。其中桃叶珊瑚苷为主要成分，另外两种新化合物（杜仲醇、杜仲醇苷，R_f 值分别为 0.51 和 0.17）与香兰素试剂一起呈橄榄棕色，并且仅在秋天采收的植物中能够检测到。环烯醚萜类化合物分离方法：将秋天采收的新鲜杜仲叶 4 kg 切碎，室温下用乙醇萃取，合并后真空浓缩，后用乙酸乙酯萃取，再将得到的萃取液进行进一步的浓缩。纸色谱图显示出 6 个斑点，雷扑妥苷的 R_f 值为 0.55（呈现粉红紫色），筋骨草苷的 R_f 值为 0.48（呈现粉红紫色），玄参苷乙酸酯的 R_f 值为 0.37（呈现红色），杜仲醇的 R_f 值为 0.51（呈现橄榄棕色），桃叶珊瑚苷的 R_f 值为 0.28（呈现粉红色），未知化合物的 R_f 值为 0.17（呈现橄榄棕色）。最终的水溶液用 0.4 kg 脱色木炭过滤，悬浮在水中并在漏斗中分层。通过用水、水 - 乙醇（95：5）和水 - 乙醇（9：1）洗脱除去单糖和二糖。同时将分离得到的产物与香兰素试剂进行反应，观察是否会出现颜色的变化。R_f 值为 0.17 的化合物，桃叶珊瑚苷和杜仲醇与水 -

乙醇（8：2）一起洗脱（馏分A）；玄参苷乙酸酯，雷扑妥苷和筋骨草苷，与水–乙醇（1：1）一起洗脱（馏分B）。在真空中蒸发馏分A，得到54.5 g无定形残余物。将馏分A（54.5 g）在硅胶（600 g）上进行色谱分离。用水饱和的正丁醇洗脱，得到杜仲醇的粗品。使用Whatman纤维素粉末（标准级，56 g）和Merck硅胶（MO-230目）将粗制杜仲醇进行柱色谱分析。使用水饱和的正丁醇洗脱，得到纯的杜仲醇，为无色黏性油状物质。为后续的分析目的，通过使用微型升华器进行蒸馏完成最终的纯化。杜仲醇为吸湿性黏稠无色液体，易溶于水，其分子式为$C_9H_{16}O_4$。杜仲醇分离纯化途径如图4-3-1所示。

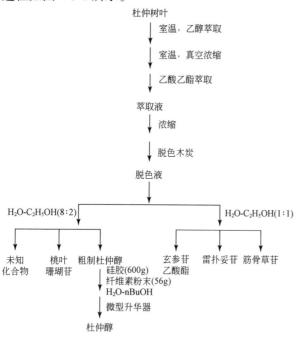

图4-3-1 杜仲醇分离纯化示意图

Fig. 4-3-1 Diagram of isolation and purification of Eucommiol

关于杜仲醇的结构鉴定，使用$CDCl_3$，并以TMS作为内部参照物，D_2O作为外部参照物的前提下，使用Varian A-60和HA-100光谱仪获取^{1}H-NMR 100 MHz光谱。δ4.70 ppm的HDO信号被用作60 MHz HDO信号的内标。采用Perkin-Elmer 257仪测定红外光谱，Perkin-Elmer 137仪测定紫外光谱，Perkin-Elmer 141旋光仪测量旋光度。在源温度为150℃的条件下使用AEI MS-12在70 eV下获得质谱图。应用Hewlett-Packard 4204 A和HP 200 CDR音频振荡器在TMS锁定模式和扫频操作下进行磷光微波双共振实验。化学位移用TMS的δ值（低磁场，距TMS）表示，J表示为Hz。紫外光谱结果显示，在206 nm处有吸收（lgε=3.8），表明存在孤立的C＝C双键。HDO信号在低场区域中不存在任何^{1}H-NMR峰，因此该化合物排除了烯醇–醚分组的特性。红外光谱显示，该化合物在1665 cm^{-1}处存在弱吸收，同时1000～670 cm^{-1}区域的透明性（表明存在烯烃的～CH平面振动）证明该化合物中存在四取代双键。化合物在红外光谱的3340 cm^{-1}处也显示出较高的峰形，表明存在—OH。在温和的乙酰化条件下，该化合物的乙酰基衍生物在红外光谱中没有显示—OH吸收，但包含了（^{1}H-NMR）四个乙酰基。在60 MHz ^{1}H-NMR频谱的条件下，可以明显地看出化合物（D_2O）和其乙酰基衍生物（$CDCl_3$）含有4个—OH基团。当乙酰化作用存在时，处于三重态（2H）的化学位移由δ 3.71 ppm转变为δ 4.13 ppm，提高0.42 ppm，因此，—CH_2—是以—CH_2CH_2OH的序列存在。在化合物的^{1}H-NMR光谱中以δ 4.23 ppm为中心的复数多重峰（5H）将乙酰基衍生物的光谱转变为在δ 4.73 ppm处的宽单峰（4H）和在δ 5.09 ppm处的多重峰（1H），下场偏移值分别为0.50 ppm和0.85 ppm。这些光谱数据表明，化合物中存在两个等效的烯丙基—CH_2OH基团和一个仲—OH基团。在不存在其他可氧化基团的情况下，通过与托伦试剂在室温下进行反应，可以为乙酰基衍生物中烯丙基醇的存在提供化学支持。以上描述的化学和光谱结果表明了杜仲醇的结构。杜仲醇的100 MHz ^{1}H-NMR频谱（D_2O）的详细分析为结构的模拟提供了良好的支持，并通过使用双共振技术进一步简化了对该结构的解析过程。在δ 1.70～2.50 ppm处的复数多重峰已分配给亚甲基$C_2'H_BH_A$，因为在δ 4.11 ppm（J = 7.0 Hz）处的三重峰的两次辐照（分配给C_2''上的亚甲基质子并简化了该复数）构成ABX系统中AB部分的两个四重态中的多重峰，其中A=H_A，B=H_B和X=H—C（2号C）（$δ_A$=2.31 ppm，$δ_B$=1.92 ppm，$δ_X$=3.15 ppm，J_{AB}=14.0 Hz，J_{AX}=3.5 Hz和J_BX=9.5 Hz）。烯丙基区域的复合图谱表明，2号C和5号C上存在烯丙基质子。实际上，通过在δ 4.64 ppm处分配烯丙基—CH_2OH基团和H—C

（1 号 C）两个基团，该复杂图形已经转变成了两个系统：①在 δ 3.15 ppm 处的一个四重峰被分配给 H-C（2 号 C），它是先前描述的 ABX 系统的 X 部分，四重峰（J_{AX}=3.5 Hz 和 J_{BX}=9.5 Hz）的耦合常数值与 ABX 的 AB 部分涉及的耦合常数值与之前证明的相同。②一个简单的两次自旋 AB 模式，分配给 C（5 号 C）上的双质子，这是 A′B′X′ 系统中的 A′B′ 部分，其中 A′ =H_1—C，B′ =H_2—C 和 X′ =H—C（1 号 C）。化学和进一步的光谱学证据表明，杜仲醇通过 Li/NH_3 还原转化为双脱氧衍生物，该衍生物的 ^{1}H-NMR 光谱显示存在两个乙烯基和一个甲基（在 δ 1.60 ppm、6H 处存在较宽的单重态）并且不存在烯丙基和—CH_2OH 基团的吸收。通过该双脱氧衍生物的乙酰化获得了 C2″ 处的伯醇和 C（1 号 C）处的仲醇的证据。实际上，乙酰基衍生物（$CDCl_3$）的 ^{1}H-NMR 光谱在 δ 2.03 ppm（6H）处显示一个乙酰基峰，由于 H-C（1）质子，多重峰的预期低场偏移约为 1 ppm，由于 C2″ 上的质子，三重态的预期低场偏移约为 0.4 ppm。在杜仲醇中，连续的 C（3 号 C）和 C（4 号 C）sp^2 杂化的 C 原子上存在两个—CH_2OH 基团，这是由于其易被单氧异亚丙基衍生物所抑制，其 ^{1}H-NMR 光谱显示存在一个异亚丙基基团（δ 1.43 ppm，6H 处的单体）。进一步乙酰化得到二乙酰基衍生物，其 ^{1}H-NMR 谱在 δ 2.04 ppm（6H）处显示乙酰基峰。与单氧异亚丙基衍生物的 ^{1}H-NMR 光谱相比，分配给 C2″ 上亚甲基质子的三重态在场下位移 0.4 ppm（δ 3.78 ～ 4.12 ppm），而分配给 HC（1 号 C）质子的多重态下降 1 ppm（δ 4.16 ～ 5.10 ppm）。两个烯丙基和—CH_2OH 基团的复合信号不发生变化（Δδ=0.03 ppm），产生的原因是有部分基团被带有乙酰氧基的亚甲基质子的三重态部分所覆盖。为考察杜仲醇的绝对立体化学结构，通过选择性的甲苯磺酸化杜仲醇的 4 个伯基团，制备了单氧甲苯磺酰基衍生物，并已经通过 Horeau 方法测定绝对 C（1 号 C）的绝对构型。通过与外消旋 α-苯基丁酸酐反应，完全酯化了单氧甲苯磺酰基衍生物中所含的羟基并获得右旋 S-α-苯基丁酸（光学收率为 11%），表明不对称 C（1 号 C）原子为 R 构型。因此，在 2H-C（1 号 C）中具有绝对构型。四氧乙酰杜仲醇的单个和解耦后的 ^{1}H-NMR 显示了乙酰基衍生物的立体化学，并确认其结构。

1981 年，意大利罗马 C.N.R. 天然有机物质化学研究中心的科学家 Bonini，首次报道从杜仲中分离强极性杜仲醇的 2″-O-β-D- 吡喃葡糖基衍生物——杜仲醇苷的方法，并通过化学修饰和光谱证据进一步阐明杜仲醇苷的结构[12]。笔者采用以下方法分离出杜仲叶中的环烯醚萜类物质：将秋天采收的新鲜杜仲叶 4.8 kg 切碎，并在室温下用 10 L 乙醇提取 2 次，共 24 h，合并溶液，50℃真空浓缩至 0.5 L，再用石油醚（30 ～ 50℃）连续萃取，然后稀释至 1 L，并加入 0.4 kg 脱色炭，布氏漏斗过滤，用水 - 乙醇（95∶5）作为洗脱液，去除混合物溶液中的单糖和双糖类成分，并用联苯胺和间苯二酚作为糖类化合物的检测试剂，得到的检测结果均为阴性。用水 - 乙醇（1∶1）作为洗脱液，洗脱与香兰素反应呈阳性的化合物。真空蒸发剩余馏分，最终得到 80 g 无定形残余物。将无定形残余物（80 g）在纤维素粉末（350 g）上进行色谱分离。用饱和正丁醇与水进行洗脱，分别得到以下化合物：筋骨草苷 0.6 g，R_f 值为 0.55；杜仲醇 9 g，R_f 值为 0.51；紫苏糖苷 0.5 g，R_f 值为 0.48；玄参苷乙酸酯 0.8 g，R_f 值为 0.37；桃叶珊瑚苷 8.8 g，R_f 值为 0.28；杜仲醇 7.5 g，R_f 值为 0.17；杜仲苷 1.2 g，R_f 值为 0.03。取粗制杜仲醇苷 1.2 g，使用饱和正丁醇与水中的纤维素粉末（80 g）进行色谱分离，纯化得到的杜仲醇苷（0.6 g）为无色黏性油状物质，进行后续的光谱实验。在先前关于杜仲环烯醚萜苷的研究中，分离到了主要成分桃叶珊瑚苷，还分离到了一种新的环戊烯二萜杜仲醇及玄参苷乙酸酯、筋骨草苷、葡匐苷和杜仲苷等其他成分。其中有一个极性较强的化合物，R_f 为 0.17，可与环烯醚萜香兰素发生显色反应。该化合物是一种吸湿、黏稠的无色油状液体，易溶于水，并具有中性反应。紫外光谱显示在 λ_{max}208 nm（lgε=3.6）处存在吸收峰，表明该化合物存在孤立的 C = C 双键。该化合物的分离纯化极其困难，TLC 分析结果显示，该化合物是均质产物，但 ^{1}H-NMR 和 ^{13}C-NMR 结果表明存在难以分离的杂质。通过重复色谱法对其七乙酰基衍生物进行分离，分离后的化合物进行水解得到纯化的新化合物——杜仲醇苷，确定分子式为 $C_{15}H_{28}O_9$。室温条件下，该化合物在酸性介质中，状态十分稳定，在 120℃回流温度下，其在 H_2SO_4 中水解需 2 h。该化合物的酶促反应（β-葡萄糖苷酶）和酸水解反应生成了 D-葡萄糖（1 mol）和稳定的糖苷配基，其物理和光谱数据与杜仲醇相同。这些初步结果表明，该化合物是 β-D-杜仲醇的单糖苷。通过对该化合物（D₂O）的 90 MHz ¹H-NMR 谱分析，确认存在一个 β-D-吡喃葡萄糖基单元（在 δ 4.50 ppm 存在双峰，J_{12}=7.5 Hz，衍生自 β-构型的端基质子）。该化合物光谱的一个重要特征是其苷元质子化学位移值与杜仲醇的光谱数据几乎相同。在该化合物的 7-乙酸化合物（CDCl₃）的 ¹H-NMR 光谱中也发现了类似的情况，因此，无法判断杜仲醇中哪一个羟基与糖苷键的连接有关。在该化合物的光谱中，除 β-D-吡喃葡萄糖部分的 6 个碳信号之外，这些信号很容易在杜仲醇的分配法基础上进行分配。数据显示，该化合物和杜仲醇的糖苷配基信号之间存在以下相关性：①该化合物（δ 69.5 ppm）的 C-2″ 对杜仲醇（δ 60.8 ppm）的强去屏蔽作用（8.7 ppm，α 效应）；②同时观察到 C-2′ 共振的伴随高场频移（33.1 → 30.7 ppm，Δδ=2.4，β 效应）；③ C-3′ 和 C-4′ 的化学位移值非常相似（C-3′，δ 56.2 ppm 和 δ 56.3 ppm；C-4′，δ 57.9 ppm 和 δ 57.9 ppm），不包括与 C-3 和 C-4 相连的烯丙基醇功能的任何糖苷化作用。在杜仲醇和该化合物的光谱中观察到的 C-2′ 和 C-2″ 共振显著位移差异，与碳水化合物的一般规则一致，通过该规则，羟基的糖基化会导致 α-碳共振向低场位移（8～10 ppm）和 β-碳共振向高场位移（0～4 ppm），使 β-O-D 吡喃葡萄糖单元位于该化合物的 C-2″ 处。7-O-乙酰杜仲醇苷和 4-O-乙酰杜仲醇的 ¹³C-NMR 光谱进一步证实了上述猜想和结论。在 C-3′（七乙酸化合物和四氧乙酰基杜仲醇中为 δ 58.5 ppm）和 C-4′（七乙酸化合物和四氧乙酰基杜仲醇中为 δ 59.9 ppm）中观察到的化学位移值完全一致，证明了在这些碳原子上并不存在 β-O-D-吡喃葡萄糖基单元。葡萄糖苷对 C-2″（α 效应）的作用使其向高场偏移了 5.1 ppm，对 C-2′ 的糖化作用则相反（向低场偏移了 0.9 ppm）。β-O-D-吡喃葡萄糖基单元在 C-2″ 处的键合位置通过该化合物中两个游离烯丙基和—CH₂OH 基团的选择性氢解得到确切的证实。¹H-NMR 谱图（D₂O）显示其主要特征，该化合物相对于 3′, 4′-双脱氧杜仲苷，两者在谱图上的不同之处在于乙烯基甲基（单峰为 δ 1.57 ppm，6 H）和相应的—CH₂OH 共振消失于

δ 4.24 ppm（4H）；其余信号没有表现出明显的变化。比较 3′, 4′-双脱氧杜仲苷和该化合物的 ¹³C-NMR 光谱，显示出 2 个烯丙基甲基碳（δ12.0 ppm 和 δ 13.8 ppm），而不是相对于—CH₂OH 官能团的相应碳。除 C-2″ 向低场的位移（δ 8.6 ppm）和向高场的位移外，其余 6 个糖苷配基碳的化学位移值均符合预期，与 3′, 4′-双脱氧杜仲醇的化学位移值几乎相同的 C-2′（δ 2.5 ppm）的变化分别归因于 α- 和 β-葡萄糖苷化的作用。因此，双脱氧杜仲苷的制备证明了该化合物的结构为 2″-β-O-D-吡喃葡萄糖基杜仲醇。杜仲醇与奥古菌素的糖苷配基之间可能存在着生物遗传相关性，是环烯醚萜类化合物的主要成分。笔者采用的实验方法和实验条件如下，CC 在纤维素 CF 11（Whatman）或 Si gel 70-230 目上。TLC 使用 Si 凝胶 SIF254 和纤维素板。PC 使用 Schleicher & Schiill No 2043 Mgl 纸。喷雾剂：2N H₂SO₄，并加热至 120℃（硅胶板），香兰素（香兰素 1 g，浓 HCl 2 ml，MeOH 100 ml）和 3.5-二硝基水杨酸（3, 5-二硝基水杨酸 0.5 g，NaOH 4 g，H₂O 100 ml），加热至 100℃（纤维素 TLC 和 PC）。在 90 MHz 下记录 ¹H-NMR 光谱数据。化学位移的数值为 δ，耦合常数的单位为 Hz。D₂O 的标准化学位移为 δ 4.70 ppm，CDCl₃ 的标准单位为 TMS。杜仲醇苷的磁共振氢谱（D₂O，90 MHz）结果显示：δ 4.50 ppm（d, $J_{1'2'}$=7.5 Hz，异头端的 H-1′），δ 4.24 ppm（brs, H-1, 2 H-3′, 2 H-4′），δ 3.9～3.6 ppm（2 H-2″），δ 2.82 ppm（m, H-2），δ 2.90 ppm，δ 2.32 ppm（brdd, brd, J_{AB}=18 Hz 2 H-5）和 δ 2.2～1.2 ppm（cm, 2H-2′）。杜仲醇的磁共振氢谱（D₂O，90 MHz）显示：δ 4.24 ppm（brs, H-1, 2H-3′, 2 H-4′），δ 3.71 ppm（t, J=7.0 Hz, 2 H-2″），δ 2.72 ppm（m, H-2），δ 2.90 ppm，δ 2.32 ppm（brdd, brd, J_{AB}=18 Hz, 2H-5）和 δ 2.1～1.2 ppm（cm, 2H-2′）。将杜仲醇苷（0.25 g）溶于无水吡啶（1.8 ml）和乙酸酐（3.6 ml）中，并使其在室温下静置 1 h，然后加入甲醇（5 ml）后，将所得溶液浓缩。并将残余物（0.3 g）在硅胶色谱上重复分离若干次，用苯–乙醚（1：1）洗脱，得到最终纯化的 7-氧乙酰杜仲糖苷（0.15 g），为无色黏性油状物质。将该化合物与杜仲醇和杜仲醇苷的色谱及光谱数据进行综合分析，最终确定杜仲醇苷的化学结构。

分离得到的化合物结构式如表 4-3-1 所示。

表 4-3-1 杜仲中分离得到的化合物
Table 4-3-1 Compounds isolated from *Eucommia ulmoides*

编号	化合物名称	化合物结构式
1	桃叶珊瑚苷	
2	玄参苷	
3	筋骨草苷	
4	雷扑妥苷	
5	京尼平苷酸	

续表

编号	化合物名称	化合物结构式
6	杜仲醇	
7	杜仲醇苷	

除此之外，来自 USDA-ARS-NCAUR 可再生产品技术研究室的 Price 等解析了杜仲和其他植物中几丁质酶的结构[13]。在本文中，笔者通过真菌毒素 Fv-cmp 活性阐明了植物Ⅳ类几丁质酶释放的 N 端肽中的二硫键结构。本实验中所有植物产生的几丁质酶均作为重组蛋白，并从毕赤酵母的异源菌株培养中纯化。选取来自中国云南省昆明山区的杜仲，将杜仲的树皮洗净并切成小块，研磨成粉末，并用两倍体积的氯化钠溶液（pH 为 6.0 的 0.5 mol/L）萃取，将上清液与 95%(NH₄)₂SO₄ 饱和溶液混合，获得沉淀后，依次通过 CM-cellulose-52 柱、Bio-gel-p-10 凝胶过滤柱和 Waters YWG-Pak C₁₈ 柱进行分离，最终得到 EAFP（来自杜仲的抗真菌肽类物质）。MALDI-TOF 质谱数据通过 Bruker Proflex Ⅲ 质谱仪记录，将 CHCA 氰基 -4- 羟基肉桂酸溶于 50% 含 0.1% 三氟乙酸（trifluoroacetic acid，TFA）的 ACN（乙腈）溶液中，形成的饱和溶液作为基质溶液。将溶解于 0.1%TFA 水溶液中的 2 μl（1 ～ 5 pmol/μl）EAFP 与 20 μl CHCA 饱和基质溶液混合，将混合溶液沉淀干燥后进行分析。为获得 Fv-cmp，笔者将串珠镰刀菌（NRRL 20956）的培养物附着在植物上，使其生长 7 天。并通过与缓冲液一起孵育、

离心和过滤，从培养物中提取蛋白质，通过添加35%乙醇，从溶液的沉淀中提取得到蛋白质。使用 HiTrap Capto MMC 色谱柱（GE Healthcare，Waukesha，WI），通过混合模式阳离子交换色谱法纯化 Fv-cmp，并使用 HiTrap 丁基 HP 色谱柱（GE Healthcare）进行疏水相互作用，从而纯化 Fv-cmp。笔者通过使用 S-烷基化化学法和基质辅助激光解吸电离质谱法鉴定了 6 个保守的半胱氨酸，这些半胱氨酸参与了 N 端肽段中的 3 个分子内 CyseCys 键，这与壳聚糖和一些富含半胱氨酸的抗微生物植物肽的结构一致。通过高分辨率分子建模方法确定所连接半胱氨酸的类型，最终得到几丁质酶 N 端结构域的完整结构模型。富含半胱氨酸的抗菌肽是一个多样化的群体，包括硫蛋白、防御素、结蛋白和类肝素样肽。来自橡胶树的树胶，以及来自种子的几种抗真菌肽，包括来自尾穗苋（Amaranthus caudatus L.）的 Ac-AMP2，来自 Pharisnil 的 Pn-AMP，来自杜仲的抗真菌肽 2（EAFP2）和小麦抗微生物肽（WAMPs），通过保守的几丁质结合域来发挥作用。对杜仲种子的保守性检测表明，几丁质结合域由三个环组成，其中包含三个保守的二硫键（Cys1-4、Cys2-5 和 Cys3-6）。Fv-cmp 真菌球蛋白 Gly-Cys 切割位点在这些二硫键结构的外部。来自杜仲的抗真菌肽（EAFP2）是一种由 41 个残基组成的几丁质结合肽，已发现杜仲的抗真菌肽对几种镰刀菌属和其他真菌病原体有效。将 EAFP 进行还原纯化，并进行羧酰胺甲基化，最后用胰蛋白酶消化。胰蛋白酶肽通过反相 HPLC 纯化。使用常规的自动循环程序，在 Applied Biosystem 491 气相测序仪上进行了 Edman 降解。在 APEX™Ⅱ傅里叶变换离子回旋共振质谱仪（Bruker Daltonics）上进行用于肽测序的串联质谱。MS/MS 碎片离子是通过引入 3500 μs 的氩气脉冲和 1 mbar 压力产生的。最后通过 MALDI-TOF 质谱结合 CPY 时间依赖性和浓度依赖性消化序列进行分析。通过 MALDI-TOF 质谱法测定的羧酰胺甲基（CAM）EAFP1 和 EAFP2 的分子质量分别为 4782.4 Da 和 4739.2 Da。CAM-EAFP 的分子质量比天然形式高约 580 Da，表明 EAFP1 和 EAFP2 都含有 10 个半胱氨酸，并含有五对二硫键，用胰蛋白酶消化 CAM-EAFP，然后将所得肽进行分级分离并通过 MALDI-TOF 质谱

进行鉴定，并用于 Edman 降解测序或串联质谱分析。通过 C 端梯形测序分析获得 C 端序列。同时发现 EAFP2 的几丁质结合结构域，表明其具有疏水性，并具有由 N 端 10 个残基和 C 端片段所形成的特征性扇区，这些残基通过独特的二硫键交联，残基 Cys-7 和 Cys-37 形成一种独特的"桥"结构，该结构能够与 Fv-cmp 的裂解位点结合。EAFP2 中额外的二硫键有助于将 4 个带正电荷的残基（Arg-6、Arg-9、Arg-36 和 Arg-40）结合在一起，形成阳离子面，这种阳离子在其他的几丁质酶中没有被发现，为今后解析植物防御病毒侵害机制提供了新的思路。笔者使用真菌蛋白酶 Fv-cmp 作为从纯化蛋白中释放植物Ⅳ类几丁质酶 N 端结构域的工具。将这些肽的化学分析结果与分子建模数据相结合，得到了完整的结构信息，该信息补充了植物Ⅳ类几丁质酶未知的结构域信息。完整的植物Ⅳ类几丁质酶结构描述可能有助于将新颖的具有选择性真菌抗性的植物划为重要的经济作物。

二、杜仲主要化学成分的合成研究

杜仲中的有效成分松脂醇二葡萄糖苷（图 4-3-2）是一种有效的降血压成分。其在美国已经获得政府的批准，作为降血压营养补充剂。Wiberg 等设计了松脂醇二葡萄糖苷的合成途径[14]，在硅胶（MN-Kieselgel Brinkmann）色谱柱上，使用氯仿：甲醇：水作为洗脱液，对杜仲树皮的 95% 乙醇提取物（4.75 kg）进行 4 次连续色谱分离，得到 2.2 g 糖苷，化合物 1：mp 221～230℃；$[\alpha]^{25}$D-27.3°（c 0.54，H_2O）；uv（H_2O）276 nm（ε6750），226（ε21500）。$C_{32}H_4O_{16}$·$4H_2O$：C，50.92；H，6.68. Found；C，51.23；H，6.70。用 β-葡糖苷酶（Sigma）水解化合物 1，得到 2 mol 葡萄糖，用纸色谱法（乙醇：水：正丁醇，1:5:4）表征，并用葡萄糖氧化酶和糖苷配基氧化。化合物 2：mp 158～159℃；分子离子 m/e 358.141 63（理论值为 358.14 110）；发现其 NMR 和红外光谱与松脂醇样品相同。由于化合物 2 没有光学活性，初步判断化合物 1 是由松脂醇通过 β-糖苷键与两个 D-葡萄糖残基连接形成。尽管先前有研究报道了松脂醇的两种化学合成方法，但是这两种方法产量较低，无法达到对松脂醇进行深入药理学评

估所需的量。笔者先前发现丁香脂素醇可通过将丁香脂素与粗制乳油混合或通过 4- 羟基 -3, 5- 二甲氧基肉桂醇与蘑菇状乳糖酶相互作用进行有效制备，但当分别使用松柏苷和松柏醇作为酶系统中的底物时，形成的产物主要是脱氢二环戊醇，并且仅检测到微量的松脂醇。另外，还发现产氯过氧化物酶的微生物 Caldariomyces fumago 可催化松脂醇的二聚化，其通过乙酸丁香酚与乙酸汞的氧化制备松脂醇。当 1 g 松柏醇与 Caldariomyces fumago 反应 16 h 后，产生 115 mg 松脂醇，以及化合物 5。在 Ag_2O 的存在下，松脂醇与 α- 溴乙酰葡萄糖反应，然后经碱水解，最终得到松脂醇二 -β-D- 葡萄糖苷（合成途径参见图 4-3-3）。

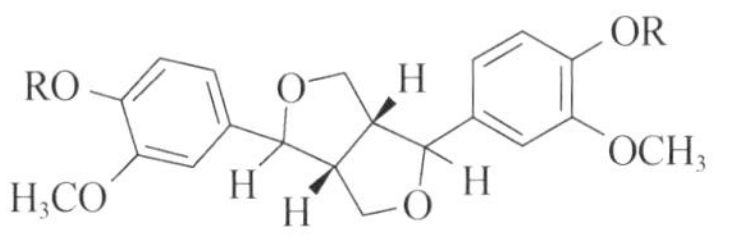

化合物1，R=D-glucose
化合物2，R=H

图 4-3-2　松脂醇二葡萄糖苷结构式
Fig. 4-3-2　Chemical structure of pinoresinol diglucoside

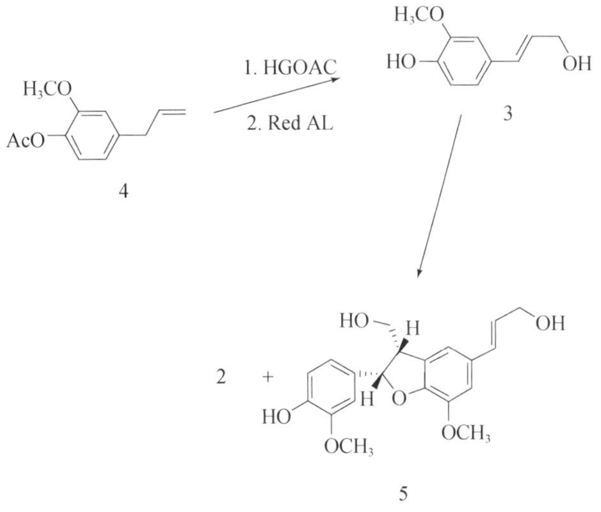

图 4-3-3　松脂醇二葡萄糖苷合成途径
Fig. 4-3-3　Synthetic route of pinoresinol diglucoside

三、杜仲及其成分的基因分析研究

2016 年，美国新泽西州布伦瑞克市 Nextomics 生物科学公司的 Cao 等开展了一项杜仲叶绿体基因组全序列分析研究[15]。由于先前关于杜仲的

DNA 序列研究较少，且对其系统发育解析和物种鉴定仅局限于少数基因，使后续的分析非常困难。因此，利用分子生物学技术对杜仲进行分类分析、物种鉴定和系统发育分析是十分必要的。叶绿体是植物进行光合作用和必要的代谢途径所必需的细胞器。随着高通量测序技术的发展，已完成测序的叶绿体基因组数目迅速增加。在首个羊栖菜叶绿体基因组发表后，NCBI 细胞器基因组资源中已保存了约 678 个完整的叶绿体基因组序列。在被子植物中，叶绿体基因组（长度 120 ～ 160 kb）通常是保守的，并表现出环状结构。大多数叶绿体基因组由四个区域组成，包括两个 20 ～ 28 kb 的反向重复序列，它将基因组的其余部分分成 80 ～ 90 kb 的大单拷贝（LSC）区域和 16 ～ 27 kb 的小单拷贝（SSC）区域。此外，叶绿体基因组通常编码四个核糖体 RNA（ribosomal RNA，rRNA），30 个转运 RNA（transfer RNA，tRNA），以及大约 80 个独特的蛋白质。因此，叶绿体基因组的分析可以提供有关进化和系统发育的重要信息，有助于研究植物间的进化关系和种群遗传学。叶绿体基因组是单倍体，表现出母性遗传，即不进行重组，与线粒体和细胞核基因组相比，叶绿体基因组具有更高的保守性，证明了叶绿体基因组分析的重要性。然而，杜仲的叶绿体基因组序列尚未被阐明。在该项研究中，首次报道了完整的杜仲叶绿体基因组的组装、注释和结构分析。此外，还与其他已知的叶绿体基因组进行了比较分析，以提高对杜仲叶绿体基因组的理解。杜仲的新鲜绿叶采摘于中国神农架并生长在河南郑州非木材研究与开发中心（113°41′37″E，34°46′23″N），是一颗成熟植株。用 DNeasy Plant Mini 试剂盒从 5 g 叶片中提取基因组 DNA。约 5 mg 纯化 DNA 用于构建数据库，并由测序服务提供商使用 PacBio RS Ⅱ 平台（美国太平洋生物科学公司）进行测序。对于基因组组装和注释分析，所有获得的核苷酸序列均用 BLASTR 程序针对 GenBank 叶绿体基因组数据进行杜仲基因组序列识别。因为在叶绿体 DNA 中有细胞核和线粒体 DNA 的污染，因此所有的片段都需进行过滤，并通过 SMRT Analysis 2.1 分析纠正。过滤后的序列使用 Celera Assembler 8.1 版进行组装，并用 bwa-0.7.3 a 将片段与组装后的序列进行纠正。利用 Dual Organellar GenoMe Annotator

对基因组进行注释，手动校正启动密码子、终止密码子及内含子/外显子的界限，以将叶绿体基因组序列的基因预测与 GenBank 和叶绿体基因组数据库匹配。tRNAscan-SE 被用来确证 tRNA 的边界。为了获得高质量的完整叶绿体基因组序列，避免同聚物的装配错误（焦磷酸测序技术的特点），笔者根据叶绿体基因组初步装配的序列设计了 111 对引物，覆盖几乎所有的叶绿体基因组。通过对扩增的 PCR 产物直接测序，最终确认杜仲叶绿体 DNA 序列。mVISTA 和 Mauve 软件可比较不同叶绿体基因组之间的相似性。突变事件的比例计算为（NS+ID）/L×100，其中 NS 为核苷酸替换的数量，ID 为插入和删除的数量，L 为对齐的序列长度。此外，对杜仲、芝麻、齐墩果、拟南芥和烟草的反向重复序列（IR）扩张/收缩区域进行了对比。利用 REPuter 对重复序列进行了识别和定位，包括具有至少 8 bp 的直接（正向）重复序列、反向（回文）序列、颠倒序列和互补序列，序列识别率达 90% 以上。简单序列重复（SSR）的分布（单-、双-、三-、四-、五-和碱基重复）使用 MISA 进行预测。根据 36 个蛋白编码基因进行系统发育分析，包括 *atpA*、*atpB*、*atpE*、*atpF*、*atpH*、*atpI*、*petA*、*petB*、*petG*、*petN*、*psaA*、*psaB*、*psaI*、*psaJ*、*psbC*、*psbD*、*psbE*、*psbH*、*psbJ*、*psbK*、*psbM*、*psbN*、*psbT*、*rbcL*、*rpl14*、*rpl2*、*rpl20*、*rpoB*、*rpoC2*、*rps11*、*rps14*、*rps3*、*rps4*、*rps7*、*rps8* 和 *ycf3*，来源于 49 种被子植物。这 36 个基因通常存在于所有 49 个叶绿体基因组中。利用最大似然法（ML）和最大简约法（MP）推断其进化史。使用 MAFFT 手动调整对齐，使用 PAUP*4.10 进行 MP 分析，ML 分析采用 PhyML 3.0 版。提取后的杜仲基因组 DNA 通过 PacBio RS II 系统进行测序，共生成 63 089 个经过质量过滤的序列读取，平均读取长度为 5817 bp，表示 367 mb 的序列数据，覆盖总基因组 DNA 的 4.1%。对这些经过质量过滤的碱基序列进行了校正，共 489 条序列被组装成长度为 13 288 bp 的 N50 序列和一累计长度 431 364 bp、覆盖了 25 倍于杜仲的叶绿体基因组，具有较高的序列覆盖度，可以产生高精度的一致性序列。为了给杜仲叶绿体基因组提供准确的序列，笔者进行了 Sanger 测序以确定准确的序列。将 PCR 扩增得到的高质量序列进行组装，并与初始组装的基因组进行比较。结果表明，纠正了序列错误后，所有序列都是有效的。由此获得了最终的杜仲叶绿体基因组序列（图 4-3-4，彩图 4-3-4）。杜仲叶绿体基因组为典型的环状双链，DNA 分子的长度为 163 341 bp，其环状四方结构与绝大多数被子植物相似，其中一对 IR 区域（31 300 bp）被一个 SSC 区域（14 149 bp）和一个 LSC 区域（86 592 bp）隔开。共得到 138 个功能基因，其中包括 115 个独特基因，分别为 80 个蛋白编码基因、31 个 tRNA 基因和 4 个 rRNA 基因。所有 4 个 rRNA 基因、7 个 tRNA 基因和 9 个蛋白编码基因在 IR 中重复。蛋白质编码基因、tRNA 和 rRNA 基因、内含子和基因间间隔的长度（IGS）分别为 84 918 bp、2922 bp、9052 bp、11 474 bp 和 55 496 bp，分别占质体基因组的 51.99%、1.79%、5.54%、7.02% 和 33.98%，与其他质体基因组相似。结果表明，大叶藻质体基因组的总 GC 含量为 38.34%。A、T、G、C 含量分别为 30.87%、30.80%、19.17% 和 19.17%。总体上，蛋白质编码区和内含子的 GC 含量较高（38.98% 和 38.53%），而 tRNA 和 rRNA 基因 GC 值较高（55.23% 和 55.77%）。杜仲叶绿体基因组有 11 个不同的内含子基因，其中只有 3 个是 tRNA 基因。除 *ycf3* 含有两个内含子外，大多数基因都有一个内含子，最大的内含子位于 *ndhA*（1182 bp），*trnL-*

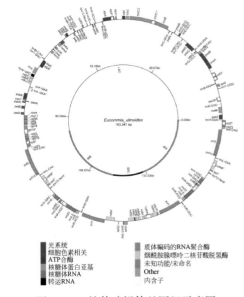

图 4-3-4 杜仲叶绿体基因组示意图

Fig. 4-3-4 Schematic diagram of the chloroplast genome in *Eucommia ulmoides* leaves

UAA 内含子最小（498 bp）。此外，与芝麻相似，*rps12* 是反式剪接的，具有独特的分裂方式，5′端位于 LSC 区域，3′端位于 IR 区域，有两个副本。利用 REPuter 软件分析杜仲叶绿体基因组的重复序列，共鉴定出 50 个重复序列，每个重复单元至少有 15 个 bp，序列一致性达 90% 以上。这些重复包括 28 个正向重复、3 个反向重复、1 个互补重复和 18 个回文重复序列，这些重复序列大部分集中在 IGS 中，3 个重复长度为 20～30 bp，23 个重复长度为 31～40 bp，5 个重复长度为 41～50 bp，8 个重复长度为 51～60 bp，2 个重复长度为 61～70 bp，4 个重复长度为 71～80 bp，1 个重复长度为 91 bp。正向重复、反向重复、互补重复和回文重复的长度分别为 28～173 bp、31～45 bp、32 bp 和 28～12 931 bp。反向重复序列占重复的百分比最高（高达 96.61%）。随后，研究人员对杜仲叶绿体基因组 SSR 位点的分布进行了分析。共有 29 个 SSR 位点来自杜仲叶绿体基因组，包括 25 个单核苷酸（86.21%），三种二核苷酸（10.34%）和一种复杂 SSR 位点（3.45%）。29 个重复单元中有 27 个为 A 型或 T 型，只有一个 G 型均聚物位点。这些 SSR 位点提高了杜仲叶绿体基因组的 AT 丰富度。单核苷酸重复数为 10～15 个。杜仲的基因组与芝麻和齐墩果的基因组相似，而与单子叶植物（如小麦和玉米）的基因组有相当大的差异。在编码序列中观察到杜仲和桃叶珊瑚之间的低水平突变，这些基因中有 76% 的序列多样性低于 10%。与桃叶珊瑚叶绿体基因组相比，*ycf15* 和 *ycf68* 基因相对保守，*ycf15* 和 *ycf68* 基因为杜仲所特有。通过比较杜仲和芝麻的序列，共发现 172 个插入缺失位点，编码区有 83 个，IGS 有 82 个，内含子区域有 7 个。同样地，杜仲和烟草的比较中，共发现 171 个插入缺失位点，包括编码区的 81 个、IGS 的 82 个和内含子区域的 8 个。最后，笔者对来自 49 个完整叶绿体基因组序列的 36 个蛋白编码基因用 MP 和 ML 进行系统发育分析。结果表明，杜仲与桃叶珊瑚同属绞木目，与龙胆目和茄科有相近关系。这两个绞木目的物种被聚类归入菊目，并被放入 I 类真菊分支，这与被子植物系统发育群树的分类系统几乎相同。总之，这项研究报道了杜仲叶绿体基因组序列，对进一步研究杜仲的系统发育和进化具有参考价值。

此外，美国农业部农业研究局南部区域研究中心的 Cao 分析了杜仲中参与糖酵解过程的蛋白酶，以及确认影响 α- 亚麻酸（α-Linolenic acid，ALA）生成的基因[16]。糖酵解提供细胞能量和其他生物合成过程的中间体，然而关于杜仲中糖酵解途径的分子基础还未可知。本研究的目的是鉴定杜仲中与糖酵解代谢有关的新基因，并分析所选基因的表达模式。基于 Illumina 平台的转录组测序在四个 cDNA 文库中初步筛选出了 96 469 个单基因，并最终确定了涉及编码糖酵解途径的 24 个蛋白家族的 120 个单基因序列。通过使用 qPCR 对杜仲 RNA 进行分析，确认了糖酵解途径中 10 个编码关键酶的基因序列。qPCR 数据与转录组分析中所确定的基因表达非常一致。这项研究确定了一套全面的糖酵解代谢基因，并提出了几种糖酵解基因可能在杜仲 ALA 的积累中起关键作用。杜仲选自两种优良的品种，华中 6 号（ALA 含量较低），华中 10 号（ALA 含量较高），在开花后的 70 天、88 天、106 天、124 天、142 天和 160 天（DAF），分别收集种子。除去种皮后，将籽粒包裹在铝箔中，并立即转移至液氮中保存。其中，鉴定出 120 个基因参与杜仲的糖酵解途径。它编码 24 个蛋白质家族，包括烯醇酶、果糖二磷酸醛缩酶、6- 磷酸葡萄糖 1- 表异构酶、6- 磷酸葡萄糖异构酶、3- 磷酸甘油醛脱氢酶、己糖激酶、6- 磷酸果糖激酶 1、磷酸甘油酸激酶、丙酮酸激酶和磷酸三糖异构酶。在天数较靠前的杜仲种子中，糖酵解基因的表达水平通常高于天数较靠后的杜仲种子，并表明高 ALA 品种中的几个基因可能是杜仲中 ALA 积累的关键。在两两比较中确定了这四个样本之间的表达差异：S1 与 S2（低 ALA 品种，70 DAF 对 160 DAF），S3 与 S4（高 ALA 品种，70 DAF 对 160 DAF），S1 与 S3（70 DAF，低 ALA 品种对高 ALA 品种）和 S2 与 S4（160 DAF，低 ALA 品种对高 ALA 品种）。在 S1（70 DAF）与 S2（160 DAF）的比较中，有 3207 个基因表达不同，包括在低 ALA 品种中，上调 1275 个基因，下调 1932 个基因。在 S3（70 DAF）与 S4（160 DAF）的比较中，高 ALA 品种的发育中有 42 个上调的基因和 5406 个下调的单基因。在 S1 与 S3 比较中的 4259 个差异表达单基因中，在两个品种之间的 70 DAF 籽粒中，有 4209 个基因被上调，而 50 个基因被下调。最后，在 S2 与 S4 的比较中，两个品种之间的 160 DAF 种子中有 649 个上调的基因和 585 个下调的基因。在来自高 ALA 品种的 70 DAF 样品中，14 个基因的表达量比低 ALA 品种更高（2 个 *ENO*，3 个 *GAPDH*，2 个 *GPI*，*LDH*，*PDH*，*PGAM*，*PFK*，*PGK* 和 2 个 *TPI*），只有两个基因的表达量较低（*AEP* 和 *GAPDH*）。在两个品种之间的 160DAF 样品中获得了相似的结果，13 种基因的表达更高（2 个 *ADH*，*AEP*，2 个 *ENO*，*GAPN*，2 个 *GPI*，3 个 *PGK*，*PGAM* 和 *TPI*），只有 9 个基因表达较低（*ADH*，*FBA*，3 个 *GAPDH*，*GAPN*，*GPI*，*HXK* 和 *PGAM*）。该研究通过对差异基因及差异代谢酶的筛选，最终确定了参与糖酵解过程的 24 个蛋白家族，以及可能影响 ALA 代谢和糖酵解的基因。

综上所述，欧美学者对杜仲的化学及相关基因表达的研究做出的贡献涉及杜仲中绿原酸和黄酮类成分的分离、抗氧化成分的提取、环烯醚萜类化合物和几丁质酶类的结构鉴定、木质素类化合物的合成、杜仲叶绿体基因组序列及影响 ALA 代谢和糖酵解的基因表达等。这些研究有助于在物质基础层面进一步阐释杜仲的药理作用，推动杜仲作为药物或食品添加剂等的应用，同时反映出杜仲作为一种成分丰富、药效广泛的中药已得到国内外广大学者的重视。

第二节　欧美的杜仲药理作用研究

据古代医药典籍记载，人们对杜仲的认识和使用至少已有 2000 多年的历史。我国最早一部药学专著《神农本草经》记载：杜仲主腰膝痛，补中益精气，坚筋骨，强志，除阴下痒湿，小便余沥。久服轻身耐老；《名医别录》记载："杜仲味甘，温，无毒。主治脚中酸疼痛，不欲践地"；《本草纲目》中记载："杜仲润肝燥，补肝虚，发昔人所未发也。盖肝主筋，肾主骨，肾充则骨强，肝充则筋健，屈伸利用，皆属于筋。杜仲色紫而润，味甘微辛，其气温平，甘温能补，微辛能润，故能入肝而补肾，子能令母实也[17, 18]"。现代药理研究发现，杜仲及其活性成分具有降血压、降血脂、降血糖、调节骨代谢、改善中枢神经系统功能、抗氧化、抗疲劳、抗衰老及抗肿瘤等多种药理作用[7, 19]，对于骨质疏松症、骨折和关节疾病、更年期综合征、健忘、腰痛、坐骨神经痛、膝盖痛、肾功能不全、恶性肿瘤、心血管系统疾病、免疫系统疾病等都具有较好的治疗作用[20-22]。其中，最早引起欧美科学家关注的是杜仲的降血压和抗氧化作用。另外，随着对杜仲药理研究的深入，杜仲作为营养补充剂在欧美国家开始使用，也逐渐开展了含有杜仲复方的药理研究。本节主要概述杜仲在欧美的药理研究及其应用。

一、杜仲降血压作用的研究

近年欧美国家引种了大量杜仲，且当地的医药学专家（尤其是俄罗斯）比较重视天然植物资源的开发和利用，使用天然植物性药剂的比重较大，同时还设有专门的研究机构。因此，这些国家对杜仲药性及药理作用的研究也随之展开。其中研究应用最广泛的是其降血压作用。1948 ～ 1951 年，俄罗斯学者用杜仲提取液做药理实验，证明其具有双向调节血压功能，对高血压患者具有显著且持久的降血压作用，而对低血压患者具有升高血压的功能，这种血压调节方式是其他化学药品不可替代的。俄罗斯学者在对 100 余位高血压患者进行的临床治疗中也取得了满意的效果。1955 年，在彼得格勒召开了首次国际杜仲药理学研究学术讨论会，这是杜仲研究史上第一次国际杜仲学术会。在这次学术大会上正式公布了杜仲降血压的研究成果[2,23]，引起了科学家们的极大兴趣和重视。

美国科学家第一次对杜仲的药效研究是在 1976 年，美国威斯康星大学教授在俄罗斯研究的基础上，再次通过实验证实杜仲确有调节血压作用，并从杜仲植物中发现调节血压的天然活性物质（有效成分）是松脂醇二葡萄糖苷[14]。继而美国多所大学也相继对杜仲药理作用进行了研究，哈佛大学的 Hu SY 教授认为，杜仲是一种无毒副作用的天然降压药物[24]；夏威夷大学的姚香雄教授认为杜仲是最温且安全的降压药物，它对于不同病因引起的高血压都有效，且降压和缓安全，效果持久，不会引起血压急降，不易产生停药反应且几乎没有任何副作用。此外，姚香雄教授建议高血压患者平时可经常性饮用杜仲水煎剂，这有助于血压平稳下降。另外服用降压药的同时附加杜仲剂，也会让血压稳定，并通过增强肾上腺皮质功能，激发机体免疫功能，进而提高机体整体免疫水平[25]。1994年，美国国会通过了《膳食补充剂健康及教育法案》，可将天然植物及其提取物作为营养补充剂。这是美国有史以来第一次使用法律条文肯定天然植物在维持人类健康中的地位，也说明杜仲作为降血压营养补充剂获得政府的认可。

之后研究者进一步研究了杜仲降血压的机制。加拿大麦克马斯特大学医学科学院Kwan CY等研究了杜仲叶、杜仲树皮水提取物及杜仲叶甲醇提取物对内皮功能完整或缺失的离体大鼠主动脉的影响[26]。使用来自中国的15年以上杜仲树的生树皮和叶10 kg切碎后用50%甲醇20 L回流提取3次，并采用溶剂提取法制备得到杜仲叶、杜仲树皮水提物和杜仲叶甲醇提取物。杜仲叶和树皮水提取物分别溶解在蒸馏水中；杜仲叶甲醇提取物溶解在4%的二甲基亚砜中。将体重250～300 g的雄性Sprague-Dawley（SD）大鼠腹腔注射50 mg/kg戊巴比妥钠麻醉，并颈动脉放血处死。立即分离胸主动脉并制备主动脉环，悬挂于水浴槽中，并连接于张力传感器。水浴槽含有5ml Krebs溶液（包括NaCl 115.5 mmol/L，KCl 4.6 mmol/L，MgSO₄ 1.2 mmol/L，NaH₂PO₄ 1.2 mmol/L，CaCl₂ 2.5 mmol/L，NaHCO₃ 2.2 mmol/L和D-葡萄糖11.1 mmol/L），并通有95% O₂和5% CO₂，使pH保持在7.4，温度维持在37℃。将主动脉环逐渐拉伸至2.0 g的基础张力，并使其至少平衡90 min，在此期间，每15 min用预热并充氧的Krebs溶液代替浴液。实验前先用60 mmol/L KCl反复刺激以测试主动脉环收缩力，然后用预热并充氧的Krebs溶液冲洗数次，直至肌肉张力恢复至基础水平。将一半数量的主动脉环与100 μg/ml的皂苷孵育20 min以除去内皮活性。通过在预先加有1 μmol/L去氧肾上腺素（PE）的主动脉环中观察卡巴胆碱（3 μmol/L）引起的肌肉松弛是否存在来验证功能性内皮是否被去除。在水浴槽中加入1 μmol/L去氧肾上腺素，以建立持续稳定的主动脉环收缩模型，在此模型上分别逐渐添加杜仲叶水提取物、杜仲树皮水提取物或杜仲叶甲醇提取物（使终浓度分别为0mg/ml、0.4 mg/ml、0.8 mg/ml、1.2 mg/ml、1.6 mg/ml）以

检测药物作用。结果发现，杜仲叶和皮的水提取物均在内皮完整的动脉环中产生浓度依赖性的血管舒张效果，但在内皮剥落的动脉环中则不会产生作用；而杜仲叶甲醇提取物在内皮完整或内皮剥落的血管中均引起了较小的松弛。结果表明，杜仲叶和树皮水提取物的舒张血管作用主要是内皮依赖性的。另外，研究者进一步研究了该内皮依赖性血管舒张作用是否涉及内皮细胞产生的一氧化氮（NO）。在应用1 μmol/L去氧肾上腺素之前，将内皮完整的主动脉环暴露于100 μmol/L N-硝基-L-精氨酸甲酯盐酸盐（L-NAME，一种NO合酶抑制剂）或10 μmol/L鸟苷酸环化酶抑制剂（MB）刺激20 min。在制备去氧肾上腺素刺激的主动脉环持续收缩模型后，将杜仲提取物添加到浴液中。结果发现，杜仲叶和皮的水提取物对于经L-NAME和MB预处理的主动脉环的松弛作用显著减弱或消失。由于前期研究显示杜仲皮水煎剂可抑制乙酰胆碱诱导的大鼠子宫肌层的体外收缩，研究者进一步推测，杜仲叶和皮的水提取物可能含有胆碱能生物碱，包括乙酰胆碱或相关化合物，它们通过激活内皮毒蕈碱受体引起内皮依赖性舒张。因此，研究者使用毒蕈碱受体拮抗剂阿托品来测试这种可能性。结果显示，在1 μmol/L去氧肾上腺素引起的收缩的平台期应用3 μmol/L卡巴胆碱会立即引起松弛，随后使用1 μmol/L阿托品抑制了内皮对卡巴胆碱的舒张，从而使收缩迅速恢复。然而，在添加1 mg/ml杜仲叶或树皮水提取物而诱导血管松弛后，使用1 μmol/L阿托品未能恢复血管收缩。然而浓度依赖性地加入四乙胺（TEA，1～5 mmol/L）后，却抑制了杜仲提取物对于血管的松弛作用并完全恢复了这些主动脉环的收缩。该结果表明，由于杜仲提取物引起的内皮依赖性血管舒张不是通过内皮毒蕈碱受体介导的，而是涉及K⁺通道的激活。总之，这项研究首次揭示了杜仲叶和树皮的水溶性提取物可引起内皮依赖性的NO介导的血管舒张作用，并且这种血管舒张作用可能涉及K⁺通道的激活。此外，该研究团队还发现，杜仲树皮提取物诱导的内皮依赖性血管舒张活性也可在较小的肌肉动脉中观察到，如大鼠肠系膜动脉中。将大鼠处死后分离出其肠系膜动脉，去除肠系膜动脉周围的脂肪和结缔组织，将肠系膜动脉由远端到近端切成宽

2～3 mm 的动脉环，并采用如上大鼠胸主动脉环同样的条件进行前处理。在 0.01～10 μmol/L 的浓度范围内，肠系膜动脉对卡巴胆碱的响应程度与大鼠主动脉相当，并且如果用皂苷对它们进行去内皮化，则这些血管都不会被卡巴胆碱松弛。当使用 300 μmol/L L-NAME 预处理组织以阻断内皮 NO 的酶促形成时，在肠系膜动脉环中仅显示出 L-NAME 对卡巴胆碱诱导的血管松弛反应的部分抑制，且远端的抑制比近端的抑制作用小。而在主动脉中，L-NAME 完全抑制了卡巴胆碱引起的血管松弛。这表明在卡巴胆碱存在的情况下，耐 L-NAME 的血管松弛可能是由于血管中释放了 NO 以外的松弛因子，可能是内皮衍生的超极化因子（EDHF）。这一假设通过后续实验得到了验证：使用 L-NAME（300 μmol/L）和 KCl（15～20 mmol/L）对组织进行共同预孵育，以评估 NO 引起的舒张作用，在校正 NO 引起的反应后，剩余的反应用于评估 EDHF 所产生的影响。结果显示，在大鼠主动脉和肠系膜动脉中单独添加 15～20 mmol/L KCl 几乎不引起静息张力的升高。而 300 μmol/L L-NAME 与 15～20 mmol/L KCl 共同预孵育完全阻断了仅存在 L-NAME 时卡巴胆碱对动脉的松弛作用，这种作用在大鼠肠系膜动脉的远端最明显。然而，杜仲树皮提取物（0.4 mg/ml、0.8 mg/ml、1.2 mg/ml）对肠系膜动脉的松弛作用与卡巴胆碱的作用水平相当，杜仲树皮提取物和 100 μmol/L L-NAME 和去氧肾上腺素一起预孵育会导致血管收缩作用增强，这比将组织单独与 100 μmol/L L-NAME 或去氧肾上腺素预孵育时的收缩作用显著。该结果表明，当存在杜仲树皮提取物时，去氧肾上腺素诱导的血管收缩不受内源性 L-NAME 的抑制。将 L-NAME 浓度增加到 300 μmol/L 并不能进一步提高血管收缩率。因此，在过量 L-NAME 存在的条件下，杜仲提取物显示的收缩减少部分可能是由于 NO 以外的松弛因子的作用。此外，杜仲提取物对主动脉、肠系膜动脉近端及远端的抗 L-NAME 作用存在明显的定量差异。这些结果表明，杜仲提取物诱导的内皮依赖性血管舒张涉及肠系膜动脉中 NO 和 EDHF 的浓度依赖性释放，而肠系膜动脉的远端对 L-NAME 最不敏感，并且 300 μmol/L L-NAME 和 15～20 mmol/L KCl 的共同预孵育可以完全消除杜仲树皮提取物残留的血管松弛作用。总之，该研究发现杜仲树皮提取物诱导的小动脉内皮依赖性血管舒张是由 NO 和内皮衍生的超极化因子介导的[27]。上述发现也为杜仲叶和树皮的使用及其药理作用研究提供了一定的基础，为阐释杜仲作为中国传统中草药治疗高血压疾病的作用机制提供参考依据。

另外，路易斯安那州立大学病理生物科学系 Cynthia L 等的研究进一步证实了杜仲提取物治疗高血压的安全性和有效性[28]。该研究使用的杜仲树皮提取物制备方法能够最大程度地提取出松脂醇二葡萄糖苷（杜仲抗高血压活性成分），其具体步骤如下：将从中国河南省洛阳市购得的杜仲树皮清洗干净，研磨后过 6 mm 筛，并在室温下连续搅拌加 60% 甲醇水溶液（1 : 10 w/v）萃取 72 h，旋转蒸发仪减压除去所得的粗提物有机溶剂。将所得的水提取物通过氯仿进行液相萃取，然后在包含 C_{18} 吸附剂材料的柱中进行固相萃取。保留含有松脂醇二葡萄糖苷的馏分（约占原始原料树皮的 3% w/w），并冷冻干燥成粉末。通过高效液相色谱法（HPLC）分析，结果表明该样品含有 8% 松脂醇二葡萄糖苷。为检测大鼠对杜仲提取物的最大耐受剂量（maximum tolerated dose, MTD），将杜仲粉状提取物溶解在无菌去离子水中，以不同剂量（200 mg/kg、400 mg/kg、800 mg/kg、1200 mg/kg 溶液）灌胃给予大鼠，评估各剂量组大鼠毒性迹象，包括弯腰姿势、毛发粗糙程度和反应性降低程度。给药 48 h 后处死大鼠，尸检结果表明，所有剂量组的大鼠均未观察到杜仲的毒副作用迹象，且未出现组织学损伤。因此，大鼠对杜仲提取物的最大耐受剂量仅受提取物溶解度的限制，在此实验中为 1200 mg/kg。此外，该研究观察了杜仲提取物对大鼠的亚急性毒性。将以无菌去离子水作为赋形剂的杜仲提取物按照不同剂量（0 mg/kg、200 mg/kg、600 mg/kg、1200 mg/kg）灌胃给予 4～7 周龄的 SD 大鼠，每天 1 次，共 28 天，每天评估动物的毒性迹象。在第 29 天，大鼠称重，麻醉，心脏穿刺术放血，分离血清进行血清化学分析，检测相应临床化学特征。测量的分析物包括血清葡萄糖、丙氨酸氨基转移酶（ALT）、碱性磷酸酶（AP）、肌酐磷酸激酶（CPK）和血尿素氮（BUN），并进行尸检，检查主要器官组织形态及病理状况。结果发现，杜仲提取物会抑制大鼠体重的增加，这可能是由于其中某些化合物对宿主代谢方面的直接毒性作用或间接作用（如食欲降低）。但在该实验中未观察到杜仲提取物引起组织病理学损害的临床体征，且血清化学分析结果显示，治疗组的血清分析物平均值均在正常范围内，并且与临床标准值均无显著差异，表明 200 mg/kg、600 mg/kg 或 1200 mg/kg 剂量的杜仲提取物对于大鼠未显示明显的亚急性毒性。最后，笔者进一步研究了不同剂量杜仲树皮提取物（200 mg/kg，600 mg/kg，1200 mg/kg）对于原发性高血压大鼠的降压作用，使用卡托普利作为阳性对照药（给药开始于杜仲提取物及其他组之前的 7 天），在给药前一天和给予杜仲树皮提取物或卡托普利后 1 h、2 h 和 3 h 及第 8 天、第 15 天、第 22 天测量收缩压，并且每天观察大鼠并每周称重。在第 23 天（雄性）或第 30 天（雌性）处死大鼠，心脏采血，尸检。结果发现绝大多数大鼠对于杜仲提取物具有良好的耐受性，在实验过程中没有观察到毒性症状。大鼠肾脏结构的改变与高血压一致，与给药无关；还发现杜仲树皮提取物降低血压的最小有效剂量是 600 mg/kg。从提取物给药的第 8 天开始，以 600 mg/kg 和 1200 mg/kg 给药的提取物在 3 h 内使雄性大鼠的血压分别平均下降 31 mmHg 和 28 mmHg，并持续到第 22 天。在治疗的 1 h 内，血压降低的趋势普遍明显，而在治疗的 2 h 内可检测到明显的血压降低。且舒张压的下降是线性的，以每小时约 10 mmHg 的速率发生。除第 15 天外，200 mg/kg 的低剂量治疗后不会导致血压下降。与雄性大鼠的观察结果相反，雌性大鼠的血压直到给药的第 8 天才观察到杜仲树皮提取物的临床效果。总之，这项研究证实，杜仲树皮提取物没有毒副作用且可以有效降低原发性高血压大鼠的收缩压，600 mg/kg 的中等剂量是最小有效剂量，且大鼠对药物的 MTD 为 1200 mg/kg。这项研究为杜仲树皮提取物的临床应用于高血压治疗提供了参考依据。

全国高血压预防、检测、评估和治疗联合委员会第七次报告（JNC 7）定义了一个新类别，称为"高血压前期"，即收缩压为 120～139 mmHg，舒张压为 80～89 mmHg。该报告建议应该对这类人的饮食和生活方式进行调整。杜仲在亚洲文化中可作为一种茶饮，因此可以将其视为食物或饮食中的草药补品，以维持高血压前期人群的健康血压。基于此背景，路易斯安那州立大学彭宁顿生物医学研究中心的 Greenway F 等对杜仲树皮提取物治疗高血压的安全性和有效性进行了临床试验[29]。这项研究评估含 8% 松脂醇二葡萄糖苷的杜仲含水树皮提取物对受试人群降血压的作用，并探索了其可能的作用机制。首先，将血压在 120～160 mmHg/80～100 mmHg 的 24 名健康成人受试者随机分为安慰剂组和杜仲提取物 500 mg 组，每日 3 次，共 8 周。在基线和试验过程中检测受试者的体重和脉搏，并且定期使用 24 h 动态血压自动监测仪检测血压。在杜仲树皮提取物疗效的中期试验中发现，与安慰剂组相比，杜仲组的平均 24 h 动态血压均有显著降低，收缩压和舒张压分别下降了 3.2 mmHg 和 1.2 mmHg，而安慰剂组收缩压和舒张压分别上升了 2.0 mmHg 和 3.3 mmHg。试验结束时，组间无统计学意义。结果表明，杜仲提取物在 500 mg 的剂量刚好达到疗效阈值。此外，杜仲组和安慰剂组的心率没有显著差异，但杜仲组受试者在清醒时脉搏有降低的趋势，提示杜仲具有 β-肾上腺素阻断作用。其次，研究者使用杜仲提取物 1 g 的剂量，每天 2 次，共 3 周，进行第二次临床试验。杜仲组的起始血压为 137 mmHg/87 mmHg，安慰剂组为 136 mmHg/89 mmHg，组间差异无统计学意义。而给药后，24 h 动态血压监测结果显示，杜仲组的收缩压平均降低 3.6 mmHg，而安慰剂组平均升高 3.7 mmHg；杜仲组舒张压平均降低 0.9 mmHg，安慰剂组中舒张压平均升高 2.0 mmHg。尽管杜仲组与安慰剂组之间的舒张压差异显著，但杜仲组中舒张压的实际降低较基线水平无统计学意义。综合以上临床试验结果，表明服用杜仲树皮提取物可作为高血压前期人群的营养保健干预措施予以考虑。随后，研究者进一步采用 10^{-7} mol/L 异丙肾上腺素诱导的人脂肪细胞模型，以甘油生成作为脂解的量度，考察了杜仲树皮提取物对异丙肾上腺素刺激的脂解作用的影响。结果显示，10^{-7} mol/L 异丙肾上腺素能刺激脂肪分解，甘油生成量为缓冲液对照的（2.67±0.0066）倍，而向异丙肾上腺素中添加 10^{-4} mol/L 的普萘洛尔可使脂解作用降至缓冲液对照的（1.06±0.00273）倍；向异丙肾上腺素中添加杜仲树皮提取物可使脂解作用降至缓冲液对照组的（1.4±0.2081）倍。这表明杜仲树皮提取物类似普萘洛尔，具有 β-肾上腺素能阻滞作用。总之，该项研究表明杜仲树皮提取物可适度降低血压，并具有 β-肾上腺素能阻断活性，对于高血压前期，杜仲可能是一种合适的营养保健品。

二、杜仲抗炎抗氧化作用的研究

近几年有研究显示杜仲及其有效成分除了具有降血压作用外，还具有较好的抗氧化活性。美国加利福尼亚大学欧文分校动物科学系袁代秀等使用敌草快诱导的仔猪模型对杜仲黄酮的抗氧化、抗炎作用进行了研究[30,31]。首先提取杜仲叶黄酮：将杜仲叶干燥后粉碎成细粉，放入锥形瓶中，使用65%乙醇、50℃超声萃取30 min，提取2次，合并滤液，旋转蒸发仪在70℃下真空浓缩滤液，石油醚浸渍脱脂，然后使用大孔树脂，以蒸馏水冲洗色谱柱进行纯化，静置2 h。将馏分用90%乙醇洗脱2 h，然后依次浓缩，用异丙醇洗涤两次，过滤，浓缩并冻干。以芦丁为标准品，采用紫外分光光度法测定分析，杜仲叶提取物中总黄酮含量为83.61%。在第21天断乳的96只仔猪被随机分配，接受3种不同的治疗方法，包括基础饮食、基础饮食＋敌草快和100 mg/kg杜仲叶提取物饮食＋敌草快，基础饮食及日粮的配方满足断奶仔猪的营养要求。经过7天的适应期后，每天在8：00、13：00和18：00分别给仔猪喂3次饲料，持续21天。每周对所有仔猪称重，在整个实验中计算其每日增重，每日饲料摄入量，以及增重与饲料的比值。在第7天，基础饮食＋敌草快和杜仲叶粉末饮食＋敌草快处理的仔猪腹腔注射敌草快8 mg/kg，而基础饮食的仔猪接受相同体积的灭菌生理盐水。第14天和第21天，上午喂食后2小时从仔猪颈静脉无菌采血，离心制备血清样品，收集空肠、回肠、升结肠和降结肠处肠道样本，并固定在4%甲醛中进行形态分析和组织病理学评分。前结肠和后结肠组织进行髓过氧化物酶（MPO）活性分析。研究使用的模型是已广泛使用的由敌草快诱导的氧化应激仔猪模型，由于敌草快会损害动物的生长性能和养分利用，提高血清丙二醛（MDA）含量，抑制超氧化物歧化

酶（SOD）、谷胱甘肽过氧化物酶（GSH-Px）、氧化氢酶（CAT）的活性，降低总抗氧化力（T-AOC），进而破坏了机体内的氧化平衡。此外，目前血清细胞因子浓度，肠道组织病理学分级和MPO活性的结果表明，敌草快加剧了断乳仔猪的炎症反应。研究结果显示，基础饮食＋敌草快处理的仔猪体重比基础饮食和杜仲粉末饮食＋敌草快的仔猪体重轻。与基础饮食组相比，敌草快刺激减少了仔猪平均日增重、第14～21天的平均每日饲料摄入量，以及第14～21天增重与饲料比。然而，杜仲提取物饮食＋敌草快处理的仔猪第14～21天平均日增重、第7～14天和第14～21天平均每日饲料摄入量，以及第7～14天增重与饲料比均较基础饮食＋敌草快处理组显著增加。此外，杜仲叶粉末可显著降低敌草快处理后仔猪血清中促炎细胞因子IL-1β、IL-6、IL-8、IL-10、IL-12、粒细胞巨噬细胞刺激因子（GM-CSF）、TNF-α和IFN-γ的浓度而增加IL-4和转化生长因子-β1（TGF-β1）的浓度，表明杜仲提取物可在一定程度上抑制敌草快引起的炎症反应。另外，补充杜仲提取物的饮食可以增加百草枯处理的仔猪SOD、谷胱甘肽过氧化物酶（GSH-Px）、CAT等抗氧化酶水平来中和活性氧自由基（ROS），从而在第一道防线上发挥抗氧化作用；另外，敌草快会增加仔猪升结肠和降结肠的髓过氧化物酶（MPO）活性，而补充杜仲提取物饮食降低了后结肠的MPO活性。病理学分析结果显示，敌草快可降低仔猪空肠和回肠绒毛高度及隐窝深度，但膳食补充杜仲提取物可逆转这一作用，使空肠和回肠绒毛高度及隐窝深度显著增加。总之，从杜仲叶中提取的黄酮对于敌草快诱导的仔猪具有显著抗氧化活性和抗炎作用，膳食补充杜仲叶提取物可以缓解仔猪生长过程中的生长性能损害、氧化应激、炎症反应和肠道损伤症状，这些发现为杜仲在仔猪生长中的应用提供了参考依据。

随后，加利福尼亚大学戴维斯分校动物科学系研究人员进一步研究了杜仲叶提取物总黄酮减轻仔猪氧化应激及肠道损伤的可能靶标及作用机制，发现Keap1-Nrf2信号通路可能参与其中[32]。NF-E2相关因子2（nuclear factor erythroid2-related factor，Nrf2）是氧化应激反应中的关键因子，胃肠道中具有高表达，在介导小肠和胃的氧化应激

中发挥重要作用。在正常生理条件下，Nrf2 通过肌动蛋白细胞骨架上的 Kelch 样环氧氯丙烷相关蛋白 -1（Keap1）结合到细胞质上，从而使细胞内抗氧化保护酶保持在基础水平，使细胞处于稳定状态。如果 Nrf2 缺失或功能缺乏，下游抗氧化酶的表达降低，进而无法抵抗氧化应激产生的毒性，从而导致细胞功能障碍、细胞凋亡或坏死。当自由基的产生增加时，Keap1 会转化为 Keap1 硫醇，Nrf2 被激酶磷酸化并从 Keap1 释放出来并转运到细胞核，从而激活抗氧化酶的表达。因此通过激活 Nrf2 信号通路，进而抑制泛素介导的 Nrf2 蛋白降解，并增强 Nrf2 蛋白的转录活性，促进细胞抵抗氧化应激刺激。在该研究中，研究者采用与之前研究一致的仔猪腹膜内注射敌草快（8 mg/kg）的造模方式，将仔猪分为三组（基础饮食组、基础饮食 + 敌草快组、100 mg/kg 杜仲叶提取物饮食 + 敌草快组）。在适应期 7 天后，每天给仔猪喂 3 次饲料，共 14 天。在开始给药的第 7 天，给仔猪腹腔注射敌草快 8 mg/kg 或等量的灭菌盐水。在第 14 天，收集所有动物的空肠和回肠样本进行相应检测。结果显示，在敌草快诱导的仔猪中，补充杜仲叶提取物饮食可显著增加空肠黏膜中 MDA 的浓度，降低空肠黏膜中氧化型谷胱甘肽（GSSG）的浓度，以及 GSSG 与谷胱甘肽（GSH）的比值。免疫印迹实验及聚合酶链式反应实验结果显示，在空肠中，敌草快会降低核 Nrf2 和 Keap1 蛋白质的表达，以及血红素氧合酶（HO-1）、醌氧化还原酶（NQO-1）和谷氨酸半胱氨酸连接酶催化亚基（GCLC）mRNA 的丰度。然而，饲料中添加杜仲叶提取物可以恢复核 Nrf2 和 Keap1 蛋白表达，以及 HO-1、NQO-1 和 GCLC 的 mRNA 表达。而杜仲叶提取物给药组与单独敌草快刺激组相比，空肠底部胞质 Nrf2 蛋白表达无差异。总之，在敌草快诱发的氧化应激仔猪模型中，膳食补充杜仲叶提取物增加了核 Nrf2 和 Keap1 的蛋白质表达。继而，进一步通过体外实验验证 Nrf2 信号通路在仔猪肠道中发挥重要作用（具体结果如表 4-3-2、图 4-3-5 所示）。另外，使用 70 μmol/L 百草枯刺激猪空肠上皮细胞系 IPECJ2 细胞 12 h 模拟氧化应激模型，同时设置一组采用 1.9 μmol/L ML385（特异性 Nrf2 抑制剂）与百草枯共孵育的组别来验证 Nrf2 的作用。与对照细胞相比，百草枯处理降低了细胞活力并增加了乳酸脱氢酶（LDH）的释放，使用 ML385 进一步增强了 LDH 的释放。百草枯和 ML385 处理均增加了细胞内 GSSG 浓度和 GSSG 与 GSH 的比值。此外，与对照细胞相比，百草枯 +ML385 处理降低了 Nrf2 和 Keap1 核蛋白水平，并且 HO-1、NQO-1 和 GCLC 的 mRNA 表达也显著降低。证明了当 Nrf2 被抑制时，百草枯处理的肠细胞的氧化应激进一步增强。总之，该研究阐明了杜仲改善氧化应激的作用机制，证明了 Nrf2 信号通路在杜仲调节仔猪肠内氧化应激中起重要作用，为更好地利用与开发杜仲相关抗氧化剂提供了科学依据。

表 4-3-2　杜仲叶提取物饮食对仔猪小肠黏膜 SOD、MDA、GSH 和 GSSG 的浓度及 HO-1、NQO-1、GCLC、GCLM mRNA 水平的影响

Table 4-3-2　Effects of EUF diet on concentrations of SOD，MDA，GSH and GSSG, and mRNA levels of HO-1，NQO-1, GCLC, GCLM in small intestinal mucosa of piglets

	基础饮食	基础饮食 + 敌草快	EUF 饮食 + 敌草快	P
		空肠		
SOD（U/mg 蛋白）	15.671±2.062	7.678±2.068	13.263±1.670	0.024
MDA（nmol/mg 蛋白）	2.561±0.256	1.698±0.164	3.356±0.546	0.014
GSH（mg/g 蛋白）	0.315±0.012	0.345±0.014	0.354±0.016	0.148
GSSG（mg/g 蛋白）	0.029±0.004	0.076±0.012	0.032±0.007	0.001
GSSG：GSH	0.092±0.005	0.220±0.020	0.092±0.003	< 0.001
HO-1 mRNA	1.000±0.098	1.121±0.116	3.717±0.208	< 0.001
NQO-1 mRNA	1.000±0.087	0.734±0.066	1.012±0.038	0.012
GCLC mRNA	1.000±0.082	1.133±0.876	1.674±0.122	< 0.001

	基础饮食	基础饮食＋敌草快	EUF 饮食＋敌草快	P
GCLM mRNA	1.000±0.103	0.833±0.116	1.167±0.190	0.271
		回肠		
SOD（U/mg 蛋白）	13.623±13.452	12.345±2.087	14.568±3.047	0.865
MDA（nmol/mg 蛋白）	3.245±0.541	3.546±0.268	3.645±0.317	0.759
GSH（mg/g 蛋白）	0.298±0.015	0.312±0.042	0.309±0.015	0.929
GSSG（mg/g 蛋白）	0.018±0.001	0.084±0.004	0.037±0.004	＜0.001
GSSG：GSH	0.062±0.011	0.269±0.024	0.119±0.035	＜0.001
HO-1 mRNA	1.000±0.102	0.553±0.048	1.897±0.138	＜0.001
NQO-1 mRNA	1.000±0.043	0.713±0.067	0.917±0.087	0.021
GCLC mRNA	1.000±0.059	0.594±0.098	0.907±0.082	0.005
GCLM mRNA	1.000±0.061	0.889±0.055	1.201±0.070	0.007

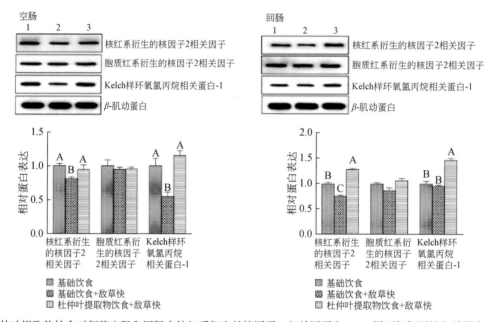

图 4-3-5 杜仲叶提取物饮食对仔猪空肠和回肠中核红系衍生的核因子 2 相关因子和 kelch 样环氧氯丙烷相关蛋白 -1 相对蛋白表达的影响（A、B 和 C 表示显著性差异，P<0.05）

Fig. 4-3-5 Effect of EUF diet on the relative protein expressions of Nrf2 and Keap1 in the jejunum and ileum of piglets（A, B and C indicate significant differences, P<0.05)

美国克莱姆森大学食品、营养和包装科学系的 Fu Gm 等对杜仲叶提取物的抗氧化及黄嘌呤氧化酶抑制活性进行了进一步探究，制备不同的溶剂成分的杜仲叶材料，并研究类黄酮或酚类化合物的含量与它们抗氧化活性之间的关系，以评估杜仲叶中类黄酮的作用[33]。杜仲叶提取物的制备：将风干的杜仲叶（100 g）研磨，用索氏提取器和乙醚提取 8 h，以除去亲脂性部分。剩余的残余物以 1∶15 的比例与 60% 乙醇混合，80℃萃取 2 h，提取 3 次。用旋转蒸发仪浓缩，将浓缩液等分为两部分，一部分标记为乙醇馏分（EL），另一部分进一步干燥，然后依次用等体积的氯仿、乙酸乙酯和水饱和的正丁醇萃取。然后将每个馏分在真空条件下浓缩，得到 6 个馏分，即醚馏分（ER）、乙醇馏分（EL）、氯仿馏分（CM）、乙酸乙酯馏分（EE）、水饱和正丁醇馏分（WL）和残留馏分（RL）。将这些馏分冷冻干燥或在真空中适度加热干燥。采用 2，2- 二苯基 -1- 吡啶酰肼（DPPH）

试验、β-胡萝卜素/亚油酸漂白试验、氧自由基吸收能力（ORAC）试验和体外黄嘌呤氧化酶抑制活性试验测试各馏分的抗氧化活性。结果发现EE 馏分自由基清除活性最高，其次是 WL、EL 和RL，而 ER 表现出最弱的清除能力。β-胡萝卜素/亚油酸漂白试验结果显示，EE 馏分抗氧化能力最强（69.4%），而 RL 抗氧化能力最弱（12.2%）。ORAC 测试表明，抗氧化剂可通过降低 2, 2'-偶氮双（2-甲基丙脒）二盐酸盐（AAPH）衍生的亲水过氧化氢自由基（ROO·）来抑制 AAPH 诱导的荧光素氧化。各部分抗氧化能力降序排列如下：EE（10.57 μmol TE/mg）> BL（6.40 μmol TE/mg）> ER（4.85 μmol TE/mg）> CM（4.50 μmol TE/mg）> EL（2.12 μmol TE/mg）> RL（0.78 μmol TE/mg）。体外黄嘌呤氧化酶（XOD）抑制活性试验的结果显示，EE 馏分显示出最高的效价（IC_{50}=2.47 mg/ml），其次是 WL（IC_{50}=3.62 mg/ml）和 ER（IC_{50}=3.86 mg/ml）。EL、CM 和 RL 显示出较弱的黄嘌呤氧化酶抑制活性。黄嘌呤氧化酶是核酸代谢中的重要酶，它可以催化黄嘌呤和次黄嘌呤氧化成尿酸并产生氧化性自由基。因此，抑制黄嘌呤氧化酶活性可减少尿酸的形成，有效地中止或延迟痛风及其并发症，并减弱由自由基引起的组织损害。综上研究结果表明，在杜仲提取物的各馏分中，乙酸乙酯馏分显示出最强的抗氧化活性。该研究者还利用 HPLC-DAD-ESI-MS 联用技术对杜仲叶提取物各馏分中的总黄酮含量和总酚含量进行定量，这些馏分含量按降序排列为 EE > WL > EL > RL > CM > ER，即 EE 馏分总黄酮和酚类含量最高，包括绿原酸、芦丁、金丝桃苷、黄芪苷等，为乙酸乙酯馏分抗氧化活性贡献度高的成分。总之，该研究表明，杜仲叶提取物可能是一种天然抗氧化剂的来源，其中乙酸乙酯馏分由于有较高的黄酮和酚类物质含量，具有最强的抗氧化活性。

三、杜仲调节骨代谢的作用研究

克里斯蒂安-阿尔伯特基尔大学科学家 Lin 等对杜仲调节骨代谢的作用进行了研究[34]。研究者采用 80% 乙醇提取的方法制备杜仲叶乙醇提取物，考察杜仲叶醇提物对 MC3T3-E1 细胞生长的影响，首先通过显微镜观察和四甲基偶氮唑盐（MTT）法检测不同浓度 H_2O_2 对小鼠成骨细胞 MC3T3-E1

细胞的毒性作用及杜仲叶乙醇提物对 H_2O_2 毒性的影响。显微镜观察发现，空白组细胞生长正常，细胞黏附于板底，形态呈梭形、多边形或不规则形，细胞核呈圆形。400 μmol/L H_2O_2 刺激细胞后没有显著形态学变化；H_2O_2 在 800～1000 μmol/L 浓度时，细胞开始肿胀、变圆；当 H_2O_2 浓度达到 1000 μmol/L 时，细胞发生凋亡。结合 MTT 实验结果，后续实验选用浓度为 800 μmol/L 的 H_2O_2 进行刺激。此外，MTT 测定结果表明，低于 62.5 μg/ml 杜仲叶醇提物并不影响 MC3T3-E1 细胞生长，125 μg/ml 杜仲叶醇提取物可促进细胞增殖，250～1000 μg/ml 杜仲叶醇提取物抑制细胞生长。后续实验所采用的杜仲叶醇提取物浓度应低于 125 μg/ml。

设定不同浓度杜仲叶乙醇提取物（0 μg/ml、6.25 μg/ml、12.5 μg/ml、25 μg/ml、50 μg/ml、100 μg/ml）预处理 24 h 后，加入 800 μmol/L H_2O_2 刺激 24 h，通过显微镜观察和 MTT 检测发现，不同浓度杜仲叶醇提取物对 H_2O_2 刺激的 MC3T3-E1 细胞有保护作用，且具有浓度依赖性。其中 25 μg/ml 为杜仲叶醇提取物抑制 H_2O_2 诱导 MC3T3-E1 细胞凋亡的半数有效浓度，提示杜仲叶醇提取物可有效抗 H_2O_2 诱导的成骨细胞氧化损伤。

笔者采用免疫印迹分析（Western blotting）和反转录-聚合酶链反应（RT-PCR）对 caspases 3、6、7、9 的 mRNA 及蛋白水平进行检测。免疫印迹分析和 RT-PCR 结果均显示，经不同浓度杜仲叶醇提取物处理的 H_2O_2 诱导的 MC3T3-E1 细胞，caspase 3、6、7 和 9 的表达均呈浓度依赖性下调。分析发现，12.3～25 μg/ml 杜仲叶醇提取物可抑制部分凋亡蛋白的表达，而 50～100 μg/ml 可以抑制所有检测的凋亡蛋白表达。此外，对杜仲叶醇提取物进行高效液相检测发现，其中的主要成分为咖啡酸（58 mg/g）和栀子苷（3.45 mg/g）。

上述研究证实，杜仲叶乙醇提取物可显著对抗 H_2O_2 诱导的小鼠成骨细胞 MC3T3-E1 细胞生长的氧化损伤，可抑制 caspases 活化的级联反应，提示其具有一定的骨代谢调节作用。

四、杜仲调节补体系统的作用研究

补体是存在于人和脊椎动物血液及组织液或细胞膜表面的一组活化后具有酶样活性的球蛋白。

因其是由多种蛋白质组成的多分子系统，故又称补体系统。补体系统可通过3条既相对独立又相互联系的途径被激活，从而发挥调节吞噬、裂解细胞、介导炎症、免疫调节和清除免疫复合物等多种生物学效应，包括增强吞噬作用，增强吞噬细胞的趋化性，增加血管的通透性，中和病毒，发挥细胞溶解作用和免疫反应的调节作用等[35, 36]。天然产物如多糖、黄酮类化合物亦可抑制补体经典途径的激活，因此天然产物也将是补体系统药物研发的新方向之一。

已有研究表明杜仲可以调节免疫系统[17]，且能对迟发型超敏反应起抑制作用，从而对细胞免疫起到双向调节的作用。杜仲叶浸提取物制剂对小鼠的非特异性免疫功能、细胞免疫功能和体液免疫功能都有显著促进作用。杜仲提高机体免疫力的作用机制主要包括以下几个方面：提高单核巨噬细胞和腹腔巨噬细胞的吞噬活性，激活免疫系统；促进T淋巴细胞的增殖分化；促进淋巴因子和IL的产生；促进免疫器官的发育；另外杜仲具有抗人类免疫缺陷病毒（HIV）的作用。杜仲中含糖醛酸的酸性多糖类具有抗破坏人体免疫系统病毒的功能，能够兴奋网状内皮系统，可激活免疫细胞，调节补体和抗体的平衡，增强机体非特异性免疫功能。

此外，美国伯明翰BioCryst制药公司Zhang J及复旦大学Zhu H等通过补体溶血试验，研究杜仲乙醇提取物、水提取物和粗多糖成分对补体系统的调节作用[37]。首先将9 kg的杜仲皮粉碎，用95%乙醇脱脂，用热水提取不溶性部分。接着用三氯乙酸沉淀热水提取物中的蛋白质。所得的水提物连续透析3天，通过添加4倍体积的95%乙醇沉淀多糖。离心后，用无水乙醇洗涤，冷冻干燥得到粗多糖。通过补体溶血试验发现，在乙醇提取物、水提取物和粗多糖中，粗多糖的抗补充活性最强。继而对粗多糖进一步细分，得到均质蛋白质结合多糖EWDS-2。进一步研究确定，EWDS-2由葡萄糖、半乳糖、阿拉伯糖、鼠李糖按2.2 : 1.0 : 0.4 : 0.2的比例，以及微量的甘露糖和6.55%的蛋白质组成。为了验证EWDS-2对补体的作用，从不同途径进行了研究。经典途径依照改良mayer法，用等体积兔抗羊红细胞抗体VBS2+孵育绵羊红细胞，制备致敏红细胞（EAs），

阳性对照为溶在VBS2+中的EWDS-2和肝素，正常人血清（NHS）被用作补体来源。不同的测试样本先与VBS2+和按照1 : 10稀释的NHS在37℃的条件下预孵育10min。然后加入EAs，混合物继续孵育30 min。孵育完成后裂解离心，取上清液在405 nm处测吸光度，计算可得抑制率。结果发现，EWDS-2和肝素均以剂量依赖的方式阻断EAs的溶血作用。EWDS-2对经典途径的抑制作用弱于肝素，但当浓度为650 μg/ml时，它几乎完全消除了NHS（1 : 10）的溶血活性。替代途径依照Klerx法，将每个测试样品在含有5 mmol/L Mg^{2+}和8 mmol/L乙二醇－双－（2-氨基乙醚）四乙酸的Veronal缓冲盐水中溶解，并配制不同的稀释液。测试样品和1 : 10稀释的正常人血清在37℃的条件下预孵育10 min后加入兔红细胞再孵育30 min，孵育完成后裂解离心，测试裂解情况。结果表明，在替代途径上，EWDS-2和肝素对兔红细胞（ERs）的50%溶血抑制（AP50）浓度分别为（144±17）μg/ml和（102±22）μg/ml。证明EWDS-2对补体确实有抑制作用。补体由多种成分组成，激活它需各成分相继激活，对任意成分的抑制都会影响补体系统的功能。因此，研究对补体系统的作用机制时，需要利用补体缺失血清作为工具。利用补体缺失血清证明EWDS-2可与C1q，C1r，C1s，C2，C3，C4，C5和C9相互作用抑制补体系统的激活。EWDS-2对补体系统的抑制机制与肝素非常相似，但肝素由于其抗凝血特性，临床应用受到限制。而EWDS-2对补体活化有广泛的抑制作用，且对凝血系统没有影响，其在补体抑制方面比肝素具有更大的优势，EWDS-2有望用于治疗补体系统过度激活的相关疾病。

五、杜仲的其他药理作用研究

澳大利亚西悉尼大学及西班牙安达卢西亚医学研究中心的学者合作对58种中国传统药用植物进行分析研究[38]，发现杜仲对于细菌和真菌具有一定的抗菌活性。将干燥药材进行乙醇提取并将溶剂干燥后，采用三种浓度进行抗菌浓度筛选（1 mg/ml、0.1 mg/ml、0.01 mg/ml）。笔者对药用植物乙醇提取物的抑菌活性分别进行了对于真菌（烟曲霉）、酵母（白色念珠菌）、革兰氏

阴性菌（鲍曼不动杆菌、铜绿假单胞菌）和革兰氏阳性菌（金黄色葡萄球菌）的抗菌实验。其中，杜仲醇提取物对烟曲霉有较高的抗菌活性，对于白色念珠菌没有显著的抗菌活性。在对革兰氏阴性菌的抗菌实验中发现，杜仲醇提取物仅对鲍曼不动杆菌具有抗菌活性。同时，杜仲醇提取物对金黄色葡萄球菌同样具有抗菌活性。提示杜仲中含有的黄酮类化合物是发挥抗菌作用的主要活性成分。

在此基础上，河南科技大学食品与生物工程学院与西北师范大学生命科学学院的李欣、乔家驹等以杜仲雄花为材料，通过打孔法和倍比稀释法，探讨杜仲雄花乙酸乙酯提取物及经过硅胶柱分离得到的 6 种不同极性提取物对真菌和细菌的抑菌活性，并确定最小抑菌浓度（minimal inhibitory concentration，MIC）。结果显示，杜仲雄花乙酸乙酯提取物对供试金黄色葡萄球菌、炭疽杆菌、枯草芽孢杆菌、大肠杆菌和黑曲霉均有较好的抑制效果，最小抑菌浓度分别为 0.0156 g/ml、0.0156 g/ml、0.0313 g/ml、0.0313 g/ml、0.1250 g/ml，对根霉和青霉没有抑制作用[39]。

雌激素是人体内存在的一类甾体化合物，在女性生理发育和某些疾病的发生发展过程中发挥着重要作用，从补益中药，如补骨脂、淫羊藿等分离出来的许多化合物都具有类似雌激素的活性[40]。杜仲也是一种补益类中药，具有补肝肾、强筋骨、安胎、降血压和久服轻身耐劳之功效。临床用于治疗肝肾亏虚、腰膝酸软、高血压、阳痿和妊娠出血等。美国塔夫茨大学医学院与意大利米兰大学等机构的学者合作，应用生物筛选实验评估杜仲提取物的雌激素效应[41]，采用 95% 乙醇回流提取 31.5 kg 干燥杜仲皮 2 次，60% 乙醇回流提取 1 次。浸提液依次与石油醚、三氯甲烷、乙酸乙酯、正丁醇进行萃取。萃取物用硅胶柱层析法、凝胶柱层析法等方法进行洗脱和纯化得到了 12 种化合物。为了研究从杜仲分离出的化合物的雌激素活性，在 HeLa 细胞中进行了荧光素酶诱导试验，测定了 17β- 雌二醇（E$_2$）及 12 种化合物在雌激素受体 α 和 β 的转录活性。结果显示，松脂醇 4′-O-β-D- 吡喃葡萄糖苷、松脂醇 di-O-β-D- 吡喃葡萄糖苷、桃叶珊瑚苷、汉黄芩素、黄芩素和 α-O-β-D- 吡喃葡萄糖基 -4，2′，4′- 三羟

基二氢查耳酮 6 种化合物能增强荧光素酶活性。并且这些化合物在雌激素受体亚型（α 型和 β 型）选择性上有显著差异，提示杜仲可作为一种新型选择性雌激素受体调节剂的丰富来源，在治疗更年期综合征、心血管疾病、骨质疏松症等方面有一定的应用前景。

六、含杜仲复方的药理作用研究

杜仲及杜仲提取物除了作为单味中药和营养补充剂的研究与应用之外，含杜仲复方的药理作用研究在欧美国家也取得了一定的进展。

意大利米兰大学的世界卫生组织生物技术和传统医学中心 Marotta 等组织研究了由杜仲和三七按 25 ∶ 50 的质量比组成的复方 DTS 对于实验性糖尿病肾病早期阶段的保护作用[42]。采用尾静脉注射链脲佐菌素（STZ，50 mg/kg）诱导 12 周龄雄性 SD 大鼠产生稳定的高血糖症。复方 DTS 由中等稠度的可口细小颗粒组成，很容易与食物混合，以每天 50 mg/kg 的剂量添加在饲料中，并设置糖尿病 + 正常饮食组、健康 + 正常饮食组及健康 + 复方 DTS 组。在实验第 8 周，通过代谢笼收集 24 小时尿液样品，测定尿白蛋白排泄率；收集血样进行血清生化分析，测定血浆葡萄糖和血清肌酐；用生理盐水完全灌注大鼠后取出肾脏进行病理形态学分析及组织生物化学评估等检测，包括谷胱甘肽过氧化物酶、过氧化氢酶和丙二醛水平，巨噬细胞趋化蛋白 -1（MCP-1）基因表达及蛋白羰基水平等。结果表明，STZ 诱导的糖尿病大鼠的胰岛素生成水平较低，血浆葡萄糖和葡萄糖排泄水平较高；谷胱甘肽过氧化物酶和过氧化氢酶显著耗竭，丙二醛水平升高，表明脂质过氧化诱导的氧化应激水平增加；且糖尿病大鼠产生明显的蛋白尿。饮食中补充复方 DTS 不会影响血浆葡萄糖，但会显著提高谷胱甘肽过氧化物酶和过氧化氢酶水平，降低血浆丙二醛水平，减少蛋白尿的产生。此外，糖尿病大鼠产生了肾小球基底膜增厚、肾小球系膜扩张、肾小球硬化评分和间质纤维化评分升高等为特征的肾脏病变，且肾皮质中 MCP-1 mRNA 表达显著增加。而使用复方 DTS 的大鼠没有产生任何实质性的肾脏组织学改变，且可以降低糖尿病大鼠 MCP-1 的过表达。总

之，该研究显示复方 DTS 具有控制血糖、抗氧化抗炎的作用，可以显著减轻 STZ 治疗的大鼠肾脏的氧化应激。这说明在控制血糖的基础上加以复方 DTS 可以在一定程度上改善糖尿病肾病，将复方 DTS 作为营养保健品可为糖尿病患者提供一种综合护理的选择。

另外，巴西圣保罗大学医学院消化内科细胞和分子内分泌学实验室 Stefano 等研究了由三七（40%～60%）、杜仲（30%～40%）、黄精（8%～12%）和甘草组成的复方 YHK 的抗纤维化活性及其对肝脏的保护作用[43]。首先以每天 5 g 的量给予肥胖自发突变的纯合子小鼠（ob/ob）甲硫氨酸 / 胆碱缺乏（MCD）饮食（62.5% 碳水化合物，含淀粉和蔗糖；17% 蛋白质，含酪蛋白但不含蛋氨酸 / 胆碱；7% 脂质，含大豆油；1% AIN-93M 维生素混合物；3.5% AIN-93M 矿物混合物），连续 4 周，诱导小鼠非酒精性脂肪性肝炎（non-alcoholic steatohepatitis，NASH）。然后以 20 mg/kg 的剂量给予小鼠 YHK 溶液治疗 4 周，在第 12 周处死小鼠，收集血浆样品和肝脏进行生化分析及组织学检查。结果发现，与 MCD 组相比，MCD+YHK 组小鼠的内脏脂肪明显减少，血清 AST、ALT、胆固醇和三酰甘油的浓度显著降低。组织病理学分析结果显示，MCD 饮食小鼠有中等程度的弥漫性大泡和微泡脂肪变性、肝细胞球囊扩张和弥漫性发炎性通气，而 MCD+YHK 饮食小鼠没有肝脏脂肪变性，只有轻度的气球膨胀和最小程度的发炎。此外，与单独使用 MCD 饮食组小鼠相比，复发 YHK 治疗促进了过氧化物酶体增殖剂激活受体 -α（peroxisome proliferator activated receptor-α，PPAR-α）及其靶基因 MTP mRNA 含量的增加，而过氧化物酶体增殖剂激活受体 -γ（peroxisome proliferator activated receptor-γ，PPAR-γ）mRNA 含量有显著降低。PPAR-α 在存在肝脏脂肪累积的情况下表达增加，接受 MCD 饮食的小鼠中 PPAR-α mRNA 含量的显著上调是由于膳食缺乏甲硫氨酸，导致磷脂酰胆碱缺乏，进而导致肝细胞中三酰甘油的积累。用复方 YHK 治疗脂质过载引起的 PPAR-α mRNA 上调，表明其除了具有抗氧化作用外，还可通过防止脂质过载来预防 NASH 的发展。而一些研究表明，PPAR-γ 的肝脏过度表达可通过刺激各种脂肪形成和脂肪生成基因在肝细胞

脂质积累中发挥关键作用，与非酒精性脂肪性肝病（NAFLD）的发展密切相关。YHK 治疗后肝脏中 PPAR-γ 指标显著降低，表明该药物肝脏保护作用的另一个机制可能是减少脂质从头合成。总之，该项研究表明，复方 YHK 可以通过调节 PPAR-α 和 PPAR-γ 的 mRNA 表达，进而限制肝细胞脂质的积累，显著改善非酒精性脂肪性肝炎患者的氨基转移酶水平，预防 MCD 饮食饲养的肥胖自发突变的纯合子小鼠（ob/ob）的非酒精性脂肪性肝炎。

杜仲作为一味补肝肾的中药，欧美科学家借助现代科学技术发现了其双向调节血压、抗氧化、调节骨代谢、调节补体系统等多种作用。在扩大杜仲临床应用范围的同时，也为含杜仲新药和保健品的研发开辟了新的途径，并且杜仲已经作为调节血压的营养补充剂获得认可。随着杜仲单味药及含杜仲复方药理作用的研究及作用机制探索的逐渐深入，其综合优势也逐渐突出。然而含有杜仲的中药复方的药理作用在欧美国家的研究仍然较少，值得进一步研究与开发应用，使之在国际上获得更大的认可。

第三节　欧美的杜仲综合开发及其应用

杜仲在我国的应用以药用为主，而在欧美则以杜仲中杜仲胶的工业用途和牙科领域应用为主，同时也有以杜仲为主要成分的保健品在欧美市场上销售，以及在食品加工领域的应用。本节重点介绍杜仲胶及其相关保健品在欧美的开发和应用，并简要分析杜仲在欧美国家的专利申请及应用情况。

一、杜仲胶在欧美的综合开发及其应用

（一）杜仲胶的晶型确定

杜仲胶又称古塔波胶，是野生天然橡胶的一种。杜仲胶的开发历史最早可追溯到 19 世纪 40 年代，最早由苏联专家开展研究。后在 20 世纪 80 年代初，严瑞方教授首次将合成杜仲胶制成了弹性橡胶并获得了专利[46]。杜仲胶是具有橡塑二重

性的优异高分子材料，广义上来讲，分为天然杜仲橡胶与合成杜仲橡胶两类。主要成分为反式 -1,4- 聚异戊二烯，由杜仲树皮、叶提取而得。杜仲胶理化性能稳定，具有极其优良的热、电绝缘性能，耐水耐酸性，抗碱性，耐强烈溶剂，可用于医用器材（包括义肢套、医用夹板、护膝、腰托等）及特殊材料。常温下杜仲胶为一种硬质结晶性物质，分子链含有双键，可在一定条件下进行硫化交联，根据不同的硫化程度可得到热塑性材料、形状记忆材料、高弹性体材料，制得所需的相应产品。杜仲胶在零交联状态下具有热塑性，常温下呈硬质状，加热后具有一定的流动性，可填充到形状不规则区及较细小的固态物质无法到达的区域，冷却后可较稳定地固定在相应形状之下。除此之外，杜仲胶还具有一定的黏结性，在高交联状态下具有成膜性且所制得的薄膜具有强度高、黏结性好、透气率低等优点，被广泛应用于海底电缆、雷达密封材料、隔音材料、高阻尼性能材料等[44, 45]。杜仲树的幼苗就可用于提取橡胶，树龄增到 10 ～ 15 年，每公顷可产橡胶 270 kg 以上。

杜仲树的含胶量：干皮含胶量 11% ～ 20%；含仁干果实含胶量 12%；干叶含胶量 4% ～ 6%；老细枝干皮含胶量 10%。

杜仲胶的化学组成与天然橡胶的化学组成完全相同，区别只在于亚甲基位于碳碳双键的位置不同，从而导致性状上的差异。亚甲基位于双键同侧则是天然橡胶，亚甲基位于双键异侧属于杜仲胶。杜仲胶晶型的确定对杜仲胶在工业上的应用至关重要。

杜仲胶存在 2 种晶型，α- 晶型和 β- 晶型，熔点分别为 62℃和 52℃。在 1942 年，Bunn CW 用 X 线研究测得杜仲胶的结晶结构，α- 晶型属于单斜晶系（monoclinic），P2$_1$/C 空间群，链直线群为 PC，晶胞参数 a_0=0.789 nm，b_0=0.629 nm，c_0=0.877 nm，β=102°；β- 晶型属于正交晶系（orthorhombic），P2$_1$2$_1$2$_1$ 空间群，链的直线群为 P1，晶胞参数 a_0=0.778 nm，b_0=0.1178 nm，c_0=0.472 nm，α=β=γ=90°。可以看出 α- 晶型的等同周期比 β- 晶型的长 1 倍[47]，其大分子空间排列结构见图 4-3-6。

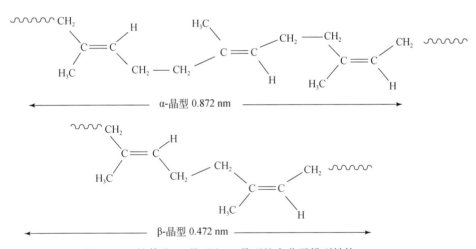

图 4-3-6　杜仲胶 α- 晶型和 β- 晶型的大分子排列结构

Fig. 4-3-6　α and β crystals macromolecular arrangement of *Eucommia ulmoides* rubber

Schuur 在偏光显微镜下观察杜仲胶熔体低温结晶（Tc=18°）和高温结晶（Tc=48°）结晶形态，发现低温结晶显示出黑十字消光球晶，而高温结晶显示出树枝状球晶（图 4-3-7）。

根据分析，低温结晶观察到的黑十字消光球晶主要是 β- 晶型，而高温结晶观察到的树枝状球晶主要是 α- 晶型。可见，两种晶型在偏光显微镜下很好区分。利用 WAXD 的方法分析杜仲胶熔体低温结晶（Tc=0°）和高温结晶（Tc=55°）的结晶结构结果见图 4-3-8。

Fisher 通过电子衍射的方法测定拉伸条件下杜仲胶的结晶样品，发现杜仲胶还存在第 3 种晶型——γ- 晶型，也属于单斜晶系，晶胞参数 a_0=0.59 nm，b_0=0.92 nm，c_0=0.79 nm，β=94°。

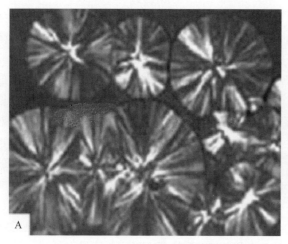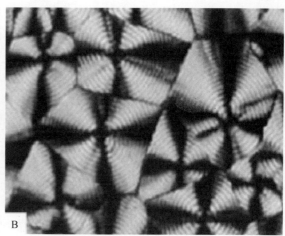

图 4-3-7　偏光显微镜下杜仲胶树枝状球晶（A. α- 树枝状球晶；B. β- 黑十字球晶）

Fig. 4-3-7　*Eucommia ulmoides* rubber dendritic spherulites under polarized light microscope (A. α-dendritic spherulites, B. β-Black cross spherulite)

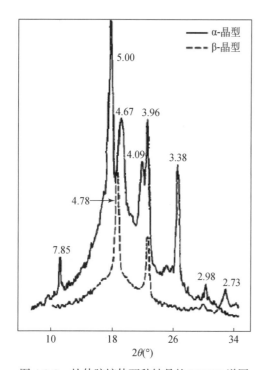

图 4-3-8　杜仲胶熔体两种结晶的 WAXD 谱图

图中虚线是低温结晶得到的 β- 晶型的谱图，实线部分是高温结晶得到的 α- 晶型的谱图。显然，两种晶型的 WAXD 谱图也很好区分

Fig. 4-3-8　WAXD spectra of two crystals of *Eucommia ulmoides* rubber melt

The dotted lines show the spectra of β-crystal form by low-temperature crystallization and the solid lines show the spectra of α- crystal form by high-temperature crystallization. Clearly, the WAXD spectra of the two crystal forms are well distinguished

通过稀溶液喷射的方法制备杜仲胶的单链单晶和寡链单晶，并通过电子衍射的方法发现一种新的晶体结构——δ 晶型，属于六方晶系，晶胞参数 a_0=0.695 nm，b_0=0.695 nm，c_0=0.661 nm，α=β=90°，γ=120°[48]。

（二）杜仲胶的硫化研究

杜仲胶的结晶熔点为 64℃，在该温度下可直接手捏成形，由此开发出一类新型的医用代替石膏材料，干净且操作方便，并且能直接透射 X 线，随体性好。但天然杜仲胶由于结晶变硬而缺乏弹性。为了更广泛地应用杜仲胶，需研究如何将杜仲胶硫化而转变为弹性胶体。

20 世纪 50 年代，苏联的 Kargin 等在一个宽温度范围下研究了杜仲胶力学性质随支化、交联等结构的变化，发现结构化程度越高，所得样品的结晶度越低，硫化的杜仲胶的强度、弹性模量和一些其他力学性能与结晶度和交联度有关[49]。

20 世纪 80 年代，中科院严瑞方教授首次采用高温混炼工艺成功将天然杜仲胶硫化成杜仲胶弹性体，由此开发出热刺激型形状记忆材料[50]。这种材料可以加工成高压电缆（线）接头和异形管接头。另外，记忆材料还可做口香糖基料、服装定型剂、丝绸印染剂，还可以用于机械零件模拟实验、做矿井柔性支架等。

（三）杜仲胶在欧美牙科领域的应用[51, 52]

杜仲胶熔点低，加热后有良好的流动性和可操作性，使其广泛应用于牙科领域，是用于根管封闭的材料之一，已经使用了 100 多年。以杜仲胶为基材制作的牙科填充材料占全球市场的 65% 左石。根管治疗又称牙髓治疗，是牙医学中治疗牙髓坏死和牙根感染的一种手术。密封根管时不希望芯材收缩，但任何使用热量或溶剂处理杜仲胶的方法都会导致材料一定程度的收缩（1%～2%），因此用于牙科领域的多是杜仲胶与其他材料的混合物。

目前用于牙髓充填目的的杜仲胶有 α 和 β 两种形式，杜仲胶的 β 型适用于改善稳定性、硬度和降低黏性。具有低黏度的胶状橡胶将以较小的压力或应力流动，从而产生更均匀的填充。热塑性牙龈胶通常以注射形式（α 相）提供。热镀胶系统提供特殊的加热器，将杜仲胶加热到流动时的温度。已经开发了几种用于将牙胶加到根管系统中的填充技术。

（1）牙胶的横向压实：采用这种技术的目的是通过沿牙龈壁的侧面横向压紧牙龈 - 胶化点（圆锥）来填充根管[53]。

（2）加热牙龈胶的侧向压实：对冷侧向压实技术的简单修改是将热量施加到牙龈胶。

（3）单个牙龈胶点和密封剂：随着制备技术趋向于更大锥度，可以使用相匹配的牙龈胶。该技术的唯一优点是简单。缺点是大多数密封剂都是可溶的。因此，不推荐使用此技术[54]。

（4）牙胶的热压实：加热笔尖产生的热量使牙胶熔融，拔出加热笔尖后，迅速使用垂直加压器压实根尖处的牙胶。

（5）加热的胶状胶水载体：α 相胶状胶水连接到刚性载体。现在大多数载体工具都是塑料的，塑料载体留存在牙齿根尖。

（6）暖牙胶的垂直压实：在内部吸收的情况下，C 形根管及带有鳍或网特别有用。现在，该技术被认为是牙髓充填的金标准。尽管有出色的结果，但该方法难以掌握且耗时[55]。

根管治疗常见根管系统闭塞不充分而导致治疗失败。在使用杜仲胶填充到根管系统治疗的实验中，热塑化杜仲胶可以完全封闭根管。采用杜仲胶填充治疗牙髓炎的成功率为 93.75%，治疗牙髓坏死、慢性根尖周炎、化脓性根尖周炎的成功率为 92.38%。

为了解决根管治疗中传统牙胶抵御感染的能力有限和缺乏最佳刚性的问题，加利福尼亚大学洛杉矶分校研究人员开发并测试了两种强化杜仲胶。一种材料是利用纳米金刚石进行强化，另一种是对已添加抗生素的材料进行纳米金刚石的增强。研究人员在患者牙齿填充第一种类型的增强杜仲胶，并对其进行了评估。利用放射成像方法和标准显微计算机断层扫描（CT 成像），证明纳米钻石强化的杜仲胶可以用来进行根管填充。第二种材料是纳米金刚石杜仲胶复合物（NDGP），利用广谱抗生素如阿莫西林可吸附到纳米金刚石表面的特点，将阿莫西林与纳米金刚石复合物埋入杜仲胶中。通过力学实验证实，纳米金刚石在杜仲胶基体中的均匀分散会使得其韧性增加，机械性能相对于未改性杜仲胶有所改善。且 NDGP 对口腔菌群的抗菌活性较强，可以杀死通过侧管进入的细菌，促进封闭完成后根管系统内残留细菌的清除，降低根管再感染的可能性，改善治疗效果。此外，通过常规的侧面封闭技术验证，对于 NDGP 和未改良的杜仲胶，使用传统的封闭技术都能有效地封闭根管。这使得杜仲胶在牙科领域得以广泛应用。

综上所述，杜仲胶在牙科领域具有广泛的用途。纯杜仲胶作为根管充填材料存在一些缺陷，如 X 线透射、疏水、对根尖组织诱导能力弱等。无机填料的加入常常能够对高分子材料起到充填、增加及赋予一些特殊功能的作用。因此，针对纯杜仲胶作为根管充填材料存在的缺陷，往往选用一些无机填料对其性能进行改进。临床常用的无机填料主要有 3 种：硫酸钡（$BaSO_4$）、气相纳米二氧化硅、纳米羟基磷灰石。

（1）硫酸钡：是医学上常用的一种显影剂，其因显影效果好且价格低廉受到广泛应用。硫酸钡的加入可产生 X 线显影效果，达到对术后质量的监测。

（2）气相纳米二氧化硅：是一种无机刚性粒子，具有增加材料刚性，减少聚合收缩的作用。有文献报道，将白炭黑填入杜仲胶中，与胶界面间的相互作用很强。

（3）纳米羟基磷灰石：其主要无机成分是钙和磷、物理性能、化学组成与人体骨组织和牙齿硬组织的无机成分相似，能为骨的生长迁移提供生物相容界面，具有促进骨组织及根尖周组织愈合，增加材料生物相容性的作用。现也有用纳米材料进行填充，如上文所提到的纳米金刚石。能大幅改进机械性能和对抗根管内细菌感染的能力。

因此，可进一步进行复合材料生物相容性的研究，探索更高性能的杜仲胶复合材料，优化各混合材料及材料预处理等，以进一步提高材料的黏接性能、机械性能，并对复合材料的其他临床操作性能进行检测，同时引入口腔内多种常见菌群进行抗菌性能检测，以使杜仲胶更好地应用于牙科领域。

（四）杜仲胶在欧美的工业用途

杜仲胶具有独特的橡胶和塑料双重特性，能够开发出橡胶弹性、热塑性和热弹性等三大类功能和工程材料，具有抗撕裂、耐磨、防腐蚀等优点，可应用于汽车工业、高铁、建筑等领域，被广泛用于工业生产。杜仲胶制造的飞机、汽车轮胎使用寿命提高20%，汽车油耗降低2.5%，1 t杜仲胶轮胎可以减少70 t汽油消耗，是开发高质量防爆轮胎的上佳材料，被国际社会誉为"绿色轮胎"。在欧美国家也有广泛的应用。

1. 杜仲胶用于制作绝缘电缆 1845年，英国生产了用胶布绝缘的电报线。杜仲胶用作早期海底电报电缆（包括第一条跨大西洋电报电缆）的绝缘材料。1851年9月，雅各布兄弟和约翰·沃特金斯·布雷特兄弟在英格兰和法国之间首次成功铺设以杜仲胶作为绝缘材料的第一条海底电缆。这条电缆连接了相距46 km的多佛和加来，标志着海底电报热潮的开始，预计这种热潮将持续到22世纪。全球铺设的海底电缆从1866年的约27 000 km增长到1900年的370 000 km。在全球范围内，这种海底电缆采取杜仲胶护套以达到绝缘的效果，在19世纪其被称为英国的"神经系统"。干燥杜仲胶的介电常数为2.56～3.01，杜仲胶的电阻率范围为$25 \times 10^{14} \sim 37 \times 10^{15}$ Ω·cm[56]。

2. 杜仲胶用于制作高尔夫球 1848年，爱丁堡附近的马瑟堡球会的一位球员将来自东南亚的杜仲胶状材料在热水中加热后，用手工揉制成了世界上第一枚杜仲胶球。杜仲胶廉价而坚固，一个人每天可以制作多枚。后来，杜仲胶开始以薄片的形式进口到英国，后来换成条状。将杜仲胶加热使其软化，然后制成球状。现代高尔夫球的直系祖先是1898年在俄亥俄州阿克伦市出现的橡胶内核球。来自新英格兰的运动员科伯恩·哈斯克

尔与百路驰公司的伯特伦·沃克一起产生了制作新式高尔夫球的想法，这种球的内核用橡胶线缠绕，外面用杜仲胶封住。Peter R. Voorheis在2004年发明了一种包含稳定自由基的高尔夫球组合物，涉及一种具有球芯和外皮的高尔夫球，由包含弹性体聚合物、自由基引发剂和至少一种稳定自由基的组合物形成高尔夫球球芯。用于高尔夫球球芯的弹性体聚合物可以是一种或多种天然或合成弹性体，包括天然橡胶杜仲胶合成聚合的异戊二烯、丁苯橡胶、苯乙烯-丙烯-二烯橡胶、氯丁橡胶、丙烯腈橡胶、丙烯腈-丁二烯橡胶、乙烯-丙烯-二烯三元共聚物、聚丙烯树脂、离聚物树脂、聚酰胺聚酯和氨基甲酸酯聚脲热固性或热塑性弹性体[57]。

3. 杜仲胶用于制作轮胎 当前市场上销售的轮胎是由石油原材料制成的，用于乘用车的普通子午线轮胎包含约20%的合成橡胶、20%的炭黑和合成纤维。因此，它们整体上至少包含50%的石油衍生原料。但是，最近对环境问题的强调导致了对CO_2排放限制的加强。因此，由于石油原料资源紧缺，需要在材料领域及能量领域摆脱对化石燃料的依赖。其中，杜仲胶用于制作轮胎、轮胎构件和充气轮胎就是一个新的方向。有研究者使用杜仲胶制作轮胎用橡胶组合物。使用天然橡胶比例在20%以上的方法制作的轮胎部件和充气轮胎能够提供具有与合成橡胶（如丁苯橡胶轮胎）相同的可加工性、湿抓地性能、耐磨性和耐挠曲疲劳性的特点，并且可以提供良好的燃料效率，降低碳排放以保护环境，同时满足健全的材料循环的社会要求。含有杜仲橡胶材料制作的充气轮胎适用于乘用车、卡车、公共汽车、两轮车和赛车用轮胎等[58]。

橡胶是国民经济的重要战略资源，我国橡胶消费量连续11年居世界首位，但对国外天然橡胶的依存度高达80%。杜仲胶就是一种珍贵的优质天然橡胶资源。杜仲胶是我国一种野生天然高分子资源，它存在于杜仲树的叶、皮、根中。我国杜仲栽培面积占世界杜仲种植总面积的99%以上，具有独特的资源优势。杜仲胶作为天然橡胶的一种，因其可再生，绝缘性好，耐水、耐酸碱腐蚀，对机体无排他性等特点，已在欧美国家得到广泛的使用和研究，尤其以在牙科领域的研究最为深入。因此，我国大力研究和推动杜仲胶资源培育

和综合产业的可持续发展是非常有必要的。

二、含杜仲保健品在欧美的应用

除杜仲胶以外，目前杜仲在欧美市场的销售形式主要以保健品为主，在食品加工领域和皮肤美白、抗皮肤衰老方面也有使用。

（一）杜仲在欧美保健品、食品加工方面的应用

以杜仲为主的保健品可以降低血压，用于高血压的辅助治疗，还可以预防骨骼和肌肉的衰退，促进胶原蛋白的合成。目前欧美市场上在售的杜仲保健品主要有如下几种。

美国夏威夷制药公司的杜仲皮超浓缩无乙醇提取液。其中杜仲皮干料 / 溶剂比为 1 ：3，主要成分为野生杜仲皮粉提取物、植物棕榈甘油和水，主要用于调节血压。

Nature's Health 公司将杜仲皮提取物制成胶囊，其商品名为 Eucommia bark，主要用于维持软骨功能、关节灵活性和组织完整性；与低钠饮食相结合有助于改善血液循环，稳定血压水平。

由 Samsara Herbs 公司生产的杜仲浓缩提取物粉末，将 9 kg 杜仲皮浓缩成 0.5 kg，并研磨成 80 目粉末，以水冲服食用。能逆转骨质疏松，增强韧带肌腱功能，调节性激素，并具有抗氧化作用。

美国 Sunrider Manufacturing 公司生产的以杜仲为主要原料的浓缩草本植物胶囊，在 2000 年 1 月由 FDA 批准作为进口保健食品进入中国市场，使用方法为将 1 粒或 2 粒胶囊溶于 60 ml 水中，进餐时作为饮料。主要适用于血压偏高者。

（二）杜仲在皮肤领域的应用

澳大利亚蒂尔诗莱生物科技公司生产利用 Goldladypeptide 技术萃取张家界高品质杜仲的精华霜可保护肌肤，抵御肌肤紧实度和弹性的流失，重新润泽肌肤，并巩固保湿屏障，舒缓刺激和泛红现象。

另外，黑色素在人皮肤细胞中的积累会导致色素沉着，如黄褐斑、雀斑。老化和暴露在太阳光下的紫外线会增加这些色素的色素沉着症和其他类型色素沉着症的发生。一种含有杜仲并由多种天然植物提取物组成的组合物（包括杜仲皮提取物、橄榄苦苷提取物、高山红景天提取物、甘草提取物、日本茅草提取物、桔梗提取物、红景天提取物、黄芪提取物、车前草提取物、刺槐提取物、虎杖草提取物、砂仁提取物、桔梗提取物和刺槐提取物等）可以用于治疗皮肤色素沉着，如黑斑或痣，并且与常规亮肤化合物相比，该组合物中的许多化合物和植物提取物表现出更小的副作用[59]。

此外，在欧美杜仲还可作为抗皮肤衰老的组合物成分。L- 抗坏血酸是一种在人体中发挥重要生理功能的化合物，如维生素 C，还被用作抗氧化剂和消炎药；其具有美白皮肤和促进胶原蛋白产生的作用，因此被广泛用于化妆品领域。然而 L- 抗坏血酸的缺点是它非常不稳定并且由于其还原性而易于氧化分解，从而失去生理活性。因此，可使用鱼腥草和杜仲的提取物与 L- 抗坏血酸的衍生物及其盐组合来抗皮肤衰老。杜仲提取物作为 α- 葡萄糖苷酶抑制剂，在将组合物施用于皮肤上时，可延缓 L- 抗坏血酸的分解，从而以持久或缓慢作用的方式发挥其抗衰老的作用[60]。

总之，在欧美国家，已有杜仲的保健品在销售，主要用于预防骨骼和肌肉衰退，调节血压，也有国家将杜仲作为化妆品进行销售和研发。杜仲的药用价值和生物功能在欧美国家具有巨大的市场价值。

三、杜仲在欧美的专利开发及应用

在 Espacenet 网站以 "Eucommia ulmoides""tu-chung" 和 "duzhong" 为关键词检索在欧美国家所公开的含杜仲专利，共检索出近 300 项相关专利，包括欧美和非欧美学者所申请的专利、同一机构在欧美多个国家申请的专利及相似专利。发现这些专利主要以含杜仲或杜仲提取物的配方为主，可作为药物、食品补充剂、保健食品、混合饲料、化妆用品或工业材料等。表 4-3-3 及表 4-3-4 分别对欧美机构及非欧美机构申请公开的与杜仲相关的代表性专利进行了汇总，并简要介绍了专利主要内容。

（一）欧美学者 / 机构申请的杜仲相关专利

从 20 世纪初至今，欧美学者申请的杜仲相关

专利如表 4-3-3 所示，三十余项，主要涉及杜仲中活性成分、杜仲提取物或杜仲与其他中药提取物配合使用，用于治疗腿背部疾病、改善关节炎、促进骨再生、预防肥胖及动脉粥样硬化等代谢性疾病、提高记忆功能、改善衰老引起的神经系统疾病等；在皮肤领域，基于杜仲的抗氧化作用，它还被开发用于改善色素沉积、治疗痤疮、提亮肤色、治疗银屑病和头皮屑等。此外，欧美学者还利用杜仲具有降血压的作用，将其用于制作日常保健饮料、巧克力和香烟替代物等产品。

表 4-3-3 欧美学者或机构申请的有关杜仲的专利公开情况

Table 4-3-3 Patent disclosure of *Eucommia ulmoides* applied by scholars or institutions in Europe and the United States

专利号	申请人 / 机构	年份	专利名称及主要内容	参考文献
US2001002269A1	美国 Iris Ginron Zhao	2001	多相食品饮料 将平衡的多相食品混合物及多相饮料制作、组合和使用的方法应用到碳酸香草饮料、充气茶、快速发酵谷物饮料、氨基酸风味饮料、酒精浸泡鸡尾酒饮料、充气蔬菜饮料中。液相由小分子矿物质和糖组成，pH 3.5 ~ 7.8，甜味剂 7%，酒精 3%，蛋白质 30%，纤维 20 ~ 37 g/cal，至少 30% 的热量来自复合碳水化合物，另外 5% 体积为气体，食用时会释放出香气。按重量计，固形物包括至少 10% 的植物混合物、复杂的碳水化合物、蛋白质、脂肪。该饮料是天然食品，且与身体生理成分平衡，以使身体成分正常化，并通过液体代谢达到最佳健康状态，增加感官体验和饱足感。其中，杜仲叶或根常作为降血压原料，以平衡咖啡因等成分的升压作用	[61]
US2002006448A1	美国 Tao YuanJin	2002	治疗背部和腿部不适的组合物和方法 一种安全有效的单一或多种物质的组合物，含杜仲、牛膝、千年健、肉桂和猪母草的提取物。本发明组合物的成分以水溶液的形式提取，萃取最好在高温高压条件下进行（304 ~ 709 kPa，45 ~ 75℃）	[62]
US2003143290A1	美国 Pangenomics 公司	2003	用于治疗或预防关节炎疾病的粗制药物组合物及其制备方法 本发明相关的有效成分由木瓜果实、牛膝、刺五加、芦荟、龙胆、威灵仙、当归、蛇床子、天麻、红花、桂皮、薏仁、黑木耳、金银花、忍冬、木通、锦鸡儿、甘草、砧木、桃仁、杜仲等组分中提取的中草药精华组成。采用上述提取物及组合物作为强效抗炎、抗关节炎药物组合物的方法	[63]
CA2451179A1	美国 Rosner Harvey	2004	α- 葡糖苷酶抑制剂的使用 本发明使用 α- 葡糖苷酶抑制剂或合用葡萄糖和蜂蜜来控制体重，治疗和预防肥胖。α- 葡糖苷酶抑制剂可以有效地阻止碳水化合物的吸收，合用葡萄糖或蜂蜜，会使其在食用含碳水化合物的食物之前吸收，可迅速增加血糖，从而抑制食欲，这意味着消耗的食物更少。葡萄糖或蜂蜜的吸收不受 α- 葡糖苷酶抑制剂的影响。α- 葡糖苷酶抑制剂可能来自丁香、连翘、杜仲等药材	[64]
AU2004201213A1	澳大利亚 Brown Jamie	2005	草药配方 一种用于帮助男性和女性增加性冲动和性能力的草药配方。其组成包括锁阳、薯蓣、淫羊藿、枸杞、肉苁蓉、杜仲、女贞子、蔷薇、葱蒜、决明子、菟丝子、人参、远志、刺五加、地黄、当归浓缩提取物	[65]

续表

专利号	申请人/机构	年份	专利名称及主要内容	参考文献
US20050158415A1	美国 Sung-Jin Kim	2005	一种包含杜仲皮提取物的促进硬组织再生的组合物 本发明的组合物中含有用长链醇类或有机溶剂从杜仲皮中提取的成分，用于骨质疏松症、牙周病等因牙槽骨破坏而引起的硬组织病变的防治及刺激儿童的生长。杜仲皮提取物可通过激活碱性磷酸酶，诱导成骨细胞的分化和变小；通过增加胶原合成来强化骨基质；通过刺激 ERK2（细胞外信号调节酶2）来诱导成骨细胞的生长和分化，可促进成骨细胞生长、刺激胶原合成和碱性磷酸酶活性等。这些特性在预防和治疗骨质疏松症和硬组织疾病如肺泡骨破坏或代谢性疾病的侵袭中是有效的	[66]
US2005142223A1	美国 Jiao Gong	2005	植物化合物改善记忆力及其药理活性物质的生产方法 本发明将杜仲、远志、人参等治疗记忆障碍的植物进行混合，采用 WLD 树脂吸附脱水技术，对天然产物进行分离纯化。植物复方制剂对东莨菪碱所致的记忆障碍有明显的改善作用，能降低脑、肝脂质过氧化物，提高镇静、催眠和记忆效果，并提高 SOD 的活性	[67]
DE102007028508A1	德国 Henkel KGaA	2007	稳定除臭剂和止汗剂 本发明为含有至少一种抗氧化剂和络合剂的含水除臭剂和止汗剂，适用于汗腺密度高的身体部位，以稳定消除或减少体味的个人护理产品，该发明中含有来自天然植物或真菌的提取物，如细辛、拟南芥、杜仲、燕麦、菊花等	[68]
AU2007100050A4	澳大利亚 G & W 私营有限责任公司	2007	用于改善衰老和次健康的中草药组合物 本发明为一种延缓衰老过程、增强免疫功能、提高幸福感和生活质量的中草药组合物。本发明设计了一种通过服用多种草药成分抗衰老的方法。该中药组合物主要有人参根、冬虫夏草、枸杞、白果、银杏叶、淫羊藿、杜仲、丹参、黄精、地黄、附子、五味子、麦冬、茯苓、甘草、山楂	[69]
US2007041924A1	美国 Bioderm research Shyam K. Gupta	2007	基于皂苷和皂苷元的皮脂成分控制 本发明公开了一种基于呋喃甾烷型皂苷和皂苷元的复合物，能减少皮脂生成。这些化合物有助于减少与皮肤疾病相关的多余皮脂，如痤疮、头皮屑和身体异味。杜仲的乙醇提取物对调节激素介导的生理状态有一定作用，由雄激素或雄激素受体介导，如雄性发育、第二性征发育、合成代谢过程、男性性欲、皮肤状况、毛发生长、体力或脂质代谢。但在没有类固醇介导的物理条件下，皮肤条件调节，如局部应用这些提取物对皮脂生产的影响尚未知	[70]
US2009298741A1	美国 Christopher J	2007	用于神经系统治疗营养因子组合 本发明涉及一种组合物，包括至少一种具有抗菌肽效应的物质和神经营养素类物质。所述组合物还可包括至少一种生长因子和神经肽。并确定发挥功效时各组分的浓度。用于治疗动物神经系统损伤，包括识别神经系统损伤。其中有两种抗菌肽来源于杜仲，其序列分别为 QTCASRCPRPCNAGLCCSIYGYCGSGNAYCGAGNCRCQCRG 和 QTCASRCPRPCNAGLCCSIYGYCGSGAAYCGAGNCRCQCRG	[71]

专利号	申请人/机构	年份	专利名称及主要内容	参考文献
US2009074822A1	美国 Lieve Declercq	2009	含 α-葡糖苷酶抑制剂的化妆品组合物和使用方法 以杜仲提取物作为葡糖苷酶抑制剂的组合物成分之一，通过至少含一种葡糖苷酶抑制剂的组合物来改善老化和治疗太阳对皮肤表面的损伤	[72]
AU2009101062A4	澳大利亚 G&W 私营有限公司	2009	减轻关节炎疼痛和关节炎的草药组合物和口服用途 本发明涉及一种缓解关节炎疼痛和关节炎症的组合物，该组合物包含芍药根、柳树树皮、姜黄、原钩藤块茎、淫羊藿叶、地黄和杜仲树皮提取物，可以暂时缓解关节炎疼痛，减少关节炎相关的关节炎症和肿胀，并且缓解肌肉疼痛，帮助管理运动神经和乳腺周围循环	[73]
EP2204229A1	日本 Fujifilm 有限公司	2010	制备乳剂或分散体的方法，以及用该方法制备含有乳剂或分散体的食品、日用品和药物 本发明提供一种使用水相容性的有机溶剂从天然动物或植物中提取得到乳剂或混悬剂的方法。还提供一种食品、皮肤外部制剂和药物的制备方法，均包含由此获得的乳液或分散体。其中天然陆生植物原材料包括杜仲	[74]
US20110217394A1	美国 Brett Justin West 等	2011	基于环烯醚萜的配方 本发明涉及基于环烯醚萜类物质的保健食品或膳食补充剂，其中环烯醚萜可来自杜仲、香菇、丁香、忍冬、女贞、龙胆等多种天然植物	[75]
US10342812B2	美国 B&H 生物技术有限责任公司	2011	多糖为基础药物，治疗方法及生物标记物 本发明公开了一种简单而有效的以多糖或碳水化合物为基础，用于快速识别人类、动物、植物和其他有机体的生物标志物和治疗靶点的过程或方法，特别是与多糖相关的传染病、癌症、自身免疫性疾病、过敏、炎症、毒性、肥胖和（或）其他疾病的靶点。因此，可以根据这些治疗靶点开发出诊断、预防和治疗这类疾病的新方法和新产品。其中，杜仲可能是针对这些靶点有效的中草药之一	[76]
US2011098177A1	美国 Novus 国际公司	2011	植物微量营养素的研究方法与组成 本发明涉及一种向植物提供金属元素以增加植物的适销性产量的方法，可至少增加植物的一种可育性状。向植物提供的复合物可能为金属化合物或至少一种金属化合物和至少一种肥料，金属离子包括锌离子、铜离子、锰离子、铁离子、铬离子、钴离子和钙离子等，其他添加物包括杀虫剂、杀微生物剂和（或）除草剂等。所涉及的植物中包括双子叶树形植物，如杜仲等	[77]
CA2780527A1	美国 E.I. 杜邦德尼姆公司	2011	增加植物种子脂质的蔗糖转运基因 本发明涉及一种编码 SUT2 或 SUT4 蔗糖转运基因的多核苷酸序列。描述了提高种子含油量和评价植物种子含油量增加的方法。本发明公开的组合物和方法使用多种编码蔗糖转运蛋白的序列和多种影响脂肪酸积累的序列，如 DGAT、Lecl 和 ODP1 转录因子。在具体实施中，与含有不过度表达 SUT2 或 SUT4 转运蛋白的重组 DNA 构建的高油料植物相比，SUT2 和（或）SUT4 蔗糖转运蛋白与 DGAT 基因组合的过表达进一步增加了植物种子油产量。本发明使用的植物基因包括杜仲中的 EuSUT2 基因（NCBI GI NO. 61657989）	[78]

专利号	申请人/机构	年份	专利名称及主要内容	参考文献
US2012156272A1	德国 Rebmann Herbert	2012	应用于化妆品、药品或饮食的组合物 本发明提供一种具有植物提取物成分或活性物质（如杜仲中提取的绿原酸）的组合物，该组合物在运输和储存期间具有高稳定性，并且易于加工成化妆品、饮食和药物制剂，具有良好的溶解性。通过组合使用，改进了植物中活性物质的润湿性，优化了其在分散时的特性，改进了植物中活性物质在环境中的稳定性	[79]
EP2684567A1	墨西哥 Castaneda Miranda Jose Arturo	2012	预防和治疗动脉粥样硬化的中草药 本发明涉及使用先前的物种提取物和组合物作为预防和治疗动脉粥样硬化的方法。该组合包括杜仲、当归、天麻、红花等	[80]
CA2842946A1	美国 Cosmeceutechs 有限责任公司 Dinardo Joseph C	2013	植物抗氧化剂组合物及其制备和使用方法 本发明涉及多种植物抗氧化成分的组合物，以及含有此类组合物的化妆品，可促进皮肤变化，改善皮肤健康或外观，通过提供皮肤细胞一个良好的环境，在其中进行皮肤自然修复过程。本发明的植物抗氧化提取物混合物包括杜仲、绿茶、葡萄籽、巴西莓、姜黄和可可的提取物，在抗氧化和氧化应激保护能力方面具有协同改善作用	[81]
FR2980704A1	法国欧莱雅股份有限公司	2013	包含类脂族糖基化合物和胺或硫醇聚合物的染发剂 本发明为包含类脂族糖基化合物和胺或硫醇聚合物的染发剂，其中含有多种天然植物提取物，如山茱萸、刺槐、杜仲、巴戟天、金钱草等	[82]
US8597695B1	塞浦路斯 Sirbal 有限责任公司	2013	治疗皮肤病的草药组合 本发明提供了一种治疗黑色素瘤、牛皮癣或其他炎症性皮肤疾病或组合的方法和药物，包括定期服用大黄和地高辛的组合或大黄和生地黄的草药组合。该方的植物成分包括芦荟大黄素、丁香酚、单宁、香草酸、松油醇、桃叶珊瑚苷等，植物药桃叶珊瑚、杜仲及车前子中的有效成分桃叶珊瑚苷可增强人体淋巴细胞增殖活性和促进 IFN-γ 释放	[83]
US20140323950A1	德国默克专利有限公司	2014	光疗法中的亮肤剂 本发明涉及用于治疗皮肤病的黑色素合成抑制剂，该化合物可同时用于皮肤治疗和（或）美容治疗。本发明的皮肤美白化合物不是通常用作光保护过滤器和（或）紫外线过滤器的化合物，一些常见的美白化合物是从杜仲等植物中提取的	[84]
US2015086657A1	加拿大 Platinum Naturals 有限公司	2015	含杜仲的巧克力组合物 本发明涉及含有杜仲的可食用组合物（可与绿豆提取物组合）。该组合物具有雌激素特性，适合于治疗更年期相关症状	[85]
US2015136160A1	美国 Foundation Brands 有限责任公司	2015	口服烟草替代产品 本发明提供一种用以取代香烟的口服产品，是从花椒、烤杜仲叶及其混合物中提取的。该产品可选择添加含有瓜拉那提取物、巴拉圭茶、盐、橘皮和（或）天然香料。除促进唾液分泌外，产品中还添加了烘烤过的桉树叶，以促进口腔愈合，并具有抗炎和增强免疫的作用	[86]

专利号	申请人/机构	年份	专利名称及主要内容	参考文献
US2015037389A1	美国 Schweitzer-Mauduit 国际公司	2015	含有重组植物材料的可食用产品 本发明涉及一种包括纤维植物产品及其应用的植物提取物的可食用产品，以及其在至少一种食品、食品补充剂、医疗、化妆品、营养或植物药治疗应用中的用途。所用植物可从药用植物、茶叶、蔬菜和（或）香料（包括其混合物）中选择一种或多种，包括杜仲	[87]
US20160106793A1	法国国家科学研究中心		控制碳水化合物和脂肪代谢的组合物和方法 本发明包括从下列植物获得的成分混合物：金黄洋甘菊、洋蓟和欧洲越橘。在预防和（或）对抗人类和动物体内的碳水化合物和（或）脂肪代谢紊乱的营养产品或健康产品中同样有效。该发明除防治慢性高血糖和低血糖、降低糖化血红蛋白、改善碳水化合物摄入、改善胰岛素敏感性之外，也能用于其他心血管危险因素，如血脂异常、超重和肥胖、动脉张力异常。此外，该组合物与现有治疗和正在开发的药物相比几乎没有副作用。该发明的植物组合物还可包含其他植物提取物，如杜仲提取物	[88]
US2018028473A1	英国线粒体底物发明公司		营养溶液 本发明涉及含有膳食补充剂、医疗食品和药物组合物的胆碱盐水溶液。其中溶液包括氘含量为 90～135 ppm 的去氘水和 99.759% 的 $^1H_2^{16}O$ 的同位素体。本发明涉及一种胆碱琥珀酸盐水溶液，其水溶液包括上述去氘水。其中涉及的膳食补充剂、医疗食品和药物组合物包括杜仲根提取物在内的天然植物提取物	[89]
AU2018101328A4	美国 Tse Theresa Y	2018	含绞股蓝的复方中药组合物及其制备方法 本发明公开了一种含绞股蓝的复方中药组合物及其制备方法。复方中药成分含有的绞股蓝皂是以混合绞股蓝（30%～60%）、杜仲叶（15%～35%）、桑叶（15%～35%）和葛根粉（5%～15%）为原料，绞股蓝由二倍体绞股蓝叶与四倍体绞股蓝叶按比例混合而成。本发明主要用于防治高脂血症、高血压、高血糖、脂肪肝等，还具有抗衰老、预防各种肿瘤、心脑血管疾病、失眠、健忘症、过度疲劳等作用	[90]
US20190321430A1	美国 Sirbal 有限责任公司	2019	治疗银屑病和其他皮肤病的草药纳米制剂 本发明提供一种由生地黄、大黄和金银花组合而成的活性草本药物组合物，其平均颗粒大小为 100～300 nm，一般涉及疾病治疗，包括牛皮癣、湿疹、黑色素瘤和其他皮肤疾病、炎症、自身免疫性疾病及癌症等。示例配方包括外用凝胶、片剂和胶囊。在一个实例中，银屑病的治疗用药可包括生地黄、大黄和金银花中的两种或三种，合并一个草本疗法，包括杜仲、巴拉圭茶、亚麻籽油、鱼油、青黛、姜黄、芦荟等	[91]

（二）非欧美学者/机构申请的杜仲相关专利

欧美以外机构在欧美国家所申请的杜仲相关欧美专利如表4-3-4所示。数量较多，约90项，以日本、韩国、中国研究者申请的专利为主。所申请的专利主要以利用杜仲及其有效成分或将杜仲与其他中药混合的组合物的药理作用为主，将其用于改善高血压、高血脂、高血糖、高尿酸血症；

减轻流感中的炎症反应、抗癌、改善抗癌药物副作用、预防肥胖及提高运动耐力、提高精神专注力、改善脑功能、治疗骨质疏松、治疗肝硬化腹水、抗菌、预防性激素失衡、改善移植后长期肾功能障碍合并尿毒症、调节阳虚体质等，或利用杜仲的抗菌、抗氧化、抗炎作用来抑制牙槽骨损伤和改善牙龈炎、牙周炎、关节炎、炎性脊柱疾病等。另外，部分专利将杜仲作为烟草替代品、与双歧杆菌组合以生产发酵食品，或将杜仲提取物添加到日常食物饮料中作为日常保健品。杜仲中多胺类成分、绿原酸的提取方法也有相关专利公开。

在工业上，一些学者还开发了制备杜仲中生物聚合物的方法，用于轮胎、轮胎构件和充气轮胎的橡胶组合物的相关专利。除此之外，部分亚洲研究机构还以杜仲为原料进行一些植物方法学研究，如相关植物提取工艺、植物栽培体系及方法构建、改善植物对环境应力和耐受力相关酶基因的研究和改善植物形态方法的研究等。

表 4-3-4 非欧美学者或机构申请的有关杜仲的欧美专利公开情况

Table 4-3-4 Patent disclosure of *Eucommia ulmoides* applied by scholars or institutions not in Europe and the United States

专利号	申请人/机构	年份	专利名称及主要内容	参考文献
US5200185A	日本 Takahashi Shiyushichi	1993	饲养具有优质肉和皮肤品质的家禽和牲畜的方法，或保持宠物健康的方法 本发明涉及一种生产精细、坚实、柔嫩、美味的禽畜肉和兽皮的方法，通过降低皮下和内脏多余脂肪来维持宠物的健康，以及生产具有良好肤色和被毛的宠物的方法。在动物饲料中加入杜仲提取物的干粉，添加量为饲料总量的 0.1%～30%，然后将混合饲料喂给家禽、家畜或宠物	[92]
EP0720818A1	日本 Takahashi Shiyushichi	1996	咖啡调味品 本发明提供了一种咖啡口味改善剂，在咖啡中添加杜仲或人参来减少咖啡的苦味和烟熏味，提高咖啡的醇厚度。虽然单独的杜仲咖啡就足以消除咖啡的苦味和烟熏味，但与人参的结合会提高咖啡的口感，而不会破坏其原有的特点	[93]
GB2337200A	韩国 Bae oh Sung	1998	以银杏叶为基础加至少5种药草，用于吸入疗法的组合物 本发明以银杏树叶作为基础组分，添加至少5种有效的草药粉末，从以下中药材中选择：远志、石菖蒲、牛膝、白花蛇舌草、丁香、白芷、天麻、杜仲、红花，并由淀粉糖浆和甘油组成黏合剂	[94]
CA2280776A1	日本 Nippon Shinyaku 有限公司	1998	食品中的运动耐力增强剂 羟基柠檬酸可以作为增强运动耐力的添加剂，本发明将这种添加剂与杜仲、人参、当归和冬虫夏草等联合使用作为增强运动耐力的保健品	[95]
US2001055624A1	日本 Sha Shinhan	2001	包含人参和杜仲的组合物 本发明涉及一种由人参、杜仲、甘草和含没食子酸的草本提取物组成的组合物，以及含有上述组合物的饮料或食品、药物、食品补充剂、保健食品、混合饲料。该组合物可用于改善高血压、高血糖、免疫系统和肝脏疾病	[96]
US2001046524A1	新加坡 Ong Yek Cheng	2001	调节类固醇生成活性的方法及组合物 本发明的组合物从杜仲中提取活性类甾体化合物，其中杜仲的所有部位都可以使用，树皮是首选。采用乙醇和20%水组成的溶剂体系，在萃取前后加入杜仲。本发明确定了杜仲的某些提取物具有类固醇活性，且没有副作用	[97]

专利号	申请人 / 机构	年份	专利名称及主要内容	参考文献
CA2412789A1	日本太阳化学株式会社	2002	提高精神专注力的组合物 本发明的组合物可用于提高精神专注力,其中 1 型茶氨酸是本发明的首选,因为它被批准为食品添加剂,具有经济利用价值。此外,本发明中使用的茶氨酸可以是任何形式的,如纯化产品、粗纯化产品、提取物等。一些食品原材料,如杜仲茶,也可被用于该发明的组合物中	[98]
EP1186297A2	日本 Kao 公司	2002	预防、改善或治疗高血压的药物 本发明涉及一种预防或改善高血压的药物,可作为高血压患者治疗期间的饮食。该药物含有中枢神经系统刺激成分、食物纤维、山茶属多年生常绿叶提取物、杜仲提取物、分子量 60~300 的有机酸(不含柠檬酸)及其药学上可接受的醇	[99]
EP1586315A1	日本 DAIICHI 制药有限公司	2003	提亮肤色的有效成分 本发明的组合物包括杜仲、薏仁、沉香、百里香、甘草中的 4-氯间苯二酚和 4-溴间苯二酚、糖原等,可以与已知具有增白效果的组分混合	[100]
EP1329153A1	日本 Toyobo 研究中心	2003	提高植物对各种环境应力的耐受力的酶基因,以及构建相同的多胺代谢相关酶基因的方法 本发明涉及一种植物源性多胺代谢相关酶基因,其特征是其表达水平在受到环境胁迫时发生变化,这些基因在植物及其生产过程中改善了对环境的抗逆性,并以稳定的方式保留下来。该植物的生产方法和愈伤组织的生产方法;利用外源多胺代谢 - 重组酶基因筛选转化植株的方法;对缺乏外源多胺代谢 - 重组酶基因的植株进行改良;以及被这些基因转化的微生物和植物。本发明可用的植物包括杜仲	[101]
US2003200976A1	韩国 Yoo Gi Yong	2003	烟草替代品组成成分 本发明的烟草代用品组合物由杜仲占 80%~90%、甘草占 1%~10% 和天葵占 1%~10% 组成。在本发明中,可添加一种调味料到烟草组合物中,如氯化钠、甘油、甜味剂、香料等	[102]
CA2451144A1	日本 Kyowa Hakko Kogyo 有限公司	2003	生产含有植物粉末的植物提取物的工艺 该发明提供一种生产含有植物粉末的液体植物提取物的工艺,其包括浓缩的液体提取或含有植物粉末的植物提取物的食品、饮料或饲料。其中杜仲是可选植物之一	[103]
US2006003032A1	日本 Sha Shinhan		改善流感过程中炎症的膳食补充剂组合物 本发明提供一种由生姜、虎杖、三七、杜仲、罗汉果、甘草和葱组成的营养补充品,用于改善流感过程中的炎症。在实验动物的饮食中添加该组合物时,淋巴细胞浸润和肺泡水肿减轻,纤毛上皮细胞坏死和巨噬细胞的积累得到改善	[104]

续表

专利号	申请人 / 机构	年份	专利名称及主要内容	参考文献
US2006083797A1	韩国 Hong Seung-Heon	2006	预防肥胖的酒精发酵食品或药物组合物及其制备方法 本发明涉及一种混合中草药提取物，使用水或乙醇水溶液从肉桂、绿茶、杜仲、大蒜、山楂、松针中提取，并且添加大米、麦芽和酵母发酵。该提取物通过抑制高脂饮食引起的体重增加，降低血液胆固醇，降低中性脂肪（三酰甘油），可以有效地用于预防和治疗肥胖	[105]
CA2609959A1	日本 Akahoshi Ryoichi	2006	含双歧杆菌的发酵食品及其生产方法 由姜黄、鱼腥草、杜仲、米糠、柿叶、紫苏、丁香、桂皮、红豆和双歧杆菌等植物提取物组成的发酵食品，其中含有活的双歧杆菌，可以在高浓度下产生各种各样的生理效应，可以提高双歧杆菌的保藏 / 存活能力，而且当它被用于食品或饮料时，不会影响其味道	[106]
CA2617031A1	日本 CALPIS 有限公司	2007	改善食欲缺乏的功能性饮料 / 食品添加剂 本发明公开了一种通过培养木脂素（如杜仲木脂素衍生物）和嗜酸乳杆菌来产生类雌激素活性中间体（如二异丙醇）的方法。作为预防 / 改善绝经期障碍的改善剂或用于预防 / 改善绝经期障碍的功能性饮料 / 食品	[107]
AU2007237226A1	日本 Toyo Boseki Kabushiki Kaisha		改进形态发生的植物及其构造方法 本发明涉及在多种器官中形态发生得到改善的植物及其后代；产生植物的方法及愈伤组织的方法。特别涉及具有形态发生改良的茎、叶、花、豆荚、果实和种子的植物及植物的生产方法。本发明研究者发现当对参与多胺生物合成的多胺代谢相关酶基因进行分离、导入并在植物中过表达，通过对多胺代谢的调控导致植物多胺水平的改变时，植物的形态可得到改善。本发明可利用的植物包括但不限于双子叶植物、单子叶植物、草本植物和灌木，包括杜仲	[108]
AU2007202309 A1	日本 Toyo Boseki Kabushiki Kaisha	2007	提高植物对各种环境胁迫的耐受性，产量和多胺代谢相关酶的基因表达 本发明涉及分离出的植物多胺代谢相关的酶基因，其特征是当暴露于环境压力时其表达水平发生变化，本发明还涉及这些基因的反义 DNA 或反义 RNA；植物及其子代具有较强的环境抗逆性，使基因得以稳定保存；植物的生产方法，植物的愈伤组织的生产方法，选择比缺乏外源多胺代谢相关酶基因的植物改良程度更高的转化植物的方法；以及被这些基因转化的微生物和植物。本发明中可用的植物包括杜仲	[109]
US2008292751A1	日本养乐多株式会社	2008	乳酸菌发酵物质与乳制品的发酵产品 该发明提供一种乳酸菌发酵产品，培养乳酸菌的培养基中包含至少一种下列食品材料的提取物：米糠、柿子叶、紫苏、鱼腥草、杜仲、姜黄、丁香、肉桂和香柏木。在培养基中添加上述提取物可增加乳酸菌的活菌数，而不影响产品的风味。利用该提取物可以得到含有大量活性良好的活乳酸菌的发酵产物，并可将该产品用于饮料或食品	[110]

专利号	申请人/机构	年份	专利名称及主要内容	参考文献
US20090197973A1	日本 Fujifilm 有限公司	2009	制备乳剂或分散体的方法，以及用该方法制备含有乳剂或分散体的食品、日用品和药物 本发明提供了一种通过油相和水相接触来制备由油相和水相组成的乳液或分散体的方法，将含有水溶性有机溶剂和至少一种疏水性功能成分并且表面活性剂的含量小于等于 0.1% 油相注入水相，以致油相的雷诺数在与水相接触的一瞬间大于或等于 1000，以及含有用上述方法制备的乳液或分散体的食品、日用品和药物。在该发明中，疏水性功能成分可能来源于用无机溶剂提取的植物提取物。其中杜仲是可供使用的陆地植物之一	[111]
EP2055314A1	日本国家先进工业科学技术研究院	2009	以生物表面活性剂为活性成分的催化剂、甘露醇、赤藓糖醇脂质及其制备方法 本发明提供一种以甘露糖醇为骨架的 MEL 分子结构及利用微生物生产 MEL 的方法，是一种激活剂和抗老化剂，还可作为化妆品、保健品、药物、饮料和食品中的活性成分，可同时添加植物提取物，如杜仲提取物	[112]
EP2123288A1	日本国立大学奈良分校科学和技术研究所	2009	含 C_{70} 的脂质体的制备和使用方法 本发明提供了一种含有 C_{70} 富勒烯的脂质体，以及该脂质体的生产方法和用途。当该脂质体用作化妆品成分时，可添加动植或微生物提取物，如杜仲提取物。含有 C_{70} 环糊精复合物的溶液和含有能形成脂质体的脂质溶液在 $10 \sim 45$℃的温度下混合，生成一个含有 C_{70} 的脂质体，它保持了 C_{70} 富勒烯最初的物理性质，并在极性溶剂中稳定溶解	[113]
EP2258729A1	日本日立造船工程有限公司		杜仲中生物聚合物的制备方法 本发明提供一种杜仲衍生的生物高分子，其通过对杜仲进行生物腐烂以获得杜仲分解产物，并对杜仲分解产物进行洗涤而获得。生物聚合物主要含有反式异戊二烯，具有较高的分子量。其次，该生物聚合物是固体和弹性体，是有用的工业材料	[114]
WO2010/030054A2	韩国延世大学产学研合作基金会	2010	倍半萜烯衍生物的用途 本发明涉及一种预防或治疗高脂血症、脂肪肝、糖尿病和肥胖症的药物组合物，其以从柏木类植物中提取的倍半萜烯衍生物作为活性成分，还含有杜仲、枣、甘草提取物等	[115]
US2010218272A1	日本日立造船工程有限公司	2010	长链反式 - 烯丙基二磷酸合酶基因 本发明提供了一种增加植物中反式 -1, 4- 聚异戊二烯含量的方法，以及一种利用杜仲等植物有效生产反式 -1, 4- 聚异戊二烯的方法	[116]
US2011293754A1	韩国东亚大学研究基金会	2011	含有草药提取物的抗癌组合物 本发明涉及一种含有丹参、野菊花、刺五加、桂皮、杜仲等提取物的抗癌组合物。与许多现有的具有细胞毒性和副作用的抗癌药物相比，含有有效剂量的草药提取物的抗癌组合物具有副作用最小、细胞毒性低的优势	[117]

专利号	申请人/机构	年份	专利名称及主要内容	参考文献
EP2444532A1	日本 Omikenshi 有限责任公司；Ezaki Glico 有限责任公司	2012	含碘和淀粉酶的纤维，生产方法和用途 本发明涉及生产含淀粉的人造丝纤维的方法，包括以下步骤：碱性水溶液混合直链淀粉与粘胶获得混合液体，旋转混合液体获得含直链淀粉的粘胶纤维，并使人造丝纤维接触碘或碘化物离子，从而允许粘胶纤维包含碘或碘化物离子，直链淀粉是一种酶法合成的淀粉，其重量平均分子量为 $3×10^4$ 或以上，$2×10^5$ 或以下。利用含有淀粉酶的人造丝纤维，可从盐水中高效地收集碘。本发明需要用到细胞激活物，其中包括植物提取物，如杜仲提取物	[118]
AU2012286357A1	中国上海积和联合有限公司	2012	杜仲提取物及其制备方法和用途 本发明涉及杜仲提取物的制备方法：①溶剂萃取法，其中所述溶剂是从水、甲醇、乙醇、异丙醇、1-丁醇、乙二醇、1,2-丙二醇、1,3-丙二醇、1,3-丁二醇、丙酮、乙酸乙酯或其组合中选择的；②萃取物与残渣分离，得到萃取物；③溶剂选择性回收；④溶解和稀释。杜仲提取物具有抗氧化、抗 UVA 和 UVB 辐射的作用，可作为抗皮肤衰老的活性成分，特别是抗皮肤光老化的化妆品或药物	[119]
CA2745341A1	日本 CALPIS 有限公司	2012	一种激活迷走神经的方法 本发明提供了一种迷走神经激活剂，其包括作为活性成分的细菌细胞和（或）乳酸菌处理后的产物，并且可加入人参、杜仲叶、罗布麻叶提取物合并使用来改善脑功能	[120]
US2014322366A1	韩国京畿道食品研究所	2013	hTRPA1 活性化合物及其用途 hTRPA1 的活化与松柏醇和菊科、十字花科、伞形科、唇形科、百合科或苋科植物提取物有关，作为天然化合物，对人体的副作用相对较少，具有广泛的工业适用性。这些天然化合物可用作药物或食品原料，有助于维持体内与 hTRPA1 激活相关的稳态，还可用于 hTRPA1 拮抗剂的筛选。本发明的食品组合物在制备饮料时可加入杜仲提取物	[121]
US2013011503A1	中国 Lee Chen-Yu	2013	抑制癌细胞生长的中草药组合物及其提取物 本发明涉及中草药提取物，含樟子松 1.5%～6%，女贞子 1.5%～6%，牡丹根 1.5%～6%，熟地黄 1.5%～6%，白术 1.5%～6%，甘草根 1.5%～6%，续断 1.5%～6%，杜仲皮 1.5%～6%，黄芩 1.5%～6%，山药 2.5%～10%，艾蒿 2.5%～10%	[122]
US20140378708A1	日本 Toyobo 有限责任公司	2014	从植物中提取多胺成分的方法 本发明提供一种生产效率高、低盐浓度的多胺组合物的方法，该多胺组合物来源于植物配合物。生产多胺组合物的方法：①用乙醇处理植物和（或）加工植物产品的步骤；②用水处理植物和（或）加工植物产品的步骤；③在酸性条件下对植物和（或）加工植物产品的步骤；④分离和收集液体馏分的步骤。多种植物或植物制品可用于本发明，如杜仲	[123]

续表

专利号	申请人/机构	年份	专利名称及主要内容	参考文献
EP2883909A1	日本 Sumitomo 橡胶工业有限公司	2015	用于轮胎、轮胎构件和充气轮胎的橡胶组合物 本发明提供一种轮胎橡胶组合物,该轮胎橡胶组合物能够提供与含有常规合成橡胶的轮胎组件和气动轮胎相同的燃油效率和湿抓力性能(特别是湿抓力性能),同时满足健全物质循环社会的要求。本发明涉及一种轮胎用橡胶组合物,其含有由芳香族乙烯基化合物和二烯聚合而成的生物质衍生橡胶,生物质衍生橡胶的 pMC(现代碳的百分比)大于等于 ASTM D 6866-10 的 1%。能进行二烯聚合的微生物或类似微生物包括巴西橡胶树、印度榕、蒲公英、无花果、杜仲等植物或其组织培养物	[124]
EP3015112A1	中国 Liu, Mingjie	2016	一种治疗肝硬化腹水的药物及其制备方法 本发明提供一种以竹黄、皂角刺、柴胡、带竹、独活、五味子、葛根、白花蛇舌草为有效成分,以甘草、荷叶、决明子、太子参、西洋参、杜仲、芍药、苦参为辅料的药物组合物,具有保护肝、解毒、血液净化、补气等功效,通过辨证分型,根据证候进行治疗,从而提高疗效。对乙型肝炎和肝硬化引起的腹水有较好的疗效和恢复作用	[125]
EP2982239A1	日本 Mitsui 化学有限公司	2016	植物栽培体系、栽培方法及生产方法 本发明提供一种包含植物种植材料的植物种植系统,通过提供植物生长所必需的元素加速植物生长,以及储存液体(如水、营养液和农化产品)的容器或与管材组合的液体供应罐。杜仲为可成功利用此发明进行种植的植物之一	[126]
EP3005873A1	日本日立造船工程有限公司	2016	抗菌组合物及其制备方法 本发明的抗菌组合物将一种来自杜仲的生物聚合物作为活性成分。所述抗菌组合物对革兰氏阴性菌、革兰氏阳性菌或真菌具有抗菌作用。通过杜仲腐烂的分解产物和洗涤杜仲的分解产物,可制备杜仲生物聚合物	[127]
EP3225241A1	日本森永乳业有限公司	2017	一种改善和预防激素失衡引起的症状的药物 本发明提供了一种包含大豆异黄酮、黑升麻、杜仲、葛根、菝葜和地黄等的复合物,可以有效地预防或改善性激素失衡引起的症状,特别是骨功能异常或精神症状	[128]
EP3257517A1	中国 Kuo Dai Ming		用于减少癌症药物副作用的药物组合物及其制造方法和用途 本发明提供一种包括蘑菇、根茎(杜仲)、果实、叶子、花、藻类、高能量液体、高盐液体和抗氧化剂的药物组合物,具有保护肝脏、提高自身免疫力、减轻癌症引起的疼痛、保护器官免受化学抗癌药物引起的副作用、增加化学抗癌药物的功能	[129]
EP3395896A1	日本日立造船工程有限公司	2017	聚乳酸树脂的组成和生产方法 本发明的聚乳酸树脂组合物是通过动态交联包含聚乳酸基树脂、反式聚异戊二烯和交联剂的树脂混合物而构成的。该树脂组合物可用于多种用途,如汽车模制品、电气产品模制品、农业材料模制品、商业用模制品和日常用模制品。聚异戊二烯可以从杜仲中提取获得	[130]

续表

专利号	申请人/机构	年份	专利名称及主要内容	参考文献
EP3257508A1	中国四川九章生物科技有限公司	2017	绿原酸的制备及在治疗黑色素瘤的药物中的应用 本发明通过提取杜仲中的绿原酸，发现了绿原酸治疗黑色素瘤的新用途，绿原酸可以促进单核细胞向 M1 型巨噬细胞的极化，抑制单核细胞向 M2 型巨噬细胞的极化，抑制 M1 型巨噬细胞向 M2 型巨噬细胞的转化，并促进 M2 型巨噬细胞向 M1 型巨噬细胞的转化，最终达到治疗黑色素瘤的目的	[131]
WO2017/193817A1	中国陕西平利绞股蓝研究所	2017	一种含绞股蓝的防三高及痛风的保健药物组合物 本发明公布了一种以绞股蓝、杜仲叶、霜桑叶、车前子、淡竹叶、野葛根粉为原料的防三高及痛风的保健药物组合物。本发明主要针对"四高"人群，用于防治高血脂、高血压、高血糖、高尿酸血症	[132]
US10189769B2	中国四川九章生物科技有限公司	2017	药学用绿原酸的制备方法 本发明提供一种药学上可接受的绿原酸的制备方法，以杜仲为原料。包括以下步骤：处理样品水溶液，冻结，解冻和过滤，残渣有机相处理，浓缩结晶，根据样品中绿原酸含量的变异性重复前步骤，干燥。该方法对绿原酸提取物进行分离纯化，可较好地去除水溶性杂质和脂溶性杂质，使最终产品的杂质含量达到药品要求；同时，该方法操作简单，有机溶剂可回收利用，成本低	[133]
US10155019B2	韩国和讯科技有限公司	2018	通过辣木叶、杜仲皮复合提取物的抗菌、抗氧化、抗炎作用来抑制牙槽骨损伤和改善牙龈炎、牙周炎的方法 本发明的组合物在改善牙周病包括牙龈炎和牙周炎方面具有协同作用。特别是通过抗氧化、抗菌或抗炎作用、改善牙槽骨丢失和牙槽骨再生引发的牙周病，可被有效地用作食物、药物、准药物等	[134]
US2018360895A1	韩国和讯科技有限公司	2018	利用牛膝、杜仲、石榴提取物的复合物（HL-JOINT 100）来缓解骨关节炎的方法 本发明涉及一种预防和治疗骨关节炎的组合物，含有石榴浓缩液、杜仲皮提取物和牛膝提取物。该复合物能抑制 COX2 和 PGE2，从而起到抗炎作用，抑制 MMP-2 和 MMP-9 发挥软骨保护作用，促进 II 型胶原合成起到的软骨再生作用。本发明具有协同改善骨关节炎的作用，特别是由于它能直接保护和再生软骨，改善关节僵硬，可用于保健食品等	[135]
DE102018111325A1	上海柏林漫化妆品有限公司刘西峰	2018	一种治疗骨质疏松症的药物 本发明提供了一种用于治疗骨质疏松的药物，该药物含熟地黄 10%～20%、枸杞 10%～15%、杜仲 20%～50%、黄芪 3%～20%、当归 12%～18% 和白芍 5%～10%	[136]
EP3360563A1	韩国 Shin Joon Shik	2018	一种以蜈蚣、芍药为活性成分的预防或治疗炎性脊柱疾病的药物组合物 本发明涉及一种用于预防或治疗炎性脊柱疾病的药物组合物，混合提取芍药、蜈蚣、狗脊、朝鲜山芹、杜仲、牛膝、刺五加、防风和独活等药物，能有效抑制炎症，所述混合提取物经穿刺法施用于腰椎间盘突出症患者后可减轻疼痛并改善椎间盘情况	[137]

专利号	申请人/机构	年份	专利名称及主要内容	参考文献
EP3357961A1	日本大冢化工控股有限公司	2018	用于向橡胶组分传递低热量的添加剂 本发明提供了一种用于向橡胶组分传递低热量的添加剂，该添加剂包括四氮杂苯类化合物。该发明使用的橡胶元件并无特别限制，如天然橡胶、合成橡胶、天然橡胶和合成橡胶的混合物和非二烯橡胶。其中天然橡胶包括天然胶乳、技术指定橡胶、杜仲胶、中国杜仲胶、桂枝胶、蒲公英等天然橡胶。本发明的天然橡胶还包括通过对这些橡胶进行改性而获得的改性天然橡胶，如环氧化天然橡胶、甲基丙烯酸改性天然橡胶、苯乙烯改性天然橡胶	[138]
CN108472305A	韩国 Benebiosis 有限责任公司	2018	增加 PGC-1 表达的组合物 本发明涉及一种用于预防或治疗过氧化物酶体增殖物激活受体共激活剂 1α（PGC-1α）表达下调的化合物，或其盐和溶剂化物。多种因素，如 DNA 损伤、生长因子和营养物质缺乏、病毒感染和氧化应激等导致的线粒体凋亡，从而引起的细胞凋亡可引起神经变性、缺血再灌注损伤、自身免疫性疾病等，而这一过程与 PGC-1α 功能失调密切相关。而本发明中的化合物可通过提高线粒体酶活性而提高线粒体活性。当该化合物被用作食品添加剂以制作饮料时，可同时加入杜仲提取物	[139]
DE102017115044A1	中国 Zhang Yuyang	2019	治疗骨质增生的中药组合物 本发明公开了一种治疗骨质增生的中药组合物，它由以下物质组成：绵羊骨头 20%～30%，红花 10%～20%，西伯利亚当归 10%～20%，杜仲 5%～10%，厚朴 5%～10%，苦艾草 4%～8% 和乌拉尔甘草 3%～9%。本发明在治疗原发性和继发性骨质增生症中具有一定作用	[140]
EP3473680A1	日本 San-Ei Gen F.F.I 公司	2019	由环烯醚萜化合物衍生的红色染料组合物及其制备方法 本发明提供一个从环烯醚萜化合物中产生红色着色剂组合物的方法，和一个生产耐酸红色着色剂组合的技术，使着色剂组合物的生产从安全和制造成本的角度达到最佳。其步骤如下：使在环烯醚萜骨架的第 4 位有羧基的环烯醚萜苷元与含氨基化合物反应，在抗坏血酸及其类似化合物的溶液中产生耐酸的红色着色剂化合物，该溶液中抗坏血酸及其类似化合物相对于溶液中所有环烯醚萜化合物的物质的量的比值为 5 或 5 以上。在本发明的红色着色剂组合物的生产方法中，优选含有环烯醚萜化合物的植物栀子、美洲格尼帕树、黄梓和杜仲为原料	[141]
EP3461486A1	韩国 Phyto 集团	2019	用于预防或治疗痴呆和改善认知功能的药物组合物 本发明涉及一种作为预防、治疗痴呆或改善认知功能的有效成分无梗五加苷 B。在本发明中，脱盐厚岸草提取物及无梗五加苷 B 作为抑制乙酰胆碱酯酶的有效成分，通过抑制神经炎症显示神经保护活性，并且通过对莨菪碱诱导的失忆症动物模型实施被动避误测试和 Y-maze 测试证实其可显著改善记忆力，提高空间认知能力。本发明中的食品组合物在制备饮料时可加入杜仲提取物	[142]

续表

专利号	申请人/机构	年份	专利名称及主要内容	参考文献
US10471117B2	韩国 Chen-Yu Lee	2019	移植后长期肾功能障碍合并尿毒症的治疗方法 本发明以山茱萸、地黄、山药、当归、杜仲、菟丝子、枸杞子、肉桂、附子、干姜、茯苓、黄柏、牛膝和苍术组成混合物，以治疗移植后长期肾功能障碍相关的尿毒症	[143]
US10485842B2	中国 Ci Zhonghua	2019	一种调节阳虚体质的中药口服膏及其加工方法 本中草药口腔膏体包括地黄、山药、山茱萸种子、菟丝子、当归、杜仲、枸杞、肉桂、牡丹皮、泽泻、白术、人参、附子、甘草、孜然、五味子、川牛膝、覆盆子、肉豆蔻、淫羊藿、补骨脂、仙茅、菖蒲、巴戟天、人胎盘、锁阳、豆蔻、蒜子、鹿茸胶、木糖醇、核桃仁、阿胶。本发明的中药口服液具有较高的药物浓度和较好的口感，特别适合在冬季养生和调理阳虚体质，能达到一定的强身健体功效	[144]
US2019358283A1	韩国 Okchundang 有限公司	2019	预防或治疗癌症的成分 本发明提供了用于预防或治疗癌症的药物组合物、用于增强免疫功能的食品组合物。具有抑制肿瘤生长、增强免疫活性、抑制肿瘤引起的恶病质的作用。此外，本发明的组合物可以在与现有的抗癌药物联合使用时获得协同的药效。本发明的药物组合物包括药学有效量的人参、三叶沙参、茯苓、地黄、杜仲提取物和蜂蜜等	[145]
EP3594249A1	日本大冢化工有限公司	2020	反应产物和橡胶成分 本发明提供一种二烯橡胶与四嗪化合物的反应产物。含有该反应产物的橡胶组合物能够表现出低热积聚性能。此外，本反应产物的使用能够使无机填片和（或）炭黑在橡胶组合物中极好地分散，并提高耐磨性。因此，在生产轮胎的过程中使用该橡胶组合物可以降低轮胎的滚动阻力，并降低轮胎的热积聚，同时保持耐磨性，从而达到节能的目的。本发明的反应物包括天然胶乳、技术指定橡胶、杜仲胶、中国杜仲胶、桂枝胶、蒲公英等天然橡胶	[146]

　　笔者进一步将杜仲相关欧美专利进行了分类汇总，杜仲在欧美公开的专利主要包括杜仲的药用（表4-3-5）、杜仲中化学物质提取与制备（表4-3-6）、杜仲在制造业及工业方面的应用（表4-3-7）、杜仲用于皮肤护理品（表4-3-8），以及杜仲用于食品、饮料及保健品的专利（表4-3-9），并分别介绍如下。

（三）杜仲药用方面的专利

　　综合分析在欧美国家申请的有关杜仲药用方面的专利（表4-3-5），发现从1998年开始，杜仲在欧美市场已经得到广泛应用，从预防疾病到治疗疾病都有相应的专利。《神农本草经》记载杜仲"主腰膝痛，补中益精气，坚筋骨……除阴下痒湿，小便余沥……久服，轻身耐老"。现代药理学研究认为，杜仲具有补肝肾，治腰脊酸疼、足膝痿弱、小便余沥、阴下湿痒、高血压和安胎的功效。杜仲对免疫系统、内分泌系统、中枢神经系统、循环系统和泌尿系统都有不同程度的调节作用，杜仲能兴奋垂体－肾上腺皮质系统，增强肾上腺皮质功能。上述功能与所查阅的欧美各国的专利申请类型大致相同。主要包括以下几个方面。

（1）强壮筋骨，祛风湿。在多个专利中可见，杜仲配合牛膝、芍药使用可以缓解关节炎疼痛，减少关节炎相关的关节炎症和肿胀；与绞股蓝合用可以防三高及痛风。

（2）改善心血管功能。杜仲醇提取物、水提取物均有明显的降压作用。在检索到的内容中，多见杜仲与人参和三七合用，用于降血压，以及杜仲与当归等其他中药合用以预防和治疗动脉粥样硬化。

（3）抗肿瘤和增强机体免疫功能的作用。杜仲能抑制肿瘤生长、增强免疫活性、抑制肿瘤引起的恶病质的作用，并能用于减少癌症药物副作用。

（4）抗菌消炎作用。杜仲对革兰氏阴性菌、革兰氏阳性菌或真菌具有抑制作用。用于牙科领域内，能预防或改善牙周病。

（5）改善神经功能方面。杜仲能激活迷走神经，改善脑功能；并对东莨菪碱所致的记忆障碍有明显的改善作用。

（6）调节胃肠功能。杜仲所含绿原酸具有广泛的生理活性，能显著增加胃肠蠕动和促进胃液分泌及利胆作用。杜仲也可作为 α-葡糖苷酶抑制剂，减少碳水化合物的吸收。

（7）抗衰老。杜仲人参等中药合用可以延缓衰老过程，增强免疫功能。

（8）其他。杜仲还可用于调理阳虚体质，提高体内激素水平，增强性能力等。

在欧美市场，杜仲的药用价值已经被广泛地开发并使用。因此，国内也应该相应推进杜仲产业的发展，杜仲的现代中药产业发展潜力巨大。

表 4-3-5　在药用方面杜仲相关欧美专利公开情况
Table 4-3-5　Medicinal patent disclosure of *Eucommia ulmoides* in Europe and the United States

专利号	年份	专利名称
US2002006448A1	2002	治疗背部和腿部不适的组合物和方法
US2003143290A1	2003	用于治疗或预防关节炎疾病的粗制药物组合物及其制备方法
CA2451179A1	2004	α-葡糖苷酶抑制剂的使用
AU2004201213A1	2005	草药配方
US20050158415A1	2005	一种包含杜仲皮提取物的促进硬组织再生的组合物

续表

专利号	年份	专利名称
US2005142223A1	2005	植物化合物改善记忆力及其药理活性物质的生产方法
AU2007100050A4	2007	用于改善衰老和次健康的中草药组合物
US2009298741A1	2007	营养因子组合用于神经系统治疗
AU2009101062A4	2009	减轻关节炎疼痛和关节发炎的草药组合物及其口服用途
EP2684567A1	2012	预防和治疗动脉粥样硬化的中草药
US20160106793A1	2016	控制碳水化合物和脂肪代谢的组合物和方法
AU2018101328A4	2018	含绞股蓝的复方中药组合物及其制备方法
US6280776B1	2001	包含人参和杜仲的组合物
US2001055624A1	2001	包含三七、杜仲和黄精的组合物
US2001046524A1	2001	调节类固醇生成活性的方法及组合物
EP1186297A2	2002	预防、改善或治疗高血压的药物
US2006003032A1	2006	改善流感过程中炎症的膳食补充剂组合物
CA2412789A1	2002	提高精神专注力的组分
US2006083797A1	2006	预防肥胖的酒精发酵食品或药物组合物及其制备方法
US2011293754A1	2011	含有草药提取物的抗癌组合物
CA2745341A1	2012	一种激活迷走神经的方法
US2013011503A1	2013	抑制癌细胞生长的中草药组合物及其提取物
EP3015112A1	2016	一种治疗肝硬化腹水的药物及其制备方法
EP3005873A1	2016	抗菌组合物及其制备方法
EP3225241A1	2017	一种改善和预防性激素失衡引起的症状的药物
EP3257517A1	2017	用于减少癌症药物副作用的药物组合物及其制造方法和用途
EP3257508A1	2017	绿原酸的制备及治疗黑色素瘤的药物的应用
WO2017/193817A1	2017	一种含绞股蓝的防三高及痛风的保健药物组合物
US10189769B2	2017	药学用绿原酸制备方法
US10155019B2	2018	通过辣木叶、杜仲皮复合提取物的抗菌、抗氧化、抗炎作用来抑制牙槽骨损伤和改善牙龈炎、牙周炎的方法

续表

专利号	年份	专利名称
US2018360895A1	2018	牛膝、杜仲、石榴提取物的复合物（HL-JOINT 100）缓解骨关节炎的方法，其能抑制 COX2 和 PGE2 起到抗炎作用，能抑制 MMP-2 和 MMP-9 发挥软骨保护作用，促进Ⅱ型胶原合成起到的软骨再生作用
DE102018111325A1	2018	一种治疗骨质疏松症的药物
EP3360563A1	2018	一种以蜈蚣、芍药为活性成分的预防或治疗炎性脊柱疾病的药物组合物
FR3066918A1	2018	中药用于治疗骨质疏松
DE102017115044A1	2019	治疗骨质增生的中药组合物
EP3461486A1	2019	用于预防或治疗痴呆和改善认知功能的药物组合物，包括玻璃草提取物
US010471117B2	2019	移植后长期肾功能障碍合并尿毒症的治疗方法
US10485842B2	2019	一种调节阳虚体质的中药口服膏及其加工方法
US2019358283A1	2019	预防或治疗癌症的成分

（四）杜仲在化学物质提取与制备方面的专利

在以杜仲中化学物质的提取与制备为主要内容的专利中，以日本和中国的机构居多，并且在 21 世纪第一个 10 年初期数量骤增。如表 4-3-6 所示，主要有以下几个方面。

（1）关于杜仲化学物质的提取方法，在 21 世纪初期主要以水和乙醇的溶剂体系为提取介质，之后相继出现了大孔吸附树脂提取技术、有机溶剂萃取技术、冷冻结晶提取技术及微生物分解得到分解产物等化学物质提取方法。

（2）关于杜仲中的化学成分，杜仲的总提取物可直接应用于食品、药品、日用品等。此外，通过对杜仲提取物的分离和纯化，可得到类固醇、木质素、绿原酸、多胺、环烯醚萜类活性成分及反式聚异戊二烯等聚合物，它们被广泛应用于食品、药品、保健品和工业生产。

（3）关于杜仲化学成分相关的制备，杜仲中木质素类成分可作为类激素物质的合成原料，环烯

醚萜类成分可作为着色剂的合成原料。此外，聚异戊二烯是工业生产橡胶的主要原料，具有广泛的用途。

表 4-3-6　在化学物质提取与制备方面杜仲相关欧美专利公开情况

Table 4-3-6　Patent disclosure of *Eucommia ulmoides* about chemical substance extraction and preparation in Europe and the United States

专利号	年份	专利名称
US2002006448A1	2002	治疗背部和腿部不适的组合物和方法
US2005142223A1	2005	植物化合物改善记忆力及其药理活性物质的生产方法
US2012156272A1	2012	应用于化妆品、药品或饮食的组合物
US2001046524A1	2001	调节类固醇生成活性的方法及组合物
CA2617031A1	2007	改善食欲缺乏的功能性饮料/食品的添加剂
EP2204229A1	2010	制备乳剂或分散体的方法，以及用该方法制备含有乳剂或分散体的食品、日用品和药物
EP2258729A1	2010	杜仲中生物聚合物的制备方法
US2010218272A1	2010	长链反式-烯丙基二磷酸合酶基因
AU2012286357A1	2012	杜仲提取物及其制备方法和用途
US20140378708A1	2014	从植物中提取多胺成分的方法
EP3005873A1	2016	抗菌组合物及其制备方法
US10189769B2	2017	制备药学用绿原酸制备方法
EP3473680A1	2019	由环烯醚萜化合物衍生的红色染料组合物及其制备方法

（五）杜仲在制造业及工业方面的专利

纵观各国对杜仲专利的申请情况，发现杜仲在制造业及工业方面具有巨大的开发价值，无论是欧美国家还是非欧美国家，通过开发杜仲均获得了较高的经济利益，表 4-3-7 为制造业及工业方面杜仲相关欧美专利的公开情况。各国对于杜仲的开发，主要包括以下几个方面。

（1）对于农业生产来说，优良可育的性状是必需的，各国科学家通过对杜仲的研究，举一反三，将其应用到农业种植的其他领域，最终提高农作物的产量，将优良性状稳定遗传。

（2）作为一种全能的添加剂，杜仲被广泛应用于食品、医疗和化妆品等领域，凭借其高效、低毒的特性受到各国青睐。

（3）作为一种重要的工业材料，如橡胶、染料、乳剂、脂质体、树脂材料、人造纤维和高分子聚合物等广泛地应用于工业生产中。

可见，杜仲在现代的工业制造业领域也具有广阔的发展前景。

表 4-3-7　在制造业及工业方面杜仲相关欧美专利公开情况

Table 4-3-7　Patent disclosure of _Eucommia ulmoides_ in manufacturing and industry in Europe and the United States

专利号	年份	专利名称
DE102007028508A1	2007	稳定除臭剂和止汗剂
US2011098177A1	2011	植物微量营养素的研究方法与组成
CA2780527A1	2011	增加植物种子脂质的蔗糖转运基因
US2012156272A1	2012	应用于化妆品、药品或饮食的组合物
FR2980704A1	2013	包含类脂族糖基化合物和胺或硫醇聚合物的染发剂
US20150037389A1	2015	含有重组植物材料的可食用产品
US2003200976A1	2003	烟草替代品组成成分
US20060225154A1	2006	提高应激防御基因表达的方法
AU2007237226A1	2007	改进形态发生的植物及其构造方法
AU2007202309A1	2007	提高植物对各种环境胁迫的耐受性、产量和多胺代谢相关的酶基因
EP2055314A1	2009	以生物表面活性剂为活性成分的催化剂、甘露醇、赤藓糖醇脂质及其制备方法
US20090197973A1	2009	制备乳剂或分散体的方法，以及用该方法制备含有乳剂或分散体的食品、日用品和药物
EP2123288A1	2009	含 C70 的脂质体的制备和使用方法
EP2204229A1	2010	制备乳剂或分散体的方法，以及用该方法制备含有乳剂或分散体的食品、日用品和药物
EP2258729A1	2010	杜仲中生物聚合物的制备方法
EP2444532A1	2012	含碘和淀粉酶的纤维，其生产方法和用途
EP2883909A1	2015	用于轮胎、轮胎构件和充气轮胎的橡胶组合物
EP2982239A1	2016	植物栽培体系、栽培方法及生产方法

续表

专利号	年份	专利名称
EP3395896A1	2017	聚乳酸树脂的组成和生产方法
EP3357961A1	2018	用于向橡胶组分传递低热量的添加剂
EP3473680A1	2019	由环烯醚萜化合物衍生的红色染料组合物及其制备方法
EP3594249A1	2020	反应产物和橡胶成分

（六）杜仲在皮肤护理品方面的专利

通过总结杜仲用于皮肤护理方面的专利发现，将杜仲用于护肤品、化妆品的研究主要集中于欧美相关学者或机构。如表 4-3-8 所示，杜仲或其提取物具有开发价值，可参与化妆品、除臭剂、染发剂的产品开发，对于皮肤护理有不同作用，主要分为以下几个方面。

（1）不同的杜仲提取物可作为化妆品中的有效成分发挥作用，其中包括杜仲提取物作为葡糖苷酶抑制剂、黑色素合成抑制剂、抗氧化剂等发挥调节皮肤条件、提亮肤色的作用。

（2）杜仲提取物与其他植物提取物组合成为含类脂族糖基化合物和胺或硫醇聚合物的染发剂。

（3）杜仲提取物作为抗氧化剂参与组成除臭剂、止汗剂。

上述研究提示，杜仲在开发提亮肤色的化妆品，以及植物来源的染发剂、止汗剂方面具有一定的潜力。

表 4-3-8　含杜仲皮肤护理品相关欧美专利公开情况

Table 4-3-8　Patent disclosure of skin care products containing _Eucommia ulmoides_ in Europe and the United States

专利号	年份	专利名称
DE102007028508A1	2007	稳定除臭剂和止汗剂
US2007041924A1	2007	基于皂苷和皂苷元的皮脂成分控制
US20090074822A1	2009	含有 α- 葡糖苷酶抑制剂的化妆品组合物及使用方法
US2009074822A1	2009	含葡糖苷酶抑制剂的化妆品组合物和使用方法
US2012156272A1	2012	应用于化妆品、药品或饮食的组合物
CA2842946A1	2013	植物抗氧化剂组合物及其制备和使用方法

续表

专利号	年份	专利名称
FR2980704A1	2013	包含类脂族糖基化合物和胺或硫醇聚合物的染发剂
US20140323950A1	2014	光疗法中的亮肤剂
US010537516B2	2020	治疗皮肤色素沉着的组合物和方法
EP1586315A1	2003	提亮肤色的有效成分

（七）含杜仲食品、饮料及保健品相关专利

通过对杜仲用于食品、饮料及保健品专利的调查发现，无论是欧美国家，还是非欧美国家都对杜仲的食品开发具有一定进展，如表4-3-9所示，主要分为以下几个方面。

（1）杜仲与其他植物组合开发的功能性的食品或饮品，具有降压、抗衰老、增强免疫力、增强认知和记忆力、关节保护、增强耐力及预防和治疗肥胖等作用。

（2）杜仲与其他植物组合作为改善咖啡口味的调味剂。

（3）杜仲与其他植物混合作为烟草代用品组合物，达到替代香烟的目的。

因此，杜仲作为一种药食同源的植物，在食品、饮料和保健产品的开发中也具有较大的潜在应用价值。

表 4-3-9　含杜仲食品、饮料及保健品相关欧美专利公开情况

Table 4-3-9　Patent disclosure of food, beverage and health care products containing *Eucommia ulmoides* in Europe and the United States

专利号	年份	专利名称
US2001002269A1	2001	多相食品饮料
US2003228393A1	2003	多相食品饮料
CA2451179A1	2004	α-葡糖苷酶抑制剂的使用
AU2007100050A4	2007	用于改善衰老和次健康的中草药组合物
US2012156272A1	2012	应用于化妆品、药品或饮食的组合物
US2015086657A1	2015	含杜仲的巧克力组合物
US2015136160A1	2015	口服刺激产品
US20150037389A1	2015	含有重组植物材料的可食用产品

续表

专利号	年份	专利名称
US20160106793A1	2016	控制碳水化合物和脂肪代谢的组合物和方法
US2018028473A1	2018	营养溶液
US5200185A	1993	饲养具有优质肉和皮肤品质的家禽和牲畜的方法，或保持宠物健康的方法
EP0720818A1	1996	咖啡调味品
CA2280776A1	1998	食品中的运动耐力增强剂
US6280776B1	2001	包含人参和杜仲的组合物
US2001055624A1	2001	包含三七、杜仲和黄精的组合物
CA2412789A1	2002	提高精神专注力的组分
US2003200976A1	2003	烟草替代品组成成分
US2006003032A1	2006	改善流感过程中炎症的膳食补充剂组合物
US2006083797A1	2006	预防肥胖的酒精发酵食品或药物组合物及其制备方法
CA2609959A1	2006	含双歧杆菌的发酵食品及其生产方法
CA2617031A1	2007	改善食欲缺乏的功能性饮料/食品的添加剂
MX2007014876A	2008	乳酸菌发酵物质和包含相同成分的发酵乳类食品
US2008292751A1	2008	乳酸菌发酵物质与乳制品的发酵产品
US2014322366A1	2013	hTRPA1活性化合物及其用途
US2018360895A1	2018	牛膝、杜仲、石榴提取物的复合物（HL-JOINT 100）来缓解骨关节炎的方法，其能抑制COX2和PGE2起到抗炎作用，能抑制MMP-2和MMP-9发挥软骨保护作用，促进Ⅱ型胶原合成起到的软骨再生作用
EP3403655A1	2018	增加PGC-1表达的组合物

综上所述，19世纪末，世界各个国家开始从中国引进杜仲进行栽培，20世纪50年代以后，欧美有关杜仲的研究日益增多，在杜仲的药用、杜仲中化学物质提取与制备、杜仲在制造业及工业方面的应用、杜仲用于皮肤护理品，以及杜仲用于食品、饮料及保健品等多个领域均给予大量专利保护。杜仲在欧美的应用范围也逐渐扩大，在

药品、保健品、食品、化妆品方面，以及橡胶工业、牙科等领域均具有广泛的开发及应用，具有广阔的应用前景。

第四节 结 语

杜仲是中国的特色药用植物，主要分布于秦岭以南的山地。其皮为我国传统的中药材，皮及叶均可提炼杜仲胶。19世纪末，世界各国开始从中国引进杜仲进行栽培，并逐步引种成功。20世纪50年代以后，大批的医药学家和植物化学专家利用现代科学技术研究杜仲。1955年，列宁·格勒召开了第一次国际杜仲药理学研究学术讨论会，并正式公布了杜仲具有降血压的功效，随后欧美国家对杜仲的研究日益广泛。

欧美国家学者对杜仲的化学研究主要集中于对杜仲绿原酸、木脂素和杜仲醇的分离与结构鉴定方面，并对杜仲中的有效成分松脂醇二葡萄糖苷实现了人工合成，该化合物已经获得美国政府的批准，可作为降血压营养补充剂。同时欧美国家学者研究发现，杜仲具有双向调节血压、抗氧化、调节骨代谢、调节补体系统等多种作用。杜仲在欧美的应用以杜仲胶在工业上的用途为主，杜仲胶可用于制作绝缘电缆、高尔夫球和轮胎等，也可作为根管封闭的材料之一，广泛用于牙科领域。杜仲是集药材、橡胶、用材和保持水土、美化环境等多种用途于一身的优良树种，随着欧美国家对杜仲研究的不断深入，多种杜仲相关保健品在欧美市场上市，同时欧美国家在药物、食品补充剂、保健食品、混合饲料和化妆用品等方面也申请和授权了大量杜仲相关专利。杜仲的应用范围不断扩展，具有广阔的发展前景。

而目前杜仲资源严重不足，这已经成为制约杜仲产业发展的瓶颈因素。虽然我国杜仲种植面积不断扩大，但种植培育方式粗放，产业化利用价值不大，已呈自然萎缩之势。因此，一方面，要强化对现代杜仲产业资源基地建设的科学指导，按照"以市场需求为基础，企业运作为主体，良种使用和科学培育为关键，产业政策为导向"的基本方针，建设符合现代杜仲产业发展的基地。另一方面，需进一步加大对杜仲产业的科技支撑，完善杜仲工程技术产业科技创新体系，形成政府、科研机构、高校、企业和金融机构等主体在内的产业战略联盟，促进杜仲资源合理配置和充分利用，进一步深化杜仲的研究，提升杜仲的经济价值，促进杜仲产业的可持续发展。

（寇俊萍 潘雪薇 汪雨薇
刘元恺 张凌 陈卓）

参考文献

[1] 周政贤.中国杜仲.贵阳:贵州科学技术出版社,1993:13-18.

[2] 张康健,马希汉.杜仲次生代谢产物与人类健康.咸阳:西北农林科技大学出版社,2009:40-48.

[3] 王俊丽.杜仲研究.保定:河北大学出版社,2001:2-12.

[4] 严颖,赵慧,邹立思,等.杜仲化学成分的LC-Triple TOF MS/MS分析.质谱学报,2017,38(1):146-156.

[5] 项丽玲,温亚娟,苗明三,等.杜仲叶的化学、药理及临床应用分析.中医学报,2017,32(1):99-102.

[6] 刘聪,郭非非,肖军平,等.杜仲不同部位化学成分及药理作用研究进展.中国中药杂志,2020,45(3):497-512.

[7] 栾庆祥.杜仲化学成分和药理作用研究进展.安徽农业科学,2016,44(9):153-156.

[8] 马山,卢少海,田景振.杜仲药效成分和药理学的研究概况.食品与药品,2013,15(6):449-451.

[9] Kulomaa A, Heli S, Riekkola ML. Identification of antioxidative compounds in plant beverages by capillary electrophoresis with the marker index technique. Journal of Chromatography A, 1997, 78(1): 523-532.

[10] Chen Y, Zhu N, Ho C T. Identification of antioxidants from Du-Zhong (*Eucommia ulmoides* Oliver)directed by DPPH free radical-scavenging activity. ACS Symposium Series, 2003, (859): 224-231.

[11] Bianco A, Iavarone C, Trogolo C. Structure of eucommiol, a new cyclopentenoid-tetrol from *Eucommia ulmoides*. Tewahrdmn, 1974, 30: 4117-4121.

[12] Binaco A, Bonini C C, Iavarone C, et al. Structure elucidation of eucommioside(2″-O-β-d-glucopyranosyl eucommiol) from *Eucommia ulmoides*. Phytochemistry, 1982, 21(1): 201-203.

[13] Price NPJ, Momany FA, Schnupf U, et al. Structure and disulfide bonding pattern of the hevein-like peptide domains from plant class IV chitinases. Physiological and Molecular Plant Pathology, 2015, 89: 25-30.

[14] Charles JS, Ravikumt PR, Huang FC, et al. Isolation and synthesis of pinoresinol diglucoside, a major antihypertensive principle of Tu-Chung (*Eucommia ulmoides* Oliver). Journal of the American Chemical Society, 1976, 98(17): 5412-5413.

[15] Wang L, Wuyun T, Hongyan D, et al. Complete chloroplast genome sequences of *Eucommia ulmoides* genome structure and evolution. Tree Genet Genomes, 2016, 12: 1-15.

[16] Feng Y, Zhang L, Fu J, et al. Characterization of glycolytic pathway genes using RNA-Seq in developing kernels of *Eucommia ulmoides*. Journal of Agricultural and Food Chemistry, 2016, 64(18): 3712-3731.

[17] 王娟娟，秦雪梅，高晓霞，等. 杜仲化学成分、药理活性和质量控制现状研究进展. 中草药, 2017, 48(15): 3228-3237.

[18] 冯风，梁志荣. 我国历史上对杜仲的认识和利用. 西北林学院学报, 1996, 11(2): 84-89.

[19] Wagner H, Bauer R, Xiao PG. Cortex Eucommiae-Duzhong// Wagner E B H, Bauer R, Melchart D, et al. Chromatographic Fingerprint Analysis of Herbal Medicines. Berlin: Springer, 2011: 831-841.

[20] Hosoo S, Koyama M, Watanabe A, et al. Preventive effect of Eucommia leaf extract on aortic media hypertrophy in Wistar-Kyoto rats fed a high-fat diet. Hypertension Research, 2017, 40(6): 546-551.

[21] Zhu MQ, Sun RC. *Eucommia ulmoides* Oliver: a potential feedstock for bioactive products. Journal of Agricultural and Food Chemistry, 2018, 66(22): 5433-5438.

[22] He X, Wang J, Li M, et al. *Eucommia ulmoides* Oliv: ethnopharmacology, phytochemistry and pharmacology of an important traditional Chinese medicine. Journal of Ethnopharmacology, 2014, 151(1): 78-92.

[23] 张康健. 国内外对杜仲调节血压功能的研究. 长寿, 2011, (6): 44.

[24] Hu SY. A contribution to our knowledge of Tu-chung-*Eucommia ulmoides*. American Journal of Chinese Medicine, 1979, 7(1): 5-37.

[25] 姚香雄. 一药治一病. 北京：中国友谊出版公司, 2003: 19-21.

[26] Kwan CY, Chen CX, Deyama T, et al. Endothelium-dependent vasorelaxant effects of the aqueous extracts of the *Eucommia ulmoides* Oliv. leaf and bark: implications on their antihypertensive action. Vascular Pharmacology, 2003, 40(5): 229-235.

[27] Kwan CY, Zhang WB, Deyama T, et al. Endothelium-dependent vascular relaxation induced by *Eucommia ulmoides* Oliv. bark extract is mediated by NO and EDHF in small vessels. Naunyn Schmiedebergs Archives Pharmacology, 2004, 369(2): 206-211.

[28] Cynthia L, Liu ZJ, Wayne T H, et al. Effect of *Eucommia ulmoides* on systolic blood pressure in the spontaneous hypertensive rat. American Journal of Chinese Medicine, 2005, 33(2): 215-230.

[29] Greenway F, Liu Z, Yu Y, et al. A clinical trial testing the safety and efficacy of a standardized *Eucommia ulmoides* Oliver bark extract to treat hypertension. Alternative Medicine Review, 2011, 16(4): 338-347.

[30] Yuan D X, Hussain T, Tan B, et al. The evaluation of antioxidant and anti-Inflammatory effects of *Eucommia ulmoides* flavones using diquat-challenged piglet models. Oxidative Medicine and Cellular Longevity, 2017, 2017: 1-9.

[31] El-Demerdash FM, Tousson EM, Kurzepa J, et al. Xenobiotics, oxidative stress, and antioxidants. Oxidative Medcine and Cellular Longevity, 2018, 2018: 1, 2.

[32] Xiao D, Yuan D, Tan B, et al. The role of Nrf2 signaling pathway in *Eucommia ulmoides* flavones regulating oxidative stress in the intestine of piglets. Oxidative Medicine & Cellular Longevity, 2019, 2019: 1-9.

[33] Fu GM, Tong HY, Zeng HL, et al. Antioxidant and xanthine oxidase inhibitory activity of *Eucommia ulmoides* Oliver leaf extracts. Pakistan Journal of Pharmaceutical Sciences, 2018, 31(4): 1333-1339.

[34] Lin J, Fan YJ, Mehl C, et al. *Eucommia ulmoides* Oliv. antagonizes H_2O_2-induced rat osteoblastic MC3T3-E1 apoptosis by inhibiting expressions of caspases 3, 6, 7, and 9. Journal of Zhejiang University-Science B, 2011, 12(1): 47-54.

[35] 季鸣，王丽嫄，金晶，等. 补体系统药物研究进展. 中国生化药物杂志, 2016, 36(12): 7-10.

[36] 刘敏，程发峰，王庆国，等. 麻黄免疫调节作用研究进展. 河北中医, 2015, 37(7): 1104-1106.

[37] Zhu H, Di H, Zhang Y, et al. A protein-bound polysaccharide

from the stem bark of *Eucommia ulmoides* and its anti-complementary effect. Carbohydrate Research, 2009, 344(11): 1319-1324.

[38] Zhang L, Ravipati AS, Koyyalamudi SR, et al. Anti-fungal and anti-bacterial activities of ethanol extracts of selected traditional Chinese medicinal herbs. Asian Pacific Journal of Tropical Medicine, 2013, 6(9): 673-681.

[39] 李欣, 乔家驹, 冯汉青, 等. 杜仲雄花乙酸乙酯提取物的抑菌活性研究. 食品工业科技, 2015, (11): 64-67.

[40] 赵元, 郑红霞, 徐颖. 中药植物雌激素的研究进展. 中国中药杂志, 2017, 42(18): 3474-3487.

[41] Wang H, Li MC, Yang J. Estrogenic properties of six compounds derived from *Eucommia ulmoides* Oliv. and their differing biological activity through estrogen receptors α and β. Food Chemistry, 2011, 129(2): 408-416.

[42] Marotta F, Harada M, Dallah ED, et al. Protective effect of a poly-phytocompound on early stage nephropathy secondary to experimentally-induced diabetes. Journal of Biological Regulators & Homeostatic Agents, 2010, 24(1): 41.

[43] Stefano JT, de Oliveira CP, Correa-Giannella ML, et al. Nonalcoholic steatohepatitis (NASH)in ob/ob mice treated with yo jyo hen shi ko (YHK): effects on peroxisome proliferator-activated receptors (PPARs)and microsomal triglyceride transfer protein (MTP). Digestive Diseases & Sciences, 2007, 52(12): 3448-3454.

[44] 曲保雪, 朱立红, 芦春莲, 等. 杜仲产品加工利用现状与进展. 河北林果研究, 2001, 16(4): 388-391.

[45] 张学俊, 张萌萌, 苏晓兰. 原生态杜仲胶的生物提取意义. 中国橡胶, 2015, 31(5): 41-46.

[46] Yan RF. A process for the preparation of vulcanised rubber from trans-polyisoprene crude rubbers: DE 3227757 A1. 1984-01-26.

[47] Bunn CW. Molecular structure and rubber-like elasticity. Ⅲ. Molecular movements in rubber-like polymers. Rubber Chemistry & Technology 1942, 180(980): 82-99.

[48] Fisher D. Crystal structures of gutta percha. Proceedings of the Physical Society, 1953, 66(1): 7-16.

[49] Kargin V A, Koretskaya T A. Structural morphology of isotactic polystyrene. Polymer Science U. S. S. R, 1968, 10(5): 1244-1250.

[50] 严瑞方. 一种古老而又年轻的天然高分子——杜仲胶. 高分子通报, 1989, (2): 39-44.

[51] Lee DK, Kim SV, Limansubroto AN, et al. Nanodiamond-gutta percha composite biomaterials for root canal therapy. ACS Nano, 2015, 9(11): 11490-11501.

[52] Sobarzo-Navarro V. Clinical experience in root canal obturation by an injection thermoplasticized gutta-percha technique. Journal of Endodontics, 1991, 17(8): 389-391.

[53] Carrotte P. Endodontics: Part 8. Filling the root canal system. British Dental Journal, 2004, 197(11): 667-672.

[54] Emmanuel S, Shantaram K, Sushil K C, et al. An in-vitro evaluation and comparison of apical sealing ability of three different Obturation technique-lateral condensation, Obtura Ⅱ, and Thermafil. Journal of International Oral Health, 2013, 5(2): 35-43.

[55] Aminsobhani M, Ghorbanzadeh A, Sharifian M, et al. Comparison of obturation quality in modified continuous wave compaction, continuous wave compaction, lateral compaction and warm vertical compaction techniques. Journal of Dentistry, 2015, 12(2): 99-108.

[56] Schlesinger H. The Battery: How Portable Power Sparked a Technological Revolution. New York: Harper Collins, 2010.

[57] Voorheis PR, Bulpett DA. Golf ball compositions comprising stable free radicals: US 6767940 B2. 2004-07-27.

[58] Kojima R, Yokoyama Y, Yoshino M. Rubber composition for tires, tire member, and pneumatic tire: US 9879109 B2. 2018-01-30.

[59] Zhang Y, Han Q, Li T. Composition for treating skin pigmentation and related methods: US 10537516 B2. 2020-01-21.

[60] Shibuya T, Miyake A, Ishihara T. External dermal composition for anti-ageing and method for producing the same: US 20190008747 A1. 2019-01-10.

[61] Zhao IG. Multi-phase food & beverage: US 2001002269 A1. 2001-05-31.

[62] Tao YJ. Compositions and methods for treating back and leg discomfort: US 2002006448 A1. 2002-01-17.

[63] Byung-Wook C, Mirim J, Hyung-Jin J, et al. Curde drug compositions for treating or preventing arthritic diseases and the preparation process: US 2003143290 A1. 2003-01-31.

[64] Rosner H. Utilisation D'inhibiteurs de L'alpha-glucosidase CA 2451179 A1. 2004-06-23.

[65] Cao L, Jamie B. Herbal formula: AU 2004201213 A1. 2004-03-25.

[66] Kim S J. Composition for promoting regeneration of hard tissues comprising an extract of Cortex Eucommiae: US 2005158415 A1. 2005-01-21.

[67] Jiao G, Wei J. Pharmacological activity and manufacturing method of the production produced by 16 kinds of plant compound to improve memory: US 2005142223 A1. 2005-01-30.

[68] Henkel K. Stabilisierung von deodrantien und antitranspirantien: DE 102007028508 A1. 2008-04-03.

[69] Hu GR and Hu WC. Herbal compositions and uses for vitality-boosting in aging and sub-optimal health: AU 2007100050 A4. 2008-04-03.

[70] Shyam KG. Sebum control compositions based on saponins and sapogenins: US 2007041924 A1. 2007-02-22.

[71] Golder FJ, Mcanulty JF, Mitchell GS, et al. Trophic factor combinations for nervous system treatment: US 2009298741 A1. 2009-09-03.

[72] Corstjens HA, Declercq L, Maes DH. Cosmetic compositions containing alpha glucosidase inhibitors and methods of use: US 2009074822 A1. 2007-03-19.

[73] Hu GR, Hu WC. Herbal compositions and oral uses for relief of arthritic pain and joint inflammation: AU 2009101062 A4. 2009-10-21.

[74] Arakawa J, Nagasawa H, Ueyama T. Method of producing emulsion or dispersion and food, skin external preparation and drug containing emulsion or dispersion obtained by the production method: EP 2204229 A1. 2010-07-07.

[75] Deng SX, Jensen CJ, Palu AK, et al. Iridoid based formulations: US 2011217394 A1. 2011-09-08.

[76] Wang HR. Glycan-based drugs, therapies and biomarkers: US 10342812 B2. 2010-10-08.

[77] Abou-Nemeh I. Methods and compositions of plant micronutrients: US 2011098177 A1. 2011-04-28.

[78] Allen SM, Damude HG, Everard JD, et al. Sucrose transporter genes for increasing plant seed lipids: CA 2780527 A1. 2011-05-26.

[79] Herbert R. Composition for cosmetic, pharmaceutical or dietary applications: US 2012156272 A1. 2012-06-21.

[80] Arturo CMJ. Herbal polypharmaceutical for preventing and treating atherosclerosis: EP 2684567 A1. 2012-03-09.

[81] Dinardo JC, Lewis JAI. Botanical antioxidant compositions and methods of preparation and use thereof: CA 2842946 A1. 2013-01-31.

[82] David H, Jegou G. Composition, useful for coloring human keratin fibers, preferably hair, comprises iridoid compounds or their plant extracts, and an amino or thiol polymer: FR 2980704 A1. 2013-04-05.

[83] Shraibom N. Herbal combinations for treatment of a skin condition: US 8597695 B1. 2013-12-03.

[84] Wirth C. Skin lightener in phototherapy: US 20140323950 A1. 2014-10-30.

[85] Khang D. Eucommia ulmoides-containing chocolate compositions: US 2015086657 A1. 2015-03-26.

[86] Gordon JF, Rubinstein L. Oral stimulatory product: US 2015136160 A1. 2015-05-21.

[87] Mompon B, Pons E, Ragot P, et al. Edible product comprising reconstituted plant material: US 20150037389 A1. 2015-02-05.

[88] Maugard T, Peltier S, Sirvent P. Compositions and methods for controling carbohydrate and fat metabolism: US 20160106793 A1. 2016-04-21.

[89] Andreeva L, Chernopiatko A, Pomytkin IA. Nutrients solutions: US 2018028473 A1. 2018-02-01.

[90] Dou P, Tian HW, Tse T, et al. Compound traditional chinese medicine composition containing gynostemma pentaphyllum and preparation method thereof: AU 2018101328 A4. 2018-10-11.

[91] Jaggi M, Madaan A, Shraibom N, et al. Herbal nanoformulations for treating psoriasis and other skin conditions: US 20190321430 A1. 2019-10-24.

[92] John WR. Method for breeding poultry and livestock with superior meat and skin quality, or for maintaining healthy pets: US 5200185 A. 1993-04-06.

[93] Takahashi, Shiyushichi and Funabashi-shi. Corrigent for coffee: EP 0720818 A1. 1996-10-07.

[94] Bae OS. Smoking substance for use in therapy by inhalation, based on a mixture of at least five medicinal herbs, ginkgo leaves as base&starch syrup/glycerin binders: GB 2337200 A. 1999-11-17.

[95] Fushiki T. Agent augmentant l'endurance athletique et

aliment le contenant athletic endurance increasing agent in food: CA2280776 A1. 1998-08-20.

[96] Shinhan S. Composition comprising panax pseudo ginseng and *Eucommiae ulmoides*: US 2001055624 A1. 2001-08-28.

[97] Yek CO. Method for modulating steroidogenic activity: US 2001046524 A1. 2001-11-29.

[98] Juneja LR. Compositions destinees a ameliorer la concentration mentale compositions for improving mental concentration: CA 2412789 A1. 2002-12-13.

[99] Suzuki A. Agent for preventing, improving or treating hypertension: EP 1186297 A2. 2002-3-13.

[100] Morimoto Y. Skin lightening composition: EP 1586315 A1. 2002-12-27.

[101] Kasukabe Y. Plant having improved tolerance to various environmental stresses, method of constructing the same and polyamine metabolism-relating enzyme gene: EP 1329153 A1. 2003-07-23.

[102] Yoo GY. Tobacco substitute composition: US 2003200976 A1. 2003-10-30.

[103] Yokoo Y. Procede permettsnt de produire un extrait vegetsl contenant une poudre vegetale process for producing plant extract containing plant powder: CA2451144 A1. 2003-12-18.

[104] Sha S. Dietary supplement composition for ameliorating inflammatory changes in influenza process: US 2006003032 A1. 2006-01-05.

[105] Kim HM and Hong SH. Alcohol-fermented food or pharmaceutical composition for prevention of obesity and process for preparation thereof: US 2006083797 A1. 2006-11-14.

[106] Hoshi R, Ogasawara N and Yoshikawa M. Fermented food containing Bifidobacterium bacteria and method for producing the same: CA 2609959 A1. 2006-03-21.

[107] Hattori M, Masuyama A, Nakamura N, et al. Prophylactic/ameliorating agent for menopausal disorder and functional beverage/food: CA 2617031 A1. 2007-02-15.

[108] Kasukabe Y, Ihara I and Tachibana S. Plants with improved morphogenesis and method of constructing the same: AU 2007237226 A1. 2007-12-20.

[109] Ihara I, Kasukabe Y and Tachibana S. Plants having improved tolerance to various types of environmental stress, their production, and polyamine metabolism-related enzyme genes: AU 2007202309 A1. 2007-06-14.

[110] Ogasawara N, Ishii M, Yoshikawa M. Lactic acid bacteria fermented substance and fermented milk food product containing the same: US 2008292751 A1. 2008-07-18.

[111] Arakawa J, Mori H, Ueyama T. Method for preparing emulsion or dispersion, and foodstuff, skin externals and medicaments containing emulsion or dispersion obtained by the method: US 20090197973 A1. 2009-08-06.

[112] Fukuoka T and Imura T. Activator comprising biosurfactant as the active ingredient mannosyl erythritol lipid: EP 2055314 A1. 2009-05-06.

[113] Ikeda A, Kikuchi J. C70-containing liposome, method for producing the same, and use of the same: EP 2123288 A1. 2009-09-11.

[114] Nakazawa Y, Nakadozono Y, Kobayashi A. Biopolymer originating in Eucommia ulmoides: EP 2258729 A1. 2010-01-10.

[115] Park TS, Kim HW: USes of sesquiterpene derivatives: WO 2010/030054 A2. 2010-07-09.

[116] Nakazawa Y, Harada Y, Uefuji H. Long-chain trans-prenyl diphosphate synthase gene: US 2010218272 A1. 2010-09-08.

[117] Lee JH, Kim KS and Lee YC. Anticancer composition containing herbal extract: US 2011293754 A1. 2011-03-21.

[118] Osamu I, Masatoshi Y, Mieko T. Fibres contenant de l'iode et de l'amylase, leur procédé de production et leur utilisation: EP 2444532 A1. 2012-07-23.

[119] Mo CK, Cheng FJ. Eucommia extract, preparation method therefor and use thereof: AU 2012286357 A1. 2012-03-06.

[120] Sawada D, Fujiwara S. Means and methods for activating vagus nerve: CA2745341 A1. 2012-01-12.

[121] Rhyu MR, Son HJ, Kim YS. hTRPA1-activating composition and use thereof: US 2014322366 A1. 2013-04-05.

[122] Chen YL. Herbal medicinal composition and extract thereof for inhibiting growth of cancer cells: US 2013011503 A1. 2013-01-10.

[123] Kitazawa H. Method for producing polyamine composition from plant: US 20140378708 A1. 2014-12-25.

[124] Kojima R. Rubber composition for tires, tire member, and pneumatic tire: EP 2883909 A1. 2015-06-17.

[125] Liu MJ. Medicament for treatment of hepatic ascites and preparation method therefor: EP 3015112 A1. 2016-05-04.

[126] Hasegawa R. Plant cultivation system, cultivation method utilizing same and manufacturing method therefor: EP 2982239 A1. 2016-02-10.

[127] Kamei M. Antibacterial composition and method for producing same: EP 3005873 A1. 2016-04-13.

[128] Misawa E. Agent for preventing or improving symptoms caused by imbalance of sex hormones: EP 3225241 A1. 2017-10-04.

[129] Kuo DM. The pharmaceutical compositing for decreasing the side effect of cancer drug, and manufacturing method and uses thereof: EP 3257517 A1. 2017-12-20.

[130] Takeno S. Polyactic acid resin composition and method for producing same: EP 3395896 A1. 2018-10-31.

[131] Chen XD. Application of chlorogenic acid in preparing medicines for treating melanoma and medicines for treating melanoma: EP 3257508 A1. 2017-12-20.

[132] Dou P. Gynostemma pentarphyllum containing health care pharmaceutical composition for preventing hyperlipidemia hypertension, hyperglycemia and gout: WO 2017/193817 A1. 2017-11-26.

[133] Zhang J. Methods for preparation of pharmaceutically acceptable chlorogenic acid: US 10189769 B2. 2014-11-26.

[134] Beomrak C. Method for improving gingivitis and periodontitis by antibacterial, antioxidant and anti-inflammatory effects and inhibition of alveolar bone loss of complex extracts of moringa leaf and Eucommia bark: US 10155019 B2. 2018-09-27.

[135] Haeyeon L. Method for alleviating osteoarthritis by using composite of achyranthes bidentata, eucommin ulmoides oliver and pomegranate extracts, which has anti-inflammatory effect caused by COX2 and PGE2 inhibition, cartilage protective effect caused by MMP-2 and -9 inhibition and cartilage regeneration effect caused by increase in type II collagen synthesis: US 2018360895 A1. 2016-08-04.

[136] Liu XF. Ein arzneimittel zur behandlung von osteoporose und ein verfahren zu dessen herstellung: DE 102018111325 A1. 2019-11-14.

[137] Shin JS, Lee JH. The pharmaceutical compositions for prevention or treatment of inflammatory spine disease containing scolopendra subspinipes and peony as an active ingredient: EP 3360563 A1. 2018-08-15.

[138] Takashi S. Additive for imparting loe heat build-up to rubber component: EP 3357961 A1. 2019-09-30.

[139] Kang SW. Composition for increasing expression of PGC-1alpha: CN 108472305 A. 2018-08-31.

[140] Yu YZ. Chinese medizin zur behandlung von hyperostose: DE 102017115044 A1. 2019-01-10.

[141] Izumida K, Hamasaki K. Red dye composition derived from iridoid compound and method for producing same: EP 3473680 A1. 2017-04-27.

[142] Hyang M, Hyun J. Pharmaceutical composition for preventing or treating dementia and improving cognitive function, comprising glasswort extract: EP 3461486 A1. 2018-05-14.

[143] Chen YL. Method of uremia associated with renal dysfunction long after transplant: US 10471117 B2. 2019-11-12.

[144] Ci ZH. Chinese herbal oral paste for conditioning yang deficiency constitution and processing method thereof: US 10485842 B2. 2018-04-30.

[145] Kwang S, Seong M. The present invention relates to a composition for preventing or treating cancer: US 2019358283 A1. 2018-05-25.

[146] Takashi S, Hiroaki Y, Shiya N. The present invention relates to a reaction product an a rubber composition: EP 3594249 A1. 2018-09-03.

第五篇

Part 5　Others

其　他

　　本篇以杜仲应用研究及产业发展为主线条，包括食疗、保健食品、木材加工、杜仲胶和环境保护的应用研究、开发与产业化发展，并涉及产业政策、战略规划和杜仲研究文化等多个方面，共分七章进行论述，充分地展示了杜仲产业开发的前景。

（杨　扬）

第一章

杜仲食疗

研究亮点：

1. 我国对杜仲的膳食研究历史悠久，近年日本也开始流行"杜仲潮"，推出饮料"杜仲茶"。

2. 杜仲用在食疗中可以入酒、做茶、煮粥、炒菜、煲汤等。

3. 杜仲具有很好的保健功效及营养价值，适用于肾虚、失眠多梦、体虚乏力、腰膝酸软、小便余沥、免疫力低下等人群。

摘要：我国对杜仲的膳食研究历史悠久。杜仲用在食疗中可以入酒、做茶、煮粥、炒菜、煲汤等，具有很好的保健功效及营养价值，适用于肾虚、失眠多梦、体虚乏力、腰膝酸软、小便余沥、免疫力低下等人群。

关键词：杜仲，保健功效，食疗

Chapter 1　Food Therapy of *Eucommia ulmoides*

Highlights:

1. China has a long history in *E. ulmoides* diet. In recent years, Japan has also begun to popularize "*E. ulmoides*" and launched a beverage "*E. ulmoides* tea".

2. *E. ulmoides* can be used for food therapy with wine, tea, porridge, fried dishes and soup.

3. *E. ulmoides* has a good health care effect and nutritional value, and is suitable for people with kidney deficiency, insomnia, fatigue, weakness of waist and knees, and low immunity.

Abstract: China has a long history in *Eucommia ulmoides* Oliv. diet. In recent years, Japan has also begun to popularize "*E. ulmoides*" and launched a beverage "*E. ulmoides* tea". *E. ulmoides* can be used for food therapy with wine, tea, porridge, fried dishes and soup and has a good health care effect and nutritional value, and is suitable for people with kidney deficiency, insomnia, fatigue, weakness of waist and knees, and low immunity.

Keywords: *Eucommia ulmoides* Oliv., Medication for ethic groups, Food therapy

杜仲以皮厚、块大、去净粗皮、断面白丝多、内表面呈紫褐色者为佳，为防止买到伪劣质杜仲，应该加以鉴别。本品气微，味稍苦。杜仲的药性为甘、温。归肝、肾经。其药效为补肝肾，强筋骨，安胎。用于治疗肝肾虚所致的腰酸痛、下肢无力、妊娠漏血、胎动不安等，因本品是温补之品，阴虚火旺及内热盛者忌用。《本草经集注》认为杜仲"恶蛇皮、元参"。《本草经疏》则认为"肾虚火炽者不宜用。即用当与黄柏、知母同入"。《得配本草》中记载，"内热。精血燥二者禁用"。

杜仲具有保肝、延缓衰老、抗应激、抗肿瘤、抗病毒、抗紫外线损伤等作用。杜仲入药不但可以水煎，入膏、丹、丸、敷、酒剂，而且还可配伍相应的食物做成药膳，如杜仲煨猪腰、爆羊肾等，既美味，又有药物疗效，二者相辅相成，共奏补肾壮阳，强筋壮骨之效[1]。

我国对杜仲的膳食研究历史悠久，近年来，日本也开始流行"杜仲潮"，他们推出了饮料"杜仲茶"。日本专家认为，杜仲叶加工成"食疗药茶"后不仅口味佳，而且能使胆固醇和血脂下降，对于成年人的动脉硬化和肥胖有预防作用，对治疗小儿肥胖等疾病也同样疗效显著，"杜仲茶"也可以缓解疾病给人们带来的不安情绪[2]。

中国人十分重视饮食调理与健康长寿的关系，"药食同源""药补不如食补"乃中医治疗和养生学中的至理名言。我国药膳食疗学早在商代就已经开始发展——伊尹撰写的《汤液经》就包含了药膳食疗的内容。几千年来，在人类与疾病做斗争的医疗实践活动中，人们不断加以摸索、探讨、总结，积累了大量的药膳经验，形成了独特的药膳食疗理论[3]。杜仲在食疗中起着不可忽视的重要作用，自古以来，就有民间说法："头痛用防风，腰痛吃杜仲"一说，且杜仲的食疗用法有据可循，如杜仲酒便来自李时珍指出的，"杜仲能治腰膝痛，以酒行之，则为效容易矣"。将杜仲与相应的食物一起搭配，可起到美味且有效的目的，尽可能缓解患者的痛苦。

第一节　茶

茶在我国被视为一种含有多种有益成分并具有保健功效的饮品。我国历史上有很长的饮茶记载，《神农本草经》中写道："神农尝百草，日遇七十二毒，得茶而解之。"人们饮茶，不仅因为茶香醇厚，还因为喝茶可以降低心脑血管发病和死亡的风险、降低胆固醇和血压等。杜仲初春芽叶是杜仲茶的原料，芽叶经专业加工成为一种茶疗珍品，是中国名贵保健药材，其性味微辛，温；归肝、肾经。杜仲补肝肾、强筋骨，适用于肝肾不足、头晕目眩、腰膝酸痛、筋骨萎软等症，现代研究表明，杜仲茶具有明显的调节血脂、治疗便秘的功效。

一、杜仲叶茶[1]

材料：杜仲叶 10 克，绿茶 6 克，菊花 5 克。

做法：将杜仲叶切细，与绿茶、菊花一同入茶杯内加开水冲泡，加盖 5 分钟后饮用，每日数次代茶饮用。

功效：补肝肾，强筋骨，降血压。适宜高血压病、冠心病及高脂血症等症。

二、杜 仲 茶[4]

材料：杜仲叶 5 克，优质乌龙茶 5 克。

做法：用开水冲泡，加盖 5 分钟后饮用，每日一次。

功效：补肝肾，强筋骨，降压。适用于高血压病、高脂血症、心脏病等症。

三、杜仲寄生茶

材料：杜仲、桑寄生各等分。

做法：共研为粗末。每次 10 克，沸水浸泡饮。

功效：用于高血压病而有肝肾虚弱，耳鸣眩晕，腰膝酸软者。

第二节　酒

酒在我国具有悠久的历史，素有"百药之长"之称，它是用谷物和酒曲所酿成的流质，其气悍，质清，味苦甘辛，性热，具有散塞滞、开方瘀结、消饮食、通经络、行血脉、温脾胃、养肌肤的功用。杜仲与酒常常搭配作为药酒，庞元英的《谈薮》中曾记载了一个关于杜仲的故事，一个少年脚软无力，无法下地走路，且疼痛难忍，求医无果。一天，路钤孙琳诊之，给少年一葫芦药酒，嘱咐他每天临睡前喝一盏，神奇的是，一葫芦药酒喝完，病也痊愈了。这便是民间流传的名方——"杜仲酒"，医师认为，"此乃肾虚，非脚病也。当用杜仲补肾，以杜仲浸酒代药，可愈"。

一、三味杜仲酒[1]

材料：杜仲 60 克，川芎、虎杖各 30 克，白酒 1000 毫升。

做法：将上药加工捣碎，用布袋盛之扎紧口备用，再将白酒倒入瓦坛中，放入药袋封严，置阴凉干燥处。每 3 日震摇 1 次，15 天后开封即可饮用，每日早晚各 1 次，每次饮服 15～20 毫升，也可随饮，但无过量。

功效：补肝肾，强筋骨，活血通络。可缓解腰脊酸困，筋骨疼痛，脚膝痿弱，小便余沥等症。

二、杜仲酒（《外台秘要》）

材料：杜仲半斤，丹参半斤，川芎五两，桂心四两，细辛二两。

做法：上五味，切，以酒一斗，浸五宿，随多少饮之。

功效：治疗卒然腰痛。

三、江侯秘传药酒（《寿世保元》）

材料：五加皮 8 两，川牛膝（去芦）3 两，杜仲（酒炒）3 两，当归 3 两，生地黄 3 两，地骨皮 2 两。

做法：上锉散，好酒一罐，入药。重汤煮二炷香。土埋三日。出火毒。随量饮之。

功效：治脚膝肿痛并手足痛。

四、甘露酒（《仙拈集》）

材料：圆眼肉 2 两，红枣肉 2 两，葡萄 2 两，桃仁 2 两，当归 2 两，枸杞 2 两，杜仲 2 两，熟地 2 两，白酒 5000 毫升。

做法：浸烧酒十斤，常服。

功效：补肝肾，养精血，安心神，活血脉。治疗腰膝酸困，精神不振，体倦乏力，面容憔悴，失眠，心悸，健忘等症。

五、杜仲丹参酒

材料：杜仲 30 克，丹参 30 克，川芎 20 克，米酒 750 毫升。

做法：将材料捣碎，装入纱布袋内，扎紧袋口。将布袋放入干净的器皿中，倒入酒浸泡，密封。5 日后开启，去掉药袋，过滤装瓶，温热碎量服用，不限时。

功效：补肝肾，强筋骨，养血活血，祛风通络。主治肝肾虚损，精血不足，腰酸腿痛，络脉痹阻。

第三节　粥

在中国有文字记载的历史中，粥伴随始终。关于粥的文字，最早见于周书：黄帝始烹谷为粥。粥在 4000 年前主要为食用，2500 年前始作药用，《史记》扁鹊仓公列传载有西汉名医淳于意用"火齐粥"治齐王病；医圣张仲景《伤寒论》中桂枝汤方条文述："服已须臾，啜热稀粥一升余，以助药力。"便是有力例证。杜仲作为补虚要药，常以粥的形式出现在寻常百姓的饭桌上。

一、杜仲羊骨粥

材料：羊骨 1 节，杜仲 10 克，粳米 50 克，姜、盐、草果、陈皮适量。

做法：羊骨洗净锤破，粳米淘洗干净，杜仲打成粉。羊骨、杜仲粉、姜、盐、草果、陈皮放入锅内，加清水适量，用武火烧沸后，专用文火煮至浓汤，捞出羊骨、草果、陈皮，留汤汁。另起锅，放粳米、羊骨汤，用武火烧沸后，再用文火煮至米烂粥成即可。

功效：健骨强腰。

二、杜仲磁石粥

材料：磁石 40 克，杜仲 10 克，粳米 100 克，猪肾 1 只，葱、姜适量。

做法：将磁石捣碎。杜仲制后切丝放入砂锅内，加清水适量，用旺火煮 1 小时后，滤去渣，留汁备用。粳米，猪肾洗净，剔除腰臊，切成小丁，余烫一下去其腥味。粳米、猪肾丁、杜仲、磁石汁放入砂锅内，加葱、姜、清水适量，用旺火烧沸后，转用小火煮至米烂成粥。

功效：化湿消痞，行气温中，开胃消食。

三、桂枝杜仲粥

材料：桂枝 9 克，杜仲 18 克，薏米 30 克，白糖适量。

做法：先把前二味加水煎煮取汁，再加薏米煮成稀粥，白糖调味。

功效：温经通络，除湿化瘀。

四、糯米山药粥

材料：圆粒糯米 1 杯、红枣 10 粒、山药 300 克、枸杞子 2 大匙，白砂糖适量。

做法：把糯米洗净，加水 6 杯，烧开，改小火煮粥，红枣泡软，放入同煮。山药去皮、切丁，待粥形成时放入锅中，并加白砂糖调味。最后加入洗净的枸杞子，关火盛出。

功效：固肾益气安胎。适用于习惯性流产、先兆流产而有脾肾亏损者。

五、杜仲羊肉粥[4]

材料：杜仲 25 克，肉苁蓉 20 克，羊肉 100 克，粳米 50 克，葱、姜、盐适量。

做法：将杜仲和肉苁蓉加水煎后，去药渣取汁。将羊肉切丝倒入药汁内煮至肉烂，再放入粳米，文火熬成粥，加葱、姜、盐等调味，每日早晚食用，连吃多日。

功效：适用于肾虚导致的性功能减退、早泄、阳痿、形寒怕冷、四肢不温、夜尿多、筋骨酸痛、膝酸冷、大便秘结及妇女宫寒不孕等症。

第四节　其他食疗菜谱

一、杜仲猪蹄汤[1]

材料：杜仲 45 克，猪蹄 1 只，生姜、胡椒、食盐、大蒜适量。

做法：先将猪蹄洗净切细与杜仲一同入砂锅内，加生姜、胡椒、食盐、大蒜、清水适量，用文火煨炖至猪蹄烂熟即可食用，隔日 1 次。

功效：同时配合肌肉按摩和功能锻炼，可缓解小儿麻痹后遗症。

二、杜仲牛骨汤[6]

材料：杜仲 20 克，骨碎补 12 克，牛骨 500 克，料酒、葱、姜、精盐、五香粉适量。

做法：将杜仲、骨碎补洗净、晒干、切碎，装入纱布袋中，扎紧袋口备用。将新鲜牛骨洗净、碾碎，与药袋同时放入锅中，加水适量，大火煮沸；加入料酒，改用小火煮 2 小时；取出药袋，加葱、姜末、精盐、五香粉，再煮沸即成。

功效：缓解下肢无力症状。

三、杜仲鸡[7]

材料：杜仲 30 克，乌骨鸡一只，约 500 克，桑寄生 30 克，油、盐适量。

做法：先将乌骨鸡处理干净后，用纱布将杜仲、桑寄生包好后，放置于乌鸡腹内，加水煮至肌肉烂熟后，弃去杜仲、桑寄生，加入油、盐，即可食用。

功效：补益肝肾，强身安胎。适用于气血不足、肾气亏虚等习惯性流产的患者。

四、胡桃补肾汤[8]

材料：胡桃仁 15 克，杜仲 12 克，补骨脂 10 克。

做法：三味药食水煎服，选择胡桃仁嚼服即可。

功效：适用于肝肾不足的前列腺增生者。

五、杜仲炖猪肾[9]

材料：炒杜仲 10～15 克，猪肾，葱白、姜丝、黄酒、精盐、味精、高汤等适量。

做法：炒杜仲去除杂质，清水洗净，控干水分，放入碗中待用。猪肾剖开两片，将猪肾中的白色筋膜取净，去除腥臊味，清水洗净。将炒杜仲先放入砂锅中煮沸 30 分钟，使之煮成浓汁状，为 100～150 毫升，将猪肾与杜仲的浓缩汁放入带盖的大碗中，浸泡片刻，放入葱白、姜丝、黄酒、精盐、味精、高汤之后盖住，将大碗放入蒸笼或铝锅中，用大火蒸熟，即可食用，喝汤食猪肾，一天分两次服完。

功效：肝肾虚损所致的腰痛。

六、杜仲煨猪腰（《本草权度》）

材料：杜仲 10 克，猪肾 1 个，花椒、盐适量。

做法：将猪肾剖开，去筋膜，洗净，用花椒、盐淹过；杜仲研末，纳入猪肾，用荷叶包裹，煨熟食。

功效：补肝肾，强腰止痛。用于肾虚腰痛或肝肾不足，耳鸣眩晕，腰膝酸软。

七、杜仲爆羊肾（《箧中方》）

材料：杜仲15克，五味子6克，羊肾2个，芡粉、盐、姜、葱适量。

做法：将杜仲、五味子加水煎取浓汁；羊肾剖开，去筋膜，洗净，切成小块腰花放碗中，加入浓汁、芡粉调匀，用油爆炒至嫩熟，以盐、姜、葱等调味食。

功效：补肾强腰。

八、杜仲炒蹄筋

材料：杜仲20克，猪蹄筋300克，料酒10克，姜5克，葱10克，盐3克，鸡精3克，白糖15克，酱油10克，清汤200毫升。

做法：杜仲碾成细粉，猪蹄筋用油发好后，用清水漂洗干净，切段。将炒锅放置武火上烧热，加油烧至6成熟时，下入姜、葱爆香，再加入白糖、酱油，炒成枣红色，下入猪蹄筋，杜仲粉，再加入盐、鸡精即成。

功效：补肝肾，强筋骨。

九、杜仲核桃煲兔肉

材料：杜仲10克，核桃仁30克，兔肉200克，西芹50克，盐、鸡汤适量。

做法：杜仲烘干，打成细粉。兔肉洗净、切块，西芹切段。把炒锅置武火上烧热，下入姜、葱炒香，放入兔肉、核桃仁、杜仲粉、西芹、盐炒匀，加入鸡汤，用武火烧沸，再用文火煲35分钟即成。

功效：补肝肾，益气血，降血压。

十、猪腰核桃

材料：杜仲30克，核桃肉30克，猪腰1对，细盐适量。

做法：将猪腰与杜仲、核桃肉同煮熟。炖熟后蘸少许细盐食用。

功效：益肾助阳，强腰益气。适用于肾虚不固的遗精盗汗。

十一、杜仲煮冬瓜

材料：杜仲25克，冬瓜300克，料酒10克，姜、葱、料酒、盐、鸡精、鸡油适量。

做法：将杜仲去粗皮、润透、切丝，用盐水炒焦，冬瓜去皮、洗净、切块，姜拍松，葱切段。将杜仲、冬瓜、料酒、姜、葱同放锅内，加水，置武火上烧沸，再用文火煮35分钟，加入盐、鸡精、鸡油即成。

功效：补肝肾，利尿化痰，降低血压。适用于慢性肾炎，小便不利，高血压病等。

十二、杜仲腰花

材料：杜仲20克，猪腰子250克，料酒10克，姜、葱、白糖、味精、醋、酱油、淀粉、花椒、料酒适量。

做法：将猪腰子洗净，片去腰臊筋膜，切成腰花。杜仲加清水，熬成浓汁，姜切片，葱切段，白糖、味精、醋、酱油和淀粉兑成滋汁。将锅置武火上烧热，放入花椒、姜、葱、腰花、药汁（杜仲加水煎后，去药渣取汁）、料酒，迅速翻炒，再放入滋汁，颠锅即成。

功效：补肝肾，健筋骨，降血压。适用于肾虚腰痛，步履不坚，阳痿，遗精，眩晕，尿频，老年耳聋，高血压病等。

十三、杜仲山楂猪肚汤

材料：杜仲30克，山楂20克，猪肚1只，姜片、葱段适量。

做法：杜仲用盐水炒焦，山楂去核，切片，猪肚洗净。把杜仲、山楂、姜片、葱段装入猪肚里。把猪肚放置于炖锅内，置武火上烧沸，用文火炖90分钟。捞起猪肚，加入汤即可食用。

功效：补肝肾，强筋骨，降血压。高血压病小便频数、腰痛、阳痿患者食用。

十四、杜仲鸡汤

材料：乌仔公鸡1只，杜仲30克，料酒、精盐、八角、桂皮适量。

做法：将乌仔公鸡宰杀去杂，洗净，鸡腹内塞入洗净的杜仲。放入锅内，加入适量的清水，置旺火上煮开。加入料酒、精盐、八角和桂皮，小火慢炖至鸡肉烂熟，拣去桂皮和八角即成。

十五、杜仲牛膝猪脊骨汤

材料：杜仲30克，怀牛膝15克，猪脊骨500克，红枣4个。

做法：将杜仲、怀牛膝、红枣（去核）洗净，猪脊骨斩碎，用开水余去血水，然后一齐放入锅内，加清水适量，武火煮沸后，文火煮2～3小时，调味即成。

功效：补肾，强筋健骨。

十六、鹌鹑炖杜仲[5]

材料：鹌鹑2只，杜仲15g。

做法：鹌鹑洗净斩块，开水中焯过，下油锅并放葱、姜、酒等调味品，再下杜仲，一如家常红烧。

功效：主治肾阳不足导致的腰酸腿软，下肢无力。

十七、续断杜仲煲猪尾

材料：续断25克，杜仲30克，猪尾1～2条，盐适量。

做法：猪尾去毛洗净，将上述材料一起加水放入砂锅中煮熟，放盐少许，调味服食。

功效：治疗肾虚遗精。

十八、杜仲芹菜汤[10]

材料：杜仲30克，芹菜200克，猪瘦肉250克，红枣5枚，艾叶6克，香油50毫升，盐、酱油适量。

做法：将猪瘦肉切成薄片，放入少许酱油、盐搅拌均匀，腌制猪肉片刻。将芹菜切成3厘米的长段，红枣去核洗净。将杜仲和艾叶一起放入砂锅，放入水500毫升，煎煮30分钟，过滤药渣，取药汁，将猪瘦肉、芹菜、红枣倒入其中，武火煮沸至芹菜断生时，加入香油、酱油、盐，文火慢煮，最后适当调味即可。

功效：滋补肝肾，强筋健骨，降压安胎。

十九、丹黄杜红汤[10]

材料：丹参30克，黄芪30克，杜仲30克，猪血3克，豆腐1块，混合油50毫升，鲜汤500毫升，香油、盐、姜米、胡椒粉、味精、葱花适量。

做法：将丹参、黄芪、杜仲洗净，水煎后取药汁2毫升。猪血、豆腐切成小块，放置于干净盆中。将鲜汤和药汁放入砂锅中，置武火上煮沸，放入盐、姜米，再放入猪血和豆腐，加盖文火煮30分钟，再次加入味精、胡椒粉、香油、葱花即可。

功效：滋补肝肾，活血养血。

（刘奕清　雷　燕）

参 考 文 献

[1] 欧阳军.漫谈杜仲的保健食疗作用——从做个长寿翁说起.东方药膳，2001, (1): 18, 19.

[2] 韩希贤.杜仲的传说.药膳食疗研究，1999, (3): 17.

[3] 朱晓平.《中国药膳大辞典》《中医食疗方全录》中文献来源、药膳食疗常用中药应用情况研究.扬州：扬州大学硕士学位论文，2006.

[4] 严肃.杜仲食疗方4则.东方药膳，2012, (4): 13.

[5] 刘小源.6款汤粥增强腰腿力量.健康必读：健康新语，2015, (11): 14, 15.

[6] 曹建春.3个壮骨食疗方.养生保健指南：中老年健康（中），2013, (9): 82.

[7] 徐淑娥.习惯性流产食疗方精选.东方药膳，2014, (4): 20, 21.

[8] 李九龙.前列腺疾病患者的食疗及健身方法.老人世界，2011, (11): 51.

[9] 高原.补肾药膳——杜仲炖猪肾.东方养生，1994, (4): 21.

[10] 谭兴贵.高血压病药膳食疗（续7）.东方食疗与保健，2012, (10): 33-38.

杜仲在保健食品中的应用研究

研究亮点：

1. 杜仲籽油和杜仲雄花被列入新资源食品，杜仲叶被纳入开展药食同源的物质管理试点工作。

2. 国家批准的杜仲保健食品的品种及其分析。

3. 杜仲保健食品的专利分析。

4. 杜仲保健食品的研究与开发。

摘要： 从《保健食品注册管理办法》，到杜仲保健食品、新资源食品及药食同源产品开发与应用，进行了全视角透视与多维分析，并对杜仲的专利进行剖析，以期加强现代生物和保健强化技术的研究，挖掘开发更多更好具有保健功能的食品。

关键词： 杜仲，保健食品，新食品原料，药食同源，专利，多维分析

Chapter 2   Application Research of *Eucommia ulmoides* in Health Food

Highlights:

1. *Eucommia ulmoides* seed oil and male flower of *Eucommia ulmoides* are included in the new resource food, and *E. ulmoides* leaves are included in the pilot work of substance management for the homology of medicine and food.

2. Varieties and analysis of *Eucommia ulmoides* health food approved by the state.

3. Patent analysis of *Eucommia ulmoides* health food.

4. Research and development of *Eucommia ulmoides* health food.

Abstract: From *the Health Food Registration Management Methods and Regulations*, to the development and application of Eucommia health food, new resource food and medicine and food homologous products, a full perspective and multi-dimensional analysis were carried out, and analyzes the patent of *Eucommia ulmoides*, in order to strengthen the research of modern biology and health care strengthening technology, and to explore and develop more and better food with health care function.

Keywords: *Eucommia ulmoides* Oliv., Health food, New food raw materials, Medicine and food homology, Patent, Multidimensional analysis

《保健食品注册管理办法（试行）》于 2005 年 7 月 1 日正式实施，其对保健食品的定义如下：保健食品是指声称具有特定保健功能或者以补充维生素、矿物质为目的的食品，即适宜于特定人群食用，具有调节机体功能，不以治疗疾病为目的，并且对人体不产生任何急性、亚急性或者慢性危害的食品。其核心作用是调节人体功能，提高人体素质，减少疾病发生率。21 世纪以来，人们在杜仲作为保健食品的研究与开发方面做出了许多的努力，取得了一定成果，现分四个部分进行论述。

第一节　杜仲保健食品与新资源食品

一、杜仲与杜仲叶可用于保健食品的品种

国家卫生部在 2002 年发布的 51 号文件中，"可用于保健食品"的物品共计 114 个，杜仲与杜仲叶位列其中。

二、杜仲新资源食品及药食同源

1. 杜仲新食品原料

基于安全性评估，杜仲籽油和杜仲雄花被列入《新资源食品》（即新食品原料）（表 5-2-1）。

表 5-2-1　杜仲新食品原料

Table 5-2-1　New food materials of *Eucommia ulmoides*

名称	英文名	公告信息
杜仲籽油	*Eucommia ulmoides* Oliv.seed oil	2009 年 12 号公告
杜仲雄花	Male flower of *Eucommia ulmoides*	2014 年 6 号公告

今后，杜仲新食品原料经不同工艺和配方生产的不同剂型的产品，其功效、用量和适用范围等还需要进一步的科学研究。

2. 杜仲叶药食同源

2018 年 1 月 11 日，《国家卫生计生委食品司关于就党参等 9 种物质作为按照传统既是食品又是中药材物质开展试生产征求意见的函》中包括杜仲叶。2020 年 1 月 2 日，国家卫生健康委员会、国家市场监督管理总局联合印发《关于对党参等 9 种物质开展按照传统既是食品又是中药材的物质管理试点工作的通知》。这意味着杜仲叶可能很快成为药食同源的物质。

三、国家批准的杜仲保健食品的品种

以国产保健食品关键字"杜仲"的内容，在原国家食品药品监督管理总局数据查询，截止时间为 2019 年 9 月，共有 203 条记录，再逐一进行网络搜索查询核实，结果见表 5-2-2 ～表 5-2-5。

1. 国产杜仲（皮）保健食品（表 5-2-2）

表 5-2-2　国家批准的国产杜仲（皮）保健食品信息

Table 5-2-2　Information of domestic Eucommia（cortex）health food approved by the state

序号	品名	主要成分	功能主治	批准文号	生产企业
1	太一牌天麻杜仲罗布麻绿茶胶囊	罗布麻提取物、绿茶提取物、天麻提取物、杜仲提取物、淀粉、糊精、羧甲淀粉钠、硬脂酸镁	辅助降血压	国食健注 G20120269	浙江华立生命科技有限公司
2	百日牌迈康茶	天麻、杜仲、葛根、茶叶、红花、泽泻、白菊、大枣	血压偏高者	卫食健字（2000）第 0374 号	北京世纪迈康生物科技有限公司
3	盘龙牌天罗安软胶囊	天麻、罗布麻叶、酸枣仁、熟地黄、杜仲、山楂、食用植物油（菜籽油）、明胶、甘油、对羟基苯甲酸乙酯、纯化水	血压偏高者、睡眠状况不佳者	国食健字 G20050821	陕西盘龙药业集团股份有限公司
4	健尔马牌苗康茶	葛根、杜仲、罗布麻叶、菊花、绿茶	血压偏高者	国食健字 G20100436	北京健尔马生物技术有限公司
5	太一牌欣安片	罗布麻提取物、绿茶提取物、天麻提取物、杜仲提取物、淀粉、糊精、羧甲淀粉钠、硬脂酸镁、聚乙烯醇、二氧化钛、滑石粉、聚乙二醇 4000	辅助降血压	国食健字 G20110775	浙江华立生命科技有限公司
6	天启牌怡和袋泡茶	罗布麻、杜仲、葛根、黄精、天麻	辅助降血压	国食健字 G20110269	广州市金龟寿药品有限公司

序号	品名	主要成分	功能主治	批准文号	生产企业
7	诺尔牌诺尔胶囊	杜仲、罗布麻、葛根、银杏叶、决明子、三七、糊精、硬脂酸镁	辅助降血压	国食健字 G20130366	上海诺尔生物科技有限公司
8	盛坤牌罗麻丹胶囊	丹参、杜仲、罗布麻叶、天麻	辅助降血压	国食健字 G20120208	西安华森医药生物工程有限公司
9	鹿司令牌杜仲牦牛骨马鹿茸胶囊	不详	不详	国食健注 G20190147	不详
10	夏龙牌明菊胶囊	菊花、杜仲、玉米须、罗布麻叶、决明子、山楂	调节血压	卫食健字（2002）第0750号	乐清市光明肺结核中草药研究所
11	福龄花牌福龄花胶囊	杜仲、薤白、罗布麻叶、怀牛膝、槐花、天麻、淀粉	辅助降血压	国食健字 G20100756	杭州富尔得生物科技有限公司
12	诺尔牌诺尔胶囊	杜仲、罗布麻、葛根、银杏叶、决明子、三七、糊精、硬脂酸镁	辅助降血压	国食健字 G20130366	上海诺尔生物科技有限公司
13	威莱斯牌辅助降血压胶囊	丹参提取物、葛根提取物、决明子提取物、杜仲提取物、天麻提取物、淀粉、硬脂酸镁、微粉硅胶	辅助降血压	国食健字 G20100197	广州万康保健品有限公司
14	奇西每牌苦木丹胶囊	杜仲、制何首乌、山楂、葛根、苦丁茶、丹参、木瓜	辅助降血压、辅助降血脂	国食健字 G20070226	海南南澳保健食品有限公司
15	斯络舒牌辅助降血压胶囊	杜仲提取物、葛根提取物、丹参提取物、槐米提取物、山楂提取物、天麻提取物、淀粉、微粉硅胶、硬脂酸镁	血压偏高者	国食健字 G20130842	临沂博力维健科技有限公司
16	佛拉理斯牌天天胶囊	杜仲、制何首乌、当归、菊花、枸杞子、纳豆粉、淀粉、硬脂酸镁	辅助降血脂、辅助降血压	国食健字 G20140121	江西佛拉理斯药业有限公司
17	东来牌银丝保胶囊	杜仲、酸枣仁、首乌藤、葛根、牡蛎、决明子、川芎、微粉硅胶	改善睡眠和辅助降血压	国食健字 G20040870	浙江东来天然生物制品有限公司
18	依科源牌颐乐胶囊	罗布麻提取物、绿茶提取物、天麻提取物、杜仲提取物、淀粉、硬脂酸镁	辅助降血压	国食健字 G20140159	浙江省医学科学院科技开发公司
19	太一牌天麻杜仲胶囊	罗布麻提取物、绿茶提取物、天麻提取物、杜仲提取物、淀粉、糊精、羧甲淀粉钠、硬脂酸镁	辅助降血压	国食健字 G20120269	浙江华立生命科技有限公司
20	汉森元牌天麻罗布麻杜仲胶囊	不详	不详	国食健注 G20130054	广西泰和制药有限公司
21	正本经方牌杜仲葛根胶囊	葛根、天麻、熟地黄、龟甲、杜仲	辅助降血压	国食健字 G20041320	杭州百氏康药业有限公司
22	真可牌真可胶囊	杜仲提取物、天麻提取物、三七提取物、葛根提取物、枸杞子提取物、决明子提取物、淀粉、硬脂酸镁	辅助降血压、增强免疫力	国食健字 G20110441	河南新百消丹制药有限公司

序号	品名	主要成分	功能主治	批准文号	生产企业
23	佰草通源葛根丹参杜仲胶囊	杜仲提取物、葛根提取物、决明子提取物、山楂提取物、丹参提取物、芹菜提取物、淀粉、硬脂酸镁	辅助降血压	国食健注 G20130335	陕西正晟康源生物医药有限公司
24	蚁力神牌依欣胶囊	杜仲、葛根、拟黑多刺蚁	调节血压	国食健字 G20040543	北京华卫康科技有限公司沈阳长港蚁宝酒业有限公司
25	盛坤牌罗麻丹胶囊	丹参、杜仲、罗布麻叶、天麻	辅助降血压	国食健字 G20120208	西安华森医药生物工程有限公司
26	绿禾牌万昜胶囊	灵芝、菊花、杜仲、天麻、葛根、淀粉、硬脂酸镁	辅助降血压	国食健字 G20120472	四川绿禾药业有限公司
27	福源牌藏雪宁胶囊	红花、山楂、杜仲、制何首乌、乳糖	辅助降血压、辅助降血脂	国食健字 G20050491	四川德兴生物科技有限公司
28	海中堂牌海珍舒胶囊	银杏叶、葛根、罗布麻、杜仲、昆布、淀粉	对化学性肝损伤有辅助保护功能、辅助降血压	国食健字 G20140211	广东中大南海海洋生物技术工程中心有限公司
29	安泰降压宝胶囊	菊花、杜仲、山楂、枸杞、莲子、甘草等	调节血压	卫食健字（1998）第 138 号	原名：安泰降压（胶囊）北京福顺康科贸有限公司
30	夕阳美牌脂压泰胶囊	罗布麻、杜仲、制首乌、几丁质	调节血压、调节血脂	卫食健字（2003）第 0092 号	北京基恩爱生物技术有限责任公司
31	夏龙牌明菊胶囊	菊花、杜仲、玉米须、罗布麻叶、决明子、山楂	调节血压	卫食健字（2002）第 0750 号	乐清市光明肺结核中草药研究所
32	雅祥牌雅祥胶囊	杜仲、丹参、葛根、生地黄、三七、昆布、硬脂酸镁	辅助降血压	国食健字 G20100594	凯普泰（北京）医药科技有限公司
33	福龄花牌福龄花胶囊	杜仲、薤白、罗布麻叶、怀牛膝、槐花、天麻、淀粉	辅助降血压	国食健字 G20100756	杭州富尔得生物科技有限公司
34	富莱欣牌杜仲维 D 鱼骨胶原低聚肽粉（苹果口味）	海洋鱼骨胶原低聚肽、鱼骨粉、杜仲提取物、维生素 D、木糖醇、脱脂乳粉、植脂末、苹果香精、三氯蔗糖	增加骨密度	国食健注 G20100787	南宁富莱欣生物科技有限公司
35	君太牌君太胶囊	淫羊藿提取物、杜仲提取物、生物碳酸钙、D- 氨基葡萄糖盐酸盐、硫酸软骨素、硬脂酸镁	增加骨密度	国食健字 G20150914	吉林九鑫制药股份有限公司
36	范医生牌雪源胶囊	碳酸钙、骨碎补提取物、杜仲提取物、枸杞子提取物、硫酸软骨素、D- 氨基葡萄糖盐酸盐、硬脂酸镁	增加骨密度、增强免疫力	国食健字 G20150043	界首市广伦白发生发育发研究所

序号	品名	主要成分	功能主治	批准文号	生产企业
37	生元宝牌西洋参杜仲淫羊藿胶囊	西洋参提取物、淫羊藿提取物、杜仲提取物、巴戟天提取物、枸杞子提取物、硬脂酸镁	缓解体力疲劳	国食健字 G20120076	广州生元宝生物科技有限公司
38	邦瑞特牌健行胶囊	杜仲提取物、骨碎补提取物、淫羊藿提取物、丹参提取物、碳酸钙、硬脂酸镁	增加骨密度	国食健字 G20120661	河南邦瑞特实业有限公司
39	博翰堂牌瑞利胶囊	碳酸钙、骨碎补提取物、杜仲提取物、硫酸软骨素、D-氨基葡萄糖盐酸盐、硬脂酸镁	增加骨密度	国食健字 G20130830	上海博翰堂医疗器械科技有限公司
40	美格森牌维能胶囊	黄芪、山药、党参、杜仲	抗疲劳	国食健字 G20040821	陕西安泰堂生物医药工程有限公司
41	幽谷兰 R 倍立胶囊	苍术、杜仲、黄精、补骨脂、莱菔子、三七、牡蛎、益智仁、大豆异黄酮、肉桂、马齿苋	增加骨密度	国食健字 G20040386	贵州苗一堂药业有限责任公司
42	盛坤牌安贞胶囊	黄芪、杜仲、沙棘、西洋参	增强免疫力	国食健字 G20130821	西安金牛生物工程有限公司
43	游牧一族牌肉苁蓉黄精茶	肉苁蓉、淫羊藿、杜仲、枸杞子、黄精、红茶	缓解体力疲劳	国食健字 G20090540	内蒙古游牧一族生物科技有限公司
44	权健牌艾必是胶囊	黄芪、杜仲、山茱萸、西洋参	增强免疫力、缓解体力疲劳	国食健字 G20150383	权健自然医学科技发展有限公司
45	慈昌龄牌颐正胶囊	灵芝、枸杞子、杜仲、人参	增强免疫力	国食健注 G20140088	陕西省科学院制药厂
46	天美健牌盛康胶囊	黄芪、杜仲、黄精、沙棘、人参	缓解体力疲劳	国食健注 G20130704	江苏天美健大自然生物工程有限公司
47	华州牌宜能胶囊	杜仲、绞股蓝、沙棘、人参	增强免疫力	国食健字 G20140499	三原华州医药生物工程生产基地
48	力可泰牌力可泰胶囊	脱氧核苷酸、黄精、杜仲	免疫调节	国食健字 G20040891	广东海陵海洋生物药业有限公司
49	鼎盛安牌茱萸参杞胶囊	枸杞子、杜仲、巴戟天、山茱萸、人参	增强免疫力及缓解体力疲劳	国食健字 G20110144	西安御贤堂医药保健品有限公司
50	韵宜生牌子美胶囊	刺五加、枸杞子、杜仲、淫羊藿、西洋参	缓解体力疲劳	国食健字 G20160404	绿之韵生物工程集团有限公司
51	陕科牌青霞胶囊	茯苓、牡蛎、杜仲、远志、沙棘、人参	改善睡眠、增强免疫力	国食健字 G20100005	山东东阿益生堂阿胶保健食品有限公司
52	超英牌维珍胶囊	珍珠粉、杜仲、大豆异黄酮、维生素 C	增加骨密度	国食健字 G20041040	西安超英攀达容妆品有限公司北京超英时代科技发展有限责任公司
53	虹摩牌虹摩胶囊	西洋参、淫羊藿、杜仲、枸杞子、当归、山药	缓解体力疲劳	国食健字 G20050720	西安厚丰药业有限公司

续表

序号	品名	主要成分	功能主治	批准文号	生产企业
54	莲生牌莲生元胶囊	黄芪、茯苓、酸枣仁、灵芝、杜仲、黄精	改善睡眠、增强免疫力	国食健字 G20060094	上海莲氏轩生物工程有限公司
55	茸华牌茸华胶囊	杜仲、当归、黄精、马鹿茸、马鹿血	缓解体力疲劳	国食健字 G20050856	沈阳帝尔生物科技有限公司
56	胜屏风牌康乐胶囊	丹参、杜仲、山楂、葛根、天麻、生姜、西洋参	增强免疫力	国食健字 G20041343	陕西百圣生物工程有限公司
57	康尔寿牌美容减肥胶囊	绞股蓝、杜仲、何首乌、茯苓、冬瓜子、决明子、菟丝子、枸杞子、山楂、桑椹、蒲公英、橘皮	减肥、美容（祛黄褐斑）	国食健字 G20040654	重庆市康尔寿保健食品研究所
58	红顶牌盛源胶囊	西洋参、山药、熟地黄、杜仲、山茱萸	抗疲劳	国食健字 G20040298	西安红顶药业有限责任公司
59	珍科牌核苷酸杜仲胶囊	核苷酸、葛根、杜仲、L- 赖氨酸盐酸盐	增强免疫力	国食健注 G20080401	青岛珍科生物工程有限公司
60	秦歧牌参芪杜仲胶囊	黄芪、杜仲、蝙蝠蛾拟青霉菌粉、西洋参	缓解体力疲劳	国食健字 G20120167	西安博康药业有限公司
61	晨露牌洋参芪杞胶囊	黄芪、枸杞子、杜仲、山茱萸、西洋参	增强免疫力	国食健字 G20100798	咸阳秦昆生物医学工程有限公司
62	惠安女牌玫滋胶囊	黄精、枸杞子、杜仲、天麻、人参	增强免疫力、缓解体力疲劳	国食健字 G20090119	陕西天龙生物科技有限责任公司
63	康尔寿牌青美胶囊	绞股蓝、杜仲、灵芝、冬虫夏草、茯苓	减肥	卫食健字（2000）第0588 号	重庆市康尔寿保健食品研究所
64	巨劲牌通督胶囊	淫羊藿、骨碎补、杜仲、牡蛎、马鹿茸	增加骨密度	国食健字 G20040851	唐山康健生物科技有限公司
65	宝瑞牌骨蛎胶囊	骨碎补、黄芪、杜仲、山药、枸杞子、牡蛎	增加骨密度、增强免疫力	国食健字 G20080172	黑龙江宝瑞生物科技有限公司
66	奇达牌枸杞杜仲胶囊	淫羊藿、蒺藜、枸杞子、杜仲、西洋参、糊精、硬脂酸镁	缓解体力疲劳	国食健字 G20090538	河南省郑州市金水区东三街
67	馨耀龙牌黄芪杜仲胶囊	不详	不详	国食健注 G20190340	哈尔滨馨耀龙科技有限公司
68	天源康牌参杞仲胶囊	淫羊藿、黄芪、枸杞子、杜仲、沙棘、西洋参、牛磺酸、糊精、硬脂酸镁	缓解体力疲劳	国食健字 G20110543	北京天源康生物科技有限公司 北京天福莱生物科技有限公司
69	绿谷牌藿杞杜仲胶囊	淫羊藿、枸杞子、山茱萸、人参、杜仲、微晶纤维素、微粉硅胶	缓解体力疲劳	国食健字 G20080422	绿谷（集团）有限公司
70	北菌牌善年胶囊	骨碎补、杜仲、淫羊藿、茯苓、蜜环菌、黑木耳	增加骨密度、增强免疫力	国食健字 G20130354	黑龙江众生生物工程有限公司
71	青晨®瑞秀胶囊	枸杞子、杜仲、淫羊藿、蝙蝠蛾拟青霉菌粉、人参	增强免疫力、缓解体力疲劳	国食健字 G20170004	吉林青晨药业有限公司
72	济茂堂牌赛舞胶囊	骨碎补提取物、杜仲提取物、黄芪提取物、葛根提取物、牡蛎提取物、淀粉、硬脂酸镁	增加骨密度	国食健字 G20140620	北京天龙杏泽生物科技有限公司

序号	品名	主要成分	功能主治	批准文号	生产企业
73	复真牌杜仲骨碎补胶囊	杜仲提取物、骨碎补提取物、补骨脂提取物、淫羊藿提取物、碳酸钙、硬脂酸镁	增加骨密度	国食健字 G20120245	江西复真药业有限公司
74	福能源牌馨乐胶囊	杜仲、骨碎补、淫羊藿、川芎、碳酸钙、大豆异黄酮	增加骨密度	国食健字 G20170044	四川好医生药业集团有限公司
75	沛今牌来维胶囊	绞股蓝、红曲、山楂、枸杞子、杜仲、葛根、决明子（炒）、糊精	辅助降血脂	国食健字 G20150466	哈尔滨沛今生物科技有限公司
76	水龙牌唯耐斯胶囊	黄芪、枸杞子、杜仲、淫羊藿、沙棘、山茱萸、淀粉	缓解体力疲劳	国食健字 G20080501	西安英美生物工程有限公司
77	恒仁牌盛能胶囊	熟地黄、山茱萸、杜仲、赤芍、茯苓、山药、芡实、莲子	缓解体力疲劳	国食健字 G20060819	江阴意诺生化有限公司
78	必邦牌增加骨密度胶囊	补骨脂、杜仲、淫羊藿、骨碎补、乳酸钙、酪蛋白磷酸肽	增加骨密度	国食健字 G20140668	西安瑞托药业科技有限公司
79	乐平牌龟甲骨碎补胶囊	碳酸钙、黄芪提取物、龟甲提取物、枸杞子提取物、杜仲提取物、骨碎补提取物	增加骨密度、增强免疫力	国食健字 G20190045	万宝甲由（北京）科技有限责任公司
80	仙容堂牌人参熟地黄胶囊	熟地黄、白术、杜仲、酸枣仁、山药、人参、硬脂酸镁	缓解体力疲劳、增强免疫力	国食健字 G20100063	深圳市仙容实业有限公司
81	中兴汉方牌元生胶囊	人参、蝙蝠蛾拟青霉 Cs-1 发酵虫草菌粉、杜仲、肉苁蓉	免疫调节、延缓衰老	卫食健字（1999）第 021 号	江西中兴汉方药业有限公司
82	三旺牌康力胶囊	西洋参、淫羊藿、杜仲、枸杞子、山药、淀粉、硬脂酸镁	缓解体力疲劳	国食健字 G20140078	江西三旺保健品有限公司
83	藏诺牌藏诺培根胶囊	淫羊藿、骨碎补、杜仲、碳酸钙、大豆提取物、珍珠粉、糊精、硬脂酸镁	增加骨密度	国食健字 G20090173	石家庄藏诺生物股份有限公司
84	炮天红牌康泰胶囊	人参、蚕蛹、杜仲、当归、丹参、枸杞子、肉桂、淀粉、微晶纤维素、磷酸氢钙	抗疲劳、耐缺氧	国食健字 G20040073	上海雷允上药业有限公司
85	德圣惠民®伏必胶囊	淫羊藿提取物、杜仲提取物、黄芪提取物、补骨脂提取物、硬脂酸镁	增加骨密度	国食健注 G20140046	江西德圣惠民药业有限公司
86	惠安女牌玫滋胶囊	黄精、枸杞子、杜仲、天麻、人参	增强免疫力、缓解体力疲劳	国食健字 G20090119	陕西天龙生物科技有限责任公司
87	玺隆牌杜仲酒	杜仲、粮食大曲白酒、白砂糖、柠檬酸	免疫调节	卫食健字（2000）第 0064 号	湖北世元杜仲保健酒业有限公司
88	过江龙牌金樱杜仲酒	杜仲、枸杞子、麦冬、龙眼肉、金樱子、白酒	增强免疫力	国食健字 G20100185	广东过江龙酒业有限公司
89	世纪牌杜仲酒	杜仲、党参、枸杞、首乌、当归、黄芪、甘草、茯苓、木瓜、红花、菟丝子	抗疲劳	卫食健字（1999）第 0543 号	张家界圣帝酒业有限公司
90	黄金牌万圣酒	鹿茸、龟甲、西洋参、杜仲、枸杞子、蜂蜜、白酒、水	增强免疫力，缓解体力疲劳	国食健字 G20060057	上海黄金搭档生物科技有限公司无锡健特药业有限公司
91	蓬莱牌蓬莱强身酒	枸杞子、淫羊藿、人参、杜仲、海马、白糖、高粱酒	抗疲劳	国食健字 G20040104	蓬莱酒业有限公司
92	朐山牌丹参酒	丹参、黄芪、山楂、枸杞、茯苓、杜仲、三七、白砂糖、粮食酒	免疫调节	卫食健字（2002）第 0320 号	山东秦池酒厂

序号	品名	主要成分	功能主治	批准文号	生产企业
93	无比牌无比凸酒	巴戟天、党参、杜仲、制何首乌、枸杞子、菊花、白酒	增强免疫力、缓解体力疲劳	国食健字 G20050296	广东德庆无比养生酒业有限公司
94	同仁堂牌同仁堂酒	西洋参、淫羊藿、枸杞子、杜仲、熟地黄、白酒、水	缓解体力疲劳	国食健字 G20090627	北京同仁堂(四川)健康药业有限公司
95	灵威牌健力补酒	白酒、黄酒、雄蚕蛾、桑椹、党参、黄芪、甘草、枸杞子、当归、参须、杜仲	抗疲劳	卫食健字（1999）第0567号	安徽先求药业有限公司
96	溢泉牌溢泉酒	酒基（米酒）、拟黑多刺蚂蚁、人参、淫羊藿、枸杞、丁香、杜仲、茯苓、山药、蜂蜜	抗疲劳、免疫调节	卫食健字（2003）第0143号	江西省萍乡市溢泉酒业有限责任公司
97	阿拉丁牌雪莲鹿茸血酒	新疆马鹿茸血、雪莲、大芸、杜仲、麦冬、山茱萸、红花、枸杞子、白酒	抗疲劳	卫食健字（2000）第0345号	新疆天山马鹿实业有限责任公司
98	膳宝牌源本初酒	白酒、人参、杜仲、枸杞、菟丝子、锁阳、熟地黄、韭菜子、白芍、龙眼肉等	抗疲劳	卫食健字（1999）第0175号	哈尔滨龙江春酒业有限责任公司
99	多罗牌多罗酒	灵芝孢子粉、红景天、黄芪、杜仲、葛根、枸杞子、女贞子、酸枣仁、白酒、纯化水	增强免疫力	国食健字 G20080599	妙一（厦门）生物科技有限公司
100	劲道牌滋补保健酒	粮食烧酒基、海鳗、黄芪、刺五加、木瓜、杜仲、枸杞子、西洋参	抗疲劳	卫食健字（2002）第0248号	杭州神旺食品有限公司
101	健盛王牌盛酒	黄芪、枸杞子、杜仲、山药、人参、菟丝子、酸枣仁、蜂蜜、白酒	缓解体力疲劳	国食健字 G20050529	五莲银河酒业有限公司
102	德人牌康酒	山茱萸、人参、杜仲、山药、巴戟天、肉桂、枸杞子、茯苓、黄精、食用酒精、浓香蒸酒、蔗糖液、蜂蜜、纯净水	抗疲劳	国食健字 G20041263	宝鸡清华德人养生酒业有限公司云南云绿生物有限公司
103	余仁生牌仁生酒	马鹿茸、巴戟天、龙眼肉、枸杞子、菟丝子、酸枣仁、黄精、甘草、覆盆子、杜仲、白酒、甜黄酒、纯化水	增强免疫力	国食健字 G20150335	余仁生商贸（广东）有限公司
104	猛汉牌煜酒	人参、杜仲、巴戟天、淫羊藿、肉桂、枸杞子、淮山药、龙眼肉、丁香、砂仁、冰糖、蒸馏酒	抗疲劳	国食健字 G20040887	黄石市猛汉酒业有限公司河南丝宝保健品有限公司
105	旺旺牌人参蛤蚧酒	枸杞子、黄精、大枣、甘草、海鳗鱼、红景天、人参、木瓜、茯苓、杜仲、肉桂、蛤蚧、蒸馏酒、纯化水	缓解体力疲劳、增强免疫力	国食健字 G20080405	杭州神旺食品有限公司
106	古岭神酒	米酒、乌龟、枸杞、熟地、红枣、拟黑多刺蚁、眼镜蛇、肉苁蓉、淫羊藿、党参、蛤蚧、蜜蜂、人参、杜仲、红景天	抗疲劳、提高机体免疫力、延年益寿	卫食健字（1998）第534号	广西柳州市古岭酒厂
107	斑龙牌斑龙酒	人参、枸杞、黄芪、鹿茸、茯苓、杜仲、山药	免疫调节、抗疲劳	卫食健字（2000）第0598号	四川省宜宾五粮液集团保健酒有限责任公司
108	水中圣人参黄精酒	水中圣原液龙眼肉、枸杞子、黄精、人参、西洋参、杜仲、玉竹、冰糖等	增强免疫力、缓解体力疲劳	国食健字 G20050791	深圳市唤然生物科技开发有限公司
109	椰岛阳牌保健酒	人参、杜仲、淫羊藿、龙眼肉、乌梢蛇、桑椹、枸杞、肉桂等	抗疲劳	卫食健字（1999）第0423号	海南椰岛（集团）股份有限公司

序号	品名	主要成分	功能主治	批准文号	生产企业
110	雄威牌健酒	人参、杜仲、巴戟天、黄精、肉桂、枸杞子、淮山药、龙眼肉、丁香、砂仁、冰糖	抗疲劳	国食健字 G20040214	武汉康威特生物药品科技有限公司 河南强盛保健品有限公司
111	追风牌八珍酒	杜仲、黄精、天麻、肉桂、黑桑葚、五加皮、黄芪、木瓜	免疫调节	卫食健字（2003）第0275号	劲牌有限公司
112	仲尔康牌杜仲洋参软胶囊	杜仲、西洋参、紫苏子油、蜂蜡、明胶、甘油、纯化水	缓解体力疲劳、增强免疫力	国食健字 G20080126	灵宝市天地科技生态有限责任公司
113	盛添牌盛添谷元片	淫羊藿、杜仲、碳酸钙、酪蛋白磷酸肽、D-盐酸氨基葡萄糖、硫酸软骨素、微晶纤维素、羧甲淀粉钠、硬脂酸镁、交联聚维酮、聚维酮K30、聚乙烯醇、聚乙二醇、滑石粉、卵磷脂、二氧化钛、日落黄、柠檬黄、亮蓝、日落黄铝色淀、柠檬黄铝色淀、亮蓝铝色淀	增加骨密度	国食健字 G20070044	上海适得医药科技有限公司 北京中研同仁堂医药研发有限公司
114	杞圣康牌力佳口服液	枸杞子、杜仲、北沙参、熟地黄、大枣、当归、桑椹、茯苓、陈皮、白砂糖、纯化水	增强免疫力	国食健字 G20060218	西安鼎仪生物技术研究所
115	好身材牌西洋参壮骨冲剂	西洋参、红花、杜仲、山楂、生牡蛎、生物碳酸钙、维生素 D_2、糊精、蔗糖	抗疲劳、增加骨密度	国食健字 G20040645	广州市好形象保健品有限公司
116	格锐牌顺茶	杜仲、积雪草、绿茶	免疫调节	国食健字 G20040417	上海格锐保健食品有限公司 成都康健壹佰生物科技有限责任公司
117	百邦牌罗布麻杜仲葛根丹参红花槐米颗粒	不详	不详	国食健注 G20100749	陕西百年健康药业有限公司
118	宏魁牌肉苁蓉杜仲黄芪颗粒	不详	不详	国食健申 G20140751	内蒙古宏魁生物药业有限公司
119	汇仁牌人参杜仲片	不详	不详	国食健申 G20141458	江西汇仁药业有限公司
120	海中堂牌海珍舒胶囊	银杏叶、葛根、罗布麻、杜仲、昆布、淀粉	对化学性肝损伤有辅助保护功能、辅助降血压	国食健字 G20140211	广东中大南海海洋生物技术工程中心有限公司

2. 国产杜仲叶保健食品（表 5-2-3）

表 5-2-3　国家批准的国产杜仲叶保健食品信息

Table 5-2-3　Information of domestic Eucommia leaf health food approved by the state

序号	品名	主要成分	功能主治	批准文号	生产企业
1	杜仲叶胶囊	杜仲叶	增强免疫力	国食健字 G20070052	爱康企业（杨凌）生物工程有限公司
2	惠信牌藜蒿杜仲叶胶囊	藜蒿、杜仲叶	辅助降血压	国食健注 G20150921	江西德圣惠民药业有限公司

序号	品名	主要成分	功能主治	批准文号	生产企业
3	汇源农谷牌杜仲叶饮料	不详	不详	国食健注 G20110321	灵宝汇源金地杜仲产业有限公司
4	顺势牌杜仲叶枸杞子口服液	杜仲叶、枸杞子、纯化水、蜂蜜	增加免疫力	国食健注 G20180001	洛阳顺势药业有限公司
5	林兰花牌石斛葛根杜仲叶胶囊	金钗石斛、葛根提取物、杜仲叶提取物	对化学性肝损伤有辅助保护功能、增强免疫力	国食健字 G20120100	云南林洋生物科技有限公司
6	硫酸软骨素淫羊藿杜仲叶补骨脂胶囊	硫酸软骨素、淫羊藿提取物、杜仲叶提取物、补骨脂提取物、硬脂酸镁	增加骨密度	国食健字 G20150234	威海南波湾生物技术有限公司
7	威门牌罗布麻叶杜仲叶天麻槐花菊花绿茶袋泡茶	不详	不详	国食健再 G20160121	贵州威门药业股份有限公司
8	龙翁诗牌杜仲保健茶	杜仲叶	调节血压、调节血脂	卫食健字（2003）第0126 号	洛阳林源杜仲开发有限公司
9	红河源牌杜仲胶囊	杜仲叶、黄芪、酸枣仁、珍珠	增强免疫力、改善睡眠	国食健字 G20050086	云南红河源生物科技有限公司
10	林兰花牌天麻杜仲胶囊	天麻、杜仲叶提取物	辅助降血压、改善睡眠	国食健字 G20080341	云南林洋生物科技有限公司
11	杜仲园牌杜仲饮料（含糖型）	杜仲叶、白砂糖、纯化水	增强免疫力	国食健字 G20110327	萍乡武功山休闲旅游有限责任公司
12	鹤寿牌杜仲茶	杜仲叶、绿茶叶、枸杞、荷叶、黄芪、首乌、石斛	抗疲劳	国食健字 G20040051	江西省银河杜仲开发有限公司
13	美罗牌立鑫胶囊	葛根提取物、杜仲叶提取物、天麻提取物	辅助降血压	国食健字 G20130523	吉林省美罗国际生物科技股份有限公司
14	森康牌今迈通口服液	茯苓、灵芝菌丝体、杜仲叶、菟丝子	增强免疫力、缓解体力疲劳	国食健字 G20041178	湖南森康生物技术有限公司
15	万松堂牌万松益平茶	银杏叶提取物、泽泻提取物、杜仲叶、三七、绿茶	辅助降血脂	国食健字 G20141164	武汉万松堂生物医药科技有限公司
16	梦之旅牌维骨康颗粒	杜仲叶、黄芪、丹参、牦牛骨粉、白砂糖、糊精	增加骨密度	国食健字 G20060039	江西安正利康生命科技有限公司 江西省美德食品医药技术发展有限公司
17	葛之星牌葛之星胶囊	葛根提取物、杜仲叶提取物、绞股蓝提取物、丹参提取物、茶叶提取物	增强免疫力、辅助降血压	国食健字 G20080660	湖南省强生药业有限公司 中国人民解放军总医院
18	佰年明德牌槐仲胶囊	决明子、槐米、山楂、罗布麻叶、杜仲叶、微晶纤维素、硬脂酸镁	辅助降血压	国食健字 G20100329	北京佰年明德医药科技有限责任公司
19	老尔康牌双麻杜仲叶茶	罗布麻叶、杜仲叶、天麻、槐花、菊花、绿茶	辅助降血压	国食健字 G20130336	江西本草天工科技有限责任公司

序号	品名	主要成分	功能主治	批准文号	生产企业
20	碧生源牌畅物饮颗粒	低聚果糖、生地黄提取物、杜仲叶提取物、当归提取物、桑椹提取物	通便、调节肠道菌群	国食健注 G20130688	北京澳特舒尔保健品开发有限公司 健士昆生物技术研发（上海）有限公司
21	生命健牌舒乐平片	葛根提取物、绞股蓝提取物、丹参提取物、杜仲叶提取物、山楂提取物	调节血压	国食健字 G20040940	宁波御坊堂生物科技有限公司 深圳市御坊堂生物科技有限公司
22	小西牌六和冲剂	西洋参、葛根、五味子、杜仲叶、维生素 C、维生素 E、甘露醇	对化学性肝损伤有辅助保护功能	国食健字 G20050308	北京小西保健食品有限公司
23	金麒牌华盛康泰茶	红景天提取物、枸杞子提取物、巴戟天提取物、黄精提取物、杜仲叶、绞股蓝	增强免疫力	国食健字 G20100508	郑州御寿堂健康产业科技发展有限公司
24	欣姿伴侣牌柏舒软胶囊	菊花提取物、三七提取物、杜仲叶提取物、红花油、大豆油、蜂蜡、明胶、甘油、水、可可壳色素	辅助降血压	国食健字 G20090537	九三集团哈尔滨惠康食品有限公司
25	和藤牌蕾雪软胶囊	天麻提取物、杜仲叶提取物、丹参提取物、紫苏子油、蜂蜡、玉米油、可可壳色、二氧化钛、明胶、甘油、纯化水	辅助降血压	国食健字 G20140501	西藏和藤藏医药开发有限公司
26	即臻牌睿泰软胶囊	罗布麻叶提取物、杜仲叶提取物、牛膝提取物、紫苏子油、蜂蜡、玉米油、明胶、甘油、二氧化钛、可可壳色（可可壳色、糊精）、纯化水	辅助降血脂	国食健注 G20140791	陕西润欣康生物科技有限责任公司
27	仙元牌维捷立胶囊	D- 氨基葡萄糖硫酸钾盐、牦牛骨粉、骨胶原、硫酸软骨素、杜仲叶提取物、骨碎补提取物、淀粉、硬脂酸镁	增加骨密度	国食健注 G20150095	仙乐健康科技股份有限公司
28	汤普生片（无糖型）	骨胶原、D- 氨基葡萄糖盐酸盐、硫酸软骨素、碳酸钙、酪蛋白磷酸肽、杜仲叶提取物、补骨脂提取物、淀粉、硬脂酸镁	增加骨密度	国食健字 G20150184	洛阳维尔健生物工程有限公司
29	景珍堂®速通片	碳酸钙、杜仲叶提取物、补骨脂提取物、淫羊藿提取物、三七提取物、淀粉、硬脂酸镁、糖衣层（蔗糖、明胶、滑石粉、虫白蜡）	增加骨密度	国食健字 G20150214	邯郸市柏林药业有限公司
30	益普欣牌安立片	D- 氨基葡萄糖硫酸钾盐、牦牛骨粉、骨胶原蛋白粉、硫酸软骨素、杜仲叶提取物、骨碎补提取物、淀粉、硬脂酸镁、药用薄膜包衣预混剂（羟丙基甲基纤维素、聚乙二醇 4000、滑石粉、二氧化钛、柠檬黄铝色淀、胭脂红铝色淀）	增加骨密度	国食健字 G20150516	北京益普欣康生物科技有限公司
31	劲牛牌杜仲爽饮料	矿泉水、杜仲叶、皮 * 浓缩主剂、白砂糖、磷酸、二氧化碳、焦糖色、糖精钠、山梨酸钾、柠檬酸	免疫调节	卫食健字（2000）第0094 号	湖北世元杜仲保健酒业有限公司

* 表示主要成分既有杜仲叶也有杜仲皮。

* It means that the main ingredients are both *Eucommia ulmoides* leaf and *Eucommia ulmoides* bark.

3. 国产杜仲籽油保健食品（表 5-2-4）

表 5-2-4　国家批准的国产杜仲籽油保健食品的信息
Table 5-2-4　Information of domestic Eucommia seed oil health food approved by the state

序号	品名	主要成分	功能主治	批准文号	生产企业
1	仲尔康牌杜仲籽油软胶囊	杜仲籽油、亚麻籽油、明胶、甘油、纯化水	辅助降血脂	国食健字 G20120447	灵宝市天地科技生态有限责任公司
2	柔通丹牌红曲丹参杜仲籽油软胶囊	杜仲籽油、红曲、丹参、杜仲、沙棘	辅助降血脂	国食健注 G20190240	汉中永杨医药科技发展股份有限公司

4. 国家批准的进口杜仲保健食品（表 5-2-5）

表 5-2-5　国家批准的进口杜仲保健食品的信息
Table 5-2-5　Information of imported Eucommia health food approved by the state

序号	品名	主要成分	功能主治	批准文号	生产企业
1	液之泉牌浓缩草本植物胶囊	杜仲、决明子、菊花、陈皮、茯苓、槐花	调节血压	卫食健（2000）第 0028 号	仙妮蕾德（广州）有限公司
2	养命酒	地黄、防风、姜黄、益母草、红花、芍药、反鼻、丁香、杜仲、人参、肉苁蓉、肉桂、钓樟、淫羊藿	抗疲劳、改善胃肠道功能（润肠通便）	卫食健进字（2000）第 0019 号	养命酒制造株式会社

四、杜仲保健食品分析

1. 杜仲（皮）保健食品的分析（表 5-2-6～表 5-2-8）

表 5-2-6　国产杜仲（皮）保健食品批准年份的分布情况
Table 5-2-6　Distribution of approved years of domestic Eucommia（cortex）health food

	1998	1999	2000	2002	2003	2004	2005	2006	2007	2008	2009	2010	2011	2012	2013	2014	2015	2017	2019
数量（个）	2	5	7	4	4	18	6	4	2	8	6	11	5	9	9	11	5	2	4

表 5-2-7　国产杜仲（皮）保健食品不同剂型的分布情况
Table 5-2-7　Distribution of different dosage forms of domestic Eucommia（cortex）health food

	硬胶囊	茶	软胶囊	片剂	冲剂	颗粒	粉	口服液	酒
数量（个）	82	5	1	2	1	2	1	1	25
占比（%）	68.3	4.2	0.8	1.7	0.8	1.7	0.8	0.8	20.9

表 5-2-8　国产杜仲（皮）保健食品功能主治分布情况
Table 5-2-8　Distribution of functional indications of domestic Eucommia（cortex）health food

	增强免疫力	降血压	调节血压、血脂	降血脂	增加骨密度	抗疲劳	对化学性肝损伤的保护	减肥、美容	改善睡眠	延缓衰老
数量（个）	36	28	4	1	19	43	2	2	4	1
占比（%）	25.7	20.0	2.9	0.7	13.6	30.7	1.4	1.4	2.9	0.7

由表 5-2-7 的结果可知硬胶囊占剂型的 2/3，其次是酒剂。由表 5-2-8 可知国产杜仲（皮）保健食品功能以抗疲劳、增强免疫力和增加骨密度功能为主。

2. 杜仲叶保健食品的分析（表 5-2-9 ～表 5-2-11 ）

表 5-2-9　国产杜仲叶保健食品批准年份的分布情况
Table 5-2-9　Distribution of approved years of domestic Eucommia leaves health food

	2000	2003	2004	2005	2006	2007	2008	2009	2010	2011	2012	2013	2014	2015	2016	2018
数量（个）	1	1	3	2	1	1	2	1	2	2	1	3	3	6	1	1

表 5-2-10　国产杜仲叶保健食品不同剂型的分布情况
Table 5-2-10　Distribution of different dosage forms of domestic Eucommia leaves health food

	硬胶囊	茶	茶饮料	软胶囊	片剂	冲剂	颗粒	口服液
数量（个）	10	6	3	3	4	1	2	2
占比（%）	32.3	19.4	9.7	9.7	12.9	3.2	6.4	6.4

表 5-2-11　国产杜仲叶保健食品功能主治分布情况
Table 5-2-11　Distribution of functional indications of domestic Eucommia leaves health food

	增强免疫力	降血压	调节血压、血脂	降血脂	增加骨密度	抗疲劳	对化学性肝损伤的保护	通便、调节肠道菌群	改善睡眠
数量（个）	9	9	1	2	6	2	2	1	2
占比（%）	26.5	26.5	2.9	5.9	17.6	5.9	5.9	2.9	5.9

由表 5-2-10 结果可知，剂型中硬胶囊和茶占半数以上，其次为片剂、软胶囊。由表 5-2-11 可知，国产杜仲叶保健食品以辅助降血压、增强免疫力和增加骨密度功能为主。

3. 国产杜仲保健食品的比较分析

（1）杜仲（皮）与杜仲叶保健食品年份的分布比较（图 5-2-1 ）。

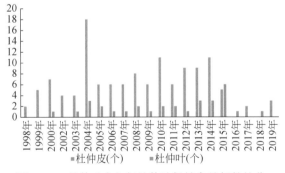

图 5-2-1　杜仲（皮）与杜仲叶保健食品年份的分布比较柱形图
Fig. 5-2-1　Column chart comparing the distribution of Eucommia（cortex）and Eucommia leaf health foods by year

（2）杜仲（皮）与杜仲叶保健食品剂型的分布比较（图 5-2-2，图 5-2-3 ）。

（3）杜仲（皮）与杜仲叶保健食品功能主治分布比较（图 5-2-4，图 5-2-5 ）。

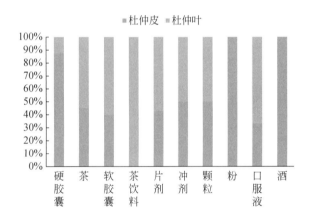

图 5-2-2　杜仲（皮）与杜仲叶保健食品剂型的分布比较柱形图
Fig. 5-2-2　Column chart of distribution comparison of dosage forms of Eucommia（cortex）and Eucommia leaf health food

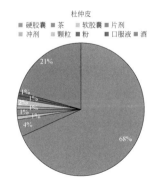

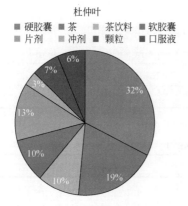

杜仲叶

■硬胶囊 ■茶 ■茶饮料 ■软胶囊
■片剂 ■冲剂 ■颗粒 ■口服液

图 5-2-3　杜仲（皮）与杜仲叶保健食品剂型的
分布比较饼图
Fig. 5-2-3　Distribution comparison pie chart of Eucommia
（cortex）and Eucommia leaf health food dosage form

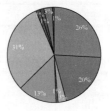

杜仲皮

■增强免疫力　■降血压　■调节血压血脂
■降血脂　■增加骨密度　■抗疲劳
■对化学性肝损伤保护　■减肥、美容　■改善睡眠
■延缓衰老

杜仲叶

■增强免疫力　■降血压　■调节血压血脂
■降血脂　■增加骨密度　■抗疲劳
■对化学性肝损伤保护　■通便、调节肠道菌群　■改善睡眠

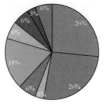

图 5-2-5　杜仲（皮）与杜仲叶保健食品功能主治
分布比较饼图
Fig. 5-2-5　Comparison pie chart of the distribution of
functional indications of Eucommia（cortex）and Eucommia
leaf health food

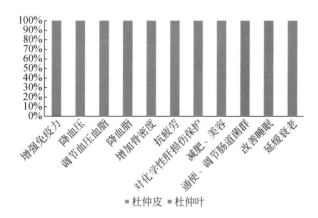

■杜仲皮　■杜仲叶

图 5-2-4　杜仲（皮）与杜仲叶保健食品功能主治
分布比较柱形图
Fig. 5-2-4　Column chart for comparison of the distribution of
functional indications of Eucommia（cortex）and Eucommia
leaf health food

第二节　杜仲保健食品的专利分析

本文的杜仲保健食品专利采集于国家专利局官网，截止时间为2019年4月。将杜仲分为杜仲（皮）、杜仲叶、杜仲雄花及杜仲籽油进行专利统计与分析。

一、杜仲（皮）保健食品的专利分析

1. 专利的剂型分析（表 5-2-12）

表 5-2-12　杜仲（皮）保健食品专利的剂型分布情况
Table 5-2-12　Distribution of the dosage forms of Eucommia（cortex）health food patents

	茶	饮料	口服液	酒	泡腾颗粒	冲剂	胶囊	咀嚼片	降压口服制剂	浸膏粉	杜仲膏	减肥组合制剂
数量（个）	120	37	7	29	1	3	1	2	1	2	2	1
占比（%）	58	18	3.5	14	0.5	1.5	0.5	1	0.5	1	1	0.5

由表 5-2-12 可知，杜仲（皮）保健食品专利中，茶的剂型过半数，其次是保健饮料、保健酒。

2. 专利年份分析（表 5-2-13）

表 5-2-13 杜仲（皮）保健食品专利年份分布情况
Table 5-2-13 patent year distribution of Eucommia（cortex）health food

	1990	1991	1992	1994	1995	1996	1997	1998	1999	2000
数量（个）	1	2	1	1	3	4	4	2	4	2
	2001	2002	2003	2005	2006	2007	2008	2009	2010	2011
数量（个）	5	2	2	4	2	2	8	1	9	8
	2012	2013	2014	2015	2016	2017	2018	2019		
数量（个）	11	10	19	26	20	25	19	9		

结论：近些年来杜仲（皮）保健食品专利数量处于上升态势。

二、杜仲叶保健食品的专利分析

1. 专利的剂型分析（表 5-2-14）

表 5-2-14 杜仲叶保健品专利的分布情况
Table 5-2-14 Patent distribution of Eucommia leaves health products

	茶	保健饮料	口服液	片剂	泡腾片	养颜固体颗粒	颗粒	粉	浸膏粉	颈椎保健枕
数量（个）	47	26	2	9	1	1	1	1	5	6
占比（%）	47	26	2	10	1	1	1	1	5	6

由表 5-2-14 可知，杜仲叶保健品专利中茶占近半数，其次为保健饮料。

2. 专利年份分析（表 5-2-15）

表 5-2-15 杜仲叶保健食品专利年份分布情况
Table 5-2-15 Patent year distribution of Eucommia leaves health food

	1987	1991	1995	1999	2002	2003	2004	2005	2007	2009
数量（个）	1	1	1	1	2	1	1	3	5	2
	2010	2011	2012	2013	2014	2015	2016	2017	2018	2019
数量（个）	5	5	7	3	1	6	2	1	28	23

结论：近两年杜仲叶保健食品专利数陡增。

三、杜仲雄花保健食品的专利分析

1. 专利剂型分析（表 5-2-16）

表 5-2-16 杜仲雄花保健食品专利的剂型分布情况
Table 5-2-16 Distribution of the dosage forms of male flower of *Eucommia ulmoides* health food patents

	茶	酒	精粉	片剂	咀嚼片	泡腾片	胶囊	微囊	软胶囊	冲剂	膏剂	饮料
数量（个）	24	6	5	3	2	1	2	1	1	3	1	1
占比（%）	48	12	10	6	4	2	4	2	2	6	2	2

由表 5-2-16 可知，剂型分布主要为茶，其次是酒，杜仲雄花保健品出现了像微囊、咀嚼片和泡腾片新剂型。

2. 专利年份分析（表 5-2-17）

表 5-2-17　杜仲雄花保健食品专利年份分布情况

Table 5-2-17　Patent year distribution of male flower of *Eucommia ulmoides* health food

	1995	1999	2001	2005	2006	2007	2011	2012
数量（个）	1	1	1	1	2	2	3	2
	2013	2014	2015	2016	2017	2018	2019	
数量（个）	3	7	4	7	7	9	1	

结论：近几年来杜仲雄花的专利申请趋于活跃。

四、杜仲籽油保健食品的专利分析

1. 专利分析（表 5-2-18）

表 5-2-18　杜仲籽油保健食品专利分析

Table 5-2-18　Patent analysis of Eucommia seed oil health food

技术类型	油萃取方法	软胶囊	降血脂组合物	提取 α- 亚麻酸	茶	冲剂
数量（个）	18	4	4	2	1	1
占比（%）	60	13.3	13.4	6.7	3.3	3.3

由表 5-2-18 可知，杜仲籽油保健食品专利以杜仲籽油萃取油的方法为主，其关键技术至关重要，涉及保健食品的质量与功效；剂型主要是软胶囊，主治功能为降血脂。

2. 专利年份分析（表 5-2-19）

表 5-2-19　杜仲籽油保健食品专利年份分布情况

Table 5-2-19　Patent year distribution of Eucommia seed oil health food

	2003	2004	2005	2006	2009	2012	2013	2014	2015	2016	2017	2018	2019
数量（个）	2	1	1	1	1	3	6	4	3	1	4	5	1

结论：近几年来杜仲籽油的专利申请较为活跃。

五、杜仲保健食品的专利比较分析

1. 保健品专利的剂型比较分析

杜仲（皮）、叶、雄花和籽油的比较见图 5-2-6 和图 5-2-7（彩图 5-2-6 和彩图 5-2-7）。

2. 保健品专利年份比较分析

杜仲（皮）、叶、雄花和籽油的比较见图 5-2-8（彩图 5-2-8）。

六、杜仲保健食品专利简介

下文选取小部分杜仲保健食品专利做简要的介绍（表 5-2-20）。

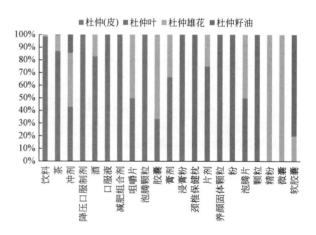

图 5-2-6　杜仲皮、叶、雄花和籽油专利的剂型分布比较柱形图

Fig. 5-2-6　Comparative column chart of dosage forms of Eucommia bark，leaf，male flower and seed oil patents

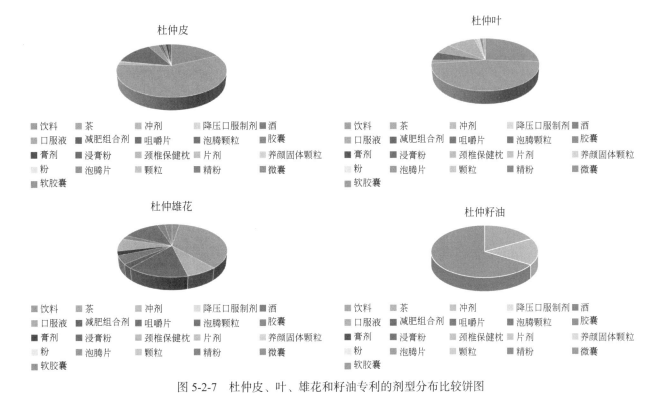

图 5-2-7　杜仲皮、叶、雄花和籽油专利的剂型分布比较饼图

Fig. 5-2-7　Comparison pie chart of dosage form distribution of Eucommia bark，leaf，male flower and seed oil patents

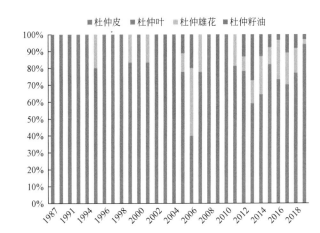

图 5-2-8　杜仲皮、叶、雄花和籽油专利的年份分布比较柱形图

Fig. 5-2-8　Column chart comparing the distribution of Eucommia bark, leaf，male flower and seed oil patents by year

表 5-2-20　部分杜仲专利简介

Table 5-2-20　Brief introduction of some Eucommia patents

名称	摘要
一种杜仲固体保健饮品及其制备方法	本发明是一种杜仲固体保健饮品及其制备方法，其特征在于，由以下重量份数配比的原料组成：杜仲混合浸膏粉 20～30 份，五味子超微粉 6～7 份，红枣超微粉 10～15 份，蔗糖 20～30 份，枸杞超微粉 0.8～1 份，南瓜超微粉 3～5 份，红茶 0.5～1.5 份，可溶性淀粉 45～65 份；所述的杜仲混合浸膏粉包含杜仲叶和（或）杜仲皮 10～15 份，荞麦苗 8～10 份，刺五加 1～1.5 份，红景天 0.5～1 份，金银花 3～5 份，按照 1∶12 的比例添加 5% 的乙醇溶液，浓缩喷雾而成。有抗菌消炎、提高免疫力、降血脂、降血压、强筋骨、抗疲劳的作用[1]
杜仲炭咀嚼片及其制备方法	本发明公开了一种杜仲炭咀嚼片及其制备方法，杜仲炭咀嚼片含有的组分及各组分重量百分比如下：杜仲炭粉 56.11%～68.48%；微晶纤维素 10.94%～22.23%；预胶化淀粉 5.18%～6.49%；微粉硅胶 0.62%～0.65%；聚维酮 8.42%～9.97%；硬脂酸镁 0.66%～0.71%；药用乳糖 1.37%～1.77%；羧甲基淀粉钠 1.88%～2.07%。本发明既能保留杜仲炭的药效，又能改善其口感和复用性，保健功能突出[2]

名称	摘要
一种含黄芪、杜仲、黄精、沙棘、人参的抗疲劳保健食品及其制备方法	本发明涉及保健品行业，特别是涉及一种含黄芪、杜仲、黄精、沙棘、人参的抗疲劳保健食品及其制备方法。本发明的目的是提供一种抗疲劳保健食品，所述抗疲劳保健食品是由黄芪、杜仲、黄精、沙棘、人参组成，其中各原料药的重量比为 5：3.4：3.2：1.7：1.6。本产品以黄芪、杜仲、黄精、沙棘、人参等传统中药为原料，扶正固本，益气健脾，其药性温和，长期服用安全，对多种因素引起的疲劳都能起到一定的缓解作用[3]
一种治疗肾气衰弱所致疾病的复方杜仲扶正合剂	本发明公开一种治疗肾气衰弱所致疾病的复方杜仲扶正合剂，它主要由人参和杜仲两味中草药制成。本发明采用常见的纯天然的中草药为原料，经精制而成，具有补虚扶正、壮腰安神、生津止渴、宁神益智的功效，可用于气短神疲、肾气衰弱、病后体虚、食欲缺乏、记忆减退、夜寐不安等症的治疗。本发明具有疗效较好、不含任何激素、口感好、无毒副作用、服用安全方便、制作成本低的优点[4]
杜仲蓝莓复合咀嚼片及其制备方法	本发明公开了一种杜仲蓝莓复合咀嚼片及其制备方法，包括蓝莓浆制备、杜仲叶粉体制备、配料、过筛制粒、干燥、压片等步骤。本发明利用低温风干工艺完全保留了杜仲叶中的营养成分和生物活性物质，采用超微粉碎工艺结合超声波处理制备杜仲叶粉使杜仲叶细胞中所含的有效成分透过细胞壁及细胞膜完全释放出来，利用蓝莓果浆调配杜仲叶粉和蓝莓复配制备咀嚼片，成分天然，产品中绿原酸和花青苷色素含量分别达 185.0 ～ 413.0mg/100g 和 32.6 ～ 41.9mg/100g。按此工艺制得的杜仲蓝莓复合咀嚼片是一种休闲型保健食品，口感细腻润滑，酸甜可口，蓝莓果香浓郁，具有易吸收、稳定、携带及服用方便、便于保存等特点[5]
一种杜仲保健茶	本发明公开涉及食品饮料技术领域的一种杜仲保健茶，采用以杜仲降血压、降血脂、补肝肾、强筋骨神奇之功，加火麻仁、罗布麻"破积血，疏通血脉"、软化血管、降压清脂；枸杞子、绞股蓝、决明子补气强精、滋补肝肾、调压降脂、延缓衰老；银杏叶、葛根降低血黏度、清除自由基、扩张冠状动脉，改善心血管及周围血管循环之效研配而成。茶质色泽自然、味道醇厚。具有降压降脂、软化血管、滋补肝肾、延年益寿之保健功效。长期饮用能起到有病缓解、无病保健的作用[6]
一种杜仲茶醋复合功能性饮料的制备方法	①本发明通过发酵的方式将杜仲黑茶与米醋有机结合，使杜仲黑茶的不良气味得到显著改善，增加口感。②本发明制备方法简单可控，适于产业化和规模化生产。本发明制备方法均采用传统的简易手段，不用任何破坏杜仲和米醋成分的工艺步骤，不加毒性物质，得到一种具有杜仲疗效和米醋疗效的功能性复合醋饮料[7]
黄金杜仲红茶及其制备方法	利用本方法生产得到的黄金杜仲红茶为暗红色，形态饱满，外形美观，香气高透，泡出的茶汤口感醇厚，香气浓郁，无任何涩味和苦味，具有黄金杜仲红茶特有的风味。经功能试验测试，由于杜仲嫩叶的加入，本产品对于高血压和高血脂都具有较好的辅助疗效[8]
一种无糖型杜仲叶保健饮品的制备方法	本发明对饮料及其他产品配制中影响杜仲叶营养成分的温度、光照、酸碱度、含糖量等进行了参数优化和精确控制，将其成功用于浸膏粉的制备中，进一步的实验表明，本发明与传统的杜仲叶提取技术相比，其黄酮、绿原酸等营养成分的保留率提高了 20% ～ 30%，有效降低了产品中营养成分的流失，确保了杜仲叶饮料的保健功效性。依据本发明制备的无糖型杜仲叶保健饮品具有清除疲劳、提神益智、降血压、增加免疫力等功能效果，且外观和口感具有类似于咖啡的特点，色泽棕红、透亮，极具卖点，市场前景广阔[9]
杜仲叶提取物精粉口服保健片的制作工艺	①采用全生物酶法制得，区别于常规有机溶剂提取法，安全环保，提取过程温和稳定，不会破坏有效成分的原始结构，能够最大程度地保留天然药物的有效成分，提高服用效果；②采用角质酶先除去杜仲叶表面的角质层，代替了传统的粉碎碾压和低效的溶剂提取处理，利于完整保护杜仲叶中的天然药物有效成分，在提取有效成分的同时还能够对剩余物进行杜仲胶的提取，资源利用率大；③采用 β - 环糊精进行有效成分的包合，能够使有效成分长时间处于稳定状态而不易被降解，同时还增加了有效成分的溶解性能和耐受温度能力，利于机体的吸收；④采用微晶纤维素混入精粉进行压片，提高片剂剂量的准确性和崩解度；⑤片剂剂量稳定，方便服用者服用，并且便于运输和携带[10]

续表

名称	摘要
一种杜仲雄花保健品	本发明公开了一种杜仲雄花保健品,由以下重量份数的原料制成:杜仲雄花1～15份,桑葚2～8份,枸杞子2～8份,山楂2～8份,益智仁1～9份,阿萨伊果1～2份,蛹虫草1～4份,玛咖粉1～4份,芡实1～2份,莲子1～8份,葛根1～10份,山药1～10份,龙眼肉2～10份,白果1～5份,覆盆子1～8份,辣木叶1～8份,雪莲培养物0.1～2份,人参0.5～2份。将"新食品原料"和"药食两用原料"完美结合,原料间互补互用,结合独特的制备工艺,最大程度发挥配方的整体功效,充分发挥及增强杜仲雄花的滋补疗效;通过搭配,能够增强单用的功效,长期服用,补益机体五脏六腑功能,调养人体气血津液的和谐运行,共同多方位维护人体的健康长寿之路[11]
杜仲油及以杜仲油为原料制取的α-亚麻酸产品	本发明内容属于保健食品及药品开发技术领域,涉及一种以杜仲籽为原料提取的杜仲油产品,该油品中富含人体必需脂肪酸(α-亚麻酸和亚油酸);从杜仲油中经提取分离法制得含量为50%～99%的α-亚麻酸产品。上述产品在实施中可直接或添加其他物质开发为新型食品、保健食品或医药品,所剩余的种壳可作为提取杜仲胶的原料。本发明提高了杜仲原料中具有保健和医疗活性成分的综合利用率,增加了杜仲籽的经济价值[12]
一种富苷杜仲籽油软胶囊及其制备方法	需要说明的是,本发明制备的富苷杜仲籽油软胶囊,由于其原料选用天然的杜仲籽油与其渣粕,根据有关毒理学实验资料,该产品无毒副作用,食用是安全的 杜仲籽油中不含桃叶珊瑚苷或仅含微量的桃叶珊瑚苷,其杜仲籽油中桃叶珊瑚苷含量尚待提高,本发明的目的在于提出一种富含α-亚麻酸与桃叶珊瑚苷的富苷杜仲籽油软胶囊及其制备方法[13]

第三节 杜仲在辅助降压保健食品配方中的应用[14]

对杜仲在辅助降压保健食品中的配方规律进行分析,有助于杜仲保健食品的应用。

对国家药品监督管理局公布的国产含杜仲的辅助降血压保健食品配方进行了分析。

1.配方中含杜仲配方的常用原料频次分析

241个具有辅助降血压功效的配方中涉及原料杜仲的配方有24个,通过频次统计,得到具有辅助降血压保健品配方中含杜仲配方的使用频次较高(频次≥3)的17味原料(表5-2-21)。

表 5-2-21 含杜仲配方的常用原料
Table 5-2-21 Common raw materials containing Eucommia formula

序号	原料名称	频次
1	杜仲	24
2	葛根	19
3	天麻	15
4	杜仲叶	9
5	丹参	8
6	决明子	8
7	山楂	8
8	罗布麻叶	8
9	绿茶	6

续表

序号	原料名称	频次
10	罗布麻	6
11	酸枣仁	5
12	三七	5
13	菊花	5
14	夜交藤	3
15	泽泻	3
16	川芎	3
17	牡蛎	3

2.基于关联规则分析的配方组方分析

应用关联规则挖掘方法对24个含杜仲的配方进行分析,将支持度设置为"4"(表示至少有4个配方中出现),得到常用组合20个(表5-2-22)。原料之间关联的"网络化展示"见图5-2-9(支持度分别为3、4、6)。

表 5-2-22 含杜仲配方的常用原料组合(支持度为4)
Table 5-2-22 common raw material combination with Eucommia formula(the number of supports is 4)

序号	原料组合	频次
1	杜仲,葛根	16
2	天麻,杜仲	12
3	天麻,葛根	8
4	决明子,杜仲	7
5	丹参,葛根	7
6	天麻,杜仲,葛根	7

续表

序号	原料组合	频次
7	决明子，葛根	6
8	山楂，杜仲	6
9	杜仲，罗布麻	6
10	丹参，杜仲	6
11	决明子，杜仲，葛根	6
12	杜仲，酸枣仁	5
13	杜仲，罗布麻叶	5
14	天麻，罗布麻	5
15	丹参，杜仲，葛根	5
16	天麻，杜仲，罗布麻	5
17	杜仲，绿茶	4
18	三七，杜仲	4
19	三七，葛根	4
20	三七，杜仲，葛根	4

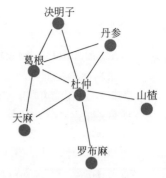

支持度 6，占含杜仲配方的 25%

图 5-2-9 含杜仲配方原料之间关联网络展示

Fig. 5-2-9 Display of related network among ingredients containing *Eucommia ulmoides* formula

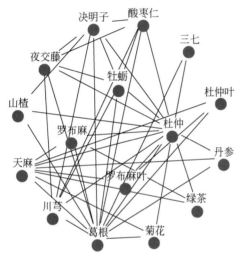

支持度 3，占含杜仲配方的 12.5%

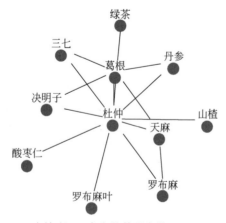

支持度 4，占含杜仲配方的 17%

第四节 杜仲保健食品的研究与开发

对杜仲保健品在剂型、工艺和质量等方面进行的研究，简要介绍如下。

一、杜仲保健酒

通过单因素试验及正交试验优化保健酒配方中山茱萸、枸杞、茯苓、黄精的配比[15]，结果表明，当该 4 种原料的添加量分别为 0.8 g/100 ml、0.6 g/100 ml、1.4 g/100 ml、1.05 g/100 ml 时，杜仲酒入口净爽、醇和、酒体协调性好，感官得分最高。寇威[16,17]对以杜仲皮、西洋参、枸杞、大枣、山药、冰糖组成杜仲保健酒的配制及质量标准进行研究。闪氏提取法具有快速、高效的特点。研究发现，醋酸纤维素膜过滤后酒的感官评定有明显变化，酒样变得清亮有光泽，放置 1 个月后浊度无明显变化；硅藻土澄清效果优于活性炭，但二者澄清效果都差于醋酸纤维素膜过滤效果，酒液口感受影响，放置 1 个月后均有少量沉淀。从色泽、香气、澄清度、滋味、风格 5 方面对杜仲酒进行评分，最终确定柠檬酸和冰糖的比例分别为 0.15% 和 0.4%。对杜仲酒的理化指标进行了分析，测出酒精度为 40.8%、总固体量为 0.9382g/100ml；进行了有害物质的测定，包括甲醇的检查（甲醇≤ 0.03%）、杂醇油的检查（杂醇油≤ 0.2%）、铅盐的检查（铅含量≤ 1 mg/L），经检查均符合规定。采用 TLC 法对杜仲酒中的西洋参和枸杞进行了定性分析。采用 HPLC 法对杜仲皮主要成分松脂醇二葡萄糖苷的含量进行了测定。

二、杜仲保健茶

将杜仲与茶叶混合加工，可制成多元复合保健茶。杜仲普洱茶：将杜仲树叶采回，尽量采摘新鲜柔嫩的芽叶，经过拣选、漂洗、萎凋、高温杀青、揉捻、发酵、烘干、筛分、拼配、匀堆，成杜仲初制茶。再将杜仲初制茶与普洱茶掺和，掺和的重量比例为（25 ～ 35）：（75 ～ 65），经过拼配、匀堆、搅拌、装袋等工序制成袋泡茶。这种茶既具有普洱茶风味，又具有杜仲特有的清香，品质风味独特，口感良好，具有降血压、降血脂、强筋骨等保健功能。还有以三尖杉、苦丁条、杜仲、绿茶为主要原料的四元复合保健茶[18]。杜仲雄花速溶茶的研制以茶粉得率作为考察指标，并结合工业成本最终得出，超声法工业化生产杜仲雄花速溶茶的合适工艺参数是在 200W 的功率下超声提取两次，超声时间 45 min，第一次料液比为 1：15（g/ml），第二次料液比为 1：6，其汤色黄绿透亮、味浓爽口、香气独特持久，杜仲雄花速溶茶的得粉率为 25.6%；闪式提取法工业化生产杜仲雄花速溶茶的合适工艺参数是在 6 min 下闪提两次，第一次料液比为 1：10，第二次料液比为 1：8，其汤色嫩黄明亮，滋味鲜爽，香浓持久，杜仲雄花速溶茶的得粉率为 28.3%。采用闪式浓缩仪器得到的杜仲雄花茶粉的感官评价高于旋转蒸发仪器，但是茶粉得率相差不大。已建立以绿原酸为对照品的薄层色谱鉴别方法，测定含水量，并对主要成分绿原酸进行含量测定[19]。以杜仲叶、三七茎叶等[20]名贵药材优化组合的新型保健茶具降血压、补肝肾、强筋骨、健脑安神、延缓衰老等特点，其保健效果和口感均优于单纯杜仲茶。

三、杜仲保健饮料

应用正交试验设计方案和模糊数学评判确定出杜仲保健饮料的最佳配方[21]。最佳配方为澄清的混合汁用量 35%、蔗糖 2.2%、蜂蜜 2.2%、柠檬酸钾 0.3%、水 60.3%。复配稳定剂的配方为 0.20% 甲羧基纤维素钠 +0.03% 黄原胶 +0.15% 果胶。将杜仲和银杏叶中的有效成分提取出来制成饮料，在饮用时对心脑血管疾病也起到一定作用[22]。

四、复方杜仲叶健骨片

鉴于我国在杜仲叶针对骨质疏松方面的保健品研究报道很少，张振威开发了复方杜仲叶健骨片产品，取得如下研究成果：①以干膏得率，以及两种主要的功效性成分——桃叶珊瑚苷、京尼平苷酸为指标进行了单因素实验、正交实验，优选杜仲叶抗骨质疏松功效性成分的最佳提取工艺，结果为煎煮两次为佳，干燥杜仲叶以水液浸泡 1 h，加 8 倍量水，第一次煎煮时间为 1h，第二次煎煮时间为 0.5 h。②以吸湿性为指标考察了预胶化淀粉、微晶纤维素、麦芽糊精三种常用填充剂。对比了羟丙甲基纤维素、85% 乙醇、糖浆三种黏合剂在本片剂中应用的优劣。以休止角为主要指标分别考察了硬脂酸镁和微粉硅胶作为润滑剂的优劣。最终确定：填充剂为微晶纤维素，黏合剂为 2% 羟丙甲基纤维素，润滑剂为硬脂酸镁。桂花精油作为矫味剂，工艺流程：原辅料分别过 80 目筛后，以等量递加法过 80 目筛，边加边匀速搅拌，混合均匀，加黏合剂 2% 羟丙甲基纤维素，16 目筛湿法制粒，14 目筛整粒，最后上机压片即得成品。③对复方杜仲叶健骨片的质量标准进行研究并制定质量标准草案，主要测定了桃叶珊瑚苷、京尼平苷酸、硫酸软骨素、氨基葡萄糖盐酸盐、钙的含量[23]。

五、杜仲全叶系列产品的开发

以杜仲叶为原料，利用纳米细化和复合生物酶解技术开发杜仲全叶系列产品[24]，将杜仲叶中的粗纤维加工成细小的微晶纤维素，解决了食用时渣状口感的问题，同时这些细小的微晶纤维素具有很强的吸附作用，能充分吸附杜仲叶中的活性成分并保护其不被破坏，全面利用杜仲全叶的有效成分。处理后的杜仲叶通过配料、杀菌、灌装、造粒干燥和压片等技术处理，进一步加工成杜仲全叶汁、杜仲全叶冲剂和杜仲全叶咀嚼片等系列产品。

第五节 结 语

（1）杜仲籽油和杜仲雄花列入新资源食品，杜仲叶纳入开展药食同源的物质管理试点工作，为杜仲资源开发利用奠定了基础。

（2）国家批准的国产杜仲保健食品153个品种，几乎全是复方制剂。其中杜仲（皮）120个，硬胶囊占据大半，其次是酒剂，以抗疲劳、增强免疫力、降血压和增加骨密度功能为主。杜仲叶31个，剂型以硬胶囊和茶为主（占半数），其次为片剂、软胶囊；以降血压、增强免疫力和增加骨密度功能为主。

此外，国家批准杜仲籽油保健食品（软胶囊）和进口杜仲保健食品各2个。

（3）我们分析了400多件杜仲保健食品专利，发现近年来杜仲保健食品专利申请呈现活跃态势及上升趋势。杜仲（皮）专利以茶为过半数的剂型，其次为保健饮料、保健酒。杜仲叶专利中茶近半数，其次为保健饮料。杜仲雄花保健品主要为茶，其次是酒，并出现了微囊、咀嚼片和泡腾片的新剂型。杜仲籽油以萃取油的方法为主，剂型主要是软胶囊，主要功效为降血脂。

对杜仲叶和杜仲雄花已进行了大量的关于活性成分和功效的基础研究，杜仲叶富含绿原酸、总黄酮活性成分，具有抗疲劳、提高免疫功能和抗氧化作用，用于降血脂、降血糖及抗肥胖和代谢综合征；雄花富含总黄酮和桃叶珊瑚苷，具有抗氧化作用，杜仲叶和雄花极具保健食品开发的前景，是调节人体功能、提高人体素质、待开采的"金矿"。

通过对杜仲保健食品及其专利的多维度分析，可发现杜仲保健食品开发利用还余留了许多空间，需要进一步的科学研究，以挖掘开发更多更好的具有保健功能的食品。

（杨义芳 杨 扬）

参考文献

[1] 翟文俊. 一种杜仲固体保健饮品及其制备方法: CN 201510608459.4. 2015-12-23.

[2] 郑斌, 王艳苹, 朱文娟, 等. 杜仲炭咀嚼片及其制备方法: CN 201810026746.8. 2018-06-01.

[3] 饶安平, 陈芝清, 李东强, 等. 一种含黄芪、杜仲、黄精、沙棘、人参的抗疲劳保健食品及其制备方法: CN 201410700659.8. 2015-04-07.

[4] 吴建滨. 一种治疗肾气衰弱所致疾病的复方杜仲扶正合剂: CN 02127913.6. 2004-09-08.

[5] 焦凌霞, 何承云, 冉军舰, 等. 杜仲蓝莓复合咀嚼片及其制备方法: CN201610157372.4. 2016-03-14.

[6] 廖洋镱. 一种杜仲保健茶: CN.201410064897.4. 2014-02-23.

[7] 贺建武, 陈功锡, 张永康, 等. 一种杜仲茶醋复合功能性饮料的制备方法: CN 201810430104. 2018-09-07.

[8] 陈永龙, 张永康, 陈功锡, 等. 黄金杜仲红茶及其制备方法: CN.201510872284. 2016-02-17.

[9] 翟文俊. 一种无糖型杜仲叶保健饮品的制备方法: CN. 201811597167. 2019-04-05.

[10] 季春, 张振, 张学俊, 等. 杜仲叶提取物精粉口服保健片的制作工艺: CN 201610173451. 2016-08-10.

[11] 黄勇. 一种杜仲雄花保健品: CN 201510195835.1. 2015-08-26.

[12] 马柏林, 王蓝, 张康健. 杜仲油及以杜仲油为原料制取的α-亚麻酸产品: CN 03114516.7. 2003-03-05.

[13] 赵德义, 张鞍灵, 高锦明, 等. 一种富苷杜仲籽油软胶囊及其制备方法: CN 200910020908. 2009-07-08.

[14] 唐仕欢, 卢朋, 杨洪军. 保健食品配方组方规律研究. 北京: 北京科学技术出版社, 2016.

[15] 吴耀祥, 黄大川, 刘琪. 杜仲保健酒生产配方优化研究. 中国酿造, 2014, 33(4): 150-153.

[16] 寇威. 杜仲保健酒的配制及质量标准研究. 郑州: 河南大学硕士学位论文, 2014.

[17] 寇威, 王景春, 王伟, 等. 杜仲保健酒质量标准研究. 河南大学学报: 医学版, 2016, 35(3): 178-181.

[18] 赵和涛. 杜仲系列保健茶加工技术. 农民致富之友, 1995, (2): 25.

[19] 田己鑫. 杜仲炮制原理及杜仲雄花速溶茶的研制. 郑州: 河南大学硕士学位论文, 2016.

[20] 崔秀明, 李庄华, 张光晶. 杜仲三七保健茶的开发研制. 食品工业科技, 1997, (1): 73.

[21] 肖玫, 曹玉华, 薛秀焕, 等. 模糊数学评判杜仲叶复合保健饮料的生产配方. 食品科学, 2009, 30(4): 61-65.

[22] 李基洪, 范天厚. 杜仲银杏叶疗效保健饮料的开发. 食品科技, 2002, (8): 45.

[23] 张振威. 复方杜仲叶健骨片的研制. 郑州: 河南大学硕士学位论文, 2017.

[24] 罗阳帆, 万茵, 柴建新, 等. 应用纳米细化和复合生物酶解技术开发杜仲全叶系列产品. 食品科技, 2011, 36(11): 82-85.

杜仲胶的工业应用研究与开发

研究亮点：杜仲胶可用作橡胶材料、新型形状记忆材料及自修复功能材料等。

摘要：杜仲树是中国特有的名贵经济树种。杜仲树中富含一种具有工业应用价值的杜仲胶。本文综述了杜仲胶的应用价值、提取与分离工艺和发展前景，阐述了中国发展杜仲胶的意义与前景。

关键词：杜仲胶，橡胶材料，新型形状记忆材料，自修复功能材料

Chapter 3 Industrial Application Research and Development of *Eucommia ulmoides* Rubber

Highlights: *Eucommia ulmoides* rubber can be used as rubber material, new shape memory material and self repairing function material, etc.

Abstract: *Eucommia ulmoides* Oliver is a native plant and unique economic tree species in China. *Eucommia ulmoides* tree is rich in *Eucommia ulmoides* rubber, which is widely used in special industry. This article deals with the application value, development prospects and extraction and separation of *Eucommia ulmoides* rubber.

Keywords: *Eucommia ulmoides* rubber, Rubber material, New shape memory material, Self repairing function material

杜仲是中国特有的名贵经济树种，也是世界上适应范围最广的重要胶原植物。中国是现存杜仲的唯一原产地。千百年来，杜仲以取皮入药而著称，为中药上品。近 20 年来，随着杜仲胶的特殊性能不断被发现，杜仲资源在全国各产区迅速发展，栽培面积从 20 世纪 70 年代末的 300 km² 迅速发展到现在的近 4000 km²，占世界杜仲资源总量的 99% 以上。近年来，国内外有关专家、学者对杜仲胶进行了较全面系统的研究。其独有的"橡（胶）-塑（料）二重性"的发现开拓了广泛的应用领域。本章以国内外最新杜仲研究文献为主，论述杜仲胶研究的开发与进展[1]。

第一节 杜仲胶的结构和基本性能

杜仲胶是天然橡胶的同分异构体，即反聚异戊二烯天然聚合物（简称 TPI），而天然橡胶是顺式一聚异戊二烯（NR），结构上的差异使二者性能迥然不同（图 5-3-1）。天然橡胶具有高弹性，是橡胶工业中最主要的原料；然而天然杜仲胶则是非弹性体的硬性橡胶，由于其熔点低、易于加工，并具有很好的电绝缘性，主要用作海底电缆、高尔夫球的原料，不像三叶胶树那样得到大规模有计划的发展。杜仲胶是一种淡黄色聚合物，反式 1,4 结构含量 98%，与巴拉塔胶一致，结晶度高，链规整度高，玻璃化温度是 -60 ～ -53℃，熔点为 55 ～ 60℃，密度为 0.91 g/cm³。拉伸强度极限 20 ～ 28 N/mm²，拉断延伸率 ≤ 1000%，硬度（IRHD）50 ～ 98，耐油性能良好，允许工作温度 -50 ～ 160℃。它能抗臭氧，对酸或碱、脂肪酸、酮类都很稳定，溶于多数芳烃、醚、二硫化碳、卤代烃等，抗屈挠强度高，加工性、绝缘性、耐水性都好，并有优良的成膜性能。但是杜仲胶

化学性质活泼，极易氧化成为白色脆性体，因此在研磨、浮选、干燥时，必须及时加入防老剂。杜仲胶在 ±50℃时即融化为膏状物，随意切割有很强的可塑性。表 5-3-1 列出的是几种高聚物的玻璃化温度（T_g）和结晶熔融温度（T_m），从左到右逐渐提高，TPI 的 T_g 和 T_m 正处在 NR 和典型塑料（PE）的中间。TPI 常温下结晶，因而只能做塑料用，而 NR 常温下难结晶，为弹性体。杜仲胶常温下为结晶性硬质材料，熔点 60℃左右。分子链具有双键、柔顺性和反式结构三大特征。研究表明，可通过控制 TPI 的交联密度来控制其结晶性。当 TPI 交联密度较低时为硬质塑料，可作形状记忆功能材料；当交联密度较高时为弹性体材料，可见 TPI 是一种潜在应用很广的高分子新材料。

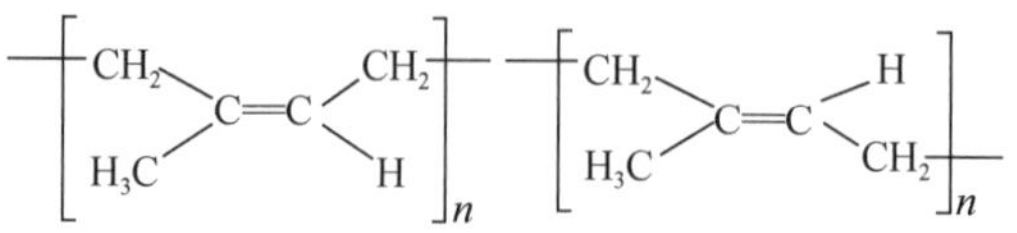

图 5-3-1　天然橡胶和杜仲胶的结构
Fig. 5-3-1　Structure of natural rubber and *E. ulmoides* rubber

表 5-3-1　几种高聚物的 T_g 值和 T_m 值
Table 5-3-1　T_g and T_m of several polymers

性能	硅橡胶	顺丁橡胶	NR	TPI	PE	反式聚丁二烯	PP
T_g	−123	−86	−71	−53	−20	−14	+6
T_n	−85	−4	+64	+64	+120	+145	+180

特别有意义的是，TPI 交联密度一旦达到某一临界值，其室温结晶受阻而成为弹性体，与普通的硫化橡胶无差别。而且 TPI 硫化橡胶的动态疲劳性能很好。由表 5-3-2 可见，三种橡胶中 TPI 的动态拉伸疲劳性能最好。

表 5-3-2　三种不同橡胶的动态拉伸疲劳性能
Table 5-3-2　Dynamic fatigue properties of three different rubbers

胶种	TPI	NR	顺丁橡胶
动态拉伸疲劳（200 次 / 分）	> 2 h	1 h	< 20 min

综上所述，TPI 可以通过抑制交联或其他橡胶共混交联而成为弹性体。这种橡胶具有耐疲劳性能好、滚动阻力小、内耗低等独特的性能，在高性能轮船中应用前景好，是一种新型异戊橡胶[2]。

第二节　杜仲胶的工业应用

一、杜仲胶用作弹性体材料

杜仲胶单独用作弹性体材料，其综合物理机械性能并不好，且由于杜仲胶的价格较贵，一般与其他胶料并用来改善复合材料的某些性能。孟凡良等[3]研究表明，TPI/NR 在普通硫黄硫化体系（conventional vulcanization，CV）下，采用壬酰氧苯磺酸钠（NOBS）等次磺酰胺类促进剂可获得较长的焦烧时间和综合性能良好的硫化胶。王付胜等[4]研究发现，在有效硫化体系（SEV）下，配合促进剂 DTDM，TPI/NR 共混硫化胶也可以获得理想的物理机械性能，并具有相对较低的滚动阻力和压缩生热、较高的抗湿滑性和耐疲劳龟裂性。张志广等[5]研究发现，在 CV 硫化体系下，TPI 与丁苯橡胶（SBR）并用能提升硫化胶的拉伸强度和 100% 定伸应力。有文献报道[6]，结晶及分子链的有序性能阻碍体系的疲劳断裂，增加疲劳寿命。刘玉鹏等[7]研究了促进剂对氯丁橡胶（CR）/TPI 性能的影响，与促进剂 DM 和 NA-22 相比较而言，配合促进剂 DTDM 的胶料具有较好的加工性和耐屈挠疲劳性能；针对 CR 与 TPI 相容性不佳的问题，可适当添加氯化反式 1, 4- 聚异戊二烯（CTP1），不仅能有效改善 CR 和 TPI 的相容性，还能改善 CR/TPI 共混体系的耐屈挠疲劳性能[8, 9]。杜仲胶与 SBR 合用能改善动态生热性能并明显地提高动态拉伸疲劳性能。黄宝琛等[10]研究表明，m（TPI）/m（SBR）= 20/80 时，100% 拉伸疲劳达到 160 万次，而相同条件下纯 SBR 的 100% 拉伸疲劳为 21 万次。长期以来，轮胎胶料的滚动阻力和抗湿滑性这对矛盾一直阻碍着"绿色轮胎"的发展推广。张文禹等[11]研究表明，TPI/ 高乙烯聚丁二烯橡胶（HVBR）并用重量比为 4/6 时，0℃时的 tanδ 值与纯 TPI 相比，增大了近 7 倍，共混体系的抗湿滑性得到了明显改善；同时，60℃和 80℃的 tanδ 值也分别下降了 25.3% 和 19.4%，表明体系滚动阻力和动态生热也有所降低，但 TPI 和 HVBR 用量相近时，TPI/HVBR 共混体系耐疲劳性能很差，在设计配方及加工过程中应引起注意。张文禹等[12]指出，NR 用量为 70～50 份、TPI 用量为 10～25 份和 HVBR 用量为 20～35 份为一种理想的胎面配合，解决了滚动阻力和抗湿滑性之间的矛盾，达到了两者的兼容平衡，是发展高速节能轮胎的一种较好选择。杜爱华等[13]采用混料回归设计法设计实验，并回归处理实验数据，得出 TPI/BR/NR 最佳配方为 59.8/20/20.2（重量比），此时胶料的各项性能均衡，而且保持在较高水平。总体来说，在常用胶料中并用适量的 TPI 时，不仅能保持或提高原胶的各项力学性能，而且动态性能特别是滚动阻力、动态生热、耐磨性、耐疲劳性等有明显改善，有望在高速节能环保长寿命轮胎和高速火车、汽车减振制品中应用[14]，顺应了国际上发展长寿命、安全、节能的"绿色轮胎"的趋势。某研究所研究发现，在轮胎胎面胶中加入 20～25 份 TPI，轮胎行驶里程可达 300 000 km，且能节省燃油 2.5% 左右[15]。

二、杜仲胶用作形状记忆材料

杜仲胶形状记忆材料既具备一般高分子材料的共性，又具有自身突出的特点。与目前市场应用的辐射交联聚乙烯等形状记忆材料相比，杜仲胶形状记忆材料的特点是：①无须复杂的辐射源及相关配料，仅用普通橡胶的硫化加工方法即可生产，且交联密度均匀，特别适用于大、厚制品；②形变量大，可达 400%～500% 及以上，且形变恢复性能好，几乎不留任何残余形变；③热刺激温度低，一般在室温至 60℃，可根据需要调节，使用方便；④材料有一定的韧性，抗冲击性能好，耐水、耐蚀，绝缘性优[16]。

杜仲胶所特有的分子链结构及特殊的硫化改性工艺可使杜仲胶硫化改性得 3 种产物，其中低交联度的产物具有形状记忆功能，化学性质如下。

（1）氯化：记忆材料与氯气反应，发生取代作用，与次氯酸反应则发生加成作用。

（2）耐溶剂性：记忆材料常温下能溶于大多数芳香烃及氯化烃溶剂，在脂肪族溶剂中加热溶解，在酮和乙醇中溶解甚微，不溶于醚和汽油。

（3）耐酸碱性：记忆材料杜仲胶抗酸碱能力很强，碱、浓盐酸及氟酸几乎对其无影响，在热硫酸和冷硝酸中能被破坏分解。

（4）另外，记忆材料有高度的绝缘性、极好的耐寒性和耐臭氧性。

对杜仲胶和已发现的形状记忆聚合物的结构进行分析发现，这些聚合物都具有两相结构，即由记忆起始形状的固定相和随温度变化能可逆固化和软化的可逆相组成。固定相一般为具有交联结构的无定型区，也可是 T_m 或 T_s 较高的一相在较低温度时形成的结晶区或分子缠绕[17, 18]。

近年来，国内对杜仲胶的研究主要集中在杜仲胶的分离和提纯，这方面的技术比较成熟。形状记忆材料杜仲胶的研究起步较晚，主要概括如下：李学锋[18]研究了杜仲胶热记忆性能的控制，通过正交实验发现，在杜仲胶中加入 30 份的 LLDPE 共混硫化物，热拉伸率大，拉伸强度高，回复残率很低，热变形温度约为 70℃，可作为较好的形状记忆功能材料。赵瑾等[19]分析了杜仲胶的变温拉曼光谱，即暴露于空气中的杜仲胶在 100℃ 以下可以稳定存在。谱带强度的显著增加是物态转化温度下杜仲胶的特征光谱行为。结果表明，在 250～1000℃ 存在 2 个物态变化点（550℃或 650℃，100℃）和 1 个化学热变点（1000℃），为形状记忆材料临界记忆温度的确定提供理论依据。傅玉成[20]利用万能电子试验机测试形状记忆 TPI（人工合成杜仲胶）的强度特性，并根据温度与形变曲线和 DSC 曲线确定 TPI 形状记忆温度为 400℃。姜敏等[21]对硅烷交联 HDPE/TPI 共混型形状记忆材料进行研究，结果表明，当 TPI 的含量控制在 15% 左右时用硅烷交联体系可以制备出综合性能优异的形状记忆材料，交联体系中硅烷用量不应超过 2.0 份，否则材料凝胶率过高会导致制品性能下降。陈胜惠等[22]以 TPI 和 HDPE 为主要原料，通过动态硫化技术进行改性加工得到一种新型共混形状记忆材料，其软化范围为 50～65℃，固化温度为 46～60℃，固化时间为 140 s，达到了作为代替石膏的医用固定材料所应该具备的温度指标要求。研究表明，对软化范围影响最大的加工因素是硫化温度。EVA 交联程度对其形状回复率、形状固定率、形状回复速度都有很大影响，当交联凝胶含量高于 30% 时，材料才显出明显的形状记忆效应[23]。葛列晖[24]以反式聚 1,4-异戊二烯、聚己内酯、聚氨酯、苯乙烯-丁二烯共聚物中的 2 种或 2 种以上的树脂，加上填料及加工助剂共混交联而成，使树脂形成高分子交联互穿网络体系，从而得到一种定型速度快、强度高的低温可塑性医用固定材料。具有交联互穿体系的医用固定材料进行二次赋形后比较容易变形，因为这种材料在赋形时容易产生残余应力和不可逆的蠕变[25]。据文献报道，国外对形状记忆材料杜仲胶的研究不多，日本某公司采用 AIR$_3$-VCl$_3$ 系列 Ziegler 催化剂，经溶液聚合，成功开发了人工合成杜仲胶，并成功开发了杜仲胶在形状记忆材料中的用途[26]。由于杜仲胶形状记忆材料具有形变量大、加工成型容易、形状回复温度可调整、耐溶剂性好、耐酸碱、高度的绝缘性、极好的耐寒性及耐臭氧性等优点，期望在更多领域开辟其潜在的用途：①土木建筑，如固定铆钉、空隙密封、异径管连接等；②机械制造，如自动启闭阀门、热收缩管、防音辊、防展器、连接装置、衬里材料、缓冲器等；③电子通计，如电子集束管、电磁屏蔽材料、光记录媒体、电缆防水接头等；④印刷包装，如热收缩薄膜、夹层夜盖、商标等；⑤医疗卫生，如人工义肢套、绷带、夹板、矫形材料、扩张血管、四肢模型材料等；⑥日常用品，如便携式长具、头套、人造花、领带、衬衣领、包装材料等；⑦文体娱乐，如文具教具、玩具、体育保护器材；⑧科学试验，如大变形的应变片；⑨服装定型剂、丝绸印染剂、作为矿井柔性支架用于机械零件模拟实验；⑩其他，如商品识伪、灾害报警、口香糖基料等领域，可以方便人们的生活，更好地服务于人类。

杜仲胶除可用作弹性体外，还可用作高性能绿色轮胎、天线密封材料、医学新材料、高温阻尼材料等。此外，还可对杜仲胶进行环氧化或氯化改性，提高胶料的黏合性、耐油性、气密性和抗湿滑性等，应用领域十分广泛。

三、杜仲胶在新型材料方面的应用

进入 21 世纪，当代橡胶制品开发中的一个突出点就是橡胶与多种高分子材料并用，有机材料与无机材料并用。而杜仲胶就是一种具有橡-塑两重性的新型高分子材料，可以与橡胶、塑料等材料进行多途径共混，开发出一系列性能广泛的新型高科技材料[27, 28]。

目前，可开发的这类材料有橡胶材料、新型形状记忆材料、热塑性弹性材料、化工材料、绝缘材料、骨科定型材料、日用功能材料、航空航天特种材料及高冲击材料等。这些产品由于科技含量高、适用范围广，其应用前景举两例如下。

（1）低生成热橡胶：反式聚异戊二烯橡胶（TPI）可以硫化成弹性体，也可以与其他通用橡胶共混共硫化作为弹性体应用。研究表明，在目前所有用于轮胎的橡胶中，硫化 TPI 的滚动阻力和生热是最低的，仅为乳聚丁苯橡胺的 50% 左右，而且任何胶料（包括国际上新发展的低滚阻低生热橡胶溶聚丁苯胶在内）与 TPI 并用，都能明显降低其滚动阻力和生热，这对于发展高性能环保轮胎有非常重要的意义。经轿车和轻型载重子午胎试用证明，在胎面胶中使用 20 ～ 25 重量份 TPI，即可节省汽车燃油消耗 2.5% 左右，行驶里程超过 150000 km。据此测算，1 吨 TPI 用于轮胎，即可产生节油 70 ～ 80 吨（油费 43 万～ 49 万元），减少汽车尾气二氧化碳排放量 200 吨左右的效果，其社会经济远远超过了 TPI 本身的价值，这在轮胎业中还是罕见的。由此可见，TPI 因其独特优异的动态性能，必将成为发展高性能节能环保轮胎首选材料[29-32]。

（2）高弹性橡胶：硫化 TPI 弹性体还具有优良的耐疲劳性能，TPI 与天然橡胶、丁苯橡胶、顺丁橡胶并用可提高其耐疲劳寿命数倍，与氯丁橡胶等极性橡胶并用可提高耐疲劳性能一倍以上，所以 TPI 是制造橡胶弹簧、高速火车、汽车减振制品的好材料[33-35]。

（3）杜仲胶具有低温可塑性、形状记忆特性、橡胶型高弹性。根据不同的特性可以开发出不同的材料，如基于低温可塑性，已经开发出了骨科外固定及矫形夹板、运动员护支具及义肢套。由于杜仲胶具有形状记忆特性，开发出了形状记忆玻璃仪器接管及高真空接管。根据杜仲胶的高弹性，与顺丁胶共混制成的轮胎可以安全行驶两年[36-38]。

（4）自修复功能弹性体材料。沈阳化工大学杜仲胶研究团队研发出基于杜仲胶的自修复功能弹性体材料。他们通过向杜仲胶中引入大量动态可逆的离子或化学键，赋予其犹如生命体的自修复功能，修复效率可达 90% 以上。这项技术专利已通过国家专利局的公开审核。这种自修复功能弹性体材料可应用于机器人、电动汽车、锂离子电池及人造肌肉，不仅可以自动修复使用过程中造成的损耗，而且可以延长使用寿命并降低成本[39-40]。

第三节　杜仲胶的改性研究

一、杜仲胶的异构化研究

杜仲胶的异构化研究进展曲折。Meyer[41]用紫外光辐照天然橡胶的环己烷溶液，经鉴定无异构化反应。文献报道有以磺酸、磺酰氯、四氯化钛等试剂与天然橡胶反应[42,43]，这些方法后来经鉴定表明发生的反应主要是环化，而非异构化。因此20世纪30～40年代的早期研究认为天然橡胶和杜仲胶不可能异构化，直到20世纪50年代末，Cunneen[44]等才摸索出了有效的异构化方法，异构化试剂为硫代苯磺酸、SO$_2$等。20世纪70年代，先进的 ^{13}C 磁共振技术使深入到分子链段的研究成为可能。Tanaka[45]用 ^{13}C 磁共振研究了异构化聚异戊二烯链的序列分布。这些研究仅仅具有一定的理论价值，异构化之后的硫化橡胶的强度和伸长率都很低，不具备工业应用的价值。人们想通过异构化获得杜仲胶弹性体的尝试收效不大。

二、杜仲胶的硫化研究

由于杜仲胶是反式规整结构，易结晶，所以在常温下是硬质材料，而天然橡胶（三叶橡胶）在室温下是典型的弹性体。杜仲胶的化学性质与天然橡胶相近，但其耐臭氧性能和耐疲劳性都优于天然橡胶。杜仲胶的硫化过程分为三个阶段：第一阶段，零交联度，对应热塑性材料；第二阶段，低交联度，对应热弹性材料；第三阶段，临界交联度弹性体，对应橡胶型材料。当杜仲胶硫化程度到达临界交联度，其性能就应该与天然橡胶完全一致了[46-48]。

（1）零交联度杜仲胶：由于具有低熔点硬塑料特性，可制作医用功能材料如代替石英的骨骼矫正固定材料，运动员护膝、预防、腰托等，用途广、覆盖面大。可多次反复回收使用，并具有使用方便、透气性好等特点。

（2）低交联度杜仲胶：具有结晶型热弹性，

作为热激形状记忆材料，可用于制造异型管接头、电绝缘保护接头、温控开关及航空航天材料、军事工业材料等。

（3）临界交联度弹性体杜仲胶：具有非结晶型橡胶高弹性，耐寒耐水，用于制造各种橡胶制品，如特种轮胎、轻型履带、海底电、地下电缆；高绝缘性电缆和绝缘材料；耐腐蚀化学品容器；耐磨鞋底和高尔夫球；高阻力隔音材料和减材料，雷达密封材料等[49-51]。

第四节　杜仲胶改性高聚物的研究

一、杜仲胶增韧聚乙烯

合成杜仲胶（反式 -1, 4- 聚异戊二烯，TPI）与天然杜仲胶组成和结构相同，室温下易结晶，熔点65℃，经硫磺或过氧化物交联得到的具有化学交联结构的TPI表现出明显的形状记忆效应[52]。作为记忆材料，其记忆回复能力与硫含量，即交联密度有关[53]，其中低度交联TPI作为一种表状记忆材料，具有形变大、形变速度快，以及形变回复精度高等优点，但存在热刺激温度偏低（30～50℃）、应用成本偏高等缺点；而交联聚乙烯作为形状记忆材料，存在热刺激温度偏高（＞110℃）、形变量小、成型工艺及设备复杂等缺点。因此，TPI与聚乙烯（PE）共混，采用合适的工艺及配方可获得热刺激温度合适、成本较低的形状记忆材料。

在杜仲胶增韧聚乙烯的研究上，早期宋景社等[54]采用动态全硫化反式 -1, 4- 聚异戊二烯和高密度聚乙烯（HDPE）共混体系做了初步研究，制备了热刺激温度在 50～110℃ 的热塑性形状记忆材料，提高了TPI作为形状记忆材料的使用温度；采用静态硫化法可制得热刺激温度为 50～60℃、力学性能优良的形状记忆材料。姜敏等[55]采用硅烷交联 HDPE 与 TPI 共混，进行形状记忆材料研究，该研究以 HDPE 为主体材料，采用 TPI 与其共混，通过硅烷交联的手段制备了形状记忆性能优异的形状记忆材料，研究了 TPI 含量、交联剂、引发剂和工艺条件等因素对共混材料形状记忆性能的影响；并通过凝胶率测试（UPC）偏光显微镜（PLM）、扫描电子显微镜（SEM）等分析手段探讨了结构与性能的关系；同时考察了共混材料力学性能的影响因素，确定了共混体系主要因素的配方。该研究最终得出结论如下：首先，在适当的成型工艺下，将 HDPE 与 TPI 共混，TPI 的含量大约控制在 15%，用硅烷交联体系可以制得综合性能优异的形状记忆材料。其次，在交联体系中硅烷用量最好不要超过 2.0 份，否则会导致材料凝胶率过高，进而导致制品性能下降。最后，交联体系中的 DCP 的用量应在保证凝胶率的前提下尽量减少，以免影响材料加工性能。

数年来，经过许多研究者的不断努力，杜仲胶已被广泛用于医用功能胶板[56]、骨伤病的固定及支撑、运动员的腰腿护具及残疾人的义肢套等，其主要优点是软化温度低、形状可塑性好、使用舒适、可透过 X 线及可重复使用等；同时许多研究者也开发了杜仲胶形状记忆接管[57]。该形状记忆接管可用于各类管道、各类介质导管及真空系统的连接，尤其适用于异型管道的连接；另外，杜仲胶形状记忆接管也可用于各类真空设备、化工及医疗仪器设备等管道的连接。

杜仲胶作为形状记忆材料，其用途非常广泛，但早期对其的研究还存在许多不足之处（如不高的机械强度、偏低的热刺激温度等）。林春玲等[58]采用天然橡胶（NR）与低密度聚乙烯（LDPE）对杜仲胶（TPI）进行共混改性，并以形状记忆性能和力学性能为衡量指标对配方进行筛选。实验结果表明：①采用 NR、LDPE 对 TPI 进行共混改性后，胶料的形状记忆性能明显改善，热刺激温度适中、回复残余率较低且热变形率较大；②采用 NR、LDPE 对 TPI 进行改性后，其力学性能（如邵氏 A 硬度、拉伸强度、100% 定伸应力、300% 定伸应力等）明显提高；③采用 NR、LDPE 对 TPI 进行改性，硫化胶料的最佳配比为 m（TPI）：m（NR）：m（LDPE）=20：60：20 时，其综合性能最好；④当 m（TPI）=20 份时，硫化胶料的动态力学性能较好。针对杜仲胶、天然胶、低密度聚乙烯之间的共混相容性，张慧军等[59, 60]展开了相关研究，为预测杜仲胶（TPI）/天然胶（NR）/低密度聚乙烯（LDPE）共混的相容性及玻璃化转变温度（T_g），采用分子动力学（MD）模拟方法在 COMPASS 力场下，对 TPI/NR/LDPE 共混物的溶度参数和不同温度时的体积比等进行模拟计算，通过比较溶度参数差值（Δ）的大小及分子间径向分布函数，预测 TPI/NR/LDPE 共混物属于相容体系，与 TEM 实验结果一致。径向分布函数分析同时揭示了 TPI/NR/LDPE 共混物组分之间的相互作用本质。体积与温度的关系曲线斜率在 T_g 处会发生转折；模拟计算得到的 T_g 为 384.09 K，采用差示扫描量热（DSC'）法实测得到的 T_g 为 380.33 K，两种结果在误差允许范围内基本一致，此模拟方法可以作为预测 TPI/NR/LDPE 共混物相容性和 T_g 的有利工具。

二、杜仲胶增韧聚丙烯

高分子合金是新型高分子复合材料，是两种或两种以上高分子本体作为基质与其他助剂通过机械共混，制备具有某种特性的高分子复合体。它的制备特点在于用反应釜的合成路线难以实现。另外，由于共混工程技术路线中使用双螺杆挤出，可以在短周期内制备品种多样的高分子合金。聚丙烯（PP）是一种常见的塑料，它主要应用于汽车工业、器械、日用消费品等。PP 制品对缺口非常敏感，缺口冲击强度较低，近年来 PP 工程化的应用受到人们的重视，寻找 PP 的增韧新途径也引起人们的广泛兴趣。我国率先发现 TPI 硫化为弹性体的硫化交联体系，发现其某些力学性能优于天然橡胶。

研究者认为，未交联硬质 TPI 能方便地利用常用塑料机械破碎、挤出、造粒进行加工，而与 PP 共混动态硫化后，可满足橡胶增韧塑料的条件，实现 TPI 在 PP 中以塑料态加工，以橡胶态分散，能够有效地解决工业化生产中普通橡胶与塑料共混难以加工的实际问题，作为塑料的增韧改性剂具有良好的前景。针对这一课题，宋景社等[61]进行了初步探究，采用动态硫化法对 TPI 和 PP 共混体系做了一系列研究，确定了适宜的加工工艺及配方。材料的力学性能测试结果表明，①少量 TPI 与 PP 共混，采用动态全硫化法，可以在较少降低 PP 硬度、拉伸强度的情况下，明显改善其抗冲强度、抗撕裂性能等力学性能，获得优良的 PP 增韧材料；②TPI 增韧 PP 较优的制备工艺，TPI 先与 S、ZnO、SA、RD 等在低温下（≤90℃）制成母炼胶，然后在 170℃下与 PP 共混，混匀后加促进剂 CZ，动态硫化 5min，再在 180℃成型；③选择 TPI/PP=20/80，采用 DCP/S 并用体系，可以获得流动性和力学性能俱佳的共混材料。而后，彭少贤等[62]进行了 TPI 改性 PP 的研究，研究了反式 TPI 的力学性能与交联的关系及不同交联度的 TPI 对 PP 的增韧效果。发现 TPI 能显著提高一种韧性 PP（PP/EPDM）的冲击强度，使球晶细化、均一，共混物具有与纯 PP 相似的加工性能。TPI 作橡胶相组分可与塑料共混也可制得热塑性弹性体。Peng 等[63]采用挤出方法研究了 TPI 与 PP 的共混。研究发现，TPI 与 PP 共混挤出时，不同用量的 TPI 能被全部硫化，共混胶具有较好的耐老化特性，其中，TPI 用量为 30 份时具有最低交联度，共混胶剪切黏度随剪切速率的增大而降低。TPI/PP 共混胶的流动性较好，拉伸强度和撕裂性能均较低，拉断伸长率却较大。

三、环氧化杜仲胶增韧聚氯乙烯

TPI 反式链节等同周期短，常温下以易折叠形式出现，低于 60℃即迅速结晶，是具有高硬度和高拉伸强度的结晶性聚合物。经环氧化改性的 TPI 胶料除仍保持原有的强度和伸长率外，其相容性、抗湿滑性、黏合性、气密性和耐油性均大大提高[64,65]

在杜仲胶改性聚氯乙烯研究方面，早期魏守左等[60]用杜仲胶渣做填料，与 6 型硬聚氯乙烯树脂共混制得可满足一般建材要求的复合材料。实验中使用的胶渣要求经真空干燥处理后的粒度应小于 320Holes/in²，当填充量分别为 100% 和 200% 时，制成复合材料的抗弯强度可分别达到 71.7 MPa 和 52.2 MPa，可见此类有机填料有高填充率的特点。

随着对杜仲胶研究的不断深入，赵永仙等[67]发现环氧化的杜仲胶在改性 PVC 上有更大的贡献。实验研究了反式 -1,4- 聚异戊二烯（TPD）及环氧化的反式 -1,4- 聚异戊二烯（ETPI）对聚氯乙烯（PVC）性能的影响，并与丁腈橡胶、粉末丁腈橡胶、氯化聚乙烯改性 PVC 做了比较。结果表明，TPI 对 PVC 基本无增韧改性作用；不同环氧度的 ETPI 均对 PVC 有明显的增韧作用，其共混物的冲击强

度增加，拉伸强度和硬度略有下降，其中，ETPI-25 改性 PVC 共混物的综合性能最佳；与丁腈橡胶、粉末丁腈橡胶、氯化聚乙烯相比，环氧基摩尔分数为 25% 的 ETPI 对 PVC 的增韧效果最显著。

四、杜仲胶改性沥青

伴随着石油原油价格的飞涨，作为石油副产品的合成改性剂，造价也必然上涨，产能下降，势必会对公路工程建设产生一定影响。因此，找到一种取材广泛、加工简单、储存稳定性好，用沥青改性品质与 SBS 接近或相当的新型天然改性剂来部分替代诸如 SBS 此类的改性剂，将大大缓解国内改性沥青的供需矛盾，以满足公路建设的需求[67,68]。

在杜仲胶增韧沥青的研究方面，早期李烨等[23]对杜仲胶工程特性及其在沥青改性中的应用进行了初探。在杜仲胶硫化过程及硫化胶物理力学性能，以及其良好的工程学特性和工程应用前景的基础上，根据其具有的橡胶-塑料统一材料谱特点，提出了将天然橡胶/杜仲胶作为改性剂与沥青共混。通过红外光谱和扫描电镜分析及沥青基本指标实验、微观结构实验与宏观沥青性能实验，发现杜仲胶可以明显改善沥青高温性能及低温性能，验证了杜仲胶可用于沥青改性的论点。

随着研究的不断深入，李志刚等[69]对接枝杜仲胶的增容机制及与 SBS（styrene-butadiene-styrene）改性沥青共混实验进行了探究。该研究是为了改变目前 SBS 改性沥青常用增容剂大多为合成高分子材料的现状，在天然高分子材料杜仲胶上接枝能与沥青氮基反应的官能团，形成一种新的增容剂——接枝杜仲胶。结果表明，SBS 改性沥青性能好坏取决于 SBS 与沥青两相界上的相互作用。加入一些含有可与共混组分起物理化学反应的官能团的共聚物可以改善这种相互作用，提高改性沥青性能。并找到一种有橡塑二重性的天然高分子材料——杜仲胶，通过接枝的方法使其成为良好的 SBS 改性沥青增容剂，使 SBS 改性沥青性能得到提高。该研究验证了接枝杜仲胶是一种性能良好的 SBS 改性沥青增容剂，并且作为天然材料有着合成材料无法比拟的资源再生优势。开发应用低碳环保的沥青改性剂是当前公路建设

中急需解决的技术问题。房建宏等[70]针对硫化杜仲胶改性的沥青在西部高寒地区的应用进行了研究。该研究介绍了杜仲胶硫化过程及硫化胶物理力学性能、良好的工程学特性，提出了将杜仲胶硫化后作为改性剂与沥青共混后用于公路路面材料的新途径，进行了硫化杜仲胶沥青改性最佳交联度的研究，以及沥青与沥青混合料性能实验。实验结果证实了低碳环保的硫化杜仲胶用于沥青改性的可行性，以及其比较适合西部高寒地区对低温性能要求高的特点。

五、TPI 与非极性橡胶共混

NR 具有较好的加工性能和物理性能，其硫化胶强度大，与钢丝帘线的黏合力高，适合作为载重子午线轮胎各部件的生产用胶。NR 与 TPI 并用，可以在保持 NR 优良性能的同时提高其耐疲劳性能和降低生热。当 TPI 与 NR 并用比为 20/80 时，共混胶性能最好；用量超过 40 份时不利于性能[71]。当 TPI 与 NR 并用比为 15/85 时，胶料生热降低，滚动阻力减小；TPI 与 NR 共混比为 25/75 时共混胶性能最佳[72]。

异戊橡胶（IR）又称合成天然橡胶，其结构和性能最接近天然橡胶，而耐水性和电绝缘性都超过天然橡胶。宋红梅等[73]研究了 TPI/IR 并用胶的性能，结果表明，当 TPI 用量为 15～25 份，硫磺用量为 1.7 时，并用胶可以获得良好的综合性能。文献[74,75]研究结果表明，TPI/IR 共混胶的弹性模量、拉伸强度和粗糙度均随 TPI 用量的减小而减小，玻璃化转变温度和活化能则与共混胶组分及交联密度有关。

NR、顺丁橡胶（BR）和 TPI 都属不饱和橡胶，与硫磺反应时，硫磺的用量直接影响交联网络的结构，较大程度地影响着 NR/BR/TPI 共混胶的性能。赵金义等[76]研究结果表明，随着硫磺用量的增大，NR/BR/TPI 共混胶的 300% 定伸应力和邵尔A 硬度逐渐升高，而拉伸强度、拉断伸长率和撕裂强度则逐渐下降。硫磺用量在 3 份左右时，NR/BR/TPI 共混胶的撕裂强度和耐屈挠性能最好，同时其他性能也保持在较高水平。王韵然等[77]研究了 NR/BR/TPI 并用胶的性能。结果表明，与 NR/BR 并用胶相比，NR/BR/TPI 并用胶的正硫化时间缩短，耐屈挠性能改善，动态生热降低，硫化胶与金属的黏合性能显著提高，共混胶可用于橡胶-金属减振制品的研发。

六、TPI 与极性橡胶共混

TPI 不仅可以与非极性橡胶共混，也可以与极性橡胶共混。氯丁橡胶（CR）由于具有生胶强度高和耐酸碱性、耐天候性、耐水性好等特点，应用十分普遍。但 CR 加工性能不佳，表现为粘辊。加入 TPI 可很好地改善 CR 的加工性能，大大降低混炼时的能耗，并明显改善其动态疲劳性能。TPI 的门尼黏度不同，在 CR 中的分散度不同；相近门尼黏度的 CR/TPI 共混胶具有优异的耐屈挠疲劳性能[78,79]。将 TPI 与 CR 共混，可利用 TPI 分子链的柔顺性和易结晶性改善共混胶与帘线的黏合性能，同时提高其动态疲劳性能；这一结果特别适合用于金属-减振橡胶制品的生产[80]。

为改善 TPI 与丁腈橡胶（NBR）的相容性，李学峰等[81]通过接枝反应制备了 TPI-g-MMA。表明 TPI/NBR 共混胶的耐油性能较好，但力学性能较差，TPI-g-MMA 可明显改善 TPI 和 NBR 两相间的相容性；加入 TPI-g-MMA 的 TPI/NBR 共混胶保持了较好的耐油性能，其力学性能明显得到改善，综合性能得到较大幅度的提高[82,83]。

第五节　杜仲胶提取方法的研究现状

杜仲胶与天然橡胶不同，不能直接收集，由于含量低，含胶细胞分散，其提取、收集工艺特殊。从前文所述的杜仲胶的物理、化学性质及生长发育过程可以了解到，其提取方法可分为两大类，即根据胶的溶解性可采用有机溶剂浸提法，或由胶的结构特征采用细胞破坏法。各种提取方法的比较见表 5-3-3。

表 5-3-3　杜仲胶各种提取方法的比较
Table 5-3-3　Comparison of various extraction of *E. ulmoides* rubber

提取方法	机械法	碱提法	发酵法	溶剂法	综合法
得率（%）	3.75	13.76	10.46	5.69	15.35
质量分数（%）	20.46	62.68	23.04	83.42	83.58

一、机 械 法

机械法主要工艺流程：备料→漂洗→发酵→蒸煮→脱水甩干→打碎→过筛→漂洗→压块成型→杜仲粗胶。机械法主要是利用高速搅拌将细胞壁打碎，从而析出杜仲胶。此法适于连续大规模生产，但强力破碎、冲洗会造成胶丝严重流失，产率低；此外，强力作用也会造成胶丝一定程度的破坏。通过机械法只能制得粗胶，所含杂质较多。

二、碱 浸 法

碱浸法主要工艺流程：备料→漂洗→浸入质量分数为2%～3%的石灰水→压碎→水洗→发酵→洗涤→捣碎→碱浸（质量分数为10%的NaOH，2～3 h）、90℃温水分离杂质→氯漂→再水洗→用质量分数为1%～2%的盐酸浸提→干燥→粗胶。此法主要依赖碱洗除杂质，因此NaOH消耗量太大，成本高，环境污染严重，不符合国家环保要求；另外，多次碱洗胶丝流失大，产率低，且胶的纯度也低，目前此法已基本废弃。

三、发酵法（微生物法）

发酵法主要工艺流程：样品→前处理→发酵（30～32℃，16 d）→碱浸（用质量分数为5%的NaOH溶液，90～100℃，3 h）→冲洗→干燥→溶剂提取（苯、甲苯、石油醚）→蒸馏提取粗胶→加丙酮净化→得胶。发酵法主要是利用微生物发酵，有效破坏含胶细胞壁，使杜仲胶与溶剂充分接触，从而更快速地提取杜仲胶。可用于微生物发酵法的细菌包括假单胞菌属、杆菌属中的芽孢杆菌、枯草杆菌和地衣球菌等[84]；真菌包括霉菌、酵母菌和担子菌等[85]；放线菌包括诺卡菌属、节杆菌、链霉菌属、高温放线菌属和小单胞菌属等[86]。这些微生物主要通过分泌纤维素酶、半纤维素酶和木质素酶来分解细胞壁。吴斌和刘贵华等[87,88]的研究表明，经纤维素酶预处理后，第一次提取得胶率相比未处理时有大幅提升。张檀等[89]的研究表明，杜仲叶经适宜菌株发酵处理后，粗纤维素含量有不同程度的减少，其中，

黑曲霉、绿色木霉、葡萄白腐菌的发酵效果较好；平菇菌发酵会造成杜仲胶的降解，杜仲胶收率仅为0.03%；康氏木霉发酵杜仲叶粗纤维素含量基本没变，因此，不宜采用平菇菌、康氏木霉发酵提取杜仲胶。任涛等[90]利用正交设计法研究了微生物法中不同条件对产胶率的影响。此外，对于真菌中纤维素酶活性不高的菌株，可以采用2种或多种微生物共同培养。魏亚琴[91]将木霉、曲霉或青霉混合培养，利用微生物产生的酶体系之间的互补关系来提高发酵率，取得了较好的效果。

四、溶 剂 法

溶剂法主要工艺流程：备料→漂洗→酸碱处理→清洗→干燥→溶剂多次浸提→后处理→得胶。杜仲胶在芳香烃、氯代烃和加热的石油醚中溶解度较好，因此溶剂法常用的溶剂有苯、甲苯、石油醚和氯仿等低极性的溶剂，不能选用乙醇和水等极性溶剂。研究发现，氯仿对杜仲胶的溶解度最大，但溶解在氯仿中的杜仲胶很难析出，如果采用蒸馏法去掉溶剂，得到的胶块致密，很难脱色精制[92]。杜仲胶在热的石油醚（60～90℃）中溶解度较大，而在冷的石油醚中溶解度很小，因此可利用此特性来实现杜仲胶与溶剂的分离。张学俊等[92]用石油醚-乙醇法将杜仲叶用酸或碱前处理后以石油醚为溶剂，乙醇为沉淀剂，丙酮为脱色剂制得了质量分数为97.8%的杜仲精胶。欧阳辉等[93]利用碱法前处理杜仲果壳，然后用石油醚在85℃时浸提27 h，杜仲胶提取率达到20.48%，含胶质量分数为87.52%。采用溶剂法胶丝流失少、产率高，不足之处是需长时间浸提或多次浸提。主要是因为溶剂与细胞壁的极性相差较大，相互作用力小，故可以通过适当添加强极性溶剂来提高溶剂对细胞壁的穿透性，从而提高产胶率。另外目前常用的有机溶剂一般易燃、毒性较大。此外，浸提液中的杂质不会像石油醚等溶剂在蒸馏中蒸发掉，而是沉析在杜仲胶里，精制困难。

五、综 合 法

综合法是综合无机试剂与有机溶剂、物理方法与化学方法将胶浸提出来，再通过冷冻法使胶

沉淀而发生相分离。此法提取的胶纯度高，对环境污染也较小。陆志科等[94]利用综合法提取杜仲胶，其工艺流程为备料→打碎→碱煮（质量分数为10%的NaOH，90～100℃，3 h）→筛洗→加碱、少量甲苯（质量分数为5%）于70℃水浴15 min→水洗→干燥→溶剂抽提（石油醚浸提，提取3次，每次2 h）→热过滤→冷冻→过滤（加丙酮洗）→精胶，运用此法得胶率高达15.35%，含胶质量分数为83.58%。张永康[95]发明的一种剥壳机实现了杜仲翅果中不含杜仲胶的果仁与果壳的分离，从而大大提高了原料的相对含胶量。万端极[96]将膜技术应用到杜仲胶提取中，具体做法是原料预酶解后固液分离，液体利用膜技术回收多肽化合物和绿原酸，渣料利用杜仲霉菌-16发酵后离心分离，上液得多糖类物质，渣料为杜仲粗胶，渣料经清洗、精制得精胶。2004年日本专利[97]报道了乙醇-甲苯-甲醇法综合提取工艺。其特征是实现了对杜仲叶的三级开发模式，即首先用无水乙醇溶出样品中的绿原酸、桃叶珊瑚苷、总黄酮等具有药用价值的低分子物质，实现一级开发；再用甲苯对一级开发后的叶渣提取杜仲胶实现二级开发；最后再将废渣用于疏松土壤，生产杜仲渣复合板等进行三级开发，实现了所谓"吃干用尽"的理念。

第六节　杜仲胶发展意义与展望

从市场需求看，我国是世界上最大的橡胶消费国。源自中国橡胶工业协会和中国热带农业科学院的数据显示，2013年我国天然橡胶产量为836 000万吨，同比上升6.5%，而进口量则达到了2 470 000吨，同比上升13.5%。天然橡胶自给率只达到25%，远远超过了国际公认的30%的战略安全警戒线[98]。目前，东南亚主要产胶国已组成了橡胶产业同盟，控制全球天然橡胶的价格和产量，我国天然橡胶资源受制于人的局面将日益严重，必将严重影响橡胶工业的可持续发展。杜仲胶的研究与应用可有效地缓解国内天然橡胶的需求压力。

从资源布局来看，杜仲树耐寒、抗干旱，适应性极强，在我国亚热带至温带地区均可种植，发展潜力巨大。据测算，我国可用于杜仲种植的面积

超过1×10^{11} m²。通过优选优育，目前产胶量达到0.04～0.06 kg/m²[99]。目前，我国在杜仲胶资源上具有垄断性的优势，而且杜仲胶的研究也在世界上领先。相信随着杜仲胶产业的发展和应用研究的深入，必将提升我国在橡胶工业的话语权，还有望形成国际天然胶市场新格局。

（杨念云）

参考文献

[1] 杜红岩，谢碧霞，邵松梅. 杜仲胶的研究进展与发展前景. 中南林业科技大学学报, 2003, 23(4): 95-99.
[2] 傅政. 橡胶材料性能与设计应用. 北京：化学工业出版社, 2003: 10.
[3] 孟凡良，黄宝深，姚薇. 天然橡胶/反式-1, 4-聚异戊二烯并用胶硫化体系的研究. 合成橡胶工业, 2003, 26 (4): 221-225.
[4] 王付胜，黄宝深，赵永仙，等. TPI/NR并用胶半有效硫化体系的研究. 特种橡胶制品, 2005, 26(5): 9-14.
[5] 张志广，张俊平，杜爱华. TPI结晶性对CV体系硫化SBR/TPI并用胶性能的影响. 弹性体, 2011, 21(3): 1-5.
[6] 王付胜，李旭东，黄宝深，等. 反式-1, 4-聚异戊二烯改性氯丁橡胶的研究. 特种橡胶制品, 2006, 27(3): 1-4.
[7] 刘玉鹏，姚薇，黄宝深，等. 促进剂对氯丁胶/反式-1, 4-聚异戊二烯并用胶性能的影响. 世界橡胶工业, 2007, 34 (11): 9-12.
[8] 刘争男，李旭东，黄宝琛，等. 反式-1, 4-聚异戊二烯的氯化改性. 弹性体, 2006, 16(1): 8-12.
[9] 刘玉鹏，杜爱华，黄宝深，等. 氯化反式-1, 4-聚异戊二烯在C'R/TPI并用胶中的应用. 橡胶工业, 2008, 66 (4): 222-225.
[10] 黄宝琛，赵志超. 反式异戊橡胶性能、应用及合成 [C] "时代新材杯"第四届全国橡胶制品技术研讨会. 株洲"时代新材杯"第四届全国橡胶制品技术研讨会会务组, 2007: 232-241.
[11] 张文禹，黄宝深，王名东，等. TPI/HVBR共混物的性能. 橡胶工业, 2001, 48(12): 709-712.
[12] 张文禹，黄宝深，王名东，等. TPI/HVBR/NR共混物的性能. 橡胶工业, 2002, 49(1): 5-8.
[13] 杜爱华，黄宝深，王炎，等. TPI/BR/NR胎侧胶的混料回归设计. 合成橡胶工业, 2002, 25(3): 158-160.
[14] 朱峰. 杜仲胶替代部分天然橡胶制各高耐磨型轮胎胶

料的研究.西安:西北工业大学硕士学位论文,2006.

[15] 王凤菊.关于杜仲胶规模化发展的思考.中国橡胶, 2013, 29(9): 13-16.

[16] 傅玉成.杜仲胶记忆材料的性质与应用.高分子材料科学与工程, 1992, (4): 123.

[17] 朱光明,梁国正.具有形状记忆功能的高分子材料.化工新型材料, 2002, 30(2): 20.

[18] 李学锋,闫晗,俪华兴,等.杜仲胶的提取与热记忆材料制备的研究.塑料科技, 1999, (3): 18.

[19] 赵瑾,唐树延,陈淑良.杜仲胶的变温喇曼光谱研究.吉林大学自然科学学报, 1995, (3): 103.

[20] 傅玉成.形状记忆材料的实验研究.高分子材料科学与工程, 1991, 7(2): 99.

[21] 姜敏,彭少贤,俪华兴.硅烷交联HDPE/TPI共混型形状记忆材料的研究.塑料科技, 2005, (165): 23.

[22] 陈胜惠,李素悦.医用改性TPI形状记忆材料的研制.武汉理工大学学报, 2002, 24(6): 38.

[23] Li F, Zhu W, Zhang X, et al. Studies on thermally stimulated shape memoty effect ofsegmented polyurethanes. Journal of Applied Polymer Science, 1999, 71(7): 1063.

[24] 葛列晖,曹毅,周苗,等.低温可塑性医用支撑固定材料及其制造方法: CN 1283511A 2001.

[25] 李建宝.医用记忆材料及其制备方法: CN 1368387A. 2002-09-11.

[26] 肖建华.形状记忆聚合物.工程塑料应用, 2005, 33(001): 64-67.

[27] 朱峰.杜仲胶替代部分天然橡胶制各高耐磨型轮胎胶料的研究.西安:西北工业大学硕士学位论文,2006.

[28] 曾霞,关服丛,黄茂芳,等.世界天然橡胶技术现状与展望.世界热作, 2014, (1): 31-36.

[29] 杜红岩,刘攀峰,孙志强,等.我国杜仲产业发展布局探讨.经济林研究, 2012, 30(3): 130-133.

[30] 肖卓炳,郭满满,郭瑞轲,等.杜仲胶的热稳定性、分解动力学及热老化贮存期(英文).林产化学与工业, 2013, 33(6): 7-13.

[31] 刘天琦,杨凤,方庆红,等.天然胶/杜仲胶共混硫化物结晶性对热致形变回复性能的影响.沈阳化工大学学报, 2014, 28(1): 47-51.

[32] 王凤菊.杜仲胶聚烯烃热塑性硫化胶研制成功.中国橡胶, 2017, 33(9): 14.

[33] 张洵箐,杨凤,康海澜,等.天然杜仲橡胶/聚丙烯热塑性硫化胶的性能与微观形貌.合成橡胶工业, 2016, 39(3): 234-238.

[34] 杨丹,黄慧珍.杜仲胶的研究与发展.世界橡胶工业, 2009, 36(7): 13-17.

[35] 严瑞芳.杜仲橡胶的开发及应用.北京:全国橡胶工业信息发布会会议论文, 2010.

[36] 朱峰,岳红,祖恩峰,等.新型功能材料杜仲胶的研究与应用.安徽大学学报(自然科学版), 2005, 29(3): 89-94.

[37] 石飞飞.杜仲胶基形状记忆复合材料的制备与性能研究.青岛:青岛科技大学硕士学位论文, 2017.

[38] 任庆海,马养民,张天福.杜仲胶/氯丁橡胶共混及其隔音性能研究.陕西科技大学学报, 2011, 29(1): 35-37.

[39] 化联.杜仲胶制成弹性橡胶.军民两用技术与产品, 2006, (11): 22.

[40] 杨凤,周金琳,王文远,等.基于杜仲胶的自修复弹性体的结构设计与合成.高分子材料科学与工程, 2019, 12: 113-120.

[41] Meyer KH, Lotmar W. Sur l'élasticité de la cellulose. (Sur la constitution de la partie cristallisée de la cellulose IV). Helvetica Chimica Acta, 1936, 19(1): 68-86.

[42] 朱琳(编译).用硫酸阳离子环化脱蛋白天然橡胶胶乳.橡胶参考资料, 2007, 37(5): 49-53.

[43] Ferri C. Sur l'isomérisation du caoutchouc. Helvetica Chimica Acta, 1937, 20(1): 1393-1395.

[44] Cunneen JI, Higgins GMC. cis-trans, isomerization in polyisoprenes. Part V. The isomerization of natural rubber, gutta-percha, squalene, cis - and trans -3-methylpent-2-ene, and cis -polybutadiene, and its quantitative estimation. Journal of Polymer Science, 1959, 40(136): 1-13.

[45] Tanaka Y, Sato H. Sequence distribution of cis -1, 4- and trans -1, 4-units in polyisoprenes. Polymer, 1976, 17(2): 113-116.

[46] 张继川.杜仲胶及其共混物的动态力学性能及水卜吸声性能的研究.北京:中国科学院化学研究所博士学位论文, 2010.

[47] Mott PH, Rizos AA, Roland CM. Optical Birefringence of Polyisobutylene during Creep and Recovery. Macromolecules, 2001, 34(13): 4476-4479.

[48] 严瑞.从反式-聚异戊二烯制备橡胶的方法: DE3227757. 1984-01-04.

[49] 严瑞芳,薛兆弘.杜仲树胶型高弹性橡胶制品: CN

88103978. 0. 1988-07-04.

[50] 严瑞芳，薛兆弘．杜仲树胶温控开关的制作方法：CN 88103742. 7. 1988-06-04.

[51] 严瑞芳，薛兆弘．杜仲胶固定接管及制备方法：CN 92114761. 9. 1992-12-24.

[52] 胡金莲，杨卓鸿．形状记忆高分子材料的研究及应用．印染，2004, 30(3): 44-47.

[53] 马祖伟，姚薇，黄宝琛，等．交联对反式聚异戊二烯结晶及结晶速率的影响．合成橡胶工业，2001, 24(1): 25-28.

[54] 宋景社，黄宝琛．高反式 -1, 4- 聚异戊二烯与高密度聚乙烯共混型形态记忆材料研究．塑料科技，1998, (5): 4-7.

[55] 姜敏，彭少贤，郦华兴．硅烷交联 HDPE/TPI 共混型形状记忆材料的研究．塑料科技，2005, (1): 23-27.

[56] 陈胜慧，李素悦．医用改性 TPI 形状记忆材料的研制．武汉理工大学学报，2002, 24(6): 38-40.

[57] 朱光明．形状记忆聚合物及其应用．北京：化学工业出版社，2002: 258-259.

[58] 林春玲，岳红，陈冲．形状记忆材料杜仲胶 / 天然橡胶 / 低密度聚乙烯的研究．中国胶粘剂，2009, 18(8): 14-18.

[59] 张慧军，岳红，庄昌清，等．杜仲胶 / 天然胶 / 低密度聚乙烯共混相容性的 MD 模拟．塑料，2011, 40(2): 122-124.

[60] 张慧军，岳红，庄昌清，等．杜仲胶 / 天然橡胶 / 低密度聚乙烯玻璃化温度的 MD 模拟．塑料，2011, 40(1): 100-102.

[61] 宋景社，黄宝琛，张昊，等．动态硫化反式 -1, 4- 异戊二烯和聚丙烯共混材料的研究．塑料工业，1998, (2): 119-121.

[62] 彭少贤，李学锋，闫晗，等．反式 -1, 4- 聚异戊二烯改性聚丙烯的研究．中国塑料，2002, (4): 30-34.

[63] Peng K, Wang B, Chen SY, et al. Preparation and properties of polystyrene/bacterial cellulose nanocomposites by in situ polymerization. Journal of Macromolecular Science Part B, 2011, 50(10): 1921-1927.

[64] 丛海林，黄宝琛，姚薇，等．环氧化反式 -1, 4- 聚异戊二烯的硫化及硫化胶性能．合成橡胶工业，2002, 25(5): 293-299.

[65] 黄宝深，从海林，姚薇．环氧化反式 1, 4- 聚异戊二烯的合成方法：CN ZL00123985.6.2001-04-25.

[66] 魏守左，陈延勇，严瑞芳．以杜仲胶渣作填料的 PVC 复合材料的研究．材料研究学报，1988, 2(1): 59-61.

[67] 赵永仙，王吉辉，杜爱华，等．ETPI 改性 PVC 性能的研究．塑料科技，2008, 36(5): 20-24.

[68] 杜红岩，谢碧霞，邵松梅．杜仲胶的研究进展与发展前景．中南林业科技大学学报，2003, 23(4): 95-99.

[69] 李志刚，卓义金，李清泉．接枝杜仲胶增容机理及与 SBS 改性沥青共混试验．解放军理工大学学报（自然科学版），2010, 11(5): 534-538.

[70] 房建宏．硫化杜仲胶改性沥青在西部高寒地区的应用探讨．公路工程，2012, 37(4): 40-43.

[71] 李良萍，薛兆红，严瑞芳，等．天然橡胶 / 杜仲胶共混硫化胶性能研究．特种橡胶制品，2001, 22(3): 1-3.

[72] 齐立杰，赵志超，黄宝琛．TPI/NR 并用胶在全钢子午胎胎肩垫胶中的应用．世界橡胶工业，2010, 37(4): 1-4.

[73] 宋红梅．TPI 与 NR 及 IR 并用橡胶的加工工艺和性能．青岛：青岛科技大学硕士学位论文，2009.

[74] 李博，魏静勋，罗吉良．TPI/NR 全钢子午线轮胎胎面胶性能的研究．橡胶科技，2009, 7(24): 10-12.

[75] 宋红梅，杜爱华，赵志超，等．TPI/IR 并用胶的性能．弹性体，2009, 19(3): 15-18.

[76] 赵金义，孟凡良，黄宝琛，等．NR/BR/TPI 共混物硫化体系的研究．橡胶工业，2004, 51(10): 581-585.

[77] 王韵然，王进，刘光烨，等．NR/BR/TPI 并用胶的性能研究．橡胶工业，2010, 57(2): 86-89.

[78] Mahesh B, Kananbala S, Saxena NS. Viscosity, glass transition and activation energy of solid cis-polyisoprene and trans-polyisoprene blends. Phase Transitions, 2011, 84(11/12): 901-907.

[79] Bahoo M, Saxena NS. Nuclear instruments and methods in physics research section B. Beam Interactions with Materials and Atoms, 2011, 269(21): 2479 -2486.

[80] 黄良平，杨军，王付胜，等．TPI 与 CR 并用胶性能的研究．橡胶工业，2006, 53(5): 294-296.

[81] 李学锋，郦华兴，彭少贤．反式聚异戊二烯橡胶 /NBR 并用胶性能的研究．橡胶工业，2000, 3: 138-144.

[82] 严瑞方．一种古老而又年轻的天然高分子——杜仲胶．高分子通报，1989, (2): 39-44.

[83] 严瑞芳．杜仲胶研究新进展．化学通报，1991, (1): 1-6.

[84] 中延．利用组织培养技术提高杜仲胶产量．西安：陕西科技大学硕士学位论文，2006.

[85] 邓桂兰，彭超英，卢峰．利用微生物和酶降解粗纤维的研究．四川食品与发酵，2004, 40(4): 15-20.

[86] Eriksson KEL, Blanchette RA, Ander P. Microbial and

Enzymatic Degradation of Wood and Wood Components. Berlin: Springer, 1990, 89.

[87] 吴斌, 胡肆珍. 产纤维素酶放线菌的研究进展. 中国酿造, 2008, 27(1): 5-8.

[88] 刘贵华, 张永康, 肖美风, 等. 纤维素酶解预处理法提取杜仲胶的工艺研究. 林产化学与工艺, 2010, 30(2): 77-82.

[89] 张檀, 郑瑞杰, 李晓明. 微生物在杜仲叶胶提取中的作用研究. 西北林学院学报, 2006, 21(3): 101-104.

[90] 任涛, 李多伟, 闰钊. 杜仲叶残渣酶预处理提取杜仲胶生产工艺. 经济林研究, 2013, 31 (1): 97-101.

[91] 魏亚琴, 李永泉, 李红玉, 等. 分解纤维素的三株真菌的筛选与鉴定. 兰州大学学报, 2008, 44: 92-98.

[92] 张学俊, 周礼全, 张国发, 等. 杜仲叶和皮中杜仲胶提取的研究. 贵州工业大学学报: 自然科学版, 2001, 30(6): 11-14.

[93] 欧阳辉, 余估, 李继华, 等. 从杜仲翅果中提取杜仲胶的工艺研究. 西北林学院学报, 2009, 24(4): 160-162.

[94] 陆志科, 谢碧霞, 杜红岩. 杜仲胶提取方法的研究. 福建林学院学报, 2004, 24(4): 353-356.

[95] 张永康. 杜仲翅果脱壳筛选分离装置中国: CN2841145Y, 2006-11-29.

[96] 万端极. 一种从杜仲叶中提取杜仲胶的力法, CN102276849A, 2011-12-14.

[97] 马场健史, 鬼爆重则, 中泽庆久, 等. 中国杜仲胶提取方法: JP 189953. 2004-07-08.

[98] 曾霞, 郑服丛, 黄茂芳, 等. 世界天然橡胶技术现状与展望. 世界热作, 2014, (1): 31-36.

[99] 杜红岩, 刘攀峰, 孙志强, 等. 我国杜仲产业发展布局探讨. 经济林研究, 2012, 30(3): 130-133.

第四章

杜仲木材特性及应用

研究亮点：

1. 杜仲木材的微观结构。

2. 杜仲木材具有良好的力学性能。

3. 杜仲木材主要用于家具制造、木结构建筑、工艺品及日用器皿、造纸。

摘要： 杜仲木材黄褐色、微红，导管为多角形，纤维管胞壁薄，射线组织通常同形单列及多列。杜仲木材气干密度 $0.67 \sim 0.76$ g/cm³，抗弯强度均值为 $101 \sim 116$ MPa，达到国家Ⅲ级中上木材标准。目前，杜仲木材主要用于家具制造、木结构建筑、工艺品及日用器皿、造纸。

关键词： 微观结构，力学特性，木材加工利用

Chapter 4　Characteristics and Application of *Eucommia ulmoides* Wood

Highlights：

1. Microstructure of *E. ulmoides* wood is characterized.

2. *E. ulmoides* wood has good mechanical properties.

3. *E. ulmoides* wood is mainly used in furniture manufacturing, wood structure construction, handicrafts and daily utensils, and paper making.

Abstract： *E. ulmoides* wood is yellowish brown and reddish, the vessel is polygonal, the cell wall of fiber tracheid is thin, and the ray tissue is usually in the same shape with single row and multi row. The air dry density of *E. ulmoides* wood is $0.67 \sim 0.76$ g/cm³ and the average bending strength is 101-116 MPa, which match the above the average of National Grade Ⅲ Wood standard. At present, *E. ulmoides* wood is mainly used in furniture manufacturing, wood structure construction, handicrafts and daily utensils, and paper making.

Keywords： Microstructure, Mechanical properties, Wood processing and utilization

杜仲树木高可达 20 m，胸径可达 1 m，树皮灰色，纵裂，不脱落（图 5-4-1），树皮折断时有白色富于弹性的胶丝（图 5-4-2）；髓心呈片状分隔（图 5-4-3）。杜仲分布在我国西南、西北、中南及华东，多为人工栽培[1]。

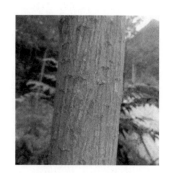

图 5-4-1　杜仲树干
Fig. 5-4-1　Stem of *E.ulmoides*

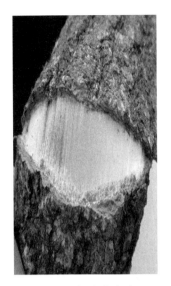

图 5-4-2　树皮中含胶丝
Fig. 5-4-2　Rubber silk in bark of *E.ulmoides*

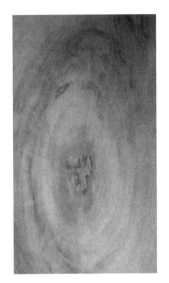

图 5-4-3　杜仲髓心
Fig. 5-4-3　Pith heart of *E.ulmoides*

体未见，轴向薄壁组织不见。木射线稀至中等，极细至略细，在放大镜下可见，比管孔稍小；在肉眼下径切面上有射线斑纹（图 5-4-5）。新伐材如果不及时干燥，木材极易变为蓝色甚至为紫色（图 5-4-6）。

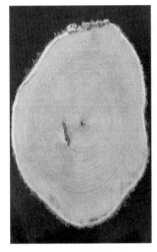

图 5-4-4　杜仲年轮
Fig. 5-4-4　Annual ring of *E. ulmoides*

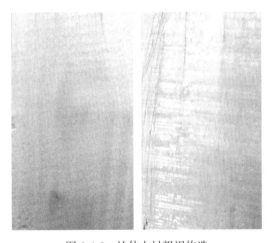

图 5-4-5　杜仲木材粗视构造
Fig. 5-4-5　Structure of *E. ulmoides* wood

第一节　杜仲木材的构造特征

一、杜仲木材粗视构造特征

　　杜仲木材黄褐色、微红，心、边材区别不明显；生长轮（年轮）略明显，轮间呈浅色细线；宽度略均匀，每厘米 3～4 轮（图 5-4-4）。木材光泽弱；无特殊气味和滋味。
　　散孔材至半环孔材，管孔很多且小，散生，在放大镜下略见，由内往外逐渐减小，分布均匀；侵填

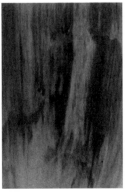

图 5-4-6　杜仲木材变色
Fig. 5-4-6　Wood discoloration of *E.ulmoides*

二、杜仲木材显微构造特征

由横切面观察，杜仲木材导管为多角形；每平方毫米平均 187 个；单管孔，稀短径列复管孔（多数复管孔为 2 个孔，少数为 3 个孔），重叠时 2～3 个弦向排列；散生；最大弦径 56 μm 以上，多数为 35～45 μm（图 5-4-7）；导管分子长 440～820 μm，平均 610 μm；壁薄（3.5 μm）；单穿孔，卵形、圆形及椭圆形；穿孔板略倾斜及倾斜。管孔间纹孔式罕见，管孔互列，数少，卵形及圆形（图 5-4-8）；侵填体未见（图 5-4-9），具螺纹加厚（图 5-4-10）。

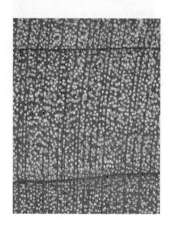

图 5-4-7　横切面微观构造

Fig. 5-4-7　Microstructure of transverse section

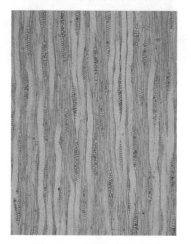

图 5-4-9　弦切面微观构造

Fig. 5-4-9　Microstructure of tangential section

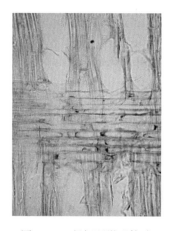

图 5-4-8　径切面微观构造

Fig. 5-4-8　Microstructure of radial section

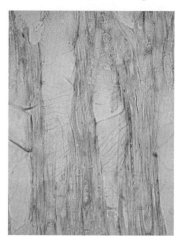

图 5-4-10　导管壁螺纹加厚

Fig. 5-4-10　Thread thickening of vessel wall

由横切面观察到杜仲木材轴向薄壁组织量少；星散状、星散－聚合及轮界状；由径切面和弦切面观察到薄壁细胞端壁节状加厚略明显；树胶少；无晶体组织。

纤维管胞壁薄，少数具螺纹加厚；具缘纹孔明显，圆形，直径 4.5～8.0 μm；内函纹孔口，透镜形，多直列（图 5-4-8）；纤维管胞直径多数为 15～20 μm；长 780～1680 μm，平均 1250 μm（图 5-4-9）。

射线组织通常同形单列及多列。直立或方形射线细胞少见。射线细胞为卵形及圆形，含树胶，晶体缺如，端壁节状加厚及水平壁纹孔多而明显。射线－导管间纹孔式类似管间纹孔式（图 5-4-8）。木射线非叠生，每毫米 4～10 根，单列射线甚少，宽 12～18 μm；高 1～9 个细胞（59～435 μm）或以上。多列射线宽 2～3 个细胞（29～42 μm），稀 4 细胞（48 μm）；高 3～32 细胞（59～435 μm）或以上，多数细胞 5～20 个细胞（95～315 μm）（图 5-4-9）。

第二节 杜仲木材的物理力学特性

一、杜仲木材的物理性质

杜仲木材是十分珍贵的优质用材[2]。其干体通直、纹理细腻,材质密度大、纤维长度长,硬度高,是理想的商品木材原料。木材纹理直;结构甚细,均匀;木材重。

木材密度是衡量木材品质的重要指标。木材密度大小直接影响木材的干缩和湿涨等力学性质。因此,木材密度可以较为直观方便地反映木材的基本性质。根据木材常用力学性能等级划分可知,Ⅲ级木材密度值为 0.55 ~ 0.75 g/cm³[3];杜仲木材气干密度为 0.67 ~ 0.76 g/cm³[1, 2];达到国家Ⅲ级中上木材标准。

杜仲木材干缩小,体积干缩系数 0.385%;干燥时少有翘裂现象产生;耐久性中[1];湿材易变色。

二、杜仲木材的力学性质

杜仲木材的力学性质见表5-4-1。杜仲木材的顺纹抗压强度均值为 47.72 ~ 55.46 MPa,比黄榆木、文县杨的抗压强度均高,但低于鸡翅木、红酸枝木和花梨木[2, 4]。结合顺纹抗压强度值,并依照木材力学性能划分等级,可将杜仲材归为Ⅲ级用材。抗弯强度均值为 101 ~ 116 MPa,依照木材力学性能划分等级,杜仲木材抗弯强度属中等(Ⅲ级)用材。杜仲材端面木材硬度高于径面和弦面,差值在 2.3 KN 左右;径面和弦面之间的硬度差异不明,杜仲材的平均硬度为 6.2 KN;杜仲木材3个切面的握钉力大小顺序依次为径面、弦面、端面;杜仲材平均握钉力大小为 49.92 N/mm[2]。

表 5-4-1 杜仲木材的力学性质
Table 5-4-1 Mechanical properties of *E. ulmoides* wood

产地	顺纹抗压强度(MPa)	抗弯强度(MPa)	抗弯弹性模量(MPa)	顺纹抗剪强度(MPa)	顺纹抗拉强度(MPa)	横纹抗压强度(MPa)		硬度(KN)	
						局部	全部	端面	侧面
河南	47.72	101.07	122.2	12.63	118.15	8.16	5.94	7.37	5.07
陕西*	55.46	116.01	136.6	13.44	131.2	10.09	7.31	8.35	5.75

＊数据为西北农林科技大学木材学实验室实测值,试材产地为陕西汉中,树龄为28年,气干密度为 0.75 g/cm³。

＊The data were measured by the wood science laboratory in Northwest A&F University. The wood with 28 years old and the air dry density of 0.75g/cm³ was produced in Hanzhong, Shaanxi Province.

第三节 杜仲木材加工及利用

杜仲栽培主要供工业橡胶,杜仲木材切削不难,切面光滑。锯切、刨削、车削、旋切等机械加工性能优良;油漆后光亮性一般;胶黏容易;握钉力中,不劈裂。干燥时少有翘裂现象产生。

1. 家具制造 杜仲木材加工性能优良,材质细腻,可用于制作民用、办公及酒店家具。

2. 木结构建筑 杜仲木材可用于雕刻、车削、旋切等机械加工制作木结构零件,可作为木结构建筑构件。

3. 工艺品及日用器皿 杜仲木材可以采用雕刻、车削、旋切制作工艺品,还常用于制作筷子、木腰枕、木罐、笔筒、茶具等(图5-4-11～图5-4-14),久用具有保健养生作用。

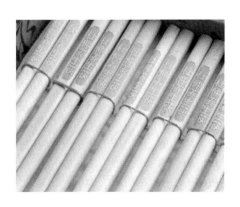

图 5-4-11 杜仲木筷
Fig. 5-4-11 Chopsticks from *E. ulmoides*

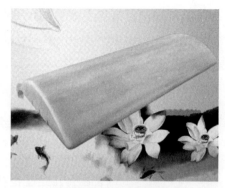

图 5-4-12　杜仲腰枕
Fig. 5-4-12　Waist pillow from *E. ulmoides*

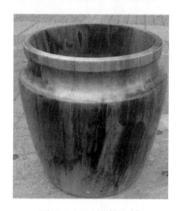

图 5-4-13　杜仲木罐
Fig. 5-4-13　Wooden tank from *E. ulmoides*

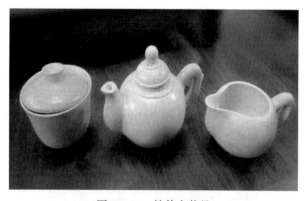

图 5-4-14　杜仲木茶具
Fig. 5-4-14　Wooden tea set from *E. ulmoides*

4. 造纸　杜仲枝条的纤维平均长度大于 800 μm，成熟材的纤维平均长度为 1250 μm，木材密度大，木纤维含量高，而纤维壁腔比小，是造纸和纤维工业的理想原料[5]。

（杨　庆）

参 考 文 献

[1] 成俊卿, 杨家驹, 刘鹏. 中国木材志. 北京: 中国林业出版社, 1992: 220-221.

[2] 张云岭, 杜红岩, 关倩. 杜仲木材的物理力学性能指标研究. 中南林业科技大学学报, 2016, 36(6): 89, 90.

[3] 中国林业科学研究院木材工业研究所. 中国主要树种的木材物理力学性质. 北京: 中国林业出版社, 1982: 106.

[4] 张帆, 李黎, 张立, 等. 五种家具常用木材弹性常数及力学性能参数的测定. 林业机械与木工设备, 2012, 40(1): 16-19.

[5] 赵泾峰, 冯德君, 王新爱. 一年生杜仲平茬枝木材纤维形态与密度的研究. 陕西林业科技, 2003, 1: 7-9.

杜仲对环境的影响

研究亮点：

1. 杜仲可以有效吸附或滞留空气中的细颗粒物。

2. 杜仲人工林具有良好的改善土壤结构的能力，能够有效去除矿区重金属污染。

3. 杜仲具有涵养水源、降雨再分配、保持水土功能。

4. 杜仲对自身群落物种的影响主要表现为邻体和密度效应，而对其他植被物种则产生共生抑制或促进生长作用。

摘要： 杜仲对环境的影响主要表现在对空气、土壤、水分和植物的影响。杜仲叶表面的革质结构有利于空气中颗粒物的吸附和滞留，PM > 10 和 PM2.5 颗粒残留量大于五角枫、银杏和栾树，对 CO_2 的吸收能力高于银杏、玉兰和华东椴。杜仲人工林对土壤结构具有良好的改善能力，对维持土壤结构与稳定性有较大的贡献，对 As、Pb、Al 和 Cd 的综合修复能力最大，可用于废弃矿土壤的修复。杜仲具有涵养水源、降雨再分配、保持水土功能，能够减缓雨水对林地表面的直接冲刷和侵蚀。杜仲对自身群落物种的影响主要表现为邻体和密度效应，而对其他植被物种则产生共生抑制或促进生长作用。

关键词： 空气，土壤，水分，植物

Chapter 5　Effect of *Eucommia ulmoides* on Environment

Highlights：

1. *E. ulmoides* can effectively adsorb or retain particles in the air.

2. *E. ulmoides* artificial forest has good ability to improve soil structure and can effectively remove heavy metal pollution in mining area.

3. *E. ulmoides* has the functions of water conservation, rainfall redistribution, and soil and water conservation.

4. The neighborhood and density effects are mian influence of *E. ulmoides* on its community species, while the symbiotic inhibition or promotion effect on other plant species is produced.

Abstract： The influence of *E. ulmoides* on the environment mainly includes air, soil, water and plants. The leathery structure on the surface of *E. ulmoides* leaves is beneficial for the adsorption and retention of particles in the air. The PM > 10 and PM 2.5 particle residues of *E. ulmoides* leaves are higher than those of Maple, Gingko and Luan tree, and the CO_2 absorption capacity is higher than that of Gingko, Magnolia and Amur Linden. Moreover, *E. ulmoides* artificial forest has good ability to improve soil structure, which contributes to maintain the soil structure and stability. It has the highest comprehensive repairing ability for As, Pb, Al and Cd, and can be used for the remediation of abandoned mine soil. Furthermore, *E. ulmoides* has the functions of water conservation, rainfall redistribution, and soil and water conservation, which can decrease the direct erosion of rainwater on the forest land surface. In addition, the neighborhood and density effects are mian influence of *E. ulmoides* on its community species, while the symbiotic inhibition or promotion effect on other plant species is produced.

Keywords： Air, Soil, Water, Plants

杜仲对环境的影响主要表现在对空气、土壤、水分和植物的影响。

第一节　杜仲对空气的影响

随着我国城市化和工业化的快速发展，城市空气质量问题日益突出，主要为颗粒物污染（雾霾）和 CO_2 温室热污染。雾霾可以直接通过人体呼吸系统进入支气管，甚至肺部，导致呼吸道疾病、脑血管疾病等。CO_2 温室热污染不仅会加剧城市的热岛效应，而且会致使区域甚至全球变暖，给全球降雨、生态系统和农业生产带来严重影响。杜仲因具有很高的观赏性，在我国北方城市如北京、石家庄、许昌等地被用作城市绿化行道树，可以有效吸附或滞留空气中的细颗粒物，还可通过光合作用吸收 CO_2 并释放 O_2，从而改善大气环境。

一、杜仲叶对颗粒物的吸附与滞留

树木吸附与滞留空气中颗粒物的能力受多种因素的影响，既包括个体大小、叶片表面形态、枝叶密度、树冠结构等植物形态特征，也包括大气环境条件，如污染物浓度、化学组成、天气状况（如风、温度、湿度、光照）等非生物学因素。同时植物挥发性物质释放或液体分泌物释放等生物化学过程也可能影响树木对大气颗粒污染物的吸附与滞留功能。植物叶表面具有一定的粗糙度及湿润度，可以吸附一部分大气颗粒物至其表面。此外，植物也可以通过分泌物吸附并固定颗粒物至叶片和枝干，随着树木的生长发育，其可持续捕获大气中的细颗粒物，不同植物滞尘能力有差异。

研究者对 5 种典型城市绿化树种的叶面滞尘能力和降雨后残留滞尘变化进行比较（图 5-5-1）[1]，发现在相同的天气条件下，PM > 10 及 PM2.5 颗粒为叶片滞留颗粒物的主要成分（占 95%）。杜仲叶具有明显的滞尘效果，单位叶面积总颗粒物（TSP）累计滞留量约为 1700 mg/m²，高于五角枫、栾树和银杏。小雨冲刷后，杜仲 TSP 粒级残留量为 1550 mg/m²，显著高于大叶黄杨、五角枫、栾树和银杏。中雨冲刷后，杜仲 TSP 粒级残留量（约为 700 mg/m²）及 PM > 10 和 PM2.5 颗粒残留量仍大于五角枫、银杏和栾树。表明杜仲叶具有很强的吸附和滞尘能力，杜仲叶表面的革质结构有利于空气中颗粒物的吸附和滞留。

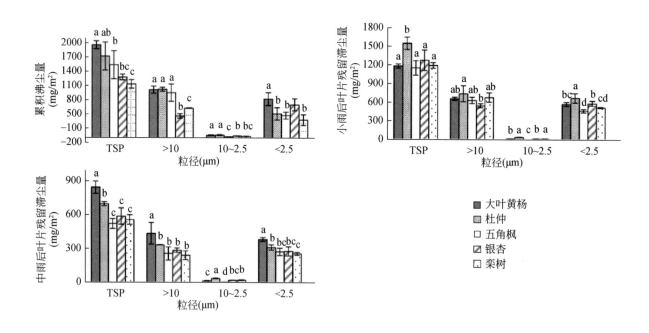

图 5-5-1　夏季 5 种典型城市绿化树种叶面滞尘能力及降雨后的残留滞尘 [1]

Fig. 5-5-1　Dust retention capacity of leaves from five typical urban greening trees in summer and residual dust retention after rainfall [1]

二、杜仲叶片对大气 CO_2 的吸收

植物通过光合作用吸收大气中的 CO_2，将其转变成有机物供给生长所需。研究表明，杜仲、银杏、玉兰和华东椴 4 种阔叶木夏季净光合速率

随 CO_2 浓度的升高而升高（图 5-5-2）[2]。杜仲最大净光合速率可达 900 μmol/mol，具有非常强的 CO_2 代谢与利用能力。杜仲叶片对 CO_2 的吸收能力高于银杏、玉兰和华东椴，可有效吸收空气中 CO_2 从而达到净化空气的目的。

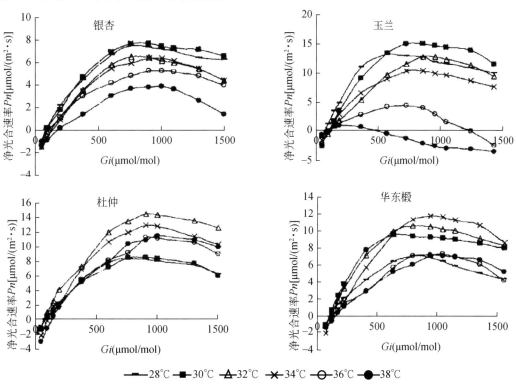

图 5-5-2 4 种阔叶木夏季净光合速率与 CO_2 浓度的关系 [2]
Fig. 5-5-2 Relationship between net photosynthetic rate and CO_2 concentration of four hardwood species in summer [2]

第二节 杜仲对土壤的影响

植被和土壤密不可分，土壤状况影响地上植被的生长，植被通过根际和凋落物改变土壤理化性质、微生物群落结构及组成等。植被与土壤通过反馈和负反馈维持地上与地下环境系统的特异性。

一、杜仲人工林对土壤结构特征的影响

杜仲人工林对土壤物理结构性能的影响主要是增加了土壤团聚体的含量，影响了土壤团粒结构的多少和稳定性，从而影响土壤的状态。

（一）对土壤容重与孔隙度的影响

比较杜仲人工林与其他植被对土壤容重与孔隙度的影响（图 5-5-3）[3]，可见杜仲人工林分类型各土层容重均高于天然林、马尾松与天然林混交林及毛竹与杉木混交林，表明杜仲人工林具有良好的改善土壤结构的能力。

土壤毛管孔隙度反映植被吸持水分用于维持自身生长发育的能力，土壤非毛管孔隙度反映植被滞留水分发挥涵养水源的能力，总孔隙度反映潜在的蓄水和调节降雨的能力。在 0～20 cm 土层中，杜仲人工林具有较高的土壤总孔隙度和毛管孔隙度，能够增大土壤孔隙度，利于土壤持水和蓄水。在 20～40 cm 土层中，杜仲人工林土壤总孔隙度和毛管孔隙度较小，而非毛管孔隙度较大，这说明杜仲林对深层土壤持水和蓄水能力的影响不大。

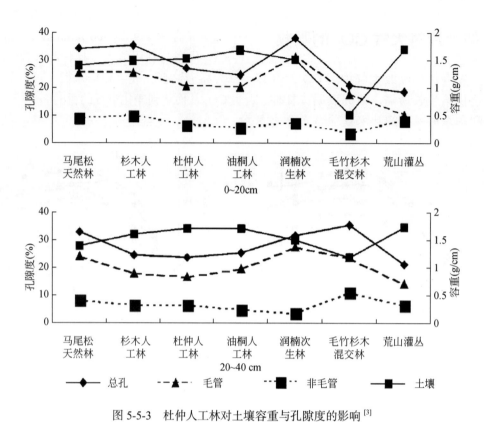

图 5-5-3　杜仲人工林对土壤容重与孔隙度的影响[3]

Fig. 5-5-3　Effect of *E. ulmoides* plantation on soil bulk density and porosity[3]

（二）对土壤团聚体和土壤结构的影响

土壤团聚体是土壤结构构成的基础，团聚体的稳定性直接影响土壤表层的水、土界面行为，也影响降雨入渗和土壤侵蚀。杜仲人工林对不同土层土壤团聚体的组成与特征有影响（表 5-5-1）[3]。

土壤平均重量直径（D）越大，表示土壤结构性能越好。土壤团聚体粒径分布分形维数（F）越小，表示土壤结构与稳定性越好。杜仲人工林下土壤的 D 最高，F 较小，说明杜仲人工林对土壤结构具有良好的改善能力，对维持土壤结构与稳定性有较大的贡献。

表 5-5-1　杜仲人工林与其他植被类型对不同土层土壤团聚体组成与特征的比较[3]

Table 5-5-1 Comparison of the composition and characteristics of soil aggregates in different soil layers between *E. ulmoides* plantation and other vegetation types[3]

群落类型	土壤深度（cm）	土壤团聚体组成（%）						分形维数（F）	平均重量直径（D）（mm）
		> 5mm	2～5mm	1～2mm	0.5～1mm	0.25～0.5mm	< 0.25mm		
杜仲人工林	0～20	59.17	26.96	4.65	4.63	1.91	2.69	1.9680	2.27
	20～40	65.31	22.77	3.94	3.64	2.09	2.25	1.9444	2.73
杉木人工林	0～20	40.49	40.73	7.39	7.15	1.76	2.47	1.8897	0.88
	20～40	43.09	38.95	7.17	6.67	1.66	2.45	1.8896	1.05
油桐人工林	0～20	66.37	22.93	3.91	3.23	1.38	2.18	1.9151	2.78
	20～40	70.80	18.73	3.76	3.39	1.21	2.11	1.9176	3.13

| 群落类型 | 土壤深度（cm） | 土壤团聚体组成（%） | | | | | | 分形维数（F） | 平均重量直径（D）（mm） |
		＞5mm	2～5mm	1～2mm	0.5～1mm	0.25～0.5mm	＜0.25mm		
马尾松天然林	0～20	51.52	25.05	4.77	6.52	3.13	9.00	2.3230	1.95
	20～40	46.31	29.91	5.43	7.46	3.45	7.43	2.2562	1.53
润楠次生林	0～20	34.51	41.10	8.15	8.92	2.46	4.85	2.0884	1.22
	20～40	34.81	35.35	7.74	12.16	4.35	5.59	2.1606	0.82
毛竹杉木混交林	0～20	22.42	35.80	8.67	15.27	6.82	11.03	2.3543	1.51
	20～40	24.47	34.94	8.52	15.81	6.84	9.39	2.3128	1.35
荒草灌丛	0～20	34.76	37.87	7.89	9.27	4.02	6.19	2.1832	0.96
	20～40	36.76	37.66	7.46	9.03	3.85	5.24	2.1382	0.85

二、杜仲对土壤营养元素的富集作用

杜仲富含多种人体必需营养物质和15种矿物元素，包括锌、铜、铁等微量元素，以及钙、磷、钾、镁等大量元素。杜仲对土壤中营养元素的富集能力可以用富集系数进行评价，富集系数是指植物体中某元素的浓度与土壤中同名元素的比值。杜仲各器官对土壤各营养元素的富集系数见表5-5-2[4]，对大量元素的富集能力是N＞P＞Ca＞Mg≥K，对微量元素的富集能力是Cu＞Zn＞Co＞Ni＞Fe。尽管K和Fe在土壤中的含量很高，但杜仲对它们的富集能力却极低。

杜仲各营养器官对土壤营养元素的富集能力也有明显的差异，树叶对N、P、K、Mg的富集能力最强，树干最弱，树叶对N、P、Mg的富集系数相当于树干的10倍。

表 5-5-2 杜仲各器官对土壤中各营养元素的富集系数 [4]

Table 5-5-2　Enrichment coefficient of each organ of E. ulmoides for nutrient elements in soil [4]

| 组分 | 大量元素 | | | | | 微量元素 | | | | | |
	N	P	K	Ca	Mg	Cu	Fe	Zn	Mn	Co	Ni
树干	1.60	0.64	0.09	0.49	0.06	0.48	0.005	0.18	0.04	0.14	0.02
树皮	6.64	2.82	0.19	3.23	0.40	1.11	0.016	0.43	0.28	0.17	0.06
树叶	16.70	6.00	0.35	3.05	0.55	0.64	0.016	0.49	0.41	0.24	0.21
树枝	4.18	3.27	0.26	1.53	0.21	0.48	0.004	0.37	0.14	0.06	0.06
树根	2.70	1.59	0.11	1.09	0.23	1.29	0.008	0.43	0.07	0.18	0.15

杜仲人工林土壤中速效养分（水解氮、有效磷和速效钾）和土壤酶活性（脲酶、多酚氧化酶、过氧化氢酶和磷酸酶）也有明显的季节变化规律。贵州地区杜仲林土壤中的水解氮含量在11月到次年7月呈现降低—升高—降低—升高的规律，有明显的季节波动[5]。

在立地条件、经营水平基本一致的情况下，杜仲不同的混交模式对土壤养分的影响不同。杜仲与白术混交时，土壤中有机质、全氮、全磷、水解氮含量最高，其次是杜仲与紫苏混交，最后是杜仲与辣椒混交[6]。

三、杜仲对土壤中重金属的富集

杜仲对土壤中的重金属有富集作用（表 5-5-3）。在土壤环境轻度污染区（综合污染指数为 1.0 < PN ≤ 2.0），杜仲不同器官对 As、Hg、Pb、Al 和 Cd 五种重金属元素的综合富集能力表现如下：叶（0.838 991）＞根（0.276 199）＞皮（0.225 707）＞枝（0.120 199）＞干（0.084 427）。As、Pb 元素主要富集在根和叶，Hg、Cd 元素主要富集在叶和皮，Al 元素主要富集在根和干。在土壤环境清洁区（综合污染指数为 PN < 1.0）内，杜仲不同器官对 5 种重金属元素的富集能力表现为叶（1.383 095）＞枝（0.4746）＞根（0.189 489）＞皮（0.172 619）＞干（0.119 783）。As、Hg、Al、Cd 元素主要富集在根和叶，Pb 元素主要富集在叶和枝[7]。

表 5-5-3　杜仲不同器官的重金属富集系数 [7]

Table 5-5-3　Enrichment coefficient of heavy metals in different organ of *E. ulmoides* [7]

区域	器官	As	Hg	Pb	Al	Cd	综合富集系数
轻度污染区	干	0.001 022	0.001 255	0.004 178	0.004 018	0.073 953	0.084 427
	根	0.006 866	0.005 611	0.147 075	0.024 554	0.092 093	0.276 199
	皮	0.001 083	0.013 305	0.141 226	0.000 744	0.069 349	0.225 707
	叶	0.005 824	0.08 159	0.597 493	0.000 595	0.153 488	0.838 991
	枝	0.001 196	0.008 209	0.04 805	0.000 372	0.062 372	0.120 199
土壤清洁区	干	0.002 077	0.006 557	0.85 901	0.000 505	0.024 742	0.119 783
	根	0.011 425	0.025 246	0.09 157	0.03 032	0.030 928	0.189 489
	皮	0.003 203	0.016 049	0.134 738	0.004 464	0.014 165	0.172 619
	叶	0.012 741	0.25 082	1.072 674	0.006 654	0.040 206	1.383 095
	枝	0.002 752	0.009 197	0.425 145	0.001 011	0.036 495	0.4 746

不同植物类型对土壤中重金属的富集能力也不同。表 5-5-4 列出了杜仲与其他 5 种不同植被对土壤中不同重金属富集能力的比较，各树种对 5 种重金属均有一定的富集能力，其中较多的有 Pb、Al 和 As，对 Hg 和 Cd 富集量较少，相比之下，杜仲对土壤中 As 的富集能力较强，仅次于落叶栎类[8]。

表 5-5-4　不同植物对土壤中重金属的富集 [8]

Table 5-5-4　Enrichment of heavy metals in soil by different plants [8]

类别	重金属含量（μg/g）				
	As	Hg	Cd	Pb	Al
杜仲	9.79	0.08	0.14	23.93	13.44
落叶栎类	11.43	0.08	0.25	26.30	16.87
柳杉	6.22	0.06	0.25	24.07	12.46
马尾松	5.13	0.07	0.23	33.87	14.37
桢楠	7.02	0.06	0.32	25.73	13.50
杉木	8.78	0.08	0.10	24.13	14.54

杜仲对 As、Hg、Pb 和 Cd 的吸收系数均高于马尾松、杉木、落叶栎类、柳杉、桢楠等 5 种不同植被，但对 Al 的吸收系数较小（图 5-5-4）。同时，也可以看出杜仲对这 5 种重金属的归还能力较小（图 5-5-5），与其他 5 种不同植被相比，杜仲对土壤重金属的综合修复指数最大（图 5-5-6）。

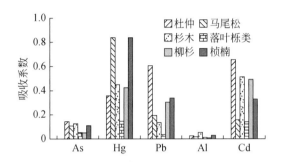

图 5-5-4 不同植物对土壤重金属的吸收系数[8]
Fig. 5-5-4 Absorption coefficient of heavy metals in soil by different plants[8]

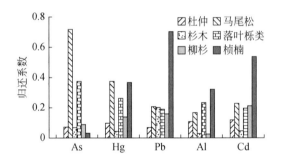

图 5-5-5 不同植物对土壤重金属的归还系数[8]
Fig. 5-5-5 Return coefficient of heavy metals in soil by different plants[8]

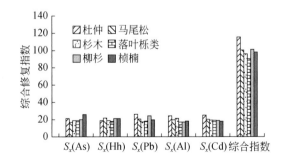

图 5-5-6 不同植物对土壤重金属的综合修复指数[8]
Fig. 5-5-6 Comprehensive remediation index of heavy metals in soil by different plants[8]

四、杜仲对矿区废弃地土壤的修复

矿产资源开发利用所形成的矿山废弃地占用了大量的土地资源，已引发生态破坏、环境污染等问题。南方地区有色金属矿分布密集，土壤遭到重金属污染，土壤退化、生态系统严重破坏。20 世纪 80 年代以来，我国矿区废弃地的生态恢复工作取得了显著成就，矿区废弃地的复垦利用受到普遍关注。杜仲能够有效富集和吸收重金属，常被用作矿区（云南个旧的锡矿、安徽马钢集团姑山和湖南耒阳锰矿等矿区）废弃地土壤的修复。杜仲能有效改善废弃地土壤的通气性和透水性，提高土壤养分含量，降低土壤主要重金属污染物含量，是矿山废弃地生态修复的先锋植物。

以云南个旧的锡矿区为例[9]，多年采矿导致尾矿堆积量和堆积点日益增多，矿区周边和市区生态环境恶化。经过对尾矿区进行覆土，种植杜仲修复土壤，8 年后采集土壤样品，检测结果发现，杜仲地（郁闭度约 70%）土壤含水率明显高于空地。杜仲地 0 ~ 20 cm 土壤容重小于空地，渗透率大于空地（表 5-5-5），说明杜仲能够有效改良土壤结构，降低容重，疏散土壤，使土壤具有良好的透水性和透气性，避免板结。种植杜仲的土壤有机质、全氮、速效钾和全钾含量均明显高于空地（表 5-5-6），随着杜仲种植时间的延长，土壤肥力逐渐改善并得到有效提高。在矿区长期种植杜仲能够有效提高土壤肥力。

将种植 8 年的杜仲地与尾矿库重金属含量进行比较分析（表 5-5-7），结果表明，种植杜仲后土壤中重金属离子含量均有明显降低，杜仲能够有效去除矿区重金属污染，修复被重金属污染的土壤。

综上所述，在矿区种植杜仲能提高土壤含水量，改善土壤结构，提高土壤肥力，降低土壤重金属含量，对矿区土壤有明显的修复效果。杜仲是矿区土壤修复的先锋树种。

表 5-5-5　云南锡矿区种植 8 年杜仲地与空地土壤物理性质 [9]

Table 5-5-5　Physical properties of soil cultivated with *E. ulmoides* for 8 years and free soil in Sn mine area in Yunnan Province [9]

样 地	土壤含水率 (%)		容重 (g/cm³)		渗透率 (mm/min)	
	0～20 cm	20～40cm	0～20 cm	20～40cm	0～20 cm	20～40cm
杜仲地	11.87	13.91	1.08	1.28	11.04	5.56
空 地	8.34	11.57	1.25	1.28	5.95	5.80

表 5-5-6　云南锡矿区种植 8 年杜仲地与空地营养状况 [9]

Table 5-5-6　Nutritional status of soil cultivated with *E. ulmoides* for 8 years and free soil in Sn mine area in Yunnan Province [9]

样 地	有机质 (g/kg)	水解氮 (mg/kg)	全氮 (g/kg)	速效钾 (mg/kg)	全钾 (g/kg)
杜仲地	42.001	168.885	2.031	37.833	4.017
空 地	39.038	181.138	1.881	25.571	2.658

表 5-5-7　云南锡矿区种植 8 年杜仲地与尾矿地重金属污染状况 [9]

Table 5-5-7　Heavy metal pollution of soil cultivated with *E. ulmoides* for 8 years and tailing soil in Sn mine area in Yunnan Province [9]

样 地	重金属含量 (mg/kg)				
	Cu	Zn	Pb	As	Cd
杜仲地	133.509	3581.433	2072.276	61.290	24.229
尾矿地	721.914	3648.383	9143.523	600.503	70.513

第三节　杜仲对水分的影响

水资源及其水文变化是组成人类生态环境的重要部分，杜仲除有较高的经济价值外，还具有很高的生态价值，在涵养水源、调节气候、保持水土等方面发挥着重要的作用。

一、杜仲涵养水源

杜仲具有丰富的枯落层（凋落物层），有涵养水源、截持降水和防止土壤侵蚀的作用。我国许多重要的水源地和防护林工程都选择杜仲作为涵养水源树种，如丹江口库区河南省南阳市淅川县和汉江生态经济带陕西省勉县都栽种杜仲用于水源涵养，"长江防护林"工程建设也将杜仲列为主要造林树种之一。

（一）杜仲人工林持水特征

枯落物的吸水速度反映枯落物单位时间内吸收降水量的多少。枯落物吸水速度主要由枝叶的质地决定。以贵州喀斯特山地 8 年生杜仲人工林为例[10]，杜仲叶为纸质，杜仲枯落物吸水速度较快。白云质石灰岩土壤的杜仲林枯落物（杜仲 1）吸水速度较泥质灰岩林（杜仲 2）快（图 5-5-7）。

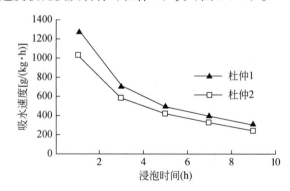

图 5-5-7　杜仲枯落物吸水速度 [10]

Fig. 5-5-7　Water absorption rate of *E. ulmoides* litter [10]

白云质石灰岩土壤和泥质灰岩林的杜仲枯落物持水量有差异，两种杜仲林枯落物吸收的水量分别可以达到其自身重量的314.4%和283%。枯落物的吸水速度与其持水量呈正相关，即吸水速度快，持水量也大。

持水率是枯落物层的含水量占枯落物风干重的百分比，含水量达到饱和时为最大持水率。枯

落物组成不同，持水率有差异。这与林分类型、组成结构、蓄积量和分解状况有关。杜仲叶为纸质，吸水能力强，吸水速度快，持水量也较大。白云质石灰岩土壤生长的杜仲比泥质灰岩生长的杜仲枯落物持水能力强（表5-5-8），这是由于白云质石灰岩杜仲林土壤的容重小、孔隙度大，尤其是非毛管孔隙度。

表 5-5-8　贵州喀斯特山地杜仲林地枯落物持水能力 [10]
Table 5-5-8　Water holding capacity of litter from *E. ulmoides* forest in Karst mountain area in Guizhou Province [10]

林分	枯落物厚度（cm）	现存量（t/hm²）	持水率(%)	持水量（t/hm²）	相当一次持水深（mm）
杜仲林1（白云质石灰岩）	0.5	1.803	210.2	3.789	0.379
杜仲林2（泥质灰岩）	1.13	1.777	173.7	3.087	0.309

与刺槐和滇柏人工林相比，杜仲人工林表现出较好的涵养水源功能（表5-5-9），杜仲人工林枯落物的吸水率、持水率和持水量均大于刺槐林和滇柏林。杜仲林的非毛管孔隙度也较刺槐林和

滇柏林大，在降水较少的情况下能有效吸收水分。杜仲枯落物饱和含水时相对自由水面蒸发率较刺槐林和滇柏林小，表明杜仲林有较低的水分蒸发损耗，更有利于保持土壤水分 [11]。

表 5-5-9　贵州喀斯特山地3种人工林涵养水源功能 [11]
Table 5-5-9　The function of three kinds of artificial forests in Karst mountain area in Guizhou Province [11]

林分	枯落物最大持水量（t/hm²）	土壤饱和持水量 (t/hm²)			综合持水量（t/hm²）	蒸发率(%)
		0～10cm	10～20cm	合计		
杜仲林	6.18	487.42	521.72	1009.14	1015.32	72.70
刺槐林	6.10	450.42	462.22	912.64	918.74	76.84
滇柏林	0.87	262.77	236.41	499.18	500.05	80.41

综上所述，杜仲林枯落物吸水速度快、持水量大、持水能力强、表面蒸发率小，具有很好的蓄水、保持水土和涵养水源的功能。

（二）杜仲人工林土壤水分特征

杜仲对土壤中水分变化的影响不但关系到土壤的特性，而且间接影响生态系统小气候的变化。土壤水分具有高度的异质性，对各种水文过程和土壤形成过程均有显著影响。

杜仲林地土壤水分季节变化特征与生物量、气温、降雨量等有直接关系，具有明显的季节性。基本变化趋势是降低—升高—降低，这是杜仲林生物量消长规律及气象因子共同作用的结果。降雨量与杜仲林土壤含水量呈正相关，降雨频度高的月份土壤水分也高。11月至次年3月为土壤水分积累期，该时段杜仲维持生长或休眠期，水分

损失以土壤蒸发为主。4～10月为土壤水分消耗期，该时段为杜仲树及其林下植被器官建成和旺盛生长阶段，水分损失以蒸腾和土壤蒸发为主，土壤水消耗大于补给。1～3月和9～12月为干季，降雨量少，但是该时段的蒸腾蒸发量也少，土壤水分得以维持。在湿润季节，表层土壤可以比深层土壤接受更多的水分净补给。

杜仲林的生理耗水与气象因子（太阳辐射、大气相对湿度、大气温度、饱和水汽压差）和土壤水分含量均具有显著的相关性。杜仲林土壤蓄水量与大气相对湿度、饱和水汽压差及降雨量呈显著正相关，与大气温度呈显著负相关；土温和气温的升高不仅影响杜仲林土壤水分态及水分有效性，而且可提高水分扩散能力，加剧土壤水分的损失。

杜仲林土壤蓄水量与大气相对湿度、大气温

度、饱和水汽压差、降雨量显著相关。不同土壤
层间土壤水分变异系数随着干旱时间的延长呈递
增的趋势，但趋于平缓，杜仲林地土壤水分时间
尺度上的变异高于垂直空间尺度上的变异。

将杜仲人工林土壤蓄水量与荒山草坡和坡耕
地进行比较，发现杜仲人工林土壤蓄水量最高，
荒山草坡次之，坡耕地最低[12]，这是植物蒸腾、
土壤蒸发和当地物候特点共同作用的结果。

二、杜仲林对降雨资源的影响

在森林生态系统中，林冠对降水的再分配功
能是其重要的水文功能之一，具有较为重要的生
态水文意义。林冠对大气降水通常以 3 种主要方
式进行重新分配，一部分被林冠截留并随后蒸发
（林冠截留），大部分通过林冠及其间隙进入林
地（穿透水），其余的水分通过树干到达林地（树
干流）。降水再分配可减少、减缓雨水对林地表
面的直接冲刷和侵蚀，防止水土流失发生，兼有
平衡林地水分、涵养森林水源、改善养分循环的
功能。杜仲具有非常丰富的树冠，对降雨资源的
再分配及空间的分布特征具有较大的影响。

（一）杜仲林下穿透雨的特征

以 2004 年 7 月至 2005 年 6 月湖南省张家界
市慈利县国家长江防护林中 10 年杜仲林为例[13]。

1. 杜仲林下穿透雨的季节分布特征　杜仲林
下穿透雨量随着降雨量的月变化而波动（图5-5-8）。
在测定期内，穿透雨量累计为 1216.8 mm，占同期
降雨量的 72.9%，其中多雨的 4 个月份（2004 年
7～8 月，2005 年 5～6 月）的穿透雨量占全部穿
透雨量的 67.2%。在降雨量最大的月份，穿透雨量
也达到最大。

2. 杜仲林下穿透雨的空间分布特征　杜仲林
下穿透雨率与次降雨量具有显著的相关性（图5-5-
9）。随着次降雨量的增加，穿透雨率呈上升的趋势。
林下穿透雨的空间变化率（不同观测点间穿透雨
率的变异系数）随着降雨量或降雨强度的增加逐
渐降低。杜仲林下穿透雨率与观测点的冠层厚度、
距主干的距离、盖度及分枝角度显著相关，穿透
雨率随着冠层厚度和盖度增加而逐渐减小，距主
干距离远、分枝角度大的林下穿透雨大。

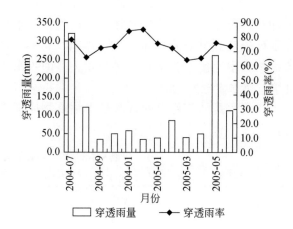

图 5-5-8　杜仲林下穿透雨的季节分布特征[13]

Fig. 5-5-8　Seasonal distribution characteristics of throughfall in *E. ulmoides* forest[13]

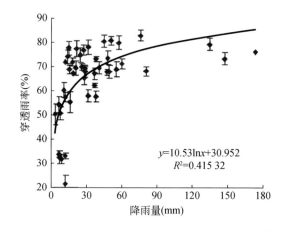

图 5-5-9　杜仲林下穿透雨率与降雨量的散点图[13]

Fig. 5-5-9　Scatter diagram of throughfall rate and rainfall in *E. ulmoides* forest[13]

林冠水平结构差异是导致林下穿透雨空间变
异及降雨聚集效应的主要原因。林下穿透雨与林
冠截留的影响因素基本相似，受树种、冠层厚度、
枝叶倾角、雨前林冠的湿润程度、叶面积指数及
降水特性等多种因素的影响。杜仲林下穿透雨率
与林冠盖度、厚度和分枝角度的相关性均达到了
较高水平，而且随着距主干距离的增加，穿透雨
率增加。

穿透雨空间变化也明显受到降雨量的影响，
降雨量增加，穿透雨空间异质性降低。穿透雨的
空间变化与降雨强度呈负相关。杜仲林下穿透雨
空间变化受到降水特性的影响，在大的雨量或高
的雨强下，林下穿透雨空间变化小。

（二）杜仲林降雨资源的再分配特征

1. 树干流变化特征 树干流是由林冠截留的降雨沿着枝条和树干流入树干周围的水分，其直接影响林地树干周围土壤的理化性质，成为林地水分和养分循环研究的重要组成部分。树干流不仅受降雨类型的影响，也与林分的结构特征相关。杜仲树干流与降雨量呈显著正相关（图 5-5-10）[14]，随着降雨量的增加，树干流逐渐增多。树干流率与降雨强度呈负相关，随降雨强度的增加树干流呈下降趋势。单株树干流与杜仲树胸径、冠层厚度、树高均呈正相关。

杜仲皮吸水少，杜仲枝条夹角小（30°～45°），有利于林冠截留的水分汇入树干，其平均树干流（7.5%±1.8%）高于南亚热带马尾松林（1.9%）、亚热带甜槠林（3.7%）和温带山杨林（3.3%）。尽管杜仲林下以穿透雨为主导，树干流所占的比例较低，但树干流作为点输入，能够显著汇集降水，增强树木根部的水分下渗，是植物生长所需的土壤水分的重要来源。

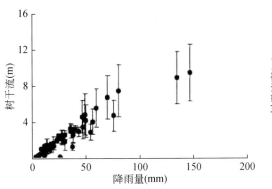
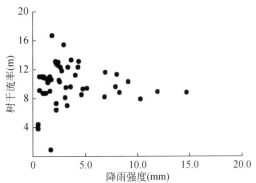

图 5-5-10　杜仲林树干流与降雨特征的关系 [14]

Fig. 5-5-10　Relationship between main stream of *E. ulmoides* forest and rainfall characteristics [14]

2. 林冠截留变化特征 林冠对降雨的再分配受降雨特征的影响较大，一般情况下，随着降雨量的增加，穿透雨和截留量增加，截留率减少。杜仲林冠截流量与降雨量具有显著的相关性，随着降雨量增加，林冠截留量上升（表 5-5-10）；林冠截留率随着降雨量、降雨强度的增加而减少（表 5-5-11）。杜仲林穿透雨率为 72.7%±7.8%，树干流率为 7.7%±1.8%，截留率为 19.6%±9.9%。在一定范围内，随着雨量和降雨强度的增加，杜仲穿透雨率逐渐增加，但杜仲林冠对降雨的截留是有限的。

表 5-5-10　长江防护林慈利县不同雨量级降雨在 15 年生杜仲林内的再分配 [14]

Table 5-5-10　Redistribution of rainfall in *E. ulmoides* forest for 15 years in Cili County [14]

雨量分级 (mm)	雨量 (mm)	穿透雨 (mm)	穿透雨率 (%)	树干流 (mm)	树干流率 (%)	截流量 (mm)	截留率 (%)	树干流 /穿透雨
0.1～9.9	47.1	22.1	46.9	3.5	7.4	21.5	45.7	0.16
10.0～19.9	199.9	137.3	68.7	15.5	7.7	47.1	23.6	0.11
20.0～29.9	196.4	145.1	73.9	16.3	8.3	35.0	16.3	0.11
30.0～39.9	209.9	142.7	68.0	16.2	7.7	51.0	24.3	0.11
40.0～49.9	227.6	167.6	73.6	19.0	8.4	41.0	18.0	0.11
50.0～59.9	221.3	172.3	77.9	16.6	7.5	32.4	13.4	0.10
≥60.0	507.2	383.2	75.6	37.18	7.3	86.8	17.1	0.10

表 5-5-11　长江防护林慈利县不同雨强级的降雨在 15 年生杜仲林内的再分配 [14]

Table 5-5-11　Redistribution of rainfall with different rainfall intensity in *E. ulmoides* forest for 15 years in Cili County [14]

雨强分级 (mm/h)	雨量 (mm)	穿透雨 (mm)	穿透雨率 (%)	树干流 (mm)	树干流率 (%)	截流量 (mm)	截留率 (%)	树干流 /穿透雨
0.1～0.9	115.9	66.9	57.7	8.6	7.4	40.4	34.8	0.13
1.0～1.9	236.4	165.8	70.1	18.6	7.9	52.0	22.0	0.11
2.0～2.9	364.0	256.2	70.4	33.3	9.2	74.5	20.5	0.13
3.0～3.9	181.9	128.3	70.5	14.1	7.7	39.6	21.8	0.11
4.0～4.9	241.9	181.4	75.0	17.6	7.3	42.9	17.7	0.10
5.0～5.9	56.6	45.2	79.9	4.0	7.1	7.4	13.0	0.09
≥ 7.0	319.9	251.4	78.6	21.8	6.8	46.8	14.6	0.09

（三）杜仲林与其他植被林对降雨资源的再分配比较

比较不同植被的穿透雨量发现，雨量级越大，不同植被的穿透雨量也越多。不同植被类型的林冠层穿透雨量、穿透雨量比和穿透率均随着降雨量的增大而增大，随着降雨量的减小而减小，降雨量与林冠层穿透雨呈显著的正相关。杜仲林的降雨穿透率均小于枫樟混交林和马尾松林（雨量级 < 100 mm）（表 5-5-12），表明杜仲林具有较高的林冠截留率，可有效减少雨水对地面的冲刷作用，防止水土流失的发生 [15]。

表 5-5-12　女儿寨小流域杜仲林与枫樟混交林和马尾松林不同雨量级降雨穿透比较 [15]

Table 5-5-12　Comparison of rainfall penetration of *E. ulmoides* forest，maple-camphor mixed forest and pinus massoniana forest in different rainfall levels in Nuer Zhai small watershed [15]

雨量级 (mm)	降雨量 (mm)	降雨量比 (%)	穿透雨量 (mm)			穿透雨量比 (%)			穿透率 (%)		
			杜仲林	枫樟混交林	马尾松林	杜仲林	枫樟混交林	马尾松林	杜仲林	枫樟混交林	马尾松林
0～0.5	1.82	0.09	0.86	1.08	1.02	0.06	0.07	0.06	47.00	59.22	59.22
0.5～5	49.47	2.51	23.25	30.56	21.32	1.52	1.94	1.36	47.00	61.79	61.79
5～10	88.59	4.49	44.36	59.05	63.58	2.91	3.75	4.05	50.08	66.65	66.65
10～25	394.95	20.03	288.03	314.35	298.73	18.87	19.98	19.04	72.93	79.59	79.59
25～50	535.53	27.16	411.44	443.63	438.38	26.95	28.20	27.95	76.83	82.84	82.84
50～100	175.09	8.88	139.15	149.41	149.57	9.12	9.50	9.54	79.47	85.33	85.33
> 100	726.40	36.84	619.53	575.00	596.00	40.58	36.55	38.00	85.29	79.16	79.16

三、杜仲的水土保持作用

水土侵蚀和流失则是生态林业建设中所要面临的主要问题之一。杜仲具有较大的林冠层、丰富的枯枝落叶层和发达的根系结构，使得杜仲拥有较大的蓄水量和持水能力，能够有效截留降雨，减缓降雨对土壤的冲刷，成为我国北方黄土丘陵区"退耕还林"工程和南方红壤区"长江防护林"工程建设的主要水土保持经济树种，在生态林建设中发挥了重要的生态和经济效益。

以湖南省张家界市慈利县两溪村国家长江防护林流域杜仲人工林水土保持效应为例[16]，比较分析杜仲与油桐对土壤物理性质、地表径流和土壤侵蚀等的影响。杜仲林地的最大持水量、毛管持水量、土壤总孔隙度、毛管孔隙度和渗透速率均大于油桐林地（表5-5-13）；油桐林地年均径流（75.1 mm）是杜仲人工林的2.6倍（图5-5-11）。说明杜仲人工林比油桐人工林具有更好的改良土壤和减少地表径流的功能。

杜仲林地和油桐林地的泥沙流失量具有显著性差异（图5-5-12）。2种人工林2003～2004年泥沙流失主要集中在降雨较多的4～8月，2005年泥沙流失集中在5月和8月，主要是由于2005年降雨主要集中在5月（356.1 mm）和8月（280.9 mm），降雨天数分别达到20天和15天，持续高强度降雨是导致泥沙大量流失的主要原因。油桐林地年平均土壤侵蚀模数是杜仲林地的2.9倍。原因是杜仲林冠呈多层次分布，可对降雨进行多次截留，多次削减雨滴的动能，减少了降雨对土壤的溅蚀作用。而油桐林冠结构层次单一，叶间空隙较多，对降雨的截留少，对雨滴动能的削减小，油桐林地的土壤侵蚀模数高于杜仲林地。在相同的降雨条件下，油桐林地的土壤侵蚀情况较杜仲林地严重，杜仲林地具有较高的抗侵蚀能力，说明杜仲林比油桐林具有更好的保持林地表层土壤的功能。

表 5-5-13　2 种林地林分状况及土壤物理性质 [16]

Table 5-5-13　Status and soil physical properties of two kinds of forest land [16]

项目	杜仲人工林	油桐人工林
林龄（年）	17	21
密度（个/hm²）	4600±72.3	1700±280
平均树高（m）	4.2±0.6	5.2±1.0
平均胸径（cm）	4.9±0.7	6.6±0.1
总盖度（%）	90±5	75±6
乔木层盖度（%）	80±3	60±12
草本层盖度（%）	30±7	40±3
最大持水量（%）	15.9±3.2	13.6±2.5
毛管持水量（%）	11.9±3.3	10.5±2.7
土壤密度（g/cm³）	1.6±0.1	1.7±0.1
土壤总孔隙度（%）	25.7±3.0	23.2±3.6
毛管孔隙度（%）	19.2±3.9	18.1±4.4
渗透速率（mm/min）	0.82±0.15	0.51±0.13

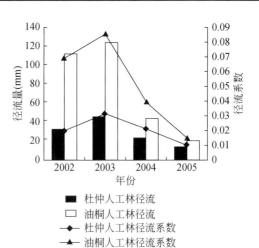

图 5-5-11　慈利县国家长江防护林流域杜仲林与油桐林2002～2005年径流量与径流系数 [16]

Fig. 5-5-11　Runoff and runoff coefficient of *E. ulmoides* and *Vernicia fordii* forests in 2002-2005 in Cili Country [16]

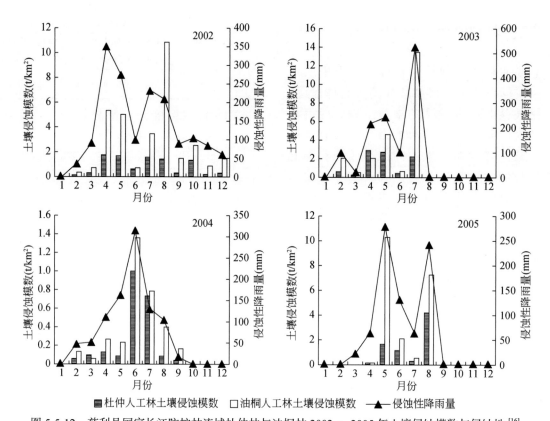

图 5-5-12　慈利县国家长江防护林流域杜仲林与油桐林 2002 ~ 2005 年土壤侵蚀模数与侵蚀性[16]

Fig. 5-5-12　Soil erosion modulus and erodibility of *E. ulmoides* and tung oil forests in 2002-2005 in Cili Country[16]

第四节　杜仲对植物的影响

　　杜仲林在生长过程中会对其自身群落物种和其他植被物种产生影响。对自身群落物种的影响主要表现为邻体和密度效应，而对其他植被物种则产生共生抑制或促进生长作用。

一、杜仲对自身群落物种的影响

（一）邻体效应

　　在任何植物群落中植物个体总是与周围其他个体以各种方式或发生正效互作或发生负效互作。不同的植物个体有着各异的生态位。相邻的个体为了获得适宜自己生长的最佳生态位，必然与其他个体争夺环境资源如光、热、水、营养元素等。这就导致物种之间或物种内个体之间的竞争（competition）或干扰

（interference）。干扰和竞争对植物个体生长和植物群落的结构及种群动态有重要影响。植物个体的形态及生长除受立地条件影响外，主要受邻体干扰。

　　以四川盆地及盆北低山区 4 ~ 9 年生杜仲人工林为研究对象[17]，杜仲个体生长速度与邻体干扰系数回归分析表明，杜仲生长速度与邻体干扰指数呈显著的负相关，邻体干扰越强，杜仲个体生长速度就越小（图 5-5-13A）；杜仲个体生长受邻体的数量、大小和离基株的距离影响，邻体越多、邻体个体越大、距基株越近，基株受邻体干扰程度就越大，其生长速度也就越慢。而基株个体大小对抵抗邻体干扰有着重要意义，杜仲个体大小与干扰指数间存在显著的负相关，基株个体越大，受邻体干扰就越小，生长也越快（图 5-5-13B）。杜仲个体大小与生长速度间呈显著正相关，基株个体越大，其受邻体干扰就越小，在竞争中生存的概率就越高（图 5-5-13C）。

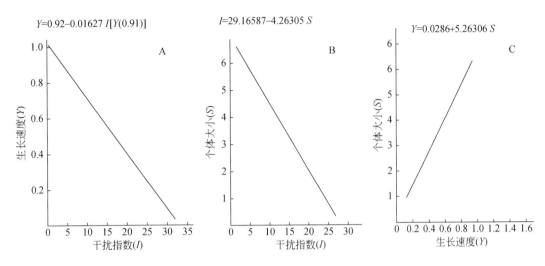

图 5-5-13 邻体干扰指数与杜仲生长速度的关系（r=-0.64）(A)；杜仲个体大小与邻体干扰指数的关系（r=-0.73）（B）；
杜仲个体大小与生长速度的关系（r=-0.65）（C）[17]

Fig. 5-5-13 (A) Relationship between neighbor interference index and growth rate of *E. ulmoides* (r=-0.64)；(B) Relationship between individual size and neighbor interference index of *E. ulmoides* (r=-0.73)；(C) Relationship between individual size and growth speed of *E. ulmoides* (r=-0.65) [17]

四川地区杜仲人工幼林密度普遍偏大，3 m 半径圆周范围内邻体个数平均超过 25 株，最多邻体达 67 株，林木营养空间极为有限，林木个体对水、热、光、气等环境资源争夺异常激烈，个体之间表现为强烈的种内竞争，个体之间相互干扰异常突出，最大邻体干扰指数达 35 以上，受干扰最大的基株胸径生长年均不足 4 mm，成为典型的被压木。林木个体之间的负效互作严重制约了杜仲幼林个体生长，导致杜仲幼林个体分化极其严重（直径离散度为 0.3 ~ 2.6，最大胸径是最小个体胸径的 4.5 倍以上）。在杜仲幼林中，大的杜仲个体根系发达、树冠高大，能较充分地利用水、热、光、肥等资源，且受邻体干扰相对较小，因而个体生长速度较快；弱小个体利用资源能力弱，又受大个体的压抑，不能获得其生长的最佳生态位，其生长也就较慢。

邻体干扰引起了杜仲幼林个体生长速度的变异，但有利于大个体，导致林分强烈分化，产生极其明显的自疏现象，充分体现了优胜劣汰的生物个体竞争规律。从林分水平看，林分密度越大，杜仲个体受邻体干扰就越强，林相也就越参差不齐，个体分化越强烈，杜仲林分产皮和产叶质量也就不高，进而影响经济效益。因而，在经营杜仲人工林时应考虑杜仲林密度适中，控制个体的邻体个数，限制邻体干扰效应，以减小个体间的

负效互作，促进林分良好生长，以保证杜仲人工林整体效益最大。

（二）密度效应

杜仲适生于温带和亚热带的不同土壤条件，萌蘖和快速生长能力强，这些特点使杜仲适合于短轮伐期矮林栽植。近年来，人们为了在短周期内获得最大限度的杜仲生物量，使得杜仲短周期密集矮林模式受到广泛关注。杜仲短周期密集矮林以提供杜仲胶、有效活性和木质纤维素成分工业化开发的原材料为目标，因此杜仲叶片、树皮、茎及种子的年产量是衡量这种栽培模式的重要指标，而栽植密度是决定地上部分生物量的关键因素。杜仲矮林产量是矮林单株生物量与密度的乘积，密度过大或过小都会产生密度效应，从而严重影响杜仲林的生物量。

下文以中国林业科学研究院经济林研究开发中心孟州基地杜仲林为研究对象[18]，解析了栽植密度对杜仲单株生长指标及单位面积地上部分生物量的影响。

1. 密度对杜仲单株生长性状的影响 不同密度下杜仲单株的平均分枝数、基径、株高、单株叶片数、单位面积叶片质量和叶面积指数差异极显著，而平均单叶干质量和单叶面积差异不显著。单株的平均

分枝数与密度呈极显著负相关，与单叶干质量也呈显著负相关，与基径和单株叶片数呈显著正相关。平均株高与密度没有显著的相关关系，单株叶片数与密度呈显著的负相关，与叶面积指数呈显著正相关。叶面积指数与密度呈显著的正相关关系。单位面积叶片质量与密度呈显著负相关。

2. 密度对单株生物量和单位面积产量的影响

单株叶干质量、单株皮干质量、单株杆干质量与密度均呈极显著的负相关，即密度越小，单株的生物量越大。不同密度下杜仲单株叶干质量、单株皮干质量、单株杆干质量差异均达到极高水平（表 5-5-14）。

表 5-5-14　不同栽植密度杜仲单株干质量与单位面积生物量的比较 [18]

Table 5-5-14　Comparison of dry weight and biomass per unit area of *E. ulmoides* with different planting density [18]

栽植密度 （株 /hm²）	单株叶干 质量 (g)	单株皮干 重量 (g)	单株杆干 质量 (g)	叶生物量 (kg/hm²)	皮生物量 (kg/hm²)	杆生物量 (kg/hm²)
13 333	205.91±79.57	43.31±16.10	317.71±127.76	2745.35±1060.88	577.45±214.71	4236.06±1703.37
16 667	201.04±93.98	36.47±12.23	282.75±91.49	3350.57±1566.26	607.73±203.83	4712.37±1524.84
22 222	157.01±79.28	32.60±11.75	223.11±84.82	3489.00±1761.71	724.53±261.06	4957.95±1884.96
33 333	152.06±89.34	28.12±7.62	195.63±65.43	5068.76±2978.05	937.29±253.90	6520.95±2181.01
66 667	102.97±38.80	24.09±7.55	171.68±67.13	6864.84±2586.90	1605.73±503.30	11 445.30±4475.21
F	9.238***	14.311***	16.069***	21.129***	67.031**	46.597***
P	< 0.001	< 0.001	< 0.001	< 0.001	< 0.01	< 0.001

注：表中数据为"平均数 ± 标准差"。

*** 表示 P < 0.001 极显著。

** 表示 P < 0.01 非常显著。

Note：the data are expressed as "mean ± SD" in table.

*** indicates extremely significant (P < 0.001).

** indicates very significant (P < 0.01).

生长性状的变化是密度效应的一种表现，栽植密度的大小直接影响和改变单个植株的生长特征。达到一定密度时，生长资源充足，高生长增加；但密度过低时，杂草等外界因素会抑制植物的高生长。密度过大，个体相互争夺资源，单株生物量必然减少，对于以收获杜仲矮林叶为目的的杜仲应用工业林，应选择较大的密度，如 66 667 株 /hm²。

二、杜仲对其他植被生长的影响

为了提高土地利用率，增加经济价值，利用杜仲的遮阴作用或富含 N 和 K 的杜仲落叶发展混交林和林下特种经济作物，如杜仲杉木混交林、杜仲毛竹混交林、杜仲与魔芋、杜仲与钩藤等混种或套种等立体种植模式，此时，杜仲就会对其他植被表现出一定的生长促进作用。

（一）提高物种多样性

杜仲能够促进物种多样性。通过比较汝阳多年生杜仲林、次生林和撂荒地，分析人工杜仲林对当地植物多样性的影响 [19]，结果如表 5-5-15 所示。杜仲林样方内共有植物 84 种，次生林样方内 71 种，撂荒地样方内 84 种，次生林物种丰富度最小。在群落层面上，杜仲林草本层物种丰富度和植株总数高于次生林。

表 5-5-15　3 种植被类型内植物的科属种数 [19]

Table 5-5-15　Numbers for 3 kinds of families，genera and species of plants [19]

植被类型	乔木层			灌木层			草本层			总种数
	科数	属数	种数	科数	属数	种数	科数	属数	种数	
杜仲林	8	10	15	9	11	11	22	42	58	84
次生林	5	5	5	10	14	16	17	43	50	71
撂荒地	0	0	0	7	8	8	28	61	76	84

种植杜仲后增加了群落内植物的种类和数量，尤其是草本植物的数量，更有利于降低水土流失。

（二）促进林下喜阴作物生长

杜仲对林下套种的喜阴植物（如钩藤和魔芋）的成活率、生长势和产量有极大的促进作用[20]。不同郁闭度杜仲林下钩藤种植成活率、生长势和产量结果见表5-5-16，初植时，不同郁闭度杜仲林下植物定植成活率均在90％以上，郁闭度大的林分形成了自然的遮阴效果，有利于成活率的提高。但以杜仲郁闭度为0.4～0.6林分的林下植物保存率较高。

杜仲林下种植钩藤，林分郁闭度是影响保存率、生长势、产量的重要因素。杜仲林分郁闭度0.4～0.6，是种植钩藤最适宜的林分郁闭度，种植保存率高、生长势好、产量高、效益好。郁闭度过小，达不到对钩藤生长所需的避荫作用；郁闭度过大，不能满足钩藤生长所需的光照条件。

表 5-5-16　不同郁闭度杜仲林下钩藤种植成活率（保存率）、生长势和产量[20]

Table 5-5-16　Survival rate (conservation rate)，growth potential and yield of *E. ulmoides* forest with different canopy density [20]

年度	郁闭度 0.4 以下			郁闭度 0.4～0.6			郁闭度 0.6 以上		
	平均成活率（保存率）(%)	生长势	产量（kg/hm²）	平均成活率（保存率）(%)	生长势	产量（kg/hm²）	平均成活率（保存率）(%)	生长势	产量（kg/hm²）
2013	93.6cC	中	-	94.6bB	强	-	98.2aA	中	-
2014	44.1cC	弱	882.0cC	89.2aA	强	4603.5aA	50.5bB	弱	1176.0bB
2015	31.5cC	弱	787.5cC	88.3aA	强	6762.0aA	42.3bB	弱	1198.5bB

注：2013年为成活率，2014年、2015年为保存率；同行不同大写字母表示在0.01水平上差异极大（$P < 0.01$），不同小写字母表示在0.05水平上差异大（$P < 0.05$）。

Note：survival rate for 2013, conservation rate for 2014 and 2015; different capital letters in same line indicate very significant ($P < 0.01$), different lowercase letters in same line indicate significant ($P < 0.05$).

（三）杜仲杉木混交林的互相促进作用

以福建永春县下洋镇涂山村天地湖杜仲杉木混交林为对象，设置纯杜仲，杜仲杉木1∶1和杜仲杉木7∶3不同种植配比，研究不同坡位及不同杜杉配比对杉木生长的影响（表5-5-17），发现不同混交方式对杉木的生长均有影响[21]。杜杉比为7∶3时杉木年均生长量最高，不同坡位该配比杉木的平均树高、平均胸径、单株蓄积最高。杜仲与杉木的混交种植可以有效促进杉木的生长；同时也观察到，杉木对杜仲的生长也有相同的生长促进作用（表5-5-18）。

表 5-5-17　不同坡位及不同杜杉配比对杉木生长的影响[21]

Table 5-5-17　Effect of different slope position and different proportion of Chinese fir and *E. ulmoides* on the growth of Chinese fir [21]

坡位	杜杉配比	杉木生长状况			年均生长量平均树高/平均地径 (m/cm)			
		平均树高 (m)	平均胸径 (cm)	平均单株蓄积量 (m³)	2013 年	2014 年	2015 年	2016 年
上坡	1∶1	2.30	3.40	0.0005	1.2/1.3	1.7/2.5	2.1/3.0	2.3/3.4
	7∶3	2.50	3.60	0.0006	1.3/1.3	1.8/2.7	2.2/3.1	2.5/3.6
中坡	1∶1	2.80	4.30	0.0010	1.3/1.5	1.9/2.3	2.2/3.5	2.8/4.3
	7∶3	3.00	4.40	0.0011	1.6/1.5	2.1/2.5	2.4/3.8	3.0/4.4
下坡	1∶1	3.50	4.90	0.0015	1.5/1.5	2.3/2.5	2.8/3.9	3.5/4.9
	7∶3	4.10	5.10	0.0020	1.5/1.6	2.4/2.6	2.9/4.0	4.1/5.1

表 5-5-18　不同坡位及不同杜杉配比对杜仲生长的影响 [21]

Table 5-5-18　Effect of different slope position and different proportion of Chinese fir and *E. ulmoides* on the growth of *E. ulmoides* [21]

坡位	杜杉配比	生长状况						生物量					生长量 平均树高 / 平均地径 (m/cm)			
		平均树高 (m)	平均地径 (cm)	平均胸径 (cm)	平均单株蓄积量 (m³)	枝下高 (m)	冠幅 (m)	树干 (kg /hm²)	树皮 (kg /hm²)	枝干 (kg /hm²)	枝皮 (kg /hm²)	合计 (kg /hm²)	2013年	2014年	2015年	2016年
上坡	1:0	3.17	4.10	2.50	0.0010	2.90	2.00	1393	270	1035	267	2965	1.2 /1.2	2.3 /2.7	2.8 /3.2	3.17 /4.1
	1:1	3.52	4.30	2.60	0.0011	3.20	2.10	1478	277	965	296	3016	1.3 /1.3	2.5 /2.8	2.9 /3.5	3.52 /4.3
	7:3	3.78	4.40	2.80	0.0014	3.30	2.20	1561	288	1031	246	3126	1.4 /1.3	2.7 /2.9	3.0 /3.7	3.78 /4.4
中坡	1:0	3.55	4.40	2.60	0.0150	3.40	2.10	1540	289	1162	152	3143	1.4 /1.3	2.6 /2.8	2.9 /3.7	3.55 /4.4
	1:1	3.73	4.50	2.70	0.0130	3.50	2.30	1574	296	1060	284	3214	1.5 /1.3	2.7 /2.9	3.0 /3.9	3.73 /4.5
	7:3	4.16	4.70	2.90	0.0170	3.90	2.40	1655	304	1125	226	3310	1.6 /1.4	2.9 /3.1	3.1 /4.0	4.16 /4.7
下坡	1:0	3.71	4.70	2.70	0.0130	3.50	2.40	1594	305	1062	359	3320	1.5 /1.4	2.6 /2.9	3.0 /3.8	3.71 /4.7
	1:1	4.01	4.80	2.90	0.0160	3.80	2.50	1738	326	1206	278	3548	1.6 /1.5	2.8 /3.0	3.4 /3.9	4.01 /4.8
	7:3	4.51	5.20	3.10	0.0021	4.30	2.70	1893	355	1352	264	3864	1.8 /1.7	3.1 /3.2	3.9 /4.1	4.51 /5.2

（彭　湃）

参 考 文 献

[1] 刘辰明, 张志强, 陈立欣, 等. 降雨对北方城市 5 种典型城市绿化树种叶面滞尘的影响. 生态学报, 2018, 38(7): 2353-2361.

[2] 王玉涛, 马志波, 马钦彦, 等. 北京地区 4 种阔叶树光合作用对 CO_2 浓度及温度变化的响应. 河北农业大学学报, 2006, 29(6): 39-43.

[3] 周金星, 漆良华, 张旭东, 等. 不同植被恢复模式土壤结构特征与健康评价. 中南林学院学报, 2006, 26(6): 32-37.

[4] 艾训儒, 刘煊章. 杜仲对土壤营养元素的富集能力初探. 湖北民族学院学报: 自然科学版, 1997, 15(3): 24-26.

[5] 段达祥, 高晟, 吴永波, 等. 喀斯特地区人工林土壤速效养分与酶活性的季节变化. 林业科技开发, 2011, 25(3): 58-62.

[6] 安和平, 周家维, 徐联英. 杜仲林不同混农林经营模式对土壤的影响及效益评价. 贵州林业科技, 2001, 29(4): 41-45.

[7] 陈文德, 彭培好, 王丽华, 等. 杜仲对重金属元素富集特征研究. 四川林勘设计, 2007, 3: 13-15.

[8] 王娟, 韩子钧, 彭培好, 等. 森林土壤毒害元素的植物修复能力研究. 安全与环境学报, 2013, 13(1): 50-53.

[9] 李贵祥, 方向京, 邵金平, 等. 个旧锡矿山废弃地不同土地利用方式土壤重金属的影响. 西北林学院学报, 2014, 29(3): 48-52.

[10] 聂朝俊,彭智坚.喀斯特山地人工杜仲林枯落物和土壤持水特性初步研究.林业资源管理,2003,6: 27-31.

[11] 张显松,姚健,薛建辉,等.喀斯特地区人工林凋落物及表层土壤水源涵养功能.林业科技开发,2010,4: 32-35.

[12] 黄志刚,欧阳志云,李锋瑞,等.南方丘陵区不同坡地利用方式土壤水分动态.生态学报,2009,29(6): 3136-3146.

[13] 曹云,黄志刚,郑华,等.杜仲林下穿透雨时间及空间分布特征.中南林业科技大学学报,2008,28(6): 19-24.

[14] 曹云,欧阳志云,黄志刚,等.中亚热带杜仲人工林对降雨资源再分配的水文特征.资源科学,2007,29(2): 52-59.

[15] 罗佳,田育新,周小玲,等.女儿寨小流域3种植被类型林冠层穿透雨特征研究.湖南林业科技,2018,45(5): 36-39.

[16] 黄志刚,李锋瑞,曹云,等.南方红壤丘陵区杜仲和油桐人工林水土保持效应的比较.林业科学,2007,43(8): 8-14.

[17] 潘攀,李荣伟,覃志刚,等.杜仲人工林中的邻体干扰.四川林业科技,2002,23(2): 15-18.

[18] 刘慧东,丁欢欢,朱景乐,等.杜仲短周期矮林的密度效应.东北林业大学学报,2018,4: 1-5.

[19] 袁王俊,卢训令,张维瑞,等.不同植被类型植物物种多样性.生态学报,2015,35(14): 4651-4657.

[20] 张军连,赵晓玲,周丹,等.杜仲林下复合种植钩藤效果初探.湖北林业科技,2016,45(4): 37-39.

[21] 黄秋萍.杜仲杉木人工混交林不同混交比例研究.安徽农学通报,2017,23(23): 92,93.

第六章

杜仲的开发与产业化发展

研究亮点：

1. 杜仲叶系列产品主要有杜仲茶及杜仲茶制品、杜仲药剂、杜仲精粉、杜仲多糖、杜仲胶、杜仲饲料添加剂。

2. 杜仲皮产品主要有抗骨质疏松剂、血压调节剂。

3. 杜仲雄花产品主要有杜仲雄花茶、杜仲雄花功能产品。

4. 杜仲籽产品主要有杜仲籽油及其产品、杜仲籽油粕、杜仲籽蛋白、杜仲胶。

5. 杜仲活性成分主要有黄酮类化合物、木脂素类化合物、苯丙素类化合物、环烯醚萜类化合物、多糖化合物、其他类化合物。

6. 杜仲胶材料主要有复合薄膜材料、形状记忆复合材料、复合义齿软衬材料、防腐涂料。

摘要： 杜仲"全身是宝"，杜仲叶含有丰富的营养成分，具有独特的天然保健功能，目前已开发出多种产品，主要有杜仲茶及杜仲茶制品、杜仲药剂、杜仲精粉、杜仲多糖、杜仲胶、杜仲饲料添加剂。杜仲皮是名贵中药，产品主要有抗骨质疏松剂和血压调节剂。杜仲雄花含有较多的总黄酮和氨基酸，主要有杜仲雄花茶和杜仲雄花功能产品；杜仲籽含有优质油脂和蛋白质，主要产品有杜仲籽油及其产品、杜仲籽油粕、杜仲籽蛋白。杜仲活性成分主要有黄酮类化合物、木脂素类化合物、苯丙素类化合物、环烯醚萜类化合物、多糖化合物、其他类化合物。杜仲胶具有独特的橡塑二重性，产品主要有复合薄膜材料、形状记忆复合材料、复合义齿软衬材料、防腐涂料。

关键词： 系列产品，活性成分，杜仲胶材料

Chapter 6　Development and Industrialization of *Eucommia ulmoides*

Highlights：

1. A series products of *E. ulmoides* leaves mainly include tea and its products, medicament, refined powder, polysaccharides, rubber, and feed additive.

2. The major products of *E. ulmoides* bark include anti-osteoporosis and blood pressure regulation agents.

3. The major products of *E. ulmoides* male flower include tea and its functional product.

4. The major products of *E. ulmoides* seed include seed oil and its products, residue, protein, and rubber.

5. The major active components of *E. ulmoides* are flavonoids, lignans, phenylpropanoids, iridoids, terpenes, polysaccharides, and other compounds.

6. The major materials of *E. ulmoides* rubber include composite films, shape memory materials, denture soft lining materials, and anti-corrosive coating.

Abstract： *E. ulmoides* has a high value of utilization. Its leaves are rich in nutrients and have unique natural health functions. At present, a series products of *E. ulmoides* leaves are developed, they mainly include tea and its products, medicament, refined powder, polysaccharides, rubber, and feed additive. Its bark is a precious Chinese

Medicine. The major products of *E. ulmoides* bark include anti-osteoporosis and blood pressure regulation agents. Its male flower contains higher total flavonoids and amino acids. The major products of *E. ulmoides* male flower include tea and its functional products. Its seed contains high quality oil and protein. The major products of *E. ulmoides* seed include seed oil and its products, residue, protein, and rubber. Moreover, the major active components of *E. ulmoides* are flavonoids, lignans, phenylpropanoids, iridoids, terpenes, polysaccharides, and other compounds. Furthermore, its rubber has unique rubber-plastic duality. The major materials of *E. ulmoides* rubber include composite films, shape memory materials, denture soft lining materials, and anti-corrosive coating.

Keywords： A series of products, Active components, Rubber based materials

杜仲"全身是宝"，我国卫生健康委员会将杜仲叶纳入功能性食品的使用原料。杜仲叶于2018年被列入药食同源目录（试点），杜仲雄花于2014年被列入新资源食品目录，杜仲皮是名贵的中药材，为杜仲系列产品的开发和产业化发展奠定了基础。

第一节 杜仲叶系列产品的开发

杜仲叶于夏、秋二季枝叶茂盛时采收，晒干或低温烘干。杜仲叶与杜仲皮所含化学成分极为相近，其药理作用也相近，其中某些有效成分的含量甚至超过皮中含量。杜仲叶的主要成分包括木脂素、环烯醚萜类化合物、杜仲胶、黄酮类化合物、多糖、甾类化合物、氨基酸、微量元素等[1-8]。

目前杜仲叶系列产品较多，如图5-6-1所示。

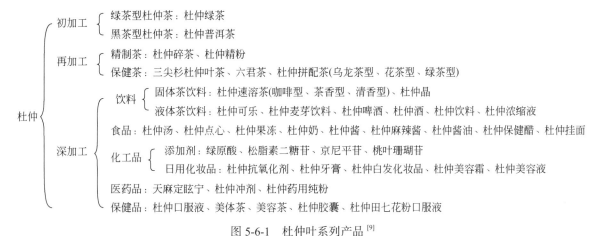

图 5-6-1 杜仲叶系列产品 [9]
Fig. 5-6-1 Series products of *E. ulmoides* leaves [9]

一、杜仲茶及杜仲茶制品

杜仲叶丰富的营养成分和独特的天然保健功能引发了人们开发利用的热潮。20世纪80年代以来，先是日本出现了"杜仲茶热"，后又波及欧亚一些国家和地区。在这种情况下，我国也开始生产杜仲茶，产品主要出口到日本、韩国等地。

（一）杜仲茶

杜仲茶的安全毒理学评价显示，杜仲茶急性毒理分级属无毒级，无遗传毒性，杜仲茶属于安全性保健食品[10]。目前上市的杜仲茶产品以绿茶、红茶、乌龙茶为主。

1. 采收时间 以7～10月成熟叶所制茶品质最优，过嫩的叶子，其有效成分尚未完全成熟，所制茶叶色泽口感偏青涩，成熟叶内含物丰富，风味较好，茶香浓郁。而 10 月以后老叶色枯而杂，口感上涩味较浓，虽具茶香但也苦涩[11]。

2. 护色处理 杜仲叶采摘后易发生酶促褐变，在受到外界条件影响时会迅速水解、聚合、破坏、颜色变深，导致采收后功能性成分和营养成分损失、品质变差。可采用柠檬酸、抗坏血酸（维生素 C）和盐离子等对杜仲叶进行护色预处理，0.05%Mg^{2+}、0.05%Ca^{2+}、5%Na$^+$、0.15% 维生素 C、0.1% 或 0.3% 柠檬酸护色处理后杜仲茶中总黄酮含量较高，0.03%Mg^{2+} 护色处理后绿原酸含量较高，而使用 0.3% 柠檬酸护色处理后桃叶珊瑚苷含量最高，0.01%Zn^{2+} 护色处理后京尼平苷酸含量较高[12]。

3. 揉捻破碎 杜仲鲜叶脆性强而韧性差，除 5～6 月的嫩叶可揉捻成粗条外，成熟叶片难以搓成条，也不能像普通茶叶揉捻成团，而是呈现网状胶丝相连碎片。因此，无法直接冲泡，破碎后宜做成袋泡茶。切茶机、揉捻机、锤式粉碎机的破碎效果相比较，揉捻机优越性较好，且不会成碎茶，破坏品相。

4. 制茶工艺 杜仲叶制成茶品后大多带有明显的青草味和苦涩味道，口感欠佳，香气不足，使其不易被接受。而杀青在抑酶保绿、去除青涩口感、提高茶叶色泽和香气方面有重要作用。

（1）杜仲绿茶

1）初制：鲜叶→杀青→摊凉→揉捻→毛火（第一次烘干）→摊凉→足火（第二次烘干），其特点是"高温抑酶保绿，反复炒制提香"。优选工艺：杀青采用 90 型瓶炒机，锅温为 220～245℃，投叶量为 10 kg/锅（110 型为 20 kg/锅），投叶 3～4 min 后，叶温达 85℃左右时，立即排气；杀青时间为 10～15 min，杀青叶含水量为 50%～60%，出锅后及时摊凉。工艺中采用两次摊凉，使叶内外水分扩散均匀，并经毛火、足火两道工序炒干，控制含水量为 6%～7%[13]。

近年来，微波杀青表现出了杀青迅速、均匀、效率高的优越性，受到了广泛关注。通过比较炒青、蒸青、烫青和微波杀青 4 种杀青技术对杜仲绿茶品质的影响，发现微波杀青在干茶色泽、香气、滋味、汤色和叶底等方面的效果较好[14]。

2）精制：毛茶→拣选→破碎→复炒→筛分→拼配→包装。精制主要通过"筛分"与"复炒"来分清规格，提高茶香，其关键技术是提高破碎效率和降低副茶产率。采用揉捻机破碎效果最好，破碎后的茶叶呈碎片状，并同杜仲胶丝相连，再经瓶炒机复炒，当叶温升至 63℃左右时，胶丝受热收缩断裂消失，碎片松散。随后，用平圆筛分筛。分筛技术参数：用 16 目做规格筛，60 目为割末筛，其中 16～60 目为正品茶，60 目下为副茶[13]。精品杜仲绿茶品质特征及生化分析见表 5-6-1。

表 5-6-1　精品杜仲茶的感官和主要成分 [13]

Table 5-6-1　Sensory and main components of *E. ulmoides* tea with high quality [13]

感官品质					主要成分					
外形	香气	汤色	滋味	叶底	水分(%)	水浸出物(%)	多酚类(%)	还原糖(%)	游离氨基酸(mg/g)	生物碱(%)
碎片均匀绿亮鲜润	浓纯带清香	绿亮	浓醇回甜	绿亮匀齐	5.6	40.0	5.7	3.0	353.6	0.12

3）风味调试及包装：精制后的杜仲绿茶可直接包装为袋泡茶销售，也可与绿茶、花茶、乌龙茶等拼配调味，以满足不同消费要求。研究表明，杜仲茶与 30% 绿碎茶、杜仲茶与 40% 花碎茶、杜仲茶与 60% 乌龙茶口感协调，风味各有特色，同时又不失杜仲茶的基本风味。经评配后的杜仲茶可用袋茶机分装为 2.0 g、2.5 g 或 3.0 g 不同规格后销售[13]。

（2）杜仲红茶：加工一般流程为鲜叶→萎凋→揉捻（揉切）→发酵→烘干→精制。鲜叶经过 8 h 摊放萎凋，该过程注意保持叶堆不发热，防止腐烂。在 45 型揉捻机上重揉 20～40 min，由于杜仲胶的丝状连接，往往呈串状，这属于正常现象。室温下发酵 48～60 h，然后在 110 型瓶式炒干机上炒干，锅温控制在 80℃ 左右[15]。红茶精制加工时，复炒程度应控制在 110℃，复炒 1～2 h 为宜，其余工序与杜仲叶绿茶相似。

（3）杜仲乌龙茶：一般流程为鲜叶→晒青→摇青→炒青→揉捻→烘干。鲜叶经过 90 min 晒青后，在室内摊放 2 h，然后按照表 5-6-2 的技术参数，在摇青机上摇青，以下工序同杜仲绿茶，在出锅前不需升温提香[15]。

表 5-6-2　摇青的时间间隔与转数 [15]

Table 5-6-2　Time interval and revolution of shaking tea [15]

时间间隔 (min)	转数 (r)	时间间隔 (min)	转数 (r)
0	15	90	60
30	30	60	50
60	40	60	50

续表

时间间隔 (min)	转数 (r)	时间间隔 (min)	转数 (r)
60	50	40	出笼
60	60		

（4）杜仲绿茶、杜仲红茶与杜仲乌龙茶比较：由表 5-6-3 可以看出，杜仲绿茶和杜仲乌龙茶可溶性糖含量差异不显著，但二者明显高于杜仲红茶。杜仲绿茶的叶绿素 a 和总叶绿素含量与杜仲红茶之间的差异达到极显著水平，而杜仲乌龙茶与二者之间的差异均不显著；杜仲绿茶和杜仲乌龙茶水浸出物含量的差异达到显著水平，杜仲红茶与二者之间的差异达到极显著水平，杜仲绿茶最高，杜仲乌龙茶次之，杜仲红茶最低。粗纤维是植物中比较稳定的一类物质，在不强烈的酸、碱或湿热条件下难以分解，所以不同的加工工艺对杜仲茶的粗纤维的影响不明显[15]。

表 5-6-3　杜仲茶主要品质化学成分含量的多重比较 (%)[15]

Table 5-6-3　Multiple comparison of main chemical components of *E. ulmoides* tea(%) [15]

茶类	绿原酸	黄酮	氨基酸	可溶性蛋白质	可溶性糖	叶绿素 a	叶绿素 b	总叶绿素	水浸出物	粗纤维
杜仲绿茶	4.22A	1.66A	1.06A	0.25a	12.73Aa	0.37Aa	0.13a	0.51Aa	38.10Aa	9.98a
杜仲乌龙茶	2.49B	1.44B	0.44B	0.26a	11.49Aa	0.34ABab	0.13a	0.47ABab	35.08Ab	9.65a
杜仲红茶	0.48C	0.70C	0.29C	0.26a	9.26B	0.31Bb	0.13a	0.44Bb	31.17B	9.60a

注：各指标的值为 3 次重复测量结果的平均值，采用 LSD 法进行多重比较。大写字母不同，则差异达到极显著水平（$P < 0.01$）；大写字母相同，而小写字母不同，则差异达到显著水平（$P < 0.05$）。

Note：the value of each index is the average value of three repetitions, LSD method was used for multiple comparisons. Different capital letters indicate very significant ($P < 0.01$), same capital letters and different lowercase letters indicate significant ($P < 0.05$).

（二）杜仲饮料

杜仲饮料是将杜仲中的有效活性成分提取出来，再配制成饮料。

（1）水浸提法：将干燥的杜仲树皮或叶粉碎，将其置于水中，采用热水浸提法提取出杜仲中的活性成分。在料液比为 1：10、70℃ 条件下提取 40 min 时，提取出的杜仲叶原汁中的绿原酸、总黄酮、可溶性固形物的含量较高[16]。

（2）生物酶法：将干燥的杜仲皮或叶粉碎，与生物酶（纤维素酶、果胶酶）或能产生细胞壁分解酶的微生物混合，使之悬浮于水中，在酶活温度范围内进行震荡。纤维素和果胶等多糖通过酶解使细胞壁破碎，能够将细胞中的各种有效成分高效地抽提出来。也可以在振荡后对悬浮液施以高频率的超声波辅助提取，然后用常规方法对悬浮液中的固形物进行过滤，就可获得含有高浓度有效成分的杜仲提取液。在料液比为 1：10、50℃ 条件下添加 0.01% 果胶酶震荡 3 h，过滤得到的杜仲提取液较优[17]。

（3）杜仲饮料的配制：将上述杜仲提取液用水适度稀释，根据需要添加甜味料、酸味料、香料、维生素、矿物质、色素、防腐剂等，即成健康的杜仲饮料。也可将上述杜仲提取液干燥使之粉末化，根据需要与上述添加剂一起溶于水供饮用，或与其他果汁（如苹果汁、红枣汁）复合制成复合保健杜仲饮料。再经过脱气、灭菌、灌装、检验、包装制得成品。优选配方：杜仲汁稀释 15 倍、柠檬酸 0.04%、白砂糖 4%、蜂蜜 0.6%；杀菌方法为微波 2450 MHz、杀菌 4 min，产品色泽为淡黄色[18]。

（三）杜仲酒与杜仲醋

杜仲酒和杜仲醋是继杜仲茶、杜仲饮料后集酒或食醋与杜仲营养功能于一体的新型饮品。工艺路线：杜仲叶→酶解→添加葡萄糖→灭菌→发酵→杜仲酒→巴氏杀菌→醋酸发酵→过滤→杀菌→杜仲醋。制备过程有三个重要环节，即杜仲叶酶解预处理、酒精发酵、醋酸发酵。酶解时间是影响杜仲叶中绿原酸释放的主要因素，而杜仲叶酶解后的料液比、醋前发酵剂添加量及醋酸菌接种量是最终获得杜仲叶发酵醋的关键因素。

杜仲叶粉与蒸馏水的质量比为 1∶5，添加 0.8% 纤维素酶 100 ml/100 g，45℃下酶解 4 h，所得到的杜仲叶浆中总可溶性糖含量达 35 g/L，通过添加葡萄糖，将总糖含量调整为 200 g/L，接种 5% 已经活化的酵母菌液，在室温下发酵 11 天，得到酒精含量为 10.6% 的杜仲叶酒[19]。

过高的酒精含量反而会抑制醋酸菌的生长，所以要调整先前发酵得到的杜仲酒的酒精含量，使其适合后续的醋酸发酵。采用 4% 杜仲酒，接种 8% 已活化的醋酸菌液 32℃下发酵 11 ～ 15 天的效果较好，醋酸转化率可达 80% 以上。发酵后对发酵液进行灭菌（100℃，30 s）、抽滤、澄清[19]。

发酵得到的杜仲醋的酸度（以醋酸计）为 40 ～ 45 g/L，酒精≤ 0.5%，色泽呈褐色，酸度醇和，具有杜仲特有的中药香味。直接发酵的杜仲醋液成品酸度过高，不适宜直接饮用，稀释调配制成醋饮料。在 100 ml 稀释醋中加入 0.05 g 柠檬酸、0.015 g 苹果酸、4.5 g 葡萄糖配成的醋饮品可直接饮用[19]。

（四）杜仲酸奶

以牛乳和杜仲茶粉（杜仲水提取物喷雾干燥制得）为主要原料，经乳酸菌发酵后，制成茶粉与酸奶结合的功能性新型酸奶。研究表明，杜仲茶粉添加到酸奶中适合制备搅拌型茶酸奶。工艺流程：鲜奶→加糖、均质（30 MPa）→杀菌（95℃，5 min）→冷却（40 ～ 42℃）→接种→发酵（40℃，6 h）→搅拌（加杜仲茶粉，加稳定剂）→静置→后熟（2 ～ 4℃，2 天）→成品。优选配方：杜仲茶粉添加量 0.15%、白砂糖添加量 6%、发酵剂接种量 8%、稳定剂（CMC 与卡拉胶的质量比为 1∶1）添加量 0.1%，所得的酸奶呈浅棕色，凝固均匀，组织致密细腻，略有乳清析出，色泽、香气、滋味及组织状态俱佳[20]。

（五）杜仲果冻

杜仲果冻是一种保健休闲食品，含有杜仲活性物质，能够增强人体免疫力和促进机体代谢。此外，兼具果冻食品特点，能够长期保存，便于携带，使用方便。工艺流程：卡拉胶、白砂糖→煮沸溶解→胶液过滤、冷却→加入柠檬酸钠（90℃以下）→加入香精（80℃以下）→加入杜仲提取液、柠檬酸（70℃以下）→灌装模具、封口→灭菌→冷藏凝冻（10℃以下）→成品。优选配方：杜仲提取液 10%，卡拉胶 0.6%，羧甲基纤维素钠 0.1%，白砂糖 8%，柠檬酸 0.2%，柠檬酸钠 0.02%，香精 0.05% ～ 0.1%[21]。

（六）杜仲硬糖

杜仲糖就是添加一定木糖醇、杜仲活性成分及一些辅助原料而制成的功能性保健硬糖。它既具有杜仲活性成分的保健作用，又具有清凉、防龋齿等特点。工艺流程：蔗糖、木糖醇溶解→加入麦芽糖浆高温熬糖→糖膏冷却→杜仲提取液喷雾干燥粉、清凉剂、香精等辅料→调和翻拌→糖膏冷却→冲压成型（70 ～ 80℃）→包装。优选配方：蔗糖 48.5%、木糖醇 20%、麦芽糖浆 30%、杜仲粉 1.3%、香精和清凉剂 0.2%；熬糖的温度应控制在 150 ～ 160℃，糖膏冷却温度达 110℃时加入杜仲粉和辅料，杜仲粉在加入之前先用 0.5 倍量酒精将其湿润[22]。

（七）杜仲可乐

杜仲叶提取液具有浅褐颜色和淡薄的后苦味，与可乐产品的外观和口感相似，作为可乐生产的原料具有独特的优点。优选配方：每 1000 L 杜仲可乐使用杜仲提取液 320 L（2.2% 可溶性固形物）、糖浆 120 L（66° Brix）、蛋白糖 3.2 L（10%）、磷酸 8.0 L（10%）、柠檬酸 1.6 L（50%）、焦糖色素 1 L、可乐香精 4 L（10%）[23]。

（八）杜仲菌质食品

通过裂褶菌固体发酵杜仲皮获得杜仲菌质，以杜仲裂褶菌菌质、南瓜纯粉、甜菊糖苷为原料，获得杜仲裂褶菌菌质食品。最佳制作配方：面粉 100 g，杜仲裂褶菌菌质 10 g，甜菊糖苷 0.07 g，起酥油 20 g，南瓜粉 40 g，食用植物油 10 g，食盐 0.3 g，泡打粉 0.5 g。以最佳配方制作的菌质食品颜色呈均匀黄褐色，外形完整，组织结构细密，口感酥脆，具有菌质风味和较高的营养价值[24]。

（九）杜仲叶菜点食品

杜仲叶可作为中式菜点或小吃点心，也可作为糕点和粥品的配菜[25]。

二、杜仲药剂

杜仲药剂主要有杜仲片、杜仲丸、杜仲颗粒、杜仲胶囊、杜仲口服液、杜仲含药血清。

（一）杜仲片

片剂是现代最常用剂型之一，具有性质稳定、携带与使用方便、剂量准确等优点。杜仲片是把主药杜仲和辅料制成湿法颗粒，然后压片成符合规定的片剂，具有补肝肾、强筋骨、安胎、降压之功能。生产工艺：杜仲粉（炮制杜仲叶或树皮粉碎物）→与辅料混合→软材→颗粒→干燥→整粒→压片→片剂→检验。优选处方：杜仲粉末 1 g，淀粉 3 g，糊精 5 g，蔗糖 1 g，乙醇 50%。按照以上比例混合制成软材，由于乙醇中含有一部分水，可以引发药物本身的黏性，而且乙醇的挥发可缩短干燥的时间，不至于使湿颗粒粘连。软材过筛（22 目），用干燥箱在 50～60℃下干燥 30 min，加入 1% 的硬脂酸镁，1% 的干淀粉，进行均匀混合整粒，用单冲压片机进行压片成型，制得的片剂每片重 0.36 g[26]。

复方杜仲片由杜仲、黄芩、钩藤、夏枯草、益母草等组成，具有清肝热、降血压功能，其生产工艺一般为煎煮液→浓缩→稠膏→干燥→粉碎→制粒→压片→包衣→复合杜仲片[27]。杜仲叶在降血压、中枢镇静、增强细胞免疫功能及提高肾上腺皮质功能等方面与杜仲皮有相同作用，以叶代皮已用于复方杜仲片的生产。

（二）杜仲丸

杜仲、续断生药分别以 10 倍量 70% 乙醇回流提取 2 次，每次 2 h，合并 2 次提取液浓缩，真空干燥得提取物，按照杜仲与续断生药量为 1：1 或 2：1 的比例配制[28, 29]。杜仲丸对于抑郁症和绝经后骨质疏松症均具有治疗作用。

（三）杜仲颗粒

将杜仲叶 60℃干燥 6 h，粉碎，过 16 目筛，用水煎煮 2 次，每次 1 h，合并 2 次提取液浓缩成浸膏。取浸膏 15 kg、糊精 10 kg、淀粉 12.5 kg，制成软材，该过程也可加入其他药材水浸提物或粉末如三七等，用颗粒机制粒，60℃干燥 6 h。杜仲颗粒呈黄褐色，外表有油光泽，具有补肝肾，强筋骨，安胎，降血压之功效，临床上用于肾虚腰痛、腰膝无力、胎动不安、先兆流产、高血压[30]。

（四）杜仲胶囊

将杜仲叶烘干粉碎后，用 70% 乙醇回流提取，提取液经浓缩、干燥成浸膏状，浸膏粉碎后 180 目过筛[31]，采用自动胶囊填充机灌成全杜仲胶囊，具有良好的降压和骨质疏松治疗效果。也可以与其他药材如天麻、杜仲、当归等提取液合并，浓缩、干燥成浸膏，灌装成复合杜仲胶囊，具有散风活血、舒筋止痛、益肾通络、降血压等功效。

（五）杜仲口服液

按一定比例称取杜仲、黄芪、连翘等中药，煎煮浸提 3 次，时间分别为 60 min、40 min、20 min，合并三次滤液，浓缩，离心，取上清液稀释成规定浓度，装瓶、消毒、包装[32]。杜仲口服液具有降压、调节血脂及提高免疫功能的作用。

（六）杜仲含药血清

杜仲加 10 倍量水煎煮提取 2 h，共 3 次，过滤合并 3 次浸提液，浓缩并真空干燥，得杜仲提取物。大鼠自由饮水，禁食 12 h 后，按每次 96 g/kg 剂量给予大鼠杜仲提取物喂食，连续给药 3 ～ 7 天 [33, 34]。并于末次给药 60 min 后，颈总动脉或股动脉采血，取全血置于 37℃ 水浴保温至上层有淡黄色液体析出，取出后离心（15 000 r/min）10 min。取上层血清，所收集的血清于 56℃ 灭活 30 min，保存于 -80℃，备用 [33]，杜仲血清具有一定的促进人成骨细胞增殖和分化的作用。

三、联产杜仲精粉、多糖和杜仲胶

杜仲叶联产杜仲精粉、多糖和杜仲胶产品工艺涉及三个主要阶段，即通过纯水提取获得杜仲浸膏和多糖，将水提取后的残渣利用碱水提取获得酸性多糖，最后利用酶水解方法提取残渣获得杜仲胶 [1]，具体过程如下。

杜仲叶粉末（20 目）用 60 ℃ 蒸馏水提取 180 min，过滤后即得到滤液和残渣。将滤液的一部分减压浓缩后冷冻干燥，得到杜仲粗提物浸膏。另一部分浓缩后，加入 3 倍体积的 95% 乙醇搅拌均匀，离心，得到上清液和沉淀，收集沉淀，冷冻干燥后得到水溶性多糖；减压浓缩上清液，冷冻干燥后得到杜仲浸膏，进一步利用树脂纯化，获得杜仲精粉。纯水提取后的残渣用 1 mol/L NaOH 水溶液按照 1 ∶ 20（重量 / 体积）的比例于 75℃ 提取 3 h，提取液用 6 mol/L 的 HCl 中和至 pH 5.5，减压浓缩后加入 3 倍体积的 95% 乙醇，混合均匀，离心，收集沉淀，用 3 倍体积的 95% 乙醇洗涤沉淀 2 次，冷冻干燥，获得杜仲碱提多糖。碱提取后的残渣用大量水冲洗，干燥，得到富含杜仲胶的基质。基质按照 5%（重量 / 体积）的比例加入缓冲液（乙酸钠 - 乙酸，50 mmol/L，pH 4.8），置 50℃ 摇床中以 150 r/min 的转速酶解 96 h，得到粗杜仲胶。粗杜仲胶用石油醚（60 ～ 90℃）在 80 ～ 85℃ 回流提取 2 h 后，立即用不锈钢丝网分离不溶性热渣。将滤液冷却至室温，在 -5℃ 冷藏 0.5 ～ 1.0 h 沉淀杜仲胶，过滤沉淀即得。

在上述工艺条件下，杜仲粗提浸膏的得率（以杜仲叶质量为基准）约为 5%，杜仲精粉得率约 2%，水溶性多糖得率约 8%，碱提取多糖得率一般为 25%，杜仲胶的得率约 2%。精粉中含有苯丙素类、黄酮类、木脂素类化合物等丰富的生物活性成分，水溶性多糖的主要成分是葡萄糖，碱提取多糖主要由阿拉伯糖组成。杜仲胶的多分散性指数约为 6.27，分子质量 6.21×10^4 g/mol。

四、饲料添加剂

杜仲作为饲料添加剂最早在 1997 年有报道，杜仲叶的重要功能之一是能够明显改善动物肉质。在饲料中加入杜仲叶能够提高动物的生产性能和免疫力，改善肉质，提高抗氧化能力。

杜仲叶茶可提高小鼠淋巴巨细胞的增殖能力，以及腹腔巨噬细胞吞噬鸡红细胞的能力和小鼠碳廓清吞噬指数。杜仲叶提取物能提高小鼠的非特异性免疫、细胞免疫及体液免疫功能。杜仲叶可调节糖脂代谢，降低蛋鸡血清中三酰甘油和胆固醇的含量及鸡蛋蛋黄中的胆固醇含量。杜仲叶还能够促进动物生长，在饲料中添加 1% 左右的杜仲叶粉能显著提高三黄鸡的平均日增重。用杜仲叶饲养的鳗鱼肉中的胶原蛋白含量增加，中性脂肪减少。杜仲叶饲养的猪的生长性能、屠宰率和瘦肉率均提高。

杜仲饲料添加剂可提高动物的生产性能。用杜仲提取物饲喂蛋鸡可降低产蛋后期蛋鸡的死亡淘汰率和破软蛋率。用杜仲的活性物质绿原酸养殖草鱼能提高草鱼的生产性能，认为绿原酸是杜仲促生长的主要活性成分 [35]。杜仲叶粉和杜仲叶提取物都有提高畜、禽、鱼健康水平和生产性能的作用，对改善高日龄鸡的健康、延缓产蛋力下降有一定效果，可使畜禽肉质鲜美，使鸡产蛋率提高 10%，蛋内胆固醇含量降低 24%，对常见疾病有良好的预防效果。

杜仲饲料添加剂可提高动物的免疫力。杜仲的免疫作用主要表现在清除有害自由基、抗癌变、抑菌、抗病毒及免疫系统激活作用。杜仲可作为提高免疫力的有效活性成分，以及其对免疫系统的激活作用为其做饲料添加剂的研究提供了理论基础。研究表明，杜仲及其活性成分作为饲料添加剂，具有提高免疫器官指数、改善免疫活性因子活性、提高血清非特异性免疫的能力。

杜仲饲料添加剂可提高肌肉品质。用杜仲叶饲喂草鱼 [36]、肉鸡 [37]、青鱼 [38] 等，可提高动物体肌肉中的粗蛋白含量，使肌纤维变细，并提高肌纤维密度和肌原纤维耐折力，增加了肌肉中胶原蛋白和羟脯氨酸含量。在草鱼的饲料中加入杜仲活性成分绿原酸、京尼平苷、京尼平苷酸，发现可显著提高肌肉总胶原蛋白和碱不溶性胶原蛋白水平[36]。

杜仲饲料添加剂可提高抗病力。杜仲叶提取物对真菌、细菌都有抑菌效果，可提高动物体抗病力。杜仲提取物饲喂的草鱼能够有效抵抗温和气单胞菌的侵害，显著提高草鱼的存活率[39]。

第二节　杜仲皮系列产品的开发

杜仲皮是名贵的中药材，在民间有"植物黄金"之称。杜仲皮有补肝肾、强筋骨、安胎的功效。主治腰脊酸疼、足膝痿弱、小便余沥、阴下湿痒、胎漏欲堕、胎动不安、高血压。杜仲皮可以用来泡茶，也可以煮汤，能够调解胃肠消化功能，预防便秘，促进新陈代谢，降血脂，增强机体免疫力，改善睡眠质量，减肥、美容、抗衰老。对于肾虚阳痿的男性，还可以补充肾气，增加体力。

一、抗骨质疏松剂

杜仲皮在中医药中一直被用作防治骨质疏松的良药，皮中的木脂素能促进成骨细胞的增殖和促进骨的形成。可以杜仲皮为基础原料生产以木脂素为有效成分的抗骨质疏松剂。其生产工艺路线主要为如下：首先用热水提取杜仲皮得到杜仲皮提取液，然后将提取液分别用石油醚、二氯甲烷、乙酸乙酯依次萃取，减压浓缩萃取相，真空冷冻干燥，分别得到石油醚萃取组分、二氯甲烷萃取组分、乙酸乙酯萃取组分和水相组分。采用大孔树脂对各萃取组分进行提纯分离。各组分用蒸馏水分散后分别上样，静置吸附 2 h。先用 5 倍柱体积的蒸馏水洗脱，除去大极性的杂质，再分别依次用 3 倍柱体积 20%、40%、60% 和 80% 的乙醇洗脱不同极性化合物。收集洗脱溶液，减压浓缩，干燥后得到富含木脂素的抗骨质疏松剂。

药理活性研究表明，抗骨质疏松剂具有促进骨细胞形成的作用，对骨质疏松具有一定的预防作用，能减少骨密度下降、增加骨强度、保持骨小梁微结构，且无明显的毒副作用。抗骨质疏

松剂及其主要成分松脂醇二葡萄糖苷、桃叶珊瑚苷和京尼平苷均能剂量依赖性地促进类成骨细胞及成骨细胞的增殖、分化和矿化，主要是通过 BMP-2 信号通路的 p38 和 ERK 途径促进成骨细胞的成骨作用。

二、血压调节剂

杜仲皮对血压具有特殊的双向调节作用，即对高血压患者有降压作用，对低血压患者有升压作用，其中的松脂醇二葡萄糖苷等木质素类化合物是杜仲调节血压的物质基础。以杜仲为原料制成的全杜仲胶囊、杜仲降压片和杜仲平压片的疗效已得到临床验证。

杜仲皮中松脂醇二葡萄糖苷的提取、纯化方法为有机溶剂提取与柱层析相结合的分离方法。取干燥的杜仲树皮，切成细丝，用 60% 乙醇于 70℃回流提取 3 次，每次 1 h，合并提取液，减压浓缩至无醇味。离心，取上清液，先用大孔树脂静态吸附，然后依次用水、乙醇洗脱，收集乙醇洗脱液，减压浓缩至无醇味。再用正丁醇萃取，将萃取后的水溶液减压浓缩成稀膏，按 1∶60 用硅胶拌样，进行硅胶柱层析，用氯仿-甲醇-水洗脱，将含松脂醇二葡萄糖苷的流分收集、合并，最后经纯化，得到纯度为 97.3% 的松脂醇二葡萄糖苷，得率约为 0.04%。

第三节　杜仲雄花系列产品的开发

杜仲雄花富含桃叶珊瑚苷、京尼平苷酸、京尼平苷等环烯醚萜类化合物，异槲皮苷、紫云英苷等黄酮类化合物，以及绿原酸和氨基酸等活性成分。总黄酮和氨基酸在杜仲雄花中的含量远高于皮和叶，其他活性成分含量也较高。杜仲雄花不同花期的活性成分含量有差异，总黄酮含量在花蕾期最高（4.01%），始花期最低（2.42%），从盛花期到末花期逐渐上升；桃叶珊瑚苷和绿原酸含量均在花蕾期最高（分别为 2.35% 和 1.07%），盛花期最低（分别为 1.46% 和 0.50%），至末花期含量上升；京尼平苷酸含量在始花期最低（0.22%），从盛花期开始逐渐升高，至末花期高达 1.40%；活

性成分总量也以花蕾期为最高（7.42%）。杜仲雄花的花蕾期和盛花期是兼顾质量和产量的最佳采摘期[40]。目前，杜仲雄花已被列为新食品原料，以杜仲为原料生产的雄花茶、雄花酒、雄花功能饮料等产品具有良好的医疗保健功能，备受市场青睐。

一、杜仲雄花茶

杜仲雄花资源丰富，安全无毒[41]，以杜仲雄花为主要原料制备的杜仲雄花茶、杜仲花叶茶、杜仲红茶和复合茶等有显著的保健功能[42-46]。随着人们生活水平的提高和全球人口老龄化的趋势，人们对抗衰老和延年益寿的需求日益增加。近年来，肥胖患者、高血压患者和亚健康人群的比例越来越高，给杜仲产品的发展提供了广阔的市场。

杜仲雄花茶制备过程多采用微波、真空干燥、冷冻干燥等技术，并结合蒸青、烘干等传统方法，保留了雄花的营养及有效成分，保持了花色和形态，外形如针、汤色透亮、滋味香醇、回味甘甜。以杜仲雄花蕾为原料，经过清拣、热处理、散热、揉茶、护色、增香、摊晾、装袋等步骤，制备成绿色杜仲雄花蕾茶[42]，杜仲雄花桑叶茶是由杜仲雄花、桑叶、苦荞、甘草、桔梗配制加工而成[45]，杜仲红茶是以杜仲雄花、杜仲芽和杜仲叶为原料加工而成[46]。

1. 护绿工艺对杜仲雄花茶品质的影响　杜仲雄花茶属于高档花茶与保健茶，对色香味形均有较高要求。西北农林科技大学针对传统制茶工艺易发生的褐变、汤色浑浊问题，研究并确定了杜仲雄花茶的护绿工艺[47]。研究发现，护绿处理对杜仲雄花茶中功能性成分的含量有显著影响。适宜的护绿工艺为，采集的杜仲雄花蕾经过拣选除杂后，于流水下淋洗 1 min，摊晾至含水率为60%，以料液比为 1：10（g/ml）的比例，先用0.04%的 Zn^{2+} 和 0.4% 的柠檬酸水溶液喷洒原料，再在蒸汽中蒸 40 s 后，进一步加工成茶。该护绿工艺有效克服了褐变和品质差的缺点。杜仲雄花茶多应用微波、冷冻干燥等新型干燥方法制备，对花色保护较好。

2. 干燥工艺对杜仲雄花茶品质的影响　杜仲雄花经济价值高，花朵娇嫩，在传统干燥过程中易发生褐变、焦化，有效成分含量降低，导致经济损失。新型干燥方法可更好地保持雄花保健功能和营养成分，赋予成品良好的色香味形。传统的杜仲雄花茶制茶工艺一般包括采收、清拣、摊晾、热处理、散热、揉茶、护色、增香、再摊晾、装袋等，其生产工艺主要是借助普通绿茶的加工工艺，品质标准主要是颜色和香味。传统工艺导致雄花茶中的绿原酸含量明显下降；总黄酮含量在杀青后明显降低，但经过初炒和精炒后，总黄酮含量又逐渐升高；成品带苦涩味，颜色发黄，汤色浑浊。干燥方法对杜仲雄花的色香味及功效成分含量影响显著，是杜仲雄花茶加工的关键环节[48]。传统炒制干燥极易破坏杜仲雄花中含有的环烯醚萜类成分，操作过程不易控制，受热不均匀，制备的杜仲雄花茶部分有焦糊味道，机械损伤较严重，外观形状断裂多，碎末多，但外观品质较差。烘制干燥避免了热源直接接触杜仲雄花，雄花茶外形较好，色泽深墨绿，杜仲香味较浓，形状完整，比炒制工艺制备杜仲雄花茶品质感官佳。杜仲雄花茶烘制干燥的工艺如下：以 0.5 cm 的铺放厚度于 120℃下烘制 1 h，其品质较佳[49]。

新型干燥技术如微波干燥也被用于杜仲雄花的加工。微波加热干燥，内部加热可直接作用于杜仲雄花中的水分子，转化成热，且均匀渗透，故干燥速度快，时间短，易控制，极大程度地保持了杜仲雄花的颜色和形状，增香效果也较佳，感官品质较佳。杜仲雄花茶微波干燥的工艺如下：以 0.5 cm 的铺放厚度，在 560 W 功率下微波 3 min，其品质较佳[50]。

各种干燥处理方法对杜仲雄花茶中功能性成分含量有显著影响[49]。烘干的杜仲雄花茶中总黄酮、京尼平苷酸和绿原酸的含量明显高于炒干的雄花茶。无论是烘干还是炒干，随着加工温度的升高，各成分含量损失明显。

二、杜仲雄花功能产品

杜仲雄花花粉产量较大，色泽亮黄，营养全面且丰富，功效成分含量较高。雄花粉蛋白质含量较高，其中必需氨基酸的比例高达36%，必需氨基酸配比超过或接近 FAO/WHO 推荐的标准模式值，糖和脂肪的含量均低于常见花粉的平均值，维生素含量丰富，钠钾比为 13：1000，高钾低钠的特点尤为突出，显然以杜仲花粉补充钾元素是一种很好的方法。杜仲花粉中含有总黄酮和绿原酸，总黄酮含量是 29 种常见花粉黄酮含量平均值的 1.4 倍[51]。

将杜仲花粉和紫苏籽油或杜仲籽油复配，制备成富含 α-亚麻酸的杜仲花粉软胶囊[52]。制备工艺包括清拣、消毒、烘炒、破壁、配料、装软胶囊等。杜仲花粉软胶囊营养成分含量高（营养成分不损失）、富含 α-亚麻酸，杜仲总黄酮含量高、并较易保存。具有降血压、降血脂、预防脑血栓和心肌梗死、抗肿瘤等作用。

杜仲雄花酒是将杜仲雄花蕊经过白酒的浸提，过滤取得滤液并向其中添加桃叶珊瑚苷，从而制得的[53]。

杜仲雄花护肤乳液由杜仲雄花提取物、乳化剂、脂质材料、增稠剂、香精和去离子水制成[54]。

降压减脂杜仲雄花速溶茶的原料为杜仲雄花、杜仲叶、山楂、葛根，经过清拣、淋洗、热处理、散热、提取、过滤、浓缩、制粒、装袋等 9 个工艺过程制成，具有复方增效作用[55]。

与杜仲叶相比，杜仲雄花功能产品的种类较少，主要是基础与应用研究较少，技术支撑不足。

第四节　杜仲籽系列产品的开发

杜仲籽是杜仲树的果实，亦称杜仲翅果，果仁约占果实重量的 35%，果仁中含有优质油脂、蛋白质和桃叶珊瑚苷，果皮中含有大量的杜仲胶，均可以开发成产品。

杜仲籽产业化可采用多级开发模式。将杜仲籽仁与杜仲籽壳进行分离，杜仲籽仁部分提取非极性的杜仲籽油，油粕用来提取桃叶珊瑚苷活性成分，剩余糟粕加工成杜仲籽蛋白和功能饲料。杜仲籽壳部分可进行杜仲胶提取，以杜仲胶为主要原料生产高分子复合材料及其产品，提取后的废渣可用于生产杜仲胶渣复合板等，实现多级开发、多次增值。

一、杜仲籽油

杜仲籽含油约 10%，脱壳后种仁含油率更

高（27%～30%）[56]。杜仲籽油含油酸、亚油酸、豆蔻酸、α-亚麻酸、蛋白质等，对于降低血压、预防脑血栓和心肌梗死有明显的作用，还有抗肿瘤作用。杜仲籽油已被国家相关部门批准为新食品原料，并因其独特的营养作用而在市场上热销[57]。

杜仲籽油脂肪酸中的 α-亚麻酸含量极其丰富（高达 61%），亚油酸的含量为 12.6%，油酸含量为 17.6%，其不饱和脂肪酸含量在 90% 以上[58]。不同产地杜仲籽仁油的脂肪酸组成相差不大，主要脂肪酸 α-亚麻酸含量为 59.93%～63.17%、油酸含量 15.87%～16.58%、亚油酸含量 12.15%～13.75%、棕榈酸含量 5.79%～6.75%、硬脂酸含量 2.26%～2.32%。杜仲籽仁油中还有维生素 E（768.6～828.8 mg/kg）[59]，维生素 B_1（6.30 mg/kg），维生素 B_2（3.18 mg/kg）。杜仲籽油粕中含有桃叶珊瑚苷（137.6 g/kg）、总黄酮（0.61 g/kg）和绿原酸（1.00g/kg）[60]。

杜仲籽油主要采用压榨法、有机溶剂萃取法、超临界 CO_2 萃取法等方法获得。杜仲籽经过剥壳、粉碎、浸出后得到杜仲籽毛油，然后经过磷酸脱胶、碳酸钙中和脱色、脱臭等工艺，得到杜仲籽精炼油。精炼后的杜仲籽油可达到食用油标准[61]。毒理学实验发现，杜仲籽油无毒，可食用。杜仲籽油中的 α-亚麻酸具有降压作用，降低血脂和血小板凝固作用，抗肿瘤作用等。杜仲籽中的桃叶珊瑚苷具有清湿热、利小便、镇痛、降压、保肝护肝、抗肿瘤等作用。

二、以杜仲籽油为主要原料的产品

1. α-亚麻酸产品 以杜仲籽为原料，通过冷榨和超临界 CO_2 萃取方法提取出杜仲籽油，并从中分离出 α-亚麻酸产品（西北农林科技大学，发明专利号：ZL 03114516.7）。

2. 富含 α-亚麻酸、杜仲有效成分的杜仲软胶囊 采用杜仲叶和杜仲籽油制备而成的软胶囊。制备方法包括采叶、清拣、淋洗、提取、浓缩、干燥、粉碎、配料、装软胶囊等 9 个工艺过程。所制备的杜仲软胶囊富含 α-亚麻酸和杜仲有效成分，具有显著的复方增效作用，具有降血压、降血脂、预防脑血栓和心肌梗死、抗肿瘤等作用，有良好

的市场前景（西北农林科技大学，发明专利号：ZL200710017226.2）。

3. 桃叶珊瑚苷 是杜仲籽仁中含量最高的环烯醚萜类活性成分。以杜仲籽或杜仲籽仁、杜仲籽仁油粕等为原料，连续通过冷榨和超临界 CO_2 萃取方法先提取出杜仲籽油，再从杜仲籽油粕中分离出桃叶珊瑚苷（西北农林科技大学，发明专利号：ZL 01128744.6）。

三、杜仲籽油粕和杜仲籽蛋白

杜仲籽油粕中含有 17 种氨基酸（表 5-6-4），其中谷氨酸含量最高（43.5 g/kg），其次为天冬氨酸、精氨酸、脯氨酸、亮氨酸、丝氨酸、丙氨酸、甘氨酸、苯丙氨酸、缬氨酸、赖氨酸等，均超过或与杜仲花粉含量相近。与杜仲其他部位的氨基酸含量相比，杜仲籽油粕的氨基酸（214.9 g/kg）含量比杜仲花粉（193.2 g/kg）要高，比杜仲叶和皮中的含量更高，是杜仲幼龄树叶（125.4 g/kg）的 1.71 倍，是杜仲成龄树叶（75.1 g/kg）的 2.86 倍，是杜仲皮（41.5 g/kg）的 5.18 倍[60]。杜仲种仁含 28% 的蛋白质，杜仲籽蛋白中含有 18 种常见氨基酸（表 5-6-5），其中人体必需氨基酸种类齐全，且含量较高[62]。

表 5-6-4 杜仲籽油粕中氨基酸种类及含量

Table 5-6-4 Types and contents of amino acids in residue of *E. ulmoides* seed oil

氨基酸	含量 (g/kg)	氨基酸	含量 (g/kg)
丝氨酸	11.8	精氨酸	20.0
苏氨酸*	9.2	异亮氨酸*	9.7
天冬氨酸	21.3	亮氨酸*	15.1
谷氨酸	43.5	酪氨酸	3.8
脯氨酸	19.3	赖氨酸*	9.3
甘氨酸	11.2	苯丙氨酸*	10.2
丙氨酸	11.4	组氨酸	3.8
胱氨酸	2.8	色氨酸*	0.36
缬氨酸*	9.8	必需氨基酸含量	66.0
蛋氨酸*	2.7	氨基酸	214.9

* 为人体必需氨基酸。

* Indicates amino acids necessary for the human body.

表 5-6-5 杜仲籽蛋白氨基酸含量

Table 5-6-5 Amino acid content of *E. ulmoides* seed protein

氨基酸	含量	氨基酸	含量
丝氨酸	1.98	蛋氨酸*	0.89
苏氨酸*	1.50	异亮氨酸*	1.43
天冬氨酸	3.73	亮氨酸*	2.79
谷氨酸	7.50	酪氨酸	1.36
脯氨酸	1.71	赖氨酸*	1.55
甘氨酸	1.97	苯丙氨酸*	1.71
丙氨酸	1.82	组氨酸	0.59
胱氨酸	0.75	色氨酸*	0.36
缬氨酸*	1.88	精氨酸	3.10

* 为人体必需氨基酸。

* Indicates amino acids necessary for the human body.

四、杜仲籽壳中的杜仲胶

杜仲胶是具有橡塑二重性的优异高分子材料，为反式聚异戊二烯。其提取方法分为两大类，根据胶的溶解性可采用有机溶剂浸提法，依据胶的结构特征可采用细胞破坏法。

溶剂浸提法是一大类方法。利用有机溶剂对杜仲胶的高溶解性，提高杜仲胶聚合物颗粒在溶剂中的疏解和分散性，使之穿过细胞壁纤维层，向溶剂扩散。但由于细胞壁是极性的，低极性的芳香烃和氯仿与细胞壁纤维的亲和性很低，杜仲胶丝很难穿透细胞壁被溶剂溶出。可通过加入少量的高极性的有机溶剂，达到润胀、疏解细胞壁，提高通透性的作用，提高提取得率。例如，将杜仲叶经硫酸溶液或者氢氧化钠溶液处理后，再用石油醚提取，利用乙醇作为沉淀剂、丙酮作为脱色剂，可制得纯度为 97.8% 的白色富有弹性的精胶。

为了提高杜仲胶从胶囊中的溶出率，降解细胞壁的纤维是提高通透性最直接、最有效的方法。采用化学水解法及酶解法降解纤维，使细胞壁破碎分解，可提高杜仲胶的提取得率。化学水解法主要是通过酸（15% ～ 20% 的硫酸）、碱（5% 的 NaOH）对植物组织产生的水解破坏作用，使细胞壁结构变得疏松，便于胶的提取。酶解法主要是利用纤维素酶、果胶酶等酶解纤维素、果胶类物质达到破坏细胞壁的作用，以利于细胞内成分的溶出。在实际生产中，化学法和酶解法可以结合使用，以达到最佳提取效果。

利用杜仲胶可制成医用杜仲胶板，具有良好的低温（65℃）可塑性。其可用于骨伤病的固定、支撑和运动员的腰腿护具、残疾人的义肢套等。具有无毒、软化温度低、形状可塑性好、使用舒适、可透过 X 线及可重复使用等特点。利用杜仲胶可制成形状记忆接管，可进行各类管道的连接，只需 60℃左右加热，扩张口即收缩、室温下数分钟后接管变硬而实现牢固地紧密接合；适用于各类介质导管、各类真空设备、化工及医疗仪器设备的管道连接，以及煤气管道与灶具的连接、全自动洗衣机水管与水源的连接等，具有安全简便的使用效果。杜仲胶对于异型管道的连接，更显优越。

第五节　杜仲资源的综合开发利用

杜仲资源的综合利用包括以杜仲、杜仲活性成分、杜仲胶等为原料的药品、保健品、食品、饲料、工业原料及其产品等。研究已经证实，杜仲中的活性成分大多具有明显的疗效和保健作用，杜仲胶是重要的工业原料，杜仲资源的综合开发利用具有广阔的前景。例如，浙江省药检所用杜仲叶代杜仲皮配伍制成"腰痛片"，贵州省中医研究所、贵州中药厂用叶代皮配伍制成"降压片"。近年来，产业界先后研制出以杜仲叶为主要原料的保健饮料杜仲晶，河南、湖南、四川、陕西、福建、贵州、北京等省市相继开发出杜仲茶、杜仲酱油、杜仲醋、杜仲口服液、杜仲咖啡、杜仲酒、杜仲纯粉等多种产品，其中杜仲茶（含精粉）生产规模最大，约占整个保健品产量的 90% 以上。

一、杜仲的综合开发利用思路

杜仲具有多功能性，杜仲的综合开发利用思路是科学、有效、全面地利用好杜仲资源[63]。

杜仲叶中含有的营养物质和活性物质大多为水溶性或醇溶性，杜仲胶是聚异戊二烯类的非水溶性物质。如图 5-6-2 所示，在进行综合开发时，第一层次，以水或乙醇 - 水溶液为溶剂，提取杜仲活性成分（必要时再进行分离纯化），将提取的活性成分开发成药物、保健品、化妆品、饲料添加剂等。该层次中，杜仲胶仍然存留在提取后的残渣中，其结构也不会被破坏。第二层次，利用提取后的废渣提取杜仲胶，开发成杜仲胶轮胎、医用夹板、形状记忆材料、密封材料、温控开关和其他杜仲胶制品等。剩余残渣可继续开发成装饰板、鞋跟衬、木塑材料等。

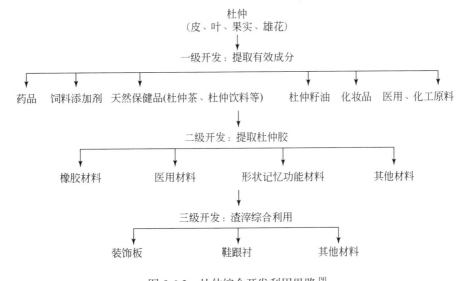

图 5-6-2　杜仲综合开发利用思路[9]

Fig. 5-6-2　Comprehensive utilization of *E. ulmoides* [9]

杜仲果实具有很高的开发利用价值，果仁的油脂中富含 α- 亚麻酸，果壳中含有大量的杜仲胶。将果仁与果壳分离，果仁用压榨或浸提方法得到杜仲籽油，该油富含 α- 亚麻酸，可用于开发杜仲医药、保健品等，进行第一层次开发。果皮中富含杜仲胶，提取杜仲胶进行第二层次开发，剩余的残渣再进行第三层次开发。

杜仲资源的综合开发利用可大大提高杜仲资源的利用率，降低费用，减少废料，可科学、有效、全面利用杜仲资源。

二、杜仲活性成分

杜仲生物活性物质种类很多，目前研究认为主要有黄酮类化合物、木脂素类化合物、苯丙素类化合物、环烯醚萜类化合物、多糖化合物等 100 余种，具有很高的药用价值[57, 64, 65]。传统杜仲药材主要采自树皮，现代医学研究发现，杜仲具有叶皮同效的特点。此外，杜仲雄花和杜仲籽中也含有大量的生物活性物质。

（一）黄酮类化合物

杜仲中的黄酮类化合物是一类具有 C_6-C_3-C_6 结构的化合物总称，是色原烷或色原酮的衍生物。黄酮类化合物富含于杜仲叶和雄花中，而杜仲树皮和翅果中含量较少。目前从杜仲中分离出来的黄酮化合物主要有 6 种，包括槲皮素、山奈酚、陆地锦苷、芦丁、紫云英苷、金丝桃苷。黄酮类化合物含量的高低是判断杜仲及其产品质量的重要指标，黄酮类化合物含量一般占杜仲干叶重的 0.7% 左右。它们具有止咳、祛痰、平喘、护肝、抗菌等多种作用。

（二）木脂素类化合物

木脂素及其苷类木脂素类是一类由苯丙素类氧化聚合而成的化合物，多以二聚体的形式存在，少数为三聚体和四聚体，大多数与糖结合成苷类化合物。目前，从杜仲中共分离鉴定出的木脂素化合物已有 28 种，从结构上可分为双环氧木质素类（如松脂醇二葡萄糖苷、中脂素、丁香脂醇二葡萄糖苷），单环氧木质素类（如橄榄素、橄榄素二糖苷），新木质素类（如二羟基脱氢二松柏醇、

柑橘素 B）和倍半木质素［如耳草素（醇）二糖苷］。其中松脂醇二葡萄糖苷有降压抗氧化等功效，并具有双向调节血压这一特殊功能，且无任何副作用，被认为是世界上最高质量的天然降压药物。丁香脂醇二葡萄糖苷具有抗疲劳、抗癌、增强记忆力和对 cAMP 磷酸二酯酶有较强的抑制作用等多种药理作用。

（三）苯丙素类化合物

苯丙素类是指基本母核具有一个或几个 C_6-C_3 单元的化合物，是木脂素形成的前体，广泛存在于杜仲根皮、茎皮、绿叶和落叶中。目前，从杜仲中分离出来的化合物有 11 种，包括绿原酸、绿原酸甲酚、咖啡酸、松柏酸、松柏苷、丁香苷及香草酸等。杜仲全树均含有绿原酸，杜仲叶绿原酸质量分数可达 5.28%，是杜仲皮的 18.57 倍。因此，杜仲叶中的绿原酸的含量常作为评价杜仲叶品质的重要依据。绿原酸具有广泛的抗菌、抗病毒、抗氧化、降压、兴奋中枢神经，以及显著增加胃肠蠕动和促进胃液分泌等药理作用；咖啡酸有舒张血管、降低血压的功能，其减压机制是通过诱导内皮细胞中一氧化氮合酶，促使一氧化氮的合成增加，达到舒张血管的目的。

（四）环烯醚萜类化合物

环烯醚萜是一类特殊的单萜类化合物，为臭蚁二醛的缩醛衍生物，分子中含有环烯醚键，在杜仲种子中含量可高达 19% ～ 23%。迄今从杜仲中分离出来的环烯醚萜类化合物共 22 种，包括京尼平苷、京尼平苷酸、桃叶珊瑚苷、杜仲苷、筋骨草苷和车叶草酸等。其中京尼平苷具有抗肿瘤活性，京尼平苷酸具有预防性功能低下、增强记忆功能、抗癌、抗衰老、促进胆汁分泌及降压作用；桃叶珊瑚苷对革兰氏阴性菌和阳性菌均有抑制作用，具有较强的抗菌消炎、镇痛、促进伤口愈合作用，可加快尿酸转移和排除，利尿作用明显。值得注意的是，环烯醚键性质活泼，羟基呋喃环极不稳定，导致苷易被酶和酸水解，在自然干燥过程中易使活性成分发成分解，造成生物活性物质含量降低。因此，进行采集后，用沸水或微波进行预处理，使新鲜样品内的酶失活，从而可减少环烯醚萜类物质的损失。

（五）多糖化合物

杜仲还富含杜仲多糖，是由单糖通过糖苷键形成的多糖聚合物。从杜仲皮中分离出杜仲糖 A 和杜仲糖 B，其中杜仲糖 A 为酸性多糖，由 *L*- 阿拉伯糖、*D*- 半乳糖、*D*- 葡萄糖、*L*- 鼠李糖、半乳糖醛酸组成，其物质的量比为 8：6：4：5：8；杜仲糖 B 为一种聚糖，由 *L*- 鼠李糖和 *D*- 半乳糖组成。以上两种多糖均对网状内皮系统有活化作用，可增强机体非特异性免疫功能。

（六）其他类化合物

（1）其他萜类：主要有白桦脂醇、白桦脂酸、熊果酸、*β*- 谷甾醇、胡萝卜苷等，该类物质具有免疫抑制活性，对人鼻咽癌和鼠淋巴细胞白血病均有生长抑制作用。

（2）氨基酸：含有 18 种游离氨基酸，有 8 种是人体必需氨基酸。

（3）维生素：含有大量的维生素 E 和少量的维生素 B_1、维生素 B_2 等。

（4）微量元素：含有铜、锌、镉、铅、钙、镍、钴、锰、镁、铬、铁、钼等十多种微量元素。

（5）挥发性成分：采用气质联用的分析方法，对杜仲树皮和杜仲叶中的挥发油成分进行了分离鉴定，分别鉴定出 68 种和 73 种化合物，包括叶醇、3- 四氢呋喃甲醇、植醇等，其中共有组分为 33 种。

（6）脂肪酸：还含有脂肪酸等对人体有用的成分，鉴定出 10 种脂肪酸，包括十六碳三烯酸、亚油酸和亚麻酸等。

三、杜仲胶的综合开发利用

杜仲胶是源自杜仲的特有产品。杜仲胶是主要来源于杜仲树皮（6% ～ 10%）、树叶（1% ～ 3%）和种子（12% ～ 18%）中的一种天然高分子材料（图 5-6-3）。杜仲胶和天然橡胶虽然化学成分相同，但分子结构不同，杜仲胶主要是反式聚异戊二烯，而天然橡胶为顺式聚异戊二烯。杜仲胶的生物合成与其他植物的

类异戊二烯次生代谢途径基本相同，是一种典型的植物类异戊二烯的次生代谢途径。杜仲胶是在一种特殊的异戊烯基转移酶作用下将低分子量反式异戊二烯不断缩合而形成的，而低分子量异戊二烯的生物合成则是通过类异戊二烯合成所必需的前体物质异戊烯基焦磷酸和二甲基丙烯基焦磷酸缩合而形成。

杜仲胶特有性质"橡胶 - 塑料二重性"的发现，极大地开拓了杜仲胶在特种橡胶领域的应用。杜仲胶独特的结构与性状，能够开发出三大类不同用途的材料：橡胶弹性（高弹性）材料、热塑性材料和热弹性材料。可应用于橡胶工业、航空航天、国防、船舶、化工、医疗、体育等国民经济领域，产业覆盖面极广。橡胶资源是我国重要且紧缺的战略物资，橡胶工业是国民经济中最为重要的基础产业之一。自 2002 年以来，中国已成为世界上最大的橡胶消费国，也是世界橡胶工业大国。但是，天然橡胶资源的匮乏是严重制约中国橡胶产业发展的最主要问题。东南亚天然橡胶生产国控制着全球天然橡胶的价格和产量，导致天然橡胶长期受制于人的局面越来越严重，将严峻影响我国橡胶工业及相关产业的可持续发展，杜仲胶作为一种后备胶源的开发已经引起国家有关部门的重视。

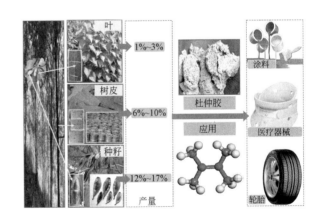

图 5-6-3 不同器官中杜仲胶的含量及其应用

Fig. 5-6-3 Content and application of rubber in different organs

（一）杜仲胶复合薄膜材料

1. 纳米结晶纤维素/杜仲胶复合薄膜 将2%、4%、6%和8%纳米结晶纤维素（NCC）与杜仲胶复合，制备出了纳米结晶纤维素/杜仲胶复合薄膜（图5-6-4）[66]。

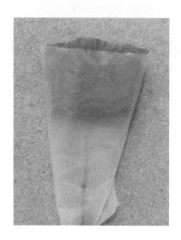

图 5-6-4　纳米结晶纤维素/杜仲胶复合薄膜[66]
Fig. 5-6-4　NCC/rubber composite film[66]

该复合薄膜表面接触角为76.9° ～89.8°（表5-6-6），表明其表面具有亲水性，这是由于纳米结晶纤维素富含丰富的羟基亲水基团导致的。同时，纳米结晶纤维素也提高了该复合薄膜的结晶度（21.7% ～34.4%）。玻璃化温度（T_g）和结晶熔融温度（T_m）分别约为 -66℃ 和 50℃，熔融焓 ΔH_m 为43.2 ～50.1 J/g。拉伸强度为 5.7 ～13.7 MPa，断裂伸长率为114.4% ～365.6%，杨氏模量为55.4 ～120.7 MPa，表明该复合薄膜具有较好的机械拉伸性能，其中4% NCC复合薄膜机械性能最好，也拥有良好的热稳定性，热降解温度范围为200 ～500℃，最大热分解速率为2.10 mg/min。

此外，该复合薄膜也具有良好的水蒸气透过率（WVP），如图5-6-5所示，与对照杜仲胶薄膜相比（0%），4% NCC复合薄膜在 RH76%、RH55%、RH34% 的不同湿度下，WVP 分别为 0.58×10^{-9} g/（m·h·Pa），0.45×10^{-9} g/（m·h·Pa）和 0.33×10^{-9} g/（m·h·Pa），均小于对照薄膜 WVP，这是由于纳米结晶纤维素填充了杜仲胶薄膜空隙，从而导致其水蒸气透过率减小，有效地阻止了水分的蒸发与透过，表明该复合薄膜可潜在应用于食品包装和水保等领域。

表 5-6-6　纳米结晶纤维素/杜仲胶复合薄膜性能[66]
Table 5-6-6　NCC/rubber composite film[66]

样品	热学性能			机械性能			接触角（°）	结晶度（%）
	T_g（℃）	T_m（℃）	ΔH_m（J/g）	拉伸强度（MPa）	断裂伸长率（%）	杨氏模量（MPa）		
2%NCC	-66.5	50.3	43.2	13.7 ±3.9	365.6±52.0	89.0 ± 14.0	76.9	21.7
4%NCC	-66.6	50.2	47.8	15.7 ±3.2	378.8±65.2	120.7 ± 16.7	86.7	25.7
6%NCC	-66.3	49.2	44.4	6.8 ±1.5	183.4±45.2	55.8 ± 16.8	87.8	25.1
8%NCC	-66.1	50.7	50.1	5.7 ±0.9	114.4±36.4	55.4 ± 10.6	89.8	34.4

2. 生物炭/杜仲胶复合薄膜 将2%、4%、6%和8%生物炭（biochar，BC）与杜仲胶复合，制备出了生物炭/杜仲胶复合薄膜[67]（图5-6-6）。

该复合薄膜表面接触角为96.3° ～120.3°（表5-6-7），表明其表面具有疏水性，这是由于生物炭苯环疏水基团导致的。同时，生物炭对该复合薄膜的结晶度影响不大（34.3% ～36.7%）。T_g 和 T_m 分别为 -68 ～ -66℃和48℃，熔融焓 ΔH_m 为38.3 ～47.9 J/g。拉伸强度为 13.5 ～18.3 MPa，断裂伸长率为203.9% ～280.4%，杨氏模量为99.7 ～109.9 MPa，表明该复合薄膜具有很好的机械拉伸性能，并且高于纳米结晶纤维素/杜仲胶复合薄膜，其中2% 生物炭/杜仲胶复合薄膜机械性能最好。

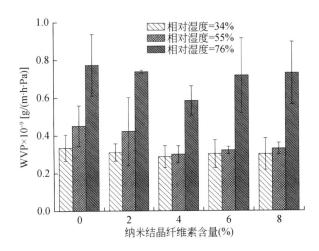

图 5-6-5　NCC/rubber 复合膜的 WVP 值[66]

Fig. 5-6-5　WVP of NCC/rubber[66]

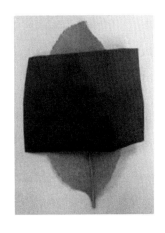

图 5-6-6　生物炭 / 杜仲胶复合薄膜[67]

Fig. 5-6-6　Biochar/rubber composite film[67]

表 5-6-7　生物炭 / 杜仲胶复合薄膜性能[67]

Table 5-6-7　Properties of biochar/rubber composite film[67]

样品	热学性能			机械性能			接触角 (°)	结晶度 (%)
	T_g (℃)	T_m (℃)	ΔH_m (J/g)	拉伸强度 (MPa)	断裂伸长率 (%)	杨氏模量 (MPa)		
2% 生物炭	-66.4	48.5	45.7	18.3±3.6	280.4±30.9	99.7±12.5	96.3	36.0
4% 生物炭	-67.0	48.8	47.9	16.5±2.3	255.1±29.3	101.7±20.9	120.3	36.7
6% 生物炭	-68.4	48.2	38.3	14.4±2.2	230.6±23.7	103.2±13.6	101.1	34.3
8% 生物炭	-68.7	48.9	44.8	13.5±2.3	203.9±35.9	109.9±15.6	100.7	35.9

　　此外，该复合薄膜也具有良好的生物可降解性，将生物炭 / 杜仲胶复合薄膜进行土壤降解实验，经过 60 天（图 5-6-7），该复合薄膜均可发生明显的降解，其中 8% 生物炭 / 杜仲胶复合薄膜降解率可达 17.4%，而对照市售 PE 薄膜降解率仅为 1.5%，由此可见，生物炭 / 杜仲胶复合薄膜具有非常优异的土壤生物降解性能，可潜在部分代替石油基不可降解薄膜，减少环境污染。

　　3. 聚 ε- 己内酯 / 杜仲胶复合薄膜　将 0.17wt%、0.84wt%、1.30wt% 聚 ε- 己内酯（PLC）与杜仲胶复合，制备出了聚 ε- 己内酯 / 杜仲胶复合薄膜[68]（图 5-6-8）。

　　该复合膜具有较好的机械性能，复合膜的断裂伸长率和断裂能最高可以达到 514.3% 和 106.4 MJ/m³（图 5-6-9），并且复合膜的最大抗张强度是对照组

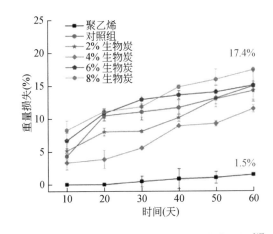

图 5-6-7　生物炭 / 杜仲胶复合薄膜土壤降解性[67]

Fig. 5-6-7　Soil degradability of biochar/rubber composite film[67]

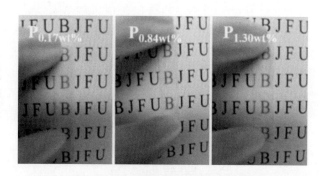

图 5-6-8　聚 ε- 己内酯 / 杜仲胶复合薄膜 [68]

Fig 5-6-8　PCL/rubber composite film [68]

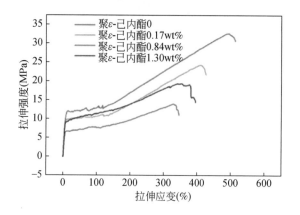

图 5-6-9　聚 ε- 己内酯 / 杜仲胶复合薄膜机械拉伸 [68]

Fig. 5-6-9　Mechanical properties of PCL/rubber composite film [68]

的 1.8 倍。复合膜保持着较好的热稳定性，在 300℃以前保持较为稳定的状态，直到 412℃左右达到最大重量损失温度。聚己内酯的加入使得复合膜的结晶度从 50.4% 降至 47.5%，但提高了表面粗糙度、疏水性和阻水性，其接触角从最初的 84.2° 增加到 106.5°，水蒸气透过率从 3.07×10^{-13} g·cm/（cm²·s）降低到 0.49×10^{-13} g·cm/（cm²·s），与对照组相比，复合膜的疏水性和水蒸气阻隔性最高分别提高了 26.6% 和 84.0%。

（二）杜仲胶形状记忆复合材料

作为一类新型智能高分子材料，形状记忆高分子材料（SMP）能够对热、光、pH、电磁场等外界条件刺激做出响应，从而实现临时形状的固定与初始形状的恢复。杜仲胶呈现出典型的热致形状记忆行为，这是由于低交联度的杜仲胶中交联网络和晶区并存，前者作为固定相可保持初始形状，后者作为可逆相通过相转变实现临时形状的固定和恢复 [69-75]。

杜仲胶与聚丁烯 -1（PB-1）通过物理机械共混和化学交联的方法制备具有双连续相结构 Rubber /PB-1 形状记忆复合材料 [76]（图 5-6-10）。

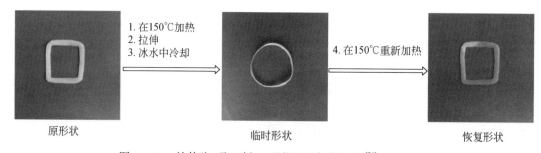

图 5-6-10　杜仲胶 / 聚丁烯 -1 形状记忆复合材料 [76]

Fig. 5-6-10　Rubber/PB-1 shape memory composite material [76]

室温下无外力作用时，试样的初始形状是矩形。在 150℃的烘箱中加热 5 min，然后利用圆柱形芯改变试样形状，使其呈圆形，在冰水中持续冷却 5 min 后，圆形的临时形状被固定。最后，将试样置于持续升温的油浴中，使其在加热过程中实现形状恢复。Rubber/PB-1 复合材料的热致形状记忆行为可循环重复实现。

当 Rubber/PB-1 的共混比由 90/10 变化至 60/40 时（表 5-6-8），交联程度有所下降，形变率和形状固定率均呈上升趋势，分别由 27.39% 升高至 103.87%，96.89% 升高至 99.14%，形状回复率则因交联程度下降有所降低，当共混比为 80/20 和 70/30 时形状记忆性能较好 [76]，所得 Rubber/PB-1 形状记忆复合材料及其制备方法可广泛用于热缩管件的生产。

表 5-6-8　Rubber/PB-1 复合材料的形状记忆性质 [76]

Table 5-6-8　Properties of Rubber/PB-1 shape memory composite material [76]

性质	Rubber/PB 比例			
	90/10	80/20	70/30	60/40
形变率 (%)	27.39	33.83	40.93	103.87
形状固定率(%)	96.89	97.23	98.13	99.14
形状恢复率(%)	92.89	91.41	90.14	86.87

（三）杜仲胶复合义齿软衬材料

软衬材料应用历史悠久，种类较多。目前在临床上使用最普遍的为硅橡胶类和丙烯酸树脂类。硅橡胶类软衬材料弹性和化学稳定性好，但不能直接黏结于树脂基托，另需黏结剂。另外，硅橡胶表面较粗糙，可致食物残渣滞留，促进真菌的生长，引起义齿性口炎，常需要消毒杀菌处理。丙烯酸树脂类是由聚丙烯酸甲酯/乙酯共聚物和酯类或乙醇类增塑剂调和而成的凝胶，此类材料与树脂基托的黏结性能高，黏弹性好，表面不易黏附真菌，但其中的增塑剂在唾液中会逐渐析出，导致软衬材料弹性迅速下降，物理化学性能发生改变 [77]。杜仲胶力学强度非常高，与顺丁橡胶共混后，不仅很好地弥补了高顺式顺丁橡胶强度低的问题，又改进了顺丁胶的动态疲劳性能。两者在部分力学性能上形成良性互补，既保证了硫化胶具备一定的强度，又获得了良好的弹性，是制备软衬材料较好的原料。

将杜仲胶（Rubber）、顺丁橡胶（BR）、氯化锌、氯化镁、硬脂酸、含硫促进剂 CZ 依次加入，在炼胶机上于 80℃混匀，然后对炼胶机降温；待炼胶机冷却至常温后，加入升华硫混匀，在 2 mm 辊距下混合 5 次，1 mm 辊距下 5 次，约 30 min。直至基胶变得均匀、细腻。放置 24 h 后，在液压机上于 150℃下硫化 30 min 成形，硫化压力为 10 MPa，待材料固化后脱模 [77]，制备出杜仲胶复合义齿软衬材料。

参照临床常用的硅橡胶义齿软衬材料和氟硅橡胶的力学性能，义齿软衬材料邵氏硬度不应超过 80，拉伸强度能够达到 2.5 MPa，断裂伸长率为 100%～200% [77]。力学性能测试结果可看出（表 5-6-9），当杜仲胶与顺丁橡胶共混比例为

70：30 时，适量添加助剂，杜仲胶复合义齿软衬材料可获得适宜的力学性能。

表 5-6-9　Rubber/BR 复合义齿软衬材料力学性能 [77]

Table 5-6-9　Mechanical properties of Rubber/BR shape memory composite material [77]

Rubber：BR	邵氏硬度	拉伸强度 (MPa)	断裂伸长率 (%)
10：90	50.0±1.58	1.39±0.027	45.56±2.900
30：70	54.8±1.30	1.58±0.039	60.66±4.255
50：50	59.8±1.92	1.86±0.062	90.54±4.003
70：30	70.0±2.74	2.58±0.083	139.72±5.971
90：10	85.0±1.87	3.97±0.115	195.25±15.165
F 值	256.365	1046.433	35.247
P 值	0.000	0.000	0.000

细胞毒性实验表明，杜仲胶复合义齿软衬材料的细胞毒性低于丙烯酸自凝软衬材料，但与 Silagum 硅橡胶软衬材料还有一定差距，可能与材料的种类和固化方式有关，弹性杜仲胶义齿软衬材料采用高温加热硫化，固化完全，各实验组细胞毒性评级为 0～2 级 [77]，符合国家医疗器械检测的相关标准。

（四）杜仲胶防腐涂料

金属基底的防护主要通过涂覆涂料、添加缓蚀剂、电化学保护、材料改性和涂层保护等方法来实现。其中，涂覆防腐涂料是腐蚀防护方法中一种行之有效的重要手段，该方法是将耐腐蚀涂料涂敷在金属基底表面，经高温或常温固化成膜，对金属基底进行保护。防腐涂膜的防腐机制包括屏蔽作用、钝化作用等。涂层保护具有施工简便、防腐蚀效果明显、经济效益高等优点，在防腐领域得到大规模应用。

杜仲胶具有良好的成膜性，所得薄膜强度高、黏结性好、介电损耗低、透气率低，而环氧化后的杜仲胶具有极性，且有良好的防腐性能和黏结性。

环氧杜仲胶的合成 [78]：称取 10 g 杜仲胶放入三口烧瓶中，加入 150 ml 石油醚，将三口烧瓶置于水浴锅中于 50℃恒温加热，待杜仲胶完全溶解后用恒压漏斗缓慢加入 80 ml 蒸馏水，90 min 后缓

慢加入 5 ml 甲酸和 30 ml 双氧水，继续反应 2 h 后用酒精反复洗涤反应物，然后放入烘箱中真空干燥，之后得到环氧杜仲胶（EEUG）。

涂料的制备[78]：称取一定量 EEUG 放入三口烧瓶中，加入一定量的乙酸乙酯，在 55℃下水浴搅拌加热，待 EEUG 完全溶解后，取一定量的环氧树脂（E44）与乙酸乙酯混合后倒入三口烧瓶中，30 min 后向上述混合物质中加入一定量的固化剂和消泡剂，搅拌后刷涂于钢片上。选用 50 mm×50 mm×2 mm 的钢片，首先用丙酮和乙醇清洗表面，然后用 400# 砂纸打磨，再用丙酮清洗，自然晾干。在处理后干燥的钢片上进行涂料的刷涂，常温下放置 1 天后再放入烘箱，50℃干燥 1 周，固化成膜。

图 5-6-11 为 EEUG 添加量对涂层电化学阻抗的影响，EEUG /E44(0.5/1) 阻抗值最高，防腐蚀效果最佳，能更有效地延缓涂层腐蚀；EEUG/E44(1/1) 阻抗值最低，防腐效果相对较差。环氧度对涂层电化学阻抗值影响较小，可以忽略不计。盐雾腐蚀后的涂层附着力皆明显下降，但 EEUG/E44(0.5/1) 附着力仍为最高，因此 EEUG/E44(0.5/1) 的耐腐蚀性能最好[78]。

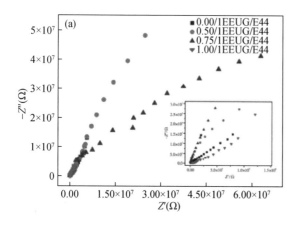

图 5-6-11　EEUG 添加量对涂层电化学阻抗的影响[78]
Fig. 5-6-11　Effect of EEUG content on electrochemical impedance of coating[78]

四、杜仲产业化发展存在的问题

虽然我国杜仲产品的初加工能力在不断增强，但由于存在规模小、发展时间短等问题，杜仲加工环节存在诸多与产业链发展需要不匹配的环节。

如小批量加工难以形成规模效应，从而变相地增高了杜仲产品的成本，既不利于杜仲产品的推广普及，也不利于增加林农的利益。从整个产业层面来说，仍然需全面提高加工利用技术水平。此外，存在采收时间和加工方法不合理，加工规模小和利用水平低，产品科技含量低及产品市场占有率相对比较低，并且品牌建设落后等问题。目前市场上杜仲产品品牌众多，但缺少杜仲产品的龙头企业，许多企业仍然以做贴牌产品为主，缺乏现代加工技术支撑和规模经营。市场化进程缓慢，资源分化严重，假冒伪劣产品多见，市场秩序混乱，这些行为严重损害了杜仲产业的无形价值。杜仲副产品加工开发方面虽然取得了一定的效果，但是成效甚微，多数加工企业只停留在产品的初加工，杜仲产品精深加工领域，尤其是杜仲胶产品领域未得到有效的发展，没有形成综合利用的产业链。杜仲商品化程度低，缺乏市场竞争力。

（朱铭强　彭　湃）

参 考 文 献

[1] 朱铭强. 基于生物质精炼的杜仲全组分结构解析及其解离机制研究. 杨凌：西北农林科技大学博士学位论文，2016.

[2] 刘迪. 杜仲叶抗疲劳功效分子机制与抗氧化作用关联性研究. 西安：陕西科技大学博士学位论文，2011.

[3] 周艳. 杜仲叶多酚提取物对猪肉品质及绿原酸缓解肝—肠损伤研究. 南昌：南昌大学博士学位论文，2015.

[4] 杜红岩. 杜仲含胶特性及其变异规律与无性系选择的研究. 长沙：中南林学院博士学位论文，2003.

[5] 潘亚磊. 杜仲有效组分预防废用性骨质疏松作用及机制研究. 西安：西北工业大学博士学位论文，2014.

[6] 冯锁民. 杜仲化学成分研究及两种新药制剂学研究. 西安：西北大学博士学位论文，2007.

[7] 刘婷婷. 杜仲资源多级高效利用新工艺. 哈尔滨：东北林业大学博士学位论文，2013.

[8] 赵铁蕊. 中国杜仲产业发展态势、生产效率及优化策略研究. 北京：北京林业大学博士学位论文，2015.

[9] 黄友谊，冀志霞，杨坚. 杜仲茶开发现状. 茶叶机械杂志，2001, 2: 22-24.

[10] 蔡铁全，马伟，曾里，等. 杜仲茶的安全毒理学评价.

公共卫生与预防医学, 2016, 27(6): 9-12.

[11] 王亚洁, 何玉珏. 近年杜仲茶成分及工艺探究. 科学大众(科学教育), 2017, 7: 192.

[12] 吴汀孜, 谭斌, 付卓锐, 等. 不同处理对杜仲茶叶功效成分含量的影响. 农业与技术, 2015, 35(7): 8, 9, 29.

[13] 杜晓, 何春雷. 杜仲绿茶加工工艺探讨. 中国茶叶加工, 1996, 2: 27-29.

[14] 周继荣, 秦志华. 杜仲绿茶杀青技术研究. 安徽农业科学, 2008, 36(10): 4155-4157.

[15] 周继荣, 臧中华, 倪德江. 不同加工工艺对杜仲茶品质的影响. 湖北农业科学, 2008, 47(3): 334-337.

[16] 徐怀德, 张康健, 董娟娥, 等. 杜仲茶饮料加工技术研究. 西北林学院学报, 2003, 18(3): 69-72.

[17] 志东. 新型杜仲茶和杜仲饮料的制法. 广东科技, 1997, 11: 14, 15.

[18] 张志健, 李新生, 李建育. 杜仲叶饮料加工工艺研究. 食品科技, 2007, 3: 183-186.

[19] 周琳娜, 张红霞, 张艳艳, 等. 纤维素酶辅助水解杜仲叶醋的发酵条件. 生物工程, 2012, 33(12): 201-204.

[20] 刘亮, 卢琪, 段加彩, 等. 杜仲茶酸奶的研制及茶粉、绿原酸对酸奶品质的影响. 食品科学, 2010, 31(12): 114-118.

[21] 宗留香, 毛薇, 肖青苗. 杜仲茶果冻的研究. 食品工业科技, 2005, 26(4): 140-142.

[22] 周国海, 姚茂君. 新型杜仲硬糖的研制. 四川食品与发酵, 2008, 44(3): 64-67.

[23] 邓勇, 彭明. 杜仲可乐生产工艺的研究. 农业工程学报, 1997, 4: 221-225.

[24] 化雪艳, 李硕, 唐克华, 等. 杜仲裂褶菌菌质无糖食品的研制. 食品工业科技, 2014, 21: 224-228.

[25] 张松, 刘思奇, 詹珂, 等. 杜仲叶菜点食品的研发与推广现状研究. 现代农业科技, 2013, 16: 285-290.

[26] 徐丽萍, 喻方圆, 陈浩. 杜仲片的处方优化研究. 药学研究, 2011, 15(3): 280-281.

[27] 袁清照, 赵启, 田其学, 等. 复方天麻杜仲片的制备及质量控制研究. 北方药学, 2014, 11(12): 1-2.

[28] 段卫华, 于佳慧, 高秀梅. 不同配比杜仲丸对SAMP6小鼠抗抑郁作用的研究. 天津中医药大学学报, 2015, 34(1): 34-36.

[29] 段卫华, 牛彦兵, 崔茗婉, 等. 杜仲丸不同配比对去卵巢大鼠骨质疏松症的影响. 中国实验方剂学杂志, 2016, 22(7): 130-133.

[30] 阳春华, 胡余明, 李梓民. 三七杜仲颗粒对去势雌性大鼠骨密度的影响. 实用预防医学, 2014, 21(7): 874-876.

[31] 陆长根, 盛宁, 李维林. 复方杜仲胶囊的研制. 时珍国医国药, 2008, 19(5): 1203-1205.

[32] 宁康健, 吕锦芳, 应如海, 等. 复方杜仲口服液对肉鸡生产性能及免疫器官发育的影响. 中兽医医药杂志, 2006, 5: 20-22.

[33] 王永林, 向文英, 陆苑, 等. 杜仲的血清药物化学研究. 中草药, 2016, 47(7): 1101-1105.

[34] 翁泽斌, 颜翠萍, 高倩倩, 等. 不同炮制品的杜仲含药血清及其环烯醚萜类成分对绝经后妇女成骨细胞增殖与分化的影响. 时珍国医国药, 2015, 26(11): 2636-2638.

[35] 冷向军, 孟晓林, 李家乐, 等. 杜仲对草鱼生长、血清非特异性免疫指标和肉质影响的初步研究. 水产学报, 2008, 32(3): 434-440.

[36] 许晓莹, 李小勤, 孙文通, 等. 杜仲对草鱼生长、肌肉品质和胶原蛋白基因表达的影响. 水产学报, 2018, 42(5): 787-796.

[37] 张军民, 高振船. 杜仲提取物对肉鸡生产性能和肉质的影响. 饲料工业, 2009, 30(20): 1-3.

[38] 许友卿, 张青红, 李颖慧, 等. 饲料中添加杜仲叶粉对青鱼生长和组织免疫相关基因表达的影响研究. 农业现代化研究, 2015, 36(6): 1074-1079.

[39] 张梁. 杜仲提取物对草鱼温和气单胞菌药效学的初步研究. 黑龙江畜牧兽医, 2016, 8: 158-160.

[40] 董娟娥, 梁宗锁, 张康健, 等. 杜仲雄花中次生代谢物合成积累的动态变化. 植物资源与环境学报, 2005, 4: 9-12.

[41] 杜红岩, 李钦, 傅建敏, 等. 杜仲雄花茶的食品安全性毒理学. 中南林业科技大学学报, 2008, 2: 91-94.

[42] 董娟娥, 张康健, 马希汉, 等. 绿色杜仲雄花蕾茶的制备方法: CN1711871. 2005-12-28.

[43] 杜红岩, 李芳东, 杜兰英, 等. 一种杜仲雄花茶的加工方法: CN102696839A. 2012-10-03.

[44] 王昌华, 邵战坡, 周晓波, 等. 一种杜仲雄花茶的制备工艺: CN102972592A. 2013-03-20.

[45] 包强. 一种纯天然杜仲雄花桑叶茶及其制备方法: CN104982615A. 2015-10-21.

[46] 杜红岩, 李芳东, 李福海, 等. 杜仲红茶及其生产方法: CN102150726A. 2011-08-17.

第七章

杜仲研究文化

研究亮点：

1. 1958～2019 年共出版杜仲相关著作 32 本，侧重林业技术。

2. 30 年来国内召开杜仲学术 / 发展高峰论坛会议 28 次，记录了杜仲研究、开发与产业发展的进程。

3. 杜仲的发展规划和扶持建议。

摘要： 对 1958 年至今出版的杜仲著作进行了基本信息的整理，对杜仲国内历次会议进行梳理和扼要介绍及回顾性报道。对杜仲产业的政策规划、战略规划、发展前景等做了系统的梳理，得出应当加强杜仲产品的研发和产业化，全面提升杜仲产品的核心竞争力，扩大杜仲市场影响力，使杜仲产业发展得更好的结论。

关键词： 杜仲，文化，著作，会议，战略

Chapter 7　The Culture of Eucommia Study

Highlights：

1. A total of 32 *Eucommia ulmoides* Oliv. books were published from 1958 to 2019, focusing on forestry technology.

2. Over the past 30 years, 28 Eucommia academic/development summit forums have been held in China, recording the progress of Eucommia research, development and industrial development.

3. Development planning and support suggestions of Eucommia.

Abstract： The basic information of the works of *Eucommia ulmoides* Oliv. published since 1958 has been sorted out, the domestic conferences of Eucommia have been sorted out and briefly introduced, as well as the retrospective reports.The policy planning, strategic planning and development prospect of the industry of Eucommia are systematically combed. It is concluded that the R & D and industrialization of Eucommia products should be strengthened, the core competitiveness of Eucommia products should be comprehensively enhanced, the market influence of Eucommia should be expanded, and the industry development of Eucommia is better.

Keywords： *Eucommia ulmoides* Oliv.; Culture; Works; Conference; Strategy

第一节　杜仲著作及国内会议概述

杜仲是我国特有的、十分重要的国家战略资源，既是世界上最具发展潜力的优质天然橡胶资源和中药材，也是改善环境、增加碳汇的重要树种。杜仲产业覆盖面极广，涉及医药、农林、橡胶工业、航空航天、军工等领域，是跨行业跨部门的产业工程。杜仲产业已经列入了国家的发展规划，作为支持的战略性新兴产业，杜仲产业迎来了全新发展的机遇。

著作及会议是传播知识、科学和信息的重要载体，下文对杜仲相关著作及国内历次会议进行了基本梳理和扼要介绍。

一、国内有关杜仲著作

我们将杜仲相关的各领域出版的专著整理于表 5-7-1，希望为相关行业的从业者提供简单清晰

又科学实用的快速检索渠道。

表 5-7-1　国内有关杜仲的已出版的著作

Table 5-7-1　Domestic published books about *Eucommia ulmoides*

作者	书名	出版社	出版年份
任世周	杜仲	陕西人民出版社	1958
周政贤，史筱麟，郭光典	杜仲	贵州人民出版社	1980
张康健	杜仲	中国林业出版社	1990
张康健	中国杜仲研究：全国首届杜仲学术研讨会论文集	陕西科学技术出版社	1992
周政贤	中国杜仲	贵州科技出版社	1993
杨澄，张景群	杜仲栽培与开发利用	世界图书出版西安公司	1995
杜红岩	杜仲优质高产栽培	中国林业出版社	1996
张康健，张檀	中国神树——杜仲	经济管理出版社	1997
高桥周七 著，苏印泉 译	奇异的杜仲茶健康法	中国林业出版社	1998
张康健，苏印泉	首届国际杜仲学术会议文集	中国林业出版社	1999
谢双喜	杜仲栽培与管理	贵州科学技术出版社	1999
王俊丽	杜仲研究	河北大学出版社	2001
农业部农民科技教育培训中心	杜仲栽培技术	中国农业出版社	2001
张康健	中国杜仲次生代谢物	科学出版社	2002
冉懋雄	杜仲	科学技术文献出版社	2002
李容辉	杜仲栽培与加工	总后金盾出版社	2002
张康健，苏印泉，张檀等	中国杜仲优良品种选育	西北农林科技大学出版社	2002
王良仟，童再康	浙江效益农业百科全书　杜仲	中国农业科学技术出版社	2004
张康健，赵德义，董娟娥	风靡全球的杜仲健康新理念	西北农林科技大学出版社	2008
张康健，马希汉	杜仲次生代谢物与人类健康	西北农林科技大学出版社	2009
梁宗锁	杜仲丰产栽培实用技术	中国林业出版社	2011
杜红岩，胡文臻，俞锐	杜仲产业绿皮书：中国杜仲橡胶资源与产业发展报告 (2013 版)	社会科学文献出版社	2013
张永萍，冉懋雄，王永林	贵州省杜仲产业技术路线图	贵州科技出版社	2013
胡文臻	第一层级复合产业哲学　以杜仲橡胶资源培育复合产业研究为例	社会科学文献出版社	2014
乌云塔娜，杜红岩，李芳东等	杜仲全基因组测序重要研究成果	社会科学文献出版社	2014
杜红岩	中国杜仲图志	中国林业出版社	2014
杜红岩，胡文臻，俞锐	杜仲产业绿皮书：中国杜仲橡胶资源与产业发展报告（2014-2015）	社会科学文献出版社	2015
张康健，高锦明	中国特有植物脂肪杜仲籽油	西北农林科技大学出版社	2016
杜红岩，胡文臻，俞悦等	中国杜仲橡胶资源与产业发展报告（2016-2017）	社会科学文献出版社	2017
张水寒，肖深根	杜仲产业基地建设与规范化栽培	湖南科学技术出版社	2017
张康健，高锦明，朱铭强	促使细胞组织活性化饮品：杜仲茶	西北农林科技大学出版社	2018
胡文臻	生态经济林哲学——以经济林杜仲资源在国民经济中的重要地位研究为例	社会科学文献出版社	2019

1958 年至今共出版杜仲著作 32 本，2/3 以上于 21 世纪出版，近 10 年来出书科技质量明显提升，分属于以下各个领域：栽培技术 14 本；开发应用 6 本（其中包含 2 本杜仲茶）；学术研究 5 本；社会科学 5 本；学术会议论文集 2 本。现有出版的著作以农林栽培技术为主，侧重于林业技术、林业生态、林业经济、杜仲胶与产业发展，缺乏中医药和生物医药的论著。

二、国内杜仲会议概况

自 1991 来，在政府支持下，围绕杜仲的研究与产业发展主要由国家橡胶工业和林业及所属团体、协会、企业、大学举办召开了全国及国际杜仲学术讨论会、产业发展高峰论坛等将近三十次，对杜仲事业的发展，杜仲产区经济、生态、社会可持续发展，推动"一带一路"生态文明和绿色产业体系建设健康产业、无抗养殖产业、生态旅游及康养等产业的融合发展起到了很大的促进作用。

现将有关杜仲的国内历次会议列表简述如下（表 5-7-2）。

表 5-7-2 国内杜仲会议一览表
Table 5-7-2 List of *Eucommia* domestic meetings

序号	会议名称	主办 / 承办 / 协办单位	地点	时间
1	全国首届杜仲学术讨论会	中国林学会经济林分会	贵州省遵义市	1991 年 10 月 6～10 日
2	全国首届杜仲综合开发利用研讨会	中国农学会高新技术农业应用委员会和桂林市科技活动中心主办	广西省桂林市	1992 年 11 月 27～29 日
3	中国林学会杜仲研究会成立暨全国第二届杜仲学术讨论会	中国林学会	陕西省略阳县	1993 年 10 月 18～20 日
4	首届国际杜仲学术研讨会	西北林学院负责承办	陕西省西安市	1997 年 8 月
5	中国杜仲综合开发利用高科技新产业发展研讨会	中国农学会、中国杜仲资源开发协会	北京	1998 年 9 月 1 日
6	第二届国际杜仲学术研讨会	西北农林科技大学主办	陕西省咸阳市杨凌	2005 年 8 月
7	杜仲胶开发及应用座谈会	中国橡胶工业协会	北京	2009 年 12 月 3 日
8	2010 中国杜仲产业化论坛	中国化工报社、中国橡胶工业协会联合主办	北京	2010 年 7 月 9 日
9	杜仲项目座谈会	中国社会科学院社会发展研究中心	河南省郑州市	2010 年 12 月 16 日
10	杜仲产业化促进工作座谈会	中国橡胶工业协会	北京	2011 年 3 月 1 日
11	2011 年中国杜仲产业发展高峰论坛	吉首大学联合主办	吉首大学沙子坳校区	2011 年 10 月 18～19 日
12	2012 中国杜仲产业发展高峰论坛	杜仲产业技术创新战略联盟、中国橡胶工业协会杜仲产业促进工作委员会和河南汝州市政府联合主办	河南省汝州市	2012 年 9 月 18～20 日
13	杜仲胶开发及应用研讨会	杜仲产业技术创新战略联盟	山东省青岛市	2013 年 4 月 28 日

序号	会议名称	主办/承办/协办单位	地点	时间
14	2013 中国杜仲产业发展高峰论坛	中国杜仲产业技术创新战略联盟、中橡协杜仲产业促进工作委员会和灵宝市人民政府联合举办	河南省灵宝市	2013 年 10 月 10～11 日
15	2014 中国杜仲产业发展高峰论坛	中橡协杜仲综合利用工作委员会、杜仲产业技术创新战略联盟主办，江西普正药业公司承办	江西省吉安市	2014 年 10 月 27～29 日
16	2015 中国杜仲产业发展高峰论坛	中国杜仲产业技术创新战略联盟、中橡协杜仲综合利用工作委员会和贵州省铜仁市人民政府联合举办	贵州省铜仁市	2015 年 11 月 19 日
17	杜仲产业绿色可持续发展专家研讨会	中国林业产业联合会主办，湖南九九慢城杜仲产业集团承办	湖南省长沙市	2015 年 12 月 16 日
18	《全国杜仲产业发展规划》专家研讨会	国家林业局	安徽省蒙城县	2016 年 4 月 8～10 日
19	全国杜仲产业发展座谈会暨中国林业产业联合会杜仲产业发展促进成立大会	中国林业产业联合会主办，中国林业产业联合会杜仲产业发展促进会、国家林业局杜仲工程技术研究中心、中林九九杜仲产业研究院、湖南九九慢城杜仲产业集团有限公司承办	北京人民大会堂	2016 年 8 月 28 日
20	第六届中国杜仲产业发展高峰论坛	中国橡胶工业协会杜仲综合利用工作委员会、杜仲产业技术创新战略联盟、慈利县人民政府联合举办	湖南省慈利县	2016 年 10 月 16～17 日
21	全国杜仲产业骨干企业座谈会	中国林业产业联合会	山东省青州市	2016 年 10 月 17 日
22	《全国杜仲产业发展规划》实施研讨会	国家林业局	山西省闻喜县	2017 年 4 月 16 日
23	全国杜仲产业标准编制第一次会议	国家林业局、中国林业产业联合会	山东省潍坊市青州	2017 年 8 月 26 日
24	第七届中国杜仲产业发展高峰论坛	中国橡胶工业协会杜仲综合利用工作委员会、杜仲产业技术创新战略联盟主办，中国化工株洲橡胶研究设计院有限公司承办	湖南省株洲市	2017 年 11 月 27～28 日
25	全国杜仲产业三产融合发展座谈会	中国林业产业联合会主办，汝州市人民政府承办	河南省汝州市	2017 年 12 月 23 日
26	全国杜仲产业专家研讨会	汇源集团、灵宝市政府主办	河南省灵宝市	2018 年 6 月 28 日
27	2018 中国杜仲产业发展高峰论坛	中国橡胶工业协会杜仲综合利用工作委员会、中国杜仲产业技术创新战略联盟主办，陕西延长石油西北橡胶有限责任公司承办，西北农林科技大学、西北橡胶塑料研究设计院有限公司、略阳县杜仲协会协办	陕西省咸阳市	2018 年 12 月 6 日
28	中国中药协会杜仲专业委员会成立大会暨中国杜仲中药产业创新发展论坛	中国中药协会、吉安市人民政府主办，中国中药协会杜仲专业委员会、普正药业集团股份有限公司承办，中药大品种联盟协办	江西省吉安市	2019 年 3 月 22～23 日

主办、承办、协办单位分布情况见表 5-7-3。

表 5-7-3 主办、承办、协办单位分布情况
Table 5-7-3 Distribution of sponsors, contractors and co-organizers

主办 / 承办 / 协办单位	次数
中国橡胶工业协会	10
国家林业局 / 中国林业产业联合会 / 中国林学会	10
中国杜仲产业技术创新战略联盟	8
企业	7
大学	4
地方政府	7

续表

主办 / 承办 / 协办单位	次数
中国农学会	2
中国社会科学院社会发展研究中心	1
中国中药协会	1

杜仲相关主要由中国橡胶工业协会、国家林业部门、中国杜仲产业技术创新战略联盟和企业主持召开，形成了良好的政产学研为一体的杜仲产业化与技术创新格局。

召开会议地域分布情况列于表 5-7-4。

表 5-7-4 召开会议地域分布情况
Table 5-7-4 Geographical distribution of meetings

地域	年份	召开次数
贵州省（遵义市、铜仁市）	1991、2015	2
广西（桂林市）	1992	1
陕西省（略阳县、西安、咸阳市杨凌、咸阳市）	1993、1997、2005、2018	4
北京	1998、2009、2010、2011、2016	5
河南省（郑州市、汝州市、灵宝市、汝州市、灵宝市）	2010、2012、2013、2017、2018	5
湖南省（吉首市、长沙市、慈利县、株洲市）	2011、2015、2016、2017	4
山东省（青岛市、青州市、青州市）	2013、2016、2017	3
江西省（吉安市）	2014、2019	2
安徽省（蒙城县）	2016	1
山西省（闻喜县）	2017	1

会议地址主要分布于北京、河南、陕西、湖南和山东。

近 10 年杜仲产业发展高峰论坛、研讨会持续召开，并有向纵深方向发展的态势，30 年来国内杜仲重大会议记录了杜仲研究、开发与产业发展的进程。

第二节　国家支持政策与扶持建议

一、杜仲产业发展规划解读

2016 年 12 月，由国家林业局组织编制、中国林科院经济林研究开发中心作为主要编写力量编写的《全国杜仲产业发展规划（2016—2030 年）》（以下简称《规划》）发布实施。

《规划》共分五章：杜仲在国家战略和国民经济中的重要地位，发展现状及存在的主要问题，指导思想、基本原则和发展目标，重点建设任务，保障措施。分为近期、中期、远期 3 个阶段目标。我们不妨来了解一下近期、中期、远期的具体目标。

近期目标是指 2016 ～ 2020 年，杜仲资源种植实现 500 万亩，建立良种繁育圃 56 个、共 1.2 万亩，新建和改造良种繁育基地 120 个、共 3 万亩；培育龙头企业 5 个，培育杜仲优秀品牌 5 个；杜仲橡胶生产实现 12 万吨；建立 1 个国家级杜仲产业研究中心和 5 个省级杜仲技术推广服务中心，实现杜仲新技术研发术的初步突破。

中期目标是指 2020～2025 年，杜仲资源种植实现 1000 万亩；培育龙头企业 10 个，培育杜仲优秀品牌 10 个；杜仲橡胶生产实现 60 万吨；杜仲栽培与采摘初步实现机械化；建立全国性杜仲产业信息化系统；杜仲新技术研发和新产品生产达到国内一流水平，实现杜仲产业链升级关键技术和装备的国内领先；基本建立智慧型杜仲产业互动化、一体化、主动化的运行模式。

远期目标是指 2025～2030 年，杜仲资源种植实现 3500 万亩，其中国家储备林杜仲林基地 200 万亩。规划培育龙头企业 15 个、杜仲优秀品牌 20 个，杜仲橡胶生产实现 120 万吨，杜仲栽培与采摘实现机械化，杜仲新技术研发和新产品生产达到国际一流水平，实现杜仲全产业链技术和装备水平国际领先。实现智慧型杜仲产业互动化、一体化、主动化的运行模式，基本达到杜仲种植与采摘、产品原料来源追溯、生产过程、质量检验、品牌标识标注、销售及售后服务等过程，以及杜仲资源管理、生态系统良性发展等协同化绿色产业发展态势，实现生态、经济、社会综合效益最大化。

可以说《规划》的发布对杜仲产业的发展影响是巨大的，它标志着我国杜仲产业将加速发展，对今后我国杜仲产业的发展意义重大。我们应该加强杜仲产品的研发和产业化，全面提升杜仲产品的核心竞争力，扩大杜仲市场影响力，使杜仲产业发展得更好！

《规划》中还提到，中国杜仲产业发展已成国家战略。杜仲有降血压、降血糖、降血脂、护肝肾、抗肿瘤、抗梗死、抗骨质疏松和衰老等功效，且无毒、无副作用，是极富开发价值的物种，大力发展杜仲产业可以获取多重价值。目前，市场上杜仲高级产品 80% 来自国外。而我国上市的杜仲产品多而低端，且多以饮片、保健品和药品为主，且多数杜仲药品生产技术含量低，工艺粗糙，药品质量及疗效难控制。但由于近代国家对杜仲产业的重视和扶持，特别是《全国杜仲产业发展规划》的提出，使得我国杜仲市场发生了很大的改变。

杜仲产业的科学化发展，有利于我国生态文明事业建设、有利于杜仲产业自身发展、有利于合理开发我国的杜仲橡胶资源，有利于扭转我国橡胶供应受限的情况。

杜仲树是一种民生树、战略树、绿化美化树。发展杜仲产业要和退耕还林等国家重点工程相结合，为杜仲赢得广阔的发展空间。发展杜仲产业要和农民精准脱贫、精准扶贫等国家战略相结合，发挥产业扶贫的功能。发展杜仲产业要和建设美丽、健康中国相结合，打造杜仲产业园区和杜仲健康小镇、杜仲旅游康养基地等。发展杜仲产业还要形成一种有效的发展机制，以"公司＋农户"等模式，形成利益共同体。同时要遵循产业发展规律，形成一条完整的产业链。将初期的基地建设，中期的产品加工，末端的市场销售三者有效结合。

二、杜仲产业化发展前景

2013 年 11 月 15 日，杜仲产业技术创新战略联盟在北京成立了杜仲产业技术经济委员会，该技术经济委员会是由积极投身于杜仲种植、杜仲胶生产与加工应用、生物医药与保健及杜仲资源循环利用等领域的企业、高等院校、科研机构及其他相关单位的专家、企业家等自发组织成立的跨学科、跨行业、跨部门、跨区域的高级顾问咨询机构，其业务活动接受国家有关部委的指导。

杜仲产业技术经济委员会旨在以科学发展观为指导，充分发扬学术民主和创新精神，汇集业内外资源，融合专家智慧，以新的技术高度，解决杜仲产业发展中出现的共性、关键性技术难题；开展杜仲资源培育、综合开发及经济性研究和与之相关的社会科学问题的研究。

杜仲产业技术经济委员会主任、我国著名杜仲胶专家严瑞芳研究员表示，杜仲产业技术经济委员会要把有战略头脑的企业家和国内一流的科学家汇成一个紧密的结合体，带起杜仲产业的长征队伍，解决产业化进程中的重大问题。

现代杜仲产业发展不宜套用传统发展模式，

必须要强调科技创新，要运用工业 4.0 的发展理念来布局和规划产业的发展。作为一个新兴产业，先进的技术和发展理念是产业发展的重要基础。

杜仲产业技术创新战略联盟理事长范仁德认为，杜仲产业要借助互联网发展，要大力推行互联网杜仲模式；要进一步加强产学研联合攻关，开展杜仲胶基础研究、杜仲胶高效提取技术、提取装备和应用开发的研究；加强杜仲中药开发，培育杜仲中药大品种；加强杜仲保健品、功能食品、日化品、美容护肤等系列产品的开发；促进和推广杜仲饲料的应用，推动杜仲养殖业的发展，等等；要围绕重点关键性技术联合攻关，为杜仲大产业的发展奠定坚实基础。

三、杜仲康养小镇的建设

伴随着中国社会进入老龄化阶段，养老问题成为一个普遍的社会问题。在人们生活质量与消费水平大幅度提升的大背景下，中国康养产业展现出广阔的发展前景。预计到 2030 年，中国老年康养产业市场消费需求将达到 20 万亿元。康养产业如何匹配市场资源进行优质进化，满足各人群的需求，还需不断探索与实践。

关于康养产业，目前除了在景区建设中加入康养项目，如一些康养活动、服务，还有以康养为定位的整体开发，如养老为主题打造的康养小镇，能从生活、服务、配套设施等多方面满足家庭需要。

业界有观点认为，符合健康养老特色小镇的基本定位应该如下：有优于城市的自然环境、拥有独特的地区传统文化、建设医疗看护服务配套资源、建设生活与休闲娱乐配套设施，实现满足老年人从目前到生涯结束为止可能需要的不同居住环境。

在这样的大背景下，杜仲康养小镇不失为一个良好的商业切入点。假以合适的开发，可以考虑合理利用杜仲自然资源，以"观养、文养、药养、食养、居养"为核心，打造"留得住，还想来"的康养旅游小镇。

在打造杜仲康养小镇时，可以结合国内外成功案例，做到以下几点。

一是观赏心养。考虑到杜仲的审美价值和审美意义，可围绕绿化、彩化、香化、亮化、美化"五化"，大力实施"增彩添香"工程，提升景点观赏性，给游客带来赏心悦目的感受。

二是文化润养。充分挖掘白花石刻、深山禅院、民俗山歌等文化资源，开发奇石观赏、禅修养性、民俗体验等旅游产品。深挖康养小镇文化底蕴、人文气质。

三是中药辅养。利用杜仲等中草药种植优势，建立中草药初加工产业链，实现康养小镇的中药保健特色。

四是山珍滋养。将核桃、香菇、竹笋、蜂蜜等特色山珍与牛肉、羊肉、流水鱼等绿色畜禽有机结合，建立特色发展品牌，建立食品质量溯源体系，确保饮食安全。

五是居住疗养。加快养生度假民居建设，利用交通便捷、天然氧吧、景区康养等深度融合的优势，全面建设符合老年人居住喜好、适宜长期居住的康养小镇。

可以说杜仲康养小镇将是集文化休闲、健身、观光保健、药用植物观赏、科普、健康餐饮、度假于一体的特色公园型疗养小镇。

四、杜仲的国家医保、医疗、医药和法规

截至 2017 年 11 月，我国正式获国家食品药品监督管理总局（CFDA）批准并取得"卫食健字"或"国食健字"的杜仲保健品共 197 个。其中以胶囊剂（100 个，占 51%）、保健酒（28 个，占 14%）、颗粒剂（18 个，占 9%）、片剂（16 个，占 8%）、保健茶（13 个，占 7%）为主。而保健型的口服液、片剂、丸剂和饮料比较少，仍有巨大发展空间。

杜仲资源综合开发是降低杜仲胶成本的关键途径，但目前杜仲综合开发产品的上市却障碍重重，首先，杜仲叶还不能作为药食同源食品直接上市，而已经被批准为新资源食品的杜仲雄花和

杜仲籽油,按照国家《食品安全法(修订草案)》规定,"使用新原料的保健食品和首次进口的保健食品应当经国务院食品药品监督管理部门注册"。目前我国每年约有千万吨的杜仲叶资源因没有得到利用而腐烂。如果将杜仲叶认定为药食同源食品或列入新资源食品目录,有利于企业尽快将其作为原料发展杜仲保健食品和功能性食品,不仅可产生巨大的经济效益,还将有利于提高国民身体素质。

中国林学会原杜仲研究会理事长张康健认为,历史上有长期食用杜仲叶的先例,近代试验证明杜仲叶无毒副作用,用现代高科技手段对杜仲叶茶、杜仲叶胶囊和杜仲叶饮料进行的毒理学检验报告,均说明了以杜仲叶为原料的产品无毒副作用。进而可推断杜仲叶亦无毒副作用,可以药食两用。这为杜仲叶作为药食两用食品提供了有效证据。

在2017年召开的第七届中国杜仲产业发展高峰论坛上,杜仲综合利用技术国家地方联合工程实验室主任李克纲认为,我国杜仲产品市场所占份额太小,与杜仲的优势、价值不匹配;产品品质低端,科技含量不足且价格较高;缺乏拳头、品牌产品及旗舰企业;营销策划、宣传存在问题。建议要做好顶层设计、明晰行业发展思路;要强化创新,提高产品科技含量;要培育一批旗舰企业,打造若干拳头产品;要广泛争取各方支持,破解发展制约瓶颈。加大整合杜仲相关资源的力度,充分发挥大健康理念的渗透、吸附作用,推动文化产业与工业、杜仲产业融合发展,形成一批具有行业带动作用的旗舰企业和骨干企业,实现杜仲产业的规模化、集约化、专业化发展。

李克纲还认为,在全球一体化发展大趋势下,杜仲大健康产品的全产业链需要实现与国际接轨,在技术标准、管理制度、市场规范等诸多领域需要进一步加强制度建设,有必要建立行业共同遵循的生产技术标准和相关产品在流通环节的监管制度。

中国林产联合会杜仲产业促进会理事长黎云昆在报告中表示,必须坚定杜仲胶发展方向,杜仲胶是一种可持续、环境友好性新材料;原料生成的过程是生态建设和环境改善的过程,加工过程能源消耗和环境污染较轻,产品的弃置对环境无害,深度开发可以形成若干新的产业。要以多种经营支撑橡胶产业发展,需各部门、各行业齐心合力,联手发展。他建议,要把杜仲产业与国家的大战略结合起来,如西部大开发、精准扶贫、新农村建设、食品安全、休闲、大健康(养生家具、养生植物)、"一带一路"等。建议争取珍贵树种培育基地、国家储备林建设基地、森林抚育、财政林业科技推广项目、银行政策贷款、贴息等方面的支持。

五、杜仲的知识产权和保护

中南大学临床应用研究所欧阳冬生教授团队关于"桃叶珊瑚苷在制备治疗肾间质纤维化药物中的应用"和"桃叶珊瑚苷在制备治疗肝纤维化药物中的应用"两项专利获得国家知识产权局正式授权。

肝肾纤维化以细胞外基质的异常沉积为主要特征,肝肾纤维化也是肝肾损伤的一个重要标志。因此,研究肝、肾纤维化的机制及治疗具有十分重要的意义。

桃叶珊瑚苷是杜仲中的有效成分之一,为环烯醚萜苷类化合物,植物的次生代谢产物。其药理作用广泛,被誉为"明星"分子。由于人工合成和天然来源困难,桃叶珊瑚苷一直没有得到产业开发和利用。

欧阳冬生教授课题组前期建立了从杜仲翅果中提取纯化桃叶珊瑚苷的工艺(一种从杜仲果中制备桃叶珊瑚苷单体的工艺方法,已获得国家知识产权局正式授权),解决了桃叶珊瑚苷的原料来源,这两项专利是上述成果的延续,为杜仲桃叶珊瑚苷在纤维化疾病领域的开发应用提供了基础。

中国林业科学研究院经济林研究开发中心的杜红岩团队、乌云塔娜团队联合中国热带农业科学院橡胶研究所李德军团队及山东贝隆杜仲生物工程有限公司高瑞文团队,也在2017年合作完成了杜仲基因测序项目。成果在国际知名学术期刊《分子植物》上在线发表。此举使我国成为世界上首个完成杜仲基因测序的国家。

2012 年 7 月，中国林业科学研究院经济林研究开发中心率先启动了杜仲全基因组测序和精细图绘制项目。经过 5 年的努力，项目组发现，杜仲属基本菊类分支，与真菊 I 类和 II 类的分化时间可追溯到约 1.29 亿年前，杜仲经历了古老的基因组三倍化复制，无近期基因组复制发生。杜仲的环境适应机制可归因于逆境反应或次生代谢产物相关基因的显著扩张 / 高表达。与橡胶树一致，异戊二烯焦磷酸主要来自甲瓦龙酸途径。尽管杜仲和橡胶树 SRPP/REF 基因家族都存在显著扩张，但与橡胶树 SRPP 和 REF 基因同时参与顺式橡胶合成不同的是，杜仲胶合成只有 SRPP 基因参与。杜仲 FPS 基因家族存在扩张并出现功能分化，产生了具有反式长链橡胶合成功能的 II 类 FPS 基因。此外，杜仲和橡胶树 SRPP/REF 和 FPS 基因家族成员属不同分支，暗示双子叶植物中橡胶生物合成为多起源。

该研究首次获得了杜仲高质量基因组序列，并解析了杜仲环境适应及胶生物合成机制，对杜仲生物学研究、定向育种、高效栽培及产业链形成具有重要意义。特别是定向育种和栽培模式及其系列技术的重大创新，可为现代杜仲产业发展奠定坚实基础。

六、杜仲与"健康中国 2030"战略

2016 年，中共中央 国务院印发《"健康中国 2030"规划纲要》（以下简称为《规划纲要》）。《规划纲要》共八篇二十九章，为中医药单设一章，要求充分发挥中医药独特优势，提高中医药服务能力，发展中医养生保健治未病服务，推进中医药继承创新。

《规划纲要》全篇多处提及中医药，并将其融入健康中国建设各方面。

在加强重点人群健康服务中要求，促进健康老龄化，推进中医药与养老融合发展。

在完善药品供应保障体系中提出，深化药品、医疗器械流通体制改革，推广应用现代物流管理与技术，健全中药材现代流通网络与追溯体系。

在保障食品药品安全中要求，强化药品安全监管，积极推进中药（材）标准国际化进程。

在发展健康服务新业态中提出，大力发展中医药健康旅游。

在促进医药产业发展中要求，加强医药技术创新，加强专利药、中药新药、新型制剂、高端医疗器械等创新能力建设。大力发展生物药、化学药新品种、优质中药、高性能医疗器械、新型辅料包材和制药设备，推动重大药物产业化。

在加强健康人力资源建设中提出，加强健康人才培养培训，加强药师和中医药健康服务、卫生应急、卫生信息化复合人才队伍建设。

在推动健康科技创新中要求，构建国家医学科技创新体系，依托现有机构推进中医药临床研究基地和科研机构能力建设。推进医学科技进步，重点部署创新药物开发、医疗器械国产化、中医药现代化等任务，显著增强重大疾病防治和健康产业发展的科技支撑能力。

在加强健康法治建设中明确，推动颁布并实施《中华人民共和国基本医疗卫生法》《中华人民共和国中医药法》。

在加强国际交流合作中提出，加强中医药国际交流与合作。

结合该《规划纲要》及全球一体化发展大趋势，杜仲大健康产品的全产业链更需要实现与国际接轨，进一步深挖研发，在技术标准、管理制度、市场规范等诸多领域需要进一步加强制度建设，有必要建立行业共同遵循的生产技术标准和相关产品在流通环节的监管制度。

杜仲是我国特有的优质天然橡胶和中药资源，发展杜仲产业是切实解决我国天然橡胶资源匮乏、加快我国中药产业健康发展的重要途径。建立国家林业局杜仲工程技术研究中心，这将有助于进一步整合优势科研资源和技术成果，加速杜仲科技成果转化、产业发展、科技人才培养，从而推动我国战略性新兴产业应用技术的快速发展。关于杜仲中药及杜仲保健（食）品：我国"十三五"规划建议提出了"创新、协调、绿色、开放、共享"五大发展理念，并正式提出了"健康中国"的概念。医疗健康产业有望引领我国新一轮经济发展浪潮。杜仲的医疗和保健功能是满足现代亚健康群体和"三高"人群需要的最佳选择，原料易得，成本低，

且安全、无毒，蕴藏着巨大的潜力，一旦其保健养生功能被广大消费者所认识和了解，市场需求将会迅速增长[1]。

（肖军平　金　瑾）

参 考 文 献

[1] 中国杜仲产业技术创新战略联盟、中橡协杜仲综合利用工作委员会、贵州省铜仁市人民政府联合举办. 2015中国杜仲产业发展高峰论坛. 贵州省铜仁市：2015-11-19.

研究亮点：杜仲研究成果展现与展望，杜仲研究的延伸与拓展。

摘要：全书以"展望"结尾，既展现杜仲研究成果，又将杜仲研究、开发与应用进行思路的扩展与延伸，激发人们去探索，引导杜仲向更高深方向拓展。

关键词：杜仲；结语；研究成果；国内外；展望

Outlook

Highlights：Presentation and prospect of Eucommia research achievements, extension and expansion of Eucommia research.

Abstract: The book finally presents the research results of *Eucommia ulmoides* with "prospect", and expands and extends the ideas of Eucommia research, development and application, inspires people to explore, and guides Eucommia to expand in a deeper direction.

Keywords: *Eucommia ulmoides*; Conclusion; Research results; Domestic and foreign; Prospect

全书五篇36章分别从杜仲研究各个领域展示了研究成果，反映了科学技术的进步，以及对杜仲未来研究、开发与应用的展望。

一、杜仲植物与林学研究

（1）杜仲是我国特有的贵重中药材、工业提胶原料及改善生态环境树种，具有巨大的开发潜力；杜仲在长期进化与适应环境的过程中形成了多种变异类型；不同生长环境的杜仲群体有较高的遗传多样性；杜仲具有独特的生长特性。

（2）杜仲"成分育种"，良种选育可以为杜仲多用途的利用提供优良原料，具有生理极性不显现象，利用该现象可快速繁殖杜仲良种。

（3）施肥能够显著促进杜仲生长，并提高活性成分和杜仲胶的含量。剥皮对前期杜仲生长和生物活性成分含量有影响，但对生长后期杜仲的影响无显著差异，表明杜仲具有自我修复机制。

（4）杜仲皮的最佳采收树龄为10年以上，最佳采收时间为4～6月；药用杜仲叶在5～6月采收为宜，而胶用杜仲叶可在10～11月采收。

（5）杜仲基因。杜仲栽培历史悠久，杂合度高，基因组大。首次确定了杜仲胶合成的主要上游途径为MVE途径，而环烯醚萜类和其他萜类物质合成的主要途径可能为MEP途径；首次提出了杜仲胶高效合成的关键酶基因 *EuTIDS54*。挖掘了与绿原酸合成相关的基因、抗逆性和适应性相关的基因、遗传了多样性基因；遗传连锁图谱构建与重要数量性状的分子标记为杜仲遗传育种提供了依据。

（6）杜仲具有良好的改善土壤结构的能力，有涵养水源、降雨再分配、水土保持功能。

二、杜仲中医药研究与应用

（1）最早记录杜仲的医药简牍约形成于汉代，本草医书层见叠出，对杜仲的药性和功用记载不断丰富。

（2）杜仲炮制方法，不同方法有两个共同点：去粗皮和加热至断丝。现代杜仲炮制方法以盐制为主。

（3）研究发现，杜仲（皮、叶、枝条、根、果实和花）含有的化学成分超过200种，大致可分为木脂素类、环烯醚萜类、黄酮类、苯丙素类、三萜类、大柱香波龙烷降倍半萜、多糖类、杜仲胶、脂肪酸和抗真菌蛋白等。杜仲醇作为杜仲环烯醚萜中特殊的裂环环烯醚萜类化合物，其只存在于杜仲中，是杜仲中极具特异性的成分。

（4）杜仲的药理作用广泛，有降血压、抗骨质疏松、调节骨代谢，保护肝脏、抗肿瘤、降血脂、降血糖、抗氧化、神经保护、抑菌、免疫调节、安胎、镇静催眠、抗惊厥、抗抑郁等，其中研究最多的药理作用是降血压与抗骨质疏松作用。笔者系统地整理了杜仲（树皮）、杜仲叶、杜仲雄花、杜仲籽等的药理活性及作用机制研究。目前研究表明，杜仲毒性低，是安全的药材和食材。

杜仲（皮）、杜仲叶、杜仲籽的药代动力学研究，其中杜仲（皮）的相关研究报道最多。对杜仲的炮制、归经、配伍等临床应用具有一定的指导作用。

（5）本书对杜仲在国内及不同国家和地区的质量标准收录情况进行了系统总结和综述，并对杜仲质量标准研究、不同药用部位质量控制及炮制对药材质量影响等进行了分析，以期为杜仲深入研究和合理开发利用提供科学依据。

（6）本书论述了有效部位、组分、物质群和单体化合物药效物质基础及作用机制；桃叶珊瑚苷、槲皮素、绿原酸、松脂醇二葡萄糖苷、京尼平苷酸和车叶草苷为杜仲的主要药效物质。主要药效物质群如下。①降压药物质群：槲皮素、松脂醇二葡萄糖苷、京尼平苷酸、咖啡酸和阿魏酸；②抗骨质疏松物质群：桃叶珊瑚苷、槲皮素、松脂醇二葡萄糖苷、京尼平苷酸和京尼平苷；③降血脂、降血糖及防治糖尿病并发症物质群：绿原酸、槲皮素、桃叶珊瑚苷和车叶草苷；④调脂与减肥作用物质群：绿原酸、槲皮素、京尼平苷和车叶草苷。有关专家在作用机制方面进行了较多的探讨与研究。从不同层次、多维度、广视角和全方位多维关联分析，阐述了杜仲多成分、多靶点、多途径、多向性、整体性和系统性整合调节作用及机制。

（7）历代对其使用与炮制方法均有记载，且已有文献研究证实，历代医家所用的杜仲与当今杜仲相符。杜仲，味甘，性温，归肝、肾经，可以补肝肾、强筋骨、安胎，是补虚要药，历代医家常用杜仲配伍其他中药治疗腰膝酸痛、筋骨无力、头晕目眩、精冷不固等证。杜仲对于腰部治疗、风湿疾病、补肾益肾、接骨续筋等的作用体现在不同民族的疾病治疗中。另外，杜仲具有很好的保健功效，适用于肾虚、失眠多梦、体虚乏力、腰膝酸软、小便余沥、免疫力低下等人群，可以泡酒、做茶、煲汤的形式入食疗。杜仲制剂的不良反应监测显示口服杜仲制剂安全，无不良反应。

三、日韩和欧美杜仲的研究、开发与应用

日本杜仲研究会近十几年来聚焦于杜仲叶及其提取物对代谢综合征、心脑血管、神经系统和骨质疏松症的作用与机制的研究，尤其在降脂减肥方面，其研究主要包括杜仲茶，以及日本在杜仲胶技术与应用，以反式异戊二烯类生物聚合物资源为原料，从战略高度开发各类产品，精确地瞄准功效物质进行深度研发。韩国对杜仲的化学成分、药理作用及综合开发与应用都有较大进展，药理作用研究较为深入广泛，主要集中在抗糖尿病、减肥、治疗骨质疏松、抗阿尔茨海默病等；杜仲在韩国应用比较广泛，主要集中于橡胶产业、美容及保健产业。对于防治糖尿病、肥胖、高血压等代谢性疾病，具有广阔的应用前景。欧美主要集中于木脂素的提取分离和结构鉴定，以及降压成分的合成，并对杜仲叶绿体基因组学和糖酵解基因进行分析；药理方面主要集中在降压、抗氧化活性，欧美国家对杜仲在工业领域和保健品领域均有广泛应用，杜仲胶被广泛应用于欧美牙科领域。综上，日韩和欧美的研究、开发与应用为我国杜仲药材的资源利用和产品创新开发，以及进一步提高杜仲的临床应用水平和国际市场竞争力等提供了一定的参考和借鉴。

四、与杜仲研究开发密切相关的专利分析

与杜仲研究开发密切相关的专利分布情况见表 1 和图 1。

表 1　杜仲专利的分布情况一览表（截至 2019 年 4 月）
Table 1　Distribution of Eucommia patent (as of April 2019)

序号	年份	数量（个）	序号	年份	数量（个）
1	1986	1	18	2003	21
2	1987	2	19	2004	17
3	1988	1	20	2005	28
4	1989	1	21	2006	18
5	1990	6	22	2007	26
6	1991	7	23	2008	26
7	1992	5	24	2009	32
8	1993	2	25	2010	66
9	1994	8	26	2011	59
10	1995	10	27	2012	95
11	1996	24	28	2013	137
12	1997	21	29	2014	178
13	1998	9	30	2015	262
14	1999	13	31	2016	193
15	2000	12	32	2017	132
16	2001	14	33	2018	233
17	2002	15	34	2019	59
总计					1733

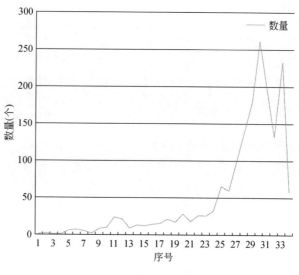

图 1　杜仲专利分布趋势图
Fig. 1　Patent distribution trend of *Eucommia ulmoides*

1986 ～ 1995 年，十年间专利数量年均增长不足 5 个，2013 年后杜仲领域专利进入了高速发展阶段，年申请量超过 100 个，次年突破 200 个，近年仍在攀升，杜仲专利申请数量、质量都有显著提高，杜仲综合利用率得到提高，在杜仲各个领域都展现了一定的创新能力，为进一步提升杜仲资源利用开发、解决杜仲的技术难题及促进杜仲可持续发展提供了保障。

五、杜仲的产业与开发前景

（1）杜仲叶系列产品主要有杜仲茶及杜仲茶制品、杜仲药物与制剂、杜仲精粉、杜仲多糖、杜仲胶、杜仲饲料添加剂；杜仲皮产品主要有抗骨质疏松剂、血压调节剂；杜仲皮木脂素降压功能产品；杜仲雄花产品主要有杜仲雄花茶、杜仲雄花功能产品；杜仲籽产品主要有杜仲籽油及其产品、杜仲籽油粕、杜仲籽蛋白、杜仲胶；以及药妆护肤、日用化工等产品。

（2）杜仲籽油和杜仲雄花产品被列入新资源食品，杜仲叶被纳入国家层面的药食同源的物质管理试点工作，为杜仲资源开发利用奠定了基础。杜仲籽环烯醚萜类提取物（约含 70% 桃叶珊瑚苷）有抗骨质疏松的作用，杜仲雄花含有促进皮肤成纤维细胞增殖的环烯醚萜药效物质，杜仲叶总黄酮提取物有降血脂、降血糖及抗氧化作用，杜仲

叶富含绿原酸, 可用于降血脂、减肥和抗氧化等。杜仲叶和雄花极具保健食品开发的前景, 是调节人体功能, 提高人体素质待开采的"金矿"。

杜仲胶可用作橡胶材料、新型形状记忆材料及自修复功能材料等, 产品的开发具有战略价值。

（3）杜仲开发与产业化展望见图2。

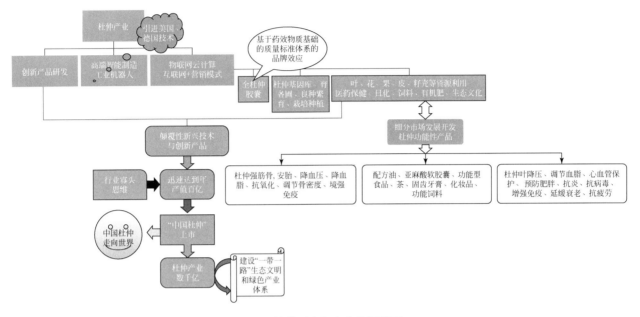

图 2　杜仲开发与产业化愿景图

Fig. 2　Vision of Eucommia development and industrialization

引进美国、德国、日本的智能制造技术, 实现全杜仲胶囊等杜仲系列生产流程的标准化、现代化、数字化、网络化、智能化, 从杜仲 GAP 种植、产品研发、制造工艺参数到营销服务和客服全程质量跟踪, 达到大量信息可溯源。开展大规模、规范化和标准化的杜仲药品循证医学临床试验, 杜仲保健食品功能人体试食的临床试验, 培育具有国际竞争力的产品。借助于颠覆性新兴技术与创新产品, "中国杜仲"上市, 打造价值数千亿元的杜仲产业。

六、杜仲研究文化

1958～2019 年, 出版杜仲著作共 32 部, 侧重于林业技术; 近三十年来国内召开杜仲学术/发展高峰论坛会议 28 次, 回顾和分析了过去所取得的成就, 完整地记录了杜仲研究、开发与产业发展的历程。

本书对杜仲产业的政策规划、战略规划、发展前景等做了系统的梳理, 将助力于扩大杜仲舆论和市场影响力, 促进杜仲产业发展的进程。

以上内容充分体现"杜仲研究"具有很高的学术价值, 反映了杜仲各学科的发展动向及其应用和产业化的前景。这些将对杜仲科技进步起到重要的推动作用。

（杨义芳　杨　扬）

彩　图

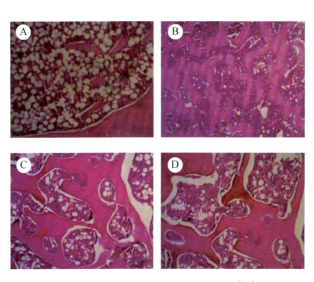

图 2-9-6　大鼠股骨横断面 HE 染色[72]

A. 模型组；B. 假手术组；C. 雌激素组；D. 杜仲叶提取物组

Fig. 2-9-6　HE staining of rat femur cross section[72]

A. model group; B. sham operation group; C. estrogen group;

D. *E. ulmoides* leaves extract group

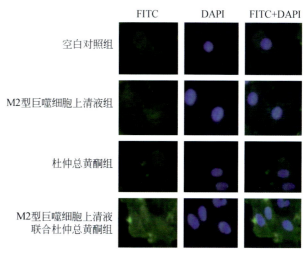

图 2-9-17　M2 型巨噬细胞上清液与杜仲总黄酮对成骨细胞
细胞骨架的影响（免疫荧光染色，×400）[117]

图中 M2 型巨噬细胞上清液联合杜仲总黄酮组细胞形态多形性较
多，多数细胞具有伪足结构，细胞增殖旺盛

Fig. 2-9-17　Effect of M2 macrophages supernatant and
eucommia flavonoids on the cytoskeleton of osteoblasts
（immunofluorescence staining, ×400）[117]

The group of M2 type macrophage supernatant combined with total
flavonoids of *E. ulmoides* showed more leomorphism, most of the cells
had pseudopodia structure and proliferated vigorously

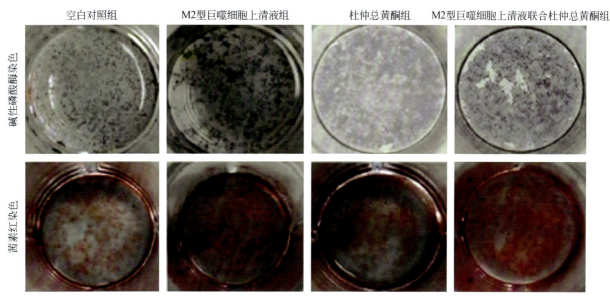

图 2-9-22　M2 型巨噬细胞上清液与杜仲总黄酮诱导成骨细胞成骨分化效果

M2 型巨噬细胞上清液联合杜仲总黄酮组碱性磷酸酶表达较好，钙化程度最高

Fig. 2-9-22　Osteoblastic differentiation of osteoblasts induced by M2 macrophage supernatant and eucommia flavonoids

The group of M2 type macrophage supernatant combined with total flavonoids of *E. ulmoides* showed the best expression of alkaline phosphatase and
the highest calcification degree

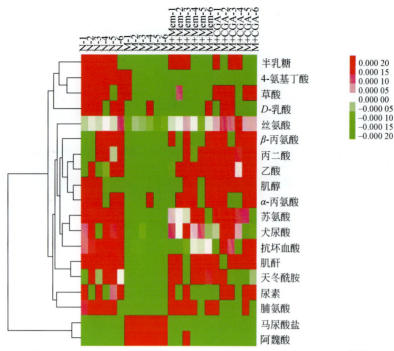

图 2-9-42　N、M、M+Mem 和 M+CGA 组中差异代谢物的热图[394]

Fig. 2-9-42　Heat map of the differential metabolites in N, M, M + Mem and M + CGA groups[394]

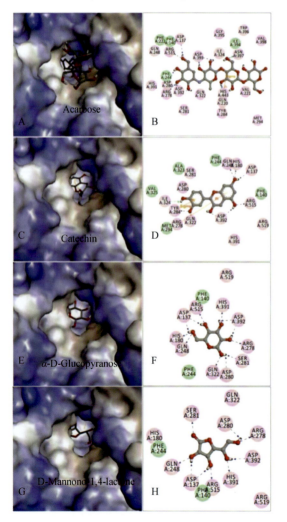

图 2-13-8　阿卡波糖（A，B）、儿茶素（C，D）、α-D-吡喃葡萄糖（E，F）、D- 甘露聚糖 -1, 4- 内酯（G，H）与蔗糖酶活性位点的结合构象和关键相互作用

显示了蔗糖酶活性位点中阿卡波糖（A）、儿茶素（C）、α-D- 吡喃葡萄糖（E）和 D- 甘露聚 -1, 4- 内酯（G）的结合构象（表面视图：棕色、红色和灰色），这些化合物与活性位点的关键残基有密切相互作用。还指出了蔗糖酶活性位点中阿卡波糖（B）、儿茶素（D）、α-D- 吡喃葡萄糖（F）和 D- 甘露聚 -1, 4- 内酯（H）的关键相互作用，这些化合物与活性位点的关键残基有密切相互作用。黄线代表 π- 相互作用，具有粉色圆圈的残基表示氢键、离子或极性相互作用，具有绿色圆圈的残基表示范德瓦耳斯相互作用，箭头表示蓝色的侧链残基和绿色的骨架残基的氢键

Fig. 2-13-8　The binding conformations and key interactions of acarbose(A, B), catechin(C, D), α-D-glucopyranose(E, F), D-mannono-1, 4-lactone(G, H)with the sucrase active site

Binding conformations of acarbose(A), catechin(C), α-D-glucopyranose(E)and D-mannono-1, 4-lactone(G) in the sucrase active site are indicated(surface view：brown, red and gray)；these compounds interact closely with key residues of the active site. Key interactions of acarbose(B), catechin(D), α-D-glucopyranose(F) and D-mannono-1, 4-lactone(H) in the sucrase active site are also indicated；these compounds interact closely with key residues of the active site. The yellow line represents the π-interactions. Residues with pink circles indicate hydrogen bonds, ionic or polar interactions；residues with green circles indicate Van der Waals interactions. The arrows indicate hydrogen bonds to side chain residues in blue and backbone residues in green

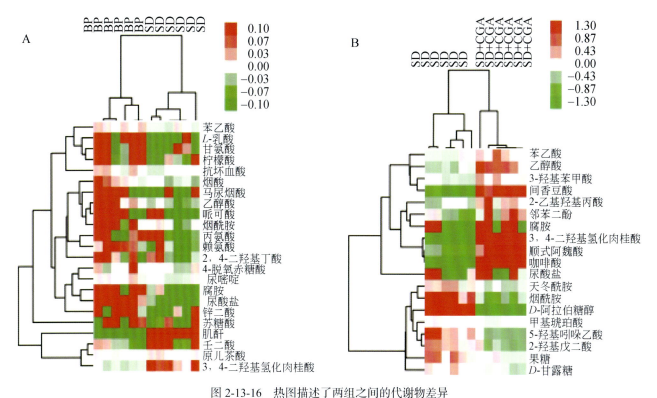

图 2-13-16　热图描述了两组之间的代谢物差异

Fig.2-13-16　Heat maps described metabolite difference between pairwise groups

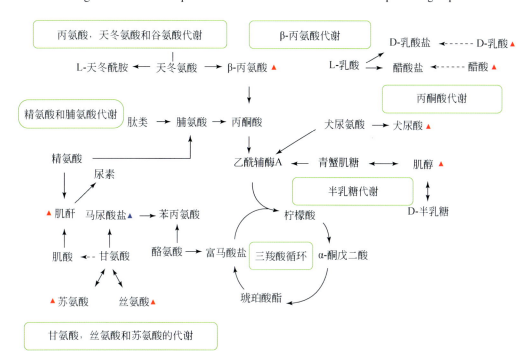

图 2-13-17　CGA 治疗 ACTH 诱导的抑郁相关的尿液代谢途径概述

与正常大鼠相比，红色标记的代谢物表示在接受 ACTH 处理的大鼠中表达上调，而蓝色标记的代谢物表示在正常大鼠中表达下调。与 M 组相比，红色三角形代表 M+CGA 组中水平升高的代谢物，蓝色三角形代表 M+CGA 组中水平降低的代谢物

Fig. 2-13-17　The overview of metabolic pathways related to the CGA treatment on ACTH-induced depression in urine

Red-labelled metabolites indicate up-regulation in ACTH-treated rats，while blue-labeled metabolites represent the down-regulation compared with the normal rats. The red triangles represent metabolites with increased levels in the M+CGA group，blue triangles represent metabolites with decreased levels in the M+CGA group when compared with the M group

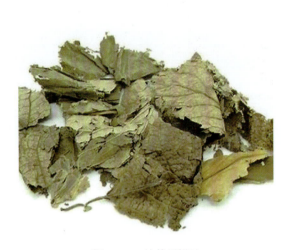

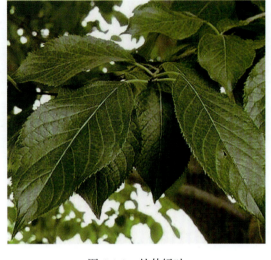

图 4-1-2　杜仲干燥叶

Fig. 4-1-2　*Eucommia* dry leaf color map

图 4-1-3　杜仲绿叶

Fig. 4-1-3　*Eucommia* green leaf color map

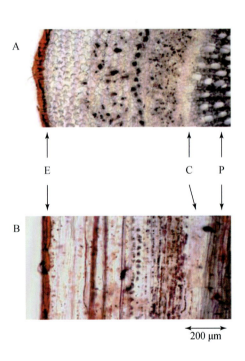

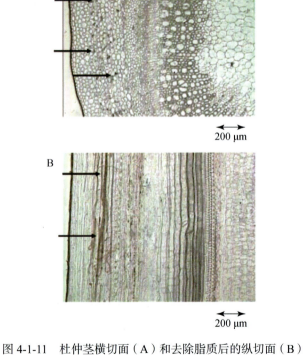

图 4-1-10　杜仲茎横切面油红 O 染色（A）及纵截面（B）

E，表皮；C，形成层；P，髓

Fig.4-1-10　Oil Red O staining of an *Eucommia ulmoides* stem cross-section（A）and a longitudinal section（B）

E, epidermis; C, cambium; P, pith

图 4-1-11　杜仲茎横切面（A）和去除脂质后的纵切面（B）

箭头表示红色纤维结构

Fig.4-1-11　An *Eucommia ulmoides* stem cross-section（A）and a longitudinal section（B）after removal of lipids

Arrows indicate red-stained fibrous structures

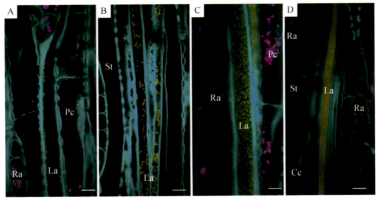

图 4-1-13　幼龄和老龄次生韧皮部纵截面未混合图像

来自当年生长的茎，从小到大的树龄排序（A～D）

先合成反式聚异戊二烯，以颗粒形式堆积（A～C），然后形成纤维结构（D）。La，乳管；Ra，射线；Cc，伴胞；St，筛管；Pc，薄壁组织。
比例尺为 10 μm。显示反式聚异戊二烯呈黄色，脂溶性物质呈品红色，细胞壁呈青色

Fig. 4-1-13　Unmixed images of young and old secondary phloem in longitudinal sections from grown current-year stems

A～D order from youngest to oldest phloem

The synthesized trans-polyisoprene first accumulated as granules（A～C）and then formed a fibrous structure（D）. La, laticifer; Ra, ray; Cc,
companion cell; St, sieve tube; Pc, paren-chyma cell. Scale bars are 10 μm. Trans-polyisoprene is displayed in yellow, lipid-soluble substances in
magenta，and cell walls in cyan

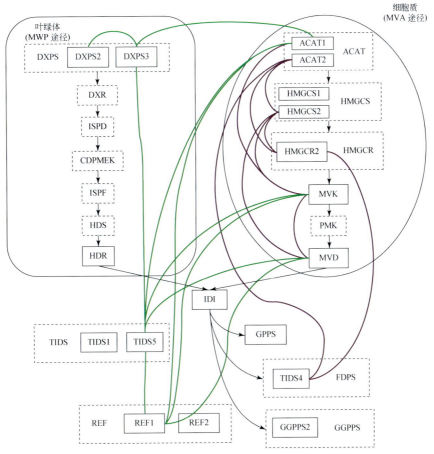

图 4-1-16　异戊二烯途径基因和潜在橡胶基因的第二个模块在阈值 PCC 值高于 0.65 时的共表达网络

已识别和未识别的单基因分别用实线和虚线包围。代谢流用箭头表示，共表达的基因用彩色实线连接；绿色代表在模型植物网络中发现的
不同连接，紫色代表相同的连接。图中省略了与任何基因无关联的基因

Fig. 4-1-16　Coexpression network of the second module of isoprenoid pathway genes and potential rubber genes above the
threshold PCC value of 0.65

Identified and unidentified unigenes are enclosed by solid and dotted lines，respectively. Metabolic flow is shown by arrows and coexpressed genes
are connected by colored solid lines；green represents different and purple the same connections found in the networks of model plants. Genes with
no connections to any genes have been omitted from the figure

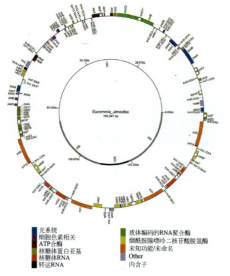

图 4-3-4 杜仲叶绿体基因组示意图

Fig. 4-3-4 Schematic diagram of the chloroplast genome in *Eucommia ulmoides* leaves

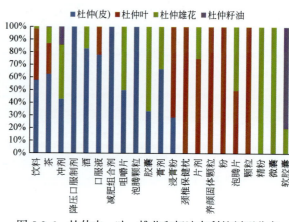

图 5-2-6 杜仲皮、叶、雄花和籽油专利的剂型分布比较柱形图

Fig. 5-2-6 Comparative column chart of dosage forms of Eucommia bark，leaf，male flower and seed oil patents

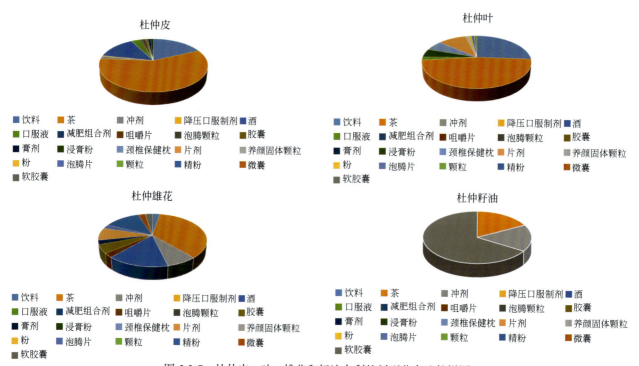

图 5-2-7 杜仲皮、叶、雄花和籽油专利的剂型分布比较饼图

Fig. 5-2-7 Comparison pie chart of dosage form distribution of Eucommia bark，leaf，male flower and seed oil patents

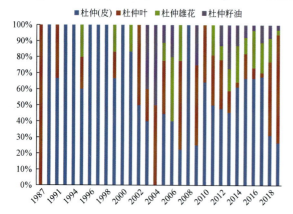

图 5-2-8 杜仲皮、叶、雄花和籽油专利的年份分布比较柱形图

Fig. 5-2-8 Column chart comparing the distribution of Eucommia bark, leaf，male flower and seed oil patents by year